DICTIONNAIRE

USUEL

DE

CHIRURGIE ET DE MÉDECINE

VÉTÉRINAIRES

PARIS. — TYPOGRAPHIE ET LITHOGRAPHIE V° RENOU, MAULDE ET COCK, RUE RIVOLI, 144.

DICTIONNAIRE USUEL

DE

CHIRURGIE ET DE MÉDECINE

VÉTÉRINAIRES

MANUEL PRATIQUE

OU L'ON TROUVE EXPOSÉS AVEC CLARTÉ ET DANS UN LANGAGE A LA PORTÉE DE TOUT LE MONDE

1° TOUT CE QUI REGARDE L'HISTOIRE NATURELLE, LA PROPAGATION, L'ENTRETIEN ET LA CONSERVATION
DES ANIMAUX DOMESTIQUES ;
2° LA DESCRIPTION DE TOUTES LES MALADIES AUXQUELLES CES ANIMAUX SONT SUJETS ;
3° LE MOYEN DE LES TRAITER DE LA MANIÈRE LA PLUS EFFICACE ET LA PLUS ÉCONOMIQUE ;
4° LA LÉGISLATION VÉTÉRINAIRE

Rédigé par BEUGNOT, ancien chef de service à l'École d'Alfort

NOUVELLE ÉDITION

COMPLÈTEMENT REMANIÉE

ET MISE AU COURANT DE LA SCIENCE D'APRÈS LES TRAVAUX LES PLUS RÉCENTS DES PROFESSEURS
DES ÉCOLES VÉTÉRINAIRES D'ALFORT, LYON, TOULOUSE

OUVRAGE NÉCESSAIRE

AUX PROPRIÉTAIRES, AUX FERMIERS, AUX CULTIVATEURS, AUX OFFICIERS DE CAVALERIE, AUX MARÉCHAUX,
AUX VÉTÉRINAIRES, ETC.

TOME PREMIER

A.-H.

PARIS

ASSELIN et Cⁱᵉ, Libraires de la Société Centrale de Médecine Vétérinaire
Place de l'École-de-Médecine

1882

AVERTISSEMENT

DES ÉDITEURS

On nous a souvent demandé un livre de médecine vétérinaire qui pût mettre à la disposition des personnes étrangères à cette science les éléments pratiques capables de les y initier dans la mesure du possible. Bien des gens, parmi ceux qui exploitent les animaux, à quelque titre que ce soit, sentent aujourd'hui le besoin de se familiariser avec les connaissances de cet ordre, et le *Nouveau Dictionnaire pratique de médecine, de chirurgie et d'hygiène vétérinaires*, actuellement en cours de publication, n'est point fait pour répondre à ce besoin.

Rédigé par MM. H. BOULEY, André SANSON, TRASBOT, NOCARD, ce grand Dictionnaire a pour but d'exposer d'une manière aussi complète que possible l'état actuel de la science et de la pratique vétérinaires. Il est donc, pour cela même, au-dessus de la portée de la catégorie de lecteurs dont nous venons de parler.

L'ouvrage qui leur convient ne peut être qu'un livre dégagé de tout ce qui touche aux points controversés de la science, ne contenant que des préceptes et des formules clairs et précis, de manière à leur éviter toute incertitude dans l'application qu'ils en doivent faire.

Or, il nous a paru que le *Dictionnaire usuel de chirurgie et de médecine vétérinaires* publié dans le principe par Beugnot, ancien chef de service à l'École d'Alfort, pourrait, après avoir été mis au courant de la science, remplir ces conditions.

Ce Dictionnaire a donc été revu avec tout le soin possible. Des corrections et de très nombreuses additions en ont amélioré le style et mis le fond tout à fait au niveau des connaissances actuelles. On a évité toutes les questions litigieuses, et l'on a fait disparaître les discussions de doctrine qui, au mépris du titre du livre, avaient été introduites dans les précédentes éditions.

Tel qu'il est à présent, ce Dictionnaire peut donc être, à bon droit, considéré comme présentant l'ensemble des connaissances vétérinaires *usuelles* ; et nous avons la conviction qu'il sera pour les praticiens un guide utile, en même temps que pour les agriculteurs et les hommes de cheval un manuel pratique précieux à consulter.

Nous avons enrichi cette nouvelle édition de planches représentant l'anatomie élémentaire du cheval, — ainsi que l'anatomie et les coupes de boucherie du bœuf.

DICTIONNAIRE USUEL

DE

CHIRURGIE ET DE MÉDECINE

VÉTÉRINAIRES

A

ABAISSEMENT. Abaissement de la cataracte. (*Voy.* CATARACTE.)

ABANDONNER. ABANDONNER UN CHEVAL. Cette expression, assez fréquemment usitée parmi les vétérinaires, a plusieurs significations. On dit, par exemple, qu'on *abandonne* un animal à la nature, lorsque, après une longue maladie dans laquelle il y a eu épuisement, on cesse tout remède, et qu'on laisse au temps seul le soin de rétablir les forces et de réparer les désordres occasionnés par cette maladie. Cette espèce d'abandon est souvent nécessaire dans les grandes villes, pour les chevaux de remise, de cabriolet ou de fiacre, toujours épuisés par un travail excessif, ou à la suite d'affections graves du pied; on doit alors mettre l'animal convalescent dans un pâturage convenable, ou bien le laisser dans l'écurie, en se bornant à surveiller la quantité d'aliments qu'il doit prendre et à l'application d'une excellente hygiène. — On dit aussi qu'on *abandonne* entièrement un animal et qu'on le sacrifie : 1° Lorsque certaines maladies mal traitées ou négligées, comme les *javarts*, les *clous de rue*, les *arthrites*, le mettent hors de service pendant trop longtemps, ou rendent son utilisation impossible à jamais ; 2° lorsqu'il est atteint de quelque maladie contagieuse, comme la morve, la rage, le typhus; ou lors d'un accident subit, dans le cas de fracture grave par exemple. —Enfin, l'expression *abandonner un cheval* signifie encore l'action par laquelle le cavalier ou le cocher, relâchant trop brusquement les guides ou les rênes, accélère en même temps la marche de l'animal, avec toute la rapidité dont il est susceptible, au moyen des éperons ou du fouet : ce qu'on appelle *aller à toutes jambes, à toute bride, à bride abattue*. Cet abandon, très dangereux pour le cavalier, peut donner lieu à une foule d'accidents non moins à craindre pour les conducteurs, les passants et les maîtres, que pour les animaux eux-mêmes, qui presque toujours en pareille circonstance se couronnent, s'attrapent, s'abattent, se blessent quelquefois grièvement.

ABASOURDI. ALOURDI, ATOMBI, ÉTONNÉ. La plupart des maquignons et des marchands de chevaux se servent de ces différentes expressions pour désigner des chevaux chez lesquels le sang est très abondant, dont les yeux sont saillants et hagards, dont la tête est lourde, la marche chancelante et irrégulière, et qui sont prédisposés à devenir *immobiles*. Une alimentation excessive, une nourriture très substantielle sont les causes principales de ces accidents, que le repos et la diète font rapidement disparaître. Ils sont aussi quelquefois dus à une faiblesse générale consécutive à un travail exagéré, des courses longtemps prolongées, des exercices violents et fréquemment renouvelés, de mauvais traitements, une nourriture insuffisante, des saignées répétées, etc., etc. Le repos, une alimentation rationnelle et la médication tonique sont alors indiqués.

ABATAGE. C'est l'action de détruire des animaux malades, nuisibles, ou qui doivent servir à la consommation. Elle peut donc s'appliquer à tous les animaux; mais on la restreint plus particulièrement aux chevaux, aux bœufs, aux taureaux, qu'on abat dans les lieux destinés à ce service et qu'on nomme *abattoirs*. (*Voy.* ce mot.)

Parlons tout d'abord de la manière d'abattre les chevaux. A Montfaucon, où autrefois on en tuait une grande quantité, on employait quatre procédés différents. Le premier consiste à *insuffler de l'air dans les veines*. Ce moyen, peu usité, est long, difficile, et fatigue beaucoup celui qui est chargé de l'insufflation, parce qu'il faut fournir beaucoup d'air pour amener la mort. — Le second est la *section de la moelle épinière;* il est commode, mais il exige de l'adresse et une certaine rapidité d'exécution, car l'animal tombe si promptement par terre, qu'il peut blesser l'équarrisseur, obligé d'être très près de lui pour faire la section. On n'exécute guère ce procédé que devant les curieux. — Le troisième, c'est la *percussion du crâne à l'aide d'une massue*. L'équarrisseur bande les yeux du cheval, et lui donne un fort coup de massue sur le sommet de la tête. Ce moyen est dangereux en ce que les yeux n'étant pas toujours bien couverts, le cheval voit le mouvement que fait l'équarrisseur, s'en effraye, change de position, et le coup tombe sur toute autre partie que celle qui était visée. Pour diminuer le danger, il faut d'abord bien attacher l'animal, ce qu'on ne fait pas ordinairement, et ne pas se contenter de lui bander les yeux avec une corde ou un licou. Quand on a un grand nombre de chevaux à abattre, ce procédé est préféré, parce que les équarrisseurs sont presque sûrs de faire tomber chaque cheval à la place qu'il doit occuper sur le chantier ou clos d'équarrissage (*Voy.* ce mot), avantage considérable, en ce qu'il facilite toutes les opérations subséquentes à faire sur l'animal. — Le quatrième procédé consiste à faire une *section dans les gros vaisseaux*. C'est le plus généralement suivi, et, pour le pratiquer, il suffit de faire tendre un peu la peau du poitrail, en obligeant le cheval à porter en arrière le membre droit de devant. Dès qu'il a pris cette position, l'équarrisseur enfonce un couteau de huit à dix pouces de longueur, en le dirigeant dans la crosse de l'aorte, qu'il divise presque toujours en entier, et qui atteint aussi les veines. Au bout de quelques minutes le cheval chancelle et tombe. On a souvent répété que les chevaux s'appuient et se précipitent même sur l'instrument qui leur donne la mort; cela n'est pas exact : ils restent immobiles, et meurent dans des convulsions particulières à ce genre de mort, qui paraît extrêmement douce.

— En ce qui concerne la méthode d'abattre les *bœufs*, les *veaux*, celle qu'on suit dans les abattoirs de Paris consiste à attacher une forte corde aux cornes de l'animal, et à la passer dans un anneau solidement scellé sur le plancher dallé de l'abattoir. On force la bête à présenter ainsi la surface du front, sur lequel on frappe avec une massue en fer; l'animal tombe aussitôt assommé.

— L'expression *abattre un cheval* n'est pas seulement consacrée à l'action par laquelle on se rend maître d'un animal en le jetant par terre au moyen des entravons et des lacs lorsqu'il s'agit de lui faire quelque opération douloureuse et longue, elle signifie aussi l'*action de le tuer*.

ABATTEMENT. Diminution considérable et subite des forces, qu'il ne faut pas confondre avec la langueur, l'épuisement, l'accablement et l'affaiblissement qui accompagnent et suivent les grandes maladies. — La *langueur*, qui exprime une diminution moindre dans les forces, survient toujours avec lenteur. — L'*épuisement* arrive aussi peu à peu, et, de plus, est le résultat de plusieurs causes qui lui sont propres, comme les évacuations excessives, la privation des aliments nécessaires, les exercices forcés. — L'*accablement* est caractérisé, comme l'abattement, par une diminution notable et subite des forces, avec un sentiment de pesanteur générale.

— Quant à l'*affaiblissement*, il ne survient qu'à une époque déjà avancée des maladies.

L'abattement est plus souvent une disposition ou un symptôme d'une maladie qu'une maladie réelle. On l'observe fréquemment chez les chevaux qui se fatiguent beaucoup. L'animal *abattu* a, comme on le dit vulgairement, la tête dans l'auge et les yeux tristes; il se tient à la même place, et s'en dérange avec peine : ses jambes sont raides, la peau est dure et sèche; il ne mange pas avec appétit; il se tient longtemps couché, se relève toujours en meilleur état, et se secoue plusieurs fois immédiatement après. Ses urines sont fréquentes et peu abondantes, ses excréments secs, mal digérés; il n'a plus la même énergie au travail; il trotte plus bas, il rase le tapis, est sujet à butter, à s'abattre, et est peu sensible au fouet. S'il survient alors quelques tumeurs, elles sont dures, évasées, non douloureuses : le pus qui s'y forme à la longue est épais, gluant, les plaies se tarissent, et il n'est pas rare de voir disparaître les maladies de peau qui pouvaient exister, comme les eaux aux jambes, les éruptions de nature diverse. Cette disparition est toujours suivie d'accidents plus ou moins graves.

Si, dans tous ces cas qui annoncent le dérangement et l'irrégularité des fonctions animales, on ne saisit pas la véritable indication à remplir, si, par exemple, l'animal est excité au travail par une nourriture plus abondante, plus substantielle, plus échauffante, par des breuvages faits avec de la bière ou avec du vin dans lequel on aura mis de la muscade ou de la thériaque, si enfin on l'accable de mauvais traitements, la digestion ne se fait plus, l'animal dépérit, et souvent il survient des maladies inflammatoires qu'il est presque toujours impossible de guérir.

Le repos, une bonne litière, une nourriture légère, mais choisie, telle que l'eau blanchie avec de la farine de froment, la paille, un peu de foin et d'avoine de bonne qualité, le pansement à la main réitéré, le bouchonnement surtout, qui rétablit la transpiration, insensible, toujours dérangée ou suspendue dans le cas d'abattement, la promenade, sont les principaux moyens à employer en pareille circonstance. Quelques lavements d'eau pure, tiède, dans laquelle on aura mis une pincée de sel de cuisine, seront aussi très utiles pour débarrasser les intestins des matières épaisses, durcies et mal digérées qu'ils contenaient, et rendront les urines plus abondantes. Enfin, si la constipation persiste, il faut donner aux animaux des barbotages à la farine d'orge, dans lesquels on ajoute de l'infusion de graine de lin et 100 à 200 grammes de sulfate de soude.

ABATTOIR. Cette expression remplace l'ancien mot de *tuerie*, encore usité dans les départements. Il désigne les lieux où les bouchers sont obligés d'amener leurs bestiaux pour les tuer et les préparer avant de les livrer à la consommation. Le mot *tuerie* avait été substitué, depuis deux cents ans, à celui d'*écorcherie*, et celui-ci a remplacé le vieux mot gaulois *abatis*, qui venait lui-même de celui d'*abattre*, dans le sens de renverser, détruire, *advastare*. — L'hygiène réclamait depuis longtemps pour Paris et les cités populeuses la réunion dans un même local de toutes les tueries. Les administrations, depuis plus d'un siècle, avaient tenté d'inutiles efforts pour la création de ces établissements, que nous devons à Napoléon Ier, qui ordonna la construction de ceux de Paris en 1809, et régla les conditions du programme par un décret du 9 février 1810. Nous devons ici les considérer sous le double rapport et de l'hygiène et de la construction. C'était un spectacle dégoûtant que de voir autrefois, dans les rues affectées aux boucheries, des ruisseaux mêler à leurs eaux impures du sang corrompu. Les débris de toutes espèces affectaient nos sens, et souvent des bœufs échappés répandaient l'effroi en parcourant la capitale, souvent affligeaient des familles par les accidents qu'ils occasionnaient. C'est donc une mesure utile que celle qui a concentré toutes les opérations dans des lieux spéciaux. En outre, comme d'après les progrès de la chimie moderne, les débris ont acquis un grand degré d'utilité, la centralisation permet d'en tirer tout le profit possible. L'administration peut d'ailleurs s'assurer, par un facile contrôle, de l'état de santé des bêtes abattues et par conséquent empêcher que celles qui seraient dangereuses soient livrées à la consommation. Ce sont les principaux avantages qui résultent de cette mesure de salubrité et d'utilité publiques. — La construction des abattoirs a acquis depuis 1809, et aujourd'hui l'expérience a constaté les propriétés qui les doivent distinguer, soit sous le rapport de la conservation de la viande, soit sous celui des diverses opérations accessoires qui y sont réunies. — On sent déjà qu'il importe d'éloigner les abattoirs des lieux habités; qu'ils doivent être disposés de manière à conserver dans l'intérieur une fraîcheur continuelle, moyen de conservation beaucoup plus sûr que les toiles métalliques, que les canevas, pour empêcher les mouches d'y aborder et d'y déposer leurs œufs. Les Suisses et les Allemands, ces observateurs si prudents, ont, depuis longues années, constaté qu'avec une température de quelques degrés inférieure à celle de l'atmosphère, les mouches s'éloignent, et qu'il est possible de conserver les viandes plus longtemps. — Il est utile pour la salubrité que l'abattoir soit pourvu d'une petite voirie qui reçoive toutes les matières non encore digérées qui se trouvent dans les estomacs et les intestins des animaux abattus. La rapidité extrême avec laquelle les matières se putréfient, l'infection qu'elles répandent font un devoir d'établir cette voirie, et d'enlever chaque jour les débris qui y sont déposés. On doit aussi placer sous l'abattoir un égout qui règne tout le long du bâtiment, qui reçoive les eaux et les débris des matières animales; le radier doit en être incliné, et la quantité d'eau proportionnée à celle des débris. Cet égout, qui doit être lavé souvent et à grande eau, dégorgé suivant les saisons et la fréquence de ces opérations, ne peut qu'ajouter à la salubrité. (Nous donnerons des détails plus étendus au mot ÉGOUT.) — On n'a pas assez en général, dans le choix des localités, eu égard aux moyens de se procurer de l'eau : cependant c'est une condition essentielle : quand elle manquait, on a voulu y suppléer par l'usage des machines; partout où on les a employées, l'expérience a démontré que la difficulté d'obtenir de l'eau par ces moyens faisait qu'on l'épargnait alors qu'il eût fallu, au contraire, la prodiguer. — Les abattoirs destinés aux porcs demanderaient des dispositions particulières; mais, excepté Paris et quelques villes populeuses, on a trop négligé les modifications nécessaires pour les adapter à ce service. — C'est seulement en 1867 qu'a été ouvert à Paris l'abattoir unique de La Villette qui présente de grands avantages à cause du voisinage des chemins de fer, du canal de l'Ourcq et de la centralisation du service. Dans les autres grandes villes, on ne les a établis que plus tard, à Rouen et à Lyon en 1830, à Marseille en 1847, à Vienne (Autriche) en 1850.

— Les abattoirs de La Villette offrent au commerce de la boucherie tous les avantages et toutes les facilités qu'il pouvait désirer.

L'ensemble des pavillons, au nombre de 64, embrasse une superficie de 82,111 mètres; ils contiennent 279 échaudoirs; les bouveries sont au nombre de 30 et les cours au nombre de 15. Dans chaque bouverie, un côté est affecté aux bœufs et vaches, et l'autre aux moutons et veaux. Chaque corps de bâtiment se compose de deux pavillons parallèles, desservis par une cour commune qui, pour les échaudoirs, sert de cour de travail, et de cour de service pour les bouveries, en même temps que de parc pour les bestiaux. Partout l'eau circule librement et abondamment, et la propreté la plus minutieuse est entretenue tant dans les échaudoirs qui sont complétement aérés, que dans les triperies, les fonderies de suif et les cours de travail. — L'importance considérable des abattoirs à l'époque actuelle est bien justifiée par l'accroissement de la consommation de la viande depuis le commencement de ce siècle.

Le tableau suivant montre cette augmentation pour la France :

	(Quantité consommée.)
1812	540.197.000 kg.
1829	622.418.000 —
1840	673.389.000 —
1875	840.000.000 —

Un abattoir, pour remplir son but, doit se composer :

1° D'une avant-cour destinée au marché du bétail de boucherie;

2° De bâtiments pour l'administration;

3° De bouveries, bergeries ou vacheries, où sont conduits directement tous les animaux provenant du marché;

4° Des abattoirs et échaudoirs;

5° De bâtiments pour travailler les issues, séparer les suifs et préparer la triperie;

6° D'une cour de vidanges où sont déposées toutes les matières extraites du tube digestif et toutes les immondices des abattoirs.

7° Des remises et des écuries pour les bouchers.

— Les Juifs, se fondant sur la maxime de Moïse, que l'âme et la vie sont dans le sang, ne doivent point manger d'animaux assommés; ils rejettent les quartiers de derrière, et les parties de chair dont il leur est permis de se servir comme aliments sont fortement comprimées pour en extraire le sang.

ABATTRE. s'ABATTRE. Se dit d'un animal qui soit en marchant, soit en tirant ou portant un fardeau, perd tout à coup l'équilibre et tombe. Cet accident, assez fréquent chez les chevaux de tirage, plus commun parmi ceux qui vont au pas que parmi ceux qui vont au trot et au galop, a particulièrement lieu chez les *chevaux qui sont bas* ou *serrés du devant, qui buttent, s'attrapent* ou *s'entre-taillent, qui sont long-jointés*, chargés des épaules, et dont les jambes sont raides, usées et faibles. De mauvais chemins, un pavé trop sec ou trop glissant, une mauvaise ferrure ou la trop grande pesanteur des fers, sont encore autant de causes. Quant aux suites d'une semblable chute, elles sont toujours proportionnées à la manière dont l'animal est tombé, puisque, suivant telle ou telle circonstance, il peut résulter de cette chute des distensions, des fractures plus ou moins compliquées, des commotions violentes, et quelquefois la mort.

Il serait assez difficile de faire connaître ici les moyens à employer pour prévenir ces sortes d'accidents : quelques-uns cependant sont indiqués par la nature même des causes qui ont déterminé la chute de l'animal, et le meilleur, en pareil cas, paraît être une ferrure bien faite et convenablement appliquée. (*Voy.* FERRURE.)

ABATTRE L'EAU. Lorsqu'un animal revient du travail couvert de sueur, que l'eau ruisselle à la surface de tout le corps et forme une écume abondante aux endroits sur lesquels portent les harnais, il serait dangereux de le laisser exposé à l'air, puisque de cette imprévoyance pourrait résulter ce qu'on appelle vulgairement une *transpiration rentrée*, source fréquente d'un grand nombre de maladies aiguës ou chroniques, toujours difficiles à guérir. Il est donc indispensable de lui *abattre l'eau*, ou, en d'autres termes, de le débarrasser de cette sueur à l'aide du *couteau de chaleur* (*Voy.* ce mot) que l'on tient avec les deux mains, de manière à pouvoir racler avec force les parties du corps de l'animal sur lesquelles doit agir l'instrument. A cet effet, le cheval ayant été déharnaché ou dessellé, on commence à racler l'encolure, en ayant soin de toujours ramener l'eau du côté du garrot; de là, on suit les épaules, les bras, les avant-bras, les jambes et l'entre-deux de ces parties; on passe ensuite l'instrument sur le dos, les reins, sous le ventre, où l'eau surtout se rassemble, puis le long du ventre et de la poitrine, depuis le fourreau jusqu'au poitrail. — On agit de même pour la partie supérieure et les parties latérales de la croupe, pour les hanches, les fesses, les cuisses extérieurement et intérieurement, et pour les jambes; enfin, on réitère cette opération autant de fois que l'abondance de la sueur paraît l'indiquer. — Immédiatement après, on bouchonne fortement l'animal, on lui met une couverture, et puis on place dessous de la paille fraîche entière et dans sa longueur. Cette précaution est d'autant plus importante que, d'une part, elle facilite la circulation de l'air entre la couverture et la peau, en même temps qu'elle s'oppose à sa trop grande fraîcheur, et que, d'autre part, elle empêche cette couverture de porter sur les parties mouillées, de se mouiller elle-même, par conséquent de devenir inutile ou nuisible en se refroidissant. — On accélère ensuite l'entière évaporation de la sueur en promenant le cheval à l'ombre et au pas. Si l'animal était irritable, ou chatouilleux, au point de ne pas supporter la pression du couteau de chaleur, il faudrait alors le bouchonner, le promener et renouveler plus souvent la paille sous les couvertures. — On doit prendre aussi les mêmes précautions à l'égard des animaux qui sortent de la rivière ou du bain, et de ceux qui sont mouillés par la pluie ou la neige, etc.

ABATTRE LES CORNES. (*Voy.* AMPUTATION.)

ABCÈS. On donne le nom d'*abcès* ou de *dépôts* à tous les amas de pus formés sous la peau ou au milieu des parties charnues. — Les abcès, quels que soient leur caractère et leur siége, sont toujours le résultat d'une inflammation que l'on nomme *inflammation suppurative*, et dont les causes, la marche et la gravité présentent de nombreuses variétés. Lorsque cette inflammation parcourt ses périodes avec rapidité, l'abcès porte le nom d'*abcès chaud*. Il est au contraire appelé *abcès froid* si la suppuration se forme avec lenteur et sans être accompagnée de symptômes bien marqués. — L'abcès froid se subdivise en *abcès froid* proprement dit si la collection s'est formée à l'endroit même où le pus a été sécrété et en *abcès par congestion*, si le pus s'est déplacé en décollant les tissus, et s'est accumulé ensuite plus ou moins loin du lieu de sa formation, du siége primitif du mal.

Les parties dans lesquelles les abcès se développent le plus fréquemment sont celles où le tissu cellulaire abonde. Les principaux symptômes des abcès chauds sont d'abord le gonflement de la partie, la tension, la douleur et la chaleur. Le gonflement se circonscrit de plus en plus; la tumeur s'amollit du centre à la circonférence et s'élève en pointe à son milieu; la peau s'amincit et blanchit, les poils tombent en cet endroit, et la pression des doigts fait *flotter* la matière dans l'intérieur. Ce dernier signe, que l'on désigne sous le nom de *fluctuation*, est l'indice le plus remarquable et le plus caractéristique de la formation du pus; mais il n'est facile à reconnaître que dans les abcès superficiels. La fluctuation des abcès situés profondément est d'abord toujours obscure, et elle ne devient un peu manifeste que lorsque le pus, à la suite d'un travail naturel, a fini par se frayer un passage, et est venu aboutir sous la peau en un point quelconque de la surface de l'abcès.

Dans les abcès froids, ces symptômes sont à peine sensibles. Ordinairement ces abcès débutent par une tumeur arrondie, dure, peu douloureuse; cette tumeur s'accroît plus ou moins rapidement et devient quelquefois stationnaire; alors elle peut se ramollir, la fluctuation apparaître, l'abcès s'ouvrir. D'autres fois, les abcès froids augmentent incessamment de volume, le pus ne peut se frayer un passage au dehors. L'intervention chirurgicale est nécessaire. Les abcès froids s'observent principalement chez les animaux peu sensibles, tels que les ruminants.

Les abcès par congestion sont presque toujours sous-cutanés, superficiels, mais de tous ce sont les plus graves, car ils sont le signe d'une mauvaise constitution ou d'une maladie profonde, éloignée, telle que la nécrose ou la carie. Aussi sont-ils toujours très-difficiles à guérir. La situation ordinaire de ces abcès sous la peau en rend la présence facile à constater.

— *Le traitement des abcès* varie suivant leur nature et les symptômes dont ils s'accompagnent. Si l'inflammation qui leur donne naissance occupe une grande surface et donne lieu à un mouvement de fièvre, il faudra la modérer par une petite saignée, la demi-diète et l'application sur la partie malade d'un cataplasme de farine de lin ou de mie de pain bouillie, que l'on humectera souvent avec une décoction tiède de mauve, de guimauve ou de graine de lin. Si au contraire l'inflammation languit, et si la suppuration est lente à s'établir, il convient de stimuler les parties par l'application d'une couche d'onguent basilicum dans lequel on pourra incorporer une petite quantité de cantharides en poudre, ou bien encore en appliquant sur la tumeur des maturatifs tels que l'onguent vésicatoire, ou un mélange d'onguent vésicatoire et de pommade mercurielle, agents qui hâtent la production du pus. Lorsque la fluctuation est devenue bien manifeste, il faut ouvrir l'abcès pour faire sortir le pus. Cette ouverture peut être faite par *incision*, par *cautérisation* ou par *ponction*.

— L'*incision* doit toujours être employée quand il s'agit d'un abcès chaud. Elle se pratique ordinairement avec un bistouri droit dont on plonge la pointe dans la tumeur, de telle façon que le tranchant de cet instrument regarde les parties que l'on veut inciser. Cette incision, dont la grandeur doit être proportionnée au volume de la collection purulente, est faite suivant le trajet des fibres musculaires des vaisseaux et des nerfs sous-jacents, et autant que possible à la partie la plus basse de la tumeur. Si l'on se trouve obligé de pratiquer l'ouverture à la partie supérieure, au lieu de continuer l'incision jusqu'en bas, on doit se contenter de faire une contre-ouverture à cette partie, et de passer dans l'intérieur de l'abcès une mèche ou séton dont on fait sortir les extrémités par les deux ouvertures. Lorsque l'abcès est profond, on emploie pour l'ouvrir un bistouri à tranchant convexe avec lequel on doit diviser les unes après les autres les différentes couches de parties molles qui en composent la paroi externe. L'abcès étant ouvert, on peut presser légèrement la poche, et même y introduire doucement le doigt pour reconnaître si l'étendue de l'incision est suffisante; mais il importe de ne point rompre les brides qui s'étendent d'une paroi à l'autre, et qui sont quelquefois formées par les vaisseaux et les nerfs qui entretiennent la vie de la peau.

— La *cautérisation* peut se faire au moyen d'un caustique (pierre à cautère, sublimé corrosif), ou d'un fer rouge que l'on plonge à la partie inférieure de l'abcès. Ce dernier moyen convient très-bien pour les abcès froids; car tout en donnant issue au pus, il a encore pour résultat une irritation locale qui ranime la vitalité de la partie, et y provoque un travail inflammatoire favorable à la guérison.

— La *ponction* peut être avantageuse pour ouvrir les abcès par congestion; elle empêche l'introduction de l'air dans le trajet parcouru par l'abcès, et elle permet de n'évacuer que la quantité de pus qu'on juge convenable, et de laisser se refermer l'ouverture qu'on a dû faire petite, pour répéter l'opération à des intervalles plus ou moins rapprochés, jusqu'à l'entière oblitération du foyer. La ponction se pratique, soit au moyen d'une aiguille ronde, soit avec un petit bistouri bien aigu que l'on plonge très obliquement dans l'épaisseur de la paroi externe du foyer purulent.

Quel que soit le procédé que l'on ait employé pour ouvrir l'abcès, les pansements doivent se faire avec l'onguent digestif simple, ou même avec des étoupes sèches dont on recouvre la plaie. Il faut éviter de remplir d'étoupes toute la cavité du foyer, et même d'introduire aucun corps étranger entre les lèvres d'une ouverture dont l'étendue est suffisante et la situation convenable. Mais, lorsque l'ouverture est étroite et située dans des parties épaisses, il faut entretenir les lèvres convenablement écartées au moyen d'une petite mèche d'étoupe, ou d'un bourdonnet (charpie roulée en petit paquet de forme olivaire), qui ne doit être ni trop dur ni trop fort. Les soins de propreté sont surtout nécessaires.

ABLATION. Action de retrancher une partie quelconque du corps, soit un ou plusieurs membres, soit une partie ou la totalité de quelques organes tels que la langue, les testicules, les mamelles, soit une tumeur, un polype, diverses excroissances de la peau, etc., etc. (*Voy.* AMPUTATION, EXCISION, EXTIRPATION.)

ACARE. SARCOPTE. Insecte caractéristique de la gale. Le genre sarcopte comprend plusieurs espèces qui semblent destinées à vivre sur des animaux différents. Les traitements les plus efficaces de la gale sont à présent des traitements purement insecticides. (*Voy.* GALE.)

ACCÈS. Ensemble de phénomènes qui se montrent dans les maladies, disparaissent par intervalles, et dont les retours ont lieu à des époques fixes ou indéterminées.

ACCIDENT. Ce mot, dans son acception la plus étendue, exprime tout ce qui arrive inopinément de fâcheux : une chute, une fracture, un saignement de nez, sont pour le vulgaire autant d'*accidents* différents. Dans la médecine des animaux, comme dans celle de l'homme, on nomme *accidents* tous les symptômes ou toutes les altérations qui surviennent pendant le cours d'une maladie, sans pour cela en être le caractère essentiel. Ainsi, les hémorrhagies par le nez dans la morve, l'apparition ou la disparition des tumeurs critiques dans les maladies inflammatoires, la douleur, les convulsions à la suite des opérations, la suppression de l'écoulement par les naseaux chez les chevaux qui jettent leur gourme, etc., sont pour le vétérinaire autant d'*accidents* qui déterminent souvent, d'une manière heureuse ou malheureuse, l'issue des maladies qu'ils compliquent, mais sans lesquels ces mêmes maladies pourraient se terminer. Quelquefois, néanmoins, ces accidents se manifestent d'une manière assez grave pour que l'on soit obligé d'abandonner momentanément le traitement de la maladie dans laquelle ils surviennent. La seule chose à faire en pareil cas, si on ne peut parvenir à les faire disparaître complétement, c'est de chercher par tous les moyens possibles à calmer leur violence.

ACCOUCHEMENT. Mise bas. Action par laquelle un animal parvenu au terme de son développement dans la matrice, en est expulsé à travers les parties de la génération. (*Voy.* Parturition.) Ce mot, comme on le voit, a la même signification que dans la médecine humaine ; cependant, on dit plus généralement, eu égard aux femelles des animaux, *mettre bas* ou *faire son petit*. On se sert encore d'expressions particulières, et relatives soit au nom général de l'espèce, soit au nom particulier du petit qui naît. Dans le premier cas, on dit *chatter, lapiner*, en parlant du chat, du lapin ; dans le second, on dit *agneler, pouliner, vêler*, lorsqu'il s'agit de la brebis, de la jument ou de la vache. (*Voy.* Agneler, Chat, Haras, Jument, Lapin, Vache.)

ACCOUPLE. Sorte de collier de corde auquel est ordinairement attachée une autre corde assez longue pour atteindre le cheval de derrière, lorsque plusieurs chevaux sont attachés ensemble. — On appelle encore *remise* le lien de corde ou de crin avec lequel on attache les chiens de chasse, deux à deux ou trois à trois.

ACCOUPLEMENT. C'est le rapprochement du mâle et de la femelle pour accomplir l'acte de la génération. L'accouplement, dans les espèces du cheval et du bœuf, s'appelle la *monte* ou la *saillie*. L'accouplement des brebis reçoit le nom de *lutte*.

— *Dans l'espèce du cheval*, la monte a ordinairement lieu au printemps, époque de la chaleur des juments. On reconnaît que les juments sont en chaleur aux signes suivants : elles sont plus vives, plus inquiètes, elles hennissent fréquemment, elles portent la queue élevée ; les parties externes de la génération se gonflent et laissent écouler un mucus filant, jaunâtre, blanchâtre ; les juments urinent fréquemment, peu à la fois, et presque toujours cette action est suivie de contractions nombreuses des lèvres de la vulve et du clitoris qui paraît à l'extérieur rouge et gonflé.

Beaucoup de personnes recommandent une foule de précautions avant et après la monte, soit pour les étalons, soit pour les juments, comme de les soumettre à une nourriture plus échauffante, de leur donner même des drogues destinées à exciter la chaleur dans la jument et la fécondité dans le mâle ; de les saigner, de les purger, de les mettre à l'usage des rafraîchissants, par exemple à celui du son, des préparations antimoniales, lorsque la monte est terminée. Toutes ces mesures, qui tendent à éloigner les animaux de l'état de nature, sont mauvaises.

La monte a lieu de deux manières : en liberté ou à la main. Dans la monte en liberté, l'étalon est laissé avec les juments, et il les saillit quand et comme il veut. Cette méthode est la meilleure pour la reproduction ; c'est elle qui donne le plus grand nombre de poulains sur une quantité fixée de juments saillies. Cependant elle a quelques inconvénients que nous devons signaler. Dans un haras parqué où l'étalon est libre avec le nombre de juments qu'il doit saillir, il s'épuise quelquefois en saillissant plusieurs fois de suite la même jument, en sorte que quelques-unes peuvent rester sans être couvertes. Quelquefois encore l'étalon n'affectionne qu'une jument, et refuse de saillir les autres. En outre, dans le premier moment de la monte, quelques juments, qui ne sont point en chaleur, frappent l'étalon qui les approche et le blessent; d'autres, qui sont jalouses, frappent les autres, les éloignent, les tourmentent et les empêchent d'être en aussi bon état qu'il est à désirer que soient les juments destinées à la reproduction.

On éviterait ces inconvénients en adoptant la méthode des Allemands, qui ont pris dans quelques haras l'habitude de faire entrer l'étalon et la jument dans une rotonde en bois, assez grande pour que ces deux animaux y soient à l'aise, mais non pas assez pour qu'ils puissent y trotter. Tous deux sont déferrés préalablement et abandonnés dans cette place jusqu'à ce que la saillie soit faite. On s'en assure au moyen d'une lucarne pratiquée à la rotonde.

La monte à la main se fait, en France, d'une manière très vicieuse. La jument est garrottée et attachée de manière à recevoir l'étalon, même malgré elle; on la place sur un terrain uni, on lui met une bricole, et aux pieds de derrière des entraves dont les longes se croisent sous le ventre et viennent se fixer à deux anneaux attachés un de chaque côté de la bricole. La jument est tenue avec un bridon, et même avec un tord-nez, et le palefrenier lui tient la tête haute pour l'empêcher de ruer. L'étalon est amené avec un caveçon ou avec un licou à deux longes tenues de chaque côté par un homme; on l'approche peu à peu de la jument; on l'empêche de la monter avant d'être en bon état, et lorsqu'il y est, on lui laisse la liberté en relâchant un peu la longe de chaque côté; un des hommes dirige le membre dans la vulve, et écarte la queue de la jument, ou les crins qui pourraient gêner l'introduction. Lorsque l'étalon a fini, on fait avancer la jument d'un pas, et ceux qui tiennent l'étalon l'empêchent d'avancer sur elle, et le font descendre doucement.

Ce qui prouve évidemment que cette méthode, qui s'éloigne tant de la nature, est mauvaise, c'est qu'il n'est pas rare de voir la moitié des juments saillies de cette manière ne pas retenir. Le peu de fécondité des saillies à la main a fait rechercher différents moyens pour faire retenir les femelles : on a prescrit de leur jeter un seau d'eau fraîche sur la croupe, de les passer à l'eau, de leur frotter le dos avec un bâton, de les faire trotter, de les bouchonner immédiatement après la monte. Mais qu'attendre de ces mesures basées sur des idées erronées? Il en résulte peut-être encore moins de fécondations que si l'on ne faisait rien du tout.

Dans tous les haras, on donne le nom de *boute-en-train* à un cheval entier qu'on présente aux juments pour voir si elles sont en chaleur, et qu'on retire ensuite, sans le laisser saillir, quand on s'est convaincu que les juments étaient ou n'étaient pas bien disposées. On l'emploie encore à faire entrer en chaleur celles qui ne sont pas en cet état, en le plaçant momentanément à côté d'elles et à des intervalles rapprochés.

Le nombre de juments que chaque étalon doit saillir est subordonné à son âge, et à son aptitude plus ou moins prononcée pour la saillie. L'étalon dans la force de l'âge peut saillir plus souvent que celui qui est ou trop jeune ou trop vieux. Ces derniers ne doivent saillir qu'une fois chaque deux jours. Les autres peuvent le faire une ou deux fois par jour, suivant leur vigueur.

Quant au nombre de fois que la jument peut être saillie, on est dans l'habitude de les faire couvrir trois fois à deux ou trois jours d'intervalle : c'est une assez bonne méthode. Quand la jument a bien reçu l'étalon, et a été saillie sans qu'elle se défende, il y a lieu d'espérer qu'elle a retenu. Il est bon cependant de la représenter quelques jours après à l'étalon, et de la laisser saillir si elle paraît le désirer; mais il faut la retirer si elle fait la moindre difficulté, et la regarder comme pleine.

— Il nous resterait maintenant à faire connaître les qualités que devraient avoir les étalons et les juments que l'on accouple ; mais nous nous en occuperons dans un article à part. (*Voy.* Races, Amélioration des Races.)

— *Dans l'espèce du bœuf*, il y a beaucoup moins de précautions à prendre. On ne garrotte jamais les femelles, et le plus souvent la saillie se fait en liberté. Dans les grandes exploitations rurales, les taureaux, que l'on y nomme encore *robins*, sont lâchés avec les vaches quand on les mène soit au pâturage, soit à l'abreuvoir ; ils profitent de ces moments de liberté pour monter celles qui sont en chaleur. Dans ces troupeaux, la reproduction se fait donc sans que l'on se donne pour cela le moindre soin. Un bon taureau peut suffire à un troupeau de cinquante à soixante vaches.

— *Dans l'espèce ovine*, ou de la brebis, la *lutte* demande des précautions bien plus minutieuses. A l'article Agnelage, nous ferons connaître cet acte avec tous les détails que mérite son importance.

ACCOUPLEMENT. Assemblage de deux, de quatre ou de six chevaux, de même taille et de même robe, pour une voiture de maître. — Le mot *accouplement* s'entend encore de deux bœufs que l'on accouple ensemble sous le même joug, soit à une charrette pour les exercer au chariot, soit à une charrue pour leur faire labourer la terre. Les bœufs destinés à de pareils travaux doivent être de taille et de force égales ; autrement le plus faible ruinerait le plus fort. Dans quelques pays on accouple ces animaux par les cornes lorsqu'ils sont sous le même joug, en sorte qu'ils tirent de la tête ; dans d'autres, on les attelle par le poitrail, en leur mettant une bricole et même un collier, comme aux chevaux, afin qu'avec des traits ils tirent du poitrail et de tout le corps. On prétend même qu'attelés de cette manière les bœufs ont beaucoup plus de force, labourent plus profondément et se fatiguent moins. En général, il faut accoupler soit les bœufs, soit les chevaux attelés, très serrés, pour qu'ils puissent tirer également.

ACCOUPLER. (*Voy.* Accouplement.)

ACCOUPLER. Se dit aussi de la manière d'arranger les uns derrière les autres les chevaux que l'on veut conduire en route, surtout lorsqu'on en a une assez grande quantité, comme dans une remonte de régiment. Chaque cheval destiné à être *accouplé* doit avoir un bon licou de cuir muni de son anneau de fer, puis une couverture garnie de son surfaix et d'un coussinet. On lui tresse la queue avec plusieurs brins de filasse tortillés ensemble, puis, après avoir passé le milieu de cette espèce de corde sous le haut de la queue pour la ramener ensuite par dessus de chaque côté, on en tresse les deux bouts avec une partie des crins, jusqu'aux trois quarts de sa longueur où on les fixe. On laisse cette tresse jusqu'à ce que le cheval soit arrivé au lieu de sa destination, et de cette manière on conserve ses crins en les empêchant d'être arrachés.

Lorsqu'on est obligé d'accoupler ensemble beaucoup de chevaux neufs, il faut mettre à chacun d'eux, excepté au premier qui est mené par le conducteur, un bridon garni d'un billot ou mors en bois, ou d'un mors creux de fer qu'on entoure de filasse ou de linge, afin de ne pas blesser leur bouche pendant la route ; puis, au lieu de rêne, il est bon d'attacher à chaque extrémité de cette espèce de mors deux cordes qui se croisent en sautoir entre la tête et l'encolure, se rendent de chaque côté de cette même encolure pour venir ensuite se fixer au coussinet du surfaix (*Voy.* ce mot) sur le garrot, ce qui maintient très solidement la tête du cheval. Cela fait, on passe dans l'anneau du licou deux anneaux de corde d'environ un pied, lesquels sont destinés à supporter plusieurs bâtons ronds et unis, appelés *barres*, de six pieds de long, et d'à peu près cinq ou six pouces de circonférence. On place également de chaque côté du surfaix, près du coussinet, deux autres anneaux ou *porte-barres*, et, lorsque tout est ainsi disposé, on met sous le tronçon de la queue de l'animal, au-dessus de la tresse dont nous avons parlé, une corde assez courte (*estroffe*) terminée à chacun de ses bouts par une anse ou anneau. On en fait plusieurs tours en passant et repassant une de ces anses dans l'autre, de façon que des deux il n'en paraisse plus qu'une en dessus, après quoi on forme avec la tresse une espèce de bouton ou d'entortillement qui maintient solidement l'estroffe en place et l'empêche de descendre, en ayant soin toutefois de serrer le tout de manière à éviter l'inflammation et l'engorgement de cette partie. Alors on passe au cou du cheval un collier de corde auquel est attachée une autre corde assez longue pour atteindre le cheval de derrière. Ce collier doit être assez large pour descendre antérieurement au bas de l'encolure, à l'endroit où répond la bricole, et se trouver en arrière sur le garrot, afin de ne pas gêner la respiration dans le cas où le cheval de derrière tirerait dessus; ce qui arriverait nécessairement s'il était placé plus haut. On fait passer la corde qui est jointe à ce collier, au travers du porte-barres du surfaix, toujours du côté du montoir, et de là elle va jusqu'à l'estroffe, dans l'anse de laquelle elle passe également, pour être nouée ensuite à la longe du cou du cheval de derrière.

Reste enfin à placer les barres. Comme elles sont encochées et entaillées près de chacune de leurs extrémités, on y fixe une petite corde qu'on attache avec un nœud à rosette, en devant aux porte-barres du surfaix, et en arrière aux anneaux de corde du licou du cheval qui suit. Une sous-ventrière, fixée à chaque barre par une boucle, les maintient plus solidement encore; enfin, elles servent à empêcher le cheval de derrière d'avancer sur celui de devant et celui-ci de reculer sur le dernier; retenu d'ailleurs par cette espèce de barrière, il chemine plus droit et ne se jette point de côté et d'autre. Ce mode d'arrangement, très convenable lorsque les chevaux sont obligés de parcourir une grande distance, ne les fatigue point, les prévient des atteintes, des coups, des morsures de leurs voisins, épargne le nombre des conducteurs et conséquemment les frais, puisqu'un seul homme à pied, ou monté sur le premier cheval, suffit pour conduire cinq ou six chevaux. — Il ne serait pas prudent cependant d'accoupler de cette manière des chevaux qui n'auraient pas encore servi, surtout si on avait une longue route à faire avec eux. De jeunes chevaux se laisseraient difficilement conduire ainsi; en pareil cas, il faudrait les y accoutumer peu à peu, en les harnachant dans l'écurie, au moins quinze jours d'avance, ce qui, en termes de manége, s'appelle les *mettre dans les barres*.

— ACCOUPLER. Se dit encore de deux chevaux que l'on fait trotter ensemble à la main, pour voir si leur allure est égale. A cet effet, un seul homme se saisit des rênes des deux bridons, il les rassemble et les entrelace de manière à n'en faire qu'un faisceau qu'il tient de la main droite, afin d'être toujours placé à la gauche des chevaux qui se trouvent ainsi réunis et *accouplés*. Pour revenir sur ses pas et pour faire changer les chevaux de main ou de côté, il suffit que le conducteur passe entre eux sans quitter les rênes des bridons, et qu'il ramène les têtes vers le centre qu'il occupe. Les croupes s'écartent nécessairement alors, les chevaux tournent naturellement du côté opposé, de façon que celui qui était à droite se trouve à gauche, et réciproquement.

ACCOURCIR LA LANGUE. Couper la langue. (*Voy.* AMPUTATION.)

ACHAT DES CHEVAUX. Quand on veut acheter un cheval, il s'agit d'abord de déterminer le genre de travail auquel on veut le soumettre; car les qualités de cet animal, et par conséquent les *formes* et la *conformation* qui en sont les indices, doivent varier suivant la nature du service que l'on veut exiger de lui. Lorsque l'on possède les connaissances nécessaires pour se guider dans un choix judicieux, il faut encore savoir procéder, dans l'acte de l'achat, de manière à déjouer les ruses que les marchands savent si bien employer pour faire disparaître les défauts de leurs animaux, et mettre leurs qualités en évidence. Nous allons examiner, sous ces deux points de vue, l'art d'acheter un cheval.

— 1° *Choix des chevaux d'après les usages auxquels on les destine.* Il est une qualité qu'on doit désirer dans les chevaux de tous les services : c'est une construction solide, qui se manifeste par l'aplomb des extrémités sur le terrain, la franchise et la liberté des mouvements, la vigueur soutenue dans l'exercice lent ou rapide. Autant que possible les muscles doivent être bien prononcés, le poil doit être fin, les crins doux et peu abondants, les fanons peu crépus, même chez les chevaux de gros trait.

Selon les usages auxquels on les fait servir, on peut diviser les chevaux en trois classes : la première comprend ceux qui portent, la deuxième ceux qui tirent, et la troisième ceux qui portent et qui tirent en même temps ou alternativement ; on nomme ces derniers *à deux fins*.

Parmi les *chevaux de selle*, autrement dit de main, il en est qui doivent être fins et distingués ; ce sont ceux de *manége*, de *course*, de *chasse*, d'*escadron*, de *maître*. L'espagnol est le type du cheval de manége ; l'anglais, du cheval de course et de chasse ; le normand, le limousin, l'auvergnat, des chevaux d'escadron ; celui que l'on nomme *cheval de maître* est un cheval de luxe, propre à la selle. Ces différents chevaux doivent tenir de la nature ou de l'éducation la vivacité, la légèreté, le brillant dans les allures, c'est-à-dire que leurs mouvements doivent être cadencés, déliés, sûrs et agréables ; ils doivent avoir la bouche sensible, *fine*, mais non pas *égarée* par excès de délicatesse. — Leurs caractères généraux, sauf quelques modifications rendues nécessaires pour la spécialité de leur service, doivent être à peu près les suivants : Taille moyenne, variant de 1^m 53 à 1^m 64. — Peau fine, poils courts, serrés, crins rares et soyeux, absence de fanons. — Habitude du corps sèche et anguleuse, éminences osseuses extérieures bien prononcées, muscles bien dessinés, articulations larges, vaisseaux superficiels apparents. — Crâne ample, oreilles bien placées, naseaux dilatés, yeux grands. — Encolure de cygne pour les chevaux de manége, droite ou même renversée (*encolure de cerf*) pour les autres services. — Garrot élevé, croupe saillante, queue attachée haut, se relevant en trompe pendant l'exercice. — Poitrine haute, ventre peu développé, épaules sèches, extrémités longues, jambes fines, tendons écartés, sabot médiocrement grand, lisse et très dur.

Les *chevaux de suite*, c'est-à-dire ceux de piqueurs, de domestiques, ainsi que ceux des voyageurs de commerce, ont besoin de solidité plutôt que d'élégance ; ils doivent être plus étoffés que ceux de maître, ayant à porter, avec le cavalier, de lourds porte-manteaux. Nous en dirons autant des bidets de poste ; et dans ceux-ci, ce qu'il y a de plus à considérer, c'est la bonté des jambes et des pieds. Comme ils galopent presque toujours, ils doivent pouvoir soutenir cette allure longtemps et avec facilité.

Quant aux *chevaux de trait*, nous les diviserons en trois sections : nous placerons dans la première ceux de carrosse et de cabriolet, dans la deuxième ceux de poste et de messagerie, et dans la troisième ceux de charrette, de labour et de roulage.

Le *cheval de carrosse* doit avoir une taille de 1^m 62 à 1^m 67. On veut qu'il soit étoffé sans être massif, que sa tournure soit élégante, qu'il soit bien relevé du devant, que ses extrémités soient larges, ses jarrets bien évidés ; les pieds surtout seront de la plus grande solidité pour résister au pavé des villes ; il soutiendra avec grâce et légèreté le pas et le trot allongés. — Le *cheval de cabriolet* doit ressembler à celui de carrosse ; seulement il sera moins étoffé, plus grand et plus rapide. Les chevaux normands, cotentins et anglais demi-sang, conviennent très bien pour ces deux services.

Parmi les *chevaux de poste* et de *chaise*, on distingue le *maillet*, qui est attaché au brancard, et qui doit être le plus grand et le plus fort, car il soutient la voiture ; le *porteur*, qui est à gauche, porte le postillon et tire en même temps ; le *bricolier*, qui est attaché à droite du maillet. Tous ces chevaux doivent être forts et rapides ; ils doivent aller au trot, quelquefois au galop, et rarement au pas. Les bretons et les percherons conviennent éminemment à ce rude service, ainsi qu'à celui des *messageries* et des *diligences*, qui en diffère peu.

Les *chevaux de roulage*, de *labour*, etc., vont constamment au petit pas ; ils doivent être tous très forts, surtout le limonier qui, à la descente, doit soutenir tout le poids de la voiture. Les meilleurs chevaux de gros trait sont les boulonnais et les flamands. — En voici les principaux caractères : Taille de 1^m62 et au-dessus, formes lourdes et empâtées, poils gros, peu longs, tête grosse, courte, chargée de ganache ; encolure forte, garnie d'une crinière touffue ; garrot bas, poitrail énorme, croupe large, avalée, double, c'est-à-dire très oblique et partagée dans son milieu par un sillon longitudinal plus ou moins profond ; ventre volumineux, extrémités courtes et fortes, fanons longs et crépus, pieds gros et évasés.

— 2° *Examen d'un cheval en vente.* Pour procéder à cet examen, on doit toujours considérer le cheval, quand les circonstances le permettent, dans l'écurie, avant qu'on l'ait préparé pour en sortir ; hors de l'écurie et dans le repos ; en mouvement, en l'appliquant au service auquel on le destine ; et enfin, en le soumettant à toutes les épreuves que les examens préalables peuvent faire regarder comme nécessaires.

Dans l'écurie, il faut considérer son ensemble, son attitude, s'il n'a pas de tic, s'il est ou non facile à aborder, s'il se laisse brider et toucher sans manifester le dessein de mordre ou de frapper. Au moment où on le tourne pour le sortir de l'écurie, on fixe les yeux sur les jarrets pour considérer la manière dont ils se fléchissent ; arrivé sur le seuil de la porte, on procède à l'examen des yeux, afin de voir si les mouvements de resserrement et de dilatation de la pupille sont sensibles.

A peine le cheval est-il hors de l'écurie qu'il faut d'un coup d'œil embrasser son ensemble et juger de son aptitude au service auquel on le destine ; après cet examen général on passe aux détails, et on commence par la tête. On s'assure d'abord de l'âge de l'animal en lui ouvrant la bouche ; on considère les barres, sous le rapport de leur intégrité et de leur conformation ; on voit si le cheval *fait magasin*, ou s'il y a carie dentaire. Après l'examen de la bouche, on passe la main sous la ganache, pour voir s'il n'y a pas engorgement des ganglions, et s'il n'y a pas lieu de soupçonner l'existence de la morve. On procède ensuite à l'examen des naseaux : on considère leur ouverture, l'état de la membrane qui les tapisse et du mucus qu'elle sécrète, l'égalité des colonnes d'air ; puis on serre fortement la gorge du cheval, afin de le faire tousser et de juger, par la nature de la toux, de l'état de la poitrine ; on passe ensuite la main sur le garrot, le dos et les reins, que l'on cherche à faire fléchir ; enfin on prend la queue et on la soulève, afin de juger du degré de résistance que l'animal y oppose.

Cela fait, on examine les parties latérales du corps, en commençant par l'encolure, où l'on s'assure de l'existence des jugulaires ; puis l'on va successivement jusqu'aux flancs, dont on considère attentivement les mouvements, afin de s'assurer si le cheval est ou n'est pas poussif. On continue cet examen par celui des membres, dont on étudie d'abord la direction et les aplombs, en se plaçant successivement en face, sur le côté et en arrière de l'animal ; on examine le développement musculaire de chaque région en particulier ; on voit si les articulations sont larges, si les parties sont bien conformées, intègres et sèches ; enfin, on termine par un examen attentif des quatre pieds.

Après ces différentes opérations, on fait marcher, puis trotter le cheval, en ayant soin de le considérer de tous côtés, d'embrasser d'un coup d'œil l'ensemble des différents bipèdes, d'analyser l'action isolée de chaque membre, de voir si l'animal pose et appuie franchement ses pieds, entame avec une égale facilité par un membre ou par un autre, et peut être aisément accéléré, ralenti, arrêté et calmé.

On termine en appliquant le cheval au service auquel on le destine, le faisant atteler si c'est un cheval de trait, l'examinant dans cet exercice, et éprouvant les qualités qui lui seront nécessaires dans ce genre de travail.

Certes, en procédant ainsi à l'examen d'un cheval, il serait impossible, avec des connaissances et de l'expérience, de se tromper dans le jugement qu'on en porterait, si l'animal était présenté franchement à l'acheteur, et si le plus souvent les ruses du vendeur ne venaient pas voiler ses défauts, et lui donner l'apparence de qualités qu'il n'a pas.

Ainsi, avant d'exposer un cheval en vente, les marchands de chevaux ont l'habitude de le tenir dans une crainte continuelle au moyen des coups de fouet dont ils le maltraitent journellement, ou en l'effrayant par des cris en entrant dans l'écurie. Aussi, lorsque l'acheteur s'avance pour l'examiner, on le voit exécuter en place des mouvements très vifs, que l'on attribue à la vigueur, et qui ne sont dus qu'à cette crainte.

Avant de sortir le cheval de l'écurie pour le faire voir, le garçon lui donne ce que l'on appelle le *coup de peigne*, et tout en lui arrangeant la queue il lui introduit dans l'anus un morceau de gingembre, qui ne tarde pas à tourmenter l'animal, à lui faire lever la queue, et à lui donner momentanément un œil vif et l'apparence de la vigueur.

— La taille est d'une considération très importante, car un pouce de plus ou de moins augmente ou diminue beaucoup la valeur commerciale des chevaux. Aussi les marchands de chevaux les présentent-ils dans un lieu de montre qui est disposé de manière à les avantager sous ce rapport; ils ont, en outre, une adresse particulière pour obliger le cheval à élever le garrot au moment où on le toise.

Le petit nombre d'exemples que nous venons de citer suffit pour faire voir qu'on ne saurait trop se tenir sur ses gardes lorsqu'on achète un cheval.

ACHEMINÉ (Cheval). Se dit d'un cheval qui se prête très bien au travail et à l'allure auxquels on le destine, qui connaît la voix, la main, la gaule ou le fouet, les éperons, et commence à y répondre.

ACHEVÉ (Cheval). Cheval parfaitement dressé et très bien au fait des différentes allures ou du travail auquel on l'exerce. — Se dit aussi de celui dont les proportions sont parfaites.

ACHORES. Les médecins grecs désignaient par cette expression une éruption à la tête et à la face, composée de nombreux petits ulcères sécrétant un liquide semblable au miel. Les anciens vétérinaires ont donné ce nom aux ulcérations superficielles de la peau des poulains à leur sortie des pâturages, lorsqu'on leur met un licou. Ces petits ulcères, d'où découle une humeur limpide, assez âcre pour ronger en quelque sorte la peau qu'elle touche et en faire tomber le poil, se rencontrent parfois en très grand nombre, surtout autour des endroits sur lesquels porte le licou. Quelquefois ces ulcérations ne se dessèchent que lorsque les poulains ont jeté leur gomme; d'autres fois, elles sont très difficiles à guérir et dégénèrent en véritables dartres; dans ce dernier cas, le traitement à leur opposer est celui qu'il convient d'employer pour la gale, les dartres ou la teigne (*Voy.* ces mots); mais souvent il suffit, pour les faire disparaître, de tenir la tête des animaux très propre, de la laver fréquemment avec une décoction de racine de guimauve ou de graine de lin, et de garnir intérieurement le licou d'un cuir très doux, dont le principal avantage est de diminuer la trop grande pression exercée sur les parties ulcérées.

ACROBUSTITE. Inflammation de la membrane qui tapisse la face interne du fourreau des différents animaux domestiques. Maladie relativement assez rare, mais qui a cependant été bien observée chez le bœuf et décrite par M. le professeur Lafosse d'abord, et ensuite par M. Bernard, vétérinaire militaire.

Chez le cheval, il est douteux que l'affection que l'on a décrite sous ce nom soit due à une inflammation réelle du fourreau. Elle se caractérise par une hypersécrétion de la matière sébacée fournie à l'état normal par la membrane de cet organe.

Chez le bœuf, où le fourreau est principalement constitué par un repli muqueux véritable, cette inflammation existe plus souvent et se caractérise par des symptômes qui ont une certaine analogie avec ceux de l'affection calculeuse. Dans certains cas, le tissu cellulaire sous-muqueux devient le siège d'une infiltration qui nécessite, pour être guérie, une opération chirurgicale sur laquelle MM. Lafosse et Bernard ont surtout insisté.

Quoi qu'il en soit, le traitement à opposer à l'acrobustite proprement dite est simplement antiphlogistique; il consiste en lotions et injections émollientes d'abord, en soins de propreté, pour terminer enfin par l'emploi des astringents plus ou moins énergiques.

ACTION (CHEVAL TOUJOURS EN). Se dit d'un cheval qui, bien qu'il soit arrêté, ne se tient pas en repos, secoue souvent la tête, piaffe ou piétine continuellement, mâche son mors, jette beaucoup d'écume, et dont la bouche est toujours fraîche. De semblables mouvements chez un cheval indiquent toujours beaucoup de vigueur et de bonne volonté.

ACTION EN GARANTIE. ACTION RÉDHIBITOIRE. (*Voy.* CAS RÉDHIBITOIRES.)

ACUPUNCTURE. — Opération qui consiste à introduire dans les tissus un certain nombre d'aiguilles en communication avec un courant galvanique. Cette opération a été employée avec plus au moins de succès dans certains cas de paralysie partielle et d'émaciations musculaires.

ADOUCISSANTS. Médicaments propres à diminuer les souffrances : ils consistent, en général, en délayants, en légers calmants, en opiacés à l'intérieur et en fomentations, bains, cataplasmes, embrocations huileuses à l'extérieur. Toute théorie devant être bannie de ce Dictionnaire, nous ne chercherons pas à expliquer comment les adoucissants agissent, si c'est en diminuant la sensibilité des parties, en en corrigeant les humeurs. Nous nous bornerons seulement à constater leur effet qui se caractérise par le relâchement des tissus de la partie affectée, par la diminution de la chaleur, de la rougeur, de la douleur et des autres signes de l'inflammation, par plus de régularité dans la circulation, dans les fonctions, en un mot, par un prompt retour à un meilleur état de santé.

Les substances les plus employées dans la médecine vétérinaire comme adoucissantes, sont les racines de mauve, de guimauve, de chiendent, de réglisse, de grande et de petite consoude; les feuilles de mauve, de poirée, de guimauve, de bouillon blanc, de laitue, et celles de la plupart des autres plantes potagères; les graine de lin, de chanvre, de potiron; l'orge, la gomme arabique ou celle du prunier, du cerisier, de l'abricotier; la mélasse, le miel, le son, les huiles douces et nouvelles, les corps gras et les œufs. L'eau pure ou légèrement blanchie est elle-même un excellent adoucissant lorsqu'elle est employée tiède. Chaque jour ce liquide sert à faire des lotions et des fomentations souvent aussi efficaces que lorsqu'il est chargé du mucilage fade et sucré qui constitue la partie réellement active de tous ces médicaments.

Les remèdes adoucissants employés dans la médecine des animaux sont à peu près les mêmes que dans la médecine humaine, et le plus ordinairement on en fait usage lorsqu'il s'agit de corriger certaines âcretés des humeurs ou de diminuer l'irritation qui existe dans quelques organes. Ainsi, dans certaines affections de la peau et dans la fourbure, les adoucissants qui délayent, comme l'eau blanche, les décoctions de mauve, de guimauve, seront employés avec avantage, et disposeront l'animal à l'action des remèdes propres à la cure de ces maladies. Le lait, la gomme, les huiles douces, seront encore indiquées, si l'on soupçonne de l'irritation dans l'estomac, dans les intestins, et si l'on croit que cette irritation est occasionnée par de mauvais fourrages, par quelques plantes âcres ou vénéneuses, ou par quelques insectes de nature venimeuse qui auraient été avalés. Les décoctions de guimauve, de graine de lin, une dissolution de gomme arabique ou de celle du pays, les mucilagineux et les huiles douces, ne seront pas moins utiles soit en breuvage, soit en lavements, dans la dyssenterie, les flux de ventre opiniâtres et les inflammations des intestins.

Quoi qu'il en soit, malgré les bons résultats que l'on a coutume d'obtenir de l'emploi des adoucissants, il ne faudrait cependant pas en continuer l'usage pendant trop longtemps. Ils relâchent, affaiblissent et peuvent occasionner des maladies chroniques, quelquefois plus difficiles à guérir que celles dont elles sont la suite. Souvent aussi, en l'affaiblissant trop, ils mettent l'animal hors de service, comme cela est quelquefois arrivé dans les cas de pousse, de fourbure ; et plus ils sont continués longtemps dans les maladies aiguës, plus il a de peine à se rétablir. On doit enfin cesser l'emploi de ces médicaments dans les inflammations de mauvais caractère, dans le charbon par exemple, dès qu'on aperçoit des dispositions à la gangrène, parce qu'alors ils ne pourraient qu'accélérer la mortification des parties malades et hâter la mort de l'animal.

AFFOURAGER, Affouren. C'est donner du fourrage sec aux bestiaux, bœufs, vaches et brebis, lorsqu'ils restent à l'écurie ou à l'étable pendant l'hiver. Une ferme bien *affouragée* est celle qui a, pour cette saison, une abondante provision de toutes sortes de fourrages. Les vaches, pendant ce temps, doivent être affouragées au moins six fois par jour et à des heures réglées, pour qu'elles puissent donner une plus grande quantité et une meilleure qualité de lait. — Autant que possible, on doit placer le fourrage dans des râteliers placés à une hauteur convenable pour chaque espèce de bétail ; lorsqu'il en est autrement, comme cela a lieu dans les pays où il n'y a pas de râteliers pour les bêtes à cornes, ces animaux mangent la paille, le foin où les herbages qu'ils ont salis de leurs ordures et foulés aux pieds, et cette nourriture peut parfois leur être très-nuisible.

AGE. (Connaissance de l'age du Cheval, du Bœuf, du Mouton et du Chien.) C'est à l'inspection des dents que l'on reconnaît l'âge du cheval : il est donc nécessaire que nous fassions précéder cette théorie de la description succincte de ces organes.

Dans le cheval on compte quarante dents, savoir : douze *incisives,* destinées à inciser, à couper les aliments ; quatre *crochets* ou *angulaires,* qui manquent ordinairement dans les juments ; et enfin vingt-quatre *molaires,* qui servent à broyer, à *moudre* les substances alimentaires.

Ces dents font leur sortie à des époques diverses. Il en est quelques-unes qui paraissent peu de temps après la naissance, et qui tombent à l'époque où l'animal parvient à l'âge adulte. Elles portent le nom de *dents de lait,* ou *dents caduques* (incisives et premières molaires). Ces dents, après leur chute, sont remplacées par d'autres qui prennent le nom de *dents de remplacement ;* enfin, il en est d'autres dont la sortie est assez tardive, et qui, ne tombant jamais, reçoivent le nom de *persistantes* (dernières molaires et crochets).

Les *dents incisives* sont au nombre de six à chaque mâchoire. Les deux antérieures, celles du milieu, portent le nom de *pinces ;* celles qui les touchent de chaque côté sont les *mitoyennes ;* enfin les deux dernières portent le nom de *coins.* Ces dents présentent : 1° Une partie *libre,* qui fait saillie de sept à huit lignes sur le bord de la gencive ; 2° une partie *enchâssée,* encore nommée *racine,* qui est fortement implantée dans les os des mâchoires.

L'extrémité de la partie libre forme la *table dentaire.* Dans les dents qui n'ont pas encore usé, cette table offre une cavité profonde, transversale, espèce de *cornet* plein d'une substance noirâtre, désignée sous le nom de *germe de fève.* A mesure que la dent s'use, cette cavité diminue d'étendue, s'approche du bord postérieur et finit par disparaître : on dit alors que la dent est *rasée.*

La racine de la dent est aussi creusée d'une cavité qui se prolonge jusque dans l'intérieur de la partie libre, et qui diminue avec l'âge. L'oblitération de cette cavité commence par la partie libre, et continue du côté de la racine qui s'allonge et prend toujours de l'accroissement. Les productions nouvelles prennent des formes qu'il est important de connaître, car elles servent d'élément à la connaissance de l'âge : si l'on prend une dent incisive d'adulte, on voit qu'à sa partie libre elle est aplatie d'avant en arrière, et que la forme de la table dentaire est à peu près celle d'un ovale très allongé dans le sens transversal. Si l'on coupe cette dent en travers et de deux lignes en deux lignes, on voit cette forme ovalaire devenir plus parfaite à une première coupe. A une seconde coupe la table dentaire est arrondie ; à une troisième elle offre une forme triangulaire, et enfin elle devient aplatie d'un côté à l'autre vers l'extrémité de la racine.

Tous les caractères que nous venons d'énoncer appartiennent aux dents incisives de remplacement. — Les incisives caduques sont facilement reconnaissables à leur petitesse et à leur couleur laiteuse ; leur partie libre est séparée de la racine par un étranglement, ou *collet* qui ne se fait jamais remarquer dans les dents de remplacement.

Les *crochets*, au nombre de deux à chaque mâchoire, sont situés dans l'intervalle qui sépare les incisives des molaires. Leur partie libre est conique, striée extérieurement, et fortement sillonnée sur la face interne. Les juments en sont ordinairement dépourvues ; quelquefois cependant elles portent des crochets rudimentaires.

Quant aux *dents molaires*, comme elles ne servent pas à la connaissance de l'âge, nous pensons qu'il est inutile de les décrire. — Les dents sont formées de deux substances : l'une, extérieure, blanche, polie et très dure, reçoit le nom d'*émail* ; l'autre, intérieure, forme la plus grande partie de la dent et est nommée *ivoire*.

— *Signes à l'aide desquels on peut reconnaître l'âge des chevaux.* L'étude de l'âge des chevaux offre trois périodes distinctes : 1° La sortie et le rasement des dents incisives caduques (on appelle *rasement* d'une dent l'effacement de la cavité de sa partie libre à la suite de l'usure) ; 2° la sortie et le rasement des incisives de remplacement ; 3° les formes diverses que prennent les tables des incisives rasées.

C'est ordinairement au printemps, ou, comme on dit vulgairement, *à l'époque des herbes,* que les poulains viennent au monde ; c'est aussi de cette saison que l'on compte pour les chevaux le commencement de chaque année.

1° *Eruption* ou *sortie des dents caduques.* A la naissance, aucune des incisives n'a fait son éruption. Les pinces sortent de six à huit jours, les mitoyennes de trente à quarante jours, les coins de six à dix mois.

Lorsqu'une incisive fait son éruption, on commence à apercevoir un bord tranchant ; c'est le bord antérieur de la dent. Le bord postérieur n'est apparent que quelques jours après. Quand l'éruption est complète et que les dents inférieures se sont mises en contact avec les supérieures, le bord antérieur le plus saillant commence à s'user : bientôt il est au niveau du postérieur, et alors la table dentaire s'use régulièrement. Par suite de cette usure, la cavité ou cornet de la partie libre diminue de profondeur, se rétrécit, et finit par disparaître. C'est alors que l'on dit que la dent est rasée. — Dès que l'usure d'une dent a commencé, la table présente deux rubans d'émail : l'un, extérieur, qui enveloppe la dent, c'est l'*émail d'encadrement ;* l'autre, intérieur, qui circonscrit la cavité, c'est l'*émail central.* Cette disposition est importante à noter, car nous verrons plus tard qu'elle nous servira à déjouer les ruses des maquignons qui *contre-marquent* les chevaux pour les faire paraître plus jeunes.

Les pinces inférieures sont toujours rasées à dix mois, les mitoyennes à un an, les coins de quinze à vingt-quatre mois.

2° *Eruption et rasement des remplaçantes.* Les pinces sortent de deux ans et demi à trois ans, les mitoyennes de trois ans et demi à quatre ans, et les coins de quatre ans et demi à cinq ans.

A *cinq ans* un cheval doit avoir toutes ses incisives. Toutefois, il peut les présenter avant cinq ans, parce que les marchands, intéressés à donner aux jeunes chevaux l'apparence de l'*âge fait,* arrachent quelquefois les coins et les mitoyennes caduques, dans le but de hâter la sortie des remplaçantes et de faire paraître les animaux un peu plus âgés qu'ils ne le sont réellement. Aussi doit-on regarder comme n'ayant que quatre ans un cheval qui, au mois de mai ou de juin, n'a pas les coins bien sortis.

A *six ans*, le rasement des pinces inférieures est complet ; celui des mitoyennes a commencé ; le bord postérieur des coins est au niveau de l'antérieur.

A *sept ans*, les mitoyennes sont complétement rasées ; le bord postérieur des coins est déjà très-usé ; on aperçoit une échancrure aux coins supérieurs.

A huit ans, rasement de toute la mâchoire inférieure. Les dents sont devenues ovales. La cavité est remplacée par le cul-de-sac du cornet dentaire.

Le rasement des dents supérieures est tellement irrégulier qu'il ne peut être d'aucune utilité à la connaissance de l'âge.

3° *Formes successives de la table dentaire.* Nous avons déjà dit que la dent du cheval, que l'on avait coupée transversalement à différentes hauteurs, présentait des tables qui affectaient successivement les formes ovale, arrondie, triangulaire et biangulaire ou aplatie. Supposons que, au lieu d'être coupée, la dent soit naturellement usée par le frottement, et ses formes n'en paraîtront pas moins. C'est en effet ce qui a lieu. Lorsque les dents incisives ont fait leur sortie, elles continuent à croître en longueur, du côté de la racine, pendant une grande partie de la vie. Cet accroissement continuel est accompagné d'une égale sortie des dents au dehors. Il en résulte que les parties usées sont constamment remplacées par d'autres, et que telle portion de la dent qui, dans le jeune âge, faisait partie de la racine, vient à son tour former la table à une époque plus ou moins avancée de la vie.

A cet élément de la connaissance de l'âge vient s'en ajouter un autre basé sur les formes diverses que prend successivement le cul-de-sac de la cavité dentaire jusqu'à sa disparition complète. Enfin, l'apparition du cul-de-sac de la cavité de la racine (étoile dentaire de Girard) peut, comme nous allons le voir, donner quelques indices qui ne sont pas sans utilité.

A neuf ans, les pinces inférieures s'arrondissent, l'ovale des mitoyennes et des coins se rétrécit, l'émail central qui encadre le cul-de-sac de la cavité dentaire se rapproche du bord postérieur.

A dix ans, les mitoyennes s'arrondissent, les coins sont ovales, l'émail central a diminué d'étendue et s'est encore rapproché du bord postérieur.

A onze ans, les coins s'arrondissent, l'émail central ne forme plus qu'un petit point très étroit près du bord postérieur.

A douze ans, rondeur parfaite de toutes les incisives, disparition complète de l'émail central qui est remplacé par une bande jaunâtre, trace du cul-de-sac de la cavité de la racine. Cette bande apparaît au milieu de la surface de frottement.

A treize ans, les pinces commencent à devenir triangulaires.

A quatorze ans, triangularité complète des pinces, les mitoyennes commencent à le devenir.

A quinze ans, triangularité des mitoyennes.

A seize ans, triangularité complète de la mâchoire inférieure.

A dix-sept ans, les incisives inférieures sont encore triangulaires, les côtés du triangle sont tous trois de la même longueur.

A dix-huit ans, les parties latérales du triangle s'allongent dans les pinces.

A dix-neuf ans, les pinces inférieures sont aplaties d'un côté à l'autre.

A vingt ans, les mitoyennes ont la même forme.

A vingt et un ans, toutes les incisives inférieures sont aplaties d'un côté à l'autre. En d'autres termes, leurs parties latérales sont très allongées, tandis que leurs bords antérieurs et postérieurs sont fort étroits et presque angulaires. Passé cette époque, il est impossible d'avoir des données précises sur l'âge des chevaux.

Les principes que nous venons de détailler ne sont applicables que dans le cas où l'usure et la pousse des dents ont été régulières. L'excès ou le défaut de longueur des incisives peut donner lieu à des erreurs qu'il est facile de rectifier avec un peu d'attention. Nous allons en donner les moyens. Les dents incisives ont à peu près 16 millimètres de longueur au-dessus de la gencive; elles s'usent, environ de 3 millimètres par année. Si, par suite du mode de nourriture, un cheval use moins que dans les circonstances ordinaires, la pousse de ses dents n'en continuera pas moins, et celles-ci pourront acquérir plus de longueur. Dans ce cas, l'inspection pure et simple des tables dentaires pourra faire croire que le cheval est plus jeune qu'il ne l'est réellement; mais on arrivera à l'appréciation exacte de l'âge en ajoutant par la pensée autant d'années qu'il y à de fois 3 millimètres de trop en longueur. Par exemple, si un cheval marque huit ans, et que ses dents soient longues de 25 millimètres, il aura en réalité dix ans.

Réciproquement, lorsque les dents sont trop courtes, le cheval paraît plus vieux qu'il n'est, et il faut lui retrancher autant d'années que les dents ont de fois 3 millimètres de moins en longueur.

Quand on se sera bien pénétré de tous ces principes, on ne sera jamais embarrassé pour reconnaître l'âge des chevaux *bégus* ou *faux bégus*. On donne ce nom aux chevaux chez lesquels la cavité ou le cul-de-sac de l'émail central persiste à une époque à laquelle l'usure régulière aurait dû les faire disparaître.

Les marchands cherchent quelquefois à tromper les acheteurs sur l'âge de leurs chevaux. Pour donner aux vieux une apparence de jeunesse, ils les *contre-marquent*; en d'autres termes, ils pratiquent avec un burin une cavité au centre de la dent, et ils y mettent un corps gras et noir, de manière à imiter le germe de fève. Mais il est facile de s'apercevoir de cette fraude, parce que cette cavité factice n'est pas entourée du ruban d'émail qui environne toujours la cavité dentaire naturelle. Dans ce cas l'inspection de la table des dents fait reconnaître l'âge réel.

— AGE DU BŒUF. La mâchoire supérieure du bœuf est dépourvue de dents incisives; ces dents y sont remplacées par un bourrelet cartilagineux contre lequel s'appuient les dents incisives de la mâchoire inférieure. Celles-ci sont au nombre de huit, que l'on distingue en *pinces* (celles du milieu), *premières mitoyennes*, *deuxièmes mitoyennes* et *coins*.

Les dents incisives du bœuf n'ont pas la forme de celles du cheval; elles représentent une espèce de palette élargie à la partie libre, et cylindrique à la partie enchâssée. Ces deux portions de la dent sont séparées l'une de l'autre par un collet très prononcé. Dans les dents vierges, le bord antérieur de la table dentaire est tranchant, et cette table, dépourvue de cavité, présente deux sillons séparés par une petite éminence médiane. Toutes ces parties sont recouvertes par l'émail.

On dit qu'une dent de bœuf a *rasé*, lorsque l'usure a effacé le bord antérieur, les sillons et l'éminence de la table dentaire.

Le veau naît souvent avec les pinces et les premières mitoyennes. Les autres dents apparaissent peu de jours après la naissance; elles ont toutes fait leur éruption après trente ou trente-cinq jours.

De *dix à dix-huit mois*, les dents caduques rasées deviennent étroites et chancelantes.

De *dix-huit à vingt-deux mois*, les pinces de remplacement font leur éruption.

De *deux à trois ans*, éruption des premières mitoyennes.

De *trois à quatre ans*, éruption des deuxièmes mitoyennes.

De *quatre à cinq ans*, éruption des coins. À cette époque l'arcade dentaire décrit un demi-cercle parfait, les pinces n'ont pas encore rasé.

À *six ans*, il y a abaissement du bord antérieur des pinces, et commencement d'usure des sillons de la table des mêmes dents.

À *sept ans*, rasement complet des pinces; les premières mitoyennes ont la table dentaire presque nivelée.

À *huit ans*, rasement des secondes mitoyennes.

À *neuf ans*, les deuxièmes mitoyennes sont rasées.

Enfin, à *dix ans*, rasement complet de toutes les incisives. Les dents ne forment plus alors que des chicots, dont la partie libre est presque entièrement usée.

Les cornes servent aussi à reconnaître l'âge du bœuf. Le *cornillon* met trois années à se développer. A partir de l'âge de trois ans, l'accroissement de la corne se fait, chaque année, par un anneau qui est séparé du cornillon ou des anneaux voisins par une dépression plus ou moins sensible. Ainsi, le premier anneau compte pour trois ans, tandis que les autres ne comptent que pour un **an**.

— AGE DU MOUTON. L'appareil dentaire du mouton est semblable à celui du bœuf seulement les dents incisives sont dépourvues de collet et ont les petites cavités de la surface de frottement plus creuses.

L'agneau naît quelquefois avec toutes ses dents incisives ; parfois les coins manquent et ne font leur éruption que douze ou quinze jours après la naissance. Le rasement des dents caduques s'opère pendant la première année.

A *un an*, éruption des pinces de remplacement.

A *deux ans*, éruption des premières mitoyennes. L'agneau prend alors le nom d'*antenois*.

A *trois ans*, éruption des deuxièmes mitoyennes.

A *quatre ans*, sortie des coins. On dit alors que l'animal est *au rond*. Vers l'âge de quatre ans, il se forme entre les deux pinces une échancrure que l'on nomme *queue d'aronde* ou *d'hirondelle*.

A *cinq ans*, rasement des pinces et des premières moyennes.

A *six ans*, rasement des deuxièmes mitoyennes.

A *sept ans,* rasement des coins. Passé cet âge, il n'est pas rare de voir les dents incisives tomber.

L'*âge de la chèvre* se reconnaît de la même manière.

— AGE DU CHIEN. Le chien a douze incisives, six à chaque mâchoire ; deux crochets à la mâchoire supérieure, deux à l'inférieure ; douze molaires supérieurement et quatorze inférieurement.

Les dents incisives du chien sont taillées en fleur de lis ; elles sont trilobées à l'extrémité de leur partie libre. Le rasement de ces dents consiste dans l'effacement de ces trois lobes.

Les incisives caduques du chien sortent peu de jours après la naissance. Le rasement de ces dents se fait dans les trois premiers mois.

Vers l'âge de *trois mois* se fait l'éruption des pinces de remplacement. Les mitoyennes sortent à *six mois*, et les coins à *neuf mois*.

De *douze à quinze mois*, les pinces de la mâchoire inférieure sont rasées.

De *deux à trois ans*, rasement des mitoyennes inférieures.

De *trois à quatre ans*, rasement des coins.

La fleur de lis des pinces supérieures disparaît de *quatre à cinq ans*.

De *cinq à six ans*, rasement des mitoyennes.

De *six à sept ans*, rasement complet de toute la mâchoire supérieure. Après cette époque, on n'a aucun signe qui puisse servir à la connaissance de l'âge.

Lorsque les chiens ont été nourris avec des aliments très durs, avec des os par exemple, le rasement de leurs incisives se fait beaucoup plus tôt. (*Voy.* la PLANCHE relative aux dents des animaux.)

AGGRAVÉE. C'est une maladie de la patte du chien qu'il ne faut pas confondre avec l'*engravée*, affection qui attaque les pieds des animaux ruminants.

Les pattes du chien sont formées de cinq doigts, dont quatre principaux existent constamment, tandis que le cinquième, placé au côté interne, manque aux pattes de derrière. La surface inférieure de chaque patte offre cinq petits corps arrondis, mollasses, à surface chagrinée, que l'on nomme *tubercules plantaires*, et qui servent à faire l'appui. Chacun de ces tubercules a pour base un tissu blanc, graisseux, élastique, très résistant et fort peu sensible. Entre ce tissu et l'enveloppe chagrinée se trouve un réseau formé par l'entre-croisement d'une grande quantité de vaisseaux qui, dans certaines circonstances, sont susceptibles de s'engorger, de s'enflammer même, et de donner lieu à la maladie que l'on appelle *aggravée*. Cette affection, considérée sous le rapport de son siége et de sa nature, a donc la plus grande analogie avec la *fourbure* du cheval.

L'aggravée survient à la suite de longues marches sur des terrains durs ou caillouteux, et de courses forcées à la poursuite du gibier ; l'irritation à laquelle ces courses donnent lieu détermine un abord plus grand de sang dans la patte, et un gonflement douloureux de cette partie. Ce gonflement peut s'étendre à la partie inférieure du membre, et faire souffrir l'animal qui, pour se soulager, tient la patte levée en marchant. Il crie lorsqu'on cherche à explorer le membre affecté, et si plusieurs pattes sont atteintes de cette maladie, il reste couché dans sa niche et refuse de marcher. Quelquefois la douleur est si vive, qu'elle occasionne la perte de l'appétit et une fièvre reconnaissable à la fréquence du pouls.

Quand cet accident n'est pas bien grave, quelques jours de repos suffisent ordinairement pour faire disparaître la boiterie ; mais si la douleur est vive, il faut avoir recours au traitement bien simple que nous allons faire connaître.

Au début de l'accident, alors qu'il n'y a encore qu'engorgement des vaisseaux qui forment le réseau dont nous avons parlé, il faut chercher à chasser le sang qui tend à s'accumuler dans ces vaisseaux, et pour cela envelopper la patte malade avec un cataplasme astringent, que l'on pourra composer avec de la suie de cheminée et de la terre glaise délayée avec du vinaigre, ou une dissolution de sulfate de fer (couperose verte). Ce cataplasme devra être entretenu constamment humide. Si l'accident date de plus de vingt-quatre heures, et si à l'engorgement primitif a succédé une véritable inflammation, le cataplasme astringent doit être remplacé par un cataplasme émollient composé avec de la mie de pain bouillie, ou de la farine de lin, ou bien de la mauve cuite. Pour peu que la douleur soit considérable et qu'il y ait fièvre générale, l'animal devra être mis à la diète et même saigné au cou. Quand la patte est très gonflée, il est bon de pratiquer sur elle quelques mouchetures avec la lancette, et d'arroser fréquemment le membre avec de l'eau contenant une petite quantité d'extrait de saturne.

À l'aide de ces moyens bien combinés, il est rare que la douleur et les accidents inflammatoires ne disparaissent pas en quelques jours.

AGNEAU. C'est le nom que l'on donne au petit de la brebis et du bélier. Dans quelques pays, l'agneau conserve son nom seulement pendant cinq ou six mois ; dans d'autres, il ne le change qu'au bout d'un an et se nomme alors *bélier* si c'est un mâle, *mouton* quand on l'a châtré, et *brebis* quand c'est une femelle. On l'appelle encore *agneau de lait* tandis qu'il tète, et *antenois* lorsqu'il a un an ou deux ans. La manière de soigner et d'élever ces animaux étant une chose importante pour les propriétaires de bestiaux, nous allons entrer dans quelques détails à ce sujet, en nous renfermant toutefois dans les limites que doit naturellement exiger un Dictionnaire comme celui que nous publions.

Les brebis portent cinq mois et mettent bas leurs petits plus tôt ou plus tard, suivant l'époque à laquelle on leur a donné le bélier. Dans les pays de pâturages, on a soin que les agneaux naissent vers le temps où leurs mères peuvent trouver de l'herbe aux champs ; dans les provinces où on les nourrit une grande partie de l'année à la bergerie et au sec, ces petits animaux viennent au milieu de l'hiver. Ordinairement c'est pendant le mois de février qu'il en naît le plus grand nombre ; mais les premiers agneaux des jeunes brebis, ou les derniers des vieilles, ne naissent quelquefois qu'en avril ou en mai : on les nomme *tardons* ou *tardillons*.

En général, on doit redoubler de soins et d'attention dans le temps où les brebis sont prêtes à agneler. (*Voy.* AGNELAGE.) Quelques-unes, en effet, ont beaucoup de peine à mettre bas : presque toujours elles demandent à être aidées, sans quoi l'agneau et la mère courraient beaucoup de dangers ; aussi doit-on laisser à la bergerie celles d'entre elles qui paraissent devoir mettre bas dans la journée.

Si, malgré ces précautions, elles faisaient leurs agneaux dans les champs, il faudrait de suite mettre ces petits animaux dans un sac, que l'on maintiendrait ouvert pendant la route, et les porter à l'étable pour les y tenir ensuite dans un endroit chaud et convenablement aéré.

Dès que l'agneau est né, on le met droit sur ses jambes, et, afin de lui donner des forces, on lui fait avaler un peu de lait de vache, en le lui insufflant dans la bouche. Cette précaution étant prise, on visite le pis de la brebis, et lorsqu'en en exprimant les mamelons on s'est assuré qu'il est assez rempli de lait de bonne qualité (ce que l'on reconnaîtra à sa blancheur et à sa consistance), on approche aussitôt le petit de sa mère pour l'accoutumer à la connaître et à la téter. Si la brebis était morte pendant la mise bas, le seul moyen de conserver l'agneau serait de lui donner de suite, pour la téter, une chèvre ou une autre brebis qui aurait également perdu son petit; ou bien on lui ferait boire du lait de vache, d'abord par petites cuillerées, puis à l'aide d'une corne, d'un biberon garni de linge, ou dans un vase. On tiendrait le nouveau-né dans un endroit chaud pour suppléer à la chaleur qu'il aurait reçue de sa mère en couchant auprès d'elle, et, dans les premiers jours de son allaitement, on le ferait boire quatre fois par jour, puis trois ou deux fois, jusqu'à ce qu'il soit assez fort pour manger de l'herbe. Il faudrait surtout bien se garder d'élever trop le biberon, parce que s'il passait du lait dans le larynx, l'animal ne tarderait pas à être suffoqué.

Le plus ordinairement, sans qu'il soit besoin d'intervenir, l'instinct seul de la brebis l'engage à lécher son agneau pour le sécher quand il vient au monde; le même instinct porte celui-ci à chercher le pis de sa mère qu'il tète aussitôt, pour continuer chaque fois qu'il a faim. (*Voy.* ALLAITEMENT.)

Lorsque la brebis a mis bas, elle doit rester au moins deux ou trois jours dans l'étable, afin qu'elle soigne son agneau, qu'elle le tienne chaudement et que l'agneau à son tour la connaisse. Pendant tout ce temps on la nourrit de bon foin et d'orge moulue, ou de son mêlé d'une petite quantité de sel de cuisine; on lui donne à boire de l'eau un peu tiède et blanchie avec de la farine de froment, de fèves ou de millet, et on ne lui épargne pas la litière. Au bout de quatre ou cinq jours, on peut par degrés lui faire reprendre ses habitudes et la faire sortir avec les autres brebis : seulement, il faut ne pas la conduire trop loin, afin de ne point échauffer son lait. Quelque temps après, lorsque l'agneau qui la tète aura pris de la force et qu'il commencera à bondir, on pourra le laisser suivre sa mère aux champs. Si la brebis mère n'a point assez de lait, on augmente sa nourriture. On lui donne une plus grande quantité d'orge et d'avoine avec du son gras. On y joint quelques racines potagères, telles que navets, carottes, pommes de terre, et on la mène dans les meilleurs pâturages.

Dans les bergeries où il y a beaucoup d'agneaux, on a l'habitude de les maintenir derrière une claie, dans un coin un peu obscur, garni de bonne litière et point trop chaud, pour qu'en les menant paître le grand air ne les incommode pas trop. Lorsqu'il fait beau, on les laisse sortir de temps en temps près de la bergerie, pour les fortifier; s'ils marchent bien, on les mène tout à fait dehors, et lorsqu'il y a du soleil, on en profite pour les y exposer pendant quelques minutes. On ne laisse les agneaux auprès de leur mère, pour téter, que le matin, avant qu'elles aillent paître, et le soir après leur retour : de cette manière ils ne tètent que deux fois en vingt-quatre heures. Lorsqu'ils sont en état de manger, on leur donne un peu de foin pour les amuser et les empêcher de bêler pendant que leur mère est éloignée d'eux.

Il y a des agneaux qui commencent à manger à l'auge ou au râtelier, ou même à brouter l'herbe dès l'âge de dix-huit jours : alors on peut leur donner différents aliments, tels que de la farine d'avoine seule ou mêlée de son, de l'orge, du foin très fin, de la paille que l'on aura battue plusieurs fois pour l'adoucir, du trèfle, du sainfoin sec ou du foin mélangé de bruyère ou de bouleau. Ils se trouveront surtout très bien du lait de vache ou de chèvre, dans lequel on aura mis des pois cuits à l'eau, de la mie de pain ou des fèves. Peu à peu ils s'accoutument à cette nourriture qui non seulement se rapproche le plus de celle qu'ils reçoivent de leur mère, mais encore les engraisse très promptement. Quand les agneaux ne se déterminent pas à manger eux-mêmes, on leur ouvre la bouche avec les doigts et on y introduit de la nourriture; on peut même leur mettre le nez dans le lait, pour qu'ils s'imaginent sucer la mamelle. Les très jeunes agneaux aiment aussi beaucoup l'avoine en grains : rien n'empêche de leur en donner en petite quantité; le son seul ne leur réussit pas très bien; il leur donne trop de ventre, et la plupart du temps la farine d'orge les dégoûte. Ils ne doivent jamais boire d'eau pure avant d'être sevrés, parce qu'elle les rendrait infailliblement malades : leur première boisson sera donc de l'eau blanchie avec de la farine; mais le lait de leur mère ou d'une brebis étrangère doit toujours suffire pour étancher leur soif. Au reste, ce ne sont là que des conseils généraux, et on ne peut guère en donner d'autres : c'est aux propriétaires de bestiaux à varier la nourriture des agneaux qu'ils élèvent, suivant qu'elle leur coûtera plus ou moins cher, et suivant la facilité avec laquelle ils auront pu se la procurer.

À l'âge de trois semaines, on peut, à la rigueur, laisser aller les agneaux paître avec leur mère, pourvu toutefois qu'il ne fasse pas trop de vent et qu'il ne tombe ni giboulée ni neige. Cependant, il vaut mieux ne les envoyer aux champs qu'à la fin de mars ou au commencement d'avril. Quant à l'époque où l'on doit les sevrer, elle semble être indiquée par la nature, et c'est ordinairement quand les brebis n'ont plus de lait, ou lorsqu'elles commencent à entrer en chaleur. Alors elles sentent le besoin d'éloigner d'elles leurs petits ; elles les repoussent et leur font perdre ainsi l'habitude de téter. Les agneaux eux-mêmes s'éloignent quelquefois de leur mère lorsqu'on les mène dans de bons pâturages. En général, ceux qui sont nés à la fin de février ou dans les premiers jours de mars, peuvent être sevrés vers le 1er mai, c'est-à-dire à deux mois. On laisse téter plus longtemps ceux qui viennent plus tôt, parce qu'il faut attendre qu'ils puissent trouver une bonne nourriture aux pâturages. Mais, dans les bergeries bien tenues, on a coutume de laisser téter les agneaux jusqu'à la fin du mois de juillet, parce qu'on a observé que, pendant le temps que les brebis allaitent, elles ne sont point exposées aux maladies du poumon, dont l'humidité de l'herbe est, dans la plupart des cas, la principale cause. De là est venu l'usage, dans certains pays, de traire celles qui ont perdu leur agneau jusqu'au temps où les autres brebis de la bergerie ont cessé d'allaiter les leurs. Dans d'autres pays, on a coutume de traire les brebis pendant toute l'année ; mais cette méthode est défectueuse : elle empêche d'avoir une bonne espèce de brebis, car, à force de les traire, elles dégénèrent et finissent par donner du lait bien moins bon et en moins grande quantité. Une coutume non moins préjudiciable pour les agneaux est celle adoptée dans certains cantons, et qui consiste à traire les brebis mères pour employer leur lait à faire des fromages. On frustre, par là, ces animaux d'une nourriture qui leur appartient et convient parfaitement à leur âge. On peut, il est vrai, y suppléer par d'autres aliments, mais ils en souffrent toujours ; et si la quantité de nourriture qu'on leur donne n'est pas en rapport avec leurs forces, on n'a que des agneaux languissants, toujours malades, et le petit nombre de ceux qui résistent à ce traitement est faible et peu profitable.

Tout agneau court risque de périr si on le sèvre trop brusquement. Il faut donc, pendant quelque temps, continuer à lui donner du lait avec quelque boisson, d'abord deux fois par jour, puis seulement une fois ; et si on le sépare tout à fait de sa mère, il est bon de mettre avec lui, pour l'accoutumer à brouter et le conduire aux champs, quelques vieilles brebis ou d'autres agneaux qui connaissent déjà l'herbe.

On vend ordinairement au boucher tous les agneaux qui paraissent faibles : on ne garde, pour les élever, que les plus vigoureux, les plus gros et les plus chargés de laine. Un agneau d'un mois qui vient bien doit peser, tous les jours, une livre de plus : on le vend quand il a six semaines, et à cette époque, pour être réputé beau, il doit peser environ trente livres. On reconnaît les bons agneaux aux signes suivants : si, en naissant, l'humidité de leur corps est jaunâtre, cela indique une bonne constitution, et c'est une preuve que la mère jouit d'une bonne santé. Quand un agneau, au bout de trois jours, a sur le devant et sur d'autres parties du corps des poils longs et raides qui ne tardent pas à tomber, c'est une marque qu'il aura la laine fine et longue, et si ses pieds et ses membres sont gros et forts, cela prouve qu'il deviendra robuste. Quinze jours suffisent pour savoir ce que sera un agneau : il ne faut que trois semaines pour reconnaître ceux qui sont propres à la propagation. Les agneaux de la première portée ne sont jamais aussi bons que ceux des portées suivantes. On doit aussi préférer les agneaux blancs et sans taches à ceux qui sont noirs et tachés, la laine blanche se vendant toujours mieux que la noire ou que celle qui est mêlée de noir.

La castration doit se faire à l'âge de cinq à six mois, ou un peu plus tard, au printemps ou à l'automne, pendant un temps doux. Cette opération est même nécessaire, car si on ne châtrait point un assez grand nombre de ces animaux dans un troupeau, il se peuplerait de béliers qui s'entre-battraient sans cesse à l'occasion des brebis et ne profiteraient pas. Pour faire cette opération aux agneaux, on leur ouvre les bourses (ou scrotum) avec un instrument tranchant, on en détache les testicules, puis on termine en coupant le cordon qui les suspend et y porte la liqueur séminale. (*Voy.* Castration.) Cela fait, on les laisse se promener durant deux ou trois heures, et pendant quelques jours on les garantit des variations brusques de la température ; on les saigne, puis on les nourrit dans l'étable avec du foin haché et mêlé avec du son dans lequel on aura mis un peu de sel. C'est la nourriture la meilleure et la plus agréable qu'on puisse leur donner.

Les maladies des agneaux ne sont pas très nombreuses ; on peut même dire qu'à peu de chose près elles ressemblent à celles de la brebis et du mouton. (*Voyez* ces mots.) Cependant, ces animaux sont sujets à avoir le dévoiement, particulièrement ceux qui ont été nourris avec du lait de vache, soit par économie, soit parce qu'ils avaient perdu leur mère. En pareil cas, on leur donne avec succès une décoction de 125 grammes de tormentille pour quatre litres d'eau que l'on aura fait bouillir doucement pendant environ un quart d'heure, et l'on met environ un litre de cette décoction dans le lait destiné à la nourriture de l'agneau malade ; en très peu de temps, la diarrhée disparaît. On peut également les en préserver soit en mettant auprès d'eux un gros morceau de craie (sous-carbonate de chaux) qu'ils aiment assez à lécher, soit en faisant bouillir un peu de farine de froment dans le lait destiné à leur boisson. Un agneau nouvellement né est-il languissant et chétif, on doit lui faire prendre de temps en temps, par petites cuillerées, soit une décoction d'une poignée de rue et d'aurone hachée très menu, que l'on aura faite avec un demi-litre de bière préparée sans houblon, et sucrée avec du sirop de souci, soit le lait de sa mère dans lequel on aura fait bouillir un peu de safran ou de cannelle. Un agneau a-t-il la fièvre, souvent le lait de sa mère, coupé avec partie égale d'eau de pluie qu'on fait tiédir, suffit encore pour la faire disparaître. Quelquefois il survient sur le menton de ces jeunes animaux une espèce de gale qui les incommode beaucoup, et que l'on attribue à ce qu'ils ont brouté de l'herbe chargée de rosée, surtout dans les prés bas et les endroits marécageux. On leur fait passer cette gale en leur frottant les parties malades avec une préparation antipsorique légère. (*Voy.* Gale.) D'autres fois, et cela arrive très souvent, surtout dans les pays où la terre est glaiseuse, la queue des agneaux se charge de boue ou de terre qui, venant à se durcir à la longue, leur frappe les jambes à coups redoublés et assez rudement pour leur écorcher les talons. De là résultent presque toujours des plaies dans lesquelles se mettent des insectes qui tourmentent sans cesse ces animaux par les démangeaisons insupportables qu'ils leur occasionnent, les font maigrir et dépérir à vue d'œil. Les bergers soigneux ont grand soin d'enlever cette boue avant qu'elle durcisse, ainsi que celle qui s'attache entre les cuisses des moutons, pour ne pas être obligés de couper le bout de la queue de leurs agneaux, ce qui serait assez difficile d'éviter s'ils avaient négligé cette précaution. Cette opération, qui assez habituellement se pratique quand les agneaux sont âgés de six semaines, deux mois, est au reste très simple : elle consiste à leur couper cinq ou six centimètres de queue entre deux os, puis à appliquer sur l'endroit coupé de la glycérine ou une faible couche d'huile de cade. En Espagne, on a coutume de rogner la queue à tous les agneaux ; à cet effet, les bergers prennent chaque animal entre leurs jambes, tiennent la queue d'une main, et de l'autre, avec un couteau bien tranchant ou de petites cisailles, la coupent à trois ou quatre pouces de sa naissance ; en sorte que toutes les bêtes à laine espagnoles sont écourtées. Ils ne mettent rien sur la plaie qui résulte de cette opération, et l'animal n'en est pas pour cela incommodé.

Les agneaux engraissés et soignés ainsi que nous venons de le dire ont la chair très blanche quand ils n'ont point encore brouté ; mais cette blancheur dépend beaucoup du choix du bélier qui les a engendrés. (*Voy.* Bélier.) — La chair d'agneau passe pour être un mets délicat ; elle est humectante, rafraîchissante et par cela même ne convient pas à tous les estomacs. — La peau de ces animaux, lorsqu'elle est garnie de son poil et convenablement préparée, sert à faire des fourrures très chaudes ; dépouillée de sa laine et après avoir été travaillée par les mégissiers, on en fabrique divers objets de ganterie ; la laine d'agneau sert aussi à faire différentes étoffes ; elle entre dans la confection des chapeaux. — Le lait caillé ou présuré, contenu dans leur caillette ou quatrième estomac, sert pour faire cailler le lait, bien qu'assez généralement on préfère la présure de veau. — Enfin, en faisant subir aux intestins des agneaux une préparation particulière, on en file des cordes pour les instruments de musique ; ces cordes servent encore à la confection des raquettes et à celle de divers objets d'art. Les meilleures cordes à boyau, car c'est ainsi qu'elles se nomment, se fabriquent à Rome ou à Naples, et depuis longtemps elles sont devenues la base d'un commerce très étendu à Paris, à Toulon, à Lyon et à Marseille.

Les diverses parties de l'agneau ne servent pas seulement dans les arts, quelques-unes sont employées en médecine. Ainsi, avec sa chair, on prépare des bouillons rafraîchissants ; avec sa peau dont on a mis la laine en dedans, on calme souvent les douleurs rhumatismales, lorsqu'on en enveloppe les parties qui sont le siège de ces douleurs. Dans quelques circonstances même, la peau d'agneau récemment tué et encore chaude est regardée comme résolutive, particulièrement dans les cas de fortes contusions. (*Voy.* pour complément de cet article les mots AGNELAGE, BÉLIER, BREBIS et MOUTON.)

AGNELAGE. On donne ce nom à la mise bas des brebis, et aux différentes conditions qui peuvent la rendre heureuse.

Des brebis et de leurs chaleurs. La brebis en l'absence du bélier ne manifeste sa chaleur par aucun signe extérieur ; on n'a pas encore pu reconnaître si, lorsqu'elle est séparée du mâle, elle a des chaleurs régulières, à quel intervalle ces chaleurs se manifestent, et dans quelles saisons. On a lieu de penser cependant, d'après l'exemple des troupeaux communs, où le bélier reste toute l'année avec la brebis, que chez celle-ci le temps de la chaleur dure depuis le commencement du printemps jusqu'à la fin de l'automne, et que dans cet espace de huit à neuf mois, la brebis éprouve jusqu'au moment de sa fécondation des chaleurs périodiques, revenant tous les dix-sept jours, avec variation seulement d'un jour en plus ou en moins. Mais cette exacte périodicité de chaleur n'a lieu que lorsque le bélier, toujours présent au troupeau, en excite le retour.

Lorsqu'on ne donne le bélier aux brebis que pendant un temps déterminé, il est certain que les chaleurs de celles-ci sont rares et irrégulières. En effet, si la chaleur revenait chez elles tous les dix-sept jours environ en l'absence du bélier comme en sa présence, celui-ci, au moment où la monte commence, devrait trouver en chaleur à peu près la dix-septième partie du troupeau dans lequel on l'introduit, c'est-à-dire environ six pour cent ; tandis qu'à peine, les premiers jours, en trouve-t-il deux ou trois sur cent. Ce n'est que plusieurs jours après le commencement de la monte, et progressivement, que le nombre des brebis en chaleur augmente, et c'est du seizième au dix-huitième jour que ce nombre est le plus considérable. Cette irrégularité que les brebis éprouvent dans leurs chaleurs lorsque le bélier ne les excite point, et le besoin qu'elles ont de la présence et même de la sollicitation du mâle pour donner de l'énergie à leurs organes, sont une conséquence naturelle et nécessaire de leur état habituel d'inertie et d'atonie.

Une grande augmentation dans le nombre des béliers de monte, à l'époque des grandes chaleurs, est une des conditions essentielles d'une *lutte* bonne et complète. Des observations exactes prouvent qu'il n'y a que cinq jours pendant toute la monte où l'affluence des brebis en chaleur soit extraordinaire, et que tout le reste du temps le nombre en est modéré. La même quantité de béliers n'est donc pas nécessaire pendant toute la durée de la monte. Excepté du quinzième au vingtième jour, deux béliers sont plus que suffisants pour cent brebis ; mais aussi, pendant ces cinq jours, il faut nécessairement augmenter le nombre des béliers, de manière que toutes les brebis puissent être couvertes dans cette première chaleur. Il est bon d'avoir toujours en réserve, pour satisfaire à ce besoin, trois ou quatre *antenois* de choix (béliers d'un à deux ans) pour cent brebis, et de les introduire dans le troupeau en supplément de monte pendant ces cinq jours.

La durée de la monte doit être au moins de trois fois dix-neuf jours ou environ deux mois, afin que toutes les brebis aient pu venir certainement trois fois en chaleur pendant la présence du bélier. De cette façon, les *portières* qui n'auront pas été couvertes à la première chaleur le seront à la seconde ou à la troisième. Il est d'observation que la première chaleur est toujours la plus longue et la plus forte ; elle dure au moins dix-huit heures et au plus trente-six. Si, lors de cette première chaleur, la brebis n'a pas été fécondée, celles qui suivent et qui viennent régulièrement au bout de seize à dix-huit jours durent au plus de six à douze heures, et il faut des béliers jeunes, lestes et ardents pour saisir ces chaleurs courtes et fugitives, que des béliers lourds et paresseux laissent souvent échapper.

En présence du bélier, lorsqu'on a commencé la monte, la brebis ne manifeste sa chaleur qu'en s'approchant du mâle, ne le quittant plus, le flairant de temps en temps, et marchant aussi près de lui qu'elle le peut. Si beaucoup de brebis sont en chaleur à la fois, elles se groupent autour du mâle, et, rivales paisibles, elles attendent que le bélier choisisse sa favorite. Il faut examiner soigneusement ces groupes ; s'il y a plus de quatre brebis en chaleur autour de chaque mâle, il est à craindre que toutes ne soient pas couvertes, et c'est là le cas d'introduire des *antenois* en supplément de monte. Les brebis non choisies par le bélier qu'elles suivaient vont alors se grouper autour des nouveaux arrivants, et de cette manière aucune ne perd sa première chaleur.

— *De l'âge auquel on doit soumettre les brebis à la monte.* Dès que la brebis a six ou sept mois, elle commence à avoir des chaleurs et à pouvoir être fécondée ; mais alors elle n'est qu'aux deux tiers de sa croissance ; l'agneau qu'elle produit est le plus souvent chétif, et l'agnelle ainsi devenue mère profite moins et ne devient jamais une forte et belle brebis. Un an après, c'est-à-dire lorsque la bête, devenue *antenoise*, a atteint dix-huit mois, mais non encore toute sa croissance, elle a ses chaleurs comme les brebis plus âgées, et dans beaucoup de troupeaux on est dans l'usage de la mettre, dès cette époque, au nombre des *portières* ; mais l'expérience a prouvé que les produits de la plus grande partie de ces antenoises sont médiocres, moins vigoureux, plus sujets à la cachexie et à toutes les maladies des animaux faibles. Les antenoises, mères de ces agneaux, deviennent en outre de moins belles brebis que celles qu'on ne commence à faire porter qu'à trente mois.

Du reste, quel que soit l'âge auquel on commence à mettre les brebis à la monte, les meilleurs agneaux sont toujours, à un petit nombre d'exceptions près, ceux que les brebis donnent de trois ans et demi à six ans et demi inclusivement.

— *Du bélier.* La puberté, chez le bélier, est encore plus précoce que chez la brebis ; dès l'âge de cinq mois, la plupart des agneaux pourraient couvrir, et en manifestent le besoin en se tourmentant mutuellement. Si on leur accordait des brebis à cet âge, nul doute que ces brebis ne fussent fécondées, mais l'agneau en souffrirait beaucoup. Interrompu dans sa croissance, maigre et attaqué principalement dans les poumons, il périrait jeune ou resterait chétif. Il y a beaucoup moins d'inconvénients à user, pour la monte, de l'antenois de dix-huit mois, lorsqu'on a soin que cette monte soit modérée et peu prolongée. Mais l'âge le meilleur pour cela est celui de trente mois : alors le bélier a toutes ses facultés, ses formes sont fixées, sa santé est solide, et il a toute l'ardeur et la force nécessaires. Mais il ne possède ces avantages que pendant deux ou trois ans au plus ; quand il a atteint cinq ans et demi, quelquefois même un an plus tôt, il perd de son ardeur, et il devient lourd et paresseux.

C'est une erreur de croire qu'un seul bélier puisse féconder plus de cent brebis en vingt-quatre heures. Ce fait est entièrement faux. Le bélier le plus vigoureux, et au premier jour de la monte, n'en pourrait pas féconder vingt-quatre dans cet espace de temps, et certes il serait loin de parvenir à ce même nombre les jours suivants; sa vigueur décroissante l'amènerait bientôt à de très-rares fécondations; et c'est quand il arrive à ce point qu'il commence à choisir ses favorites parmi les brebis en chaleur qui l'entourent.

Il faut observer que le bélier, dans le fort de la monte, mange à peine et n'a pas le temps de ruminer; aussi est-il très-vite fatigué jusqu'à l'épuisement; il finit même par négliger les brebis, dont les chaleurs seraient perdues si, lorsqu'on reconnaît cette fatigue des béliers, on n'introduisait promptement dans le troupeau des mâles plus jeunes ou plus reposés.

Une autre cause de l'infécondation de quelques brebis, c'est la rivalité et les fureurs jalouses des béliers; il en résulte des inconvénients auxquels il faut remédier par le soin le plus actif, car souvent ces béliers se battent, se font des blessures plus ou moins graves, et blessent même les femelles qui peuvent se trouver auprès d'eux. Voici, pour éviter ces rixes, la meilleure précaution que l'on puisse employer : Toute bataille cesse du moment que l'un des béliers est reconnu par les autres pour avoir une grande supériorité de force. Mais, comme la jalouse tyrannie de cet hercule ne peut tout voir ni tout faire, les autres béliers trouvent toujours le temps et le moyen de féconder un grand nombre de brebis. Ces béliers plus faibles n'osent se battre entre eux. Ainsi, quand vous mettrez plusieurs béliers ensemble à la monte, ayez grand soin qu'il y en ait un évidemment plus fort que les autres; de cette manière la paix ne sera pas troublée.

En résumé, voici le mode qui paraît le plus convenable pour que la *lutte* se fasse bien et que l'agnelage ait des résultats satisfaisants :

Il faut toujours avoir trois béliers de monte pour cent brebis; ces béliers doivent être du plus beau choix, ne commencer leurs fonctions qu'à trente mois et les cesser au plus tard à cinq ans et demi. Il faut, en outre, conserver quatre antenois des plus parfaits pour cent brebis portières.

On doit commencer la monte vers le 1ᵉʳ juillet, en ne donnant à la fois aux portières que la moitié des béliers de monte; à la fin de la première semaine, l'autre moitié des béliers de monte vient remplacer les premiers introduits, et ces deux moitiés, en alternant ainsi pendant les sept premières semaines de la monte, font parfaitement le service sans fatigue et sans négligence.

Du quinzième au vingtième jour, il faut introduire dans le troupeau, en supplément de la moitié des béliers alors de semaine, autant d'antenois que l'état des groupes de brebis en chaleur le fait juger nécessaire, pour couvrir rapidement l'affluence extraordinaire des brebis en chaleur que cette seule époque présente pendant tout le cours de la monte. Cette affluence satisfaite, on doit retirer les antenois, à qui ce court service n'a pu faire aucun tort, et alors les béliers de monte continuent seuls le service, toujours en alternant de semaine en semaine.

Quinze jours avant la fin de la monte, ces béliers, devenus paresseux, doivent être entièrement retirés et remplacés par des antenois ardents, que l'on doit donner aux portières dans le rapport de deux à cent. Ces antenois, vifs et vigoureux, provoquent et mettent à profit mieux qu'aucun autre bélier les deuxième, troisième et même quatrième chaleurs des brebis qui n'ont point été fécondées dans les montes précédentes. De cette manière, on peut être certain que, à moins de causes étrangères aux soins de la monte, toutes les brebis sans exception donneront l'agneau.

— *Lorsque la lutte est terminée,* il faut préserver avec soin les brebis de tout ce qui pourrait causer l'avortement; pour cela, il est nécessaire de les bien nourrir, de les conduire doucement, de ne pas les mettre dans le cas de sauter des fossés, des rochers, des haies, etc.

On connaît qu'une brebis est près de mettre bas, au gonflement des parties naturelles, à celui du pis qui se remplit de lait, et à un écoulement de matières glaireuses qui sortent par les parties naturelles vingt-cinq jours ou un mois avant que la brebis mette bas.

Ordinairement *l'agnelage* ou *l'agnèlement* se fait sans difficulté ; il faut alors le laisser marcher seul ; mais il est quelquefois très laborieux, et il exige des secours qui varient suivant la cause. Si la brebis a trop de chaleur et d'agitation, il est bon de la saigner ; mais si elle est faible, il faut lui faire boire un ou deux verres de piquette, ou de bière, ou de cidre, ou même de vin. Si l'agneau se présente mal, il faut tâcher de changer sa mauvaise situation, et de le retourner pour le mettre en état de sortir. Pour être en bonne position, l'agneau doit présenter le bout du museau à l'ouverture de la matrice, et avoir les deux pieds de devant au-dessous du museau et un peu en avant : ses deux jambes de derrière sont repliées sous son ventre et s'étendent en arrière à mesure qu'il sort de la matrice.

Les mauvaises situations les plus fréquentes sont les suivantes : 1° La mauvaise position de la tête, lorsque l'agneau, au lieu de présenter le bout du museau à l'ouverture de la matrice, présente quelque partie du sommet ou des côtés de la tête, tandis que le bout du museau est tourné de côté ou en arrière. Il est alors nécessaire de repousser la tête et d'attirer le museau à l'ouverture de la matrice. Le berger doit avoir la précaution de frotter ses doigts avec de l'huile, pour faire cette opération sans blesser la brebis ni l'agneau. — 2° La mauvaise situation des jambes de devant, qui, au lieu d'être étendues en avant de façon que les pieds se trouvent à l'ouverture de la matrice avec le museau, sont pliées sur le cou ou étendues en arrière. Si le berger ne voit pas les jambes de devant, il faut qu'il tâche de les trouver et de les attirer à l'ouverture ; si elles sont étendues en arrière, le berger tâchera de faire sortir la tête, puis il essayera d'attirer les deux jambes de devant ensemble, ou seulement l'une après l'autre, afin d'éviter que les épaules ne forment un trop grand obstacle à la sortie du corps de l'agneau. Mais la grande difficulté de manœuvrer dans un espace aussi petit rend ce cas souvent mortel. — 3° La mauvaise situation du cordon ombilical, lorsqu'il passe devant l'une des jambes ; le berger doit alors tâcher de le rompre.

Quelques heures après que la brebis a mis bas, il faut lui donner un peu d'eau blanche tiède, du son, de l'orge ou de l'avoine, et la meilleure nourriture que l'on pourra trouver dans la saison. Le berger doit veiller à ce que la mère lèche son agneau pour le sécher ; lorsqu'elle ne le fait pas, on répand un peu de sel en poudre sur le petit, et on l'approche de la mère pour l'engager à le lécher par l'appât du sel. Les brebis qui agnèlent pour la première fois sont quelquefois sujettes à négliger leurs agneaux ; pour les rendre plus attentives, on les sépare du troupeau, et on les enferme avec leurs petits dans des cases que l'on construit avec des claies. Pour plus amples détails sur la mise bas et les soins qui doivent la suivre, *voyez* les articles PARTURITION, DÉLIVRANCE, ALLAITEMENT.

AGNÈLEMENT. Fonction par laquelle une brebis est en travail pour mettre bas son agneau, ou agneler. (*Voy.* AGNELAGE.)

AGNELER. Se dit d'une brebis qui fait des agneaux. (*Voy.* AGNELAGE.)

AIGU, UË. Cet adjectif est souvent employé en médecine humaine, comme en médecine vétérinaire, pour désigner une douleur vive et très forte. On appelle *maladies aiguës* celles qui se déclarent subitement avec une certaine gravité, et se terminent dans un très court espace de temps. On nomme, au contraire, *chroniques* les maladies dont les phénomènes se développent, s'accroissent et se succèdent avec lenteur.

AIGUILLES. Instruments destinés à coudre, à piquer, à pratiquer des sutures, des sétons, à porter des ligatures dans une ou plusieurs parties. Les aiguilles dont on se sert pour la confection des appareils à pansement ne diffèrent pas de celles employées habituellement pour les usages domestiques. Quant à celles à l'aide desquelles on pratique des opérations sur les animaux, il y en a plusieurs espèces, suivant qu'elles doivent servir à faire la suture de la peau, celle des intestins, la ligature d'une artère, à passer un séton, ou quelque opération relative aux yeux. Quoi qu'il en soit, ces instruments chirurgicaux, dont la forme est assez variable, sont d'un usage beaucoup moins fréquent pour l'homme que pour les animaux. Presque toujours, en effet, l'indocilité de ces derniers empêche que l'on puisse maintenir en place les médicaments, les compresses ou autres pièces d'appareil sur les parties malades. Il faut donc, en pareil cas, avoir recours à des sutures ou à des espèces de bandages propres à les retenir, et dont les liens, traversant les bords de la peau, ne peuvent être placés qu'avec des aiguilles. Ce moyen est même indispensable dans les endroits charnus de certains animaux, du bœuf, du cheval, par exemple, et dans ceux qui ne présentent pas de point fixe pour contenir le bandage : telles sont la fistule à la saignée du cou, les loupes au poitrail, aux coudes, aux bourses, qui surviennent à la suite d'abcès ou de dépôts.

Il y a, pour pratiquer ces différentes opérations, des aiguilles droites ou courbes, rondes ou plates, grandes ou petites, moyennes ou larges, suivant l'usage auquel on les destine. Il y en a d'autres dont le tranchant est fait en feuille de sauge, qui servent principalement à passer les sétons. En général, les aiguilles droites et courbes ne diffèrent de celles que l'on emploie dans la chirurgie humaine que par la force et la grosseur. Il en est néanmoins qui exigent autant de délicatesse dans leur forme et leur construction que celles habituellement employées pour l'homme ; celles-là sont destinées pour les petits animaux, pour les endroits où la peau est fine et très mince, et pour les opérations que nécessitent, dans certains cas, certaines maladies des yeux. (*Voy.* Séton, Suture.)

AIR. On entend ordinairement par ce mot, en termes de manége, tous les mouvements, toutes les allures, ou tous les exercices qu'on apprend à un cheval, comme ballottades, croupades, cabrioles, courbettes, falçades, pesades, etc. Le pas, l'amble, le trot, le galop, l'aubin, le traquenard ou l'entrepas ne sont point au nombre des *airs* de manége. (*Voy.* Allures.) On dit qu'un cheval n'a pas *l'air naturel* quand il plie peu les jambes en galopant. Il paraît que les jarrets et les reins des chevaux souffrent, se fatiguent beaucoup lorsque ces animaux sont obligés de se livrer à ces sortes d'exercices. Il faut donc, avant de les soumettre à un semblable travail, s'assurer que ces différentes parties sont en bon état ; car, s'il en était autrement, les chevaux pourraient très bien être ruinés avant que leur éducation fût terminée.

AIRE. Se dit du plancher ou du sol des habitations des animaux domestiques. (*Voy.* Assainissement, Bergerie, Colombier, Écurie, Étable, etc.)

AIRS DE TERRE. Boutrolle, dans son *Parfait Bouvier*, appelle ainsi le gonflement et l'inflammation d'une partie du pis de la vache, qui surviennent quelquefois lorsque cet animal, étant couché, s'est appuyé sur ses mamelles. Cette maladie, qui dans le *Parfait Bouvier* est attribuée plutôt aux exhalaisons de la terre qu'à la piqûre ou à la morsure de quelques animaux venimeux, ce qui serait plus rationnel, n'est autre chose qu'un gonflement plus ou moins considérable des mamelles dont nous aurons de nouveau occasion de parler en traitant des diverses maladies de ces organes. (*Voy.* Mamelles, *maladies, tuméfaction, gonflement des mamelles.*)

AJUSTER un cheval. C'est le dresser ou lui apprendre les différentes manœuvres de l'exercice auquel on le destine.

Ajuster un fer. Lui donner les proportions convenables au pied du cheval. (*Voy.* Ferrure.)

ALANGORÉ. Dans plusieurs provinces, on appelle *alangoré* un animal qui, sans être attaqué d'une maladie bien caractérisée, est néanmoins faible au travail, mange peu, a l'air triste ou paraît souffrant et langoureux. Cet état précède et suit quelquefois les maladies aiguës et presque toujours les maladies chroniques.

ALBRAND ou Halbran. On donne ce nom aux jeunes canards sauvages et à ceux qui naissent de canards privés que l'on a fait couver sur des étangs ou dans les champs, mais dont les petits vivent entièrement de ce qu'ils y trouvent. L'albrand, que l'on appelle aussi *alebrandon*, *albrent*, perd son nom vers le mois d'octobre ; on le nomme alors *canardeau*; le mois d'après, il prend le nom de *canard sauvage* ou *oiseau de rivière*. Les canards domestiques, élevés de cette manière, sont en général bien moins sujets aux maladies qui affectent quelquefois la volaille de basse-cour, et d'un entretien moins difficile que ceux qui n'en sont jamais sortis. (*Voy.* Canard.)

Les albrands sont d'un goût beaucoup plus délicat que les canards élevés dans la basse-cour, ce qui, très probablement, provient de la nature des aliments dont ils se nourrissent, et de l'exercice continuel qu'ils sont obligés de prendre pour chercher leur nourriture.

ALBRENNER. C'est faire couver des canards domestiques loin de la basse-cour, sur les bords des étangs, à la manière des canards sauvages, ou faire couver les œufs de ces derniers, lorsqu'on peut s'en procurer, par des canards domestiques. (*Voy.* Albrand.)

ALBUGO. Maladie de la cornée, dans laquelle cette partie de l'œil a perdu entièrement ou en partie sa transparence et a pris une teinte plus ou moins foncée.

L'albugo, auquel on donne vulgairement le nom de *taie*, offre de grandes variétés relativement à sa situation, à son étendue, à son épaisseur et à la profondeur à laquelle la cornée est devenue opaque. Tantôt, en effet, cette maladie n'occupe qu'une portion des lames antérieures de cette membrane; tantôt elle siége dans les lames moyennes et postérieures; tantôt elle s'étend à toute l'épaisseur de la membrane. Le plus ordinairement c'est une tache blanche, opaque, laiteuse quand elle est récente, qui devient crayeuse ou nacrée avec le temps, et dont la circonférence, irrégulièrement arrondie, se termine nettement. Elle est sans tumeur, et sans douleur quand elle est chronique. Enfin, suivant son siége et son étendue dans la cornée, cette tache gêne beaucoup, peu ou point la vue, ou la fait perdre entièrement. On distingue l'albugo du nuage proprement dit ou néphélion (*Voy.* ces mots), par son peu de transparence, des pustules et des abcès par son indolence, sa forme irrégulière et son défaut de saillie, des cicatrices, parce qu'il n'offre point de dépression.

L'albugo, encore peu observé chez les animaux, est plus ordinaire aux chevaux dont la fibre est lâche, la vue *grasse*, et dont les yeux sont faibles. Les bœufs et les vaches sont également sujets à cette maladie. M. Hurtrel d'Arboval, dont l'excellent ouvrage sur la *Médecine* et la *Chirurgie vétérinaires* nous sera souvent d'un grand secours dans la rédaction de nos articles, en rapporte trois observations, tout en avouant que cette affection est très rare, et encore les résultats obtenus n'ont-ils pas été très satisfaisants. La première est relative à un cheval-étalon propre au labour, qui avait commencé la monte dès l'âge de trois ans, et auquel, à différentes époques de sa vie, il était survenu un grand nombre de fluxions sur les yeux. Les deux autres ont pour objet deux juments de sept ans. On parvint à conserver la vue saine au cheval, mais les yeux des juments restèrent altérés, et leur vue fut perdue sans retour.

Les taches de la cornée sont peut-être les affections les plus graves de cette membrane, à cause des suites qu'elles peuvent avoir relativement à la vision. Presque toujours elles surviennent après des ophthalmies rebelles, et surtout à la suite de l'inflammation périodique de l'œil appelée *fluxion lunatique*. Plus cette inflammation est vive, plus les taches sont étendues et profondes. On conçoit aisément quels effets doit produire une semblable maladie. Si l'albugo occupe un coin de la cornée éloigné du centre de cette membrane et de l'endroit par lequel les rayons lumineux pénètrent dans l'œil, il n'en résulte aucun inconvénient pour la vue; mais quand il est très épais, d'une blancheur, d'une largeur et d'une opacité très grandes, qu'en outre il occupe le milieu de la cornée, l'animal ne voit plus que confusément. Enfin, si l'albugo a une largeur égale à la pupille, ou même plus considérable, la perte de la vue est inévitable.

Lorsque la maladie est récente et qu'elle se borne aux couches les plus extérieures de la cornée, on peut en espérer la guérison. Si l'œil est en même temps le siége d'une inflammation légère mais habituelle, il faut commencer par attaquer cette ophthalmie en le dérobant à toutes les influences excitantes du dehors, c'est-à-dire en le recouvrant de cataplasmes émollients, tièdes, en employant des lotions de même nature et des bains de tête dans la vapeur d'eau de guimauve ou de graine de lin. Si le globe de l'œil n'est que peu enflammé, on retire de très bons effets d'un vésicatoire appliqué dans le voisinage de l'organe malade; l'on change ce vésicatoire lorsqu'il n'a plus d'action, pour le remplacer ensuite par un séton. Dans le cas où l'inflammation est très violente, on ouvre au besoin la veine temporale pour remplacer les sangsues, qu'on ne peut appliquer aux tempes à cause de la fermeté et de l'épaisseur de la peau, ni aux paupières à cause de la difficulté de les y faire prendre. Quand enfin, à l'aide de ces moyens de traitement, l'état inflammatoire commence à diminuer ou qu'on le croit disparu, on fait usage, mais avec beaucoup de réserve, des collyres stimulants, en ayant soin d'en surveiller l'action, afin de les supprimer s'ils venaient à irriter la partie malade. D'abord, on peut commencer par se servir d'eau claire filtrée au papier gris, en lotions ou en applications; ensuite, on peut employer, comme collyre liquide, de l'eau de guimauve dans laquelle on aura mis un peu d'alcool camphré. Si ce traitement simple ne réussit pas, c'est alors le cas de prescrire un collyre sec composé de sucre candi réduit en poudre impalpable et mêlé avec un peu de nitre (nitrate de potasse), ou de vitriol blanc (sulfate de zinc). Ce collyre fait couler beaucoup de larmes, et en activant l'absorption qui reprend peu à peu la matière dont l'épanchement dans la cornée a produit l'albugo, diminue sensiblement l'épaisseur de la taie et dissipe quelquefois presque entièrement ce point opaque qui constitue la maladie. S'il survenait une légère inflammation de la conjonctive (membrane qui unit le globe de l'œil aux paupières), on combattrait cet accident par des décoctions émollientes ou légèrement astringentes.

L'albugo est-il très ancien, occupe-t-il toute l'étendue de la cornée, ou bien cette membrane a-t-elle tout à fait perdu sa transparence, il n'y a presque rien à espérer d'aucun traitement. La seule chance de guérison que l'on pourrait avoir en pareil cas serait de pratiquer une autre route aux rayons lumineux, en perçant d'abord la cornée dans l'endroit où elle est encore transparente, et en ouvrant ensuite l'iris. Néanmoins, nous doutons que cette opération, tentée avec succès un petit nombre de fois sur l'homme, puisse réussir sur les animaux, chez lesquels il est toujours très difficile de fixer le globe de l'œil. Suivant M. Hurtrel d'Arboval, on pourrait encore tenter, à titre d'expérience, de déterminer une nouvelle inflammation à l'aide de la pommade ophthalmique de Janin, de la teinture thébaïque de la pharmacopée de Londres; mais il serait à craindre que de semblables topiques n'excitassent une trop forte suppuration qui, en augmentant l'étendue de la taie, rendrait la maladie tout à fait incurable.

ALCOLA. Nom vulgaire sous lequel on désigne quelquefois les aphthes, particulièrement ceux qui se développent dans la bouche du cheval. (*Voy.* Aphthes.)

ALÈGRE (Cheval). On se sert de cet adjectif pour désigner un cheval vif et dispos, dont les allures sont prestes et légères, qui a constamment l'œil attentif et l'oreille au guet au moindre bruit qu'il entend, et se tient à peine quelques instants tranquille sur ses pieds. Ce sont principalement les chevaux de selle, et parmi eux ceux qui sont minces de corps, que l'on désigne ainsi. En termes de manége, l'adjectif *alerte* doit se prendre dans la même acception.

ALIMELLE. Nom vulgaire sous lequel on désigne, dans la Brie et dans quelques autres contrées de la France, les testicules des agneaux après l'opération de la castration.

ALLAITEMENT. On a donné ce nom au mode de nourriture propre aux jeunes animaux, pendant les premiers mois qui suivent la naissance, et dont la substance est le lait qu'ils tirent au moyen de la succion des mamelles de leur mère. Le nombre des mamelles est variable dans les différents animaux domestiques ; ce nombre, qui est en rapport avec celui des petits, est au moins de deux, même chez les femelles qui font ordinairement un petit : la jument, l'ânesse, la brebris et la chèvre sont dans ce cas. La vache, qui ne fait aussi qu'un petit, a quatre mamelons ; la truie et la chienne, qui en font plusieurs, ont un nombre de mamelles plus considérable.

Le lait est une nourriture préparée naturellement, abondante en principes organiques et très-appropriée à l'état des jeunes sujets. Sa composition varie suivant les époques de sa formation. Pendant les quelques jours qui précèdent ou qui suivent la mise bas, c'est un fluide demi-transparent, visqueux, jaunâtre, filant, d'une saveur fade, d'une consistance onctueuse, contenant une énorme quantité de beurre, et se coagulant au feu comme du blanc d'œuf. Alors il porte le nom de *colostrum*. Trois à quatre jours après la naissance, ces caractères ont disparu et ont fait place à ceux du lait ordinaire.

C'est une grave erreur de croire que ce colostrum soit nuisible aux jeunes animaux et doive être jeté. Loin d'être une cause des maladies qui peuvent se développer au premier âge, il est, plus qu'aucun autre lait, en rapport avec l'état des organes de la digestion, sur lesquels il exerce un action relâchante et un peu purgative, qui facilite l'expulsion du *méconium*, matière noirâtre qui s'accumule dans les intestins avant la naissance. Cette action du colostrum est due à la grande quantité de matière grasse qu'il contient.

C'est donc un inconvénient pour les animaux nouvellement nés de ne pouvoir être allaités par leur mère, et d'avoir pour nourrice une autre femelle ayant mis bas depuis plus ou moins de temps.

— Allaitement des Poulains. Le poulain est à peine né qu'il essaye de se lever il a quelquefois de la peine à y parvenir tout d'abord, mais bientôt il réussit à se tenir sur les pieds. Guidé par son instinct, son premier mouvement est de chercher la mamelle de sa mère. Il est souvent bon de l'aider dans cette recherche, tant pour éviter les chutes que pour l'aider à téter, en mettant le bout du mamelon dans sa bouche, ou en tenant la jument, qui, lorsqu'elle est jeune, repousse quelquefois son petit, et le maltraite même quand il veut s'approcher du pis.

La jument qui met bas dans la prairie, ou à l'époque du vert, a bien plus d'avantages pour nourrir. Outre une nourriture très-favorable à l'abondance et à la qualité du lait, elle y trouve, ainsi que son poulain, un exercice salutaire. En tout autre temps il est nécessaire de lui procurer un travail doux et régulier, en rapport avec ses forces et ses habitudes. Il n'y a aucun inconvénient à ce que le poulain, quelques jours après sa naissance, suive sa mère, même au travail, pourvu que ce travail soit proportionné à la faiblesse du petit, et qu'on arrête de temps en temps pour qu'il puisse téter. La jument qui allaite ne peut avoir un lait abondant et riche en principes nutritifs qu'à l'aide d'une bonne nourriture. J'ai dit que l'herbe fraîche était la nourriture la plus convenable ; à son défaut, l'eau blanche, le son farineux, les graines substantielles et le foin choisi conviennent parfaitement. Si quelque accident empêche la jument d'allaiter, on peut élever le poulain sans téter, avec du lait de jument, de vache ou de chèvre, auquel on peut ajouter des œufs frais. On l'habitue aisément à boire seul, en lui mettant dans la bouche le doigt, ou un chiffon trempé de lait ; il commence par sucer et boit ensuite.

— Allaitement des Veaux. Quand on veut élever des veaux, il y a deux manières de les nourrir pendant la première période de leur vie : 1° Les faire téter ; 2° leur faire boire le lait. Dans le premier cas, on peut laisser le veau auprès de sa mère, ou ne le conduire auprès de celle-ci qu'à certaines heures déterminées, d'abord quatre ou cinq fois par jour, puis deux ou trois fois, en ayant soin de traire le reste du lait lorsque le veau a fini de téter. Si le veau doit boire le lait et non téter, il faut le séparer de sa mère immédiatement après sa naissance, le faire boire plusieurs fois par jour, et avoir soin de lui donner autant de lait qu'il peut en prendre. Cette méthode est préférable à toutes les autres, parce qu'elle permet d'accoutumer plus facilement les veaux à se passer de lait et à se contenter d'une autre nourriture. Il en résulte qu'à l'époque du sevrage on n'aperçoit pas cet amaigrissement qu'on remarque chez les veaux qui ont tété. Dans le cas où, par calcul, on retranche une partie du lait qui devrait être employé à la nourriture du jeune sujet, on peut y suppléer par quelques aliments liquides, mucilagineux, et de facile digestion, comme de l'eau de graine de lin, des farines délayées dans l'eau tiède, des grains cuits et d'autres substances analogues, auxquelles on peut associer plus tard un peu de foin que l'on remplace insensiblement par quelque nourriture fraîche et aqueuse, telle que l'herbe fraîche, la rave, le navet et autres racines cuites ou broyées.

—**ALLAITEMENT DES AGNEAUX.** Dès que l'agneau nouveau-né peut se tenir debout, on comprime les mamelons de la mère, afin d'en faire sortir un peu de lait et de faciliter la succion. Si le petit ne cherche pas de lui-même la mamelle pour téter, il faut l'en approcher et faire couler du lait dans sa bouche. Quelques brebis font deux agneaux. Si elles sont grasses, si la saison commence à être bonne pour les pâturages, on peut leur laisser les deux petits à nourrir ; mais dans les circonstances opposées, il vaut mieux leur en ôter un que l'on sacrifie, ou que l'on donne à une autre mère qui a perdu son agneau. Dans ce dernier cas, on enferme le petit avec sa nourrice jusqu'à ce qu'elle l'ait adopté ; et pour plus de sûreté, on le frotte avec la peau de l'agneau mort, ou avec le délivre de la brebis qui a perdu son petit. Quand les brebis mères n'ont pas assez de lait, on augmente leur nourriture ; on leur donne des provendes faites avec du son et de l'avoine, et on les mène dans les meilleurs pâturages. Les herbes fraîches sont surtout nécessaires à cette espèce : beaucoup d'agneaux périssent parce que, étant nés avant la pousse des herbes, la sécrétion laiteuse languit avec les fourrages secs.

M. Dutertre, directeur de l'École d'agriculture de Grignon, vient d'imaginer un appareil très-ingénieux destiné à l'allaitement artificiel des agneaux.

—**ALLAITEMENT DES PORCS.** La truie est maladroite et sujette à tomber lourdement, ce qui l'expose au danger d'étouffer ses petits. On peut parer à cet inconvénient en retirant les petits à mesure qu'ils naissent, les tenant chaudement dans une étable séparée, et ne les donnant à la mère que quelques heures après leur naissance. Celle-ci les flaire, les caresse et se couche auprès d'eux. On prend garde qu'aucun de ces petits animaux ne se trouve pris sous elle, et pour cela on les range de manière qu'ils trouvent sans danger les mamelles. Lorsque les mamelles sont épuisées, la mère se relève ; on peut alors la séparer de ses petits, en l'attirant dans une étable par l'appât de la ration qu'on lui présente. Il est bien entendu qu'il faut rendre les petits à la mère plusieurs fois par jour. On peut aussi les laisser continuellement ensemble, mais il faut alors beaucoup de surveillance, afin de prêter aux petits toute l'assistance dont ils peuvent avoir besoin dans les commencements. Si la bande est nombreuse et que le lait maternel ne suffise pas, on y supplée par une copieuse bouillie de farine de sarrasin, d'orge ou d'avoine, dans laquelle on peut mettre des pommes de terre. La truie doit être nourrie avec des racines cuites, telles que navets, carottes, pommes de terre, betteraves, le tout mêlé avec de la mouture d'orge. Mieux la mère est nourrie, plus son lait est abondant, et plus les petits prennent un accroissement rapide.

—*Accidents qui peuvent survenir pendant l'allaitement.* Un des premiers accidents est l'engorgement et la dureté des mamelles. C'est à cela qu'il faut rapporter les douleurs aiguës qui portent les mères, dans l'espèce chevaline surtout, à se refuser aux approches du petit. Il importe cependant de les contraindre à allaiter, car c'est le seul moyen d'empêcher le lait de s'accumuler dans le pis et d'y former engorgement. Une fois que l'inflammation est développée, il y a à craindre la formation d'abcès de longue durée. Il faut tâcher de les prévenir par des applications locales adoucissantes, telles que les fomentations avec les décoctions de mauve, guimauve, graine de lin, têtes de pavot, les fumigations émollientes, les onctions d'axonge fraîche, d'onguent populéum bien préparé, etc. Ce traitement suffit le plus souvent pour produire le dégorgement et amener la guérison. Dans les exploitations rurales, on fait quelquefois trop travailler la jument après le poulinage. C'est souvent la saison où l'on ne va aux champs qu'une fois par jour : le poulain, encore faible, est privé de l'allaitement pendant un nombre d'heures disproportionné à ses besoins. Pressé par la faim, il se gorge aussitôt qu'il le peut d'un lait *échauffé*, que son estomac élabore mal. De là des diarrhées que l'on éviterait en ne remettant pas trop tôt les mères au travail, ou en ne les y assujettissant d'abord que pendant une heure ou deux à la fois, et augmentant cette durée au fur et à mesure que le poulain pourrait mieux se passer de sa mère. La diarrhée survient quelquefois aux veaux pendant l'allaitement, mais plus souvent au commencement du sevrage. Quand il est occasionné par le lait de la vache nourrice, il est facile d'y remédier en se servant du lait d'une autre vache. Dans d'autres cas, on emploie avec assez de succès de la fécule bouillie dans du lait, que l'on fait avaler aux jeunes animaux.

Les agneaux sont sujets à avoir dans la bouche des aphthes qui les empêchent de téter, et qui paraissent dépendre de la qualité du lait des mères. Il convient alors de soumettre celles-ci à un régime rafraîchissant, qui modifie avantageusement le fluide laiteux. Ces aphthes sont peu dangereux et se guérissent à mesure que le petit s'habitue au genre de nourriture auquel il est soumis.

ALLAITER. Se dit d'une nourrice et en général de tous les animaux qui nourrissent leur petit de leur lait.

ALLÉGER un cheval. C'est le rendre léger du devant par l'éducation du manége.

ALLURES d'un cheval. On appelle ainsi les différentes espèces de mouvements à l'aide desquels le cheval peut se porter en avant. On distingue les allures en naturelles, défectueuses et artificielles. Le pas, le trot et le galop sont compris dans les premières ; ce sont les modes de progression les plus ordinaires de l'animal parvenu à son entier développement. Les allures défectueuses sont quelquefois le résultat de l'éducation ; mais elles proviennent le plus souvent de l'usure des animaux. On en compte trois principales : l'amble, l'aubin et le traquenard. Enfin, les allures artificielles sont celles que l'on apprend aux chevaux, telles que les différents airs de manége, le piaffer, la galopade, la volte, la pirouette, le terre-à-terre, la courbette, la cabriole, etc.

Avant d'étudier le mécanisme des allures, il faut d'abord savoir ce que c'est qu'un *bipède*. On nomme ainsi la réunion de deux membres ; on distingue des bipèdes antérieurs, postérieurs et latéraux ; ces différentes espèces n'ont pas besoin d'être définies. Il y a encore des bipèdes diagonaux qui sont formés par un membre de devant d'un côté et un membre de derrière du côté opposé. On nomme bipède diagonal droit celui qui résulte du membre antérieur droit et du postérieur gauche. On appelle bipède diagonal gauche celui qui est formé par le membre gauche de devant et le postérieur droit.

Dans toutes les allures, l'instabilité est la mesure de la vitesse. Plus le corps sera stable sur les membres qui le soutiennent, et moins l'allure sera rapide.

— *Le pas* est l'allure la plus lente ; elle s'exécute en quatre temps. Pour s'y préparer, l'animal étant en repos, baisse la tête, allonge l'encolure, et incline le corps en avant. Dans cette position la chute est imminente, et pour que le cheval l'évite, il faut, de toute nécessité, ou que le corps soit reporté en arrière, ou

qu'un membre antérieur soit porté en avant, afin d'agrandir ce que l'on appelle la
base de sustentation. Pour parvenir à ce dernier résultat, l'animal rejette sur le
membre de devant qui doit rester en repos tout le poids qui était supporté par le
bipède antérieur ; puis il fléchit sous lui le second membre, le porte en avant,
l'étend et le pose à terre. Si le cheval entame la marche par le membre antérieur
droit, la seconde levée est faite par le postérieur gauche ; le membre antérieur
gauche se lève ensuite, et enfin le mouvement est terminé par le postérieur droit.
Ces quatre temps du pas doivent être égaux entre eux pour la durée, autrement
il y a boiterie ou vice de conformation, et c'est à cette cadence seule que l'on
reconnaît si un cheval est droit.

— Le *trot* s'exécute en deux temps ou *battues* qui ont lieu par l'action successive
des bipèdes diagonaux. D'abord deux jambes se lèvent ensemble, l'une antérieure d'un côté, et l'autre postérieure du côté opposé ; elles tombent ensemble, et
alors se lèvent les deux autres pour tomber simultanément à leur tour. Dans cette
allure les jambes se relèvent beaucoup plus, et la progression est au moins deux
fois plus rapide que dans le pas.

— Le *galop* est l'allure la plus précipitée ; pour s'y préparer, le cheval décharge les
extrémités antérieures d'une partie du poids qu'elles soutenaient, et le reporte
sur le bipède postérieur. Si l'animal galope à droite, c'est le membre antérieur
droit qui se lève le premier ; le membre antérieur gauche et le postérieur droit
exécutent ensemble la deuxième levée ; alors l'animal n'est plus soutenu que par la
jambe postérieure gauche, qui ne tarde pas à se détendre et à enlever la masse
du corps ; à la suite de cette détente, il y a un instant très-court pendant lequel le
cheval n'est plus soutenu ; puis l'animal pose ses pieds sur le sol dans un ordre
inverse à leur levée. C'est le pied postérieur gauche qui se pose le premier et
forme la première battue ; la deuxième battue est faite par le poser du bipède
diagonal gauche, et enfin le membre antérieur droit se pose sur le sol et termine
le mouvement du galop.

On comprendra, sans que nous ayons besoin de le dire, de quelle manière se
font les levers et les posers lorsque le cheval galope à gauche.

Pour peu que le galop soit rapide, il se fait *à deux temps* ; c'est alors une succession de sauts en avant dans lesquels les deux jambes antérieures se lèvent
ensemble, et sont suivies si vite de celles de derrière que pendant un instant elles
sont en l'air toutes les quatre.

— *L'amble* est une allure fort allongée, terre-à-terre, s'exécutant par l'action
successive des bipèdes latéraux. Au premier temps un membre antérieur, l'autre
postérieur du même côté, partent pour poser ensemble ; au second temps, les
deux autres membres du bipède latéral opposé exécutent un mouvement semblable. On regarde cette allure comme défectueuse, parce qu'elle accompagne
souvent la faiblesse chez les poulains surmenés et les vieux chevaux ruinés. Elle
n'exclut cependant pas la force et la vigueur, car il est des chevaux ambleurs qui
vont aussi vite que les meilleurs trotteurs, et qui soutiennent de plus longues
marches, mais seulement sur des chemins horizontaux. Comme cette allure est
très-douce, on la donne quelquefois artificiellement aux chevaux en les
entravant par bipèdes latéraux, quand ils sont jeunes, et les forçant à marcher
ainsi.

— Le *traquenard* ou *entrepas* est une espèce d'amble rompu, dans lequel les deux
membres de chaque côté, au lieu de partir et de poser ensemble, comme dans
l'amble franc, exécutent ce mouvement l'un après l'autre comme dans le pas.
Dans cette allure, trois pieds sont presque toujours à terre, et le cheval est bien
affermi sur le sol. Elle serait précieuse sur un terrain pierreux, si elle n'était pas
trop souvent le résultat de la faiblesse.

— *L'aubin* est l'allure des vieux chevaux ruinés qui ont souvent galopé. Dans ce
mode de progression, le cheval galope du devant et trotte du derrière.

Les allures artificielles sont tout à fait étrangères à l'art vétérinaire, et ne
doivent pas nous occuper ici.

— On dit d'un cheval qu'il a les *allures froides*, lorsqu'il n'est pas libre dans ses mouvements, qu'il est lent à se mettre en haleine et qu'il paraît tâter le terrain en partant. Ces sortes de chevaux n'en sont quelquefois pas moins solides, et résistent d'autant plus au travail qu'ils ont été longtemps à s'échauffer. Ceux qui sont *froids* ou *pris des épaules* ont ordinairement les *allures froides.*

ALONGE. On donne vulgairement ce nom à une boiterie qui résulte de la distension de l'articulation du coxal avec le fémur. On la désigne encore sous le nom d'*effort de hanche,* d'*effort de cuisse.* (Voy. EFFORT.)

ALOPÉCIE. L'alopécie ou, en d'autres termes, la chute *des poils, des crins, de la laine et des soies* des animaux, diffère essentiellement de la *mue,* en ce que cette dernière est naturelle à la plupart d'entre eux, tandis que la première est réellement une maladie. Elle est, dit M. Huzard, auquel nous empruntons la plus grande partie de cet article, accidentelle, essentielle ou symptomatique. Dans le premier cas, ce n'est pas, à proprement parler, une maladie; elle n'est le plus souvent due qu'à des causes extérieures et locales; aussi n'est-elle alors que *partielle.* La longue application des bandages, des ligatures, le frottement des harnais, celui des animaux les uns contre les autres ou contre certains corps durs, l'application de quelques remèdes extérieurs, tels que l'essence de térébenthine, les spiritueux, les charges poisseuses, les graisses rances, les vésicatoires, en sont les causes accidentelles les plus ordinaires. Elle a également lieu sur les bords des plaies et des ulcères; mais, en pareil cas, elle est due à la présence du pus qui macère les bulbes des poils et en facilite la chute.

On regarde l'alopécie comme *essentielle,* quand elle se montre seule, et sans qu'aucune maladie apparente l'ait précédée ou l'accompagne. Elle peut, en outre, être sollicitée par tous les vices de la transpiration, et surtout par le passage subit du chaud au froid, par une nourriture malsaine, par un trop long repos, le séjour dans des écuries ou des étables trop chaudes, peu aérées, où les animaux sont amoncelés, par une longue exposition à l'ardeur du soleil, enfin par la malpropreté et le défaut de pansement à la main. Dans tous ces cas, l'alopécie diffère de la mue, parce qu'elle a lieu dans un autre temps que celui indiqué par la nature, parce que des poils tombent en bien plus grande quantité et inégalement, et que des places entières paraissent nues; parce que la peau, dans ces cas, est plus rude, plus sèche, plus épaisse; parce qu'enfin l'animal n'a pas ce coup d'œil bien portant que la mue ne lui fait point perdre.

Enfin, elle est *symptomatique* toutes les fois qu'elle précède, accompagne ou suit une maladie quelconque. Elle a généralement lieu après les maladies aiguës, et alors elle peut être considérée comme un signe de convalescence. On la voit aussi accompagner ou suivre quelques épizooties, plusieurs maladies chroniques comme la phthisie, le farcin, la ladrerie des porcs, etc., et presque toutes les maladies externes, surtout les maladies de la peau, telles que les dartres, la gale, etc. Quelquefois elle a été déterminée soit par l'usage de purgatifs ou de sudorifiques trop violents, soit par l'emploi interne de poisons minéraux également administrés à trop haute dose.

La chute des crins ou des poils, ou la facilité avec laquelle ils peuvent être arrachés, dans le commencement et dans l'état des maladies aiguës inflammatoires, est ordinairement d'un funeste présage : elle annonce la perversion des fluides, la débilité et la perte des ressorts solides. La chute des crins de la crinière accompagne toujours une gale très-rebelle ou *rouvieux;* celle des crins de la queue donne lieu à ce qu'on appelle *queue de rat* (Voy. ce mot), parce que, dans cet état, elle ressemble, quant à son aspect, à la queue de cet animal. Enfin, la dénudation de la face interne des jambes et celle de la tête sont quelquefois non seulement une manifestation de la diathèse herpétique sur ces parties, mais encore une marque de vieillesse, les vieux chevaux étant sujets à cette espèce d'alopécie qu'on appelle *ladrerie.*

Cette maladie n'est jamais dangereuse par elle-même, et il est aisé de voir, par ce qui vient d'être dit, que son traitement doit toujours être basé d'après les causes que l'on soupçonne d'y avoir donné lieu. On doit comprendre, par conséquent, l'inutilité, l'insuffisance et le danger même d'une foule de remèdes de toute espèce vantés comme spécifiques pour faire repousser les poils ou les crins des animaux. Ainsi, lorsque l'alopécie est accidentelle, le traitement doit être plutôt préservatif que curatif, parce qu'en éloignant ou en faisant disparaître la cause qui l'a déterminée, non seulement le mal cesse, mais les poils ou les crins repoussent bientôt : il faut donc examiner le harnais dans l'endroit où il use le poil, ce qui a lieu plus constamment au poitrail, aux épaules, au garrot et à la partie externe des jambes de derrière des chevaux de trait. On fait rembourrer ou diminuer les panneaux des selles ; on les bat avec une baguette quand ils sont durcis par la sueur ; on met un coussinet sous le trait ou la bricole, ou on les garnit d'un cuir très-doux qu'on laisse déborder de chaque côté.

Si la maladie est essentielle, il faut en chercher la cause. Si on ne parvient pas à la découvrir, on doit la regarder comme une évacuation nécessaire, comme une crise ou un effort de la nature qu'il serait dangereux de troubler par des remèdes inutiles et contre-indiqués. Alors on se borne à tenir l'animal dans une grande propreté, à l'étriller, à le bouchonner plusieurs fois par jour et à l'exercer modérément. Il faut bien se garder de l'exposer à l'action de l'air froid et humide, et ménager sa nourriture si elle est ordinairement forte. Quand la chute des crins ou des poils est la suite de la suppression de la transpiration ou de l'action des rayons du soleil, on insiste plus ou moins longtemps sur l'usage intérieur et extérieur des délayants, des substances mucilagineuses, telles que les décoctions de guimauve, de graine de lin, les bains de rivière, si la saison le permet, et sur l'emploi des infusions aromatiques de sauge, d'hysope, de thym, afin d'exciter légèrement la sueur. Lorsque cette maladie est due à la malpropreté, à une mauvaise nourriture, à un trop long repos, la nature même des causes doit indiquer le genre de secours à mettre en usage.

L'alopécie disparaît presque toujours lorsqu'elle est symptomatique, c'est-à-dire lorsqu'elle survient comme symptôme d'une autre affection. Celle qui est due à l'application des topiques est la plus longue à guérir ; la trace en reste toujours sur les parties dénudées, surtout si elle est la suite de l'action d'un vésicatoire ou du feu, parce que les racines ou les bulbes des poils ont été détruites, et que la désorganisation de la peau a été presque complète. C'est dans cette dernière circonstance seulement, dit M. Huzard, qu'on peut administrer sans danger à l'intérieur les remèdes auxquels on attribue particulièrement la propriété de faire repousser les poils (parmi lesquels on peut ranger le soufre, l'antimoine et quelques-unes de leurs préparations). Le foie d'antimoine ou safran des métaux est surtout employé de préférence ; on le donne en poudre très-fine, pendant huit ou quinze jours, à la dose de trente-deux grammes le matin dans le son ou dans l'avoine légèrement humectée. On a remarqué que, pendant l'usage du médicament, le poil tombait en grande quantité, qu'il repoussait ensuite plus promptement, et qu'il était plus uni et plus brillant. Les remèdes externes dont on peut faire usage dans les cas d'alopécie sont, en général, la décoction de feuilles de noyer, celle de cendres de sarments, de branches de vigne, les semences de staphisaigre, le miel, les graisses et les moelles fraîches. Une chaleur modérée, des frictions douces sur les parties privées de poils, et surtout l'attention de tenir les parties pelées couvertes, sont encore d'excellents moyens à employer contre cette maladie.

ALOURDI (Cheval), Abasourdi, dont ce dernier mot est synonyme.

ALTÉRATION. Expression générique servant à désigner tout changement dans la nature, la forme, les qualités et les propriétés d'un corps, d'une partie d'une substance simple ou composée. Le plus ordinairement ce mot est employé pour indiquer la détérioration ou le changement en mal. En pathologie, il sert à exprimer le changement qui survient soit dans la structure d'un organe (*altération organique*), soit dans la nature des fluides sécrétés (altération du lait, des urines, des larmes).— Souvent aussi le mot *altération* est employé dans un sens tout à fait différent, et alors il désigne un grand besoin, un grand désir de boire; en un mot, une soif excessive, comme celle par exemple qui se manifeste dans beaucoup de maladies aiguës.

On appelle *altérants*, dans la médecine vétérinaire, les aliments susceptibles de provoquer la soif; tels sont le fenugrec, le sarrasin et le foin. Ce dernier surtout est celui qui possède à un plus haut degré cette propriété. L'usage du sel, les longs exercices, l'exposition au soleil, l'excessive chaleur, sont encore, pour les animaux, comme pour l'homme, de très grands altérants.

ALZAN ou **ALEZAN**. (*Voy.* Cheval, *Robes du Cheval.*)

AMAIGRISSEMENT. Diminution générale de l'embonpoint d'un animal domestique, qui souvent a lieu sans altérer sensiblement sa santé, mais est le plus ordinairement un signe de maladie. Dans le premier cas, les animaux conservent leur santé et leur vigueur accoutumées; dans le second, au contraire, l'amaigrissement se manifeste avec une rapidité extraordinaire. En trois ou quatre jours, l'animal est *efflanqué*, entièrement déformé et méconnaissable. L'amaigrissement peut être rapide ou lent, précéder la maladie principale ou la suivre. S'il se prolonge, il produit une succession progressive d'états particuliers qui portent les dénominations de *maigreur*, de *marasme* et d'*atrophie*. (*Voy.* ces mots.)

On reconnaît l'amaigrissement des animaux non seulement en ce que toutes les formes rondes diminuent et s'affaissent, mais encore à la saillie des parties osseuses, surtout des hanches et de l'épine, à la facilité avec laquelle les animaux s'écorchent dans toutes les parties saillantes, quoique couchés sur une bonne litière, et à l'espèce d'huile que laisse suinter la peau dans les endroits entamés. — C'est ordinairement chez les animaux gras et mous, jeunes et d'une nature irritable, que l'amaigrissement fait des progrès aussi rapides ; et il se fait d'autant plus remarquer que l'animal était plus gras; d'autres fois, ainsi que nous l'avons déjà dit plus haut, les animaux, tout en paraissant jouir d'une bonne santé, mangeant bien et travaillant modérément, *amaigrissent* et dépérissent peu à peu, malgré les soins continuels qu'on leur prodigue, et sans qu'on puisse en deviner la cause.

L'amaigrissement des bestiaux est fréquent dans les pays où les cultivateurs ne se procurent pas assez de fourrage pour l'hiver. Il est commun dans les années sèches où l'on récolte peu de foin, où l'herbe des campagnes est brûlée par le soleil. Le plus ordinairement aussi, il est occasionné par des travaux trop actifs ou trop prolongés, par l'insuffisance ou la mauvaise qualité de la nourriture, par les maladies vermineuses, etc., etc. Une constitution faible détermine encore souvent l'amaigrissement des jeunes chevaux d'un caractère vif et courageux, qui ne sont point entièrement formés et auxquels un excès d'ardeur fait entreprendre et exécuter des travaux supérieurs à leurs forces. Ces efforts excessifs les énervent, fatiguent leurs membres et les ruinent. Dans ce dernier cas, le seul traitement à employer pour les préserver de l'amaigrissement et même du marasme qui en est le dernier degré, consiste à modérer le travail de ces animaux, à ménager leurs forces, à ne leur point donner d'aliments échauffants. En général, l'amaigrissement des animaux n'exige point de traitement particulier, et presque toujours il disparaît avec la maladie qui l'a déterminé. Le bouchonnement fréquemment répété et l'emploi des amers à l'intérieur pourraient être de quelque utilité dans le cas où l'amaigrissement aurait eu lieu sans cause apparente.

AMAUROSE. Maladie dans laquelle la vue est plus ou moins diminuée ou tout à fait détruite. Elle est caractérisée par l'immobilité de l'iris et l'invariabilité du diamètre de la pupille. Les différents milieux de l'œil ont conservé leur transparence, ce qui a fait donner à cette maladie le nom de *goutte sereine*. (*Voy.* ce mot.)

AMBLANT, AMBLEUR. Cheval qui va l'amble. (*Voy.* ALLURES.)

AMBLE. L'une des allures du cheval. (*Voy.* ALLURES.)

AMBLER. Aller l'amble. (*Voy.* ALLURES.)

AMBLURE. Ancien nom de l'amble. (*Voy.* ALLURES.)

AMBLYOPIE. Obscurcissement, affaiblissement notable de la vue, caractérisé par une grande dilatation de la pupille qui n'a cependant pas perdu entièrement la faculté de se contracter. C'est le premier degré de l'amaurose ou goutte sereine. (*Voy.* GOUTTE SEREINE.)

AMÉLIORATION DES RACES. (*Voy.* HARAS, RACES, *Amélioration des Races.*)

AMOUILLANTE. AMOUILLÈRE. Noms sous lesquels les nourrisseurs de bestiaux et de vaches désignent celles qui sont prêtes à vêler ou qui viennent de faire leur veau, et dont le lait nouveau est abondant, ou dont les qualités extérieures du pis annoncent de bonnes *vaches laitières*.

AMOUILLE. Nom vulgaire du premier lait que donnent les vaches qui ont nouvellement vêlé, ou qui sont prêtes à vêler.

AMOURETTE. Nom vulgaire de l'épididyme, petit corps oblong, mollasse, blanchâtre, renflé à ses extrémités, qui est couché le long du bord supérieur du testicule, auquel il paraît ajouté. (*Voy.* CASTRATION.)

AMPOULES. Petites tumeurs plus ou moins étendues, plus ou moins nombreuses, qui se développent sous l'épiderme des animaux, et contiennent tantôt une sérosité ou humeur plus ou moins épaisse, tantôt une petite quantité d'air. Les ampoules se montrent sur toutes les parties du corps des animaux indistinctement; mais c'est chez les chevaux, surtout sur le dos, de chaque côté de l'encolure, dans les endroits les plus exposés au frottement de la selle et des harnais, et sur ceux où la peau est mince et le plus dégarnie de poils, comme la tête, la cuisse, le plat des fesses, qu'on les voit se manifester de préférence. Il n'est pas rare d'en rencontrer dans les parties recouvertes par la corne et par la peau la plus épaisse : sous la sole du cheval ou du bœuf, dans la fourbure, dans la sole brûlée et sous celle du chien, lorsqu'il est atteint de la maladie que l'on désigne sous le nom d'*aggravée*. Dans la plupart de ces cas, elles sont douloureuses et enflammées, et la gravité des symptômes est toujours en raison des obstacles que l'humeur épanchée éprouve à son évacuation. Presque toujours les ampoules surviennent à la suite de piqûres de quelques insectes ; elles peuvent néanmoins être produites par des vésicatoires, des frictions excitantes, un bouchonnement ou un pansement fait sans ménagement. Très souvent aussi elles sont la suite d'une brûlure. Quelquefois elles sont occasionnées par de l'air qui a pénétré sous l'épiderme. D'autres fois elles forment le caractère essentiel de la maladie dans laquelle elles se montrent, et, dans quelques circonstances, elles paraissent au commencement de quelques affections cutanées, la gale, les dartres, etc., etc. La durée moyenne des ampoules est de deux ou trois jours : au bout de ce temps, elles se dessèchent, s'affaissent, l'épiderme se détache par petites portions, et il n'en reste aucune trace. Les poils restent adhérents à la peau.

Les ampoules se manifestent plutôt chez les jeunes chevaux et les bœufs que chez les autres animaux. On a remarqué que le printemps était l'époque de l'année où elles sont en plus grand nombre; mais quelle que soit leur quantité, elles incommodent très peu les animaux qui en sont atteints. Leur traitement est, au reste, très simple ou à peu près nul. Le plus souvent, en effet, les ampoules disparaissent d'elles-mêmes. Cependant, si l'on croyait utile d'en débarrasser plus promptement les animaux, on pourrait le faire soit en recouvrant ces petites tumeurs de compresses trempées dans une infusion de sureau, à laquelle on aurait ajouté quelques gouttes d'extrait de saturne (acétate de plomb liquide), soit en perçant légèrement l'épiderme pour donner issue au liquide ou à l'air qui les constitue. Si les ampoules étaient trop nombreuses, si la peau était sèche et dure, si la partie qui en est le siége était rouge et douloureuse, il faudrait combattre cette inflammation par la saignée, l'emploi des rafraichissants et l'application des cataplasmes faits avec des feuilles de mauve, de la mie de pain ou de la farine de graine de lin. Quand la douleur a cessé, il faut recouvrir les parties malades d'une mince couche de glycérine.

AMPUSSER. Empusser. Expression vulgaire employée dans quelques localités comme synonyme de ces périphrases : Faire venir une tumeur à suppuration. Donner lieu à la formation du pus. C'est en prenant ce mot dans cette acception triviale que l'on dit : Cette bête est *ampussée*, pour indiquer qu'elle a plusieurs plaies ou ulcères suppurants ; L'épaule ou la cuisse est *ampussée*, pour signifier qu'il y a dans ces parties un abcès ou une tumeur contenant du pus. Ce mot n'est plus employé aujourd'hui, et ne se rencontre guère que dans les anciens ouvrages de maréchalerie ou de médecine vétérinaire.

AMPUTATION. C'est l'action de retrancher quelque partie du corps. On coupe souvent les oreilles et la queue des animaux par fantaisie plutôt que par nécessité ; il y a des cas qui obligent à couper la langue, les cornes, la verge, etc. Nous allons passer en revue les diverses *amputations*, en nous attachant principalement aux procédés les plus usités.

Amputation des cornes. Dans beaucoup de nos départements du midi, les bœufs attelés au moyen du joug ont chacun une corne coupée. C'est celle qui est du côté du timon : on la laisse cependant assez longue pour qu'elle s'attache facilement au joug. Les causes qui peuvent encore déterminer cette opération sont la méchanceté des animaux, la fracture des cornes, leur direction vicieuse, des abcès dans leur intérieur, etc. — Cette opération peut se pratiquer : 1° Avec un ciseau et un maillet ; 2° avec un fer tranchant rougi au feu ; 3° avec une scie douce et friande. Ce dernier moyen est préférable aux autres. Voici la manière de l'employer. L'animal étant assujetti, et la corne tenue de la main gauche, dont le pouce sert de conducteur à l'instrument, on fait agir celui-ci de la main droite, en ayant soin de faire soutenir le bout de la corne lorsqu'il est presque coupé, afin d'éviter les éclats. Quand on ampute à quelque distance de la tête, on n'agit que sur du tissu corné, et il n'y a ni douleur ni hémorrhagie ; mais si l'opération est pratiquée plus près de la tête, on coupe un tissu vasculaire, interposé entre la corne et l'éminence osseuse qui lui sert de base ; on coupe même cette éminence appelée *cornillon*. L'opération est alors plus sérieuse, car elle détermine de la douleur et de l'hémorrhagie. Dans ce cas, il devient souvent nécessaire d'appliquer, momentanément au moins, un appareil propre à arrêter le sang, et à défendre les parties vives qu'on a mises à nu contre l'action irritante de l'air et des corps extérieurs. Quelques plumasseaux imbibés d'eau dans laquelle on aura mis un peu d'alcool, et maintenus par quelques tours de bande, suffisent le plus ordinairement. On laisse cet appareil jusqu'à ce que la plaie soit sèche et cicatrisée.

— Amputation de la langue. Cette opération est fort rare ; cependant on est quelquefois obligé d'y avoir recours, lorsque la langue a été en partie coupée par un accident, et que l'on n'a pas l'espoir d'obtenir la réunion du lambeau. Cet accident arrive quelquefois chez les chevaux que l'on attache au moyen d'une corde mince passée dans la bouche, et qui cherchent à se débarrasser de cette corde en se retirant fortement en arrière. Si la langue n'est pas intéressée dans toute son épaisseur, il faut se contenter de lotionner la plaie avec un peu d'eau et de vin, ou de l'eau d'orge miellée, et tâcher d'en obtenir la cicatrisation ; si, au contraire, la plaie est très étendue, il faut enlever la portion séparée. Pour cela, on fait mettre un tord-nez à l'animal, on lui fait lever un pied de devant, et, après avoir tiré la langue hors de la bouche, on pratique l'opération d'un seul coup, au moyen d'un bistouri bien tranchant. Si quelques petites artères donnent du sang, on les saisit avec des pinces et on en fait la torsion. La seule précaution à prendre après cette opération est de nourrir l'animal avec des aliments faciles à mâcher. Les barbotages avec le son gras, l'orge cuite ou trempée, l'herbe fraîche, quand il y en a, conviennent très-bien.

L'amputation de la langue peut encore être nécessitée par un ulcère ou une affection charbonneuse de cette partie. On se conforme, dans ces cas, à la règle que nous venons de donner.

— AMPUTATION DES MEMBRES. De toutes les opérations que l'on puisse faire en chirurgie vétérinaire, c'est celle-là la plus rare ; on ne la pratique jamais sur les grands animaux ; aussi la passerions-nous sous silence, si quelques exemples ne nous prouvaient pas qu'il est quelquefois avantageux d'y avoir recours pour les petites espèces (chien, chat, brebis) que l'on tient à conserver. Nous allons donc faire connaître aussi succinctement que possible les règles générales d'après lesquelles on devrait se conduire, si on avait à la pratiquer.

Les cas qui peuvent faire recourir à cette opération sont les fractures comminutives (c'est-à-dire avec écrasement des os), la gangrène, les ulcères profonds et anciens) dont on n'a pu obtenir la guérison, et qui menacent de plus grands dangers par leurs progrès, la carie, ou la nécrose de certains os, etc.

Il faut préparer l'animal qui doit subir l'amputation, à moins d'un danger imminent et que le temps ne manque ; il faut aussi se munir des instruments qui doivent composer l'appareil, et disposer les moyens à l'aide desquels il est possible d'arrêter momentanément le cours du sang dans les parties sur lesquelles on va opérer. Il est, en effet, indispensable d'exercer une compression suffisante sur l'artère principale qui vient aboutir à la portion du membre qu'on veut retrancher. On y parvient soit en appliquant sur son trajet un corps rond et résistant, tel qu'une pelote dure ou un gros sachet garni de linge, de manière à en rendre la surface convexe, soit en circonscrivant le membre avec une ligature que l'on serre avec un tourniquet, jusqu'à ce qu'on soit sûr d'avoir assez comprimé pour arrêter le cours du sang. Tout étant bien disposé, l'animal assujetti de la manière la plus solide et maintenu par des aides, la compression exercée, et les poils coupés circulairement dans une étendue suffisante à la hauteur du point où l'on se propose de faire la section, l'opérateur se décide à opérer dans la longueur des membres, ou dans leurs articulations. Voici comment on procède dans le premier cas.

L'opérateur applique le tranchant du couteau de manière à inciser, d'un seul trait et circulairement, la peau et le tissu cellulaire sous-cutané ; cette division terminée, un aide tire la peau en haut, tandis que l'opérateur coupe les brides qui s'opposent à son ascension ; celui-ci incise ensuite, d'un seul trait, les chairs jusqu'à l'os, en suivant la direction du bord de la peau, du côté opposé à la portion à retrancher ; puis, après avoir remonté les parties molles pour isoler l'os, il ne s'agit plus que de scier celui-ci. A cet effet, l'opérateur pose le pouce de la main gauche sur l'endroit où il doit faire agir la scie, de manière à servir de guide à cet instrument, qu'il fait manœuvrer de la main droite aussi rapidement que possible, en évitant cependant d'ébranler les parties, et de laisser détourner le tranchant à mesure qu'il entre dans l'os ; il faut, en outre, faire soutenir la partie à retrancher, parce que l'os, n'opposant plus qu'une faible résistance, pourrait, par son propre poids, faire éclater la partie qui doit être sciée la dernière, ou celle qui doit rester.

L'amputation dans la *contiguïté* se pratique non pas sur la longueur d'un os, mais bien dans l'articulation qui précède la partie à retrancher. Ici on ne peut plus couper les parties circulairement ; on opère *à lambeaux*. On partage la masse en deux ou trois portions parallèles à la longueur du membre ; on plonge l'instrument dans les chairs, près de l'os, en dirigeant le tranchant vers la partie à retrancher ; on prolonge l'incision, et lorsqu'elle a une étendue suffisante, on tourne le tranchant en dehors, et on achève la section. On forme, de cette manière, deux ou trois lambeaux que l'on retire successivement sur la portion à conserver, où on les maintient au moyen d'une compresse fendue, en les exhaussant le plus possible. Il ne reste plus alors qu'à opérer la désarticulation en coupant les ligaments, en ménageant surtout la surface de l'os à conserver.

Il faut, immédiatement après l'opération, faire la ligature de tous les vaisseaux qui donnent du sang. Si l'on éprouve de la difficulté à retrouver les artères, on fait cesser momentanément la compression : le sang jaillit et indique leur position. La plaie et ses environs étant nettoyés, l'opérateur rassemble les fils qui ont servi à lier les vaisseaux ; il en forme une seule mèche qu'il couche dans la partie la plus déclive de la plaie, puis il ramène doucement les chairs vers l'extrémité du moignon, et les fait maintenir dans cette situation, tandis que lui-même, avec une bande, descend, par des tours très rapprochés et médiocrement serrés, depuis l'articulation immédiatement supérieure jusqu'au bord de la plaie ; il couvre ensuite le tout d'une étoupade épaisse, qu'il maintient à l'aide d'une bande. Pour empêcher que l'appareil ne se dérange, il prend une espèce de chausson dans lequel il introduit le membre, et qui se trouve maintenu par des liens. Il ne reste plus qu'à tenir l'animal à un régime sévère, en ne lui donnant que le moins possible d'aliments, en lui pratiquant une ou deux saignées, s'il n'a perdu que peu de sang par le fait de l'opération. Si la douleur n'est pas trop vive, si la fièvre de réaction n'est pas trop forte, et si l'appareil ne s'est pas dérangé, on ne fait le premier pansement que vers le cinquième jour. Il doit être en tout semblable au premier appareil. Il suffit ensuite de renouveler les pansements tous les trois à quatre jours, sauf à les réitérer plus souvent si l'on est en été ; on les éloigne d'autant plus que la guérison avance davantage.

— Amputation de l'ongle. On donne le nom d'ongle à la boîte cornée qui termine les extrémités des animaux. L'enlèvement complet de cette partie est une opération fort rare, qui n'a guère lieu que dans les petites espèces, et en particulier chez les bêtes à laine. (*Voy.* Piétin.) Mais l'enlèvement partiel de l'ongle et de quelques-unes des parties qu'il renferme a lieu, chez le cheval surtout, dans une foule de circonstances dont nous allons indiquer les principales, en renvoyant, pour la description des procédés opératoires, aux articles spéciaux qui leur sont consacrés.

La partie extérieure de l'ongle ou *sabot* du cheval a reçu le nom de *paroi* ou *muraille*. Cette partie peut être fendue dans différents points de son étendue. Cet accident, qui fait souvent boiter l'animal, nécessite fréquemment une opération chirurgicale. (*Voy.* Seime.) La face inférieure de l'ongle est formée de deux parties : la *sole* et la *fourchette*. Toutes deux peuvent être atteintes par des clous, des chicots de bois, des tessons de bouteille, etc., qui peuvent souvent donner lieu à des accidents fort graves, tels que la douleur, la suppuration, la carie de l'os du pied ou des tendons qui viennent s'y attacher, etc. Il est alors nécessaire d'enlever toutes les portions altérées. (*Voy.* Clou de rue, Piqure, Dessolure, Crapaud.)

La carie du fibro-cartilage latéral du pied du cheval nécessite l'enlèvement complet de ce cartilage et d'une portion de la paroi. Cette opération, une des plus graves et des plus délicates de la chirurgie vétérinaire, nécessite la connaissance approfondie de l'anatomie du pied, et ne peut être faite que par une main habile et exercée. (*Voy.* Javart.)

— Amputation des oreilles. Cette opération se pratique très fréquemment chez les chiens, quelquefois mais rarement chez les chevaux.

Il y a plusieurs manières de retrancher les *oreilles des chiens :* tantôt on les coupe très court, tantôt on leur laisse une certaine longueur, et le plus ordinairement, dans ce dernier cas, on leur donne à peu près la forme de celles du renard. Aux chiens dogues, mâtins et carlins, on coupe volontiers l'oreille courte. Aux chiens danois et anglais, on laisse à ces parties une certaine longueur, telle que le propriétaire la désire.

Quand on veut faire l'ablation des oreilles au niveau de la tête, il y a deux manières d'y procéder : l'arrachement, et l'amputation avec un instrument tranchant. L'arrachement exige que l'animal ne soit âgé que de quelques jours. On prend une oreille de chaque main, en levant le jeune chien de terre ; on lance ce dernier de manière à lui faire faire le moulinet, ce qui déchire le cartilage et la peau, près de l'endroit où la main les a saisis, et les pince assez fortement.

Mais ce mode est douloureux et a des suites quelquefois assez graves ; il vaut donc mieux avoir recours à l'instrument tranchant. C'est, en général, deux ou trois mois après la naissance qu'il convient de faire cette opération. Voici comment on y procède. Le chien étant couché et assujetti sur une table, la tête maintenue fixement, l'opérateur, placé derrière la nuque, saisit l'oreille, la renverse de manière à en mettre l'intérieur à découvert, la retire du côté de la nuque, et reconnaît, à la face interne de la base de la conque, le tubercule saillant qui lui sert de point de départ : il incise la peau de la face interne avec le cartilage, et en continue l'incision de manière que la partie qu'il coupe soit à peu près circulaire. Lorsque le cartilage est divisé et qu'il ne reste plus que la peau de la face externe, on enlève le cartilage et on détache la peau, en la disséquant jusqu'à un demi-pouce environ de hauteur, après quoi on enlève toutes les parties à retrancher. Le lambeau de peau que l'on conserve n'est pas inutile, car les portions restantes des oreilles sont susceptibles de s'allonger un peu chez les chiens après l'amputation. Cependant on néglige souvent cette précaution, et l'on se contente d'amputer les oreilles avec de forts ciseaux, en faisant en sorte que la partie conservée de la conque ne présente pas quelques pointes, quelques inégalités qu'il faudrait retrancher. On coupe l'autre oreille de la même manière, puis on regarde l'animal en face pour s'assurer qu'il n'y a pas de différence entre les deux organes.

Lorsqu'on veut donner aux oreilles la forme de celles du renard, on doit laisser une portion plus considérable de la conque ; on n'est pas obligé alors de renverser l'oreille ; on en ajuste les deux bords l'un contre l'autre ; on examine d'avance quelle longueur on doit laisser ; on la trace sur les poils avec les ciseaux, et l'on coupe en serrant les deux bords, depuis le point que l'on a marqué jusqu'à la pointe, à laquelle on arrive insensiblement. Pour couper l'autre oreille, on applique dessus, après l'avoir retournée, la partie qui vient d'être retranchée, et l'on pratique l'amputation en suivant la direction qu'elle indique. Il n'y a ni hémorrhagie à craindre, ni appareil à appliquer. La guérison se fait promptement.

On coupe les oreilles au *cheval*, moins pour l'embellir que pour rectifier en lui certains vices de conformation. Cependant on pratiquait cette opération, il y a une cinquantaine d'années, pour suivre une mode ridicule qui nous était venue d'Angleterre, et dont le bon goût français a fait justice. Nous pensons donc qu'il est inutile de donner la description de cette opération, qui est presque complétement abandonnée.

Pour les chevaux dits *oreillards*, c'est-à-dire ayant les oreilles grosses et pendantes, on conseille de leur enlever entre les deux oreilles une portion de peau taillée en *côte de melon*, dirigée d'avant en arrière, puis de rapprocher les deux lèvres de cette plaie au moyen de quelques points de suture, et cela dans le but d'obtenir le redressement de ces parties. Au moyen de cette opération, les oreilles peuvent, en effet, se tenir rapprochées pendant quelque temps ; mais leur poids, en agissant sur la peau, ne tarde pas à la faire allonger, et elles redeviennent pendantes.

— Amputation de la queue. Cette opération se pratique fréquemment sur le cheval, le chien et le mouton.

La queue du cheval se coupe en *balai, écourtée,* en *catogan* et à l'*anglaise*. Pour la queue en balai on se borne à raccourcir le tronçon de cinq à six pouces, suivant que l'animal a cette partie plus ou moins longue, et en laissant les crins dans leur état naturel. — Si l'on veut, au contraire, que le cheval soit écourté, on coupe la queue à un pied environ de l'anus, et l'on taille les crins de manière qu'ils forment une espèce d'éventail. — Quant aux *bidets d'allure,* on est dans l'habitude de ne leur laisser que trois à quatre pouces de queue; souvent on leur conserve une mèche plus ou moins épaisse de crins de chaque côté ; c'est ce qui s'appelle le catogan. — La *queue à l'anglaise* est une opération qui a pour but de faire porter au cheval la queue en trompe. Nous lui consacrerons an article spécial. (*Voyez* Queue a l'anglaise.)

Le lieu de l'amputation étant déterminé, on tond les crins autour de la queue, dans une longueur d'un travers de doigt, et on relève ceux qui doivent rester au tronçon. L'animal étant assujetti par la plate-longe, ou par des entraves que l'on passe aux pieds de derrière et que l'on maintient au moyen d'un lacs fixé à l'encolure, un aide saisit la poignée de crins du bout de la queue, et la tend en arrière dans la direction de la colonne vertébrale. L'opérateur, s'armant de la *cisaille* ou *coupe-queue* propre à cette opération, tenant d'une main la branche où est l'échancrure dans laquelle il place l'endroit tondu, avec l'autre main approche fortement le tranchant sur la queue qu'il ampute d'un seul coup. Cette opération doit, autant que possible, se faire dans l'intervalle de deux os de la queue (os coccygiens); mais s'il arrive qu'un de ces os soit coupé en travers, il est bien rare qu'il en résulte des accidents.

On arrête l'hémorrhagie au moyen d'un fer rouge nommé *brûle-queue,* qui n'est autre chose qu'un anneau de fer assez grand pour cautériser les parties molles, en donnant passage à l'os coccygien qui a été coupé ou mis à nu. On pourrait se contenter de porter le bout d'une simple tige de fer rouge, ou d'un *tisonnier*, sur l'orifice des vaisseaux qui fournissent le sang.

On fait encore l'amputation de la queue en la plaçant sur le bout d'un pieu de trois à quatre pouces de diamètre, dont l'autre bout porte sur le sol. Un homme soutient le pieu verticalement par le moyen d'un manche ; on applique un couperet sur la queue, et on y fait frapper un coup de maillet. — Un troisième procédé consiste à prendre un large ciseau de menuisier, ou le *boutoir* d'un maréchal, à en placer le tranchant sous la queue tondue, et à faire frapper un coup de maillet sur la queue qui se trouve ainsi séparée. Bien que ces deux dernières méthodes n'occasionnent pas d'accidents, le premier procédé, moins barbare et plus expéditif, est cependant à préférer.

La plaie qui résulte de l'opération se cicatrise souvent sans suppuration ; s'il survient du pus, il suffit de nettoyer la plaie avec de l'eau tiède. S'il se fait une exfoliation de l'os, il faut laisser au temps le soin de la détacher.

— On coupe la queue des *agneaux* ou des *jeunes chiens* entre deux nœuds, avec un bistouri ou un bon couteau. Cette opération est tellement simple qu'elle n'a pas besoin d'être décrite.

— Amputation de la verge. Opération rare et à laquelle on n'a recours que dans certains cas où la verge se trouve surchargée d'excroissances, ou recouverte d'ulcérations profondes ayant résisté à l'emploi de tous les traitements rationnels. Le chien et le cheval sont à peu près les seuls animaux domestiques qui soient sujets à ces accidents.

De gros ciseaux ou de petites cisailles suffisent pour les chiens de petite taille ; mais pour les gros chiens il faut avoir des instruments plus résistants, car la verge de ces animaux renferme un os. Ayant divisé les parties molles autour du point où l'on veut pratiquer la section, on coupe l'os avec des pinces tranchantes, ou de bonnes *tricoises* de maréchal, ou mieux encore avec une petite scie. La plaie n'exige aucun traitement, aucun soin particulier, soit local, soit général ; elle se cicatrise sans que l'on ait besoin de la recouvrir d'un appareil.

Chez le cheval, dont le membre est volumineux, chargé de vaisseaux forts et nombreux, l'opération n'est pas tout à fait aussi simple. Quand on doit la pratiquer, il faut d'abord se procurer une sonde creuse un peu solide, d'une longueur suffisante, et portant un bouton olivaire au bout qui doit être introduit, et deux anneaux à l'extrémité opposée. L'animal étant assujetti debout, on introduit cette sonde dans le canal de l'urètre, en la faisant monter jusqu'à ce que le renflement ait dépassé l'endroit où 'on désire opérer la division, et l'on place au-dessous de cette saillie une ligature serrée de manière à étrangler le plus fortement possible la partie de la verge qui doit être retranchée. Le deux anneaux qui se trouvent à l'extrémité de la sonde donnent attache à des liens qui servent à contourner l'abdomen, et à fixer ainsi l'instrument par le canal duquel le cours des urines reste libre. Au bout de vingt-quatre à quarante-huit heures, on fait une nouvelle ligature que l'on serre comme la première fois. Cette nouvelle compression achève de mortifier la portion de la verge que l'on veut enlever, et au bout d'un ou deux jours cette portion ne tient plus ordinairement que par un pédicule circulaire très étroit que l'on excise avec l'instrument tranchant. On peut alors retirer la sonde. La plaie est de peu d'étendue, et ne réclame aucun appareil; l'urètre ne s'oblitère pas, parce que les évacuations de l'urine y mettent obstacle. L'inflammation locale et la fièvre générale qui peuvent se manifester cèdent ordinairement aux saignées, à la diète et aux lotions émollientes sur la partie opérée.

AMUSER (Amuser les juments). On dit qu'un étalon *amuse* les juments lorsqu'il les couvre et ne les féconde pas. Cet accident dépend d'une foule de causes et quelquefois du peu de rapport entre les mâles et les femelles. (*Voyez* Haras.)

AMUSEUR. On appelle ainsi, dans quelques provinces, l'étalon dit *boute-entrain*, parce qu'il *amuse* lors de la monte les juments sans les féconder.

AMYGDALITE. Inflammation des amygdales ou tonsilles. (*Voy.* Angine.)

ANASARQUE. On donne ce nom à un gonflement général du corps et des membres, produit par une infiltration séreuse sous-cutanée; en d'autres termes, c'est l'*hydropisie* générale. Lorsque cette hydropisie est bornée à un membre ou à une région quelconque du corps, elle reçoit le nom d'*œdème*.

L'anasarque est une maladie qui survient assez rarement sans le concours d'autres hydropisies développées dans les grandes cavités du corps ; elle n'en est alors qu'un symptôme. Elle peut aussi dépendre d'une maladie du cœur, du foie, des poumons, etc.; alors elle ne survient que vers la dernière période de ces maladies, et elle fournit constamment un signe de mauvais augure. Dans ces différents cas, elle est consécutive à d'autres affections; c'est l'*anasarque symptomatique*. Cependant l'anasarque peut aussi former une maladie essentielle, indépendante de toute autre, et c'est sous ce point de vue que nous devons l'examiner.

Cette maladie dépend le plus souvent des causes qui agissent en altérant la transpiration de la peau. Ces causes sont l'exposition à un air humide, aux brouillards et aux pluies; le séjour prolongé sur des terrains couverts d'eau ; les boissons prises en trop grande quantité, ou avalées trop froides lorsque les animaux ont chaud, etc.

Les signes de l'anasarque sont la tuméfaction uniforme des surfaces qui en sont le siége ; en appuyant fortement le doigt sur ces parties, l'impression y reste marquée et ne s'efface que lentement. La peau est sèche, tendue, froide; le pouls est lent et petit; les forces sont diminuées, l'animal est inquiet et pesant; les urines sont rares, troubles et colorées ; la soif est vive et l'appétit diminué ; les muqueuses apparentes présentent des pétéchies ; la température est à peu près normale. Ce sont ordinairement les jambes de derrière qui commencent à s'enfler, et c'est de là que la tuméfaction part pour envahir successivement toutes les parties du corps.

Quand on a reconnu l'anasarque, il faut d'abord déterminer si elle dépend ou non de quelque autre maladie, et c'est là le difficile : les hommes les plus habiles s'y trompent quelquefois. Dans le premier cas, il est inutile de s'occuper de cette maladie, et tous les soins du vétérinaire doivent se porter sur l'affection principale. Dans le second, on ne peut espérer la cessation de la maladie qu'en rétablissant l'action de la peau et des reins. Il faut être économe de boissons, tromper la soif des animaux en leur offrant de l'eau acidulée en petite quantité; il faut, en outre, administrer des breuvages faits avec la décoction de graine de lin et le sel de nitre, dont la dose ne devra pas être élevée au delà d'une à deux onces par jour pour les grands animaux. Dans l'espèce du cheval, on emploiera avec succès une infusion légère de café ou de thé, que l'on administrera tous les matins; plus tard on donnera des diurétiques. On secondera l'action de ce traitement interne par des frictions faites avec de l'eau-de-vie camphrée sur les membres, le ventre et la poitrine. Les purgatifs ne sont indiqués qu'autant que l'on est bien sûr que les intestins ne sont pas enflammés. Si les animaux sont forts, très sanguins, une saignée conviendra très bien; mais il ne faut user de ce moyen qu'avec prudence. Il faut se garder surtout de l'emploi des sétons qui, dans cette affection, donnent souvent lieu à des engorgements gangreneux qui entraînent rapidement la mort.

ANCLOU. Nom vulgaire de l'anthrax ou charbon, particulièrement de celui qui se manifeste au poitrail des grands animaux. (*Voy.* CHARBON.)

ANDALOUS (CHEVAL). On appelle ainsi les chevaux tirés de l'Andalousie. Ils sont généralement d'une grande beauté, et sont parmi les chevaux d'Espagne ceux que l'on aime le plus.

ANE. Cet animal domestique, appelé aussi *baudet* dans les campagnes, *grison*, *roussin*, appartient à la classe des solipèdes, c'est-à-dire à celle des animaux qui ont la corne du pied d'une seule pièce. Il est plus petit que le cheval; ses oreilles sont plus longues et plus larges, ses lèvres plus épaisses, sa tête plus grosse à proportion du reste du corps; il a la queue plus longue, mais garnie de poils seulement à son extrémité; sa jambe est fine, sa peau très dure, sa voix extrêmement forte et désagréable à l'oreille; enfin, il diffère du cheval sous une infinité d'autres rapports dans le détail desquels nous ne pouvons entrer.

— On trouve parmi les ânes, comme parmi les chevaux, différentes races, et si elles sont beaucoup moins bien connues que celles de ces derniers, c'est qu'on ne les a pas observées avec la même attention. Ce qu'il y a de bien certain, c'est que ces animaux sont originaires des pays chauds; aussi en trouve-t-on très peu en Angleterre, en Danemarck, en Suède, en Hollande, en Pologne; tandis qu'ils sont très nombreux en Perse, en Arabie, en Espagne, en France et en Italie. L'âne, en effet, est d'autant plus vigoureux et plus gros que le pays est plus chaud. C'est aussi du climat que dépendent sa force, la couleur de son poil, la durée de sa vie, sa précocité plus ou moins grande relativement à la génération, sa vieillesse plus ou moins retardée, et ses maladies.

En général, l'âne élevé dans la plaine a beaucoup de force, de vigueur et une belle taille. Son allure très douce le fait généralement préférer pour la selle à celui qui, étant né dans un pays humide et marécageux, est naturellement plus épais, plus lourd, plus lent et plus sujet à être malade. Les ânes de la montagne se distinguent par leur agilité, la petitesse de leur taille et la force de leurs jambes. Ils sont destinés à la charrue et à porter toute espèce de fardeaux. Chez nous, les ânes du Poitou sont les plus estimés; on les recherche surtout comme étalons, à cause de leur grande taille, de leur beau corsage et de leur structure régulière. Ceux du Languedoc et de la Provence sont également très beaux.

— Les ânes n'ont pas tous la même taille. Il y en a de plus ou moins hauts, de plus ou moins bas; mais, pour être réputé bien fait, un âne d'une taille moyenne, mesuré à l'endroit des jambes de devant, doit avoir 1^m20 de hauteur et 1^m45 de longueur depuis le sommet de la tête jusqu'à l'anus.

Les ânes sont aussi différents de poil. La couleur la plus commune est le gris de souris. Il y en a de gris argenté ou luisant, de gris mêlé de taches obscures; on en voit de blancs, de pies, de bruns, de noirs et de roux. La plupart ont aussi un cercle blanc ou blanchâtre autour des yeux, et le bord extérieur de ce cercle est le plus souvent d'une couleur roussâtre, qui se détache et s'éteint peu à peu à mesure qu'elle s'éloigne du cercle blanc. Les ânes bruns et ceux qui sont roux ont du noir sur les oreilles comme les gris; mais le milieu de la face extérieure est de couleur moins foncée que le reste du corps.

— Dans sa première jeunesse, l'âne est gai et même assez joli, quoique couvert alors de longs poils; il a de la légèreté et de la gentillesse; mais il perd bientôt toutes ces qualités, soit par l'effet de l'âge, par le peu de soin qu'on en prend ordinairement, la mauvaise éducation qu'il reçoit, par les mauvais aliments qu'on lui donne, soit par les mauvais traitements qu'on lui fait éprouver. Alors il devient indocile, paresseux et têtu; il n'est ardent que pour l'accouplement. — L'*ânesse,* comme la plupart des autres femelles, a pour sa progéniture le plus grand attachement, et l'âne, comme les autres animaux domestiques, s'attache à son maître, qu'il sent et distingue de tous les autres hommes. Il reconnaît aussi les lieux qu'il a coutume d'habiter et les chemins qu'il a fréquentés.—L'âne est susceptible d'éducation et d'être *manégé* comme le cheval; on en voit même d'assez bien dressés pour faire spectacle. Il a les yeux bons, l'odorat excellent et l'ouïe très-fine. Lorsqu'on le surcharge, il le marque en inclinant la tête et en baissant les oreilles; lorsqu'on le tourmente trop, il ouvre la bouche et retire ses lèvres en haut, ce qui lui donne un air méchant; il se défend aussi comme le cheval, du pied et de la dent; comme lui, il marche, il trotte, il galope; mais tous ses mouvements sont petits et beaucoup plus lents. Quoiqu'il puisse courir d'abord avec assez de vitesse, il ne peut fournir qu'une petite carrière pendant un petit espace de temps, et quelque allure qu'il prenne, si on le presse, il est bientôt rendu.

L'âne est généralement lent. Son allure est douce, et il n'y a aucun animal dont le pied soit plus sûr dans les sentiers les plus étroits, les plus glissants, sur les bords même des précipices. Il est dur au travail, patient et tranquille; il est, en outre, d'une grande sobriété; il n'est pas délicat non plus sur sa nourriture, qui est la même que celle du cheval et du bœuf; il ne lui en faut qu'une petite quantité; il se rassasie indifféremment de ronces, d'orties, de chardons, que dédaignent les autres animaux. Si on veut le mettre en appétit, on n'a qu'à lui donner un peu de paille hachée; c'est pour lui une nourriture excellente. Néanmoins, il aime beaucoup le son, le foin, l'avoine; et il se gorge volontiers d'herbe fraîche. Comme le cheval, l'âne aime l'eau claire et pure, et refuse celle à laquelle il n'est pas habitué; mais il boit partout lorsqu'il est pressé par la soif. Il boit aussi en humant comme le cheval et le bœuf, bat l'eau et la trouble comme eux en y trempant quelquefois aussi son nez et une partie de la tête; il se roule sur le gazon et les chardons, dans la poussière, mais jamais dans l'eau ni dans la boue, qu'il a soin d'éviter.

Quoique de tous les quadrupèdes l'âne soit celui dont on s'est peut-être le moins occupé, on ne peut cependant lui refuser d'être un des animaux domestiques les plus utiles pour l'agriculture et le commerce. Sa lenteur et sa patience le rendent propre à des ouvrages auxquels on ne pourrait employer des chevaux. Il est en outre très-facile à nourrir, et sous ce rapport, comme sous un grand nombre d'autres, il est d'une grande ressource pour les gens de la campagne qui ne peuvent avoir un cheval. L'âne, en effet, les soulage dans la plupart de leurs travaux. Ils s'en servent pour semer, pour recueillir, porter d'énormes fardeaux, traîner des charrettes, des voitures; enfin, ils en font leur principale monture, et dans les pays où le terrain est léger, ils le mettent à la charrue.

— On conçoit, d'après tout ce que nous venons de dire, quels avantages les agriculteurs peuvent retirer d'un semblable animal, et combien il est important pour eux de le multiplier. Ordinairement on ne prend point de précautions pour cela : si le hasard fait qu'un âne ou une ânesse en chaleur se rencontrent, ils s'accouplent, et de cet accouplement naît un ânon plus ou moins bien fait, plus ou moins fort; mais quand on veut avoir de belles espèces, lorsque l'on désire obtenir de l'union de l'âne avec la jument de beaux mulets (*Voy.* ce mot et HARAS), il est nécessaire de choisir un bel âne-étalon, que l'on prend parmi les plus vigoureux de son espèce. Cet âne doit être bien fait, d'une taille moyenne, être âgé au moins de trois ans et jamais de plus de dix. Il faut qu'il ait, en outre, la tête élevée et légère, de grands yeux bleus très-vifs, les naseaux amples et bien ouverts, l'encolure un peu longue, le garrot élevé, la poitrine large, le corps étoffé, les reins charnus, les jambes hautes, la queue courte, suivant quelques connaisseurs qui prétendent que c'est un signe de vigueur, le poil court, lisse, luisant, doux au toucher, et d'une couleur gris foncé tirant sur le noir. L'ânesse destinée à la monte doit être d'une taille avantageuse et avoir la croupe large.—C'est en Espagne et à Milan que l'on trouve, dit-on, les meilleurs ânes-étalons; il y en a aussi de très-bons à Gênes, à Rome et dans d'autres parties de l'Italie; mais ils y sont fort chers.—En général, l'âne-étalon dure plus longtemps que le cheval-étalon, et plus il avance en âge, plus il paraît ardent. On en a vu s'excéder, sans y être excités autrement que par la force de leur ardeur naturelle; d'autres sont morts pendant l'accouplement, après onze ou douze *montes* répétées presque sans intervalle, pendant lesquelles, pour subvenir à cette grande et rapide dépense de forces, ils n'avaient bu que quelques pintes d'eau. — Lorsqu'on a un bon âne, il est bon de lui faire saillir de temps à autre quelques ânesses, afin de conserver des individus de sa propre espèce qui pourront ensuite le remplacer comme étalon.

A deux ans, l'âne est en état d'engendrer; mais l'âge qui convient le mieux pour sa propagation est depuis trois ans jusqu'à dix. L'ânesse est encore plus précoce : sa production la plus belle est depuis l'âge de sept ans jusqu'à dix. Le plus ordinairement, la chaleur se manifeste par le gonflement des parties naturelles et par une humeur épaisse et blanchâtre qui en découle : celles qui sont en chaleur tous les mois de l'année sont moins fécondes que les autres.

Le temps le plus favorable à l'accouplement est depuis la dernière quinzaine du mois d'avril jusqu'à la fin de mai. Si la monte avait lieu avant ce temps, l'ânon qui viendrait l'année suivante pourrait souffrir de la rigueur de la saison souvent encore froide à cette époque, et la mère manquer de la nourriture nécessaire à son allaitement. On peut encore faire *sauter* l'ânesse à la fin de mars et au commencement de juin, mais en tout autre temps on le ferait sans succès.

C'est après avoir bien pansé l'étalon qu'on le conduit à l'ânesse, qui, pour le recevoir, doit être propre et déferrée des pieds de derrière, de crainte qu'elle ne rue. Un homme la tient par le licou, et deux autres conduisent l'étalon; on aide celui-ci à s'accoupler en le dirigeant et en détournant la queue : dans les derniers moments de l'acte, sa croupe exécute une sorte de mouvement de balancier, lequel est accompagné de l'émission de la semence.

L'acte étant consommé, l'étalon est ramené à l'écurie, sans qu'il lui soit permis de réitérer la monte, car quoiqu'un bon âne puisse suffire à couvrir deux fois par jour pendant tout le temps de la monte, il convient de le ménager en ne lui donnant qu'une ânesse tous les deux jours; il faut même lui donner moins de femelles qu'on n'a coutume de le faire, si l'on veut conserver et améliorer une espèce aussi utile que celle de l'âne.

—L'accouplement peut encore avoir lieu d'une autre manière, c'est-à-dire en laissant l'étalon dans un enclos bien fermé, avec la quantité d'ânesses qu'il doit couvrir. L'âne, se voyant ainsi en liberté, prend un air gai, joyeux, alerte, flaire les ânesses les unes après les autres, et finit par couvrir celle qui lui convient le mieux. Cela fait, le propriétaire retire l'étalon, le ramène à l'écurie et l'y laisse jusqu'au lendemain ou au surlendemain pour lui en faire couvrir une autre. Quelquefois l'ânesse, comme la vache et la jument, rejette une partie de la liqueur que le mâle lui a fournie pendant l'accouplement. En pareil cas, il faut laisser agir la nature, attendre le résultat de la monte, et ne point fouetter l'ânesse, ni la faire courir, ni même lui jeter un seau d'eau fraîche sur la croupe comme on le fait encore dans quelques campagnes, afin qu'en lui ôtant tout à coup la sensation du plaisir, elle *puisse mieux garder*. Différents moyens aussi absurdes les uns que les autres seraient tout à fait inutiles, puisqu'il suffit d'une simple goutte de sperme pour avoir une fécondation parfaite. Une fois fécondée, la chaleur de l'ânesse cesse bientôt; alors elle ne peut plus voir l'âne-étalon, le refuse, et s'en défend vivement.

L'âne peut s'accoupler avec la jument, et le cheval avec l'ânesse. L'accouplement de l'âne avec la jument produit le *mulet*; celui du cheval et de l'ânesse donne le *bardot*. (*Voy.* MULET.)

— Le foin, la luzerne, le son, l'orge cassée en petits morceaux, les herbes fraîches sont de très-bons aliments pour l'ânesse qui est pleine, pourvu toutefois qu'ils n'aient aucune mauvaise qualité, comme en auraient le foin pourri, l'herbe des marais : une semblable nourriture lui serait nuisible, et par conséquent au petit qu'elle porte. Il ne faut point trop la surcharger, surtout dans les derniers mois; elle risquerait d'avorter. (*Voy.* AVORTEMENT.) Par la même raison, on doit éviter de lui donner des coups sur le ventre et ne l'envoyer au pré le matin que lorsque le soleil a dissipé la gelée blanche.

Dès le sixième mois, le ventre de l'ânesse commence beaucoup à baisser : quelquefois à cette époque on sent le petit animal remuer en mettant la main dessous le ventre; le dixième mois, le lait paraît dans les mamelles, et le douzième elle met bas un petit qui présente la tête la première. Souvent il arrive que l'accouchement est laborieux et difficile : alors on le favorise en mettant le petit en situation, en pratiquant une saignée, et en graissant avec de l'huile ou du beurre les parties naturelles de la bête. (*Voy.* PARTURITION.)

Quand l'ânesse est très-faible et qu'elle éprouve de grandes difficultés pour mettre bas, on lui donne un peu de vin; et si le jeune ânon est mort dans la matrice, on le tire avec des cordes, après avoir introduit un peu d'huile dans les parties génitales pour en faciliter la sortie.

Presque toujours l'ânesse fait un seul petit; il est très-rare qu'elle en ait deux; à peine en trouve-t-on un exemple dans les livres.

Dès que l'ânon est né, sa mère le lèche pour le sécher. D'abord le jeune animal se tient debout, puis il chancelle, tombe à cause de la grande flexibilité de ses articulations qui ne peuvent le soutenir, et se relève ensuite. Sept jours après la mise bas, la chaleur se renouvelle dans l'ânesse, elle se trouve en état de recevoir le mâle, en sorte qu'elle peut pour ainsi dire continuellement engendrer et nourrir.—Quant aux soins particuliers qu'elle exige lorsqu'elle est nourrice, le véritable moyen de réparer ses forces est de lui donner, pendant quatre ou cinq jours, de l'eau tiède contenant une bonne poignée de farine de froment, du foin de bonne qualité. Il est également essentiel de l'envoyer aux champs, dans de bons pâturages, non-seulement parce que l'herbe fraîche contribuera à remplir de lait ses mamelles, mais encore parce que l'exercice et le grand air l'entretiendront dans un bon état de santé. Elle devra être aussi bouchonnée et étrillée tous les jours. Autant que possible, il faudra la laisser au repos avant de la faire travailler, car en éprouvant trop tôt ses forces, elle ne pourrait suffire à un travail même modéré, et son petit en souffrirait.

Douze ou quinze jours après la naissance de l'ânon, deux dents lui poussent sur le devant de chaque mâchoire. Quinze jours après, deux autres percent à côté des premières venues. Trois mois plus tard deux autres qui forment les coins. En sorte qu'on aperçoit alors douze dents à la partie antérieure de la bouche, six dessus et six dessous. Ces dents sont petites, courtes et blanches; elles portent le nom de *dents de lait*. A dix mois, les deux pinces sont de niveau et creuses, mais moins que les mitoyennes, et celles-ci moins que les coins. A un an on distingue un collet à la dent : son corps est moins large et plus rempli. A un an et demi les pinces sont pleines; à deux ans les dents de lait son rasées; à deux ans et demi et quelquefois trois ans, les pinces tombent, et ainsi successivement, pour marquer l'âge de l'âne comme dans le cheval. (*Voy.* AGE DES ANIMAUX.)

Au bout de six mois, on peut sevrer l'ânon; et cela est nécessaire surtout si la mère est pleine, pour qu'elle puisse mieux nourrir le petit qu'elle porte dans son sein. — Deux livres de foin lui suffisent les deux premiers jours, en augmentant insensiblement. Le son, l'orge, l'herbe fraîche, lui sont encore très-bons. Il faut aussi la garantir du froid, de la gelée et de la pluie.

L'âge de trente mois est le temps de la castration. (*Voy.* ce mot.) C'est aussi l'époque de dresser le jeune ânon, soit qu'on le destine à la selle, soit que l'on veuille lui faire porter le bât.

Dans le premier cas, on met une selle ou un bât sur le dos de l'ânon avec un bridon dans la bouche : un homme, le tenant par les rênes de ce bridon, le fait sortir sur un terrain uni, toujours avec la selle sur le dos, et en le caressant de temps en temps. Lorsque l'animal vient vers celui qui le tient, c'est le temps de le monter et de le descendre à la même place, sans le faire marcher. Cet exercice ayant été continué jusqu'à l'âge de trois ans, on le monte alors comme un cheval. Dans le second cas, un bridon lui convient aussi, de crainte qu'il ne veuille s'échapper. Un homme le tient également par le bridon, le fait marcher, en le traitant avec douceur. Quelques jours après, on lui met un bât, avec un léger fardeau dessus, pour l'accoutumer insensiblement à porter quelque chose; on évite surtout de le surcharger dans le commencement. Sans ces précautions, les forces de l'animal seraient bientôt épuisées : en lui laissant, au contraire, reprendre haleine, l'âne ne se rebute pas, et achève régulièrement le travail qu'on aura eu soin de proportionner à son âge et à sa force.

A l'âge de trois ans et demi ou de quatre ans, l'âne est soumis à toutes sortes de travaux : par conséquent, il doit être ferré. La ressemblance de son pied avec celui du mulet exige une ferrure semblable. Mais les fers doivent être légers et les lames minces : sans cela les mouvements seraient plus lents, et la corne ne tarderait pas à se détruire.

Tous les pâturages sont alors très-bons pour l'âne. Les chardons, les feuillages des buissons et des saules, les brins de sarment lui suffisent. La paille l'engraisse, il en mange le chaume. Le foin est pour lui une nourriture tout à fait de choix. Du son, de la farine détrempée d'eau, de l'orge, sont pour lui des aliments très-nourrissants, et l'avoine répare ses forces quand elles sont épuisées.

L'âne est très-fort jusqu'à l'âge de quatorze à quinze ans ; mais rarement il arrive au bout de sa carrière, qui est de vingt-cinq à trente. Le plus ordinairement il meurt avant ce temps, excédé de fatigue et de travail.—Quant aux maladies auxquelles cet animal est le plus sujet, elles sont à peu près les mêmes que celles du cheval, et, comme chez celui-ci, on les distingue en internes et en externes. Parmi les premières, on compte le *mal de cerf*, la *gourme*, la *morfondure*, la *péripneumonie*, la *pousse*, la *morve*, la *toux*, la *pulmonie*, la *diarrhée*, et les *coliques*. Parmi les secondes on range le *lampas*, le *chancre de la langue*, les *avives*, les *fluxions aux yeux*, la *cataracte*, le *mal de garrot*, l'*avant-cœur*, l'*effort des reins*, l'*écart*, les *hernies*, les *loupes*, l'*œdème sous le ventre*, l'*enflure des bourses*, la *gale*, les *verrues*, l'*effort des hanches*, l'*entorse*, les *eaux aux jambes*, les *malandres*, les *solandres*, les *poireaux*, les *queues de rat*, les *grappes*, l'*atteinte*, la *seime*, le *clou de rue*, le *fic* et le *javart*. — (*Voyez* pour la description et le traitement de ces diverses maladies les différents articles qui les concernent, ainsi que la planche deuxième de cet ouvrage, dans laquelle, à l'exemple de l'abbé Rozier, nous avons fait graver un âne, sur lequel sont indiqués par des lignes les endroits où la plupart de ces affections ont leur siége.)

— Nous terminerons ces très-courtes lignes sur l'âne en disant que depuis fort longtemps déjà la médecine tire un grand parti du lait de sa femelle, comme moyen de traitement dans les maladies de poitrine; et tout le monde sait que le lait d'ânesse est devenu un remède presque banal dans ces sortes d'affections, surtout à leur début. Nous ne savons rien de particulier sur la comestibilité de la chair de l'âne, si ce n'est que lorsque cet animal a été réduit à l'état de domesticité, elle est très coriace et d'un goût plus insipide que celle du cheval. Sa peau, au contraire, à cause de sa dureté et de son élasticité, est employée à une foule de choses utiles. Elle sert à faire des cribles, des tambours, de très bons souliers : enduite d'une couche légère de plâtre, elle entre dans la composition des tablettes de poche ; enfin, c'est encore avec la peau d'âne que les Orientaux préparent leur *sagri*, objet d'un très grand commerce chez eux, et que l'on connaît chez nous sous le nom de *chagrin*. — Le fumier d'âne n'est pas moins estimé que celui de cheval. Il convient très-bien pour faire des couches, et, lorsqu'il est mêlé avec d'autre fumier de basse-cour, il devient un excellent engrais pour les terres fortes et humides.

ANÉMIE. On désigne par cette expression une affection à formes cliniques variées pendant le cours de laquelle le sang subit des altérations dont la plus constante est une diminution dans le nombre des globules rouges (*oligocythémie*). Cette diminution des globules rouges s'accompagne souvent d'une diminution dans la masse totale du sang (*oligaémie*), ou d'une augmentation de la quantité d'eau (*hydrémie*), quelquefois d'une diminution dans la proportion des principes albuminoïdes (*désalbuminémie*).

L'anémie est *essentielle* ou *symptomatique*. La première forme est rare chez nos animaux, et ses causes sont encore peu connues; le plus souvent cette affection est consécutive à l'insuffisance de l'alimentation, au travail exagéré, à des déperditions abondantes, à une suppuration prolongée; elle peut aussi être produite par une forte saignée, une hémorrhagie. (*Anémie traumatique.*)

Les symptômes de cette maladie sont assez caractéristiques. Les animaux sont maigres, faibles, semblent endormis, s'essoufflent facilement et suent au moindre travail. Les muqueuses sont pâles; la conjonctive est infiltrée, le pouls petit, mou, un peu accéléré; les battements du cœur sont ordinairement faibles, quelquefois métalliques. Le poil est piqué, la peau sèche; le plus souvent l'appétit est conservé, mais la digestion est difficile. On observe parfois des phénomènes nerveux (convulsions et symptômes épileptiformes). — L'anémie traumatique n'est généralement pas grave; le professeur Hayem a démontré que des anémies de ce genre, se traduisant par une diminution du tiers des globules rouges, pouvaient se réparer complétement en quinze jours; mais les anémies déterminées par les autres causes que nous avons signalées sont souvent de la plus haute gravité.

La première indication à remplir dans le traitement de l'anémie est de faire cesser la cause qui l'a produite; il faut en outre recourir aux toniques, donner aux malades une nourriture généreuse et de facile digestion, les placer dans d'excellentes conditions hygiéniques, et les soumettre à un exercice modéré. (*Voyez* Maladie de Sologne.)

ANESSE. Femelle de l'âne. (*Voy.* Ane.)

ANESTHÉSIQUES. Les anesthésiques sont des médicaments qui produisent une insensibilité générale en suspendant très rapidement les modes de manifestation du système cérébro-spinal (fonctions de relation et sensibilité), en laissant subsister les fonctions de la vie végétative, si toutefois l'administration de ces médicaments a été bien dirigée et n'a pas été trop prolongée. — L'action de ces agents est appelée *anesthésie, éthérisation*. Parmi les principaux anesthésiques nous citerons l'éther, le chloroforme, le protoxyde d'azote et le chloral. Leur emploi en médecine humaine est de date récente, mais il s'est vite généralisé. En médecine vétérinaire, où l'on se préoccupe moins de la douleur ressentie par l'opéré, on se sert assez rarement de ces agents : ils sont plutôt destinés à ménager l'opérateur et l'opération qu'à insensibiliser l'animal. On se propose principalement, par l'inhalation des anesthésiques, d'annihiler les moyens de défense du malade et de le forcer à garder la position la plus favorable à l'opérateur, tout en l'empêchant de se nuire par des mouvements trop violents.

— *Action*. Les anesthésiques sont ordinairement absorbés en vapeurs par les voies respiratoires. Au contact de ces vapeurs la muqueuse respiratoire est irritée, le patient tousse, sa face offre une expression d'angoisse, il se défend d'abord, puis peu à peu, il s'habitue au médicament qui pénètre par des inspirations de plus en plus larges. Une sorte de bien-être remplace le malaise primitif, l'éthérisation commence. Alors le pouls s'accélère, le sang afflue à la tête, la sensibilité et la motilité s'éteignent graduellement, l'œil devient fixe et immobile au fond de l'orbite, la paupière s'abaisse, l'engourdissement est général. A l'excitation première a succédé une période de torpeur qui permet au chirurgien de pratiquer les opérations les plus graves sans que l'animal manifeste la moindre douleur. Ces phénomènes s'accomplissent pour le cheval dans l'espace de deux à quinze minutes;

mais si l'on continue l'inhalation, la respiration cesse peu à peu, les battements du cœur deviennent rares, les extrémités se refroidissent, et bientôt, si l'expérience se prolonge, la vie s'éteint peu à peu.

La durée du sommeil anesthésique varie suivant le sujet, son âge, sa force et suivant la substance employée. Elle peut être de cinq à vingt minutes, et du reste on peut la prolonger en renouvelant les inhalations. Quand le réveil a lieu, la motilité revient la première, puis la sensibilité. L'animal est faible, se relève avec peine, il tremble sur ses membres ; sa démarche est vacillante. Les centres nerveux et surtout le cervelet, organe de coordination des mouvements, sont encore sous le coup de l'action stupéfiante. Puis tous ces phénomènes cessent peu à peu et l'animal revient à son état normal.

Cette méthode d'inhalation amène une stupéfaction générale ; c'est la plus ordinairement employée. L'on peut cependant provoquer une anesthésie locale qui permet de pratiquer une opération sur les parties soumises à l'absorption du médicament ; mais cette action locale est de peu de durée.

— *Procédés d'anesthésie.* Quel que soit l'anesthésique employé (l'*éther* et le *chloroforme* dans la majorité des cas), il faut toujours le choisir bien pur. Quant à la quantité nécessaire, elle est très variable suivant l'espèce et le tempérament de l'animal.

On s'est servi, pour pratiquer l'éthérisation, de plusieurs appareils ayant ordinairement la forme de sac. Ces appareils sont abandonnés aujourd'hui et l'on emploie simplement un tampon d'étoupes ou une éponge imbibée d'éther ou de chloroforme qu'on applique près de l'orifice des naseaux. L'air inspiré se trouve chargé de vapeurs anesthésiques dont les effets se font rapidement sentir. Mais, autant que possible, il faut préalablement coucher les animaux.

L'éthérisation n'est pas sans danger, elle peut même amener de graves accidents. L'impression de l'anesthésique sur le cœur et les centres nerveux peut être mortelle. Aussi, dès que le pouls devient faible, il faut interrompre les inhalations, donner de l'air au malade, faire des aspersions d'eau fraîche sur la tête et le long de la colonne vertébrale, administrer des breuvages chauds et faire de vigoureuses frictions sèches.

— *Indications.* On a rarement recours à l'anesthésie en médecine vétérinaire ; cependant on peut l'employer dans les opérations délicates, longues, douloureuses, qui exigent une grande immobilité de la part de l'animal, dans les luxations, les fractures, la castration, les opérations du pied. On en a obtenu de grands avantages dans l'opération de la hernie étranglée. Elle peut être utile aussi pour opérer la réduction de la matrice, du vagin, du rectum, etc. Quant à l'anesthésie locale, elle a été peu usitée jusqu'ici en chirurgie vétérinaire.

Les anesthésiques sont indiqués dans quelques maladies nerveuses, le vertige abdominal, le tétanos, la chorée ; mais on ne doit pas perdre de vue que leur odeur imprègne complètement les tissus de l'économie et qu'elle dure longtemps après les derniers symptômes de l'action stupéfiante. C'est là un inconvénient grave dans certains cas, car la viande des animaux qui ont succombé à leur action ne peut être livrée à la consommation.

ANÉVRISME. On appelle proprement *anévrisme* une tumeur produite dans l'intérieur d'une artère par la dilatation des membranes qui la forment (anévrisme vrai) ; mais on a étendu ce nom aux tumeurs formées par le sang épanché hors d'une artère (anévrisme faux) et aux dilatations du cœur.

Soit que l'art vétérinaire ne soit pas assez avancé, soit que les anévrismes ne se rencontrent que rarement chez les animaux, et qu'on ne puisse les constater pendant la vie, il est impossible de décrire cette sorte d'affection, rarement observée chez l'animal vivant. Seulement, à l'ouverture d'animaux morts presque subitement, on a quelquefois trouvé des dilatations anévrismales de l'aorte, dont la rupture avait causé la mort. Les anévrismes du cœur sont aussi rares que ceux des artères, et ce n'est que de loin en loin qu'on en rencontre des exemples.

ANGINE, Esquinancie interne, Étranguillon, Mal de gorge. Ces différents noms, dans leur acception la plus générale, désignent l'inflammation soit générale, soit particle de la membrane qui tapisse l'arrière-bouche. Cette maladie porte le nom générique d'*angine gutturale*. On lui donne aussi les noms spéciaux de *tonsillaire*, *pharyngée* et *œsophagienne*, suivant que l'inflammation se borne aux tonsilles, au voile du palais, au pharynx, ou bien enfin à la partie supérieure et antérieure de l'œsophage. L'angine peut encore avoir exclusivement son siège dans les voies de la respiration ; dans ce cas, on lui donne les noms de *laryngée* et de *trachéale*, selon qu'elle affecte la membrane muqueuse qui revêt les cartillages du larynx et l'intérieur de la glotte, ou celle de la trachée-artère. Le *croup* (Voy. ce mot) n'est qu'une variété de l'angine laryngée. — L'angine accompagne constamment la *gourme* des chevaux (Voy. ce mot), dont elle est un des principaux symptômes. Alors elle se montre souvent d'une manière épizootique ou enzootique, et, dans ce cas, il n'est pas rare de lui voir prendre un caractère de malignité qui la rend mortelle ; c'est cette dangereuse variété qui a reçu le nom d'*angine gangreneuse*. — On donne enfin le nom impropre d'*angine externe* à l'inflammation du tissu cellulaire qui environne la gorge, ou qui entre dans la composition de la glande salivaire qui se trouve au-dessous et un peu en arrière de l'oreille, et que l'on nomme parotide (vulgairement *avives*).

— *Causes des différentes espèces d'angine*. Ces causes sont l'impression d'un air froid, et surtout froid et humide, qui frappe les animaux sortant d'un lieu chaud, ou revenant en sueur de l'exercice ou du travail, les boissons froides lorsque la sueur est établie, l'inspiration de vapeurs irritantes, etc. L'angine se développe souvent chez les animaux que l'on chasse au sortir du travail, surtout à l'entrée de la nuit, dans les pâturages situés le long d'une rivière, dans des prairies marécageuses, par la pluie, les brouillards épais et froids, par des gelées blanches, etc. Elle se développe d'autant plus facilement que les animaux sont plus jeunes, plus irritables et plus sanguins.

— *Signes de l'angine gutturale et de ses variétés*. Ces signes sont la rougeur et la douleur des parties enflammées, la constriction de l'arrière-bouche, l'action d'avaler extrêmement difficile, surtout lorsqu'il s'agit des liquides. Quand l'animal cherche à boire l'eau qu'on lui présente, il le fait avec précaution, à petites gorgées ; souvent alors les muscles du pharynx se contractent convulsivement, s'opposent au passage de la boisson et la font ressortir par les narines. L'animal éprouve de vives douleurs quand on examine le pourtour de l'arrière-bouche ; la bouche est sèche ; la membrane du palais est rouge et chaude ; il y a émission d'une bave visqueuse, tuméfaction de l'auge se terminant souvent par abcédation. Souvent cette affection s'accompagne d'une fièvre générale, caractérisée par la fréquence du pouls, la chaleur de la peau, la pesanteur de la tête, etc.

La marche de cette maladie est rarement rapide et alarmante ; sa durée, lorsqu'il n'y a pas de complication étrangère, est de douze à quinze jours.

— *Symptômes de l'angine laryngée*. Ces symptômes sont quelquefois effrayants. La déglutition des aliments et des boissons est assez facile, mais la respiration est fréquente et très pénible : les animaux cornent ou soufflent avec force, ont une toux quinteuse. Le pouls est vif et fréquent, souvent plein ; les naseaux sont fortement dilatés ; les membranes muqueuses apparentes sont d'un rouge violacé. Lorsque la maladie augmente, il y a danger de suffocation, surtout dans les accès de toux, et les animaux seraient asphyxiés inévitablement si la maladie était mal traitée ou abandonnée aux seules ressources de la nature. Ce qui fait reconnaître cette affection et la fait distinguer des maladies de poitrine qui s'accompagnent d'une difficulté de la respiration, c'est la gêne particulière que les animaux éprouvent à faire mouvoir la tête sur le cou, la tuméfaction de la gorge et le bruit que l'on entend dans cette partie lorsque l'on y applique l'oreille.

Les bêtes à laine atteintes de cette espèce d'angine éprouvent fréquemment, toussent et présentent souvent un écoulement nasal. Les chiens y sont assez sujets.

— *Symptômes de l'angine gangreneuse ou maligne.* Cette affection peut attaquer toutes les espèces d'animaux domestiques; mais elle se montre plus particulièrement chez les bœufs et les cochons, et presque toujours d'une manière épizootique. C'est surtout dans les lieux où les animaux sont exposés aux émanations de matières animales putréfiées, et à la suite des mauvaises récoltes et des grandes sécheresses, que l'on a eu l'occasion de la remarquer.

Lorsqu'elle débute, il y a d'abord malaise, fatigue, puis abattement très grand, fièvre très forte; les forces abandonnent rapidement l'animal; il y a battement des flancs, difficulté extrême de respirer et d'avaler, rougeur des membranes de la bouche et des cavités nasales, chaleur des oreilles, injection et tuméfaction des yeux. Quand la maladie a fait des progrès, la membrane muqueuse de la bouche devient brune, se couvre de taches livides et d'aphthes; alors le pouls devient petit et concentré, l'animal s'affaiblit; les oreilles, le nez et les membres se refroidissent; l'air expiré devient fétide, et l'animal tombe pour ne plus se relever.

Le pronostic de cette affection est toujours fâcheux; sa marche est très-rapide; elle tue souvent les animaux en moins de trois à quatre jours. Dès que la gangrène s'établit, la mort devient inévitable, et tout traitement est inutile.

— *Traitement des diverses espèces d'angine.* Il y a des angines qui sont si peu intenses, qu'il est inutile de les traiter. Un peu de repos, un régime doux suffisent pour les faire disparaître. Mais, si la difficulté de la respiration ou de la déglutition devient manifeste, il est urgent de prendre des précautions pour arrêter les progrès du mal. On y parvient en mettant les animaux à la diète, en évitant avec soin d'administrer de force des breuvages qui feraient tousser et augmenteraient le mal, en présentant fréquemment aux animaux des boissons faites avec l'eau blanche un peu miellée. On secondera ces moyens par l'action de gargarismes que l'on injectera très-fréquemment dans le fond de la bouche, à l'aide d'une seringue à longue canule; ces gargarismes pourront être composés en faisant dissoudre deux livres de miel dans trois à quatre bouteilles d'eau, et en y ajoutant un demi-litre de bon vinaigre. On placera une peau de mouton, la laine en dedans, autour de la gorge de l'animal; on lui fera respirer fréquemment des vapeurs aqueuses que l'on dégagera de l'eau bouillante, et que l'on dirigera dans les naseaux en enveloppant le vase et la tête de l'animal avec un sac ou une grande toile. Si l'angine s'accompagne de fièvre, il faudra la calmer par une ou plusieurs saignées, suivant les cas, et tenir le ventre libre au moyen de lavements simples ou rendus un peu laxatifs par le sel d'Epsom. Dans tous les cas, les électuaires adoucissants faits avec le miel de bonne qualité et la gomme arabique seront parfaitement indiqués.

Si la maladie devient très-intense, un vésicatoire autour de la gorge pourra produire de bons effets; mais il ne faut employer ce moyen qu'avec prudence. Il est des cas où l'engorgement et la constriction des organes souffrants sont si considérables, et la difficulté de respirer si grande, que la suffocation est à craindre; cette circonstance exige que l'on procure un passage artificiel à l'air, à l'aide de la *trachéotomie* (*Voy.* ce mot). Il arrive quelquefois que l'engorgement local persiste après que les autres effets de l'inflammation ont disparu; il en résulte des rétrécissements de la glotte et une difficulté permanente de respirer. Chez le cheval, le *cornage* (*Voy.* ce mot) est quelquefois la suite de ce rétrécissement.

— Quant à l'angine gangreneuse, elle n'a pas d'indication particulière: il faut, au début de cette maladie, insister sur l'emploi des moyens antiphlogistiques. Si ces moyens ne réussissent pas, et que la gangrène se développe, l'animal est décidément perdu. Nous devons cependant dire que nous avons vu guérir un bon nombre de porcs atteints de cette redoutable affection, par de profondes cautérisations pratiquées autour de la gorge avec le fer rouge, et par l'administration à l'intérieur de l'acétate d'ammoniaque à haute dose.

— Nous traiterons de l'angine externe à l'article *Esquinancie externe.*

ANGLAIS (Cheval). *Voy*. Cheval.

ANGLAISER. (*Voy*. Queue a l'anglaise.)

ANIMAUX DOMESTIQUES. On comprend sous cette dénomination générale tous les animaux que l'homme a successivement subjugués, et qui servent soit à sa nourriture, soit à la culture des terres, soit au transport des denrées, soit à la garde des propriétés, soit enfin à la production de quelques matières précieuses. En suivant cet ordre d'indications, nous compterons comme animaux domestiques, en France, le *taureau* et la *vache*, le *cheval* et la *jument*, l'*âne* et l'*ânesse*, le *mulet* et la *mule*, le *bélier* et la *brebis*, le *bouc* et la *chèvre*, le *verrat* et la *truie*, le *lapin;* et les animaux de basse-cour, tels que le *coq* et la *poule*, le *canard*, le *dindon*, l'*oie*, le *paon*, le *cygne* et le *pigeon;* le *chien*, si précieux pour la garde des maisons et des troupeaux, le *chat*, domestique infidèle, que l'on ne garde que pour l'opposer à un ennemi domestique encore plus incommode. Enfin si, d'après l'acception usuelle du mot, nous ne pouvons, à la rigueur, classer des *insectes* parmi les animaux domestiques, nous ne croyons pas néanmoins devoir omettre, parmi les animaux dont le soin nous est confié, le *ver à soie* et l'*abeille*, qui nous sont si utiles par leurs produits.

— A côté des animaux que nous venons d'énumérer, et qui tous seront l'objet d'articles spéciaux dans ce Dictionnaire, on pourrait faire figurer plusieurs autres espèces qui habitent des contrées étrangères, et qui ne sont réellement domestiques que dans les lieux où elles sont soignées et élevées. Ainsi, le *buffle*, animal originaire de l'Afrique, est naturalisé et utilement employé en Italie; en Laponie, les *rennes* servent à tirer des voitures et des traîneaux; en Egypte et dans une grande partie du Levant, les *chameaux* et les *dromadaires* rendent de continuels services pour porter et traîner les fardeaux. La partie haute du Pérou compte au nombre de ses animaux domestiques la *vigogne*, qui donne une laine très fine, utilement employée, les *alpaques* et les *lamas*, qui servent au transport des produits commerciaux.

— Les instructions circonstanciées dans lesquelles nous nous proposons d'entrer sous chacun des titres que nous avons mentionnés, soit sur la conduite et l'éducation des bestiaux et autres animaux domestiques, soit sur les soins à leur donner dans les maladies auxquelles ils sont sujets, nous dispensent de nous arrêter ici à des détails anticipés.

ANKYLOSE. On désigne ainsi la soudure l'un sur l'autre de deux os articulés et plus ou moins mobiles.

Cette soudure contre nature empêche le mouvement de l'articulation, et se nomme *ankylose vraie*, pour la distinguer de l'ankylose fausse, dans laquelle l'articulation permet quelques légers mouvements.

Cette dernière peut être occasionnée par des tumeurs osseuses qui surviennent aux jointures, telles que la *courve*, l'*éparvin*, par le gonflement des os, des ligaments et l'épaississement de la synovie.

Toutes ces causes, empêchant le mouvement des articulations, dégénèrent souvent en ankylose vraie, lorsque la soudure devient exacte et qu'il y a perte de mouvement.

Cette maladie vient aussi à la suite de l'entorse, des luxations, des fractures non réduites, des arthrites, etc.

— Le pronostic à tirer est différent, suivant les différences de la maladie. Une ankylose, par exemple, produite par une luxation non réduite, est plus facile à guérir, quand on peut replacer l'os, qu'une autre qui survient après la réduction. Celle qui est ancienne présente plus de difficulté que la nouvelle.

Pour bien réussir dans le traitement de chacune d'elles, il faut bien connaître la cause qui y donne lieu; celle dans laquelle il y a impossibilité de mouvement est incurable.

Celle qui survient quelquefois au boulet et au jarret arrive presque toujours à la suite d'un coup, d'une piqûre, d'une entorse, d'un effort, surtout si on a manqué de remédier au gonflement de la partie par les saignées, les fomentations émollientes et résolutives.

Dans cette espèce d'ankylose, on doit saigner l'animal dès le commencement, s'il y a douleur, inflammation. Cette opération doit être suivie de l'application de cataplasmes et de fomentations anodines.

Quand la douleur est passée, il faut commencer à faire mouvoir doucement les parties, sans rien forcer; dans les tentatives de mouvement, on donnera seulement celui qui est permis par la construction de la partie. Il faut seulement fléchir les articulations par *charnière*, telles que le tibia avec le principal os du jarret.

Lorsque la douleur, l'inflammation et le gonflement auront cessé, on aura recours aux fomentations spiritueuses et aromatiques avec le gros vin, contenant de la sauge, du thym et du romarin, ou d'autres plantes de cette nature. On fera ensuite des frictions d'eau-de-vie camphrée; enfin on appliquera le feu, si ces moyens n'ont pas eu l'effet désiré.

Quelquefois les dispositions à l'ankylose dépendent de la constitution du sujet ou d'une maladie générale telle que la gourme, la morve.

Dans ces cas il faut s'attaquer à la cause du mal en employant des moyens énergiques. Quand l'ankylose est complète, il est impossible de la guérir.

ANON. On donne ce nom à l'âne lorsqu'il est encore jeune. (*Voy.* Âne.)

ANOREXIE. Diminution ou perte de l'appétit. (*Voy.* Appétit.)

ANTENOIS. Dénomination spécialement en usage pour désigner les agneaux âgés d'un à deux ans. Dans certaines localités, ces jeunes animaux sont désignés sous les noms d'*antans*, *antanaires*, *primets* ou *primettes* suivant le sexe.

Au mot Agnelage, nous avons dit quel rôle important les antenois doivent jouer dans l'acte de la monte des brebis.

ANTHELMINTIQUES. Vermifuges, Antivermineux. On nomme ainsi les médicaments que l'on administre aux animaux dans le but de faire périr les vers dont ils sont attaqués et de favoriser leur expulsion. Les médicaments anthelmintiques n'ont pas les mêmes propriétés pour toutes les espèces de vers; certaines substances agissent plus particulièrement sur les strongles et les ascarides, d'autres sur les ténias. Il en est cependant qui semblent être pernicieuses pour toutes les espèces de vers, et même pour les larves d'insectes parasites qui vivent dans l'estomac et dans certaines portions de l'intestin des chevaux.

Les principales substances employées comme anthelmintiques en médecine vétérinaire sont : la mousse de Corse, l'écorce de racine de grenadier, la racine de fougère mâle, l'huile empyreumatique animale, la suie de cheminée, l'absinthe, etc.

Pour rendre plus efficace l'effet de ces médicaments, on les emploie concurremment avec les purgatifs. Sans doute ces derniers deviendraient inutiles si les premiers faisaient constamment périr les vers, car alors les cadavres de ceux-ci seraient naturellement expulsés avec les excréments; mais comme il arrive souvent qu'ils ne sont qu'engourdis, le purgatif a l'avantage de les faire expulser avant qu'ils soient revenus de cet engourdissement. (*Voy.* Vers.)

ANTHRAX. (*Voy.* Charbon.)

ANTICŒUR. (*Voy.* Avant-coeur.)

ANTIPHLOGISTIQUES. On donne ce nom à tous les moyens que l'on emploie pour combattre les inflammations. La saignée, les sangsues, les breuvages, lavements, cataplasmes émollients, etc., sont des antiphlogistiques.

APHONIE. C'est la perte plus ou moins complète de la voix. Elle s'observe quelquefois chez le chien, où elle est presque toujours occasionnée par une angine ou une autre affection des voies de la respiration; dans ce cas, elle disparaît lorsque la maladie principale est guérie, et ne réclame pas de traitement particulier. L'aphonie qui dépend de la paralysie des muscles du larynx est incurable.

APHTHES. On donne ce nom à de petites ulcérations superficielles, blanchâtres, qui se développent parfois sur la membrane muqueuse de la bouche, ou de la gueule, et du tube digestif de nos animaux domestiques ; elles peuvent se montrer seules ou n'être que la suite d'une affection des voies alimentaires.

Les aphthes débutent par de petites élévations rougeâtres, dont le sommet devient blanchâtre et paraît se transformer en une vésicule qui s'ouvre bientôt et donne issue à de la sérosité ; c'est alors que l'ulcération devient apparente. Leur étendue varie depuis celle d'un grain de millet jusqu'à la largeur d'une pièce de dix sous à peu près. Quelquefois les ulcérations sont si rapprochées les unes des autres, qu'en prenant de l'accroissement elles se réunissent et donnent lieu à une érosion très étendue. D'autres fois elles sont si multipliées que toute la bouche paraît ne former qu'un large et vaste ulcère. Il n'est pas rare qu'une légère fièvre accompagne cet état, qu'il y ait suspension de la rumination chez les bœufs et les moutons, et que l'air expiré devienne fétide. Mais le plus souvent ces accidents durent peu ; du huitième au dixième jour, les bords des petits ulcères se rapprochent; ils perdent de leur étendue ; la matière qu'ils sécrètent devient blanchâtre et abondante, et la cicatrisation ne tarde pas à s'opérer.

La fièvre aphtheuse qui sévit sur les bœufs, les bêtes à laine et les cochons, tire son nom de ces ulcérations. Dans cette affection, les aphthes peuvent se manifester, non-seulement sur la muqueuse buccale, mais encore aux mamelles et à la couronne, au-dessus des onglons. La fièvre aphtheuse est contagieuse; elle s'accompagne de tristesse, de perte d'appétit, de diarrhée, de suppression de la rumination. La bouche est remplie de bave ; quelquefois il se développe des ulcérations entre les deux onglons ou au-dessus de la couronne, et dans ce cas les animaux boitent beaucoup.

—*Les causes* des affections aphtheuses ne sont pas bien connues : on donne pour telles les aliments irritants, l'usage des eaux bourbeuses et saumâtres des marais et des étangs. Chez les jeunes animaux qui ne sont pas sevrés, les aphthes peuvent aussi dépendre de la malpropreté des mamelles. Il y a des aphthes accidentels qui sont dus à l'action mécanique d'aliments durs et fibreux, à des brins de fourrage, à l'usage de la paille hachée, etc.

Lorsque les aphthes ne sont pas la suite d'une inflammation intestinale, ils constituent une maladie peu dangereuse et dont le traitement est très-simple. *Ce traitement* consiste à supprimer les aliments solides dont le contact pourrait exciter de la douleur, à nourrir les herbivores avec de l'eau blanche un peu nitrée, et de l'herbe verte si la saison le permet. Aux carnivores on donne des bouillons de viande, de la soupe et des boissons de lait coupé avec de l'eau d'orge. Au début de la maladie, on emploiera des gargarismes adoucissants faits avec des décoctions d'orge ou de graine de lin édulcorées avec du miel; on pourra les rendre un peu détersifs par l'addition d'une petite quantité de vinaigre. On administrera ces gargarismes au moyen d'une seringue à longue canule ou d'une éponge adaptée à l'extrémité d'une spatule de bois. Lorsque l'inflammation est calmée, et que les petites ulcérations conservent un fond grisâtre, une légère cautérisation avec de l'acide hydrochlorique fumant pourra beaucoup hâter la guérison. Les bergers emploient la cautérisation dès le début, dans le traitement des aphthes des bêtes à laine, et ils s'en trouvent bien. Ils la pratiquent avec une liqueur composée de vinaigre, d'ail pilé, de poivre, de sel et quelquefois d'un peu de sulfate de cuivre (vitriol bleu).

Quand les aphthes dépendent d'une maladie de l'intestin, le traitement est subordonné à celui de la maladie principale ; ils ʹdisparaissent ordinairement avec elle. (*Voy.* ENTÉRITE.)

Les ulcérations des pieds, qui accompagnent parfois les aphthes, doivent être traitées au début par les cataplasmes émollients. Si la suppuration est fétide et sanieuse, quelques lotions avec l'eau de javelle étendue et l'application de compresses imbibées d'eau-de-vie camphrée feront disparaître cette fétidité. Les portions de sabot soulevées par la suppuration devront être enlevées avec l'instrument. Si l'ulcération est profonde et menace de faire des progrès, il est nécessaire de l'arrêter en la cautérisant avec l'eau-forte ou le sulfate de cuivre en poudre.

APLOMBS. Les aplombs chez les chevaux consistent dans la répartition régulière du corps sur les quatre membres, dans la justesse de la direction de ces membres et dans l'appui des sabots sur le sol par toute leur circonférence.

La direction des membres antérieurs vus de côté doit être telle qu'une ligne verticale, tirée du tiers postérieur de la partie supérieure de l'avant-bras, doit partager en deux parties égales le genou, le canon et le boulet, et qu'une seconde ligne verticale tirée de la pointe de l'épaule doit tomber à l'extrémité de la pince. Ces mêmes membres, vus de face, devront avoir le genou, le canon, le boulet et toutes les autres régions inférieures, partagés en deux parties égales par une ligne verticale abaissée du milieu de la partie inférieure de l'avant-bras.

Quant aux membres postérieurs, une verticale abaissée du milieu de la largeur de la pointe du jarret partagerait également la largeur de toutes les régions inférieures ; une seconde verticale abaissée du grasset doit correspondre à l'extrémité de la pince. Voilà les vraies lignes d'*aplomb* qui nous assurent de la stabilité de l'animal ; mais ces directions ne sont que trop souvent interverties soit dans la totalité des membres, soit dans quelques-unes de leurs parties.

Quand les extrémités antérieures sont dirigées en avant de la ligne qui doit tomber à la pince, on dit que le cheval est *campé du devant*. Dans ce cas, l'appui a lieu en grande partie sur les talons qui, fatigués et meurtris, deviennent le siège de différentes maladies ; les ligaments et les tendons sont fortement tiraillés ; les mouvements sont embarrassés, et les membres se couvrent de *molettes*.

Lorsque les membres antérieurs sont dirigés en arrière de cette même ligne, le cheval est dit *sous lui*. L'appui se fait alors sur la pince qui se déforme et s'use rapidement. Ces membres supportent une trop grande partie de la masse du corps ; le cheval traîne ses pieds, ce que l'on exprime en disant qu'il *rase le tapis*, ou bien il *butte*, ou bien encore dans la marche il frappe les talons de devant avec les pinces de derrière, ce que l'on appelle *forger*. Un cheval ainsi conformé ne convient pas pour le service de la selle, mais il est très propre à celui du trait.

Le cheval est dit *panard* lorsque la pince de devant se dévie en dehors de la verticale abaissée de la pointe de l'épaule, et que les talons sont dirigés en dedans ; le défaut contraire rend le cheval *cagneux*. Dans ce dernier cas, on voit souvent les genoux serrés l'un contre l'autre, et devenir plus gros que dans l'état ordinaire ; on dit alors que l'animal a des *genoux de bœuf*. Un cheval ainsi conformé est incapable d'un bon service ; il en est de même de celui qui est *arqué* ou *brassicourt*, c'est-à-dire dont les genoux s'éloignent en avant de la ligne verticale que nous avons indiquée. Voyons maintenant pour les pieds de derrière.

Le cheval est dit *acculé sur le derrière, sous lui du derrière*, quand les extrémités postérieures sont déviées en avant. Dans ce cas, les tendons et les ligaments de ces parties sont fortement tiraillés, ils souffrent, et les membres se couvrent de tumeurs. Lorsque c'est en arrière que les extrémités postérieures sont déviées, on dit que le cheval est *droit sur son derrière* ou *droit des jarrets*. Cette conformation est très favorable aux chevaux de course, auxquels elle donne plus de facilité pour embrasser beaucoup de terrain à la fois ; mais elle nuit à la plupart des autres services.

La plupart de ces défauts d'aplomb tendent à s'aggraver par le travail et à amener la ruine de l'animal.

APOPLEXIE. Coup de sang. Affection assez rare chez les animaux, caractérisée par la diminution ou la perte de la sensibilité et des mouvements volontaires, par un état de stupeur, la lenteur des inspirations et la rareté du pouls. De tous les animaux domestiques, c'est le cheval qui y est le plus exposé. Cette affection attaque de préférence les jeunes animaux, surtout ceux qui sont vigoureux, ardents, d'un tempérament sanguin, ceux qui mangent des grains ronds, des féveroles et autres légumineuses.

L'apoplexie est due à un épanchement de sang ou de sérosité dans le cerveau ; de là sa division en *sanguine* et en *séreuse*. On lui a encore donné le nom de *faible*, *forte*, *très-forte* ou *foudroyante*, suivant que l'épanchement est plus ou moins abondant, et que les symptômes sont plus ou moins graves.

Les causes de l'apoplexie sont les accès de fureur, les coups sur la tête, l'exposition longtemps prolongée au soleil, surtout lorsque les animaux doivent y travailler ; l'usage des aliments excitants ou indigestes pris en trop grande quantité ; les indigestions ; l'habitation dans les logements peu aérés et où la température est habituellement trop élevée ; la suppression rapide de la transpiration ; l'omission des saignées annuelles lorsque les animaux y sont habitués, les travaux forcés, surtout au trait ; quelquefois un repos trop long accompagné d'une nourriture substantielle ; un harnais mal ajusté, comprimant le bas de l'encolure sur le passage des veines jugulaires et s'opposant au retour du sang de la tête, etc.

L'apoplexie se manifeste le plus souvent d'une manière subite ; elle frappe alors les animaux comme d'un coup de foudre. Ceux-ci tombent et offrent les *symptômes* suivants : stupeur, engourdissement, fixité et insensibilité des yeux qui sont brillants, immobilité des paupières, dilatation des pupilles, salivation abondante, rougeur et injection des membranes muqueuses apparentes. Les naseaux sont très ouverts ; la respiration est courte, lente ; le pouls est large et rare ; enfin il y a immobilité plus ou moins complète, interrompue parfois par quelques mouvements convulsifs ; le battement des flancs est toujours très fort. La mort ne tarde pas à venir mettre fin à cet état. Quelquefois cependant les symptômes ne marchent pas avec autant de rapidité, et l'on remarque à plusieurs reprises quelques signes avant-coureurs, tels que des vertiges passagers, la pesanteur de la tête et de la marche, la diminution de la vue, de l'ouïe et de l'appétit, des bâillements fréquents, de la paresse, de l'engourdissement, etc. On a remarqué que la paralysie, surtout celle du train de derrière, et l'immobilité succédaient quelquefois à l'apoplexie.

Le pronostic de l'apoplexie est toujours fâcheux, et lorsque l'affection est bien caractérisée, on peut regarder l'animal comme perdu. *Le traitement* qu'il faut mettre en usage doit être prompt et énergique.

Il faut d'abord placer l'animal malade dans un lieu frais, lui faire sur la tête d'abondantes lotions d'eau très froide ou des douches d'eau légèrement vinaigrée, lui faire respirer des vapeurs de vinaigre, et lui frictionner fortement les extrémités avec de l'essence de térébenthine. Lorsque l'on a obtenu du mieux, il faut avoir recours aux émissions sanguines. *La saignée au plat de la cuisse vaut mieux que la saignée à la jugulaire, car elle est plus révulsive que cette dernière.* Nous n'osons pas trop insister sur l'urgence des saignées, car nous avons vu ce moyen trop souvent suivi d'insuccès, tandis que nous avons vu guérir plusieurs chevaux atteints de coups de sang, par le seul emploi des douches d'eau froide sur le crâne, des vapeurs acides dans les naseaux et des frictions révulsives sur les membres. Nous devons cependant ajouter qu'il est à notre connaissance qu'un jeune praticien a obtenu plusieurs succès par l'emploi des saignées très copieuses. Il mettait, comme on dit vulgairement, les animaux *à bout de sang*. Au reste, l'apoplexie est une maladie tellement grave, que l'on peut tout oser dans son traitement.

APOPLEXIE PULMONAIRE. On donne ce nom à une congestion, ou plutôt à un épanchement de sang qui s'effectue rapidement dans le tissu du poumon, et qui entraîne presque toujours la perte de l'animal qui en est attaqué. C'est une des variétés du *coup de sang :* elle survient surtout pendant les chaleurs de l'été, lorsque les animaux ont à faire un service pénible. — On doit avoir recours à la saignée, placer le malade dans un lieu frais, et lotionner la surface du corps avec de l'eau froide.

APPAREILLER. Assortir des animaux relativement à leur taille, à leur poil, à leur force ou à leur caractère, pour les employer ensemble à un même travail ou les faire concourir à la reproduction de leur espèce.

Le luxe recherche une taille égale, une semblable encolure, une robe de même couleur dans les chevaux qu'il veut atteler à la même voiture.

Plus occupé des qualités essentielles, de la durée et de la bonté de leur service, le cultivateur doit n'employer ensemble, à un même travail, que des animaux doués d'une égale ardeur. Il examinera soigneusement leur vivacité en marchant, soit au pas, soit au trot. La même quantité de force est un point moins essentiel : il est plus important que chacun emploie toute l'étendue de ses moyens, et qu'il existe du concert et de l'harmonie dans leurs efforts ; s'il en est autrement, le cheval qui a plus de vivacité se ruine, tandis que les autres, ne s'employant qu'à demi, éprouvent à peine une légère fatigue. En général, plus un attelage est nombreux, plus il est difficile de faire partager également le tirage aux chevaux qui le composent. Le conducteur a besoin d'une grande intelligence et de beaucoup d'attention, pour mettre tous les chevaux également sous leurs traits, pour les faire repartir ensemble et les faire continuer d'accord. Ces attelages nombreux et discordants font, avec plus de dépense, un service beaucoup moins avantageux que celui d'un petit nombre de chevaux bien appareillés. Ils causent encore la ruine de beaucoup d'excellents chevaux qui s'exténuent, tandis que les animaux paresseux n'ont aucune peine.

La difficulté d'un bon appareillement et les dommages qui en résultent rendent singulièrement avantageux l'emploi des voitures simples, traînées par un seul cheval ; le cheval attelé seul est sujet à moins d'accidents et se conserve mieux.

Enfin, on doit appareiller avec le plus grand soin les animaux destinés à la reproduction de leur espèce, les assortir pour le poil, la taille, la force et le caractère.

L'étalon doit être supérieur en qualité à la femelle, car il a une plus grande influence qu'elle sur les qualités essentielles de leur progéniture, tandis que les femelles, à leur tour, agissent d'une manière plus marquée sur la couleur des poils.

On doit rejeter des haras tous les animaux méchants et vicieux, quelques qualités qu'ils possèdent d'ailleurs ; ces vices se communiqueraient à leurs produits.

APPÉTIT. Sentiment qui avertit les animaux du besoin de prendre des aliments.

L'appétit bien réglé est un signe de bonne santé ; il se convertit en un besoin impérieux lorsqu'il n'est pas satisfait. Il peut aussi, sous l'influence de mille circonstances diverses, être augmenté, diminué, éteint, ou éprouver des modifications extraordinaires. On a vu des animaux refuser les bons aliments et manger de préférence du cuir, de la terre, du vieux linge, du fumier, le plâtre des murs, etc. Ces appétits dépravés sont constamment l'indice d'un mauvais état de la membrane muqueuse des voies alimentaires, et ils disparaissent lorsque cette membrane a repris son état ordinaire.

Les propriétaires qui voient changer l'appétit de leurs animaux se hâtent, pour l'exciter, disent-ils, d'employer les billots, les nouets, les mastigadours, formés avec les racines d'impératoire, d'angélique, de zédoaire, de galanga, la myrrhe les gousses d'ail, l'assa-fœtida et autres substances auxquelles on suppose la propriété de réveiller la faim. Ils ne savent pas qu'un changement dans l'appétit est presque toujours l'indice d'un malaise intérieur ou d'une maladie qui doit se déclarer; et en s'obstinant ainsi à combattre un symptôme ou un signe précurseur, ils en négligent la cause qui, trop souvent, ne tarde pas à se manifester par des signes plus alarmants. Ce n'est donc pas ainsi que l'on doit agir lorsqu'on a remarqué une modification ou une diminution de l'appétit; la première chose à faire est d'en rechercher la cause et de chercher à la faire disparaître. On y parvient presque toujours en examinant avec soin la manière dont la digestion s'exécute, en cherchant à reconnaître s'il n'y a pas des signes de douleur dans quelque partie du corps, et en mettant l'animal dans des conditions opposées à celles où il se trouve. Si les principales fonctions s'exécutent bien, si enfin il est impossible de découvrir une maladie qui puisse motiver ce changement, on devra croire qu'il ne provient que d'un dégoût que l'on pourra faire disparaître en changeant les aliments, en en donnant de plus savoureux, et en les saupoudrant de sel pour les rendre plus appétissants et d'une plus facile digestion.

En procédant ainsi, on parviendra souvent à faire disparaître une maladie prête à se déclarer.

Nous ajouterons ici que l'appétit, ou plutôt la faim portée à l'excès, se nomme *boulimie;* l'appétit dépravé reçoit le nom de *pica* et de *malacie;* l'appétit perdu ou diminué est ce que l'on appelle *anorexie.*

ARAIGNÉE. On appelle ainsi vulgairement un engorgement des mamelles des brebis nourrices, engorgement que les bergers attribuent mal à propos à la piqûre d'une araignée. Il peut être déterminé par la malpropreté, la température trop élevée des bergeries, la dureté du sol sur lequel repose le parc, les coups de tête que les agneaux donnent aux mamelles en tétant, la trop grande abondance du lait qui, par son long séjour, finit par devenir une cause d'irritation, etc.

Cet engorgement est toujours le résultat d'une inflammation plus ou moins intense; les mamelles se tendent et deviennent douloureuses; mais la douleur et le gonflement disparaissent le plus souvent après quelques jours de régime et de soins convenables, sans qu'il en résulte de suites fâcheuses. Cependant, il peut arriver qu'il se forme du pus dans les mamelles, ou bien que la maladie prenne une marche très rapide et ait une tendance à se terminer par la gangrène. Dans ce dernier cas, qui malheureusement n'est pas rare, la partie affectée et celles qui l'environnent prennent une teinte rouge, violacée, puis enfin livide et noirâtre. La gangrène une fois établie gagne avec rapidité, et occasionne en peu de temps la mort de la bête.

Cette maladie doit être combattue, dans le principe, par de fréquentes lotions émollientes, sur lesquelles on doit insister tant que la partie engorgée est chaude et douloureuse, et dont on peut aider l'action par les onctions de saindoux ou d'onguent populéum. Le plus souvent ces soins suffisent pour faire disparaître le gonflement, surtout quand on a eu la précaution de vider fréquemment les mamelles du lait qu'elles contenaient. S'il reste de la dureté lorsque la douleur a été calmée, il faut cesser l'emploi des émollients et recourir aux résolutifs. Un mélange à parties égales de saindoux et de térébenthine a souvent réussi dans ce cas.

Si, malgré ces différents soins, il se développe du pus dans les parties malades, il faut se hâter de lui donner issue aussitôt que la fluctuation est devenue manifeste, et procéder ensuite comme nous l'avons indiqué au mot ABCÈS.

Si enfin la maladie marche rapidement et présente une tendance à se terminer par la gangrène, il faut bien se garder d'insister sur les émollients qui ne pourraient qu'accroître cette funeste disposition; il faut, au contraire, mettre en usage tout ce qui peut augmenter les forces générales et locales. Ainsi on administre à l'intérieur des substances toniques, telles que des breuvages composés d'eau incuse miellée, d'acétate d'ammoniaque délayé dans l'eau tiède, de décoctions de gentiane et de petite centaurée, et même de quinquina si on ne le trouve pas trop cher. Pour l'extérieur, on lotionne les parties avec des infusions vineuses de plantes aromatiques. Si la gangrène s'établit superficiellement, il faut tenter l'amputation des parties mortifiées et panser ensuite les surfaces vivantes comme une plaie simple. Mais, lorsque la gangrène s'est étendue vers l'aine, l'opération serait inefficace, et l'animal est irrévocablement perdu.

ARÊTE, ou Queue de rat. Croûtes dures et écailleuses qui viennent aux jambes des ânes et des chevaux, et qui occupent ordinairement tout le long de la jambe depuis le jarret jusqu'au boulet.

Il y en a de deux espèces, les *sèches* et les *coulantes*.

Les premières sont sans écoulement de matière; les secondes présentent des croûtes humides d'où découle une sérosité roussâtre dont l'âcreté est quelquefois si grande qu'elle ronge la peau des animaux qui en sont atteints, et particulièrement celle des ânes.

Ce mal doit être mis au rang des maladies de la peau.

— *Traitement.* Si les arêtes sont sèches, le meilleur moyen est d'y appliquer le feu et de mettre dessus de l'onguent populéum. Lorsque l'ulcère est détaché, on dessèche la plaie avec la colophane ou la céruse.

Si elles sont coulantes, au contraire, il faut lotionner les parties malades avec une solution concentrée de sulfate de cuivre, ou avec la liqueur de Villate.

Mais on peut dire, en général, que ce mal et tous ceux qui attaquent la peau de l'âne et du cheval exigent, lorsqu'ils sont portés à un certain point, un traitement interne. (*Voy.* Gale, Dartre.)

Le poil tombe dans cette maladie; mais elle ne porte aucun préjudice à l'animal, puisqu'il peut toujours rendre les mêmes services.

ARQUÉ. Cheval arqué, brassicourt. On désigne sous ce nom le cheval dont les genoux sont portés en avant, et sortent de la ligne naturelle des aplombs. Les jambes de devant forment alors une courbure, un *arc* dont la convexité est en avant. Si ce vice est la suite de l'usure, le cheval conserve la dénomination d'*arqué;* si, au contraire, c'est une conformation naturelle, l'animal reçoit le nom de *brassicourt.* Une grande partie des chevaux anglais sont brassicourts; mais, chez eux, ce défaut disparaît pendant l'exercice, et nuit peu à leur solidité.

Un cheval arqué est fort dangereux à monter, car il est très sujet à butter et à s'abattre.

ARRIÈRE-MAIN. On donne ce nom aux parties postérieures du cheval. La croupe, la queue, les hanches, les cuisses et les autres régions des membres postérieurs font partie de l'arrière-main. (*Voy.* Cheval.)

ARS (Cheval frayé aux). *Voy.* Frayement.

ARSURE INTERDIGITÉE. (*Voy.* Aggravée.)

ASCARIDE. (*Voy.* Vers.)

ASCITE. Hydropisie abdominale. Le ventre, ou cavité abdominale, est tapissé dans toute son étendue par une membrane séreuse qui se réfléchit sur la plupart des organes qui y sont contenus et qui porte le nom de *péritoine.* Cette membrane est toujours humectée par un liquide séreux qui, dans certaines circonstances, peut s'accumuler et donner lieu à la maladie désignée sous le nom d'*ascite.* C'est l'hydropisie la plus fréquente chez les animaux, et surtout chez les chiens, qui en sont souvent attaqués.

Cette forme d'hydropisie abdominale est désignée sous le nom d'*ascite essentielle.*

Toutes les causes qui peuvent diminuer la transpiration de la peau et la sécrétion de l'urine sont susceptibles de faire développer l'ascite. Telles sont l'humidité habituelle de l'air, le séjour dans les contrées basses et marécageuses, les pluies froides, surtout pour les bêtes à laine, dont les toisons restent quelquefois mouillées plusieurs jours de suite, les boissons très froides pendant un état de sueur, la disparition subite d'un écoulement habituel, etc.

L'ascite est quelquefois déterminée par une maladie du foie ou des tumeurs abdominales qui compriment les gros vaisseaux; elle prend alors le nom d'*ascite symptomatique*.

L'ascite se forme ordinairement peu à peu, et se décèle par l'augmentation de volume du ventre, l'engorgement des membres postérieurs et des organes de la génération, la fluctuation du liquide épanché, la difficulté de respirer, la pesanteur de l'animal, la sécheresse de la peau, la rareté et la coloration des urines, la constipation, ou des alternatives de diarrhée et de constipation.

Si on ne porte pas remède à cet état, les symptômes augmentent de gravité, et il survient une fièvre lente qui abrége la vie du malade.

Pour pouvoir traiter rationnellement et efficacement l'ascite, il faut d'abord être pénétré de ce principe que, toutes les fois que l'on diminue la quantité des fluides en circulation, on facilite l'absorption des liquides épanchés. Mais comment obtiendra-t-on ce résultat? Sera-ce en saignant les animaux? Non, car alors on augmenterait leur faiblesse, et on aggraverait le danger. Le but que l'on doit chercher à atteindre est de diminuer la quantité de la portion séreuse du sang, et on peut y parvenir en excitant la sécrétion de l'urine par l'action des substances dites diurétiques, telles que la poudre diurétique de Lebas, le sel de nitre, les diverses préparations de scille et de colchique. On a souvent réussi dans le traitement de cette affection, chez le cheval, par l'émétique administré à la dose de quatre gros par jour dans du miel ou dans une décoction de graine de lin. Ces différents moyens doivent être aidés par l'emploi de ceux qui peuvent rappeler la transpiration de la peau, et parmi eux nous placerons en première ligne les fréquents bouchonnements et les couvertures de laine dont on enveloppe le corps.

S'il survient d'abondantes évacuations d'urine, on pourra espérer la guérison. Mais il arrive souvent que la quantité du liquide est si grande qu'il est nécessaire de lui pratiquer une issue artificielle au moyen de la ponction de l'abdomen. (*Voy.* Paracentèse.) Ce moyen n'est qu'un palliatif qui ne peut procurer une guérison radicale, et qui ne doit pas dispenser de chercher à faire disparaître les causes sous l'influence desquelles l'ascite s'est développée. L'ascite symptomatique est ordinairement incurable. (*Voy.* Hydropisie.)

ASPHYXIE. On donne ce nom à la mort apparente, occasionnée par la suspension de la respiration, entraînant avec elle l'arrêt de la circulation du sang, et la cessation de l'action du cerveau. Les *causes* qui peuvent la produire se rangent en deux séries : 1° Le *défaut d'air*; 2° l'inspiration de gaz délétères. — Le défaut d'air peut être occasionné par l'occlusion du nez, la strangulation, la compression de la trachée-artère, par la présence d'un corps étranger dans l'œsophage, par une angine laryngée grave, ou bien un coryza aigu (*Voy.* ces mots), par la submersion dans l'eau, l'immersion dans un air très raréfié, ou dans une atmosphère très chargée de gaz, qui, sans être délétères, sont cependant impropres à la respiration. Les gaz délétères qui asphyxient, en produisant un véritable empoisonnement, sont l'oxyde de carbone, qui est un résultat de la combustion, l'hydrogène sulfuré qui se dégage en grande quantité dans les fosses d'aisance, l'hydrogène carboné qui se développe dans les marais, le chlore, les gaz ammoniacs, nitreux, sulfureux, les vapeurs malfaisantes des incendies, etc. Un collier trop serré, un breuvage administré avec imprudence et dont le liquide passe dans la trachée, peuvent encore donner lieu à l'asphyxie.

De toutes ces causes, c'est la strangulation qui est la plus fréquente. Les phénomènes qu'elle produit sont remarquables : les membranes muqueuses apparentes deviennent livides et gonflées, les yeux sont saillants, l'intérieur de la bouche est bleuâtre, les jugulaires sont pleines de sang et très apparentes au dehors, tout le corps est agité, les excrétions ont lieu involontairement, et quelquefois, chez les mâles, la verge entre en érection. Si la mort survient, on trouve, à l'ouverture du cadavre, une distension des vaisseaux du cerveau, les cavités gauches du cœur presque vides, les droites, ainsi que les poumons, gorgées d'un sang noir.

Les préceptes applicables au traitement de toutes les asphyxies indistinctement sont, avant tout, d'éloigner la cause des accidents, de retirer l'animal de l'endroit où l'asphyxie a eu lieu, et de le mettre dans une place bien aérée. Ensuite on fait des frictions très rudes sur les membres avec le liniment ammoniacal, le vinaigre, l'essence de térébenthine; on dirige des vapeurs de tabac dans les naseaux; on administre des lavements âcres et purgatifs; enfin, on doit pratiquer la trachéotomie (*Voy.* ce mot), si l'asphyxie dépend d'un obstacle mécanique ou pathologique au passage de l'air. La saignée est indiquée lorsque la circulation et la respiration sont rétablies, mais s'exécutent avec désordre. L'asphyxie par strangulation, celle qui est produite par la fumée, par l'introduction du liquide d'un breuvage dans la trachée, ainsi que par la submersion, réclament aussi la saignée.

ASSAINIR. Proprement dit, rendre saine une chose qui ne l'est pas. S'emploie en agronomie : 1° Lorsqu'il s'agit d'une contrée que l'air vicié rend insalubre, soit en raison de sa position, soit par des causes accidentelles ; 2° lorsqu'il s'agit de désinfecter un local habité par des hommes ou par des animaux. Ce n'est que dans ce seul cas que nous avons à nous en occuper. (*Voy.* ASSAINISSEMENT.)

ASSAINISSEMENT. C'est l'action d'assainir, de rendre sains une contrée, un local resserré, habités par des animaux ou des hommes. Ce n'est que dans ce dernier sens que nous allons le considérer encore. Si nous voulions nous livrer à tous les développements, ce mot serait la matière d'un volume. — Aucune application des sciences physiques, chimiques et mécaniques, n'est plus utile que celle-ci. La recherche la plus essentielle et en même temps la plus facile est celle de la cause. Elle se présente à l'examen le moins attentif, mais le moyen de la détruire a souvent sa difficulté. On sait que l'air vital renferme divers gaz dans des proportions données; si ces proportions varient, l'air est vicié, et dès lors n'est respiré par les animaux qu'avec peine. Le séjour prolongé dans cette atmosphère factice est la cause la plus fréquente des maladies. L'air respiré pur est expiré chargé de principes différents, et devient non respirable. Il faut donc qu'il y ait, dans les locaux habités par les animaux, une circulation assez vive pour que l'air qu'ils respirent ne soit pas altéré par celui qu'expulsent les poumons. Les premiers soins à donner à une étable, à une écurie, à une bergerie, c'est le moyen d'entretenir la circulation de l'air extérieur. L'air sec et chaud, sous une température modérée, est favorable à la circulation ; mais si la chaleur augmente d'intensité, cette circulation est gênée, la transpiration devient trop forte, l'animal ne respire qu'avec peine et se trouve souvent frappé d'apoplexie lorsque cette cause agit puissamment. L'air froid et sec, sous une température moyenne, est très sain, il est stimulant; mais le froid devient-il intense, le système nerveux est fortement agacé, le poumon s'enflamme, et cette circonstance donne lieu à une foule de maladies inflammatoires.

Trois causes principales imposent la nécessité de s'occuper de l'assainissement des habitations des animaux : les vices de construction, l'oubli des soins hygiéniques, le besoin de soustraire les animaux aux dangers qui résultent des maladies contagieuses survenues aux animaux qui ont été précédemment placés dans les locaux infectés. — Le premier soin, en s'occupant des vices de construction, doit porter sur la quantité d'air respirable nécessaire à chaque nature d'animaux; c'est à le lui fournir que doit d'abord songer le vétérinaire. Il doit favoriser la circulation de l'air ; en ne plaçant dans une étable que le nombre d'animaux qu'elle peut contenir, il remplira une condition indispensable d'hygiène. Si le sol est glaiseux, le séjour des urines entretient une humidité âcre qui, par son odeur ammoniacale, irrite les poumons ; il faut donc le défoncer, enlever la terre argileuse, et garnir avec des graviers et des cailloux le sol de l'étable un peu au-dessus du sol environnant. L'élévation du sol est d'une indispensable nécessité pour faciliter l'écoulement des urines et éviter l'humidité toujours pernicieuse. Les issues pour donner de l'air doivent être prises au couchant et au levant; on doit éviter les ouvertures au nord et au midi. Les froids violents du nord, les mouches qui sont plus fréquentes quand ces ouvertures sont pratiquées au sud, justifient ce conseil. Il faut donner aux portes une largeur suffisante pour favoriser le service, et plus encore pour permettre aux bestiaux d'entrer et de sortir sans se blesser. Les fenêtres seront toujours disposées de manière à se correspondre et percées au-dessus de la tête des animaux. Dans l'hiver elles seront garnies de châssis vitrés, et dans l'été de toile claire pour augmenter la circulation de l'air. Le plafond doit être de plus de 4 mètres d'élévation, pour que le volume d'air soit toujours suffisant. Il convient qu'il soit plâtré et nettoyé de manière que les araignées ne puissent pas y séjourner. On évitera de placer les greniers à fourrage au-dessus des étables, même avec de bons plafonds; ils sont alors imprégnés de miasmes dangereux. On doit comprendre que les plafonds, qui ne sont composés que de simples perches, doivent offrir des aliments corrompus. — Lorsqu'une étable, une écurie est insalubre, il faut tâcher de l'assainir en se rapprochant des conditions indiquées. Y a-t-il trop d'animaux, diminuez-en le nombre; tâchez de suppléer au défaut d'air des étables basses par une circulation plus active; éloignez les fumiers dont le séjour près des étables est toujours nuisible; détruisez les mares voisines. — Les moyens désinfectants ne doivent venir qu'après les moyens hygiéniques et les soins qui tiennent à la propreté. — Quand des animaux malsains et atteints de maladies contagieuses ont habité dans une étable, le vétérinaire doit chercher à détruire les principes d'infection. Pour bien juger de la nécessité d'y recourir, il faut se pénétrer de la pensée que, quand des animaux malades ont infecté une étable, les murs sont imprégnés de miasmes pestilentiels échappés des excréments, de la respiration, de la transpiration même. Ces germes de maladie, tant qu'ils ne sont pas détruits, revivent et donnent la mort aux animaux que l'imprévoyance y pourrait placer. Les auges, les râteliers, le sol recèlent aussi la mort. — La chimie n'a pas trouvé de dissolvant plus actif que l'eau pour désinfecter. Il faudra, avec une racloire, gratter les râteliers, les auges, les murs mêmes, laver à plusieurs reprises à l'eau bouillante, balayer chaque fois, passer au feu tout ce qui est fer; enfin, pour atteindre ce qui peut être soumis à l'action chimique, laver une dernière fois avec l'eau chlorurée. On connaît son action de destruction sur les matières putrides, et sa propriété d'enlever à l'instant toute odeur nuisible. — Enfin, pour dernière opération, on pratiquera la fumigation désinfectante de *Guyton de Morveau*. Voici en quoi elle consiste : Prenez un pot de terre vernissé, placez-le sur un réchaud allumé, mettez dedans un demi-kilog. de sel de cuisine et autant d'oxyde de manganèse; versez dessus un demi-kilog. d'acide sulfurique étendu d'eau; versez rapidement afin de vous soustraire au dégagement qui s'opère, et fermez les portes. On comprend que, pour soumettre à l'action vaporeuse les objets à désinfecter, il convient de tenir le local fermé aussi hermétiquement qu'il se pourra. On n'ouvrira l'écurie ou l'étable que trois à quatre heures après cette opération. Nous recommandons de ne pas suivre la méthode de passer les murs au lait de chaux; la chaux, en séchant, s'écaille, se mêle aux aliments et excite des toux assez fortes; il vaut mieux, pour les murs, les repiquer et les unir par l'application d'une couche de plâtre. Si c'était le sol qui fût infecté, il faudrait le défoncer, enlever les terres, et les remplacer par un pavage rayé qu'on dressera après avoir garni le sol de gravier et de matières sablonneuses qui sont moins susceptibles de conserver les imprégnations des miasmes et celles des urines.

ASSUJETTIR. Assujettir les animaux, c'est les placer et les contenir dans une situation commode, soit pour reconnaître en eux quelque lésion cachée, soit pour leur faire des pansements ou des opérations, soit enfin pour les empêcher de se livrer à des mouvements nuisibles à la cure. L'adresse, les caresses et la douceur procurent quelquefois une patience suffisante, que l'on obtiendrait avec peine par des moyens de contrainte ; mais le plus souvent l'indocilité des animaux est telle que l'on est obligé de les fixer. Les moyens à mettre en usage pour cela varient suivant l'espèce d'animal, sa docilité, la nature de l'opération, et aussi suivant que le sujet doit rester debout, être couché ou abattu.

— *Moyen d'assujettir les chevaux.* La première précaution à prendre lorsqu'on se propose de pratiquer une opération sur un cheval tenu *debout,* est de le placer sur un terrain plutôt mou que dur, mais non glissant.

La tête est ordinairement fixée au mur, avec le licou ordinaire ; s'il n'est pas assez fort, on y substituera le *licou de force,* qui consiste en un lacs en corde, avec lequel on a fait, sans le couper, une têtière et une muserolle. L'extrémité du lacs passe et glisse dans une anse qui se rencontre à la partie postérieure de la muserolle. Il n'y a à ce licou aucun anneau en fer. Si l'opération doit être pratiquée sur les parties antérieures du tronc, et que l'on veuille empêcher l'animal de se cabrer ou de frapper du devant, il est urgent d'attacher la tête le plus bas possible, en passant la longe du licou dans un anneau qui doit être scellé au mur à égale distance du sol et de celui qui se trouve au niveau de la tête. Si, au contraire, on a à opérer sur les parties postérieures, il convient de fixer la tête à un anneau placé à 0^m 60 environ au-dessus de ce dernier.

— Quelle que soit la docilité de l'animal sur lequel on veut pratiquer une opération grave, les douleurs qu'il éprouve le portent toujours à se défendre. Il est donc souvent utile de mettre en usage un moyen dérivatif quelconque. Les plus usités sont les *morailles,* le *tord-nez,* et le *mors d'Allemagne.*

Les morailles sont des espèces de compas en fer, consistant en deux pièces longues de 0^m 38 à 0^m 40, réunies à une de leurs extrémités par une charnière. L'une des branches porte à son extrémité opposée un chaînon ovale en fer ; l'autre porte une crémaillère graduée. On les place au bout du nez, à la lèvre supérieure ou à l'oreille que l'on peut serrer plus ou moins fortement.

Le tord-nez, torche-nez ou serre-nez, consiste en un morceau de bois solide, d'une longueur qui peut varier d'un à trois pieds, percé à une de ses extrémités d'un trou dans lequel on passe une corde de la grosseur du petit doigt environ, que l'on noue avec elle-même à droit nœud, de manière à former une anse dans laquelle on puisse passer librement la main. Lorsqu'on veut placer le tord-nez, on passe la main gauche dans l'anse de la corde ; avec les doigts de la même main on saisit le bout du nez du cheval ; on fait glisser l'anse sur le nez autour de la lèvre supérieure ; on saisit de la main droite l'extrémité du bâton, en tenant toujours le bout du nez de la main gauche, et on tortille la corde jusqu'à ce qu'elle soit assez serrée pour que l'animal ressente de la douleur.

On désigne sous le nom de *mors d'Allemagne* une corde de la grosseur du doigt, que l'on met dans la bouche de l'animal et que l'on attache sur la tête. On passe ensuite un morceau de bois semblable au serre-nez, entre l'une des joues et cette corde dont on entoure le morceau de bois, de manière à la raccourcir pour rapprocher plus ou moins les commissures des lèvres de l'arcade des dents molaires.

— Quoique puissants, ces moyens dérivatifs ne suffisent pas toujours ; aussi, est-on souvent obligé d'employer, suivant les cas, le *trousse-pied,* la *plate-longe,* ou l'*entravon* garni d'un *lacs,* pour fixer convenablement les membres, et empêcher l'animal de frapper des pieds.

Le trousse-pied est une courroie ou espèce de sangle de deux pieds de longueur, portant une boucle à l'un de ses bouts et des trous à l'autre. Pour s'en servir, on lève un des pieds de devant, on fléchit le canon sur l'avant-bras ; on embrasse avec ce lien ces deux rayons au niveau du paturon ; on boucle l'instrument et on le serre au degré convenable. De cette façon, l'animal, obligé de se tenir sur trois membres, peut difficilement frapper du pied.

La plate-longe est une corde longue de quinze à dix-huit pieds et aplatie dans les trois quarts de sa longueur. La partie plate a environ deux pouces de largeur ; son extrémité porte une ganse au moyen de laquelle on fixe ce lien au paturon du membre que l'on veut tenir élevé. Lorsqu'on la passe à l'un des paturons antérieurs, on la ramène sur le dos suivant une direction transversale. Un aide, placé du côté opposé, peut, en tirant sur elle, maintenir le pied élevé à la hauteur voulue. Quand elle est fixée à un paturon postérieur, on la ramène sur un des côtés de l'encolure et du garrot, puis sur le côté opposé de la poitrine, et on la croise deux fois sur elle-même un peu en arrière du coude. On lève ainsi le pied postérieur, que l'on rapproche du membre antérieur du même côté, et l'on fait tendre la plate-longe par un aide.

On peut substituer à la plate-longe un lacs arrondi, garni d'un entravon qui remplace la ganse du premier lien. ·

— Outre les moyens que nous venons d'indiquer, on a imaginé, pour maintenir les grands animaux, des machines plus ou moins compliquées et de formes variées, auxquelles on a donné le nom de *travails*. Ces machines, très-employées autrefois, sont d'une incommodité si reconnue aujourd'hui, que l'on en a abandonné l'usage presque partout; aussi en passerons-nous la description sous silence. Nous n'en faisons mention ici que pour mémoire.

— Il devient souvent indispensable d'*abattre* le cheval à opérer; on y parvient de plusieurs manières. Le plus ordinairement, on abat le cheval au moyen d'*entravons* fixés dans les paturons, et d'un *lacs* qui les réunit. La *plate-longe* sert ensuite à fixer les membres suivant les différentes indications.

Les *entravons* consistent en de fortes courroies de cuir, d'environ vingt pouces de longueur sur deux pouces de largeur et quatre à cinq lignes d'épaisseur. Elles sont rembourrées sur une longueur de dix à onze pouces, et pourvues chacune d'un anneau et d'une boucle qui doivent être faits en bon fer et bien soudés. L'anneau a une forme un peu ovalaire dans la partie opposée à celle qui est engagée dans le cuir. Celui de l'entravon auquel le lacs est fixé à demeure est un peu plus allongé que celui des autres. Les ardillons ne doivent dépasser que de bien peu le bord des boucles sur lesquelles ils reposent, afin que l'animal puisse être facilement désentravé. Les entravons pour les mulets, les ânes et les poulains doivent être de plus petite dimension.

Le lacs n'est autre chose qu'une corde de seize pieds environ de longueur sur dix à douze lignes de diamètre. Une de ses extrémités est fixée par une ganse à l'anneau d'un des entravons; il importe qu'il soit fait de bon chanvre, et souvent visité par l'opérateur, afin d'éviter les accidents qui pourraient résulter de son mauvais état.

Lorsqu'on se propose d'abattre un cheval, on prépare, sur un terrain uni, un lit de paille de neuf à dix pieds de longueur sur huit pieds de large et un pied et demi d'épaisseur. Quand on a à sa disposition un large fumier, on doit en profiter, après avoir préalablement répandu un peu de paille fraîche à sa surface. Le lit étant préparé, on garnit la tête de l'animal d'un bridon d'abreuvoir, et on lui couvre, si cela est nécessaire, les yeux avec une couverture. On place les quatre entravons, la rembourrure en dedans, la boucle à la face externe de chaque paturon, les anneaux en arrière pour les membres antérieurs, et en avant pour les postérieurs; celui auquel est attaché le lacs se fixe ordinairement au pied de devant opposé au côté sur lequel l'animal doit être renversé. On fait ensuite passer ce lacs dans l'anneau de l'entravon placé au pied postérieur du même côté, puis dans celui de l'autre pied postérieur; de là le lacs vient traverser l'anneau de l'entravon placé au pied antérieur du côté où l'animal doit tomber, et, en dernier lieu, il vient passer dans l'anneau qui est au membre de devant auquel le lacs est fixé. Dans cet état, un aide placé à la tête tient d'une main le bridon et de l'autre le toupet; un autre saisit la queue, et deux ou trois se mettent à la corde; puis l'opérateur fait rapprocher autant que possible les quatre membres, saisit le lacs d'une main près de l'entravon auquel il est fixé, et frappe de l'autre main un léger coup sur l'épaule, pour donner aux aides qu'il a placés, et auxquels il a indiqué le rôle qu'ils avaient à remplir, le signal d'exécuter ce qui a été recommandé. L'aide qui est placé à la tête, et qui doit être le plus fort de tous, tient d'une main le licou sur un des côtés du chanfrein, et de l'autre une portion des crins de la partie supérieure de l'encolure près du toupet, avec les rênes du filet qu'il a dirigées vers cette partie. Celui qui est à la queue doit tirer l'animal un peu en avant, ensuite de côté, afin de le faire tomber d'abord sur les genoux, puis sur le côté. Les aides placés derrière l'opérateur tirent, ainsi que lui, le lacs, non pas de bas en haut, mais presque horizontalement, à peu de distance du sol.

Quand l'animal est vigoureux, il est bon d'aider l'action de tous ces moyens en embrassant le milieu de l'avant-bras du côté du lacs avec une plate-longe qui revient par dessus le garrot du côté opposé ; des aides tirent en même temps aux deux bouts de la plate-longe, et contribuent ainsi à renverser l'animal.

Lorsque le cheval est à bas, l'essentiel est de bien fixer la tête pour qu'il ne puisse la relever. A cet effet, l'aide placé à cette partie saisit la mâchoire inférieure en embrassant les barres avec le pouce d'une main, tandis que, de l'autre main, il tient l'oreille en dessus ; il doit en même temps étendre la tête en l'éloignant du poitrail. L'aide de la queue doit appuyer sur la croupe, et ceux du lacs, tenant toujours celui-ci tendu, achèvent de rapprocher les quatre pieds. L'opérateur prend alors le bout de la corde, passe de nouveau le lacs dans les entravons, puis il les entoure au moyen d'un nœud, dans lequel il place une poignée de paille.

La position à donner au corps ou aux membres de l'animal varie suivant la surface sur laquelle les opérations doivent être pratiquées ; on peut faire prendre à l'encolure, à la tête ou à la croupe, différentes positions, en soulevant ces parties avec de la paille.

Les quatre membres restent assez souvent entravés, lorsque l'opération doit être faite sur la tête, sur l'encolure, sur le corps ou sur la surface externe de la partie supérieure d'un membre. Un des membres peut être désentravé et maintenu seulement par une plate-longe fixée par un aide, ou par l'opérateur lui-même, dans le cas d'application du feu sur la surface externe des membres. S'il s'agissait de pratiquer la même opération sur la surface interne d'un membre, il faudrait fixer préalablement celui qui le recouvrirait, ou sur l'avant-bras, ou au-dessus du jarret de celui qui formerait avec lui un bipède latéral. Enfin, on fixe quelquefois le canon d'un membre antérieur au-dessus du jarret d'un membre postérieur, ou le canon d'un membre postérieur au-dessus du genou d'un membre antérieur, lorsque l'opération doit être pratiquée sur le paturon, la couronne ou le pied du membre fixé, ou sur la face interne du membre opposé mis ainsi à découvert.

Lorsque l'opération est terminée, deux hommes se placent vis-à-vis des pieds entravés, et non de côté, défont ensemble, et en faisant le moins d'efforts possible, les deux boucles des entravons fixés aux membres du dessus, puis ils agissent de même pour ceux du dessous ; cela fait, on laisse relever l'animal et on le bouchonne avec soin.

Quand on n'a pas d'entravons à sa disposition, on peut en improviser dans les campagnes avec des cordes suffisamment grosses, que l'on double et que l'on noue de manière qu'elles présentent, comme les entravons, chacune une anse ou espèce d'anneau propre à recevoir le lacs. On rapproche les membres au moyen d'une longue corde que l'on trouve partout.

On peut encore réunir les deux membres antérieurs ensemble, au moyen d'une corde passée dans les paturons, en faire autant aux deux membres postérieurs ; pui deux cordes un peu longues, fixées chacune au milieu de celle qui réunit chaque bipède, sont dirigées entre les membres, l'une de devant en arrière, l'autre d'arrière en avant ; des aides s'en saisissent et tirent en sens contraire, tandis qu'un homme tient la tête ; ils rapprochent ainsi les quatre membres et abattent l'animal.

— *Moyen de fixer les bœufs.* On abat rarement les bœufs sur lesquels on doit pratiquer une opération chirurgicale ; le plus ordinairement on les opère debout. On fixe alors la tête à un arbre ou à un pilier, au moyen de plusieurs tours d'une corde assez résistante ; un aide, placé du côté gauche de l'encolure, saisit la corne de la main gauche, et lève le bout du nez avec le pouce et deux doigts de la main droite, introduits dans les naseaux.

On craint rarement les coups de pied de devant des bœufs que l'on opère ; cependant on emploie quelquefois le trousse-pied. Pour empêcher les bœufs de frapper de derrière en avant et de côté (coup de pied en vache), un aide passe le bout de la queue à la face interne de la cuisse, puis sur le grasset ; il la tire fortement en dedans et en arrière, et borne ainsi les mouvements du membre en avant et en dehors.

Certaines opérations, pratiquées l'animal étant debout, nécessitent l'emploi des entravons, du lacs et de la plate-longe. On en fait usage comme pour les chevaux.

Il est des cas où l'opération à pratiquer doit être longue et douloureuse, et où il y a nécessité d'abattre le bœuf. Les moyens à employer pour parvenir à ce but sont analogues à ceux mis en usage pour abattre le cheval ; seulement le lit de paille doit être beaucoup plus épais du côté de la tête à cause des cornes.

— *Moyens d'assujettir les moutons.* Quand on doit opérer sur la tête, on peut contenir l'animal entre les jambes d'un homme assis commodément pour empêcher la tête de s'agiter. Pour procéder à la plupart des opérations, on réunit les membres deux à deux, par bipède latéral, de façon que le canon du membre antérieur soit appliqué sur celui du membre de derrière, et on lie ensemble les deux bipèdes avec des cordons de laine ou de chanvre : on pose l'animal sur une table ou un cuvier renversé. Quand un des membres ainsi réunis cache la surface sur laquelle on doit opérer, on le délie et on le fait tenir convenablement par un aide.

— *On assujettit les chiens* de la même manière que les moutons, en prenant préalablement la précaution de les museler pour les empêcher de mordre.

— Quant aux *cochons* et aux *chats*, on a si rarement occasion de pratiquer des opérations sur eux, que nous croyons pouvoir nous dispenser d'indiquer les moyens de les assujettir.

ASTICOTS. Ce sont des larves désignées aussi sous le nom de *vers blancs*, très-recherchées par les pêcheurs à la ligne, qui s'en servent pour tendre un appât au poisson, et par ceux qui nourrissent les faisans et les jeunes oiseaux. — Ces vers proviennent de trois espèces de mouches, connues des naturalistes sous le nom de *musca vivipara*, *musca carnaria* et *musca cæsar*. Elles pondent sur les chairs, et la première y dépose même des larves complétement développées. — Il y a une méthode fort simple à suivre pour en favoriser la production, c'est celle qui est pratiquée à Montfaucon, aux environs de Paris, où la voirie de ce nom permet de faire des expériences en grand. On établit par terre et sur une étendue déterminée les débris de chevaux morts, et de préférence les intestins, qui, à cause de leur odeur forte, attirent les mouches en plus grande quantité. Il suffit que cette couche ait six pouces d'épaisseur : on la recouvre légèrement de paille pour la mettre à l'abri de l'ardeur du soleil. Les mouches attirées s'insinuent à travers la paille et déposent sur les chairs tous leurs œufs. Quelques jours suffisent pour transformer en quelque sorte ces matières en une masse mouvante, qui offre à l'œil des millions de larves. Il s'y trouve aussi des détritus qui ressemblent à du terreau, et qu'on a soin de séparer de la masse avec la main. — On réunit les vers que l'on remue avec la pelle, et on les vend à la mesure. C'est un commerce fort lucratif, car celui qui, à Montfaucon, est chargé de ce soin, paye 30 fr. de redevance *par semaine*, et il y fait encore beaucoup de profits, depuis le temps des premières chaleurs jusqu'aux dernières. — Les larves ne se développent pas dans la masse des détritus, parce que la fermentation y détermine une chaleur trop forte. Il s'en dégage de l'ammoniaque, et ces deux causes en éloignent les mouches, ou tuent les petits à mesure qu'ils éclosent. Il est donc essentiel de ne pas faire des couches trop épaisses et de multiplier le contact des matières avec l'air. Malgré ces soins, une grande quantité de larves subissent leur métamorphose et donnent naissance à des nuées de mouches. Le lieu où l'on fait ces opérations doit donc être choisi convenablement et éloigné des endroits habités, car l'inconvénient des mouches en fait naître un second, celui d'attirer des quantités innombrables d'oiseaux, surtout les hirondelles. Un emploi très-lucratif des *asticots*, c'est de les appliquer à la nourriture des volailles, qui en sont extrêmement avides. L'expérience en a été faite, et l'industriel eût été promptement à la fortune, s'il n'avait eu la maladresse de se placer trop près des voisins, qui, à cause des mauvaises odeurs, le forcèrent à déguerpir. Dans son enclos, il faisait naître une grande quantité d'asticots, et les y nourrissait jusqu'à ce qu'ils eussent acquis leur plus grand développement. Il les donnait ensuite à des volailles qu'il achetait maigres dans les fermes et les marchés environnants, et il les revendait au bout de quelques jours avec un embonpoint si excessif, qu'il n'avait aucune peine à les faire passer pour des *poulardes du Mans*. Il paraît que quinze jours suffisaient pour doubler ou tripler leur poids...... On peut juger des profits qui résultaient de cette prompte métamorphose. Avis à ceux qui aiment les industries lucratives.

ASTRINGENTS. (*Voy.* STYPTIQUES.)

ATROPHIE. Diminution progressive dans le volume d'une partie du corps. C'est le plus haut degré de la *maigreur,* qui prend le nom de *marasme* quand elle s'étend à tout le corps.

ATTEINTE. On donne ce nom à diverses meurtrissures que le cheval se fait au bas d'une jambe avec le fer d'un autre pied, ou qu'il reçoit d'un autre cheval marchant derrière lui ou à côté. Suivant leur violence et leur siége, les atteintes peuvent être *simples* quand la contusion est légère et que la douleur se dissipe d'elle-même en peu de temps; *sourdes,* lorsque la douleur est vive, profonde et persistante; *encornées,* lorsque la contusion a été imprimée sur le sabot, vers le biseau; *compliquées,* toutes les fois qu'elles sont accompagnées de l'altération des parties sensibles du pied.

Dans le cas d'atteinte, la première chose à faire est d'aviser aux moyens d'en empêcher de nouvelles; l'on s'occupe ensuite du traitement curatif, qui varie suivant la gravité du mal et selon les suites qu'il importe de prévenir. Si la douleur est forte et récente, on aura recours aux astringents afin de faire avorter l'inflammation. Les cataplasmes faits avec de l'argile délayée avec du vinaigre, les bains de pied dans de l'eau contenant en dissolution du sulfate de fer (couperose verte), sont parfaitement indiqués. Si l'accident date de plus de vingt-quatre heures, il faut avoir recours dès le début aux calmants, aux cataplasmes adoucissants faits avec le son ou la mauve, et au repos à l'écurie. Quelquefois, malgré l'emploi de ces moyens, l'atteinte fait naître un *javart* ou la *fourbure*, maladies qui réclament des soins particuliers. (*Voy.* ces mots.)

AUBIN. (*Voy.* ALLURES DÉFECTUEUSES.)

AUSCULTATION. Ce mot signifie : action d'écouter, de prêter l'oreille. En médecine, l'*auscultation* est l'art d'apprécier la nature des différents bruits qui se font entendre dans la poitrine, et d'en tirer des conclusions pour la connaissance et le traitement des différentes maladies des poumons et du cœur. Pour bien comprendre l'importance de l'auscultation, il est nécessaire que l'on ait une idée de la conformation de la poitrine, des parties que cette cavité renferme et des fonctions de ces parties.

La poitrine, nommée encore *thorax, cavité thoracique,* est une grande cavité placée en avant du ventre, dont elle est séparée par une cloison musculaire qui porte le nom de *diaphragme*. Elle est formée principalement par les côtes; elle renferme les principaux organes de la respiration et de la circulation, et elle est tapissée dans toute son étendue par une membrane séreuse qui porte le nom de *plèvre*. — Les principaux organes contenus dans la poitrine sont les *poumons* et le *cœur ;* les poumons servent essentiellement à la respiration. Pendant toute la durée de la vie, l'air y entre et en sort par les mouvements successifs et alternatifs d'*inspiration* et d'*expiration*. L'air qui entre dans les poumons pendant l'inspiration est pur;

il est destiné à agir sur le sang veineux qui est amené aux poumons, et à le purifier. L'air qui sort de la poitrine après avoir purifié le sang veineux est impur,
car il s'est chargé d'acide carbonique. Pour que l'air qui entre dans les poumons
puisse y circuler, il faut que des conduits lui soient ouverts ; c'est, en effet, ce qui
a lieu : le grand canal aérien qui se trouve en avant du cou des animaux, et qui
porte le nom de *trachée*, se divise en arrivant aux poumons en une foule de canaux
de plus en plus petits, qui mettent partout l'air en rapport avec le sang sur lequel
il doit agir ; c'est l'ensemble de ces canaux qui constitue *les bronches*.

Il est facile de concevoir que, dans ses mouvements d'allée et de venue, l'air
doit produire un peu de bruit, comme il en produit en circulant dans les tuyaux
d'un orgue. Il est également facile de concevoir que, si le poumon ou seulement
les bronches deviennent malades, ces bruits devront se modifier ; car il pourra
arriver que l'inflammation, qui dans les poumons s'accompagne d'engorgement
comme partout ailleurs, donne lieu à un rétrécissement des bronches. Ces
canaux pourront même être entièrement bouchés dans certains cas, et l'air ne
pouvant plus passer, le bruit de la respiration (bruit respiratoire) devra cesser.
Si, à la suite de l'inflammation des bronches, il se développe du liquide dans ces
canaux, l'air en passant à travers ce liquide devra faire entendre un bruit de *glou-
glou* qui donnera quelques indices sur la nature de la maladie. — On concevra encore que si l'on frappe sur une poitrine saine avec le poing ou un petit marteau, le
choc devra produire un bruit analogue à celui qu'il produirait sur un tambour ;
il devra, comme on dit vulgairement, donner lieu à un *son creux*. Mais, si dans
le point frappé les bronches n'existent plus, et si à leur place il y a une substance
solide et pleine, le son ne pourra plus être creux, mais bien *mat*. Ainsi, en *écoutant* ou *frappant* sur une poitrine malade, on pourra arriver au diagnostic de la
maladie. — Mais jusqu'ici nous n'avons parlé que des signes fournis par les poumons et les bronches. Dans la poitrine, il y a encore le cœur, la plèvre, ou plutôt
les plèvres (il y en a deux, une pour chaque côté de cette cavité). Les maladies
du cœur sont aujourd'hui assez bien connues chez nos animaux ; nous nous
en occuperons plus loin. (*Voy.* Cœur.) Il en est de même de la plèvre, qui
est très sujette à s'enflammer. Quand cette inflammation existe, il se forme dans
le sac de cette membrane une grande quantité de liquide qui, en raison de son
poids, tend à gagner le bas de la poitrine et à refouler les poumons en haut. Si,
dans cet état, on vient à frapper la partie inférieure où le liquide se trouve accumulé, le son sera *mat*, comme il l'est quand on frappe un tonneau plein, et il le
sera jusqu'à une hauteur d'autant plus grande qu'il y aura plus de liquide
épanché.

— Maintenant que nous avons fait comprendre le but et l'importance de l'examen
des bruits que peut fournir la poitrine, nous allons faire connaître les principes
relatifs à l'*auscultation* et à la *percussion*, ainsi que la manière d'y procéder.

1° L'*auscultation* peut être *médiate* ou *immédiate*. Elle est *médiate* lorsqu'elle s'o-
père à l'aide d'un cylindre de bois, creux ou plein, propre à transmettre les bruits
respiratoires à l'oreille de l'observateur ; ce cylindre porte le nom de *stéthoscope*.
— L'auscultation *immédiate* a lieu en appliquant l'oreille sur les côtes ou sur la
portion du conduit aérien que l'on veut *ausculter*. Ce dernier moyen est préférable, et en voici les raisons : les positions gênantes que l'observateur est obligé
de prendre pour poser le cylindre sur les différentes parties de la poitrine, rendent très-difficile l'appréciation exacte des bruits. D'ailleurs, celui qui arrive à
l'oreille par l'intermédiaire du cylindre n'est pas plus distinct que le bruit que l'on
perçoit en appliquant directement l'oreille sur la poitrine. Pourquoi donc se gêner
et se charger d'un instrument inutile ?

L'animal à ausculter doit être bien tranquille. C'est surtout pendant la nuit ou
au moins pendant le silence que l'auscultation est efficace. L'oreille sera appliquée légèrement et exactement sur les parois de la poitrine ou des conduits
aériens. Enfin, si malgré l'emploi de ces moyens, le bruit est peu distinct, on
rendra la respiration plus fréquente et par conséquent plus bruyante en faisant

d'abord courir les animaux. Les cavités nasales, le larynx, la trachée et les poumons peuvent être auscultés. C'est surtout l'auscultation de la poitrine qui doit nous occuper.

On désigne sous le nom de *bruit respiratoire pulmonaire* celui qui se fait entendre naturellement dans les poumons pendant l'entrée et la sortie de l'air. Ce bruit est difficile à caractériser par des paroles : il suffit de l'entendre une seule fois chez un cheval jeune et maigre pour ne pas l'oublier. Il varie de force suivant l'âge, l'état d'embonpoint ou de maigreur, le tempérament et l'espèce des animaux. Chez ceux qui sont jeunes, le bruit respiratoire est plus fort. Chez les vieux, il est à peine sensible. Chez ceux qui ont de l'embonpoint, surtout lorsqu'ils sont propres au trait, et chez ceux d'un tempérament lymphatique, dont la poitrine est recouverte d'une peau épaisse, ce bruit se fait peu entendre. Enfin, sa force varie encore suivant les différentes régions de la poitrine où on le perçoit. Dans la région supérieure, il se fait très bien entendre chez les chevaux, en arrière du sommet de l'épaule. Dans la région moyenne, on l'entend aussi distinctement derrière l'épaule ; il augmente un peu de force jusqu'à la neuvième côte, puis il diminue graduellement jusqu'à la dernière. Dans la région inférieure, il se fait entendre assez distinctement en arrière du coude jusqu'à la neuvième côte ; il diminue ensuite, et même se perd tout à fait au niveau de la dix-septième. Quand on ausculte un cheval, il ne faut pas confondre avec les bruits pulmonaires les *borborygmes*, espèce de gargouillements qui se passent dans les intestins.

— *Chez les bœufs*, le bruit respiratoire est un peu moins fort que chez les chevaux ; cependant il est assez distinct ; il offre à peu près les mêmes modifications que chez ceux-ci, relativement aux régions où l'on ausculte. On doit bien distinguer ici un bruit naturel qui se produit quand l'animal rumine, et qui se fait surtout remarquer à la partie inférieure de la poitrine ; il ressemble assez à un glou-glou de bouteille. Au reste, les bœufs ne ruminant pas quand ils sont malades, ce bruit ne saurait induire en erreur.

— *Chez les bêtes à laine*, le bruit respiratoire se fait entendre très distinctement, même à travers l'épaisse toison qui recouvre leur poitrine, que l'on peut ausculter dans toute l'étendue comprise en arrière des épaules.

— *Chez les chiens*, chez ceux de chasse surtout, et particulièrement encore chez les lévriers, le bruit respiratoire est parfaitement sensible.

— *Chez les chèvres*, ce bruit semble l'emporter sur celui que produit la respiration de tous les autres animaux.

— *Dans l'espèce du porc*, le bruit respiratoire est presque nul.

— Les diverses maladies des organes renfermés dans la poitrine modifient le bruit naturel que nous venons d'examiner, de telle sorte qu'il peut être *diminué, aboli, augmenté, accompagné* ou *remplacé par d'autres*.

L'accumulation du liquide muqueux dans une grande bronche, de même que l'engorgement des vaisseaux du poumon au début de l'inflammation de cet organe, peut déterminer la *diminution* du bruit respiratoire. Cette diminution peut être partielle ou générale : ce dernier cas est rare. L'*abolition* ou l'*absence* du bruit respiratoire est due à ce que l'air ne peut plus entrer dans les poumons : ce qui peut être le résultat soit d'un épanchement sanguin, que l'on désigne sous le nom d'*engouement* pulmonaire, soit de la transformation du poumon en une substance dure, rouge ou grise, ce qui constitue l'hépatisation ou l'induration, soit au développement dans les poumons de produits morbides (tubercules), etc.— Le bruit respiratoire peut être *augmenté* par la fréquence de la respiration après l'exercice ; alors l'augmentation est générale. Si, dans l'état de repos, ce bruit est plus fort dans certains endroits du poumon, on peut en conclure qu'il y a des portions de cet organe qui ne sont plus pénétrées par l'air. Il est probable que, dans ce cas, la portion saine remplace en quelque sorte la portion malade, en se laissant pénétrer par une plus grande quantité d'air. — *Les bruits contre nature* qui accompagnent l'entrée et la sortie de l'air dans les poumons malades portent le nom générique de *râles*. Ces râles, plus faciles à distinguer qu'à décrire, se réduisent à

cinq, qui sont tirés de la nature du bruit particulier qui les caractérise. Ce sont :
1° Le *râle crépitant;* 2° le *râle muqueux;* 3° le *râle caverneux;* 4° le *râle sibilant* ou
sifflant; 5° enfin, le *râle grave.*

On a donné le nom de *râle crépitant* à un bruit qui accompagne le bruit respiratoire, et qui a beaucoup d'analogie avec celui qui est produit par du sel de cuisine
que l'on fait *décrépiter* en le jetant sur des charbons ardents. Il ressemble encore
au bruit d'une petite vessie sèche dans laquelle on souffle de l'air. Quelquefois ce râle est *sec,* comme cela se fait remarquer dans la pousse et dans le
cas de gangrène partielle du poumon, autour du point où elle existe; dans ce cas
il se nomme *râle crépitant sec* ou *craquement.* D'autres fois, il offre un certain degré
de *mollesse* qui lui a fait donner le nom de *râle crépitant humide,* comme cela a lieu
au début de l'inflammation du poumon (fluxion de poitrine).

— On appelle *râle muqueux* un bruit qui a son siége principalement dans les bronches, et qui peut être comparé à celui que produisent les bulles d'air qu'on fait
naître à la surface d'un liquide savonneux au moyen d'un chalumeau, lorsqu'elles
viennent à crever. Ce râle a lieu lorsque les bronches contiennent des mucosités ou des liquides étrangers. Suivant la résistance que ce liquide oppose
au passage de l'air, les bulles d'air peuvent être *grosses, moyennes* ou *petites;* les
grosses bulles produisent ordinairement un bruit comparable à une soupape qui,
étant levée, se ferme en produisant un petit claquement sourd. Cette espèce de
râle, ainsi que celui à bulles moyennes, se fait remarquer dans la bronchite (catarrhe pulmonaire).

— Le *râle caverneux* ne doit se manifester que lorsqu'il existe dans un point du
poumon une cavité connue sous le nom de *caverne,* qui communique avec les
bronches, et dans laquelle l'air peut pénétrer. Quand la caverne contient un
liquide plus ou mois épais, le passage de l'air produit, dans son intérieur, un gargouillement qui est d'autant plus facile à percevoir que la caverne est plus grande
et située plus près des côtes.

Le *râle sibilant* ou *sifflant* se fait entendre toutes les fois que l'air éprouve de la
difficulté à se frayer un passage dans les poumons. Il consiste en un sifflement
plus ou moins fort et prolongé. Il accompagne le râle muqueux dans la bronchite;
alors il ne se fait remarquer que par intervalles, et il est court, fort et momentané. C'est un des signes principaux de la pousse ; mais, dans ce cas, il est plus
ou moins permanent, aigu, sec et prolongé.

— Le *râle grave* ou *respiration grave* n'est autre chose que le bruit ordinaire de la
respiration considérablement augmenté, et accompagné d'un ronflement et d'un
frottement qui en rendent la perception difficile. Le *frottement* peut être comparé
au bruit produit par deux feuilles de parchemin frottées l'une contre l'autre; il
s'observe au début de la pleurésie aiguë. Les médecins de l'Ecole de Cnide l'a-
vaient déjà signalé chez l'homme 600 avant J.-C.

2° *Percussion.* On donne ce nom à l'action de frapper la poitrine, dans le but
de chercher à reconnaître, par la nature du son produit par le choc, l'état sain
ou malade des parties qui sont renfermées dans cette cavité. — On dit que la poitrine *résonne,* qu'il y a *résonnance* de la poitrine, quand le choc donne lieu à un
son creux, ce qui indique que l'air remplit l'endroit frappé. — On dit qu'elle ne
résonne pas, que le son est *mat,* qu'il y a *matité* de la poitrine, lorsque le son est
court, bref et analogue à celui que l'on obtient en frappant un corps non creusé
d'une cavité. Cette matité existe quand le point frappé ou *percuté* n'est plus pénétré par l'air.

De même que l'auscultation, la percussion est *immédiate* lorsqu'on frappe la poitrine avec la main, et *médiate* quand le choc est reçu par un corps intermédiaire
appliqué sur la poitrine; ce corps porte le nom de *plessimètre.* Le meilleur plessimètre consiste en une rondelle d'ivoire, de gutta-percha ou de caoutchouc durci,
ayant environ cinq centimètres de large et deux à trois millimètres d'épaisseur.
On promène cette rondelle sur tous les points de la poitrine que l'on veut examiner, et l'on frappe dessus avec un marteau à percussion. C'est un petit brochoir

métallique, dont la bouche circulaire porte une sphère de caoutchouc destinée à amortir le choc et à enlever l'acuité du son métallique. Chez les grands animaux, on peut aussi percuter la poitrine avec le poing fermé, et chez les petits avec les extrémités des cinq doigts réunis. Mais la percussion médiate devra toujours être préférée pour les animaux gras, et surtout pour les bêtes à cornes et à laine.

Les caractères du son produit par la percussion varient suivant la région où l'on percute, l'âge des animaux, leur état de maigreur ou d'embonpoint, et suivant leur espèce.

— La poitrine du cheval peut être percutée à droite et à gauche, depuis le bord postérieur de l'épaule jusqu'à la dernière côte ; dans la partie supérieure droite, la *résonnance* augmente de force depuis l'épaule jusqu'à la dernière côte, tandis que dans la partie supérieure gauche, elle diminue graduellement depuis le premier point jusqu'au dernier. Dans la région moyenne de la poitrine, la résonnance la plus forte se fait entendre entre les septième, huitième et neuvième côtes ; elle diminue à partir de ce dernier point jusqu'à la dernière côte à gauche, tandis qu'à droite la diminution n'a lieu que jusqu'à la quinzième ; à partir de ce point, elle augmente un peu jusqu'à la dernière. Dans la partie inférieure de la poitrine, la résonnance est forte depuis le coude jusqu'à la neuvième côte ; elle diminue ensuite jusqu'à la dernière. Du côté droit, le son est un peu plus mat, dans la partie qui correspond au foie.

La poitrine des vieux animaux résonne mieux que celle des jeunes.

— *Dans l'espèce du bœuf*, la percussion immédiate avec le poing ne donne qu'un son presque mat ; c'est pourquoi il faut toujours se servir, avec eux, d'un plessimètre et d'un brochoir. Dans la partie supérieure droite, la résonnance diminue depuis la cinquième côte jusqu'à la treizième, tandis qu'à gauche elle augmente à partir du premier point jusqu'au dernier. Dans la partie moyenne de la poitrine, la résonnance diminue un peu de la cinquième à la septième côte, reste au même degré de force jusqu'à la neuvième, et diminue ensuite graduellement jusqu'à la dernière. Dans la partie inférieure, le son le plus fort est obtenu vers la sixième côte ; il diminue à partir de la septième jusqu'à la dernière, où il est tout à fait mat.

— Chez les *bêtes à laine*, la résonnance offre les mêmes modifications que chez le bœuf.

— La résonnance de la poitrine peut être *augmentée, diminuée* ou *abolie* dans toute l'étendue de cette cavité, ou seulement dans quelques-unes de ses parties. En traitant des différentes maladies des poumons et des plèvres, nous ferons connaître ces diverses modifications dans tous leurs détails. Il nous suffisait ici de faire comprendre le principe.

— Nous devons faire remarquer, en terminant cet article, que les différents signes que nous venons d'étudier, quoique d'une grande importance, ne peuvent seuls servir à caractériser les maladies dont ils sont les symptômes ; il faut, pour qu'ils deviennent caractéristiques, qu'ils soient réunis à d'autres symptômes que nous ferons connaître en décrivant ces affections. Nous ne saurions trop recommander aux praticiens de bien exercer leur oreille à l'auscultation et à la percussion, et de bien s'habituer à reconnaître les diverses espèces de râles. Ils éprouveront d'abord quelque difficulté à tirer de ces moyens des lumières bien certaines ; mais, lorsqu'ils seront parvenus à faire l'éducation de leur oreille, nous pouvons leur prédire, de la pratique de l'auscultation et de la percussion, d'immenses avantages dans l'étude des affections de poitrine.

AVALURE. La corne qui forme la *paroi* ou *muraille* du sabot des chevaux est fournie par la portion de peau qui termine intérieurement chacun des membres de ces animaux. Cette portion de peau, dont la composition diffère un peu de la peau qui recouvre le reste du corps, prend le nom de *bourrelet*. A mesure que la corne se forme, elle tend à descendre et à pousser au-dessous d'elle les portions de corne anciennement formées ; cette descente s'exécute insensiblement, mais de telle façon que la partie qui, à certaine époque, se trouvait près du bourrelet, finit par arriver à la partie inférieure, et par disparaître à la suite de l'usure.

Il peut arriver que le bourrelet s'enflamme sous l'influence de diverses causes. Le premier effet de cette inflammation est la séparation de toute la portion de *paroi* qui se trouvait unie avec lui. Quand l'inflammation est calmée, le bourrelet recommence à fournir de la corne ; mais la portion de corne nouvellement formée est pour toujours séparée des portions anciennes par une fente transversale qui, située d'abord près de la partie supérieure, finit par descendre insensiblement, de manière à disparaître avec le temps. C'est la corne ainsi régénérée qui chasse au-dessous d'elle les portions anciennes, et qui constitue ce que l'on appelle l'*avalure*. On conçoit que le temps seul puisse remédier d'une manière complète à cet accident. Cependant, si les parties vives sont pincées dans le fond de la fente qui sépare l'avalure de la corne ancienne, on peut empêcher l'animal de boiter, en amincissant avec la feuille de sauge ou la rénette la corne qui entoure cette fente, et en y appliquant des corps gras.

AVANT-CŒUR. Anti-cœur. On appelle ainsi une tumeur qui s'établit au poitrail des chevaux et des bœufs. Elle survient surtout chez ceux de ces animaux qui sont employés au trait. Quand la tumeur est récente, l'éloignement de la cause et l'application de quelques résolutifs (onguent populéum, pommade camphrée) suffisent ordinairement pour en triompher. Lorsque la maladie est plus ancienne, ce mode de terminaison n'est plus à espérer ; il faut s'attendre à la suppuration, et même chercher à la hâter en appliquant sur la tumeur de l'onguent basilicum et même de l'onguent vésicatoire ; aussitôt que l'abcès existe, on l'ouvre avec un instrument tranchant.

L'avant-cœur devient très dangereux quand le sternum est attaqué, car cet os, à cause de sa nature spongieuse, se carie facilement, et sa carie est difficile à arrêter.

— Chez les bœufs, l'avant-cœur est quelquefois de nature charbonneuse, surtout dans le cours de certaines maladies épizootiques. Pour le traitement de cette variété, *voyez* au mot CHARBON.

AVANT-MAIN. C'est la partie antérieure du corps du cheval, celle qui se trouve en *avant* de la *main* qui tient les rênes de la bride quand on est à cheval. La tête, l'encolure, le garrot, les membres antérieurs, etc., font partie de l'avant-main.

AVIVES ou Parotides. Ce sont des glandes salivaires, situées aux parties supérieure et postérieure de la ganache, dans l'intervalle qui se trouve entre la tête et le cou, au-dessous de l'oreille.

— Dans certaines coliques, des maréchaux avaient et ont peut-être encore l'habitude de pratiquer l'opération qu'on appelle *battre les avives*. Cette opération consiste à pincer les glandes avec les tricoises, et à les frapper avec un bâton ou un marteau, et même à les percer avec le fer rouge ou un instrument tranchant. Il n'est pas besoin de démontrer l'absurdité d'une pareille opération, qui donne toujours lieu aux accidents les plus graves, et qui a souvent produit la mort des animaux qui y ont été soumis. Si jamais, dans le cas de colique, elle a produit quelque bien, c'est en déplaçant l'inflammation pour la porter sur un organe moins important que l'intestin. Comme nous avons, pour produire cet effet, des moyens moins barbares et surtout moins dangereux, nous devons tout à fait rejeter celui-là.

Quelquefois les glandes dont il s'agit se gonflent et s'enflamment. Nous décrirons cette maladie à l'article PAROTIDITE.

AVORTEMENT, Parturition ou Accouchement avant terme. Expulsion du fœtus avant qu'il soit *viable*, c'est-à-dire avant qu'il ait acquis le développement nécessaire pour vivre hors de la matrice. Les femelles les plus exposées à cet accident sont les vaches et les juments ; viennent ensuite les brebis. Les chèvres n'avortent presque jamais ; à peine en voit-on des exemples dans les pays où elles sont communes. Les truies avortent rarement aussi. Il en est de même des chiennes et des chattes.

— L'avortement est sporadique ou épizootique.

Les causes de l'avortement sporadique doivent être distinguées en prédisposantes et occasionnelles.

Les causes prédisposantes peuvent être la constitution, la vieillesse, la faiblesse ou un état maladif de la mère ; des affections ou des vices de conformation du fœtus et de ses enveloppes ; un séjour des femelles dans des lieux bas, humides, ou dans des localités exposées à un air vicié par des émanations marécageuses, une mauvaise nourriture, l'habitation des écuries, étables ou bergeries chaudes et humides, où l'air ne se renouvelle pas, dont l'atmosphère est altérée par les émanations résultant de la transpiration des animaux ou des vapeurs élevées de leurs excréments, et surtout des fumiers qu'on laisse quelquefois séjourner longtemps dans ces habitations. Outre ces causes prédisposantes, qui sont applicables à tous les animaux, il y en a qui sont plus particulières aux vaches, qui, de toutes les femelles domestiques, sont celles qui avortent le plus souvent. Dans un grand nombre de pays, ces animaux sont nourris à l'étable toute l'année avec de la paille d'avoine ; dans l'hiver, on leur donne, en outre, des balles ou menue paille d'avoine et de blé, dans lesquelles il se trouve beaucoup de poussière ; au printemps, on leur jette des herbes qu'on retire du sarclage des blés, et dont les racines contiennent beaucoup de terre. Il est rare de trouver des propriétaires qui donnent du son, du regain, des pois, du sainfoin, etc. On mène rarement les vaches pâturer, ou bien ce n'est que pendant quelques heures, au printemps, dans des trèfles qui excitent des météorisations, et, en automne, dans des chaumes où il y a bien peu d'herbe à paître. Or, la panse est sans cesse distendue par la masse énorme de ces aliments, qui d'ailleurs refoulent le fœtus vers le bassin ; le peu de sucs nutritifs qu'ils contiennent obligent les organes à un travail fatigant. Cependant la digestion est habituellement mauvaise, et la nutrition est imparfaite ; les aliments sont durs et desséchés dans la panse ; la mère est faible et le fœtus ne peut prospérer. Ajoutez à cela que l'eau dont on les abreuve est celle d'une mare infecte, l'égout des fumiers ; les animaux, en y entrant, remuent la bourbe avec leurs pieds, et avalent cette bourbe infecte avec l'eau qui leur sert de boisson. Notez encore que dans toutes les exploitations qui renferment des pâturages marécageux, les vaches sont reléguées dans ces pâturages, où elles ne trouvent que des joncs, des laiches, des roseaux, des renoncules et autres plantes âcres, et où elles sont obligées de se livrer à de continuels efforts pour dégager leurs membres de la vase et des bourbiers. Nous pensons qu'il n'en faut pas tant pour rendre compte de la fréquence de l'avortement chez les vaches.

— *Les causes occasionnelles* peuvent être des blessures, des coups, des chutes, des heurts contre les poteaux des portes, lorsque les mères se pressent d'entrer plusieurs à la fois ; des travaux violents, des sauts, des courses excitées par la poursuite de quelque chien ; des frayeurs, des indigestions avec météorisation ; des médicaments irritants administrés par imprudence ; des coliques ; enfin, tout ce qui peut troubler la santé, déterminer un changement subit, ou imprimer une violente secousse.

L'avortement épizootique se montre toujours dans les étables lorsque des bêtes nouvellement introduites viennent à avorter. Cette maladie, qui s'observe particulièrement chez les vaches, se transmet aux autres femelles pleines par contagion ou plutôt par infection miasmatique.

— *Les signes de l'avortement* sont, à peu de chose près, ceux qui annoncent la parturition à terme. Il y a des mères qui ne paraissent que peu ou point malades avant, pendant et après l'accident ; quelquefois même l'avortement a lieu tout d'un coup. Le plus ordinairement les animaux perdent l'appétit, sont tristes et dégoûtés; les mamelles se flétrissent. Les vaches cessent souvent de ruminer, leur lait diminue; elles mugissent d'une manière plaintive; souvent il sort par la vulve une humeur glaireuse, jaunâtre ou rougeâtre, quelquefois fétide. La marche des femelles est pesante; il **y** a en outre tuméfaction des parties naturelles, chute du ventre, pouls dur et intermittent. Ces différents signes augmentent d'intensité à mesure que l'on approche davantage de l'avortement; ils se compliquent alors d'inquiétude, de trépignements, de légères tranchées et de déjections fréquentes.

— *Le traitement de l'avortement* est préservatif ou curatif. Lorsque, à la suite d'une chute ou de toute autre cause analogue, l'avortement est douteux, il faut chercher à le prévenir. Si la bête est jeune, vigoureuse, la saignée ne peut être que salutaire; mais il importe de la faire petite, sauf à la répéter s'il en est besoin. Il faut également débarrasser le canal alimentaire par des délayants administrés en breuvages et en lavements, et par des boissons tempérantes. Lorsque l'avortement est inévitable, on tâche de le déterminer de la manière la moins fâcheuse, et pour cela on dégage le canal alimentaire comme dans le cas précédent; on fait des fomentations d'eau tiède sur les reins, des fumigations pareilles sous le ventre et le nez, et des bouchonnements doux. La bête doit, en outre, être tenue en toute liberté et dans une tranquillité parfaite. La saignée, dans ce cas, peut être salutaire. Si la sortie du fœtus se fait spontanément, on se conduit comme dans la parturition naturelle; s'il se présente mal, et qu'il soit nécessaire d'en diriger la sortie, on procède comme dans le part contre nature. (*Voy.* PARTURITION.)

Le fœtus étant sorti du corps de la mère, on s'occupe de retirer la masse des enveloppes fœtales. Cette opération est facile chez la jument, car chez cet animal le placenta est très peu adhérent à la face interne de la matrice, et il suffit d'opérer une traction sur les membranes pour le faire sortir en totalité. Chez la vache l'adhérence est plus intime et l'opération beaucoup plus délicate. Nous ferons connaître, à l'article DÉLIVRANCE, la manière d'y procéder. (*Voy.* ce mot.)

Lorsque la délivrance est opérée, il faut nettoyer la matrice par des moyens locaux en rapport avec l'état où elle se trouve. S'il y a inflammation, il faut avoir recours aux émollients (décoction de mauve, guimauve, graine de lin, etc.), avec lesquels on fait des fomentations sur les reins et des injections dans le vagin. Si, au contraire, il y a faiblesse de l'organe, on injecte de l'eau miellée aiguisée d'eau-de-vie ou de décoctions aromatiques. Lorsque la femelle entre en convalescence, il convient de lui donner une nourriture choisie, en petite quantité d'abord, de lui présenter des boissons rafraîchissantes, de l'exercer modérément, etc. Il faut, autant que possible, laisser passer la première chaleur sans mener la bête au mâle, afin de donner aux parties le temps de se raffermir.

— *Les moyens de s'opposer à l'avortement* consistent à éviter l'action des causes que nous avons fait connaître. Il faudrait que les étables eussent de larges portes, ou que l'on empêchât les vaches d'y entrer plusieurs à la fois. Il serait nécessaire qu'elles fussent ouvertes par des fenêtres bien aérées, que le sol y fût en pente, avec des ruisseaux portant les urines au dehors, qu'elles fussent curées tous les jours; mais ce soin serait coûteux, et les fumiers ne seraient pas aussi bons. Il faudrait toute l'année nourrir les vaches dans des pâturages où elles se donneraient du mouvement en liberté. On devrait leur donner de la paille de blé, du foin de bonne qualité, des légumineuses bien récoltées; mais cette nourriture serait trop chère. Toutes ces choses, qui conviendraient très bien aux vaches, s'opposeraient aux bénéfices que les cultivateurs ont en vue. Ils ont des vaches pour faire du fumier bien plus que pour avoir des veaux et de la viande. Ils vendent le foin, la paille de blé et l'avoine aux villes, et les vaches ne mangent que ce dont on ne peut tirer aucun avantage. On voit qu'il y a ici en présence deux intérêts opposés et bien difficiles à concilier.

Dans les pays où l'avortement fait annuellement des ravages dans les troupeaux de vaches, on ne peut y mettre un terme qu'en cessant d'y faire des élèves, et en tirant toutes les vaches des bons pays. Il faut alors avoir soin de ne pas les faire emplir trop jeunes, de les vendre pour la boucherie avant qu'elles soient épuisées, de les abreuver de bonne eau, et de cultiver, pour les nourrir, des pommes de terre, des carottes, des betteraves, qui doivent leur être données hachées.

— En cas d'avortement épizootique, il faut enlever rapidement le délivre, éloigner les bêtes menaçant d'avorter, et même désinfecter totalement et minutieusement l'étable.

On a remarqué qu'une saignée, pratiquée dans les trois derniers mois de la gestation, diminuait la disposition à l'avortement sporadique.

B

BAI. (*Voy.* Cheval [*Robes du*].)

BALZANE. (*Voy.* Cheval [*Robes du*].)

BANDAGE. Appareil à l'aide duquel on maintient soit des médicaments en contact avec quelques parties du corps, soit ces parties elles-mêmes dans leur position naturelle.

Les pièces qu'on emploie pour préparer les bandages sont très variées ; mais, parmi ces pièces, il en est qu'on peut regarder comme nécessaires à tous les bandages : telles sont la *charpie* ou l'*étoupe*, les *compresses* et les *bandes*.

— La *charpie* est un amas d'une certaine quantité des filaments dont la toile est tissue. On la prépare en effilant un morceau de toile d'une grandeur proportionnée à la longueur dont on la veut ; la toile doit être médiocrement fine, unie et très propre. La charpie n'est guère employée en chirurgie vétérinaire que pour le pansement des plaies très douloureuses, principalement pour les petits animaux.

— L'*étoupe* n'est autre chose que de la filasse de qualité inférieure. Elle doit être fine, douce et bien nettoyée. Elle sert à défendre les plaies du contact des corps extérieurs ; elle les entretient dans une température douce et égale ; elle les irrite par son contact, et y détermine ou y entretient une suppuration convenable ; enfin, elle s'imprègne des médicaments, et elle sert d'intermédiaire pour les transporter dans les cavités les plus profondes. On l'emploie soit à l'état *brut*, soit *coupée* ou *ratissée*, soit sous forme de *plumasseaux*, de *boulettes*, de *bourdonnets* et de *mèches*.

— Les *plumasseaux* sont des espèces de coussinets faits avec de l'étoupe dont les filaments sont arrangés de manière qu'ils restent unis et qu'ils ne forment qu'une masse plus ou moins épaisse. Ils peuvent être carrés, ovales ou ronds, et de dimensions variables, suivant la figure ou la forme des plaies sur lesquelles on veut les appliquer.

— Les *boulettes* sont des globes de filasse que l'on fait en roulant celle-ci entre les deux mains, et en s'y prenant comme pour faire des boules de terre glaise. Les boulettes légères servent à absorber le pus ou le sang qui recouvre les plaies, à porter des médicaments au fond de celles-ci, et principalement à remplir les cavités de celles qui sont inégales. Les boulettes denses sont employées à la compression des vaisseaux ouverts et des excroissances qui se développent sur les plaies.

— Les *bourdonnets* sont de petites pelotes d'étoupe de forme cylindrique ou ovoïde. Les bourdonnets cylindriques sont presque exclusivement employés au pansement des pieds des animaux pourvus de sabots ; ils servent à comprimer les parties molles qui avoisinent la corne. Les bourdonnets ovoïdes servent à entretenir ou à dilater les ouvertures des parties molles. Ceux qui doivent pénétrer à une grande profondeur doivent être liés avec un fil ciré double, afin de les retirer plus commodément.

— Les *mèches* sont formées de filaments très longs et parallèles, disposés en couches minces, aplaties et allongées. Introduites seules ou enduites de substances médicamenteuses dans les plaies, elles empêchent leurs lèvres de se réunir, les forcent à suppurer, ou les obligent à ne se réunir que du fond vers la surface, comme cela doit avoir lieu dans le cas de fistules.

— L'*étoupe coupée* est dessicative. On l'applique à la surface des plaies qui tendent à la cicatrisation ; elle se colle à leur surface, et n'a besoin d'être maintenue par aucun appareil.

— Les *compresses* sont des morceaux de toile ordinairement pliés en plusieurs doubles. On les emploie pour garantir une plaie de toute impression extérieure, maintenir l'appareil qui se trouve au-dessous d'elles, aider à la compression, enfin pour fixer sur la partie les médicaments dont elles sont imprégnées. On les fait carrées, oblongues, triangulaires, roulées, etc., suivant les cas ; la toile qui les forme doit être propre, et ne présenter ni coutures, ni ourlets, ni de fortes inégalités. Quand on veut exercer une compression, on peut y parvenir au moyen de plusieurs compresses d'inégale dimension ; on place la plus petite sur la plaie ; celle qui recouvre la première est un peu plus grande, la troisième l'est encore un peu plus, et on augmente ainsi successivement l'étendue des compresses, jusqu'à ce qu'il y en ait une quantité suffisante. La réunion de ces compresses simples forme ce que l'on appelle une *compresse graduée*. Quand la forme des parties que l'on veut recouvrir est très-irrégulière, il vaut mieux fendre le linge que d'y faire de nombreux plis ; c'est ainsi qu'on forme à leurs bords, deux, quatre, six lambeaux qui portent le nom de *chefs*.

— Les *bandes* sont des espèces de liens plats, beaucoup plus longs que larges, qui servent à envelopper ou à serrer quelque partie. Les bandes dont on se sert ordinairement en chirurgie vétérinaire sont des rubans en fil écru, de douze à quinze lignes de largeur, et d'une longueur qui varie suivant les besoins. Les extrémités de chaque bande portent aussi le nom de *chefs*. La bande doit toujours être roulée sur elle-même avant d'être appliquée. Quand elle est roulée d'un bout à l'autre, on dit que la bande est *à un globe;* roulée par ses deux extrémités, et divisée en deux masses, on dit qu'elle est *à deux globes* ou *deux chefs*. Dans certains cas, lorsque la surface à recouvrir a peu d'étendue, la bande est appliquée en *circulaires* qui se recouvrent tous. Quand la surface est plus étendue, on fait d'abord quelques tours circulaires, puis on continue le bandage par des tours qui recouvrent successivement une partie de la bande déjà appliquée. Ce sont ces tours en spirale qui produisent ce que l'on nomme des *doloires*. Lorsqu'on entoure de bandes une partie conique, il arrive souvent que la bande bâille du côté le plus petit de la partie que l'on recouvre, et forme ce que l'on désigne sous le nom de *godets*. On évite ces godets en renversant à chaque tour le jet de la bande, de telle façon que la face qui se trouvait en dessous devienne superficielle, et réciproquement. Ces *renversés* sont dirigés vers les parties que la bande n'a pas encore recouvertes, quand on descend d'une portion volumineuse à une autre qui l'est moins ; au contraire, on doit les faire du côté de la bande déjà appliquée, quand on va du sommet à la base du cône.

— Quelques pièces d'appareil ne deviennent nécessaires que dans des cas particuliers ; telles sont les *attelles* et les *éclisses*.

Les *attelles* sont des morceaux de bois minces, longs et droits, destinés à assurer un appareil et à assujettir fermement une partie. On les fait en carton pour les petits animaux, et, dans ce cas, on les mouille au moment de leur application, de manière à leur permettre de s'ajuster à la forme des parties. Les attelles sont le plus souvent employées pour remédier aux fractures ; elles doivent être solides et peu flexibles. Plusieurs précautions sont à observer quand on les applique : on en retranche les angles et les nœuds ; on ne les place jamais immédiatement sur la peau, mais bien par dessus des compresses ; on les assujettit, les unes après les autres, par des tours de bande, en évitant, autant que possible, de les placer sur le trajet des gros vaisseaux et des parties auxquelles une compression forte pourrait nuire.

— On désigne sous le nom d'*éclisses* de petites attelles en bois ou en tôle, destinées à maintenir un appareil sur la face inférieure du pied des chevaux, mulets et ânes. Il en faut ordinairement trois pour un pied; deux d'entre elles ont la forme d'un demi-ovale tronqué; on les engage entre la voûte du fer et le pied, et on les retient en place par la troisième que l'on introduit tranversalement entre les éponges du fer et les talons. Cette troisième éclisse porte le nom de *traverse*.

—Il est encore quelques pièces d'appareil dont on fait assez souvent usage en chirurgie vétérinaire pour compléter les bandages. Elles consistent en des pièces de toile ou de cuir coupées suivant des directions diverses, et pourvues de liens qui servent à les maintenir sur différentes parties du corps; ces pièces de toile peuvent être garnies d'étoupe à leur face interne; elles constituent alors des *enveloppes* ou des *bandages matelassés*.

—Nous nous bornerons à faire connaître celles de ces enveloppes dont on fait le plus souvent usage dans la pratique.

L'*enveloppe* ou *bandage du front* est une pièce de toile d'une longueur et d'une largeur proportionnées à l'étendue du front; chacun de ses angles est pourvu d'un lien d'une longueur convenable. Les deux liens de la partie supérieure descendent le long de la ganache, se croisant au-dessous de cette partie, viennent ensuite en remontant s'attacher sur la nuque. Lorsque cette enveloppe est destinée à recouvrir une large plaie à un des côtés du front, il faut que ce même côté de la pièce de toile soit percé d'un trou pour donner passage à l'oreille, afin qu'elle soit moins sujette à se déplacer.

—L'*enveloppe du front et du chanfrein* ne diffère de la précédente que parce qu'elle est beaucoup plus étendue en longueur et qu'elle est pourvue de six liens, deux supérieurs, deux moyens et deux inférieurs, qui tous se croisent en X sous la ganache pour venir se fixer sur la nuque. Cette enveloppe est celle que l'on met en usage après la trépanation des os du front ou du nez.

— L'*enveloppe des oreilles du chien*, connue plus particulièrement sous le nom de *béguin*, peut être faite de différentes manières. Celle que l'on emploie le plus souvent pour empêcher les chiens de se battre les oreilles, dans le cas de catarrhe auriculaire ou d'ulcère à ces parties, ressemble à une double bourse; elle porte deux goussets, un à chaque bout. Quatre liens, deux à chaque extrémité, servent à maintenir en place l'enveloppe en se croisant sous la gorge pour se réunir par nœuds sur la nuque.

— L'*enveloppe de l'œil* doit avoir la forme d'un carré long; les bords des grands côtés sont raccourcis dans le milieu de leur longueur par des replis, d'où résulte une cavité pour loger l'orbite et l'œil. Un des angles est percé d'un trou qui doit donner passage à une des oreilles. Cette enveloppe est pourvue de six liens; elle doit être placée obliquement et être soutenue par la sous-gorge d'un licou ou une bande de toile enveloppant la naissance de l'encolure. C'est à cette sous-gorge ou à cette bande que viennent s'attacher les six liens.

D'après ce que nous venons de dire, on peut se faire une idée de l'enveloppe qui serait destinée à couvrir les deux yeux.

— L'*enveloppe de la partie supérieure de l'encolure* est une pièce de toile pourvue à sa partie antérieure d'un prolongement plus étroit qui doit venir recouvrir le front, tandis que la portion large doit être placée sur la partie antérieure de la crinière. Neuf liens sont fixés à cette enveloppe, savoir : deux aux angles de prolongement antérieur, que l'on fixe par un nœud au-dessous de la ganache, six sur les côtés du corps de l'enveloppe, et un sur le milieu du bord postérieur. Les six liens latéraux sont attachés sous l'encolure, et le lien postérieur est fixé à quelques tresses de crin. On fait usage de cette enveloppe dans le cas de tumeur ou de plaie de la nuque.

—L'*enveloppe du garrot* est une pièce de toile carrée que l'on met en travers sur le garrot. Les deux angles antérieurs sont pourvus de liens qui viennent se fixer par un nœud à la réunion du poitrail avec l'encolure. Les angles postérieurs sont tronqués et pourvus de liens qui viennent s'attacher sous la poitrine. Un cinquième lien fixe le milieu du bord antérieur à une tresse de crin; enfin, le bord postérieur est également muni d'un lien qui s'attache à une croupière.

—L'*enveloppe du dos* est un carré long, dont les angles postérieurs sont tronqués. Huit liens y sont adaptés. Deux d'entre eux sont fixés, un de chaque côté, un peu au-dessus des angles antérieurs, passent devant le poitrail et empêchent l'enveloppe de glisser en arrière. Deux autres sont attachés aux angles postérieurs et supérieurs, et font office de croupière. Enfin les côtés sont maintenus par quatre liens qui partent des angles, et qui viennent s'attacher deux à deux sous la poitrine et sous le ventre.

—L'*enveloppe des reins et de la croupe* a la même forme que celle du dos. Six liens, trois de chaque côté, partent de chacun de ses angles. Les deux antérieurs cheminent sous le ventre, remontent le long des flancs et se nouent ensemble sur les reins; les postérieurs croisent la fesse, gagnent la face interne des cuisses, et remontent le long du grasset aux liens mitoyens auxquels ils se nouent. Deux autres liens partent du bord antérieur à quelque distance de ses angles, et se dirigent à un surfaix auquel ils s'attachent. Ces derniers liens sont destinés à empêcher l'enveloppe de glisser en arrière.

—L'*enveloppe de la ganache et de la gorge* consiste le plus ordinairement en une peau de mouton, la laine tournée en dedans. On lui donne la forme d'un triangle tronqué au sommet. Six liens qui partent des côtés viennent se nouer deux à deux sur la nuque et sur le chanfrein.

—L'*enveloppe de la partie inférieure de l'encolure* est une pièce de toile carrée et tronquée à chacun de ses angles, de manière à lui donner huit côtés à peu près égaux. Chaque angle est pourvu d'un lien. Les deux liens antérieurs viennent se nouer sur le front, au-dessous des oreilles. Les quatre liens mitoyens se nouent deux à deux sur la crinière, et les deux liens postérieurs viennent s'attacher sur le garrot.

—L'*enveloppe du poitrail* est une pièce de toile carrée, qui est pourvue à un de ses côtés d'un prolongement qui doit être placé entre les deux avant-bras, et dont la largeur est en rapport avec la distance qui se trouve entre ces deux parties. Les deux angles supérieurs sont pourvus de liens qui viennent se nouer sur le garrot. Deux autres liens partent des angles inférieurs, croisent l'avant-bras en dehors, et viennent se fixer à un surfaix. Enfin, le prolongement qui passe entre les deux membres du devant est également pourvu de deux liens qui se relèvent de chaque côté, remontent le long du bord postérieur de l'épaule, et viennent se nouer sur le garrot.

—L'*enveloppe du dessous de la poitrine* est un carré long, placé en travers sous la poitrine, et pourvu de trois liens à chacun de ses petits côtés. Ces liens viennent se nouer deux à deux sur le garrot et sur le dos avec ceux du côté opposé. Pour que cette enveloppe puisse être suffisamment serrée, et que les liens ne blessent pas la peau sur laquelle ils passent, on place au-dessous d'eux, de chaque côté du garrot et du dos, de petits bouchons de paille ou de foin suffisamment serrés. Cette enveloppe est mise en usage lorsqu'on applique des sinapismes ou des vésicatoires sous la poitrine.

—L'*enveloppe du dessous du ventre* est formée d'une pièce de toile, deux fois aussi longue que large, que l'on place en travers sous le ventre. Chaque petit côté est pourvu de trois liens qui se nouent sur le garrot, le dos et les reins, avec ceux du côté opposé. On empêche l'enveloppe de se porter en arrière, au moyen d'un septième lien qui part du bord antérieur à quelque distance d'un des angles, passe devant le poitrail, et va se fixer au côté opposé, à une hauteur à peu près égale à celle d'où il est parti.

—L'*enveloppe des bourses du cheval et des mamelles de la jument* imite, par sa forme, un triangle allongé tronqué à son sommet. Plusieurs replis, pratiqués à la circonférence de la partie la plus large, en forment une espèce de poche. Quatre liens attachés, deux aux angles de la base, deux autres à la partie tronquée, près des angles, servent à la fixer. On conduit les deux liens de la base jusque sur les reins, pour les fixer l'un à l'autre. Les autres passent dans l'intervalle des fesses, se croisent au-dessus de la croupe où ils atteignent les premiers, avec lesquels ils s'unissent par des nœuds. Pour les mamelles de la vache, de la chèvre et de la brebis, c'est une poche beaucoup plus profonde, percée quelquefois de trous en nombre suffisant pour donner passage aux trayons. Elle se fixe de la même manière.

—*L'enveloppe de l'épaule* est une espèce de long triangle tronqué à son sommet, que l'on applique obliquement suivant la direction de l'épaule, la base inférieurement, et le sommet tronqué tourné en haut vers le garrot. Cette enveloppe est pourvue de sept liens : deux aux angles supérieurs, deux aux angles inférieurs; un sur le milieu du bord antérieur, et deux sur le bord postérieur. Les deux liens inférieurs sont fixés de la manière suivante : celui de devant passe entre les avant-bras, remonte le long de l'épaule du côté opposé à l'enveloppe, passe dessus le garrot et vient se nouer au lien de l'angle supérieur et antérieur; le lien de l'angle postérieur et inférieur se dirige sous la poitrine, en arrière des deux coudes, remonte également du côté opposé pour venir se nouer au second lien supérieur. Quant au lien fixé au milieu du bord antérieur, il passe en avant du poitrail, contourne l'épaule opposée, et vient s'attacher à un surfaix; les deux liens du bord postérieur se dirigent en arrière, et, après un court trajet, ils s'attachent au même surfaix.

—*L'enveloppe de l'avant-bras* consiste en une pièce de toile ayant la forme d'un triangle tronqué. La partie supérieure en est fortement échancrée. Des angles supérieurs partent deux liens qui montent, l'un antérieurement, l'autre postérieurement, pour s'attacher à une bricole. Les bords latéraux sont rapprochés l'un de l'autre par plusieurs cordons qui partent des côtés.

—*L'enveloppe de la jambe* est encore un long triangle tronqué, assez grand pour envelopper toute cette partie. On y ajoute deux goussets, un au milieu du bord supérieur pour loger le grasset, un autre au bord inférieur pour loger la partie antérieure du jarret. Un lien partant du gousset supérieur vient s'attacher à une croupière fixée elle-même à un surfaix. Un second lien, partant du milieu de l'espace qui sépare le gousset supérieur de l'angle interne et supérieur de l'enveloppe, monte en dedans de la cuisse jusqu'au culeron où on le fixe. Deux autres liens partent des angles supérieurs, se croisent sur la fesse, et viennent s'attacher, l'externe au culeron, et l'interne à la croupière. Plusieurs petits cordons sont fixés aux bords latéraux qu'ils servent à rapprocher l'un de l'autre en arrière de la jambe.

—Dans toutes les enveloppes que nous venons de décrire, nous avons supposé que l'on pouvait se servir de la toile telle qu'on la coupe à la pièce. Mais cette toile, dans le plus grand nombre de cas, s'appliquerait mal sur des surfaces qui offrent des creux et des saillies. C'est au moyen de plis convenablement faits aux enveloppes que l'on peut remédier à l'inégalité des surfaces qu'elles doivent recouvrir, et que l'on peut rendre le contact plus immédiat entre le bandage et la partie à laquelle il est destiné. C'est, du reste, au praticien à savoir apporter à ces bandages toutes les modifications nécessitées par les circonstances.

BANDE. (*Voy.* Bandage.)

BARBES. Barbillons. Les chevaux, les bœufs et la plupart des quadrupèdes ont sous la langue, de chaque côté du frein, de petits appendices qui sont les orifices des canaux d'une glande salivaire. Les anciens maréchaux, considérant ces appendices, que l'on désignait sous le nom de *barbes*, comme des excroissances susceptibles d'empêcher les animaux de boire, les enlevaient souvent aux chevaux. Si cette coutume est encore suivie par quelques maréchaux, nous leur conseillons fort de l'abandonner; c'est une opération absurde qui facilite la pénétration des corps étrangers (épillets des graminées) dans le canal salivaire de la glande maxillaire, et conséquemment la formation d'abcès graves à l'auge.

BARDOT. Petit mulet produit par l'accouplement d'un cheval et d'une ânesse.

BARRER LA VEINE. Opération pratiquée autrefois, et peut-être encore aujourd'hui en certaines localités par les maréchaux. Elle consistait à mettre à nu une portion de veine des jambes, à la lier en deux endroits, et à la couper dans l'intervalle. On prétendait par là arrêter les mauvaises humeurs qui se jettent, disait-on, sur les jambes des chevaux. C'est une opération dangereuse que l'ignorance seule peut conseiller et pratiquer.

BARRES (Blessures des). On désigne sous le nom de *barres* la partie de la mâchoire comprise entre les grosses dents et les crochets du cheval, et entre les grosses dents et les incisives de la jument. Cette partie peut être irritée par un mors mal fait, ou par la mauvaise manière dont le cavalier use de la bride. Cette irritation, lorsqu'on la néglige et qu'on n'en fait pas disparaître la cause, peut amener l'ulcération de la portion de gencive qui recouvre l'os; elle peut même finir par mettre celui-ci à nu et par le faire carier. Un peu de repos, ou bien un travail sans bride, suffit pour faire disparaître l'irritation quand elle est récente; mais si l'os est attaqué, la cure est plus difficile; il faut alors ruginer la partie cariée, nourrir l'animal avec des aliments faciles à mâcher, et lotionner la plaie avec du vin miellé le plus souvent qu'on le peut; on s'abstient ensuite de mettre la bride jusqu'à ce qu'il se soit formé une cicatrice assez dure pour résister au mal.

BAS (Mettre). *Voy.* Parturition.

BASSE-COUR. Les granges, les étables, les greniers, les écuries, les bergeries, le colombier, le poulailler, le cellier, les remises, les hangars, les toits à porcs, forment en général ce qu'on nomme la *basse-cour*, sans compter néanmoins plusieurs réduits destinés à séparer les animaux malades ou vieux, à faire pondre ou couver les oiseaux domestiques, soigner leur première éducation, les garantir de la pluie et du froid, les engraisser, etc. A la ville, la basse-cour est un endroit que l'on cache avec beaucoup de soin, et qui est séparé de la cour principale de l'habitation; elle est destinée aux écuries, remises, etc. A la campagne, au contraire, c'est la partie la plus utile et la plus vivante; elle facilite le service des écuries, des remises, des hangars, des greniers en tous genres, et c'est le dépôt ou la fabrique de tous les engrais.

BATTRE DU FLANC. Se dit d'un animal et surtout d'un cheval qui est essoufflé, qui, par excès de fatigue, par maladie ou pour toute autre cause, respire plus vite et plus fort qu'à l'ordinaire, et soulève davantage ses flancs.

BAUDET. C'est le nom des ânes, en général, dans quelques cantons de la France, de l'âne entier dans d'autres, et même seulement de l'âne entier qui sert d'étalon.

BÉLIER. Mâle de la *brebis*. Le bélier châtré devient le *mouton*. (*Voy.* Brebis Moutons et Bêtes ovines.)

BERGERIE. Lieu où l'on renferme les bêtes à laine. Elle diffère du *parc* en ce qu'elle est couverte et presque toujours murée. Daubenton était persuadé que les habitations fermées ne conviennent nullement aux moutons. « La bergerie, dit-il, est le plus mauvais logement qu'on puisse leur donner; la vapeur qui sort de leur corps et du fumier infecte l'air et met ces animaux en sueur. Ils s'affaiblissent dans ces étables trop chaudes et malsaines; ils y prennent des maladies; la laine y perd sa force, et, lorsque les bêtes sortent dehors, l'air les saisit quand il est froid, il arrête subitement leur sueur, et quelquefois il peut leur donner de graves maladies. Il faut donc donner beaucoup d'air aux moutons; un parc peut leur servir de logement sans abri. »

Sans doute, ces habitations ne sont d'aucune utilité pour les bêtes qui, vivant sous un climat tempéré, n'éprouvent que rarement du froid, et sont garanties, en

été, des chaleurs de cette saison par l'élévation des montagnes où elles séjournent. Il n'en est pas de même pour celles qui, à cause des lieux où elles demeurent toute l'année, sont exposées à des vicissitudes de froid, de pluie et de chaleur. Il faut à ces dernières des abris plus ou moins fermés, c'est-à-dire des
bergeries.

Pour qu'une bergerie soit bonne, il faut que, assise sur un terrain sec, elle soit
à l'abri de la pluie et de la neige, qu'elle ait une étendue et une hauteur suffisantes, que l'air puisse s'y renouveler fréquemment, et qu'on ait des moyens de le
rendre tempéré. On n'a pas toujours la facilité d'avoir un terrain sec; mais on le
rend tel en remplaçant la glaise, ou la terre franche de sa surface, par des
gravois, ou du sable, ou du mâchefer. — L'étendue d'une bergerie sera proportionnée au nombre des bêtes qu'on désire y placer et à l'espèce de celles qui l'habiteront; celle des brebis mères devra être plus grande, à cause de leurs agneaux,
que celle des béliers à grandes cornes, et cette dernière plus que celle des moutons qui n'ont que de petites cornes et des brebis qui n'ont pas d'agneaux. On a
besoin encore d'un moindre espace, si l'on n'a à loger que de jeunes agneaux.
L'essentiel est que tous les animaux puissent se reposer, manger tous à la fois
et se mouvoir dans différents sens avec facilité. Une bergerie aura les dimensions
convenables, si on les calcule de manière à avoir dix pieds carrés pour une brebis
et son agneau; sept pieds carrés pour un bélier, un mouton et une brebis qui n'a
pas d'agneau, et six pieds pour un agneau. La hauteur ne peut être au-dessous de
douze pieds.

Les bergeries qui n'ont que les murs et le toit, et celles qui sont faites de planches mal jointes, peuvent n'avoir pas besoin de fenêtres : dans les unes, l'ouverture des portes, et dans les autres les fentes et les interstices entre les planches,
suffisent pour établir un courant d'air. Mais il faut nécessairement des ouvertures
à celles qui sont sous plancher; on en pratiquera tout autour, si la bergerie est
isolée de tout bâtiment, de manière qu'on puisse ouvrir et fermer de différents
côtés, selon le temps et la saison. Règle générale : il faut, quand on entre dans
une bergerie, qu'on n'y éprouve ni froid, ni chaleur, ni odeur trop forte d'excréments en putréfaction.

Il vaudrait mieux qu'il n'y eût qu'une bergerie particulière pour chacune des classes d'animaux, que de les recevoir toutes dans un seul et même bâtiment, comme
on le fait dans presque tous les pays où l'on se contente de le diviser en autant
de parties par des treillages. La masse d'air, altérée par la respiration d'un grand
nombre de bêtes, se renouvelle plus difficilement. Le voisinage des mâles et des
femelles nuit au repos de tous; les béliers s'échauffent en sentant ou entendant
les brebis ; les jeunes agneaux appellent longtemps leur mère après le sevrage :
ce sont là des inconvénients qu'il faudrait éviter. Il est important aussi d'avoir
une ou deux infirmeries pour mettre à part les bêtes malades.

— Dans un grand nombre de fermes, on place la nourriture des troupeaux par
terre; l'inconvénient qui en résulte est sensible : une partie des aliments tombe
sur la litière et est foulée par les pieds des animaux. Il vaut donc mieux se servir
d'auges, appelées *crèches* ou *mangeoires*, pour y placer les grains et les provendes,
et de râteliers pour y mettre les fourrages. Il est même convenable de réunir les
râteliers et les mangeoires en un corps dont les mangeoires forment la base; par
cette disposition, les fleurs, les graines et les petites feuilles qui tombent des râteliers, au lieu d'être perdues, sont ramassées par les moutons et leur profitent. Les
râteliers se composent de fuseaux de bois, maintenus supérieurement par une
traverse et implantés inférieurement dans la mangeoire. Quand il y a entre eux
trop de largeur, les bêtes avides s'y prennent la tête, qu'elles ne peuvent plus
retirer : l'espace le plus convenable d'un fuseau à l'autre est de six pouces ; il ne
faut pas qu'il soit moindre. On donne de l'inclinaison aux râteliers, pour que les
fourrages descendent à la portée des animaux; si on la donnait trop forte, les
débris des fourrages tomberaient sur les toisons et les gâteraient. — Tantôt la
mangeoire est de deux pièces, dont l'une est une bande qui en fait le bord, tantôt
d'une seule pièce creusée en cuillère; cette dernière forme est préférable parce

qu'elle résiste aux divers frottements et aux violents coups de tête des béliers. Dans les bergeries étroites on établit des râteliers seulement le long des murs; dans celles qui sont larges, on en place un double au milieu, ce qui fait quatre dans sa largeur, non compris ceux des extrémités. Les bouts de chaque râtelier doivent être fermés, pour qu'aucune bête n'y entre, et les angles émoussés pour éviter les accidents.

Un point qu'on ne doit pas négliger, c'est de mettre le berger à portée de veiller sur son troupeau pendant la nuit. Pour cela, il faut qu'il ait une chambre qui communique avec la bergerie, ou qu'on lui en établisse une avec des planches en forme de soupente, dans la bergerie même : une échelle ordinaire, ou un escalier de meunier, suffira pour y monter et en descendre. Au temps de l'agnelage, il sera indispensable de tenir de la lumière dans la bergerie, au moyen d'une lanterne de verre grillée.

— Il faut curer les bergeries de temps en temps, et non pas aussi fréquemment que quelques cultivateurs l'ont dit, parce que le fumier ne serait pas fait : l'odeur et la chaleur en indiqueront le besoin; on y mettra souvent de la litière fraîche.

BESTIAUX. Bétail. Sous les dénominations de *bestiaux* et de *bétail*, on comprend tous les animaux à quatre pieds que l'homme a réduits à l'état de domesticité et qui servent soit à sa nourriture, soit à la culture des terres. Cette double dénomination embrasse donc les *taureaux*, les *vaches*, les *génisses*, les *veaux*, les *bœufs*, les *buffles*, les *chevaux*, les *juments*, les *poulains*, les *ânes*, les *ânesses*, les *ânons*, les *mulets*, les *mules*, les *béliers*, les *brebis*, les *agneaux*, les *moutons*, les *boucs*, les *chèvres*, les *chevreaux*, les *verrats*, les *truies* et les *cochons*. Assez souvent on applique spécialement la dénomination de *bestiaux* aux seules *bêtes à cornes*, et, dans ce cas, celle de *bétail* comprend plus généralement l'ensemble des animaux que nous venons d'énumérer. On distingue aussi parmi eux le *gros bétail*, qui comprend les grosses bêtes à cornes, et le *menu bétail*, qui comprend les bêtes à laine, les chèvres et les cochons.

— *Qualités générales à rechercher dans le bétail*. Chez les animaux destinés à la boucherie, ces qualités sont : 1° *La taille*, qui doit être moyenne et même plutôt petite que grande. Cette règle est toutefois subordonnée à la qualité des pâturages et au mode de consommation de la contrée. — 2° *Les formes*, qui d'après les plus habiles éleveurs doivent remplir les conditions suivantes : Il faut que toutes les parties soient proportionnées, que le coffre soit large, la carcasse profonde et en ligne droite, le ventre d'une proportion moyenne, que les jambes soient courtes, que la tête, les os et les autres parties de peu de valeur soient aussi petits que peuvent le permettre la force que doit avoir l'animal et les autres qualités qu'il doit posséder, que la longueur du cou soit en rapport avec la taille de l'animal afin qu'il puisse pâturer avec facilité, et enfin, que les muscles et les tendons soient gras, ce qui rend l'animal bon marcheur. — 3° *La disposition à un accroissement rapide*. On regarde un bœuf comme ayant une rapide croissance, lorsqu'à l'âge de trois ans il pèse, gras, de 5 à 600 kilogr., ainsi qu'un mouton qui pèse, immédiatement après sa seconde tonte, de 25 à 28 livres par quartier. Les animaux qui ont la propriété de croître promptement ont ordinairement le dos et le ventre droits, les épaules bien rejetées en arrière, et le ventre plutôt léger que volumineux. — 4° *La disposition à s'engraisser*, que l'habitude fait aisément reconnaître chez un animal à la vue et au tact. La peau et la chair d'un bœuf, dans ce cas, doivent paraître douces au toucher; dans un bon mouton, la peau est douce, moelleuse et un peu élastique. — 5° *Une constitution robuste*. L'opinion populaire est que les couleurs sombres du poil sont l'indice de la force et d'une bonne constitution. Les races robustes sont moins sujettes aux maladies ; elles sont aussi moins sujettes à avoir la graisse jaune, et la viande en est généralement d'une belle couleur.

— *Soins généraux du bétail*. C'est un objet d'une haute importance pour tout cultivateur d'employer de la manière la plus économique et la plus avantageuse les produits végétaux destinés à la nourriture des bestiaux, et de les appliquer à ceux qui peuvent lui procurer les bénéfices les plus considérables et les plus prompts. Pour atteindre ce but, on doit: 1° Faire attention à la préparation la plus convenable, et à la distribution la plus économique de la nourriture du bétail; 2° approprier les nourritures de diverses sortes aux différentes races de bétail, à leurs habitudes, à leur degré de vigueur, à l'exercice auquel les bêtes sont soumises; 3° enfin, varier cette nourriture suivant les saisons et l'état des animaux, sous le rapport de l'âge, du degré d'engraissement, etc.

Les règles suivantes méritent attention pour la nourriture et l'engraissement du bétail :

1° Les animaux destinés à la boucherie doivent être entretenus dans un état constant d'accroissement. Les bêtes des races précieuses sont fortement nourries dès leur naissance, et sont presque toujours grasses. Avec d'autres races, et sur des pâturages de qualité inférieure, cela n'est ni nécessaire ni praticable; mais, dans tous les cas, on doit s'attacher au principe d'entretenir toujours les animaux en état d'accroissement, et ne jamais leur laisser perdre leur chair, dans l'espoir de les rétablir par une meilleure nourriture. — 2° La taille ne doit jamais être supérieure à celle que le pâturage peut entretenir en état d'embonpoint; et rien n'est moins judicieux que de s'efforcer d'accroître la taille du bétail par des croisements sans améliorer les pâturages. Les bestiaux de toute espèce et de toute race doivent, sous le rapport de la taille, être proportionnés à la quantité et à la qualité de la nourriture qu'on leur destine. — 3° Les meilleurs pâturages doivent être donnés à la portion du bétail qui doit être vendue la première : ceux d'une qualité inférieure aux animaux producteurs, et ceux de la dernière qualité au jeune bétail.— 4° On doit avoir grand soin de ne pas mettre sur un pâturage plus de têtes de bétail qu'il n'en peut nourrir convenablement; on doit l'éviter principalement pour les jeunes animaux qui prennent leur accroissement. S'ils sont mal nourris pendant une partie de l'année, on aura bien de la peine à leur faire reprendre ensuite leur embonpoint, et ils n'atteindront jamais la taille et les proportions qu'on pouvait espérer. — 5° Le genre de nourriture donnée aux animaux doit être adapté à leur âge. Dans la première jeunesse, il paraît nécessaire à leur santé que les aliments aqueux et succulents soient en grande proportion dans leur nourriture; mais ensuite, lorsqu'ils deviennent plus vigoureux, comme leur accroissement exige une certaine lenteur, leur nourriture doit être moins nutritive et plus grossière. Les nourritures sèches paraissent convenir davantage aux animaux en hiver, lorsque la transpiration est moins considérable qu'en été, saison pendant laquelle les aliments frais leur conviennent mieux. — 6° Sous le rapport des maladies du bétail, on peut remarquer en général que le soin principal du cultivateur doit être de les prévenir en écartant leurs causes, car les maladies qui attaquent les animaux domestiques ne sont pas toujours faciles à guérir. — 7° Enfin, quels que soient les aliments qu'on donne aux animaux, on ne doit jamais les changer subitement. On doit faire passer graduellement les animaux de la nourriture sèche aux aliments frais, d'une bonne nourriture à une nourriture médiocre, et réciproquement.

Il est à propos d'ajouter que la nature semble avoir destiné les différentes races d'animaux à divers objets. On ne connaît pas une race de bétail à cornes qui soit également bien adaptée à la boucherie, à la laiterie et au trait; et autant que l'expérience peut nous permettre d'en juger, les qualités qu'on doit rechercher pour ces divers usages sont incompatibles entre elles, et appartiennent à des animaux de formes et de proportions différentes. Un éleveur judicieux doit donc déterminer le principal objet qu'il a en vue, et s'efforcer de propager ensuite la race du bétail qui convient le mieux à ce but.

— *Nourriture des bestiaux.* Parmi toutes les circonstances qui peuvent faire éprouver des modifications aux bestiaux, il n'en est pas qui exercent sur eux une influence aussi marquée que la nourriture; car c'est le seul moyen que la nature ait donné à tous les êtres organisés pour opérer leur accroissement et réparer les pertes qu'ils font à chaque instant de leur existence. Si nous considérons la nourriture sous le point de vue de son utilité, de son administration et des qualités qu'elle doit avoir pour les animaux domestiques, elle donne lieu aux observations les plus importantes. Nous examinerons ici les principales.

La nourriture que l'on donne le plus ordinairement aux bestiaux, en France, est le foin, la paille de froment et l'avoine. Il y a encore beaucoup d'autres substances qui sont employées à titre d'aliments, mais qui sont d'un moins fréquent usage ; nous les examinerons tour à tour.

— *Le foin* est un des meilleurs aliments que l'on puisse donner à nos herbivores ; il nourrit beaucoup plus que les plantes vertes dont il provient, parce que les parties nutritives qu'il contient sont en quelque sorte condensées ; mais, comme il est dépourvu d'eau, il a besoin d'être plus longtemps mâché, plus imbibé de salive que l'herbe fraîche, et il se digère moins facilement. Il augmente les forces, et donne aux animaux une graisse plus ferme.

Le foin a toutes les qualités désirables lorsque les plantes conservent une couleur légèrement verte, ou au moins tirant sur celle de la feuille qui meurt, lorsque les tiges sont menues, souples, faciles à casser et conservent leurs feuilles ou leurs fleurs. L'odeur doit en être agréable et légèrement aromatique ; la saveur douce, plus ou moins sucrée, ne laissant dans aucun cas une impression aigre et acerbe.

Pour que le foin soit bon, il faut qu'il soit fauché lorsque la majeure partie des plantes est en pleine floraison ; avant cette époque, le foin a moins de qualités, moins de saveur, et il est moins abondant, parce que l'herbe est très aqueuse, perd beaucoup de son poids au fanage ; plus tard, le foin est dur, décoloré : il a cédé une partie de ses qualités à la graine, et celle-ci en tombant se trouve perdue pour la nourriture.

La qualité du foin dépend encore de la nature des plantes qui entrent dans sa composition. Quelques-unes de ces plantes sont bonnes, d'autres sont dangereuses ; mais, sans les examiner, on peut assurer que le foin qui est formé de tiges grossières, dures, coriaces, ligneuses, ne peut être bon. Alors il est souvent d'un vert foncé, il n'a pas d'odeur, ou il a une odeur rance ; sa saveur n'est ni douce ni sucrée ; elle peut être fade, ou bien âcre et brûlante. Le foin nouveau n'est bon qu'autant qu'il a été renfermé trois à quatre mois dans les fenils ; quand il n'a pas eu le temps de *suer*, il peut, en fermentant dans l'estomac, déterminer des affections graves. — Le foin peut subir diverses altérations qui dépendent surtout des circonstances qui ont accompagné la récolte. Des inondations, une humidité atmosphérique presque continuelle, peuvent rendre les fourrages vasés, rouillés, aussi nuisibles en vert que lorsqu'ils ont été convertis en foins.

Le foin vasé se distingue facilement : chaque tige ou plante est enveloppée d'une couche de matière terreuse, de la couleur de la vase des eaux des rivières, qui en débordant ont inondé la prairie et y sont restées stagnantes ; la plante n'a pas acquis les principes qu'aurait dû lui fournir la végétation ; elle est peu nourrissante ; la matière qui l'enveloppe irrite les intestins ; et enfin, dans ces inondations, les laiches, les roseaux et autres plantes aquatiques, prennent dans les prairies la place des plantes plus nourrissantes. Ce fourrage ne peut donc être admis que dans les cas de disette extrême ; son emploi a presque toujours des suites funestes.

Les grandes pluies, l'humidité du terrain, l'atmosphère, et surtout les brouillards, suffisent souvent, dans les pays boisés et peu aérés, pour déterminer *la rouille* de l'herbe et du foin qui en provient.

Le foin rouillé, — et on nomme ainsi celui qui est parsemé de taches semblables à de la rouille de fer, — est souvent nuisible aux *bestiaux*. Il ne faut l'employer qu'à la dernière extrémité.

Enfin, un soleil trop brûlant pendant la fenaison, l'exposition trop prolongée de l'herbe à l'action du soleil, des pluies ou des rosées très abondantes, qui lavent le foin et qui rendent le fanage long, voilà les causes les plus ordinaires qui enlèvent au foin une partie de ses sucs nutritifs, et qui le décolorent en le rendant *sec et cassant*. Dans cet état, sans odeur et presque sans saveur, il est ordinairement peu recherché par les bestiaux, d'une difficile digestion, et il ne peut convenir aux animaux de travail. D'ailleurs, le foin, quelque bien récolté et conservé qu'il ait été, acquiert peu à peu ces regrettables propriétés : les fourrages très vieux deviennent toujours décolorés, secs et peu nourrissants.

— *La paille de froment* est un assez bon aliment, lorsqu'elle est blanche, menue, fourrageuse, c'est-à-dire lorsqu'elle est associée à certaines plantes telles que l'ivraie, les chiendents, les liserons, le mélilot, le trèfle des champs, la lupuline, la gesse tubéreuse, etc. Ces plantes poussent naturellement dans les champs cultivés, et conviennent parfaitement à tous les bestiaux. La paille est encore meilleure lorsque le froment a été semé avec une prairie artificielle composée de luzerne, trèfle ou sainfoin, et que le plant de cette prairie a pu garnir, dès la première année, le bas de la gerbe.

Il est encore d'autres plantes qui se trouvent souvent avec le blé, et qui, loin de valoir la paille, en diminuent la qualité : telles sont la moutarde des champs, les chardons, les bluets, les pavots, l'hièble, les plantes désignées sous le nom vulgaire de grandes marguerites, les prèles, les graterons, etc.

Dans certaines contrées, on a essayé de *hacher la paille*, pour la faire manger plus facilement aux bestiaux. Cette méthode peut être avantageuse dans le cas de disette, ou lorsqu'on se trouve dans une position à ne pas avoir besoin de fumier : il faut alors avoir soin de la mélanger avec un peu d'avoine, et d'humecter le tout pour que l'animal en soufflant dessus n'écarte pas la plus grande partie de la paille hachée, qui est plus légère que l'avoine. Mais dans les campagnes où l'on a besoin d'une grande quantité de fumier, là où l'on donne aux bestiaux plus de paille qu'ils n'en peuvent consommer, il vaut mieux la leur donner entière.

La paille peut, comme le foin, être altérée par la *rouille*. Plusieurs maladies épizootiques ont été attribuées à l'usage des *pailles rouillées*. C'est donc un aliment dangereux.

— L'*avoine* forme la principale nourriture des chevaux de travail, surtout dans les pays septentrionaux ; elle renferme une certaine quantité d'un principe résineux qui lui donne une propriété stimulante et réchauffante, qui n'est pas sans utilité dans les pays du Nord, et qui contribue à donner de la force et de la vigueur aux animaux qui la mangent.

Quelle que soit la variété d'avoine présentée, on reconnaîtra qu'elle jouit de la propriété d'un bon aliment si, abstraction faite de sa couleur, qui n'indique rien, et du volume plus ou moins considérable de ses graines, elle est pesante à la main ; si elle est coulante et s'échappe facilement des doigts ; si son écorce est brillante et lustrée ; si elle est sans odeur bien sensible ; si son amande est blanche, sucrée, et laisse, en s'écrasant dans la bouche, une saveur agréable et farineuse ; si elle est débarrassée de ses balles ; si elle n'est pas mélangée de diverses graines, surtout de celles de la fausse moutarde, du raifort sauvage, du peigne de Vénus, de l'ivraie, etc., ou de corps étrangers, terres, plâtres, cailloux, poussière, etc. Mais de toutes les considérations que nous venons d'indiquer, c'est sur la pesanteur qu'on doit le plus insister, car lorsqu'une avoine bien sèche sera en même temps bien pesante, ce sera une preuve qu'elle aura été bien récoltée et que les marchands ne l'auront pas fait gonfler en l'arrosant d'eau chaude.

On a conseillé de concasser ce grain pour le faire manger aux animaux ; mais il est impossible d'admettre cette méthode comme principe général, car l'avoine étant dure et très peu aqueuse, a besoin d'être longtemps mâchée et imbibée de salive pour pouvoir être facilement digérée. Cependant, comme ce grain est recouvert d'une enveloppe dure, presque inattaquable par les sucs digestifs et qui fatigue souvent les dents, surtout chez les jeunes animaux et chez ceux qui sont vieux, il peut quelquefois être avantageux de le concasser grossièrement, afin qu'il offre encore une certaine résistance quand il est mâché, et qu'il ne soit pas avalé avant d'être complétement imbibé de salive. Ce procédé est toujours utile pour la *féverole*, le *pois des champs*, les *vesces*, les *gesses* et le *maïs*.

— Le *seigle* est quelquefois employé comme aliment; sous ce rapport, il présente plusieurs avantages qui doivent engager les fermiers à le cultiver. Il peut venir dans des terres sèches, arides et qui ne peuvent donner d'autres plantes céréales;

il résiste parfaitement au froid; enfin, il est très précoce et peut fournir une excellente nourriture verte à une époque où, le fourrage commençant à devenir rare, on est dans la nécessité de diminuer la ration des bestiaux. Il sert, dans ce cas, de prairie momentanée, et peut être mangé par les vaches et même par les moutons, si on a soin de le faucher lorsqu'il est encore tendre.

Lorsqu'on sème le seigle avec l'intention de le faire manger en vert, il est convenable de semer en même temps une légumineuse, par exemple le pois d'hiver, la gesse chiche, etc. Mais, comme la légumineuse ajoutée est moins hâtive et qu'elle doit cependant former la base de la prairie momentanée, on doit en semer cinq à six fois plus que de seigle; de cette façon, bien que le plant de cette légumineuse ne garnisse que le bas des chaumes du seigle, il n'en prédomine pas moins dans la prairie.

La paille de seigle est trop dure pour pouvoir être mangée; son grain est rarement employé pour les chevaux, mais il convient parfaitement pour achever l'engraissement des bœufs que l'on destine à la boucherie.

— Le *froment* est trop cher pour qu'on puisse le donner aux bestiaux; cependant nous approuvons fort l'habitude de certains éleveurs qui en donnent tous les matins une jointée aux chevaux maigres et affaiblis avant de les faire boire, ou qui mélangent cette jointée avec leur ration d'avoine. Mais il faut qu'il soit donné avec prudence, car il est éminemment échauffant, et il peut développer plusieurs maladies très aiguës. Un assez grand nombre d'affections, dont on va chercher bien loin les causes, ne sont quelquefois déterminées que par l'action des criblures de blé que les laboureurs font souvent manger en grande quantité à leurs chevaux.

— Le *son*, qui n'est autre chose que l'écorce du blé écrasé par la meule, est d'un usage très familier comme aliment. Il est très rafraîchissant et d'une digestion assez facile quand on ne l'a pas administré en trop grande quantité. On le présente sec ou mouillé aux animaux sains ou malades, suivant les cas. Du reste, cette nourriture seule avec le fourrage ne suffirait point à l'entretien d'un animal qui travaille; c'est plutôt une sorte de diète à laquelle on le soumet quand sa santé est altérée; mais il est important de s'assurer que cet aliment ne soit point vieux et d'une odeur fétide, car les animaux pourraient le refuser.

— L'*orge* est fréquemment employée en vert, pour les chevaux surtout, quelquefois pour les bœufs et rarement pour les moutons. On donne ce vert à l'écurie pendant un mois ou six semaines, en ayant soin de le faucher avant qu'il ait épié; lorsque l'épi est sorti du fourreau, il devient trop nourrissant. Il faut qu'il soit donné à l'animal poignée par poignée; car si on en mettait beaucoup devant lui, il pourrait s'en dégoûter. Comme cette nourriture verte est très substantielle, les animaux qui la mangent deviennent souvent trop sanguins; il est alors utile de les saigner.

La paille de l'orge est dure et peu nourrissante; il n'en est pas de même du grain, qui forme un excellent aliment. Un grand nombre d'observations ne laissent aucun doute sur la possibilité d'utiliser ce grain en place d'avoine dans quelques circonstances, et surtout pendant les chaleurs de l'été. Il est beaucoup plus rafraîchissant que l'avoine.

Le plus fréquent usage de l'orge dans notre pays, c'est à l'état de farine, pour faire de l'*eau blanche*; elle remplace alors avantageusement le son, parce qu'elle nourrit plus que ce dernier; elle forme sous cet état une nourriture rafraîchissante que l'on donne souvent aux chevaux malades.

— Le *maïs* ou *blé de Turquie* n'est guère employé à titre d'aliment que pour l'engraissement des volailles, des porcs et des bestiaux, auxquels il donne une chair d'une saveur délicate. Il faut alors qu'il soit broyé.

— Les *légumineuses* reçoivent pour la nourriture des bestiaux un emploi aussi étendu que les céréales; on les consomme indifféremment à l'état de graines ou de fourrage. Les graines en sont fort nourrissantes, et le fourrage que ces plantes fournissent vaut même mieux que celui des prairies naturelles. Les légumineuses les plus employées sont les vesces, les pois, les gesses, les luzernes, les trèfles et le sainfoin.

—La *vesce-fève* ou *féverole* forme un aliment très nourrissant que l'on emploie dans plusieurs contrées de la France à la nourriture des chevaux. Le seul inconvénient qu'on puisse lui reprocher est d'être dure et difficile à mâcher ; on peut cependant la donner entière aux chevaux qui ont de bonnes dents, et la concasser pour ceux qui sont trop jeunes ou trop vieux. On estime que les chevaux sont mieux nourris avec les trois quarts d'un boisseau de féveroles qu'avec un boisseau d'avoine ; mais cette nourriture, quoique bonne, est très échauffante, et ne doit être donnée qu'avec précaution. Réduite en farine et mélangée avec la boisson des vaches, elle forme pour ces animaux une excellente nourriture ; réduite en pâte, elle est employée avec succès à l'engraissement des bœufs et des porcs.

La vesce consommée en vert gonfle souvent les bestiaux. Consommée sèche, elle forme un fourrage plus ou moins dur, plus ou moins nourrissant, suivant l'époque à laquelle elle a été récoltée.

— Les *gesses* et les *pois* peuvent être employés à peu près de la même manière que la vesce.

— La *luzerne commune* fournit un fourrage vert très précoce, mais en même temps très tendre, très aqueux et susceptible de gonfler les bestiaux lorsqu'ils en mangent une quantité considérable et que ce vert est couvert de rosée. Il faut donc en donner modérément. On évite cet inconvénient de la luzerne verte en la consommant à l'étable, et en ayant soin de la donner exempte d'humidité, de la faucher quatre ou six heures avant de la rentrer, de l'amortir par le soleil, et de la donner par petites rations à la fois ; alors elle fait gonfler rarement, et forme une excellente nourriture pour les vaches laitières.

La luzerne sèche forme un très bon fourrage dont nous ne saurions trop recommander la culture.

— Le *trèfle des prés* consommé en vert a, peut-être plus que la luzerne, l'inconvénient de gonfler les bestiaux ; il exige donc les mêmes précautions que la luzerne ; alors il forme, pour eux, une nourriture qui convient surtout aux femelles laitières. Le trèfle acquiert ordinairement par le fanage une couleur noire, qui n'indique pas qu'il soit de mauvaise qualité.

— Le *sainfoin*, qui vient très bien dans les endroits secs, fournit un vert qui est moins aqueux que la luzerne et le trèfle, ne gonfle pas les bestiaux, et peut, à cause de cela, être pâturé sur place. Fauché et converti en foin, il constitue un aliment très nourrissant et qui convient parfaitement aux chevaux.

— Les *pommes de terre* sont cultivées en grand dans beaucoup de pays pour la nourriture des bestiaux ; elles constituent un excellent aliment que l'on conserve principalement pour les besoins de l'hiver. Les pommes de terre conviennent beaucoup plus aux vaches laitières, aux bœufs et aux moutons qu'aux chevaux ; on les administre crues ou cuites. Dans le premier cas, on les coupe grossièrement au moyen d'appareils particuliers ; dans le second cas, on les cuit à la vapeur d'eau bouillante, en les plaçant dans un tonneau défoncé par un bout et s'appliquant par ce bout sur le bord d'une chaudière ; les pommes de terre sont retenues par un grillage, et la vapeur s'échappe par un trou supérieur.

Ces tubercules ne doivent pas, en règle générale, former plus de la moitié de la nourriture des animaux ; employés crus et en grande proportion à la nourriture du bœuf, ils ont l'inconvénient de le relâcher et de donner une odeur fétide à ses excréments. Les pommes de terre cuites n'ont pas ce défaut ; mais elles engraissent les animaux sans leur donner de l'énergie.

D'après des expériences qui ont été faites par M. de Dombasle sur l'emploi de la pomme de terre, on doit conclure que, lorsqu'on les administre aux vaches dans le but de favoriser la production du lait, il vaut mieux les employer crues que cuites ; dix à onze kilogrammes semblent être la ration journalière que l'on ne peut dépasser sans inconvénient ; le reste de la nourriture doit être donné en fourrage sec. Lorsque, au contraire, on a pour but l'engraissement du bétail à cornes, il est préférable de les donner cuites : on peut alors porter la ration jusqu'à vingt ou vingt-cinq kilogrammes. Dans l'un et l'autre cas, il faut toujours que les bêtes reçoivent un supplément de foin; dans le dernier cas, il peut être utile d'ajouter à leur nourriture quelques féveroles, vesces, gesses ou pois.

On peut aussi faire manger les pommes de terre crues aux moutons, en ayant soin de ne jamais dépasser 1 kilogramme par jour.

Quant aux chevaux, cette nourriture les rend tellement mous et lymphatiques, que nous conseillons de ne jamais l'employer pour eux.

— Le *topinambour*, la *carotte*, le *panais*, la *betterave*, les diverses espèces de *choux*, les *navets*, les *raves*, etc., sont encore utilisés, dans divers pays, comme aliments des bestiaux; mais, comme leur emploi n'est pas général, nous pensons que nous sortirions des bornes que nous nous sommes tracées si nous entrions dans de longues considérations à leur sujet. Nous nous contenterons donc de la simple énumération que nous venons d'en faire.

— *Du régime vert.* La plupart des animaux herbivores sont, pendant leur jeunesse, nourris presque exclusivement d'herbes vertes qui leur conviennent alors beaucoup mieux que toute autre nourriture, parce qu'elles se broient et se digèrent facilement; mais quand ils ont acquis l'âge adulte, ce régime ne peut plus convenir aux animaux de travail, parce qu'il les relâche plus qu'il ne les fortifie. Dans l'espèce du cheval, ce n'est le plus souvent que comme remède que le vert est administré, et il est plus nuisible qu'utile à ceux qui sont habitués au sec et qui conservent à un degré convenable leur embonpoint et leur santé. Cependant les chevaux dégoûtés, ceux qui maigrissent sans cause apparente ou chez lesquels le travail de la dentition se complète, réclament la nourriture verte; ce régime est également utile aux jeunes chevaux, lorsque de grandes fatigues, des aliments mal choisis, durs, grossiers, ont fait naître de l'irritation dans diverses parties.

On reconnaît son utilité, dans ces diverses circonstances, aux crottins secs et brûlés, aux urines rares, à la sécheresse de la peau, à son adhérence aux os, à la physionomie triste de l'animal, à la chaleur et à la sécheresse de la bouche, au peu de développement du ventre, et surtout au désir que le cheval manifeste pour la nourriture verte.

Quand le vert convient au cheval, sa peau s'assouplit et se couvre bientôt d'une poussière grasse; le poil devient plus luisant; les urines coulent en abondance; la physionomie devient plus vive, plus gaie; il mange avec plus d'appétit; son ventre est souple, arrondi; sa fiente, d'abord liquide, devient plus consistante, etc. Quand, au contraire, le vert est administré à tort, le cheval reste faible, triste; son poil est hérissé, sa peau sèche et tendue, sa bouche pâle et flasque; ses urines sont claires, rares, son ventre ballonné; il mange avec lenteur; sa fiente est liquide, souvent fétide, et on y distingue des brins d'herbe non altérés. Un cheval qui présente ces différents symptômes doit être remis à une nourriture sèche et choisie.

Le vert se donne ordinairement au printemps, à l'époque de la floraison des prairies; on ne peut établir de règle fixe sur la durée de ce régime; on doit seulement en discontinuer l'emploi aussitôt qu'il a produit l'effet désiré.

On a proposé plusieurs méthodes pour faire prendre le vert aux animaux; ces méthodes peuvent se réduire à deux : ou le vert pâturé, ou bien fauché et donné à l'écurie.

Il y a toujours économie de nourriture verte lorsqu'on la donne à l'écurie; rien ne se perd, toutes les plantes sont mangées indistinctement, surtout lorsqu'on a soin de distribuer le fourrage en petite quantité à la fois. Les chevaux qui paissent en liberté choisissent les plantes, dédaignent les plus grossières qui bientôt envahissent la prairie, lorsqu'on n'a pas soin de joindre aux chevaux qui pâturent quelques bœufs ou vaches qui, moins délicats, mangent les herbes les plus grossières.

L'herbager soigneux préfère donc couper l'herbe plutôt que de laisser paître les animaux; la conservation de sa prairie et une sage économie lui commandent cette méthode, toutes les fois que les fourrages sont rares, et que le prix du fauchage est complétement payé par l'économie du vert et la conservation de la prairie. Dans les contrées, au contraire, où l'herbe est peu coûteuse, pour éviter les frais de transport et de fauchage, on préfère le vert en liberté ; mais alors il est bon, si l'on veut conserver la prairie, d'y mettre pâturer un bœuf pour deux chevaux.

— *Des boissons des bestiaux.* L'eau forme la base de la boisson de tous les animaux domestiques ; on la mêle quelquefois avec des aliments, comme de la farine, des racines cuites, etc. ; elle peut être donnée tiède ; le plus souvent elle est à peu près à la température ordinaire.

L'eau la meilleure pour abreuver les bestiaux est celle qui est claire, limpide, sans odeur comme sans goût, qui contient de l'air, qui dissout le savon et cuit bien les légumes. Les eaux de beaucoup de sources et de puits ont rarement ces qualités ; celles qui coulent dans des rivières profondes sont généralement froides ; les meilleures sont celles des rivières dont le lit est sablonneux, et celles des bonnes citernes.

Le moyen d'aérer et d'échauffer celles qui sont lourdes et froides consiste à les laisser exposées quelque temps dans des auges ou des séaux, et à les y agiter.

L'eau trop froide détermine une irritation plus ou moins forte sur l'estomac et l'intestin, et par suite des indigestions et des tranchées.

L'eau stagnante et des mares, celle même qui s'écoule des fumiers, sont regardées comme très-convenables à la boisson des animaux dans beaucoup de fermes ; souvent les animaux n'en ont pas d'autre. Les bestiaux semblent fréquemment leur accorder la préférence sur celles qui sont claires et limpides, probablement parce qu'elles tiennent en dissolution quelques sels qui peuvent les leur rendre agréables et plus sapides. Il faut convenir qu'elles peuvent quelquefois leur être utiles, lorsque les matières qu'elles contiennent ne sont pas parvenues à un haut degré de putridité ; mais il faut ajouter qu'elles deviennent quelquefois une cause très-active de maladies, surtout dans les temps chauds, époque où elles sont basses, très-putrides, et où les animaux ont le plus pressant besoin d'une boisson saine et abondante. Elles ont en outre l'inconvénient très-grave de communiquer à la chair des animaux une saveur très-désagréable.

Les eaux fortement chargées de *sélénite* (plâtre dissous) peuvent déterminer des maladies aiguës, des indigestions ou des diarrhées chez les animaux qui n'y sont pas habitués ; elles peuvent contribuer à rendre les digestions plus pénibles, comme aussi à rendre plus communes quelques maladies chroniques ; elles semblent favoriser le développement des exostoses chez les solipèdes.

Lorsqu'on n'a à sa disposition que des eaux séléniteuses, il peut devenir utile de les séparer de tous les sels de chaux qu'elles renferment, et de les rendre ainsi propres à dissoudre le savon, à cuire les légumes et à servir de boisson aux animaux. M. Lassaigne, professeur de chimie à l'école d'Alfort, a parfaitement éclairci la pratique de cette purification.

Il résulte des expériences de ce professeur qu'avec 300 grammes de sous-carbonate de soude on peut précipiter tous les sels calcaires qui se trouvent dans cent litres d'eau aussi séléniteuse que possible ; en la laissant ainsi reposer, au bout de deux heures, elle est complétement éclaircie, et propre à tous les usages des eaux douces. Cette quantité de sous-carbonate de soude ne coûte que cinquante centimes.

Peut-il être avantageux de purifier par ce procédé les eaux qui doivent servir à abreuver les bestiaux? En portant à vingt litres au moins la boisson nécessaire à chaque cheval, ces vingt litres reviendraient à dix centimes. Cette dépense, qu'on n'est pas dans l'habitude de faire, paraîtra sans doute considérable à beaucoup de propriétaires ; cependant nous n'hésitons pas à conseiller de la faire, toutes les fois qu'il sera démontré que certaines maladies graves ont pour cause la trop grande *crudité* des eaux.

Le temps et la manière d'abreuver les animaux sont encore des points qui intéressent essentiellement leur conservation.

On ne doit jamais les faire boire quand ils sont échauffés par un exercice violent ; il faut attendre qu'ils soient reposés, et les abreuver ensuite en les faisant boire aussi lentement que possible. On a tort de croire que le mélange d'une petite quantité de farine avec l'eau suffit pour corriger tous ses mauvais effets. Cette méthode peut contribuer à rendre l'eau moins froide et plus aérée, parce que, pour la mettre en pratique, il faut agiter l'eau en y plongeant la main; mais si l'eau est naturellement mauvaise, ce n'est pas cette farine qui lui ôtera ses qualités pernicieuses.

L'heure la plus convenable pour faire boire les bestiaux est celle de huit à neuf heures du soir. En été on les abreuve avec raison trois fois par jour, et la seconde doit alors être fixée environ à cinq heures après la première.

Il est nombre de personnes qui sont dans l'usage d'envoyer leurs chevaux boire à la rivière; cette méthode nous paraît assez convenable pourvu qu'on ne les y mène pas dans le plus âpre de l'hiver, et qu'on ait l'attention, à leur retour, de bouchonner leurs quatre jambes et d'enlever ainsi l'eau dont elles sont mouillées.

Quant à ceux qui abreuvent leurs animaux dans l'écurie, ils doivent, en hiver, avoir grand soin de faire boire l'eau sur-le-champ, aussitôt qu'elle est tirée, et avant qu'elle ait acquis un degré de froid considérable. Dans l'été, au contraire, il est indispensable de la tirer le soir pour le lendemain matin, et le matin pour le soir du même jour, afin de lui faire perdre le degré de froid qu'elle avait. Cependant, quand on n'a à sa disposition que de l'eau tirée sur-le-champ du puits, on peut l'employer après l'avoir agitée pendant quelque temps avec la main ou avec une poignée de foin.

— *De l'usage du sel pour les bestiaux*. La nature, dit Rozier, a décidé la question. Il n'est aucun animal domestique qui n'ait un goût décidé pour le sel marin et pour le nitre. On voit des pigeons faire plusieurs lieues pour gagner les bords de la mer, et chercher dans les falaises le sel qui s'y attache. On voit les moutons lécher les pierres des murs, et surtout ceux qui sont construits en plâtre, parce qu'il s'y développe naturellement du sel de nitre. Existe-t-il une source salée dans une contrée, les chevaux, les bœufs s'échappent quand ils le peuvent pour y aller, et les animaux sauvages eux-mêmes s'y rendent de toutes parts. D'après une indication si forte, si soutenue, comment s'aveugler au point de dire tantôt que le sel est inutile, tantôt qu'il est nuisible au bétail? Il est constant que le trop est dangereux en tout; mais entre le trop et le nécessaire il y a une ligne de démarcation, et l'animal, plus sobre que l'homme, l'outre-passe très-rarement.

Il est important de distinguer la nature des pâturages et la manière d'être des saisons, avant de donner du sel au bétail. Par exemple, les moutons qui paissent, depuis le mois de mai jusqu'au milieu d'octobre dans les plaines de nos provinces méridionales, n'ont pas besoin de sel; l'herbe courte et très-substantielle de ces provinces est par elle-même assez sèche, sans encore chercher à augmenter la soif de l'animal par l'usage du sel. Si, au contraire, le printemps et l'été sont pluvieux, le sel donné de temps à autre sera assez utile; il le sera surtout dans un hiver humide. Règle générale, plus l'herbe est aqueuse, plus le sol du pacage est humide, et plus le sel est nécessaire. Il est entièrement inutile dans les provinces voisines de la mer, sur l'étendue de deux à trois lieues de ses bords, parce que les vents de mer entraînent avec eux assez de parties salines, et les déposent sur les plantes. Les prés salés rendent à la longue les espèces de moutons plus petites; mais la délicatesse de leur chair dédommage en partie de l'exiguïté de leur toison.

L'usage du sel est nécessaire pour diminuer l'effet de plusieurs fourrages mal récoltés.

Quant à la *manière d'administrer le sel*, la plus simple et la plus facile est de le mêler avec les aliments, soit en aspergeant le foin avec de l'eau salée, soit en mêlant le sel avec le son et l'avoine, et en humectant un peu le mélange, soit en saupoudrant de sel les racines coupées par tranches. Voici, au reste, quelques méthodes parmi lesquelles on pourra choisir : 1° Au milieu de la bergerie, on plante un poteau qui est creusé en haut, et on y met un gros morceau de sel ou un gâteau fait avec un mélange de terre glaise et de sel pilé. On couvre le creux avec un couvercle quand on ne veut pas que les brebis le lèchent; — 2° on peut aussi placer le long des râteliers des auges longues et étroites, remplies de goudron, de sel marin ou de nitre, et de bourgeons d'absinthe pétris ensemble; les brebis peuvent y lécher autant qu'elles veulent; — 3° d'autres ont l'habitude de placer devant l'étable plusieurs sacs remplis de sel; la salive de la brebis ou des vaches le mouille et le dissout lorsqu'elles le lèchent : cette méthode est bonne et économique. Avec 25 livres de sel, qui reviennent à 5 francs, on en a autant qu'il en faut pour en donner à discrétion pendant un an à un troupeau de trois cents bêtes à laine.

Lorsqu'on ne donne aux animaux que la quantité de sel qui leur est nécessaire, cet usage est vraiment salutaire. Dès que les chevaux en font usage, ils ont un appétit plus décidé, leur poil devient plus clair et ils deviennent plus robustes; 60 grammes de sel donnés tous les trois à quatre jours, dans du son ou de l'avoine, paraissent être la dose la plus convenable pour un cheval; si on outrepasse cette quantité, on s'expose à faire développer chez ces animaux des maladies graves, telles que la paralysie, le tétanos, des gales rebelles, etc.

Quant aux différentes maladies qui peuvent attaquer les bestiaux, nous les décrirons aux articles qui seront consacrés à chacune d'elles.

BÊTES BOVINES. C'est l'expression générique sous laquelle on comprend aussi les taureaux, les vaches, les bœufs, les veaux et les génisses. On les appelle encore fréquemment *bêtes à cornes*; mais cette dénomination est d'autant plus impropre, qu'une multitude d'animaux différents sont pourvus de cornes, et que plusieurs races bovines très répandues en sont dépourvues.

Les animaux mâles de ces races portent le nom de *taureaux* quand ils ne sont pas châtrés, et de *bœufs* quand ils le sont; on donne le nom de *taurillons* et de *bouvillons* aux jeunes taureaux d'un an, et aux jeunes bœufs qui ne sont pas encore propres à l'attelage.

Les bêtes bovines femelles sont, depuis six mois jusqu'à dix-huit, désignées sous le nom de *taures*; à dix-huit mois elles reçoivent le nom de *génisses*; et quand elles ont porté un veau, elles prennent le nom de *vaches*. Le nom de *veau* est donné à toutes les bêtes bovines jusqu'à l'âge de six mois.

— *Races ou variétés de bœufs français*. Pour bien étudier les différentes races de bêtes bovines, il est nécessaire de les diviser en plusieurs grandes séries caractérisées par leurs formes extérieures et par la nature du service qu'on peut en obtenir. Cette base de division nous paraît préférable à toutes celles qui ont été indiquées, parce qu'elle permet d'embrasser par quelques généralités une foule de variétés de bêtes bovines, et de négliger des caractères et des différences de conformation qu'une longue habitude permet seule de retenir.

Les bêtes bovines servent à l'homme : 1° Par le travail des mâles qui, dans un grand nombre de pays, sont employés aux travaux agricoles et à la traction des voitures; 2° par le lait que fournissent les femelles; 3° par la nourriture que ces animaux nous offrent lorsqu'ils sont engraissés. Mais il est bien difficile de trouver une race qui nous présente tous ces avantages réunis à un degré un peu marqué : le plus souvent celles chez lesquelles les mâles sont susceptibles d'un bon travail ne fournissent que de mauvais bœufs gras et de pauvres vaches laitières. De même, chez les races dont les femelles donnent beaucoup de lait, les mâles sont peu propres aux différents travaux des campagnes. Il y a cependant en France, principalement aux environs de la Suisse, des races mixtes qui offrent ces différents avantages réunis, mais à un degré moindre que dans les séries extrêmes.

— *Races laitières*. Les meilleures races laitières françaises existent dans le nord et dans l'ouest de notre pays; elles paraissent originaires de la Hollande, d'où il a été tiré un grand nombre d'animaux, il y a un peu plus d'un siècle, par un herbager du pays d'Auge, nommé Delaroque. La race qui existe dans le département du Nord porte le nom de *race flamande* ou *flandrine*; elle se distingue par des formes assez élancées, le corps long, l'encolure grêle, la tête effilée, le coffre vaste, la peau fine, les cornes lisses et allongées. Une bonne vache de cette race donne, après avoir vêlé, de dix-huit à vingt-quatre et même trente litres de lait par jour. Mais les mâles suffisent difficilement à des travaux prolongés.

Les bœufs de *race normande* sont de haute taille, et peuvent acquérir un poids de 500 à 600 kilogrammes. Ils ont beaucoup d'analogie avec les bœufs flamands, dont ils se distinguent par un corps plus allongé, et par la couleur de la robe qui est fréquemment noire et brune, ce que l'on appelle *bringé* dans le pays. Le meilleur bœuf normand est celui du Cotentin, ce qui paraît dépendre en partie de l'abondance et de la bonne qualité des pâturages de ce pays.

Les bœufs du *Poitou* (Vienne, Deux-Sèvres et Vendée) pèsent de 300 à 400 kilogrammes ; ils sont généralement d'un rouge vif, et ils ont les cornes grandes. Ceux qui sont élevés dans les marais de cette province sont plus gros et moins bons que ceux qui sont nourris au foin. La *race* de l'*Aunis*, de la *Saintonge* et de l'*Angoumois* (Charente et Charente-Inférieure) offre des bœufs qui, malgré une taille assez élevée, ne pèsent que de 250 à 300 kilogrammes ; leurs cornes sont grandes et leur poil est rouge pâle. On les engraisse au foin.

Les bœufs de la *Touraine* (Indre-et-Loire) ont le poil brun ou blond. Ils sont de taille élevée, mais ils n'engraissent pas beaucoup. Leur poids moyen est de 250 kilogrammes.

— *Races de travail.* C'est dans le Midi que se trouvent les races qui fournissent les meilleurs bœufs de travail. Ces animaux ont généralement le poil court et luisant, fauve ou rouge, le front large et les cornes grosses, la poitrine large, le corps ramassé, la croupe forte, les membres courts et nerveux, l'aspect vigoureux et une physionomie annonçant de la douceur et de la docilité. Les mâles sont plus grands que les femelles ; celles-ci donnent peu de lait, si on les compare aux vaches du Nord.

C'est le bœuf *auvergnat*, que l'on nomme encore *rouget*, qui forme le type des races de travail. On en distingue trois variétés : celles de *Salers*, du *Mont-Dore* et du *Cantal*. La première variété a constamment le poil roux ; c'est, sans contredit, la meilleure et la mieux soignée. Les vaches y sont très-fécondes et fournissent une assez grande quantité de lait, car on prétend que l'on obtient dans ce pays deux quintaux de fromage par tête de vache pendant l'été. Cette bonne qualité des vaches de Salers paraît tenir à la bonté des pâturages dans lesquels on les met. — La race du Mont-Dore a le poil bigarré de blanc et de noir. Les bœufs y sont robustes ; mais le produit des vaches n'est pas tout à fait aussi abondant que celui de la race de Salers. — La race du Cantal a le poil fauve ; elle est plus petite que les deux autres, et elle produit beaucoup moins en veaux et en lait. Les vaches de cette race ne fournissent que 120 livres de fromage à peu près par été.

Les exportations des bœufs auvergnats sont considérables, car la Bourgogne, le Nivernais, le Bourbonnais, le Berry, le Limousin, la Gascogne, la Guyenne et le Languedoc tirent leurs bœufs de travail de l'Auvergne. Les provinces que nous venons de citer ont cependant des races qui leur sont propres, et sur lesquelles nous devons dire quelques mots.

Les bœufs de *Bourgogne* et du *Morvan* (Saône-et-Loire, Côte-d'Or, Yonne) sont petits, mais vigoureux : leur poil est fauve, ou rouge et blanc ; ils pèsent de 200 à 250 kilogrammes.

Les bœufs du *Nivernais* (Nièvre) sont de moyenne taille, et pèsent de 250 à 350 kilogrammes. On les engraisse à l'herbe en été, et au foin en hiver.

La race du *Bourbonnais* (Allier) a le poil blanc et rouge, ou fauve, ou rouge et noir. Les bœufs y pèsent de 250 à 350 kilogrammes.

Les bœufs du *Berry* (Cher et Indre) sont de moyenne taille. Leur poil est alezan clair, et ils pèsent de 250 à 300 kilogrammes. Une partie des bêtes bovines de cette province pait dix mois de l'année dans des landes appelées *Brandes*.

Les bœufs du *Limousin* (Haute-Vienne et Corrèze) ont la taille haute et les cornes courtes ; ils sont presque tous d'un blond rouge, et ils pèsent 300 à 450 kilogrammes. Ces animaux sont engraissés partie dans des regains, partie à l'étable avec les raves, les châtaignes, le foin, la farine de seigle et de sarrasin. Après la Normandie, le Limousin est, de toutes les provinces de France, celle qui se livre le plus à l'engraissement des bœufs. Outre ceux qui y naissent, on y engraisse encore des bœufs que l'on tire de la Saintonge, du Périgord, du Quercy et même de la Gascogne.

La race de la *Gascogne* (Lot-et-Garonne, Aveyron, Gers, Haute-Garonne, Ariége, Hautes-Pyrénées) se distingue par sa grande taille, ses cornes allongées, son poids qui varie de 300 à 450 kilogrammes, et son poil blond. Il y a cependant des animaux de cette race qui ont la robe grise ou rouge.

—*Races mixtes.* A l'Est de la France, dans les départements du Jura, du Doubs, de la Haute-Saône, des Vosges, de la Meuse, de la Meurthe, de la Moselle, etc., se trouvent des animaux qui s'améliorent par des croisements avec la race bovine de la Suisse. On les connaît sous les noms de bœufs de la *Franche-Comté* et bœufs de *Lorraine*. Ils sont de taille moyenne, de couleur rouge plus ou moins foncée; quelques-uns sont pies de blanc et de rouge; ils pèsent de 200 à 250 kilogrammes. Ces animaux, de même que ceux que l'on trouve dans le centre de la France, dans les départements de la Sarthe, de la Mayenne, de Maine-et-Loire, dans quelques parties de la Bretagne, etc., paraissent tenir le milieu entre les races du Nord et celles du Midi. Les mâles y sont plus robustes que dans la Flandre et la Normandie, mais n'approchent pas de la vigueur de ceux de l'Auvergne. Les femelles y donnent plus de lait que dans le Midi et moins que dans le Nord. Les bœufs que l'on élève aux environs de Château-Gonthier et de Cholet (*bœufs Cholets*) sont très-renommés.

Telles sont les principales races bovines françaises. Nous devons cependant mentionner encore la variété de Durham, importée en France (dans le Nivernais) par M. Brière d'Azy en 1822, et améliorée par M. le comte de Bouillé vers 1830.

Le croisement de la variété Durham avec les principales races françaises a donné d'excellents résultats.

Ces bœufs sont caractérisés par :

1° Le faible volume du squelette, visible surtout par la finesse de la tête et par celle des extrémités;

2° La grande ampleur de la poitrine et sa grande profondeur, déterminant la brièveté relative des membres antérieurs;

3° Le développement des masses adipeuses sous-cutanées appelées *maniements*. Les races étrangères sont pour nous d'un trop faible intérêt pour que nous en entreprenions une esquisse même légère.

— *Les maladies des bêtes bovines* sont nombreuses et variées, et seront décrites dans les articles spéciaux qui leur seront consacrés. Nous croyons qu'il est inutile d'en donner ici la nomenclature.

Quant aux *usages économiques* des diverses parties du bœuf, de la vache, du veau, soit durant leur vie, soit après leur mort, tout le monde en connaît l'importance. M. Tessier en fait la récapitulation suivante: « Leur chair est, après le pain, un des aliments les plus employés pour la nourriture des hommes en Europe. Celle de la vache et du taureau n'est pas estimée; mais la chair du bœuf engraissé fait la base des meilleurs potages, et se sert sur les meilleures tables. Celle des veaux, moins succulente et moins substantielle, est très-agréable, surtout si ce sont des veaux engraissés; elle est regardée comme rafraîchissante, et, pour cette raison, on la préfère pour le bouillon des malades. La peau du bœuf, de la vache et du veau sert à une infinité de choses : un grand nombre d'hommes en font usage pour leur chaussure et pour différents arts. On emploie la graisse pour les chandelles, les pieds pour faire de l'huile, les cornes pour fabriquer des peignes, des lanternes, des vitres, des boîtes, des manches d'instruments, etc. On fait de la colle forte avec les cartilages et les débris de la peau, des moules de boutons et une foule d'objets avec les os qui servent encore à la préparation du noir animal, etc. Le poil forme la bourre pour les colliers des chevaux. Les excréments constituent un excellent engrais. Le sang est utilisé pour la clarification des sucres et des sirops. On connaît l'usage et les avantages du lait, cet aliment si précieux, si doux, et dont on tire un si grand parti pour nous nourrir, accommoder nos mets, préparer la crème, le beurre, les diverses espèces de fromage, etc., etc.

BÊTES A CORNES. (*Voy*. BÊTES BOVINES.)

BÊTES A LAINE. (*Voy*. BÊTES OVINES.)

BÊTES OVINES. L'expression de *bêtes ovines*, tirée du mot latin *ovis*, qui signifie brebis, est employée pour désigner l'ensemble des animaux de l'espèce du mouton. On appelle encore ces animaux *bêtes à laine* et *bétail blanc*. Le mâle entier est désigné sous le nom de *bélier*, le mâle châtré porte le nom de *mouton*. La femelle est appelée *brebis*. Quand ces animaux viennent de naître, ils reçoivent le nom d'*agneau* ou d'*agnelle*, suivant leur sexe; à l'âge d'un an jusqu'à deux ans ils portent celui d'*antenois* ou *antenoise*.

Nous laisserons aux naturalistes le soin de décrire les innombrables races, sous-races et variétés de bêtes ovines. Le but de cet ouvrage étant tout pratique, nous ne nous occuperons que de quelques-unes des races les plus importantes de notre pays.

Principales races de bêtes ovines françaises. — Il y en a quatre principales, qui sont : 1° *La race flamande*, qui porte encore les noms de *flandrine* ou *artésienne*; c'est elle que l'on trouve à différents degrés de beauté dans les départements du Nord et du Pas-de-Calais. Elle est caractérisée par la longueur du corps, la toison à laine longue, inégale, et parfois feutrée et grossière, les membres longs et dépourvus de laine, le corps étroit, etc. Cette race a été un peu améliorée il y a une quarantaine d'années par des croisements avec la belle race des comtés anglais de Leicester et de Lincoln. Ces croisements n'ont pas été assez suivis jusqu'à présent pour que l'on puisse se féliciter des quelques essais qui ont été faits. La race flamande fournit des animaux de 1ᵐ45 à 1ᵐ60 de longueur, et des moutons gras dont le poids va jusqu'à 60 kilogrammes. — 2° *La race picarde*, à laquelle on peut rapporter toutes nos anciennes races à grosse laine et à corpulence moindre que celle de notre grosse race flamande. Les individus qui en font partie n'atteignent guère que quarante pouces de longueur et le poids moyen de 30 kilogrammes lorsqu'ils sont gras. — 3° *La race bocagère* ou *moutons bisquins* est la plus petite de nos races indigènes, car elle n'atteint guère que de 0ᵐ55 à 0ᵐ80 centimètres de longueur de la tête à la queue. La chair en est fort bonne et la laine assez fine. Elle occupe tous nos pays de landes; on la retrouve, avec quelques variations de formes, dans une portion de la Normandie, le Berry, la Sologne, l'Anjou, la Bourgogne, la Champagne, le Nivernais, la Touraine, etc. Cette race, croisée avec la race espagnole, a fourni de belles variétés dans le Roussillon et quelques provinces méridionales. — 4° *La race provençale* s'étend tout le long de la Méditerranée, et se trouve dans son plus grand état de beauté dans la Camargue (Bouches-du-Rhône). Elle a été décrite par M. Lullin, qui prétend que c'est elle qui a donné naissance à toutes nos anciennes races du Midi. En fait de lainage, de taille et de formes, dit M. Lullin, ces troupeaux ne laissent rien à désirer; leur laine égale et tassée est propre à la carde, quoique assez longue; elle est précieuse, par sa force, pour la fabrication des draps de troupe; les toisons pèsent de 2ᵏᵍʳ5 à 3ᵏᵍʳ5, et l'animal nourri de plantes salines fournit une chair d'une qualité rare. Ces troupeaux voyagent des rives de la mer, où ils passent l'hiver, sur les hautes montagnes de la Provence et du Dauphiné, où ils pâturent durant l'été. Le profit que procurent ces sortes de troupeaux résulte de l'absence de tous faux frais de construction et de toutes les dépenses d'exploitation.

— *La race mérinos*, encore connue sous le nom de *bêtes à laine d'Espagne*, est une race très-distinguée qui, originaire ou non de l'Espagne, y est depuis longtemps indigène. Elle a été importée en France en 1785 pour la première fois; elle s'y est parfaitement acclimatée. C'est à la ferme de Rambouillet qu'ont été faits les premiers essais d'acclimatation, et c'est dans les contrées voisines de cette ferme, et par conséquent dans la Beauce et dans la Brie, qu'elle s'est d'abord répandue. Cette race a successivement chassé les anciens moutons d'un assez grand nombre de pays, où elle a procuré de grands avantages aux cultivateurs qui se sont occupés de son élève. L'émulation toujours croissante et l'intérêt bien entendu des

propriétaires et des fermiers, font espérer que sous peu d'années cette race remplacera, dans tous les pays qui lui offriront les ressources nécessaires, toutes les races petites et chétives que nous voyons encore couvrir nos campagnes. Des cultivateurs, trompés par leur inexpérience, ont prétendu que cette race était très-délicate et supportait difficilement la température de nos climats; ils ont dit que les mérinos s'engraissaient mal, que leur chair était moins bonne que celle de la race commune. Tous ces préjugés sont autant d'erreurs. Le mérinos est d'un tempérament très-fort quand il est acclimaté. Il a besoin de plus de nourriture que les bêtes à laine communes; mais on le vend plus cher, et il n'est nullement difficile sur le choix des aliments. Il est prouvé qu'en n'entreprenant point son engraissement avant qu'il ait atteint sa sixième année, on y parvient très-vite si on lui donne un bon pâturage, et si l'animal est en bon état de santé. Quant à la qualité de sa chair et de celle de toutes les races de moutons, la saveur en dépend partout de la qualité du pâturage et de la nourriture. Il est même reconnu aujourd'hui que celle des mérinos, à nourriture de qualité égale, est bien préférable à toute autre.

La taille du mérinos, en Espagne, est moyenne. Cette taille, du garrot à terre, est de 0^m55 à 0^m70; la plus grande rondeur est de 1 mètre ou un peu plus; la longueur, du sommet de la tête à la naissance de la queue, est de trois pieds environ. Vivant, cet animal pèse de 30 à 40 kilogrammes. Toutes ces dimensions augmentent en France, à mesure que les animaux s'éloignent de l'époque de leur importation, et en raison des soins et de la qualité de la nourriture.

La forme du mérinos est plutôt arrondie que longue et plate; sa face est large et non busquée; son dos n'est pas cambré; son corps a de l'amplitude; ses jambes sont courtes. Les mâles ont des testicules gros et pendants, séparés par un sillon longitudinal très-prononcé; ils ont des cornes épaisses, larges, contournées en spirale, et d'une grande étendue. La laine du mérinos est ce qui le distingue le plus; elle est très-fine, abondante, douce au toucher, pleine d'une matière huileuse qu'on appelle suint, tassée, un peu vrillée, élastique, moins longue que celle des races communes, d'un blanc sale et rembruni, à cause de la poussière et des ordures qui s'y attachent plus qu'à celles qui sont sèches. Tout le corps de l'animal en est couvert, si l'on excepte les aisselles, le plat des cuisses et une partie de la face. Les brebis-mérinos peuvent vivre vingt ans et même au delà; mais cette longévité est rare. On en voit beaucoup qui vont jusqu'à quinze ans, et qui conservent leur fécondité pendant tout ce temps. Elles donnent ordinairement un agneau chaque année; quelques-unes en font deux d'une seule portée; la fécondité des béliers pourrait être mise à profit pendant fort longtemps si on les ménageait, et s'il n'y avait pas plus d'avantages à n'employer que de jeunes mâles. En terminant ces courts détails sur les races ovines françaises, nous devons dire que le gouvernement, à plusieurs reprises, a fait venir de superbes troupeaux de bêtes anglaises à laine longue, fine et propre à la carde. Le soin de ce troupeau a été confié aux lumières et aux soins des directeurs de l'école d'Alfort. Cette importation n'a pas donné les résultats qu'en attendait M. Yvart.

Quant aux métis mérinos, voici, en ce qui les concerne, l'opinion de M. Sanson :

« Au double point de vue de la production de la viande et de la production de la laine, les métis en question n'ont aucune place utile à prendre en économie rurale, depuis l'existence des purs mérinos de la variété précoce. » Il faut encore citer les New-Kent-Berrichons de la Charmoise dont nous devons la production à M. Malingié. L'expérience a prouvé que cette race réunit toutes les qualités exigées des bêtes à laine pour les besoins de l'époque, qualités éminentes de boucherie, laine de peigne fine et longue.

—*Signes de la santé des bêtes ovines.* Les belles formes ne sont souvent qu'une apparence de la vigueur d'un animal, si la santé n'en est caution. Toute bête à laine est saine si son œil est plein et net, si les vaisseaux qui s'aperçoivent sur le blanc sont d'un rouge clair quand on ouvre l'œil sans le presser, si la peau est sèche et d'une couleur rosée, si sa laine tient fortement à la peau, si les dents sont blanches et les gencives fermes. L'animal joint la vigueur à la santé lorsqu'on lui voit de l'agilité, de la prestesse dans les mouvements, et de l'inquiétude au moindre bruit qu'il entend, et surtout quand il a le jarret fort ; mais l'œil creux et couleur de suif, les vaisseaux sanguins de cette partie d'une couleur obscure, la chair molle, la peau humide, la laine qui se détache aisément, les dents ternes, les gencives baissées, sont les marques certaines d'une mauvaise santé.

— *Amélioration des races de bêtes ovines.* C'est un principe fondé sur l'expérience, que la perfection des troupeaux dépend de cinq choses principales : 1° Du soin d'assortir les espèces à la nature des pâturages ; 2° de l'attention de choisir les meilleurs béliers pour la monte ; 3° de tenir les troupeaux exposés au grand air le plus longtemps possible ; 4° d'en confier la conduite à un berger habile et soigneux ; 5° enfin de chercher à faire disparaître leurs défauts de conformation par de bons *croisements*. Ce dernier moyen est le seul qui permette d'améliorer les laines. Le célèbre naturaliste Daubenton en a le premier fait ressortir la nécessité. Avant de faire connaître les différents degrés d'amélioration que le mélange des races produit par rapport à la finesse de la laine, il est bon, à l'exemple de Daubenton, de commencer par jeter quelques aperçus sur la laine et sur le poil qui ne s'y trouve que trop souvent mélangé.

On donne à ce poil le nom de *jarre* dans les manufactures ; il est blanchâtre, dur et cassant ; son écorce lisse ne prend point de teinture. Il y a toujours quelques filaments de jarre dans les toisons les plus fines, même dans les laines d'Espagne les mieux choisies ; cependant ils sont rares, et ils ont si peu de longueur, qu'on les sépare aisément de la laine lors de l'emploi qu'on en fait dans les manufactures. Mais il se trouve souvent tant de poil dans les grosses laines, qu'elles ne peuvent servir qu'aux ouvrages les plus grossiers.

Entre le jarre le plus gros et la laine la plus fine, il y a une infinité de grosseurs intermédiaires. On a tâché de distinguer dans les manufactures les principales différences de grosseur par les sept dénominations suivantes : 1° Laine superfine ou refin ; 2° laine fine ou fin ; 3° laine demi-fine ou mi-fin ; 4° grosse laine ou gros ; 5° poil fin ou jarre fin ; 6° poil moyen ou jarre moyen ; 7° gros poil ou gros jarre. La valeur de ces dénominations n'est fondée sur aucun principe certain ; elle ne dépend que du coup d'œil. Le commerçant et le manufacturier n'ont qu'une routine acquise par leur expérience dans l'inspection et dans l'emploi des laines. Cette routine varie suivant les lieux : telle laine, qui passe pour fine dans un pays, serait regardée comme demi-fine dans un autre. En comparant deux flocons de laine fine l'un avec l'autre, il est souvent difficile, peut-être même impossible, de connaître à l'œil nu s'ils sont au même degré de finesse ; il est nécessaire pour cela de se servir d'une forte loupe, et même du microscope. Voici maintenant le résultat des expériences entreprises par Daubenton, dans le but de trouver les moyens de rendre les laines plus fines et plus abondantes :

En faisant accoupler des brebis à laine jarreuse avec des béliers à laine fine, on a vu disparaître le jarre sur les premiers petits, ou, au plus tard, sur les seconds. Bien plus, la laine des agneaux qui ont été produits par ce mélange a pris un degré de finesse au-dessus de celle de leurs mères. Cette amélioration est très-profitable, parce que les agneaux devenant adultes, leur laine a le prix des demi-fines, tandis que celle de leurs mères n'a que la valeur des grosses laines.

Au contraire, en mêlant un bélier à grosse laine avec des brebis à laine fine, les agneaux ont eu la laine moins fine que celle de la mère, et moins grosse que celle du père. Cette épreuve était importante, car elle prouve qu'un troupeau ne peut manquer de dégénérer, si l'on donne aux béliers des brebis de moindre qualité pour la finesse de la laine, le poids de la toison, et pour la hauteur de la taille ; cependant cet abus, si pernicieux pour les troupeaux, est très-répandu dans les pays où les mérinos n'ont pas encore pénétré : au lieu de choisir le meilleur des agneaux pour faire un bélier, on garde souvent le plus chétif, parce qu'on n'espère pas en faire un beau mouton.

En choisissant un bélier de haute taille, on a relevé en peu de temps les productions des brebis médiocres. Par exemple, une brebis de vingt pouces de hauteur, accouplée à un bélier de vingt-huit pouces, a produit un bélier de vingt-sept

pouces. De même, après avoir donné à des brebis un bélier qui portait plus de
laine qu'elles, on a vu qu'un grand nombre de leurs agneaux, étant devenus
adultes, avaient des toisons qui pesaient le double et quelques-unes le triple de
celles de leurs mères. Mais toutes ces améliorations sont sujettes à manquer par
plusieurs circonstances, dont les principales dépendent de l'état de santé du
bélier, des brebis ou des agneaux : c'est une loi générale pour tous les produits
des animaux.

Il faut conclure de toutes ces expériences qu'avec un peu de soin, et sans
aucune dépense, on pourrait améliorer toutes les laines, en choisissant les meilleurs agneaux de chaque troupeau pour les perpétuer ; mais il faudrait beaucoup
de temps pour arriver, par ce moyen, à un certain point de perfection. On peut
abréger le temps en faisant une petite dépense pour tirer des béliers de lieux peu
éloignés, où ils seraient de qualité supérieure à celui du troupeau qu'on voudrait
améliorer. Dans tous les pays où le mérinos peut réussir, c'est surtout dans cette
race qu'il faut aller chercher les béliers propres à améliorer les bêtes communes ;
ces béliers devront être choisis à l'âge de trois ans et de race pure. Par cette
opération, fort peu dispendieuse, une bergerie métissée augmentera de finesse et
de quantité de laine, et les produits doubleront. Ce croisement est si simple et si
lucratif, qu'on a peine à concevoir comment il existe encore sur le sol français
un seul troupeau de laine tout à fait commune.

Le bon effet que le croisement des races opère sur les troupeaux est plutôt
remarquable par les laines que par les formes. Dès la première génération, le
changement est considérable. L'inspection de la toison du premier bélier et de
ceux qui, après lui, servent au croisement, mérite donc une attention particulière, si l'on veut obtenir une continuité de laine de bonne qualité. Ne nous dissi-
mulons point cependant que la nature du pâturage influe sur les formes et sur la
continuation des qualités des laines dans les générations successives d'un troupeau. L'herbe délicate des terrains élevés paraît produire une différence avantageuse à la finesse et au nerf des toisons.

— *Connaissance et choix des bêtes ovines.* C'est encore Daubenton qui va ici nous
servir de guide. Les bêtes à laine diffèrent les unes des autres par le sexe, l'âge,
la hauteur de la taille, les qualités de la laine et de la chair. L'âge se reconnaît à
l'inspection des dents. (*Voy.* AGE DU MOUTON.) La hauteur de chaque bête se prend
du garrot à terre. Il y a des races de bêtes à laine qui n'ont qu'un pied de hauteur, ce sont les plus petites ; d'autres ont jusqu'à trois pieds huit pouces, ce
sont les plus grandes. Ainsi, les races moyennes de toutes les bêtes ovines connues ont environ deux pieds quatre pouces de hauteur. On est dans l'usage de
mesurer la longueur des bêtes à laine depuis les oreilles jusqu'à la naissance de
la queue ; mais cette mesure est sujette à varier dans les différentes situations de
la tête de l'animal. On peut juger de l'une de ces mesures par l'autre ; car la
hauteur d'une bête à laine a un tiers de moins que sa longueur : par exemple,
un mouton qui est haut de deux pieds en a trois de longueur.

Les laines sont différentes selon les races. Nous avons fait connaître plus
haut les diverses dénominations par lesquelles on les désigne suivant leur degré
de finesse. Il n'y a que des laines blanches qui reçoivent des couleurs vives par
la teinture. Les laines jaunes, rousses, brunes ou noires, ne sont employées dans
les manufactures qu'à des ouvrages grossiers, ou pour les vêtements des gens de
la campagne, lorsqu'elles sont de mauvaise qualité ; mais celles qui sont fines
servent pour des étoffes qui restent avec leur couleur naturelle, ou qui reçoivent
des couleurs plus foncées. Il faut avoir divers échantillons de laine pour comparer celle dont on veut connaître la finesse. Pour faire cet examen, on prendra
une mèche sur le garrot de la bête, où se trouve toujours la plus belle laine de
la toison ; ensuite on séparera un peu les filaments de l'extrémité de cette mèche
les uns des autres pour les mieux voir ; on les mettra à côté des échantillons,
sur une étoffe noire, pour les faire mieux paraître. Alors on verra facilement
auquel des échantillons ils ressembleront le plus. Les laines blanches, fines,
douces au toucher, résistantes, sont les meilleures. Celles qui ont une mauvaise

couleur, qui sont grosses, rudes, faibles, et qui sont mêlées de beaucoup de *jarre*, sont les plus mauvaises.

Les caractères qui font reconnaître les bons béliers sont : la tête grosse, le nez camus, les naseaux courts et étroits, le front large, élevé et arrondi, les yeux noirs, grands et vifs, les oreilles grandes et couvertes de laine, l'encolure large, le corps élevé, gros et allongé, les reins larges, le ventre grand, les testicules gros, la queue longue et forte à sa racine. Les bonnes brebis sont celles qui ont le corps grand, les épaules larges, les yeux gros, clairs et vifs, le cou gros et droit, le dos large, le ventre grand, les tétines longues, les jambes menues et courtes, la queue épaisse. Les bons moutons sont ceux qui n'ont point de cornes, qui sont vigoureux, hardis et bien faits dans leur taille, qui ont de gros os et la laine douce, grasse, nette et bien frisée. Parmi les uns et les autres de ces animaux, il faut encore choisir ceux qui ont la laine la meilleure et la plus abondante, pour en tirer plus de produit ; celles qui sont de la plus haute taille, parce qu'elles fournissent plus de laine et plus de chair ; celles qui sont dans l'âge le plus convenable pour produire beaucoup et pour durer long-temps ; enfin celles qui sont les plus saines et les mieux proportionnées pour être robustes et vigoureuses. Cependant les plus grandes tailles ne sont pas préférables dans tous les pays, parce qu'il faut des pâturages très-abondants pour suffire à leur nourriture. Ainsi, la race flamande ou flandrine ne pourrait pas réussir dans les terrains secs et élevés, où l'herbe est fine et rare ; ces terrains conviennent mieux aux petites races, qui demandent moins de nourriture. On ne met pas les moutons de grande race sur les prairies humides, parce qu'ils y sont plus sujets à la pourriture que les moutons de petite race. D'ailleurs, si les petits étaient attaqués de ce mal, il y aurait moins à perdre que sur les grands.

Nous avons fait connaître, au mot AGNELAGE, l'âge que doivent avoir les brebis et les béliers que l'on veut accoupler, ainsi que le temps pendant lequel ils conservent leur force et leur vigueur ; nous ne reviendrons pas sur ce sujet.

Nous avons dit plus haut que les principaux signes de la santé et de la vigueur des bêtes ovines étaient la veine de l'œil de bonne couleur, et le jarret fort. Voici comment on s'y prend pour faire cet examen. Pour connaître la veine, le berger met la bête entre ses jambes, comme s'il voulait monter à cheval dessus, ce qu'on appelle *enfourcher* ; il empoigne la tête avec les deux mains, il relève avec le pouce de la main gauche si c'est l'œil droit, et avec le pouce de la main droite si c'est l'œil gauche, la paupière du dessus de l'œil, et avec le pouce de l'autre main il abaisse la paupière du dessous. Alors il regarde les veines du blanc de l'œil : si elles sont bien apparentes, s'il les voit d'un rouge vif, si les chairs qui sont au coin de l'œil, du côté du nez, ont aussi une belle couleur rouge, c'est un signe que l'animal est en bonne santé. Pour savoir si le jarret est bon, il faut saisir le mouton par l'une des jambes de derrière : s'il fait de grands efforts pour la retirer, s'il la secoue d'une manière vive et sèche, si enfin l'on est obligé d'employer beaucoup de force pour la retenir, c'est une preuve que l'animal est fort et vigoureux.

— *Règles sur la conduite des troupeaux au pâturage.* Daubenton en indique sept principales.

1° Il faut faire paître les bêtes ovines tous les jours, si c'est possible, parce que la nourriture la plus naturelle et la moins coûteuse est la pâture, et qu'on n'y supplée qu'imparfaitement par des fourrages donnés à la bergerie. En pâturant, ces animaux choisissent leur nourriture à leur gré, et la prennent dans le meilleur état ; d'ailleurs, l'herbe leur profite toujours mieux que le foin et la paille.

2° Le berger doit laisser marcher les bêtes ovines qui pâturent : on les gênerait en les arrêtant ; leur allure naturelle est de vaguer de place en place : cet exercice entretient leur vigueur.

3° On ne doit pas laisser paître librement les troupeaux dans les pâturages clos ou dans les terres exposées aux dégâts, parce que les bêtes à laine gâtent plus d'herbe avec les pieds qu'elles n'ent broutent. Pour conserver l'herbe, on ne livre chaque jour au troupeau que celle qu'il peut consommer, et successivement le troupeau tient tout le pâturage.

4° Il faut éviter autant que possible les terrains humides et ceux qui sont chargés de rosée et de gelée blanche. L'humidité est contraire aux bêtes à laine : quand il y en a trop dans le sol qu'elles parcourent et dans les herbes qu'il produit, cette humidité donne lieu à la pourriture (*Voy.* ce mot) et à des coliques très-dangereuses. La rosée est plus froide que la pluie : c'est probablement là la raison du mal qu'elle fait souvent aux bêtes à laine. Celles-ci pâturent avec moins d'appétit lorsque l'herbe est mouillée, excepté dans les temps où la pluie, arrivant après une grande sécheresse, humecte l'herbe et la rend plus douce et plus appétissante.

5° Les troupeaux doivent être mis à l'ombre durant la plus grande ardeur du soleil ; ils doivent, autant qu'il est possible, être conduits le matin sur des coteaux exposés au couchant, et le soir sur des coteaux exposés au levant. En effet, la grande chaleur est plus à craindre pour ces animaux que le grand froid; leur laine, qui empêche que l'air ne les refroidisse en hiver, empêche aussi que l'air ne les rafraîchisse en été, et augmente la chaleur de leur corps au point de les empêcher de pâturer ; d'ailleurs, les rayons du soleil tombant à plomb sur eux, peuvent contribuer à occasionner la maladie désignée sous le nom de *sang de rate* ou *la chaleur*. (*Voy.* SANG DE RATE.) En général, il faut mener paître les troupeaux le matin au lever du soleil, lorsqu'il n'y a ni rosée ni brouillard ; quand il y en a, on attend qu'ils soient dissipés. Lorsque la chaleur commence à les fatiguer, les animaux s'arrêtent, s'agitent et cessent de pâturer. C'est alors qu'il faut les mettre à l'ombre dans un lieu frais et bien exposé à l'air, où ils soient éloignés des mouches, et où ils puissent ruminer à leur aise. On les ramène au pâturage lorsque le soleil commence à baisser et que le fort de la chaleur est passé ; on les y laisse paître jusqu'à la fin du jour.

6° On doit éloigner les moutons des herbes qui peuvent leur être nuisibles ; nous n'entendons pas parler ici des herbes nuisibles par elles-mêmes, car les moutons les rejettent toujours, mais bien de celles qui sont de bonne qualité, que les moutons mangent avec avidité, mais qui peuvent cependant leur faire beaucoup de mal en certaines circonstances. Ces bonnes herbes sont le trèfle, la luzerne, le froment, l'orge, la moutarde des champs, et, en général, toutes celles qui sont trop succulentes, trop tendres, trop aqueuses et chargées de rosée ou de pluie froide. Lorsque ces herbes sont en trop grande quantité dans la panse, elles fermentent et laissent dégager des gaz qui la gonflent et rendent l'animal plus gros qu'il ne devrait l'être. C'est ce gonflement que l'on désigne sous les noms de *colique de panse, empansement, enflure de vents, météorisation.* (*Voy.* ce dernier mot.) Pour prévenir ce mal, il faut attendre qu'il n'y ait plus de rosée ou de gelée blanche sur les herbes avant de faire paître les moutons. Il ne faut pas les conduire le matin, lorsqu'ils sont affamés, dans des pâturages abondants et succulents ; au contraire, il faut laisser passer leur faim dans des pâturages maigres, les mener ensuite dans de plus gras, et ne pas les y laisser assez longtemps pour qu'ils y prennent trop de nourriture. Il faut également éviter de faire boire les moutons immédiatement après un repas composé de pois, de fèves ou d'autres légumes farineux mangés en vert.

7° Enfin, le berger doit conduire son troupeau lentement, surtout lorsqu'il monte les collines, parce qu'en le conduisant trop vite, il risquerait d'échauffer plusieurs de ses bêtes au point de les rendre malades, et même de les faire périr.

— *De la nourriture des bêtes ovines durant l'hiver et une partie de l'automne et du printemps.* Quelque avantageuse que soit la méthode de nourrir les bêtes ovines aux pâturages, il arrive cependant une époque où la terre se dépouille d'herbes, et où les grands froids empêchent de laisser les animaux dehors : il faut alors les rentrer et les nourrir à la bergerie. La durée de la nourriture à la bergerie est relative aux localités ; elle est plus longue au Nord qu'au Midi, et dans les positions exposées au froid que dans celles qui sont abritées. Aussitôt que, par l'effet du froid ou des pluies d'automne, l'herbe des pâturages est moins abondante ou perd de sa qualité, on commence par donner aux bêtes à laine, dans la bergerie, un peu d'aliments que l'on augmente graduellement, à mesure que l'hiver approche, parce qu'elles trouvent de moins en moins à vivre dehors. Lorsqu'il n'y a plus rien à paître, on les nourrit entièrement à la bergerie pendant quelque temps, et l'on diminue ensuite la nourriture sèche progressivement, et à proportion de ce que le printemps fournit d'herbe. Beaucoup d'espèces d'aliments conviennent aux bêtes ovines; on peut les diviser en racines, tiges, feuilles et graines.

Les racines sont les pommes de terre, les topinambours, les carottes, les panais, les betteraves, les navets, parmi lesquels on distingue, comme donnant une récolte plus avantageuse, la rave ou rabioule, appelée *turneps* par les Anglais, et le rutabaga ou navet de Suède, qui résiste à la gelée. Toutes ces racines se cultivent à peu de frais dans les champs que l'on laboure à la charrue. Les tiges sont : 1º Celles de toutes les herbes des prairies naturelles, composées la plupart de graminées; on leur donne le nom de *foin* quand elles sont sèches ; 2º celles des prairies artificielles, qui sont le sainfoin, appelé aussi *esparcette* ou *bourgogne,* la luzerne, les trèfles, la pimprenelle, le ray-grass, etc.; 3º celles des plantes céréales, telles que le froment, le seigle, l'orge, l'avoine, le maïs, le millet; ces tiges s'appellent *paille* quand elles sont mûres ; 4º celles des plantes légumineuses, c'est-à-dire des pois, vesces, lentilles, gesses, lupins, fenu-grec, en y comprenant les bourres ou fleurs de foin, les épis, les gousses, etc. Les feuilles sont celles de quelques espèces de choux qui, ne périssant pas pendant l'hiver, peuvent être données vertes aux bêtes à laine ; celles de la vigne, de l'aulne, des saules, du bouleau, du charme, du hêtre, de l'orme, du frêne, des peupliers, de l'ajonc marin, etc. Les graines sont celles de foin, de froment, de seigle, de maïs, d'orge, d'avoine, de pois, vesces, lentilles, etc. Le son appartient à cette classe d'aliments ; on peut y ajouter les *tourteaux* huileux de colza, rabette, pavot, chanvre, noix, et sans doute aussi le marc de betteraves.

Avec M. Tessier, nous ferons quelques observations sur plusieurs de ces aliments. Les pommes de terre, topinambours et autres racines, ont besoin d'être débarrassées de la terre et coupées par morceaux, avant d'être placées dans les crèches ou mangeoires ; pour cela, on les lave dans un baquet, et on les coupe avec un moulin qui porte le nom de *coupe-racines.* — Le meilleur foin des prairies naturelles est celui qu'on récolte sur des terrains élevés, où l'herbe est fine et tendre ; l'odeur agréable qu'il répand, quand il est en meules et dans les magasins, est un indice de sa bonne qualité. — Les différentes espèces de *paille,* ainsi que les tiges des légumineuses desséchées, sont peu nourrissantes ; c'est quand il y reste encore des épis ou des gousses qui renferment quelques graines qu'elles sont réellement bonnes. Au lieu de donner le grain tout battu, on peut mettre dans les râteliers des tiges avec les épis ou les gousses, telles qu'on les a récoltées; il est aisé de savoir combien il y reste de grains en faisant battre quelques bottes pour s'en assurer.

Lorsqu'on a à sa disposition plusieurs sortes d'aliments, il est bon de les faire alterner dans la même journée, et d'en composer des repas séparés : la qualité des uns compense ou aide avantageusement celle des autres. A certaines heures du jour, on donnera des fourrages secs, et à d'autres des racines ou du grain. Si l'on avait à craindre que les racines ne se conservassent pas, on commencerait l'hiver par elles, en les entremêlant toutefois avec du fourrage, car seules elles ne fortifieraient pas assez. On ne peut déterminer facilement les véritables doses de nourriture qui conviennent à une bête à laine; il faudrait d'abord, pour se diriger sûrement, savoir ce qu'elle en mange aux champs. Daubenton estime qu'elle y prend huit livres d'herbe, qui, selon lui, n'en font pas deux étant fanées; mais on a peine à croire qu'un animal qui pince peu à la fois d'une herbe souvent très-courte, puisse, quoiqu'il broute pendant une grande partie de la journée, en faire entrer une aussi grande quantité dans sa panse. D'ailleurs la réduction de l'herbe en foin dépend de la manière de la faire sécher : celle d'un terrain humide perd plus que celle d'une prairie élevée : on doit ensuite faire attention à la qualité du fourrage fané, qui n'est pas partout le même ; il contient plus ou moins de parties nourrissantes. Un mouton, même un bélier, n'a pas besoin d'autant d'aliments qu'une brebis qui est pleine ou qui nourrit ; les grandes bêtes consomment plus que les petites : on ne peut donc rien fixer de général. Cependant nous pouvons dire que, terme moyen, il faut à une brebis mérinos pleine ou allaitant son agneau environ deux livres de foin et une livre de provende (mélange de son et de grains), ou deux livres de racines tous les jours ; l'agneau ne doit avoir que la moitié de cette ration ; une livre de feuilles peut remplacer une demi-livre de foin de prairie naturelle ou artificielle.

— *Boisson des bêtes ovines.* Lorsque les animaux vont tous les jours aux champs, on leur épargne la boisson à la bergerie ; ils en trouvent plus qu'il ne leur en faut dans les herbes qu'ils paissent, et dans les mares ou ruisseaux qu'ils trouvent sur leur passage. Mais, quand le temps est à la gelée, et qu'ils sont nourris au sec, ils doivent boire à la bergerie. On doit alors avoir soin d'y mettre de distance en distance des baquets peu profonds, pour que les animaux s'y abreuvent. Ce qui restera d'eau le matin sera jeté dehors, parce qu'elle se salit ; toute espèce d'eau paraît convenir aux bêtes à laine, celle de mare comme celle de rivière, ou de fontaine ou de puits : la dernière vaudrait mieux que celle d'une mare dans laquelle il y aurait eu des matières animales en putréfaction. M. Yvart, dans les temps pluvieux, faisait dissoudre dans l'eau destinée à abreuver les troupeaux du sulfate de fer (couperose verte) dans la proportion de 60 grammes de cette substance pour huit seaux d'eau. Ce procédé est bon, et nous conseillons de l'employer comme préservatif de la pourriture, dans les temps ou les pays humides. Lors des grandes chaleurs, époque où se déclare souvent le *sang de rate*, M. Yvart faisait boire à ses troupeaux de l'eau dans lequel il versait 90 grammes d'acide *sulfurique* (huile de vitriol) pour huit seaux d'eau. C'est encore une méthode à suivre.

— Nous avons fait connaître, aux mots AGNELAGE et AGNEAU, les règles à suivre dans la *monte*, dans les soins à donner aux brebis qui sont *pleines* ou qui *mettent bas*, et aux agneaux nouveau-nés ; nous ne devons pas revenir ici sur ces détails.

— *De la tonte des laines.* La tonte est la suite de la maturité de la laine ; c'est vers le mois de mai ou de juin que cette opération se fait dans nos pays. Elle a lieu de plusieurs manières. Les tondeurs, armés de grandes *cisailles*, dépouillent les bêtes à laine attachées par les pieds et placées à leur commodité. Le meilleur tondeur n'est pas celui qui opère le plus vite ; c'est celui qui tond bien sans couper l'animal, c'est celui qui fait la coupe unie, et qui ne serre point la peau de trop près dans ses ciseaux. La toison sortant des mains du tondeur sera pliée de manière que ses diverses parties se tiennent ; on la plie simplement en quatre sur elle-même, et on l'assujettit avec de la paille. Ce que le marchand désire principalement, c'est que la toison soit entière, dans sa force, sans ordure et sans humidité ; ce qu'il recommande, en conséquence, à la bonne foi du cultivateur, c'est de ne pas faire suer son troupeau, à l'approche de la tonte, en le plaçant dans des bergeries humides et trop fermées.

Après la tonte, le propriétaire a des soins particuliers à prendre de ses troupeaux pour leur conservation, surtout s'ils sont mérinos. Plus une toison est fine, tassée et régulière, et plus il est prudent de soustraire l'animal aux intempéries de l'air quand on l'a dépouillé. Les grandes chaleurs ne sont pas moins à craindre à cette époque que le froid passager, l'humidité et les variations fréquentes de la température. La chaleur modérée est celle qui convient à la bête à laine les premiers jours de sa nudité. Il est donc à propos de régler les heures de la sortie du troupeau, de façon qu'il ne soit pas incommodé. Quelques jours après, il n'est point mal de le baigner. Nous ne nous étendrons pas davantage sur la tonte et le soin des laines, car ce serait sortir des bornes que nous nous sommes imposées en publiant ce Dictionnaire.

— *Manières de faire valoir les troupeaux.* Il y a, dit M. Tessier, trois manières de faire valoir un troupeau, savoir : par soi-même, soit dans son propre domaine, soit dans celui dont on est le fermier; ou bien en louant d'un fermier des pâtures et des bergeries, ce qu'on appelle une *place à moutons;* ou, enfin, en mettant un troupeau en cheptel. La première de ces trois manières est celle où les animaux sont toujours le mieux soignés ; la surveillance y est commandée par l'intérêt personnel; l'œil du maître, qui dans une exploitation vivifie tout, est ouvert sur les moindres détails ; les bergers ne commettent pas de fautes, ou elles sont aussitôt reprises et réparées. Rarement les maladies exercent des ravages sur des troupeaux dirigés de la sorte ; ceux auxquels ils appartiennent, outre une abondance d'engrais dont leurs terres s'améliorent, recueillent tous les ans de riches toisons, et voient leurs bénéfices augmentés par la naissance de beaux agneaux. D'aussi grands avantages ne se rencontrent pas dans la seconde manière ; cependant elle en offre encore ; elle convient à un capitaliste qui, ne voulant pas risquer des fonds dans des entreprises commerciales, préfère les employer à acheter un troupeau pour en tirer un parti. Ses produits consistent dans la vente de ses laines, et dans celle qu'il fait chaque année d'un certain nombre d'animaux qui, soustraction faite des dépenses de nourriture, des salaires pour ses bergers, et des frais de location, donnent un revenu très-remarquable. Le fermier qui reçoit ainsi le troupeau d'autrui a pour lui le prix de la location, le produit du parcage, et le fumier des bergeries, pour lequel il n'y a à donner que de la paille dont il ne peut faire un meilleur usage. Il n'a aucune dépense à faire, personne à payer ; il se procure, sans mise de fonds, de quoi diminuer le prix de son bail et engraisser ses champs. A la vérité, il y aurait à craindre qu'il n'eût aucun soin de ce troupeau qui ne lui appartient pas, qu'il s'entendît avec les bergers pour les faire parquer trop longtemps, pour laisser le fumier dans les bergeries plus longtemps qu'il ne devrait y rester, et peut-être pour faire tourner à son profit une partie des fourrages qu'on lui paye et qu'il doit fournir. Ce sont là des inconvénients qui seront facilement évités si l'on ne choisit les places que chez des fermiers honnêtes, probes et attentifs.

Donner à cheptel un troupeau, c'est abandonner, pendant un temps fixé par un bail, une partie de son produit pour en conserver le fonds. Ce genre de fermage est usité pour les terres et pour les bestiaux dans une grande partie de la France. Aussi a-t-on fait des lois pour le régler et éviter des difficultés aux contractants, dont l'un est le preneur, c'est-à-dire le fermier, et l'autre le bailleur, c'est-à-dire le propriétaire. Cette manière de faire valoir est utile au bailleur et au preneur: au bailleur, en lui donnant la facilité d'avoir un troupeau sans être forcé de le diriger lui-même, ni d'acheter ou de louer une ferme pour le placer; au preneur, en le mettant à portée de s'en former un peu à peu en quelques années, uniquement par des soins et des sacrifices de salaire, nourriture et fourrages, que quelquefois il n'aurait pas la facilité de vendre, comme cela arrive quand on est loin des villes et des grands chemins. Dans ce genre de conventions, les intérêts des deux parties sont tellement liés, que les absences du bailleur ne font pas souffrir ce qu'il a confié au preneur.

Le cheptel peut être généralement considéré sous deux rapports : 1° Relativement à la valeur actuelle des bêtes à laine, qu'on place à ce titre chez un cultivateur, et à celle qu'aura le *croît* à la fin du bail; 2° relativement à la situation de la ferme ou métairie sur laquelle les animaux doivent vivre. Ordinairement, quand on donne à cheptel des brebis communes et des béliers communs, on les estime en commençant le bail. Pendant son cours, le bailleur et le preneur ont chacun la moitié des laines et de ce qu'on vend d'animaux; au moment où le cheptel finit, le bailleur prélève en nature un nombre d'animaux égal en valeur à celui qu'il a fourni, et le reste se partage. Rien n'est plus simple, rien n'est plus juste : les profits se trouvent à peu près les mêmes pour les contractants. Si, avec des brebis communes, on mettait en cheptel des béliers mérinos qui coûtent davantage, comme il est certain que les animaux qui naîtraient auraient plus de valeur que n'avaient leurs mères, le cheptelier se trouverait plus avantagé que le bailleur. Il conviendrait alors que celui-ci eût pendant le bail quelque chose de plus, par exemple les toisons des béliers. Dans le cas où les brebis qu'on donnerait en cheptel seraient déjà au premier, ou au deuxième, ou au troisième croisement, le bailleur, soit dans ce qui lui reviendrait des ventes annuelles, soit dans sa part des animaux composant le troupeau à la cessation du bail, devrait avoir plus que le preneur, parce qu'il a acheté des bêtes améliorées plus cher qu'il n'aurait payé des communes.

La situation de la ferme ou de la métairie peut influer beaucoup sur les diverses conditions du cheptel; car, dans les pays où les fourrages sont abondants, les pacages étendus, les débouchés difficiles, la nourriture et le salaire des bergers peu coûteux, il n'y a pas de doute que la part du bailleur ne doive être dans une plus grande proportion, et réciproquement.

On peut donner d'autres formes aux cheptels ; la position respective des preneurs et des bailleurs, et les usages des pays n'étant pas les mêmes, il y a certainement des modifications que l'on ne peut prévoir, et qu'on devra admettre, pourvu que l'intérêt réciproque des parties contractantes soit conservé.

— *Maladies des bêtes ovines.* Tant qu'on n'entretenait que des races françaises qui avaient peu de valeur, on voyait avec indifférence des moutons périr de maladie; mais le haut prix des mérinos a fait disparaître cette insouciance ; on a étudié avec soin tout ce qui pouvait conserver, déranger et rétablir leur santé. Les efforts éclairés de l'art vétérinaire, art si important, sont déjà parvenus à écarter de nos bergeries une partie des fléaux qui y portaient la désolation. Malheureusement cet art est encore impuissant dans plusieurs cas; espérons que des observations multipliées finiront par mettre tout à fait sur la bonne voie, et par couronner l'œuvre si heureusement commencée par quelques-uns de nos devanciers et de nos contemporains.

Avant d'énoncer les différentes maladies des bêtes à laine, nous devons signaler une vérité que M. Tessier a déjà fait ressortir, et dont tous les vétérinaires instruits sont pénétrés : c'est qu'il y a généralement peu à espérer des remèdes internes chez les bêtes à laine, excepté des boissons données à grand lavage et de ce qu'on fait prendre en lavements. On sait que ces animaux, comme tous ceux qui ruminent, ont quatre estomacs, savoir : la panse, le bonnet, le feuillet et la caillette. La panse, la plus volumineuse des quatre, est celle qui reçoit et contient la masse des aliments jusqu'à ce qu'ils soient revenus dans la bouche pour y être rebroyés et avalés de nouveau. Il est aisé de concevoir que des médicaments étant introduits dans une quantité considérable de matières non digérées, perdent en tout ou en grande partie leur vertu, et produisent par conséquent peu d'effet. Ajoutons cependant que l'on peut faire pénétrer directement les médicaments liquides dans la caillette, en les faisant avaler *très-lentement*, et pour ainsi dire goutte à goutte. Mais, comme les remèdes sont ordinairement administrés par des gens peu habitués à cette précaution, et que d'ailleurs les maladies qui attaquent les bêtes à laine sévissent très souvent d'une manière générale, et attaquent trop de bêtes à la fois pour qu'il soit possible de passer beaucoup de temps à soigner chacune d'elles, il ne faut guère compter sur l'efficacité de cette ressource. C'est donc plutôt sur la médecine préservatrice qu'il faut s'appuyer ; d'ailleurs, il vaut mieux prévenir un mal que de chercher à le faire disparaître : c'est plus facile et moins coûteux. Un bon régime, beaucoup d'attention, de l'exactitude à prendre les diverses mesures que nous avons indiquées pour leur nourriture, leur conduite, etc., sont les moyens les plus certains d'éviter les accidents.

Les maladies des bêtes à laine sont connues des bergers, des cultivateurs et des vétérinaires, sous des noms particuliers que nous leur conserverons pour nous conformer aux usages. Parmi ces maladies, il y en a qui règnent presque toujours d'une manière générale chez les animaux d'un troupeau et même d'une contrée, qu'elles soient dues ou non à la contagion ; telles sont la *clavelée,* la *gale* et les *dartres,* le *piétin,* le *charbon,* le *feu Saint-Antoine,* la *pourriture,* le *sang de rate,* la *maladie de Sologne,* la *genestade,* le *noir museau.*

Les maladies que nous venons de désigner comme étant fréquemment générales, peuvent aussi n'affecter que quelques bêtes isolées, et être par conséquent particulières. Les maladies plus souvent particulières que générales sont le *muguet* des agneaux, l'*araignée* ou *mal de pis* des brebis, le *tournis* des agneaux, la *diarrhée*, le *rhume*, le *tétanos*, la *météorisation* ou *gonflement*, les maladies occasionnées par les *vers*, les *tumeurs*, les *blessures*, les *fractures*, etc.

Les opérations que l'on pratique le plus souvent sur les bêtes ovines sont la *castration* des agneaux et des béliers, l'*amputation des cornes* des béliers, l'*amputation de la queue*, etc. Des articles spéciaux sont consacrés dans ce Dictionnaire à chacune de ces maladies et de ces opérations.

— *Manière d'engraisser les moutons.* On engraisse les moutons soit avec du fourrage sec, soit en les plaçant dans un bon pâturage. Les nourrit-on d'herbe verte, les prés bas et humides, les herbes des bois, les chaumes après la moisson, le sainfoin, les luzernes, les trèfles, les champs de navets, de choux, sont les meilleurs pâturages. Les engraisse-t-on à la bergerie, une livre et demie de bon foin mouillé d'eau salée, donnée le soir et le matin, et au milieu du jour une provende composée d'avoine en grains, de farine d'orge ou de son de froment et de légumes savoureux, sont une excellente nourriture dont le succès est infaillible. Veut-on employer les deux manières, le vert et le sec, on commencera par le pâturage et on finira par la bergerie. Il est à croire que l'emploi des deux manières rend la chair de l'animal plus salutaire et de meilleur goût que la nourriture sèche employée seule.

BÉZOARD. On donnait ce nom autrefois à toutes les masses pierreuses, à tous les *calculs* qui se développent dans l'estomac, les intestins et les voies urinaires des quadrupèdes. Les Arabes pensaient que ces masses étaient de puissants médicaments propres à combattre la peste, les empoisonnements, les fièvres putrides, etc. Ils en distinguaient deux espèces qu'ils estimaient beaucoup, savoir : le *bézoard oriental*, que l'on trouve dans la caillette de la gazelle des Indes, et le *bézoard occidental*, qui se développe dans la caillette du chamois. Aujourd'hui on regarde ces concrétions comme tout à fait inertes, et leur usage est abandonné.

BILLET. (*Voy.* MASTICADOUR.)

BISET. Pigeon sauvage. (*Voy.* PIGEON.)

BISTOURNAGE. Mode de castration employé pour les bœufs. (*Voyez* CASTRATION.)

BLEIME. Les chevaux qui ont les pieds larges et évasés, la corne tendre, ceux qui ont les talons serrés, encastellés, et les pieds très-sensibles, peuvent, lorsqu'ils ont fait des marches longues ou rapides, dans des terrains secs, durs ou cailloueux, fouler et contondre les tissus vivants placés sous la sole des talons. Cette contusion ne se manifeste quelquefois que par un léger épanchement de sang dans le tissu même de la corne, où on l'aperçoit par stries lorsqu'on vient à la parer en ferrant les animaux; mais elle est quelquefois assez forte pour donner lieu à une vive irritation qui sépare infailliblement la sole de corne de la sole de chair dans le point meurtri. Cette séparation est bientôt suivie de la formation de pus dans la partie malade. Ce pus, qui se trouve comme emprisonné dans le lieu de son développement, cherche à se frayer une issue ; il soulève la sole dans les parties où elle était saine; souvent aussi il remonte le long de la chair cannelée sous la paroi, et paraît au dehors près du biseau ; on dit alors que la matière *souffle aux poils.* C'est à ces différents accidents, qui s'accompagnent d'une chaleur du sabot, et d'une boiterie plus ou moins forte, que l'on donne le nom de *bleime.* La bleime est *sèche* lorsque la contusion est légère, la boiterie faible ou nulle, et qu'il y a seulement épanchement d'un peu de sang dans la corne; elle est *suppurée* quand le mal est plus grave et quand il y a formation de pus. Elle est *compliquée* quand il y a gangrène, nécrose ou carie des tissus entrant dans la constitution du pied.

— La manière de reconnaître les bleimes est facile. Une boiterie étant donnée, on fait déferrer et parer à fond le pied malade; puis, avec les tricoises, on comprime successivement tous les points de la sole, en embrassant dans le mord de cet instrument la partie inférieure de la muraille et la portion de la sole qui s'en trouve la plus rapprochée. Cette compression, qui est à peine ressentie par le cheval dans les endroits sains, lui fait éprouver une vive douleur quand elle a lieu sur le point malade. La douleur est rendue manifeste par le mouvement brusque que fait alors l'animal. Il est bien entendu que, pendant cet examen, le cheval ne doit avoir ni morailles ni tord-nez. Le lieu de la douleur étant reconnu, on ne sait pas encore si c'est une bleime; il faut, pour arriver à cette connaissance, enlever successivement et couche par couche avec le boutoir la partie extérieure de la portion de sole qui recouvre le point malade, et les désordres qui caractérisent la bleime ne tardent pas à devenir plus apparents.

— Le *traitement* de la bleime sèche est simple; il consiste à parer la sole *jusqu'à la rosée*, ou, en d'autres termes, jusqu'à ce qu'il apparaisse quelques gouttelettes de sang, puis à appliquer sur le pied malade un cataplasme astringent, composé avec de la terre glaise et de la suie de cheminée délayées avec du vinaigre, ou mieux un cataplasme de graine de lin, que l'on arrose matin et soir, et à laisser l'animal au repos. Quelques jours de ce traitement suffisent pour faire disparaître la douleur et la boiterie. Quelquefois les bleimes sèches disparaissent d'elles-mêmes et sans qu'on ait besoin de les traiter; quant aux bleimes suppurées, elles nécessitent un traitement prompt et énergique. On conçoit en effet que si l'on donne issue au pus aussitôt qu'il s'est formé, on pourra éviter tous les ravages que ce pus occasionne lorsqu'il cherche à se faire jour par les points qui lui offrent le moins de résistance. Il faut donc jeter le cheval à terre sur un bon lit de paille, fixer convenablement le membre malade, et enlever, avec la rénette et la feuille de sauge, toute la portion de sole qui recouvre le foyer de pus. A l'article DESSOLURE, nous ferons connaître les règles à suivre dans cette opération et la manière d'y procéder. Observons seulement qu'il est inutile d'enlever toute la sole; une dessolure partielle du point malade suffit; mais la règle à suivre, et dont il ne faut pas s'écarter, est d'enlever avec soin toute la portion de sole qui se trouve soulevée par le pus. Comme il n'est pas toujours facile de connaître l'étendue du foyer, il faut d'abord faire un trou dans lequel on introduira une sonde en plomb que l'on promènera dans tous les sens, afin de savoir jusqu'où va le mal, et de se guider dans l'opération. Lorsque celle-ci est faite, on panse le pied avec des boulettes d'étoupe imbibées d'eau-de-vie faible, ou de teinture d'aloès que l'on y maintient par un fer à dessolure et des éclisses. Le premier appareil se lève au bout de six à huit jours, et on panse ensuite la plaie tous les trois à quatre jours jusqu'à la guérison, qui, lorsque l'opération a été bien faite, ne se fait pas attendre plus de quinze jours ou trois semaines.

Quand la matière a *soufflé aux poils*, l'opération est plus grave, car, outre l'enlèvement de la sole, il faut encore enlever toute la portion de muraille qui recouvre le trajet du pus et extirper les parties mortifiées en ayant soin d'empiéter sur le tissu sain. Nous indiquerons au mot JAVART la manière de faire cette opération.

— Les bœufs et les moutons sont aussi sujets à la bleime. Les règles à suivre pour eux sont absolument semblables à celles que nous venons de décrire pour le cheval.

BLESSURES. On donne ce nom à toute lésion locale produite par une violence extérieure, qu'il y ait ou non une plaie. Les blessures comprennent donc les *plaies* proprement dites, les *contusions*, les *luxations*, les *fractures*, les *hernies*, les *brûlures*, les *piqûres*, etc. (*Voy.* ces différents mots.)

BŒUF. C'est le nom du taureau châtré. De tous les animaux que l'homme a soumis à la domesticité, dit Buffon, le bœuf est le plus utile et le plus précieux. Non-seulement il nourrit son maître, mais encore il est au nombre de ceux qui dépensent et consomment le moins. Sans le bœuf, les pauvres et les riches auraient beaucoup de peine à vivre, la terre demeurerait inculte dans beaucoup de lieux. C'est sur lui que roulent tous les travaux de la campagne ; il est le domestique le plus utile de la ferme, le soutien du ménage champêtre ; il fait presque toute la force de l'agriculture. La voix du bœuf porte le nom de *mugissement ;* le mugissement du taureau, quoi qu'en aient dit plusieurs auteurs, est plus grave que celui du bœuf châtré et de la vache. Le bœuf dort, mais d'un sommeil court et léger ; il se réveille au moindre bruit ; il se couche ordinairement du côté gauche, et le rein ou le rognon de ce côté est toujours plus gros et plus chargé de graisse que le rognon du côté droit.

Les bœufs, comme les autres animaux domestiques, varient pour la couleur ; cependant le poil roux paraît être le plus commun. De quelque couleur que soit le poil du bœuf, il doit être luisant, épais et doux au toucher ; car s'il est rude, mal uni ou dégarni, on peut supposer avec raison que l'animal souffre, ou du moins qu'il n'est pas d'un fort tempérament. Un bon bœuf pour la charrue ne doit être ni trop gras ni trop maigre ; il doit avoir la tête courte et ramassée, les oreilles grandes, bien velues et bien unies, les cornes fortes, luisantes et de moyenne largeur, le front large, les yeux gros et noirs, le mufle gros et camus, les naseaux bien ouverts, les dents blanches et égales, les lèvres noires, le cou charnu, les épaules grosses et pesantes, la poitrine large, le *fanon*, c'est-à-dire la peau du devant, pendant jusqu'aux genoux, les reins fort larges, le ventre spacieux et tombant, les flancs grands, les hanches longues, la croupe épaisse, les jambes et les cuisses grosses et nerveuses, le dos droit et plein, la queue pendante jusqu'à terre, et garnie de poils touffus et fins, le cuir grossier et maniable, les muscles élevés et l'ongle court et large. Il faut aussi qu'il soit sensible à l'aiguillon, obéissant à la voix et bien dressé. Mais ce n'est que peu à peu, et en s'y prenant de bonne heure, qu'on peut accoutumer le bœuf à porter le joug volontiers, et à se laisser conduire aisément. Dès l'âge de deux ans et demi à trois ans au plus tard, il faut commencer à l'apprivoiser et à le subjuguer : si l'on attend plus tard, il devient indocile et souvent indomptable. La douceur, la patience et même les caresses sont les seuls moyens qu'il faut employer ; la force et les mauvais traitements ne serviraient qu'à le rebuter pour toujours. Il faut donc lui frotter le corps, le caresser, lui donner de temps en temps de l'orge bouillie, des fèves concassées, et d'autres nourritures dont il est très friand. En même temps on lui liera souvent les cornes, quelques jours après on le mettra au joug, et on lui fera traîner la charrue avec un autre bœuf de même taille, et qui sera tout dressé ; on aura soin de les attacher ensemble à la mangeoire, de les mener de même au pâturage, afin qu'ils se connaissent et s'habituent à n'avoir que des mouvements communs. On n'emploiera jamais l'aiguillon dans les commencements, il ne servirait qu'à rendre l'animal plus intraitable ; il faudra aussi le ménager et ne le faire travailler qu'à petites reprises, car il se fatigue beaucoup tant qu'il n'est pas dressé ; par la même raison, on le nourrira alors plus abondamment que dans les autres temps.

— On reconnaît l'âge du bœuf par les dents et les cornes. (*Voy.* AGE DU BŒUF.) Les cornes sont pour ces animaux des armes puissantes et redoutables ; lorsqu'ils veulent en faire usage, ils baissent la tête, présentent à leur adversaire la pointe de leurs cornes, le déchirent et le lancent en l'air, s'il n'est pas d'une trop grande taille. Le bœuf mange vite et prend en peu de temps toute la nourriture qu'il lui faut, après quoi il cesse de manger et se couche pour *ruminer*, c'est-à-dire pour faire revenir petit à petit les aliments dans la bouche, les broyer de nouveau et les avaler. On prétend que les bœufs qui mangent lentement résistent mieux au travail que ceux qui mangent vite, et que les bœufs des pays secs et élevés sont plus vifs, plus vigoureux et d'une meilleure constitution que ceux des pays bas et humides.

En hiver, quand les bœufs ne font rien, il suffit de les nourrir de paille et d'un peu de foin ; mais dans le temps des ouvrages, on leur donnera beaucoup plus de foin que de paille, et même un peu de son ou d'avoine avant de les faire travailler. En été, si le foin manque, on leur donnera de l'herbe fraîchement coupée, ou bien de jeunes pousses et des feuilles de frêne, d'orme, de chêne, etc., mais en petite quantité ; l'excès de cette nourriture, qu'ils aiment beaucoup, leur cause quelquefois un pissement de sang. La luzerne, le sainfoin, la vesce, soit en vert soit en sec, les navets, les pommes de terre, les topinambours, etc., etc., sont aussi de très bons aliments pour les bœufs.

— *Des soins que l'on doit donner aux bœufs.* Le valet de ferme qui a soin des bœufs, dit M. Tessier, à qui nous empruntons ce qui suit, porte le nom de *bouvier*. Un bon bouvier doit être fort, vigoureux, adroit, patient et doux. Le bouvier ne doit jamais mener ses bœufs plus vite que leur pas ordinaire, surtout quand il fait chaud. Dans les endroits difficiles à passer ou à labourer, on leur laisse un moment pour reprendre haleine. On se sert, pour les faire aller, de l'*aiguillon*, long bâton aiguisé ou armé d'un clou avec lequel on les pique à différentes parties du corps, surtout aux fesses. Si l'on se trouve dans une saison où les bœufs travaillent le matin et le soir, le bouvier leur donne de la nourriture et les fait boire aussitôt qu'il est de retour de la première attelée. Dans les grandes chaleurs, il leur présente, de temps en temps, des seaux d'eau aiguisée de vinaigre, ou de l'eau dans laquelle on délaye un peu de son. Ces moyens sont propres à prévenir les maladies inflammatoires auxquelles les bœufs sont sujets. Il est salutaire de les bouchonner quand ils rentrent couverts de sueur et de poussière. On leur lève les pieds pour leur ôter les pierres et les épines qui les feraient boiter. Le retour du soir doit être suivi des mêmes attentions. On garnit les râteliers pour la nuit, et on fait une bonne litière, si on en est pourvu.

Le froid n'est dangereux pour les bœufs que quand ils ont chaud ; ce cas excepté, on ne doit pas craindre qu'ils aient froid dans les étables. Cette vérité a bien de la peine à percer. On serait excusable de vouloir qu'une vache fût chaudement pour en obtenir du lait, si l'on se contentait d'une chaleur modérée, et si l'on renouvelait, au moins une fois par jour, l'air de l'étable. Mais le produit qu'on attend des bœufs n'étant que du travail au dehors, pour lequel ils ne sauraient avoir trop de force, un air frais dans les étables est celui qui leur convient le mieux. Il serait à désirer qu'on pratiquât aux étables des fenêtres qui seraient tenues ouvertes même en hiver ; on ne les fermerait, dans cette saison, que quand les bœufs arriveraient de leur travail, ayant chaud, pour les rouvrir quand ils seraient entièrement refroidis. On les fermerait encore en été, au milieu du jour, pour écarter les mouches, et on les ouvrirait le soir et toute la nuit.

Il est beaucoup de pays où on ne nourrit pas les bœufs à l'étable, tant qu'il y a de l'herbe dans les pâturages ; mais alors il ne faut les faire travailler que la moitié du temps qu'on assigne ordinairement à leur travail, afin qu'ils puissent suffisamment paître. Le bouvier tiendra propres les mangeoires de tous ses bœufs ; il ne donnera le grain qu'après l'avoir criblé, et le fourrage qu'après l'avoir époudré et débarrassé des plantes qui peuvent incommoder les bœufs.

Quand les bœufs ne travaillent pas, ce qui arrive pendant une grande partie de l'hiver, on les nourrit moins bien que quand ils travaillent. On leur donne de la paille d'avoine et du foin, quelquefois de la paille seule. S'il y a du foin de qualité inférieure, c'est celui-là qu'ils mangent au commencement de l'hiver. A l'approche du printemps, on leur en donne de meilleur pour les fortifier. Aussitôt qu'ils travaillent, on ajoute à leur nourriture un peu de son ou d'avoine. En été, ils consomment encore quelquefois du foin. Le plus souvent, dans cette saison, on apporte à leur crèche de l'herbe fraîchement coupée. Quelques personnes prétendent que les bœufs nourris exclusivement de foin, surtout en été, sont plus sujets aux maladies inflammatoires que ceux qui pâturent journellement. Un bœuf mange environ trente livres de foin et paille par jour ; il lui faut trois heures pour faire son repas du matin ; il ne mange plus que le soir, après son travail.

Les herbes des prairies naturelles ou artificielles, tant vertes que fanées, sont les meilleurs aliments que l'on puisse donner aux bœufs. Lorsque les fourrages manquent, il faut avoir recours, pour sustenter ces animaux, à une autre nourriture. Ils mangent bien les feuilles de la plus grande partie des arbres fruitiers et forestiers, les tiges de blé de Turquie et de sarrasin, les graines des graminées,

les diverses espèces de racines, telles que panais, navets, turneps, carottes, betteraves, pommes de terre, les fruits de nos jardins, les tourteaux huileux de
navette, de colza, de chènevis, de noix, les feuilles de betterave, de panais, de
choux, etc.

En exposant la manière de soigner et de nourrir les bœufs de travail, nous avons
supposé que pendant toute l'année ils allaient de l'étable aux champs, et que des
champs ils revenaient à l'étable. Mais il y a beaucoup de pays où il est d'usage
de mettre les bœufs dans des pacages clos, à la fin de mai ou au commencement
de juin, et de les y laisser tant que la saison leur permet de coucher dehors. Ils
ne rentrent dans leurs étables qu'à la Toussaint, et quelquefois plus tard, si les
gelées ne sont pas considérables. Quand on a besoin des bœufs pour les faire travailler, on va les prendre au pacage ; le travail étant fait, on les y ramène ; ils
mangent, boivent et se couchent à leur gré. Il doit y avoir dans le pacage une
fosse qui contienne de l'eau, et quelques arbres pour servir d'abri contre les ardeurs du soleil.

— *De la manière d'engraisser les bœufs.* L'âge le plus favorable pour engraisser les
bœufs est celui de sept ans ; cependant la plupart ne sont mis à l'engraissement
qu'à dix ans. Si l'on attendait plus tard, leur chair ne serait pas aussi bonne, et
ils prendraient difficilement graisse. On engraisse les bœufs de trois manières :
ou seulement dans les pâturages, ce qu'on appelle *engrais* ou *graisse d'herbe ;* ou
partie dans les pâturages et partie à l'étable. Cette dernière manière est l'engrais
de *poture,* ou *pouture,* ou *engrais au sec.*

— *Engraissement au pâturage.* Pour engraisser les bœufs seulement au pâturage, il
faut que l'herbe en soit de bonne qualité, et surtout abondante. Le Cotentin et la
vallée d'Auge, en basse Normandie, jouissent spécialement de cet avantage. On
donne le nom d'*herbages* aux prairies de ces pays, et celui d'*herbagers* aux personnes qui se livrent à l'engrais des bœufs.

Deux sortes de bœufs sont engraissés en Normandie, ceux du pays et ceux de
plusieurs autres provinces. Les premiers s'achètent maigres en automne ; on les
met aussitôt dans les herbages où ils passent l'hiver avec le secours de quelques
bottes de foin seulement, qu'on leur donne dehors dans le plus rigoureux de la
saison. Les bœufs qui passent ainsi la mauvaise saison dans les herbages sont
appelés *bœufs d'hiver.* Ces animaux sont vendus gras dans le courant du mois de
juin. Indépendamment des bœufs normands, on achète encore, dans cette province,
de petits bœufs et des vaches au printemps et en été pour les engraisser uniquement
à l'herbe. Les vaches sont mises dans des herbages séparés de ceux des bœufs,
toujours avec un taureau, tant pour les défendre des loups que pour couvrir
celles qui deviennent en chaleur ; car on remarque que les vaches n'engraissent
que quand elles sont pleines. Ces petits bœufs et ces vaches, engraissés dans ces
deux saisons, se vendent depuis le mois d'août jusqu'en novembre.

Les herbagers désirent avoir des herbages de différentes qualités. A l'arrivée
des bœufs maigres, ils les mettent dans les herbages les moins gras d'abord, afin
que ces animaux s'accoutument par degrés à une nourriture au-dessus de celle
qu'ils avaient dans leur pays. Quelques herbagers font tirer un peu de sang à
ces animaux, afin de les rafraîchir et de les mieux disposer à prendre l'herbe et
à s'engraisser. Au bout de quelque temps, on les fait passer dans un second
herbage qui est meilleur, et quelquefois aussi dans un troisième dont l'herbe est
exquise, lorsqu'on veut les faire *tourner promptement à la graisse,* suivant le langage
du pays. Lorsqu'il n'y a ni fontaine ni ruisseau dans un herbage, on y pratique
des mares dans les endroits où il est facile de ramasser et de retenir les eaux de
pluie ; si ces mares sont taries, on mène les bœufs trois fois par jour boire où il y
a de l'eau le plus près. A mesure que les bœufs engraissent ils deviennent plus
friands ; ils n'aiment point l'herbe ombragée par les arbres, ni celle qui vient dans
l'emplacement où ils ont fienté.

On ne donne presque aucun soin aux bœufs qu'on engraisse dans les herbages ;
ils sont enfermés entre des haies et des fossés.

On appelle en Normandie *bœufs de haut crû* ceux dont le cuir est plus fort, le fanon plus considérable, et qui donnent moins de suif; et *bœufs de nature*, ceux qui s'engraissent facilement; ils ont les cornes blanches, toutes les parties du corps potelées, le poil souple et moelleux, etc.

— *Engraissement au pâturage et à l'étable.* C'est surtout dans le Limousin que cette méthode est employée. Les animaux à engraisser sont achetés dans les foires de février, de mars, d'avril, de mai et de juin; on les nourrit au sec jusqu'à ce que l'herbe soit assez avancée pour qu'ils puissent y trouver une nourriture abondante; après le mois de mai, ces animaux restent jour et nuit dans le pâturage qu'ils ne quittent que vers le mois de juillet, époque à laquelle ils sont expédiés gras sur Paris.

D'autres bœufs sont engraissés vers l'arrière-saison; ceux-ci sont placés au mois d'août dans les regains, où ils mangent la seconde herbe, qui est alors mûre et abondante, et dès ce moment ils ne travaillent plus. Ils restent jour et nuit dans les pacages jusqu'au 1er novembre au plus tard; alors on les fait rentrer à l'étable, mais on les examine auparavant pour s'assurer de l'état d'engrais de chacun d'eux. Ceux qui n'ont pas assez profité sont saignés à la jugulaire. Il est d'usage, dans le Limousin, de placer les bœufs dans les étables aux deux côtés d'une aire, et de les faire manger deux à deux dans des bacs de pierre ou de bois. On leur donne de la rave que l'on cueille, autant que possible, à mesure qu'ils la consomment, et dans les temps secs. On la jette en petits morceaux dans les bacs. Cette espèce de nourriture ne dure guère qu'un mois; si on la continuait trop longtemps, elle relâcherait trop les bœufs et nuirait à la graisse. On la remplace par de la farine de seigle et de sarrasin délayée dans de l'eau; la dose ordinaire de cette farine est de trois livres par jour, données en deux fois; dans quelques cas, on double cette dose.

Outre les raves et la farine, les bœufs mangent du foin sec, qui forme la base de leur nourriture.

Le grand principe que l'on suit dans l'administration de la nourriture pendant tout le temps du régime est qu'il faut que les bœufs mangent jusqu'à ce que leurs flancs soient remplis et jusqu'à ce qu'ils se couchent. Un second principe est qu'il convient de commencer le régime par des nourritures rafraîchissantes et relâchantes, par des fourrages verts, qui donnent plus de chair que de graisse. Il convient également de continuer et de finir ce régime par des fourrages secs et farineux, qui empâtent et donnent plus de graisse que de chair. Après trois mois de ce régime, un bœuf est ordinairement gras et bon à vendre.

— *Engraissement à l'étable seulement.* La manière d'engraisser seulement à l'étable ne diffère de la précédente que parce qu'on ne commence pas l'engrais au pâturage. Cette méthode est employée dans les environs de Cholet, en Anjou, et dans toute la partie du bas Poitou appelée le *Bocage*. La nourriture que l'on y donne aux bœufs à engraisser se compose de foin choisi, de choux, de raves, de navets longs, de seigle, orge, avoine et vesces, coupés en vert, enfin de son, de seigle et de froment auxquels on joint dans quelques endroits l'avoine grossièrement concassée, et même les glands et les châtaignes. Voici comment leur régime est distribué : les bœufs font douze repas par jour; chaque repas n'est composé que d'une petite quantité d'aliments. Dès quatre heures du matin, on donne un peu de foin; le second repas est composé de choux, le troisième de raves, le quatrième de foin, le cinquième de navets, et le sixième de foin ; puis on fait boire les animaux soit à l'étable, soit dehors. Les bœufs restent alors quelques heures pour se reposer et ruminer, et on recommence à les faire manger comme le matin, en suivant le même ordre pour la distribution de la nourriture. Quelquefois, au dernier repas de foin du matin et du soir, on substitue de l'avoine, ou du son, ou des glands, ou des châtaignes. Au mois de novembre, les bœufs mangent les feuilles basses des choux et celles des raves. Vers le mois de décembre, ce sont les racines des raves et les tiges des choux à moelle ou les feuilles des choux à mille têtes. À la fin de l'hiver on leur donne les feuilles des navets tardifs et les montants des choux ; et enfin, au commencement du printemps, on a recours au seigle et à l'orge en vert, puis à la vesce également en vert.

Avec tous ces soins, aidés d'une extrême propreté, il faut cinq à six mois pour engraisser complétement un bœuf. Pour connaître si un bœuf avance dans son engraissement, on lui tâte les dernières côtes : si ce que l'on touche est doux et détaché des côtes, c'est une marque que l'animal est plus qu'en chair. Le derrière des épaules dans un bœuf et le nombril d'une vache sont les parties qui indiquent qu'ils augmentent en suif.

Pendant l'engraissement à l'étable, les bœufs sont quelquefois atteints de certaines maladies sur lesquelles il est bon de jeter un coup d'œil. Les cultivateurs du pays désignent sous le nom de *cru* toutes les affections qui ont leur siége sur les voies alimentaires. Un bœuf est-il gonflé, a-t-il la diarrhée, perd-il l'appétit, lui survient-il des tumeurs sur le dos et les reins, c'est, dit-on, parce qu'il a du *cru*.

Lorsque les bœufs à l'engrais sont atteints de ces maladies, que les yeux sont infiltrés, qu'il y a cessation de la rumination et raideur du dos, les engraisseurs leur font prendre avec succès le matin, à jeun, 30 grammes de thériaque dans un litre de vin blanc. Si le dos et les reins sont très raides, ils appliquent sur ces parties six ou huit écheveaux de gros fil bouillis avec de la cendre, et ils suppriment les choux jusqu'à lguérison. Lorsque les bœufs sont gonflés, ils leur font avaler soit de l'ammoniaque, soit un mélange de graisse fondue et d'eau chaude battues ensemble. Il n'est pas possible de comprendre l'effet de ce dernier remède, mais le fait est qu'il réussit. S'il se développe des tumeurs molles sur le dos, ils les percent afin de faire sortir le liquide qu'elles contiennent. Si les bœufs éprouvent des démangeaisons, on les saigne et on les lave avec de la lessive.

— *Moyens à employer pour dompter et contenir les bœufs.* Il devient quelquefois nécessaire, lorsque les bœufs sont indociles, d'user, pour les dompter, de moyens de répression qu'il ne faut employer qu'avec beaucoup de prudence. M. Bella, directeur de l'Institut agronomique de Grignon, emploie à cet effet un anneau de fer passé à travers la cloison du nez, rivé avec une goupille, et soutenu au-dessus du mufle avec une têtière et un montant. — Voici comment M. Berger décrit ce procédé :

« L'opération, qui consiste à fixer l'anneau, doit être faite avec dextérité, après avoir assujetti l'animal de la manière suivante : on passe autour des cornes une corde solide, de la grosseur du petit doigt ou à peu près, dont un des bouts longe ensuite le côté gauche de la tête de l'animal ; puis, l'introduisant dans sa bouche, on lui fait faire le tour de la mâchoire inférieure en demi-nœud ; on la fait ensuite tenir par un aide fort et vigoureux. Une seconde corde semblable, fixée de même aux cornes, sert à attacher l'animal à un poteau ou à un arbre.

« L'opérateur, muni d'un trocart à ponction, qui doit être un peu plus fort que le calibre de l'anneau et renfermé dans sa gaîne de cuivre, introduit cet instrument dans la narine droite, près du mufle qu'il doit soutenir avec le pouce et l'index de la main gauche, puis la main droite pousse par une forte secousse l'instrument et la gaîne qui doivent traverser ensemble la cloison du nez. Cela fait, on retire le trocart en laissant la gaîne en place ; alors on introduit dans cette gaîne l'extrémité la plus petite de l'anneau qui doit pouvoir s'ouvrir par une charnière placée dans son milieu ; puis, on retire la gaîne du trocart en poussant l'anneau qui doit la remplacer dans l'ouverture. Après qu'il y est entré, on le ferme et on y met la goupille qui doit être rivée avec soin à l'aide d'un petit marteau et des tricoises. Enfin on place la têtière en cuir, qui doit être fixée sur les cornes au moyen d'une boucle. Le montant qui longe le chanfrein soutient l'anneau relevé au-dessus du mufle. »

Le moyen que nous venons de décrire peut être employé avec avantage pour dompter les taureaux.

Pour complément de cet article, *voyez* BÊTES BOVINES, TAUREAU, VACHE, VEAU, GÉNISSE.

BOISSONS. On donne ce nom aux différents liquides que les animaux prennent d'eux-mêmes et sans y être contraints ; ils diffèrent donc des *breuvages* qui exigent l'emploi de la force pour être avalés. A l'article Bestiaux, nous avons traité des boissons simples qui servent à *abreuver* les animaux. Il nous reste à parler ici des boissons médicinales. Toutes ont pour base l'eau commune qui, selon les cas, tient en suspension ou en dissolution les principes qui doivent lui communiquer leurs qualités. Ces principes peuvent être les décoctions d'orge, de graine de lin, de guimauve, le son de froment et la farine d'orge, le miel, l'oxymel, certains sels tels que le sulfate de fer, la crème de tartre, le nitre, le sel d'Epsom, etc. Ces différentes boissons correspondent aux *tisanes* que l'on emploie dans la médecine humaine. — Nous allons citer ici quelques exemples des boissons les plus employées :

Boisson adoucissante.

Prenez : Orge........................ une poignée.
Eau commune................. 8 à 10 litres.
Miel de bonne qualité........ 500 grammes.

Faites bouillir l'orge dans une petite quantité d'eau que vous rejetterez ; lavez dans plusieurs eaux l'orge bouillie, puis faites-la bouillir de nouveau avec la quantité d'eau ci-dessus indiquée ; passez à travers un linge, et faites dissoudre le miel dans la boisson. Elle convient dans le traitement de toutes les maladies aiguës et franchement inflammatoires.

Boisson tempérante.

Prenez : Miel......................... 500 grammes.
Vinaigre..................... 1/4 de litre.
Eau commune................. 8 à 10 litres.

Mêlez le tout ensemble, agitez pour faire dissoudre le miel et présentez au malade. Cette besoin est très utile dans le traitement des maladies inflammatoires qui menacent de devenir putrides.

Boisson laxative.

Prenez : Eau commune................. 10 litres.
Sulfate de soude.............. 60 grammes.

Faites dissoudre le sel dans l'eau. Boisson nécessaire quand on veut tenir le ventre libre, dans le cours de certaines maladies où l'intestin n'est pas irrité.

Boisson tonique.

Prenez : Eau commune................. 10 litres.
Sulfate de fer (vitriol vert)...... 8 grammes.

Faites dissoudre le sel, et présentez au malade. Cette boisson est employée avec succès lorsque les animaux ont été affaiblis par un long travail, et qu'il s'agit de leur donner du ton et de la force.

Toutes ces boissons ont besoin d'être mélangées avec du son, car sans cela les animaux les refuseraient souvent.

BOITERIE. Action de boiter. (*Voy.* Claudication.)

BORBORYGME. Ce mot désigne le bruit, l'espèce de gargouillement que les vents ou gaz produisent en circulant dans les intestins. Les borborygmes ont quelquefois lieu dans l'état de santé ; mais ils sont bien plus fréquents dans les coliques, les indigestions et plusieurs autres maladies intestinales. On les entend en appliquant l'oreille sur le ventre ; c'est un signe qu'il ne faut pas négliger lorsqu'on cherche à reconnaître la maladie dont un animal est atteint.

BOUC. C'est le mâle de la chèvre. (*Voy.* Chèvre.)

BOUCLE. C'est le nom vulgaire d'une maladie du cochon et du bœuf, qui est caractérisée par un bouton qui survient dans l'intérieur de la bouche, et qui se termine souvent par la gangrène. Les signes qui l'accompagnent chez le cochon, où elle est plus commune, sont : de la fièvre, du dégoût pour les aliments, des grincements de dents, la pesanteur de la tête, la difficulté de se mouvoir, etc. Aussitôt que cette maladie se découvre, il faut ouvrir la bouche de l'animal, crever le bouton, le racler avec un couteau, et le laver avec de l'acide sulfurique (huile de vitriol) affaibli, ou bien avec de l'acide chlorhydrique (esprit de sel) fumant, ou bien encore avec une dissolution de sel ammoniac dans une infusion d'absinthe. On fait en outre avaler à l'animal des breuvages composés avec la décoction de gentiane et de petite centaurée. Lorsque la plaie ne s'élargit pas, mais blanchit, que la fièvre diminue et que le malade montre un peu de gaieté, le danger est passé. Dans le cas contraire, la maladie se termine promptement par la mort.

BOUCLEMENT. On donnait autrefois ce nom à une opération qui consistait à réunir par une boucle ou par des aiguilles en cuivre les grandes lèvres de la vulve des juments, afin de s'opposer à leur saillie trop fréquente ou prématurée, lorsqu'on les met en liberté dans les pâturages avec des étalons. Cette opération est maintenant complétement abandonnée.

BOUFFISSURE. On appelle ainsi en médecine vétérinaire le gonflement, les tuméfactions qui surviennent sur différentes parties du corps des animaux, et qui sont dues à des épanchements de liquides séreux ou d'air dans les mailles de la substance blanchâtre qui unit la peau aux parties sous-jacentes et qui porte le nom de *tissu cellulaire*. La bouffissure n'est pas une maladie, mais bien le signe de certaines maladies qu'elle sert à faire reconnaître. Lorsque la bouffissure est due à un épanchement de liquide, elle porte le nom d'*œdème* ou d'*anasarque*, suivant qu'elle existe sur un point limité du corps, ou bien qu'elle est générale. L'œdème se montre sur tous les points, mais principalement sous la ganache, à l'encolure, sous la poitrine, aux organes de la génération, aux membres postérieurs. La bouffissure de la ganache, chez les bêtes à laine, porte le nom de *bouteille* et forme un des signes de la maladie désignée sous le nom de *pourriture*. La bouffissure qui a lieu sous la poitrine est le signe d'une hydropisie de cette cavité ou d'une affection du cœur. Celle qui se montre aux organes de la génération et aux membres de derrière indique fréquemment l'hydropisie du ventre ou *ascite*. Toutes ces variétés de bouffissure sont reconnaissables en ce que les tumeurs sont molles et conservent l'impression du doigt lorsqu'on les a pressées. Quelquefois il se développe sur le dos, le poitrail ou les côtes, des tumeurs qui marchent avec rapidité, sont dures, douloureuses, et s'accompagnent d'abattement et de fièvre ; dans ce cas on doit craindre le *charbon*.

— Jusqu'ici nous n'avons parlé que de la bouffissure occasionnée par un épanchement de sérosité ; mais nous avons dit qu'elle était quelquefois causée par de l'air ou d'autres corps gazeux, qui se répandent dans le tissu cellulaire. La bouffissure porte alors le nom d'*emphysème ;* dans ce cas, lorsqu'on presse la tumeur, on entend un petit bruit, sorte de craquement analogue à celui qui accompagne le froissement d'une vessie sèche. Cela se voit surtout aux environs des plaies qui pénètrent dans la poitrine, surtout lorsque le poumon est percé et que l'air en sort et se fait jour dans les parties voisines. Cela se voit encore quelquefois à la suite de l'opération de la *trachéotomie*, et pour la même cause. A la fin des maladies pestilentielles qui règnent parfois d'une manière générale sur les bestiaux d'une contrée, on voit souvent des bouffissures gazeuses se développer sur différentes parties du corps ; elles sont dues à la putréfaction qui, chez ces malheureux animaux, commence quelquefois avant leur mort ; mais, dans ce cas, ce n'est pas de l'air pur que l'on trouve dans le tissu cellulaire, ce sont des gaz de nature particulière qui se forment dans la partie même. (*Voy.* les articles ŒDÈME, ANASARQUE, CHARBON, HYDROPISIE, EMPHYSÈME, PLAIES PÉNÉTRANTES DE LA POITRINE, TYPHUS, POURRITURE, etc.)

BOUILLON. C'est un aliment liquide que l'on prépare en faisant bouillir la chair des animaux dans l'eau. Le bouillon est une fort bonne nourriture pour les chiens ; on leur en fait avaler avec succès pour hâter leur convalescence lorsqu'ils ont été atteints de maladies inflammatoires qui les ont affaiblis et les ont fait maigrir. Les bouillons de viande paraissent au premier abord devoir être entièrement rejetés de la médecine des animaux domestiques qui sont presque tous herbivores ; mais un court examen fait cependant voir que l'on en retirerait un excellent parti dans une foule de circonstances, si on savait utiliser ce moyen à propos. Quelques exemples prouveront jusqu'à l'évidence ce que nous avançons. Ainsi en Auvergne on donne des bouillons de viande aux bestiaux faibles ou malades, et l'on s'en trouve fort bien. Cette pratique est encore usitée dans l'Amérique septentrionale, où les habitants mêlent pendant l'hiver des bouillons gras avec la nourriture végétale, pour donner à leurs animaux la force de supporter les froids. M. Peal, vétérinaire anglais, nous apprend que, dans son pays, les bouillons sont employés avec beaucoup d'efficacité pour fortifier les chevaux affaiblis par les maladies, et il ajoute que c'est un usage commun dans l'Inde de mêler avec des substances animales les grains destinés aux chevaux qu'une forte maladie a rendus faibles, de faire bouillir le mélange et d'en former une sorte de pâte qui met bientôt ces animaux dans le meilleur état et les rend très-vigoureux. En 1817, on a tiré un excellent parti des bouillons de viande pour combattre la maigreur qui suivait la maladie épizootique occasionnée dans le département de la Moselle par les mauvais fourrages. D'après le conseil d'un habile vétérinaire de ce département, M. Collaine, on sacrifiait les animaux vieux, infirmes ou débiles, et on employait leur chair au profit de ceux qui étaient conservés, en la divisant en tranches minces que l'on préservait de la corruption en les salant ou les fumant, et que l'on faisait cuire au fur et à mesure des besoins pour en préparer des bouillons assaisonnés d'herbes ou de racines propres à en relever le goût, et épaissis par de la farine délayée en forme de bouillie. M. Collaine a également démontré l'utilité des bouillons pour combattre les pissements de sang qui se développent parfois chez les bestiaux qui mangent des feuilles et des jeunes pousses de chêne et d'autres végétaux astringents. On doit conseiller l'administration rectale de ces bouillons aux animaux affectés de tétanos, lorsque déglutition est devenue impossible.

BOULET. EFFORT DE BOULET. (*Voy.* EFFORT.)

BOULETÉ (CHEVAL). On dit qu'un cheval est *bouleté* ou *bouté*, lorsque le boulet est tout à fait hors de la ligne des aplombs et se trouve fortement dévié en avant. Pour bien comprendre les causes qui peuvent amener cette déviation, il faut d'abord savoir que le pied du cheval se fléchit par l'action de deux muscles terminés inférieurement par deux forts tendons qui passent en arrière du canon; et viennent s'attacher l'un à l'os de la couronne, et l'autre à l'os du pied. Le premier se trouve pourvu, au niveau de la couronne, d'un anneau qui donne passage au second. Cette disposition a fait donner le nom de *perforé* au muscle dont le tendon s'attache à la couronne, et celui de *perforant* à celui qui va jusqu'au pied. Maintenant que l'un de ces tendons le perforant, par exemple, vienne à se raccourcir sous l'influence d'un long travail, de l'usure ou de toute autre cause, il en résultera nécessairement la diminution de la courbure que le membre forme dans ses régions inférieures. Si cette diminution est telle que le canon, le boulet, la couronne et le pied se trouvent sur la même ligne droite, le cheval sera dit *droit sur ses membres;* mais, si le raccourcissement du tendon est tellement fort que l'animal ne fasse plus son appui que sur la pince et que le boulet se trouve fortement porté en avant, le cheval est dit *bouté* ou *bouleté.*
Ce défaut, qui rend l'animal incapable d'un bon service, est plus fréquent chez

ceux qui sont conformés de manière à y avoir une prédisposition naturelle, comme les| *court-jointés* par exemple, surtout si les fers qu'on leur applique sont longs, à fortes éponges ou à crochets.

— Le *traitement* est difficile et presque toujours infructueux. Ce qu'il y a de mieux à faire est d'appliquer le feu sur la partie inférieure du membre, et de mettre au pied un fer à pince prolongée qui, augmentant en avant l'appui de l'animal, contribue à le rendre plus solide. Cependant, si le cheval n'est pas trop usé, on peut essayer l'opération de la ténotomie plantaire qui a eu d'assez nombreux succès, et qui consiste à couper en travers le tendon du muscle perforant. Aussitôt après cette opération, le membre se redresse, les deux bouts du tendon s'écartent, et si l'on peut parvenir à maintenir le cheval redressé pendant quelques semaines, il se forme entre les deux bouts du tendon coupé une cicatrice fibreuse très solide, très résistante, une véritable *pièce* en un mot, qui ne tarde pas à réunir la portion coupée à laquelle elle donne plus de longueur. De cette façon, l'animal se trouve redressé et guéri pour toujours.

Voici, du reste, comment on fait cette opération, aussi simple de sa nature qu'elle est merveilleuse dans ses résultats.

On jette le cheval par terre, en ayant soin que le membre à opérer se trouve en dessus ; on coupe les poils sur le milieu de la surface extérieure du canon, dans une étendue de 0ᵐ 05 à 0ᵐ 06 centimètres ; cela fait, on pratique avec le bistouri à tranchant convexe une incision parallèle à la direction des tendons; cette incision doit être faite sur le milieu de la longueur de ces derniers, à égale distance du boulet et du genou, ou du jarret, et avoir une longueur de 0ᵐ 03 à 0ᵐ 04 centimètres ; puis, après avoir disséqué la peau, mis les tendons à découvert, et reconnu le trajet des vaisseaux et des nerfs pour ne pas les léser, on sépare le tendon perforant du tendon perforé qui le couvre, on passe les ciseaux courbes entre eux, et on cherche à faire sortir le perforant de sa gaîne ; enfin, on termine l'opération en coupant celui-ci en travers. Quelquefois on est obligé de couper les deux tendons, surtout lorsqu'ils sont soudés l'un à l'autre. L'opération étant terminée, on rapproche les lèvres de la plaie par quelques points de suture ; on y applique une étoupade, que l'on maintient par quelques tours de bande, et l'on fait relever le cheval.

— Les vétérinaires préfèrent aujourd'hui à ce procédé celui imaginé par Delafond, professeur à Alfort. Ils pratiquent la ténotomie plantaire à l'aide de deux instruments spéciaux appelés *ténotomes*, l'un droit, l'autre courbe. Le premier est constitué par une lame étroite et mince, aiguë à son extrémité, tranchante sur un côté seulement et fixée solidement à son manche. La lame du ténotome courbe est incurvée sur sa longueur; étroite et tranchante sur un seul côté, elle est mousse à son extrémité.

L'opération se pratique au côté externe du membre affecté. Deux plates-longes sont fixées au membre malade, l'une au sabot, l'autre à l'avant-bras; la première est tirée dans le sens de la tête par un aide vigoureux, la deuxième est dirigée en arrière. Le tendon est ainsi dans un état d'extension qui facilite sa section. Dans la ténotomie simple, le ténotome droit est d'abord introduit entre le perforant et le perforé ; on fait ensuite glisser sur sa lame, et dans l'ouverture qu'elle a pratiquée, le ténotome courbe ; prenant alors un point d'appui à l'aide du pouce sur l'os principal du canon, on scie d'arrière en avant le tendon perforant.

Si la ténotomie double est nécessaire, le chirurgien introduit le ténotome courbe entre la peau et le perforé et sectionne ce dernier. Cette application à la ténotomie plantaire de la méthode sous-cutanée, imaginée par Delpech, Guérin et Stromeyer, doit être considérée comme un réel progrès. Il n'existe à la peau qu'une très petite plaie résultant de la ponction. Il survient rarement des complications.

— Pour forcer l'animal à s'appuyer sur le membre opéré, il faut avoir soin de le ferrer convenablement avant l'opération. Il faut ménager la pince, et appliquer un fer à pince prolongée de 6 pouces au moins. Il est également nécessaire d'exercer le cheval opéré tous les jours ; il marche d'abord avec difficulté, et comme s'il avait la jambe cassée ; mais peu à peu les mouvements deviennent plus sûrs, le boulet se redresse, se porte en arrière, et enfin, après six semaines ou deux mois, l'animal est guéri.

BOUQUET. Nom vulgaire d'une espèce de gale qui survient au museau des brebis, et s'étend quelquefois jusqu'aux tempes, au-dessous de l'oreille. (*Voyze* Noir-Museau.

BOURBILLON. Corps filamenteux, blanchâtre, tenace, formé par du *tissu cellulaire* gangrené, au milieu des tumeurs nommées *furoncles*, et plus fréquemment encore dans différents points de l'étendue des *javarts tendineux*. (*Voy.* Javart.)

BOURDONNET. (*Voy.* Bandage.)

BOURSE, BOUTEILLE. (*Voy.* Pourriture.)

BOURSOUFLURE. (*Voy.* Bouffissure, Emphysème.)

BOUTÉ. (*Voy.* Bouleté.)

BOUTEILLE. (*Voy.* Pourriture.)

BOUTONS. On donne ce nom à plusieurs maladies de la peau, très différentes les unes des autres. Tout boursouflement, toute élévation petite, arrondie, isolée ou réunie à d'autres élévations semblables, porte, en général, le nom de *bouton*, quelles que soient, du reste, sa nature et ses causes.

BOUVERIE. (*Voy.* Étable.)

BRASSICOURT. (*Voy.* Arqué.)

BREBIS. C'est la femelle du bélier. (*Voy.* Bêtes ovines.)

BREHAINE. On donne ce nom aux juments qui sont dépourvues de dents canines.

BRETAUDER. Action de couper les oreilles. (*Voy.* Amputation des oreilles.)

BREUVAGE. Les breuvages sont des médicaments liquides et qu'on administre aux animaux à certaines heures de la journée et à des doses déterminées par le vétérinaire. Dans le plus grand nombre des cas, les animaux refusent de les prendre eux-mêmes, et l'on est obligé, pour les leur faire avaler, d'avoir recours à une bouteille, ou une cornue, ou un bridon à entonnoir, ou tout autre appareil analogue. Le procédé le plus simple et le plus à la portée de tout le monde consiste à faire une espèce d'anse avec un bout de corde de la grosseur de la longe à peu près, à embrasser avec cette corde la mâchoire supérieure dans l'endroit dénué de dents, à passer l'une des dents d'une fourche de bois dans la partie de l'anse demeurée libre sur le chanfrein, et à exhausser la tête à la hauteur convenable, en élevant la fourche. Dans cette opération, il est nécessaire d'élever les lèvres un peu au-dessus du niveau du fond de la bouche, afin que le liquide y descende par son propre poids; mais il importe également de ne pas mettre la tête dans une extension trop considérable, car il en résulterait une gêne qui empêcherait l'animal d'avaler, et pourrait même, en favorisant l'entrée du liquide dans les voies aériennes, déterminer la suffocation. Quand l'animal est ainsi fixé, on lui introduit dans la bouche, près de la réunion des lèvres, le goulot de la bouteille qui contient le breuvage, dont on ne verse que quelques cuillerées à la fois. Aussitôt que le cheval tousse, il faut lui laisser baisser la tête, et attendre quelques moments avant de reprendre.

— Quand on veut faire avaler un breuvage à un bœuf, un aide lui saisit les cornes d'une main, le nez de l'autre, et lui élève la tête d'une manière convenable ; puis, on verse le breuvage dans sa bouche, en ayant soin de le faire couler petit à petit et très-lentement, si l'on veut qu'il pénètre dans la caillette, et en le versant au contraire à grands traits, si c'est sur la panse que l'on veut agir.

— Pour donner des breuvages aux moutons et aux chiens, on place ces animaux entre ses jambes, de telle façon qu'ils vous tournent le dos. On leur élève la tête, le nez en l'air ; puis, un aide tire à lui une lèvre, de manière à en faire une sorte d'entonnoir dans lequel il verse petit à petit le liquide. Il est rare que l'on ait des breuvages à faire avaler aux cochons et aux chats.

L'eau pure ou le vin, la bière, le cidre, forment le véhicule ordinaire des breuvages ; on y ajoute des médicaments, qui varient suivant l'effet que l'on veut obtenir. Nous allons donner ici les formules de quelques breuvages très-usités dans la pratique ; nous les avons puisées dans les ouvrages de Bourgelat et de MM. Moiroud, Lebas et Vatel.

Breuvage adoucissant simple.

Prenez : Gomme arabique.............   60 grammes.
        Miel.......................   125   —
        Eau commune...............   1 litre.

Faites dissoudre la gomme et le miel dans l'eau. Ce breuvage est employé pour combattre les inflammations aiguës de l'estomac et de l'intestin chez les chevaux. Comme il est souvent nécessaire d'en administrer une grande quantité, on en prépare en faisant dissoudre plusieurs livres de gomme et de miel dans une suffisante quantité d'eau. La gomme peut être remplacée par les décoctions de graine de lin, de guimauve ou de réglisse ; on peut aussi y ajouter des têtes de pavot pour lui communiquer des propriétés plus calmantes ; dans ce cas, il faut environ quatre têtes par litre de breuvage.

Breuvage tempérant simple.

Prenez : Feuilles de bourrache........   200 grammes.
        Oxymel simple...............   250   —
        Eau commune...............   2 litres.

Faites infuser la bourrache pendant une heure, passez à travers un linge, ajoutez l'oxymel et administrez en une dose.

Breuvage contre les météorisations (gonflement) *des bêtes à cornes.*

Prenez : Ammoniaque liquide...........   15 grammes.
        Eau froide...................   2 litres.

Mêlez et administrez à grosses gorgées ; réitérez plusieurs fois dans la journée, si cela est nécessaire.

Autre pour remplir le même but.

Prenez : Eau de javelle..................   1 cuillerée.
        Lessive de cendres.............   1 litre.

Mêlez et faites avaler très vite.

Breuvage stimulant.

Prenez : Extrait de genièvre...........   60 grammes.
        Thériaque   15   —
        Vin vieux...................   1 litre.

Faites tiédir le vin, délayez-y la thériaque et l'extrait, et donnez en une fois. Il convient pour les femelles qui ont un accouchement laborieux par faiblesse.

Autre plus économique.

Prenez : Menthe poivrée................ 60 grammes.
        Camomille romaine............ 15   —
        Eau commune................. 1 litre 1/2

Faites une infusion, que vous administrerez chaude.

Breuvage contre les coliques et les indigestions.

Prenez : Fleurs de tilleul............... 45 grammes.
        Éther sulfurique............... 15   —
        Eau.......................... 1 litre.

Faites une infusion avec les fleurs, laissez refroidir, ajoutez l'éther et donnez en une fois ; réitérez s'il y a lieu.

Breuvage tonique.

Prenez : Racine de gentiane............ 60 grammes.
        Petite centaurée............... 30   —
        Absinthe 15   —
        Eau commune................. 1 litre 1/2

Faites bouillir le tout jusqu'à réduction d'une pinte ; tirez à clair et faites avaler tiède.

Breuvage antiputride.

Prenez : Quinquina jaune concassé.... 100 grammes.
        Acétate d'ammoniaque....... 125   —
        Camphre..................... 15   —
        Eau.......................... 2 litres.

Faites une décoction avec le quinquina, tirez-la à clair, et ajoutez-y, quand elle est froide, l'acétate d'ammoniaque et le camphre, préalablement divisé dans un jaune d'œuf ; donnez en deux doses dans la journée. Ce breuvage convient très bien dans le traitement des maladies charbonneuses.

Autre très-économique.

Prenez : Racine de gentiane............ 30 grammes.
        Écorce de chêne............... 30   —
        Camomille romaine............ 20   —
        Eau commune................. 1 litre 1/2.
        Acide sulfurique.............. 8 grammes.

Faites une décoction avec la racine et l'écorce, sur la fin ajoutez la camomille, couvrez le vase, laissez refroidir, passez à travers un linge et ajoutez l'acide sulfurique.

Breuvage purgatif pour le cheval.

Prenez : Aloès socotrin en poudre..... 30 grammes.
        Sulfate de soude ou de magnésie. 125   —
        Eau.......................... 1 litre.

Mêlez et administrez.

Autre pour le bœuf.

Prenez : Sulfate de soude.............. 400 grammes.
        Décoction de graine de lin.... 1 litre 1/2.

Mêlez, agitez et donnez en une seule dose le matin à jeun.

Autre pour le chien.

Prenez : Séné........................ 7 grammes.
Sirop de Nerprun............. 60 —
Eau......................... 1 verre.

Faites infuser le séné, passez à travers un linge, et ajoutez le sirop.

Breuvage vomitif pour le chien.

Prenez : Émétique.................... 10 centig.
Eau distillée................. 1 verre.

Faites dissoudre l'émétique dans l'eau, et faites avaler en une fois.

Breuvage diurétique.

Prenez : Sel de nitre.................. 30 grammes.
Décoction de graine de lin..... 1 litre.

Faites dissoudre le sel dans la décoction, faites avaler en une fois, et réitérez plusieurs fois par jour.

On peut encore faire des breuvages diurétiques avec l'acétate de potasse, la térébenthine, les préparations de scille et de colchique, etc.

Breuvage calmant et narcotique.

Prenez : Extrait aqueux d'opium....... 6 grammes.
Décoction d'orge............. 1 litre.
Miel........................ 125 grammes.

Mêlez, agitez, et donnez en une seule fois.

Breuvage sudorifique.

Prenez : Foie d'antimoine.............. 30 grammes.
Infusion de fleurs de sureau.. 1 litre.
Miel........................ 60 grammes.

Mêlez, et faites avaler en une seule fois.

Breuvage vermifuge pour le cheval.

Prenez : Huile empyreumatique animale. 45 grammes.
Racine de fougère mâle....... 60 —
Eau commune................. 2 litres.
Miel........................ 60 grammes.
Jaunes d'œuf................. n° 2.

Faites bouillir la racine dans l'eau jusqu'à réduction de moitié, passez, délayez dans la décoction le miel et l'huile préalablement mêlée avec les jaunes d'œuf, et donnez en une fois.

Breuvage vermifuge pour le chien.

Prenez : Mousse de Corse.............. 30 grammes.
Huile empyreumatique......... 10 gouttes.
Alcool...................... 15 grammes.
Eau commune................. 1 verre.

Faites infuser la mousse de Corse, passez ; ajoutez l'huile délayée dans l'alcool, et faites avaler en une fois. Purgez le lendemain avec une once d'huile de ricin.

BRONCHITE. On appelle du nom de *bronches* les tuyaux cartilagineux qui se divisent à l'infini dans les poumons, où ils conduisent l'air. Ces tuyaux sont tapissés intérieurement d'une membrane muqueuse qui est susceptible de s'enflammer et de donner lieu à la maladie désignée sous le nom de *bronchite*. Cette affection est nommée vulgairement : *morfondement, morfondure, rhume de poitrine, catarrhe pulmonaire, fausse péripneumonie, angine de poitrine*.

La bronchite, comme la plupart des maladies inflammatoires, a été divisée en bronchite *aiguë* et en bronchite *chronique*.

— Les *causes* les plus ordinaires de la bronchite sont le passage subit du chaud au froid, l'impression d'une boisson froide les animaux étant en sueur, en un mot, tout ce qui peut donner lieu à un arrêt de transpiration ou irriter les bronches par une action directe sur ces parties.

— Les *symptômes* de la bronchite sont la gêne et la difficulté de la respiration, une toux plus ou moins intense, sèche et fréquente au commencement de la maladie, puis moins fréquente et plus grasse; l'écoulement par le nez d'une matière filante, blanchâtre, presque transparente d'abord, et qui, peu à peu, devient plus visqueuse, épaisse, opaque, et finit par prendre une teinte jaunâtre et même verdâtre. Si la bronchite est forte, il se développe de la fièvre, le pouls s'accélère et devient plein; l'animal paraît fatigué, il perd l'appétit. A ces différents signes s'en joignent d'autres tirés de l'*auscultation* de la poitrine. (*Voy.* ce mot.) Comme les mucosités se trouvent augmentées dans les bronches, il y a du râle muqueux dans les points où l'air peut passer, et absence du bruit respiratoire dans les endroits où il y a obstacle au passage de l'air.

— La bronchite n'existe pas toujours seule; elle accompagne souvent l'inflammation du poumon (fluxion de poitrine). Quand elle est simple, elle constitue une maladie généralement peu dangereuse, dont la terminaison n'offre rien à redouter, et qui cède ordinairement en quinze ou vingt jours à un traitement simple.

Au début de la maladie, il faut suspendre le travail de l'animal, le placer dans une écurie où il soit à l'abri du froid, le couvrir avec une bonne couverture de laine, lui faire de fréquents bouchonnements, le mettre au barbotage et à la paille, et lui faire prendre tous les matins un électuaire adoucissant, que l'on composera avec 250 grammes de miel, 60 grammes de poudre de réglisse, 60 grammes de poudre de guimauve et 5 à 10 grammes de kermès. Si la toux est forte et fatigante, il faut chercher à la calmer au moyen de quelques breuvages adoucissants faits avec le miel, la gomme arabique et les têtes de pavots. (*Voy.* BREUVAGES.) Mais on ne doit user de ce moyen qu'avec la plus grande précaution; car, dans toutes les maladies de poitrine, des breuvages administrés maladroitement augmentent la toux et rendent le mal plus grave. Si la bronchite est accompagnée de fièvre, on saignera l'animal à la jugulaire, et on réitérera la saignée jusqu'à ce que les signes de l'inflammation aiguë aient disparu. Quand on en sera arrivé à ce point, un ou deux sétons au poitrail pourront hâter la guérison; ils devront être tenus bien propres et pansés tous les matins avec de l'onguent basilicum. Il sera bon, sur la fin de la maladie, de remplacer les poudres adoucissantes de l'électuaire par deux onces de poudre de gentiane, à laquelle on pourra ajouter trois à quatre gros de kermès minéral. Il faut surtout avoir recours au kermès lorsqu'on voit la toux continuer et la poitrine rester embarrassée après la disparition complète de l'inflammation.

Lorsque la bronchite est compliquée par d'autres maladies, il faut recourir à d'autres moyens de traitement, qui varient avec la nature des complications.

BRONCHOTOMIE. (*Voy.* TRACHÉOTOMIE.)

BRULURE. Accident produit par l'action du feu sur les animaux vivants. Les chats et les chiens, qui vivent sous le toit du maître, sont les seuls animaux domestiques qui soient exposés à ce genre d'accident. Cependant, les autres animaux peuvent être atteints de brûlures dans les incendies de leurs habitations. L'inflammation, qui est le résultat de la brûlure, est d'autant plus profonde et plus vive que le corps était plus chaud et que son action a duré davantage. C'est ainsi que l'huile bouillante, dont la température est plus élevée que celle de l'eau qui bout, brûle plus profondément que cette dernière. Les métaux fondus, tels que le plomb et l'étain, produisent des lésions plus graves que les huiles bouillantes. Cependant, la règle que nous venons d'établir souffre quelques exceptions : ainsi le fer chauffé à blanc et appliqué rapidement sur une partie produit une brûlure moins profonde et une inflammation moins vive que s'il n'était chauffé qu'au rouge obscur. Ce résultat est, en apparence, contradictoire ; mais la contradiction disparaît, si l'on réfléchit que l'application d'un fer chauffé à blanc a pour effet de transformer immédiatement en charbon les parties touchées ; et comme le charbon conduit très-mal le calorique, celui qui s'est formé remplit, pour ainsi dire, l'office d'un écran, qui empêche la chaleur de pénétrer plus avant.

—Les ravages des brûlures varient avec leur intensité. Une brûlure légère produit seulement une légère inflammation de la peau ; plus forte, l'inflammation s'étend plus profondément, et donne ordinairement lieu à la formation d'ampoules qui soulèvent l'épiderme, se remplissent d'un liquide séreux, et finissent par crever et par laisser sous elles une surface ulcérée, dont l'étendue varie avec l'étendue de la brûlure. Plus forte encore, la peau est nécessairement détruite, finit par tomber et par laisser sous elle des plaies plus ou moins profondes, qui ne peuvent guérir que par la suppuration. Dans ce cas, la cicatrice est oujours apparente, et il ne revient jamais de poil dans l'endroit brûlé. Enfin la brûlure peut, lorsqu'elle est longtemps continuée, donner lieu à la mort complète de la partie sur laquelle le feu a agi.

— Les accidents qui suivent la brûlure et le traitement qu'il convient de leur opposer dépendent de son intensité et de son étendue. Lorsqu'elle est légère et tout à fait superficielle, il convient de chercher à faire avorter l'inflammation. On peut y arriver en appliquant pendant longtemps sur la partie des corps très-froids, comme la glace, la neige, auxquels on fait succéder l'application de compresses imbibées d'eau blanche, que l'on maintient constamment humides. Il y a des remèdes particuliers que l'on emploie souvent avec succès contre les brûlures légères ; entre autres nous citerons la pomme de terre râpée et mêlée avec de l'huile d'olives, le coton sec, etc. Si, malgré ces moyens, l'inflammation se développe, il faut avoir recours aux cataplasmes émollients faits avec la graine de lin ou la mie de pain ; il est bon de les arroser avec un peu d'extrait de Saturne. S'il se forme des ampoules, il faut les crever sans mettre à nu toute la plaie qui serait vive et douloureuse, et panser avec le cérat ordinaire ou le cérat saturné. Si toute l'épaisseur de la peau a été détruite, la plaie doit nécessairement suppurer ; il faut donc se contenter de calmer l'inflammation et la douleur par l'application de cataplasmes adoucissants, rendus calmants par la décoction de têtes de pavot, ou bien en les arrosant avec un peu de laudanum ; puis, lorsque la peau et les autres parties brûlées sont tombées, il faut hâter la cicatrisation par des soins de propreté, des pansements avec la charpie sèche, ou recouverte d'une légère couche de cérat saturné. Enfin, quand la brûlure est très-étendue, il n'est pas rare que la fièvre qui se développe entraîne la mort de l'animal.

BUBON. En médecine vétérinaire, ce mot n'a pas de signification bien déterminée : il sert à désigner tantôt des tumeurs charbonneuses, tantôt la pustule maligne, tantôt les boutons de farcin, ou l'engorgement des ganglions de l'auge chez les chevaux morveux ou atteints de gourme, tantôt des tumeurs gangreneuses, tantôt enfin les tumeurs critiques qui surviennent dans le cours du typhus épizootique, ou peste du gros bétail.

BUBONOCÈLE. (*Voy.* HERNIE INGUINALE.)

C

CACHEXIE. Ce mot était employé autrefois pour désigner certaines classes de maladies dépendant soit d'un vice de la nutrition, soit d'une surabondance ou d'une altération des humeurs; ainsi on reconnaissait des cachexies sanguines, aqueuses, bilieuses, laiteuses, urineuses, purulentes, cancéreuses, dartreuses, etc. Aujourd'hui on ne s'en sert plus que pour désigner une altération profonde du corps survenue vers la fin de certaines maladies chroniques, telles que le cancer, la morve, le farcin, la pourriture des bêtes à laine, la ladrerie des porcs, etc., caractérisée par l'amaigrissement et même le marasme, la perte de l'appétit, la pâleur de la bouche et du nez, l'infiltration des yeux, l'adhérence de la peau aux parties qu'elle recouvre, l'enflure des jambes, des sueurs abondantes au moindre exercice, la consomption, des œdèmes, etc.

CACHEXIE AQUEUSE DES BÊTES A LAINE. (*Voy.* Pourriture.)

CAGNEUX. C'est le nom que l'on donne aux chevaux qui ont les pinces rentrées en dedans et les talons écartés. (*Voy.* Cheval.)

CAL. C'est le moyen par lequel la nature opère la réunion des fragments d'un os fracturé. (*Voy.* Fracture.)

CALCULS. On appelle ainsi des concrétions de consistance pierreuse qui se développent dans différentes cavités ou canaux du corps des animaux, et prennent différents noms suivant les parties où on les trouve. On en rencontre principalement dans les conduits de la bile et de la salive, dans les intestins et les voies urinaires.

Nous allons jeter un rapide coup d'œil sur ces différents calculs, sur leurs formes, leur composition et les signes qui peuvent en déceler la présence.

— *Calculs biliaires.* Ils se rencontrent particulièrement dans la vésicule du fiel et les canaux biliaires des bœufs; ils sont légers, friables, d'une couleur blanchâtre ou jaunâtre, d'une amertume qui rappelle celle de la bile, d'une odeur musquée lorsqu'ils sont anciens et desséchés, d'une forme arrondie ou plus ou moins irrégulière. On en trouve quelquefois plusieurs accolés ensemble; dans ce cas ils sont parsemés de facettes qui correspondent aux points de contact. La présence de ces calculs ne trouble en aucune façon la santé des bœufs; aucun signe ne peut donc en faire soupçonner l'existence pendant la vie de ces animaux.

— *Calculs de l'intestin.* Ces calculs se rencontrent fréquemment chez les chevaux, les ânes et les mulets; ils sont très-durs, pesants, ordinairement arrondis, grisâtres et lisses à leur surface; ils sont formés de couches superposées. Chez les chevaux, ces calculs offrent quelquefois une grosseur énorme; il n'est pas rare d'en voir qui acquièrent la dimension de la tête d'un enfant d'un an; ils sont formés de phosphate ammoniaco-magnésien cristallisé en rayons divergents. Les *bézoards* (*Voy.* ce mot) sont de véritables calculs intestinaux qui se forment chez plusieurs animaux ruminants, tels que l'antilope des Indes, la chèvre sauvage, le chamois; les *égagropiles* (*Voy.* ce mot) sont encore des calculs intestinaux formés par les poils que les animaux avalent en se léchant. Les causes qui donnent lieu à la formation de ces corps sont inconnues, et il est impossible de s'assurer de leur existence du vivant de l'animal; tout au plus peut-on en soupçonner la présence lorsque les animaux sont fréquemment atteints de coliques dont on ne peut trouver la cause. On peut alors essayer, sinon de les expulser, du moins de les déplacer par l'action d'un purgatif.

— *Calculs salivaires.* On les rencontre plus communément dans le canal qui conduit dans la bouche la salive qui est fournie par la glande parotide (avives). Ils sont d'un blanc mat, de forme oblongue, très-durs, très-pesants, sans saveur ni odeur, et généralement lisses à leur surface. Ils se développent lentement et peuvent finir par acquérir le volume d'un œuf de poule. Parvenus à ce terme, ils forment une tumeur très-dure et ayant beaucoup d'analogie avec une exostose : toute la portion du canal comprise en arrière de la tumeur est gonflée par la salive qui ne peut plus s'écouler, et la glande parotide elle-même éprouve un gonflement qui peut finir par se transformer en une inflammation plus ou moins grave. On ne peut retirer ces calculs du lieu où ils se trouvent qu'en pratiquant une incision sur la tumeur formée par le calcul dont on obtient la sortie au moyen de la pression exercée avec deux doigts placés de chaque côté de l'incision. Après cette opération, la salive s'écoule et les conduits se dégorgent. L'écoulement de la salive entretient souvent une ouverture que l'on a de la peine à fermer. Pour prévenir cet accident, il faut avoir soin de rapprocher les deux bords de la plaie après l'opération, et de les maintenir en contact au moyen d'un emplâtre agglutinatif ou de quelques points de suture. On doit aussi, dans le cours de ce traitement, prendre toutes les précautions nécessaires pour empêcher les mouvements des mâchoirse, et donner à l'animal des aliments liquides ou bien très-faciles à mâcher.

—*Calculs urinaires.* Presque toujours composés de quelques-uns des principes de l'urine, ces calculs peuvent se rencontrer dans tous les points des voies urinaires; mais on les trouve plus fréquemment dans les reins et dans la vessie. Ceux des reins portent le nom de *calculs rénaux.* Ils se présentent sous deux aspects différents : les uns sont durs, compactes, mélangés de jaune, de vert et de blanc sale, d'une forme variable, mais qui est le plus souvent celle du bassinet du rein ; ils sont formés de couches superposées, et quand on les scie, on y trouve un noyau central ; les autres sont tuberculeux, plus ou moins irréguliers et grenus, moins durs, moins compactes et moins pesants que les précédents, et composés de grains agglomérés. Les calculs rénaux peuvent exister pendant longtemps sans produire de trouble dans la santé de l'animal ; mais au bout d'un temps plus ou moins long, ils déterminent une vive inflammation du tissu du rein. C'est cette maladie que l'on nomme *néphrite calculeuse;* elle est annoncée par des coliques violentes, qui reviennent fréquemment après des travaux pénibles où de violents efforts. Pendant ces coliques, les animaux se campent souvent pour uriner, et ne parviennent quelquefois à rendre que quelques gouttes d'une urine très-chargée. On peut apaiser ces coliques lorsqu'elles existent, mais on ne peut jamais faire disparaître les calculs qui les occasionnent. La saignée, des sachets émollients sur les reins, des breuvages nitrés et des lavements émollients, tels sont les différents moyens qu'il faut employer.

— Les calculs de la vessie portent le nom de *calculs vésicaux.* Chez le cheval et le bœuf, ils consistent presque toujours en un magnat terreux, peu consistant et formé de carbonate de chaux. Chez le chien, la composition et la forme de ces calculs sont plus variables : tantôt ils sont blancs, demi-transparents, formés de phosphate ammoniaco-magnésien, et reconnaissables à leur propriété de dégager une odeur ammoniacale au feu, et de se vitrifier à une chaleur rouge ; c'est là l'espèce la plus commune. Tantôt ils sont d'une couleur grise cendrée, inodores, sans saveur, et formés d'urate d'ammoniaque et d'un peu de phosphate de chaux. Tantôt, enfin, ils sont gris, garnis de tubercules nombreux ou d'aspérités qui les font ressembler au fruit du mûrier et nommer *calculs muraux;* ces derniers, qui sont très-rares, sont formés d'oxalate de chaux. Ces différents calculs vésicaux peuvent exister pendant longtemps et acquérir un grand développement avant de déterminer des dérangements sensibles. Chez le cheval ils s'annoncent par l'état de l'urine, qui devient graduellement plus épaisse et plus blanche, par les besoins fréquents d'uriner, par la difficulté de satisfaire ce besoin. Quelquefois la marche est lente et pénible, les reins sont voûtés et plus ou moins raides. Quelquefois encore la vessie s'irrite, et il survient des coliques qu'il n'est pas toujours facile de distinguer des autres tranchées. Dans ce cas, le cheval cherche à se frapper le fourreau avec les pieds de derrière, se couche, se relève, se débat, se campe souvent, rend avec peine quelques gouttes d'une urine rougeâtre, sanguinolente et très-chargée de carbonate de chaux. Ces coliques deviennent plus fréquentes et plus vives à mesure que le calcul grossit et que la vessie s'irrite davantage. On a vu ces coliques revenir jusqu'à six à huit fois par jour. Le meilleur moyen de reconnaître la présence des calculs de la vessie consiste à examiner cette poche au moyen de la main introduite dans le rectum. Chez le chien, on procède à cet examen en introduisant un doigt huilé par l'anus, et en cherchant à ramener la vessie en arrière au moyen de l'autre main avec laquelle on presse le ventre. Les moyens que l'art a proposés pour faire disparaître ces corps étrangers sont généralement inefficaces ; il n'y a réellement qu'un seul moyen de bon, c'est l'opération de la *cystotomie* (*Voy,* ce mot). Cependant, avant d'en venir à cette opération, bien rarement pratiquée chez les animaux, il faut calmer les coliques calculeuses toutes les fois qu'elles se développent, et pour cela avoir recours aux bouchonnements, aux légères promenades, aux fumigations d'eau bouillante sous le bassin, aux lavements avec la décoction de son, et enfin, si l'inflammation paraît vive, à la saignée plus ou moins répétée et à l'application de sachets adoucissants sur les reins. (*Voy.* COLIQUES.)

— Les *calculs urétraux* sont ceux qui se développent dans le canal de l'urètre, ils ont été peu observés. Mais on a par fois trouvé dans un petit enfoncement qui se trouve à l'extrémité de ce canal, sur la tête de la verge du cheval, des concrétions qui, en comprimant l'urètre, établissaient un obstacle dangereux au cours des urines, et donnaient lieu au gonflement de la vessie, à de l'anxiété et à des coliques qui ne disparaissent qu'après la visite de la tête du membre et de l'extraction du corps étranger. On a signalé aussi cet accident chez les moutons.

CALLOSITÉS. On donne ce nom à des excroissances dures, sèches, insensibles, blanchâtres ou grisâtres, qui couvrent quelquefois les bords des plaies anciennes et des vieux ulcères. Si les applications résolutives, telles que les onctions d'onguent mercuriel, du mélange de térébenthine et de sublimé corrosif, de l'onguent basilicum animé, etc., ne peuvent les faire disparaître, il faut avoir recours soit à l'instrument tranchant, soit à une légère cautérisation faite avec le feu ou avec des caustiques, tels que l'alun calciné, le précipité rouge, etc.

CALMANTS. Remèdes propres à diminuer la douleur. (*Voyez* ADOUCISSANTS et NARCOTIQUES.)

CANARD, CANE, CANETON. On désigne par ces trois noms le mâle, la femelle et le petit d'un genre d'oiseau de l'ordre des palmipèdes. Le genre canard offre beaucoup de variétés : nous ne nous occuperons ici que de celles qui peuplent nos basses-cours.

Toutes les espèces de canards vivent sur les eaux ou sur le bord des eaux ; leur nourriture est en même temps animale et végétale ; la plupart sont excellents à manger, et fournissent à l'homme leur chair, leurs œufs et leurs plumes. Le canard est un des plus utiles de nos animaux domestiques : facile à multiplier, à élever, à engraisser, il offre beaucoup d'avantages. Il suffit d'avoir de l'eau, à proximité, quelque mare ou simplement quelque fossé. Sa nourriture n'est pas chère : outre qu'il s'en procure par lui-même une partie dans les lieux qu'il recherche, le surplus se compose de quelques vannures, de son, d'avoine et d'herbes sans valeur.

Le mâle, que l'on nomme *mulard*, est plus gros et plus beau que la femelle : un seul suffit à dix canes. Ordinairement la cane commence sa ponte dès la fin de février, et quelquefois elle pond de suite jusqu'à soixante œufs. Pour accélérer l'époque de la ponte, quelques ménagères ont soin de donner, dès le mois de janvier, une ration d'avoine à leurs canes qui, échauffées par cette nourriture, se mettent à pondre beaucoup plus tôt. Lorsqu'on soupçonne que le moment de la ponte est arrivé, il faut surveiller la cane, qui ne manque jamais de chercher, pour déposer sa couvée, quelque coin couvert et écarté dans les marais ou les broussailles. Il est prudent de lui faire adopter quelque lieu sûr, afin que l'humidité ne détruise pas le germe des œufs, ou qu'ils ne deviennent pas la proie des fouines, des rats et autres animaux qui en sont très-friands. Un des meilleurs moyens d'attacher la cane à un endroit sûr, c'est de lui donner ses repas dans ce lieu. Une fois que le premier œuf a été déposé dans un pondoir quelconque, la cane ne manque pas d'y venir pondre les autres. Il importe donc de la surveiller, lorsque l'on voit approcher le moment où elle doit commencer sa ponte. Au surplus, comme elle pond la nuit, ou du moins de grand matin, il suffira, à cette époque, de ne la laisser sortir que vers neuf à dix heures.

Lorsque la ponte est terminée, la cane se trouve disposée à couver. Il faut avoir soin de ne lui laisser que le nombre d'œufs qu'elle peut bien couvrir et échauffer, et de placer son nid dans un lieu sec; les œufs éclosent au [bout de trente jours d'incubation. Tenir à portée de la mère, en moyenne quantité, les aliments qui lui conviennent, est un soin prudent qui l'empêche de sortir, de laisser refroidir ses œufs et d'y rapporter de l'humidité. Les petits canetons étant délicats à élever dans les premiers temps de leur naissance, il faut préférer à tout autre temps la fin du printemps ou le commencement de l'été pour la couvaison, afin que la chaleur contribue à hâter le développement de ces petits animaux.

Comme la cane couve avec beaucoup moins de soin que les poules, et surtout que les poules d'Inde, on préfère souvent donner à celles-ci les œufs à couver et les petits à conduire. Outre qu'elles en couvent une plus grande quantité, elles ne conduisent pas les petits à l'eau dès qu'ils sont éclos, ce qui, lorsque la saison est froide, est souvent funeste aux jeunes canetons. Dans le commencement, de simples baquets d'eau leur suffisent pour barboter; en très-peu de temps ils peuvent se passer de mère, et se procurer d'eux-mêmes leur nourriture dans les herbages et les eaux. Du pain émietté dans du lait avec quelques jaunes d'œufs, des pommes de terre cuites avec quelque laitage, pourvu que ces aliments soient frais et non entrés en fermentation, leur suffisent pendant les premiers jours; ensuite on les nourrit avec de la farine de sarrasin, d'orge, de maïs, etc., délayée en pâtée, et peu après avec des herbes potagères, du son, des recoupes, du laitage de rebut, etc.; mais, lorsqu'ils vont devenir *croisés,* c'est-à-dire lorsque les bouts de leurs ailes tendent à se joindre, comme ils sont assez gros pour être mangés, on doit chercher à augmenter leur embonpoint et leur bonne saveur. Il est bon de leur donner de l'avoine, de la pâtée d'orge ou de sarrasin.

Dans tous les temps, comme le caneton est très-vorace, et que sa digestion s'opère très-promptement, il est indispensable de lui donner à manger souvent et jusqu'à ce que son jabot soit complétement rempli. Les vannures [et les criblures de grains, les déchets de la cuisine, les restes de la laiterie, les glands, les châtaignes, le rebut des légumes et des fruits, tout convient aux canards; une ménagère économe sait tout employer. Le canard est tellement vorace, qu'il se nourrit non-seulement de végétaux, mais encore de poissons, de reptiles, et d'animaux de voirie. Dans l'automne, il n'a presque plus besoin de nourriture à la ferme; il se procure lui-même sa subsistance, surtout lorsque la saison est humide.

L'accroissement du caneton est tellement rapide que, dans l'espace de deux mois, il y en a qui pèsent de six à huit livres. Ceux-là sont de la grande espèce, ou *espèce de Normandie,* d'une supériorité reconnue; les Anglais en tiraient beaucoup des environs de Rouen pour régénérer leurs races.

Quand la crue des canetons est à peu près faite, et que, pour les engraisser, on a usé des procédés que nous avons indiqués ci-dessus, on les laisse boire fort peu, et on les tient enfermés dans une mue. Ces oiseaux, pour devenir gras en peu de temps, n'ont pas besoin d'être soumis à la castration. On les place loin des viviers et des étangs où l'on élève des poissons; sans cette précaution ils les dévasteraient en peu de temps, et dévoreraient bientôt toutes les petites carpes, les jeunes tanches et les brochetons.

L'éducation des canards est une assez bonne spéculation. Cet oiseau devient très-promptement bon à être mangé; sa chair délicate, succulente et nourrissante, est fort recherchée; il est d'ailleurs propre à servir d'aliment aussitôt qu'il a été tué, et il n'est pas nécessaire de le faire mortifier. Le canard ne doit pas être saigné; il faut l'étouffer, ou lui percer le crâne avec une forte épingle ou pointe de fer. Indépendamment de la chair, la plume n'est pas sans utilité, quoique très-inférieure à celle de l'oie. La récolte se fait en mai et septembre, en arrachant seulement les plumes qui sont sous le ventre, autour du cou et sous les ailes. On doit avoir la précaution de les mettre plusieurs fois au four après que le pain en a été retiré, afin qu'elles perdent leur odeur, et surtout l'huile dont elles sont imprégnées.

— Outre le canard purement *domestique* dont nous venons de parler, il existe quelques variétés qui ne sont pas à dédaigner.

Le canard sauvage ou *albran* est la souche des nombreuses tribus de canards qui peuplent nos basses-cours. Le mâle se distingue par les riches couleurs qui brillent sur son plumage, et par une petite boucle de plumes relevées en demi-cercle sur le croupion. Un petit collier blanc sépare le vert d'émeraude dont la tête et la moitié du cou sont parés, du beau brun pourpré qui couvre le bas du cou en devant, ainsi que la poitrine; le reste du corps est rayé de noirâtre sur un fond gris. Cette dernière couleur est celle de la queue et des ailes; mais celles-ci portent sur leur milieu une bande d'azur, avec une double bordure blanche et de bleu velouté. Les yeux sont bruns et les jambes d'un orangé vif; un mélange de jaune et de vert couvre le bec. L'habit de la femelle est moins brillant, et, à l'exception de la tache de l'aile qui a de l'éclat, moins cependant que chez le mâle, son plumage ne présente que deux nuances ternes et sombres, le brun et le gris teint de roux.

Les canards sauvages voyagent sans cesse; ils habitent de préférence les contrées septentrionales; ils ne viennent dans les pays tempérés qu'au commencement de l'hiver, et ils y sont les précurseurs des frimas. Les bords de la mer, les marais, les étangs, les rivières, les sources, les courants, sont les lieux où ils vivent presque toujours plusieurs ensemble. A l'époque des couvées, ces oiseaux s'apparient; mais les mâles se livrent de rudes combats pour la possession des femelles. Leur nid consiste en joncs pliés, garnis de duvet que les femelles s'arrachent elles-mêmes sous le ventre; ils sont ordinairement posés sur des touffes de plantes aquatiques. La femelle couve seule pendant trente jours; chaque couvée est communément de seize petits qui, immédiatement après leur naissance, vont à l'eau avec leur mère.

On peut élever des canards sauvages dans les basses-cours, en les y mettant fort jeunes, ou mieux, en faisant couver des œufs de cane sauvage par une cane domestique. Les canetons qui en proviennent sont excellents à manger, et s'élèvent comme les autres. Mais, comme ils pourraient être tentés de ressaisir leur indépendance, il est nécessaire de leur couper le bout de l'aile. Au moyen de cette précaution, ils ne peuvent s'écarter, surtout s'ils vivent avec les canards domestiques, dont ils finissent par adopter les habitudes.

— *Le canard turc, de Barbarie, de Guinée,* ou *canard musqué,* connu chez nous depuis le seizième siècle, peut aussi être élevé avec succès. Cette variété est beaucoup plus grosse que les précédentes. Les yeux de cet oiseau sont entourés d'une peau nue, garnie de petits mamelons charnus, d'un rouge vif et marqués de petits points blancs; le bec est rouge dans presque toute son étendue; le demi-bec supérieur est brun tout autour des narines; la partie des jambes dégarnie de plumes, les pieds et les doigts sont rouges et les ongles blanchâtres. La femelle est beaucoup plus petite que le mâle, dont elle diffère par ses couleurs. Les plumes de ces canards sont blanches, ou brunes, ou verdâtres, ou bigarrées de diverses couleurs. La femelle peut couver jusqu'à dix-huit œufs. Uni avec des individus de l'espèce commune, le canard musqué produit des métis que l'on nomme *mulards* et dont on recherche la chair, qui est en effet très délicate. Ces mulards ne peuvent se reproduire entre eux; il faut les apparier avec des individus de l'espèce primitive.

La femelle des canards musqués pond deux ou trois fois l'an, et à chaque ponte elle donne douze à quinze œufs, de forme presque ronde et de couleur verdâtre. Aussitôt que le canard musqué est tué, il faut lui couper la tête, et surtout le croupion, dans lequel réside la source de l'odeur de musc qui lui a fait donner le nom qu'il porte.

CANCER, CARCINOME (Squirrhe). Mot qui, en latin comme en grec, signifie un crabe, une écrevisse, soit que l'on ait comparé aux pattes d'un crabe les veines dilatées et tous les vaisseaux engorgés qui s'écartent en rayonnant autour d'une tumeur, soit parce que l'on a cru anciennement qu'un animal dévorait les parties malades. L'expression de *cancer* a désigné primitivement des tumeurs siégeant aux glandes, surtout aux mamelles ; la plus grande confusion a régné ensuite sur la nature des différentes altérations rangées sous cette dénomination. Il n'y a pas encore bien longtemps, les médecins désignaient sous le nom de *cancroïde* toute tumeur maligne de nature épithéliale se manifestant aux différentes régions de l'organisme. Mais aujourd'hui le mot *cancer, carcinome, doit être réservé aux productions morbides constituées par un tissu nouveau circonscrivant des alvéoles plus ou moins vastes, remplis par un liquide (le suc cancéreux), et des cellules épithéliales.*

— Suivant leur consistance, les carcinomes ont été divisés en carcinome colloïde, carcinome encéphaloïde, carcinome squirrheux. Le carcinome simple est moins fréquent chez les animaux que chez l'homme ; on le rencontre cependant assez souvent chez le chien.

Toutes les parties du corps, quelles que soient leur nature, leur composition et leurs fonctions, peuvent être le siége du cancer ; mais cette maladie semble attaquer de préférence les glandes, les membranes muqueuses et les parties qui sont composées de vaisseaux fins et déliés. Les mamelles, le vagin, la langue, les testicules, telles sont les parties où l'on a eu le plus fréquemment occasion de l'observer.

Le cancer peut exister à l'état de tumeur ou à celui d'ulcère.

Au début, c'est une tumeur plus ou moins dure, irrégulière, adhérente à la peau et aux tissus profonds, présentant des filons qui pénètrent dans les parties voisines ; à cette période, il est un peu chaud et douloureux.

Presque tous les carcinomes subissent rapidement une modification curieuse : on observe dans leur masse une rétraction, un ratatinement que l'on ne remarque dans aucune autre tumeur. Au centre de la production morbide, se montre du tissu de cicatrice dur, fibreux, par lequel la tumeur est tirée en dedans ; la peau à la surface est ridée. Il y a des cancers où ce travail de ratatinement est si considérable que la masse principale de la tumeur est uniquement formée de tissu fibreux, de tissu cicatriciel. Le carcinome peut aussi se ramollir ; ce ramollissement fait des progrès plus ou moins rapides.

La matière squirrheuse se liquéfie, donne naissance à un pus fétide, âcre, irritant, qui se fait jour à travers la peau, et corrode les parties avec lesquelles il se trouve en contact. La plaie qui résulte de l'ouverture occasionnée par la sortie du pus présente le plus mauvais aspect ; ses bords se renversent, deviennent épais, durs, grisâtres ; au lieu de marcher vers la cicatrisation, l'ulcère tend toujours à faire des progrès, et donne lieu à des hémorrhagies par la destruction des vaisseaux environnants. Bientôt les ganglions lymphatiques voisins et les veines périphériques deviennent le siége de tumeurs, de cancers secondaires qui se montrent enfin dans tous les organes ; il y a infection générale, dyscrasie cancéreuse. Alors les forces diminuent, l'appétit se perd, la digestion se dérange, les coliques, la diarrhée, la toux surviennent ; le pouls s'accélère en restant petit ; l'urine et les excréments exhalent une odeur fétide ; en un mot, l'animal dépérit et marche lentement à la mort.

— *Les causes* du cancer ne sont pas bien connues ; on ignore si cette maladie est héréditaire chez les animaux comme elle paraît l'être chez l'homme ; tout ce que l'on sait, c'est qu'elle se développe quelquefois sur des engorgements occasionnés d'abord par des coups, des blessures, des contusions, des frottements

répétés, des applications inconsidérées de substances caustiques. Quelques savants admettent une diathèse cancéreuse, c'est-à-dire un état général prédisposant certains individus à la *carcinose*, aux manifestations carcinomateuses ;
d'autres, avec Virchow, soutiennent que le cancer ne reconnaît d'autre cause
que les irritations locales portant sur le tissu où se montre la tumeur ; on doit
alors admettre une certaine spécificité de la cause occasionnelle, spécificité
tout aussi hypothétique que la prédisposition générale dont nous venons de parler.

Certains médecins ont prétendu que le cancer pouvait se transmettre par contagion ; on en a cité des exemples chez l'homme. Tout le monde connaît cette
erreur populaire qui attribue le cancer à la présence d'un animal qui, dit-on, ronge
les parties vivantes. De là l'habitude des bonnes femmes de *nourrir* le cancer au
moyen de tranches de veau qu'elles appliquent sur la plaie. Est-il nécessaire de
combattre cette absurde croyance, et de dire que si l'application de cette viande
fraîche a quelquefois produit un peu de bien, c'est tout bonnement en agissant
comme émollient ?

L'amputation ou l'extirpation est le moyen le plus usité et le plus convenable
contre les tumeurs cancéreuses situées de manière à permettre l'opération ; mais
ce moyen ne peut être suivi de succès que lorsque la maladie est encore locale.
Cette amputation se pratique sans de grandes difficultés aux tumeurs qui n'intéressent que les muscles et la peau ; mais il est indispensable d'enlever exactement
tous les points désorganisés, d'empiéter sur le tissu sain : si l'on néglige cette
précaution, la tumeur se reproduit et la généralisation survient rapidement. On
rapproche les lambeaux de la peau au moyen d'une suture à bourdonnets, et l'on
applique sur la plaie des plumasseaux imbibés de teinture d'aloès. La propreté
et des pansements fréquents sont indispensables. Si l'on veut éviter l'amputation,
on peut avoir recours aux caustiques ; mais l'amputation faite par une main
habile et exercée est le moyen à préférer.

CAPELET ou **PASSE-CAMPANE.** C'est une tumeur arrondie qui se développe sur la pointe du jarret du cheval, et qui peut être due soit au gonflement de l'extrémité de l'os qui forme la base de cette partie, soit à l'engorgement
de la peau, soit à l'infiltration du tissu cellulaire, soit enfin à l'accumulation de la
synovie, espèce d'huile animale facilitant le glissement d'un tendon qui passe sur
la pointe du jarret. Dans le premier cas, la tumeur est dure et fixe ; dans les
autres cas, elle est plus ou moins molle et mobile.

Il ne faut pas confondre avec le capelet des engorgements chauds, occasionnés
par une blessure ou une contusion récente de la peau qui recouvre la pointe du
jarret ; il ne faut pas non plus considérer comme un véritable capelet la tuméfaction du jarret des poulains. Dans le premier cas, l'application de quelques
émollients, et, dans le second, une saison plus favorable et un accroissement plus
marqué ne tardent pas à la faire disparaître.

Des froissements de la pointe du jarret contre un mur, contre un arbre, peuvent
occasionner le capelet ; il survient plus fréquemment chez les chevaux qui ont les
jarrets faibles ou mal organisés, chez ceux qui habitent des écuries dont le sol
est en pente ou garni de planches, ce qui les expose aux glissades et les oblige à
une tension continuelle. Le capelet peut encore venir d'un travail forcé avant
l'âge, et de flexions violentes du jarret.

On a conseillé de combattre les capelets par les bains froids, les fomentations
aromatiques, l'huile de pétrole, les frictions avec l'essence de térébenthine ou
l'essence de lavande ; il y a des auteurs qui vantent les applications d'onguent
mercuriel ou d'onguent vésicatoire ; d'autres conseillent les frictions avec la
teinture de cantharides. Ces moyens, le dernier surtout, peuvent convenir lorsque
les capelets sont récents, lorsqu'ils ne dépendent pas d'un gonflement osseux, et
que les animaux sont jeunes. Dans tous les cas, on peut en faire l'essai, quitte
à revenir à un moyen plus efficace s'ils échouent. Ce dernier moyen est le feu
appliqué en raies ou en pointes.

CARCINOME. (*Voy.* CANCER.)

CARDITE. C'est le nom de l'inflammation du cœur. Cette maladie a été jusqu'ici trop peu étudiée chez les animaux ; elle est, par conséquent, trop peu connue pour que nous nous en occupions ici.

CARIE. On nomme ainsi une maladie des os, des ligaments et des cartilages, et qui est à ces parties ce que l'*ulcération* est aux parties molles. Nous nous occuperons ici particulièrement de la carie des os, qui est la plus commune.

Pour bien comprendre ce que c'est que la carie des os, il faut savoir que ces parties sont formées de deux substances différentes : l'une vivante, organisée, pourvue de vaisseaux et de nerfs, et composée par l'assemblage d'un grand nombre de cellules, forme, pour ainsi dire, la trame de l'os ; l'autre, tout à fait inerte, minérale, formée par du phosphate et du carbonate de chaux, se trouve disséminée dans les cellules de la première, et donne aux os la solidité qui leur est propre. De ces deux parties, c'est celle qui est douée de vie qui peut seule subir les diverses altérations auxquelles les os sont sujets ; mais on comprendra sans peine que son mélange avec une substance non vivante doit apporter de grandes modifications à la nature, à l'aspect et à la marche de ces altérations. C'est pour cela que la carie, qui n'est que l'ulcération des os, diffère tant de l'ulcération des parties molles. La carie peut attaquer toutes les portions osseuses, mais de préférence les os courts et spongieux et les extrémités des os longs, sans doute parce que le composition de ces parties se rapproche davantage de celle des parties molles, et que la vie y est plus active.

Il faut bien distinguer la carie superficielle de la carie profonde. La première forme est caractérisée par l'arrêt de la circulation dans une certaine partie d'os ; la carie profonde est produite par l'infiltration purulente du tissu osseux.

— Les *causes* de la carie se rapportent presque toutes aux plaies des os, et aux inflammations prolongées des parties molles, qui finissent presque toujours par se communiquer à l'os, ou par le mettre à nu. La carie se développe surtout chez les animaux qui ont été affaiblis par de mauvais régimes ou par des maladies qui ont altéré la composition du sang.

— Les *symptômes* de la carie sont les suivants : il n'y a jamais carie sans plaie des parties molles et sans écoulement de pus ; mais ce pus, au lieu d'être blanc, crémeux et de bon aspect, comme celui qui est fourni par les plaies de bonne nature, est sanieux, grisâtre et même noirâtre, quelquefois sanguinolent, d'une odeur infecte et tout à fait caractéristique ; il est grumeleux et contient des fragments osseux très menus ; les chairs de la plaie sont boursouflées, blafardes, molles et facilement saignantes. En introduisant une sonde en fer par les ouvertures fistuleuses qui donnent écoulement au pus, on arrive, lorsqu'il y a carie superficielle, sur une surface dure et rugueuse, qui est celle de la portion osseuse cariée. Si la carie est abandonnée à elle-même, elle peut faire des progrès en étendue et en profondeur ; mais, si elle existe chez un sujet vigoureux et bien portant, les choses se passent plus heureusement. Dans ce cas, il se forme au-dessous du point carié un travail naturel, au moyen duquel les portions osseuses altérées sont détachées et entraînées au dehors par la suppuration. Alors l'os se recouvre de bourgeons de bonne nature, et il se forme à sa surface une véritable cicatrice ; puis la plaie des parties molles, n'étant plus entretenue dans un mauvais état par le pus infect de la carie, prend petit à petit un meilleur aspect et finit aussi par marcher à la cicatrisation ; mais, malheureusement, cette heureuse terminaison est la plus rare. Quelquefois l'os est tellement ramolli que la sonde y pénètre avec facilité. C'est là un signe certain de l'existence de la carie profonde. Si on y abandonne le mal aux seules ressources de la nature, les sujets d'abord vigoureux s'affaiblissent par les pertes continuelles occasionnées par l'écoulement du pus, et la maladie fait des progrès ; il est donc préférable d'attaquer vigoureusement le mal et de chercher à obtenir la guérison en détruisant la carie aussitôt qu'elle se manifeste. Pour cela, il n'y a que deux moyens susceptibles d'être suivis de succès :

l'instrument tranchant et le feu. Il ne faut pas hésiter à les employer dès le principe, et à rejeter tous ces demi-moyens qui n'aboutissent qu'à une perte de temps et à des pansements inutiles.

Pour se servir de l'instrument tranchant, il faut d'abord mettre l'os à nu, et, pour cela, enlever avec le bistouri ou les ciseaux toutes les chairs de mauvaise nature qui le recouvrent ; cela fait, on prend une rugine et on enlève l'os couche par couche, jusqu'à ce que l'on ait atteint les parties saines. Il ne faut pas craindre d'aller avant ; mieux vaut enlever trop que trop peu ; il faut enfin se pénétrer de ce principe, que la *carie engendre la carie*, et qu'en laissant des portions malades on s'expose à des récidives qui sont encore malheureusement trop communes dans les cas mêmes où les opérations ont été bien faites. Quand l'opération est terminée, on applique sur la plaie une étoupade que l'on maintient par des moyens convenables, et on panse les jours suivants avec de l'eau-de-vie faible et de la teinture d'aloès.

On a beaucoup vanté le procédé opératoire qui consiste à détruire la partie cariée à l'aide du feu. Le cautère doit être chauffé à blanc et introduit ainsi dans la carie ; on ne doit pas craindre de le réappliquer plusieurs fois ; ici l'excès n'est jamais nuisible, tandis qu'il y aurait un grave inconvénient à n'employer qu'une faible cautérisation qui ferait manquer le but de l'opération. On est souvent obligé de débrider les fistules avec l'instrument tranchant, afin de faciliter l'introduction du cautère, dont le volume doit être proportionné à l'étendue de la carie. A la suite de cette opération, il se développe une inflammation suppurative qui fait détacher les portions brûlées, dont il faut se hâter de faire l'extraction, afin de ne pas entraver la marche de la cicatrisation. Les pansements doivent également se faire avec l'étoupe imbibée d'eau-de-vie faible ou de teinture d'aloès. Mais nous ne devons conseiller ce moyen que dans les cas où le maniement de la rugine expose à des accidents.

— Les mêmes principes sont applicables à la carie des ligaments et des cartilages ; nous nous occuperons plus particulièrement de ces derniers aux mots MAL DE GARROT, TAUPE, JAVART CARTILAGINEUX, CLOU DE RUE PÉNÉTRANT.

CAS RÉDHIBITOIRES. Tout homme qui vend une chose quelconque est obligé de garantir à celui qui l'achète qu'elle est propre à remplir l'usage auquel elle est destinée, sans quoi le marché se trouverait résilié de plein droit. Lorsqu'il s'agit, par exemple, d'un cheval, bien que l'acheteur l'ait examiné avec tout le soin possible avant d'en faire l'acquisition, le marchand est obligé de répondre, à ses risques et périls, que l'animal n'est atteint d'aucune maladie cachée, d'aucun vice qui le rende impropre au service auquel on le destine, sans qu'il soit besoin de stipuler cette clause au marché. Les maladies qui donnent lieu de droit à la résiliation du marché ou à la rédhibition, reçoivent les noms de *vices* ou *cas rédhibitoires*, du mot latin *redhibere*, qui signifie rendre le prix d'une chose vendue et la reprendre.

— Autrefois l'action en garantie était réglée par les usages des provinces. Ces usages n'admettaient qu'un petit nombre de cas, et encore les vices reconnus rédhibitoires variaient-ils suivant les lieux. A cette jurisprudence erronée le Code civil a substitué une règle générale qui fixe d'une manière très précise les conditions qui doivent donner à un vice la qualité de rédhibitoire. D'après l'article 1641 de ce Code, « le vendeur est tenu de la garantie à raison des défauts cachés de la chose vendue, qui la rendent impropre à l'usage auquel on la destine, ou qui diminuent tellement cet usage, que l'acheteur ne l'aurait pas acquise, ou n'en aurait donné qu'un moindre prix, s'il les avait connus. »

Mais la loi du 20 mai 1838, rendue spécialement sur les vices rédhibitoires, a remplacé par une garantie légale cette légalité de droit commun.

LOI CONCERNANT LES VICES RÉDHIBITOIRES DANS LES VENTES ET ÉCHANGES DES ANIMAUX DOMESTIQUES, PROMULGUÉE LE 20 MAI 1838.

ARTICLE PREMIER. — Sont réputés vices rédhibitoires et donneront seuls ouverture à l'action résultant de l'art. 1341 du Code civil, dans les ventes ou échanges des animaux domestiques ci-dessous dénommés, sans distinction des localités où les ventes et échanges auront eu lieu, les maladies ou défauts ci-après, savoir :

Pour le cheval, l'âne et le mulet.

1° La fluxion périodique des yeux ; 2° l'épilepsie ou mal caduc ; 3° la morve ; 4° le farcin ; 5° les maladies anciennes de poitrine ou vieilles courbatures ; 6° l'immobilité ; 7° la pousse ; 8° le cornage chronique ; 9° le tic sans usure des dents ; 10° les hernies inguinales intermittentes ; 11° la boiterie intermittente pour cause de vieux mal.

Pour l'espèce bovine.

1° La phthisie pulmonaire ou pommelière ; 2° l'épilepsie ou mal caduc ; 3° les suites de la non-délivrance, après le part chez le vendeur ; 4° le renversement du vagin ou de l'utérus, après le part chez le vendeur.

Pour l'espèce ovine.

1° La clavelée ; cette maladie, reconnue sur un seul animal entraînera la rédhibition de tout le troupeau. — La rédhibition n'aura lieu que si le troupeau porte la marque du vendeur ;

2° Le sang de rate ; cette maladie n'entraînera la rédhibition du troupeau qu'autant que, dans le délai de la garantie, la perte constatée s'élèvera au quinzième au moins des animaux achetés. — Dans ce dernier cas, la rédhibition n'aura lieu également que si le troupeau porte la marque du vendeur.

Art. 2. — L'action en réduction de prix, autorisée par l'article 1644 du Code civil, ne pourra être exercée dans les ventes et échanges d'animaux énoncés en l'art. 1er ci-dessus.

Art. 3. — Le délai pour intenter l'action rédhibitoire sera, non compris le jour fixé pour la livraison, de trente jours pour les cas de fluxion périodique des yeux et d'épilepsie ou mal caduc, de neuf jours pour tous les autres cas.

Art. 4. — Si la livraison de l'animal a été effectuée ou s'il a été conduit, dans les délais ci-dessus, hors du lieu du domicile du vendeur, les délais seront augmentés d'un jour par cinq myriamètres de distance du domicile du vendeur au lieu où l'animal se trouve.

Art. 5. — Dans tous les cas, l'acheteur, à peine d'être non recevable, sera tenu de provoquer dans les délais de l'art. 3 la nomination d'experts chargés de dresser procès-verbal ; la requête sera présentée au juge de paix du lieu où se trouvera l'animal.

Ce juge nommera immédiatement, suivant l'exigence des cas, un ou trois experts qui devront opérer dans le plus bref délai.

Art. 6. — La demande sera dispensée du préliminaire de conciliation, et l'affaire instruite et jugée comme matière sommaire.

Art. 7. — Si, pendant la durée des délais fixés par l'art. 3, l'animal vient à périr, le vendeur ne sera pas tenu de la garantie, à moins que l'acheteur ne prouve que la perte de l'animal provient de l'une des maladies spécifiées dans l'article 1er.

Art. 8. — Le vendeur sera dispensé de la garantie résultant de la morve et du farcin, pour le cheval, l'âne et le mulet, et de la clavelée pour l'espèce ovine, s'il prouve que l'animal, depuis la livraison, a été mis en contact avec des animaux atteints de ces maladies.

CAS RÉDHIBITOIRES DANS L'ESPÈCE DU CHEVAL.

1° *Fluxion périodique.* — C'est une maladie des yeux qui se montre par accès plus ou moins éloignés, sans laisser de traces de son existence pendant l'intervalle des premiers accès, et qui finit souvent par faire perdre la vue à l'animal qui en est atteint. Elle est reconnaissable à des signes minutieux, dont l'énumération nous entraînerait trop loin, et que nous ferons connaître en la décrivant. Il nous suffit ici de faire ressortir la nécessité de classer au nombre des cas rédhibitoires une maladie qui peut être cachée au moment de la vente, et qui peut entraîner la perte des yeux. Mais on comprendra que, pour que la rédhibition ne soit pas illusoire, la durée de la garantie devra être assez longue afin que l'on puisse s'assurer de l'existence de la maladie ; car il y a souvent un mois et plus entre les accès. L'expert ne saurait apporter trop de précautions dans l'examen d'un cheval atteint de fluxion périodique. Si l'accès se termine sans qu'il lui soit possible de bien asseoir son opinion, il lui restera la ressource de demander que l'animal soit mis en fourrière jusqu'à ce qu'un nouvel accès soit venu démontrer que la maladie est bien la fluxion périodique, ou jusqu'à ce qu'il se soit écoulé assez de temps pour démontrer que ce n'était qu'une simple ophthalmie.

On a beaucoup discuté pour savoir quelle doit être la durée du temps nécessaire à l'expert pour se prononcer sur l'existence ou la non-existence de la fluxion. On a dit qu'en accordant trente jours de garantie pour la fluxion périodique, le législateur avait implicitement admis qu'elle devait se développer dans cette période chez l'acheteur. Or, a-t-on ajouté, si chez l'animal mis en fourrière l'accès n'apparaît pas dans la période de trente jours qui suit la durée de la garantie légale, l'expert pourra conclure négativement en toute sûreté de conscience. Il pourra se tromper scientifiquement, a-t-on encore ajouté, mais ses conclusions seront d'accord avec le texte et l'esprit de la loi. Nous devons déclarer que nous n'avons rien lu de semblable dans la loi, et nous ne pouvons admettre cette opinion qui a cependant prévalu à la Société centrale de médecine vétérinaire, où elle était soutenue par Renault, Vatel, H. Bouley.

Assurément, si le législateur avait eu l'intention qu'on lui prête, il l'aurait dit explicitement. *La loi fixe un délai de trente jours pour remplir les formalités, mais non pour constater le vice.* Pour un vice de neuf jours de délai, pour une vieille maladie de poitrine ne fait-on pas durer la fourrière au delà de ce délai? On voit des accès de fluxion périodique n'apparaître qu'après un délai de trois, quatre ou six mois et même plus tard. Si le cas l'exige, il faut faire durer la fourrière aussi longtemps. Certes c'est long, cela entraîne des frais; mais ne vaut-il pas mieux faire de grands sacrifices que de s'exposer à une erreur de justice? Dans le plus grand nombre des cas, on peut arriver à une conciliation des parties qui sont l'une et l'autre intéressées à échapper aux inconvénients de la trop longue fourrière. Il faut user de la fourrière le moins possible, obtenir des parties de faire travailler le cheval chez l'acheteur, au lieu de le condamner à une longue inaction. Nous nous appuyons ici sur le fait bien constaté qu'un repos prolongé retarde l'apparition d'un accès de fluxion périodique, et que le travail, au contraire, hâte cette apparition.

2° *Épilepsie ou mal caduc.* — Cette maladie nerveuse, se manifestant par des accès intermittents, est caractérisée par la soudaineté de son apparition, des tremblements généraux, une salivation mousseuse abondante, des mouvements de torsion des mâchoires, des claquements de dents, des sueurs, etc. (*Voyez* Épilepsie.)

Les accès sont plus fréquents par les chaleurs que pendant l'hiver, quand le cheval travaille que lorsqu'il reste au repos; les coups de feu, le sifflement d'une locomotive, toutes les causes d'excitation vive de frayeur, peuvent en déterminer la production. Mais les accès sont tellement fugaces, qu'il est rarement possible à l'expert de les constater. Il doit donc demander que l'animal soit conduit chez lui ou à sa proximité, afin de pouvoir l'examiner à tout instant; et ce n'est qu'en exerçant une grande surveillance qu'il arrivera à surprendre un accès. Si l'expert a pu le constater, son rôle est facile; mais s'il était absent au moment de l'attaque, peut-il fonder son opinion, sa conviction même sur les témoignages des personnes qui ont assisté à la crise, ou sur les plaies, les contusions, les écorchures que l'animal s'est faites en tombant et en se débattant? Les opinions des auteurs vétérinaires sont très-partagées sous ce rapport. Nous n'entrerons, à ce sujet, dans aucun détail; mais nous admettons qu'il y a lieu de recueillir les déclarations des témoins, de les apprécier à leur juste valeur, et de se former, d'après elles, une opinion sur la nature des symptômes qui se sont montrés. Nous dirons avec Jobert qu'un ordre de preuves qui suffit pour faire condamner ou innocenter un homme, peut et doit suffire aussi pour faire résilier la vente d'un cheval ou d'un bœuf.

On a dit quelquefois que l'épilepsie peut être simulée, surtout par la noix vomique donnée à l'intérieur; mais les contractions tétaniques occasionnées par ce toxique ne ressemblent pas à celles de l'épilepsie : elles durent plus longtemps et ne reparaissent pas.

3° *Morve.* — C'est une maladie que tout le monde connaît; elle est caractérisée par l'écoulement d'une matière sanieuse qui ne se montre ordinairement qu'à une narine, par le développement de chancres sur la membrane nasale du côté du jetage, et enfin par l'engorgement, la dureté et l'adhérence des glandes de l'auge. Il est rare qu'un cheval présentant tous ces signes soit exposé en vente, car il serait très-facile de s'en apercevoir; on ne cherche guère à se défaire que des chevaux *douteux* de morve, chez lesquels les signes ne font que commencer. Lors même qu'il aurait été possible de reconnaître les caractères de la morve au moment de la vente, cette maladie n'en serait pas moins rédhibitoire, aux termes de l'article 7 de l'arrêt du 16 juillet 1784, qui dit : « Ne pourront être vendus ou exposés en vente les chevaux atteints ou *soupçonnés* de morve ou de maladies contagieuses. » Ainsi le simple soupçon de morve peut suffire pour faire résilier un marché; mais il faut que l'on sache que plusieurs maladies qui ne sont pas la morve peuvent donner lieu à un jetage et à l'engorgement des glandes de l'auge. Dans ce cas, l'expert demandera la fourrière, fera traiter convenablement le cheval et ne se prononcera que lorsque sa conviction sera entièrement formée.

4° *Farcin.* — Cette maladie se trouve dans le même cas que la morve; elle rend de nulle valeur les animaux qui en sont atteints; comme la morve, elle est contagieuse, et elle peut, jusqu'à un certain point, être cachée au moment de la vente : on doit donc la considérer comme rédhibitoire. Les signes caractéristiques de cette maladie sont des boutons plus ou moins abondants, placés en chapelet ou en cordons, que l'on ne peut souvent distinguer des autres maladies de la peau, à moins d'avoir étudié la médecine vétérinaire.

5° *Vieilles courbatures.* — Le mot de *vieille courbature* n'indique rien de bien précis. Il servait autrefois et il sert encore aujourd'hui, dans le langage vulgaire, à désigner d'une manière générale les anciennes maladies de poitrine, qui, n'ayant pas été guéries complétement, ont laissé des traces assez profondes pour empêcher l'animal de jouir d'une santé parfaite. Celui qui en est atteint est essoufflé au moindre exercice; il a le poil piqué, la peau mauvaise, la respiration irrégulière et souvent accompagnée du *soubresaut* de la pousse. Cet état peut durer fort longtemps en permettant un certain travail; mais il arrive quelquefois que la vieille courbature donne lieu à la mort, en aggravant des maladies aiguës nouvelles qui sans elle ne se seraient peut-être pas développées, ou auraient été fort légères. Si un cheval vendu vient à mourir dans le délai de la garantie, l'expert consulté devra s'attacher à reconnaître si les causes de la mort sont antérieures à la vente, ou, en d'autres termes, si l'ouverture de l'animal fait voir des lésions anciennes assez graves pour rendre compte de l'accident; dans ce cas, la maladie serait évidemment du fait du vendeur, qui se trouverait tenu de restituer le prix de l'animal. Mais, pour arriver à une pareille conclusion, il faut avoir de profondes connaissances d'anatomie, savoir parfaitement distinguer les parties saines des parties malades, et, parmi ces dernières, savoir encore faire une distinction entre les altérations occasionnées par une maladie aiguë qui pourrait être postérieure à la vente, et par conséquent du fait de l'acheteur, et celles qui sont produites par une maladie chronique antérieure à la vente et pouvant donner lieu à la rédhibition. Celui-là seul qui a fait des études suivies, qui a examiné beaucoup de cadavres, possédera les connaissances nécessaires; celui-là seul aussi pourra comprendre les quelques signes que nous allons donner des altérations aiguës ou chroniques de la poitrine.

Les maladies de poitrine ayant déterminé la mort ne donnent jamais lieu à la rédhibition lorsqu'à l'autopsie on ne constate au poumon et aux plèvres que les altérations d'une affection aiguë, récente, de ces parties. Dans le cas de pleurésie aiguë, la plèvre est rouge, injectée, très-vasculaire, recouverte de *fausses membranes fibrineuses* désignées par les anciens hippiâtres sous le nom d'*omelettes de poitrine;* à la cavité pleurale, il existe un épanchement plus ou moins considérable de liquide jaunâtre ou un peu rougeâtre, contenant en suspension des flocons fibrineux. Lors de pneumonie aiguë, une partie plus ou moins vaste d'un seul ou des deux poumons est hépatisée; constituée par un tissu très-friable s'écrasant sous la plus faible pression, elle a une teinte rouge-brun, quelquefois noirâtre. On trouve souvent, aux régions malades, des abcès volumineux renfermant un pus liquide peu consistant, quelquefois d'odeur infecte, dans lequel on peut voir en suspension des parcelles de tissu pulmonaire gangrené.

Bien différentes sont les lésions de la vieille courbature. Elle est caractérisée par une induration des plèvres qui sont recouvertes de *néo-membranes*, c'est-à-dire de houppes, de brides résistantes, constituées par un tissu bien organisé, portant dans sa masse un cachet d'ancienneté qu'il faut bien savoir reconnaître. Les poumons présentent, en certains points de l'organe malade, des zones blanchâtres ou d'un blanc grisâtre, dures, résistantes, souvent assez peu étendues et présentant sur une coupe de petites taches plus ou moins jaunâtres où le pus, cerné par l'induration périphérique, est devenu très-épais, caséeux, et a même quelquefois acquis la consistance calcaire.

6° *Immobilité*. — On donne ce nom à une maladie qui rend le cheval lourd, inattentif à la voix du conducteur, inhabile à exécuter les mouvements les plus naturels, et surtout celui de reculer. De tous les symptômes de l'immobilité, — symptômes que nous décrirons au long, en temps et lieu, — c'est ce dernier qui est le plus positif, et celui qui devra surtout guider l'expert chargé de prononcer. Cependant, la difficulté de reculer ne suffit pas pour faire déclarer un cheval immobile, car il y a d'autres causes qui produisent cet effet : par exemple, des harnais mal disposés, une mauvaise bride, les blessures des barres, l'usure des jarrets, le défaut d'habitude, etc. L'expert ne prononcera que l'animal est immobile qu'après avoir vérifié si ce ne sont pas quelques-unes des causes indiquées ci-dessus, ou quelques autres, qui donnent lieu au défaut reproché.

7° *Pousse*. — La pousse n'est pas une maladie proprement dite, mais bien le signe de plusieurs affections chroniques de poitrine, qui toutes se ressemblent par une série de symptômes dont voici les principaux. La respiration ne se fait pas comme dans l'état ordinaire; la sortie de l'air des poumons, c'est-à-dire l'expiration, a lieu en deux mouvements séparés par un temps d'arrêt que l'on nomme *coup de fouet, soubresaut, contre-temps;* l'animal est affecté d'une toux particulière, sèche, quinteuse, sonore, et il a habituellement les naseaux très-dilatés. Lorsque le cheval poussif a été vivement exercé, et que la respiration se fait avec beaucoup de fréquence, l'auscultation fait souvent reconnaître l'existence du *râle sibilant. (Voy.* Auscultation.) Malgré cet état de la respiration, l'animal peut jouir de tous les caractères de la santé. La pousse est généralement symptomatique de l'emphysème pulmonaire; mais elle peut être la conséquence d'une affection du cœur, de l'hypertrophie d'un organe important de la cavité abdominale, de la paralysie du nerf pneumogastrique ou du nerf diaphragmatique. On a aussi admis une pousse nerveuse, asthmatique. Plusieurs maladies aiguës peuvent, au nombre de leurs symptômes, présenter le *soubresaut* de la pousse; dans ce cas, l'expert devra demander la fourrière, faire traiter convenablement le cheval, ne se prononcer qu'après la guérison de cette maladie aiguë, qui peut être postérieure à la vente.

8° *Cornage chronique, Sifflage.* — On donne ce nom à un bruit plus ou moins fort que le cheval qui est atteint de ce vice fait entendre en respirant, lorsqu'il a été soumis à un exercice plus ou moins prolongé. Ce bruit, indice du mauvais état de quelque partie des voies respiratoires, s'accompagne d'une grande gêne de la respiration, et diminue, par conséquent, la valeur du cheval. Comme il n'existe pas dans le repos, et que les marchands qui vendent un cheval atteint de cornage ont bien soin de ne pas laisser soumettre l'animal à un long exercice, il peut être caché au moment de la vente : c'est donc un vice rédhibitoire. L'expert qui aura à examiner un cheval atteint de cornage devra avoir soin de chercher à reconnaître s'il n'est pas gêné par quelque partie de son harnais, car il arrive souvent qu'une muserolle trop serrée, une sous-gorge trop courte, un collier trop étroit, etc., font momentanément corner les chevaux, surtout lorsqu'ils sont gras et empâtés.

L'expert doit constater aussi chez le cheval qu'il examine l'absence d'affection aiguë des voies respiratoires. Celle-ci, en effet, surtout quand elle existe au larynx, s'accompagne facilement de cornage; mais l'article premier de la loi du 20 mai 1838 déclare seulement rédhibitoire le cornage chronique, c'est-à-dire celui qui n'est pas dû à une maladie aiguë.

9° *Tic sans usure des dents.* — Le cheval qui est atteint du tic rédhibitoire appuie sur le râtelier, sur la longe, sur la mangeoire ou sur le timon de la voiture, les dents de l'une ou l'autre mâchoire, plus particulièrement celles de la mâchoire supérieure, contracte une grande partie des muscles du cou, de la poitrine et du ventre, et fait entendre une espèce de bruit ou de rot plus ou moins fort. Cette habitude est souvent le résultat des mauvaises digestions ; elle déprécie donc beaucoup les chevaux qui l'ont contractée, et elle doit, par conséquent, être rédhibitoire Nous devons cependant faire observer que, lorsque le tic est ancien, qu'il s'exerce sur des corps durs, le bord externe des dents éprouve une usure particulière qui le fait parfaitement reconnaître quand on examine la bouche et l'âge du cheval que l'on veut acheter. Dans ce cas, le tic ne peut plus donner lieu à la rédhibition, puisque la loi française ne reconnaît comme rédhibitoire que le tic sans usure des dents. L'expert doit rechercher deux choses : 1° si le tic existe ; 2° si les dents ne présentent aucune trace d'usure.

10° *Hernie inguinale intermittente.* — C'est une affection qui n'existe pas au repos, qui ne laisse souvent aucune trace de sa manifestation, mais qui apparaît plus ou moins rapidement par le travail. Elle se traduit à la région testiculaire par l'existence d'une tumeur indolente, plus ou moins volumineuse, réductible. L'expert a la double mission de reconnaître la hernie, et de constater si elle est intermittente.

11° *Boiterie intermittente pour cause de vieux mal.* — Déjà, sous l'empire des articles 1641 et suivants du Code civil, la boiterie intermittente pour cause de vieux mal, qui constitue facilement un défaut caché de la chose vendue, était admise comme rhédibitoire.

La boiterie intermittente ne se trouve inscrite sur aucune des listes des vices rédhibitoires ayant cours dans les différents États de l'Allemagne ; elle n'est pas non plus rédhibitoire en Suisse, si ce n'est pour le canton de Genève ; mais, dans les pays où le droit commun est admis dans le commerce des animaux, elle est souvent l'objet de contestations.

La boiterie intermittente est celle qui ne se montre pas d'une manière continue, de telle sorte qu'elle n'est pas toujours visible et que le cheval affecté de cette maladie n'est pas toujours boiteux. — Il y a deux types de boiterie intermittente : la *boiterie à froid,* qui se montre après le repos et disparaît après un exercice plus ou moins prolongé, et la *boiterie à chaud* qui n'existe pas après le repos, et se montre pendant le travail, par le fait de l'exercice. Une autre condition exigée par la loi, c'est que la boiterie soit due à *un vieux mal ;* cela veut dire que la boiterie doit être ancienne, chronique et ne pas résulter d'un mal récent. Le silence de la loi nous permet d'admettre que ce vieux mal peut être apparent, pourvu qu'il puisse provoquer une boiterie intermittente ; la qualité de défaut caché n'est exigible que là où l'on est soumis au droit commun.

La mission de l'expert consiste à constater trois choses : 1° Reconnaître la boiterie, la faire paraître si elle est à chaud ; 2° décider si elle est intermittente ; 3° établir qu'elle dépend d'un vieux mal. — Les boiteries vraiment intermittentes sont très-rares et difficiles à constater ; la cessation complète de la boiterie, pour un temps assez long, est rare ; beaucoup d'experts sont devenus plus faciles et admettent comme rédhibitoire une simple atténuation du mal où l'irrégularité d'allure devient difficile ou impossible à constater ; c'est se placer sur un terrain prêtant facilement aux abus.

« Pour le droit commun, comme pour l'art. 1641, l'expert a à répondre à deux questions principales : 1° La boiterie existait-elle déjà au moment de la vente 2° le mal pouvait-il passer facilement inaperçu ? » (ZUNDEL).

CAS RÉDHIBITOIRES DANS L'ESPÈCE DU BŒUF.

1° *Phthisie pulmonaire ou pommelière.* — Le législateur français, en employant les mots phthisie pulmonaire ou pommelière, a admis implicitement que les maladies chroniques de poitrine autres que la *tuberculose* ne sont pas rédhibitoires. Le mot *pommelière* définit nettement la nature du cas rédhibitoire ; il indique qu'il faut des tubercules ; si telle n'avait pas été la pensée du législateur, il aurait certainement dit : *les maladies anciennes de poitrine ou vieilles courbatures.*

Dans la plupart des pays étrangers, on établit une distinction très nette, au point de vue de la législation, entre la *tuberculose* et les autres maladies chroniques de poitrine. En Prusse et en Autriche, absolument comme en France, la phthisie pulmonaire seule est rédhibitoire. Le congrès vétérinaire de Vienne a proposé de conserver cette affection dans la liste des vices rédhibitoires. En France, on a proposé sa suppression, d'abord parce qu'il est difficile de la constater pendant la vie de l'animal, et qu'elle entraîne à des procès sans fin. La phthisie tuberculeuse est reconnaissable sur le cadavre. Quand la viande d'un animal atteint de cette maladie est rejetée de la consommation ou déclarée de basse boucherie, l'acheteur a recours contre son vendeur, en vertu des articles 1641 et suivants du Code civil, car alors la viande est considérée comme une marchandise et la maladie comme un vice qui la rend impropre à l'usage auquel on la destine.

2° *Épilepsie ou mal caduc.* — Ce que nous avons dit de l'épilepsie chez le cheval nous dispensera d'entrer ici dans aucun détail. Ajoutons seulement que, dans le cas de contestation à propos de l'épilepsie chez la vache, l'expert devra par tous les moyens possibles essayer la conciliation entre les parties.

3° *Suites de la non-délivrance après le part chez le vendeur.* — La métrite, la métropéritonite et même l'infection putride, pouvant survenir à la suite de la non-délivrance, on comprend que cette affection ait été comprise dans les vices déclarés rédhibitoires par l'art. 1er de la loi du 20 mai 1838. Cependant, dans les divers États de l'Allemagne, les suites de la non-délivrance n'entraînent pas la rédhibition.

Pour que l'expert puisse conclure à la rédhibition dans le cas de suites de la non-délivrance, il doit s'appuyer sur trois conditions essentielles : 1° *Le part chez le vendeur,* ou, pour être plus explicite, *le part n'a pas eu lieu chez l'acheteur;* 2° *il y a non-délivrance;* 3° il y a suites de la non-délivrance.

La non-délivrance se prouve par des débris de l'arrière-faix existant encore à la matrice ou par des liquides infects s'écoulant en dehors par la vulve.

En cas de mort, les suites de la non-délivrance sont faciles à constater.

4° *Renversement du vagin ou de l'utérus après le part chez le vendeur.* — Comme le vice précédent, le renversement du vagin ou de l'utérus est rédhibitoire toutes les fois que le part n'a pas eu lieu chez l'acheteur, quel que soit le temps écoulé depuis la mise bas. — On a discuté vivement la question de savoir si la rédhibition doit avoir lieu lorsque la bête est de nouveau en état de gestation. Nous n'hésitons pas à nous prononcer pour l'affirmative. Mais il est évident que la rédhibition ne peut avoir lieu dans le cas de renversement chez la génisse.

CAS RÉDHIBITOIRES DANS L'ESPÈCE DU MOUTON.

1° *La clavelée,* nommée encore *claveau, picotte, rougeole,* etc., est une maladie très-contagieuse qui est caractérisée par un développement de boutons dont nous décrirons la forme et la disposition en temps et lieu. (*Voy.* CLAVELÉE.) Ces boutons n'apparaissent, terme moyen, que huit jours après qu'un troupeau a été infecté. Supposons donc que la clavelée se développe sur un lot nouvellement acheté, et que l'on remarque des boutons quatre à cinq jours après la conclusion du marché, il est évident que le troupeau avait le germe de la maladie au moment de la vente. Pour que la rédhibition ait lieu, 1° le troupeau doit porter la marque du vendeur; 2° il suffira de constater la clavelée sur une seule bête, et cette constatation se fera sur l'animal vivant ou sur le cadavre. Dans le cas où les bêtes vendues seraient destinées à la boucherie, elles ne peuvent être l'objet d'une demande en rédhibition, mais les intérêts de l'acheteur sont protégés par le règlement de police sanitaire et le droit commun.

2° Le *sang de rate* est une affection opposée à la pourriture; cette maladie est amenée de longue main par les fortes chaleurs, les sécheresses prolongées, les nourritures trop substantielles. Les animaux qui en sont atteints meurent immédiatement; et ce sont souvent les mieux portants en apparence qui en sont les victimes. Lorsque cette maladie se déclare dans un troupeau, elle ne disparaît souvent qu'après avoir entraîné des pertes plus ou moins considérables. Si elle fait son apparition dans un troupeau nouvellement acheté, elle doit être considérée comme antérieure à la vente *par ses causes,* et rangée au nombre des maladies rédhibitoires.

La garantie est subordonnée à deux conditions : 1° Le troupeau doit porter la marque du vendeur; 2° dans le délai de la garantie, la perte s'élèvera au quinzième au moins des animaux achetés. La constatation de la maladie peut se faire légalement sur les cadavres.

Voilà très-succinctement exposés les faits principaux de la loi du 20 mai 1838. Elle est limitative quant aux vices et quant aux espèces, et, tout en maintenant les principes du Code civil, elle en facilite l'application. En assimilant les ventes aux échanges, elle a activé les transactions, elle a consacré pour toute la France l'uniformité de la législation, enfin, — conséquence pratique importante, — elle a notablement diminué le nombre des procès. Il est regrettable que le législateur ait consacré cette présomption admise dans les us et coutumes, l'existence du vice au moment de la vente; il a été sage d'y remédier en n'accordant que des délais d'une courte durée. Pour les espèces bovine et ovine, le législateur a admis peu de vices rédhibitoires, parce que ces animaux peuvent être utilisés pour la boucherie, et que sous ce rapport il y a des règlements qui protégent suffisamment l'acquéreur. La loi du 20 mai paraît insuffisante, *mais on peut stipuler une garantie pour les espèces et les vices autres que ceux désignés par l'article 1er. On peut encore dans ce cas, sans avoir recours à la garantie conventionnelle, demander l'application pure et simple de l'article 1641, qui suffira largement.*

En terminant cet article, nous devons ajouter que des modifications importantes seront, sans doute, prochainement apportées à cette législation des vices rédhibitoires.

CASTRATION. Opération chirurgicale qui consiste à enlever aux animaux les parties nécessaires à la reproduction de l'espèce, savoir: les testicules du mâle et les ovaires de la femelle. Le but que l'on se propose ordinairement en pratiquant cette opération est de modérer l'impétuosité des animaux, de les rendre plus soumis, plus dociles, plus propres aux différents services que l'on peut en attendre, ou bien de leur donner plus d'aptitude à l'engraissement, ou enfin de les guérir de certaines maladies des parties que l'on retranche. — On pratique la castration sur le mâle de toutes les espèces de quadrupèdes domestiques, et même de certains oiseaux de basse-cour. — La castration des femelles n'est pratiquée que sur la vache, la truie, quelquefois sur la brebis, et plus souvent les poules. Lorsque les animaux ont été châtrés, ils reçoivent des noms particuliers qui les distinguent de ceux qui sont *entiers.* Ainsi le cheval coupé est dit *hongre;* le baudet, *âne;* le taureau, *bœuf;* le bélier, *mouton;* la brebis, *moutonné;* le verrat, *cochon;* la truie, *cochonne;* le matou, *chat;* le coq, *chapon;* et la poule, *poularde.*

Toutes les fois que la castration n'est pas rendue nécessaire par une maladie, telle que l'hydrocèle, le sarcocèle, une blessure grave des testicules, l'ulcération des bourses, etc., on ne doit la pratiquer que dans certaines circonstances qui doivent contribuer à en assurer le succès. Les circonstances qui peuvent avoir de l'influence sur les résultats de cette opération sont : l'âge du sujet, son tempérament, la saison où l'on opère, et la température.

L'expérience prouve que la castration est moins dangereuse chez les jeunes sujets que chez ceux qui sont plus âgés. Mais il est important de remarquer que, lorsqu'on la pratique sur de jeunes mâles qui n'ont pas acquis tout leur développement, elle exerce une grande influence sur les formes, le caractère, le tempérament, les qualités de la chair, etc. Ainsi, le hennissement du cheval hongre jeune n'acquiert jamais la force et l'harmonie du mâle entier; il devient plus faible, plus insensible; ce cheval a l'encolure effilée, la crinière moins garnie, la croupe plus mince, le regard moins vif. Le bœuf perd la voix profonde et sonore du taureau; ses cornes grossissent, s'allongent et se contournent comme celles des vaches; sa tête s'allonge et perd de sa largeur; son encolure devient grêle; ses hanches perdent de leur saillie; sa force et sa vivacité sont beaucoup moindres, et sa chair est plus tendre et de meilleur goût que lorsqu'il est châtré à un âge avancé. L'agneau châtré n'acquiert pas de cornes, sa toison devient plus abondante, sa chair plus tendre et plus délicate. Le chapon reste privé d'éperons et de crête. L'âge que l'on doit préférer pour la castration n'est pas le même pour tous les animaux. Plusieurs auteurs, et à leur exemple M. Hurtrel, conseillent de ne châtrer le cheval que vers la quatrième ou la cinquième année, parce que c'est seulement vers cet âge que cet animal a acquis la conformation qu'il doit avoir. C'est également cet âge qui est choisi par la plupart des éleveurs de notre pays. Eh bien! nous n'hésitons pas à déclarer que cette méthode est excellente quand on ne veut obtenir que des rosses; nous n'hésitons pas à dire que, si nos chevaux normands méritent les reproches que leur adressent tous les jours les véritables amateurs, cela est dû à la funeste habitude que l'on a contractée dans ce pays de ne faire châtrer les chevaux que vers la cinquième année. Un raisonnement bien simple peut faire ressortir la vérité de ce que nous avançons. Dans les premiers temps de la vie, les organes de la génération n'ont qu'un faible développement, quand on les compare aux autres parties du corps; ils n'existent, pour ainsi dire, que pour mémoire; ils sont dans un véritable sommeil dont ils ne sortent qu'à l'époque où l'accroissement de l'animal commence à se compléter; si on les enlève pendant cet état de torpeur, le jeune sujet ne s'en apercevra pas plus que si on lui enlevait tel ou tel organe insignifiant. L'opération se bornera, pour lui, à une blessure dont il guérira rapidement. Mais en sera-t-il de même si l'on attend, pour enlever les testicules, que ces organes se soient éveillés, qu'ils soient entrés en action, qu'ils aient exercé leur puissante influence sur la machine animale? si l'on attend, en un mot, que la vie presque tout entière soit concentrée dans les parties auxquelles est dévolue l'importante fonction de travailler à la reproduction de l'espèce? Jetez un coup d'œil sur le cortége des accidents qui peuvent suivre la castration des animaux adultes; réfléchissez sur la modification profonde qu'à cet âge cette opération apporte au caractère, à l'ardeur, à la force de l'animal; comparez ces résultats à ceux que l'on obtient quand on enlève les testicules peu de temps après qu'ils sont descendus dans les bourses; comparez surtout nos chevaux du Mellerault, châtrés à cinq ans, aux chevaux anglais que l'on coupe vers la fin de la première année, et ensuite prononcez!...

Le poulain devra être châtré vers la fin de la première année ou au moins dans le courant de la deuxième; il en sera de même du veau. C'est vers l'âge de six semaines ou de deux mois que l'on châtrera l'agneau, et vers trois mois que l'on opérera le porc et la volaille.

Une autre précaution qu'il ne faut pas négliger est de faire choix, autant que possible, d'une saison pendant laquelle la température de l'atmosphère est à peu près constante et modérée; aussi préfère-t-on généralement l'automne et le printemps. L'animal doit jouir d'une bonne santé et être préparé à l'opération par quelques jours de barbotage et de nourriture à la paille. Nous parlons ici du cheval, qui va d'abord nous occuper. Si l'animal est ardent et sanguin, il sera bon de lui faire une saignée que l'on proportionnera à sa force. Il devra être entièrement à jeun le jour de l'opération.

De la castration dans l'espèce du cheval.

Cette opération peut se faire : 1° Par la *compression* du cordon testiculaire au moyen des instruments appelés *casseaux* ou *billots*; 2° par la *ligature;* 3° par *raclement;* 4° par *arrachement;* 5° par *cautérisation;* 6° enfin, par l'*excision simple* des testicules. Le premier procédé étant le plus employé, nous allons le faire connaître avec tous les détails qu'il comporte.

— *La castration par les casseaux* peut se faire à *testicules découverts* ou à *testicules couverts*. Dans le premier cas, les enveloppes qui constituent les bourses sont coupées jusqu'au testicule que l'on met à nu, de manière à pouvoir exercer une compression immédiate sur le cordon ; dans le second cas, au contraire, les enveloppes sont coupées avec ménagement et de manière à conserver intacte l'une d'elles, la plus profonde, celle qui se trouve en contact avec le testicule et qui contribue à former le cordon et la paroi extérieure de la gaine vaginale (*tunique érythroïde*). Sans discuter ici la valeur de ces procédés, nous dirons que l'expérience semble prononcer en faveur du premier; les accidents qui le suivent sont bien moins fréquents et bien moins redoutables que ceux qui peuvent être la suite du second procédé, qui demande une main très habile et très exercée. Vers la fin de 1831, l'auteur de cet article a eu l'occasion de pratiquer cette opération et de la voir pratiquer par deux habiles vétérinaires (MM. Fougera père et fils, de Châteauroux) sur un grand nombre de chevaux destinés aux dépôts de remonte, et il peut affirmer que, sur plus de deux cents animaux châtrés à testicules *découverts*, on n'a pas eu à regretter un seul accident, tandis que la mort est trop fréquemment la suite du procédé à testicules couverts qui, lorsqu'on n'y est pas habitué, demande une dissection et des manipulations dangereuses. Les instruments nécessaires à cette opération sont un bistouri à tranchant convexe, des casseaux munis de leurs ficelles, et une paire de pinces pour rapprocher les deux bouts des casseaux lorsqu'ils sont placés sur le cordon.

Les *casseaux* ou *billots* sont de véritables morailles en bois destinées à aplatir et à comprimer les cordons testiculaires. Pour faire un casseau, on prend un morceau de sureau sec ou de bois sans nœuds, ayant un bon pouce de diamètre et environ 5 à 6 pouces de longueur. On le dépouille de son écorce, et on l'entoure d'une coche à 6 à 8 lignes de chaque extrémité; puis on le fend en deux parties d'égale dimension, et on coupe la partie aplatie en talus à partir de la coche jusqu'au bout, de manière à pouvoir ouvrir le casseau en V. Cela fait, on applique les deux branches l'une contre l'autre, on les maintient au moyen de deux tours faits sur une des coches avec une bonne ficelle que l'on fixe à droit nœud; une autre ficelle, longue de 15 pouces environ, est préparée pour serrer et maintenir rapprochés les deux autres bouts du casseau, lorsqu'il est mis en place. Beaucoup de praticiens, voulant aider la compression par l'action d'un caustique, placent sur les parties plates du casseau, soit du sublimé corrosif, soit du sulfate de cuivre, ou un mélange des deux, et l'y maintiennent par un peu de colle de pâte.

Les pinces à castration peuvent être des tricoises ordinaires ou des tenailles à forger, dont le mord est élargi et contourné en gouttière. Il est encore utile d'avoir un seau et une éponge.

Tout étant préparé pour l'opération, les instruments étant rassemblés sur un plateau ou dans une vannette, et l'opérateur s'étant choisi un aide intelligent, on abat l'animal sur un bon lit de paille, en ayant soin de le faire tomber sur le côté gauche, si l'opérateur se sert plus facilement de la main droite; le cheval étant à terre, on désentrave le membre postérieur droit qui se trouve en dessus, et au moyen d'une plate-longe que l'on fixe sur le canon de ce membre, et que l'on passe ensuite par dessus l'encolure, pour la ramener de nouveau dans le paturon, on porte ce membre fortement en avant, de manière à mettre bien à découvert les parties sur lesquelles on doit agir. L'animal étant convenablement disposé et solidement maintenu, l'opérateur, que nous ne supposons pas gaucher, se place vis-à-vis de la croupe du cheval, son premier aide à sa droite, puis, avec les deux mains, il saisit le testicule gauche qui se trouve en dessous, le fait glisser jusqu'au fond des bourses, et le place entre le pouce et le premier doigt de la main gauche, le cordon bien à plat et les enveloppes bien tendues; alors, il demande à l'aide, ou prend lui-même dans le panier tenu par celui-ci, un bistouri convexe qu'il tient en archet de la main droite, et incise longuement les enveloppes d'avant en arrière, sur le milieu de la grande courbure du testicule dont il suit la direction. Si l'opération se fait à testicules découverts (et nous conseillons d'employer cette méthode de préférence), l'incision doit embrasser d'un seul coup toutes les enveloppes, et le testicule doit sortir immédiatement de sa gaine; si, au contraire, on châtre à testicules couverts, la première incision doit être faite avec précaution, de manière à ménager l'enveloppe la plus intérieure que l'on sépare bien des extérieures, en détruisant les adhérences au moyen des ongles et du grand doigt. Il y a ici une espèce de manipulation qui est plus facile à faire qu'à décrire, une sorte de *coup de doigt* qui, pour être fait gracieusement et rapidement, demande une habitude qu'acquièrent seuls les châtreurs de profession ; nous ferons observer seulement que les couches membraneuses formées par du tissu cellulaire condensé qui recouvre l'enveloppe interne adhèrent fortement vers la queue du testicule, où l'on est obligé d'employer la force pour les arracher. Quoi qu'il en soit du procédé dont on se sert, on continue l'opération aussitôt que le testicule couvert ou découvert est mis à nu. Pour cela, l'opérateur place de nouveau son bistouri entre ses dents, toujours la pointe à gauche, saisit le testicule à poignée, pendant qu'avec la main gauche il remonte les enveloppes aussi haut que possible, afin de dégager une bonne étendue du cordon. Cela doit se faire sans secousses, sans tiraillements ; si l'animal se débat, on doit suivre ses mouvements ; s'il rétracte fortement son cordon, il faut détourner son attention en soulevant brusquement le membre postérieur qui est porté en avant, et en cinglant avec un fouet ou en piquant avec une épingle le nez de l'animal. L'aide profite du moment favorable pour mettre le casseau sur le cordon, les branches ouvertes étant placées en arrière, et l'instrument étant, autant que possible, éloigné du testicule pour éviter de le comprimer, ainsi que l'épididyme. Cela fait, l'opérateur abandonne le testicule qu'il tenait toujours de la main droite, prend le casseau ouvert, le serre un peu, et avec la main gauche étale le cordon à plat ; il examine si le casseau est convenablement placé, si l'épididyme n'est pas comprimé, et il achève l'opération en commandant à son aide de rapprocher les deux bouts du casseau au moyen de la pince dont nous avons parlé, et en fixant lui-même l'instrument par deux tours de ficelle qu'il passe dans la coche, et qu'il attache par un nœud droit. Cette ficelle a pu être placée préalablement sur le casseau par l'aide ; le nœud de la saignée convient très bien. — Voilà déjà la moitié de l'opération faite, mais il reste encore le testicule droit à enlever ; on y procède absolument de la même manière. Ici on a quelquefois plus de peine à saisir le testicule, qui est fortement remonté près du ventre ; on allonge aussi plus difficilement le cordon, et on est obligé de détourner fortement l'attention de l'animal en lui piquant le nez. Tout cela doit se faire plus rapidement que la parole ; la célérité est une des principales conditions de succès. Il est bon d'ajouter que beaucoup de praticiens sont dans l'habitude de retrancher une partie des testicules avant de laisser relever le cheval ; cette méthode, en débarrassant l'animal d'un poids inutile, peut, malgré l'opinion contraire de plusieurs auteurs, contribuer à assurer le succès de l'opération. L'animal étant désentravé, relevé et bouchonné, on lui tire quelques litres de sang, si on le juge convenable ; on le couvre avec soin, on le fait promener au pas pendant une heure, si le temps le permet, et on le rentre à l'écurie, où on l'attache à deux longes. — L'animal éprouve souvent des coliques pendant les premières heures qui suivent l'opération ; il piétine, frappe du pied, se tourmente, cherche à mordre les casseaux et à les arracher ; il faut le faire surveiller avec soin par un garde qui, au besoin, l'attachera très court. Il devra être mis à la diète le premier jour, et ne recevoir les jours suivants, pour toute nourriture, qu'un peu de barbotage et de la paille. Il sera urgent de le faire promener au pas pendant deux ou trois heures par jour, jusqu'à guérison complète. Ordinairement on enlève les casseaux quarante-huit heures après l'opération ; à cette époque, les parties comprimées sont déjà mortifiées. Pour enlever les casseaux, on met un tord-nez à l'animal, on lui fait porter un pied de derrière en avant avec une plate-longe, et avec un bistouri ou une feuille de sauge on coupe la ficelle qui fixe les branches de l'instrument en arrière ; puis, on écarte ces branches, et le casseau tombe de lui-même. Immédiatement après sa chute, on coupe avec de gros ciseaux la portion de testicule que l'on avait conservée, afin que l'animal ne puisse l'arracher avec ses dents, ce qui pourrait occasionner une hémorrhagie mortelle. Après l'opération, quelques châtreurs font passer le cheval à l'eau tous les jours ; c'est une méthode très-funeste, qui empêche la suppuration de se développer, et qui amène une foule d'accidents qui entraînent souvent la mort. Tout ce qu'il faut faire, c'est de se borner à laver les parties avec de l'eau tiède, qu'on lance avec précaution sur elles avec une seringue. Il y a des chevaux chez lesquels la suppuration est peu abondante ; on en voit chez lesquels l'opération ne donne lieu ni à l'engorgement du derrière, ni à la fièvre, et qui guérissent avec si peu d'inflammation et de douleur, qu'ils ne perdent ni l'appétit, ni la gaieté. En général, les chevaux souffrent d'autant moins, et la castration est d'autant plus heureuse, que l'opération a été faite avec plus de célérité et d'adresse. Nous parlerons, à la fin de cet article, des accidents qui surviennent à la suite de la castration, et des moyens d'y remédier. Jetons maintenant un coup d'œil rapide sur les autres procédés.

— *La castration par ligature* consiste à mettre à découvert l'artère qui apporte du sang au testicule, et à la lier, ou bien à embrasser, dans le nœud d'une forte ficelle, le cordon mis à nu ou recouvert de toutes ses enveloppes, et à lier et comprimer fortement le tout pour en amener la mortification. Dans ces derniers temps, on a beaucoup employé la ligature élastique qui a donné les meilleurs résultats chez le mouton; on peut aussi l'employer chez le bœuf. Ce procédé de castration est simple: on applique sur la peau de la région testiculaire, au-dessus de l'épididyme, à la partie inférieure du cordon, un lien de caoutchouc enroulé trois ou quatre fois autour de la partie comprimée, et dont on fixe ensuite les deux extrémités à l'aide de fil de Bretagne ou de fil retors. La ligature élastique est avantageuse. Très facile à appliquer, ses effets sont toujours certains, et la section du tissu comprimé a lieu plus vite qu'en employant les autres variétés de ligature. Dans les premiers jours, il survient un engorgement plus ou moins considérable des bourses, mais qui ne prend que très rarement des caractères inquiétants, et alors on n'a pas à s'en occuper.

— *La castration par raclement* du cordon testiculaire n'est connue en France que depuis l'année 1812; elle a été décrite, pour la première fois, par MM. Beugnot père et Bernard, vétérinaires de l'armée d'Espagne, qui tenaient eux-mêmes ce procédé de vétérinaires anglais. Cette méthode, qui réussit très-bien dans les pays chauds, n'a pas réalisé en France les espérances qu'elle avait fait naître; aussi est-elle presque complétement abandonnée. Elle consiste à inciser les bourses pour faire sortir le testicule, et à le faire saisir par un aide qui doit tendre le cordon; pendant ce temps, l'opérateur remonte les enveloppes avec la main gauche, et avec la droite, armée d'un bistouri ou d'un rasoir, il ratisse le cordon jusqu'à ce que le testicule soit complétement détaché.

— *La castration par arrachement* des testicules consiste à mettre à découvert le testicule et le cordon, à inciser ce dernier en travers, au-dessus de l'épididyme, en ménageant les vaisseaux qui se trouvent sur le bord antérieur du cordon, et à tordre ces vaisseaux jusqu'à ce que le testicule se sépare. Il y a des hommes assez hardis pour faire cette opération sans abattre et sans lier le cheval. Cette méthode est suivie d'accidents plus nombreux que l'opération par casseaux.

— *La castration par cautérisation* est encore plus mauvaise, aussi est-elle tout à fait abandonnée. Elle consistait à couper le testicule sorti de ses enveloppes, et à brûler fortement, avec des cautères chauffés à blanc, le bout du cordon maintenu dans des morailles ou des pinces à mords longs et étroits.

— *La castration par excision simple* des testicules peut donner lieu à des hémorrhagies mortelles, quand on l'emploie sur des animaux âgés et vigoureux. On y procède en coupant en travers le cordon testiculaire, sans lier l'artère et sans placer de casseau. Elle paraît avoir réussi à Lafosse et à quelques praticiens; mais nous n'en conseillons pas moins d'abandonner ce dangereux procédé.

— *Castration par la torsion bornée.* Tant que la torsion du cordon testiculaire a dû être bornée par l'emploi de la main seule, le déploiement de force musculaire exigé par ce procédé en devait nécessairement rendre la pratique tout à fait exceptionnelle et limitée aux très jeunes animaux. C'est en vue de faire disparaître cette difficulté que MM. Renault et Delafond eurent *l'idée* de faire construire des instruments propres à la surmonter. Ces deux professeurs démontrèrent l'utilité de leurs instruments par quelques expériences, et les déposèrent ensuite dans le cabinet des collections de l'école d'Alfort, où ils demeurèrent sans passer dans la pratique.

Ces instruments consistaient en deux pinces, l'une dite *limitative* et destinée à embrasser le cordon dans le point où la torsion doit être bornée, l'autre dite *mobile* et ayant pour but d'opérer la torsion.

En même temps, un vétérinaire anglais, M. Molyneux, avait, lui aussi, l'idée de limiter la torsion, et il se servait à cet effet d'un casseau.

Malgré cela, le perfectionnement dont il s'agit avait été publié depuis longtemps et avait passé à peu près inaperçu, lorsque deux vétérinaires français, M. Benjamin, de Nogent-sur-Seine, et M. Dillon, de Rennes, qui poursuivaient depuis longtemps, chacun de son côté, l'introduction dans la pratique nouvelle du procédé dont il s'agit, envoyèrent simultanément à la Société centrale vétérinaire des mémoires dans lesquels le procédé de castration par torsion bornée était décrit, et sa pratique appuyée sur un nombre imposant d'observations.

Sans vouloir donner ici à une question de priorité, qui a été en son temps très vivement débattue dans les journaux vétérinaires, plus d'importance qu'elle n'en mérite au point de vue pratique, on peut donc dire que si le procédé de castration par torsion bornée a décidément conquis la place honorable qu'il occupe, c'est à MM. Benjamin et Dillon que cela est dû. Il n'importe que secondairement de savoir qui a eu la première idée de ce procédé : ce qui importe avant tout, c'est que cette idée ait été fécondée, car à cette seule condition elle pouvait devenir utile. Or, en démontrant surabondamment, par des faits nombreux et bien observés, la supériorité du procédé sur tous les autres, dans la pratique usuelle, autant sous le rapport de la simplicité d'exécution que sous celui de la rareté des accidents consécutifs, les deux vétérinaires plus haut cités ont seuls rendu féconde une idée qui, déposée dans un cabinet de collections, y fût sans doute longtemps demeurée vierge sans eux. A eux donc doit revenir la plus grande part de mérite, aux yeux de tous ceux qui sauront sainement apprécier la valeur des choses.

Ainsi que cela a été dit déjà, la castration par torsion bornée se pratique à l'aide de deux pinces particulières, dont l'une est limitative et l'autre mobile. Nous en emprunterons la description au *Nouveau Dictionnaire pratique* de MM. H. Bouley et Reynal :

« La pince *fixe* ou *limitative,* dont la longueur totale doit mesurer de 40 à 45 centimètres, est formée de deux branches, aplaties de dessus en dessous, de 1 centimètre de large sur 5 millimètres d'épaisseur, et articulées ensemble, à la manière de celles d'un compas.

« L'une de ces branches, celle qu'on appelle la branche *femelle* dans le langage des fabricants, présente à 4 ou 5 centimètres de l'articulation une échancrure, soit de forme ovalaire, et de 9 à 10 centimètres de contour, comme dans les pinces de Renault et Delafond, soit de forme rectangulaire comme dans celle de M. Périer, et mesurant 9 à 10 centimètres de longueur sur 4 à 5 de hauteur. Ce dernier instrument, préférable à celui de Renault et Delafond, parce que la profondeur et l'étendue de l'échancrure permettent d'y loger toute l'épaisseur du cordon testiculaire, sans qu'il tende à déborder, lorsqu'il s'étale sous la pression que lui fait éprouver le rapprochement des branches de la pince.

« La branche *mâle* de la pince limitative présente sur son bord interne, au point correspondant à l'échancrure de la branche femelle, une saillie de la même épaisseur que la tige qui la supporte, modelée sur les contours de l'excavation qui doit la recevoir, et exactement correspondante en étendue à la profondeur de cette excavation, en sorte que lorsque la pince est fermée, ses branches sont tangentes l'une à l'autre dans toute l'étendue de leur bord interne.

« Pour que le contact soit plus parfait entre elles au niveau de l'échancrure, destinée à loger et à étreindre fixement le cordon, il y a avantage à ce que, dans ce point, elles soient respectivement crénelées ou que la branche femelle soit creusée d'une petite mortaise, dans laquelle s'engage le bord aminci du prolongement de la branche mâle.

« La pince *mobile* est composée de deux branches d'une longueur de 30 à 35 centimètres environ, articulées ensemble à la manière de celles des tenailles.

« Ses mords, la seule partie de cet instrument sur laquelle il soit nécessaire d'insister, ne font pas, comme dans les tenailles, continuité en ligne droite à la longueur des branches. Au contraire, ils forment un angle droit à l'extrémité de ces branches, de telle façon que, lorsque l'instrument est en position, les mords saisissent le cordon transversalement, tandis que les branches, situées en dehors de lui, demeurent parallèles à sa longueur et permettent à l'opérateur d'exercer la torsion, sans qu'il soit gêné dans cette manœuvre par la continuité du cordon et par le testicule, au-dessous du point où la pince est placée.

« L'un des mords de cette pince représente une échancrure rectangulaire, dans laquelle le cordon est placé et serré par le rapprochement de l'autre mords qui forme une tige droite, aplatie de dessus en dessous, exactement proportionnée en longueur, en surface et en épaisseur, pour s'adapter dans la profondeur de l'échancrure qui doit la recevoir, lorsque la pince est fermée.

« Il est avantageux aussi, dans cette pince, qu'à leur surface de contact les mords soient crénelés, pour que leur adhérence soit plus intime sur le cordon qu'ils doivent étreindre.

« Les manches de l'une ou de l'autre de ces pinces doivent être suffisamment cambrés pour demeurer dans un certain degré d'écartement, lorsque les mords sont rapprochés jusqu'au contact, et offrir ainsi aux mains de l'opérateur une prise plus solide.

« Afin de rendre leur effet plus parfait et plus durable, sans qu'il y ait nécessité d'une contraction permanente des doigts, il est avantageux que l'une et l'autre de ces pinces puissent être maintenues fermées par un mécanisme quelconque, vis de pression ou crémaillère à ressort. Ainsi disposées, les deux pinces sont d'un emploi plus commode et plus sûr. »

La description complète qu'on vient de lire a été empruntée à M. H. Bouley, afin de mettre les lecteurs de ce livre en mesure de faire confectionner, si bon leur semble, et d'après cette description, les instruments employés dans l'exécution de la castration par torsion bornée.

Il faut ajouter, toutefois, que l'usage de la pince mobile ou pince à torsion n'est pas précisément indispensable, ni même bien utile, et ne fait par conséquent qu'ajouter à l'opération une complication sans aucun intérêt. On indiquera tout à l'heure le moyen de s'en passer, lequel a été recommandé depuis plusieurs années par M. A. Sanson, dans un de ses articles critiques du *Journal des vétérinaires du Midi*.

— *Manuel opératoire*. Tout ayant été disposé comme pour pratiquer la castration par les casseaux, à testicules découverts, l'opérateur agit de la manière suivante indiquée par M. H. Bouley : « L'opérateur, dit-il, incise transversalement avec le bistouri droit, immédiatement au-dessus de la queue de l'épididyme, tout le septum postérieur de la gaine et les parties comprises entre les deux feuillets, c'est-à-dire les faisceaux du muscle blanc, l'artère petite testiculaire et le canal efférent ; alors il embrasse d'avant en arrière, entre les deux branches ouvertes de la pince limitative, le faisceau antérieur du cordon, à quelques centimètres au-dessus de la tête de l'épididyme, le place dans l'échancrure de cette pince, et, rapprochant ses branches, les serre l'une contre l'autre perpendiculairement à la direction du cordon, en ayant soin d'éviter de comprendre entre leurs mords les lèvres de la plaie du scrotum. Cela fait, il change de position, et, faisant face à la région scrotale, il confie les manches de la pince limitative à un aide intelligent, en lui recommandant de les maintenir exactement serrés et toujours en contact immédiat avec le sac scrotal, quels que soient les mouvements auxquels l'animal se livre. Cette dernière prescription est importante à donner et surtout à exécuter, parce que, instinctivement, l'aide qui tient la pince tend à s'éloigner de l'animal au moment où il se débat, et pourrait ainsi, en se servant de la pince comme d'un levier puissant, allonger le cordon et le dilacérer dans ses parties supérieures.

« L'opérateur s'empare alors de la pince mobile, saisit le cordon entre ses mords ouverts, immédiatement au-dessous de la pince fixe qui l'étreint transversalement, puis, serrant étroitement le premier instrument entre ses deux mains, il commence la torsion par un mouvement gradué de gauche à droite, auquel en succède immédiatement un autre, puis un troisième, et successivement ainsi, toujours dans le même sens, jusqu'à ce que la résistance des fibres du cordon soit surmontée et qu'elles se rompent. Dans cette dernière manœuvre, les actions des mains s'alternent régulièrement. La main gauche, placée au-dessous et en avant de la droite, sert de support à la pince mobile et la maintient en position invariable et toujours étroitement serrée, tandis que la main droite la fait tourner dans cette dernière, qui s'ouvre seulement au degré voulu pour permettre ce mouvement. Dix, douze ou quinze tours complets sont suffisants pour que le cordon soit rompu dans sa continuité. C'est toujours l'artère testiculaire qui résiste le plus longtemps ; sa disposition flexueuse lui permettant de s'allonger plus que les parties qui l'entourent, elle ne cède que la dernière aux efforts que la torsion lui fait éprouver. Une fois cette artère rompue, l'opérateur ouvre la pince fixe et laisse échapper le tronçon du cordon qui remonte dans la gaîne vaginale, sous l'influence de la rétractilité de ses fibres musculaires propres. Mêmes manœuvres sur l'autre organe. »

— Tel est, dans tous ses détails, le procédé classique. Ce procédé présente deux complications inutiles : 1° La nécessité d'un aide pour tenir la pince limitative pendant que l'opérateur manœuvre la pince à torsion ; 2° la nécessité de cette dernière pince, qui peut être facilement supprimée, ainsi que cela a été dit plus haut, de même que l'aide en opérant de la manière suivante :

L'opérateur, après avoir pratiqué sur les enveloppes testiculaires l'incision qui doit mettre l'organe à nu, et après avoir énuclé complètement celui-ci, pratique dans la substance testiculaire, et dans le sens de son plus petit diamètre, une ponction de part en part, avec le bistouri qui a servi à l'incision. Cela fait, il applique, comme dans le procédé ci-dessus décrit, la pince limitative, qu'il tient solidement fixée de la main gauche, en observant les recommandations indiquées ; puis, après avoir introduit l'index de la main droite dans l'ouverture du testicule qui a dû être pratiquée assez grande pour le recevoir, il imprime à celui-ci un mouvement de rotation dont le cordon testiculaire est l'axe, et qui lui imprime des torsions dont l'effet final est, comme dans le cas de l'emploi de la pince, la rupture complète de ce cordon.

La résistance opposée par le cordon, quel que soit l'âge du sujet, n'est jamais assez grande pour être au-dessus de la puissance que ce procédé met à la disposition de l'opérateur. Il possède donc les avantages évidents : 1° De rendre inutile l'emploi d'un aide qu'il n'est pas toujours facile de se procurer, dans les conditions ordinaires de la pratique ; 2° d'éviter toute discordance d'action par conséquent entre la puissance limitative et la puissance de torsion, quels que soient les mouvements auxquels puisse se livrer l'opéré, puisque ces deux puissances agissent dès lors sous l'impulsion de la même volonté ; 3° de rendre inutiles les déplacements successifs de l'opérateur, et en conséquence d'abréger le temps de l'opération, et, partant, les souffrances de l'opéré ; 4° enfin, d'épargner la dépense et l'encombrement d'une pince, en réduisant de moitié l'appareil instrumental de l'opération, deux considérations très-importantes en chirurgie vétérinaire.

Les praticiens ne sauraient donc hésiter à adopter la simplification proposée par M. A. Sanson, « après s'être assuré, a-t-il dit, de ses avantages par une expérimentation suivie durant assez longtemps. » (Voy. *Journal des vétérinaires du Midi*, 2ᵉ série, t. VIII, p. 29.)

Les phénomènes consécutifs à l'opération ne présentent d'ailleurs de remarquable que leur excessive bénignité, comparés à ceux qui suivent l'emploi des autres procédés, et notamment celui des casseaux. L'observation a en outre démontré que la torsion bornée met, plus qu'aucun d'eux, l'opéré à l'abri des accidents consécutifs. Aucun cas de tétanos, par exemple, n'a encore été signalé à la suite de son emploi. A tous égards donc ce procédé mérite de remplacer les autres, toutes les fois qu'il s'agit de pratiquer la castration dans les conditions normales.

— La castration du *mulet* et de l'*âne* se fait comme celle du cheval.

Castration du bœuf.

On l'exécute par *torsion* ou *bistournage,* ou bien encore par la compression au moyen des casseaux. Ce dernier mode se pratique comme pour le cheval, et exige les mêmes précautions; toutefois il est peu usité. Le bistournage est la seule méthode employée dans les contrées où l'on élève beaucoup de bœufs. Voici comment on y procède : on fixe le taureau à un arbre ou à un joug, avec un autre bœuf; on passe une entrave au canon de l'un des membres de derrière, que l'on porte en avant au moyen d'un lacs qui entoure l'avant-bras du même côté, et s'attache à l'arbre ou au joug; une personne vigoureuse, se plaçant à l'épaule gauche de l'animal, prend de la main gauche la pointe de la corne droite, passe les doigts de la main droite dans les naseaux, de manière à tenir le cou plié et le mufle porté vers l'épaule droite; un second aide, placé à la droite de la croupe, la pousse à gauche avec la main droite appuyée contre la hanche, et l'attire à droite avec la main gauche, qui tient la queue; cet aide exécute ces mouvements alternatifs pour distraire l'animal et pour lui faire tenir les membres écartés. L'opérateur, ayant saisi les bourses avec les deux mains, fait monter et descendre à plusieurs reprises les testicules pour rompre leurs adhérences, s'il y en a, puis, remontant le testicule gauche près de son anneau, et laissant le testicule droit abaissé, il en saisit le cordon avec le pouce et le premier doigt de la main gauche, à un pouce au dessus de la glande, tandis que de la main droite il prend l'extrémité inférieure de la bourse, qu'il contourne et pousse fortement en haut, afin que l'extrémité inférieure du testicule devienne supérieure et remonte le long du cordon. Ce premier temps de l'opération s'appelle la *culbute.* Au second temps, le pouce et le premier doigt de la main droite prennent la pointe du testicule devenue supérieure; la main gauche relève le cordon, tandis que la main droite, refoulant en bas le testicule, lui fait décrire de droite à gauche, autour du cordon, trois, quatre ou six tours, jusqu'à ce que celui-ci présente dans sa courbure un certain degré de tension qui indique que la torsion est suffisante. Cela fait, l'opérateur pousse le testicule gauche vers l'anneau, fait descendre le testicule droit à l'égard duquel il procède de la même manière, avec cette différence cependant que les mains changent de rôle, la droite devant tenir le cordon, et la gauche exécuter la manœuvre; le second testicule étant tordu, on le remonte près du premier. Il ne s'agit plus alors que de les empêcher de descendre et de se détordre. On y parvient à l'aide d'une ligature que l'on pratique ainsi : l'opérateur saisit le bas des bourses avec la main gauche, place entre ses dents le bout d'une ligature en laine, et, prenant l'autre bout avec la main droite, il lie les bourses près des testicules au moyen de plusieurs tours peu serrés et arrêtés par un nœud à rosette. Au bout de deux jours, l'engorgement qui est la suite de l'opération est assez considérable pour empêcher les testicules de descendre; on peut alors ôter la ligature, dont l'action trop longtemps prolongée pourrait déterminer la mortification et la chute des bourses.

L'opération étant terminée, on saigne l'animal, on lui donne de l'eau blanche, on le laisse au repos pendant quelques jours, et on diminue un peu sa nourriture. Le bistournage est presque toujours suivi de succès; il amène au bout de quelque temps le dépérissement des testicules qui disparaissent presque complétement.

Nous devons conseiller aux praticiens d'essayer chez le bœuf la castration par ligature élastique.

Castration de la vache.

Dans ces derniers temps, on a prétendu qu'en châtrant les vaches dans le moment où elles donnaient la plus grande quantité possible de lait, cette quantité restait constamment la même pendant toute la durée de leur vie.

Bien que cette importante découverte ait besoin d'être confirmée par de plus amples expériences, nous n'en donnerons pas moins la manière de procéder à cette opération, en engageant les propriétaires de bestiaux à faire quelques essais dont tout tend à assurer le succès. Voici le procédé qui a été indiqué par M. Levrat, de Lausanne. Pour pouvoir opérer en toute sécurité, il faut fixer la vache convenablement : à cet effet, on la place contre un mur, le côté gauche tourné vers l'opérateur ; ce mur doit avoir trois boucles fixées à des anneaux solides, l'une pour la corde de la tête, les deux autres placées plus bas, l'une au niveau de la partie inférieure de l'épaule droite, l'autre à la pointe du grasset. On attache une corde à l'anneau antérieur, on la passe devant le poitrail, on la dirige sur le côté gauche du corps de la vache, puis derrière les fesses, et on la fixe enfin à la boucle qui est au niveau du grasset, ou bien un aide en tient le bout passé avec un simple tour à la corde. On fixe la tête par un tour de corde, et on la fait tenir par un aide vigoureux ; puis, on place une planche ou barre de bois obliquement sous les mamelles, en avant des membres postérieurs ; on la fait tenir à un aide, afin que l'opérateur soit à l'abri des coups de pied ; enfin, on tient la queue, ou on l'attache à la corde qui ceint l'animal. A défaut d'un mur pourvu de boucles, on peut utiliser une forte palissade, une barrière solide, ou des arbres convenablement espacés, auxquels on fixe une grosse barre de bois.

L'animal étant fixé, l'opérateur, armé d'un bistouri convexe qu'il tient de la main droite, se place près de l'épaule gauche de la vache, la main gauche appliquée sur le dos de l'animal ; cette main lui offre un point d'appui pour se retirer au besoin, si les mouvements désordonnés de la vache l'exigent ; il porte le tranchant du bistouri au milieu et à peu près à la partie supérieure du flanc gauche, et d'un seul trait il incise à la fois verticalement la peau et les muscles de cette partie.

Le flanc ayant été ouvert, l'opérateur agrandit l'ouverture avec un bistouri à bouton, de manière à pouvoir y passer le bras ; il introduit la main dans le ventre, en la dirigeant contre le bassin, derrière le cul-de-sac de la panse, où se trouvent les cornes de la matrice. Dès qu'il a reconnu la matrice, il cherche les ovaires, qui sont à l'extrémité des cornes, et, lorsqu'il les a trouvés, il en saisit un avec le pouce et l'index, le détache complétement des liens qui le retiennent, le tire légèrement, et, au moyen de l'ongle du pouce, il ratisse les vaisseaux sur l'index, qui lui offre un point d'appui ; enfin, il rompt le cordon et il sort l'ovaire ; il introduit de nouveau la main dans la cavité du ventre, et procède de même à l'extraction de l'autre ovaire ; puis il fait à la plaie une suture enchevillée (*Voyez* Suture), en ayant soin de ne pas la serrer à sa partie inférieure, afin de ne pas empêcher la sortie du pus, qui sans cette précaution fuserait entre la peau et les muscles, et pourrait déterminer des accidents. Deux ou trois jours après l'opération, on fait le pansement de la plaie ; ce pansement consiste à laver deux fois par jour tout le tour de la plaie avec de l'eau de mauve tiède, et, dans les temps de chaleur, à injecter dans la plaie de l'eau de Labarraque. Chaque fois qu'on fait le pansement, on remet sur la plaie une petite mèche d'étoupe entre les chevilles, pour empêcher la malpropreté de s'y introduire, et on lie les bouts du fil par dessus. La plaie se guérit au bout de quinze jours ou trois semaines au plus.

L'opération que nous venons de décrire doit se faire trente ou quarante jours après le vêlage, sur une vache qui ait fait son second et son troisième veau ; il n'y a nulle précaution à prendre, sauf celle de ne pas donner aussi copieux que de coutume le repas du soir qui précède le jour de l'opération, et d'opérer le matin avant que l'animal ait mangé.

— Malgré l'importance du fait signalé par Thomas Winn, et corroboré par les recherches de M. Levrat d'abord, de MM. Régère, Morin, etc., ensuite, la castration de la vache était demeurée à l'état de curiosité chirurgicale et physiologique, pour ainsi dire, lorsque M. Charlier, animé d'un de ces zèles pour la science qui ne sont point chez nous suffisamment récompensés, entreprit avec une persévérance et une abnégation au-dessus de tous les éloges de donner de ce fait une démonstration pratique complète. Peines, voyages, sacrifices de tous genres, rien ne lui coûta pour atteindre le but poursuivi.

Tant de qualités réunies vinrent longtemps échouer, néanmoins, devant une difficulté réelle opposée par les trop nombreuses chances d'accident inhérentes au procédé jusqu'alors employé, et qui vient d'être décrit sommairement aux deux pages précédentes.

Après bien des déceptions toujours courageusement supportées et des recherches ininterrompues, M. Charlier est enfin parvenu à vaincre cette difficulté. C'est en réalisant un procédé de castration aussi simple que généralement sans danger, et, par là même, en rendant l'opération praticable sans de sérieuses conséquences, que ce praticien l'a fait accepter dans la pratique par un certain nombre de cultivateurs intelligents. Ce fait permettra sans doute d'obtenir, sur une grande échelle, la confirmation pleine et entière des phénomènes que la physiologie autorisait à prévoir.

Le but de la castration, en effet, est d'obtenir : 1° Une prolongation considérable du temps de la lactation, lorsqu'elle a été pratiquée sur une vache fraîche vêlée et dont les mamelles sont en pleine sécrétion ; 2° un engraissement rapide lors de la cessation de celle-ci ; 3° enfin la possibilité de tirer parti, par un engraissement facile et prompt, des vaches dites *taurélières*, chez lesquelles l'organe génital, constamment surexcité, amène infailliblement le marasme.

De ces trois résultats, deux sont actuellement et absolument indéniables ; l'autre, la prolongation de la sécrétion lactée, a en sa faveur des faits nombreux produits par M. Charlier, et contre lui rien autre chose que des raisonnements *à priori*, des convictions purement sentimentales, et peut-être même, hélas! de parti pris.

On ne se prononcera point ici sur cette question, faute d'éléments personnels de jugement. On dira cependant que s'il fallait absolument émettre une opinion, elle serait, pour les motifs ci-dessus indiqués, bien près d'être entièrement favorable aux prétentions de M. Charlier.

Quoi qu'il en soit, il y aurait des raisons plus que suffisantes pour introduire dans la pratique l'opération dont il s'agit et dont la description va suivre. Cette description est textuellement empruntée à M. Charlier lui-même, auteur du procédé d'incision vaginale qui, ainsi que cela a été déjà dit, a rendu la castration de la vache d'une application pratique. On n'aurait pu mieux faire.

« *Appareils d'instruments.* Cinq instruments sont nécessaires pour pratiquer la castration par l'incision vaginale, ce sont :

« A. Un dilatateur vaginal, espèce de spéculum (*fig.* 1 et 2) formée : 1° D'une tige recourbée, pourvue d'une fenêtre ovale, évasée en dessous, longue de 8 centimètres 8 millimètres, et large de 3 centimètres seulement à l'endroit où doit se pratiquer l'incision ; 2° d'une espèce d'étui allongé, soudé par un bout à l'extrémité postérieure de cette tige et fixé par l'autre bout formant virole sur le manche de l'instrument ; cet étui contient dans son intérieur une crémaillère reposant sur un pignon qui sert à la faire cheminer en avant ; 3° de quatre bandes flexibles *c c' c" c'''* adaptées d'une part à l'extrémité de la crémaillère, de l'autre à une pièce sur laquelle elles s'articulent, pièce qui se fixe en dedans de l'extrémité de la tige : ces quatre bandes, poussées par un mouvement rotateur imprimé sur la clef du pignon, s'écartent l'une de l'autre, s'élargissent plus ou moins de manière à tendre la paroi supérieure du vagin et à la forcer de s'appliquer sur la tige fenêtrée de l'instrument ; 4° d'un prolongement mousse (*fig.* 2), long de 3 centimètres 1/2, qui, en formant écrou, termine la tête de l'instrument et sert à le fixer dans le col utérin.

« B. Un bistouri à serpette (*fig.* 3), à lame toujours bien tranchante et à pointe bien acérée, longue de 4 à 5 centimètres, rentrant dans son manche au moyen d'un bouton fixé en arrière du talon de la lame.

« C. Une longue paire de ciseaux (*fig.* 4) à lames courtes et courbées sur plat, pour couper, avant d'opérer la torsion, le bord de la duplicature péritonéale qui unit l'ovaire au ligament large.

« D. Une pince à torsion, à anneaux ovales, terminés par des mâchoires en forme de V tronqué (*fig.* 5), s'emboîtant perpendiculairement l'une dans l'autre, pour qu'en se rejoignant elles rassemblent le ligament et les vaisseaux, les maintiennent, sans qu'ils puissent se déranger à droite et à gauche, sur la même ligne que l'axe de la pince pendant que la torsion s'opère.

« E. Un poucier d'acier creusé à mi-épaisseur, sur sa face inférieure, de petites dents quadrangulaires servant à augmenter la force des doigts, quand les vaisseaux offrent trop de résistance pour se rompre (*fig.* 6). »

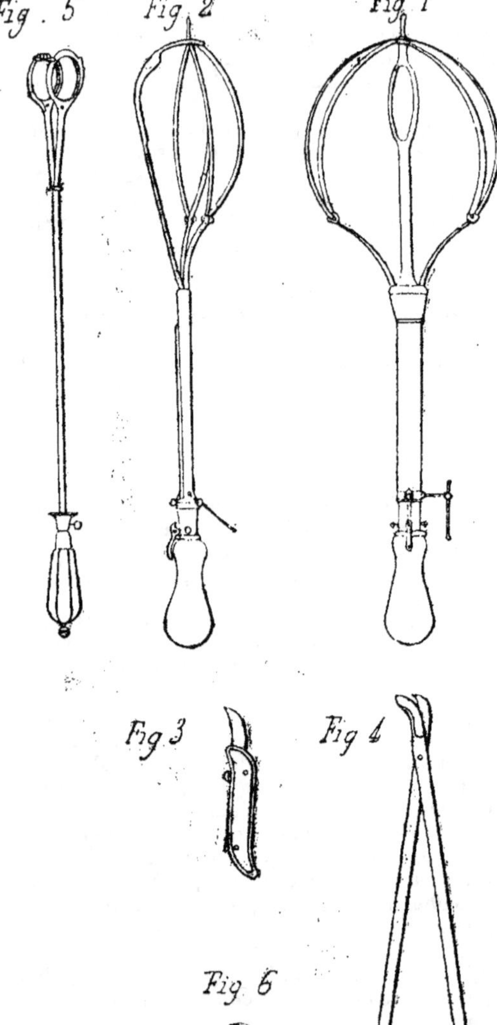

A cela M. Charlier ajoute quelques indications générales applicables aux préparatifs de toutes les opérations, puis celle de plonger le dilatateur dans de l'eau chaude et de s'enduire les mains et les bras d'un corps gras, au moment d'opérer. Il continue ainsi :

— « *Position de la vache.* Placée autant que possible sur un terrain un peu incliné d'arrière en avant, la vache reste debout, attachée dehors si la température est douce ou chaude, dans un endroit abrité si elle est froide ou pluvieuse, à sa place même dans l'étable si l'air y est pur et qu'on puisse y opérer commodément ; elle est maintenue par trois aides, dont un à la tête et un de chaque côté des hanches ; celui qui est placé contre la hanche gauche tenant la queue relevée sur le dos pour faciliter les manœuvres de l'opérateur.

« *Manuel opératoire.* — Premier temps. — *Incision.* C'est vers le fond du vagin, dans la ligne médiane de la paroi supérieure ou sous-rectale, à trois travers de doigt environ au-dessus et en arrière de la fleur épanouie, formant l'entrée du col utérin, qu'il faut faire l'incision, afin de ne pas blesser les organes environnants, ni attaquer avec la pointe de la serpette les veines et les artères vaginales, ou les gros vaisseaux qui rampent à la face interne du bassin, ce qui déterminerait une hémorrhagie plus ou moins abondante, et même la mort du sujet.

« Pour pratiquer cette incision, l'opérateur, après avoir mis habit bas et retroussé ses manches jusqu'au-dessus des coudes, enduit d'huile ses mains, ses avant-bras, introduit doucement dans la vulve et le vagin la main gauche, en rapprochant ses doigts en forme de cône afin de pénétrer plus facilement; il commence par dilater peu à peu ce conduit par un mouvement de va-vet ient, puis, lorsqu'il est bien préparé, il y introduit le dilatateur tenu par son manche dans la main droite, et à sa tête par la main gauche dont les doigts sont serrés et allongés autour pour favoriser l'intromission.

« Le dilatateur arrivé dans la partie élargie du vagin, l'opérateur cherche avec l'index de la main gauche l'orifice du col utérin qu'il trouve au milieu de la fleur épanouie, y introduit le prolongement mousse de l'instrument, pousse légèrement celui-ci, et lui donne ainsi une certaine fixité, sort la main gauche du vagin, l'applique autour de l'étui, à l'endroit où il se réunit au manche, pour maintenir solidement l'instrument pendant que, par un mouvement rotateur opéré par la main droite sur la clef du pignon en rapport avec les bandes-ressorts, il repousse celles-ci pour les faire sortir de leur étui et les dilater jusqu'à ce qu'il éprouve une petite résistance lui indiquant la tension des parois vaginales.

« Alors la main gauche pénètre de nouveau dans le vagin pour s'assurer si ce conduit est suffisamment tendu, si sa paroi supérieure est bien appliquée sur la partie recourbée de l'instrument, et si celui-ci est toujours fixé par son prolongement dans le col utérin.

« Cette inspection faite, la main gauche va reprendre au dehors la place de la main droite, pousse toujours l'instrument, et cette fois de haut en bas, pour abaisser le vagin, le tendre quelque peu en longueur, et éloigner sa partie flottante des organes qu'il serait dangereux d'attaquer en incisant.

« La main droite, tenant le bistouri à serpette fermé entre le pouce et les doigts réunis et allongés, est introduite dans le fond du vagin, au-dessous de l'instrument où l'opérateur, après s'être de nouveau assuré avec le bout de l'index que la paroi supérieure est toujours bien tendue sur la fenêtre du dilatateur, fait sortir la lame de la serpette par un mouvement du pouce opéré sur le bouton fixé en arrière de son talon, allonge et applique l'index sur le côté droit de cette lame pour l'accompagner et borner son action, dirige sa pointe vers la base de la fenêtre, sur les bords de laquelle il prend un point d'appui avec l'index et le pouce, l'applique sur la face interne de la paroi supérieure du vagin, et, par un mouvement de bascule imprimé de bas en haut, attaque celle-ci, la transperce, puis l'incise longitudinalement d'avant en arrière dans toute l'étendue de cette fenêtre, ce qui donne à l'incision une longueur de 5 à 6 centimètres, longueur nécessaire pour livrer passage aux ovaires dont le volume est souvent augmenté par des corps jaunes, des kystes ou leurs dégénérescences diverses.

« Cette incision faite, la lame rentrée dans le manche de la serpette, et celle-ci sortie du vagin, la main gauche appliquée contre la vulve pour empêcher l'air de pénétrer dans l'abdomen par la plaie vaginale, serre l'étui du dilatateur, pendant que la main droite imprime le mouvement rotateur nécessaire pour faire rentrer les bandes dans leur gaîne et rendre à l'instrument sa forme primitive, après quoi il est sorti du vagin le plus doucement possible.

« Quelquefois, aussitôt l'incision faite, il s'écoule une certaine quantité de sang; cet écoulement s'arrête toujours de lui-même, et il n'y a pas à s'en inquiéter si l'on est sûr d'avoir fait l'incision dans l'endroit indiqué; seulement il est bon d'extraire ce sang épanché dans le vagin, avant d'aller à la recherche des ovaires.

« DEUXIÈME TEMPS. — *Extirpation des ovaires.* Avec l'index et le médius de la main gauche introduits dans le bassin par l'incision et fléchis en crochet, l'opérateur va à la recherche de l'un ou de l'autre des ovaires qu'il trouve flottants à l'extrémité de leur ligament, vers l'entrée du bassin, au-dessous, de chaque côté et à peu de distance de l'incision, entre la base des cornes utérines, en dedans du bord libre des ligaments larges, près de leur insertion au corps de l'utérus, un peu au-dessus du bord antérieur du pubis; il saisit entre ses doigts celui que ceux-ci ont atteint au delà de son collet, sur son ligament propre, l'amène dans le vagin en le tirant avec précaution à travers l'incision avec le bout des doigts, l'y maintient sur plat, puis introduit les ciseaux et les glisse le long de l'avant-bras, pour couper le bord renflé du ligament utéro-ovarien, près de l'ovaire, pendant que les doigts le serrent et bornent l'action des ciseaux, afin que ceux-ci ne coupent pas le ligament trop près des vaisseaux ; ensuite il retourne l'ovaire, coupe également, près du bout des doigts qui le pincent et le tendent, le bord de la duplicature péritonéale, ce qui dégage l'organe et son ligament propre de toute adhérence, et donne à ce dernier plus de longueur.

« Les ciseaux sortis du vagin, la pince introduite à leur place, l'opérateur ouvre celle-ci en tirant le tube à lui, place l'ovaire de dessus en dessous et à plat dans l'anneau inférieur par un mouvement du pouce et des doigts de la main qui le tient, le tire légèrement pour lui faire faire hernie complète dans l'anneau et bien loger son ligament et ses vaisseaux dans la fourche de la mâchoire inférieure de la pince, où il les maintient jusqu'à ce qu'ils soient serrés par le rapprochement des mâchoires de l'instrument, opéré à l'aide du tube repoussé en avant et fixé par sa vis de pression ; il tourne alors la pince sur elle-même, de gauche à droite, *très-doucement* et *aussi régulièrement que possible*, jusqu'à la rupture du ligament et des vaisseaux, pendant que la main gauche, pourvue ou non du poucier d'acier, les soutient d'abord, puis les serre plus ou moins en avant de la torsion, suivant la résistance qu'on éprouve, de manière que la rupture ne s'opère que *graduel- lement*, condition essentielle pour que la torsion soit bien faite et les vaisseaux complétement oblitérés.

« Pendant qu'on tord, la vache semble quelquefois éprouver une certaine douleur, fléchit sur ses membres ou se jette à droite et à gauche. Il faut que l'opérateur suive ces mouvements, pour ne point tirailler les vaisseaux qui pourraient se rompre trop tôt.

« Alors, il est bon aussi que l'aide, placé à la droite de l'opérateur, plisse autour du tube de la pince, sans trop serrer celui-ci, la lèvre droite de la vulve, et la maintienne ainsi jusqu'à la fin de la torsion, pour empêcher l'air de pénétrer dans l'abdomen, ou bien qu'il applique, dans le même but, un torchon massé contre la vulve ; ceci doit se faire également au moment de la sortie du dilatateur du vagin, car alors l'air pénètre aussi quelquefois, et il est bon d'y mettre obstacle.

« L'extirpation du second ovaire, faite de la même manière et avec les mêmes précautions, termine l'opération, qui est immédiatement suivie de la rétraction des ligaments et du rapprochement des lèvres de l'incision. » (*Nouveau Dictionnaire pratique de médec., de chir. et d'hyg. vétér.*, t. III, p. 256 et suiv.)

— En vue de simplifier l'opération imaginée par M. Charlier, M. Colin a communiqué récemment à la *Société centrale de médecine vétérinaire* les perfectionnements apportés par lui dans l'appareil instrumental, et dans le manuel opératoire.

Les trois instruments de M. Colin sont représentés par les figures ci-contre. Ils se composent :

1° D'un petit bistouri à lame fixe (*fig.* 1) dont le tranchant convexe se masque à l'aide d'un croissant mobile que le pouce fait jouer sur une des faces de cette lame. Par ce fait, le bistouri, qui incise par sa pointe et par toute l'étendue de son tranchant, peut être introduit dans le vagin et en être retiré sans le moindre danger de blessure ;

2° D'une pince à torsion (*fig.* 2), longue de 43 centimètres, dont les mords à anneaux s'unissent à une tige cylindrique qui porte le manche à son extrémité. Sur cette tige glisse, comme dans la pince de M. Charlier, un tube ; mais ici ce tube est pourvu d'un petit pavillon que le pouce fait mouvoir pour ouvrir ou fermer l'instrument. Cette pince, qui s'ouvre et se ferme sans effort, par la seule pression du doigt, opère la torsion du ligament et des vaisseaux ovariens avec la plus grande facilité, dit M. Colin, sans blesser le bras de l'opérateur, les parois du vagin ni les lèvres de la vulve ;

3° Enfin d'une autre petite pince (*fig.* 3) destinée à borner la torsion et formée de deux branches articulées par charnière et longues de 8 centimètres seulement. Chacune d'elles porte, comme on le voit, un anneau disposé de façon à recevoir d'une part le pouce, de l'autre l'index.

Ces trois instruments entrent dans une boite longue de 26 centimètres, la grande pince se divisant en deux portions vissées l'une sur l'autre, comme l'aiguille à séton.

Si, à l'aide de ces seuls instruments, il est possible, comme le prétend M. Colin, d'opérer la castration de la vache aussi facilement et sûrement qu'avec ceux de M. Charlier, l'avantage est ici incontestable, attendu qu'il est loin d'être indifférent de supprimer par exemple le dilatateur. C'est à l'expérience qu'il appartiendra de résoudre cette question, les instruments de M. Colin n'ayant encore été employés par lui qu'à titre expérimental, mais un grand nombre de fois il est vrai.

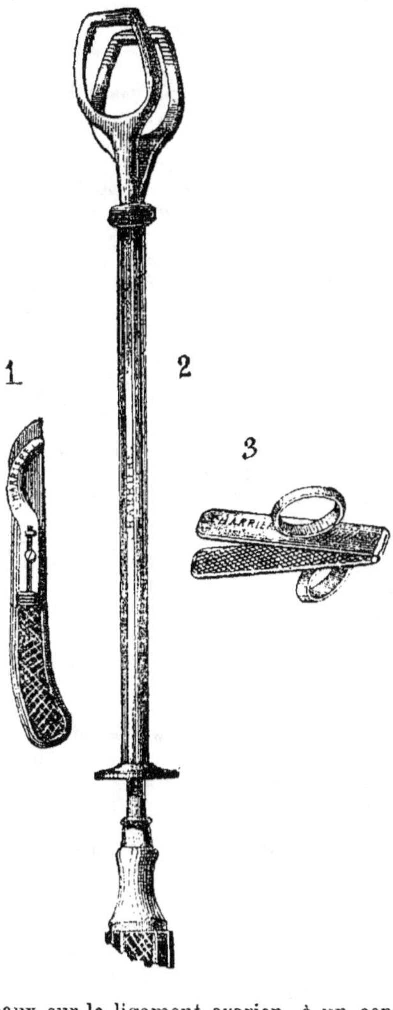

La question du manuel opératoire, toutefois, est par là résolue ; reste donc à constater les suites de l'opération. Voici du reste comment M. Colin procède à l'aide de ses instruments.

En prenant les précautions préliminaires plus haut recommandées pour introduire la main armée du bistouri dans le vagin, il incise celui-ci vers son fond, immédiatement au-dessus du col et sur la ligne médiane ou à peu près, et cela de haut en bas par une projection de l'instrument en avant. En ce point il n'y a chance de blesser aucune partie importante, et la tension du vagin rend possible l'incision sans qu'il soit nécessaire de recourir à aucune espèce de dilatateur. Si l'ouverture n'est pas assez grande, il est facile de l'augmenter en y introduisant deux doigts que l'on écarte ensuite avec force.

L'incision ainsi faite d'une dimension variable suivant le plus ou moins d'habileté de l'opérateur à trouver les ovaires, celui-ci introduit l'index et le médius droits, à l'aide desquels il cherche l'ovaire qu'il entraîne dans le vagin dès qu'il l'a rencontré. Cela fait, la main gauche introduit dans le vagin la pince à torsion, dont les mords s'ouvrent en tirant sur le pavillon ; l'ovaire y est conduit par la main droite qui le tient, puis les mords sont solidement serrés par un mouvement inverse du pavillon. Ensuite, la main droite est retirée du vagin, et la main gauche y est introduite à son tour pour aller placer la petite pince qu'elle tient par ses anneaux sur le ligament ovarien, à un centimètre environ en avant de la grande pince.

Les choses ainsi disposées, il ne reste plus qu'à imprimer à cette dernière des mouvements de torsion en serrant autant que possible l'autre, jusqu'à ce que les vaisseaux ovariens aient cédé. Et l'on opère de même pour le second ovaire.

— *Phénomènes, accidents et soins consécutifs.* On ne dira rien des phénomènes et accidents consécutifs à l'extirpation des ovaires, dont les uns se caractérisent par un léger mouvement de fièvre traumatique qui, dans la plupart des cas, passe tout à fait inaperçu, et les autres se manisfestent par des complications qui ont fait dans ce livre l'objet d'articles spéciaux.

Quant aux soins qui conviennent aux opérés, ce sont ceux de toutes les affections des organes de la gestation. Le premier de tous consiste à éviter les refroidissements et à ménager la diète suivant l'intensité de la réaction fébrile. Le praticien saura toujours puiser dans ses connaissances générales les préceptes de la conduite qu'il convient de tenir en pareil cas.

CASTRATION DES BÊTES A LAINE.

La castration des *béliers* se fait par *casseaux*, par *bistournage* ou par *fouettage*. Celle des *agneaux* se fait par *arrachement*. L'opération par casseaux se fait comme celle du cheval; le bistournage se pratique comme pour le taureau; maintenant il nous reste à parler des deux autres procédés. — Le *fouettage* consiste dans la ligature des bourses au-dessus des testicules; il s'opère à l'aide de la ficelle appelée *fouet*. On fouette le bélier le matin à jeun. L'animal étant renversé sur le dos et solidement maintenu par un aide, on arrache la laine qui peut se trouver dans l'endroit où doit être appliquée la ligature. Celle-ci doit être forte, avoir deux pieds de long à peu près, et être munie à chaque extrémité d'un morceau de bois de cinq à six pouces de longueur; l'opérateur dispose le nœud de la saignée, fait passer dedans les deux testicules qu'il rapproche autant que possible du fond des bourses, fait attention que la ficelle porte bien haut et ne comprime pas les épididymes; puis, deux aides, saisissant à pleine main les morceaux de bois qui terminent le fouet, tirent chacun de leur côté avec force, sans secousses, et en plaçant leurs pieds bout à bout; lorsque les cordons sont suffisamment serrés, on fait un second tour que l'on arrête avec un nœud droit, et on coupe les bouts de la corde. Trois à quatre jours après l'opération, les testicules et les bourses sont noirs et mortifiés; on peut les couper à un pouce du nœud pour débarrasser l'animal d'un poids incommode; le reste est entraîné par la suppuration.

— L'*arrachement* des testicules des agneaux doit se faire un mois environ après la naissance. Plus tard, la chair de l'agneau n'est plus aussi délicate, et sa laine n'est ni aussi fine ni aussi abondante. Pour y procéder, un aide saisit l'agneau par les quatre membres réunis deux à deux par bipèdes latéraux, place le dos de l'animal contre son ventre ou sur ses genoux, suivant qu'il est debout ou assis; l'opérateur prend le bout des bourses, les tire à lui, et, avec un bistouri, il les coupe en travers, à peu près à un pouce de leur extrémité, afin de faire une ouverture suffisante pour donner passage aux testicules; puis, il se débarrasse de son instrument, saisit avec les deux mains les cordons testiculaires qu'il comprime un peu pour les faire sortir des enveloppes, et, continuant à maintenir les cordons, il arrache successivement chaque testicule avec les dents. Cela fait, on ferme l'ouverture en la pressant avec les doigts, et on lâche l'agneau.

On peut encore châtrer les agneaux avec de petits casseaux; ce procédé est beaucoup moins expéditif que celui que nous venons de décrire, et n'est pas plus avantageux.

— En Angleterre et en Italie, on châtre quelquefois les *agnelles*, dans le but de les rendre aussi utiles que les moutons, tant pour le produit de la laine que pour la qualité de la chair; on choisit l'âge de six semaines. Nous ne sachons pas que cette opération soit pratiquée en France. Cependant, si on voulait en faire l'essai, voici, d'après Daubenton, comment il faudrait y procéder : On place l'agnelle sur une table; un aide tient les deux jambes de devant et la jambe droite de derrière; un autre écarte la jambe gauche de derrière; l'opérateur soulève la peau du flanc avec les deux premiers doigts de la main gauche, pour former un pli à égale distance de la partie la plus haute de l'os de la hanche et du nombril; il coupe ce pli de manière que l'incision, qui doit être verticale n'ait que dix-huit lignes; l'ouverture étant faite en coupant l'épaisseur de la chair, et de manière à pénétrer dans l'intérieur sans offenser les intestins, l'opérateur introduit l'index de la main droite dans la cavité du ventre pour chercher l'ovaire gauche; lorsqu'il l'a sorti, il l'attire doucement au dehors, amenant en même temps les deux ligaments larges, la matrice et l'autre ovaire. Il coupe successivement les deux ovaires, puis il fait rentrer la matrice et ses dépendances; ensuite, il ferme la plaie au moyen de trois points de suture passés dans la peau seulement. Au bout de dix à douze jours, la cicatrice étant formée, on coupe les fils et on les ôte.

CASTRATION DANS L'ESPÈCE DU PORC.

La castration du *verrat* s'opère au moyen des *casseaux;* on s'y prend absolument comme pour le cheval; on la pratique à tout âge, et il est bien rare qu'elle soit suivie d'accidents. — La castration de la *truie* doit se faire à l'âge de six semaines, quand la bête doit être engraissée de bonne heure, et qu'on ne la destine pas à faire des petits; dans le cas contraire, on la châtre quelquefois après la troisième ou la quatrième portée. Pour pratiquer l'opération, on couche la bête sur le côté gauche, on la muselle, et un aide lui tient la tête; on la place devant l'opérateur qui est assis sur une chaise, du côté droit, de manière que la bête lui tourne le dos; muni d'un bistouri droit ou bien encore d'un rasoir, il pose le pied droit sur le cou de l'animal et le gauche sous le flanc, ce qui fait relever la partie postérieure, et tendre le flanc au point où l'opération doit être faite; un aide porte la jambe gauche postérieure de la bête en arrière et en croix sur la droite, en les tirant de manière que le ventre soit bien tendu. L'animal étant maintenu dans cet état, l'opérateur coupe ou arrache les soies dans l'endroit où l'opération doit être faite, c'est-à-dire au milieu du flanc, à égale distance de la hanche, de la dernière côte et des reins; il fait ensuite une incision verticale, assez profonde pour comprendre la peau, les chairs et pénétrer dans le ventre; il passe l'index de la main droite par cette ouverture, porte ce doigt vers l'entrée du bassin, refoule les intestins vers le nombril, et cherche l'ovaire droit qu'il amène au dehors et qu'il ampute. Alors, en suivant la corne droite, il lui est facile d'arriver à la corne gauche, et, par conséquent, à l'ovaire gauche, qu'il attire aussi au dehors pour l'amputer. Cela fait, on fait rentrer la matrice et ses dépendances, puis la jambe gauche postérieure étant rétablie et fixée dans sa position naturelle, on ferme l'ouverture par une suture à points continus, et l'opération est terminée. On met ensuite la truie en liberté, pour la conduire à son toit, où elle doit rester tranquille pendant quelques heures, au bout desquelles on lui donne de l'eau blanche ou d'autres aliments légers.

— *La castration du chien et du chat* se pratique par torsion et arrachement des titescules; on y procède comme pour l'agneau, après avoir eu le soin de museler l'animal si c'est un chien, et d'entourer avec une forte serviette la tête et les pattes si c'est un chat. Cette opération rend le chien plus doux, plus soumis, mais elle le fait engraisser et lui ôte de son flair et de son intelligence. Le chat châtré devient plus sédentaire, moins farouche, et fait tout aussi bien que les mâles entiers la chasse aux souris.

CASTRATION DE LA VOLAILLE.

On pratique cette opération vers la fin du printemps ou au commencement de l'automne, alors que le jeune coq est sain et à jeun, et âgé de trois mois environ. Un aide l'assujettit sur le dos, le croupion tourné vers l'opérateur, la cuisse droite tenue le long du corps, et la cuisse gauche portée en arrière pour découvrir le flanc gauche, où doit être faite l'incision; celle-ci doit être dirigée de devant en arrière sur le milieu du flanc. Après avoir arraché les plumes en cet endroit, on incise avec un bistouri ou un bon couteau la peau et les chairs, et on ouvre le ventre en ayant soin de ne pas blesser l'intestin; on passe l'index de la main droite par cette ouverture, on le dirige vers le dos et on arrive vers le testicule gauche, que l'on détache avec l'ongle et dont on fait l'extraction; puis, on arrive au testicule droit, que l'on détache et que l'on tire dehors comme le premier; ensuite, on fait rentrer la portion d'intestin qui pourrait être sortie, et l'on réunit les bords de la plaie par une suture faite à points continus. Les ménagères, qui seules s'occupent de *chaponner* les coqs, frottent la plaie avec un peu de beurre frais. L'opération étant terminée, on place le nouveau chapon dans un lieu où il ne puisse pas faire d'efforts pour se percher, on lui donne pour aliments, pendant huit jours, de la farine et du son délayés dans l'eau. Le but que l'on se propose en châtrant les coqs est de les engraisser ou de les rendre plus dociles, afin de les dresser à couver et à conduire les poussins.

Un vétérinaire américain a remarquablement perfectionné ce procédé. Il pratique une incision de trois ou quatre centimètres au dernier espace intercostal, au niveau de la courbure des côtes. Il écarte ensuite les lèvres de la plaie à l'aide d'un petit appareil très ingénieux, qui y reste fixé de lui-même pendant l'opération. On peut ainsi voir facilement les organes abdominaux et reconnaître les testicules à la région lombaire ; prenant alors une pince spéciale, on enlève successivement les deux testicules par torsion. Il suffit de rabattre les plumes voisines à la surface de la plaie ; une suture est inutile.

On observe rarement des complications, et l'auteur a remarqué que, si l'animal fiente dès qu'il est mis en liberté, il doit être considéré comme hors de danger.

— Pour faire la castration des *poulettes*, on n'introduit pas le doigt dans le ventre ; mais on fait l'incision au-dessous du fondement, à l'endroit d'une petite saillie facile à reconnaître, et par des pressions répétées, on fait sortir un petit corps blanc, qui est la matrice, dont on fait l'amputation ; la plaie se cicatrise bientôt d'elle-même, avec ou sans suture.

— On châtre très rarement les dindons, les oies et les canards, parce que ces oiseaux ayant le corps plus grand que les jeunes coqs et les poules, les testicules se trouvent plus éloignés du lieu de l'incision, et plus difficiles, par conséquent, à atteindre avec le doigt.

ACCIDENTS QUI PEUVENT SUIVRE LA CASTRATION.

Ces accidents sont : 1° L'*engorgement* des bourses et du fourreau ; 2° l'*hémorrhagie* ; 3° la *hernie* ; 4° l'*inflammation* du péritoine et de l'intestin ; 5° le *champignon* ; 6° le *squirrhe* du cordon ; 7° le *tétanos* ; 8° la *goutte sereine*.

1° L'*engorgement* est une suite constante de la castration des quadrupèdes ; on ne doit donc pas le considérer comme un accident lorsqu'il prend peu d'étendue. Mais l'engorgement devient plus grave lorsqu'il se propage autour des plaies, dans le périnée, le long des cordons, et qu'il rend le train de derrière raide et douloureux. Dans ce cas, on peut craindre une terminaison funeste. La plupart des auteurs recommandent alors d'avoir recours aux saignées générales et aux scarifications des parties engorgées. Nous avouons que nous n'avons pas de confiance dans ces moyens que nous avons vus trop souvent échouer entre les mains de plusieurs de nos confrères. Persuadé que ces engorgements s'accompagnent toujours d'une grande tendance à la gangrène et à la décomposition du sang, nous préférons avoir recours à l'alcool et à l'acide phénique administrés en électuaires ou en breuvages. Pour traitement local, nous employons les fomentations faites avec les infusions de plantes aromatiques ; ces moyens, aidés de la diète et de quelques lavements destinés à entretenir la liberté du ventre, sont presque constamment suivis de succès.

2° L'*hémorrhagie* survient ordinairement lorsque le cheval arrache les casseaux avec les dents ou la queue, ou bien quand on a l'imprudence d'enlever trop tôt ceux-ci, ou qu'on les arrache au lieu d'en couper la ficelle. On ne peut y remédier qu'en fermant d'une manière quelconque le vaisseau ouvert. Si l'opération est récente, on peut y parvenir en abattant le cheval, comme pour la castration, en allongeant le cordon pour mettre le vaisseau à découvert, et en saisissant celui-ci avec une aiguille courbe garnie d'un fil fort et ciré. Mais il est des cas où il est impossible de découvrir l'ouverture du vaisseau, soit que le cordon se soit rétracté, soit que des excroissances le dérobent aux regards. Alors il faut avoir recours à la cautérisation avec un fer chauffé à blanc. Si le feu ne suffit pas, ou si l'on craint qu'il ne donne lieu à des engorgements inflammatoires qui ne seraient pas sans danger, on peut essayer d'arrêter le sang par un tamponnement fait avec de l'amadou recouvert d'une étoupade, que l'on maintient par quelques points de suture. Nous avons vu réussir entre les mains d'un ancien et habile praticien, M. Fougera père, un moyen qui paraîtra singulier, mais qu'il peut être utile de connaître. Un cheval étant atteint d'hémorrhagie du cordon, M. Fougera le laisse debout, fait lever un pied et mettre les morailles à l'animal : puis, se plaçant en avant et de côté, il jette avec force de bas en haut, sur la plaie, de petites poignées de farine, jusqu'à ce que le sang s'arrête. Nous n'avons pas eu l'occasion d'expérimenter ce moyen par nous-même.

3° La *hernie* est un accident très rare, qui ne survient que chez les animaux très vifs, très irritables, et qui se livrent à de grands mouvements après l'opération faite à testicules découverts. On procède à sa réduction en se conformant aux règles que nous indiquerons au mot Hernie.

4° L'inflammation du péritoine (membrane séreuse qui tapisse toute la cavité du ventre) constitue ce qu'on nomme la *péritonite*. C'est une maladie très-grave, dont l'impression du froid ou des bains de rivière est la principale cause, et qui se termine presque toujours par la mort. Elle s'annonce par le dégoût, une grande tristesse, l'attitude basse de la tête, un pouls serré et concentré, une bouche pâteuse sans rougeur, un flanc retroussé, un engorgement de toute la surface inférieure du corps, etc. On peut l'éviter en ne châtrant les animaux que dans une saison convenable, en ne faisant jamais passer à l'eau ceux qui sont opérés et en les plaçant dans une écurie tempérée, où il n'y ait pas de courant d'air. (*Voyez* Péritonite.) Cette maladie se complique souvent de l'inflammation de l'intestin (*entérite*); alors elle est encore plus grave, et elle entraîne plus sûrement la mort de l'animal.

5° Le *champignon* est la transformation de l'extrémité du cordon en une substance blanchâtre, dure, large, et ayant à peu près la forme d'un champignon. Il survient chez les animaux dont le cordon n'a pas été suffisamment comprimé par des casseaux trop longs, trop faibles ou trop peu serrés, et chez lesquels la circulation du sang n'a pas été entièrement interrompue dans la partie que l'on cherchait à mortifier. Il y a des champignons peu volumineux qui se dissipent d'eux-mêmes; mais le plus souvent on est obligé de les détruire. Pour cela, le meilleur moyen consiste à mettre de nouveau le cordon testiculaire à nu, et à établir au-dessus du champignon une forte compression, à l'aide d'une ligature ou d'un casseau recourbé. Nous ferons connaître, à l'article Champignon, la manière de procéder à cette opération.

6° Le *squirrhe* du cordon testiculaire accompagne souvent le champignon; c'est cette dernière maladie prolongée le long du cordon qui se trouve transformé, dans une étendue plus ou moins considérable, en une substance dure, blanche, très-serrée. Cette transformation ne va quelquefois que jusqu'à l'anneau; d'autres fois, elle monte jusqu'aux reins et elle occasionne de grandes douleurs. Le squirrhe est annoncé par une grande raideur que l'animal éprouve dans le membre du côté où réside le mal; le cheval est triste, maigrit, se tient constamment debout, son flanc se corde, la suppuration l'épuise, et la fièvre lente le conduit à la mort. Il faut apporter un prompt remède à cet état. On parvient souvent à détruire ce squirrhe en plongeant, à différentes reprises, dans le cordon squirrheux, un long cautère ou un tisonnier chauffé à blanc. Il faut, dans cette opération, éviter de brûler les parties saines; pour cela, on borne les effets du feu à l'aide d'une sorte d'entonnoir en fer ou en bois de sureau, dont on entoure le cautère, à mesure qu'il pénètre plus avant dans le cordon. Mais le cautère se refroidit vite au milieu du sang qui bouillonne, et, refroidi, il ne détruit que de faibles parcelles du squirrhe; il faut, pour pousser la destruction un peu loin, recommencer un grand nombre de fois l'application du cautère, ce qui peut communiquer trop de chaleur et donner lieu à une inflammation dont les suites sont à redouter. M. le professœur Bernard a proposé de faire suivre le feu par l'action de la potasse caustique. L'animal étant abattu et maintenu sur le dos, on introduit au fond du canal pratiqué avec le cautère un morceau de potasse caustique que l'on retient à l'aide d'un fort tampon d'étoupes fixées elles-mêmes par plusieurs points de suture ; d'autres étoupes doivent entourer le cordon pour garantir les parties voisines du sang qui pourrait entraîner une partie du caustique. L'animal doit être maintenu sur son dos jusqu'à ce que le caustique se soit combiné avec les parties sur lesquelles il doit agir. Un quart-d'heure paraît suffire. Quelques jours après, la suppuration est abondante. On doit laver fréquemment la plaie avec de l'eau de Goulard. Ce moyen a encore besoin d'être essayé.

7° Le *tétanos* est un accident fort grave, très-souvent mortel, qui survient surtout chez les animaux châtrés à testicules couverts, et chez ceux à qui l'on fait prendre des bains froids qui interrompent le travail de la suppuration. Cet accident est assez fréquent chez les jeunes agneaux châtrés ; il est principalement caractérisé chez eux par le serrement des mâchoires. (*Voy.* TÉTANOS.)

8° Enfin la *goutte sereine,* ou *amaurose,* est un accident rare, consistant dans la perte momentanée de la vue, sans que les yeux aient perdu leur beauté et leur brillant. Il paraît être occasionné par l'action de l'humidité, ou par de grandes pertes de sang à la suite de l'opération. C'est ordinairement du quatrième au sixième jour que l'amaurose se déclare ; elle disparaît le plus souvent d'elle-même au bout de quelques jours. (*Voy.* GOUTTE SEREINE.)

Il y a encore un accident qui survient assez fréquemment, et qui n'offre aucune gravité, c'est la déchirure et la sortie, par l'anneau inguinal, d'une portion plus ou moins considérable de l'épiploon (vulgairement la toilette). Il ne faut pas perdre son temps à chercher à le faire rentrer, mais se contenter de couper, aussi près que possible de l'anneau, toute la portion sortie. Cette opération n'est jamais suivie d'accident.

CATAPLASME. On appelle ainsi toutes les préparations médicamenteuses qui ont la consistance d'une bouillie épaisse, et que l'on applique sur les différentes parties du corps où on les maintient à l'aide d'un bandage. On les emploie pour adoucir, ou ramollir, ou fortifier, exciter, calmer, etc. etc., une partie. Les farines de lin, d'orge, de moutarde, les différentes poudres simples et composées, la mie de pain, les feuilles de mauve cuites, etc., en sont ordinairement la base. On les délaye, suivant les cas, avec de l'eau, du vin, du lait, du vinaigre, des décoctions ou dissolutions de toute espèce ; enfin, on y ajoute, comme accessoires, les médicaments solides ou liquides qui doivent lui communiquer leurs propriétés, et qui varient suivant le but qu'on se propose de remplir. Ces derniers médicaments ne doivent être ajoutés aux cataplasmes qu'au moment de les appliquer ; souvent on se contente de les étendre à la surface de ceux-ci. Les cataplasmes doivent, avant leur application, être placés sur une toile que l'on applique sur la région malade ; on l'y maintient à l'aide d'une enveloppe appropriée à la forme de la partie à recouvrir. Quelquefois on remplace les cataplasmes par des *bandages matelassés,* que l'on arrose fréquemment avec les liquides médicamenteux qui doivent agir. (*Voy.* BANDAGE.) Nous allons donner les formules de quelques-uns des cataplasmes les plus employés.

Cataplasme émollient simple.

Prenez : Mie de pain...................... 3 poignées.
   Farine de lin.................... 3 —
   Eau................... Quantité suffisante.

Faites cuire en remuant continuellement jusqu'à consistance de bouillie épaisse, et appliquez tiède. On rend ce cataplasme plus calmant en employant, au lieu d'eau, une décoction de dix à douze têtes de pavot, ou bien en l'arrosant avec du laudanum lorsqu'il est étendu sur la toile. On l'applique sur les engorgements douloureux. On peut encore remplacer l'eau par le lait ou la décoction de racine de guimauve, ou bien encore par la décoction de quelque plante narcotique, telle que la belladone, la jusquiame et la morelle.

Cataplasme tonique. (M. Moiroud.)

Prenez : Gros son de froment............ 2 jointées.
       Feuilles de sauge ou de menthe.. 2 poignées.
       Vin rouge .... Quantité suffisante.

Faites infuser les feuilles dans le vin, ajoutez ensuite le son que vous ferez bouillir quelques instants, retirez du feu et appliquez tiède; arrosez le cataplasme avec une nouvelle quantité de vin. Il convient pour fortifier les articulations à la suite des efforts, et pour faire dissiper les engorgements qui tendent à passer à l'état chronique.

Cataplasme astringent.

Prenez : Pommes de terre râpées, quantité suffisante.

Étendez sur un linge et arrosez avec de l'eau de Goulard. Ce cataplasme convient pour les brûlures récentes et superficielles.

Autre.

Prenez : Suie de cheminée................ 1 jointée.
       Terre glaise....................... 1   —
       Vinaigre................ Quantité suffisante.

Mêlez. On peut remplacer le vinaigre par une dissolution de sulfate de fer (couperose verte). Ce cataplasme convient au début de la fourbure, et dans toutes les circonstances où il faut faire avorter une inflammation qui tend à se développer dans le pied des chevaux.

Cataplasme maturatif. (M. Vatel.)

Prenez : Oseille cuite dans l'eau et exprimée. 4 parties.
       Ognons cuits sous la cendre....... 1 partie.
       Onguent basilicum................ 1   —

Mêlez et appliquez chaud. Il peut contribuer à mûrir les engorgements qui doivent se terminer par la suppuration.

Cataplasme antiputride. (M. Lebas.)

Prenez : Carotte râpée.................... 6 parties.
       Quinquina en poudre.............. 2   —
       Eau-de-vie camphrée............. 2   —

Mêlez, et appliquez sur une plaie de mauvais caractère.

Cataplasme rubéfiant simple, ou sinapisme.

Prenez : Farine de moutarde, quantité suffisante.

Délayez avec vinaigre chaud, quantité suffisante, et appliquez sur la partie dont vous aurez eu le soin de raser le poil.

Cataplasme irritant. (M. Lebas.)

Prenez : Farine de moutarde.......... 6 poignées.
       Poudre d'euphorbe............ 60 grammes.
       Poudre de cantharides 60   —
       Vinaigre.............. Quantité suffisante.

Mêlez ces substances à froid, et appliquez sur la partie où vous voulez produire une irritation locale.

Cataplasme résolutif. (M. Lebas.)

Prenez : Farine de lin.................. 4 poignées.
          Poudre de ciguë.............. 2   —
          Sel ammoniac................ 125 grammes.
          Vinaigre................. Quantité suffisante.

Mêlez. C'est un bon fondant pour les glandes, les mamelles engorgées, les tumeurs, les abcès.

CATARACTE. L'œil des animaux contient dans son intérieur des corps transparents, de densités différentes, et destinés à agir sur les rayons lumineux qui les traversent, et à leur imprimer des modifications qu'il ne nous appartient pas d'examiner ici. Parmi eux se trouve le *cristallin* qui de tous est le plus dense, et dont la forme rappelle tout à fait celle, des fortes lentilles biconvexes. Le cristallin est renfermé dans une capsule également transparente et formant un sac clos de toutes parts; entre le cristallin et sa capsule se trouve une humeur limpide que les anatomistes nomment humeur de Morgagni; si le cristallin, ou la capsule, ou l'humeur qui les sépare, viennent à perdre leur transparence, et à prendre de l'opacité, les rayons lumineux ne peuvent plus pénétrer au fond de l'œil, la vision est impossible. C'est là ce qui constitue ce que l'on nomme la *cataracte;* celle-ci reçoit les noms de *lenticulaire, capsulaire* ou *intersticielle*, suivant que le cristallin, ou la capsule, ou l'humeur, se trouvent opaques. Quelquefois ces trois parties ont perdu leur transparence, et, dans ce cas, on donne à la maladie le nom de *cataracte mixte.*

— Toutes les causes qui peuvent donner lieu à la *cécité* (*Voyez* ce mot) peuvent amener la cataracte; mais la cause la plus fréquente est la fluxion périodique. On reconnaît la cataracte naissante à un obscurcissement d'abord léger dans la vue : cet obscurcissement augmente par degrés jusqu'à cécité complète. Dès le principe, l'œil malade présente presque toujours derrière la pupille une tache blanchâtre plus ou moins large. Cette tache ne paraît d'abord que sous la forme d'un petit nuage dont la circonférence peut à peine être aperçue, mais qui devient de plus en plus épais et facile à distinguer; quelquefois le cristallin, quoique obscurci, est encore brillant; plus ordinairement la tache est mate. Quand la cataracte est bien établie, cette tache offre des couleurs variées où paraît dominer le blanc diversement nuancé de jaunâtre, verdâtre ou bleuâtre. Ainsi, lorsque la cataracte est à son début, l'animal voit encore, mais moins distinctement; la pupille devient de moins en moins susceptible d'exécuter ses mouvements de dilatation et de resserrement, jusqu'à ce qu'elle devienne immobile; alors le cristallin devient tout à fait apparent; il paraît recouvert de petits points blancs, de petites lignes en zigzag convergeant vers le centre, et d'autant plus nombreuses et plus visibles que le mal est plus avancé.

La médecine vétérinaire, pas plus que la médecine humaine, ne possède de moyens propres à rendre au cristallin la transparence qu'il a perdue; toutes les pommades, tous les onguents ou collyres qui ont été proposés ont constamment échoué; en dernier ressort on a voulu avoir recours à l'opération qui se pratique dans la médecine humaine. Mais cette opération est-elle réellement avantageuse sous le rapport des services que nous exigeons du cheval, celui de nos animaux domestiques à qui il serait le plus important de rendre une vue bonne et sûre? Cette opération peut être brillante pour ceux qui la pratiquent; mais que de difficultés ne présente-t-elle pas! Le mouvement de la troisième paupière ou membrane clignotante qui recouvre la face antérieure de l'œil à l'approche des corps étrangers; la présence d'un muscle nommé *droit postérieur*, qui n'existe pas chez l'homme, et qui, à la volonté de l'animal, retire le globe au fond de l'orbite; le volume énorme du cristallin, l'impossibilité de fixer l'œil d'une manière invariable, condition néanmoins rigoureuse pour que l'opération puisse se faire avec sûreté; l'indocilité de l'animal pendant et après l'opération. Que de raisons pour faire rejeter ce moyen dont les résultats ne peuvent d'ailleurs présenter aucun avantage, lors même que le succès serait aussi complet que possible ; car le cheval opéré n'a pas, comme l'homme, la ressource des lunettes à verres convexes, qui augmentent la réfraction des rayons lumineux et peuvent, jusqu'à un certain point, suppléer aux fonctions du cristallin ! L'opération ne peut donc lui rendre qu'une vue mauvaise, confuse, qui rend l'animal effrayé, ombrageux, plus incommode et plus dangereux qu'il n'était lorsqu'il ne voyait pas.

Au surplus, les faits viennent à l'appui de ce que nous avançons : plusieurs opérateurs et, parmi eux, le célèbre Dupuytren, à qui on ne contestera pas l'habileté, ont essayé cette opération sans pouvoir en retirer de bons effets. Dans ces derniers temps, M. Leblanc, très-habile vétérinaire à Paris, est parvenu à rendre une vue plus ou moins distincte à sept animaux; mais M. Leblanc en a opéré un grand nombre d'autres sans succès.

D'ailleurs, cette opération exige la connaissance parfaite de l'anatomie de l'œil; elle demande beaucoup d'habileté chez celui qui veut la faire; elle réclame l'emploi d'instruments délicats et coûteux ; voilà bien des motifs pour la rejeter tout à fait, et pour laisser aveugles les animaux qui sont atteints de la cataracte.

La description, dans un Dictionnaire *pratique*, d'une opération que *l'on ne pratique pas*, serait chose tout à fait oiseuse : nous ne pouvons donc que la passer sous silence.

CATARRHE. Ce mot a été employé pour désigner certains écoulements muqueux ou pruriformes; puis il est devenu le terme générique par lequel on désigne les inflammations des membranes muqueuses qui, à certaines périodes, s'accompagnent toujours d'écoulements semblables. On pourrait admettre autant de catarrhes qu'il y a de membranes muqueuses, car toutes peuvent être le siège d'inflammations; mais l'habitude a un peu restreint l'emploi de ce terme. Les principaux catarrhes sont : le catarrhe pulmonaire, dont nous avons traité au mot Bronchite, les catarrhes utérin, vaginal, nasal, vésical, auriculaire, etc., que nous décrirons aux mots Métrite, Coryza, Cystite, Oreilles (*Maladies des*), etc.

CATARRHE DES CORNES.

On a donné ce nom à une inflammation de la membrane qui tapisse le sinus de la corne du bœuf, dont le caractère principal est de passer promptement à la suppuration, et de déterminer par la suite des accidents cérébraux graves, si un traitement approprié ne vient en arrêter la marche.

Les causes de cet accident sont le plus ordinairement des violences extérieures produites par les combats que les bœufs se livrent entre eux, par l'ébranlement occasionné par le joug, ou encore par l'insolation trop prolongée.

Le premier symptôme d'inflammation de la membrane du sinus est souvent une hémorrhagie nasale, qui se répète pendant plusieurs jours, et à laquelle succèdent des phénomènes fébriles très-intenses. La tête est tenue penchée du côté malade, la corne est chaude, et l'œil presque fermé.

Après un certain temps de ces symptômes aigus, la maladie passe à la période de suppuration. Les phénomènes fébriles cessent progressivement et disparaissent tout à fait. Il ne reste plus qu'un peu de tristesse. De temps en temps l'animal secoue vivement la tête, s'ébroue et expulse par la cavité nasale correspondant à la corne malade une matière filante, infecte, qui en provient. A cet état la maladie dure fort longtemps et conduit peu à peu l'animal au marasme.

Au début, le repos et un traitement énergiquement antiphlogistique peuvent triompher du catarrhe des cornes. Des saignées générales, des affusions froides constantes sur la corne doivent être aussitôt employées. Dès que la maladie est passée à la période de sécrétion, il n'y a que l'amputation de la corne qui, en mettant le sinus à nu, puisse permettre de modifier efficacement sa membrane. A cet effet, des injections astringentes sont utilement employées; mais, pour peu que le mal résiste, si toutefois les fonctions digestives ont conservé leur intégrité, le mieux est d'engraisser l'animal et de le livrer à la boucherie.

CAUSTIQUES (Médicaments). M. Moiroud, de l'ouvrage de qui nous allons extraire ce qui suit, donne le nom de *caustiques* à toutes les substances qui, par l'action chimique qu'elles exercent sur les parties vivantes soumises à leur contact, les désorganisent plus ou moins profondément, et en amènent ainsi la mort. La plupart des caustiques recevaient autrefois, et reçoivent encore quelquefois de nos jours, le nom de *cautères potentiels*, pour les distinguer du feu qui constitue le *cautère actuel*.

Il est un certain nombre de caustiques dont l'action purement locale ne s'étend jamais à des parties éloignées : tels sont, par exemple, le beurre d'antimoine et la pierre infernale. Mais il en est d'autres qui, lorsqu'ils ont été déposés sur les plaies, peuvent être absorbés, transportés dans le sang, et aller ainsi exercer des ravages dans divers points éloignés : telles sont les préparations de cuivre et d'arsenic. Les caustiques font toujours naître une inflammation intense; il en est qui détruisent les parties qu'ils touchent avec une telle promptitude, qu'ils donnent lieu à la formation de l'escharre avant même que l'inflammation se manifeste; d'autres commencent d'abord par enflammer, puis ils exercent une action lente qui finit par amener la mortification de la partie que l'on veut détruire. Dans tous les cas, il s'établit une suppuration plus ou moins abondante, qui sépare la partie détruite de celles qui l'environnent.

Les caustiques doivent être préférés au feu et à l'instrument tranchant toutes les fois qu'il faut poursuivre et détruire, dans des plaies étroites et sinueuses, un venin déposé par la morsure d'un animal, ou que l'on veut détruire des excroissances fongueuses, certains ulcères cancéreux et farcineux, modifier certaines plaies de mauvaise nature, etc.

— Les principaux caustiques sont : 1° L'*acide sulfurique* ou *huile de vitriol*, qui est un des plus énergiques que nous possédions; il détruit, décompose et fait noircir tous les tissus qu'il touche; mélangé avec l'esprit de vin, il forme un liquide caustique que l'on nomme *eau de Rabel*, et que l'on emploie souvent pour modifier les ulcères de mauvais caractère, tels que le crapaud, le piétin, les aphthes, etc. — 2° L'*acide nitrique* ou *eau forte*, dont l'action et les usages sont analogues à ceux de l'acide sulfurique. — 3° L'*acide chlorhydrique* ou *esprit de sel*, un peu moins corrosif que les précédents; c'est de tous les caustiques celui qui réussit le mieux dans le traitement des aphthes et des ulcères de la bouche; on le porte sur ces ulcères à l'aide d'un pinceau. — 4° La *potasse caustique*, *pierre à cautère*, agit mieux que tous les autres caustiques sur la peau et les parties sèches, où elle ne tarde pas à produire une escharre large et profonde. On s'en sert quelquefois dans la chirurgie vétérinaire pour détruire quelques engorgements squirrheux et certains boutons de farcin peu étendus; elle a l'inconvénient d'étendre souvent ses effets au delà du point qu'il convient d'attaquer. — 5° Le *nitrate d'argent fondu*, ou *pierre infernale*, se trouve toujours dans la trousse du vétérinaire, où il doit être assujetti sur un porte-pierre en argent; on s'en sert avec avantage pour réprimer les mauvaises chairs, changer le caractère des ulcères anciens, faire cicatriser les chancres qui surviennent aux oreilles des chiens. Son action irritante est de peu de durée; l'escharre qu'il produit est mince, grisâtre et prompte à se détacher; la forme de crayon qu'on lui donne le rend d'un emploi très-commode. Dissous dans l'eau pure, à la dose de 6 grammes pour 100 grammes d'eau, il a été employé avec avantage pour combattre les dartres. 6° — Le *chlorure d'antimoine*, ou *beurre d'antimoine*, est un des caustiques les plus puissants que l'on connaisse, et l'un de ceux dont l'action est la plus prompte; il corrode et détruit presque instantanément toutes les parties avec lesquelles il se trouve en contact, et il forme des escharres blanchâtres, sèches et bien circonscrites. Sa manière d'agir le rend très-propre à cautériser les plaies empoisonnées, profondes, étroites et sinueuses, comme le sont souvent celles qui sont produites par des animaux enragés ou venimeux, ou qui sont le résultat de piqûres faites avec des instruments chargés de substances putréfiées. Il convient également pour changer l'aspect des ulcères farcineux, des plaies de mauvaise nature, arrêter les progrès de la carie, etc. Pour l'appliquer on se sert d'un petit pinceau d'étoupes, et pour qu'il arrive intact sur la partie qui doit en éprouver les effets, il faut avoir soin d'absorber le sang, le pus ou les liquides qui peuvent s'y trouver, car il serait infailliblement décomposé par eux. — 7° L'*arsenic blanc* (*acide arsénieux*) est un des poisons les plus dangereux que l'on connaisse, et dont les effets dépendent moins de l'action locale qui suit son application que de l'influence générale qu'il exerce lorsqu'il a été absorbé, et transporté avec le sang dans les différentes parties du corps; on ne doit donc s'en servir qu'avec prudence. Le seul emploi un peu utile qu'on lui ait donné, dans la médecine des animaux, c'est dans le traitement des gales anciennes et rebelles, ou pour faire périr les poux; on s'en sert encore pour détruire les boutons de farcin. Dans ce dernier cas, il est bon de l'unir à des substances moins actives, telles que le sang-dragon et l'aloès, et d'en former ensuite une pâte que l'on applique sur les parties que l'on veut détruire. — 8° Les *sulfures d'arsenic, orpiment, réalgar*, peu employés en médecine vétérinaire. — 9° Le *sulfate de cuivre*, ou *vitriol bleu*, produit peu d'effet sur la peau saine; mais il est susceptible d'agir comme un puissant astringent, et, à ce titre, il convient pour arrêter quelques hémorrhagies et certains écoulements de mauvaise nature, tels que les eaux aux jambes, les suintements des crevasses qui surviennent aux pieds des chevaux. On l'emploie souvent dissous dans du vinaigre, où on l'associe quelquefois au sulfate de zinc et au sous-acétate de plomb; il forme alors une mixture qui a été recommandée par M. Villate pour le traitement des maux de garrot accompagnés de carie de os et des ligaments. Les bergers emploient avec succès le sulfate de cuivre dans le traitement du piétin; ils en appliquent une petite pincée sur l'ulcère qu'ils ont soin de mettre à nu, en enlevant la portion de sabot qui se trouve détachée.

— Il y a encore un caustique dont l'action est bien plus bornée que celle des précédents : c'est l'*alun calciné*, que l'on emploie fréquemment pour ronger les chairs fongueuses.

CAUTÈRES. On donne ce nom à des corps dont on se sert pour brûler ou désorganiser la peau et d'autres parties vivantes; on les distingue en *potentiels* et en *actuels*. Les premiers ne sont autre chose que les caustiques dont nous venons de parler; les seconds sont des instruments en fer que l'on fait rougir au feu et que l'on applique sur le corps; la chaleur est l'unique source de leurs propriétés. Ces instruments ne diffèrent entre eux que par la forme; ils présentent trois parties: 1° La tige, qui doit avoir un pied de longueur et une grosseur proportionnée au volume de la partie cautérisante; 2° le manche, qui est en bois, et que l'on place à une extrémité de la tige; 3° la partie cautérisante, qui en forme l'autre extrémité, et que l'on nomme ainsi parce que c'est elle que l'on chauffe et que l'on applique sur les tissus vivants; elle affecte diverses formes suivant les différentes sortes de cautérisation usitées dans la pratique. C'est en raison des formes que peut affecter cette dernière partie de l'instrument, que l'on distingue parmi les cautères plusieurs variétés, dont chacune a un nom et un but particuliers.

— Le *cautère cultellaire* ou *couteau de feu*, est celui dont on fait le plus fréquent usage. Il a la forme d'une petite hache; son dos est épais d'un centimètre, long de trois centimètres à peu près; son tranchant, légèrement et régulièrement recourbé, ne doit pas être trop aminci; il doit porter un millimètre et demi à deux millimètres d'épaisseur, sans quoi il diviserait les tissus sur lesquels on l'applique et perdrait trop rapidement sa chaleur. Ce cautère est presque exclusivement consacré à la cautérisation transcurrente; ou peut cependant s'en servir pour détruire les mauvaises chairs, la carie, le cancer, etc.

— Le *cautère en pointe* ou *pointe de feu* consiste en un cône tronqué, long de quinze lignes au moins, et large de neuf à la base; sa tige est coudée à angle droit, près du cône. Il sert à mettre le feu en pointe, et à faire des cautérisations plus ou moins profondes.

— Le *cautère en pointe pénétrante* n'est qu'un cautère à pointe très-effilée qui doit traverser immédiatement la peau et pénétrer plus ou moins profondément les tissus sur lesquels on veut agir.

— Le *cautère à entonnoir* est un cautère en pointe muni d'un entonnoir en fer, qui sert à garantir de l'action du feu les parties que l'on veut ménager quand on fait agir le cautère dans le fond de plaies profondes et de mauvaise nature.

— Le *cautère annulaire*, ou *brûle-queue*, est celui qui sert à arrêter l'hémorrhagie après l'amputation de la queue ; le nom d'annulaire indique sa ressemblance avec un anneau dont le vide sert à loger l'os qui fait saillie après l'amputation, tandis que le métal rougi à blanc repose immédiatement et exactement sur les chairs, et bouche ainsi les vaisseaux ouverts.

—Il existe encore d'autres cautères qui sont trop peu employés dans la pratique pour que nous nous en occupions ici.

CAUTÈRE ANGLAIS. (*Voy.* Séton.)

CAUTÉRISATION ACTUELLE. Feu. On donne ce nom à une opération d'un usage fréquent dans la chirurgie vétérinaire, et qui consiste à faire pénétrer la chaleur dans une partie vivante et dans différents buts qui ressortiront d'eux-mêmes dans le cours de cet article.

Le feu s'applique à l'aide d'instruments en fer désignés sous le nom de *cautères*.

On a différents modes d'appliquer le feu, suivant l'effet que l'on veut obtenir ; c'est ainsi que l'on distingue la cautérisation actuelle en *inhérente, transcurrente, par pointes, par interméde*, et en *objective*.

— La *cautérisation inhérente* consiste à appliquer vivement le cautère très chaud sur une partie que l'on veut détruire plus ou moins profondément. Il est souvent nécessaire, pour ce genre de cautérisation, d'être muni de plusieurs cautères semblables, que l'on fait chauffer en même temps ; ils doivent être chauffés à blanc ; leur action est d'autant plus prompte, plus efficace et moins douloureuse qu'ils sont plus chauds. Quand l'instrument doit être porté profondément à travers les muscles, sur les os affectés de carie, il faut, pour protéger les chairs, écarter fortement les bords de l'incision que l'on a faite préalablement, et conduire le cautère à travers une espèce d'entonnoir en fer-blanc, que l'on peut garnir en dehors de linges mouillés, pour qu'il ne s'échauffe pas trop rapidement. La cautérisation inhérente produit une escharre dont l'épaisseur est en raison du degré et de la quantité de chaleur du cautère, et de la force avec laquelle il est appliqué ; les parties voisines de l'escharre sont vivement irritées ; elles ne tardent pas à devenir le siége d'une inflammation qui donne bientôt lieu à une suppuration par laquelle l'escharre est détachée et entraînée.

La cautérisation inhérente convient dans le traitement des plaies envenimées, des morsures faites par les animaux enragés, des tumeurs farcineuses, squirrheuses ou charbonneuses, de la pustule maligne ; elle convient aussi pour arrêter les hémorrhagies dont on n'est pas maître, pour ouvrir les abcès froids, pour détruire les racines des fics et poireaux, pour arrêter les progrès de la carie des os, des ligaments et des cartilages dans le traitement des maux de garrot, de la taupe, du javart cartilagineux, etc.

— La *cautérisation transcurrente* reçoit plus particulièrement le nom de *feu en raies ;* elle consiste à promener légèrement sur la surface de la peau le cautère cultellaire, chauffé au point convenable. On peut appliquer cette cautérisation sur toutes les parties du corps ; mais c'est surtout sur les membres qu'on en fait usage.

Les raies que l'on trace avec le cautère ont différentes directions, et peuvent former des dessins variés. La plupart des hippiatres, partant de l'idée erronée que le feu laissait toujours sur la peau des empreintes ineffaçables, ont recommandé de mettre de la régularité et de la symétrie dans la distribution des raies, surtout à l'égard des parties qui sont fort en évidence. On a poussé si loin cette manie de faire de la symétrie, qu'on a été jusqu'à dire que, lorsque la partie malade était recouverte de feu par la cautérisation, on pouvait rendre le dessin plus régulier et plus gracieux en traçant d'autres lignes accessoires... Parmi les dessins qui ont été proposés, les plus ordinaires sont ceux qui représentent les *feuilles de fougère*, les *étoiles*, les *médaillons*, les *croix de Malte*, les *pattes d'oie*, les *ellipses*, les *raies parallèles*, les *arcs concentriques*, etc. Sans doute, la forme à donner au feu aurait de l'importance si le feu devait infailliblement laisser des traces ; mais cet inconvénient existe-t-il réellement ? Ces traces sont-elles un effet inévitable du cautère sur la peau ? Rien n'est moins prouvé, et nous croyons, au contraire, que l'on ne doit rapporter cette conséquence du feu qu'à la manière dont on l'applique, et qu'à la manie de sacrifier au gracieux des lignes les principes qui devraient guider les vétérinaires dans la pratique de cette opération. Nous connaissons bon nombre de vétérinaires qui mettent le feu de telle sorte qu'il est bien difficile, au bout de quelque temps, de reconnaître la partie où il a été appliqué. Il est donc possible que le feu ne laisse aucune trace, et c'est même là le but auquel doit tendre tout bon praticien. On pourra y parvenir si l'on suit exactement les excellents principes qui ont été donnés à ce sujet par M. Renault, le regretté directeur de l'école d'Alfort.

« C'est une observation que tout le monde peut faire, dit ce savant professeur, que les traces des raies sont d'autant moins apercevables, toutes choses égales d'ailleurs, que celles-ci sont plus étroites et plus en rapport avec la direction des poils. » Cette vérité une fois reconnue, le précepte en découle tout naturellement ; et il est bien clair que la cautérisation devra laisser des traces d'autant moins fortes, que l'on se sera servi de cautères plus minces, et qu'on aura donné à toutes les raies la même direction que celle des poils qui recouvrent la partie malade. Cette méthode, infiniment simple, proscrit tous ces dessins bizarres ou compliqués qui, aux yeux de quelques gens, sont le sublime de la cautérisation. Par ce moyen, on parviendra à ne pas marquer du tout les chevaux qui n'ont besoin que d'une cautérisation légère, et à ne marquer que très faiblement, et d'une manière à peine sensible, ceux chez lesquels cette opération devra être très énergique. Un autre avantage très grand que l'on obtient en observant ce principe, c'est que la longueur des lignes de cautérisation se trouve précisément dans le sens de l'extensibilité de la peau, puisque la direction des poils se trouve partout en rapport avec le sens dans lequel la peau s'étend pour se prêter aux mouvements de la partie qu'elle recouvre. La nécessité de ce rapport entre la longueur des raies et la direction suivant laquelle la peau est extensible se fait surtout sentir lorsqu'on a besoin de cautériser fortement. Un exemple rendra cette vérité plus frappante. Supposons que le feu soit appliqué à la partie postérieure du canon en raies transversales : quand l'animal marchera, la peau venant à s'étendre de haut en bas, pendant l'appui du membre, il en résultera que les lèvres de chaque raie tendront à s'écarter l'une de l'autre, ce qui les élargira nécessairement et en rendra les traces d'autant plus apercevables ; tandis que, si les lignes de cautérisation sont parallèles à la direction des poils, qui est à peu près celle du membre, jamais l'extension de la peau, quelque grande qu'elle soit, ne produira de pareils accidents, puisqu'elle tendra au contraire à rapprocher les bords des raies.

M. H. Bouley a conseillé de tracer les lignes un peu obliquement à la direction des poils. En procédant ainsi, le feu laisse moins de traces, car les raies sont plus facilement recouvertes par les poils.

Quand on doit appliquer le feu à un cheval, on le prépare par quelques jours de régime. On entreprend l'opération le matin, l'animal étant à jeun, et on fait préalablement tondre de très près les poils qui recouvrent la surface sur laquelle on doit opérer. Il importe aussi de bien examiner la partie que l'on va cautériser, afin de reconnaître les points qui ont besoin de plus de feu. Les cautères ne doivent être chauffés qu'au rouge obscur, ou tout au plus au rouge cerise ; ils doivent être légers, à tranchant arrondi, de l'épaisseur d'une pièce de 2 francs pour les chevaux fins, et de 6 francs pour les gros chevaux ; ils doivent être chauffés au charbon de bois, autant que possible, et la partie cautérisante doit être entretenue toujours au même degré d'épaisseur et de poli, à l'aide d'une lime ou d'un grès sur lequel on frotte le cautère avant de l'employer. Les cautères qui servent à tracer le dessin ne seront chauffés qu'au degré nécessaire pour brûler le sommet des poils ; ce n'est qu'après qu'on augmentera peu à peu leur température, qui sera d'autant plus élevée que l'on approchera davantage du terme de l'opération.

L'animal à opérer doit être assujetti, debout ou abattu. Il est toujours plus avantageux d'abattre les animaux; on est moins dérangé par leurs mouvements et leurs secousses, et on est plus à son aise pour apporter toute son attention à bien graduer l'action du feu. Le cheval étant fixé, l'opérateur commence par tracer son dessin, en se conformant, pour la direction des raies, à ce que nous avons dit plus haut. Les raies doivent être assez espacées entre elles pour que l'inflammation n'envahisse pas toute la largeur des bandes de peau qui les séparent, et pour que ces bandes ne se crevassent pas. La peau qui recouvre les saillies osseuses, celle qui forme les plis des jointures, celle qui est le siége de vieilles cicatrices, méritent des ménagements particuliers; le cautère doit y passer rapidement et légèrement. Souvent le haut de la raie de feu est cautérisé au degré convenable avant le reste de son étendue, parce qu'on doit agir de haut en bas, et que la portion supérieure reçoit le cautère plus chaud. Ceci indique la nécessité de passer le fer rouge toujours plus légèrement, quand on le pose sur la raie. Le cautère doit constamment suivre la même direction; jamais on ne doit le promener à contre-poil. Il est nécessaire que l'opérateur ait la main légère, et qu'il se garde bien d'appuyer sur le manche de son intrument, le propre poids de celui-ci étant plus que suffisant pour produire l'effet qu'on se propose d'obtenir, effet qui est de brûler le moins possible la peau, et de faire pénétrer dans l'intérieur de la partie la quantité de calorique nécessaire. On ne doit jamais passer deux fois de suite le cautère dans la même raie; il faut, au contraire, mettre constamment un certain délai entre les applications. On doit également avoir égard, en pratiquant les raies et en y repassant, à la disposition des surfaces, et lever ou baisser le poignet, suivant les contours qui peuvent se présenter.

Quand on met le feu aux membres, il est souvent utile que toutes les articulations soient relâchées, et que toutes les régions soient sur une ligne droite; on a, de cette façon, plus de facilité pour tracer les lignes. On obtient cet effet en désentravant le membre qui doit être cautérisé, et en le maintenant au moyen d'une simple plate-longe, dont on passe la ganse dans le paturon. Le feu aux membres exige une précaution préalable dont nous n'avons pas encore parlé : c'est de faire ferrer à neuf le membre malade, afin de n'avoir pas besoin de recourir à cette opération avant la guérison complète. Quand on doit mettre le feu aux deux côtés d'un membre, on commence toujours par la face interne; de cette manière, lorsque l'animal est retourné, il ne peut, en se débattant, déchirer la surface cautérisée. Si l'on doit appliquer le feu à deux membres, on commence par la face interne du membre qui est en dessous; quand on a terminé ce premier feu, on entoure d'étoupes le membre opéré, et on passe à la cautérisation de la face extérieure du membre qui est en dessus, puis on retourne l'animal et on procède dans le même ordre. Avant de retourner le cheval, on a soin de marquer le dessin pour indiquer de quel endroit il part.

Nous arrivons maintenant à l'appréciation des caractères qui dénotent qu'il y a assez de feu, et qu'il est temps de s'arrêter. C'est encore à M. Renault que nous sommes rédevables de l'appréciation exacte de ces caractères.

On a dit que la couleur jaune doré que prenait le fond des raies, et l'apparition de quelques gouttelettes séreuses (la *rosée*) à leur surface, indiquaient à l'opérateur que la cautérisation était suffisante. Cette indication d'un degré, qui est le même pour tous les cas, est trop absolue; car devra-t-on cautériser aussi fortement sur une légère molette que sur une tumeur dure? N'est-il pas évident, au contraire, que la force du feu devra être proportionnée à la nature des maladies, à leur ancienneté, au tempérament de l'animal, etc., etc.? Or, comment y parvenir, si les caractères doivent être les mêmes à la fin de toute cautérisation? Et, d'ailleurs, il est une remarque que la plupart des praticiens ont pu faire : c'est que l'apparition de la *rosée* a quelquefois lieu dès la troisième ou la quatrième application du cautère sur la même raie, lorsque la peau se trouve dans certaines conditions, lorsque, par exemple, elle est le siége de cicatrices anciennes. D'un autre côté, on traverserait quelquefois la peau, sans voir la moindre trace de sérosité. Les règles ont donc besoin d'une précision plus en rapport avec les besoins, et, sur ce point, l'on peut, ajoute M. Renault, s'arrêter aux données suivantes :

Si la cautérisation doit être légère, il suffira que le fond des raies ait revêtu une couleur jaune doré, et que l'on s'aperçoive que leur surface est humide. Le glissement plus facile du cautère est un signe plus aisé à saisir. Alors on peut et on doit s'arrêter. Un degré plus fort serait superflu ; et outre qu'il prolongerait inutilement les souffrances de l'animal, il éloignerait d'autant l'époque de la complète disparition des raies. Ce degré de cautérisation est applicable aux molettes récentes. Si, comme dans le cas de mollettes anciennes, d'engorgement des parties inférieures des membres, etc., on veut donner plus de force à la cautérisation, on doit attendre que le fond des raies soit bien jauni, et soit recouvert sur tous les points d'une *rosée* abondante. Ce degré est celui qu'on ne doit jamais dépasser chez les chevaux de race distinguée, dont la peau est fine et le tempérament irritable. Mais il importe toujours qu'il ne soit atteint qu'avec une extrême lenteur. Plus on mettra de temps pour arriver à ce point, et plus il y aura de chances de succès. Enfin veut-on, comme dans les cas de tumeurs osseuses dont on veut diminuer le volume ou arrêter les progrès. mettre en usage une cautérisation plus énergique, on continuera, malgré l'apparition des signes précédents, jusqu'à ce que, de jaune doré qu'elle était, la couleur des raies devienne jaune paille, et que le fond des lignes paraisse s'élargir. Alors la cautérisation est aussi forte que possible, et on s'exposerait à traverser la peau si on ne cessait les applications du cautère. Ce n'est que sur les gros chevaux à tempérament mou, à peau épaisse, et dans les cas de maladies anciennes, ou bien lorsque le feu a déjà été appliqué inutilement une première ou une deuxième fois, qu'il convient de porter la cautérisation à ce degré.

— Lorsque la cautérisation est terminée, la plupart des vétérinaires ont l'habitude d'enduire toute la région recouverte de feu d'une bonne couche d'onguent populéum. Cette méthode, aussi vieille que la science vétérinaire peut-être, a été adoptée aveuglément et sans réflexion par tous les anciens élèves des écoles. Dans ces derniers temps, un habile vétérinaire, M. Favre, de Genève, a cherché à faire connaître combien cette pratique était blâmable et nuisible, et combien elle était contraire au raisonnement. Nous nous rangeons tout à fait à l'avis de M. Favre. En effet, que se propose-t-on en appliquant le feu? c'est d'enflammer la partie que l'on cautérise, et, par suite, de la fortifier. Quel est l'effet de l'onguent populéum? c'est d'adoucir, de calmer et de relâcher. Voilà donc deux effets contraires, et qui tendent à se détruire : d'une part on veut irriter, et d'autre part on calme; d'un côté on fortifie, et de l'autre côté on relâche. Le résultat, théoriquement parlant, doit être *zéro*. Objectera-t-on que l'expérience est là pour contredire la théorie? A cela nous répondrons que tous ceux qui ont voulu se donner la peine d'examiner de bonne foi, ont pu remarquer que l'engorgement produit par le feu était moindre, que ses traces disparaissaient plus promptement, ou restaient moins apparentes quand on n'avait point fait usage de corps gras après l'opération. Si l'onguent populéum peut être de quelque utilité, ce n'est qu'à l'époque où les croûtes sont formées et prennent de la consistance; il agit alors en assouplissant ces croûtes, qui rendent difficiles et douloureux les mouvements de l'animal, font quelquefois fendiller la peau, et déterminent souvent une démangeaison qui excite l'animal à se frotter, se mordre, et déchirer la surface cautérisée.

Ceci posé, voici quelles sont les règles de pansement proposées par M. Favre, qui nous donne pour garantie vingt années de pratique heureuse : 1° Après la cautérisation, il ne faut faire aucun pansement jusqu'à ce que la propreté de la partie exige quelques lotions. Pour cela, une infusion vineuse de fleurs de sureau est préférable, et, s'il est survenu de l'engorgement, de l'inflammation, l'infusion se fera à l'eau simple. Quelquefois, dans les cas opposés, on se sert d'une infusion vineuse d'espèces amères. On doit toujours laver selon la direction des poils. 2° Quand le travail de la cicatrisation est à peu près achevé, il faut déterminer et soutenir l'action du feu par des frictions de teinture d'aloès avec addition d'un à deux gros d'ammoniaque par once de teinture ; les frictions doivent être répétées deux fois par jour.

Le cheval qui a été cautérisé doit être attaché de telle façon qu'il ne puisse ni se **mordre**, ni se gratter sur la partie brûlée; sans cela, on serait exposé à des plaies dont on obtiendrait difficilement la guérison. L'animal doit en outre être tenu à la paille et à l'eau blanche pendant quelque temps. Dans l'été, on est obligé d'enduire les plaies d'huile empyreumatique pour les garantir des mouches. Il est des chevaux peu irritables qu'on peut faire travailler impunément quelques jours après la cautérisation. Cependant, il est généralement convenable de leur laisser un délai suffisant et de se contenter de légères promenades pendant les premiers jours. On ne doit les remettre à leur service ordinaire qu'après la chute des croûtes, ce qui demande un mois ou six semaines.

Jusqu'ici nous avons supposé que le feu était appliqué en raies parallèles ou obliques, mais toujours tracées à distance. M. Gaullet a blâmé ce procédé, et a prétendu que, pour produire les meilleurs effets possibles, la chaleur devait être disséminée également sur toute la surface de la peau qui revêt la partie malade. M. Gaullet se sert pour cela de cautères ayant la même forme que les autres, mais plus pesants et ayant 5 à 6 lignes d'épaisseur dans la partie qui doit toucher la peau. M. Gaullet chauffe ces cautères au rouge cerise, trace une première ligne droite, en dirige une autre immédiatement à côté de la première, et ainsi de suite jusqu'à ce qu'il ait couvert la surface sur laquelle il veut agir. Ces premières lignes sont ensuite croisées transversalement ou obliquement par d'autres lignes qui se touchent aussi entre elles; enfin, pour que toute la surface reçoive une impression aussi égale que possible, toutes les parties qui n'ont pas été touchées sont brûlées en passant sur les lignes le plat du cautère qui ne doit plus alors conserver qu'un demi-degré de chaleur. Au bout de vingt-quatre heures, un engorgement inflammatoire se manifeste, la peau se recouvre ensuite de petites cloches semblables à celles produites par l'action des vésicatoires. Trois semaines après, les croûtes qui ont succédé aux cloches commencent à tomber, et l'on aperçoit le poil qui repousse avec sa souplesse et son égalité ordinaires. M. Gaullet assure que par ce moyen il a obtenu des cures que la cautérisation ordinaire n'avait pu atteindre, et cela sans qu'il soit jamais resté sur la partie brûlée la moindre trace de feu. Nous connaissons nous-même des vétérinaires qui emploient de préférence la méthode Gaullet et qui s'en trouvent très-bien. Mais, n'ayant pas eu l'occasion de la mettre en pratique, nous ne pouvons donner ici le résultat de notre propre expérience. Nous pensons cependant que cette méthode doit fixer l'attention des vétérinaires et qu'elle doit être expérimentée; peut-être bien nous apprendra-t-on un jour à quels signes on peut reconnaître qu'un feu mis par ce moyen a acquis le degré de force voulu. M. Gaullet se contente de nous dire qu'il faut être aussi longtemps que pour le procédé ordinaire, et cette indication est loin d'avoir la précision nécessaire.

— La *cautérisation transcurrente* convient pour arrêter ou borner les progrès des tumeurs osseuses, pour faire disparaître celles qui sont petites ou peu étendues. Elle convient encore dans le traitement des rhumatismes anciens, des efforts, des entorses, lorsque l'inflammation est entièrement dissipée. Elle fait quelquefois disparaître des boiteries anciennes qui ont résisté à tous les moyens; elle dissipe les molettes et les vessigons; elle peut contribuer à guérir les eaux aux jambes lorsqu'on l'applique en temps convenable. C'est enfin le meilleur tonique, le meilleur fortifiant que l'on connaisse, et elle peut à ce titre être employée dans une foule de cas.

— La *cautérisation par pointes* tient, en quelque sorte, le milieu entre l'inhérente et la transcurrente. Elle consiste à appliquer sur la peau, à des distances plus ou moins rapprochées, la pointe du cautère conique chaud, en ayant soin que cette application soit aussi instantanée que celle du couteau de feu dans la cautérisation transcurrente. On couvre ainsi de points la surface à cautériser, et si le nombre de ces points est petit, on laisse écouler un certain délai avant de renouveler l'application. On emploie souvent ce procédé en place des raies de feu, soit qu'on en suppose l'effet plus efficace, soit que l'on croie, par là, laisser des traces moins apercevables. Quelquefois on associe ces deux modes de cautérisation : c'est la cautérisation mixte. Les principes relatifs à cette méthode étant semblables à ceux de la cautérisation transcurrente, nous croyons pouvoir nous dispenser d'entrer ici dans de plus longs détails.

— *La cautérisation par intermède* d'une couenne de lard a été proposée par M. Godine jeune pour remplacer les autres méthodes. Ce procédé consiste à placer, sur la partie que l'on veut cautériser, une couenne recouverte d'une couche de lard d'une ligne, et à promener sur toute l'étendue de cette couenne des cautères petits et chauffés au-dessous du rouge cerise. De cette manière, on fait fondre la graisse qui pénètre doucement et insensiblement dans la partie à laquelle elle doit communiquer la chaleur qui la pénètre. On doit continuer de passer le cautère sur la couenne jusqu'à ce qu'il s'élève des cloches sur la peau. M. Gellé, qui a expérimenté ce procédé, et qui paraît en avoir obtenu de bons résultats dans le traitement des tumeurs osseuses, prétend qu'il faut s'arrêter quand toute la graisse est fondue, et que la main appliquée sur la peau y ressent une chaleur élevée et non brûlante. Rien n'est aussi vague que de pareils caractères. Cette difficulté, jointe à l'impossibilité de cautériser ainsi des surfaces bien étendues, empêchera probablement les praticiens d'accueillir ce procédé, auquel on préférera toujours la cautérisation transcurrente.

— *La cautérisation objective* ou *par approche*-consiste à approcher d'une partie malade, sans la toucher, un fer rouge d'une certaine épaisseur. Ce mode de cautérisation, beaucoup moins usité que les précédents, n'est pas sans produire quelques bons effets. En échauffant la partie, il y produit une demi-cautérisation qui n'est pas sans efficacité dans le traitement d'un grand nombre d'ulcères de mauvais caractère, et même pour fortifier les tendons et les parties affaiblies. On a proposé la cautérisation objective pour combattre la fluxion périodique; mais les succès annoncés auraient bien besoin d'être confirmés par de plus amples expériences. On l'a également proposée comme moyen de guérir les eaux aux jambes; mais ici encore les faits sont trop peu nombreux pour qu'il soit possible d'en tirer des conclusions rigoureuses.

— Quant à la cautérisation *à pointe pénétrante*, elle a été, dans ces derniers temps, l'objet de recherches intéressantes. Cette méthode comprend deux procédés principaux : le premier, indiqué en 1836 par M. Leblanc, vétérinaire à Paris, le deuxième (*cautérisation à aiguille*) par M. Bianchi, vétérinaire à Bourg, en 1865. Ces procédés ont été mis en usage par de nombreux praticiens; ils en ont généralement obtenu de bons résultats. — Le procédé Leblanc est excellent; il a en outre l'avantage de n'exiger que des instruments simples, d'un prix peu élevé; et si des observations cliniques déjà nombreuses semblent favorables à la cautérisation à aiguille, elle exige des cautères plus ou moins compliqués qui empêcheront sa généralisation. Enfin, ces deux modes opératoires de la cautérisation pénétrante ne doivent être employés qu'avec une extrême prudence, car il est des organes qu'il faut toujours absolument respecter.

En résumé, la cautérisation, quel qu'en soit le mode, n'est pas une opération vulgaire que tout le monde puisse faire; elle exige de l'habileté, et c'est parce qu'elle est trop souvent abandonnée à l'ignorance qu'elle ne réussit pas aussi souvent qu'elle le pourrait. Mais il est ridicule de vouloir en faire un moyen de préservation, et de croire qu'en appliquant le feu à de jeunes animaux on leur conservera plus sûrement l'intégralité des membres. Cette méthode, encore suivie de nos jours par les Arabes, est à peu près complétement abandonnée dans notre pays. En effet, pourquoi prévoir une faiblesse de membres qui n'aura peut-être jamais lieu? Pourquoi porter un remède à un mal qui n'existe pas, et s'exposer à tarer un cheval sans nécessité? N'est-il pas plus sage de ne mettre le feu que lorsque l'application en est réclamée par une maladie quelconque, ou lorsque cette usure que l'on redoutait est enfin arrivée, soit par les progrès de l'âge, soit par les effets de la fatigue ou du travail?

Ajoutons, en terminant, que lorsqu'on doit mettre le feu aux quatre membres d'un cheval, il y aurait de l'imprudence à le faire en une seule séance. On s'exposerait alors à voir se développer une fièvre qu'on aurait de la peine à calmer. On doit donc n'opérer au plus que deux membres à la fois, et mettre douze à quinze jours entre deux opérations, afin que l'inflammation ait le temps de se calmer d'un côté avant de commencer de l'autre. Quand on met le feu à deux membres en une seule séance, il est bon que ce soit à un bipède diagonal, ce qui laisse une jambe libre à chaque bipède latéral, antérieur et postérieur, pour supporter le poids de l'animal.

CÉCITÉ. Synonyme de *perte de la vue*. M. Hurtrel considère comme *causes* de la cécité tout ce qui peut avoir une action directe ou indirecte, non-seulement sur les yeux, mais encore sur l'animal considéré dans son ensemble. C'est ainsi qu'il range parmi elles la trop courte durée de l'allaitement, le sevrage brusque des poulains; l'amaigrissement et l'engraissement alternatifs de ceux qu'on élève; les pâturages bas, humides et marécageux; les terrains secs, arides, sablonneux, exposés sans abri au grand vent et à l'ardeur du soleil; les prairies artificielles qui n'offrent à la dent du poulain que des tiges dures et grossières; la nourriture sèche et difficile à mâcher, donnée trop tôt et sans les précautions convenables; les fourrages et les grains poudreux, de mauvaise qualité, échauffés; le mauvais air, la chaleur, la mauvaise construction et disposition, la malpropreté des écuries; la mauvaise disposition et l'inclinaison trop grande des râteliers; la poussière des greniers non planchéiés où l'on a l'habitude de laisser les fourrages; les travaux prématurés pour les jeunes animaux, surtout pour ceux de trait; l'effet des harnais en général et celui des colliers en particulier; les mauvais traitements que les chevaux ont à essuyer de ceux qui les gouvernent; le passage subit du chaud au froid, etc., etc.

M. Hurtrel apporte, à l'appui de ce qu'il avance, des raisonnements que nous ne répéterons pas et des preuves qu'il nous paraît utile de citer :

Dans les lieux situés à mi-côte, et réunissant les avantages d'un pâturage qui n'est pas trop aqueux à celui d'un bon terrain productif et salubre, la cécité est fort rare.

Dans les pays tout à fait élevés, qui n'ont point de pâturages, où les chevaux sont nourris de vesces, de bisaille, lentilles, gesses, féveroles, etc., tiges et grains, ces animaux sont sujets à des ophthalmies (fluxions) répétées ou périodiques, et à devenir aveugles entre quatre et sept ans. Cette remarque relative à l'usage des aliments durs pour les jeunes animaux prouve que la pression forcée et répétée des mâchoires pour écraser le grain, surtout le grain rond, fait porter le sang à la tête, et donne lieu à des inflammations d'yeux, dont la cécité est souvent le résultat.

C'est dans les pays froids et humides qu'on rencontre le plus de chevaux aveugles.

Dans plusieurs départements du Midi, la cécité paraît attaquer plus fréquemment les chevaux de trait, de charroi et de labour, qui fatiguent beaucoup et qui mangent du vert, que les chevaux qui restent dans les pâturages une grande partie de l'année, quoique ces derniers fassent pendant plusieurs mois un travail très fatigant, et qu'alors ils soient nourris de grains seulement.

Dans les départements du Gard et de l'Hérault, où l'on a coutume de faire battre les blés par des chevaux qui les foulent aux pieds, et où l'on entretient beaucoup de ces animaux uniquement pour cette destination, les chevaux, constamment exposés à tous les changements de temps, en toute saison, sans abri dans les écuries ni même sous des hangars, sont très rarement affectés de cécité.

Dans les pays montagneux de l'Auvergne, du Languedoc, de la Provence, des Alpes et des Pyrénées, où la quantité de mulets est considérable pour transporter à dos, on en voit peu devenir aveugles; au contraire, dans ces mêmes pays, beaucoup de chevaux, de mules; de mulets employés aux charrois et au labourage, sont fréquemment frappés de cécité, spécialement ceux qui font de longs trajets. Dans le Nord, au contraire, où le sol est froid et ordinairement humide, la cécité ne paraît attaquer que les chevaux qui séjournent longtemps dans les pâturages.

Les chevaux qui ont la tête chargée et la *vue grasse* sont plus fréquemment affectés de cécité que les autres, quelles que soient les conditions dans lesquelles ils se trouvent. Ne peut-on pas conclure de ce qui précède que la cécité, chez les chevaux, est une infirmité qui, indépendamment des causes naturelles, provient des fautes que l'on commet dans la manière d'élever, de gouverner, de soigner, de conduire ces animaux et d'employer leurs forces?

CERF (Mal de). (*Voy.* Tétanos.)

CERISES. On nomme ainsi de petites excroissances charnues, rouges, arrondies, qui surviennent quelquefois sur les pieds des chevaux à la suite des opérations, surtout lorsque les pansements exercent sur les plaies une compression inégale, ou qu'on néglige de faire à la corne voisine du tissu vivant mis à nu un amincissement large d'au moins un centimètre. On les fait disparaître en comprimant fortement le point où elles se sont développées, ou bien en les enlevant avec l'instrument tranchant.

CHALEUR (La). (*Voy.* Maladie du sang.)

CHAMPIGNON. C'est une espèce de squirrhe, un engorgement particulier de l'extrémité du cordon testiculaire, survenu à la suite de la castration. Cet engorgement porte le nom de *champignon* parce qu'il a une forme qui rappelle un peu celle de ce végétal. Les principales causes du champignon sont les tiraillements du cordon et la compression insuffisante de celui-ci, soit que le casseau soit trop long, trop faible ou trop peu serré. Quelquefois le champignon se déclare sans qu'il soit possible d'en découvrir la cause : on sait que les chevaux déjà âgés y sont plus exposés que les poulains, et les étalons plus que les chevaux entiers qui n'ont jamais servi à la monte. On a remarqué aussi, sans pouvoir s'en rendre compte, que les champignons affectent plus fréquemment le côté gauche que le droit.

Dès l'origine du champignon, le cheval éprouve ordinairement une raideur dans le membre du côté où réside le mal. Cette raideur se reconnaît facilement à la manière dont l'animal marche en sortant de l'écurie; si elle ne se dissipe pas après quelques moments d'exercice, et qu'au contraire l'animal traîne toujours une jambe quand il n'a qu'un champignon, ou toutes les deux quand la maladie est double, c'est un fort indice qu'il est atteint de cette affection. A mesure que le champignon fait des progrès, la raideur devient plus marquée. Souvent l'engorgement s'étend le long du cordon, et dans ce cas l'animal tient le membre levé et rétracté; il est triste, il maigrit et son flanc se corde peu à peu.

Le champignon est une affection souvent grave : on le voit cependant disparaître quelquefois chez les sujets robustes, à la suite d'une suppuration abondante. Cette terminaison favorable s'annonce par l'écoulement d'un pus de bonne nature, par la diminution lente et imperceptible des signes de la maladie. Dans ces circonstances, l'engorgement disparaît ordinairement au bout de six mois ou d'un an. On favorise cette terminaison par des soins de propreté, par des onctions d'onguent basilicum et par un léger exercice quand il fait beau.

Si, au contraire, la maladie va en s'aggravant, il faut chercher à détruire le champignon. Lorsque l'animal a été châtré à testicules couverts, et que le cordon est demeuré sain, l'opération est assez facile à faire. Il faut pour cela abattre l'animal sur le côté gauche, lui fixer le membre postérieur droit sur l'encolure, comme pour la castration, passer à travers le champignon une petite ficelle cirée dont on noue les bouts ensemble. Cela fait, on pratique une incision autour du champignon, on dissèque le cordon du testicule à une hauteur convenable, et on place au-dessus du champignon un casseau courbe dont la convexité regarde le ventre. La ficelle, que l'on a préalablement passée dans le champignon, a pour but d'empêcher le cordon de remonter, et de permettre à un aide de porter le champignon dans des directions diverses afin de faciliter la dissection du cordon.

Aujourd'hui on préfère enlever immédiatement le tissu malade, à l'aide de l'écraseur de Chassaignac qui permet l'ablation sans hémorrhagie. Cet instrument se compose d'une double crémaillère mobile dans une canule aplatie qui porte latéralement deux cliquets destinés à s'engrener dans les dentelures de la crémaillère. Cette dernière est articulée, par l'une de ses extrémités, à un manche servant de levier pour la mise en mouvement de l'appareil. Sur l'autre s'adapte une chaîne métallique qui doit broyer, écraser sans effusion de sang.

Lorsque l'animal a été châtré à testicules découverts, cette opération est plus difficile; cependant on peut encore la tenter. On peut aussi essayer de lier le champignon à sa base au moyen d'une ligature élastique. On a également proposé de détruire le champignon par le feu, par des compressions exercées au moyen d'anneaux en plomb ou de pinces de forme particulière. Il en est des champignons comme de tous les cas difficiles : les moyens de le guérir ne manquent pas, mais il est préférable de recourir à l'écraseur ou à la ligature élastique.

CHANCRE. Nom vulgaire par lequel on désigne certains ulcères qui ont pour caractère commun de s'agrandir en détruisant ou rongeant les parties voisines, mais qui peuvent différer entre eux par leur forme, leur nature, leur marche, les parties sur lesquelles ils siègent, et les espèces d'animaux qu'ils attaquent.

Aujourd'hui l'expression de *chancre* doit être réservée pour désigner certaines manifestations des maladies spécifiques (chancres syphilitiques, morveux), ou un accident vénérien local. Mais les personnes étrangères à la médecine continuent d'employer ce mot pour qualifier certaines lésions souvent dépourvues de tout caractère spécifique. Les parties du corps les plus exposées aux chancres sont les cavités du nez, la bouche, les pieds et les oreilles.

— *Les chancres de la bouche* peuvent attaquer tous les animaux et revêtir plusieurs formes. Ils se développent souvent chez les agneaux et indiquent une irritation des voies alimentaires; ils constituent alors la maladie que les bergers désignent sous le nom de *muguet*. (*Voy.* ce mot.)

D'autres fois ils surviennent dans la bouche des chevaux, des bêtes à cornes et des bêtes à laine : ils apparaissent sous forme de petits ulcères grisâtres succédant à de petites vessies qui ne tardent pas à crever. Dans ce cas, ils constituent les *aphthes* qui peuvent eux-mêmes, comme le muguet des agneaux, être la suite d'une maladie des intestins. (*Voy.* APHTHES.)

— Il survient encore dans la bouche une espèce de chancre beaucoup plus à craindre que les précédents, car il tue ordinairement en vingt-quatre heures les animaux qui en sont attaqués. Ce redoutable chancre, que l'on nomme vulgairement *chancre volant*, n'est autre chose que le *glossanthrax*, véritable maladie charbonneuse, qui exerce quelquefois ses ravages d'une manière épizootique. (*Voy.* CHARBON et GLOSSANTHRAX.)

— Enfin, il se déclare quelquefois, dans la bouche des bêtes à laine, une sorte de chancre très-contagieux, qu'on ne peut rapporter à aucune des espèces précédentes, et dont M. Morel de Vindé a donné une bonne description. Chez le plus grand nombre des animaux, ce chancre se montre sur la gencive inférieure, en dehors des dents; de là il gagne promptement la gencive intérieure, et plus souvent sur le devant de la bouche que sur les côtés. Il attaque aussi souvent la gencive supérieure, et peut même s'étendre sur le palais, et extérieurement sur le museau et sur les lèvres. Ce chancre commence par une tumeur qui se gonfle promptement, et dont le sommet présente une violente inflammation et une excessive rougeur; en moins de vingt-quatre heures cette tumeur s'élargit, creuse intérieurement, puis s'ouvre, et présente une plaie profonde qui s'étend avec rapidité; les dents se déchaussent des deux côtés, et les cavités qui les logent se corrodent. Aux diverses époques où ce chancre a déjà exercé ses ravages, il y a eu de nombreux exemples d'agneaux qui ont perdu toutes leurs dents, et qui ont même péri de la gangrène qui a suivi les plaies résultant de cette cruelle maladie. Ce chancre est éminemment contagieux. Les moyens généralement indiqués pour le combattre n'ont pu empêcher sa rapide propagation, et, jusqu'à M. Morel de Vindé, ils ont été bornés à de simples lotions acides, faites avec le vinaigre, l'ail et le sel, l'acide sulfurique étendu d'eau, etc. Le moyen que M. Morel propose, et qui a été suivi du plus heureux succès dans une circonstance où la maladie avait attaqué trente-deux bêtes en cinq ou six jours, est la cautérisation avec l'acide nitrique (eau-forte du commerce). Cette cautérisation doit se faire non-seulement sur les chancres bien développés, mais encore sur ceux qui sont à l'état de tumeur commençante. Il faut alors fendre ces derniers avec le bistouri. Le point touché par l'acide forme une escharre qui tombe bientôt, et qui laisse le plus souvent sous elle une plaie vermeille qui ne tarde pas à se cicatriser. Dans le cas où, après la chute de l'escharre, la plaie fournit encore du pus, il faut cicatriser de nouveau avec l'eau-forte, et continuer ainsi jusqu'à guérison parfaite. Celle-ci ne se fait pas attendre plus de huit jours.

—Le *chancre* qui se montre *aux pieds* des moutons porte les noms de *piétin, pesogne, limace, fourchet,* etc. C'est encore une maladie contagieuse qui tend à détacher tout l'ongle et à détruire le pied, si on n'y porte pas un prompt remède. (*Voy.* Piétin.)

Quelquefois les aphthes de la bouche s'accompagnent, chez les bêtes à cornes et les bêtes à laine, de chancres aux pieds qui font boiter ces animaux et qui demandent des soins particuliers. (*Voy.* Aphthes.)

— Le *chancre des oreilles* ne se développe guère que chez les chiens, et surtout chez ceux qui ont les oreilles longues et pendantes, tels que les chiens de chasse qui, courant dans les chaumes, les bois et les broussailles, peuvent s'y arracher, s'y piquer les oreilles, ou simplement y éprouver une démangeaison qui porte ces animaux à secouer fortement la tête et à faire battre les oreilles l'une contre l'autre. C'est même cette dernière circonstance qui est cause de la persistance des maux d'oreilles chez les chiens. Dans le principe, ce chancre n'intéresse que la peau, et ne consiste souvent qu'en de petites gerçures; la cause continuant d'agir, la peau devient saignante, et donne écoulement à une humeur qui, en se desséchant, forme croûte. La maladie, faisant des progrès, pénètre plus avant, attaque la conque de l'oreille et en occasionne la nécrose. Bientôt le point attaqué est comme rongé; il offre une échancrure qui s'accroît successivement, et d'autant plus aisément que l'animal est plus tourmenté, plus indocile et moins soigné.

La première précaution à prendre, lorsqu'on veut obtenir la guérison de ce chancre, est d'assujettir les oreilles de telle sorte qu'elles ne ressentent que la plus légère impression possible des mouvements violents de la tête, et qu'elles soient à l'abri des atteintes des pattes et du contact des corps extérieurs. On se sert ordinairement, à cet effet, d'un *béguin,* c'est-à-dire d'une espèce de coiffe en toile, pourvue de deux trous qui correspondent aux yeux. On passe le museau dans ce béguin, qui maintient les oreilles appliquées sur la tête, et va s'attacher au collier. Si le chancre est récent et qu'il ne soit pas entouré de parties dures et calleuses, on se contente de le laver avec de l'eau tiède, de l'entourer avec des plumasseaux de charpie ou d'étoupe, et de maintenir le tout avec le béguin. Ce simple traitement suffit ordinairement pour faire disparaître le chancre en peu de jours. Mais, dans le plus grand nombre de cas, on est obligé d'enlever avec le bistouri ou les ciseaux toute la portion malade, en ayant soin de brûler la plaie avec le cautère chauffé à blanc, ou simplement avec la pierre infernale. Il se forme une escharre qui tombe au bout de quelques jours, et laisse au-dessous d'elle une petite plaie vermeille que l'on panse avec de l'eau-de-vie ou la teinture d'aloès. Si l'indocilité de l'animal ne s'y oppose, la guérison est prompte.

CHAPONNER. (*Voy.* Castration de la volaille.)

CHARBON. Maladie contagieuse, parasitaire, déterminée par la pénétration et la multiplication dans l'organisme, d'un être inférieur, la bactéridie.

L'histoire des maladies charbonneuses se perd dans l'origine des temps. Quand on consulte les ouvrages anciens, on trouve çà et là des passages où il est certainement question de ces graves affections; aux temps héroïques, Moïse signale le charbon comme une des plaies d'Egypte, Homère le mentionne à l'époque du fameux siége de Troie, et Columelle rapporte qu'au premier siècle de notre ère le charbon fit de grands ravages dans les divers Etats de l'empire romain. De terribles épizooties ont dévasté les différentes contrées de l'Europe pendant les temps malheureux du moyen âge; mais nous ne possédons sur les maladies charbonneuses que des notions bien incomplètes; on les a confondues avec d'autres affections contagieuses, surtout avec la peste bovine. Il faut arriver au xviii⁰ siècle pour en trouver une bonne description; les écoles vétérinaires créées depuis peu avaient déjà formé des hommes qui, disséminés dans les campagnes, étudièrent les épizooties et surent arrêter leur marche et leurs dévastations. Il serait long d'énumérer ici les auteurs qui s'occupèrent alors du charbon. Nous devons cependant citer les noms de Chabert, Gilbert, Gohier, de Delafond qui le premier signala, vers 1840, la présence de bâtonnets dans le sang charbonneux, de Renault qui publia un intéressant mémoire sur la contagion du charbon.

On distinguait autrefois un charbon externe et un charbon interne. Le premier était caractérisé par l'apparition de tumeurs plus ou moins volumineuses dans diverses régions extérieures du corps. On le désignait encore sous les noms d'anticœur, d'avant-cœur, d'anthrax, d'araignée, de bubon, d'estranguillon, de glossanthrax, de noire-cuisse, de trousse-galant. Le charbon interne, caractérisé par des symptômes généraux, était encore appelé : fièvre charbonneuse, sang de rate, splénite gangréneuse, congestion sanguine, maladie de sang, fièvre atonique, fièvre adynamique, fièvre pernicieuse, fièvre maligne, fièvre gangréneuse, peste charbonneuse, peste rouge, maladie charbonneuse ou carbonculaire, charbon.

Le professeur Chabert reconnaissait dans le charbon trois formes principales: 1° La fièvre charbonneuse caractérisée par des symptômes généraux ; 2° le charbon symptomatique, caractérisé d'abord par des symptômes généraux et se compliquant ensuite de symptômes locaux (tumeurs) ; 3° le charbon essentiel, caractérisé d'abord par des symptômes locaux et se compliquant ensuite de symptômes généraux. Cette dernière variété étant particulière à l'espèce humaine, nous examinerons seulement ici la fièvre charbonneuse et le charbon symptomatique.

— Nous allons d'abord exposer succinctement l'étiologie et la pathogénie du charbon.

L'étiologie de la maladie charbonneuse est une question bien agitée depuis le commencement de ce siècle, mais surtout vivement discutée dans ces derniers temps ; les nombreux travaux faits sur ce sujet n'ont malheureusement pas encore concilié les auteurs qui s'en sont occupés.

On a invoqué, pour expliquer le développement du charbon, une infinité de causes, mais de ces causes générales signalées dans toutes les maladies dont l'étiologie est encore plus ou moins obscure.

En France, le plus ordinairement le sang de rate exerce ses ravages dans les localités élevées, déboisées, à sol ou à sous-sol calcaire, dans les pays de pâturages où de nombreux troupeaux sont soumis à la stabulation permanente, de la Toussaint à la Saint-Jean, et vivent au parc, en plein air, le jour comme la nuit, pendant les chaleurs de l'été.

Mais il est vrai de dire que les pays se trouvant dans des conditions tout opposées n'en sont pas absolument préservés, et les cas de charbon, pour y être plus rares, n'en sont pas moins frappants.

Le charbon n'est pas une affection comme la fièvre typhoïde, qui se voit partout et à tous les moments ; c'est une maladie de certaines localités, des pays argilo-calcaires comme la Beauce, et des localités marécageuses comme la Charente, ou encore de certaines montagnes, telles que celles de l'Auvergne ; elle est à peu près inconnue dans d'autres, telles que la Normandie et les pays granitiques.

C'est, sauf de rares exceptions, une maladie d'été, d'automne, des temps secs succédant à de longues pluies. Elle est fréquente chez les animaux abondamment nourris, pléthoriques, qui consomment trop et ne font pas assez de déperditions.

Il y a quelques années, on se demandait encore si le charbon se trouve dans la catégorie des maladies qui tirent leur origine de l'influence des milieux, de celles qui naissent ou paraissent naître spontanément en présence d'un ensemble de circonstances déterminées, ou bien s'il est essentiellement une maladie parasitaire, la maladie de la bactéridie.

Les savants ont émis des opinions très diverses et souvent contradictoires. Aujourd'hui, grâce aux remarquables travaux de M. Pasteur, le charbon est considéré comme une maladie parasitaire, due à la pénétration dans l'organisme, d'un être microscopique, la bactéridie.

Delafond et ses partisans voyaient dans l'affection que nous étudions un effet de la pléthore sanguine résultant d'une proportion trop forte dans le sang des principes organiques (globules, albumine, fibrine) et d'une petite proportion d'eau. Ils accusaient les propriétés trop succulentes des plantes entrant dans la nourriture des animaux. Ils se trompaient en considérant le sang de rate comme l'effet de la quantité, de la richesse du sang. Ils devaient fatalement commettre une erreur étiologique en considérant le mal comme une apoplexie de la rate, une pléthore générale. L'immunité de la nourriture poussant à la pléthore est établie par des faits trop nombreux pour qu'il soit nécessaire d'y insister. Mais il est certain qu'il y a antagonisme bien net entre le charbon et les maladies cachectiques. A l'influence de l'année, de la saison, Place, Collin, Numann, Marchand, ont ajouté celle des aliments altérés.

La théorie moderne a confirmé leurs vues ; c'est par les aliments que les bactéridies, cause de la maladie, pénètrent dans l'organisme. Toutefois, les boissons peuvent tout aussi bien servir de véhicule.

Nous avons dit que le professeur Delafond avait, le premier, signalé la présence dans le sang charbonneux de bâtonnets microscopiques. Rayer et Davaine, en 1850, donnèrent à ces bâtonnets le nom de *bactéridies*. Polleuder et Brauell insistèrent sur la corrélation entre la maladie et la présence du vibrionien. Le docteur Koch apporta de nouveaux éléments à la question. En 1863, Pasteur publia ses travaux sur la fermentation butyrique; alors Davaine, revenant à son observation, se demanda si la bactéridie ne serait pas la cause du charbon. Il isola les éléments solides du sang charbonneux, et, en les inoculant, il transmit la maladie. Dans ces dernières années, Pasteur et Joubert, à l'aide de cultures artificielles, ont isolé la bactéridie des autres éléments solides du sang charbonneux et ont montré que c'est bien à elle qu'appartient la virulence.

La bactéridie charbonneuse, *bacillus anthracis* (Cohn), est un microphyte de la classe des schizomicètes et du genre bacillus. Koch a fait connaître ses modes de production pendant la vie et après la mort de l'organisme. Il a montré que les transformations du bacillus ne sont possibles qu'à une température intermédiaire entre 12 et 45°, qu'il a deux formes bien déterminées, celle de bactéridie et celle de corpuscule-germe.

Pasteur, dans ses expériences nombreuses, s'est assuré que la bactéridie ne résiste pas à une température de 70°; les corpuscules-germes ne sont nullement influencés par ce degré de chaleur; pour les tuer, il faut une température de 110°. Il a montré que la bactéridie charbonneuse est essentiellement aérobie, qu'elle ne peut se multiplier sans le secours de l'oxygène, qu'elle ne peut subsister dans les liquides normaux où il n'y a pas d'oxygène libre. Dans le sang, elle enlève aux globules l'oxygène nécessaire à l'hématose et tue par asphyxie. Ce liquide n'est pas un milieu très-propre à la multiplication des bactéridies; elles y trouvent des organismes vivants, les hématies, eux aussi aérobies; il s'engage alors entre ces êtres une lutte pour l'existence, dans laquelle les hématies succombent, leur puissance aérobie étant moindre que celle des bactéridies. Les animaux chez lesquels, dans les conditions normales, les hématies ont une activité vitale supérieure à celle de la bactéridie, sont réfractaires au charbon.

Chez les individus qui succombent à la maladie charbonneuse, il y a, quelque temps après la mort, destruction des organismes bactéridiens par les vibrions septiques. Ceux-ci, provenant sans doute du tube intestinal par putréfaction des matières alimentaires, arrivent au sang où leur multiplication se fait avec une rapidité étonnante. Ces vibrions sont anaérobies; pendant que leur nombre s'accroît sans cesse, les bactéridies, n'ayant plus à leur disposition l'élément essentiel à la vie, se résorbent en granulations amorphes. Les vibrions, comme les bactéridies elles-mêmes, peuvent se transformer en corpuscules-germes et résister aux moyens de destruction les plus puissants.

Lorsque Davaine exposa ses vues sur la nature de la contagion du charbon, deux professeurs du Val-de-Grâce, Leplat et Jaillard, inoculèrent à un certain nombre d'animaux d'expérience du sang provenant d'un cadavre charbonneux et leur donnèrent une maladie rapidement mortelle. Ne rencontrant pas de bactéridies dans le sang de ces cadavres qu'ils croyaient tués par le charbon, ils en conclurent que la bactéridie n'était pas l'agent de la virulence charbonneuse. En 1876, M. Paul Bert entreprit de nouvelles expériences. Après s'être assuré qu'aucun organisme vivant ne peut résister à l'action de l'oxygène comprimé à 10 ou 12 atmosphères, il soumit à cette épreuve le sang charbonneux qui devait lui servir de substance d'inoculation ; le liquide conservant sa virulence, il en conclut évidemment que cette virulence n'était pas due aux bactéridies. L'alcool absolu bouillant fut aussi employé comme agent de destruction des organismes charbonneux. Les résultats obtenus semblaient contrôler les précédents et laissaient à M. Paul Bert la conviction bien arrêtée que la virulence n'était pas due aux bactériens. Mais Pasteur, Joubert et Chamberland ont donné l'explication de ces faits. Dans le cas où s'était placé M. Paul Bert, la virulence s'est conservée par les corpuscules-germes, qui résistent à une température de plus de 100°, quelquefois même de 120 à 130°, et à l'oxygène comprimé à 10 ou 12 atmosphères. Leplat et Jaillard ont été induits en erreur parce qu'ils avaient expérimenté avec du sang charbonneux putride.

Les découvertes de Pasteur ont été reconnues par la plupart des savants ; quelques-uns, d'abord hostiles à ses théories, se sont laissé ensuite entraîner par le courant ; d'autres, à leur tête le professeur Colin, d'Alfort, protestent encore actuellement contre l'absolutisme de la nouvelle doctrine.

M. Colin considère les bactéridies comme des éléments virulents ; mais, pour lui, le charbon a une période ante-bactéridienne, et pendant cette période le plasma du sang est virulent. La virulence existerait donc dans le sang avant l'apparition des bactéridies dans sa masse. Par contre, l'éminent professeur a vu des bactéridies dans le sang, et celui-ci dépourvu de virulence.

Des travaux nombreux sur la question lui ont montré que le sang charbonneux revêt, au point de vue de ses propriétés, quatre états successifs distincts :

1° La virulence charbonneuse ;
2° L'état indifférent ;
3° La virulence septicémique ;
4° L'activité purement toxique.

M. Colin admet pour le contage du charbon la théorie de Robin sur les virus. Pour lui, le virus charbonneux est de la nature des ferments. — Le premier il a montré : 1° Que dans l'évolution de la maladie charbonneuse les ganglions lymphatiques sont les premiers organes à acquérir la virulence, à la suite de la pénétration du virus charbonneux dans un point de l'organisme ; 2° que ces organes deviennent virulents d'une manière successive, suivant l'ordre de leur situation sur le trajet des lymphatiques partant des points d'inoculation ; 3° qu'ils jouissent de propriétés virulentes avant les autres organes et avant que le microscope puisse faire connaître la bactéridie dans leur substance.

Avant de terminer le côté théorique de la question, nous devons citer encore le nom de M. Toussaint, qui a marché « côte à côte avec M. Pasteur, démontrant à peu près les mêmes vérités par des moyens un peu différents. »

Enfin les récentes communications de M. Chauveau ont montré que les moutons algériens résistent au sang de rate, qu'ils peuvent, en Algérie, par le croisement, communiquer cette immunité aux moutons européens, que cette propriété est congénitale et naturelle.

Dans ces derniers temps, MM. Pasteur et Toussaint sont allés en Beauce étudier le côté pratique de l'étiologie du charbon. D'après eux, le charbon qui se développe spontanément en Beauce est dû à l'ingestion des bactéridies ; les lésions qui servent de voie d'introduction siégent principalement dans la bouche et l'arrière-bouche. Dans la terre, la bactéridie se transforme rapidement en corpuscules-germes que l'on peut retrouver après un assez long séjour dans le sol et que les vers ramènent des profondeurs de l'enfouissement à la surface de la terre où ils sont pris par les animaux.

Fièvre charbonneuse.

Cette fièvre fait son apparition d'une façon très-soudaine. On en a signalé des symptômes précurseurs, mais souvent les animaux meurent avant que l'on ait soupçonné la maladie ; les sujets de l'espèce ovine succombent dans l'espace de quelques heures.

Chez le cheval, la marche devient titubante, on observe un abattement profond, interrompu par des surexcitations nerveuses. La respiration et la circulation s'accélèrent, les battements du cœur deviennent rapides, bruyants ; par contre, le pouls est petit, filant, presque insensible ; les muqueuses apparentes ont une teinte rouge sombre, mais elles ne présentent pas d'ecchymoses. En général, les animaux refusent les aliments ; quelques malades boivent avec avidité, d'autres refusent les boissons. Peu à peu les symptômes s'accentuent, les malades ressentent de violentes coliques, rejettent fréquemment des matières excrémentitielles mêlées de mucosités sanguinolentes ; il peut aussi survenir des épiphénomènes du côté des reins, l'urine est alors rougeâtre. Au bout de vingt-quatre à trente-six heures, les animaux tombent dans un état d'affaiblissement extrême et succombent rapidement.

— Chez l'espèce bovine, la fièvre charbonneuse marche beaucoup plus vite ; les malades ont la marche titubante, les reins voûtés, la tête basse, les conjonctives injectées ; ils tombent dans un coma profond et meurent rapidement.

— Chez les moutons, le charbon revêt toujours la forme foudroyante.

Charbon symptomatique.

Quand la fièvre charbonneuse est à sa période d'état, il survient quelquefois une crise suivie de l'apparition de tumeurs qui, suivant leur siége, portaient autrefois des noms différents ; mais aujourd'hui on sait que ce sont des manifestations morbides d'une seule et même nature. Les tumeurs charbonneuses se développent toujours là où il y a des paquets de ganglions lymphatiques dans une masse assez considérable de tissu conjonctif. Chez le bœuf, le charbon symptomatique débute par de la tristesse, de la fièvre, de l'inappétence et l'apparition de tumeurs irrégulières, mal circonscrites, sur le tronc, l'encolure, les membres ou dans l'espace intermaxillaire. Dans tous les cas, ces tumeurs progressent avec une rapidité étonnante, envahissent les muscles et les interstices intermusculaires ; d'abord homogènes et très-douloureuses, elles deviennent peu à peu insensibles et crépitantes ; les tissus qui les forment sont noirs, friables et laissent échapper sous l'instrument tranchant un sang rouge, puis noir, enfin une sérosité spumeuse et une assez grande quantité de gaz. Pendant que la maladie évolue lentement, les symptômes généraux s'aggravent ; la température de l'animal s'élève, puis décroit ; des intermittences d'irritabilité et de coma, des frissons arrivent, et en trente-six ou quarante-huit heures le malade est emporté.

Les tumeurs charbonneuses peuvent se terminer par la résolution, la métastase, ou la délimitation de l'escharre gangréneuse. La résolution est rare ; le plus souvent, au moment où la tumeur disparaît, il se produit une diarrhée séreuse, abondante et fétide ; les animaux succombent rapidement. La disparition subite des engorgements est donc en général suivie d'accidents funestes. Il peut aussi y avoir métastase sur les organes parenchymateux, et, dans ce cas encore, les animaux meurent. Enfin les tumeurs charbonneuses peuvent se gangrener ; une inflammation vive se montre à la périphérie de l'engorgement et suffit souvent à produire la délimitation de l'escharre.

— *Diagnostic.* Le diagnostic est assez facile à établir : l'invasion brusque de la fièvre, les alternatives de coma et d'agitation, les battements violents du cœur, le pouls insensible, éclairent immédiatement le praticien exercé.

— *Pronostic.* Le pronostic est extrêmement grave : les animaux sont fatalement voués à la mort.

— *Altérations anatomiques.* Il existe des lésions dans toute l'économie ; le cadavre, excessivement ballonné, se putréfie rapidement et répand une odeur infecte. Les poils et les crins s'arrachent facilement, on peut même détacher avec l'ongle de larges plaques épidermiques. Le système musculaire a perdu sa coloration rouge brun ; il est friable et présente une teinte jaunâtre ; en outre, on trouve dans les muscles des effusions sanguines qui constituent des marbrures plus ou moins étendues ; le cœur est jaunâtre, mais sans altérations propres. Les séreuses sont parsemées de petites tâches ecchymotiques irrégulières. Le péricarde renferme une certaine quantité de liquide roussâtre. L'endocarde et la membrane qui tapisse la face interne des vaisseaux sont fortement colorés et d'un rouge lie de vin uniforme, ou un peu marbré. Dans l'abdomen, il y a plus ou moins de sérosité ; l'appareil digestif est un peu congestionné, ce qui explique peut-être les symptômes de coliques qui se manifestent assez fréquemment. Les matières de l'intestin sont colorées par suite de petites hémorrhagies qui se sont produites. On trouve quelquefois des déchirures partielles de la muqueuse. Le foie a une teinte jaune lavé ; mais cet organe présente une coloration livide au voisinage des vaisseaux.

Les ganglions sont entourés d'une infiltration séreuse assez étendue, de couleur noirâtre ; ils sont fortement tuméfiés, friables, faciles à déchirer ; en les écrasant, on trouve les follicules obstrués par les bactéridies charbonneuses qui ne les traversent qu'avec difficulté. Les altérations de la rate sont quelquefois considérables ; fortement tuméfiée, sa masse est toujours recouverte de bosselures bien accusées ; son tissu est friable et s'écrase à la moindre pression ; à l'aide du microscope, on y découvre un véritable feutrage de bactéridies ; il est extrêmement rare que les ganglions du mésentère et du foie ne soient pas altérés. Les ganglions voisins de l'inoculation sont surtout affectés ; c'est par eux que l'on peut reconnaître le lieu de l'inoculation.

Le sang est incoagulé, sirupeux, boueux, rouge violacé ; en masse il a une teinte irisée, verdâtre, et exhale une odeur plus ou moins fétide ; sa densité est plus forte que dans les conditions normales. Examiné au microscope aussitôt après la mort, on y trouve les bactéridies. Exposé à l'air, il ne s'oxyde plus.

Pour MM. Arloing, Cornevin et Thomas, le charbon symptomatique serait transmis par un microbe qui pullule dans les tissus musculaire et conjonctif de la tumeur, microbe très-rare ou même absent dans le sang ; c'est donc surtout dans la tumeur qu'il faut le chercher pour l'étudier et l'inoculer. Ce microbe est retenu par le filtre en plâtre. Par ses caractères, les effets qu'il produit et les espèces animales qui sont propres à son évolution, il diffère très-nettement de la bactéridie (*bacillus anthracis*). Conséquemment, le charbon symptomatique du bœuf ne doit plus être confondu avec le sang de rate dans le groupe des affections charbonneuses.

— *Traitement.* On a conseillé les saignées abondantes, l'administration de toniques excitants et diffusibles, l'usage des astringents ; en somme les traitements sont aussi nombreux que ceux qui les prescrivent ; mais le spécifique du charbon est encore à trouver. Toutes les plantes aromatiques ont été employées : le quinquina, la gentiane, le tannin associé à l'alcool, au vin, le camphre, les antiputrides ont été essayés sans succès. Il y a vingt ans, M. Caussé recommandait l'huile phosphorée ; l'expérience démontra l'impuissance de ce médicament. Le sulfate de quinine préconisé ensuite a une valeur trop élevée pour être employé dans la médecine des animaux. En 1868, à la suite de la mission accomplie en Auvergne, on a fortement préconisé l'acide phénique ; on appliquait en outre comme traitement externe sur les tumeurs charbonneuses des révulsifs énergiques. D'autres praticiens injectaient dans ces tumeurs de l'eau de Rabel ; mais aucun de ces moyens de traitement n'est absolument certain. Il y a quelque temps, M. Toussaint après de remarquables travaux, est parvenu à donner au mouton, par des inoculations préventives, une immunité pour le charbon. Ce procédé de vaccination consiste à insérer sous la peau des animaux du sang charbonneux défibriné par le battage, passé sur un linge et filtré sur dix à douze feuilles de papier. Par ce procédé, non seulement les animaux sont réfractaires au charbon, mais les inoculations les plus chargées de bactéridies ne produisent aucun effet local inflammatoire, et les plaies se cicatrisent comme des plaies simples. Confiant dans l'avenir, nous espérons que l'on arrivera au même résultat pour le charbon symptomatique de l'espèce bovine.

CHARGE. On donne ce nom à des médicaments magistraux, de consistance poisseuse, destinés à être appliqués à l'extérieur, où ils se maintiennent seuls. Les charges ont presque toujours pour base la poix grasse ou la térébenthine, auxquelles on ajoute des médicaments dont la nature varie suivant le but qu'on veut remplir.

Charge simple. (M. Gasparin.)

Prenez : Poix grasse...................... 125 grammes.
        Térébenthine 60   —

Faites fondre le mélange et appliquez sur la partie. C'est un résolutif qui peut convenir dans le traitement des engorgements froids et des efforts chroniques.

Charge fortifiante. (Bourgelat.)

Prenez : Résine......................... 125 grammes.
        Poix grasse.................... 125   —
        Poix noire..................... 125   —
        Térébenthine 125   —
        Vieux oing..................... 125   —
        Huile de laurier............... 125   —

Faites cuire, retirez du feu et ajoutez :

        Essence de térébenthine........ 60   —
        Essence de lavande 60   —
        Eau-de-vie..................... 250   —

Mêlez et conservez pour l'usage. C'est un bon fortifiant que l'on peut employer dans le traitement des efforts récents.

Charge irritante. (M. Vatel.)

Prenez : Térébenthine .... 500 grammes.
        Poix de Bourgogne 500   —
        Onguent de laurier............. 125   —
        Essence de térébenthine........ 60   —
        Essence de lavande............. 125   —

Faites fondre ensemble les trois premières substances à une douce chaleur, et quand le mélange sera presque froid, ajoutez-y les huiles.

Charge astringente résolutive. (Solleysel.)

Prenez : Blancs d'œufs................. n° 6.
        Alun en poudre................ 60 grammes.
        Alcool........................ 90   —
        Miel.......................... 90   —

Mélangez les trois premières substances par le fouettage, puis ajoutez-y le miel; Solleysel recommande cette espèce de charge contre les œdèmes des membres.

Elle ne peut réussir que lorsque ces œdèmes ne sont pas occasionnés par une maladie intérieure, telle qu'une hydropisie de poitrine ou de ventre.

CHAT. Cet animal si joli, dit Rozier, si vif, si turbulent quand il est jeune, si adroit, si rusé quand il désire quelque chose, si fier, si libre même dans les fers de la domesticité, et si traître dans ses vengeances, cet animal, qui semble réunir tous les extrèmes, que l'on craint pour sa perfidie, que l'on souffre par besoin, que l'on chérit quelquefois par faiblesse, est d'une très-grande utilité dans les campagnes. La guerre continuelle qu'il fait pour son seul et unique intérêt purge nos habitations d'un ennemi importun, dont les dégàts multipliés produisent à la longue de très-grandes pertes. Les animaux auxquels le chat fait la guerre, et qu'il détruit souvent, sont indistinctement tous ceux qui sont faibles, et qui ne peuvent échapper ou à sa force ou à son adresse; les oiseaux, les rats, les souris, les levrauts, les jeunes lapins, les mulots, les taupes, les crapauds, les grenouilles, les lézards, les chauves-souris, etc., deviennent sa proie ou son jouet. Ce qu'il ne peut ravir de haute lutte, il le guette et l'épie avec une patience inconcevable. Tapi au bord d'un trou, rassemblé dans le moindre espace possible, les yeux fermés en apparence, mais assez ouverts pour distinguer sa proie, et l'oreille au guet, il affecte un sommeil perfide pour tromper l'animal dont il médite la mort. A peine est-il hors de son trou, qu'il l'attaque et le saisit; s'il a sur lui un avantage considérable du côté de la force, il s'en joue et s'en amuse pendant quelque temps; le jeu commence-t-il à l'ennuyer, d'un coup de dent il le tue. Les traitements les plus doux, les soins les plus marqués, ne peuvent détruire complétement en lui ce naturel indépendant et à demi-sauvage; le chat, seul de tous les animaux que l'homme a réduits à l'esclavage, a conservé cette fierté et cet amour de la liberté qu'il avait au milieu des forèts. Dans l'enceinte même de nos murs, les greniers, les toits, les endroits déserts et retirés sont son séjour ordinaire. Habite-t-il une maison des champs, la vue de la campagne ranime bientôt dans son cœur le goût de la chasse et l'amour de la guerre; il part seul, ou quelquefois avec un compagnon de rapine, et porte de tous côtés le ravage et la désolation. Tantòt, grimpé sur un arbre, il enlève du nid les petits oiseaux, et, caché par quelques branchages, il attrape la mère qui venait apporter la nourriture à ses petits; tantòt, pénétrant dans les retraites des lapins, il les poursuit jusqu'au fond de leurs terriers; une garenne qu'il affectionne est bientòt ravagée et dépeuplée. Souvent il arrive que ces succès enflamment son courage, et lui rendent totalement son esprit d'indépendance; alors il abandonne les habitations, vit au fond des bois, redevient sauvage, et la génération suivante reprend tous les premiers caractères du chat sauvage.

Le chat sauvage, quoiqu'il soit de la même espèce que le chat domestique, et qu'il produise avec lui, a des caractères qui le font distinguer. Il a le cou un peu plus long et le front plus convexe; il est d'une taille toujours avantageuse et son air est plus fier; son poil est plus long et plus doux que celui des chats qui vivent dans nos climats depuis plusieurs générations; sa couleur est un mélange de feutre, de noir et de gris blanchâtre; il a quelques anneaux noirs autour de la queue et sur les jambes; le tour de la bouche est blanc, mais les lèvres et la plante des pieds sont noires.

On distingue, en général, trois variétés principales parmi les chats domestiques. La première, ou le *chat d'Espagne,* est caractérisée par une couleur rousse, vive et foncée, par des tâches blanches et des tâches noires distribuées irrégulièrement. On prétend, avec vérité, que le chat d'Espagne mâle n'a jamais les trois couleurs, et qu'il n'a que du blanc ou du noir avec le roux; les femelles, au contraire, ont toujours les trois, ce qui rend leur peau plus belle et plus recherchée. — La seconde variété est le *chat des chartreux,* dont la couleur est d'un gris cendré mêlé d'une nuance bleuâtre. — Enfin, la troisième est le *chat d'Angora,* qui est plus gros que le chat domestique et le chat sauvage; son poil est beaucoup plus long et plus soyeux, le plus communément blanc, quelquefois de couleur fauve rayée de brun.

La forme extérieure du chat est, en général, jolie et agréable ; ses proportions sont bien prises, et sa physionomie exprime un air de finesse qui est encore relevé par la forme du front, de la tête entière et par la position des oreilles. Mais entre-t-il en fureur, cette mine si douce et si fine change tout à coup : sa bouche s'ouvre, ses yeux s'enflamment, ils étincellent ; il tourne les oreilles de côté et les abaisse ; son poil se hérisse, toute sa physionomie décomposée n'offre plus qu'un air féroce et furieux ; ses cris sont effrayants, ses mouvements rapides ; ses griffes **sortent** de leurs gaînes ; il est prêt à tout déchirer. Alors rien ne l'épouvante : un animal plus fort ne l'intimide pas, il s'élance, se jette sur lui, le mord ou le déchire d'un coup de griffe, et, non moins leste que hardi, à peine a-t-il frappé qu'il s'échappe et évite les atteintes de son ennemi.

La chatte entre en chaleur deux fois par an, dans le printemps et dans l'automne ; elle est beaucoup plus ardente que le mâle : elle le cherche, le poursuit, l'appelle ; les hauts cris et les roulements qu'elle pousse alors annoncent la vivacité de ses désirs, ou plutôt l'état douloureux où ses besoins la réduisent, et que l'approche seule du mâle peut soulager. Les chattes portent cinquante-cinq à cinquante-six jours, et mettent bas ordinairement quatre, cinq ou six petits, qu'elles ont soin de cacher et de transporter dans des trous lorsqu'elles craignent que les mâles ne les dévorent, ce qui arrive quelquefois ; elles les allaitent pendant trois ou quatre semaines, ensuite vont à la chasse pour eux, et leur rapportent des rats, des souris, des petits oiseaux, etc. Mais bientôt elles instruisent leurs petits dans le même art de la rapine, et finissent par leur laisser le soin de veiller à leur subsistance. Les chats ont pris tout leur accroissement à quinze ou dix-huit mois ; ils peuvent engendrer à un an, et ils vivent environ neuf ou dix ans.

Le chat a quatre propriétés assez distinctes, et qu'il partage avec très peu d'animaux : 1° Une espèce de râlement qu'il produit à volonté, et qui annonce presque toujours son contentement ; on n'a pu, jusqu'à présent, en donner une bonne explication. 2° La conformation particulière de son œil. Chez les animaux, comme chez l'homme, la pupille peut se contracter et se dilater ; elle s'élargit dans l'obscurité, lorsque la lumière manque ; elle se rétrécit, au contraire, dans le grand jour, lorsqu'elle devient trop vive ; mais cette contraction et cette dilatation se font suivant la figure de la pupille, c'est-à-dire en rond. Chez le chat et les oiseaux de nuit, ce mouvement de contraction se fait suivant la ligne verticale, de façon que la pupille qui, dans l'obscurité, est ronde et large, devient, au grand jour, longue et étroite comme une ligne. Le chat voit donc très peu le jour, et, au contraire, beaucoup la nuit, parce qu'alors sa pupille, extrêmement dilatée, recueille une très-grande quantité de rayons lumineux qui, quoique faibles, isolés, lui donnent, lorsqu'ils sont réunis tous ensemble, la facilité de pouvoir distinguer et surprendre sa proie. La multiplicité des rayons supplée à la force qui leur manque. 3° Le chat a un goût décidé pour les odeurs : il aime les parfums et flatte volontiers les personnes qui en portent ; il recherche avidement les plantes qui ont une odeur forte ; il se frotte contre leurs tiges, et à force de passer et de repasser dessus, il les fait bientôt périr. Il y a certaines plantes, telles que la *cataire commune*, la *germandrée des chats*, qu'on est obligé de conserver sous des treillages fermés, si on veut les cultiver dans les jardins, et les préserver du contact des chats. 4° La dernière propriété que le chat possède éminemment, c'est la faculté d'être électrique, c'est-à-dire de donner des étincelles électriques lorsqu'on le frotte avec la main. C'est en raison de cette propriété que sa peau, desséchée et préparée, est employée dans les cabinets de physique pour certaines expériences d'électricité.

CHATRER. Enlever aux animaux les parties essentielles à la reproduction de l'espèce, c'est-à-dire les testicules du mâle et les ovaires de la femelle. (*Voyez* Castration.)

CHENIL. C'est le lieu qui sert d'habitation aux chiens. Lorsqu'on n'a qu'un chien de basse-cour, son chenil est tout simplement une petite loge en planches, ou bien un petit toit construit à côté de la principale porte d'entrée ; mais lorsqu'on a une meute de chiens, il est besoin d'une habitation particulière et commune.

La meilleure position pour un chenil est le levant ou le couchant, et il doit y avoir, autant que possible, à chacun des côtés du chenil, au levant et au couchant, une espèce de plate-forme ou galerie en dehors, bien pavée, et séparée de l'extérieur par un grillage, afin que les chiens puissent venir s'y étendre au soleil ; mais, si cette galerie était au midi, les chiens, pendant l'été, et en raison de la trop grande chaleur, seraient exposés à des maladies ; ils perdraient de leur vigueur et de leur bonté, et deviendraient maigres et paresseux. Le chenil doit aussi être placé tout à fait dans la partie de l'habitation la plus éloignée de toute communication ; car, s'il se trouvait sur le passage et donnait sur l'extérieur, les chiens seraient trop souvent dérangés, et pourraient certainement contracter de mauvaises habitudes.

Un chenil doit être vaste, bien aéré, le plancher sec, et le toit assez élevé. Le long des murs, devront se trouver des cases particulières, mais non fermées, à une faible élévation du sol, planchéiées, afin d'enlever toute humidité, et chacune destinée à recevoir un seul chien.

Dans chacune des cases, on devra entretenir une litière en paille, toujours propre et fraîche ; tout le plancher du chenil, qui, s'il se peut, sera séparé de la terre par des pièces de bois appelées *travaux trainants*, et par une couche de mâchefer (charbon de terre calciné), devra également être recouvert d'une litière, afin que les chiens puissent s'y coucher sans crainte de l'humidité. Afin de faciliter l'écoulement des urines et des ordures, le plancher se trouvera un peu incliné, et plusieurs rigoles seront pratiquées et communiqueront au dehors ; l'inclinaison du plancher dont nous venons de parler a pour but de faciliter le rejet des urines aux rigoles. Au milieu du chenil, on placera des auges en nombre suffisant, selon la quantité des chiens. Matin et soir, ces auges, après avoir été nettoyées, recevront la nourriture des chiens, qui consistera simplement en pain détrempé dans de l'eau grasse, en lavure mélangée de pommes de terre cuites et écrasées, et enfin en pâtée ; d'autres auges, destinées à recevoir l'eau, se trouveront également dans l'intérieur du chenil, et, de préférence, aux angles ; en dehors du chenil, sur la plate-forme ou galerie dont nous avons parlé, les chiens devront aussi trouver des auges remplies d'eau toujours claire et pure. Un peu de sel ajouté à l'eau devient, pour les chiens, un préservatif contre les maladies, et donne à leur poil de la fraîcheur et un luisant qui indique l'état de santé de l'animal. Pendant les grandes chaleurs de l'été, comme les eaux grasses s'aigrissent rapidement, il ne faudra jamais négliger de purifier les différentes auges ; c'est un moyen très-sûr pour garantir le chenil d'une épidémie. Chaque matin, on devra de même faire disparaître les parties endommagées de la litière et les ordures, autant que possible.

Assez souvent aussi, l'on doit sortir et promener les chiens, et, pendant ce temps, établir dans le chenil des courants d'air, qu'il faut supprimer quand ils y sont. L'emploi du chlorure de chaux est indiqué quand le chenil conserve, malgré l'aérage, une odeur forte. Le soir, pendant l'été, il faut quelquefois tenir les chiens hors du chenil ; le moyen le plus facile pour cela est de sonner du cor, car alors ils sortent tous, et viennent manifester le plaisir qu'ils éprouvent. Pour les mères qui sont prêtes à mettre bas, et pour celles aussi qui allaiteront, on devra avoir un chenil particulier, disposé du reste de la même manière que le chenil principal. Lorsque les petits chiens seront forts et dressés, on les fera entrer dans le grand chenil.

— Dès que l'on s'aperçoit que quelque individu est attaqué de maladie, soit que sa maladie soit contagieuse ou ne le soit pas, il faut avoir soin de le séparer aussitôt des autres, qui ne peuvent que le troubler, ou contracter auprès de lui la même maladie. Celle à laquelle les chiens sont le plus exposés est la gale, dont la ténacité chez eux est passée en proverbe ; cependant, prise à temps, cette maladie se guérit assez facilement. On distingue généralement chez le chien deux espèces de gale, la gale sarcoptique et la gale folliculaire. La présence de l'*acarus* en est la cause; on fait périr cet insecte en employant le plus souvent les préparations soufrées.

La précaution d'avoir un chénil particulier, qui serve d'infirmerie, est suffisamment indiquée pour que nous nous abstenions de la recommander.

CHEVAL. Le cheval est un animal herbivore, rangé par les naturalistes parmi les mammifères ongulés, dont le pied est terminé par un seul doigt. Le cheval est de tous les animaux domestiques le plus précieux et le plus utile; c'est celui pour lequel les soins du vétérinaire sont le plus souvent réclamés; c'est également lui que nous avons plus particulièrement en vue en publiant ce Dictionnaire. Il est donc tout naturel que nous donnions à son étude plus d'étendue qu'à celle des autre animaux domestiques.

CARACTÈRES ZOOLOGIQUES DU CHEVAL, SENS, VOIX, ALLURES, SERVICES.

M. Grognier, dans son précis de *Zoologie vétérinaire*, donne sous ce paragraphe les détails suivants:

1° Pieds terminés par un seul doigt et un seul ongle, en forme de sabot semi-circulaire; de là le nom de *solipèdes* donné à ces animaux.

2° Trois sortes de dents, savoir : molaires, vingt-quatre; incisives, douze; canines ou crochets, quatre. Ces dernières manquent presque toujours chez les femelles.

3° Un espace vide, nommé *barre*, entre les canines et les molaires.

4° Les molaires carrées, sillonnées sur leur face, offrant des croissants sur leur couronne.

5° Deux mamelles inguinales chez les femelles.

6° Estomac simple, peu volumineux, intestins très-développés, cœcum d'une grande capacité.

7° Caractère herbivore, naturel paisible, sociable, vivant à l'état sauvage en troupes nombreuses, sous la conduite d'un mâle, se défendant principalement avec les pieds de derrière.

Il existe, en Amérique et en Sibérie, des troupes immenses de chevaux errant en liberté. On les regarde comme sauvages, mais ils ont tous les caractères des chevaux ordinaires; il est prouvé qu'ils descendent de l'espèce qui vit à l'état domestique.

— Les *sens* du cheval sont exquis. Les yeux sont conformés de manière que, tout en paissant, l'animal porte la vue très-loin dans la direction horizontale; il distingue mieux que l'homme les objets pendant la nuit; son ouïe est délicate; il a la faculté de recueillir les sons au moyen d'oreilles grandes et très-mobiles. Chez lui, les narines sont amples et propres à percevoir de fort loin les odeurs; sa délicatesse pour la nourriture est plus grande qu'elle ne l'est dans les autres herbivores; son goût est plus développé; sa lèvre supérieure est douée d'une grande facilité de mouvement pour palper et ramasser les aliments; sa peau est d'une exquise sensibilité, et il jouit de la faculté de la faire froncer pour chasser les insectes incommodes.

— La *voix* du cheval se nomme *hennissement;* elle se module sur les sensations, les désirs et les passions de l'animal. De là, cinq sortes de hennissements bien caractérisés : 1° Celui d'allégresse, dans lequel les sons montent à des tons toujours plus forts et plus aigus; le cheval bondit, il a l'air de ruer, mais il n'a aucune intention de nuire. 2° Celui du désir, inspiré par l'amour sexuel ou l'attachement à son maître; les sons alors se prolongent et deviennent plus graves. 3° Celui de la colère : il est court, aigu, entrecoupé; l'animal alors cherche à ruer, à frapper des pieds de devant s'il est vigoureux, à mordre s'il est méchant. 4° Celui de la peur : il est grave, rauque, semble ne sortir que des naseaux, et, comme celui de la colère, il est fort court. 5° Enfin, le hennissement de la douleur : c'est un gémissement, une espèce de toussement étouffé, dont les sons graves suivent les mouvements de la respiration; ce sont les chevaux les plus nobles qui hennissent le plus souvent d'allégresse et de désir. Les chevaux hongres (châtrés) et les femelles hennissent rarement, et jamais d'une manière bruyante; dès le premier âge, le mâle a la voix plus sonore que la femelle.

On donne le nom d'*allures*, chez le cheval, aux différents modes de progression. Il en a naturellement trois : le pas, le trot et le galop. Plus qu'aucun autre quadrupède, il contracte des allures défectueuses et en acquiert d'artificielles. (*Voyez* ALLURES.) La vitesse du cheval surpasse celle de tous les autres animaux terrestres.

— Voici le mode de *génération*. La verge est fort grande, comparativement à la taille ; elle est renfermée dans un fourreau dirigé en avant. Les deux mamelles de la femelle sont inguinales, peu volumineuses en comparaison du reste du corps ; les femelles entrent ordinairement en chaleur au printemps ; les mâles sont très-ardents. La gestation des femelles dure environ douze mois ; elles ne mettent bas qu'un petit. L'allaitement doit durer à peu près autant que la gestation, mais il est abrégé dans l'état de domesticité. Le poulain a les yeux ouverts en naissant; il est couvert de poils, n'a point de dents, et déjà il est assez fort pour se soutenir et marcher; il quitte son nom pour prendre celui de *cheval* à cinq ans, âge où il est entièrement développé. La durée naturelle de sa vie est de trente à quarante ans ; mais elle est toujours abrégée par les services que nous exigeons.

— Le cheval a le *naturel* herbivore, il ne se nourrit de substances animales que dans des cas fort rares ; il boit par aspirations, en humant ; son estomac est conformé de manière à ne pas permettre le vomissement. Il est éminemment sociable à l'état sauvage, et devient facilement domestique, même quand il est pris à l'état d'adulte ; il s'attache à l'homme, devient son compagnon fidèle, et en quelque sorte son ami ; il partage les travaux, les périls et la gloire de son maître, se prend d'amitié pour les individus de son espèce, se montre fort sensible aux bons comme aux mauvais traitements, aime les éloges et les caresses, paraît fier d'être brillamment harnaché, s'anime au signal des combats, possède beaucoup de qualités intellectuelles, et surtout une mémoire longue et sûre.

— Le cheval rend des *services* comme animal de trait, et comme animal de selle. Comme animal de trait, il sert à l'agriculture, au commerce, à l'industrie, à l'art militaire, aux commodités de la vie, aux jouissances du luxe. 1° A l'agriculture: il partage avec le bœuf les travaux des champs ; on lui donne la préférence sous ce rapport, surtout dans les pays de plaines, attendu que sa marche est plus rapide; 2° au commerce : il transporte les produits de l'agriculture et ceux de l'industrie, comme bête de roulage, de messagerie, de halage, etc. etc. ; 3° à l'industrie : il sert de moteur à un grand nombre d'usines; 4° à l'art militaire : il traîne l'artillerie, les vivres, les bagages, les ambulances ; 5° aux commodités et même aux besoins de la vie: il abrége en quelque sorte les distances, en nous transportant avec rapidité, agrément, économie et sûreté, à des distances qui peuvent être fort éloignées; 6° enfin, au luxe : quand il est attelé aux carrosses, aux calèches, aux cabriolets.

Comme animal de selle, le cheval sert encore aux besoins et au luxe ; sous le premier rapport, il est monté par le voyageur, l'agriculteur, l'industriel ou le commerçant, dont il économise le temps, tout en transportant ses effets. Sans chevaux de selle, on ne conçoit d'autre système militaire qu'une guerre de montagnes escarpées ; ce cas excepté, une nation sans cavalerie ne peut ni attaquer ni se défendre. Comme objet de luxe, le cheval sert de monture aux grands, aux riches ; il sert au manége, où il déploie sa vigueur, son élasticité, ses grâces et son intelligence. Il est employé à la chasse et il dispute le prix de la course.

A ces divers services rapidement indiqués sont adaptées diverses races, dont nous allons faire connaître les principales.

RACES DE CHEVAUX.

Tout le monde sait qu'il y a de grandes différences entre les chevaux ; on en voit qui sont sveltes, élégants, ont le poil ras, surpassent le cerf en rapidité, sont vifs, fringants, dociles, intelligents, et ont une valeur commerciale difficilement appréciable ; d'autres ont la corpulence et la grosseur du bœuf, les poils grossiers, crépus, les allures lourdes et lentes, et n'ont le plus souvent qu'une valeur bien au-dessous des chevaux du premier type. Les chevaux d'Orient, et en particulier le cheval arabe, paraissent être la souche des premiers ; quant aux gros chevaux, ils ont tous plus ou moins de rapports avec la race boulonaise ou flamande. Il est probable que, dans le principe, il n'y avait que des chevaux sveltes et légers, et que ce n'est que par une longue suite de modifications que l'on a pu former les grosses races si utiles pour le gros roulage, le halage et le travail des fortes terres.

Les principales races d'Orient sont les races arabe, persane, barbe, tartare, turque, hongroise, transylvaine, et moldave ; tous les chevaux qui en font partie ont des caractères qui leur sont communs et des caractères différentiels.

— *Caractères communs aux races orientales.* M. Grognier indique les suivants : 1° Taille moyenne variant de 1^m 44 à 1^m 54. 2° Peau fine ; poils courts, serrés ; crins rares, soyeux ; absence de fanons ; couleur de la robe en général d'un gris pommelé. 3° Habitude du corps sèche et anguleuse ; éminences osseuses très-prononcées ; muscles bien dessinés ; articulations larges ; vaisseaux superficiels apparents. 4° Crâne ample ; chanfrein droit ou creux ; oreilles longues, bien placées ; naseaux volumineux, bien dilatés ; yeux grands. 5° Encolure ordinairement droite, quelquefois même renversée (encolure de cerf). 6° Garrot élevé ; croupe saillante ; ventre peu développé. 7° Poitrine haute, un peu étroite ; épaules sèches, inclinées. 8° Extrémités longues, jambes fines ; tendons écartés ; châtaigne, ergot, à peine visibles ; sabot petit, lisse et très-dur. 9° Queue attachée haut, se relevant élégamment en trompe pendant l'exercice. 10° Lenteur à se développer entièrement, et longévité remarquable. 11° Sobriété, docilité, aptitude à soutenir des courses longues et rapides.

Voyons maintenant les caractères différentiels.

— *Race arabe.* Le cheval arabe est celui qui réunit au plus haut degré les belles qualités des races orientales ; on le regarde comme le type des autres. Il s'en distingue par une tête plus carrée, plus ample à la partie supérieure, une encolure de cerf plus prononcée, des jambes plus fines, pourvues de tendons plus détachés et de jarrets plus larges, et une queue soutenue en trompe avec plus d'élégance et d'énergie.

On distingue dans la race arabe deux tribus principales : 1° Celle des *kocklanis ;* 2° celle des *kadischis.* La première est la plus belle, la plus noble, et la moins nombreuse ; elle sert de monture aux grands de l'Arabie ; on la vend rarement aux étrangers. La seconde est celle qui a été introduite en Europe ; elle est un peu moins distinguée que la première, et en diffère par la tête moins détachée de l'encolure, la ganache plus développée, l'encolure plus forte, le garrot moins élevé, la croupe arrondie, la queue placée moins haut, et les extrémités moins longues.

En Arabie, de temps immémorial, la saillie et l'accouchement des femelles ont lieu devant des témoins qui attestent par serment la noble filiation du nouveau-né. Quand on vend un de ces animaux, on livre scrupuleusement ses titres de noblesse. Le vaste bassin de l'Euphrate, où errent les Bédouins, est le foyer principal de cette race.

— *Race persane.* On la trouve principalement dans l'intervalle qui sépare l'Euphrate de la mer Caspienne. Le cheval persan a la taille plus élevée que l'arabe, les formes plus arrondies, la tournure plus gracieuse, la tête plus courte et plus légère, les oreilles moins longues et mieux plantées, l'encolure plus fine, la croupe moins élevée et plus élégante, la queue attachée moins haut, les jambes plus fines et le canon moins volumineux. En résumé, le cheval persan est plus beau que l'arabe, mais il a moins d'haleine et supporte avec moins de facilité les longues courses.

— *Race barbe.* Elle s'étend de la Méditerranée à l'océan Atlantique. Son foyer principal est dans les royaumes de Maroc et de Fez. On la trouve aussi, mais moins belle, à Alger. Elle se distingue de la race arabe par un corps plus grêle, plus délicat, moins anguleux et plus agréable à la vue, une tête plus fine, le chanfrein *busqué*, une encolure longue, bien fournie de crins, les épaules plates et sèches, les côtes amples, les reins courts et droits, la croupe allongée, les paturons longs. Ces chevaux déploient, lorsqu'ils sont excités, une vigueur presque égale à celle des arabes; ils ont les mouvements harmonieux et cadencés, et beaucoup d'haleine; de tous les chevaux d'Orient, ce sont ceux qui sont le plus répandus en Europe.

— *Race tartare.* On la trouve dans l'immense plateau qui sépare la Transylvanie de la Chine. Les principaux caractères de cette race sont des formes maigres, une taille petite, un ventre peu développé, une encolure longue, grêle et raide, une crinière fine et très longue, un garrot tranchant, un dos de mulet, des hanches saillantes, une croupe tranchante, la queue bien fournie et attachée bas. Cette race, moins belle que les autres races d'Orient, est, plus qu'aucune autre, capable de supporter les grandes fatigues et une abstinence prolongée.

— *Race turque.* Cette race tient le milieu entre la barbe et la tartare. Elle diffère des autres races d'Orient par une encolure plus longue et plus effilée, une crinière plus forte, une queue plus touffue, un corps plus long. Le cheval turc a la croupe et les hanches peu prononcées; il supporte très bien l'abstinence et la fatigue, et il dure longtemps.

— *Race hongroise.* Le cheval hongrois a la tête longue et sèche, la ganache forte, l'auge large, le ventre volumineux, la croupe courte et oblique, la queue mal attachée, mal fournie, les épaules sèches et bien faites, la poitrine grande, les jarrets larges et bien évidés, les sabots évasés, les fanons couverts de poils. Cette race doit, ainsi que les deux suivantes, sa création ou son perfectionnement aux races arabe, barbe ou turque.

— *Race transylvaine.* Elle est plus svelte et plus élégante que la race hongroise. Elle a la tête sèche et petite, les oreilles longues, le corps peu volumineux, l'encolure presque ronde, la crinière longue, soyeuse et peu garnie, la poitrine un peu étroite, la queue attachée haut, les jambes sèches et bien proportionnées.

— *Race moldave.* Les chevaux moldaves sont plus robustes et moins élégants que les transylvains, avec lesquels ils ont beaucoup de rapports de conformation.

— Il existe encore en Pologne, en Russie, en Ukraine, de belles races de chevaux de selle, qui ont été améliorées par des croisements avec la race tartare.

Etudions maintenant quelques races d'Europe, chez lesquelles on remarque encore quelques-uns des caractères appartenant aux chevaux d'Orient.

— *Race anglaise.* La race anglaise est une véritable race orientale acclimatée en Angleterre, où on l'a formée par les croisements de chevaux arabes et de juments barbes. L'influence du climat et des soins que l'on a pour elle ont apporté quelques différences dans ses formes et dans sa taille. Les Anglais ont soin d'en entretenir la pureté, en y introduisant continuellement du sang oriental. Les principaux caractères de cette race sont une taille de 1ᵐ 50 à 1ᵐ 58, une tête volumineuse et sèche, des oreilles longues et bien placées, une poitrine étroite, mais très développée en hauteur, des épaules longues et très-inclinées, les cuisses, les jambes et les avant-bras longs, les canons courts, les articulations larges, la queue peu fournie et attachée haut. Les chevaux anglais ont généralement les épaules froides et les mouvements raides en sortant de l'écurie ; mais, à l'exercice, ils s'animent promptement et déploient beaucoup de vigueur et de souplesse. Leurs allures sont d'abord plus rapides que celles des chevaux d'Orient, mais ils n'ont pas autant d'haleine, et ne courraient pas aussi longtemps que ces derniers.

La description que nous venons de donner appartient au cheval anglo-arabe de pur sang, qui, en Angleterre, sert particulièrement aux courses. L'Angleterre possède encore plusieurs autres races : 1° Celle des chevaux de chasse, dont la tournure est plus agréable ; 2° celle des chevaux de selle et de carrosse, qui résulte du croisement des chevaux arabes avec les anciens chevaux anglais ; 3° les chevaux de gros trait, dont les formes et la taille sont colossales.

— *Races de l'Andalousie.* Les chevaux andalous ont la tête longue et le chanfrein busqué, la ganache forte, une encolure de cygne pourvue de crins soyeux et ondulés, des épaules épaisses, un poitrail large, la côte arrondie, le dos un peu ensellé, les reins doubles, les jambes et les avant-bras courts, les canons longs, les pieds étroits, la taille de 1ᵐ 46 à 1ᵐ 50. Ce sont les plus beaux chevaux de manége que l'on connaisse ; leurs mouvements sont pleins de grâce, de souplesse et d'élégance ; mais ils n'ont ni la vigueur, ni l'haleine des chevaux de l'Orient.

A côté de ces races, nous devrions placer les chevaux français limousins, navarrins, auvergnats et normands du Mellerault ; mais nous nous proposons d'examiner à part les races françaises. Jetons d'abord un coup d'œil sur quelques races d'Europe, plus particulièrement employées aux attelages soit de luxe, soit de gros trait.

— *Race du Mecklembourg.* Cette race est devenue assez commune en France, où elle est employée aux attelages de luxe. Les chevaux du Mecklembourg ont les formes saillantes, les hanches prononcées, la croupe oblique et large, la tête carrée, le chanfrein droit, les yeux grands, les oreilles longues, les avant-bras et les jambes courts et grêles, les canons longs, forts et larges, les sabots bien conformés. Ces chevaux manquent quelquefois de grâce et de souplesse dans les allures, et troussent en trottant. Leur robe ordinaire est le bai brun, sans marques blanches.

Les chevaux du Hanovre et de la Frise ont beaucoup de ressemblance avec les mecklembourgeois.

— *Races danoise et du Holstein.* Le cheval danois est regardé comme la souche de notre race carrossière de Normandie. Il a les formes arrondies, l'encolure rouée, le poil fin, la croupe mince, les jambes trop fines et les pieds trop volumineux. Ces chevaux, ainsi que ceux du Holstein, qui leur ressemblent beaucoup, sont maintenant fort rares en France.

— *Races hollandaise, flamande et belge.* Les chevaux de ces races sont caractérisés par leur énorme stature, et par leurs masses lourdes et grossières. Leur taille s'élève jusqu'à 1ᵐ 75 ; ils ont le poitrail et la croupe fort larges, la tête grosse, les membres longs et peu chargés de chair, les pieds gros et la corne peu solide.

— *Races françaises.* La France possède : 1° Des chevaux de gros trait, qui ont la plus grande analogie avec la race hollandaise ; 2° des chevaux nobles, chez lesquels on retrouve quelques caractères du type oriental ; 3° des chevaux qui tiennent le milieu entre les grosses races et les races nobles, et qui sont spécialement employés au service des postes et des diligences ; ces animaux réunissent à la légèreté des allures la force, la solidité, et une certaine ampleur ; 4° outre ces trois séries, la France possède encore une foule de chevaux chétifs, petits, de peu de valeur, s'élevant presque sans soins, et servant aux besoins de la petite culture et de la selle.

1° *Races françaises de trait.* Les principales sont la boulonaise, la poitevine et la franc-comtoise.

La *boulonaise*, dit M. Huzard fils, est la meilleure race de gros trait que l'on connaisse ; elle se rencontre dans le Boulonais, la Picardie et la haute Normandie. Elle a au moins cinq pieds de hauteur, les formes très massives, la croupe double, l'encolure forte et courte, la crinière double, la peau lâche et épaisse, les crins forts et peu longs, la tête grosse et chargée de ganache, les yeux petits, les membres forts et chargés de crins.

La plupart des poulains de cette race sont faits dans le Boulonais et la Picardie ; là, ils sont généralement achetés vers l'âge d'un an par les éleveurs des départements de la Seine-Inférieure, de l'Oise, de l'Aisne, de Seine-et-Marne, de Seine-et-Oise et de l'Eure. Comme dans ces différents départements la manière d'élever les poulains varie, il en résulte une différence dans l'aspect, la tournure et les formes des chevaux, après quelques années de séjour. Ceux qui sont élevés dans l'Oise et l'Aisne sont nourris en grande partie de foin et de fourrages artificiels ; ils acquièrent des formes plus lourdes, plus massives et plus empâtées, une peau plus épaisse, plus chargée de poils, etc. Dans les autres départements, où l'on a l'habitude de donner plus d'avoine aux chevaux, ces animaux deviennent plus sveltes, et présentent une peau moins épaisse et des poils moins longs, des membres plus nets, des saillies osseuses plus prononcées, une tête moins forte et moins lourde. Les marchands de chevaux connaissent très-bien cette différence; aussi désignent-ils les premiers sous le nom de *chevaux de mauvais pays*, tandis qu'ils appellent les autres *chevaux de bon pays*.

— La *race poitevine* est aussi une très-forte race. Elle est moins connue que la précédente, parce que l'usage presque exclusif qu'on fait des femelles dans le Poitou, pour élever des mulets, fait qu'on ne livre annuellement à l'étalon que le nombre des mères dont on a besoin pour le renouvellement de cette race. Elle se distingue de la race boulonaise par une tête mieux faite, et par un corps pour ainsi dire décousu. C'est dans la Charente-Inférieure, et principalement dans les marais de Luçon, que l'on élève la plus grande partie de ces chevaux.

— La *race franc-comtoise* est moins forte, moins étoffée que les précédentes; elle est plus longue de corps; elle à l'encolure moins épaisse et moins chargée de crins, les membres plus légers et les épaules moins fortes. Les chevaux de cette race sont employés aux travaux de l'agriculture et du transport.

2° *Races françaises nobles.* Les principales sont la limousine, la navarrine et la normande.

— Les *chevaux limousins* sont, de tous les chevaux français, ceux qui ont le mieux conservé les caractères des races d'Orient. Cette race se distingue par une tête très fine, un peu longue et légèrement busquée, une encolure légère, gracieuse, pourvue à sa naissance, près du garrot, d'un enfoncement nommé *coup de hache*, un corps dégagé et un peu arrondi, des avant-bras, des jambes et des canons minces. Paturons longs, mais membres bien conformés, tendons bien détachés, jarrets larges; beaucoup de vigueur, de légèreté, de souplesse, d'élégance et d'haleine. La taille ordinaire du cheval limousin est de 1ᵐ46 à 1ᵐ52; il est longtemps à se développer. Cette belle race est loin de valoir maintenant ce qu'elle valait autrefois. L'anglomanie a gagné les éleveurs du pays; on a cherché à grandir les chevaux, à leur donner plus de taille et une apparence anglaise, et on n'a réussi qu'à abâtardir la race. De nouveaux essais, mieux raisonnés, viennent d'être tentés; ils ont été couronnés de succès; mais, malgré les efforts de quelques hommes bien entendus, la race limousine ne donne pas maintenant plus de deux cents beaux chevaux par an.

— Les *chevaux navarrins* ont beaucoup de rapports avec ceux de l'Andalousie. Cette belle race abondait autrefois dans la Navarre, le Béarn, le Roussillon, le comté de Foix, la Guyenne et le Languedoc. Elle semble renaître aujourd'hui grâce aux achats nombreux de la remonte de la cavalerie légère, et aux améliorations dues aux croisements avec la race arabe. Les chevaux navarrins d'aujourd'hui diffèrent de l'ancienne race par un corps plus allongé, des membres plus longs, et plus de rapidité dans les allures. Les meilleurs se trouvent aux environs de Tarbes.

A côté de ces deux races, nous pouvons en placer une qui mérite moins le nom de race noble, mais qui est fort utilement employée en France pour le service de la cavalerie légère. Nous voulons parler des *chevaux auvergnats*, qui semblent être une dégénération des chevaux limousins. Leur taille est de 1ᵐ40 à 1ᵐ44; ils ont la tête petite, assez commune, les oreilles courtes, le poitrail étroit, le dos plus droit que les limousins, les formes moins arrondies, les paturons moins longs, et les sabots plus petits; ils ont les allures douces et rapides, mais peu élégantes; ils sont intelligents, dociles et sobres.

— La *race normande* est la plus nombreuse et la mieux soignée. On ne distingue en général, en Normandie, que deux races de chevaux, celle du Cotentin et du Bessin qui fournit les carrossiers, et celle du Mellerault qui fournit les chevaux de selle.

Les *chevaux du Cotentin et du Bessin* sont ceux qui ont le mieux conservé les caractères primitifs de la race normande; ils se distinguent par une taille d'environ 1ᵐ60, des formes arrondies, des oreilles un peu longues, un chanfrein légèrement busqué, une encolure bien fournie et un peu rouée, un poitrail large, un garrot peu saillant, des côtes rondes, un corps un peu long, une croupe arrondie, les épaules fortes, les jambes larges, les jarrets amples et bien évidés, les articulations fortes et bien conformées, la queue belle et bien portée; beaucoup de douceur, de docilité et d'élégance, mais peu d'ardeur. La robe offre les nuances du bai et de l'alezan. Ces chevaux sont abandonnés toute l'année dans des pâturages dont ils ne sortent que pour être vendus. Les nourrisseurs de la plaine de Caen en enlèvent une grande partie qu'ils font travailler jusqu'à l'âge de trois, quatre et cinq ans.

Bien que provenant de la même souche que celle du Cotentin, le *cheval de la plaine de Caen* en diffère sous une infinité de rapports. Il a le corps moins volumineux, la côte plus étroite, le ventre moins ample, les membres moins gros; il est plus haut monté. Cette différence provient du régime que l'on fait suivre au cheval de Caen, que l'on engraisse de bonne heure et que l'on nourrit à l'écurie, au lieu de le laisser continuellement dans les pâturages.

Les *chevaux du Mellerault et de la plaine d'Alençon* l'emportent généralement sur ceux du Cotentin. Leur tête, au lieu d'être busquée, est carrée; ils ont l'encolure moins forte et plus droite, le garrot plus sorti, la côte moins arrondie, la croupe plus tranchante, les tendons plus détachés et les membres mieux faits. Ces chevaux sont bien soignés, bien nourris, et la race est constamment améliorée par des croisements avec des chevaux anglais de pur sang. Aussi les chevaux du Mellerault ont-ils avec les anglais une ressemblance si frappante que les marchands anglais viennent, dit-on, les acheter, et les revendent ensuite pour chevaux de leur pays.

— Outre ces deux races de chevaux normands, on trouve encore aux environs de Brest, et dans les marais de la Vendée, des chevaux assez distingués qui se rapprochent beaucoup des chevaux normands, et qui, comme eux, servent aux attelages de luxe.

3° *Races françaises propres aux postes et aux diligences.* La France possède plusieurs races étoffées et légères; mais il en est une bien supérieure aux autres, c'est la *race bretonne*. Les chevaux de cette race ont le corps moyen en grosseur, la tête carrée, sèche, large supérieurement, pourvue de saillies osseuses assez fortes et de joues charnues; le chanfrein est camus, les épaules sont sèches supérieurement, mais un peu chargées de chair à la partie inférieure; la croupe est musculeuse et avalée; les extrémités sont fortes, sèches, pourvues de fanons très-fournis; les yeux sont grands, beaux et très-vifs; les sabots laissent à désirer. Aucun pays ne peut se vanter d'avoir une race aussi bonne et aussi bien appropriée au service du trait accéléré.

— Les *chevaux percherons* tiennent beaucoup des bretons; ils en diffèrent cependant par leur croupe qui est moins avalée, et par leur tête qui est moins camuse. Ces chevaux sont souvent croisés avec les normands, qui tendent à leur communiquer une partie de l'élégance de leurs formes. En un mot, les percherons sont mieux faits que les bretons, mais ils ne les valent pas. Ils sont cependant avantageusement employés pour le service des diligences et des omnibus.

4° La France possède encore quelques races peu précieuses, mais sur lesquelles il est bon de jeter un coup d'œil.

En Bretagne, on élève des chevaux de selle auxquels on donne l'allure du pas relevé, et qui portent le nom de *doubles bidets bretons;* on les trouve surtout aux environs de Vannes et de Vitré, où ils pâturent nuit et jour sur un sol couvert de bruyères, d'ajoncs marins et de genêts. Leur taille est d'environ 1^m 40; ils ont les formes saillantes, l'encolure mince et droite, les épaules sèches, le corps ample, la croupe avalée, les jarrets larges, mais droits et souvent clos, les jambes assez fines; ils sont vigoureux, sobres, et peuvent fournir de longues courses d'une seule haleine.

— Les *chevaux de la Camargue* sont élevés à l'état de demi-nature, dans les îles qui sont à l'embouchure du Rhône. Ce sont de petits chevaux robustes, vigoureux, agiles, mais souvent indociles; leur taille est d'environ 1^m 42; ils ont la tête carrée, sèche et un peu forte, le chanfrein droit, l'encolure effilée, le corps arrondi, la croupe tranchante, les membres secs et grêles, les jarrets larges, les paturons courts, et la robe des diverses nuances du gris.

— Les *chevaux ardennais* sont élevés dans les Ardennes et dans l'Aisne; ils sont éminemment propres au service de la selle et de la cavalerie. Leur taille est de 1^m 42 à 1^m 46; ils ont une tête sèche et carrée, l'œil saillant, l'encolure effilée et droite, les épaules plates, le poitrail étroit, le garrot élevé, les hanches un peu cornues, les jarrets petits. En résumé, le cheval ardennais est assez laid, mais il est dur à la fatigue, agile, nerveux et sobre.

CONFORMATION EXTÉRIEURE DU CHEVAL. — BEAUTÉS, DÉFECTUOSITÉS,
TARES DES DIFFÉRENTES RÉGIONS.

Division du cheval. Pour la facilité de l'étude, on divise le cheval en tronc et en membres. Le tronc comprend la tête, qui se divise elle-même en plusieurs régions que nous indiquerons plus tard; l'encolure, le poitrail, l'inter-ars, le passage des sangles, le garrot, le dos, les reins, la croupe, le ventre, les côtes, les flancs, la queue, le périnée, l'anus ou fondement, les testicules et la verge du mâle, la vulve et les mamelles de la femelle. Chaque membre antérieur comprend l'épaule, le bras, l'avant-bras, le coude, l'ars, le genou, la châtaigne, le canon, le boulet, le fanon, le paturon, la couronne et le pied. Les membres postérieurs comprennent la cuisse, la fesse, l'aine, le grasset, la jambe, la châtaigne, le jarret, le canon, et le reste comme dans les membres de devant.

— La *tête* forme la partie antérieure du tronc; elle a la forme d'une pyramide à quatre faces et renversée. On dit que la tête est *carrée* lorsqu'elle est pourvue d'un front large et plat; c'est un caractère de race distinguée. La tête *camuse* est celle qui est pourvue antérieurement, au-dessous du front, d'une forte dépression. Les chevaux bretons ont la tête camuse. La tête *busquée* ou *moutonnée* est opposée à la tête camuse, c'est-à-dire qu'elle se distingue par une forte convexité que l'on remarque sur le chanfrein. Un grand nombre de chevaux normands ont la tête busquée; c'est une mauvaise conformation qui, chez les chevaux normands, paraît provenir du croisement de cette race avec les chevaux danois.

La tête doit être dans de justes proportions avec le reste du corps. Une tête trop longue est défectueuse, surtout pour un cheval de selle, parce qu'elle le rend plus pesant et plus sujet à butter. On dit que la tête est sèche, lorsque les saillies osseuses sont bien prononcées, et que les vaisseaux qui rampent sous la peau sont bien apparents. C'est une grande beauté. La tête grasse est l'opposé de la précédente; chez les jeunes chevaux, ce défaut est souvent occasionné par la pousse des dents, et se dissipe lorsqu'elle est terminée. On nomme *tête de vieille* celle qui est longue et décharnée. C'est un des caractères des chevaux espagnols. On dit qu'un cheval *se bride bien* quand il a la tête dirigée dans le sens de la diagonale d'un carré long. Si la tête s'écarte en avant de cette direction, le cheval est dit *porter au vent*. C'est plutôt une qualité qu'un défaut chez les chevaux de course, puisqu'en portant au vent le cheval décharge les parties antérieures; mais aussi il est bien sujet à *prendre le mors aux dents* et à *s'emporter*. Lorsqu'au contraire le cheval rapproche le menton du poitrail, on dit qu'il *s'encapuchonne;* c'est une beauté chez un cheval de manége; mais de cette manière le cheval se soustrait facilement à l'action de la bride. Enfin, lorsque les chevaux ont la tête lourde et qu'ils s'appuient sur les rênes, on dit qu'ils *cherchent une cinquième jambe.*

La tête comprend un grand nombre de parties qui sont la nuque, le toupet, le front, le chanfrein, le bout du nez, les oreilles, les parotides, les salières, les yeux, les larmiers, les joues, les naseaux, l'auge, la ganache, la houppe du menton, la barbe, et enfin la bouche qui comprend elle-même les lèvres, les gencives, la langue, les barres, les dents et le palais.

— La *nuque* forme la partie supérieure de la tête. Elle présente des cicatrices chez les chevaux qui ont l'habitude de *tirer au renard*, c'est-à-dire de tirer fortement sur leur longe lorsqu'ils sont attachés. C'est la nuque qui est le siége de la tumeur inflammatoire que l'on désigne sous le nom de *taupe*.

— Le *toupet* est un bouquet de crins qui prend naissance à la nuque et tombe en avant sur le front. Ces crins sont fins et rares chez les chevaux distingués, grossiers chez les chevaux communs.

— Le *front* se trouve à la partie supérieure et antérieure de la tête, entre la nuque et le chanfrein. C'est le front qui est le siége des marques blanches désignées sous le nom de *pelotes*.

— Le *chanfrein* s'étend du front aux naseaux; il doit être large et droit. Le chanfrein est creux dans les têtes camuses, convexe dans les têtes busquées.

— Le *bout du nez* comprend l'espace qui se trouve entre les deux naseaux. On peut y remarquer des cicatrices, suites de chutes sur le nez ou de l'emploi du tord-nez.

— Les *oreilles* n'ont pas besoin d'être définies. On appelle cheval *oreillard* celui qui a ces parties trop grosses ou mal placées. On désigne sous le nom d'*oreilles de cochon* celles qui tombent de côté et battent à tous les mouvements de l'animal. Le cheval vif et vigoureux porte les oreilles en avant et tend à rapprocher leurs pointes. Le cheval craintif ou pourvu d'une mauvaise vue porte en avant, et d'une manière alternative, tantôt l'une et tantôt l'autre oreille : on dit alors que le cheval *boite de l'oreille*. On appelle *moineau* ou *bretaudé* le cheval qui a les oreilles coupées. Le cheval méchant, qui veut mordre ou frapper du pied, couche d'abord les oreilles en arrière. On fend ordinairement l'oreille gauche aux chevaux de troupe que l'on réforme.

— Les *parotides* sont situées aux parties supérieures et latérales de la tête, au-dessous de l'oreille. C'est cette partie que les anciens maréchaux pinçaient avec des tricoises et frappaient avec un marteau pour *guérir* les coliques!!!... Ils appelaient cela *battre les avives*.

— Les *salières* sont des enfoncements qui se trouvent situés au-dessus des yeux; elles ont pour base le coussinet graisseux de l'œil. Dans certaines circonstances, les anciens maréchaux enlevaient le coussinet, et appelaient cette opération *dégraisser l'œil par le haut*.

— Les *joues* s'étendent depuis les tempes et les parotides jusqu'aux lèvres. On dit que le cheval *fait magasin* lorsque des pelotes d'aliments séjournent longtemps entre les grosses dents et la face interne des joues; c'est un grave défaut qui donne à l'animal une haleine fétide, excite un écoulement continuel de salive et fait maigrir le cheval.

— Les *naseaux* sont les ouvertures extérieures des cavités du nez ; ils doivent être bien ouverts et tapissés par une membrane muqueuse bien saine. Dans le point où la peau se réunit avec la membrane muqueuse, se trouve un petit trou rond par où s'écoulent les larmes ; il ne faut pas le prendre pour un chancre. Les naseaux donnent écoulement à des matières de consistance et de couleur variables, lorsque l'animal est atteint de certaines maladies, telles que la gourme, la morve, la fluxion de poitrine, la bronchite, etc. Dans le cas de morve, les maquignons introduisent quelquefois une éponge dans le nez pour empêcher cet écoulement ; il est facile de s'en apercevoir à l'absence de souffle par la narine bouchée. La morve s'accompagne souvent de chancres dans l'intérieur du nez. Les naseaux doivent donc être examinés avec soin lorsqu'on achète un cheval.

— Les *lèvres* doivent être modérément larges et épaisses. Une lèvre inférieure trop épaisse peut gêner l'appui du mors et donner au cheval une bouche dure. Les lèvres pendantes ne protégent pas assez les barres.

— Les *barres* sont très-essentielles à considérer, puisque c'est sur elles que s'appuie le mors. Ce sont les intervalles dépourvus de dents qui se trouvent entre les grosses dents et les crochets. Les barres trop élevées ou trop tranchantes sont d'une excessive sensibilité et facilement entamées par le mors ; quand elles sont trop basses, le mors n'est supporté que par les lèvres. Des duretés et des cicatrices sur les barres indiquent souvent une bouche dure.

— Le *palais* forme la voûte de la bouche. Cette partie se gonfle souvent chez les jeunes chevaux dont la sortie des dents n'est pas achevée. C'est ce que les anciens maréchaux nommaient *la fève* ou *le lampas;* autrefois on perçait avec un fer rouge le palais des chevaux atteints de lampas ; c'est ce qu'on appelait *ôter la fève.* Cette opération, contre laquelle nous ne saurions trop nous élever, se pratique encore dans quelques campagnes.

— La *langue* ne doit être ni trop volumineuse ni trop petite. Dans le premier cas, elle empêche le mors de porter sur les barres ; dans le second cas, elle ne défend pas assez ces parties de l'action du mors. On appelle *langue pendante* celle qui, durant le travail, demeure constamment hors de la bouche ; la *langue serpentine* est celle qui sort et rentre continuellement. Sur les côtés du frein de la langue (communément le *filet*) se trouvent deux petits mamelons percés d'ouvertures par lesquelles la salive de la glande sublinguale arrive dans la bouche. Les anciens maréchaux les appelaient *barbes* et *barbillons,* et en faisaient l'excision sur les chevaux qui refusaient de boire. Cette absurde coutume peut aller de pair avec l'opération de la fève.

— Tout le monde sait ce que c'est que la *bouche.* On dit que le cheval est *bien embouché* lorsque toutes les parties qui composent la bouche sont bien conformées. On appelle *bouche fraiche* celle qui est humide et écumeuse lorsque le cheval est bridé. La *bonne bouche* est celle qui supporte bien le mors et obéit bien aux indications que le cavalier donne avec la bride. On dit que la bouche est *égarée* lorsque l'appui du mors est douloureux pour l'animal, et qu'il refuse d'y obéir. On qualifie de *bouche perdue* celle qui sent à peine l'action du mors.

— Le *menton* est la saillie arrondie qui se trouve en arrière de la lèvre inférieure.

— La *barbe* est située en arrière du menton ; c'est sur elle que porte la gourmette.

— Les *ganaches* sont les parties contournées et saillantes qui sont situées à la partie postérieure de la tête, et qui ont pour base les contours de l'os de la mâchoire inférieure. C'est en dedans de la ganache que l'on tâte le pouls aux chevaux.

— L'*auge* est la cavité qui se trouve en arrière de la barbe, entre les deux ganaches ; l'auge doit être large, bien évidée et sèche ; les glandes de l'auge s'engorgent et durcissent dans la morve et dans quelques autres maladies, la gourme, la collection des sinus, etc.

— La *gorge* est située en arrière et au-dessous de l'auge, à la partie supérieure et extérieure de l'encolure. En comprimant fortement cette partie on fait tousser les chevaux. Il est utile de mettre cette pratique en usage quand on achète un cheval, car la nature de la toux donne souvent des indices sur l'état de la poitrine.

— L'*encolure* est située entre la tête et les parties antérieures du corps ; elle porte la *crinière,* qui est composée de crins rares et soyeux chez les chevaux fins, tandis qu'ils sont épais et grossiers chez les races communes. La crinière des gros chevaux est souvent le siége d'une gale très rebelle, que l'on désigne sous le nom de *roux-vieux.*

L'encolure trop longue manque de force ; c'est un défaut dans le cheval de selle, surtout si la tête est lourde en même temps. On nomme *encolure rouée* celle qui, en quittant le garrot, s'élève et s'arrondit insensiblement en se portant en arc de cercle jusque vers la nuque. Cette conformation plaît à la vue et contribue à donner du gracieux aux mouvements. L'encolure est dite *en cou de cygne* quand l'arc qu'elle forme ne commence que vers le milieu de la longueur pour se continuer jusqu'à la tête. Lorsque l'encolure est contournée de telle façon que la convexité est inférieure, elle est dite *encolure de cerf,* ou *renversée.* L'encolure droite n'a pas besoin d'être définie ; c'est un caractère des races distinguées, telles que les races arabe et anglaise. On dit que l'encolure est *tombante* quand elle penche sur un des côtés par son bord supérieur ; elle est alors grosse, épaisse et lourde. On nomme *coup de hache* un enfoncement que l'on remarque entre l'encolure et le garrot des chevaux de certaines races. Cet enfoncement, qui est un indice de vigueur, se rencontre souvent avec l'encolure de cerf.

— Le *garrot* est situé entre l'encolure et le dos. Pour être beau, il doit être élevé, sec et tranchant. Quand il est large, empâté et bas, il peut être facilement blessé chez les chevaux de selle.

— Le *dos* est placé entre le garrot et les reins ; il doit être légèrement concave de devant en arrière, et d'une longueur convenable ; trop long, la concavité se prononce davantage, et l'animal devient *ensellé*. Cette disposition, qui contribue à rendre les réactions très douces, et qui convient aux chevaux de manége, de dames et de malades, diminue beaucoup la force de l'animal. On appelle *dos de carpe* ou de *mulet* celui qui est tranchant et trop élevé. Le dos de carpe est un indice de réactions dures ; mais il convient très bien aux chevaux de bât, auxquels il donne plus de force pour supporter les fardeaux. On désigne sous le nom de *dos double* celui qui est partagé en deux moitiés latérales par un léger sillon médian. C'est surtout chez les chevaux gras que cette disposition se fait remarquer.

— Les *reins* sont situés entre le dos et la croupe. Les reins longs sont toujours faibles et constituent un défaut, quel que soit le service auquel on se propose de soumettre le cheval. Les reins courts sont constamment une bonne qualité ; de même que le dos, les reins pourront être *doubles ;* cette disposition existe surtout chez les chevaux de gros trait. Les chevaux qui ont les reins faibles reculent difficilement, forgent au trot et se bercent en marchant. Les reins doivent être modérément flexibles ; ils deviennent raides lorsque le cheval est malade ; on s'aperçoit de cette raideur en pinçant fortement les reins dans leur milieu.

— La *croupe* est située à la partie postérieure et supérieure du corps, entre les reins et la queue ; elle peut être *double* ou *tranchante*. Cette conformation est toujours en rapport avec celle des reins et du dos. Elle peut aussi être *arrondie,* comme cela se remarque chez les chevaux des races espagnole et danoise. Une croupe longue contribue à rendre les allures plus rapides : c'est donc une beauté chez le cheval de selle. Une croupe courte diminue l'étendue et la force des mouvements ; c'est un indice de faiblesse dans les parties postérieures. Lorsque ce défaut est porté à l'extrême, la croupe est dite *coupée*. Une croupe large est une beauté chez les juments poulinières et les chevaux de trait ; c'est, au contraire, un défaut chez les chevaux de selle, qu'elle rend lourds et qu'elle fait *bercer* dans la marche. Une croupe étroite est un indice de faiblesse dans l'arrière-main ; c'est un défaut grave chez les juments poulinières et les chevaux de trait. La croupe a une direction horizontale chez les chevaux des races distinguées ; c'est une très-grande beauté qui donne de la force à l'arrière-main et de la rapidité aux allures. Le plus souvent, la croupe est un peu oblique de haut en bas et d'avant en arrière ; quand cette obliquité est très-prononcée, la croupe est dite *avalée*.

— La *queue* doit être attachée haut. Cette disposition se remarque chez les chevaux nobles, dont la croupe est horizontale ; elle est au contraire basse, enfoncée et mal attachée quand la croupe est plate et avalée. On dit que le cheval est *à tous crins* quand sa queue est entière. On appelle *queue en balai* celle dont on a coupé une partie du tronçon sans rien retrancher des crins restants. Le cheval est dit *écourté* ou *courte-queue* lorsqu'on a coupé une partie du tronçon, ainsi que les crins qui excèdent la portion du tronçon conservée. On appelle *queue en catogan* celle qui est coupée très-près de l'anus, et garnie de chaque côté d'un long bouquet de crins. La queue est d'autant plus belle qu'elle est portée plus horizontalement : c'est ce que l'on appelle *porter la queue en trompe*. Cette disposition est un des caractères des races distinguées ; on a cherché à la donner aux autres chevaux, au moyen d'une opération dite *queue à l'anglaise*. (*Voyez* ce mot.) Les chevaux opérés sont appelés *niquetés* quand la queue a été conservée entière, et *anglaisés* lorsqu'ils on été niquetés et écourtés en même temps. On désigne sous le nom de *queue de rat* celle qui est plus ou moins dégarnie de crins. Un vieux proverbe dit : *Jamais queue de rat n'a laissé son maître dans l'embarras ;* mais nous ne savons jusqu'à quel point il est fondé. Quand on examine un cheval, le plus ou moins de raideur du tronçon peut servir à faire juger en partie de la force de cet animal.

— Le *poitrail* est situé à la partie antérieure du corps, au-dessous de l'encolure, en avant des épaules. Un poitrail étroit indique une poitrine trop étroite et rend les chevaux *serrés du devant*. Il est des chevaux dont la poitrine, quoique étroite, gagne en hauteur ce qu'elle perd en largeur, comme cela se remarque chez les chevaux anglais. Le poitrail large rend les chevaux de selle lourds et pesants; il est, au contraire, une grande beauté chez le cheval destiné au gros trait.

— Les *ars* sont les points d'union du corps avec la partie interne des membres antérieurs. Quand les chevaux ont cette partie écorchée à la suite du travail, on dit qu'ils sont *frayés aux ars*.

— L'*inter-ars*, comme son nom l'indique, est placé entre les ars, et s'étend depuis le poitrail jusqu'au passage des sangles.

— Le *passage des sangles* est situé au-dessous de la poitrine, en arrière des ars. Cette partie doit être légèrement arrondie; elle est quelquefois blessée par le frottement des sangles.

— Les *côtes* forment les parties latérales de la poitrine, et sont situées en arrière des épaules. Elles doivent être un peu arrondies et aussi amples que possible. Quand elles sont droites, on dit que le cheval a les *côtes plates*. Cette disposition rend la poitrine serrée et le cheval court d'haleine.

— Le *ventre* est situé à la partie inférieure du corps, entre le passage des sangles et la verge ou les mamelles. On nomme *ventre de vache* celui qui est trop volumineux. Les chevaux qui présentent cette conformation sont lourds et gros mangeurs. C'est un défaut très-grave pour les chevaux de selle. On dit au contraire que les chevaux sont *étroits de boyaux* ou *décousus* quand le volume du ventre n'est pas assez prononcé. Le ventre est dit *avalé* quand il est gros, tombant et accompagné de flancs creux. C'est un défaut encore plus grave que le ventre de vache. On nomme *levretté* celui qui est étroit, retroussé, et en quelque sorte collé aux reins; on dit d'un cheval ainsi conformé qu'il lui *passe beaucoup d'air sous le ventre*. Lorsque les chevaux se nourrissent mal, que leurs aliments ne font, pour ainsi dire, que passer, on les désigne sous le nom de *vidarts*.

— Les *flancs* sont situés entre les côtes et les hanches, au-dessous des reins. Les flancs sont d'autant plus beaux qu'ils sont plus courts: on dit alors que le cheval n'a que *deux ou trois doigts de flanc*. Le flanc est dit *creux* quand il est pourvu supérieurement d'un enfoncement très-marqué : cela se remarque chez les chevaux d'une faible santé. On dit qu'ils sont *retroussés* quand l'enfoncement existe à la partie inférieure. Cette disposition est presque toujours due à des souffrances ou à une maladie. Les flancs *cordés* ou *coupés* sont ceux qui présentent, dans leur milieu, une saillie longitudinale très-prononcée : c'est encore un signe de maladie. Les mouvements de flanc sont importants à connaître, parce que c'est par eux que l'on juge de l'état de la respiration, et par conséquent de la poitrine. Ils doivent être souples, réguliers, sans lenteur ni fréquence. Lorsque la poitrine est malade, ces mouvements présentent diverses modifications que nous développerons en temps convenable; quelquefois l'expiration est coupée en deux temps qui sont séparés par un moment d'arrêt que l'on nomme *coup de fouet* ou *soubresaut*. C'est l'indice de la pousse.

— L'*aine* est aux membres postérieurs ce que les ars sont aux membres antérieurs.

— L'*anus*, ou *fondement*, est l'orifice postérieur du canal alimentaire. Il est enfoncé chez les chevaux vidarts, maigres et épuisés.

— Le *périnée* est l'espace compris entre les fesses, depuis l'anus jusqu'aux testicules des mâles, et jusqu'à la vulve de la femelle; il est partagé par une ligne médiane que l'on nomme le *raphé*.

— Les *organes de la génération* du mâle et de la femelle ne donnent lieu à aucune considération importante.

Nous allons maintenant passer à l'examen des membres, en commençant par les antérieurs.

— L'*épaule* et le *bras* sont confondus ensemble, et ne forment, à l'extérieur, qu'une seule et même région que l'on décrit ordinairement sous le nom d'*épaule*. Cette partie doit être aplatie, sèche, longue et oblique. On appelle *épaule maigre* celle dont les saillies osseuses sont très-développées et les parties charnues peu prononcées. L'épaule est au contraire *chargée* quand on n'aperçoit plus les saillies osseuses, et que les masses charnues sont considérables. Cette dernière disposition est une beauté chez le cheval de gros trait, qui doit agir autant par sa masse que par sa vigueur; c'est un grave défaut chez les chevaux de selle, qu'elle rend lourds et sujets à butter. On nomme *épaules plaquées* celles qui sont aplaties et comme collées sur les côtes. Les mouvements des épaules doivent être libres et étendus. On appelle *épaules froides* celles qui sont peu libres au commencement de l'exercice, mais qui deviennent plus mobiles quand le cheval est en action. Les épaules *clouées* ou *chevillées* sont celles qui sont constamment raides, et dont les mouvements semblent être douloureux. On désigne sous le nom d'*épaules nouées* celles qui jouissent de peu de liberté. Ce défaut se rencontre assez fréquemment chez les jeunes chevaux qui n'ont pas été dressés; il disparaît alors par l'éducation. Toutes les fois que le cheval hésite dans les mouvements des membres antérieurs, et qu'il ne semble poser le pied qu'avec crainte, on dit qu'il est *pris des épaules*. Ce défaut est souvent occasionné par une mauvaise conformation des pieds, et surtout par l'encastelure. On désigne sous les noms d'*écart, entr'ouverture, effort d'épaule,* une boiterie dont la cause varie, mais dont le siége paraît être dans l'épaule. Dans ce cas, le cheval porte le membre malade en dehors en marchant, mouvement que l'on exprime en disant qu'il *fauche*.

— L'*avant-bras* fait suite à l'épaule; sa longueur est en raison inverse de celle du canon. L'avant-bras long est accompagné de canon court; alors le cheval est exposé a butter au pas, mais dans les allures vives; il embrasse beaucoup de terrain. Cette disposition se fait remarquer chez les chevaux anglais. La disposition inverse est un des caractères des chevaux espagnols; les chevaux qui la présentent ne buttent pas au pas, mais ils relèvent très-haut les membres antérieurs, piaffent et embrassent moins de terrain dans les allures vives; aussi ces chevaux conviennent-ils mieux pour le manége que pour la course.

— Le *coude* est situé à la partie supérieure et postérieure de l'avant-bras. Le sommet du coude doit être légèrement arrondi et un peu éloigné de la poitrine; le coude serré contre les côtes s'oppose à la liberté des mouvements des membres, et occasionne, dans toute l'étendue de ceux-ci, une déviation qui fait tourner la pince en dehors et rend le cheval *panard*. Le coude trop en dehors donne lieu à une disposition contraire, fait tourner les pinces en dedans et rend le cheval *cagneux*. Lorsque les chevaux *se couchent en vache*, la pression du fer occasionne sur la pointe du coude une tumeur indolente que l'on désigne sous le nom de *loupe* ou *éponge*.

— La *châtaigne* est une petite production cornée qui se trouve à la partie inférieure et interne de l'avant-bras.

— Le *genou* est la jointure qui unit l'avant-bras au canon; il doit être large, libre, sain, bien développé, et former avec l'avant-bras et le canon une ligne parfaitement verticale. Lorsqu'il sort de cette ligne en avant, le cheval est dit *arqué* si ce défaut provient de l'usure, et *brassicourt* s'il est naturel. Quand le genou sort de la ligne verticale en arrière, on dit que le cheval a les *genoux effacés;* si le reste du membre suit cette direction, l'animal est dit *sous lui du devant*. C'est un grave défaut chez les chevaux de selle, qui sont alors sujets à butter; mais c'est plutôt une qualité chez les chevaux de trait, auxquels cette conformation donne plus de facilité pour se pencher en avant et tirer avec efficacité. Le genou trop volumineux et dévié en dedans prend le nom de *genou de bœuf*. Celui qui est arrondi et grêle est nommé *genou de veau*.

On désigne sous le nom de genou *cerclé* celui qui est entouré de tumeurs osseuses; si ces tumeurs sont molles, le genou est dit *empâté*. Le cheval est *couronné* quand, en tombant, il s'est fait à la partie antérieure des genoux une blessure dont il porte toujours la marque; c'est presque toujours un indice de faiblesse dans les membres du devant. On nomme *vessigons* des tumeurs molles qui surviennent quelquefois sur les côtés des genoux, *malandres* des crevasses longitudinales, et *râpes* des crevasses transversales qui se montrent au pli des genoux.

— Le *canon* est situé entre le genou et le boulet, il présente en arrière une partie détachée que l'on nomme le *tendon*. La longueur du canon est en raison inverse de celle de l'avant-bras; en décrivant cette dernière riégion, nous avons fait connaître les avantages et les inconvénients de la longueur et de la brièveté de cette partie. Des tendons grêles et petits annoncent la faiblesse des membres; on dit alors que l'animal a des *jambes de veau*. On nomme *tendon failli* celui qui, au-dessous du genou, est plus petit et plus faible que dans le reste de son étendue.

Le canon peut être le siége de tumeurs osseuses qui portent le nom de *suros*, et de tumeurs molles que l'on nomme *molettes*. On dit que les suros sont *simples* quand il n'y en a qu'un, *chevillés* lorsqu'il y en a deux, un de chaque côté du canon et vis-à-vis l'un de l'autre, *nerveux* quand ils sont près des tendons, en *fusée* quand il y en a plusieurs à la suite les uns des autres.

Les molettes sont aussi simples et chevillées ou plutôt *soufflées*. Un coup quelconque donné sur le tendon peut occasionner une maladie inflammatoire que l'on désigne sous le nom de *nerf-férure*.

— Enfin on désigne sous le nom de *ganglions* de petites indurations situées entre le tendon et l'os du canon.

— Le *boulet* fait suite au canon, et est ainsi nommé parce qu'il a une forme arrondie. Cette partie doit être bien développée, sèche et située sur la même ligne que le genou et le canon, mais à trois travers de doigt environ en arrière de la couronne. Quand le canon, le boulet et la couronne sont sur une même ligne droite, le cheval est dit *droit sur ses membres;* cette situation défectueuse annonce de la fatigue et de l'usure. Lorsque le boulet sort en avant de cette ligne et que sa partie antérieure se trouve perpendiculaire à la pince, le cheval est dit *bouté*, ou *bouleté*. Un cheval ainsi conformé est tout à fait hors de service. Quand le boulet est porté très en arrière et que le paturon est long, le cheval reçoit le nom de *long-jointé*. Cette disposition rend les réactions très douces, mais occasionne bientôt la fatigue des tendons et le développement des molettes.

Les boulets peuvent être engorgés chez les chevaux fatigués; ils peuvent être le siége d'entorses que l'on nomme *efforts de boulet;* ils peuvent enfin présenter, en dedans, des plaies provenant du choc répété du pied mis en mouvement contre le boulet qui reste à terre. On dit que le cheval *se coupe* ou *se taille* quand il se blesse à un seul membre; il *s'entretaille* quand la blessure existe à deux membres du même bipède antérieur ou postérieur.

— Le *fanon* est un bouquet de crins plus ou moins développé, qui se trouve en arrière du boulet, et qui contient une petite production de corne que l'on nomme *ergot*.

— Le *paturon* est placé entre le boulet et la couronne. Trop long, il rend le cheval *long-jointé;* trop court, l'animal est dit *court-jointé*. Un cheval court-jointé est disposé à devenir droit sur ses membres; il a les réactions dures, est sujet aux tumeurs osseuses du paturon ou de la couronne, mais présente ordinairement beaucoup de force et de solidité.

Le paturon peut être le siége des *eaux aux jambes*, maladie caractérisée par un écoulement continuel d'une humeur fétide, qui rassemble les poils en paquets. Les *crevasses*, ou *mules traversines*, sont des fentes transversales qui surviennent à la partie postérieure du paturon, et laissent aussi suinter une humeur de mauvaise nature. Les *enchevêtrures* sont des blessures que les chevaux se font aux paturons, en se prenant dans leur longe.

— La *couronne* est la jointure qui précède immédiatement le pied. Elle est sujette à une maladie osseuse qui prend le nom de *forme*. On nomme *teigne, peigne*, ou *mal d'âne*, une maladie très-rebelle confondue autrefois avec les eaux aux jambes et qui survient à la couronne. Cette partie est très-exposée aux *atteintes*, c'est-à-dire aux coups que l'animal se donne lui-même avec les pieds de derrière en trottant; on dit alors que le cheval *forge*. Les atteintes peuvent être données par des chevaux voisins.

— Le *pied* est une partie très-essentielle à connaître. Il est formé extérieurement par une production de corne que l'on nomme le *sabot;* beaucoup de parties entrent dans la composition du sabot; celle qui en forme la surface antérieure et latérale prend le nom de *muraille* ou *paroi;* la paroi se subdivise elle-même en *pince*, ou partie antérieure médiane répondant à la pince du fer; en *mamelles*, qui viennent après, de chaque côté de la pince ; en *quartiers,* qui viennent après les mamelles, et en *talons,* qui complètent la paroi et en forment la partie postérieure. Chaque talon se contourne au-dessous du pied, entre la fourchette et la sole, pour aller former ce que l'on nomme l'*arc-boutant,* ou la *barre de la paroi.*

La surface inférieure du sabot présente trois parties distinctes, qui sont : 1° Le bord inférieur de la muraille ; 2° la sole ; 3° la fourchette. La *sole* a la forme d'un croissant ; suivant les parties de la paroi auxquelles son bord extérieur correspond, on la divise en sole de pince, sole de mamelles, de quartiers et de talons. La *fourchette* est une espèce de coin ou de pyramide qui complète en arrière la surface inférieure du sabot ; elle est formée d'une corne plus tendre que le reste du pied.

Le pied bon et bien conformé, dit M. Girard, est celui dont la grandeur, l'inclinaison et la direction se trouvent dans de justes proportions avec les autres parties du corps ; dont l'ongle est compacte et liant sans être cassant ; dont la paroi, un peu luisante, offre un aspect fibreux et une surface unie ; dont les talons, assez écartés l'un de l'autre, dépassent un peu la fourchette ; dont la surface inférieure est creuse dans le milieu, tandis que toute sa circonférence déborde d'une manière à peu près égale. Tout pied dans lequel ces caractères ne se trouvent pas réunis est dit défectueux.

Examinons les principales défectuosités.

— 1° Le pied *grand* n'a pas besoin d'être défini ; c'est un défaut chez les chevaux de selle, que ce pied rend lourds et pesants. — 2° Le pied *petit* est opposé au précédent ; il se montre fréquemment chez les chevaux fins, originaires de pays secs. — 3° Le pied *plat* est ainsi nommé toutes les fois que la sole, au lieu d'être concave, se trouve à peu près de niveau avec le bord inférieur de la paroi. — 4° Le pied *comble* est le pied plat outré ; ici la sole dépasse la paroi. C'est une altération grave qui rend le pied très-sujet aux foulures, aux bleimes. — 5° Le pied *encastelé* est celui ans lequel les quartiers ont une hauteur démesurée, tendent à se resserrer l'un contre l'autre, et produisent sur les parties internes du pied une compression douloureuse. Le pied est alors allongé, la sole est concave, et la fourchette petite. — 6° Le pied *à talons serrés* diffère du précédent en ce que le resserrement du sabot se borne aux talons. — 7° Le pied *étroit* est déprimé sur les côtés de la paroi, et plus ou moins allongé en pince. — 8° Le pied *cerclé* est celui dont l'altération se manifeste à la surface de la muraille par des cercles transversaux, plus ou moins nombreux, placés les uns au-dessus des autres, et faisant saillie sur la paroi. C'est presque toujours un signe que le pied a été le siége de douleurs. — 9° Le pied *à talons bas* a peu de hauteur en talons, et la pince allongée ; il se remarque souvent chez les chevaux long-jointés ; il peut aussi provenir d'une mauvaise ferrure. — 10° Le pied *dérobé* se distingue par des éclats accidentels qui ont lieu au bord inférieur de la paroi, et déterminent une plus ou moins grande perte de corne. Les sabots desséchés éprouvent souvent cet accident, qui peut aussi se manifester sur les bons pieds à la suite d'une mauvaise ferrure. — 11° Le pied *rampin* est celui chez lequel la paroi, au lieu d'être un peu oblique à sa partie antérieure, se trouve redressée, et pour ainsi dire perpendiculaire au sol ; le cheval est alors *pinçard,* c'est-à-dire qu'il use ses fers à la pince seulement. Cette disposition, qui s'accompagne de talons hauts, peut être naturelle ou la suite d'usure ; elle rend les chevaux impropres au service de la selle, parce qu'elle leur donne des réactions très-dures, et qu'elle les rend sujets à butter et à s'abattre. — 12° Le pied *panard* a la pince tournée en dehors ; nous avons vu qu'il était souvent occasionné par une mauvaise direction des rayons supérieurs. — 13° Le pied *cagneux* a la pince tournée en dedans. — 14° Le pied *bot* est celui dont le sabot est allongé et contourné comme la corne d'un bélier. C'est un accident rare, qui est quelquefois la suite de la fourbure. — Enfin, on comprendra, sans que nous ayons besoin d'en donner la définition, ce que c'est qu'un pied *à talons faibles, à fourchette grasse ou maigre,* un pied *gros,* ou *faible,* ou *de travers,* etc.

— Les maladies sont : 1° Les *scimes,* fissures très-étroites qui s'établissent sur la paroi, suivent la direction de ses fibres, et se distinguent, suivant leur position, en *soies*, ou *seimes en pied de bœuf*, qui surviennent sur le milieu de la pince, et en *seimes quartes* ou en *quartiers*, qui attaquent plus particulièrement les côtés de la paroi. Les chevaux qui ont les sabots secs et cassants sont sujets aux seimes. — 2° La *fourchette pourrie* est caractérisée par une sorte de pourriture qui s'établit à la fourchette, dont la corne devient molle, et laisse suinter une humeur noire et fétide. — 3° Le *crapaud* est encore une maladie de la fourchette, qui, d'abord pourrie, se gonfle, devient ulcéreuse, se couvre de végétations du fond desquelles suinte une humeur très-fétide. — 4° Le *javart cartilagineux* est une nécrose d'un cartilage qui se trouve sur les côtés du pied, au-dessous de la couronne. — 5° La *fourbure* est une maladie occasionnée par l'engorgement des vaisseaux du pied, et donnant lieu à de vives douleurs. — 6° La fourbure peut elle-même engendrer la *fourmilière* et le *croissant*, que nous décrirons plus tard. — 7° Les *bleimes* sont des foulures de la sole à la région des talons. — Enfin, la sole peut être *brûlée*, *piquée*, ou *enclouée* par un maréchal maladroit, blessée par des *clous de rue*, des *chicots de bois*, des *tessons de bouteille*, etc.

Passons maintenant à l'examen des membres postérieurs.

— La *hanche* est la saillie qui se trouve entre la croupe et la cuisse. Cette partie peut être trop enfoncée ou trop saillante. Dans le premier cas, les chevaux sont étroits de croupe, faibles dans l'arrière-main et sont souvent *clos de derrière*. Le second cas constitue les chevaux *cornus*. Les chevaux sont dits *éhanchés*, *déhanchés* ou *épointés* lorsqu'ils ont une hanche moins haute que l'autre.

— Les *fesses* sont situées en arrière et en bas de la croupe; elles n'offrent rien de remarquable.

— La *cuisse* est placée entre la croupe et la jambe. Elle doit être sèche, arrondie, bien développée. Lorsque la cuisse est trop volumineuse, l'animal est dit *chargé de derrière* ou *chargé de cuisine*. On dit au contraire qu'il est *mal gigoté* lorsque la cuisse est peu fournie. La jointure qui un la cuisse à la hanche peut être le siége *d'efforts* qui deviennent quelquefois ch.oniques et font boiter les animaux pendant longtemps.

— Le *grasset* a pour base la rotule; il est situé à la partie supérieure et antérieure de la jambe. Le grasset peut, comme le coude, rendre le cheval *panard* ou *cagneux*, suivant qu'il est tourné en dehors ou en dedans.

— La *jambe* fait suite à la cuisse et se termine au jarret. Elle peut être trop longue ou trop courte, et cette longueur, qui est toujours en raison inverse de celle du canon, offre les mêmes considérations que la longueur des avant-bras dans les membres extérieurs.

— Les *jarrets* sont aux membres de derrière ce que les genoux sont aux membres de devant. Ils doivent être larges, plats, secs et bien évidés. Quand ils sont petits et étroits, ils manquent de force; lorsqu'ils sont pleins au lieu d'être évidés, on les nomme *jarrets gras*. Quand ils vacillent pendant la marche, on les appelle *jarrets mous*. Lorsque leur pointe est tournée en dedans, les chevaux sont appelés *jarretés*, ou *crochus*, ou *clos du derrière*.

Les tares ou maladies du jarret sont : Le *capelet* ou *passe-campane*, tumeur molle située à la pointe du jarret et occasionnée par un travail forcé ou par des violences extérieures; les *solandres* et les *râpes*, espèces de crevasses qui surviennent au pli du jarret, et qui sont à cette partie ce que les malandres et les râpes sont au genou (les solandres sont longitudinales et les râpes sont transversales); les *vessigons*, tumeurs molles synoviales, situées dans le vide qui se trouve en avant de la corde du jarret; la *courbe*, tumeur osseuse, située à la partie supérieure et interne du jarret; l'*éparvin calleux*, autre tumeur osseuse qui se développe à la partie inférieure et interne du jarret (l'*éparvin de bœuf* diffère du précédent en ce qu'il commence par une tumeur molle); la *jarde*, ou le *jardon*, est encore une tumeur osseuse qui se montre quelquefois à la partie externe et inférieure du jarret. Toutes ces maladies n'offrent de la gravité que lorsqu'elles gênent les mouvements du jarret.

L'*éparvin sec* n'est pas une tumeur, mais une maladie dont la cause n'est pas connue, et dont l'effet est de faire fléchir les jarrets d'une manière convulsive. On dit alors que le cheval *harpe*. — On nomme *jarret cerclé* celui qui est entamé de tumeurs dures et molles. Cette maladie peut finir par diminuer ou empêcher tout à fait les mouvements du jarret en donnant lieu à l'*ankylose* incomplète ou complète de cette partie.

Les autres régions qui terminent les membres postérieurs donnent lieu aux mêmes considérations que celles des membres du devant.

EXAMEN DES YEUX DU CHEVAL.

Pour pouvoir faire cet examen avec fruit, il faut d'abord avoir une idée de la structure des yeux. La forme extérieure d'un œil est à peu près celle d'un sphéroïde déprimé postérieurement, et dont le diamètre antéro-postérieur est moins grand que le diamètre latéral. Cette forme régulière est déterminée et maintenue par une membrane épaisse et fibreuse, d'un tissu ferme et serré que l'on nomme la *sclérotique* ou *cornée opaque*. Cette membrane présente à sa partie antérieure un segment elliptique, diaphane comme le verre et désigné sous le nom de *cornée transparente* ou *vitre de l'œil*. En arrière de la vitre se trouve la membrane de l'*iris* qui a la forme d'un plan circulaire, et dont le centre est percé d'un trou rond plus ou moins ouvert, parfaitement noir et que l'on nomme la *pupille*. C'est l'iris qui donne à l'œil sa couleur. Derrière l'iris se trouve le *cristallin*, espèce de lentille biconvexe, renfermée dans une membrane particulière que l'on nomme la *capsule cristalline*. L'espace qui se trouve entre le cristallin et la cornée transparente est séparé par l'iris en deux *chambres*, l'une antérieure et l'autre postérieure. Ces deux chambres, qui sont remplies par l'*humeur aqueuse*, communiquent ensemble par la pupille. En arrière du cristallin, la cavité de l'œil se trouve remplie par une humeur nommée *vitrée*, renfermée elle-même dans une membrane transparente désignée sous le nom d'*hyaloïde*. Entre l'hyaloïde et la sclérotique, se trouvent deux autres membranes qui complètent l'œil, la choroïde et la rétine. La *choroïde* est une membrane noire qui tapisse toute la face interne de la sclérotique, depuis le fond de l'œil jusqu'à l'iris. La *rétine* est une membrane nerveuse, très mince, presque transparente, simplement posée sur la choroïde, formée par l'épanouissement du nerf optique et qui paraît être l'agent essentiel de la vision.

Le globe de l'œil est recouvert et protégé par les *paupières* au nombre de trois : une supérieure, une inférieure et une interne, encore nommée *corps clignotant*. Les paupières sont tapissées par une membrane muqueuse nommée *conjonctive*. Le globe appuie en arrière sur une masse de graisse appelée *coussinet oculaire*; enfin, il est continuellement humecté à sa surface par les *larmes* que fournit la *glande lacrymale* et que conduit au dehors un canal particulier qui vient s'ouvrir dans le nez, près des naseaux.

Pour bien examiner les yeux d'un cheval, il faut le placer à l'abri du grand jour, soit dans une écurie, soit sous un hangar, afin de pouvoir exposer à volonté le cheval à une lumière plus ou moins vive. Quand on peut faire cet examen dans une écurie, on place le cheval à peu de distance de la porte, la tête tournée de ce côté, en ayant soin qu'il ne se trouve pas en face de lui un corps qui ait une couleur trop vive, comme un mur blanchi, du feu, des vêtements blancs, etc. On doit alors apercevoir distinctement toutes les parties constituantes de l'œil, et rien n'est plus facile que de reconnaître si elles sont bien saines. On fait ensuite avancer l'animal vers un endroit plus éclairé afin de voir si, à une lumière plus vive, la pupille s'est bien resserrée.

Les yeux peuvent être trop grands ou trop petits. Dans le premier cas, on dit que l'animal a des *yeux de bœuf*. Ceux qui sont petits sont appelés *yeux de cochon*. Les yeux sont ordinairement animés, vifs et brillants chez l'animal vigoureux et bien portant, languissants et ternes dans les maladies de langueur.

Les paupières doivent être fines, saines et bien mobiles. Lorsque la paupière supérieure recouvre en partie le globe de l'œil, on dit que le cheval a les yeux couverts ; elle présente des rides chez les chevaux qui ont eu plusieurs accès de *fluxion périodique*. La conjonctive doit être fine, unie, souple et d'une couleur rosée ; elle devient rouge dans les maladies inflammatoires aiguës, pâle et infiltrée dans les maladies chroniques, jaunâtre dans les affections du foie, etc.

Le corps clignotant doit être sain. Les anciens maréchaux l'enlevaient aux chevaux atteints de fluxion périodique ; c'est ce qu'ils appelaient *dégraisser l'œil par le bas*.

La cornée transparente doit être bien diaphane. Il y survient quelquefois des taches blanches que l'on nomme *taies* lorsqu'elles sont peu étendues et bien circonscrites, *albugo* ou *leucoma* quand elles occupent toute la surface de la vitre, *nuage* ou *néphélion* lorsqu'elles sont demi-transparentes.

L'iris doit être sain et ses mouvements faciles à apercevoir quand on fait passer le cheval de l'obscurité à la lumière, et réciproquement. Lorsque l'iris est blanc, les yeux sont dits *vairons*.

Le cristallin peut devenir opaque en totalité ou en partie, et donner lieu à ce que nous avons nommé *cataracte* ou *dragon*.

La rétine peut être paralysée : cette maladie, qui n'est accompagnée d'aucun changement dans l'œil, et qui n'est reconnaissable qu'à l'absence des mouvements de l'iris, a reçu le nom d'*amaurose* ou *goutte sereine*.

Les yeux sont encore sujets à d'autres maladies, telles que les *ophthalmies simples*, la *fluxion périodique*, etc.

PROPORTIONS DU CHEVAL.

Nous venons d'examiner chaque partie en particulier, mais nous ne les avons pas encore considérées dans leur ensemble ; il est cependant nécessaire de rechercher l'harmonie qui doit régner entre elles, et qui consiste dans l'exactitude de leurs proportions. Cette harmonie constitue ce que l'on appelle la *beauté*, et dénote aussi la *bonté* de l'animal ; ces deux mots n'ont rien d'absolu et sont purement relatifs aux différents services. Tous les chevaux, en effet, ne sont pas faits de la même manière ; l'animal peut être épais et court ; il peut avoir une taille déliée, médiocre, ou une taille haute et avantageuse, et être exactement proportionné. La conformation du cheval de selle ne peut convenir au cheval de trait ; la beauté de l'étalon ne peut être applicable à la jument. Les proportions qui se rattachent à la beauté varient donc en raison d'une foule de circonstances, et ne peuvent être établies d'une manière absolue. Il fallait que chaque animal portât en lui-même les mesures sur lesquelles on pouvait déterminer s'il y avait concordance dans le développement des différentes parties de son corps. Pour mesurer les proportions des chevaux de selle, Bourgelat a pris la tête de ces animaux pour type de comparaison, et l'a, à cet effet, convertie en une sorte d'instrument métrique, qu'il a ensuite divisé en plusieurs parties pour en rendre les fractions plus applicables à la détermination des dimensions de toutes les autres parties du corps.

La longueur de la tête se mesure entre deux lignes parallèles, tangentes l'une à la nuque et l'autre à l'extrémité de la lèvre supérieure, par une ligne perpendiculaire à ces deux parallèles. Cette longueur se divise en trois portions que l'on nomme *primes*. Mais toutes les parties à considérer ne peuvent avoir constamment ou une prime entière, ou une prime et demie, etc. ; il est donc nécessaire d'avoir des fractions ; on les obtient en divisant chaque prime en trois parties égales que l'on nomme *secondes*, et comme cette seconde division ne suffirait pas, on subdivise chaque seconde en vingt-quatre *points*.

Ainsi, une tête est divisée en trois primes, neuf secondes et deux cent seize points.

Mais la tête peut elle-même pécher par un défaut de proportions ; il est donc nécessaire de trouver le moyen de rectifier cette source d'erreurs ; voici comment on y parvient :

Chez un cheval de selle bien proportionné, la hauteur de l'animal, mesurée du sommet du garrot à terre, est de deux têtes et demie ; la longueur du corps prise de la pointe de l'épaule à la pointe de la fesse, est d'une étendue égale. Dès que la tête donnera en longueur ou en hauteur à l'animal mesuré plus de deux fois et demie sa longueur, elle sera trop longue ; si elle donne moins, elle sera trop courte. Dans l'un et dans l'autre cas, il faut abandonner la tête, prendre exactement la hauteur du cheval, diviser cette hauteur en cinq parties égales, prendre deux de ces parties que l'on partage en primes, secondes et points, comme on l'aurait fait pour la tête, et l'on a une mesure générale, telle que la tête l'eût donnée si elle eût été bien proportionnée.

Ceci posé, voyons les principales proportions du cheval.

— *Trois longueurs de tête* donnent la hauteur du cheval, du sommet de la nuque à terre, pourvu que sa tête soit bien placée.

— *Deux têtes et demie* égalent la hauteur du corps du sommet du garrot à terre, et la longueur mesurée de la pointe de l'épaule à la pointe de la fesse.

— *Une tête entière* donne la longueur de l'encolure de la partie postérieure de la nuque au sommet du garrot, l'épaisseur et la largeur du corps prises d'un côté à l'autre, et la hauteur du corps du milieu du dos au milieu du ventre.

— *Une tête mesurée de la nuque à la commissure des lèvres* égalera la largeur de la croupe prise d'un angle à l'autre, la longueur de la croupe de l'angle de la hanche à la pointe de la fesse, la hauteur de la croupe vue latéralement et mesurée du même angle au grasset, la longueur des jambes du grasset à la partie saillante et latérale du jarret, la hauteur du jarret à terre, la longueur de l'avant-bras de la pointe du coude au pli du genoux, enfin la hauteur de ce même pli jusqu'à terre.

— *Deux fois cette dernière mesure* donnent la distance du sommet du garrot à la rotule, et de la hanche à la pointe du coude.

— *Deux primes*, ou, en d'autres termes, deux tiers de la longueur de la tête doivent donner la largeur du poitrail d'une pointe de l'épaule à l'autre.

— *Une demi-tête* égale la distance qu'il y a entre la pointe de l'épaule et celle du coude.

— *Une prime* donne la distance entre le sommet du toupet et une ligne qui passerait par les points les plus saillants des orbites, la largeur de la tête au-dessous des paupières inférieures, la largeur latérale de l'avant-bras, de sa naissance antérieure à la pointe du coude.

— *Deux secondes*, ou deux neuvièmes de la longueur de la tête, donnent la distance des avant-bras d'un ars à l'autre, la largeur latérale de la jambe près du jarret, et l'abaissement du dos par rapport au sommet du garrot.

— *Une seconde et demie* doit égaler la largeur de la couronne des pieds antérieurs, mesurée en tous sens, la largeur de la couronne des pieds postérieurs d'un côté à l'autre seulement, la largeur du genou vu de face, et l'épaisseur des jarrets.

— *Deux secondes et six points* donnent à peu près la largeur du jarret, du pli à la pointe.

— *Une seconde et seize points* mesurent la largeur du genou vu latéralement et sa longueur.

Quelques exemples feront comprendre la nécessité du rapport proportionnel des différentes parties du corps entre elles.

Une tête longue doit augmenter le poids des parties antérieures ; dans l'action d'avancer, les membres antérieurs trop chargés se relèveront plus difficilement, la marche sera retardée, les membres postérieurs viendront frapper les antérieurs et l'animal forgera.

Cette défectuosité, considérée dans le cheval de selle, doit avoir de l'influence sur l'embouchure, car l'angle résultant des rênes et du mors étant plus aigu, la pression de ce mors sur les barres doit augmenter. Une tête courte aura des inconvénients contraires.

L'encolure étant un bras de levier auquel la tête est suspendue, si elle est trop longue, il est évident que ce défaut devient bien plus grave lorsque l'encolure est droite et grêle, parce que les muscles de cette partie manquent alors du développement qui leur est nécessaire pour mouvoir la tête avec facilité.

Le trop de brièveté de l'encolure existe rarement sans que cette partie soit plus épaisse, et sans que la tête de l'animal soit mal attachée ; l'encolure ainsi conformée rend le cheval peu souple et peu maniable. Dans le cas où l'encolure courte est en même temps grêle, les muscles de cette partie manquent de force, la tête est portée basse, le cheval butte, pèse sur la bride, et se ruine promptement des parties antérieures.

La longueur excessive du corps entraîne toujours la faiblesse de l'animal ; l'épine est alors plus flexible, et les muscles sont obligés à des efforts bien plus grands pour prévenir les effets de cette flexibilité. Le sujet s'épuise donc facilement au travail, surtout si on l'emploie à la selle ou à porter le bât.

Lorsque le corps de l'animal est trop court, sa force est nécessairement plus grande, mais ses réactions sont dures et se font désagréablement sentir au cavalier.

Nous pourrions multiplier bien davantage les observations de ce genre ; mais les exemples que nous venons de citer doivent suffire pour faire sentir la nécessité des proportions. On ne peut cependant exiger qu'elles soient rigoureusement exactes ; elles doivent même un peu varier suivant les services auxquels on veut soumettre les animaux. Il est nécessaire de se rappeler que les mesures que nous venons de donner d'après Bourgelat ne sont applicables qu'aux chevaux de selle et de luxe ; celles des chevaux de trait n'ont été indiquées par personne.

Mais, sans avoir recours à une mesure, l'œil exercé d'un homme habitué à voir et à juger des chevaux, compare rapidement les différentes parties entre elles, et voit sans peine si elles sont en harmonie et dans un aplomb parfait.

Nous renvoyons pour la connaissance des aplombs et pour celle de l'âge des chevaux aux articles Aplombs et Age.

Nous renvoyons également au mot Allures pour la description des différents modes de progression des chevaux.

DES ROBES ET AUTRES MARQUES NATURELLES.

On entend par *robe* l'ensemble des poils qui recouvrent le corps des animaux Les poils qui se trouvent sur les différentes parties du corps ne sont pas tous de la même sorte : les uns, longs et souples, garnissent la queue et la partie postérieure des boulets, forment la crinière, et prennent le nom de *crins* ; d'autres, moins longs, moins gros et rudes, garnissent le pourtour des yeux, des naseaux, de la bouche, du menton et des paupières ; ceux-ci n'ont pas reçu de noms particuliers, excepté aux paupières où on les nomme *cils*. Enfin, les derniers, moins longs, couchés, unis, couvrent la plus grande partie du corps et conservent le nom de *poils*.

Les poils peuvent varier suivant une infinité de circonstances : les climats, les saisons, l'âge, les maladies ont généralement beaucoup d'influence sur eux et les font fréquemment changer d'aspect. Ainsi, dans les climats chauds, les poils sont plus rares et plus courts que dans les pays froids ; dans un même pays, ils sont plus longs pendant l'hiver que pendant l'été. Tous les ans, au printemps, le cheval change de poils ; c'est ce qu'on appelle la *mue*. On dit alors que l'animal jette son poil d'hiver. Les nouveaux poils sont courts et luisants, mais ils s'allongent et deviennent ternes aux approches de l'hiver pour tomber à leur tour. Un cheval atteint de maladie chronique a les poils ternes, rudes, grossiers, hérissés et souvent ramassés en paquets ; ils sont au contraire doux, luisants et lisses chez l'animal bien portant. Le cheval qui a de l'embonpoint les a plus doux et plus souples que celui qui est maigre.

Enfin, la même robe est tantôt plus claire et tantôt plus foncée sur le même animal, quand on l'examine à ses différents âges, pendant l'été ou l'hiver, dans l'état de santé ou de maladie, etc.

On a longtemps pensé que les chevaux de certaines robes étaient meilleurs que ceux des autres robes. Aujourd'hui que l'on tient moins aux anciens préjugés qu'au témoignage de l'expérience, on est généralement revenu de cette erreur, et, tout en reconnaissant que le tempérament des chevaux, qui a tant d'empire sur leurs qualités, influe souvent sur la nuance de leur robe, on est bien persuadé que, parmi les chevaux de toutes couleurs, il s'en trouve de bons et de mauvais, et que leur conformation a plus d'influence sur leurs aptitudes à tel ou tel genre de service que la variété de leurs poils et de leurs marques particulières.

— Les robes peuvent être divisées en simples et en composées.

Les robes simples sont celles qui sont formées par des poils d'une seule couleur, abstraction faite des marques particulières que l'on peut y observer, et que nous ferons connaitre plus loin.

Les robes composées sont celles qui résultent du mélange de poils de couleurs variées.

Voici les robes ou poils simples :

1° *Le blanc.* — 2° *Le noir.* — 3° *L'alezan.* — 4° *Le café au lait.*

1° Le *blanc,* dont on distingue trois variétés : le *blanc argenté,* brillant comme l'argent ; le blanc *mat,* qui est un peu plus terne et tire sur la couleur du lait ; le blanc *porcelaine,* qui a la teinte blanche et légèrement bleuâtre de cette faïence. Remarquons que peu de chevaux sont blancs dans le jeune âge, mais que la plupart des chevaux gris clair deviennent blancs en vieillissant.

2° Le *noir* est plus commun que le blanc ; on y reconnaît les variétés suivantes : le *noir jais* ou *jayet,* foncé et très-luisant ; le noir *franc,* foncé, uniforme, mais non brillant ; le noir *mal teint,* tirant un peu sur le roux.

3° L'*alezan* est une robe simple qui se compose de poils roux, dorés, rouges, ou couleur de cannelle plus ou moins foncée. On distingue dans cette robe l'alezan *clair,* qui est brillant, mais peu foncé et comme lavé ; l'alezan *doré,* d'un jaune d'or et très-luisant ; l'alezan *foncé,* qui a une teinte brunâtre et obscure ; l'alezan *marron,* plus foncé que le précédent, et qui approche de la couleur du fruit dont il tire son nom ; l'alezan *brûlé,* très-foncé et presque noir ; il est souvent difficile de distinguer un cheval alezan brûlé d'un noir mal teint. Enfin, on donne le nom d'*alezan poil de vache* aux robes précédentes lorsque la queue et les crins sont blancs.

4° Le *café au lait* est formé de poils d'un blanc jaunâtre, tirant sur la couleur du beurre frais ; on reconnaît le café au lait clair et le café au lait foncé.

Nous reconnaîtrons six groupes dans les robes composées :

1° Celles qui sont constituées par deux couleurs différentes occupant des régions séparées. — *Robes baie, souris et isabelle.*

2° Celles qui sont formées de deux couleurs disséminées sur tout le corps de l'animal. — *Robes grise et aubère.*

3° Celle qui résulte de l'association de deux couleurs réunies sur le même poil. — *Robe louvet.*

4° La *robe rouane,* constituée par des poils de trois couleurs différentes.

5° La *robe pic,* formée tantôt par deux, tantôt par trois couleurs différentes.

6° Le type *gris isabelle,* que l'on ne rencontre que très-rarement.

Premier groupe. — *Robe baie.* Le *bai* est formé de poils rougeâtres comme l'alezan, mais il en diffère en ce que les crins de la crinière et de la queue, et la partie inférieure des quatre membres sont noirs. Il y a des bais *clair, doré, foncé, marron ;* il y a encore le bai *châtain,* moins foncé que le marron ; le bai *cerise,* qui a une couleur vive et d'un rouge brillant ; le bai *brun,* qui approche assez de l'alezan brûlé.

Robe souris. — Le *poil souris* a la couleur de cet animal et présente, comme l'isabelle, la raie de mulet, les crins et les extrémités noirs. On le distingue en *clair* et en *foncé.*

Robe isabelle. — Lorsque la robe soupe au lait est accompagnée de crins et de membres noirs et d'une raie de mulet, elle prend le nom de robe *isabelle.* On donne le nom de *raie de mulet* à une bande noire, plus ou moins large, qui s'étend depuis la partie postérieure de la crinière jusqu'à la queue. Les crins et les extrémités noirs suffisent pour caractériser l'isabelle et différencier cette robe de la couleur soupe au lait; la raie de mulet manque quelquefois, mais alors cette absence doit être notée au signalement du cheval.

Deuxième groupe. — *Robe grise.* Le gris résulte d'un mélange de poils blancs, de poils noirs et quelquefois de poils rouges. Le gris *clair* est celui dans lequel le blanc domine; le gris *foncé* est plus noir que blanc; le gris *ordinaire* est formé par le mélange à peu près égal de blanc et de noir; le gris *argenté* est luisant et presque blanc; le gris *sale* a l'aspect terne et comme sali. Les nuances précédentes peuvent offrir différentes particularités qui leur ont fait donner les noms suivants: Le gris *pommelé*, qui se reconnaît à des marques grises, ordinairement arrondies et toujours plus foncées que le reste de la robe; le gris *miroité*, qui présente, au contraire, des marques d'un gris moins foncé que le fond de la robe; le gris *tisonné* ou *charbonné* qui offre de grandes marques noires, allongées et irrégulières; le gris *tigré*, ainsi nommé parce que, sur un fond clair, on observe des taches noires ou rougeâtres plus ou moins multipliées, et de la largeur d'une pièce de deux francs environ; le gris *moucheté*, parsemé de taches noires, petites et plus ou moins nombreuses; le gris *truité*, caractérisé par des taches petites et rougeâtres; le gris *tourdille*, qui est une robe gris sale, parsemée de taches blanches donnant à la robe de la ressemblance avec le plumage de la gorge d'une grive.

Chacune des variétés de la robe grise, qu'elle soit *claire, foncée, argentée,* etc., etc., peut se montrer en même temps *pommelée* ou *miroitée, tigrée, mouchetée,* etc., etc. Le plus souvent ces dernières marques ne se montrent que sur quelques parties du corps.

Robe aubère. — L'*auber* est une robe composée de poils blancs et rougeâtres mélangés d'une manière uniforme et en quantités à peu près égales; lorsque le blanc domine et qu'il se trouve rassemblé en petits paquets isolés du rouge, la robe prend le nom de *mille fleurs*. On la désigne, au contraire, sous le nom de *fleur de pêcher* quand c'est le poil rouge qui se trouve prédominant et rassemblé en petits paquets.

Troisième groupe. — *Robe louvet.* Le louvet est formé par la réunion sur le même poil des deux couleurs noire et jaune ou rouge très-clair. C'est une teinte fauve, rare chez le cheval, mais commune chez le chien. On reconnaît le *louvet clair* quand la coloration jaune prédomine, et le *louvet foncé* quand c'est la couleur noire qui l'emporte.

Quatrième groupe. — *Robe rouane.* Le *rouan* résulte du mélange du blanc, du noir et du rougeâtre. Le rouan *clair* est celui dans lequel le blanc prédomine; le rouan *foncé* est ainsi nommé parce que c'est le poil noir qui s'y trouve en plus grande quantité. Enfin, quand le poil rouge est prédominant, la robe prend le nom de *rouan vineux*.

Cinquième groupe. — *Robe pie.* La robe pie est formée par la réunion de larges plaques blanches, plus ou moins nombreuses et irrégulières, qui sont continues à d'autres plaques d'un poil quelconque. Il y a des robes *pie noire, pie alezane, pie grise,* etc., en un mot, il y a autant d'espèces de *pies* que nous avons examiné de variétés de robes. Dans la robe pie, la couleur prédominante doit être indiquée la première.

Exemple : *Robe pie noire* ou *robe noire pie,* suivant que la coloration blanche ou noire l'emporte.

Sixième groupe. — *Type gris isabelle.* C'est une robe très-rare, formée par des poils blancs, jaunes et noirs. La crinière et la queue sont noires; la raie de mulet existe ordinairement.

Les robes peuvent offrir des marques et des particularités dont il faut tenir compte en faisant le signalement d'un cheval. Quelques-unes de ces marques peuvent être formées par des poils noirs. Parmi elles, la *raie de mulet* dont nous avons déjà parlé, les *zébrures*, qui sont des bandes noires plus ou moins larges qui se trouvent quelquefois au garrot, aux épaules et autour des membres : elles se font principalement remarquer sur les robes souris, fauve, louvet; dans ce cas, les chevaux sont dits *zébrés.* On appelle cheval *cap de Maure* celui qui a la tête noire et le reste du corps d'une autre couleur. Cette particularité est commune aux chevaux rouans et souris.

Des poils blancs disséminés çà et là sur une robe que ce poil ne contribue pas ordinairement à former, constituent le *rubican*. Le cheval est dit *fortement* ou *légèrement rubican*, suivant que les poils blancs sont très ou peu nombreux. Ordinairement, un cheval n'est pas rubican sur toute la surface du corps, mais sur une ou plusieurs régions, par exemple aux flancs, à la crinière, aux épaules, etc.

Les taches blanches situées sur le front portent le nom de *marques en tête*; quand elles sont arrondies, ces marques sont nommées *pelotes*. Les pelotes sont *régulières* ou *irrégulières;* elles sont dites *herminées* lorsqu'on y aperçoit de petites taches semblables à celles qu'on voit sur la peau de l'hermine, et *bordées* quand leur circonférence, au lieu d'être nettement tranchée, présente un espace où les poils blancs se mêlent à ceux du fond de la robe. Les marques en tête portent le nom d'*étoiles* quand elles offrent une forme anguleuse; et l'on dit enfin qu'un cheval a *quelques poils en tête* lorsqu'il n'offre réellement que quelques poils blancs sur le front.

— On nomme *lisses* ou *listes* les marques blanches plus ou moins longues que l'on observe sur le chanfrein; elles se continuent souvent avec les marques blanches du front; elles peuvent être *continues, interrompues, irrégulières, bordées*. Quand ces marques blanches sont très-larges, et occupent toute la largeur du chanfrein, le cheval est dit *belle face;* il est dit *demi belle face* lorsque la marque n'occupe qu'un côté de la partie antérieure de la tête. Si les lèvres sont blanches, on dit que le cheval *boit dans son blanc*. Le cheval peut boire dans son blanc *complétement* ou *incomplétement, des deux lèvres,* ou seulement de la lèvre supérieure ou inférieure. Tous ces termes n'ont pas besoin de définitions.

— On donne le nom de *balzanes* aux marques blanches de la partie inférieure des membres. Les balzanes sont dites *haut-chaussées* lorsqu'elles montent plus haut que le genou ou le jarret; *chaussées,* quand elles viennent au-dessous de ces jointures; *petites,* lorsqu'elles ne montent pas jusqu'au boulet. On nomme *trace de balzane* une marque blanche, peu étendue, qui se montre sur un des côtés de la couronne, et n'entoure pas tout le membre. La manière dont les balzanes se terminent à la partie supérieure les fait nommer, suivant les cas, *régulières, irrégulières, dentelées, bordées,* etc. Elles peuvent offrir, sur leur étendue, toutes les marques noires que l'on remarque sur les robes grises, être par conséquent *mouchetées, herminées, pommelées, tigrées, tisonnées,* etc. Le nombre des balzanes est variable : quand il n'y en a qu'une, on fait connaître au signalement le membre qui en est pourvu; s'il y en a deux, on les désigne par le bipède qui les présente; s'il y en a trois, on fait connaître ce nombre en ne désignant particulièrement que le membre antérieur ou postérieur qui en est pourvu. Ainsi, quand on dit *trois balzanes, dont une antérieure gauche,* on fait entendre que le cheval a deux balzanes postérieures, et une au membre antérieur gauche.

Par opposition à tous les termes que nous venons de faire connaître, un cheval est dit *zain* quand il n'offre aucune marque blanche naturelle.

— Les poils rougeâtres, plus ou moins foncés, peuvent encore former des marques qui ont reçu des noms particuliers. Ainsi on nomme *marques de feu* les taches formées par des poils d'un rouge vif et brillant. On les observe sur les robes bai brun et alezan brûlé, et sur différentes parties du corps, telles que les paupières, les naseaux, les lèvres, les coudes, les grassets et les fesses. Lorsque ces poils rouges couvrent toutes les parties voisines des narines, on dit que le cheval a un *nez de renard*. Lorsqu'un cheval bai ou alezan a les fesses, les flancs, le ventre, etc., d'une nuance plus claire que le reste de la robe, on dit qu'il a les *fesses lavées,* les *flancs lavés,* ou le *ventre de biche*.

— On donne le nom de *taches de ladre* à des espaces d'un rose fade et dépourvus de poils. On observe le ladre autour du nez, de la bouche, de l'anus, de la vulve, etc. On nomme *épi* ou *molette,* un rebroussement de poils. Les épis existent plus ordinairement au front, à l'encolure, au poitrail, aux ars et aux flancs.

Les épis allongés que l'on remarque quelquefois le long de la crinière portent le nom d'*épée romaine*.

— Enfin on désigne sous le nom de *coup de lance* un enfoncement sans cicatrice, qui, chez quelques chevaux, existe entre le garrot et l'encolure.

MANIÈRE DE FAIRE LE SIGNALEMENT DES CHEVAUX.

On entend par signalement l'ensemble des caractères extérieurs à l'aide desquels un cheval peut être distingué de tous les individus de la même espèce ; ces caractères se tirent du sexe, de l'âge, de la taille, de la robe de l'animal, ainsi que des différentes marques naturelles qu'il peut présenter.

On mesure les chevaux du sommet du garrot à terre ; il y a deux manières de procéder à cette opération : avec une chaîne, ou bien avec une potence à traverse mobile. Cette dernière manière est la seule exacte, et encore faut-il que celui qui tient la potence place la tige de cet instrument bien verticalement. La chaîne, au contraire, est une mesure peu juste, car en s'appuyant sur le garrot et l'épaule, elle fait des contours qui donnent ordinairement au cheval un ou deux pouces de plus qu'avec la potence ; aussi, en faisant le signalement d'un cheval, est-il nécessaire de faire connaître si cet animal a été mesuré *sous potence* ou *à la chaîne*.

Les caractères qui composent les signalements doivent être énoncés dans l'ordre suivant. On indique successivement : 1° Le nom de l'animal, s'il en a un ; 2° le sexe ; 3° la race ; 4° le genre de service ; 5° la robe, ses particularités naturelles, accidentelles et artificielles ; 6° l'état des crins ; 7° l'âge ; 8° la taille. Un exemple fera mieux comprendre ce précepte.

Toidak, cheval entier, de race arabe, propre à la selle, sous poil alezan brûlé, étoile en tête, tache accidentelle sur la côte droite, queue écourtée en balai, âgé de 11 ans, taille 1ᵐ 46 sous potence.

Il est des circonstances où il est nécessaire de pousser plus loin le signalement, et d'indiquer tout ce qui peut contribuer à faire reconnaître l'animal : par exemple, la forme de la tête, l'encolure, du ventre, etc., etc., les tares qu'il peut présenter sur les différentes parties du corps, etc.

Nous renvoyons à l'article ACHAT DES CHEVAUX, pour la manière de procéder à l'examen d'un cheval en vente, et pour les principes qui doivent guider les acheteurs dans le choix des chevaux pour les différents services.

— *Du pansement à la main.* L'exactitude à panser les chevaux n'est pas un soin indifférent, et ne se borne pas à procurer aux yeux la simple satisfaction de voir les chevaux propres, nets et luisants, comme quelques-uns le croient ; elle importe véritablement à leur conservation, puisque le pansement débarrasse la peau de la crasse qui en bouche les pores, et qui, par son accumulation, finirait par s'opposer à la transpiration, si nécessaire au maintien de l'animal en santé.

Les instruments nécessaires au pansement à la main sont : l'*étrille*, l'*époussette*, la *brosse*, le *bouchon de paille*, l'*éponge*, le *peigne*, le *cure-pied*, et le *couteau de chaleur*. Ils sont assez connus pour que nous croyions pouvoir nous dispenser de les décrire.

La première attention du palefrenier ou du cocher, en se levant ou en entrant le matin à l'écurie, doit être d'attacher le cheval au râtelier, de nettoyer les auges avec un bouchon de paille, et de distribuer l'avoine ou le son, selon qu'il est ordonné. Aussitôt après que l'animal a mangé, on remue la litière avec une fourche, on la relève sous l'auge, en ayant soin de séparer et de mettre à l'écart la partie de cette même litière qui se trouve pourrie ou gâtée par la fiente et par l'urine ; après quoi on nettoie à fond, avec le balai de bouleau, la place du cheval.

Avant de procéder au pansement, on met au cheval un filet ou un bridon : si la saison et le temps le permettent, on le conduit hors de l'écurie, et on l'attache à des anneaux de fer scellés dans le mur pour cet usage. Toutes ces précautions prises, le palefrenier, armé de l'étrille qu'il tient dans sa main droite, saisit la queue du cheval avec la main gauche, passe l'étrille sur le milieu et sur le côté de la croupe à rebrousse poil, en allant et revenant pendant un certain temps, avec vitesse et légèreté, sur toutes les parties de ce même côté, qu'il parcourt ainsi en remontant graduellement jusqu'à l'oreille. On doit ménager toutes les parties qui sont douées d'une trop grande sensibilité, ainsi que celles qui sont occupées par la racine des crins. On ne porte par conséquent jamais l'étrille sur le tronçon de la queue, sur les parties tranchantes de l'encolure, l'épine, le fourreau ; on la passe plus légèrement sur les jambes et les avant-bras qu'ailleurs.

L'effet de cet instrument étant de détacher la crasse qui résulte de l'évaporation de la sueur, plusieurs coups donnés suffisent pour en enlever une certaine quantité. Pour dégager l'étrille de cette crasse, le palefrenier doit frapper de temps en temps le pavé avec l'un des marteaux de son instrument ; il doit même souffler fortement entre les rangs pour nettoyer cet instrument avec plus d'exactitude.

Le cheval étant suffisamment étrillé sur le côté droit, on procède au pansement de la partie gauche. Il s'agit alors de changer l'étrille de main, et de se saisir de la queue avec la main droite en commençant.

A l'étrille succède l'époussette. On nomme ainsi un morceau de serge ou de gros drap destiné à enlever la poussière que le premier instrument peut avoir laissée à la superficie des poils. On tient cette étoffe par un des coins, et on en frappe légèrement tout le corps de l'animal. On s'en sert aussi pour frotter et nettoyer la tête, les oreilles dedans et dehors, l'auge, les ars de devant et de derrière, toutes les parties enfin sur lesquelles l'étrille n'a pas été passée.

Après avoir épousseté le cheval, il faut le brosser. On chausse la brosse dans la main droite, en glissant une portion de cette même main entre la partie supérieure de cet instrument et le cuir qui y est cloué en forme d'anse, tandis que l'étrille est tenue de la main gauche. Ces dispositions prises, on brosse avec soin la tête en tous sens, en ayant soin de ne pas offenser les yeux ; puis on brosse tout le côté droit du corps, en passant à poil et à contre-poil, et ne laissant aucune partie sans que le poil soit uni et couché ainsi qu'il doit l'être. Il faut brosser le plus près qu'il est possible de la racine des crins, frotter la brosse sur les dents de l'étrille à chaque coup qu'on donne pour la nettoyer, et charger ce dernier instrument de la poussière enlevée par la brosse. Quand l'étrille est chargée de crasse, on l'en débarrasse, ainsi que nous l'avons dit, au moyen du souffle et des coups plus ou moins répétés de l'un de ses marteaux contre un corps dur quelconque.

Après avoir brossé avec soin tout le côté droit, on passe au côté gauche ; puis on frotte les jambes et surtout les jointures avec un bouchon de paille légèrement humecté.

Il s'agit ensuite de laver les jambes. On met à côté de soi et à sa portée un seau plein d'eau, et l'on se munit d'une éponge ; on appuie successivement et à diverses reprises l'éponge mouillée contre les différentes faces du genou et du jarret. L'eau qui sort de cette éponge coule le long des parties inférieures des membres que l'on frotte vivement en remontant et en descendant jusqu'à ce que l'eau paraisse claire ; on lave ainsi le canon, le tendon, le boulet, le paturon, le fanon. Cette dernière partie doit être tenue extrêmement nette, car la crasse y séjourne plus facilement qu'ailleurs.

Il faut encore peigner et laver les crins. On jette l'eau qui était dans le seau, on le rince et on le remplit d'eau propre, après quoi on nettoie les joues, le nez et les lèvres, avec l'éponge mouillée et préalablement bien lavée ; ensuite on reprend de l'eau avec cette même éponge, on mouille fortement le toupet, et sur-le-champ on le peigne avec un peigne de corne à dents fortes et largement espacées. Le toupet étant peigné, on doit passer à la crinière ; on l'éponge d'abord à fond dans toute son étendue et dès la racine ; on reprend de l'eau, et à mesure que l'on mouille les crins d'une main, en commençant près de la nuque, on les démêle et on les peigne de l'autre en descendant auprès du garrot ; on les renverse ensuite, c'est-à-dire que ces mêmes crins sont jetés du côté opposé à celui sur lequel ils tombent ordinairement; on les humecte encore depuis la racine, en passant l'éponge sur la partie supérieure de l'encolure et dans toute sa longueur; on frotte avec force, et tandis qu'une main est occupée à les mouiller, l'autre est employée à peigner dans le sens où ils ont été jetés; on les met ensuite dans le sens où ils doivent être, puis on les peigne de la même façon.

Les crins de la queue n'exigent pas moins de soins. Lorsque la queue est sale, on prend un seau par l'anse, on l'élève de manière à y faire baigner tous les crins, que l'on frotte et que l'on froisse entre les mains, depuis le bas jusqu'en haut; on les prend ensuite en une seule et même poignée à un demi-pied de leur extrémité, on les peigne et on les démêle en remontant insensiblement jusqu'au tronçon.

Le pansement sera terminé en lavant les fesses, l'anus, les testicules et le fourreau; l'animal doit ensuite être conduit à sa place, où on l'attache avec la longe du licou, qui a succédé au filet; on lui met ensuite ses couvertures. C'est alors qu'il convient de curer les pieds, et de les dégager de tous les corps qui se seraient introduits entre l'ongle et le fer, ainsi que des ordures dont la cavité du pied pourrait être remplie.

ALIMENTS ET BOISSONS DES CHEVAUX.

Voyez BESTIAUX (*Nourriture et boissons des*).

PRODUITS DU CHEVAL APRÈS SA MORT.

La chair du cheval est alimentaire. Autrefois on l'employait à la nourriture des chiens et des porcs; mais dans ces dernières années elle est devenue un aliment du pauvre, un aliment sinon indispensable, au moins très-utile à la classe ouvrière des grandes villes. A Paris, parut en juin 1866 une ordonnance du préfet de police autorisant dans cette capitale l'établissement de boucheries spéciales à la viande de cheval, sous des conditions restrictives et rigoureuses, destinées à protéger la santé publique contre les dangers et les fraudes inhérentes à l'état sanitaire des animaux abattus. Aujourd'hui l'ouvrier commence heureusement à comprendre qu'il vaut mieux manger deux fois du cheval sain et nourrissant qu'une seule fois du bœuf de qualité inférieure; le prix de la viande de cheval, en effet, ne dépasse pas la moitié du prix de la viande de bœuf.

La peau du cheval est souple, légère, employée pour la chaussure, ainsi que dans les arts du sellier, du carrossier et du bourrelier. La graisse est utilisée pour la préparation des cuirs, pour l'éclairage, la fabrication du savon, etc.

Les os sont employés par les tourneurs, les couteliers, les tabletiers, les boutonniers, etc.; ils servent à la fabrication du noir d'os, utilisé lui-même pour la clarification des sirops; on les décompose à l'aide d'un acide pour former la colle d'os, qui sert à la fabrication des chapeaux et à l'apprêt des toiles de coton. Les tendons et autres tissus analogues servent aussi à faire de la colle forte.

Les boyaux servent, entre autres choses, à faire de la baudruche, substance dont se servent les batteurs d'or pour réduire ce métal en lames d'une excessive minceur; ils constituent encore un excellent engrais.

Avec les sabots on fait des peignes et des ouvrages de tabletterie; les crins sont employés par les bourreliers, les tapissiers, les fabricants de cordes de crins, les tisseurs d'une étoffe nouvelle nommée *crinoline*, etc., etc.

CHÈVRE. Quadrupède ruminant qui a beaucoup d'analogie avec le mouton, pourvu de cornes dirigées en haut et en arrière, comprimées et ridées en travers, ayant le menton garni de longs poils nommés *barbe*, un corps svelte, des jambes robustes, la queue courte, deux volumineuses mamelles inguinales, et deux espèces de poils, dont l'un, plus apparent et long, est lisse; l'autre, en moindre quantité et n'existant pas toujours, est court, laineux, beaucoup plus fin : c'est le duvet nommé encore *capelin*.

Le mâle de la chèvre est nommé *bouc;* son petit porte le nom de *chevreau.* Dans beaucoup de localités, la chèvre est appelée *bique* ou *cabre*, et le chevreau *biquet* ou *cabri*.

— Les principales races de chèvres sont : 1° Celle de Cachemire, ayant pour caractères des cornes droites et pointues chez les jeunes sujets ; plus tard, ces cornes sont rugueuses, cannelées, croisées ordinairement vers la pointe, surtout chez le mâle ; les oreilles sont longues, larges, plates et pendantes ; le toupet tombe en flocons sur le front ; les jambes sont petites et fortes. Les deux espèces de poils existent d'une manière plus marquée que sur notre espèce commune. L'un de ces poils est fort long, blanc ou gris, droit et soyeux ; l'autre est blanc, fin, laineux, élastique et tenace ; il se floconne et tombe à la fin de l'hiver.

2° La race du Thibet a beaucoup de rapport avec celle de Cachemire ; on les a confondues. Elle en diffère, dit M. Grognier, par des cornes divergentes, tordues sur elles-mêmes chez les mâles, une taille plus élevée, des jambes comparativement plus courtes, des poils soyeux, plus longs, moins raides, un duvet plus fin, moins abondant. Les caractères de ces deux races ont été fondus dans des croisements multipliés.

3° La race d'Angora offre, chez les mâles, des cornes dirigées horizontalement, contournées en spirale ; les poils sont très-longs, soyeux, frisés et contournés en tire-bourre, susceptibles d'être filés comme la laine des moutons. Le croisement de cette race avec celle de Cachemire a eu des résultats heureux sous le rapport de l'abondance du duvet.

4° La chèvre cabri ou naine a beaucoup de rapports avec la race commune ; elle en diffère par une taille plus petite, des jambes proportionnellement plus basses, le corps plus ramassé et le poil plus ras. Cette race, originaire d'Afrique, a été transportée dans le midi de la France.

Il y a encore plusieurs races peu importantes pour nous : ce sont celles de Juda, du Levant, du Népaul, de la haute Égypte, etc.

— Une bonne chèvre doit avoir la taille grande, la marche ferme et légère, la croupe large, les cuisses fournies, les mamelles grosses, les pis longs, le poil épais, uni et doux, les jambes fortes et court-jointées. Elle vit dix, douze et même dix-huit ans.

Il ne faut faire porter la chèvre que depuis deux ans jusqu'à sept ans au plus ; les fruits d'un accouplement précoce ou trop tardif sont faibles et défectueux. La chèvre est ordinairement en chaleur au mois de septembre, octobre et novembre, et même pour peu qu'elle approche du mâle en tout autre temps, elle est disposée à le recevoir ; cependant elle retient plus sûrement quand elle reçoit le mâle en automne. La chèvre porte cinq mois et met bas dans les premiers jours du sixième ; elle allaite ses petits pendant un mois ou cinq semaines. Elle ne produit ordinairement qu'un chevreau, quelquefois elle en produit deux, très-rarement trois. Elle demande à être tenue proprement ; le fumier la rend malade ; la fange et l'humidité lui sont contraires ; il faut nettoyer son étable tous les jours et y mettre de la litière fraîche durant l'hiver ; en été, elle peut s'en passer, et ne s'en porte que mieux.

La chèvre est très-facile à nourrir ; presque toutes les herbes lui sont bonnes, et elle se contente volontiers d'une nourriture grossière ; elle mange la ciguë, les différentes espèces d'aconit et d'autres plantes vénéneuses, sans en être indisposée ; elle craint les lieux humides, les prairies marécageuses, les pâturages gras. On en élève rarement dans les pays de plaines ; elle s'y porte mal et sa chair y est de mauvaise qualité. Dans la plupart des climats chauds, on nourrit des chèvres en grande quantité, et on ne leur donne point d'étables ; en France, elles périraient si on ne les mettait pas à l'abri pendant l'hiver. En été, on doit les faire sortir de grand matin pour les mener aux champs. Elles sont vives, pétulantes, capricieuses ; il est impossible de les agglomérer en troupes dociles ; elles aiment à s'écarter en tous sens, à courir et à sauter ; quand on les joint à des moutons, on les voit toujours marcher à la tête du troupeau et chercher à grimper sur les lieux escarpés et rocailleux. On ne doit pas laisser sortir les chèvres pendant les pluies, les neiges et les frimas, mais les nourrir à l'étable d'herbes et de petites branches cueillies en automne, ou de choux, de navets et d'autres légumes.

Quelques jours avant que la chèvre fasse son petit, on lui donne du bon foin qu'on doit lui continuer quelques jours après l'accouchement qui, chez elle, est presque toujours très-laborieux. Quand le chevreau est né, la chèvre l'allaite; on le sèvre à un mois et demi ou deux mois, lorsqu'il s'est fait à une autre nourriture, composée de bourgeons d'orme, de cytise, ou bien de feuilles tendres, de bonne herbe, de foin choisi, etc. Parvenus à l'âge de six à sept mois, les chevreaux entrent quelquefois en rut; aussi est-ce le temps de les châtrer, s'ils ne sont pas destinés à féconder les chèvres.

On peut commencer à traire les chèvres quinze jours après qu'elles ont mis bas; elles donnent du lait en grande abondance pendant quatre à cinq mois. On assure que, lorsqu'elles sont bien nourries, elles peuvent donner jusqu'à quatre litres de lait par jour. La chèvre se laisse aisément téter par les animaux des autres espèces, et même par des enfants.

— Le bouc est le mâle de la chèvre. Quoique assez mal fait, sa physionomie présente de la vivacité et de la pétulance; son corps est svelte et sa démarche est agile; il est très-vigoureux et très-ardent. Un seul bouc peut, dit-on, suffire à cent cinquante chèvres pendant deux ou trois mois; mais cette ardeur dure peu et cet animal est énervé dès l'âge de cinq à six ans. Il peut engendrer à un an; mais pour obtenir des petits pleins de force et de vie, il faut attendre qu'il ait atteint sa seconde année. Pour la propagation, on doit choisir un bouc grand, ayant le cou court et charnu, la tête légère, les oreilles pendantes, les cuisses grosses, les jambes fermes, le poil noir, épais et doux, la barbe longue et bien garnie. Les couleurs les plus ordinaires du bouc et de la chèvre de race commune sont le noir et le blanc; il y en a qui sont variées de blanc et de noir, ou de brun et de fauve.

— *Du produit des chèvres.* On mange la chair du chevreau; elle est bonne, tendre et délicate, pourvu qu'il n'ait pas passé six mois. La chair des boucs et des chèvres, surtout quand ces bêtes sont grasses, sert aussi pour les aliments; mais il faut que le bouc ait été châtré. On sale toutes ces viandes pour la provision : elles sont solides et nourrissantes.

Le poil de chèvre non filé est employé par les teinturiers à la composition de ce qu'ils appellent *rouge de bourre;* il entre dans la fabrication des chapeaux; lorsqu'il est filé, on en fait diverses étoffes, telles que le camelot, le bouracan, des couvertures de boutons, des ganses, et autres ouvrages de mercerie. Les peaux servent à différents usages; on les rend douces et aussi moelleuses que celles du daim et du chamois, et elles sont d'une aussi bonne qualité : on en fait des habillements, des souliers, des outres pour transporter le vin et l'huile à travers les pays où les charrois sont impraticables, du maroquin, etc. Le suif ou la graisse du bouc et de la chèvre est le meilleur que l'on connaisse pour faire des chandelles.

Le lait de chèvre est d'une ressource domestique presque universelle; il est plus sain et meilleur que celui de brebis ; il est moins épais que celui de vache, et moins séreux que celui d'ânesse; il se caille aisément, et il contient peu de beurre. Dans le midi de la France, on fait beaucoup de fromages avec le lait de chèvre; ceux que l'on fait dans le canton du mont Dore, près de Lyon, sont renommés; on y élève plus de vingt-cinq mille chèvres à l'étable. Chaque chèvre produit pendant huit mois, chaque jour, d'un à trois fromages, selon qu'elle est bien nourrie, bien soignée, etc. On les nourrit avec du marc de raisin, des feuilles d'arbres, des feuilles de vigne que l'on conserve dans des tonneaux ou des citernes, des choux, de l'herbe arrachée des champs, vignes et jardins, des tourteaux huileux, des résidus de brasserie, un peu de second foin mêlé avec de la paille, etc.

Le fumier de la chèvre est chaud et gras : c'est un excellent engrais. Les cornes servent à fabriquer des peignes, des râpes, des manches de couteaux.

Les avantages que procure la chèvre sont balancés par le tort que sa dent fait aux arbres, dont elle broute avec avidité les jeunes pousses et les écorces tendres. Il faut l'éloigner des endroits cultivés, l'empêcher d'entrer dans les blés, les vignes, les bois, les pépinières et les taillis. Ces considérations ont fait proscrire les chèvres dans un grand nombre de lieux ; des ordonnances en ont commandé la destruction ; d'autres ont défendu, sous peine d'amende, de les mener dans les forêts. On peut prévenir les dégâts de la chèvre en la rendant sédentaire comme elle l'est dans le mont Dore lyonnais.

CHIEN. Cet animal est le plus fidèle et le plus intelligent serviteur de l'homme ; il l'a suivi dans toutes les parties du monde. C'est un mammifère carnivore, caractérisé principalement par ses dents, qui sont au nombre de quarante-deux, savoir : douze incisives, six à chaque mâchoire, quatre canines, douze molaires à la mâchoire inférieure, et quatorze à la supérieure. Les pieds antérieurs des chiens sont formés de cinq doigts ; les postérieurs n'en ont que quatre. La couleur du pelage est très-variée ; mais, au milieu de ces variétés, il y a quelque chose de remarquable, c'est que tous les chiens ont des poils blancs, en plus ou moins grande quantité, à l'extrémité de la queue. L'observation de cette particularité est due à M. Desmarest.

Le chien, dit Linnée, se nourrit de charogne et de végétaux farineux ; il digère les os, se purge en mangeant du chiendent, qui le fait vomir, dépose ses excréments sur les pierres, boit en lapant, pisse de côté, et souvent jusqu'à cent fois de suite, flaire l'anus des autres chiens ; il a l'odorat excellent et le nez humide, court obliquement, marche sur les doigts, sue à peine, tire la langue quand il a chaud, tourne autour des lieux où il veut se coucher, dort l'oreille au guet, rêve ; il est cruel en amour envers ses rivaux. La femelle s'accouple successivement avec plusieurs ; elle les mord, reste longtemps accouplée, porte soixante-trois jours, et fait de quatre à douze petits.

C'est le plus fidèle de tous les animaux domestiques ; il fait des caresses à son maître ; il est sensible à ses châtiments ; il le précède et se retourne lorsque le chemin se divise. Docile, il cherche les choses perdues, veille la nuit, annonce les étrangers, garde les marchandises et les troupeaux, défend ces derniers contre les animaux carnassiers qui les attaquent. Il se met en arrêt, et rapporte au chasseur le gibier qu'il a tué. On lui fait tourner la broche et traîner de petites voitures ; lorsqu'on est à table, il demande à manger. Parmi les chiens, il est toujours le maître chez lui. Il n'aime point les mendiants, et il attaque sans provocation les personnes qu'il ne connaît pas. Il hurle au son de la musique ; il mord la pierre qu'on lui jette ; il est sujet au tænia et à la rage qu'il propage ; il devient aveugle sur ses vieux jours.

Les chiens des deux sexes peuvent s'accoupler vers l'âge de huit à dix mois : les mâles sont toujours disposés au rapprochement et ont un tempérament très-lascif ; les femelles n'y sont propres que deux fois l'année : on dit alors qu'elles sont *en chaleur*. Cette chaleur dure environ quinze jours, plus longtemps chez les femelles auxquelles on n'accorde pas de mâle. Pendant tout ce temps, les femelles se laissent couvrir par les mâles qui les recherchent ; elles paraissent avoir de la préférence pour les gros. L'accouplement est forcément prolongé, à cause du gonflement d'une partie de la verge ; cette réunion forcée dure quelquefois plusieurs heures. Les petits naissent les yeux fermés, et incapables de marcher. La mère en a le plus grand soin ; elle les lèche avec tendresse, avale leurs excréments pour les tenir propres, les défend avec courage contre les hommes et les animaux. Quand on les lui a enlevés, elle va à leur recherche, et, guidée par son odorat et son instinct, elle les découvre souvent très-loin de sa demeure.

L'allaitement des petits chiens dure environ deux ou trois mois. Lorsque la mère n'a plus assez de lait, elle va chercher à manger, avale rapidement ce qu'on lui donne, et vient aussitôt vomir ce qu'elle a dans son estomac devant ses petits qui s'en régalent.

On reconnaît l'âge des chiens à l'inspection des dents. Nous avons fait connaître, à l'article AGE, les principes sur lesquels est fondée cette connaissance.

— *Races de chiens les plus utiles.* Les races de chiens sont extrêmement nombreuses ; nous nous bornerons à décrire les principales.

1° Le *chien de berger* est de taille médiocre, à oreilles droites et courtes, à poils longs et noirâtres : il a la queue touffue, horizontale ou relevée en haut, l'odorat peu développé ; il est peu sensible aux caresses. C'est le plus utile à l'agriculture. Il soulage le berger dans les soins fatigants de la vigilance ; il lui épargne les cris, les allées et venues continuelles que la conduite d'un troupeau exige impérieusement. Instruit par les leçons du berger, il devient docile à sa voix. C'est pour le troupeau un nouveau maître qui, fier de la portion d'autorité qu'on lui confie, la mérite de plus en plus par ses services journaliers. Il contient le troupeau dans sa marche, il le rassemble ; s'il s'écarte, il le ramène près de son conducteur. Il défend les blés, les vignes, les jeunes taillis, et toutes les productions qui redoutent la dent des bêtes à laine.

Ce chien porte encore le nom de *chien de Brie*. Ce n'est pas sa beauté qui fait son mérite ; ses perfections naissent de son obéissance, de son activité et de son instinct particulier. On lui casse les dents canines à l'âge de six mois, s'il annonce un caractère trop ardent. Cette précaution est bonne, car il doit faire obéir les bêtes à laine par sa voix et ses mouvements, et non par ses morsures.

2° Le *mâtin* a la tête grosse, la lèvre supérieure lâche, les oreilles demi-pendantes, les jambes hautes, la queue recourbée en haut, le poil court, le pelage varié, et l'odorat assez fin. C'est un animal vigoureux, courageux, intelligent, très-attaché à son maître, quoique peu docile ; il brave les loups et les sangliers, défend son maître, garde les maisons, les basses-cours, sait distinguer les amis de la maison et les gens que le travail y amène, avertit par ses aboiements de l'entrée des étrangers, et s'oppose courageusement à leurs entreprises, principalement pendant la nuit.

Dans les pays de bois ou de montagnes coupées par des cavités ou parsemées d'épais buissons, dans tous les lieux enfin où les loups sont à craindre, les bergers joignent aux chiens de Brie qui gardent leurs troupeaux des mâtins de forte race, capables de combattre et de terrasser les ennemis des moutons. Ils choisissent de préférence le mâtin au poil fourni et épais, aux yeux et aux narines noirs, aux lèvres d'un rouge obscur, à la tête forte, au front large, au cou gros, aux grandes jambes, aux doigts écartés, aux ongles durs et courts, etc. On l'accoutume de bonne heure au combat ; on a soin qu'il soit toujours armé d'un collier de fer à pointes aiguës. Du pain grossier doit être la nourriture ordinaire de ce chien ; car on doit craindre de le rendre trop carnassier.

3° Le *dogue de forte race* est produit par l'accouplement du mâtin et du bull-dog. Il est presque aussi gros que le mâtin, mais moins élevé sur jambes ; il a la tête presque ronde, le museau gros et court, le nez retroussé, les lèvres pendantes. C'est le plus gros et le plus fort de tous les chiens ; c'est lui qui sert aux bouchers et aux geôliers ; il a peu d'intelligence, mais il est susceptible d'un grand attachement à son maître. Il vit moins de temps que les chiens des autres races.

Le chien doguin, que l'on désigne sous le nom de *carlin,* a toutes les formes du dogue. C'est un petit chien d'appartement, entièrement inutile, très-lascif, étourdi et poltron.

4° Le *chien courant*, destiné à la chasse dans les forêts. Il a la tête grosse et ronde, le museau long et gros, les oreilles longues et pendantes, le corps allongé, la queue relevée, le poil ras, de couleur blanche, avec des taches de différentes couleurs. Il est agile, très-ardent à la chasse, doué de beaucoup d'intelligence, et d'un odorat exquis, mais peu fidèle à son maître ; il s'attache au premier chasseur venu. C'est ce chien qui forme, pour l'opulence, des meutes plus ou moins considérables.

5° Le *braque*, employé comme *chien couchant, d'arrêt* ou *de plaine*, diffère du précédent par un museau plus court, des oreilles plus ou moins longues, un peu redressées à la base, des jambes plus longues et la queue plus courte ; il est très-bon chasseur. Le chien *épagneul*, qui a les poils longs et soyeux, et le chien *griffon*, dont les petites variétés forment des animaux de salon, sont aussi employés comme chiens d'arrêt.

6° Le *basset* diffère des précédents par des jambes très-courtes et souvent tordues. Il a les oreilles longues et pendantes, le poil ras, et le nez souvent fendu. Il est très-propre à la chasse au renard, au blaireau et au lapin.

7° Le *lévrier* est un grand animal très-haut sur jambes, très-allongé, à flancs très-retroussés, à ventre comme collé aux reins, à nez allongé et pointu, et à formes en général sveltes, dégagées et grêles. Il a peu de nez, peu d'intelligence, et peu d'attachement pour son maître. Il y en a plusieurs variétés ; les plus grandes sont employées à la chasse *à courre*.

8° Le *chien barbet* est, de tous les chiens, le plus intelligent, le meilleur nageur, et le plus attaché à son maître. Il a la tête grosse et ronde, le museau court, les formes ramassées, la queue courte, les poils longs et frisés, le pelage blanc, plus ou moins taché de noir.

Il y a encore une foule de races de chiens, dont la connaissance importe seulement aux naturalistes, et que, pour cette raison, nous passons sous silence.

Le chien est, plus que tous les autres animaux, sujet à la *rage*, à la *gale*, et aux maladies *vermineuses*. Une partie de ces animaux sont enlevés par une maladie particulière à laquelle ils sont sujets et que l'on désigne sous le nom de *maladie des chiens*. (*Voy.* ces mots.)

Les dépouilles des chiens morts sont de peu d'utilité. Les chamoiseurs font, avec la peau de ces animaux, des gants, des bas et des culottes ; les fourreurs et les pelletiers emploient celles des barbets et des épagneuls. On fabrique des cordes à boyaux avec leurs intestins ; les dents servent à polir les métaux et le bois.

CHORÉE, Danse de saint Witt *ou de* saint Guy. C'est une affection qui se remarque quelquefois chez les chiens, à la suite de la *maladie* à laquelle ils sont sujets quand ils sont jeunes ; on a prétendu à tort que cette maladie peut être occasionnée chez ces animaux par la présence de vers dans l'intestin. La chorée est caractérisée par des flexions et des extensions involontaires, par des convulsions quelquefois générales, plus souvent partielles. Quelquefois, c'est la tête et le cou qui éprouvent des convulsions ; d'autres fois, ce sont les membres postérieurs ou antérieurs, ou les quatre membres à la fois ; ils se fléchissent et se redressent aussitôt, de manière que l'animal a des secousses continuelles. Ces mouvements s'opèrent d'une manière plus sensible quand il est debout et au repos ; ils ont lieu même dans le sommeil, et toujours indépendamment de la volonté du sujet. Il est des chiens qui conservent la chorée pendant plusieurs mois ou plusieurs années ; il en est même chez lesquels elle persiste toujours. Cet état, lorsqu'il subsiste longtemps, amène graduellement l'amaigrissement, la paralysie, et enfin la mort.

Quel est le siége de cette maladie ? Quelle est sa nature ? Pendant longtemps, on a été réduit à des conjectures sur ces questions ; mais les vivisections de la moelle faites par M. Chauveau, de l'école vétérinaire de Lyon, sur des chiens choréiques ont prouvé que la chorée est une affection nerveuse et qu'elle reconnaît pour cause directe une lésion des éléments de la moelle allongée et de la moelle épinière qui président aux mouvements involontaires, de l'ordre de ceux que l'on observe dans les actions réflexes. On a vu souvent les mouvements de la chorée généralisée persister dans le tronc et la tête, même après la section de la moelle, dans l'espace atloïdo-axoïdien ; ils conservaient alors la même intensité, et un isochronisme parfait.

Le traitement de la chorée est au moins aussi obscur. On a proposé les bains, l'opium, les saignées, les frictions sur l'épine avec l'éther et le laudanum, les vésicatoires, le quinquina, etc., etc., et tous ces moyens ont été infructueux. Les médicaments dynamiques se sont montrés utiles : nous citerons en premier lieu la noix vomique qui agit comme perturbateur ; recommandé par le professeur Trousseau, ce médicament a eu des succès entre les mains d'un certain nombre de vétérinaires. Ces succès sont surtout fréquents quand on arrive petit à petit à de fortes doses. Les antispasmodiques, et notamment l'assa-fœtida, ont été utiles dans quelques cas, même là où la noix vomique avait échoué. Il en est de même des antispasmodiques métalliques, tels que l'oxyde de zinc, l'arsenic, qui ont réussi quelquefois. Le chloroforme a donné à M. Rey d'assez bons résultats. Le bromure de potassium a aussi donné des effets satisfaisants. Mais l'usage des bains froids, l'exercice et un régime tonique sont surtout utiles dans le traitement de la chorée.

— La chorée peut aussi attaquer le cheval ; mais les exemples qu'on a rapportés sont trop peu nombreux pour que nous en parlions.

CHRONIQUE. Se dit des maladies dont la marche est lente et la durée longue ; il est opposé au mot *aigu*.

CHUTE. Ce mot est fréquemment employé pour désigner l'action de tomber. Un animal peut, en courant ou travaillant, s'abattre, ou glisser et tomber dans un fossé ou un précipice. Si l'animal est pesant, si la course était rapide au moment de la chute, si l'endroit où elle a eu lieu est profond et formé par un terrain sec et dur, il peut en résulter des accidents très-graves et peut-être la mort. Des *plaies*, des *contusions*, des *luxations*, des *fractures*, des *déchirures* intérieures, des *hémorrha-gies*, des *commotions* graves, et par suite des *paralysies*, telles sont les suites les plus fréquentes des chutes.

Les moyens de remédier à ces accidents varient selon leur nature et leur gravité. Nous renvoyons à chacun des articles qui les concernent. Il est cependant quelques soins généraux que l'on peut employer avec avantage dans toutes les circonstances ; ces moyens sont la saignée, faite immédiatement après l'accident, la diète plus ou moins prolongée, et le repos le plus absolu. Quant aux breuvages vulné-raires faits avec certaines plantes aromatiques et amères, ainsi qu'avec les boules de mars, ils sont loin de mériter l'aveugle confiance que l'on a généralement en eux ; ils ne peuvent être de quelque utilité que lorsqu'il s'agit d'aider la digestion, ou bien de dissiper un engourdissement, une stupeur qui se sont manifestés après la chute.

— On donne encore le nom de *chute*, en médecine vétérinaire, au déplacement de certaines parties qui abandonnent leur situation naturelle et leurs rapports avec les parties qui doivent les avoisiner : telle est la chute de la paupière supérieure, du membre, du rectum, du vagin, de la matrice et des crins.

La chute de la paupière supérieure est une véritable paralysie du muscle releveur de cette paupière, qui reste constamment abaissée, en totalité ou en partie, sur le globe de l'œil, sans qu'il soit possible à l'animal de la relever. Les causes de cet accident sont souvent inconnues. Les sétons derrière les oreilles, les vésica-toires au front et aux joues, et le feu autour des yeux, sont les moyens qui offrent le plus de chances de succès pour combattre cette maladie, souvent incurable.

— *La chute du membre*. Cette affection, commune chez les chevaux, les ânes, les mulets et les chiens, consiste dans le déplacement du membre, qui pend hors du fourreau sans qu'il y ait érection, et sans qu'il soit possible à l'animal d'en opérer la rentrée.

Les causes de cet accident sont nombreuses : il est quelquefois produit par une faiblesse générale occasionnée elle-même par une maladie qui a altéré profon-dément le corps de l'animal ; c'est ainsi que l'on voit la chute du membre survenir vers les dernières périodes des affections typhoïdes. C'est, en général, un signe de mauvais augure, mais qui ne demande pas de traitement particulier. C'est contre la maladie principale que doivent être dirigés tous les soins ; si on en triomphe, le membre rentre de lui-même dans son fourreau.

Souvent cet accident est amené par un relâchement, une faiblesse, ou la para-lysie des parties qui sont chargées de soutenir la verge. Cette circonstance se fait remarquer à la suite de longues excitations, des érections de longue durée, de coups sur la verge, de tiraillements sur cette partie, comme cela a quelquefois lieu chez les chiens qui sont en butte à mille violences lorsqu'ils sont accouplés, et qui se livrent à de grands efforts pour s'y soustraire.

Autrefois le traitement consistait à laver fréquemment la verge et le fourreau avec des liquides astringents, tels que la dissolution d'alun ou de sulfate de fer, l'eau végéto-minérale, que l'on remplaçait au bout de deux ou trois jours par des liquides fortifiants, tels que l'eau-de-vie simple ou camphrée et le vin aromatique; ces moyens étaient aidés par l'application d'un suspensoir destiné à soutenir le membre, et de cataplasmes faits avec une plante aromatique et amère, telle que la sauge, l'absinthe et la tanaisie. On conseille aujourd'hui des douches froides sur la verge. On pourrait encore essayer un courant galvanique traversant cet organe.

Quelquefois la chute du membre est produite par le poids énorme que cette partie a acquis à la suite du développement de *verrues* ou *poireaux*. Dans ce cas, il faut recourir à l'excision complète de ces poireaux, et à la cautérisation de leurs racines avec le fer rouge.

Enfin, la castration donne quelquefois lieu à un engorgement œdémateux de la verge, qui pend au dehors, froide et gonflée; des scarifications et des promenades peuvent faire disparaître cet accident.

— *La chute du rectum* paraît consister dans l'engorgement de la membrane muqueuse de cet intestin qui sort par l'anus, et paraît au dehors infiltré, rouge, jaunâtre et d'un aspect glaireux; quelquefois l'anus en se resserrant étrangle la portion sortie et peut en amener la gangrène.

Les causes de cet accident sont l'accumulation des crottins, et leur dessèchement qui rend leur expulsion difficile; la diarrhée, la dyssenterie, les coliques, une toux violente, les efforts des femelles pour faire leurs petits, les déchirures que des ignorants font avec leurs ongles en fouillant l'animal.

Dès que le rectum est sorti, il faut le réduire. Pour cela, on assujettit l'animal au moyen de deux entravons mis aux paturons postérieurs, et d'un lacs que l'on vient passer entre les deux membres de devant et que 'on enroule ensuite autour de l'encolure ; faute de cette attention, l'opérateur s'expose à être blessé par une ruade. Avec les doigts huilés, on fait simplement rentrer l'intestin, s'il n'est que légèrement gonflé ; puis on donne des lavements émollients pour le débarrasser des excréments dont le séjour ne peut que nuire; on doit les réitérer trois ou quatre fois le jour, et les animer par un peu de sel commun. Mais, si le rectum est fortement engorgé, il faut, avant de chercher à le réduire, y faire des scarifications avec un bistouri, et exprimer avec les doigts la sérosité qui s'y trouve contenue ; après cette opération, on s'occupe de la réduction et on place l'animal dans un lieu tranquille. Le rectum se maintient souvent réduit; mais dans le cas où de nouveaux efforts de l'animal occasionneraient une rechute, il faudrait chercher à amener du calme par une saignée, réduire de nouveau et maintenir l'intestin en place en y introduisant un bâton poli, long de neuf à dix pouces, sur lequel on enroule des étoupes humectées de décoctions émollientes ou résolutives; ce bâton porte en dehors de l'anus une traverse qui sert à le fixer à une sangle.

Mais, si le rectum est sorti depuis quelque temps et que le resserrement de l'anus en ait amené la gangrène, il n'y a plus qu'une chose à faire, c'est de couper toute la portion sortie et gangrenée. Cette opération a réussi un grand nombre de fois à plusieurs vétérinaires, entre autres à M. Gellé, qui assure l'avoir pratiquée, dans le Poitou, sur trente ou quarante mulets. M. Gellé recommande de ne couper que la membrane muqueuse qui seule est infiltrée; l'hémorrhagie peu inquiétante dégorge l'intestin, et la réduction s'opère d'elle-même.

— *La chute du vagin* peut être amenée par un accouchement difficile, un avortement et même des *chaleurs*. De toutes les femelles domestiques, ce sont les vaches qui éprouvent le plus souvent cet accident ; cette chute peut être complète ou incomplète. Dans le premier cas, le vagin se montre au dehors de la vulve sous forme d'une tumeur rougeâtre, lisse et humide ; dans le second cas, on n'aperçoit rien au dehors ; seulement en écartant les lèvres de la vulve, on aperçoit une tumeur rapprochée de l'ouverture ; cette tumeur est mobile; on peut la repousser et même la faire disparaître en la portant en arrière.

La chute du vagin qui a lieu à l'époque des chaleurs, ou qui suit l'accouchement ou l'avortement, n'est pas dangereuse; la nature en triomphe seule en ramenant graduellement les parties dans leur position naturelle. On peut donc se contenter de laver la partie qui est souvent salie par le fumier, et la couvrir pour l'empê-cher de se salir de nouveau, la soustraire à l'action irritante de l'air, et prévenir les mauvais effets des frottements ; il faut, en outre, laver le vagin déplacé avec des décoctions de mauve, guimauve ou graine de lin, afin de l'assouplir et de le détendre. Si l'engorgement était trop fort pour que par ces moyens simples on pût espérer la diminution et la disparition naturelles, on pourrait, comme dans le cas de chute du rectum, pratiquer avec la pointe d'un bistouri quelques scarifi-cations destinées à donner écoulement au sang et aux liquides infiltrés ; lorsque malgré tout cela les parties ne rentrent pas, il reste à opérer la réduction, qui est facile et ne présente pas de difficultés réelles. Nous allons en parler en traitant de la chute de la matrice.

— *La chute* ou plutôt *le renversement de la matrice*, est un accident assez commun chez la vache, rare chez les autres femelles domestiques, beaucoup plus grave que le précédent, et occasionné par des accouchements laborieux, par les efforts multipliés de la bête, et les manœuvres maladroites auxquelles les *accoucheurs* de campagne ont trop souvent recours dès que le part présente quelques difficultés ; il peut aussi être causé par la force que l'on emploie quelquefois pour opérer la *délivrance* (*Voy.* ce mot) de la bête. Ce déplacement est facile à reconnaître, surtout lorsqu'il est complet.

La matrice forme alors au dehors de la vulve une tumeur volumineuse et en forme de poire, qui pend souvent jusque sur les jarrets de la femelle. Cette tumeur s'irrite par le contact de l'air et du fumier ; elle se colore, devient d'un rouge foncé, se durcit et acquiert souvent assez d'épaisseur pour rendre la rentrée très-difficile.

La bête, tourmentée par les douleurs qu'elle éprouve, est inquiète, s'agite, se couche et se relève souvent ; elle paraît ne trouver de soulagement dans aucune position et se livre à des efforts continuels. En se déplaçant, la matrice entraine avec elle le vagin et la vessie. Le canal, qui doit conduire l'urine au dehors, se trouve alors ployé sur lui-même et comprimé de telle sorte que l'écoulement de l'urine ne peut avoir lieu ; mais, comme ce liquide continue à arriver dans la vessie, celle-ci s'emplit et acquiert un volume qui peut suffire pour s'opposer à toute opération tendant à faire rentrer la matrice. Si on ne remédie pas promptement à cet état, les accidents peuvent se compliquer de fièvre, de coliques, etc.

Le *traitement* consiste à replacer la matrice dans sa situation naturelle et à la maintenir en place. On doit commencer par la nettoyer et la laver avec des liquides qui varient suivant l'état de la partie. Si l'accident est récent et si la matrice est rouge et chaude, de l'eau tiède ou une décoction de mauve suffira ; si l'accident est plus ancien et si la partie est froide, décolorée ou infiltrée, il convient de la laver avec un liquide qui puisse lui donner du ton et de la vie ; on emploiera en ce cas du vin chaud ou des infusions de plantes aromatiques. Il importe aussi de vider la vessie ; pour cela on cherche l'ouverture du canal de l'urèthre, qui occupe la partie inférieure de la portion de tumeur qui tient à la vulve, et on y introduit avec précaution une sonde creuse, ou, à son défaut, un morceau de sureau privé de sa moelle. Il faut encore disposer le sol du local de manière qu'il soit plus élevé dans l'endroit où doivent reposer les membres de derrière de la femelle. Si l'on doit déplacer la bête, on fait soutenir la matrice au moyen d'un drap qui sert ensuite à la maintenir à la hauteur convenable pour la facilité de la réduction ; ce drap doit être huilé ou trempé dans de l'eau de graine de lin et maintenu autour du cou de deux aides placés un de chaque côté.

Toutes ces précautions prises, la bête étant fixée convenablement, l'opérateur s'étant coupé les ongles et huilé les mains, on procède à la réduction. On examine d'abord si la délivrance est parfaitement opérée, et s'il ne reste pas encore à la surface de la matrice quelque portion des membranes qui enveloppaient le petit sujet ; s'il y en a, on les enlève avec précaution ; puis l'opérateur cherche, dans la masse déplacée, la plus grande corne qu'il saisit par le fond, et qu'il pousse de manière à la faire rentrer en elle-même ; le manuel est ici absolument semblable à celui que l'on met en œuvre pour préparer un bonnet de coton avant de le mettre sur sa tête. Mais cette opération demande beaucoup d'efforts à cause du poids énorme et de la résistance des parties ; c'est avec le poing fermé que l'on doit agir : on pousse de cette manière jusqu'à ce qu'on soit arrivé à la vulve, dans laquelle on introduit les parties que l'on tâche de faire arriver dans le bassin. Une attention dont il ne faut jamais s'écarter consiste à éviter de pousser au moment où la bête fait des efforts, et à se contenter alors de maintenir les parties pour éviter leur rétraction ; dès que les efforts cessent, on pousse de nouveau, afin d'avancer la réduction. Quand une portion est rentrée, on met une main sur la vulve, et de l'autre on cherche les autres portions pour procéder de même à leur égard.

L'opération étant terminée, si le déplacement est récent et que la bête fasse peu d'efforts, il peut suffire de la placer de telle façon que son derrière soit plus élevé que son devant, et d'éviter tout ce qui peut l'inquiéter et la faire mouvoir. Si elle est jeune et vigoureuse, on peut la saigner ; on lui administre quelques lavements, afin de délayer les excréments et de lui éviter des efforts qui pourraient occasionner un nouveau déplacement ; il faut, en outre, faire dans le vagin des injections avec du vin tiède coupé ou des décoctions de plantes amères. Ce traitement, aidé de la diète blanche, suffit quelquefois, surtout chez les juments, pour procurer une guérison complète.

Mais, chez la vache, il est bien rare que la matrice ne se déplace pas de nouveau, si on n'emploie pas des moyens plus efficaces pour maintenir en place les parties réduites ; on se sert pour cela d'instruments nommés *pessaires,* que l'on introduit et que l'on fixe dans le vagin pendant un temps plus ou moins long. Il y a plusieurs espèces de pessaires : le plus commun et le plus anciennement connu consiste en une tige de bois de dix-huit pouces de longueur sur un pouce de diamètre, et fourchue à l'une de ses extrémités ; à cette fourche est adapté un cerceau de bois de trois à quatre pouces de diamètre ; on fixe à l'autre bout, en croix, un morceau de bois de quinze pouces de longueur environ ; on garnit le cerceau avec du linge doux imbibé d'huile ou enduit de beurre frais, ainsi que la tige, et l'on introduit l'anneau par la vulve jusqu'au fond de la matrice, où on le maintient au moyen de deux bandes qui, partant de la traverse opposée au cerceau, vont se fixer à une sangle passée autour du corps.

On lit, dans le sixième volume des *Instructions vétérinaires,* la description d'un autre pessaire, qui peut avoir son utilité. Pour s'en former une idée, il faut se représenter un anneau de fil de fer de deux pouces de diamètre ; le fil de fer a environ six lignes de circonférence. On fixe sur cet anneau trois tiges de pareille grosseur, qui le partagent en trois parties égales ; ces tiges s'élèvent à la distance de trois à quatre pouces, puis elles se réunissent et se soudent pour n'en former qu'une seule, soudée, arrondie et taraudée ; en sorte que cet anneau, muni de ses trois tiges ou branches, présente une pyramide dont la base est l'anneau, et dont les trois tiges, unies par leurs extrémités terminées en vis, forment le sommet. Celui-ci, terminé ainsi, reçoit transversalement une bandelette de fer de quatre à cinq pouces de longueur, sur trois à quatre lignes de largeur, et une ligne et demie d'épaisseur. Elle doit être renflée carrément dans son milieu, où elle doit être percée et taraudée pour recevoir la vis dont le sommet du pessaire est pourvu ; la bandelette est placée sur le sommet transversalement, en sorte que, lorsqu'elle est enfoncée dans son milieu, le pessaire présente par cette extrémité une croix dont la bandelette forme les bras ; ces bras sont encore percés de trois ou quatre trous, pour pouvoir y attacher à chaque bout une courroie en cuir. Il ne reste plus, pour achever l'instrument, qu'à rendre les parties qui le composent, à l'exception de la vis et de la bandelette de fer, plus grosses et moins dures, afin d'éviter les compressions fâcheuses que le fer opérerait sur des parties aussi délicates que celles qui doivent être comprimées par l'instrument. Pour cela, on trempe à différentes reprises l'anneau dans de la cire fondue, et on ajoute des couches de cire jusqu'à ce que l'anneau et les branches aient acquis une circonférence de dix-huit lignes, ce qui réduit l'ouverture de l'anneau à un pouce et demi de diamètre, l'instrument ainsi préparé, on le trempe dans l'huile et on l'introduit dans le vagin; l'anneau marche le premier; on le dirige de manière qu'il embrasse le mufle de la matrice; on place ensuite la bandelette de fer, que l'on engage par son écrou à la vis qui termine le pessaire. Les choses placées ainsi, on fixe à chaque extrémité de la bandelette les courroies dont il a été parlé; on les dirige de chaque côté, de manière à embrasser transversalement les fesses, les côtes et les épaules; après quoi on les fixe l'une et l'autre à la partie moyenne du poitrail.

M. Leblanc a reproché à ce pessaire de ne pas suffire toujours pour prévenir un nouveau déplacement de la matrice, qui peut s'engager dans les espaces qui séparent les tiges de fer, ou passer à côté et faire de nouveau hernie au dehors. Il a proposé de le remplacer par un autre pessaire qui a l'avantage d'être léger, d'offrir aux diverses parties contre lesquelles il est appliqué des surfaces larges, polies et molles, de pouvoir prendre toutes les longueurs voulues, de n'offrir aucun obstacle à la sortie de l'urine et des excréments, et de pouvoir être fabriqué dans quelque endroit qu'on se trouve. Voici comment M. Leblanc le décrit.

« Ce pessaire est un cône creux, formé avec de la toile supportée par deux rondelles de bois blanc, qui sont elles-mêmes fixées par leur centre sur une tige de bois dur et solide. Cette tige, qui est l'axe du cône, se prolonge au delà de la plus petite rondelle, et offre dans cette partie plusieurs trous, dans l'un desquels on passe une corde qui est destinée à fixer l'instrument du reculement. Les rondelles sont d'inégale grandeur; l'une, celle qui est vers l'extrémité de l'axe qui porte les trous, est la plus petite; le pourtour des deux rondelles est arrondi dans tous les sens. Leur dimension doit varier comme celle des parties dans lesquelles l'instrument doit être introduit. Pour adapter la toile sur les rondelles, on ne doit pas se servir de clous. Après avoir choisi un morceau de toile, un torchon à moitié usé, par exemple, on couvre avec une de ses extrémités la circonférence de la grande rondelle; on applique ensuite en divers sens, sur la surface extérieure de cette rondelle, l'extrémité du torchon, auquel on fait dépasser préalablement la circonférence de la rondelle. On fixe alors cette extrémité de la toile à l'aide de plusieurs points de couture très-solides; on renverse ensuite l'espèce de sac formé par le torchon, de manière que les parties inégales du fond, qui étaient extérieures, deviennent internes; on introduit de nouveau la rondelle dans le sac qui est renversé, puis, tendant la toile, on enveloppe la seconde rondelle, et l'on fixe l'extrémité libre du torchon sur l'axe, à la partie extérieure, à l'aide de plusieurs tours de ficelle serrés avec force. L'espace qui sépare les rondelles varie selon la construction de la bête; mais il est presque toujours nécessaire qu'une de ces rondelles soutienne le fond de la matrice, et que l'autre soit un peu au delà de la vulve. Avant d'introduire l'instrument, on enduit la toile d'huile d'olive ou de mucilage de graine de lin; puis on introduit le pessaire par la vulve dans le vagin et la matrice immédiatement après la réduction. L'instrument, une fois introduit, ne conserve plus sa forme première; la toile, quoique tendue, se prête à la compression exercée par les parties qui l'entourent; cependant le col de la matrice est toujours tenu ouvert; on enfonce le pessaire à une plus ou moins grande profondeur, en changeant le trou de la ficelle qui fixe l'instrument à la sangle de derrière. Pour que l'appareil soit bien solide, il est nécessaire que la sangle du reculement soit fixée sur les côtés par un surfaix, antérieurement sur le poitrail par une bricole, supérieurement et postérieurement sur la croupe par des lanières de cuir. »

La présence du pessaire est fort incommode à la bête, surtout dans les premiers moments. On doit le retirer de temps en temps pour le laver, faire dans le vagin quelques injections avec de la décoction de gentiane, et le réappliquer aussitôt. On ne saurait rien déterminer de positif relativement à la durée du temps pendant lequel il doit demeurer en place, cette durée étant susceptible de varier selon les circonstances qui accompagnent le déplacement, et surtout selon la disposition plus ou moins prononcée à la récidive; le plus ordinairement quatre à cinq jours suffisent; cependant il est des cas où dix jours ne sont pas de trop.

M. Morand a fait connaître, dans le numéro d'avril 1830 du *Journal théorique et pratique de Médecine vétérinaire*, un bandage simple, propre à s'opposer à la sortie de la matrice après la réduction de cet organe. Ce bandage (c'est M. Morand qui parle) se compose simplement d'un collier de cuir muni d'une boucle, ou d'une longe de corde, et d'une corde de la grosseur du petit doigt, d'une longueur telle qu'elle puisse parcourir tous les contours qu'on lui fait suivre sur l'animal ; cette longueur peut être d'environ trente pieds. J'observerai que dans les campagnes on trouve, pour remplir ce but, des guides de chevaux de charrue pourvues de ces objets. On place d'abord le collier à l'origine de l'encolure, près du poitrail, ensuite on plie la corde en deux parties égales, puis on la place à cheval sur la partie postérieure du garrot, de manière à laisser chaque portion tomber sur les parties latérales et antérieures des côtés pour passer sous les ars antérieurs ; en arrivant à la partie antérieure du poitrail, chaque portion de cette corde se dirige, celle de droite du côté gauche, et celle de gauche du côté droit, de manière qu'il y ait croisement. De ce point, chaque portion, se conduisant toujours séparément, suit la partie antérieure des épaules, en passant sur le collier de dessous en dessus ; ensuite l'une et l'autre portion de la corde se réunissent à la partie supérieure de l'origine de l'encolure par un nœud simple, c'est-à-dire formé par un des côtés sur l'autre, susceptible d'être serré ou relâché à volonté. A huit ou dix pouces de ce nœud, on en établit un autre plus solide ; plusieurs autres suivent la taille de la bête, et tous à peu près à la même distance jusqu'à la partie supérieure du tronçon de la queue, où on pratique un nœud simple, comme celui de la partie supérieure de l'encolure, puis un second pareil, au-dessous du tronçon de la queue ; de là, chaque portion de corde se partage de chaque côté de la vulve, et se réunit à la partie inférieure par un autre nœud simple. Pour terminer cet appareil, la corde se divisant encore en deux portions égales, chacune d'elles passe sous les ars postérieurs, et de là sur les flancs, pour être fixées à un des nœuds qui se trouvent aux environs des reins par une boucle facile à défaire au besoin.

Ce bandage extrêmement simple, et que l'on peut préparer partout, nous paraît préférable à tous ceux qui ont été proposés jusqu'à ce jour ; il peut être employé pour la vache et la jument.

Il existe encore d'autres pessaires, ceux de Lund, de Gariel, de Sims ; mais, en ce qui les concerne, nous ne pouvons entrer dans aucun détail.

Le renversement de la matrice est rare chez les chiennes. M. Cros a publié dans le numéro de novembre 1832 du *Recueil de Médecine vétérinaire*, une observation d'une chienne qu'il a traitée pour un accident de cette nature. Cet accident datait de plusieurs jours, la matrice était complétement gangrenée ; M. Cros n'a pas hésité à en faire l'amputation, et cette opération hardie a été suivie du succès le plus complet.

— *La chute des poils* a été décrite au mot ALOPÉCIE.

CICATRICE. Tissu de nouvelle formation, qui se développe à la surface des plaies et des ulcères, réunit les parties vivantes divisées par l'action d'instruments quelconques, et remplace les parties qui ont été détruites. On appelle particulièrement *cal* la cicatrice des os. Les cicatrices, lorsqu'elles sont un peu étendues, sont pour toujours indélébiles.

CICATRISATION. Action naturelle au moyen de laquelle se forment les cicatrices. Lorsque les parties molles divisées ont été replacées dans un contact parfait, elles s'enflamment, laissent exsuder un fluide particulier appelé lymphe plastique, blastème.

Au sein de ce liquide se montrent des éléments nouveaux qui s'organisent, constituent bientôt un tissu jeune s'étendant d'une lèvre à l'autre de la plaie et comblant ainsi la solution de continuité. Deux théories sont en présence pour expliquer la production de ces éléments nouveaux, point de départ du tissu de cicatrice. Ch. Robin prétend qu'ils naissent par genèse au sein du blastème formateur. Ranvier et la jeune école française, marchant à la remorque des idées allemandes, admettent que ces éléments nouveaux sont le résultat de la multiplication cellulaire, de la prolifération des cellules les plus voisines de la solution de continuité ; ils appuient leur théorie sur l'aphorisme suivant : *Toute cellule naît d'une autre cellule;* l'irritation est la cause de cette prolifération. Ce mode de réunion, le plus heureux et le plus favorable, est dit par *première intention.* Quand on ne peut obtenir la cicatrisation par première intention, la surface de la plaie se couvre de bourgeons rougeâtres, qui fournissent du pus et forment les premiers éléments de la cicatrisation ; celle-ci a lieu de la circonférence au centre, où elle est plus difficile et moins rapide qu'au pourtour. La cicatrisation ne peut être considérée comme complète que lorsque ces bourgeons se sont affaissés et qu'ils se sont transformés en une substance épaisse, serrée, résistante, presque insensible, et analogue au corps de la peau.

On peut observer à la même plaie, en des points différents, ces deux modes de cicatrisation ; c'est alors la cicatrisation mixte.

CLAPIER. Lieu où sont placés et où l'on élève les lapins, et dont la forme varie d'après les localités et le nombre de ces animaux. Les soins qu'exige un clapier sont minutieux et assez dispendieux ; pour peu qu'on veuille avoir une grande quantité de lapins, il faut, en quelque sorte, faire sous terre une garenne domestique, creusée à grands frais jusqu'à six pieds, entourée de murs, pavée, etc. La meilleure exposition du clapier est toujours le levant ou le midi ; et si l'on veut se borner à cinq ou six mères, il suffit d'une chambre bien carrelée en dalles, de douze pieds de profondeur sur huit à dix de large. Le long d'un des côtés, il faudra faire construire en briques autant de loges qu'il y aura de mères ; ces loges, qui devront avoir de quinze à vingt pouces en carré, et de huit à dix pouces de hauteur, sont ordinairement construites en lattes serrées ou en planches fortes, afin qu'elles puissent résister à la dent des lapins ; un fond de planches percées de trous doit être aussi adapté à chacune des loges, à la distance du sol d'environ quatre à six pouces ; ce fond, ainsi troué afin de laisser à l'urine la facilité de s'écouler, devra être garni de paille fraîche et souvent renouvelée. Afin de donner un libre passage à la litière, on disposera la porte latérale de chaque loge de manière à s'ouvrir facilement ; on couvrira de même de paille bien sèche le carrelage de la loge, et chaque soir on devra en mettre de nouvelle sur l'ancienne ; mais une fois par semaine au moins, tout le fumier doit être enlevé, et la litière entièrement changée ; ces soins sont indispensables. La santé des animaux domestiques dépend de l'extrême propreté avec laquelle ils sont tenus.

L'humidité étant essentiellement nuisible à la prospérité des lapins ainsi qu'à la bonté de leur chair, il faut en conséquence que le clapier soit sec et bien aéré. Un moyen pour parvenir à procurer aux lapins une retraite convenable sera de disposer le carrelage de la loge de telle sorte qu'il aille un peu en pente, à partir des loges jusqu'au côté du mur opposé, où doit se trouver une petite rigole qui porte au dehors les eaux du clapier. Au-dessus, et toujours par conséquent du côté opposé aux loges, on adapte au mur, à six pouces à peu près d'élévation du sol, un petit râtelier assez saillant toutefois pour que les lapins ne soient pas obligés de s'avancer dans la rigole, afin d'atteindre leur nourriture ; car c'est dans ce râtelier qu'on dépose les herbages de toute espèce et les fourrages secs ou verts qui leur sont destinés. Ces fourrages étant ainsi placés, les lapins ne peuvent ni les fouler ni les perdre.

Dans quelques loges, le râtelier, au lieu d'être commun, est adapté à chaque petite cabane, qui se trouve aussi garnie d'une *sébile,* afin de recevoir le son et la graine qu'on doit donner particulièrement aux mères nourrices.

La porte du clapier doit être à claire-voie et placée, comme nous l'avons dit, du côté du midi. Il faut aussi que ce petit bâtiment soit couvert d'un toit qui mette les animaux qui y sont renfermés à l'abri des injures de l'air et des attaques des fouines, des chats et des renards, qui sont pour les lapins de dangereux ennemis. A côté du clapier principal, doit s'en trouver un autre plus petit, mais du reste semblable au premier, à l'exception des loges. Il sera destiné à renfermer les jeunes lapereaux qu'on doit séparer de la mère à l'âge d'environ un mois. Ce second clapier devra être aussi pavé et maçonné, afin que les jeunes lapins puissent fouiller la terre, et se trouver néanmoins arrêtés à une certaine profondeur.

Le mâle ne doit pas être en communauté avec les femelles dont il troublerait les fonctions de mères. Il faudra donc avoir pour lui, à part, une autre petite loge de quatre à cinq pieds en carré; il exige du reste les mêmes soins, et, lorsqu'on voudra faire couvrir une femelle, on la lui conduira le soir, pour l'en séparer dès le lendemain au matin.

La race du lapin est l'une des plus fécondes des animaux domestiques; la femelle porte à peu près trente à trente et un jours; et, comme trois semaines après avoir mis bas on peut la faire couvrir de nouveau, il s'ensuit que la même mère peut faire au moins six portées par an, de chacune six lapereaux. Il faut remarquer toutefois que la femelle du lapin ne produit que pendant cinq ou six ans au plus. La première portée ne doit pas précéder l'âge de six mois, et lorsqu'il leur arrive de mettre bas plus de six petits, il est bon de supprimer le surplus, afin de moins fatiguer la mère, et de procurer une nourriture plus abondante aux petits; pendant qu'elle allaite, la mère doit être nourrie de son et d'avoine mélangés avec un peu de sel. Il faut aussi que l'eau des lapins soit claire et pure, et renouvelée tous les jours; à cet effet, on place une petite auge en pierre tout près de la porte, afin de pouvoir facilement la vider sans causer aucun trouble dans le clapier. Il est convenable encore d'ajouter au bâtiment qui renferme les cabanes une galerie extérieure et ouverte, dans laquelle les lapins puissent aller prendre l'air et s'exposer au soleil.

La nourriture doit être portée aux lapins deux fois par jour. Les heures les plus convenables sont le matin et le soir; et pour pallier, autant que possible, le mauvais goût de la chair des lapins domestiques, il faut leur donner des herbes aromatiques et des légumes d'une saveur relevée et parfumée, tels que serpolet, thym, marjolaine, fenouil, persil, céleri, traînasse, laiteron, carottes, betteraves, sainfoin, luzerne et trèfle sec ou vert, son, avoine, et grains de toute espèce, etc.; mais on aura soin de proscrire du clapier le chou, le navet, le topinambour, et même la pomme de terre crue; on ne devra également mettre au râtelier les plantes fraîches qu'après les avoir fanées un instant, en les exposant au vent ou au soleil. Il faut éviter de leur donner des herbes mouillées, qui occasionnent aux lapins des maladies souvent mortelles. C'est une erreur de croire qu'il faut, à midi, donner aux lapins une nourriture plus substantielle; on doit, au contraire, les laisser reposer à cette heure, car ils sont presque toujours endormis, et c'est la nuit surtout qu'ils mangent avec le plus d'avidité.

En terminant, nous ne saurions trop recommander d'avoir aussi un clapier séparé, afin d'y renfermer les lapins infectés, et surtout ceux qui le sont de la gale, car la gale du lapin étant de l'espèce par *acarus*, est très-contagieuse; et si l'on ne séparait pas les sujets malades, on en verrait bientôt tout le clapier atteint. Ainsi donc, on aura soin de mettre à part les lapins attaqués de cette maladie, qui arrête l'accroissement des lapereaux, les fait maigrir, les plonge dans le marasme, et enfin les fait périr. Le regain et l'orge grillée, mêlés aux plantes aromatiques, sont la seule nourriture qu'on devra leur donner tant que durera la maladie, dont du reste le vrai préservatif consiste dans la propreté et la salubrité des loges.

CLAUDICATION. Synonyme de *boiterie*. Dire qu'un cheval est atteint de claudication, c'est donc dire qu'il est boiteux. Or, l'action de boiter n'est pas une maladie, c'est seulement un indice que l'animal est atteint d'une maladie dont la nature et le siége ne peuvent être reconnus qu'à l'aide d'un examen approfondi du membre qui boite. Les maladies qui peuvent occasionner les claudications sont très-nombreuses, et plus communes chez les animaux de travail que chez ceux qui ne font rien. Parmi ces maladies, nous rangerons les *plaies*, les *ulcères*, les *fractures*, les *luxations*, les *tumeurs osseuses* ou *molles* qui se développent souvent autour des jointures et le long des tendons, les *efforts*, les *crevasses*, les *eaux aux jambes*, les *javarts*, les nombreuses maladies ou blessures du pied, les mauvaises ferrures, etc., etc. Ces affections peuvent être légères ou graves, et donner lieu à des boiteries plus ou moins fortes. Lorsque l'animal se borne à appuyer moins franchement sur le sol avec le membre malade qu'avec les autres, on dit qu'il *feint*. Si la douleur est plus forte, que l'animal ne s'appuie que le moins possible sur le membre boiteux, et qu'il accompagne cet appui de balancements considérables de la tête, on dit qu'il *boite tout bas*. Enfin, la douleur peut être tellement vive que l'animal ne se serve plus du membre malade ; on dit alors qu'il *marche à trois jambes*. Ce dernier signe est le plus grave, excepté chez les petits animaux qui marchent à trois jambes pour des douleurs souvent très-légères.

Le point souffrant d'où procède la boiterie est indispensable à connaître pour y appliquer des secours. Il se manifeste quelquefois par des plaies, des ulcères, des tumeurs diverses. Malheureusement, il est des cas où les causes de la boiterie sont loin d'être aussi évidentes, et où il est nécessaire de recourir à un examen attentif et détaillé de toutes les parties du membre boiteux ; trop heureux encore quand on parvient à découvrir le mal et quand on n'en est pas réduit à des conjectures ! car il faut avouer que, s'il est généralement facile de reconnaître le membre boiteux, on éprouve souvent la plus grande difficulté à trouver la partie malade.

Quoi qu'il en soit, voici, d'après Fromage de Feugré, les principaux moyens d'être renseigné sur ce point :

On distingue quatre temps dans la part que chaque membre prend aux allures : 1er temps, le *lever ;* 2e temps, le *soutien*, instant où le pied avance à peu près sans monter ni descendre ; 3e temps, le *poser*, instant où il regagne le sol ; 4e temps, l'*appui*, moment où le pied qui a touché le sol supporte sa part du corps jusqu'à un nouveau lever. Si l'on considère dans sa marche un cheval boiteux, on voit que le membre malade fait son lever le plus vite, son soutien le plus long, son poser le plus tardif, et son appui le plus court qu'il est possible. Au contraire, le membre qui correspond à celui qui est malade fait son appui le plus long, et les autres temps le plus courts possible, afin de venir au secours de celui qui est souffrant. Si ce mal est léger et qu'il existe à un membre antérieur, la tête s'élève dans l'instant où il fait son appui, et la charge se prolonge sur le bipède diagonal opposé. Si la douleur est très-vive à un membre antérieur, l'animal tient le pied levé, renvoie la charge sur les membres postérieurs, il s'enlève et saute du pied antérieur sain. Lorsque la douleur existe à un membre de derrière, la tête s'abaisse à l'instant où ce membre fait son appui, et ce mouvement, en reportant sur les membres de devant une partie du poids du corps, soulage d'autant ceux de derrière ; le membre postérieur sain accélère son poser pour prolonger son appui. Dans les boiteries légères, dont le siége ne se manifeste pas d'abord suffisamment, au lieu de faire marcher le cheval au pas sur un chemin de sable ou de terre, on le fait partir au trot sur le pavé, et l'on a soin que le conducteur, courant à pied, tienne la longe à environ 0m 20 cent. de la tête. On se place d'abord en arrière, puis en face du cheval, et ensuite de manière à le voir trotter de côté, et même en cercle avec changement de main.

Il est des cas où le cheval boite de plusieurs membres ; s'il boite des deux membres de devant, l'animal tient la tête haute, incline ses membres antérieurs fortement en avant, et engage les postérieurs sous le corps, comme s'il voulait s'acculer. Dans cette position, les membres de derrière supportent presque toute la charge du corps, et ceux du devant sont soulagés. Lorsqu'au contraire ce sont les membres postérieurs qui sont malades, le cheval tient la tête très-basse, engage encore les membres de derrière sous le corps, et incline fortement en arrière les membres de devant, comme s'il voulait les rapprocher des postérieurs. Si les quatre membres sont malades, la marche devient plus difficile et plus irrégulière ; chaque mouvement est accompagné d'hésitation et de signes non équivoques de douleur ; l'animal, abandonné à lui-même, reste presque toujours couché.

Le membre boiteux étant reconnu, il s'agit de procéder à la recherche de la partie malade. Souvent le caractère de la claudication et la manière dont elle s'exécute donnent, à cet égard, des indications presque suffisantes pour mettre sur la voie l'homme habile et expérimenté. Aux membres antérieurs, l'affection qui détermine la boiterie siége presque toujours à l'une de leurs régions inférieures, surtout au pied. On sait maintenant que les boiteries de l'épaule sont rares. Aux membres postérieurs, c'est le plus souvent le jarret qui est malade. Voyons d'abord pour les membres de devant. Un caractère qui n'a été indiqué par personne, et dont l'auteur de cet article s'est servi un grand nombre de fois avec avantage, peut aider à faire reconnaître de suite si la boiterie a son siége dans le pied, ou à une autre région du membre : en faisant marcher sur un fumier épais l'animal boiteux, la claudication diminue ou disparaît si elle provient d'une altération du pied; elle persiste ou elle augmente si elle est occasionnée par une toute autre cause. Si le cheval est atteint d'un *écart*, l'extrémité inférieure du membre décrit une courbe en dehors pendant la marche, et l'animal *fauche*. Dans ce cas, la boiterie augmente lorsqu'après avoir fléchi le membre malade, on l'écarte violemment du corps; d'ailleurs, l'absence de tout signe de douleur dans les autres parties du membre vient confirmer la connaissance de la nature du mal. Si le cheval boite du genou, le mouvement de *faucher* existe encore un peu; mais cette boiterie est facilement reconnaissable à l'enflure de cette partie et aux signes de douleur que l'animal donne quand on la comprime. La claudication qui dépend d'une maladie des tendons se reconnaît à leur gonflement et à la douleur que l'animal manifeste quand on les touche. En outre, l'animal cherche à se soulager en mettant constamment ces tendons dans le relâchement; pour y parvenir, il n'appuie le membre que sur la pince, et il tient les talons relevés. Les *efforts* du boulet se reconnaissent aussi facilement que ceux du genou. Lors de nerf-férure, d'encastelure, de maladie naviculaire, le pied malade est porté en avant de la ligne d'aplomb.

Dans un membre postérieur, l'action de *faucher* indique presque toujours un effort de cuisse ou un état maladif du jarret. Ici, comme pour les membres de devant, la boiterie persiste ou augmente quand on fait marcher l'animal sur un fumier épais; elle diminue ou cesse lorsqu'elle dépend d'une maladie du pied. Si le cheval est atteint d'un *effort de cuisse*, l'appui du pied sur le sol se fait par tous les points de la circonférence de sa face inférieure; la boiterie augmente lorsqu'on a fortement porté le membre en avant, en haut et en arrière; le reste du membre ne présente aucun signe de douleur. Un cheval atteint d'un *effort de grasset* éprouve beaucoup de difficulté à lever le membre malade; il le traîne à terre en raclant le sol avec sa pince. Un *effort de jarret* s'oppose à la flexion de cette partie, qui s'enfle et devient chaude et douloureuse. La rupture du tendon du muscle tibio-pré-métatarsien détermine une claudication caractéristique.

Quand l'animal est au repos, l'appui est franc; mais pendant l'exercice on observe un vacillation de l'extrémité inférieure du membre qui ne se fléchit plus sur la jambe, et un relâchement très-marqué de la corde du jarret. Au point où la rupture s'est produite (généralement en avant du jarret), il existe un peu d'engorgement, et on ne constate jamais qu'une douleur obtuse.

Si la manière dont se fait la boiterie ne suffit pas pour rendre compte du siége et de la nature du mal, il faut laisser l'animal au repos, examiner attentivement, presser, comprimer dans tous les sens, faire mouvoir et secouer fortement toutes les régions du membre, afin de voir s'il n'y a pas quelque part de la chaleur, de la douleur, de la raideur, du gonflement qui puisse mettre sur la voie de la découverte; on termine l'examen en faisant déferrer l'animal, parer à fond le pied du membre boiteux, et en comprimant successivement tous les points de la sole et de la fourchette avec le mord ou les branches des tricoises. De cette manière, et avec quelques précautions, on parvient presque toujours à découvrir un point douloureux, et par conséquent le siége du mal. Il faut surtout insister sur l'examen du pied; car, dans les grandes villes surtout, les trois quarts des boiteries au moins sont occasionnées par des altérations de cette partie.

Le siége du mal étant reconnu, il faut lui appliquer un traitement convenable.

Les moyens à employer varient nécessairement selon la nature de la maladie, et nous n'avons ici rien de général à dire.

— Les claudications dites *de vieux mal* sont celles qui sont anciennes, ou dont la cause est inconnue. Elles sont assez fréquentes chez les chevaux, chez ceux de selle surtout; elles proviennent de l'abus que l'on fait de ces animaux, qui se trouvent souvent soumis aux alternatives de longs repos et de courses forcées. Elles sont généralement occasionnées par des rétrécissements du sabot, des altérations, suites de fourbure, des tumeurs osseuses ou molles dans le voisinage des tendons ou des jointures, des efforts chroniques, des entorses et des fractures mal guéries, des douleurs rhumatismales, etc.

Aux termes de l'article 1er de la loi du 20 mai 1838, *les boiteries intermittentes pour cause de vieux mal sont rédhibitoires.* Certaines d'entre elles ne sont apparentes que lorsque l'animal sort de l'écurie, et disparaissent lorsqu'il est *échauffé,* pour revenir quand il a été *refroidi;* d'autres enfin ne s'aperçoivent qu'à *chaud.* Nous renvoyons, pour ces distinctions et la manière de les reconnaître, à ce que nous avons dit de ces vieilles boiteries dans notre article CAS RÉDHIBITOIRES.

CLAVEAU. Ce mot, qui sert encore dans beaucoup de pays pour désigner une maladie contagieuse des moutons, dont nous allons bientôt parler, a été réservé par les vétérinaires modernes à l'agent de la contagion, au liquide qui contient le principe susceptible de transmettre la maladie aux bêtes saines; et cette maladie a été elle-même plus particulièrement désignée sous le nom de *clavelée*. Bien que nous n'attachions aucune importance aux mots, nous adoptons volontiers cette dénomination.

Le claveau, nommé encore *matière claveleuse, virus claveleux,* n'est pas le *pus* fourni par les boutons claveleux, comme on l'a cru pendant longtemps; la seule matière capable de transmettre la clavelée, soit par contagion naturelle, soit par inoculation, consiste en une sérosité roussâtre et *limpide* que l'on voit suinter de tous les points de la surface des boutons dès qu'on a enlevé la petite peau blanchâtre qui les recouvre à certaine époque de la maladie. C'est ordinairement vers le septième ou huitième jour de leur apparition que les boutons peuvent donner du bon claveau; quelques jours après, cette matière s'affaiblit, perd de son énergie en perdant de sa limpidité, et se trouve enfin remplacée par du véritable *pus.* Celui-ci peut bien encore contenir quelques parcelles de matière claveleuse, et servir par conséquent à l'opération que nous décrirons bientôt sous le nom de CLAVELISATION; mais il est bien loin de donner des résultats aussi positifs et aussi certains que le virus limpide qui n'est pas mélangé à d'autres liquides animaux.

Lorsqu'on a un troupeau nombreux à *claveliser,* on se procure ordinairement du claveau sur les bêtes attaquées naturellement de maladie, et on l'inocule à des bêtes saines sur lesquelles on puise ensuite le virus nécessaire à l'inoculation de tout le troupeau. Il y a, à cet égard, une observation à faire : c'est que la force du claveau s'affaiblit par la succession de son inoculation; on a prétendu que, vers la douzième ou la quinzième clavelisation, le claveau ne produisait plus aucun effet. Nous ignorons jusqu'à quel point ce principe est fondé.

Les personnes qui ont écrit sur le claveau disent, et tout le monde répète après elles, que, lorsqu'on veut puiser la matière claveleuse, il faut choisir un bouton légèrement blanchi, soulever la pellicule qui le recouvre, et attendre que le virus suinte à la surface du bouton ainsi mis à nu. Eh ! bien, si l'on voulait s'astreindre à suivre exactement ce précepte. on pourrait s'exposer à laisser passer l'époque à laquelle les boutons fournissent du véritable claveau. Du moins nous pouvons assurer que, dans une circonstance où nous avons eu l'occasion d'observer la clavelée sur un troupeau de près de huit cents bêtes, il nous a presque toujours été impossible de détacher cette pellicule, malgré notre attention à saisir le moment convenable ; ou bien, lorsque nous y parvenions, nous ne trouvions que du *pus* blanchâtre et épais, aux qualités duquel nous ne pouvions accorder une grande confiance. Sur un bouton ainsi mis à découvert, nous avons pu une fois nous procurer du claveau de bonne qualité, mais en si petite quantité et suintant si lentement qu'il n'a pu nous servir que pour l'inoculation d'une douzaine de bêtes, et qu'il nous a fallu quelquefois près de deux minutes pour une seule opération. Voici un moyen beaucoup plus sûr et plus expéditif, que nous avons fait connaître dans une Notice insérée dans le numéro d'avril 1834 du *Recueil de Médecine vétérinaire*, et que nous avons déjà employé avec beaucoup de succès. Après avoir choisi un bouton convenable, nous l'incisons dans toute sa longueur, en ayant soin que notre incision n'intéresse que la portion exubérante du bouton, sur lequel nous pratiquons ainsi une petite rigole, qui donne aussitôt écoulement à du sang ; nous nous empressons d'étancher ce sang avec une petite éponge fine et légèrement humide ; au bout de dix minutes environ, l'écoulement du sang s'arrête, et la petite plaie ne fournit plus qu'une sérosité roussâtre, limpide et ayant tous les caractères du claveau de bonne nature. Pour charger notre lancette de cette matière, nous n'avons qu'à la plonger dans la petite incision, et les deux faces de la partie plongée sont aussitôt imbibées de sérosité. Une chose qui nous a étonné la première fois que nous avons employé ce moyen, c'est la quantité de virus que peut fournir un bouton incisé : plus on en puise, plus le bouton en donne. Au bout d'une demi-heure, le virus suinte avec tant d'abondance, qu'il dépasse les bords de la petite plaie, et qu'il s'écoule à sa circonférence. Un seul bouton nous a fourni assez de claveau pour inoculer au delà de trois cents bêtes.

M. Girard, ancien directeur de l'école d'Alfort, a cherché à déterminer si le claveau pourrait être recueilli et conservé comme le vaccin. Les expériences auxquelles il s'est livré à cet égard semblent prouver que le claveau, conservé entre des plaques de verre ou dans des tubes capillaires, retient peu de temps sa propriété contagieuse. De nombreuses observations ont éclairci la question. On a vu du virus claveleux conserver son activité pendant une demi-année et même plus d'un an ; il est cependant plus altérable que beaucoup d'autres virus, il perd son activité par une température de 50°, par la gelée, le chlore et les autres agents désinfectants. La putréfaction lui enlève son activité ; le travail de la suppuration semble même produire ce résultat. D'après Gilbert, le virus claveleux ne se maintient ordinairement dans les pâturages que pendant quelques jours ; Delafond a montré que la pluie ou même la rosée du matin le rend inactif. Mais dans les étables non radicalement désinfectées, le virus peut se conserver très-longtemps malgré la ventilation, et la contagion est encore à craindre au bout de cinq mois. On l'a même constatée après une année, ce qu'il est assez difficile d'admettre, ou alors il faut démontrer qu'elle n'a pu avoir une autre source. Maintenant le préjugé qui faisait autrefois rejeter la clavelisation commence à disparaître, et les propriétaires de grands troupeaux ont enfin le bon esprit de comprendre les immenses avantages d'une opération aussi importante dans ses résultats.

CLAVELÉE. Maladie des bêtes à laine, ainsi nommée du mot latin *clavus*, qui signifie clou, parce que son principal symptôme consiste en une éruption de boutons auxquels on a cru trouver de la ressemblance avec une tête de clou. Il est peu de maladies qui aient reçu autant de noms. Les plus communs sont ceux de *clavin, clavelade, claveau, clavieau, clavelin, clavelle, clacavelle, clavillière, clousian, cloubian, picote, rougeole, mal rouge, petite-vérole, variole, vérolin, variolin, boussade, moragne, gamage, gramadure, liard,* etc., etc. Une partie de ces noms proviennent évidemment du mot *clavelée,* que l'on a estropié de plusieurs manières ; quelques autres ont été donnés à cette maladie à cause de sa ressemblance avec la petite vérole de l'espèce humaine. Quant aux autres noms, il serait difficile d'en trouver l'étymologie.

La clavelée est une maladie tout à fait particulière aux bêtes à laine, et qui, malgré quelques faits qui demanderaient confirmation, paraît incapable de se transmettre à des animaux d'autres espèces. C'est de toutes les maladies du mouton la plus contagieuse et peut-être la plus meurtrière. Toutes les fois qu'elle s'est déclarée dans des troupeaux, et qu'on l'a abandonnée à sa marche naturelle, elle a toujours occasionné de grands ravages. Elle est répandue dans toute l'Europe, à l'exception de l'Angleterre où, dit-on, elle n'a jamais paru. Elle apparaît assez fréquemment en France, surtout aux environs de Paris, où elle est souvent apportée par les nombreuses bêtes à laine que le commerce et la consommation y attirent. Elle survient indifféremment dans toutes les saisons de l'année, atteint indistinctement les bêtes fortes ou faibles, jeunes ou vieilles, mais jamais deux fois le même animal. On croit avoir remarqué que la température n'est pas sans influence sur la marche de cette maladie, et que le développement des boutons est plus rapide dans les saisons chaudes, et plus lent dans les temps froids.

— Quelles sont les *causes* de la clavelée ? Cette maladie peut-elle se développer spontanément, ou bien ne peut-on se rendre compte de son apparition dans un troupeau que par la contagion ? Voilà des questions qu'il n'est guère possible de résoudre dans l'état actuel de la science. Il est certain que la clavelée a pu se développer une première fois sans contagion ; on peut donc admettre, par analogie, que si les causes qui l'ont fait naître dans le principe se trouvaient de nouveau réunies, la maladie devrait encore se déclarer. Au reste, une foule d'auteurs, entre autres Paulet et Barrier, croient à la spontanéité de la clavelée ; Ramazzini l'attribue à la rouille des plantes ; Hastfer, à une surabondance d'humeurs qui se portent à la peau; Carlier, à la malpropreté des bergeries, aux mauvaises nourritures et à l'ennui qu'éprouvent les moutons dépaysés ; Barbazet, à l'effet des variations de l'air et des mauvaises exhalaisons. Bourgelat prétend qu'aucune bête à laine n'atteint le terme de sa carrière sans avoir été atteinte de l'affection claveleuse. On a toujours reconnu qu'elle était introduite dans les troupeaux par voie de contagion. Les circonstances qui ont le plus souvent part à cette transmission sont : 1° L'introduction dans un troupeau d'une ou plusieurs bêtes atteintes de la maladie ; 2° le passage d'un troupeau sain sur les traces d'un troupeau malade, même après plusieurs jours, et surtout l'introduction des bêtes saines dans un pâturage qui a servi à des bêtes malades ; 3° la circulation des bouchers, des bergers et de leurs chiens, des maréchaux, des guérisseurs, des compères, des marchands de moutons, qui parcourent les campagnes en visitant et maniant des bêtes saines après avoir visité et manié des bêtes malades ; 4° le transport des laines, des peaux, des fumiers et des différents objets qui ont pu servir ou se trouver en contact avec des moutons infectés ; 5° le voisinage d'une bergerie, d'un parc, d'un pâturage ou d'un cantonnement servant à un troupeau malade, surtout lorsque ce troupeau se trouve au-dessus du vent et à peu de distance des troupeaux sains. Une fois que la clavelée s'est développée dans une bergerie, elle peut, si on l'abandonne à elle-même, s'y entretenir pendant trois, quatre, cinq et même six mois.

Lorsque la clavelée pénètre dans un troupeau, elle n'attaque jamais toutes les bêtes à la fois ; elle commence d'abord par se déclarer sur quelques individus, chez lesquels la maladie parcourt ordinairement ses phases d'une manière assez régulière. Cette première attaque dure environ un mois ; puis la maladie, qui semblait se calmer, se déclare sur la majeure partie du troupeau, et est ordinairement plus grave qu'à la première attaque. Enfin, vers le troisième mois, la partie du troupeau qui avait jusqu'alors résisté à la contagion est atteinte à son tour, et cette troisième invasion est ordinairement bénigne comme la première. On donne vulgairement le nom de *bouffées* ou de *lunes* à chacune de ces trois époques, qui caractérisent la marche de la maladie.

La clavelée, considérée chez les individus et non chez les troupeaux, peut être *régulière* et *bénigne*, ou *irrégulière* et *maligne*.

— *Symptômes et marche de la clavelée régulière.* La marche de la clavelée peut être divisée en quatre époques ou *périodes* bien distinctes. La première est celle de *l'incubation;* c'est celle qui succède à la contagion. Le virus claveleux a été introduit dans le corps de l'animal, mais il n'a encore produit aucun effet apparent les bêtes continuent à jouir de la santé pendant que la matière de la contagion prépare le développement de la maladie. Il n'est guère possible de déterminer le temps que dure cette première période. La chaleur de la saison, celle des habitations, l'âge, le tempérament, doivent nécessairement apporter des différences à cette durée. Toutefois, si l'on en juge par les bêtes chez lesquelles le virus a été introduit artificiellement au moyen de la clavelisation, on peut admettre que l'incubation dure, terme moyen, quatre jours en été et cinq ou six en hiver.

La deuxième période est celle de l'*éruption des boutons ;* elle s'annonce par la tristesse, l'abattement, la lenteur de la marche, la perte de l'appétit, la chaleur de la peau, une légère accélération du pouls, une soif plus vive ; les animaux tiennent la tête basse ; leurs flancs sont agités ; leurs yeux sont rouges et larmoyants. Cet état persiste trois à quatre jours, après quoi les boutons apparaissent dans tous les endroits dépourvus de laine. Ces boutons commencent par de petites taches d'un rouge violacé qui s'élèvent et grossissent. Leur bord est bien marqué, bien distinct, et leur centre est aplati ; leur grosseur varie depuis celle d'un grain d'orge jusqu'à celle d'une pièce de vingt sous ; il sont peu nombreux dans la clavelée régulière, et séparés les uns des autres ; quelquefois cependant ils sont rapprochés, mais rarement au point de se réunir et de former de larges plaques. Lorsque l'éruption est peu considérable, la chaleur de la peau et la fièvre disparaissent dès que les boutons se développent. A mesure que ceux-ci grossissent, la peau se tend autour, devient douloureuse, et présente quelquefois autour des boutons une auréole rouge qui subsiste plus ou moins longtemps. Toutefois, ce dernier phénomène ne survient ordinairement que dans les temps très-chauds, et surtout chez les bêtes qui ont éprouvé de grandes fatigues et des marches forcées.

L'éruption et le développement des boutons durent cinq ou six jours à peu près ; alors commence la troisième période, désignée improprement sous le nom de *période de suppuration.* Elle s'annonce de nouveau par la fièvre, l'abattement et la perte de l'appétit. Les boutons blanchissent à leur sommet, et il se forme dans leur intérieur une sérosité roussâtre et transparente qui suinte de tous les points de la surface des boutons lorsqu'on a enlevé la pellicule qui les recouvre. C'est cette sérosité qui constitue la véritable matière claveleuse ; mais elle ne conserve sa limpidité et sa pureté que pendant trois ou quatre jours environ ; puis elle blanchit, devient épaisse et finit par prendre toutes les apparences du pus. Le moment où ce liquide est clair est celui où la clavelée est le plus contagieuse.

Enfin, douze à quinze jours après le développement de la maladie, les boutons se dessèchent, se recouvrent d'une croûte d'abord jaune, puis noire, qui ne tarde pas à se détacher ; c'est ce qui constitue la quatrième et dernière période de la clavelée régulière. L'animal, débarrassé pour toujours de cette maladie, et désormais à l'abri de ses atteintes, ne tarde pas à reprendre de l'appétit, de la gaieté et son état habituel de santé. Quelques vétérinaires regardent les croûtes claveleuses comme pouvant encore communiquer la maladie ; d'autres les considèrent comme absolument inertes. Il serait bien important que ce problème fût résolu, car il pourrait servir à déterminer le temps pendant lequel les troupeaux claveleux doivent rester cantonnés, dans l'intérêt de la salubrité des animaux sains ; et l'on comprendra sans peine combien cette détermination serait importante, quand on saura que les croûtes peuvent rester jusqu'à trois semaines et au delà avant de tomber.

— *Symptômes de la clavelée irrégulière.* Ces symptômes sont graves dès le début. Ici la fièvre, la douleur du dos, des reins, du ventre et des membres, la difficulté de respirer, la fétidité de l'haleine, sont quelquefois portées à l'excès, et s'accompagnent presque toujours d'une faiblesse excessive. La laine vient à la moindre traction, ou tombe en partie ; la surface du corps est très-chaude ; la tête est penchée vers la terre ; la bouche est sèche, la soif très-ardente et l'action de boire difficile. Dès les premiers jours, il s'établit un écoulement abondant de bave par la bouche, et un flux par le nez d'une humeur épaisse, jaunâtre, mêlée de morve et quelquefois de sang. Cette humeur a une odeur insupportable, et forme souvent, à l'entrée des narines, des croûtes qui bouchent ces ouvertures et gênent la respiration, qui devient bruyante. Les yeux sont enflammés, gonflés, rouges et chassieux ; les lèvres, les oreilles et toute la tête grossissent quelquefois à un point extrême. L'animal meurt souvent au milieu de ces symptômes, sans que l'éruption des boutons ait lieu. Si cette éruption survient, la fièvre et les signes fâcheux que nous venons de faire connaître ne cessent pas comme dans la clavelée bénigne, et les boutons, au lieu d'être isolés et en petit nombre, sont extrêmement nombreux, peu distincts, *confluents*, réunis ensemble de manière à former de grandes plaques qui rendent la surface du corps comme bosselée. Les boutons se montrent d'abord sur la tête, et gagnent bientôt toutes les parties du corps, où ils se répandent souvent d'une manière générale. Ces boutons sont peu élevés, couleur de lie de vin ou noirâtres ; ceux qui occupent les parties non lainées suppurent plus tôt que ceux qui sont cachés sous la toison ; ceux-ci n'entrent pas en travail avant le dix-huitième ou le vingtième jour de la maladie. Assez souvent même ils noircissent et se dessèchent sans fournir de claveau ni de pus, ce qui est toujours de mauvais augure.

Lorsque la maladie se prolonge avec ces fâcheux symptômes, les flancs se retirent, et la faiblesse devient si grande que les animaux ne peuvent plus se tenir debout. L'affaissement des boutons et quelquefois la diarrhée annoncent et précèdent la mort. Quelquefois l'animal tombe sur le côté, et est atteint de violentes convulsions, qui se terminent par la mort ; d'autres fois il s'éteint dans un état complet d'abattement. A ces signes alarmants peuvent se joindre des maladies étrangères, des tumeurs plus ou moins grosses, dont quelques-unes suppurent, et dont quelques autres plus graves sont susceptibles de passer à l'état de gangrène, et de faire périr les malades en fort peu de temps. La gangrène a quelquefois une issue plus heureuse ; nous avons vu des animaux perdre par elle les oreilles, les lèvres, une partie de la langue, des plaques plus ou moins larges de différentes parties du corps, et guérir parfaitement en ne conservant que des cicatrices un peu difformes.

En général, le danger de la maladie se mesure sur la gravité des symptômes qui l'accompagnent. Les plaintes continuelles et le battement des flancs, pendant ou après l'éruption des boutons, annoncent presque toujours une mort prochaine. Si les malades en reviennent en pareil cas, ils reprennent difficilement leur première vigueur, restent chétifs et ne peuvent jamais s'engraisser. Lorsque l'éruption ne se fait que d'une manière imparfaite, que les boutons restent petits et livides, qu'ils disparaissent sans suppurer, c'est presque toujours d'un fâcheux augure. Au contraire, l'issue de la clavelée est toujours heureuse lorsque l'appétit se soutient, que les boutons se développent franchement, restent bien distincts, fournissent un bon claveau à la troisième période, et parcourent, en un mot, leurs différentes phases d'une manière régulière, et sans qu'il survienne un écoulement de mauvaise nature par le nez, ou un gonflement de la tête, ou tout autre accident fâcheux.

Les cadavres des animaux morts de la clavelée exhalent une odeur fétide, se décomposent rapidement, et présentent dans toutes les parties du corps des altérations dont la description nous semble inutile pour le but que nous nous proposons.

— *Traitement de la clavelée.* Lorsque la clavelée est régulière, elle n'exige aucun traitement ; on doit, dans ce cas, se contenter de quelques soins relatifs au régime et éloigner toutes les causes qui peuvent entraver le travail de la nature et la marche naturelle de la maladie. Ainsi, on logera les animaux à l'aise, dans des bergeries sèches, dont on renouvellera fréquemment l'air. Si le temps le permet, on les fera parquer. On diminuera un peu la nourriture, et on la donnera bonne et choisie, en se basant, pour son choix, sur les ressources du lieu et de la saison dans laquelle on se trouve. S'il fait beau et que le troupeau demeure à la bergerie, on le fera sortir une ou deux fois par jour, afin de lui procurer un air pur et un exercice salutaire ; mais ces promenades devront être réglées par la police sanitaire et ne pas dépasser certaines limites. Il faudra éviter de faire sortir le troupeau par les temps humides ; car l'humidité, surtout quand elle est froide, s'oppose à la sortie des boutons ou tend à faire rentrer ceux qui se sont développés, et occasionne ainsi des accidents souvent fâcheux. Si les bêtes malades sont tourmentées par la soif, on devra mettre à leur portée de l'eau que l'on renouvellera fréquemment, et que l'on aiguisera soit avec du sel, soit avec un peu de vinaigre ou d'acide sulfurique.

Si quelques bêtes sont affectées plus grièvement que les autres, il convient de les mettre à part, afin de leur donner des soins particuliers. On pratique, à cet effet, de petites séparations soit au parc, soit à la bergerie. On a conseillé de saigner les bêtes qui paraissent en proie à une forte inflammation : nous pensons que ce moyen, en contrariant le travail de la nature, et en s'opposant à la sortie des boutons, peut faire plus de mal que de bien ; il peut être utile dans quelques circonstances exceptionnelles, mais il est nécessaire que ces circonstances soient appréciées par un vétérinaire instruit et prudent. Lorsque l'éruption languit et n'est pas franche, il faut administrer quelques toniques ; mais il faut être réservé sur ce moyen. M. Huzard fils conseille d'administrer aux bêtes atteintes de clavelée irrégulière deux verres par jour d'un mélange, à parties égales, d'une infusion aromatique et de vin, que l'on aiguisera avec un huitième d'eau-de-vie. M. Huzard fils assure qu'à l'aide de ce moyen il a vu obtenir la guérison d'une foule de bêtes presque désespérée. Lorsque les narines sont obstruées, on y injecte avec précaution de l'eau tiède, ou mieux une décoction d'orge ou de guimauve. S'il y a de la constipation, ce qui suppose l'existence d'une irritation de l'intestin, on administre à la bête des boissons adoucissantes un peu miellées. Si, au contraire, il survient de la diarrhée, on fait avaler aux malades une couple de verres par jour d'une légère infusion de sauge ou de menthe dans du vin. Enfin, lorsque des boutons tendent à passer à l'état de gangrène, on cherche à borner cette dernière et à hâter la séparation et la chute des parties mortifiées, en pansant les plaies avec de l'huile camphrée, dans laquelle on ajoute quelques gouttes d'ammoniaque.

— *Mesures propres à écarter la clavelée ou à prévenir son développement.* Ces mesures sont les suivantes : 1° Faire soi-même les élèves nécessaires à l'entretien du troupeau, ou du moins n'acheter les animaux que dans des maisons connues, et non dans les foires et aux marchands de profession ; 2° écarter avec soin des troupeaux sains les personnes, les animaux de toute espèce, les aliments, et enfin toutes les substances qui ont pu se trouver directement ou indirectement en rapport avec des animaux ou des lieux infectés ou suspects ; 3° ne jamais conduire ou laisser passer un troupeau sain sur des chemins ou pâturages fréquentés par des troupeaux claveleux ou suspects, la contagion pouvant avoir lieu, dans ce cas, au moyen des matières animales ou excréments qui sont déposés par les bêtes malades, et qui conservent pendant plusieurs jours assez d'activité pour infecter des bêtes saines ; 4° tenir les chiens à l'attache dès qu'ils ne sont plus employés à la garde des troupeaux, afin de les empêcher d'aller rôder aux environs, et défendre aux bergers d'avoir des communications avec ceux de leurs camarades qui soignent des troupeaux suspects ; 5° enfin, si la clavelée règne aux environs, réclamer de l'autorité des mesures propres à isoler complétement le troupeau malade. Nous ferons connaître, à l'article Contagieuses (maladies), les lois et arrêtés relatifs à la clavelée et aux maladies qui peuvent se transmettre par contagion.

Nous n'avons aucune loi qui soit relative à la clavelée. Le projet de Code rural que l'on nous promet depuis si longtemps, et que l'on renvoie de session en session, renferme, relativement à cette maladie, les articles suivants, que l'on peut toujours adopter comme règlement ou mesure administrative :

Art. 227. — Lorsque la clavelée sera reconnue exister dans un troupeau, le propriétaire sera tenu d'en faire sur-le-champ la déclaration au maire de la commune, qui assemblera les autres propriétaires de troupeaux de la même commune.

228. — Ces propriétaires fixeront le cantonnement que doit occuper le troupeau malade, et ceux que doivent occuper les troupeaux sains, de manière que, dans aucun cas, et pendant toute la durée de la maladie, les uns et les autres ne puissent passer sur les mêmes routes.

229. — Lorsqu'un propriétaire aura un clos assez étendu pour y mettre son troupeau, il sera obligé de l'y retenir pendant toute la durée de la maladie.

230. — Le parc de son troupeau malade ne pourra être placé à moins de cent mètres des grandes routes, et cinquante mètres des chemins vicinaux.

231. — Le maire de la commune sera tenu de faire connaître sur-le-champ aux maires des communes limitrophes l'existence de la maladie et les cantonnements prescrits.

232. — Dans le cas où les troupeaux d'une ou plusieurs communes seraient forcés d'aller au même abreuvoir, ceux attaqués de la maladie ne pourront y aller qu'après les autres, et seulement aux heures et par les chemins qui seront indiqués.

233. — Les animaux morts de la clavelée seront enterrés avec leurs peaux et toisons.

234. — Les mesures prescrites par les articles ci-dessus auront leur exécution pendant trois mois, temps ordinaire de la durée de la clavelée. (*Voyez* Conta-gieuses [maladies]).

Enfin, la *clavelée* est une maladie rédhibitoire; mais la rédhibition est soumise à certaines conditions que nous avons exposées ailleurs. (*Voyez* Cas rédhibitoires, article *Clavelée*.)

CLAVELISATION. On nomme ainsi une opération qui consiste à introduire dans l'épaisseur de la peau des bêtes à laine une petite quantité de virus claveleux, dans le but de leur communiquer une clavelée bénigne et de les préserver à tout jamais de la clavelée naturelle, trop souvent violente, irrégulière et fâcheuse dans ses suites. Cette opération repose sur la certitude que l'on a acquise de l'impossibilité d'une récidive, soit que la maladie se soit développée naturellement, soit qu'elle soit due à la contagion, soit enfin qu'elle ait été produite artificiellement; elle repose encore sur une autre certitude bien avérée de nos jours, c'est que la clavelée produite par l'inoculation est presque toujours d'une étonnante bénignité. L'expérience a prouvé de la manière la plus évidente, qu'en laissant la clavelée se déclarer naturellement et suivre sa marche ordinaire, des propriétaires ont perdu le tiers, la moitié, et même les trois quarts de leurs troupeaux, tandis qu'avec la clavelisation on doit considérer l'opération comme malheureuse quand on perd un vingtième des bêtes clavelisées; le plus souvent on en perd à peine un centième. Le remède le plus salutaire perd beaucoup de son efficacité lorsqu'il est appliqué trop tard. Ainsi, lorsqu'on clavelise des bêtes prises dans un troupeau déjà en proie à la clavelée, on ne fait souvent que provoquer un développement plus prochain de la maladie là où elle existait déjà à la période d'*incubation,* et on ne peut obtenir des résultats aussi heureux que si l'opération était pratiquée sur un troupeau entièrement sain. Il est donc infiniment préférable, dès que la clavelée règne dans les environs, et que l'on a à craindre la contagion, de s'attacher à la prévenir pour éviter de plus grands maux. On y parvient au moyen de la clavelisation, qui donne lieu à une maladie bénigne, régulière, qui parcourt rapidement ses périodes, entreprend en même temps la totalité du troupeau, quelque nombreux qu'il soit, le débarrasse pour toujours de la maladie en trente ou quarante jours au plus, et n'occasionne que de légères pertes. Peut-on balancer entre un moyen aussi prompt, aussi sûr, et les risques que l'on court en s'exposant à une maladie qui, introduite par contagion, peut durer quatre à cinq mois et occasionner des ravages considérables?

On peut claveliser à tous les âges et à toutes les époques de l'année, lorsqu'on y est contraint par la présence de la clavelée dans les environs ou dans le troupeau à claveliser. Mais si l'on n'a pas à redouter la contagion, le printemps et l'automne sont les saisons que l'on doit choisir de préférence. M. Hurtrel dit que le jeune âge est celui qui est le plus propre au développement heureux de la maladie inoculée. Ce principe a besoin d'être restreint. Notre expérience nous a prouvé que, si la clavelisation est heureuse lorsqu'elle est pratiquée sur des agneaux d'un an ou sur des antenois, il n'en est pas de même à l'égard des agneaux très-jeunes. Ainsi, dans une circonstance où la clavelée s'est développée sur un troupeau au moment de l'*agnelage,* et où nous avons par conséquent dû claveliser toutes les bêtes afin de débarrasser promptement ce troupeau de la maladie, nous avons obtenu le résultat suivant : La clavelisation a été heureuse sur cent antenois; elle a occasionné la mort de deux agneaux d'un an sur quatre-vingt-quatre, et de cent quarante qui venaient de naître sur deux cent vingt qui avaient été inoculés. Les agneaux de lait n'ont pas assez de force pour résister à la maladie, et en outre leur peau est d'une telle finesse, que malgré les précautions les plus minutieuses il n'est pas toujours possible de ne pas la percer d'outre en outre, et de ne pas déposer le virus sous le derme, au lieu de l'insérer à sa superficie. Cette circonstance donne lieu à des clavelées irrégulières et à des engorgements gangréneux qui entraînent rapidement la perte de ceux qui en sont atteints.

Lorsque la clavelée est dans le troupeau que l'on veut soumettre à la clavelisation, les résultats, plus favorables que ceux que l'on obtient en abandonnant la maladie à sa marche naturelle, sont cependant moins satisfaisants que lorsque les bêtes n'ont pas encore été en proie à la contagion. Ainsi, dans l'exemple précédent, la maladie s'était d'abord déclarée sur un lot de moutons à l'engrais qui était mis à part et ne communiquait pas directement avec les autres : cent cinquante bêtes faisant partie de ce lot furent clavelisées; sur ce nombre, onze moururent. Les brebis affaiblies par un agnelage récent, les animaux chétifs, maigres, atteints de pourriture ou de toute autre affection chronique, sont, plus que les animaux bien portants, exposés à contracter par la clavelisation une maladie irrégulière. Cependant, lorsqu'on y est forcé, l'opération doit être générale; mais il est bon de connaître les circonstances qui peuvent avoir de l'influence sur les résultats à espérer ou à craindre.

L'endroit où doit être inséré le claveau n'est pas indifférent. Tous les auteurs conseillent de l'insérer dans les endroits naturellement dépourvus de laine. Or, ces endroits sont nombreux, et il y a un choix à faire parmi eux. Si l'on pratique l'inoculation à la face interne des membres, outre les difficultés que l'on éprouve à faire l'opération, on s'expose à voir survenir, à la suite de la marche et du frottement, des piqûres et des boutons qui les remplacent, des engorgements très-douloureux, qui donnent lieu à des boiteries très-fortes qui se terminent souvent par la gangrène. M. Hurtrel, pénétré de ces inconvénients, propose de porter le claveau au bas du ventre, un peu en avant des mamelles chez la brebis, et de la verge chez le mouton. Nous avons essayé de claveliser à cet endroit, et nous avons reconnu que, si les résultats étaient heureux, l'opération était par elle-même fatigante pour l'opérateur; nous avons remarqué, en un mot, que cette place était incommode : 1° Parce que la peau n'y est pas assez adhérente aux parties qu'elle recouvre, et qu'elle fuit devant la lancette au lieu de se laisser pénétrer par elle ; 2° parce que les saillies qui se trouvent autour empêchent de placer l'instrument parallèlement à la peau, ce qui fait courir le risque de la percer, et force l'opérateur à redoubler d'attention, et, par conséquent, à perdre du temps. Aucun de ces inconvénients ne se présente lorsqu'on inocule sous la queue; cette partie est, sans contredit, la place la plus favorable pour cette insertion, et celle qui permet d'opérer avec la plus grande rapidité. Nous avons clavelisé en cet endroit environ cinq cents bêtes, et nous n'avons pas observé un seul accident dépendant du lieu de l'opération. L'accident le plus à craindre après la clavelisation, c'est l'engorgement gangréneux des piqûres. Nous déclarons que nous ne l'avons pas remarqué; mais, s'il arrivait que cet accident suivît la clavelisation pratiquée sous la queue, la gangrène se bornerait à faire tomber cette partie, et n'entraînerait aucune autre suite fâcheuse.

— On peut procéder à la clavelisation de plusieurs manières. Nous allons d'abord faire connaître le procédé de M. Hurtrel.

« Avant tout, dit cet auteur, il faut s'assurer du nombre de personnes nécessaires pour que l'opération marche et ne languisse pas. Cette précaution est surtout indispensable lorsqu'on a un grand nombre de bêtes à claveliser. Six aides peuvent suffire pour remplir cet objet. On doit d'abord en occuper une partie à dresser un bon lit de paille, dans un endroit éclairé du local où sont rassemblés les animaux que l'on veut soumettre à la clavelisation, afin qu'on puisse les renverser et les assujettir sans crainte d'accidents. Cette précaution prise, on fait disposer deux grosses bottes de paille, serrées avec de forts liens ou avec des cordes, l'une pour soutenir l'animal destiné à fournir le claveau, l'autre pour maintenir celui qui doit être clavelisé. Au lieu de deux bottes de paille, on peut se servir de deux cuviers renversés ou de deux tables, pourvu qu'on ait le soin de les garnir de beaucoup de litière bien fixée, afin que les sujets soient mollement, et ne courent aucun risque de se blesser. Cela fait, on renverse les deux bêtes à laine dont il vient d'être parlé sur l'espèce d'appareil qui a été préparé en double pour cet effet. Chacune d'elles y est contenue par deux hommes, l'un desquels soutient d'une main la bête, la tête appuyée contre lui, et les extrémités réunies, pliées et arrangées de manière à être tenues avec l'autre main du même homme, le tout sans faire souffrir l'animal. On isole ensuite l'une des extrémités, celle que l'opérateur désigne; on la confie au second aide, qu'on charge de la maintenir dans la position favorable à l'opérateur, afin de faciliter l'extraction, d'une part, et, de l'autre part, l'insertion du virus. Ceci emploie, par conséquent, quatre hommes. Tandis que l'opérateur, auprès de la bête à opérer, pratique les petites incisions, l'aide particulier qu'il s'est choisi et qu'il a réservé disponible recueille le claveau sur la pointe de l'instrument au moment même où l'opérateur est prêt à l'introduire, et il le passe à celui-ci avec promptitude et adresse pour être aussitôt inséré. Enfin, le sixième aide s'occupe : 1° D'attraper les sujets à claveliser et de les présenter auprès de l'appareil destiné à les recevoir; 2° de se saisir de ceux qui sont déjà clavelisés, et de les placer dans l'endroit qu'on leur a consacré. »

On peut, à la rigueur, claveliser avec tout instrument tranchant et pointu; mais la lancette doit obtenir la préférence. M. Girard conseille l'usage de l'aiguille cannelée, employée pour la vaccine, mais seulement de proportions un peu plus fortes. On a soin que l'instrument soit propre et qu'il coupe bien. Le mouton qui doit fournir le claveau étant assujetti comme il a été dit, l'opérateur choisit le bouton sur lequel on doit puiser la matière, enlève la petite pellicule blanche (ou mieux, comme nous l'avons dit à l'article Claveau, incise le bouton dans toute sa longueur, et étanche le sang avec une éponge jusqu'à ce qu'il cesse de couler, et qu'il soit remplacé par du virus claveleux bien pur); après quoi l'aide principal recueille sur la pointe de la lancette la sérosité aussi pure que possible, et, tenant l'instrument verticalement, la pointe en bas, il le passe ainsi chargé à l'opérateur, juste au moment où celui-ci est prêt à s'en servir. Quand le bouton est épuisé, la personne qui opère en choisit un autre sur la même bête ou sur un autre mouton.

Le mode d'insertion par piqûres est le plus usité, et celui qui réussit le plus ordinairement. On le pratique en faisant pénétrer, entre les lames de la peau et de manière à soulever un peu l'épiderme, le bout de l'instrument dont on a fait choix, et qu'on enfonce obliquement, avec précaution, de peur de traverser la peau, accident qui a des suites souvent funestes : puis on pince la place de la piqûre par les deux extrémités de la petite incision, de façon à en procurer l'ouverture, dans laquelle on porte le claveau dont la pointe de l'instrument est chargée. On a soin de tenir cet instrument verticalement, pour que le liquide descende, et de ne le retirer qu'après quelques secondes, en appuyant légèrement avec l'un des doigts de la main gauche sur la place opérée, afin de mieux fixer le claveau.

A ce procédé on peut avantageusement en substituer un que nous avons fait connaître dans une observation insérée dans le numéro d'avril 1834 du *Recueil de Médecine vétérinaire*. Ce procédé diffère de tous ceux qui ont été décrits jusqu'à ce jour, et nous paraît préférable à eux, parce que, tout en donnant lieu à des résultats aussi heureux, lorsque le troupeau est favorablement disposé, il est beaucoup plus expéditif, moins fatigant pour l'opérateur, et ne nécessite que l'emploi de trois aides. Nous l'avons mis en usage pour claveliser un troupeau de huit cents bêtes environ, appartenant à M. Dhuicques, propriétaire cultivateur à Maquelines. Le voici tel que nous l'avons décrit :

Si la localité le permet, on divise successivement chaque bergerie en deux parties égales, au moyen d'une cloison que l'on peut improviser avec les auges et les râteliers, lorsqu'ils peuvent être changés de place. Une des extrémités de cette cloison doit être adossée à un mur, et l'autre extrémité rester libre et éloignée de quelques pieds du mur opposé. On fait placer là une forte botte de paille, bien liée avec des cordes, afin d'y maintenir la bête qui doit fournir le virus. Puis, toutes les bêtes étant refoulées dans un des compartiments de la bergerie, un aide les amène les unes après les autres à l'aide principal, qui doit les saisir par la toison du dos, placer leur tête entre ses jambes, et présenter leur croupe à l'opérateur, qui l'appuie aussitôt contre sa jambe gauche, portée un peu en avant.

L'opérateur, l'aide principal et la bête à claveliser doivent rester debout. Tout étant disposé de cette manière, l'opérateur se courbe un peu, saisit la queue de l'animal avec la main gauche, et la relève en la couchant sur la croupe ; puis, après avoir imbibé sa lancette de virus puisé sur le mouton claveleux placé bien à sa portée, il le dépose rapidement, au moyen d'une ou deux petites piqûres, sous l'épiderme de la peau recouvrant la face inférieure de la queue. Il faut avoir soin de faire ces piqûres aussi superficielles que possible. On y parvient en plaçant la lancette parallèlement à l'axe même de la queue, la pointe en bas, et en prenant un point d'appui sur cette partie, au moyen des deux derniers doigts de la main qui tient l'instrument. Une lancette chargée de claveau peut servir pour deux piqûres au moins. Aussitôt qu'une bête est inoculée, l'aide principal la lâche en la poussant vers le deuxième compartiment de la bergerie, et en saisit une autre qui doit être là toute prête. Pendant le peu de temps que l'aide met à changer de bête, l'opérateur charge sa lancette d'une nouvelle quantité de virus, et recommence.

Avec un peu d'habitude, tout cela se passe plus rapidement qu'on ne peut le dire. Nous n'exagérons pas en assurant qu'au moyen du procédé que nous venons de décrire, nous avons pu inoculer jusqu'à deux cent cinquante bêtes dans une heure.

On peut encore claveliser au moyen de fils de coton imbibés de virus, que l'on passe, avec une aiguille à coudre, sous l'épiderme des bêtes à inoculer. Ce procédé, beaucoup plus long que les autres, n'offre sur eux aucun avantage.

Trois ou quatre jours après l'opération, plus tôt ou plus tard, suivant l'âge et l'état de l'individu et la saison dans laquelle on se trouve, les effets de la clavelisation commencent à se manifester. Les piqûres s'enflamment d'abord, et bientôt des boutons de clavelée se montrent aux endroits sur lesquels on a opéré, puis au pourtour des piqûres, et quelquefois ailleurs. Les boutons des piqûres sont généralement plus rouges, plus gros et plus douloureux que les boutons développés aux autres parties ; ils ressemblent parfaitement à ceux de la clavelée naturelle, et suivent la même marche. Les bêtes clavelisées n'exigent aucun soin bien particulier ; seulement on leur fait éviter tout ce qui peut contrarier la marche de la clavelée artificielle. S'il fait beau et doux, on peut les laisser sortir, et même parquer, en se conformant aux règlements de police sanitaire ; car la clavelée qui suit l'inoculation est tout aussi contagieuse que celle qui s'est développée naturellement. Si le temps est froid et humide, il faut laisser les troupeaux à la bergerie. En un mot, les soins et les moyens de traitement sont absolument semblables à ceux que nous avons indiqués à l'article Clavelée.

La clavelisation donne quelquefois lieu, à l'endroit des piqûres ou à leur pourtour, à la formation de tumeurs qui apparaissent ordinairement du dixième au vingtième jour, et qui passent promptement à l'état de gangrène. Cette funeste terminaison est à craindre lorsque les tumeurs sont volumineuses, bleuâtres, douloureuses, et qu'elles sont accompagnées d'une teinte violacée de la peau qui les entoure, et d'une forte fièvre générale. Le traitement qui convient à ces sortes d'accidents consiste, d'après M. Girard, dans l'usage de frictions faites sur les parties malades avec du liniment ammoniacal. Ce traitement doit être aidé par l'administration, à l'intérieur, de quinquina en poudre dans du vin chaud. La dose convenable est de deux à trois gros de quinquina par jour, dans un verre de vin. Si le sujet est très-affaibli, il faut substituer au vin et au quinquina des breuvages composés avec l'acétate d'ammoniaque jusqu'à ce que l'animal ait repris un peu de forces ; alors le vin et le quinquina sont de nouveau indiqués.

Lorsque ces tumeurs marchent vers la guérison, il se forme, dans tous les points gangréneux, des croûtes noires, dont la chute laisse à découvert des plaies profondes qui exigent quelques soins particuliers, comme de remplir ces plaies de poudre de quinquina, dont on continue l'usage jusqu'à ce que la suppuration, qui est toujours longue et difficile à s'y établir, soit de bonne nature et en pleine activité. Les animaux qui ont éprouvé cet accident ne reprennent que lentement leur embonpoint : leur convalescence est toujours longue, et d'autant plus difficile qu'ils ont été plus maltraités, ou qu'ils étaient naturellement plus faibles.

CLOU DE RUE. On nomme ainsi un clou quelconque, ou un autre corps métallique allongé que le cheval s'enfonce dans le pied en marchant, et qui donne lieu à des lésions différentes, suivant la forme du clou, sa direction, la force avec laquelle il pénètre et la partie du pied qui se trouve blessée. Ce clou peut ressortir du pied ou y rester implanté; il peut arriver de suite au vif ou ne l'atteindre qu'au bout d'un certain temps, et par suite de la marche, qui le fait entrer toujours plus avant. Ceux qui arrivent au vif produisent toujours une boiterie d'abord légère pendant un ou deux jours, mais qui devient rapidement proportionnelle à la gravité du mal. Si ces clous restent dans la plaie, ils déterminent de la suppuration qui, en y cherchant une issue, peut soulever la sole et la fourchette en totalité ou en partie; quelquefois encore, ce pus remonte entre la muraille du pied et les parties vivantes, pour venir sortir supérieurement à la couronne, et *souffler aux poils,* comme on dit vulgairement. Le clou peut pénétrer plus ou moins avant, et donner lieu à des lésions plus ou moins graves; il est dit *léger* toutes les fois qu'il ne pénètre qu'au vif; il est dit, au contraire, *pénétrant et grave* lorsqu'il va profondément. Les clous qui entrent à la circonférence du pied et à la base de la fourchette sont ordinairement légers; ceux qui pénètrent au centre du pied, vers la pointe de la fourchette, peuvent être graves, et ils le sont d'autant plus que le clou est plus recourbé, plus garni d'aspérités, plus divisé en lames, qu'il a pénétré plus profondément, et qu'il est resté plus longtemps en place. Ceux qui sont entrés à la pointe de la fourchette peuvent traverser le tendon fléchisseur du pied, pénétrer dans l'articulation et même s'implanter dans l'os. L'accident est alors porté à un très-haut degré de gravité; il cause une douleur extrême, et contraint le cheval à tenir le pied en l'air. Des clous qui entrent dans le talon traversent quelquefois le pied et viennent ressortir dans le pli du paturon, sans qu'il en résulte d'accident; car, en suivant cette direction, le clou ne peut blesser aucune partie importante.

Les clous et les morceaux de fer ne sont pas les seuls corps qui puissent occasionner l'accident qui nous occupe : les chevaux peuvent encore avoir les pieds blessés par des *chicots* de bois, des *tessons* de bouteille, des *pierres*, et surtout des *silex* tranchants, etc. Ces corps produisent toujours des plaies contuses, dont les suites peuvent être aussi dangereuses que celles qui sont occasionnées par les clous.

— Les *symptômes* des blessures produites par des clous, tessons, chicots, etc., sont la boiterie, la douleur locale et des désordres variables. Quand ces blessures sont légères, elles peuvent faire boiter le cheval sans lésion visible, à moins que le clou ne soit resté implanté. Lorsqu'il s'est formé du pus sous la corne, le pied devient chaud et douloureux. Si la blessure est profonde et qu'elle intéresse des parties importantes, la douleur devient excessive et peut donner lieu à une fièvre générale. Quand la petite gaîne sésamoïdienne est ouverte, il peut s'écouler par la plaie une humeur jaune, filante, qui est contenue dans l'articulation, où elle facilite par son onctuosité le glissement des os l'un sur l'autre. Cette humeur, que l'on nomme synovie, est plus ou moins altérée, parce qu'elle se mélange avec la matière de la suppuration. Si le clou a pénétré dans l'articulation du pied, il y a aussi écoulement de synovie, mais la boiterie est plus forte et une fièvre de réaction assez vive se manifeste. De plus, lorsque la petite gaîne sésamoïdienne est *enflammée* depuis un certain temps, on voit souvent un abcès se former au pli du paturon; dans le cas *d'arthrite,* on observe des abcès multiples péricoronaires, laissant écouler du pus renfermant des caillots de synovie. Lorsque le clou a pénétré jusqu'à l'os, la douleur devient tellement forte que l'animal ne peut plus appuyer son pied à terre; dans ce cas, une sonde en fer introduite dans le trajet du clou donne à l'explorateur la sensation d'un corps dur.

Pour reconnaître les désordres occasionnés par les clous de rue, on fait déferrer le pied boiteux, et on le fait parer avec précaution; on cherche ainsi à reconnaître et à extraire le clou, et à s'assurer de sa direction et de la gravité du mal, afin de proportionner les moyens de traitement à la nature et à l'étendue des lésions.

— Le *traitement* des accidents produits par les clous de rue varie suivant les cas; nous allons nous borner à faire connaître celui qui est indiqué par M. Girard, dans la seconde édition de son *Traité du Pied*.

Lorsque le clou borne son action à la corne, ou qu'il va peu profondément, lorsque, par sa forme aiguë ou tranchante, il n'a fait que diviser les parties sans produire de déchirements, et sans séjourner dans la petite plaie, l'accident n'a aucun résultat fâcheux et se dissipe de lui-même; il peut même se faire que le cheval ne boite pas du tout. Tous les clous ou chicots qui ont produit des plaies déchirées, ou qui ont séjourné quelque temps dans le pied, et qui, par suite, ont déterminé la formation d'un abcès intérieur, réclament l'opération dite du *clou de rue*, qui consiste à amputer les parties blessées et déchirées, et à former une plaie simple. Cette opération, subordonnée à l'étendue et à la nature du mal, peut être simple ou grave. Dans le premier cas, elle se borne à pratiquer une ouverture plus ou moins grande en forme d'entonnoir; cette ouverture doit suivre la direction de la piqûre et en mettre le fond à découvert. Ce moyen convient pour tous les clous de rue récents et peu pénétrants, et qui ont donné lieu à un petit abcès. Il peut s'exécuter sans qu'il soit besoin d'y préparer le cheval; il suffit seulement de parer le pied bien à fond, de bien amincir la corne autour de la piqûre; après quoi on procède à l'opération, d'abord avec le boutoir et la rénette double, et ensuite avec la feuille de sauge, ou la rénette à clou de rue dont on se sert pour enlever les chairs. — La manière d'opérer se résume dans les deux principes suivants : 1° *Aller jusqu'au fond du mal;* 2° *faire une ouverture dont l'entrée soit beaucoup plus large que le fond.* Au reste, le cheval peut rester debout ou être abattu; la dernière position est préférable, surtout si le cheval est irritable et vigoureux. Il est bon d'arrêter le sang pendant l'opération, en exerçant une compression avec une forte ficelle dans le paturon. L'opération étant terminée, on applique un fer léger et dégagé, on panse avec des étoupes imbibées d'eau-de-vie, que l'on maintient en place avec des éclisses. Lorsque le fer et les éclisses sont convenablement disposés, on peut, dit M. Girard, faire travailler le cheval pendant la durée du traitement, pourvu qu'il ne travaille pas sur des cailloux ou sur des chemins pavés. Nous croyons cependant qu'il est plus sage de laisser l'animal en repos. Après quelques pansements exécutés à quelques jours d'intervalle et avec des étoupes sèches ou imbibées d'eau-de-vie, la plaie se ferme et se recouvre de corne qui ne tarde pas à acquérir la consistance convenable.

L'opération du clou de rue devient grave toutes les fois qu'il y a nécessité d'enlever une grande partie de l'ongle et des chairs, et de faire une plaie d'une certaine étendue; cette nécessité existe lorsqu'il y a désunion d'une portion ou de la totalité de la sole ou de la fourchette, ou des désordres plus ou moins étendus dans les parties profondes. On ne doit alors procéder à l'opération qu'avec prudence et qu'après avoir pris certaines précautions. Si le cheval est jeune, vif et irritable, il est prudent de le mettre au barbotage deux ou trois jours auparavant et de lui faire une saignée; il convient aussi d'employer pour la partie malade les bains d'eau tiède et les cataplasmes émollients. Ces précautions sont inutiles pour les chevaux lourds, et pour tous ceux qui sont peu sensibles. On doit dans tous les cas préparer le pied d'avance, le parer bien à fond, et lui ajuster un fer dit *à dessolure*. Ce fer, léger, très-dégagé et portant quatre ou cinq étampures, doit avoir peu d'ajusture, et de longues branches pour favoriser le pansement. On confectionne ensuite des éclisses et une traverse en bois ou en tôle; on se procure les médicaments, les plumasseaux, étoupes et bourdonnets dont on présume avoir besoin : toutes ces dispositions étant prises, et l'animal étant convenablement fixé, soit debout, soit abattu sur un bon lit de paille, on détache le fer, on place une ligature dans le paturon pour arrêter le sang, et on procède à l'opération ainsi qu'il suit. On commence par enlever, soit avec la feuille de sauge, soit avec le boutoir, toute la corne détachée que l'on coupe toujours un peu au delà de sa désunion; cette première manœuvre facilite l'amputation de toutes les chairs altérées, que l'on emporte avec la feuille de sauge. Il est des cas où la sole se trouve soulevée en grande partie par le pus, et où il est nécessaire de recourir à une dessolure complète. Pour cela, l'opérateur s'arme d'une rénette, avec laquelle il pratique une rainure dans toute l'étendue de la circonférence du pied, à l'endroit où la sole s'unit à la paroi; puis, avec une feuille de sauge, il achève la division. Il engage ensuite un élévatoire, ou simplement un rogne-pied sous la sole de pince, qu'il tâche de soulever en prenant un point d'appui sur le bord de la muraille : lorsqu'il est parvenu à en désunir une certaine portion, il l'élève le plus qu'il lui est possible, afin de le faire saisir avec des tricoises, qui doivent toujours être confiées à un aide habile; celui-ci renverse la corne en arrière et la tire avec une force soutenue jusqu'à ce que toute la plaque soit enlevée. L'opérateur facilite cette extraction de la sole et de la fourchette avec son élévatoire, ou avec une feuille de sauge dont il se sert pour couper les lambeaux de corne qui se séparent de la plaque arrachée et restent fixés à la chair du pied.

La sole étant extirpée, l'opération n'est pas finie; il faut encore couper et *enlever toutes les parties altérées*. Il faut, par conséquent, aller plus ou moins avant suivant la profondeur de la plaie produite par le clou, s'astreindre à suivre son trajet, à faire une ouverture en entonnoir, et à mettre le fond du mal à découvert. Les clous de rue qui pénètrent jusqu'au tendon, ou jusqu'à l'articulation du pied, nécessitent l'extirpation totale du corps pyramidal qui servait de base à la fourchette. Cette opération, toujours précédée de la dessolure, s'exécute de la manière suivante. L'opérateur, tenant à pleine main une feuille de sauge double, l'enfonce dans la base du corps pyramidal, qu'il coupe en travers à un pouce environ des talons. Dans cette manœuvre, il doit toujours être le maître de son instrument, et se méfier des mouvements que peut faire l'animal. Cette première incision terminée, l'opérateur en pratique une seconde perpendiculaire à la première, en suivant la direction du côté supérieur du corps pyramidal; il le saisit ensuite avec une sorte de crochet que l'on nomme *érigne*, et le tire en bas ou en arrière, suivant le point où est implantée l'érigne; en le renversant ainsi, il a la facilité d'agir avec sa feuille de sauge qui lui sert à inciser, jusqu'à ce que le corps soit entièrement détaché des parties auxquelles il est uni. Cette extirpation terminée, l'opérateur met le tendon à découvert afin de voir la lésion dont il peut être atteint. Si ce tendon, que l'on reconnaît facilement à sa teinte nacrée et brillante, n'est que légèrement offensé, il suffit d'enlever les bords filandreux du point altéré et de faire une entaille unie. S'il a été complétement traversé, on agrandit un peu l'ouverture, en ayant soin que les bords de la plaie soient bien unis. Enfin, si le clou a atteint un os, il faut voir si quelques portions de ce clou sont restées implantées, les retirer et terminer l'opération en ruginant avec la rénette la surface osseuse altérée. Cette opération profonde, telle qu'elle vient d'être décrite, doit être appelée aujourd'hui *opération partielle du clou de rue*. Elle a été remplacée, dans certains cas, avec succès par *l'opération complète* qui a donné les meilleurs résultats entre les mains de MM. Nocard et Trasbot à l'école d'Alfort. L'opération complète du clou de rue pénétrant, défendue à la Société centrale de médecine vétérinaire par M. Nocard, consiste à sectionner transversalement les tissus vivants qui constituent la face inférieure du pied, de façon à mettre à nu le petit sésamoïde et la crête semi-lunaire qui doivent être ruginés. Le pied étant maintenu dans l'extension par un aide, l'opérateur incise d'abord le coussinet plantaire de façon que la surface de section soit légèrement oblique d'arrière en avant; ensuite, il sectionne transversalement l'aponévrose plantaire, en respectant son insertion aux extrémités de la crête semi-lunaire, divise sur la ligne médiane le lambeau tendineux sectionné et enlève séparément chacune de ses parties. Enfin, il rugine la surface du petit sésamoïde et la crête semi-lunaire de façon à obtenir un bourgeonnement actif de tous ces points où un tissu vivant est mis à nu.

Évidemment, cette opération complète détermine des délabrements plus considérables, produit une plaie plus vaste que l'opération partielle ; mais les phénomènes de la cicatrisation s'y montrent beaucoup plus actifs, et les complications de nécrose tendineuse ou osseuse, assez fréquents à la suite de l'opération partielle, ne se manifestent pas.

Dans le cas où le clou de rue aurait atteint l'aponévrose plantaire à une certaine distance de la crête semi-lunaire, nous devons conseiller aux partisans de la chirurgie conservatrice de ne pas seulement enlever la portion nécrosée de l'aponévrose, mais d'extirper aussi le lambeau tendineux qui continuait jusqu'à la crête semi-lunaire la partie excisée ; car la nécrose atteindrait à peu près certainement ce lambeau, et quand même d'autres complications ne surviendraient pas, la guérison se ferait attendre longtemps. Le pansement consiste à emplir la plaie avec de petites boulettes d'étoupes imbibées d'eau phéniquée, ou de glycérine, ou d'eau-de-vie, ou de teinture d'aloès, et disposées de manière à établir partout une compression uniforme. On les recouvre avec des plumasseaux que l'on maintient par des éclisses et un fer à dessolure que l'on applique avant de placer les boulettes. Cela fait, on enlève la ligature qui est autour du paturon. On attache une toile autour du pied opéré, on désentrave l'animal, et on le fait rentrer à l'écurie. Le premier appareil ne doit être levé qu'au bout de huit ou dix jours, et les pansements doivent être aussi reculés que possible, tant qu'il y a écoulement de la liqueur que nous avons nommée synovie, et qu'il y a des portions de tendon ou d'os qui doivent se détacher et tomber. Ces pansements doivent se faire, comme le premier, avec des boulettes imbibées de teinture d'aloès. On ne peut espérer la guérison que lorsque la plaie est devenue simple ; c'est à ce but que doivent tendre tous les efforts de l'opérateur ; mais il faut avouer qu'il est un grand nombre de cas où l'on ne peut arriver là qu'avec beaucoup d'habileté.

En résumé, les clous de rue, quelque graves qu'ils soient, peuvent être amenés à guérison ; mais il faut que l'expert qui est appelé à donner ses soins ait l'habitude et la dextérité nécessaires, *et qu'il possède une connaissance approfondie de l'anatomie du pied.*

COCHON. Cet animal, véritablement singulier par sa conformation, sa malpropreté, ses goûts bizarres et son excessive gloutonnerie, appartient à tous les climats, prospère dans toutes les contrées, depuis surtout que les Espagnols l'ont transporté sur le continent et dans presque toutes les îles de l'Amérique. De tous les animaux de basse-cour, c'est le moins difficile à nourrir, et celui qui offre en même temps le plus de ressources dans l'économie domestique. Content de tout, pourvu que son estomac soit rempli, il est peu d'aliments qui ne lui conviennent ; et, quoiqu'il se nourrisse souvent de choses infectes et dégoûtantes, il n'en fournit pas moins à l'homme une nourriture abondante. Il multiplie en outre beaucoup, et son utilité après sa mort est généralement reconnue. Cependant, malgré ces nombreux avantages, sa chair a été proscrite dès la plus haute antiquité ; et, par un de ces préjugés ridicules que la superstition seule peut faire subsister, les mahométans ont le cochon en horreur. Mais d'autres peuples ne partagent point cette opinion : les Chinois, par exemple, en élèvent de nombreux troupeaux et en font leur nourriture ordinaire.

Le cochon, aujourd'hui très-répandu en Europe, en Afrique et en Asie, a la tête longue, le bout du groin ou *boutoir* mince à proportion de sa tête ; la partie postérieure du crâne fort élevée, les yeux très-petits, les oreilles larges et dirigées en avant, le cou gros et court, le corps épais, la croupe avalée, la queue mince et de longueur moyenne, les jambes courtes et droites, principalement celles de devant ; son corps est recouvert de poils raides et pliants, appelés *soies,* d'une consistance plus dure que celle du poil et de la laine, susceptibles de pouvoir se diviser d'un bout à l'autre en plusieurs filets, et dont quelques-uns, les plus gros, forment une sorte de crinière sur le sommet de la tête, le long du cou, sur le garrot et sur le corps jusqu'à la croupe. Les couleurs de ces soies varient depuis le blanc argenté, le blanc sale, le jaunâtre, jusqu'au fauve, au roux, au brun et au noir. En général, les cochons sont tout noirs dans les pays chauds, et assez communément blancs dans les provinces du Nord. La plupart des cochons domestiques ont une couleur blanche en naissant; mais cette couleur change dans la suite; presque toujours l'extrémité des soies prend une teinte jaunâtre, ce qui provient de ce que ces animaux se vautrent continuellement dans la poussière et dans la fange. Le bout du groin du cochon, les côtés de la tête, les environs des oreilles, la gorge, le ventre, le tronçon de la queue, sont à peu près dépourvus de soies, et les plus longues ont de quatre à cinq pouces.

— Buffon regarde le cochon comme le plus brut de tous les quadrupèdes. Tous ses sens, en effet, à l'exception de celui de l'odorat, paraissent être obtus. Sa grosse tête et son long groin lui donnent un air d'imbécillité que la direction de ses oreilles rend encore plus apparente. Ses yeux sont si petits et sa face si dénuée de traits, que sa physionomie n'aurait aucune expression sans les dents recourbées, ou défenses, placées de chaque côté de sa bouche, qui lui font remonter la lèvre supérieure et semblent être un indice de sa férocité. La rudesse de son poil, la dureté de sa peau, l'épaisseur de sa graisse formant une couche distincte entre les muscles et la peau, le rendent en quelque sorte insensible aux coups les plus violents. Le trot est son allure ordinaire; il marche la tête baissée, se dirige toujours droit devant lui, et, par cela même qu'il n'a aucune adresse, aucune agilité, aucune souplesse dans les jambes, il ne peut se replier sur lui-même comme la plupart des animaux. On peut dire que l'intelligence du cochon est très-bornée; il est même peu susceptible d'éducation. Cependant il s'apprivoise assez facilement, s'attache aux personnes qui lui font du bien, reconnaît ceux qui le soignent, et, de même que pour les autres animaux domestiques, les bons traitements influent singulièrement sur son naturel.

— Il existe beaucoup de variétés parmi les cochons; mais, ne pouvant décrire ici toutes les nuances qui les distinguent, nous allons indiquer, le plus brièvement qu'il sera possible, les espèces principales. L'espèce dite à *grandes oreilles* est, sans contredit, celle qui est la plus répandue en France. On la trouve aussi en Allemagne, en Flandre et en Angleterre; mais comme elle n'est ni robuste, ni féconde, que sa chair est grossière et fibreuse, on lui préfère l'espèce un peu moins forte, dont on tire plus de profit, et qui s'engraisse plus promptement. C'est la plus multipliée en France : on en distingue, par rapport à la couleur, trois variétés. La première est *noire* et très-commune vers le midi de la France; la seconde est *blanche*, et se rencontre particulièrement en Westphalie, où elle fournit les jambons si renommés de Mayence; la troisième est *pie*; elle habite plus habituellement le centre du royaume.

— Les cochons connus sous le nom de *cochons africains*, ou de cochons noirs, valent infiniment mieux que tous les autres pour faire des petits; leur chair est aussi de meilleur goût; on les engraisse plus facilement; ils sont plus robustes et savent mieux que les autres pourvoir à leur nourriture.

— Les *cochons d'Italie*, et surtout ceux de Parme, sont généralement vantés, à cause du volume énorme qu'ils acquièrent : il n'est pas rare, en effet, d'en voir de quatre à six cents livres pesant; souvent même ils prennent tant d'embonpoint, qu'ils ne peuvent plus marcher. Ces cochons sont noirs et bas sur jambes; leur poil est si fin et si court, qu'on les croirait à peau nue, ce qui leur a fait donner dans leur pays le nom de *cochons ras*. Leur peau est plus fine et plus délicate que celle des autres cochons. Leur chair est très-recherchée, et c'est avec les issues de ces animaux que l'on prépare les saucissons de Bologne.

— Les *cochons de Bayonne* sont également noirs, et approchent beaucoup, pour la forme et la couleur du poil, des cochons ras d'Italie; néanmoins ils ressemblent beaucoup plus à la grande espèce du Limousin, du Périgord, du Lyonnais, de la Bresse et de la Bourgogne.

— La basse Normandie, le Maine et la Bretagne nourrissent une espèce de cochon qui, à la différence près de la qualité du poil et de la couleur de la peau, réunit les mêmes avantages que ceux d'Italie.

— Il y a encore en France une autre espèce assez rare, mais dont les individus ne sont ni aussi gras, ni aussi lourds que ceux d'Italie. Ces cochons, que l'on appelle *bandés,* vivent dans les bois, et leur chair n'est employée que pour faire du petit salé. Ils portent une forte crinière, dont les soies sont plus longues et plus grosses que celles du sanglier. La teinte noire de cette crinière est interrompue par une bande de soies blanches, de cinq à six pouces de long, qui leur ceint la poitrine en arrière du cou et des épaules.

— Le cochon de la Pologne et de la Russie a le poil rougeâtre ou jaune clair, et n'est jamais plus grand que notre marcassin.

— Les *cochons de la Chine,* qui sont aussi ceux de Siam et de l'Inde, sont un peu différents de ceux de l'Europe. Ils sont plus petits et ont les jambes beaucoup plus courtes; leur chair est plus blanche et plus délicate.

On les connaît en France, où ils se mêlent et produisent des cochons de la race commune.

— Le choix d'un cochon mâle ou *verrat* est une chose à considérer, lorsqu'il s'agit de la propagation de l'espèce : c'est lui qui est le soutien des races ; de lui dépend la prospérité du troupeau dont il fait partie. Un bon verrat n'est pas toujours facile à trouver. Pour être reconnu bon, indépendamment de toutes les qualités corporelles qui annoncent de la vigueur, il faut qu'il ait la tête grosse, les yeux petits et ardents, les oreilles grandes et pendantes, le groin court et camus, le cou grand et épais, le dos droit et large, le corps court, ramassé, plutôt carré que long, le ventre avalé, les fesses larges, les testicules gros, les jambes courtes et fortes, les soies épaisses, noires, rudes et en quelque sorte hérissées sur le dos. Un cochon mâle ainsi conformé peut suffire à vingt femelles ou truies; cependant il vaut mieux ne lui en donner que seize, afin d'avoir une race plus robuste. Quant à la truie, on doit, autant que possible, la choisir sur le modèle du verrat. Il faut qu'elle soit d'une race féconde, qu'elle ait un naturel tranquille, une belle encolure, le corps allongé, les reins et les épaules larges, le ventre ample, les mamelles longues et les soies naturellement douces.

— La truie est, pour ainsi dire, en chaleur pendant toute l'année, et, ce qui la distingue généralement des autres femelles de basse-cour, c'est qu'elle ne fuit pas les approches du mâle quoiqu'elle soit pleine. Cet état de chaleur presque continuelle est caractérisé par des mouvements immodérés, qui ne cessent que quand elle s'est vautrée dans la boue. A cette époque, elle répand par la vulve une liqueur blanchâtre, assez épaisse. Elle est extrêmement lascive : quelquefois on est obligé de modérer son ardeur en ajoutant dans son manger quelques herbes relâchantes, telles que la laitue, la poirée, la pimprenelle. Ordinairement, on fait couvrir la truie au commencement du printemps, afin que les petits, naissant dans l'été, aient le temps de grandir, de se fortifier et d'engraisser pendant l'hiver ; mais, quand on veut seulement la faire porter deux fois par an, on lui donne le mâle au mois de novembre pour qu'elle puisse mettre bas en mars, et on la fait couvrir une deuxième fois au mois de mai. Si, au contraire, ses petits sont destinés à la boucherie, il faut chercher à les faire naître dans les saisons où ils se vendent le plus. La truie porte habituellement cent treize jours, et met bas le cent quatorzième, ou, comme on dit vulgairement, trois mois, trois semaines et trois jours. Quelques-unes produisent régulièrement tous les quatre mois, d'autres tous les cinq mois. Presque toujours, la truie conçoit la première fois qu'elle a reçu le verrat; cependant il ne faut pas le lui retirer trop tôt.

Aussitôt que l'on est assuré que la femelle du cochon est pleine, il faut en éloigner le mâle, dans la crainte qu'il ne la morde ou ne la fasse avorter. Alors, on donne à la truie une nourriture plus abondante que de coutume ; on renouvelle fréquemment sa litière, qui doit être peu épaisse et de paille douce et fine. On maintient son toit ouvert, et on ne l'y tient enfermée que pendant deux ou trois jours avant qu'elle mette bas ; ce que l'on reconnaît par le lait qui arrive à ses mamelles, et par le soin qu'elle met à transporter de la paille dans son toit pour se coucher plus commodément.

La portée ordinaire d'une truie est de dix à douze petits. La première est moins nombreuse que les autres, et les petits sont faibles et imparfaits quand leur mère n'a pas un an. Lorsqu'elle a fait plusieurs portées et qu'elle est très-grasse, elle se nomme *coche*, et ses petits, que l'on désigne d'abord sous le nom de *gorets*, ne s'appellent *cochons* qu'après avoir subi l'opération qui les empêche de se reproduire.

La délivrance ayant eu lieu, on donne à la truie soit un mélange d'eau tiède, de lait, et d'orge ramollie par la cuisson, soit des lavures d'écuelles ou de lait de beurre ; quelques fermiers ajoutent à cette dernière boisson un peu de levain pour lui communiquer une légère acidité qui plaît beaucoup aux cochons. On lui fait ensuite préparer, pour le matin et le soir, un picotin d'orge cuite ou à demi moulue, et de l'eau blanchie avec deux poignées de son pour un seau d'eau tiède. Au bout de quinze jours, si la saison le permet, on peut l'envoyer aux champs.

Craint-on qu'elle ne mange ses petits, comme cela peut arriver lorsqu'elle met bas pour la première fois, on lui augmente sa nourriture ; on a soin que son auge ne soit jamais vide ; ou bien, ainsi que cela se pratique encore dans quelques provinces de la France, on frotte le dos des nouveau-nés avec une décoction d'aloès ou de coloquinte. Il est bon aussi de ne pas laisser approcher le mâle de l'étable, dans la crainte qu'il ne dévore sa progéniture, sorte de brutalité qu'il partage, du reste, avec les mâles de quelques autres espèces d'animaux. Enfin, après avoir soustrait les petits à la voracité et à la maladresse de leur mère, on les surveille encore pendant deux ou trois jours pour qu'ils s'accoutument à la téter. A cet effet, on les visite plusieurs fois dans la journée, on nourrit amplement leur mère avec des pommes de terre et des navets bouillis dans du petit-lait, avec de la farine d'orge, et on lui laisse pour boisson de l'eau blanchie, que l'on met dans un baquet assez peu profond pour que les gorets ne puissent pas s'y noyer.

Si la portée est très-nombreuse, de quinze à dix-huit par exemple, on ne laisse pas la truie allaiter ses petits plus de trois semaines. On en supprime une partie, et les supprimés portent le nom de *cochons de lait*. Alors il est aisé de s'en défaire, parce qu'à cet âge leur chair est plus délicate, plus savoureuse que quand ils n'ont au plus que quinze jours. On garde les mâles de préférence pour les élever, parce qu'ils deviennent ordinairement plus forts, et se vendent toujours mieux que les femelles. Huit ou dix, dont deux femelles sur sept à huit mâles, suffisent à la mère, qui, soulagée dans son allaitement, augmente d'autant la force des petits qu'elle nourrit.

A mesure que les cochons se développent, on augmente leur nourriture ; quinze jours après leur naissance, on peut leur donner du petit-lait chaud, dans lequel on délaye de la farine d'orge, de seigle, de maïs, à proportion de leur croissance et autant qu'ils peuvent en digérer. Peu à peu on les prépare au sevrage en leur donnant, en l'absence de la truie, la même nourriture, avec addition d'une certaine quantité de légumes bouillis ou de son. On les laisse sortir dans la cour, puis on les envoie aux champs, si la saison le permet, pour les accoutumer peu à peu à suivre leur mère et à se nourrir comme elle. Le mois étant révolu, on augmente les aliments en mêlant, avec ce qu'ils mangent habituellement, des lavures d'écuelles, des choux, des pommes de terre cuites et écrasées, etc., et l'on continue de les faire manger à part, pendant plusieurs mois, afin qu'ils puissent prendre une nourriture meilleure et plus abondante que les autres cochons de la basse-cour, qui, étant déjà forts et grands, pourraient, en la leur disputant, les estropier ou les étrangler. Une truie ne doit point allaiter ses petits pendant plus de deux mois. S'il en était autrement, elle s'épuiserait, se fatiguerait et serait malade à sa seconde portée. Une fois sevrés, les jeunes cochons peuvent très-bien se passer de leur mère, qui ne les reconnaît même plus aussitôt qu'elle en a été séparée pendant quelques jours. Alors rien n'empêche de les laisser manger ce qu'ils aiment ; seulement il faut modérer la quantité de leurs aliments jusqu'au moment où l'on veut leur faire *prendre graisse*.

— Les cochons se nourrissent d'un grand nombre de substances végétales ou animales. Les fruits tombés ou en partie gâtés, les choux, les navets, les carottes, les pommes de terre, les panais, les betteraves, les truffes, les topinambours, la laitue, le trèfle, la luzerne, le son, les grains amylacés, les pois, les glands, les fèves, le petit-lait crémé, le lait caillé, les excréments, les tripailles de volaille ou d'autres animaux, les vers de terre, les lavures d'écuelles, conviennent également bien à leur nourriture et à leur constitution. Ils mangent aussi de la chair corrompue ; ils sont même avides de sang et de chair sanguinolente, puisqu'on en a vu quelquefois dévorer leurs petits et des enfants au berceau. Des exemples malheureusement trop récents ne laissent aucun doute à cet égard. En général, ces animaux préfèrent les aliments à demi-cuits et un peu fermentés à ceux qui sont frais et crus.

Les cochons étant naturellement indociles et gourmands, on ne doit les laisser sortir pour aller aux champs qu'après les avoir fait bien manger : sans cette précaution, ils briseraient les haies, les enclos où ils seraient enfermés, pour aller dévorer les grains et dévaster les jardins qui se trouveraient sur leur passage. Lors donc qu'on ne peut les garder dans les étables ou dans les cours, ce qui vaudrait infiniment mieux que de les laisser sortir, puisqu'en pareil cas ils se mettraient mieux en chair et deviendraient plus tôt gras, il est bon de les envoyer aux champs depuis le mois de mars jusqu'en octobre, et de les y laisser chaque jour, lorsque la rosée est dissipée, depuis le matin jusqu'à midi, et depuis deux heures jusqu'au soir. Pendant l'hiver, ils ne doivent sortir qu'une fois dans la journée, encore faut-il attendre qu'il fasse beau, la rosée, la neige, la pluie, leur étant tout à fait contraires. Les cochons, jeunes ou vieux, craignent beaucoup le froid : aussi, les climats chauds sont-ils très-convenables. En été, après la moisson, on peut encore les lâcher dans les champs pour leur faire manger les égrenures et les épis tombés. On peut aussi, en automne, les envoyer dans les bois manger les glands, les faînes, les châtaignes et tous les fruits sauvages qui s'y trouvent en abondance et dont ils sont très-friands. Ces excursions fréquemment répétées plaisent beaucoup à ces animaux, et contribuent à leur faire prendre une bonne graisse. Si l'on craint qu'ils ne fouillent trop la terre ou qu'ils ne détruisent les racines des arbres, on leur introduit dans le boutoir un clou, ou mieux un fil de fer, dont on contourne les extrémités en forme d'anneau. Ce moyen, aussi simple que facile à exécuter, les met dans l'impossibilité de fouiller la terre. On peut alors les laisser aller dans les champs de blé pendant tout l'hiver et une partie du printemps, sans qu'ils y puissent faire le moindre dégât. A leur retour à l'étable, on leur donne soit des lavures de vaisselle, soit des herbages, du lait caillé, ou du son plus ou moins gras. Quand on lâche les cochons, il faut autant que possible ne pas leur laisser manger de l'herbe à discrétion, surtout au printemps ; car ils en seraient bientôt incommodés. On ne doit point non plus les conduire trop près des voiries, parce que l'usage de ces aliments leur donnerait la diarrhée ; jusqu'à ce qu'on les enferme pour les engraisser, on doit leur donner une nourriture modérée, capable seulement de les entretenir en bon état et de les empêcher d'être trop voraces.

— La manière la plus ordinaire d'engraisser les cochons consiste à leur donner pour nourriture habituelle, en en réglant toutefois la quantité sur la force et la constitution de l'animal, des glands, des balayures ou des criblures de graines, des racines potagères, plutôt cuites que crues et coupées par petits morceaux, de l'orge, du maïs, à moitié crevés et bouillis dans l'eau de son, des pois et des fèves concassés que l'on aura laissés séjourner pendant vingt-quatre heures dans l'eau pour les ramollir. Deux mois suffisent ordinairement pour rendre très-gras des cochons nourris de cette manière, surtout si l'on a eu la précaution de les disposer à l'engrais en les nourrissant peu les deux ou trois premiers jours qui ont précédé leur entrée sous le toit, d'où ils ne doivent plus sortir que pour être sacrifiés. On peut encore engraisser ces animaux avec moins de dépenses dans les campagnes où il y a beaucoup de glands. A cet effet, on les conduit dans les forêts pendant l'automne, lorsque les glands tombent et que la châtaigne et la faîne quittent leurs enveloppes. Le soir, on les ramène à l'étable, et à leur arrivée on leur donne à boire de l'eau tiède dans laquelle on a mis du son avec un peu de farine d'ivraie ou de semences de jusquiame ou de pomme épineuse. Cette boisson les fait dormir et augmente tellement leur embonpoint, qu'ils ne peuvent bientôt plus ni marcher, ni remuer. Un semblable régime leur est très-profitable, et ils engraissent beaucoup. Lorsqu'on ne peut les envoyer à la *glandée*, on doit faire une grande provision de glands pour les leur donner journellement dans leur auge. On a remarqué qu'un demi-boisseau de glands, mêlés avec du son, que l'on fait manger tous les jours à un cochon, lui donne chaque jour une livre de graisse, pourvu que l'animal soit bien portant, et qu'on lui continue cette nourriture pendant deux mois.

Les cochons engraissent beaucoup plus vite en automne que dans toute autre saison, non-seulement à cause de l'abondance et de la variété de la nourriture, mais encore parce qu'à cette époque de l'année ces animaux perdent moins par la transpiration que pendant l'été. Il faut aussi que ceux mis à l'engrais soient tenus très-proprement, et qu'ils reçoivent souvent de bonne litière, sans cependant s'assujettir à leur ôter la vieille chaque fois. Ces soins contribuent singulièrement à les faire devenir gras et forts en peu de temps; leur chair n'en est que plus délicate et plus ferme, et ils se conservent dans un état de santé parfaite. Comme pour le reste du bétail, on n'attend pas non plus que le cochon soit âgé pour l'engraisser : plus il vieillit, plus cela devient difficile et moins sa chair est bonne à manger; d'ailleurs, tous les cochons ne sont pas également propres à prendre une bonne graisse. Ordinairement on choisit pour l'engrais un cochon de dix mois à un an, et la castration (*Voy.* ce mot), qui doit toujours précéder cet engrais, se fait vers l'âge de trois mois, au printemps et à l'automne, jamais pendant les grandes chaleurs ni les grands froids. On ne pratique cette opération sur la truie que lorsqu'on ne la destine pas à faire des petits.

Un cochon peut vivre quinze ou vingt ans; cependant il est rare qu'on le laisse atteindre ce terme : assez habituellement on le tue à l'âge de deux, quoiqu'il puisse croître encore pendant quatre ou cinq ans.

— Les cochons sont sujets à beaucoup de maladies, dont le lecteur trouvera la description et le traitement à leur ordre alphabétique; nous nous bornons à les énumérer.

Ces maladies sont : la *boucle*, le *catarrhe* et l'*ulcère des oreilles*, le *chancre*, le *charbon*, le *cours de ventre*, l'*esquinancie*, la *gale*, la *ladrerie*, la *péripneumonie*, le *pissement de sang*, la *rage*, les *tranchées*, etc. (*Voy.* ces différents mots.)

— Tout sert dans le cochon : sa chair, son sang, ses intestins, ses viscères, sa tête, ses oreilles, sa langue, ses pieds, sa graisse, son lard, sont la base d'une foule de mets. Cet animal est donc d'une grande ressource comme aliment pour les artisans et les gens de la campagne, qui pourraient difficilement s'en passer, puisque c'est avec sa chair ou sa graisse qu'ils assaisonnent, la plupart du temps, les racines potagères ou les semences légumineuses dont ils font leur nourriture. Sa chair nourrit beaucoup, mais elle est d'une digestion difficile. Celle du verrat ou de la truie est moins estimée que celle du porc châtré. Quant aux cochons de lait, on les sert sur les meilleures tables, et on en fait grand cas, bien que leur viande soit très-visqueuse et assez difficile à digérer.

La chair du cochon se fume et se sale très-bien; on peut même dire qu'elle prend mieux le sel, et se conserve plus longtemps salée que toutes les autres viandes. Aussi, sous ce rapport, cet animal est-il d'une grande ressource dans les ménages, dans les approvisionnements des armées de terre et de mer, et des voyages de long cours. Sa peau sert à faire des cribles, à fortifier les malles, à relier de très-gros livres. La graisse de ses intestins fournit le saindoux et le vieux oing, qui servent, le premier sous le nom d'*axonge*, à préparer des pommades et des onguents le second, à graisser les essieux des roues, les rouleaux des presses et les rouages des grandes machines; et enfin, avec ses soies, on fait des pinceaux et des vergettes. Le fumier de sa litière est recommandé pour l'engrais des terres légères et sèches.

CŒUR ET PÉRICARDE (Maladies du). Les maladies du cœur et de son enveloppe ont été, dans ces derniers temps, chez nos animaux domestiques, l'objet de travaux importants ; nous allons ici exposer succinctement ces affections qui ne sont pas aussi rares qu'on l'avait cru d'abord.

PÉRICARDITE AIGUË.

C'est l'inflammation aiguë du péricarde. Elle a été observée par les anciens vétérinaires, qui la désignaient sous les noms d'hydropéricardite, d'hydropisie du péricarde.

Sous le rapport de l'étiologie, elle a été divisée en simple et en traumatique. Les causes sont externes ou internes ; les internes sont identiques à celles signalées dans les affections des grandes séreuses. Les causes externes sont : les traumatismes portant sur la région du cœur, les corps étrangers qui, tombés dans la panse, traversent le réseau et le diaphragme, et viennent se loger à la partie inférieure du péricarde.

— *Symptômes de la péricardite aiguë simple*. Les symptômes sont d'abord vagues et peu significatifs. Les animaux deviennent plus faibles, la fièvre s'allume, la respiration est courte, le cœur bat vite, le pouls est petit, filant, l'artère dure, tendue, roulante. Les malades ressentent une douleur très-vive qui détermine des accès de suffocation. L'auscultation et la percussion mettent sur la voie du diagnostic. Lorsque le péricarde est développé outre mesure par la sérosité qu'il renferme, il peut refouler le poumon droit en arrière et en haut. Le murmure respiratoire manque alors, il y a matité des deux côtés, et l'on peut entendre un bruit de clapotage dû aux mouvements du cœur, au sein des produits épanchés. Le pouls veineux facile à voir aux jugulaires, l'œdème qui se produit dans différents points du corps, sont des symptômes accessoires dus à la gêne de la circulation.

Au début, le diagnostic est difficile à établir ; mais plus tard le bruit de frottement, la distension du péricarde, mettent sur la voie : à une période un peu plus avancée, le bruit de clapotage, l'œdème et le pouls veineux ne laissent aucun doute sur l'existence de la péricardite.

— *Altérations*. On observe les lésions générales produites par les maladies graves des séreuses. Les lésions essentielles portent sur le péricarde. Le feuillet pariétal de cette séreuse, épaissi considérablement, est recouvert d'un enduit fibrineux. Le sac péricardique renferme souvent plusieurs litres d'un liquide séreux rougeâtre.

— *Traitement*. Les révulsifs (*sinapismes, vésicatoires, sétons*) sont urgents dans tous les cas et à toutes les phases de la maladie. Quand celle-ci date de quelques jours, les diurétiques froids sont aussi indiqués. On pourra employer encore en frictions ou administrer à l'intérieur les préparations mercurielles.

PÉRICARDITE TRAUMATIQUE.

Cette maladie, assez fréquente dans les campagnes, survient à la suite de coups, de contusions qui ont provoqué la fracture d'une ou plusieurs côtes, et entraîné par cela même la déchirure des plèvres, avec lésions du péricarde. Une autre cause plus fréquente, c'est la pénétration directe d'un corps étranger dans le péricarde.

— *Symptômes*. Les animaux deviennent tristes, ont le dos voûté, l'encolure tendue, une attitude anxieuse. La respiration et la circulation sont accélérées, le cœur bat très-fort, le pouls est vite, l'artère dure, roulante ; on observe aussi parfois du ballonnement. Au bout de vingt-quatre ou trente-six heures, le bruit de clapotage, le pouls veineux, l'infiltration œdémateuse, se manifestent. Les bruits du cœur sont alors plus ou moins atténués.

— Le *diagnostic* est facile, si dès le début on a suivi la marche de la maladie. On pourrait confondre la péricardite traumatique avec la péripneumonie ; mais les manifestations de la première évoluent beaucoup plus vite que celles de la seconde. Au bout de deux à trois jours on peut se prononcer sûrement.

— Le *pronostic* de la péricardite traumatique est très-grave, car cette affection est toujours mortelle. Lorsque la péricardite traumatique reconnaît pour cause la pénétration d'un corps étranger à travers le diaphragme, il existe un manchon induré qui établit une adhérence entre le péricarde et le diaphragme. Le péricarde est dilaté, sa capacité est quelquefois doublée, et il contient un liquide de couleur blanchâtre ou quelquefois roussâtre.

On trouve ordinairement au centre de la masse indurée l'objet plus ou moins aigu qui a déterminé l'inflammation du péricarde.

PÉRICARDITE CHRONIQUE.

Cette maladie est peu commune chez les animaux domestiques et ne se rencontre guère que chez les vieux. Comme causes de cette affection nous citerons celles invoquées pour expliquer les inflammations des séreuses, telles que refroidissements, etc.

— *Symptômes.* Les symptômes sont d'abord très-vagues, et passent souvent inaperçus. Les animaux ont encore de l'appétit, mais au moindre travail ils s'essoufflent et sont menacés de suffocation. On remarque de l'irrégularité dans les mouvements respiratoires; les battements du cœur sont tumultueux; le pouls veineux et l'œdème des parties déclives ne font jamais défaut.

— Le *diagnostic* est assez difficile, mais l'examen minutieux du sujet permet de se prononcer à peu près sûrement.

— Le *pronostic* est grave : cette maladie n'a aucune tendance à se terminer par résolution et elle passe facilement de l'état chronique à l'état aigu.

— *Traitement.* Comme moyens de traitement on emploie à l'extérieur les dérivatifs sur la région du cœur, à l'intérieur les toniques et les diurétiques chauds. Il faut proscrire les altérants et donner aux animaux une bonne alimentation.

ENDOCARDITE.

L'endocardite est l'inflammation de la séreuse qui tapisse les cavités du cœur; comme la péricardite, on l'a divisée en aiguë et en chronique.

— *Endocardite aiguë.* L'endocardite aiguë est l'inflammation à marche rapide de la séreuse du cœur. Cette maladie est aussi fréquente que beaucoup d'autres affections; mais elle peut passer inaperçue à cause de la situation profonde de l'organe atteint.

— *Étiologie.* Les causes sont bien loin d'être connues. Elle survient quelquefois à la suite du rhumatisme articulaire qui affecte particulièrement les jeunes animaux, ou comme complication des affections traumatiques des synoviales tendineuses et articulaires. Elle peut se manifester consécutivement aux affections aiguës de poitrine. Enfin, l'endocardite s'est quelquefois montrée d'emblée après un refroidissement.

— *Symptômes.* Au début on observe une fièvre assez intense et des accès de suffocation. Les bruits du cœur sont précipités et ont un timbre plus sec qui frappe l'oreille de l'observateur; en outre, le choc du cœur sur la paroi pectorale n'est plus unique : il est suivi d'une série de petits chocs secondaires sensibles à la main. Il n'est pas rare de constater à cette époque des troubles circulatoires : l'artère est généralement dure, le pouls fort, serré, quelquefois intermittent. A l'auscultation on perçoit un dédoublement du premier ou du second bruit, qui tient à la lenteur du mouvement de la valvule malade. Au bout de quelque temps apparaît un bruit caractéristique, le souffle cardiaque, qui se fait entendre soit au premier, soit au second bruit. Le souffle au premier bruit est le plus fréquent; il se produit au moment où le sang traverse un orifice rétréci (*orifice pulmonaire ou aortique*). Le souffle au deuxième bruit résulte d'une insuffisance des valvules sigmoïdes ou du rétrécissement des orifices auriculo-ventriculaires ; le pouls veineux existe ordinairement. A la période d'état, souvent on remarque des phénomènes contingents qui sont fréquemment la cause directe de la mort. Certains malades sont pris de coliques ; chez d'autres apparaissent des complications pulmonaires ou nerveuses. L'urine de ces animaux devient épaisse, souvent albumineuse ; à une certaine époque l'œdème déclive ne manque jamais.

Au début le diagnostic est difficile à établir ; mais l'auscultation du cœur ne laisse aucun doute au praticien exercé sur l'existence de l'endocardite.

Le pronostic est toujours grave, et la résolution de la maladie est la terminaison la plus rare.

— *Altérations*. Les parties déclives du cadavre sont infiltrées de sérosité citrine ; le tissu conjonctif est le siége d'ecchymoses disséminées. Quand le cœur droit est altéré, le foie est engoué considérablement, le rein est gravement altéré et l'urine est fortement albumineuse. Le poumon présente des lésions plus ou moins nombreuses et plus ou moins graves, suivant que la maladie affectait seulement le cœur droit, ou le cœur gauche, ou les deux à la fois. Dans les cavités du cœur, on trouve un ou deux caillots différant nettement de ceux résultant de la coagulation du sang après la mort. Ces caillots sont blancs, formés de fibrine et adhérents aux parois intérieures.

L'endocarde est injecté, arborisé et plus ou moins desquamé ; les valvules sont infiltrées, quelquefois indurées ; elles ont une épaisseur double, triple ou quadruple de la normale.

— *Traitement*. Au début, on pourra faire une saignée de trois à quatre litres ; mais il vaut mieux employer les révulsifs et surtout les dérivatifs. On appliquera sur la poitrine un sinapisme ou un vésicatoire ; à l'intérieur, on administrera de la digitale, du bicarbonate de soude, de l'azotate de potasse aux doses ordinaires.

ENDOCARDITE CHRONIQUE.

Elle se développe sous l'influence des mêmes causes que l'endocardite aiguë, dont elle n'est souvent qu'une atténuation.

— *Symptômes*. Les symptômes restent encore longtemps très-obscurs, passent souvent inaperçus. Il y a d'abord un malaise général, une aptitude moindre au travail ; on entend une petite toux sèche, avortée, comme celle de l'emphysème. A l'auscultation, on perçoit bientôt un bruit de souffle qui, suivant son timbre et son intensité, a reçu différents noms : bruit de frottement, de cuir neuf, de râpe, de scie, de lime. Les complications sont très-fréquentes ; des troubles se font remarquer dans tous les appareils ; les reins sont souvent malades ; l'urine renferme de l'albumine facile à reconnaître par la chaleur ou les acides. Les complications de pneumonie lobulaire sont plus fréquentes qu'à la suite de l'endocardite aiguë. Enfin, presque toujours on constate le pouls veineux plus ou moins accusé, l'œdème déclive. La terminaison a lieu par le retour à l'état aigu, ou bien les animaux, étant trop faibles, succombent avant cette époque. Lorsque l'endocardite chronique existe depuis un certain temps, il est facile de la reconnaître. C'est une affection incurable ; les malades peuvent vivre pendant plusieurs années, mais ils sont incapables de rendre aucun service.

— *Altérations anatomiques*. Ces altérations peuvent être divisées en essentielles et en contingentes.

Altérations contingentes. On trouve de l'infiltration œdémateuse sous le derme, formée par de la sérosité claire, transparente et très-albumineuse ; les muscles sont pâles, émaciés. Il y a constamment hydropisie des cavités viscérales ; l'intestin est revenu sur lui-même et contient peu d'aliments. Les reins présentent des modifications très-variées, ainsi que le foie qui est très-volumineux. Dans les poumons, les lésions sont variées ; la partie inférieure des lobes est souvent le siége d'une induration subaiguë ; quelquefois elle est indurée.

Altérations essentielles. Le péricarde et les cavités du cœur ont généralement augmenté de volume. Les oreillettes présentent généralement des taches ecchymotiques, et les cavités du cœur contiennent des caillots plus ou moins volumineux. L'endocarde peut être induré, épaissi dans toute son étendue ; les lésions sont généralement concentrées sur les piliers du cœur et sur les valvules qui sont indurées, épaissies et rigides. Les troncs artériel et aortique présentent des dilatations au-dessus des valvules et ont subi une véritable dégénérescence.

— *Traitement.* Le traitement est presque nul. Il faut appliquer des vésicatoires sur la poitrine et administrer à l'intérieur de la digitale et des diurétiques.

HYDROPISIE DU PÉRICARDE.

L'hydropisie passive du péricarde résulte d'obstacles mécaniques apportés à la circulation. Cette hydropisie est un fait secondaire que l'on a quelquefois confondu avec la péricardite chronique. A l'autopsie, le péricarde est plus ou moins distendu par un liquide transparent ou légèrement ambré; mais la surface de la séreuse ne présente aucune lésion consécutive.

COLIQUES. (*Voy.* TRANCHÉES.)

COLLECTION DES SINUS. C'est une affection caractérisée par l'inflammation de la muqueuse de ces cavités et l'accumulation dans leur intérieur d'une certaine quantité de pus.

Les causes ordinaires de cette maladie sont les coups, les chocs, les contusions, les traumatismes de toute nature qui portent sur les os de la face ; elle survient quelquefois comme complication du coryza ou à la suite de l'irrigation continue d'eau froide sur la région de la tête. La carie dentaire, la carie ou la nécrose des os entrant dans la constitution des sinus peuvent encore se compliquer de collection purulente de ces cavités.

— *Symptômes.* Le jetage est le premier symptôme de cette affection ; il est ordinairement unilatéral, visqueux et assez homogène au début, ensuite grumeleux et fétide ; il n'est pas intermittent, mais il est plus abondant pendant l'exercice qu'au repos. Les ganglions lymphatiques de l'auge s'engorgent assez rapidement; ils constituent bientôt *une glande allongée, moins dure et moins profonde que celle de la morve, mobile sous la peau et sur la base de la langue, et dont les parties constituantes sont aussi plus ou moins mobiles les unes sur les autres.* Lorsque la maladie existe depuis un certain temps, on peut observer une déformation de la face, un gonflement plus ou moins accusé à la région des sinus du côté malade. La percussion accuse aux sinus affectés une certaine matité anormale qui peut aider au diagnostic.

La collection des sinus a été confondue pendant longtemps avec la morve, ou plutôt la première était considérée comme une manifestation de la diathèse morveuse ; mais on sait aujourd'hui que la morve (*Voyez* ce mot) est une affection générale, virulente et contagieuse, tandis que la collection des sinus est un accident essentiellement local et dépourvu de tout caractère de spécificité. Les symptômes observés permettent d'arriver facilement à son diagnostic ; du reste, une trépanation d'essai à la tréphine ne laisse aucun doute au praticien : quand la maladie existe, l'extrémité de l'instrument est recouverte de pus qui s'écoule quelquefois par l'ouverture. C'est une maladie peu grave au point de vue de la conservation des sujets ; mais elle est tenace, chronique et résiste parfois aux traitements les plus énergiques.

— *Traitement.* La première indication est de trépaner les sinus. On doit pratiquer une ouverture à la partie déclive du sinus maxillaire inférieur (en avant de l'extrémité de l'épine zygomatique), une autre au sinus frontal entre l'angle interne de l'œil et la ligne médiane de la face, et briser ensuite à l'aide des ciseaux courbes la mince cloison osseuse qui sépare ces sinus. L'opération faite, il faut irriguer ces cavités à l'eau tiède pour les débarrasser du pus qu'elles renferment, renouveler tous les jours ces irrigations, et faire des injections astringentes dans le but de modifier la muqueuse chroniquement enflammée.

Le sulfate de zinc, l'alun, le tannin peuvent être employés ; le goudron, le coalthar ont donné quelques guérisons ; on a encore conseillé les injections substitutives (azotate d'argent, teinture d'iode).

La trépanation, et surtout l'action incessante de l'extrémité métallique de la seringue déterminent quelquefois une nécrose des os trépanés qui n'est pas ordinairement suivie d'accidents graves ; mais il peut arriver que l'ethmoïde soit atteint et que des complications redoutables surviennent ; pour les éviter, on doit toujours adapter aux seringues des canules molles.

Au lieu de faire une trépanation double, certains vétérinaires suivent le procédé recommandé par M. Colin (d'Alfort). Ils pratiquent seulement une petite ouverture à la partie inférieure du sinus maxillaire, perforent la cloison qui sépare celui-ci du sinus frontal, lavent ces cavités à l'eau tiède et y font ensuite des injections de glycérine pure ou étendue d'eau.

COLLYRE. On donne ce nom à tous les médicaments que l'on applique sur les yeux, dans le but de les guérir des diverses maladies dont ils peuvent être le siège. On les distingue en *secs* et en *liquides*. Les premiers sont des substances réduites en poudre très-fine, que l'on souffle dans les yeux au moyen d'un tube quelconque. Le sucre candi, le mercure doux, l'oxide de zinc, l'alun, le sulfate de zinc, le sel ammoniac, l'iris de Florence, etc., employés isolément ou mélangés, forment les principaux collyres secs. — Les collyres liquides sont plus fréquemment employés que les collyres secs ; on les prépare avec des décoctions, des infusions, des eaux distillées aromatiques auxquelles on ajoute des teintures, des dissolutions de sels, dont la nature varie suivant le but que l'on se propose de remplir. On les applique en couvrant les yeux malades avec des compresses imbibées du collyre, ou mieux, en instillant quelques gouttes du médicament entre les paupières. Voici différentes formules de collyres composés.

Collyre adoucissant. (Moiroud.)

Prenez : Feuilles ou fleurs de guimauve.   30 grammes.
       Amidon.................   15   —
       Eau...........................   1 litre.

Faites infuser la guimauve ; passez à travers un linge ; ajoutez l'amidon après l'avoir broyé et délayé dans un peu d'eau froide ; faites bouillir un instant et employez tiède.

Collyre narcotique. (Lebas.)

Prenez : Décoction de pavot blanc et de
       laitue..................... ......   250 grammes.
       Safran en feuilles............   2   —

Faites infuser le safran ; passez et appliquez des compresses imbibées de cette liqueur sur les yeux, dans le cas d'inflammation, qui s'accompagne de beaucoup de douleur.

Collyre astringent, d'après le Codex.

Prenez : Eau distillée de roses..........   250 grammes.
       Sulfate de zinc...............   1   —
       Eau-de-vie à 22°...............   8   —

Faites dissoudre le sulfate de zinc dans l'eau de rose, ajoutez l'eau-de-vie, et employez froid.

Autre beaucoup plus simple.

Prenez : Eau ordinaire.................   180 grammes.
       Sous-acétate de plomb liquide..   2   —

Mêlez et employez froid. Il convient dans la plupart des cas d'inflammation de la conjonctive.

Collyre détersif.

Prenez : Teinture d'aloès..............   30 grammes.
       Eau de rose.................   250   —

Mêlez. Il convient pour combattre les inflammations anciennes des yeux ; il convient également dans le traitement des petits ulcères des paupières.

Collyre irritant.

Prenez : Eau distillée.................... 30 grammes.
                 Potasse caustique............. 0 gramme, 10 centigr.

Faites une dissolution dont vous ferez pénétrer de temps en temps quelques gouttes dans l'œil, qu'il faudra ensuite laver avec une décoction adoucissante. Ce collyre a été proposé par Gimbernat pour combattre les taies.

Collyre céleste.

Prenez : Sulfate de cuivre .... 2 grammes.
                 Eau ordinaire .... 1 litre.

Faites une dissolution dans laquelle vous ajouterez de l'ammoniaque liquide en quantité suffisante pour décomposer tout le sulfate de cuivre, et communiquer à la liqueur une belle couleur bleue transparente. Il peut remplir le même but que le précédent.

CONGESTION. Se dit de l'accumulation du sang dans une partie irritée. Elle est un des phénomènes de l'*inflammation*. (*Voy.* ce mot.)

CONSERVATION DES RACES. (*Voy.* RACES.)

CONSTIPATION. On dit qu'un animal est atteint de constipation, qu'il est *constipé,* lorsque les excréments qu'il rend par l'anus sont rares, durs, et ne sortent qu'à l'aide de grands efforts. La constipation dépend presque toujours d'une irritation de l'intestin, occasionnée elle-même par des aliments échauffants, excitants, par l'usage des grains donnés en trop grande quantité, et particulièrement des féveroles et des vesces, des sueurs abondantes, par l'abus de certains médicaments, et en particulier de ceux qui contiennent de l'opium, etc. La constipation peut encore être causée par des *calculs intestinaux* (*Voy.* ce mot), qui s'opposent au passage des excréments, par un étranglement de l'intestin, et, chez les chiens, par l'usage des os qu'on leur donne à ronger, et dont la partie dure s'accumule dans les dernières portions de l'intestin. On fait cesser la constipation en vidant le rectum, et en administrant à l'animal des lavements et des breuvages adoucissants. Si ces moyens ne suffisent pas, on rend les lavements irritants au moyen du sel de cuisine, du savon, de l'aloès, et on a recours aux purgatifs administrés en électuaires ou en breuvages. (*Voy.* PURGATIFS.) Dans tous les cas, il faudra rechercher la cause de la constipation et la faire cesser.

CONTAGIEUSES (MALADIES). On donne le nom de maladies contagieuses à toutes celles qui ont la propriété de se communiquer des animaux malades aux animaux sains de la même espèce ou d'espèce différente, par l'intermédiaire d'un agent qui porte le nom de *virus,* ou d'*élément contagieux.*
M. Delafond, praticien très-distingué et professeur à l'école d'Alfort, a enrichi le *Recueil de Médecine vétérinaire* d'une série d'articles sur les maladies contagieuses considérées dans leurs rapports avec la police sanitaire ; c'est surtout à ces articles que nous avons puisé ce qu'on va lire,

Caractères généraux des maladies contagieuses.

1° Une maladie ne doit être regardée comme contagieuse qu'autant qu'il peut être bien démontré qu'elle se transmet à des animaux bien portants par le contact médiat, immédiat, ou par la voie de l'inoculation. 2° Les maladies contagieuses sont presque toujours aiguës, graves, enzootiques ou épizootiques (*Voy.* ces mots), et souvent très-meurtrières. 3° Elles se propagent au milieu de toutes les conditions possibles, lorsque les animaux sont favorablement disposés à les contracter : les saisons chaudes, les logements insalubres, la faiblesse et la mauvaise constitution des animaux, sont les causes principales qui favorisent cette contagion. 4° Les maladies qui ont été transmises par contagion à des animaux en santé offrent, chez ces derniers, tous les caractères qui leur appartiennent, et conservent la propriété de se communiquer à d'autres animaux. L'affaiblissement des virus, à la suite des transmissions successives est un fait qui est loin d'être avéré. 5° Les maladies contagieuses, isolées ou générales, offrent pendant leur durée, des phases ou des périodes bien tranchées. Quand une maladie contagieuse générale débute dans une localité, elle s'annonce par quelques cas d'abord rares, puis elle attaque vivement un grand nombre d'animaux à la fois; sa marche est rapide; sa malignité la rend très-meurtrière; ce n'est qu'avec peine qu'il est possible d'obtenir quelques guérisons. C'est cette première période que l'on nomme le *début* ou l'*invasion* de la maladie. Bientôt elle se propage d'une manière effrayante, tue presque tous les animaux qu'elle attaque, résiste à tous les traitements mis en usage pour la combattre. C'est la période de *violence* ou de *malignité*. Plus tard, on la voit devenir moins contagieuse, ses symptômes sont moins alarmants, sa durée est plus longue, ses terminaisons sont plus heureuses; c'est la période de *déclin* ou de *bénignité*. Les localités chaudes et humides, celles qui sont entourées de marécages ou de foyers d'infection, celles où les animaux sont naturellement mous et faibles, ont toujours vu les maladies contagieuses faire des ravages plus considérables qu'ailleurs. 6° Les maladies contagieuses qui ont régné sur les bestiaux d'une contrée peuvent y reparaître une seconde fois par voie de contagion. 7° Quelques-unes d'entre elles n'affectent les bestiaux qu'une seule fois, et mettent ceux qui en guérissent à l'abri de toute récidive. Exemple: la clavelée.

Caractères généraux des virus.

Les *virus*, nommés encore *éléments*, ou *principes contagieux*, sont des produits encore peu connus, mais probablement de nature parasitaire, qui, déposés sur les parties vivantes d'un animal sain, puis entraînés dans le sang, ont la propriété de faire naître une maladie semblable à celle qui leur a donné naissance. Les virus sont de deux sortes : 1° Ils peuvent être unis à une substance *visible*, telle que de la sérosité, du pus, du mucus, de la salive; ils portent alors le nom de *virus fixes*, et ils ne peuvent transmettre la contagion qu'autant qu'ils sont déposés en nature sur des parties vivantes. 2° Ils peuvent naître sous forme de vapeur *invisible*, s'échapper des animaux malades avec la transpiration de la peau et des poumons, se mêler à l'air, et être entraînés avec lui à des distances plus ou moins grandes, de manière à aller infecter au loin les animaux en santé. Ce sont les *virus volatils*, dont les effets sont bien plus à redouter. De cette distinction découlent des conséquences importantes pour les mesures sanitaires. En effet, si le virus est fixe, il suffira d'isoler complétement les animaux bien portants des malades, et de désinfecter les objets qui ont été imprégnés de virus. Au contraire, si l'élément est volatil, il faudra non-seulement prendre ces mesures, mais encore purifier l'air, et éloigner des animaux en santé toutes les substances et tous les corps qui ont séjourné dans l'air infecté. Les virus fixes peuvent conserver toute leur force et toutes leurs propriétés pendant quelques jours, lorsqu'ils ont été soustraits à l'action de l'air, de la chaleur et de l'humidité. Quant aux virus volatils, il est impossible de déterminer la durée du temps pendant lequel ils peuvent agir.

La peau, les organes digestifs et respiratoires, les plaies de toutes les parties vivantes, sont les voies par lesquelles les virus peuvent s'introduire dans le corps des animaux. De toutes ces parties, c'est la peau dépouillée partiellement de ses poils et de son épiderme qui permet le plus facilement l'entrée des virus fixes, et ce sont les voies de la respiration qui livrent l'accès le plus constant aux virus volatils. La nature intime de l'action qu'exercent les virus, lorsqu'ils ont pénétré dans le corps des animaux, est tout à fait inconnue; cette action ne peut être appréciée que dans ses résultats. On a, tour à tour, considéré les virus comme des *ferments*, comme des *stimulants spécifiques*, comme des *germes animés*. Cette dernière opinion a été reproduite et soutenue dans ces derniers temps par Morel de Vindé, Davaine, Chauveau, Pasteur, Toussaint, etc., etc. Chauveau semble avoir démontré que la virulence appartient exclusivement aux éléments solides en suspension dans les liquides infectieux, et, plus récemment, M. Pasteur a prouvé que le charbon est le résultat de la pénétration dans l'organisme d'un être inférieur, d'un parasite, le *bacillus anthracis*. Actuellement, il serait encore téméraire de conclure du charbon aux autres maladies contagieuses; mais la nature parasitaire de ces dernières sera sans doute confirmée dans un avenir peu éloigné.

Les virus ne font pas naître la maladie qu'ils transportent aussitôt qu'ils ont été introduits dans le corps; ils y séjournent pendant un temps plus ou moins long, avant de produire des effets *apparents*; ce temps, qui porte le nom d'*incubation*, a une durée assez constante dans certaines maladies contagieuses; dans d'autres, cette durée n'a rien de fixe.

On sait que, lorsqu'une contrée est en proie à une maladie contagieuse, il y a des animaux qui échappent à la contagion; on a cherché l'explication de ce fait, et on a crû la trouver en admettant une *prédisposition* en vertu de laquelle les animaux *prédisposés* seraient plus aptes à contracter la maladie régnante. M. Delafond, sans rejeter cette explication, admet que toute contagion suppose quatre conditions rigoureusement indispensables : 1° la présence d'un virus; 2° l'intégrité de ce virus; 3° son dépôt sur les parties vivantes; 4° son absorption. L'absence de l'une de ces conditions empêche la contagion d'avoir lieu.

Articles de lois et arrêts applicables à toutes les maladies contagieuses.

Il n'existe point de loi spéciale sur la police sanitaire des animaux domestiques; quelques articles du Code pénal, quelques décrets et arrêts qui ont précédé la promulgation de ce Code, composent la partie de notre législation qui a trait à *toutes* les maladies contagieuses. Les anciens décrets, n'ayant point été abrogés, ont encore force de loi, d'après l'article 484 du Code pénal. Voici cet article :

Art. 484. — Dans toutes les matières qui n'ont pas été réglées par le présent Code, et qui sont régies par des lois et règlements particuliers, les cours et les tribunaux continueront de les observer.

Décret de l'Assemblée Constituante du 16 octobre 1791, concernant la police rurale.

Titre Ier, § 4, art. 19. — Aussitôt qu'un propriétaire aura un troupeau malade (bêtes à cornes, à laine, ou porcs), il sera tenu d'en faire la *déclaration* à la municipalité. Elle assignera sur le terrain de parcours ou de la vaine pâture, si l'un ou l'autre existe dans la paroisse, un espace où le troupeau malade pourra pâturer exclusivement, et le chemin qu'il devra parcourir pour se rendre aux pâturages. Si ce n'est point un pays de parcours ou de vaine pâture, le propriétaire sera tenu de ne point faire sortir de ses héritages son troupeau malade.

Titre II, art. 23. — Un troupeau atteint de maladies contagieuses, qui sera rencontré au pâturage sur les terres du parcours ou de la vaine pâture, autres que celles qui auront été désignées pour lui seul, pourra être saisi par les gardes-champêtres, et même par toute personne; il sera ensuite mené au lieu du dépôt qui sera indiqué à cet effet par la municipalité.

Le maître de ce troupeau sera condamné à une amende de la valeur d'une journée de travail par tête de bête à laine, etc., et à une amende triple par tête d'autre bétail. Il pourra en outre, suivant la gravité des circonstances, être responsable du dommage que son troupeau aura occasionné, sans que cette responsabilité puisse s'étendre au delà des limites de la municipalité.

A plus forte raison, cette amende et cette responsabilité auront lieu si ce troupeau a été saisi sur les terres qui ne sont point sujettes au parcours ou à la vaine pâture.

Titre XI, art. 13. — Les bestiaux morts seront enfouis, dans la journée, à quatre pieds de profondeur, par le propriétaire, et dans son terrain, ou voiturés à l'endroit désigné par la municipalité pour y être également enfouis, sous peine, par le délinquant, de payer une amende d'une journée de travail et les frais de transport ou d'enfouissement.

Arrêt du Conseil d'État du Roi, du 10 avril 1714.

Article unique. — Le roi ayant été informé que, dans les lieux du royaume où les bestiaux sont attaqués de maladies, la plupart des propriétaires abandonnent dans la campagne et sur les chemins ceux qui meurent, après en avoir fait arracher et enlever les peaux, et Sa Majesté voulant prévenir le mal qui pourrait en arriver, ouï le rapport du sieur Desmarest, conseil ordinaire au conseil royal, contrôleur général des finances, Sa Majesté, étant en son conseil, a ordonné et ordonne que tous les propriétaires de *bœufs, vaches, moutons, brebis et agneaux, chèvres, boucs et autres bestiaux* qui viendraient à mourir, soit dans leur maison ou à la campagne, seront tenus de les faire mettre sur-le-champ dans la terre, jusqu'à *trois pieds de profondeur, sans pouvoir en prendre ni enlever les peaux, sous quelque prétexte que ce soit* le tout à peine de cent livres d'amende pour chaque contravention, applicables moitié au dénonciateur, et l'autre au profit de l'hôpital le plus voisin, et de peine afflictive en cas de récidive, sans préjudice de l'amende, qui sera de deux cents livres applicables comme ci-dessus; enjoint Sa Majesté aux sieurs intendants et commissaires départis dans les provinces et généralités du royaume, et à tous officiers royaux ou autres, de tenir la main à l'exécution du présent arrêt. Fait au Conseil d'État du Roi, etc.

Arrêt du Conseil d'État du Roi pour prévenir les dangers des maladies des animaux, et particulièrement de la morve, du 16 juillet 1784.

Art. 1er. — Toutes personnes, de quelque qualité ou condition qu'elles soient, qui auront des chevaux et bestiaux *atteints* ou *soupçonnés* de la *morve*, ou de toute autre maladie contagieuse, telle que le *charbon*, la *gale*, la *clavelée*, le *farcin* et la *rage*, seront tenues, à peine de 500 francs d'amende, d'en faire sur-le-champ la déclaration aux maires, échevins ou syndics des villes, bourgs et paroisses de leur résidence, pour être lesdits chevaux et bestiaux vus et visités sans délais, en la présence desdits officiers, par les experts vétérinaires les plus prochains, lesquels se transporteront, à cet effet, dans les écuries, étables et bergeries, pour reconnaître et constater exactement l'état des chevaux et animaux qui leur auront été déclarés.

Art. 2. — Autorise, Sa Majesté, les sieurs intendants et commissaires départis dans les différentes provinces du royaume, à nommer autant d'experts qu'ils le jugeront à propos pour lesdites visites, choisis de préférence parmi *les élèves des écoles vétérinaires*, a leur défaut, parmi *les maréchaux ou autres qui auront des certificats d'étude et de capacité du directeur de l'école vétérinaire*, ou qui *auront subi un examen* sur les demandes qui leur seront faites, en présence dudit sieur commissaire, par deux artistes vétérinaires du département.

Art. 3. — Seront tenus lesdits experts de prêter leur ministère toutes fois et quantes ils en seront requis par les officiers de maréchaussée, subdélégués, officiers municipaux et syndics, pour examiner les chevaux et bestiaux suspects, comme aussi de se transporter, à cet effet, dans les marchés publics et dans les écuries des maîtres de poste, des entrepreneurs de messageries ou roulage, et loueurs de chevaux, même aussi dans les écuries, étables et bergeries des particuliers, sur les déclarations et dénonciations de mal contagieux qui auraient été faites à leur égard, en se faisant toutefois, audit cas, autoriser par le juge du lieu, et accompagner d'un officier municipal ou du syndic de la paroisse. Fait défense, Sa Majesté, à toutes personnes de refuser l'entrée de leurs écuries, étables et bergeries auxdits experts ainsi assistés, et d'apporter aucun obstacle à ce qu'il soit procédé, conformément à ce que dessus, auxdites visites, dont il sera dressé procès-verbal, lors duquel, en cas de difficultés, les parties intéressées pourront faire tels dires et réquisitions qu'elles aviseront, et il y sera statué, provisoirement et sans aucun délai, par le juge qui aura autorisé la visite.

Art. 4. — Défenses sont faites à tous maréchaux, bergers et autres, de traiter aucun animal attaqué de la maladie contagieuse et pestilentielle, sans en avoir fait la déclaration aux officiers municipaux ou syndics de leur résidence, lesquels en rendront compte sur-le-champ au subdélégué, qui fera appliquer sans délai, sur le front de la bête malade, un cachet en cire verte portant ces mots : Animal suspect, pour, dès cet instant, être, les chevaux ou autres animaux qui auront été ainsi marqués, conduits et enfermés dans des lieux séparés et isolés. Fait pareillement défense, Sa Majesté, à toutes personnes, de les laisser communiquer avec d'autres animaux, ni de les laisser vaguer dans des pâturages communs; le tout sous la même peine d'amende.

Art. 5. — Les chevaux qui auront été attaqués de la morve, et les autres bestiaux dont la maladie contagieuse aura été reconnue incurable par les experts, seront abattus sans délai, ensuite ouverts par lesdits experts, lesquels appelleront à l'abatage et ouverture desdits animaux un officier municipal ou syndic qui en dressera procès-verbal, pour être envoyé audit sieur commissaire départi, ou à son subdélégué; et ce procès-verbal contiendra en détail le genre et le caractère de la maladie de l'animal, et les précautions pour éviter la contagion.

Art. 6. — Les chevaux et bestiaux morts et abattus pour cause de morve ou de toute autre maladie contagieuse pestilentielle, seront enterrés (chairs et ossements) dans des fosses de dix pieds de profondeur, qui ne pourront être ouvertes plus près de cent toises de toute habitation, et les peaux en seront tailladées. Les écuries dans lesquelles auront séjourné des chevaux morveux, ainsi que les étables et bergeries qui auront servi aux animaux attaqués de maladies contagieuses, seront, à la diligence des officiers municipaux et experts, aérées et purifiées; lesdits lieux ne pourront être habités par aucuns autres animaux que lorsqu'ils auront été purifiés, et qu'il se sera écoulé un temps suffisant pour en ôter l'infection; les équipages, harnais, colliers, seront brûlés ou échaudés, conformément à ce qui sera prescrit par le procès-verbal d'abatage qui aura été dressé, et dont sera laissé copie pour, par les propriétaires ou autres, s'y conformer, ainsi qu'à toutes les précautions qui auront été indiquées par les experts à l'effet d'éviter la contagion; le tout sous la même peine de 500 francs d'amende.

Art. 7. — Fait, Sa Majesté, défense, sous les mêmes peines, à tous marchands de chevaux et autres, de détourner, sous quelque prétexte que ce soit, vendre ou exposer en vente dans les foires ou marchés, ou partout ailleurs, des chevaux ou bestiaux atteints ou suspects de morve ou de maladies contagieuses; et aux hôteliers, cabaretiers, laboureurs et autres, de recevoir, dans leurs écuries ou étables ordinaires, aucuns chevaux ou animaux soupçonnés de semblables maladies; auquel cas ils seront tenus d'en faire aussitôt la déclaration.

Art. 8. — Autorise, Sa Majesté, lesdits sieurs commissaires départis et leurs subdélégués, à commettre dans les villes, bourgs et villages de leurs généralités, tel nombre d'équarrisseurs qui sera jugé nécessaire, lesquels seuls pourront faire l'enlèvement et équarrissage des animaux morts dans les arrondissements qui leur seront prescrits; auxquels il sera délivré, sans frais, une commission par lesdits sieurs intendants et subdélégués, sans qu'aucuns autres puissent s'immiscer dans l'équarrissage des chevaux et bestiaux, à peine de prison.

Art. 9. — Les équarrisseurs ne pourront, sous peine d'être déchus de leur commission, d'amende ou de telle autre punition qu'il appartiendra, vendre et débiter aucune viande qui proviendra de chevaux ou animaux qui, suivant l'article 5, auront été abattus pour être enterrés.

Art. 10. — Autorise, Sa Majesté, toutes personnes à dénoncer les contraventions qui pourront être faites aux dispositions du présent arrêt; et, lorsqu'elles auront été bien et dûment constatées, le tiers des amendes qui auront été prononcées, et qui seront payables sans déport, appartiendra au dénonciateur, auquel il sera accordé, en outre, une récompense proportionnée au mérite de la dénonciation.

Art. 11. — Seront tenus, les maires et les échevins dans les villes, et les syndics dans les campagnes, d'informer, au premier avis qu'ils en auront, les intendants et leurs subdélégués, des maladies contagieuses ou épizootiques qui se manifesteront dans l'étendue de leur arrondissement, à peine d'être personnellement responsables de tous dommages qui pourraient résulter de leur négligence.

Art. 12. — Toutes les amendes encourues aux termes des articles ci-dessus seront payées sans déport, et les contrevenants y seront contraints par toutes voies dues et raisonnables, même par emprisonnement de leur personne.

Art. 13. — Et seront les ordonnances rendues par la police du marché aux chevaux, et notamment celle du 8 juillet 1763, exécutées en leur contenu.

Art. 14 et dernier. — Ordonne, Sa Majesté, que, conformément aux attributions ci-devant données, tant au sieur lieutenant-général de police de la ville de Paris qu'aux sieurs commissaires départis dans les provinces du royaume, chacun en droit soi, ils continuent d'avoir, exclusivement à tous autres juges, la connaissance des contestations qui pourraient survenir sur l'exécution du présent arrêt, ainsi que des précédents règlements et ordonnances intervenus au même sujet, sauf l'appel au Conseil; leur enjoint, ainsi qu'aux maires, échevins et syndics, de tenir la main à l'exécution du présent arrêt, et aux officiers et cavaliers de maréchaussée et tous autres, de prêter main-forte et l'assistance nécessaire à cet effet.

Fait au Conseil d'État du Roi, etc.

Articles du Code pénal qui ont trait à toutes les maladies contagieuses des bestiaux. — Ce sont les articles 459, 460, 461 et 462.

ART. 459. — **Tout détenteur ou gardien d'animaux ou bestiaux *soupçonnés* d'être infectés de maladies contagieuses, qui n'aura pas averti sur-le-champ le maire de la commune où ils se trouvent, et qui, même avant que le maire ait répondu à l'avertissement, ne les aura pas tenus renfermés, sera puni d'un emprisonnement de six jours à deux mois, et d'une amende de 16 francs à 200 francs.**

ART. 460. — Seront également punis d'un emprisonnement de deux mois à six mois, et d'une amende de 100 francs à 500 francs, ceux qui, au mépris des défenses de l'administration, auront laissé leurs animaux ou bestiaux infectés communiquer avec d'autres.

ART. 461. — Si de la communication mentionnée au précédent article il est résulté une contagion parmi les autres animaux, ceux qui auront contrevenu aux défenses de l'autorité administrative seront punis d'un emprisonnement de deux à cinq ans, et d'une amende de 100 à 1,000 fr., le tout sans préjudice des lois et règlements relatifs aux maladies épizootiques, et de l'application des peines y portées.

ART. 462. — Si les délits de police correctionnelle, dont il est parlé au précédent chapitre, ont été commis par des gardes-champêtres ou forestiers, ou des officiers de police, à quelque titre que ce soit, la peine d'emprisonnement sera d'un mois au moins, et d'un tiers au plus en sus de la peine la plus forte qui serait appliquée à un autre coupable du même délit.

Indépendamment des lois et arrêts ci-dessus, plusieurs préfets ont publié des ordonnances afin de prescrire des mesures sanitaires applicables aux maladies contagieuses. Comme ces ordonnances ne sont exécutoires que dans les départements où elles ont été rendues, nous croyons devoir nous dispenser de les faire connaître.

Règles de conduite à observer par les propriétaires de bestiaux, lors de l'existence de maladies contagieuses.

Les personnes qui possèdent des animaux ou bestiaux *soupçonnés* ou *affectés* de maladies contagieuses doivent en avertir sur-le-champ, dans les communes rurales, le maire ou l'adjoint, et dans les grandes villes le commissaire de police du quartier, par une déclaration écrite. Cette *déclaration* est formellement ordonnée par l'article 19, titre Ier, section IV, du décret du 16 octobre 1791, l'art. 1er de l'arrêt du 16 juillet 1784, et l'art. 459 du Code pénal. Voici un modèle de cette déclaration :

A Monsieur le Maire (ou Commissaire de police) de la commune (ou quartier) de... département de...

   Monsieur le Maire,

Le sieur... (nom, prénoms, qualités, demeure) a l'honneur de vous informer qu'un (ou plusieurs) de ses... (chevaux, bœufs, moutons, etc.) paraît atteint de la maladie désignée sous le nom de... (nom de la maladie), qui est, dit-on, contagieuse. Il vous prie de vouloir bien lui donner acte de réception de la présente déclaration.

 Agréez, etc.

        (Signature et date.)

Cette déclaration est une mesure sanitaire de la plus haute importance ; faite aussitôt que les maladies contagieuses se déclarent, elle permet d'employer, pour les arrêter, des moyens plus faciles, moins onéreux et plus efficaces. L'article 459 du Code pénal punit d'un emprisonnement de six jours à deux mois, et d'une amende de 16 à 200 francs, les propriétaires qui négligent de la faire.

Après cette déclaration, l'autorité nomme un expert vétérinaire pour procéder à la visite des animaux. Cependant, si la visite est retardée par un motif quelconque, le propriétaire n'en doit pas moins *isoler* complétement les animaux malades. (*Art. 459 du Code pénal.*)

Les propriétaires recevront toujours, et dans toutes les circonstances, lorsqu'ils en auront été légalement prévenus, les autorités pourvues de leurs insignes, et les hommes de l'art qui les accompagnent, pour constater l'espèce de maladie dont les animaux sont atteints. Ils devront répondre à toutes les questions qui leur seront adressées sur le nombre et l'espèce d'animaux qu'ils possèdent ou qu'ils ont possédés, n'opposer aucune résistance aux mesures, de quelque nature qu'elles soient, qui seront ordonnées par les experts. (*Articles 1, 3, 4 et 5 de l'arrêt du 16 juillet 1784.*)

Après l'abatage et l'ouverture des animaux, si ces mesures ont été jugées nécessaires, le propriétaire fera procéder à l'enfouissement des cadavres, selon les règles tracées par l'autorité. (*Art. 13, titre II, de la loi du 16 octobre 1791, et art. 6 de l'arrêt du 16 juillet 1784.*) Ils devront également suivre les règles qui leur seront indiquées par l'expert vétérinaire, pour désinfecter les lieux qui ont été habités par les animaux malades, et les objets qui leur ont servi, comme les harnais, les couvertures, les brosses, les étrilles, etc. (*Art. 6 de l'arrêt du 15 juillet 1784.*)

Il est défendu de vendre, ou d'exposer en vente, les animaux atteints ou *soupçonnés* atteints de maladies contagieuses. (*Art. 7 de l'arrêt ci-dessus.*)

Conduite à observer par les autorités.

Les autorités municipales chargées de faire exécuter les arrêts et ordonnances concernant la police rurale sont : MM. les préfets, les sous-préfets, les maires et adjoints dans les départements, MM. les préfets de police et les commissaires de police dans les grandes villes.

Le décret de l'Assemblée Constituante, rendu sur l'organisation judiciaire du 24 août 1790, dit, titre II, article 3 : « Les objets de police confiés à la vigilance et à l'autorité des corps municipaux sont : § 5, les soins de prévenir par des précautions convenables, et celles de faire cesser, par la distribution des secours nécessaires, les fléaux, tels que les maladies épizootiques, en provoquant aussi, dans ces deux derniers cas, l'autorité des administrateurs du département et du district. »

Le décret de l'Assemblée Constituante du 16 octobre 1791, § 3, titre Iᵉʳ, section ɪᴠ, article 20, dit, en parlant des officiers municipaux : « Ils emploieront particulièrement tous les moyens de prévenir ou d'arrêter les épizooties et la contagion de la morve des chevaux. »

Comme on le voit d'après l'esprit des décrets ci-dessus, les autorités municipales sont constituées, en ce qui touche les maladies contagieuses des animaux, de véritables législateurs d'un ordre subalterne, il est vrai, qui, pour la localité placée dans leur ressort, peuvent prendre, par des arrêtés, les mesures qu'ils jugeront convenables dans l'intérêt de leurs administrés et de la salubrité publique. L'étendue des mesures que peuvent prendre les autorités peut s'appliquer, en ce qui regarde MM. les maires, à un seul ou plusieurs habitants de la commune, ou à la commune entière ; en ce qui regarde MM. les sous-préfets, à tous les cantons qui composent les sous-préfectures ; à l'égard de MM. les préfets, à tout le département. Mais les arrêtés, quels qu'ils soient, et quelle que soit la source d'où ils émanent, ne peuvent être obligatoires qu'autant qu'ils auront été accompagnés des formalités suivantes : 1° En ce qui touche le citoyen d'une commune, les mesures prises à l'égard de ses bestiaux devront lui être signifiées officiellement par le maire ; un avertissement verbal serait insuffisant ; 2° en ce qui regarde tous les citoyens d'une commune, d'un arrondissement, d'un département, les mesures de police sanitaire devront être publiées et affichées dans les communes, les cantons, les arrondissements, le département.

D'après l'interprétation des articles cités des mêmes décrets, les autorités municipales sont autorisées à rendre obligatoires les moyens sanitaires suggérés par la science vétérinaire et propres à arrêter ou à diminuer les ravages de la maladie. Comme on doit le sentir, les attributions confiées aux autorités municipales, lors de maladies contagieuses, sont de la plus haute importance ; elles intéressent la propriété particulière et générale ; elles sont le point de départ de toutes les mesures sanitaires les plus urgentes. Il faut surtout que MM. les maires soient bien convaincus qu'ils ont des pouvoirs discrétionnaires en ce qui touche les mesures à prendre à l'égard des maladies contagieuses, et qu'ils ne tiennent nullement ces pouvoirs de MM. les sous-préfets et les préfets ; ces autorités, informées des mesures qui auront été prises, pourront seulement les approuver si elles sont bonnes, les rejeter si elles sont mauvaises, ou les modifier s'il y a lieu.

Après la déclaration faite par les propriétaires aux autorités pour leur faire connaître qu'ils possèdent des animaux affectés de mal contagieux, celles-ci doivent donner acte de cette déclaration.

Voici un modèle de cette pièce :

L'an mil.... le.... (date).... heure de.... par-devant nous.... (nom, prénoms, qualité)... de la commune de.... s'est présenté le sieur.... (nom, prénoms, profession, demeure), lequel nous a déclaré que ses (chevaux, bœufs, moutons, etc.) étaient atteints de (nom de la maladie) et requis acte de sa déclaration.

(Signature.)

Le cachet de la mairie est apposé sur cet acte, qui doit être remis au propriétaire.

Lorsque les autorités sont informées qu'il existe dans une commune, un champ de foire, ou sur la voie publique, des animaux affectés ou soupçonnés de maladies contagieuses, que des cadavres d'animaux suspects ont été trouvés au bord des rivières, dans des enclos particuliers, sur les routes, etc., elles doivent nommer d'office un expert à l'effet de procéder, en leur présence, à la visite des animaux malades, à l'ouverture de ceux qui sont morts, et à l'inspection des lieux où ils ont séjourné. Les autorités ne peuvent nommer pour expert qu'un *vétérinaire breveté dans l'une des écoles royales vétérinaires de France.* Cette disposition est formellement ordonnée par l'article 14 du décret du 15 juillet 1813, qui dit que « les médecins vétérinaires et les maréchaux vétérinaires seront *exclusivement* employés par *les autorités civiles et militaires* pour le traitement des animaux malades. » Ce décret de 1813 détruit donc la faculté qui était donnée aux autorités, par l'article 2 de l'arrêt du 16 juillet 1784, de choisir leurs experts, *à défaut de vétérinaires,* parmi les maréchaux réunissant certaines conditions expliquées par le même article.

Si les animaux doivent être traités, séquestrés, cantonnés, marqués, abattus, ouverts et enfouis, si les écuries, étables, bergeries ou autres lieux doivent être désinfectés, c'est l'autorité qui doit faire mettre à exécution ces mesures de police sanitaire, si elle les a ordonnées. (*Art. 1ᵉʳ, 4, 5, 6 et 14 de l'arrêt du 16 juillet 1784.*)

L'emploi des cordons sanitaires pour arrêter la contagion, l'interdiction des foires, des marchés, des abreuvoirs, des pâturages communs, l'assommement des animaux malades ou suspects, les précautions à prendre à l'égard de la vente des bestiaux destinés à l'approvisionnement des grandes villes, sont des mesures sanitaires entièrement du ressort du pouvoir administratif.

En général, les autorités municipales, dans l'étendue de leurs attributions, peuvent prendre toutes les mesures réclamées par les circonstances ; et les plus petites précautions, les mesures les plus minutieuses ne doivent jamais être négligées. L'autorité n'a rempli qu'une partie de ses devoirs, quand elle a pourvu à tout ce qui concerne les lieux infectés ; elle doit encore faire connaître aux autorités des lieux voisins l'existence de la maladie, ses caractères et les mesures qui ont été ordonnées pour en arrêter les progrès. Les autorités voisines, ainsi prévenues, doivent, sans plus tarder, prendre toutes les mesures nécessaires pour fermer tout accès à la maladie, et prévenir ainsi les dangers qui l'accompagnent.

Les premières mesures à prendre, selon nous du moins, ajoute M. Delafond, c'est de chercher sur-le-champ à circonscrire, à étouffer le foyer de la contagion, en le cernant de toutes parts ; c'est, en un mot, faire la part de la maladie, comme dans un incendie on fait la part du feu et on laisse brûler ce qu'on ne peut sauver. Or, pour arriver à un résultat aussi désirable, est-il indispensable que le maire d'une commune où débute la maladie reçoive du sous-préfet l'autorisation de publier un simple arrêté, ou que le sous-préfet fasse agréer son arrêté à M. le préfet ? Non, certainement non, car pendant le temps qui s'écoulerait entre la demande de l'autorisation, et l'adoption, la rédaction, l'impression, la publication des mesures sanitaires, la maladie aurait eu le temps de se propager et de commencer des ravages difficiles à arrêter plus tard. Il serait bien à désirer, dans l'intérêt du pays en général, que l'on adoptât partout le plan sage et bien raisonné qui a été tracé par M. d'Arboval. Voici ce plan tel que l'auteur l'a fait connaître :

« Nous voudrions que l'on formât à Paris, près du ministre de l'intérieur, un comité central chargé de s'occuper spécialement de tout ce qui est relatif aux maladies épizootiques et contagieuses des animaux.

« Dans chaque département, qu'une maladie épizootique y règne ou non, il y aurait un commissaire spécial pour les maladies contagieuses des animaux, dont les attributions seraient d'indiquer les précautions préservatives, les mesures à proposer et à prendre, en un mot, qui réunirait toute l'administration de la police. On lui donnerait un vétérinaire adjoint qui aurait pour attributions spéciales le soin des animaux malades, la direction du traitement, et, en général, tout ce qui tient à l'exercice pratique de l'art vétérinaire. Il faudrait que l'un et l'autre de ces commissaires fussent de la même résidence, afin que, dans tous les cas, ils pussent agir de suite et de concert.

« Nous voudrions (c'est toujours M. d'Arboval qui parle) qu'il y eût aussi, dans chaque chef-lieu de sous-préfecture, un sous-commissaire spécial et un sous-commissaire vétérinaire adjoint, qu'on leur confiât, dans des circonscriptions respectives, les mêmes attributions, afin qu'ils pussent, de leur côté, concourir à remplir les mêmes vues. Enfin, nous demanderions que le titre de correspondants fût accordé aux commissaires spéciaux et aux vétérinaires des cantons ou des communes.

« Chacun des membres ou correspondants du comité devrait toujours être prêt ou disposé à se déplacer au moindre besoin pour l'exercice des fonctions qui lui seraient dévolues. Au premier signal d'une maladie épizootique, le maire en préviendrait le sous-préfet qui, sans perdre un moment, enverrait sur les lieux les deux commissaires de son arrondissement. Ceux-ci, après avoir prescrit les premiers moyens et pourvu à leur exécution, sans même attendre des instructions ultérieures, feraient de suite un rapport en double pour être adressé directement au comité central, et en même temps au commissaire spécial du chef-lieu du département. Ce rapport offrirait en détail les causes connues ou présumées de la maladie, la nature de ses caractères, les résultats des ouvertures, si déjà il était mort des bêtes, enfin des vues curatives et préservatives. Le commissaire spécial en chef, conjointement avec le vétérinaire qui lui serait adjoint, après avoir répondu, se transporteraient l'un et l'autre dans la commune ou dans les communes infectées, y reconnaîtraient la maladie, traceraient la marche à suivre, feraient de nouveaux voyages ou des tournées plus ou moins fréquentes, selon l'étendue ou les progrès du mal, et, en outre, entretiendraient une correspondance active avec leurs délégués. Le comité, de son côté, informé à temps, s'assemblerait extraordinairement, s'empresserait de délibérer et d'envoyer ses instructions aux commissaires d'arrondissement et de département ; de sorte qu'en peu de jours on aurait ainsi les moyens, non-seulement d'empêcher la propagation de l'épizootie, mais encore d'en atténuer les funestes effets dans les lieux qui en seraient frappés.

« Si l'on trouve les rouages de cette machine un peu compliqués, et que ce soit un obstacle à son adoption et à sa mise en activité, il nous paraît facile de la simplifier beaucoup en se contentant d'instituer dans chaque département un comité de ce genre, qui ait sous lui des commissaires dans chaque arrondissement. Ces commissaires et les membres du comité même, mieux instruits sur les causes locales, pourraient peut-être arriver plus promptement et plus sûrement aux véritables moyens d'y porter remède, et d'en prévenir la fatale influence sur les animaux qui ne l'auraient point éprouvée. Plus en état, par une plus exacte connaissance des habitudes et des lieux, de bien voir, de juger sainement, de se rendre même au besoin dans les communes désolées par une épizootie, familiarisés avec le langage des habitants du canton, avec les usages suivis pour le gouvernement des bestiaux, les membres des divers comités départementaux pourraient assurément rendre de très-grands services.

« D'ailleurs, en pareille conjoncture, rien n'empêcherait que dans les temps malheureux d'épizooties et dans les seuls départements qui en seraient désolés les comités départementaux fussent temporairement organisés sous la direction du comité central général. Dans des circonstances semblables, plus on réunira d'hommes dévoués et éclairés, plus on obtiendra d'activité et de lumières, et, par conséquent, plus on aura de chances favorables pour atteindre le but désiré.

« Par de telles manières de procéder, le remède se trouve rapproché du mal et le combat dès son origine. Les commissaires, *tout en agissant d'eux-mêmes aussitôt qu'une maladie d'un caractère épizootique se déclare*, soumettent leurs observations et leurs vues, leurs doutes et leurs incertitudes aux commissaires généraux du département et du comité central, et bientôt ils en reçoivent des conseils mis aussitôt à profit. De son côté, le comité, instruit de tout ce qui peut l'aider à reconnaître et à caractériser la maladie régnante, peut répandre beaucoup de lumières, soit en approuvant les traitements mis en usage, soit en les modifiant, ou en indiquant ceux qu'il serait plus avantageux d'y substituer. »

Règles de conduite à observer pour les vétérinaires, lors de l'existence
de maladies contagieuses.

Les devoirs des vétérinaires sont *officieux* ou *obligatoires*. Les premiers n'ont pas besoin d'être indiqués : l'homme instruit, expérimenté et bon citoyen, sait qu'il doit faire tourner son instruction et son expérience au profit de tous. Les devoirs *obligatoires* sont imposés par les ordonnances et les arrêts qui concernent les maladies contagieuses, ou bien ils sont prescrits, au besoin, par le pouvoir municipal.

Le propriétaire qui fait appeler le vétérinaire pour visiter des animaux malades ignore souvent et l'espèce de maladie dont ils sont atteints, et les formalités prescrites par la loi touchant les maladies contagieuses ; le vétérinaire, après lui avoir fait connaître la maladie des animaux, doit conseiller de faire la déclaration verbale ou écrite à l'autorité. Si le propriétaire néglige ou refuse de se conformer à cette formalité exigée par la loi, le vétérinaire doit lui déclarer positivement que la loi ne lui permet point de donner des soins aux animaux atteints de maladies contagieuses, sans en avoir préalablement prévenu l'autorité, à moins de se rendre passible de l'amende de 500 francs infligée par l'article 4 de l'arrêt du 16 juillet 1784.

Mais la maladie est-elle d'une espèce très-meurtrière, se transmet-elle subitement par contagion, le vétérinaire devra, indépendamment de la déclaration du propriétaire, faire savoir de son côté avec détail à l'autorité la nature, l'espèce de maladie contagieuse qui se déclare, les symptômes qui la signalent, ses moyens de propagation, enfin les mesures de police sanitaire qu'il juge convenable d'être mises à exécution sur-le-champ pour éviter toute espèce de propagation. Cette déclaration est du plus grand intérêt ; elle met l'autorité en demeure, lui fait connaître les dangers auxquels sont exposés les animaux bien portants de ses administrés, et la met à même d'agir immédiatement.

Le vétérinaire qui a été nommé expert ou commissaire délégué par l'autorité pour inspecter les bestiaux sains ou malades d'une ou de plusieurs communes, ne doit jamais, pendant sa mission, se présenter chez les propriétaires sans être accompagné par une autorité municipale. C'est celle-ci qui s'adresse aux propriétaires pour leur faire connaître la mission du vétérinaire ; c'est elle qui, au besoin, se fait prêter main-forte pour faire ouvrir les écuries, les étables, les bergeries qui renferment les bestiaux, qui ordonne la perquisition des lieux où on a pu cacher des animaux malades pour les soustraire à la visite, qui, dans quelques cas, se fait représenter les peaux des animaux qui auraient pu être sacrifiés, qui fait ouvrir les fosses où ont été enfouis ceux qui sont récemment morts, dans le but de faire constater les traces laissées par la maladie sur les cadavres. Au milieu des réquisitions et sommations faites par l'autorité, le vétérinaire doit rester spectateur paisible ; son devoir est de visiter, estimer les animaux vivants, de faire l'ouverture des cadavres, de se livrer à toutes les recherches qui lui sont suggérées par les circonstances dans le cours de ses opérations, et de remettre sur-le-champ, s'il est possible, son rapport à l'autorité, qui fera exécuter ensuite, si elle le juge convenable, les mesures qu'il aura indiquées. Le vétérinaire chargé de ces missions, parfois assez délicates et difficiles, agira avec la plus grande attention : il devra voir, toucher, bien examiner à plusieurs reprises s'il le faut, afin d'être bien sûr, et de pouvoir se prononcer avec une certitude complète.

Si avant, pendant ou après l'apparition d'une maladie épizootique et contagieuse, l'autorité a ordonné le recensement, l'estimation des animaux dans une commune, un arrondissement ou un département, un ou plusieurs vétérinaires sont chargés de procéder à ces opérations avec l'autorité, et selon les règles qu'elle a tracées. Supposons que le recensement et l'estimation s'opèrent avant le début de la maladie, le vétérinaire, après avoir achevé ses opérations, remettra à l'autorité un rapport dans lequel il fera connaître : 1° Les ordres en vertu desquels il a agi ; 2° la marche qu'il a adoptée et suivie ; 3° les communes et les villages qu'il a parcourus ; 4° les noms, prénoms et domiciles des personnes possédant des bestiaux ; 5° le nombre, l'espèce et le signalement des animaux chez chaque propriétaire ; 6° l'estimation de leur valeur particulière ; 7° enfin, il terminera en dressant un tableau dans lequel il fera voir, en total, le recensement et l'estimation des bestiaux de chaque commune, de chaque canton, de chaque arrondissement, enfin le total du recensement et de l'estimation des animaux du département.

Si le vétérinaire doit remplir sa mission pendant l'existence de la maladie, il fera d'abord connaître, dans son rapport, l'histoire de la maladie, en indiquant succinctement ses causes, sa marche, ses voies de communication, les altérations cadavériques ; puis, indépendamment du dénombrement, de l'estimation, du signalement des bestiaux, il fera connaître dans son tableau le nombre des animaux qui sont attaqués par la maladie, — de ceux qui sont morts, — de ceux qui ont été guéris, — de ceux qui sont regardés comme suspects, et qui ont été cantonnés, séquestrés ou marqués, — de ceux qui ont été jugés incurables et abattus, — de ceux qui sont en traitement avec espoir de guérison. Enfin, il terminera en exposant avec détail les mesures qu'il croit être propres à arrêter les progrès de la maladie, en donnant son opinion sur les usages qu'il est permis de faire des dépouilles des animaux morts naturellement, ou sacrifiés comme suspects, et en faisant le résumé de ses opérations.

Dans les circonstances ordinaires, lorsqu'un animal atteint de mal contagieux a été sacrifié par ordre de l'autorité, le vétérinaire est chargé d'assister à l'ouverture, de constater les altérations cadavériques, et de remettre un rapport à l'autorité. (*Art.* 5 *de l'arrêt du* 16 *juillet* 1784.) Les écuries, étables, bergeries, et autres lieux où auront séjourné les animaux malades, aussi bien que ceux où ils sont morts, seront, à la diligence des experts vétérinaires et des officiers municipaux, convenablement désinfectés et aérés. Les propriétaires ne pourront être autorisés à placer des animaux dans ces endroits qu'après l'autorisation expresse de l'autorité, sur le rapport du vétérinaire qui les aura inspectés, ainsi que tous les objets ayant pu être en contact avec les animaux malades, et les aura fait convenablement purifier. (*Art.* 6 *de l'arrêt ci-dessus.*)

Une nouvelle législation réglant la police sanitaire des maladies contagieuses est devenue nécessaire. Nous espérons que les études spéciales faites sur cette question pendant ces dernières années ne seront pas sans résultat.

CONTAGION. (*Voy.* CONTAGIEUSES [MALADIES.])

CONTRE-OUVERTURE. On donne ce nom à une incision pratiquée à la partie la plus inférieure d'une plaie, d'un abcès quelconque, lorsque l'ouverture déjà existante n'est pas favorablement située pour l'écoulement du pus. La contre-ouverture se pratique au moyen du bistouri ; on cherche d'abord à reconnaitre le point convenable à l'aide d'une sonde en S, que l'on fait pénétrer jusqu'au fond de la plaie ou du conduit fistuleux, et avec laquelle on fait saillir les chairs et la peau à l'endroit où l'incision doit être pratiquée. On se sert aussi avec avantage, pour cet objet, du trocart courbe. Quelquefois on passe dans le trajet fistuleux une mèche d'étoupe ou de la tresse plate à séton, que l'on fait sortir par les deux ouvertures, afin d'en réunir les deux bouts par un nœud. Cette précaution doit être prise toutes les fois qu'il est nécessaire d'entretenir la suppuration et d'empêcher les ouvertures de se fermer, afin de permettre la sortie de portions osseuses, ligamenteuses ou cartilagineuses frappées de mort ou de carie, et devant être entraînées avec le pus.

CONTUSION. Meurtrissure des parties qui se trouvent sous la peau, sans que celle-ci soit entamée. Cette meurtrissure est occasionnée par le choc, la pression ou le frottement d'un corps dur qui n'est ni aigu, ni tranchant, et que l'on nomme *corps contondant*. Si la peau se trouve entamée, la plaie qui accompagne la meurtrissure prend le nom de *plaie contuse*.

La contusion peut être plus ou moins forte et grave, suivant que le corps contondant a agi avec plus ou moins de violence. Quelquefois les chairs ont été légèrement meurtries ; alors la douleur est faible et la guérison facile et prompte; d'autres fois les chairs sont écrasées, les vaisseaux détruits, les os broyés, les parties enfin déformées, et souvent frappées d'insensibilité, de paralysie et de mort. Entre ces deux degrés extrêmes de la contusion, il y a une foule d'états intermédiaires qui peuvent offrir entre eux de grandes différences, quant à l'étendue, la gravité et la nature des parties qui sont blessées.

Les *causes* qui produisent le plus fréquemment la contusion chez les animaux sont les chutes, les coups de pied, les coups de cornes, les blessures par les harnais, par la maladresse ou la brutalité des personnes.

Lorsque la contusion est récente et qu'elle dépend d'un coup ou d'un choc, il y a toujours épanchement de sang dans l'épaisseur des parties qui ont été frappées.

Cet épanchement peut être léger et ne constituer qu'une tache rouge noirâtre. que l'on nomme *ecchymose ;* il peut être assez considérable pour s'amasser, soulever la peau, et donner lieu à un foyer sanguin. Si la contusion est survenue lentement et à la suite de pressions et de frottements réitérés, il est rare qu'il y ait épanchement de sang ; presque toujours c'est de la sérosité roussâtre qui sort des vaisseaux, et qui se répand dans les parties meurtries. Cette sérosité peut aussi s'accumuler, soulever la peau et former une tumeur que l'on confond souvent avec un abcès. Il est bon de faire connaître les caractères à l'aide desquels on peut les distinguer. Les abcès surviennent lentement, les kystes naissent avec beaucoup de rapidité. Qui n'a vu ces sortes de tumeurs survenir presque tout à coup sur le garrot des chevaux auxquels on a ôté trop tôt le bât ou la selle, après qu'ils ont porté de lourds fardeaux ? Les abcès n'offrent ordinairement que quelques points ramollis, et où la pression des doigts fait flotter le pus ; les tumeurs séreuses sont molles dans toute leur étendue, et la *fluctuation* y est partout appréciable. Enfin, les abcès sont toujours accompagnés d'une inflammation qui ne se remarque jamais avec les kystes.

Les contusions sont susceptibles de devenir plus graves dans les endroits où les parties molles reposent sur une partie dure qui les empêche de fuir l'action du corps contondant. De toutes les parties du corps, c'est la peau qui résiste le plus au choc et aux frottements des corps durs ; aussi reste-t-elle presque toujours intacte alors que les parties qu'elle recouvre sont plus ou moins profondément meurtries. Cela dépend de ce qu'elle est plus extensible et plus élastique que les parties qu'elle recouvre, et qu'elle peut s'étendre et s'enfoncer dans les parties molles avec les corps contondants, pour revenir sur elle-même et reprendre son état premier aussitôt que le corps a cessé d'agir. Mais, lorsque la peau est appliquée sur un os, comme cela a lieu sur plusieurs points de la tête et des membres, la peau est aussi facile à entamer que les autres parties molles. De même, lorsqu'elle est soumise à une longue compression dans un point limité, la circulation se trouvant suspendue, ce point se dessèche et finit par former cette sorte de croûte que l'on désigne sous le nom de *cor*.

— Le *traitement* des contusions est subordonné à l'état des parties contuses, à la gravité des lésions et au temps qui s'est écoulé depuis que l'accident a eu lieu. Si la contusion est légère, elle ne réclame aucun traitement ; si au contraire elle est grave, elle demande des soins qui peuvent être seulement locaux ou à la fois locaux et généraux, suivant que les accidents se bornent au point blessé, ou qu'ils s'accompagnent d'une fièvre générale. Si l'accident est récent, le traitement local doit consister dans l'application de substances dites *astringentes*, dont l'action est de s'opposer à l'abord du sang et par conséquent au développement de l'inflammation qui en serait la suite. Ces substances sont l'eau froide, la glace, l'eau vinaigrée, la dissolution de sulfate de fer (vitriol vert), ou de sous-acétate de plomb (extrait de saturne), etc. ; on en imbibe des compresses que l'on applique sur la contusion et que l'on renouvelle ou arrose fréquemment. Quand il s'agit d'une tumeur produite par l'action de la selle, on peut en obtenir la prompte disparition en appliquant sur elle un gazon frais, imbibé de vinaigre, et en le maintenant au moyen de la selle que l'on sangle convenablement. Si l'accident date de deux ou trois jours, les astringents ne conviennent plus, et il faut avoir recours aux adoucissants, tels que la mauve, la farine de lin employée en cataplasme : les corps gras, tels que le beurre frais, le saindoux, l'onguent populéum, conviennent également. Quant au traitement général, il a pour but de calmer a fièvre qui a pu se développer, et il consiste par conséquent en saignées plus ou moins fortes, que l'on répète au besoin, et que l'on aide par la diète, les breuvages rafraîchissants acides ou nitrés, les lavements émollients, etc.

Lorsqu'il y a fracture, la contusion devient secondaire, et c'est à l'accident principal qu'il faut porter ses soins. (*Voyez* FRACTURE.)

Si, malgré l'emploi des moyens que nous venons d'indiquer, il se forme un foyer de pus dans la partie meurtrie, il faut l'ouvrir à temps et se comporter comme nous l'avons dit au mot ABCÈS.

CONVALESCENCE, RETOUR A LA SANTÉ. La convalescence commence au moment où les signes de la maladie disparaissent, et finit à l'époque où la santé est pleinement rétablie, et où les forces sont entièrement revenues ; le moment fixe de ces transitions est fort difficile, et, dans bien des cas, impossible à déterminer. La durée de la convalescence varie suivant les espèces d'animaux, la nature de la maladie, l'âge, le sexe, la saison, etc. Toutes choses égales d'ailleurs, la convalescence est généralement moins longue chez les animaux que chez l'homme. Elle est de plus longue durée chez les femelles que chez les mâles, chez les animaux âgés que chez ceux qui sont dans la force de l'âge, dans l'automne et dans l'hiver que pendant les autres saisons, dans les pays bas et humides que dans ceux qui sont secs et élevés.

Pendant que les animaux sont en convalescence, il faut leur donner des aliments de facile digestion, et peu substantiels d'abord, en ayant l'attention d'être très-réservé sur la quantité, surtout dans les commencements; on doit les soumettre à un exercice ou à un travail très-léger et très-modéré, plutôt dans le but de chercher à faire revenir les forces que de tirer profit de ce travail. Tous les soins se résument dans les deux principes que nous venons d'énoncer.

CONVULSIONS. Contractions involontaires d'un ou de plusieurs muscles, mouvements désordonnés, indépendants de la volonté de l'animal, et se reproduisant à de courts intervalles. Les convulsions ne sont pas des maladies particulières, mais seulement des *symptômes* qui se font remarquer dans le cours de certaines maladies, surtout de celles qui intéressent le cerveau et les nerfs.

COQ. Mâle de la poule. (*Voyez* POULE.)

COQ D'INDE. Le coq d'Inde est un oiseau de basse-cour très-remarquable par la grandeur de sa taille, par la forme de sa tête, et par certaines habitudes naturelles qui ne lui sont communes qu'avec un petit nombre d'autres espèces. Sa tête, qui est fort petite à proportion du corps, est presque entièrement dénuée de plumes, et seulement recouverte, ainsi qu'une partie du cou, d'une peau bleuâtre, chargée de mamelons, de quelques petits poils noirs et de petites plumes rares au haut du cou, mais qui deviennent plus abondantes à la partie inférieure. De la base du bec descend une espèce de barbillon charnu, rouge et flottant; sur le bec supérieur s'élève une caroncule charnue, de forme conique, qui s'allonge, se relâche, lorsque l'animal est agité d'une passion vive. Dans la saison des amours, cet oiseau, qui n'a rien dans son port ordinaire que d'humble et de simple, se rengorge avec fierté : sa tête et son cou se gonflent; la caroncule conique dont nous venons de parler se déploie, s'allonge et descend deux ou trois pouces plus bas que le bec, qu'elle recouvre entièrement. Toutes ces parties charnues se colorent d'un rouge vif; en même temps les plumes du cou et du dos se hérissent, la queue se relève en éventail, tandis que les ailes s'abaissent et se déploient jusqu'à traîner à terre. Dans cette attitude, il va piaffant autour de sa femelle, accompagnant son action d'un bruit sourd, d'un long bourdonnement, en baissant et relevant alternativement la tête; souvent aussi il interrompt cette manœuvre pour jeter un autre cri plus aigu, plus perçant, que tout le monde connaît sous la dénomination de *glouglou,* et qu'on peut lui faire répéter autant de fois que l'on veut en sifflant ou en criant.

Il y a des coqs d'Inde blancs; il y en a d'autres qui sont variés de noir et de blanc, d'autres de blanc et d'un jaune roussâtre; enfin, il y en a encore d'un gris uniforme : ceux-ci sont les plus rares de tous. Le plus grand nombre a le plumage tirant sur le noir, avec un peu de blanc à l'extrémité des plumes. On croit généralement que les dindons blancs sont les plus robustes; aussi les élève-t-on de préférence dans certaines provinces.

Le coq d'Inde a un éperon à chaque pied; ces éperons sont toujours beaucoup plus courts et plus mous que ceux du coq ordinaire. Un caractère frappant, et qui empêchera de confondre cette espèce avec aucune autre, c'est un bouquet de crins durs et noirs, longs de cinq à six pouces, qui sort de la partie inférieure de son cou; dans la seconde année, quelquefois à la fin de la première et avant que le bouquet paraisse, l'endroit d'où il doit sortir est marqué par un tubercule charnu.

— La poule d'Inde diffère du coq, non-seulement en ce qu'elle n'a pas d'éperons aux pieds ni de bouquet de crins dans la partie inférieure du cou, mais encore par sa taille et sa grosseur. Son cri est faible; elle ne peut faire la roue. Les coqs d'Inde se font la guerre entre eux; ils se battent pour leurs femelles, mais avec moins d'acharnement que les coqs ordinaires.

Au mot Dindon, nous ferons connaître la manière d'élever, de nourrir, de soigner et d'engraisser ces oiseaux.

COR. Durillon, endurcissement, dessèchement d'un point limité de la peau, résultant d'une compression lente et longtemps continuée, qui s'est opposée à la circulation des fluides dans le point comprimé, et qui en a amené la mortification complète. On trouve cette sorte de blessure dans tous les endroits où les harnais ont exercé un froissement prolongé; chez le cheval, on la trouve souvent sur le garrot, les côtes, les reins, etc. Ces cors proviennent souvent de ce qu'il y a des points durs et inégaux dans les panneaux de la selle ou du bât, ou de ce que ces harnais ont été mal ajustés. Ils peuvent encore être occasionnés par la mauvaise position du cavalier qui, se trouvant fatigué à la suite de trajets de longue durée, se penche en avant ou de côté, et entraîne la selle avec lui. Quelquefois les cors n'intéressent que la superficie de la peau; d'autres fois ils en occupent toute l'épaisseur et même une petite couche des parties qui se trouvent au-dessous. Dans tous les cas, un sillon disjoncteur, qui sépare l'escharre des tissus vivants, se forme rapidement et le cor tombe. Le centre des cors est ordinairement le point le plus épais, les bords en sont minces; si le cor recouvre et emprisonne du pus ou de la sérosité, ces humeurs, en se faisant jour, soulèvent les bords et leur donnent une apparence boursouflée.

Les cors offrent rarement de la gravité; il est également rare qu'ils empêchent les animaux de travailler. Le plus souvent on se contente de creuser la portion du harnais qui doit poser sur eux, afin d'empêcher la continuation des frottements. Si le cor existe sur le garrot ou les côtes et que l'animal soit employé au service du trait, on remplace le collier et la sellette par une bricole, jusqu'à ce que la guérison permette de rendre au cheval son harnais ordinaire.

Lorsqu'un tendon ou un ligament se trouve situé immédiatement sous la peau, le cor peut se compliquer de nécrose tendineuse ou ligamenteuse.

— Le traitement est simple : éloigner la cause, favoriser la chute de la portion de peau mortifiée en appliquant à sa surface des irritants, tels que l'onguent vésicatoire ou le mélange d'onguent vésicatoire et de pommade mercurielle, et même en opérer promptement l'enlèvement avec l'instrument tranchant, de manière à transformer la blessure en une plaie simple et de guérison facile. Tels sont les moyens à employer; ils ne demandent aucune explication.

CORDIAL. Vieux mot de matière médicale, qui en pharmacologie moderne s'emploie encore quelquefois comme synonyme d'excitant, de stimulant et de tonique. Le mot *cordial*, dans son acception la plus simple, signifie : *bon pour le cœur*. Or le cœur n'est que très-indirectement influencé par les cordiaux; il ne reçoit que sa part de l'action générale que ces médicaments produisent, lorsqu'on en fait usage. Quoi qu'il en soit, les médicaments toniques et les stimulants sont réputés les meilleurs cordiaux; ils raniment, donnent du ton à toutes les parties et des forces à l'animal, surtout lorsque l'usage en est modéré et longtemps prolongé. Nous citerons pour exemple la poudre cordiale composée, la thériaque, l'extrait de genièvre, le vin rouge de bonne qualité, la cannelle, le quinquina, les racines de gentiane et d'aunée, etc. Les cordiaux s'administrent en breuvages, en poudre dans du son, en électuaires, etc.

CORNAGE, Sifflage. Ces deux mots sont employés pour désigner un bruit que certains chevaux font entendre en respirant, et qui est occasionné par la difficulté que l'air éprouve à franchir une partie accidentellement rétrécie des voies respiratoires. Si le bruit est fort, retentissant, et semblable pour l'éclat à celui que l'on produit en soufflant dans une corne, le cheval est dit *corneur;* si ce bruit est mios nfort, mais plus aigu et analogue à un sifflement, le cheval est nommé *sif-*

fleur. Ces dénominations désignent un seul et même défaut, mais d'une intensité différente : le cheval corneur est plus gravement atteint, et plus exposé à la suffocation que celui qui n'est que siffleur. Dans l'un et l'autre cas, on dit encore que l'animal est *gros d'haleine*. Le cornage n'est pas une maladie particulière, mais seulement l'indice d'un dérangement quelconque dans les parties qui servent à la respiration, dérangement qu'il n'est pas toujours facile d'apprécier.

Le cornage peut accompagner certaines maladies aiguës, telles que la *gourme*, l'*angine laryngée*, le *coryza*, etc. (*Voy.* ces mots.) Mais alors il n'existe qu'accidentellement, se fait entendre sans interruption, et disparaît complétement lorsque la guérison de la maladie qui en était la cause a ramené les voies respiratoires dans leur intégralité. Le cornage proprement dit *chronique*, celui que l'on considère comme incurable, et dont on ne connaît pas toujours la cause, ne se fait pas en'endre constamment ; il n'affecte les chevaux que pendant l'exercice, et encore pendant l'exercice rapide ou fatigant, surtout quand les animaux gravissent des coteaux en traînant ou en portant de lourdes charges, et après avoir pris leur repas. Il s'accompagne de la dilatation des naseaux, de l'agitation des flancs ; on dirait que l'animal va suffoquer. Le bruit et la difficulté de respirer cessent après quelques instants de repos, pour se faire entendre de nouveau aussitôt que le cheval se trouve dans des conditions convenables. On peut donc provoquer à volonté la manisfestation du bruit qui constitue le cornage ; il suffit, pour cela, d'exercer le cheval jusqu'à ce que sa respiration s'accélère. Alors l'air, en passant en plus grande quantité et avec plus de rapidité dans les conduits qu'il do't parcourir, éprouve un choc, un obstacle vers la partie rétrécie, et c'est ce choc qui occasionne le bruit qui se fait entendre. Ce bruit ne serait qu'un désagréable inconvénient s'il existait seul ; mais ce qui vient aggraver le vice, c'est que, malgré l'apparence de la santé, il y a difficulté réelle à la respiration dans le moment où les chevaux cornent ou sifflent, et cette difficulté est souvent poussée à un tel point, que ces animaux sont menacés de suffocation, et qu'ils tomberaient infailliblement, si les conducteurs et les cavaliers n'avaient pas le soin de les arrêter à temps et de leur laisser reprendre haleine.

Ce vice, qui n'est apparent que dans quelques circonstances, qui peut être caché au moment de la vente, et qui fait courir à l'animal des risques de suffocation, devait être considéré comme rédhibitoire ; aussi a-t-il été compris dans l'article 1er de la loi du 20 mai 1838. (*Voy.* Cas rédhibitoires.) Quand on examine un cheval que l'on soupçonne de cornage, il faut l'exercer vigoureusement, jusqu'à ce que le bruit se manifeste, ou qu'il se soit écoulé assez de temps pour que l'on puisse croire à la non existence du vice. Le cheval de trait devra être attelé à une lourde charge, le cheval de cabriolet ou de selle sera exercé au grand trot ; dans tous les cas, il faudra veiller à ce qu'aucune partie du harnais ne puisse comprimer la gorge ou quelque point du canal respiratoire, et occasionner un cornage momentané. Il est souvent nécessaire de continuer l'exercice pendant une demi-heure et même plus.

C'est toujours entre les naseaux et les poumons que se trouve placé l'obstacle au libre passage de l'air. Il est rare qu'il occupe les cavités du nez. Un polype dans ces cavités peut bien gêner la respiration, mais l'air passe sans difficulté dans la narine saine, et le cheval ne corne pas. L'épaississement de la membrane qui tapisse l'arrière-bouche, le gonflement des parties molles qui sont situées autour de cette cavité, le peu d'écartement des branches de l'os de la mâchoire inférieure, peuvent occasionner le cornage. Mais, de tous les points du conduit respiratoire, c'est celui que l'on nomme le *larynx* qui est le siège le plus ordinaire de cette affection. Le larynx, situé au-dessus de la trachée-artère, en arrière des cavités du nez et de l'arrière-bouche, et formant la base de la gorge, est la partie dans laquelle se module la voix. Il est formé par la réunion de plusieurs pièces cartilagineuses, réunies par des ligaments et des muscles, et formant par leur ensemble une cavité tapissée par une membrane muqueuse. Si cette membrane s'épaissit, si les cartilages acquièrent eux-mêmes une épaisseur plus considérable qu'à l'ordinaire, la cavité se trouvera rétrécie, opposera un obstacle au libre passage de l'air, et l'animal cornera. Il en sera de même si une maladie nerveuse a son siége dans cette partie et empêche la cavité de se dilater en temps convenable. M. le professeur Delafond, dont nous aurons souvent occasion de parler dans le cours de cet ouvrage, a vu une maladie de cette nature survenir chez trois chevaux à la suite de l'usage de la gesse chiche employée comme aliment. Nous reviendrons bientôt sur cette intéressante observation.

Les vétérinaires ont remarqué que le cornage chronique survient quelquefois consécutivement aux angines, et même à la pneumonie ou à la bronchite aiguë. C'est en déterminant un engorgement des ganglions bronchiques, qui compriment et atrophient le nerf laryngé gauche, d'où résultent une paralysie et une atrophie des muscles du côté gauche du larynx, que ces deux dernières maladies produisent le cornage. On n'a observé que très-rarement l'atrophie des muscles du côté droit du larynx, et l'anatomie l'explique bien : le nerf laryngé droit n'a en effet aucun rapport avec les ganglions bronchiques. (TRASBOT).

M. Goubaux a trouvé la cause de la paralysie du côté gauche du larynx dans la pression qu'exercent les colliers trop étroits sur le nerf laryngé gauche, qui est situé tout à fait sur la face antérieure de la trachée.

Le cornage peut encore être occasionné par un état maladif du canal cartilagineux qui s'étend le long du bord inférieur de l'encolure, depuis le larynx jusqu'aux poumons, et porte le nom de *trachée-artère*. Quelquefois ce conduit aérien se trouve naturellement ou accidentellement plus étroit dans une partie de son étendue, ou bien il ne se dilate pas suffisamment quand la respiration est accélérée, ou bien il se trouve déformé par la rupture d'un ou de plusieurs des cercles cartilagineux qui le composent, ou bien encore il s'est développé dans son intérieur une tumeur quelconque. Dans tous les cas, le résultat final est un obstacle au passage de l'air et une cause de cornage.

— Il est impossible de remédier complétement au cornage; c'est un vice tout à fait incurable, dont on peut tout au plus pallier les effets lorsqu'il a son siége entre la trachée-artère et les naseaux. Ce moyen palliatif consiste à procurer à l'air un passage artificiel, à l'aide d'une opération que l'on désigne sous le nom de *trachéotomie*, ou, en d'autres termes, à faire une ouverture à la trachée, vers le milieu de sa longueur, et à y introduire à demeure un tube en fer-blanc, par l'ouverture duquel l'air peut facilement circuler. Cette opération ne doit être faite que sur les chevaux dont le cornage est outré, et accompagné d'une grande gêne de la respiration, car elle diminue singulièrement les forces de l'animal, et abrége évidemment ses jours. Un cheval qui a été trachéotomisé ne peut guère aller au delà de deux ou trois ans ; il survient presque toujours un accident que l'on ne prévoyait pas, et qui entraîne la perte de l'animal. Si le siége du cornage paraît placé de façon que la trachéotomie ne puisse être faite au-dessous de lui, il ne reste qu'à utiliser l'animal tel qu'il est, ou à l'envoyer à l'équarrisseur si l'accident est poussé à un tel degré qu'il soit devenu impossible d'en tirer parti.

— Nous avons parlé d'une observation que M. Delafond a recueillie sur trois chevaux qui ont été atteints de cornage, à la suite de l'usage de la gesse chiche (vulgairement jarosse, gessette, garoube, petite gesse, petit pois carré). Ces trois animaux faisaient partie d'une écurie de vingt-cinq chevaux, auxquels on avait supprimé depuis un mois la ration de foin pour la remplacer par huit kilogrammes de gesse chiche en paille et en grains. Tous les trois se trouvèrent attaqués de cornage à peu de jours d'intervalle. Voici quels furent les premiers symptômes que présentèrent ces animaux : au repos, attitude aisée et apparence de santé, hennissement faible et enroué, appétit ordinaire, toux sèche et sonore quand on comprimait la gorge. L'exercice au pas se faisait avec aisance, gaieté et vigueur. Le grand trot donnait lieu, au bout de cinq minutes, au développement d'un sifflement aigu, et d'une gène extrême dans l'acte de la respiration. L'oreille, appliquée le long des conduits aériens, faisait reconnaître que *ce bruit était plus considérable à la région du larynx* que partout ailleurs. L'absence de toute sensibilité, de tout signe de rétrécissement, de compression, ne put faire supposer que l'existence d'une maladie nerveuse du larynx ou d'une légère irritation de cette partie. Quelle en était la cause? La question était difficile à résoudre. Cependant M. Delafond, se rappelant l'opinion de plusieurs vétérinaires et agriculteurs sur les effets de la gesse chiche, crut pouvoir attribuer à cet aliment l'accident qu'il était appelé à traiter. Il conseilla donc au propriétaire de remettre tous ses chevaux au foin, ce qui fut immédiatement exécuté. Quant aux animaux atteints de cornage, ils furent soumis au traitement suivant : saignées de quatre à cinq livres, tous les quatre jours, pendant une quinzaine ; deux jours après la première saignée, application d'un vésicatoire sur les côtés de la gorge, dans les points correspondants aux parties latérales du larynx ; électuaire adoucissant tous les matins, diète, repos, régime délayant. Après une dizaine de jours, deux sétons à mèche, placés à droite et à gauche sur les parties latérales de l'encolure, remplacent les vésicatoires. A l'aide de ces moyens, le cornage et tous les signes qui l'accompagnaient disparurent en quelques semaines.

— La législation française a compris le cornage chronique parmi les vices rédhibitoires.

CORPS ÉTRANGERS. Tous les corps qui, ne faisant point naturellement partie du corps des animaux, pénètrent, se développent ou se placent accidentellement dans leurs organes et y occasionnent des troubles, sont des corps étrangers. Cette définition embrasse : 1° Les animaux vivants, qui pénètrent accidentellement, ou par suite de certaines lois de la nature, dans le corps des animaux, comme les sangsues qui sont avalées en buvant, ou les larves d'œstres, qui se développent dans l'estomac du cheval, les cavités du nez du mouton, etc. ; 2° les différentes espèces de vers qui se développent dans diverses parties du corps ; 3° les calculs qui se forment dans le foie, les intestins, les voies urinaires ; 4° les liquides des hydropisies et de l'œdème ; 5° les gaz qui produisent l'emphysème et les météorisations ; 6° les corps inertes venus du dehors. Nous ne nous occuperons que de ces derniers ; les autres trouveront plus convenablement leur place ailleurs. (*Voy.* Sangsues, Vers, Calculs, Hydropisie, Emphysème, Indigestion gazeuse, etc.)

— Les corps étrangers introduits dans *l'épaisseur des tissus*, indépendamment de la plaie qu'ils occasionnent, provoquent une irritation, un gonflement inflammatoire, la formation d'abcès, de fistules, etc. ; ils s'opposent à la réunion des plaies ; ils déterminent quelquefois des accidents nerveux, le tétanos, par exemple ; quelquefois cependant ils séjournent dans la partie sans que leur présence puisse être soupçonnée.

Les corps étrangers ne restent pas toujours dans la même direction : les mouvements qui s'exécutent dans les parties où ils se trouvent leur font quelquefois parcourir un espace plus ou moins considérable. Quand un corps quelconque a été introduit dans une partie, la première chose à faire est de l'extraire. On y parvient en agrandissant l'ouverture par laquelle il a pénétré, saisissant le corps avec les doigts ou avec une pince, et l'amenant au dehors avec précaution. Avant de faire cette extraction, il faut se rappeler la structure des parties, chercher à connaître la nature du corps, sa consistance, son volume, sa forme, son mode d'introduction, enfin sa position. En divisant les parties pour obtenir la sortie du corps, on évitera avec soin de couper les gros vaisseaux et les nerfs, dont il faudra, par conséquent, connaître préalablement le trajet ; il faudra ensuite calmer les accidents que la présence du corps étranger avait occasionnés, et employer pour cela des moyens en rapport avec la nature de ces accidents.

Il s'introduit quelquefois *entre les paupières et les yeux* de petits corps, tels que des brins de paille, des balles d'avoine, des moucherons, de la poussière. Leur présence occasionne une vive douleur, et l'inflammation de la membrane qui tapisse les paupières et la face antérieure du globe de l'œil (la conjonctive). Il faut au plus tôt renverser les paupières pour mettre le corps à découvert, l'enlever avec précaution à l'aide d'une petite pince à dissection, ou d'un stylet boutonné, et calmer l'inflammation de l'œil au moyen de fréquentes lotions d'eau fraîche ou d'eau végéto-minérale.

Les mêmes précautions doivent être prises à l'égard des petits corps étrangers que peuvent quelquefois recéler les *cavités du nez et de la bouche.*

Il arrive parfois que des portions d'os, des arêtes de poisson avalées par les chiens s'arrêtent et se fixent dans *l'arrière-bouche* ou dans le conduit qui va de l'arrière-bouche à l'estomac, et que l'on nomme *œsophage.* Le même accident peut être produit chez les herbivores par des fruits ou des racines. Tous ces corps produisent l'impossibilité d'avaler et une gêne extrême de la respiration ; il est souvent impossible de les extraire, à moins qu'ils ne se trouvent à la partie antérieure de l'arrière-bouche, dans un point accessible à une pince à longs mords. Les efforts du praticien doivent avoir pour but, dans ce cas, de déplacer le corps et de le faire descendre dans l'estomac. On peut y parvenir à l'aide de pressions réitérées exercées sur le corps à travers les parois de l'œsophage et la peau ; si ces pressions ne suffisent pas, il faut essayer de pousser directement le corps étranger avec un bâton flexible ou un nerf de bœuf garni d'étoupes et bien huilé, que l'on introduit avec précaution par la bouche, et que l'on fait descendre par l'arrière-bouche et l'œsophage jusqu'au corps arrêté. Nous ne dirons rien des moyens destinés à l'extraction des corps étrangers arrêtés dans l'œsophage des grands ruminants, car si cette extraction paraît réalisable en théorie, il est bien difficile de l'obtenir dans la pratique. Dans le cas d'insuffisance de ces moyens, il ne reste plus qu'à avoir recours à une opération qui a reçu le nom d'*œsophagotomie.* (*Voyez* ce mot.)

Les corps étrangers qui peuvent être introduits dans le *canal alimentaire* sont nombreux et de nature différente. Leur introduction est assez souvent une conséquence des appétits dépravés qui portent les animaux à manger de la terre, du plâtre, etc. Les intestins des chevaux, ânes et mulets, contiennent quelquefois de petites pierres, des graviers, lorsque ces animaux font usage d'avoine mal nettoyée. Ces corps étrangers ne paraissent produire des accidents que lorsqu'ils sont en grande quantité ou qu'ils sont volumineux. Les animaux qui se lèchent ou qui lèchent les murs, qui tiquent, qui sont en proie à des douleurs violentes, par lesquelles ils sont portés à mordre ce qui les entoure, avalent fréquemment des matières terreuses ou plâtreuses, des parcelles de bois, etc., qui, arrêtées dans les gros intestins, produisent souvent des coliques, des indigestions, des inflammations plus ou moins graves. Les bœufs qui paissent le long de la mer, des étangs, des rivières ou des ruisseaux, avalent quelquefois des coquillages, des pierres, du sable et de la terre, qui peuvent donner naissance à de graves irritations. On cite l'exemple d'une vache qui avala la veste d'un garçon boucher, d'une autre qui avala un fouet avec son manche : celui-ci perça et souleva le flanc gauche par où il fut retiré au moyen d'une incision ; une autre vache avala une paire de ciseaux : l'une des lames perça la panse et se montra au dehors ; on coupa le clou qui assemblait les deux lames, et l'on fit ensuite l'extraction des deux parties de l'instrument. On a souvent rencontré dans le canal alimentaire des chiens des flocons de poils qu'ils avaient avalés en se léchant, de la paille, des coquilles d'œuf, de la terre, des pièces de monnaie, des morceaux de métal, etc., des os, des substances plâtreuses réunies en masse. Ces substances peuvent suivre le cours des excréments et sortir par l'anus, comme elles peuvent se fixer dans l'intestin et produire des accidents plus ou moins graves dont les symptômes chez le chien ressemblent assez à ceux de la rage, et dans le traitement desquels la médecine est souvent impuissante. (*Voyez* ENTÉRITE et TRANCHÉES.)

CORYZA. Ce mot, emprunté à la médecine de l'homme, est employé par les vétérinaires modernes pour désigner le *catarrhe nasal,* vulgairement *rhume du cerveau.* Nous lui conserverons cette signification, persuadé que nous sommes que ce mot vaut bien les termes de *morfondure, morfondement, enchifrènement,* etc., qui servaient autrefois à désigner cette maladie.

Le coryza peut attaquer tous les quadrupèdes domestiques, mais c'est le cheval qui y est le plus exposé. Il se développe surtout au printemps et pendant l'automne, alors que les changements de température sont fréquents ; sa *cause* la plus ordinaire est le refroidissement de la peau par l'influence de l'humidité froide, ou par le passage d'une température élevée à une autre fraîche et surtout humide, principalement si l'animal se trouve exposé à cette dernière immédiatement après avoir eu chaud, comme après la course, le travail, ou à sa sortie d'une écurie, étable ou bergerie très-chaude et peu aérée.

— Le cheval atteint de coryza est d'abord un peu triste et nonchalant ; il s'ébroue fréquemment ; la surface de la membrane interne du nez devient sèche, tendue, chaude et plus ou moins rouge. Il y a d'abord diminution de l'humeur qui humecte habituellement cette membrane ; cette humeur devient ensuite aqueuse, incolore et limpide ; elle tombe goutte à goutte ; alors les ébrouements deviennent plus fréquents, et cet état, qui dure ordinairement trois à quatre jours, s'accompagne de la rougeur des yeux, de larmoiement, et quelquefois de l'engorgement des glandes de l'auge. A mesure que l'inflammation s'apaise, l'humeur du nez devient plus abondante, plus blanche, plus consistante, plus visqueuse ; elle tombe par flocons et s'attache quelquefois au pourtour du nez : alors les ébrouements sont moins fréquents, moins forts, moins pénibles, et la maladie marche vers la guérison, qui, dans les cas ordinaires, ne se fait pas attendre plus de quinze à vingt jours ; il peut cependant arriver que le coryza se déclare d'une manière plus grave et que l'inflammation se propage à toute la tête, qui devient chaude, douloureuse et pesante. Dans ce cas, on voit souvent les glandes de l'auge se tuméfier considérablement ; les chevaux ont des ébrouements fréquents et pénibles, et l'humeur du nez, qui au commencement de la maladie cesse entièrement de s'écouler, devient ensuite très-abondante, opaque et puriforme ; à ces symptômes se joignent quelquefois un peu de fièvre, un peu de diminution de l'appétit et souvent une toux légère.

— Chez les bœufs et les bêtes à laine, on retrouve des symptômes à peu près semblables : la membrane du nez est également irritée ; l'humeur qui l'humecte, d'abord rare, puis plus abondante, change de nature, s'épaissit et va, chez les moutons, jusqu'à former une matière concrète à l'ouverture du nez, qui serait bientôt bouché si l'on n'avait pas soin de le débarrasser. Cet accident ne s'observe pas chez le bœuf, qui se lèche les naseaux.

M. Cruzel a donné, dans le *Journal pratique de médecine vétérinaire*, le tableau suivant du coryza du bœuf : « Indépendamment des symptômes généraux des maladies graves, tels que la disparition de l'appétit et de la rumination, la sécheresse du mufle et de la peau, les yeux deviennent larmoyants au commencement de la maladie ; la respiration est bruyante, la membrane nasale s'engorge, prend une teinte violette et devient parfois le siége d'hémorrhagies. En peu de temps, ces symptômes s'aggravent, le mufle et les paupières se boursouflent, les yeux se troublent, la vue se perd tout à fait. Des espèces de chancres apparaissent sur la membrane nasale, sur le mufle et autour du nez ; il s'écoule par les naseaux une matière visqueuse de couleur blanche d'abord, et bientôt sanguinolente et jaunâtre ; les flancs sont retroussés, la respiration est plus bruyante, la marche est chancelante ; l'épine, qui dans le commencement était d'une sensibilité extrême, perd cette sensibilité. Si des amas de pus se forment dans les cornes, le bœuf penche la tête du côté où se trouve l'abcès, et où existe aussi beaucoup de chaleur. Des soubresauts se manifestent dans le cou et les membres de devant, et lorsque l'inflammation gagne les membranes du cerveau, le bœuf repose sa tête sur les corps environnants, ou pousse avec force, comme les chevaux atteints de vertige. Les chancres s'étendent ensuite dans la bouche, l'arrière-bouche, et rendent très-difficile l'action d'avaler les aliments et les boissons ; une bave écumeuse et fétide sort par la bouche ; les convulsions surviennent, et l'animal meurt ordinairement le cinquième jour. »

En réfléchissant à cette symptomatologie *du coryza aigu* des bêtes bovines, on est porté à croire que M. Cruzel a sans doute confondu *l'anasarque* avec cette première maladie. Le coryza aigu chez le bœuf doit présenter à peu près les mêmes caractères que chez le cheval.

— Le coryza du cheval est presque toujours une maladie légère qui disparaît d'elle-même, sans qu'il soit nécessaire de la traiter ; cependant il arrive parfois que tous les signes de l'inflammation ayant disparu, l'écoulement subsiste et s'accompagne de l'engorgement indolent des glandes de l'auge. Cette circonstance est toujours fâcheuse, parce qu'elle fait fréquemment prendre le change et supposer l'existence d'une autre maladie, dont le soupçon seul est trop souvent un arrêt de mort pour le cheval ; nous voulons parler de la morve, qui, selon quelques vétérinaires, peut être la suite du coryza *chronique*. Que cette opinion soit fondée ou fausse, il est bon de connaître les caractères qui différencient ces deux maladies. Dans le coryza chronique, l'écoulement a lieu par les deux naseaux en même temps, ce qui se remarque rarement chez le cheval, où le *jetage* n'existe ordinairement que d'un seul côté ; dans le coryza chronique, l'humeur du nez est blanche, homogène, et tombe par flocons ; dans la morve, cette matière est grumeleuse, a l'apparence du pus, est diversement nuancée de jaunâtre et de verdâtre, et s'attache aux poils qui entourent les naseaux. Dans la première maladie, la membrane nasale est saine et rosée ; dans la seconde, elle est pâle et souvent parsemée de *chancres ;* les glandes de l'auge sont légèrement tuméfiées, mobiles sous les doigts, et peu douloureuses dans le coryza ; elles sont dures, très-sensibles et comme attachées à l'os de la mâchoire inférieure dans la morve.

Le *traitement* du coryza aigu du cheval est simple : ne plus exposer l'animal au froid, le tenir chaudement, le garantir des courants d'air au moyen de bonnes couvertures, le soumettre à de fréquents bouchonnements propres à augmenter la transpiration de la peau, lui faire prendre des fumigations de vapeur d'eau, que l'on dirige vers les naseaux à l'aide d'un sac dans le fond duquel on met le vase qui contient l'eau bouillante et dont l'ouverture s'adapte à la tête du malade ; tels sont les moyens à employer. Si l'inflammation est forte et qu'elle s'accompagne d'un peu de fièvre, il faut avoir recours à une petite saignée, à la diète blanche, à quelques breuvages adoucissants et à quelques lavements simples, destinés à entretenir la liberté du ventre. Il est rare que la maladie résiste plus de quelques jours à ce traitement aussi simple que facile à suivre. Quant au coryza chronique, il n'est pas aussi facile de le faire passer. Nous avons vu des animaux atteints d'écoulements interminables, qui se manifestaient surtout pendant le travail et qui résistaient aux traitements les plus rationnels ; nous avons cependant eu plusieurs fois à nous louer, en pareille circonstance, de l'emploi des fumigations aromatiques faites avec des baies de genièvre, que nous faisions brûler sur des pelles rougies au feu, et dont nous dirigions la vapeur dans les cavités du nez de l'animal. Nous faisions renouveler ces fumigations deux à trois fois par jour et nous en aidions l'effet par l'action de deux sétons appliqués à la partie supérieure de l'encolure, un de chaque côté, et par l'administration, à l'intérieur, de l'oxyde d'antimoine sulfuré demi-vitreux (crocus) que nous faisions réduire en une poudre qui était mélangée au son du cheval, à la dose d'une ou deux onces par jour.

—Le coryza aigu du bœuf doit, d'après M. Cruzel, être vigoureusement traité, dès le début, par les saignées et les autres *antiphlogistiques*. (*Voy.* ce mot.) M. Cruzel cite plusieurs exemples dans lesquels, trompé par la faiblesse apparente, il mit en usage la méthode *tonique*, ou ne saigna que peu et fort tard, et dans lesquels, lorsque l'animal ne périssait pas, la maladie passait à l'état chronique. En opposition à ces exemples, ce praticien cite plusieurs cas où il a obtenu le succès le plus complet par de larges saignées pratiquées à l'apparition des premiers signes de la maladie. Il conseille de pratiquer des saignées à la veine sous-cutanée du ventre, ou à la queue, de les faire de seize livres au moins, et même de les répéter au bout de deux ou trois jours, si l'inflammation n'a pas diminué. Il conseille, en outre, de recouvrir le front d'un cataplasme de mauve, qui doit être fréquemment arrosé avec l'eau dans laquelle on fait cuire les mauves. La nourriture ne doit se composer que d'eau blanche pendant toute la durée de l'inflammation. Si les cavités du nez s'obstruent par l'écoulement des matières, il faut les nettoyer à l'aide de quelques injections d'eau de mauve miellée, faites avec le plus grand ménagement. Si l'on a lieu de soupçonner la formation d'un abcès dans une

corne, on doit faire l'amputation de cette corne, afin de donner issue au pus.
Enfin lorsque, malgré l'emploi bien combiné de ces moyens, la maladie a de
la tendance à passer à l'état chronique, et si la vue ne se rétablit pas après la disparition des signes de l'inflammation, on applique de chaque côté de la partie
inférieure du cou un séton, que l'on anime fortement avec l'essence de térébenthine.

— Le *coryza gangréneux des bêtes à cornes* a été décrit dans le tome VII⁰ du *Recueil
de Médecine vétérinaire,* par M. Laborde, ancien médecin vétérinaire du département
du Gers. « Le coryza gangréneux, dit l'auteur que nous venons de citer, est une
des maladies les plus meurtrières que j'aie eu à traiter sur les bêtes à cornes,
dans le midi de la France ; il est considéré comme incurable dans le département
où j'ai eu occasion de l'observer. On lui a donné le nom de *casque,* sans doute
parce que la tête étant le siége de la maladie, l'animal paraît avoir cette partie
pour ainsi dire accablée par le poids d'un casque. Rarement la terminaison de
cette maladie est heureuse, et sur une quantité considérable d'animaux que, pendant vingt années de pratique, j'ai eu à traiter dans le département du Gers, je
n'ai pu en sauver qu'un très-petit nombre. Enfin le coryza gangréneux, d'après
ce que j'ai vu, n'est jamais épizootique ; il n'est point contagieux ; il se montre
dans toutes les saisons et dans toutes les localités.

« Dès le début de la maladie, l'animal est triste ; la démarche est chancelante et
la soif ardente ; l'appétit a diminué, la rumination est rare, le poil hérissé ; la partie
antérieure du dos et le dessous de la poitrine sont douloureux ; la peau est sèche
et adhérente aux côtes, le pouls plein et vite. A ces symptômes communs à plusieurs maladies, se joignent un larmoiement abondant, le gonflement des paupières et du bout du nez, la sécheresse, la rougeur et l'engorgement de la membrane nasale, la rougeur des yeux et la chaleur de la langue ; le mufle est sec ; la
peau, mais surtout les oreilles et les cornes, sont brûlantes ; la respiration est un
peu difficile, et le flanc est retroussé. Environ dix ou douze heures après l'apparition de ces symptômes, dont la gravité augmente d'heure en heure, l'appétit
disparaît, la rumination a complétement cessé ; l'animal est dans un état complet
de stupeur ; quelquefois il porte la tête à droite et à gauche, comme pour se débarrasser de quelque chose qui l'incommode ; mais il paraît annoncer, par la lenteur
qu'il met dans ces mouvements, et par les précautions qu'il prend pour ne pas
les rendre trop brusques, qu'il est en proie à un mal de tête très-intense. Bientôt
apparaissent des frissons, qui sont accompagnés de mouvements convulsifs des
muscles du cou et de la face ; le pouls devient dur et fréquent ; il y a écoulement,
par les narines, d'une matière épaisse, visqueuse, légèrement verdâtre. Cet écoulement n'est pas, comme chez les animaux affectés de coryza simple, précédé par
un écoulement plus ou moins abondant de sérosité ; il est épais dès le principe,
et peu d'heures suffisent pour le rendre assez abondant, pour qu'il s'oppose au
libre passage de l'air. Les yeux se troublent, la respiration devient difficile, les
excréments sont durs et noirs, ordinairement *coiffés,* les urines rares et épaisses.
L'animal se tient indifféremment couché ou debout.

« A peine vingt-quatre heures se sont-elles écoulées que tous les symptômes se
sont aggravés. Quelquefois, dès le début de la maladie, mais plus ordinairement
le second jour, il y a perte complète de la vue, occasionnée par le trouble de
l'humeur aqueuse des yeux, et quelquefois aussi par l'opacité de la vitre de l'œil
(cornée lucide). L'humeur qui s'écoule par le nez devient plus abondante et mêlée
de stries de sang ; la membrane du nez et le mufle se garnissent d'ulcérations ; le
mufle devient sec, dur, insensible et brûlant, le pouls petit, dur et fréquent ; les
membres se rapprochent, l'épine est de plus en plus douloureuse, les frissons et
les mouvements convulsifs du cou et de la face plus fréquents, la stupeur plus
considérable ; le malade grince des dents ; s'il prend des aliments, ceux-ci restent
ordinairement dans la bouche, qui est pleine d'une salive visqueuse et fétide ; les
oreilles et les cornes deviennent alternativement chaudes et froides.

« Du quatrième au huitième jour, tous les symptômes prennent un caractère plus
fâcheux : l'humeur du nez est encore augmentée et paraît acquérir une qualité

corrosive, le larmoiement est plus considérable. L'animal est plongé dans une stupeur qui n'est interrompue que par des soubresauts de tout le corps; ces soubresauts diminuent aux approches de la mort. Le pouls est à peine sensible; l'animal reste couché des heures entières, se relève quelquefois subitement pour rester pendant un temps plus ou moins long dans un accablement et un état d'insensibilité complets; la peau du mufle se gangrène, tombe souvent en entier, et laisse apercevoir une large plaie; les bords des lèvres, surtout antérieurement, sont ulcérés; ces ulcères, qu'on rencontre encore sur la langue, paraissent occasionnés par la matière qui descend des narines, et que l'animal lèche ordinairement; la membrane du nez n'offre plus qu'une plaie de mauvaise nature, parsemée de taches noires très-livides; les oreilles, les cornes et les extrémités deviennent froides; toutes les forces paraissent anéanties, le pouls n'est plus apercevable, le râle vient; l'animal, s'il est debout, tombe et meurt en poussant des gémissements et en se débattant quelques instants.

« Telle est la marche la plus ordinaire de la maladie. Rarement l'animal meurt avant le quatrième jour, rarement aussi il atteint le douzième.

« Les *causes* de cette cruelle maladie ne peuvent être déterminées d'une manière exacte. L'affection se déclare dans les lieux élevés et dans les habitations de la plaine. Le coryza, chez les autres animaux, se manifeste le plus ordinairement pendant l'hiver et pendant l'automne; chez les bêtes à cornes, il se montre dans toutes les saisons, et, s'il est plus fréquent dans un temps que dans un autre, c'est en été. Il attaque indistinctement les animaux de tous les âges, mais plus fréquemment les jeunes que les vieux, et les animaux robustes et vigoureux que ceux qui sont faibles et maladifs. Les animaux qui ont la tête grasse et recouverte d'une peau épaisse et rugueuse, le mufle épais, les narines serrées, et qui ont habituellement les yeux chassieux ou larmoyants, paraissent y être plus exposés que les autres. Les causes principales sont le passage subit d'une température chaude à une plus froide, les averses qui peuvent surprendre les animaux au travail et dans les pâturages, et surtout les vapeurs malfaisantes que les animaux respirent pendant l'été dans des étables malpropres; aussi la maladie est-elle moins fréquente dans les métairies dont les étables sont propres et bien aérées que dans celles qui sont sales et dont l'air n'est point renouvelé; enfin, l'exposition longtemps prolongée au soleil est encore une cause du coryza gangréneux. On voit des animaux, que l'on a l'imprudence de faire travailler ou de laisser dans les pâturages pendant les heures les plus brûlantes du jour, rentrer le soir avec les premiers signes de la maladie. »

Le *traitement* est le plus souvent impuissant. « Étonné dans le commencement de ma pratique, dit encore M. Laborde, de la marche funeste du coryza du bœuf, dont on ne m'avait rien fait connaître dans mes études vétérinaires, je crus prudent d'abord de suivre ponctuellement ce qu'on essayait en pareille circonstance; or, tout consistait à faire un ou plusieurs trous à la base de chaque corne, ce qui procurait une légère saignée, ou à faire l'amputation d'une corne, à quatre travers de doigt de sa base, ce qui occasionnait une saignée plus copieuse. Dans l'un et l'autre cas, la saignée n'était pas le but qu'on se proposait; on voulait procurer la sortie d'une *humeur* ou bien celle du *mauvais sang*. On faisait des fumigations irritantes, soit avec des baies de genièvre, soit avec de vieux morceaux de cuir; on supposait qu'une humeur s'était portée à la tête, et qu'il fallait, par tous les moyens possibles, en faciliter la sortie. Ainsi, au bout de quelques temps, les trous aux cornes donnant passage à une petite quantité de pus, et l'écoulement du nez étant augmenté, tout portait à croire que l'*humeur*, trouvant une issue, finirait par sortir. L'animal ne guérissait pas, et on se consolait en rejetant le défaut de succès sur la maladie qui, disait-on, était incurable. N'ayant pas été heureux sur trois ou quatre animaux soumis au traitement habituellement employé, je crus devoir le changer et en employer un autre tout à fait opposé. Ainsi je pratiquai au cou des saignées de huit livres environ chacune, que je renouvelai deux fois le jour. Je faisais ces saignées pendant deux ou trois jours consécutifs, selon la gravité de la maladie, l'âge et la force de l'animal. Je ne cessais que lorsque j'étais convaincu qu'un état satisfaisant avait succédé aux signes fâcheux. Immédiatement après avoir fait la première saignée, j'appliquais deux sétons à la partie latérale et supérieure de l'encolure et un au fanon. A chacun de ces sétons était attaché un morceau de racine d'ellébore noir, que je considère comme le plus puissant et surtout le plus prompt de tous les excitants dérivatifs que j'aie mis en usage. Je pratiquais deux ou trois incisions de chaque côté du dos; ces incisions étaient longues d'un pouce et demi, et à la distance de trois pouces l'une de l'autre. Après avoir séparé la peau des parties qu'elle recouvre, j'introduisais dans la plaie un morceau de racine d'ellébore noir; je prescrivais des fumigations émollientes, tièdes, des injections d'eau de mauve dans les narines. On mettait sur la tête une couche aussi épaisse que possible d'un cataplasme de mauve et de farine de graine de lin, qu'on humectait avec de l'eau de mauve tiède. On lavait aussi, plusieurs fois par jour, le mufle, les bords des narines et les yeux avec de l'eau de mauve. Administration de breuvages composés d'une décoction d'orge édulcorée avec du miel. Lavements émollients plusieurs fois dans la journée; eau blanche; diète sévère. L'animal était séparé des autres, moins par crainte de la contagion que pour qu'il fût soustrait à l'action des vapeurs ammoniacales qui sont abondantes dans les étables, surtout pendant l'été. On avait soin de le mettre dans un lieu où il pouvait respirer un air pur.

« Il faut avoir la précaution de retirer l'ellébore des sétons et des plaies du dos vingt-quatre heures au plus après l'y avoir placé. Sans cela on s'expose à avoir des engorgements dont les suites sont souvent fâcheuses. Ordinairement, vers le quatrième jour, l'animal, s'il doit guérir, est hors de danger. Toutes les plaies doivent être pansées avec l'onguent vésicatoire jusqu'au sixième jour. Lorsqu'on peut permettre un peu de nourriture, il faut, autant que possible, qu'elle soit verte. Si la perte de la vue persiste, et qu'elle soit due au trouble de l'humeur aqueuse des yeux, il ne faut pas s'en inquiéter, car cette humeur reprend insensiblement sa transparence. Si, malgré le traitement, la maladie est stationnaire, si l'on arrive au troisième jour sans avoir arrêté ses progrès, on peut considérer l'animal comme perdu. Ainsi, lorsque le pouls, l'inspection de la membrane du nez et la perte complète des forces, etc., annoncent une gangrène bien caractérisée, tous les traitements sont infructueux. Les toniques, le camphre donné intérieurement, les injections dans les narines d'une décoction de tannin, les purgatifs, les saignées, tout a échoué.

«Il est bon d'observer, ajoute M. Laborde, que, si j'ai guéri quelques animaux, je ne dois ce succès qu'à l'emploi du traitement antiphlogistique (saignées, breuvages, lavements et cataplasmes émollients) dès le début de la maladie, et sans doute à une disposition particulière des animaux, qui n'étaient probablement pas très-gravement atteints. Mais je crois devoir faire remarquer, en terminant, que j'aurais peut-être guéri plus d'animaux si les soins leur avaient été donnés avec exactitude. Toutes les fois qu'une maladie est considérée comme incurable, les paysans se déterminent avec peine à donner des soins à des animaux qu'ils regardent comme perdus. Il est indispensable de les encourager et de les engager à faire traiter leurs animaux, au moment même où ils tombent malades. Les propriétaires éclairés, qui cultivent à moitié fruits et livrent le bétail nécessaire à la métairie, peuvent, sous ce rapport et sous beaucoup d'autres, contribuer à éclairer leurs colons. »

C'est aussi *l'anasarque* que M. Laborde a dû décrire sous le nom de *coryza gangréneux*. Nous n'essayerons pas de prouver notre manière de voir, mais elle est pleinement justifiée par la description que ce praticien vient de donner de la maladie qu'il a observée. Nous conseillerons comme traitement de cette affection, de donner aux animaux une nourriture très-alibile, d'administrer à l'intérieur, deux fois par jour, des excitants diffusibles, tels que le thé de foin ou une infusion légère de 40 ou 60 grammes de café, d'injecter dans les cavités nasales une solution de tannin à 5 0/0 ou d'eau phéniquée à 2 0/0, de faire sur la peau des régions engorgées (lèvres, narines) des frictions irritantes (teinture de cantharides ou huile cantharidée).

COUP DE FEU. (*Voy.* PLAIE.)

COUP DE PIED. (*Voy.* CONTUSION.)

COUP DE SANG. (*Voy.* APOPLEXIE.)

COUPE (CHEVAL QUI SE). On dit qu'un cheval *se coupe* lorsque pendant les allures le membre du bipède antérieur ou postérieur qui est en action effleure, atteint ou blesse plus ou moins profondément, par le haut de son sabot, le membre correspondant du même bipède qui est à l'appui. Ce défaut est plus fréquent aux membres de derrière qu'à ceux de devant; il est plus ou moins grave, suivant qu'il est plus ou moins accentué, mais dans tous les cas, il déprécie l'animal.

Ce défaut a des degrés que l'on caractérise par des expressions différentes. On dit qu'un cheval *se frise* lorsque le membre qui se meut ne fait qu'effleurer dans un point, toujours le même, la peau de celui qui est à l'appui, en n'y laissant d'autre marque que la déviation du poil en avant, et une empreinte de poussière, de boue ou de cirage dont on enduit les sabots. Si ce défaut est plus accusé et que le contact du membre en mouvement détermine de la douleur au point où il s'exerce, mais cependant sans produire d'éraillement de la peau, on dit que le cheval *se touche*. — On dit qu'il *s'atteint*, ou qu'il *se taille*, lorsque le heurt du membre est assez intense pour faire plaie; on dit qu'il *s'entre-taille*, lorsque chaque membre du même bipède donne et reçoit alternativement un coup dans la progression. C'est dans ce dernier cas, où l'action contondante s'exerce toujours au même point, qu'on constate surtout l'action *de se couper*. Si les coups portent en différents points du membre, on dit que les chevaux *s'attrapent*.

Vatel, ancien professeur de pathologie à l'école d'Alfort, a publié dans le *Recueil de Médecine vétérinaire* un excellent mémoire sur les moyens de remédier au défaut qui nous occupe. Ce mémoire nous a beaucoup servi pour la rédaction de cet article.

Vatel, tout en admettant les définitions que nous avons données plus haut, ajoute qu'il y aurait encore une distinction à faire entre un cheval qui *se coupe* et celui qui *s'entre-taille*. La première expression servirait à désigner le cheval chez lequel un membre d'un bipède antérieur ou postérieur serait touché par le pied opposé du même bipède, et, la seconde, celui chez lequel les deux membres d'un même bipède, antérieur ou postérieur, se blesseraient réciproquement.

Le cheval qui se frise ou se coupe au boulet, peut se toucher à la face latérale, ou un peu en arrière de cette partie. Dans le premier cas, l'animal peut être bien d'aplomb, bien conformé, et le défaut résulter seulement de la faiblesse du sujet, de l'inégalité du sol sur lequel l'animal chemine, ou de la ferrure vieille ou mauvaise; dans le second cas, l'accident est constamment le résultat d'un défaut d'aplomb, dépendant lui-même de la conformation vicieuse des membres ou de l'épaisseur inégale du fer fixé sous le pied, ou bien de la mauvaise direction donnée au sabot par le maréchal dans l'action d'abattre le pied en ferrant. L'animal qui se frise au genou ou au canon lève trop les membres antérieurs ; il *trousse* en portant le sabot en dedans. Ce défaut vient constamment d'une direction vicieuse prise par le *membre qui coupe* pendant l'action. Enfin, le sujet qui se frise ou se coupe à la couronne, ou sur la muraille, est presque constamment faible, fatigué, ou totalement ruiné.

Il n'est pas indifférent de reconnaître avec quelle région du pied le cheval se frise, se coupe ou s'entre-taille; car cette circonstance fait souvent connaître la nature du remède à opposer au mal. En examinant attentivement l'animal au repos, on peut souvent prévoir quelle est la partie du pied qui touche le membre opposé. Les chevaux qui sont bien d'aplomb et qui se coupent par faiblesse, ou parce qu'ils cheminent sur un pavé sec, se touchent ordinairement avec la branche du fer. On dit alors vulgairement que le cheval *se coupe en quartier;* ce n'est pas en quartier qu'il se coupe, mais bien avec le quartier, ou plutôt avec la branche du fer. Le même accident peut arriver aux chevaux qui ont le quartier externe trop bas et l'interne trop haut, soit par conformation naturelle, soit par mauvaise ferrure. Les chevaux panards, c'est-à-dire ceux chez lesquels la pince des pieds est tournée en dehors, se coupent avec le talon, ou plutôt avec l'éponge du fer. Les chevaux cagneux, chez lesquels le défaut est opposé à celui qui précède, se coupent avec la mamelle. (On dit vulgairement, mais à tort, qu'ils se coupent de la pince.) Si l'on ne reconnaissait pas, pendant le repos, la partie du pied qui touche le membre opposé, on la distinguerait bien facilement en couvrant la muraille de poussière ou d'un corps gras coloré, et en faisant ensuite trotter l'animal; cette poussière ou cette graisse sera bientôt enlevée à l'endroit où ont lieu les frottements.

— La ferrure ne peut être considérée comme le remède exclusif du défaut de se couper. Elle n'est souvent qu'auxiliaire à d'autres moyens trop négligés dans la pratique; et c'est parce qu'on a beaucoup trop compté sur les résultats avantageux de cette opération qu'on a souvent augmenté la propension des chevaux à se couper. Les jeunes chevaux bien conformés, bien d'aplomb sur leurs membres, qui voyagent, qui ne sont pas habitués au travail, qui sont las, fatigués, et qui, pendant ou après une indisposition, se coupent, se frisent ou s'entre-taillent, réclament principalement des soins hygiéniques susceptibles de modifier leur état. Il convient, dans les premiers cas, de proportionner à leurs forces le travail et la nourriture. Il faut, dans le dernier cas, par une bonne nourriture et par quelques frictions fortifiantes (infusions aromatiques, gros vin, eau-de-vie camphrée) sur les membres, chercher à faire disparaître l'état maladif dont la faiblesse n'est qu'une conséquence. La ferrure, bien loin de fausser l'aplomb du cheval, doit tendre à le lui conserver. L'application de fers ordinaires, sans crampons, auxquels on a abattu avec la lime la rive inférieure de la branche interne, et que l'on a fixés de manière que le bord externe de cette même branche ne déborde pas la corne du quartier correspondant, suffit dans beaucoup de cas, surtout lorsqu'elle est secondée par les moyens précédemment indiqués. Si, malgré ces précautions, l'animal continuait à se couper, on pourrait essayer l'emploi du fer à la turque, qui a donné d'assez bons résultats. Suivant que le cheval se coupe par la mamelle, le quartier ou le talon, on concentre dans chacune de ces régions l'épaisseur plus grande donnée à la branche interne du fer, afin de forcer davantage l'inclinaison de l'assiette du pied dans la direction de l'axe aboutissant à l'une ou à l'autre. Cette ferrure n'est pas sans inconvénient : elle fausse les aplombs et fatigue l'animal.

Quand la ferrure à la turque est impuissante, on peut encore recourir à la ferrure à la turque renversée recommandée par Lafosse, Bourgelat, H. Bouley. On ménage le quartier externe du sabot et on adapte au pied un fer dont la branche externe est plus épaisse que l'interne.

Pendant les allures, l'équilibre est très-instable, et l'animal, pour prévenir une chute imminente, porte le membre en mouvement bien en dehors de la ligne d'aplomb; il l'écarte davantage du membre à l'appui et risque par conséquent moins de blesser ce dernier. Le fer à la turque écarte le membre heurté; le fer à la turque renversée écarte le membre heurtant.

Quelques chevaux bien conformés, qui ne se touchent point habituellement en marchant, se coupent momentanément pendant les chaleurs de l'été. La faiblesse causée par ces chaleurs, par les sueurs abondantes qu'elles occasionnent, ainsi que l'état du pavé des grandes villes qui est alors très-sec, en sont les causes ordinaires. Les moyens à mettre en usage sont analogues à ceux indiqués précédemment.

On remédie plus difficilement au défaut de se couper chez les chevaux mous, chez les vieux chevaux ruinés, chez ceux qui sont faibles des reins, qui se bercent en marchant, etc. La ferrure est ici, pour ainsi dire, le seul moyen à opposer au mal; encore ce moyen est-il assez souvent infructueux. « Quoi qu'il en soit, nous avons assez souvent réussi, dit Vatel, en conservant le quartier interne des pieds un peu plus haut que l'externe, en appliquant un fer à branche épaisse, étroite, courte, et en ne portant qu'une ou deux étampures en mamelle interne. »

Quelques chevaux rasent le tapis, buttent en marchant. Ils ne se coupent qu'après douze ou quinze jours de ferrure, à l'époque où les fers rentrent en dedans. On prévient ces accidents en ferrant juste et en levant sur la mamelle externe des fers, ou sur la branche du même côté, un pinçon susceptible de les affermir convenablement.

Il est facile de se convaincre que, lorsque les chevaux se coupent parce qu'ils souffrent des pieds, il convient moins de ferrer très-juste que de remédier à la douleur qui est la cause du défaut. Si le cheval se coupe par mauvaise ou trop vieille ferrure, on conçoit facilement qu'une ferrure renouvelée convenablement, ou mieux appropriée à l'état des pieds, sera la seule à opposer au défaut qui n'est alors qu'accidentel.

Enfin, pour les chevaux qui se coupent par défaut d'aplomb, il n'est autre chose à faire que de rectifier cet aplomb, mais en suivant toutefois les préceptes de Bourgelat, qui s'exprime ainsi dans son *Traité sur la ferrure :* « L'artiste ne tentera jamais de remédier aux difformités des membres qu'autant qu'il le pourra sans porter atteinte à l'ongle, dont la conservation et la réparation seront toujours son but et son objet capital ; si donc il ne peut corriger ou pallier ces défauts que par des retranchements nuisibles qui accroîtraient les vices du pied, ou en laissant forcément subsister dans leur état les parties de la corne qu'il importerait de parer, il y renoncera, à moins qu'il ne trouve des expédients dans la diminution, dans l'augmentation de l'épaisseur du fer, et pourvu encore que cette diminution ou cette augmentation ne soit pas pour le fer l'occasion d'une faiblesse ou d'un poids trop considérable. Non-seulement il examinera si les défauts des pieds et des membres sont d'un genre tellement dépendant qu'ils puissent être rectifiés en même temps et par la même voie, mais il observera encore que l'effet des moyens qu'il emploierait, relativement à un vice quelconque, dans les articulations supérieures, ne pouvant qu'être infiniment plus sensible sur les articulations inférieures, il courrait le plus grand risque, en les mettant imprudemment en usage, de pervertir celles-ci, et d'en assurer la ruine, principalement dans de jeunes poulains, hors d'état de résister à certaines impressions. »

COURBATURE. Expression vague, indéterminée, n'ayant aucune acception bien précise, servant tantôt à désigner cette lassitude qui précède ou accompagne les maladies aiguës, tantôt ce malaise, cet état de demi-santé qui est la suite de certaines maladies chroniques. On voit que la courbature peut provenir de toutes les maladies possibles ; cependant on l'applique plus fréquemment aux affections chroniques de poitrine. Il n'y a pas d'expression dont on ait plus abusé et qui ait plus souvent servi la fraude ou l'ignorance dans les nombreuses contestations qui sont les inséparables compagnes du commerce des chevaux. Il serait bien temps que le bon sens en fît justice, et qu'on la vouât à l'oubli qu'elle mérite si bien.

COURBE. Tumeur osseuse qui survient à la partie latérale interne et un peu supérieure du jarret du cheval. Les détails relatifs à son plus ou moins de gravité et à son traitement seront placés au mot Exostose.

COURONNÉ (Cheval). On dit qu'un cheval est couronné lorsqu'il présente, sur la face antérieure du genou, des écorchures, ou des places dénuées de poil qui donnent à supposer qu'il est sujet à butter et à s'abattre, et, par conséquent, qu'il a de mauvais membres de devant. Quelquefois cependant un cheval peut se couronner en se frottant le genou contre la muraille ou la mangeoire.

COUTUMES et USAGES relatifs a la garantie. La thèse que nous avons à développer ici est de la plus haute importance, et mérite d'être traitée avec tous les détails qu'elle comporte ; car, nous aussi, nous voudrions battre en brèche la monstrueuse législation des coutumes et usages, et chercher à répandre la vérité.

Mais, plein de défiance dans nos propres forces, et craignant de ne pouvoir aborder convenablement un pareil sujet, qui, il faut le dire, nous est peu familier, nous aurons recours au talent d'autrui. Persuadé que c'est remplir les conditions de notre programme que de puiser aux meilleures sources, nous rapporterons ici l'admirable discours que Renault a prononcé à la séance publique de l'école d'Alfort en août 1833. Ce discours si éloquent fera ressortir, mieux que nous ne pourrions le faire, les inconvénients des usages et coutumes en matière de garantie dans le commerce des animaux.

Antérieurement à la publication du Code civil, a dit M. Renault, la garantie applicable au commerce des animaux, dans toutes les provinces de France, était régie par des usages dont l'origine se perd dans la nuit des temps. Il n'y avait de vice rédhibitoire que celui reconnu par l'usage, qui prescrivait aussi la durée du temps pendant lequel l'action en garantie pouvait être intentée. Dire l'époque reculée à laquelle ont pris naissance ces usages, c'est avoir fait pressentir ce qu'ils doivent avoir d'incomplet, ce qu'ils peuvent renfermer d'imperfections et d'erreurs. En effet, par qui furent désignés, dans ces temps de la plus complète ignorance en vétérinaire, les premiers vices rédhibitoires? Vraisemblablement par les hommes qui étaient alors supposés le mieux connaître les animaux. Ce fut donc aux écuyers, aux maréchaux, aux bouviers des premiers siècles, que durent s'adresser les juges, pour savoir si l'animal, objet de la contestation qui leur était soumise, était ou n'était pas atteint du défaut qu'on lui soupçonnait, et si ce défaut était de nature à en justifier la rédhibition. De la décision de ces experts se forma sans doute l'opinion des juges; et de plusieurs décisions semblables naquirent certainement les usages qui, pendant plusieurs siècles, ne furent conservés que dans la mémoire des peuples; plus tard ils furent consignés, pour plusieurs pays, dans les coutumes écrites qui furent rédigées dans quelques provinces.

Longtemps les cas rédhibitoires restèrent invariablement ceux que l'usage avait fixés pour chaque localité. Seulement et de temps à autre, pendant le dernier siècle, quelques nouveaux cas furent admis par divers parlements et inscrits dans les coutumes des pays qui étaient de leur ressort. A cela près, et malgré les réclamations motivées que commençaient à faire entendre les vétérinaires, aucune modification ne fut apportée aux usages : dans toute la France ils continuèrent à faire loi sur la matière. Mais bientôt parut le Code civil. Les articles qu'il contient sur la garantie des défauts cachés de la chose vendue furent accueillis avec satisfaction par tous les amis de l'agriculture, et surtout par les vétérinaires qui y voyaient fixés, et déterminés par des principes équitables, les caractères que devait réunir un vice quelconque pour donner lieu à la rédhibition. Etaient rédhibitoires, d'après l'article 1641, tous les défauts cachés antérieurs à la vente, et assez graves pour rendre l'animal impropre au service auquel on le destinait, ou qui diminuaient tellement sa valeur que l'acheteur ne l'eût pas acquis s'il les eût connus. Etaient rédhibitoires, aux termes de l'article 1647, ceux qui, existant cachés au moment de la vente, occasionnaient la mort de l'animal et étaient reconnus à son ouverture. Quant au temps pendant lequel l'acheteur avait le droit d'intenter l'action rédhibitoire, il cessait d'être le même pour tous les cas; sa durée, qui devait être la plus brève possible, était subordonnée à la nature du vice : et ici le législateur avait fait preuve d'une haute raison, car il est tels vices que l'acquéreur peut reconnaître le lendemain ou le surlendemain de l'achat, et tels autres qu'il lui est impossible de constater avant quinze, vingt et même trente jours de possession, bien qu'ils existassent déjà au moment de la vente. J'aurai bientôt occasion d'en citer des exemples. Quoi de plus équitable et de plus juste que ces dispositions? Quoi de plus facile à établir que l'harmonie de ces deux grands principes avec le commerce loyal des animaux domestiques?

Et cependant, le dirai-je? après la publication du Code civil, les usages et coutumes continuèrent à régir la garantie. A tort ou à raison, la plupart des tribunaux français prétendirent que, loin d'être abolis, les usages étaient explicitement conservés par l'art. 1648, et persistèrent dans leur première jurisprudence. D'autres, et c'est malheureusement le plus petit nombre, adoptèrent les principes posés par le Code pour la détermination des vices rédhibitoires; mais, et par des motifs dont je ferai facilement ressortir l'inconséquence, ils les rejetèrent quant à la durée de la garantie, qu'ils conservèrent telle qu'elle avait été fixée par l'usage. Parmi ceux-ci, je citerai principalement les tribunaux de Paris et de Lyon, qui, les premiers, donnèrent l'exemple de ce commencement de réforme.

Cependant le gouvernement avait senti la nécessité de mettre un terme à un état de choses si préjudiciable aux grands intérêts de l'agriculture. Dans le projet de Code rural qui fut présenté en 1808 au Conseil d'Etat par ordre de Napoléon, on avait déterminé les vices des animaux qui devaient être rédhibitoires dans toute la France, et on avait fixé, pour chacun de ces vices, une durée de garantie en rapport avec leur nature. Pour des raisons qu'il ne m'est pas permis de rechercher, le Code rural resta toujours en projet.

De leur côté, les vétérinaires sortis des écoles d'Alfort et de Lyon, pénétrés des principes qu'ils y avaient puisés, bien convaincus de tout ce que renfermait de défectueux et d'injuste la législation des usages, s'efforçaient, dans toutes les expertises dont ils étaient chargés, d'amener les juges des pays qu'ils habitaient à adopter la jurisprudence suivie par les tribunaux de Paris et de Lyon. Quelques-uns y étaient déjà parvenus, et peut-être avec le temps et de la constance, appuyés qu'ils étaient sur des principes d'une évidente équité, invoquant l'espèce de sanction que leur donnaient les décisions journalières des juges des deux grandes métropoles du commerce français, peut-être, dis-je, ils auraient fini par faire opérer cette utile réforme. Mais voilà que, par un brusque retour vers le passé, que rien n'explique ou ne motive, dérogeant à la règle qu'ils s'étaient faite, à la jurisprudence qu'ils avaient créée, et que par leur salutaire exemple ils avaient commencé de répandre, des juges consulaires de Paris viennent récemment de décider, par plusieurs jugements, que ne devaient être réputés vices rédhibitoires que ceux reconnus tels par les usages des lieux !..... Où donc est le fil qui pourra nous sortir de ce labyrinthe ? Eh quoi ! dans une branche de commerce aussi importante pour la France que celle des animaux domestiques, la confusion en est à ce point que les juges eux-mêmes, les organes et les ministres de la loi, ne savent plus si elle existe, ou comment l'expliquer ! N'est-ce pas en effet ce qui se passe sous nos yeux? Dans telles contrées de la France, les usages seuls sont tout-puissants, en dépit de l'équité qu'ils froissent ou méconnaissent; dans telles autres, l'article 1641 du Code civil sert de base pour l'appréciation des vices rédhibitoires, l'usage pour la durée de la garantie; dans celles-ci, les moins nombreuses il est vrai, les principes posés par le Code sont la base exclusive de tous les jugements; dans celles-là enfin, après avoir d'abord adopté les usages, puis, et pendant plusieurs années, l'esprit des articles 1641 et 1648, on a répudié ces derniers sans raison appréciable, sans motif avoué, pour remettre en vigueur une jurisprudence qu'on avait depuis longtemps condamnée en l'abandonnant. Et ce qui est fâcheux encore, aujourd'hui même à Paris, pendant qu'une section du tribunal de commerce décide que le Code a aboli les usages, eu égard à la nature des vices rédhibitoires, une autre prononce qu'il les a conservés !.....

Il est un fait qui ressort du court aperçu qui précède : les usages locaux sont encore observés dans la plupart des départements de la France, et dans quelques-uns des tribunaux qui ne les suivaient plus, se fait remarquer une tendance manifeste à les remettre en vigueur. Il s'agit donc de les examiner dans leur application au commerce des animaux, et c'est sur ce point, qui ne saurait être bien jugé que par des vétérinaires, que je me trouve naturellement amené à entrer dans quelques développements.

Et d'abord, si nous partons de cette idée que l'uniformité dans une bonne législation spéciale est un de ses plus indispensables caractères, et que nous jetions un coup d'œil sur le tableau des usages et coutumes tracé par Gohier, nous avons peine à croire à une pareille diversité dans les lois de notre pays, sur une même matière, et pour des cas d'une identité incontestable. Nous y voyons avec étonnement que ce qui est permis dans une partie de la France est réprouvé dans une autre, que les règles sur un objet de commerce de tous les jours ne se ressemblent pas dans deux provinces limitrophes, que souvent même elles diffèrent dans la même province, dans le même canton! En effet, à l'exception de deux ou trois maladies qui sont rédhibitoires dans presque tous les pays, la plus grande diversité règne dans les autres. Par exemple, le *cornage*, la *courbature*, qui donnent lieu à l'action rédhibitoire dans l'Artois, ne sont pas garantis par la coutume d'une province qui le touche, le Cambrésis : la *pousse*, qui a quarante jours de garantie dans ce dernier pays, n'en a que quinze dans le premier : le *farcin*, vice rédhibitoire dans la Bretagne, ne l'est pas dans un pays limitrophe, la Normandie, et, de leur côté, les coutumes de Normandie font mention de quelques maladies du cheval et du mouton qui sont complétement oubliées dans celles de Bretagne. Par exemple (et pour toujours comparer entre eux des pays voisins), dans la Bretagne, la durée de la garantie pour la *morve*, la *pousse* et la *courbature*, est de quinze jours; pour les mêmes maladies, elle est de *trente* jours dans la Normandie, de *neuf* dans l'Ile-de-France, de *huit* seulement dans la Bourgogne, et de *quarante* dans la Franche-Comté.

On a dit que des différences dans les localités avaient dû motiver ces différences dans les coutumes, et que sous ce rapport la loi, pour vouloir être uniforme, deviendrait souvent injuste. Cependant cet argument, dont on fait grand bruit, cet argument, le seul plausible qu'on fasse valoir pour prouver la nécessité de conserver les coutumes, et qui peut être péremptoire quand il s'applique à d'autres matières commerciales, n'est pas même une raison spécieuse quand on l'examine sous le rapport du commerce des animaux domestiques. En effet, comment pourrait-on expliquer que dans deux pays aussi voisins et aussi semblables pour les influences locales que l'Artois et le Cambrésis, la maladie de poitrine désignée sous le nom de *courbature* doive être rédhibitoire dans un de ces pays, et qu'elle ne doive pas l'être dans l'autre? C'est pourtant ce qui a lieu. Comment expliquer par des raisons de localités qu'il faille quarante jours de garantie en Lorraine pour la morve et la pousse, et que tout près de là, dans la Champagne, neuf jours soient suffisants pour les mêmes maladies? Mais en fût-il ainsi, et les usages considérés dans leur rapport avec les localités qu'ils régissent fussent-ils aussi fondés, aussi justes qu'ils le sont peu, il n'en résulterait pas moins que, dans l'état actuel de nos relations commerciales, la législation qu'ils consacrent est encore des plus vicieuses. Quelques mots, et ce qui vaut mieux, des exemples, suffiront pour le prouver jusqu'à l'évidence.

C'est un fait constant que chez nous les bestiaux ne restent pas jusqu'à leur mort dans le pays qui les a vus naître : il existe en France quatre ou cinq provinces de grande production qui en fournissent toutes les autres, et, par exemple, la plupart des chevaux qui naissent dans le Boulonnais sont transportés par le commerce dans la Normandie, où ils s'élèvent pour y être achetés, à trois, quatre ou cinq ans, par des marchands des divers départements, qui les répandent sur toute la surface de la France. Ceci posé, supposons deux chevaux *immobiles* achetés à une foire de Normandie par deux marchands de différents pays : au bout de cinq ou six jours, l'un de ces deux marchands vend son cheval à Paris, l'autre le vend à Reims. Le lendemain de leur marché, l'acheteur de Paris et celui de Reims s'aperçoivent que les chevaux qu'ils ont achetés sont atteints de l'*immobilité*. Tous deux intentent aussitôt à leur vendeur respectif l'action rédhibitoire, et voici ce qui arrive. A Reims, le tribunal ne peut méconnaître que la demande en garantie est fondée en équité, puisqu'il résulte du procès-verbal de l'expert que l'immobilité est une maladie extrêmement grave pour le cheval, dangereuse pour l'acheteur, antérieure à la vente, et qui a pu être cachée par sa nature lors de l'achat; mais, considérant, en droit, que l'immobilité n'est point rédhibitoire d'après l'usage de Reims, il déclare n'y avoir lieu à la rédhibition. L'acheteur de Paris est plus heureux, et les juges de cette ville condamnent le marchand à reprendre son cheval, non par des motifs d'équité, mais parce que l'immobilité est un vice rédhibitoire d'après la coutume de Paris. Qu'est-ce donc qu'une pareille justice? et comment ferez-vous comprendre à des acheteurs qui ont le sens commun qu'un cheval qui est jugé impropre au service d'un voiturier de Paris, parce qu'il est atteint d'immobilité, doive être, avec le même vice, très-propre à celui d'un voiturier de Reims? Où sont ici les influences des localités? Ces deux chevaux sont nés aux environs de Boulogne; ils ont été élevés dans le pays de Caux, et ne sont restés que trois jours, l'un à Paris, l'autre à Reims...

Mais suivons le marchand qui a été forcé de reprendre à Paris un cheval qu'il eût pu vendre avec sécurité dans tant d'autres pays. Muni d'une expédition du jugement qui le condamne, et attendu que le délai de sa garantie n'est pas encore expiré, il se rend en toute hâte à Caen, domicile de son vendeur, il plaide, il perd!!! La coutume de Normandie n'admet pas l'immobilité au nombre des vices rédhibitoires. Singulière position que la sienne! Condamné par les juges de Paris à reprendre le cheval immobile qu'il a vendu, condamné par les juges de Caen à garder le cheval immobile qu'il a acheté, que fera-t-il d'un pareil animal? Le vendra-t-il pour ce qu'il est, pour ce qu'il vaut? C'est sans doute ce qu'exigerait l'équité; c'est aussi ce que devrait prescrire la loi : mais, depuis sa double mésaventure, notre homme s'est enquis des usages : trompé lui-même, il y découvre le moyen d'en tromper un autre. Il part pour Orléans, y trouve facilement un acheteur, et quand, au bout de quelques jours, celui-ci vient lui déclarer qu'il s'est aperçu que son cheval a un vice qui l'empêche de lui rendre aucun service, notre marchand convient du fait; mais il montre la coutume de l'Orléanais, et le pauvre acheteur apprend, à ses dépens, que dans son pays il y a une coutume relative aux cas rédhibitoires des chevaux, et que parmi ces cas n'est point comptée l'*immobilité*.

Faisons connaître maintenant un genre de fraude que les usages tolèrent, si plutôt ils ne l'autorisent. Lorsque les éleveurs ou les propriétaires ont un animal qu'ils savent atteint d'une maladie rédhibitoire dans les coutumes de la contrée qu'ils habitent, cet animal n'a plus à leurs yeux qu'une valeur d'autant moindre que le vice dont il est affecté est plus grave et plus préjudiciable aux services qu'il peut rendre. C'est ce que savent fort bien certains marchands qui font métier de rechercher ces animaux, les achètent à bas prix, et trouvent ainsi un moyen facile de réaliser de grands bénéfices, en allant vendre ces chevaux dans des pays où les vices dont ils sont affectés ne sont pas rédhibitoires.

... Examinons maintenant la question sous un autre point de vue, et prouvons, par quelques exemples pris au hasard entre mille, jusqu'à quel point sont erronées les bases d'après lesquelles telles ou telles maladies ont été jugées par les usages devoir être rédhibitoires, et jusqu'à quel point sont fausses les données d'après lesquelles ont été déterminées les diverses durées de garantie pour chacune d'elles. Il n'est personne qui ne sente combien il serait injuste d'autoriser la rédhibition pour un vice dont l'acheteur pourrait facilement s'apercevoir au moment de la vente, ou pour un vice qui se serait développé après la vente et par le fait de l'acheteur. Tels sont du moins les principes que nous semble prescrire la raison : voyons s'ils ont été observés par les usages. Je jette les yeux sur le tableau synoptique de Gohier, et je lis, au nombre des vices rédhibitoires reconnus par la Franche-Comté, l'*esquinancie*, avec une durée de *quarante* jours. Or, l'esquinancie est une inflammation aiguë de l'arrière-bouche, qui peut naître et se développer dans l'espace d'un ou deux jours, et qui, aussitôt qu'elle existe, se décèle par des symptômes continus, assez violents pour faire apercevoir à l'acheteur que l'animal est malade. Pourquoi donc rendre le vendeur garant, après quarante jours, d'une maladie qui, lors même qu'elle apparaîtrait le quatrième jour de la vente, serait présumée du fait de l'acheteur, et qui, si elle existait avant la vente, a dû être reconnue par lui? N'est-ce pas là une criante injustice? Je vois plus loin que, d'après les usages de la Provence et du Bigorre, si la *cachexie aqueuse* (pourriture) des moutons se déclare dans un troupeau dans le cours des trois mois qui suivent la vente, l'acquéreur a la faculté de faire résilier la vente de tout le troupeau, ou de ne rendre que les bêtes malades, et de s'en faire restituer le prix, avec celui de la garde et de la nourriture. Et cependant il est bien reconnu aujourd'hui que la cachexie aqueuse des moutons peut se développer après moins de deux mois, si ces animaux sont mal nourris, et surtout s'ils sont conduits dans des pâturages bas et humides. D'un autre côté, je lis dans la coutume de la Bresse que l'*épilepsie* est rédhibitoire dans ce pays avec *neuf* jours de garantie, et dans la coutume du haut Dauphiné, que la durée de la garantie pour la *fluxion périodique* est également de *neuf* jours. Or, ces deux maladies, qui sont extrêmement graves, se manifestent par accès, pendant lesquels seulement elles peuvent être reconnues; et les intervalles qui séparent ces accès sont, pendant assez longtemps, de *trois semaines, un mois* et plus. Qu'en résulte-t-il? Que le marchand de ces pays, qui veut se défaire d'un cheval atteint de ces maladies, peut le faire sans courir aucun risque, en ne l'exposant en vente que les premiers jours qui suivent la cessation de l'accès. Et alors que devient la garantie offerte à l'acheteur par les usages? N'est-elle pas une amère dérision ?

Disons un autre inconvénient de ces longs délais applicables à tous les cas. Parmi les maladies qui sont avec raison rédhibitoires dans la plupart des coutumes, il en est quelques-unes qui sont admises au bénéfice de la rédhibition, non parce qu'elles empêchent immédiatement le travail de l'animal, mais parce qu'elles rendent ses services moindres et abrègent sa durée; non qu'il soit absolument impossible de les reconnaître, mais parce qu'il faut se trouver, pour constater leur existence, dans d'autres circonstances que celles de la vente. La *pousse* est de ce nombre. Mais pour des motifs qu'on ne saurait comprendre, et qu'on ne peut s'expliquer qu'en se rapportant aux temps d'ignorance où furent créés les usages, *quarante* jours de garantie sont accordés pour cette maladie dans les coutumes de huit ou dix provinces. Voici, entre autres inconvénients, ce qui en est résulté : Un individu de mauvaise foi a besoin d'un cheval pour un voyage de trente ou trente-cinq jours, mais pour un besoin qui ne doit être que momentané; il ne veut pas se charger définitivement d'un animal que peut-être ensuite il ne pourrait revendre sans perdre beaucoup sur le prix qu'il aurait coûté ; il veut aussi éviter d'avoir à payer des frais de louage. Que fait-il? Il sait qu'un marchand du voisinage a chez lui un cheval *poussif*; il en offre un bon prix, l'achète, s'en sert pour son voyage, et, à son retour, après trente-huit à trente-neuf jours de possession, il fait constater que le cheval est atteint de la *pousse*, et le vendeur est forcé de le reprendre.

..... A toutes les imperfections, à toutes les erreurs, à toutes les contradictions que je viens de signaler dans la législation des usages, j'en pourrais ajouter beaucoup d'autres, sans avoir épuisé tous les reproches qu'on est en droit de lui adresser..... mais ce serait trop insister sur une question déjà jugée...

Ce que nous désirons, ce que nous appelons de tous nos vœux, c'est une loi spéciale sur la matière, c'est une loi qui, en déterminant clairement les vices qui doivent être rédhibitoires dans toute la France et la durée de garantie qui convient à chacun d'eux, mette un terme à ces affligeants et nombreux procès qui naissent tous les jours du vague des principes ou de la disparité des règles. Cette loi, les progrès de la médecine vétérinaire l'ont rendue possible aujourd'hui.

— Bien que la législation des usages soit absurde, cette législation étant encore suivie dans une grande partie de la France, nous croyons devoir transcrire ici le tableau des usages et coutumes suivis dans la plupart des ci-devant provinces de France à l'égard des vices rédhibitoires des animaux. Ce tableau a été dressé par Gohier.

Ile-de-France (Seine, Seine-et-Oise, Oise, Aisne, Seine-et-Marne). *Maladies ou vices rédhibitoires*. A Paris, les cas rédhibitoires pour le cheval, l'âne et le mulet, sont : la morve, la pousse, la courbature, l'immobilité, le cornage ou sifflage, la claudication de vieux mal, si l'animal n'était point boiteux au moment de la vente, et le tic non apercevable à l'usure des dents. — Pour les bœufs et les vaches, l'épilepsie ou mal caduc, et la pommelière ou phthisie pulmonaire. — Pour les cochons, la ladrerie. — La *durée* de la garantie est de neuf jours pour toutes ces maladies. Cependant, pour le tic, la demande doit être formée dans les vingt-quatre heures qui suivent la vente. Les marchands forains sont garants aussi, pendant neuf jours, de la mort de leurs bœufs vendus aux bouchers de Paris, suivant l'ordonnance de police du 14 avril 1769.

Dans le Soissonnais et le Laonnois, qui faisaient partie de l'Ile-de-France, on ne connaît comme cas rédhibitoires que la morve, la pousse et la courbature. La garantie est aussi de neuf jours. Il ne paraît pas y avoir de vices rédhibitoires pour les autres animaux. Cette multiplicité de coutumes dans la même province est assez commune, ce qui jette aujourd'hui beaucoup d'obscurité sur la matière qui fait l'objet de ce tableau.

Artois (Pas-de-Calais). *Cas rédhibitoires*. Pour le cheval, la morve, la pousse, la courbature, le cornage ou sifflage. — Pour les autres animaux, les vices des vaches, des moutons et des porcs, qui ne se reconnaissent qu'à l'ouverture des cadavres. La durée est de quinze jours pour les chevaux. — Pour les autres animaux, d'après le règlement provincial du 12 janvier 1785, elle est de quarante jours ; mais ailleurs, dans le même règlement, il n'est accordé, à l'égard des moutons, que huit jours. — Il est dit, dans le règlement qui vient d'être cité, que lorsque les vices rédhibitoires ne pourront être constatés dans l'étendue de la province, les délais seront augmentés d'un jour par dix lieues. Ceci paraît très-sage.

Cambrésis (Nord). *Cas rédhibitoires*. La morve et la pousse, avec une durée de quarante jours. (Coutume de Cambrai, titre XXI, des Rescisions de contrat.) La coutume de Douai y ajoute le cheval *rebous* et *felle de la dent*, c'est-à-dire le cheval qui mord et qui rue.

Lorraine (Meuse, Moselle, Meurthe et Vosges). *Cas rédhibitoires*. La morve et la pousse. — Dans le ci-devant duché de Bar, il y a, en outre, la courbature. La durée de la garantie est de quarante jours. (Coutume de Bar, titre XIV des Convenances et des contrats.)

Champagne (Haute-Marne, Aube, Marne et Ardennes). La morve, la pousse et la courbature, avec une durée garantie de neuf jours. Telle est du moins la coutume suivie à Reims.

Bourgogne (Yonne, Côte-d'Or, Saône-et-Loire, et une partie du département de l'Ain). La morve, la pousse et la courbature. Un vétérinaire m'a assuré, dit M. Gohier, que l'on y joint, comme dans le Bourbonnais, la *courbe*, maladie du jarret. La durée est de huit jours. (Coutume du bailliage de Sens, titre XXI, et arrêt du parlement de Dijon du 6 juin 1665.)

Bourbonnais (Allier). *Cas rédhibitoires*. La morve, la pousse, la courbature, et la *corbe* ou *courbe*. Quelques personnes pensent que le mot *corbe* ou *courbe* est un extrait ou un diminutif de la courbature. Si cela était, il n'aurait pas dû être ajouté à cette dernière maladie. La durée de la garantie est de huit jours. (Coutume du pays et duché de Bourbonnais, chap. xxii.)

Berry (Indre, Cher). *Cas rédhibitoires*. Pour le cheval, la morve, la pousse et la courbature. — Pour les bœufs et les vaches, le *fait*. — Pour les bêtes à laine, la gale. — Pour les cochons, le *piau* et le *tat*. La durée est de neuf jours. Il n'y a guère que cette coutume qui place la gale au nombre des affections rédhibitoires. Je crois que ce que l'on nomme le *fait* dans le ci-devant Berry, à l'égard des bêtes à cornes, est l'épilepsie ou mal caduc; mais j'ignore ce que c'est que le *piau* et le *tat*. Il est présumable que, par l'une de ces dénominations, on veut désigner la ladrerie.

Orléanais (Loiret, Eure-et-Loir, Loir-et-Cher). *Cas rédhibitoires*. Pour les chevaux, les ânes et les mulets, la morve, la pousse et la courbature. — Pour les vaches, l'épilepsie et la pommelière, ou phthisie pulmonaire. — Pour les porcs, la ladrerie ou méselleric. La durée de la garantie est de quarante jours pour tous ces cas, excepté pour la ladrerie. Plusieurs personnes assurent que cette dernière maladie n'est rédhibitoire dans l'Orléanais que pendant vingt-quatre heures.

Normandie (Calvados, Eure, Orne, Manche, Seine-Inférieure). *Cas rédhibitoires*. Pour le cheval, la morve, la pousse, la courbature et le cornage ou sifflage. — Pour les vaches la pommelière, dite *gravelle*, et l'hydropisie de poitrine. — Pour les moutons, le claveau. La garantie est de trente jours pour les chevaux, et de neuf jours pour les vaches et les moutons. (Arrêts du parlement de Rouen, du 19 juillet 1713, et du 30 janvier 1728.) Le cornage ou sifflage n'est rédhibitoire en Normandie, comme à Paris, en Artois, en Auvergne, etc., que depuis 1781.

Bretagne (Côtes-du-Nord, Ille-et-Vilaine, Morbihan, Loire-Inférieure). Pour le cheval, la morve, la pousse, la courbature et le farcin. — Pour les cochons, la ladrerie. La garantie est de quinze jours. Cette coutume est presque la seule d'après laquelle le farcin soit mis au nombre des cas rédhibitoires.

Marche (Haute-Vienne). Pour le cheval, la morve, la pousse et la courbature. — Pour les bêtes à cornes, la pommelière, ou phthisie pulmonaire, et le pissement de sang. La durée est de neuf jours. Le pissement de sang, pouvant naître tout à coup par la faute de l'acheteur, ne devait, pas plus que beaucoup d'autres maladies, être placé au nombre des vices rédhibitoires.

Maine (Sarthe, et une partie de la Mayenne). Les *cas rédhibitoires* pour le cheval sont la morve, la pousse et la courbature. — Pour les moutons, le tournis. — Pour les bêtes à cornes, la pommelière. La garantie est de neuf jours. Dans le haut Maine, département de la Sarthe, il n'y a, à ce que l'on m'a assuré, de cas rédhibitoires que pour le cheval.

Anjou (Loire et partie de la Mayenne). *Cas rédhibitoires*. Pour le cheval, la morve, la pousse et le tic. — Pour les bêtes à cornes, la pommelière. — Pour les moutons, le tournis, vulgairement nommé dans le pays le *lourd*. La garantie est de neuf jours. Il n'est point dit, dans cette coutume, si l'on entend parler du tic non visible à l'usure des dents, comme à Paris par exemple, ou d'une autre espèce de tic. Ce cas rédhibitoire est par conséquent bien vague.

Lyonnais (Rhône et une grande partie de la Loire). *Cas rédhibitoires*. La morve, la pousse, la courbature et le cornage ou sifflage, avec une durée de neuf jours. C'est à tort que quelques personnes prétendent que le cornage n'est pas rédhibitoire à Lyon, puisque l'arrêt du Parlement de Paris du 25 janvier 1781 *a force de loi dans son ressort*.

Bresse (la plus grande partie du département de l'Ain). La morve, la pousse, la courbature et l'épilepsie, avec une durée de neuf jours. L'épilepsie, à l'égard du cheval, ne paraît être rédhibitoire que dans un très-petit nombre de coutumes : elle devrait l'être partout.

Auvergne (Puy-de-Dôme et Cantal). *Cas rédhibitoires*. Pour le cheval, la morve, la pousse, la courbature et le cornage ou sifflage. — Pour les vaches, la pommelière. — Pour les moutons, le claveau. La garantie est de quarante jours ; mais l'action rédhibitoire doit être intentée dans les neuf jours qui suivent la vente.

Gascogne (Landes, Gers et une partie des Hautes-Pyrénées et de l'Ariége). Pour le cheval, la morve, la pousse et la fluxion périodique. — Pour les bêtes à cornes, la phthisie pulmonaire, connue dans le pays sous le nom de *toux*, le mal caduc ou épilepsie et le renversement de matrice. La garantie est de quarante jours.

Bigorre (la plus grande partie du département des Hautes-Pyrénées). *Cas rédhibitoires*. Pour le cheval, la morve, la pousse, la fluxion périodique et la courbature. —Pour les bêtes à cornes, le haut mal ou épilepsie, le pissement de sang, et une espèce de pourriture nommée dans le pays *autée*. —Pour les bêtes à laine, la pourriture, connue plus particulièrement sous le nom d'*amerodat*, et le tournis. La garantie est de quarante jours pour la morve, la courbature et l'épilepsie, trente pour la fluxion périodique et le tournis, neuf pour la pousse et le pissement de sang, quatre mois pour la pourriture des bêtes à cornes, trois mois pour celle des moutons. Cette coutume, ainsi que celles de l'Artois, de la Franche-Comté, du haut Languedoc, etc., admet plusieurs cas rédhibitoires capables de faire naître très-souvent des contestations et des procès.

Armagnac (Gers). Pour les chevaux et les mulets, la pousse, la morve, la courbature, la fluxion périodique et le tic. — Pour les bêtes à cornes, la pousse ou *tousse*, l'épilepsie, le pissement de sang et la chute de matrice. La garantie est de quarante jours. Je n'ai pas pu savoir quel est le tic dont il est parlé dans cette coutume, et c'est la seule, à ma connaissance, dans laquelle il soit question de la pousse des bêtes à cornes, maladie encore peu connue à l'égard de ces animaux.

Périgord (Dordogne). La morve, la pousse et la courbature, avec une garantie de neuf jours. Les trois maladies dont il est ici question sont, comme on le voit, celles qui sont le plus généralement regardées comme rédhibitoires.

Béarn (la plus grande partie du département des Basses-Pyrénées). La morve, la pousse et la fluxion périodique, connue dans le pays sous le nom de *tour de lune*. La garantie est de neuf jours pour la morve et la pousse, quarante jours pour la fluxion périodique.

Languedoc (Hérault, Aude, Tarn, Haute-Garonne, Lozère, Ardèche et partie de la Haute-Loire). *Cas rédhibitoires*. Pour le cheval, la morve, la pousse, la courbature et la fluxion périodique. — Pour les bêtes à laine, le tournis ou tournoiement et la pourriture, nommée dans le pays *gamer* ou *gaminge*. La garantie est de quarante jours pour les cas rédhibitoires du cheval, quinze jours pour le tournis, quarante jours pour la pourriture.

Roussillon (Pyrénées-Orientales). La morve, la pousse et la fluxion périodique, avec une durée de garantie de quarante jours. Il ne paraît pas que dans le ci-devant Roussillon il soit question de cas rédhibitoires pour d'autres animaux que le cheval.

Dauphiné (Hautes-Alpes, Drôme, Isère). *Cas rédhibitoires*. Pour le cheval, la morve, la pousse et la courbature. — Pour les cochons, la ladrerie. Dans le haut Dauphiné, les cas rédhibitoires sont, dit-on, la fluxion périodique et la claudication de vieux mal. La garantie est de neuf jours pour le cheval, et de vingt-quatre heures pour les cochons. Dans le haut Dauphiné, la fluxion périodique et la claudication de vieux mal sont rédhibitoires pendant quarante jours. C'est mal à propos que quelques personnes prétendent que la méchanceté des mulets, calmée momentanément par l'opium, est aussi rédhibitoire dans le Dauphiné.

Provence (Basses-Alpes, Var, Bouches-du-Rhône, et partie du département de

Vaucluse). *Cas rédhibitoires*. Pour le cheval, la morve, la pousse et la courbature. — Pour les moutons, la pourriture nommée dans le pays *néblade* ou *jablade*. La garantie est de neuf jours pour le cheval, et de trois mois pour les bêtes à laine. Si, dans ces trois mois, la pourriture se déclare, l'acquéreur a la faculté de faire résilier la vente de tout le troupeau, ou de ne rendre que les bêtes malades, et de s'en faire restituer le prix avec celui de la garde et de la nourriture. Dans le cas où la pourriture se déclare dans l'espace de temps fixé pour la garantie, l'action rédhibitoire se prolonge de trois mois, et pendant des années entières.

Comtat Venaissin (Vaucluse). *Cas rédhibitoires*. Pour les chevaux, la morve, la pousse et la courbature. — Pour les vaches laitières et *amouillantes* (c'est-à-dire prêtes à mettre bas), le mal caduc et la pommelière. La garantie est de quarante jours (arrêt du parlement de Paris du 15 juin 1721). On trouve dans la *Correspondance sur les animaux domestiques* par Fromage de Feugré, tome III, page 185, un nouveau cas de garantie admis par le tribunal de commerce d'Avignon, en 1810, pour le cheval : c'était pour des ulcères chancreux situés dans le canal de l'urèthre.

Franche-Comté (Haute-Saône, Doubs et Jura). *Cas rédhibitoires*. Pour le cheval, la morve, la pousse et la courbature. — Pour les bêtes à cornes, la pommelière, le mal caduc ou épilepsie, l'étranguillon ou esquinancie et le pissement de sang. La garantie est de quarante jours ; mais le pissement de sang doit être déclaré dans la huitaine. L'acheteur a ensuite quarante jours pour intenter l'action en garantie. On a mis encore, dans la ci-devant Franche-Comté, au nombre des cas rédhibitoires, toutes les maladies qui ne sont pas visibles au moment de la vente.

Il résulte de ce qui précède : 1° Que la morve et la pousse sont des maladies qui jouissent de la rédhibition partout ; 2° que dans beaucoup d'endroits on y a ajouté une autre maladie qui est la courbature, affection sur le caractère de laquelle on n'est point d'accord ; 3° que dans quelques provinces seulement, celles par exemple qui étaient du ressort du parlement de Paris et de celui de Normandie, il y a de plus le cornage ou sifflage ; 4° que dans la Gascogne, le Bigorre, le haut Dauphiné, le Roussillon, etc., la fluxion périodique est mise au nombre des cas rédhibitoires ; 5° que la pommelière ou phthisie pulmonaire des vaches est aussi rédhibitoire à Paris, en Normandie, dans la Franche-Comté, en Gascogne, etc ; 6° que l'esquinancie et le pissement de sang sont également rangés, dans quelques provinces comme le Bigorre, la Franche-Comté et la Marche, au nombre des affections qui peuvent faire annuler les ventes ; 7° que la pourriture des moutons a été rangée dans la même classe de maladies dans le Languedoc, le Bigorre, la Provence, etc., etc. ; 8° que le tournis du mouton, maladie meurtrière et presque toujours imperceptible à l'acheteur, ne jouit cependant de la rédhibition que dans le Bigorre, le Maine, l'Anjou, le Languedoc ; 9° que le claveau, quoique très-contagieux, n'est regardé comme affection rédhibitoire qu'en Normandie et en Auvergne ; 10° que la ladrerie l'est dans diverses provinces, comme à Paris, dans le Dauphiné, en Bretagne et dans l'Orléanais ; 11° que le renversement de matrice et une espèce de pourriture des bêtes à cornes, qui ne paraît décrite nulle part, le sont aussi, la première en Gascogne et dans l'Armagnac, la seconde dans le Bigorre ; 12° que dans certaines provinces, telles que la Franche-Comté et l'Artois, on a admis, comme affections rédhibitoires, des maladies qui ne peuvent être reconnues qu'à l'ouverture des cadavres, et sur l'existence desquelles il peut, par conséquent, s'élever journellement un grand nombre de difficultés ; 13° que dans la plupart des coutumes que je viens de citer, il n'est guère question ni des mulets ni des ânes ; 14° enfin, que la durée de la garantie varie beaucoup, et qu'elle est de huit, neuf, quinze, trente, quarante jours pour les chevaux et les bêtes à cornes, de trois et même six mois à l'égard de la pourriture des moutons.

On juge facilement, d'après ce qui vient d'être exposé, combien il est nécessaire de substituer à ces coutumes particulières, toutes plus ou moins vicieuses, une loi générale et uniforme pour tout le royaume. (*Voyez* pour complément de cet article les mots Garantie et Cas rédhibitoires.)

CRAMPE. Contraction involontaire qui survient ordinairement tout à coup, accompagnée d'une espèce d'engourdissement, quelquefois douloureux, dans la partie affectée, et qui dure, en général, fort peu de temps. La crampe se fait sentir plus particulièrement au jarret du cheval; elle arrive surtout lorsqu'il sort le matin de l'écurie, et la raideur est quelquefois si grande que l'animal a beaucoup de mal à fléchir la jambe. Elle disparait ordinairement quand le cheval a fait quelques pas; il peut arriver cependant qu'elle dure un demi-quart d'heure. Pour diminuer l'intensité de la crampe et en abréger la durée, on a recours aux frictions sèches à rebrousse-poil, faites avec la brosse ou le bouchon de paille, ce qui suffit ordinairement pour la faire cesser.

CRAPAUD. On désigne sous ce nom très-peu scientifique une maladie du pied des solipèdes qui a son siége dans les tissus sécréteurs de la boîte cornée, débutant toujours par la fourchette, et caractérisée par une altération de la sécrétion cornée. On a essayé de substituer à l'expression de *crapaud* des dénominations plus scientifiques; on a proposé les noms d'*ulcère rongeant squirrheux, ou cancéreux*, de carcinome de la fourchette, carcinome du tissu réticulaire du pied, de dartre du coussinet plantaire, de podoparenchydermite chronique, d'épithélioma de la fourchette. Ces expressions n'ont pas été acceptées; on a préféré celle que nous a léguée l'ancienne hippiatrie qui l'appelait encore *fic de la fourchette*.

Le crapaud était connu des hippiatres de l'antiquité. Végèce en a parlé. Mais, pour trouver une bonne description de cette maladie, il faut arriver au temps de Solleysel, de Garsault, de La Guérinière. Après eux, les travaux de Bourgelat, de Chabert, de Huzard, n'ont jeté sur elle qu'une pâle lumière; mais grâce aux efforts de Girard, Mercier, Plasse, Vivier, Bouley, Reynal, Rey, Mégnin en France, Haubner, Hertwig et Fuchs en Allemagne, Percivall en Angleterre, la guérison du crapaud et les connaissances exactes que nous possédons actuellement sur cette grave affection peuvent être revendiquées comme des conquêtes de la vétérinaire moderne.

Au commencement de ce siècle, le crapaud et les eaux aux jambes, deux maladies cousines l'une de l'autre, étaient très-fréquents dans les grandes villes, surtout à Paris; aujourd'hui elles ne sont que des exceptions; avec les progrès de l'hygiène, elles ont à peu près disparu.

— Les premiers signes de cette maladie consistent dans le suintement d'une humeur puriforme, noirâtre, qui s'accumule et séjourne dans le vide de la fourchette. C'est là ce qui constitue l'*échauffement* de cette partie. Bientôt la corne de celle-ci devient molle, filandreuse et peu résistante; elle se détruit insensiblement jusqu'au vif, et laisse échapper une humeur noire, très-fétide, et dont l'odeur rappelle, jusqu'à un certain point, celle du fromage pourri; il s'établit en outre, dans la partie, une démangeaison incommode qui porte le cheval à frapper fréquemment le sol avec le pied malade. Ces différents symptômes caractérisent la maladie que l'on désigne sous le nom de *pourriture de la fourchette*. Jusqu'ici, le crapaud n'existe pas, et la maladie peut facilement être arrêtée dans sa marche. Mais, si on ne cherche pas à en obtenir la guérison, il peut arriver que le travail maladif continue et occasionne dans le pied des désordres plus graves. Ces désordres consistent dans l'augmentation du volume de la fourchette, dont la corne, d'abord molle et filandreuse, se charge bientôt de végétations irrégulières du fond desquelles continue à suinter l'humeur dont nous avons parlé, et dont la fétidité a changé de caractère. Ces végétations augmentent insensiblement de volume et de nombre, se propagent de tous côtés, envahissent toute la fourchette, et quelquefois toute la sole. Arrivé à la muraille, le crapaud peut monter le long des lamelles podophylleuses et aller jusqu'au bourrelet. Cette affection ne tarde pas à occasionner une boiterie qui augmente au fur et à mesure que les désordres deviennent plus graves, et qui forcent le cheval à ne faire son appui que sur la pince. Quand les ravages sont plus grands, la fourchette augmente de volume dans toutes ses dimensions, les talons s'écartent et se dévient, et le pied devient beaucoup plus gros. La paroi, en s'écartant pour se prêter à l'accroissement des parties intérieures du pied, se détache souvent de la sole et des tissus vivants qu'elle recouvre, se dessèche, se fendille et rend un son sourd quand on la frappe. L'humeur fétide qui suinte de toutes les parties du pied devient d'autant plus abondante que les désordres sont plus étendus. Il arrive enfin une époque où le dessous du pied offre un aspect hideux, où la sole et la fourchette se confondent et ne forment plus qu'une masse filandreuse et ulcérée, et où la boiterie est portée au plus haut degré. Ces différents signes annoncent que le crapaud a poussé, comme on dit vulgairement, de profondes racines, et a attaqué les tendons et l'os du pied.

Quelquefois le crapaud subsiste pendant plusieurs années, et c'est presque toujours aux pieds de derrière qu'il se montre en premier lieu. Quelques chevaux ne l'ont qu'à un pied ; d'autres en sont affectés à plusieurs, mais toujours à des degrés différents. Quand les quatre pieds sont devenus le siége de cette maladie, il y en a toujours un ou deux qui sont gravement attaqués, tandis que les autres ne le sont que légèrement, et, dans ce cas, c'est presque toujours aux pieds de derrière que l'on remarque l'affection la plus avancée. Si l'art ou la nature amène la guérison du pied le plus grièvement affecté, on voit quelquefois les accidents augmenter dans l'un des trois autres pieds, et successivement dans chacun d'eux jusqu'au dernier.

— Les *causes* du crapaud sont souvent obscures. Fromage de Feugré dit que le crapaud est enzootique dans les pays marécageux, où les chevaux ont toujours les pieds humides, et où ils contractent un tempérament mou et lymphatique. Ces mêmes chevaux, emmenés dans un climat plus sain, sont aussi plus particulièrement sujets à cette maladie. Le crapaud est rare dans les pays secs pour les chevaux qui y ont pris naissance : il ne s'y manifeste que par le concours d'un certain nombre de circonstances, parmi lesquelles Fromage de Feugré va jusqu'à citer l'impatience des animaux et la privation du coït !... Mais, le plus souvent, c'est le séjour des animaux dans des écuries humides, ou des pâturages marécageux, qui est cause de la maladie. Aussi le crapaud est-il fréquent dans les marais du Poitou et dans les pâturages de la Hollande. Le tempérament lymphatique des chevaux est éminemment favorable à son développement. M. Mégnin le considère comme une affection parasitaire ; nous ne partageons point cette opinion ; d'abord les exemples de contagion cités en sa faveur sont très-rares, et le plus souvent on a pris pour de la contagion le développement de la maladie sur un certain nombre de sujets placés dans les mêmes conditions favorables à sa manifestation.

Girard admet avec plus de raison, comme causes du crapaud, le séjour des pieds dans l'urine, dans le fumier, dans les boues âcres, et l'action de la matière purulente qu'on laisse quelquefois accumuler dans le vide de la fourchette. Il l'attribue à un *vice intérieur* inconnu dans sa nature intime, mais parfaitement appréciable dans ses effets. Comment, en effet, expliquer cette ténacité de maladie, si nous pouvons nous exprimer ainsi, cette tendance à la récidive, cette singulière disposition qui fait que l'affection guérie à un pied se montre bientôt à un autre, et attaque ainsi successivement les quatre pieds de l'animal ? Où trouver la cause de cette opiniâtre persistance et de ces *voyages* d'un mal en apparence local, si l'on n'admet pas l'existence d'une maladie générale, *constitutionnelle*, et qui tend à se *localiser* et à attaquer telle partie de préférence à telle autre ? Cette division du crapaud en accidentel et en constitutionnel, proposée par Girard et combattue par Prévost, n'est pas une affaire de pure théorie ; elle a des résultats pratiques importants. En effet, toutes les fois que l'on pourra remonter aux causes réelles du crapaud, il sera possible d'en espérer la guérison ; mais cet espoir sera loin d'être aussi fondé, si la cause du mal dont il s'agit est inconnue, et si plusieurs pieds sont affectés en même temps ou tour à tour.

Girard admet encore, comme cause du crapaud, les eaux aux jambes, les javarts tendineux et différents écoulements habituels.

On a émis des opinions bien diverses sur la nature du crapaud. Depuis Bourgelat, on l'a surtout considéré comme un ulcère, un squirrhe, un cancer. Encore à notre époque deux vétérinaires allemands, Gleisberg et Fuchs, soutiennent que le crapaud est un cancroïde ; mais Ch. Robin, Haubner, Hertwig, qui ont étudié la question, n'ont jamais trouvé aux tissus malades les éléments signalés par ces deux premiers auteurs. M. Mégnin a défendu la nature parasitaire du crapaud, mais son opinion n'a généralement pas été partagée. Aujourd'hui on sait que cette maladie consiste essentiellement en une inflammation chronique de la membrane kératogène qui recouvre les tissus vivants de la face plantaire du pied. Comme certaines maladies chroniques, le crapaud acquiert, au bout d'un certain temps, une sorte de droit d'existence chez l'individu qu'elle a attaqué, et détermine sans doute chez lui une modification organique générale encore inconnue, mais que l'on ne doit pas oublier dans la thérapeutique du crapaud.

— Le *traitement* du crapaud est long, difficile et souvent infructueux. Chabert considérait cette maladie comme une sorte d'opprobre pour l'exercice de la chirurgie vétérinaire ; c'était, selon lui, un écueil contre lequel échouaient tous les efforts de l'art. Cependant on possède un nombre de cas de guérison du crapaud assez grand pour que l'on ne prenne pas à la lettre les paroles de Chabert. Mais il en est de cette maladie comme de toutes celles qui sont peu curables : les méthodes de traitement sont plus nombreuses qu'efficaces.

Avant d'entreprendre le traitement du crapaud et de faire subir au cheval une opération inévitable, dit le savant professeur Girard, à qui nous empruntons ces détails, il est prudent de prendre en considération toutes les circonstances susceptibles de compliquer la maladie et d'en empêcher la guérison ; il importe surtout de bien distinguer la nature de l'affection, de s'assurer si elle est curable, ou si elle est dans le cas de résister. Lorsque l'état de l'ulcère laisse quelque espoir de guérison radicale, et que l'on est bien décidé à faire des tentatives pour parvenir à ce but, on doit commencer par disposer le cheval à subir l'opération dite *du crapaud*, et qui peut se pratiquer de plusieurs manières. Le procédé ancien, conseillé par Chabert, consiste à enlever toutes les végétations jusqu'à l'extrémité la plus profonde de leurs racines, et à exécuter préalablement la dessolure et l'extirpation du coussinet plantaire. Mais l'expérience a prouvé que ce mode opératoire produit très-rarement des résultats avantageux ; la plaie, à laquelle il donne lieu, se guérit d'autant plus difficilement qu'elle a plus d'étendue ; assez souvent elle passe à l'état d'ulcère rebelle, dont on ne peut obtenir la cicatrisation. L'opération du crapaud doit être simple, se borner à l'enlèvement de la sole de corne détachée, et ensuite à l'amputation des parties filandreuses et sans vie.

Avant d'exécuter cette opération, qui peut se faire l'animal étant debout, il est nécessaire de parer le pied bien à plat, et même jusqu'à la rosée, de lui ajuster un fer à dessolure, et de disposer des éclisses avec une traverse propre à maintenir les étoupes. Dès que le fer est préparé, on l'attache au pied avec des clous à lame délicate, et on le laisse à demeure jusqu'au moment d'opérer l'animal. Quant aux éclisses, elles doivent être flexibles, au nombre de deux ou de trois, confectionnées de manière à former une plaque qui puisse s'engager sur le bord interne du fer, recouvrir la sole ainsi que la fourchette, et fixer les étoupes. Pour compléter l'appareil, il faut encore disposer des étoupes en plumasseaux, en bourdonnets, et se procurer dans un vase un peu d'eau-de-vie étendue d'eau. Tous ces objets étant arrangés convenablement, et le cheval fixé debout ou abattu, on détache le fer et on place une ligature dans le paturon, de manière à empêcher l'écoulement du sang pendant l'opération. Il faut commencer celle-ci en enlevant la portion de corne déjà décollée et la couper même un peu au delà de la désunion. Le manuel de cette opération préparatoire a déjà été indiqué au mot Clou de rue, et sera décrit avec plus de détails à l'article Dessolure, auquel nous renvoyons. Cette première manœuvre met à découvert toutes les parties fongueuses et filandreuses, que l'on ampute successivement avec une feuille de sauge bien tranchante, après quoi l'on procède au pansement. On commence par rattacher le fer, puis on couvre toute la surface de la plaie de plumasseaux secs ou imbibés de goudron, d'eau-de-vie ou de teinture d'aloès. On place d'abord deux longs plumasseaux sur les côtés de la fourchette, puis des petits sur les parties vives, et l'on remplit tous les vides du pied avec d'autres plumasseaux secs, minces, doux, parfaitement unis, bien gradués et rangés de manière à établir la compression la plus uniforme possible. On fixe les étoupes par le moyen des éclisses et de la traverse. Au second pansement, qui ne doit avoir lieu que trois ou quatre jours après l'opération, la plaie se trouve ordinairement blanchâtre, un peu bourgeonnée et enduite d'une matière puriforme que l'on enlève bien doucement avec un peu d'étoupes. On enlève de même la pellicule blanche qui peut s'être formée, mais on doit le faire avec assez de précaution pour éviter de faire saigner. On couvre les points fongueux avec de petits plumasseaux chargés d'onguent égyptiac, tandis que l'on n'en place que de secs partout ailleurs, et l'on se dirige, quant au reste, de la même manière que dans l'application du premier appareil. Les pansements suivants doivent se renouveler tous les jours, jusqu'à ce que la corne soit bien formée et que les parties reprennent une bonne consistance ; à cette époque ils doivent être moins fréquents et devenir toujours plus rares jusqu'à parfaite guérison. Chaque fois que l'on découvre la plaie, on doit d'abord l'essuyer, puis on procède avec une feuille de sauge, et bien doucement, à l'enlèvement des pellicules formées par l'action de l'onguent égyptiac ; on enlève de même les petites couches de corne qui paraissent de mauvaise nature, qui ne sont pas fermes et ne tiennent pas fortement aux chairs. Les points fongueux doivent être couverts d'étoupes chargées d'égyptiac ; si ce médicament n'agit pas assez énergiquement, on en augmente la force par l'addition d'un peu de sublimé corrosif, ou bien l'on a recours au vitriol bleu ou à la poudre de Rousseau. On doit procéder de même à l'égard de tous les points qui donnent écoulement à de la sérosité, dont il faut chercher à tarir la source. Il est nécessaire de persister dans l'usage bien combiné de ces moyens, jusqu'à ce que l'on ait obtenu des chairs de bonne nature, capables de produire une heureuse cicatrisation. Ce procédé ne devient efficace qu'autant que les pansements sont exécutés avec toutes les précautions requises, que l'étoupe est disposée de manière à établir une compression suffisante, et que les pieds malades sont constamment tenus à l'abri de l'humidité, de l'urine et du fumier.

Au fur et à mesure que la guérison avance, le pied reprend sa forme naturelle ; les talons se resserrent peu à peu et finissent par revenir à leur état primitif. Cette circonstance indique au praticien la nécessité de resserrer les branches du fer. Lorsque le cheval est atteint de plusieurs crapauds, on ne doit en opérer qu'un à la fois, et attendre, avant de passer à un second, que la suppuration soit satisfaisante ; il faut aussi que la plaie tende à une cicatrisation prochaine, et que l'animal puisse commencer à prendre un appui assuré sur le pied opéré.

Après avoir indiqué le manuel opératoire, Solleysel conseille l'emploi de deux sortes d'onguent, l'une propre à resserrer les chairs, et l'autre susceptible de les ronger. Le premier, qu'il appelle *onguent dessiccatif*, est composé de la manière suivante :

Prenez : Miel...............................	1 kilogramme.
Vert-de-gris en poudre.........,	200 grammes.
Couperose blanche.............	200 —
Litharge porphyrisée...........	125 —
Arsenic en poudre fine.........	7 —

Mélangez le tout ensemble et faites chauffer à petit feu en remuant souvent, jusqu'à ce que la composition ait acquis une consistance convenable.

Pour former le second topique que Solleysel nomme *onguent caustique*, on prend la moitié de la première composition, à laquelle on mêle à froid trois onces d'eau-forte. On doit persister dans l'usage de l'onguent dessiccatif, tant que la plaie est de bonne nature, et recourir à l'onguent caustique pour repousser les excroissances qui viennent à se développer. L'essentiel, selon l'auteur, est d'établir, à chaque pansement, une bonne compression, et *de bien bander le tout avec des éclisses*.

Hurtrel d'Arboval a publié en 1826, dans le premier volume de son *Dictionnaire vétérinaire*, un mode de traitement qui diffère un peu de celui que nous venons de décrire. Hurtrel commence par opérer le crapaud par le procédé indiqué par Girard; une fois les manœuvres opératoires terminées, Hurtrel recouvre toute la partie opérée d'un mélange de soufre sublimé et de poudre de chasse qu'il touche avec un fer rouge de feu; la poudre s'enflamme tout d'un coup et allume le soufre qui brûle lentement; si la combustion languit trop, il a soin de l'activer et de l'entretenir par le même moyen. Lorsqu'elle est terminée (la combustion), la place est convertie en une eschare noire qui ne présente pas une grande solidité. Hurtrel enlève alors doucement, en raclant avec une feuille de sauge, tout ce qui peut se détacher sans produire un écoulement de sang; il saupoudre de nouveau avec le mélange de poudre et de soufre qu'il enflamme comme la première fois, et il répète le même procédé jusqu'à ce qu'il y ait lieu de croire les parties pénétrées d'une suffisante quantité de chaleur pour détruire entièrement tout ce qui serait susceptible de régénérer le crapaud. A cet égard on ne peut tracer aucune règle fixe; l'examen de la partie malade et l'habitude de cette méthode apprennent, beaucoup mieux que tout ce qu'on pourrait dire, à apprécier les rapports que l'on doit établir entre les effets que l'on veut produire et les moyens dont on se sert pour les obtenir. Une fois cette cautérisation parvenue au point où elle doit s'arrêter, Hurtrel remplit tout le vide de poix de Bourgogne, ou de poix résine, fondue et chaude, qu'il laisse refroidir sur place; après quoi, il applique l'étoupade et le fer. Il lève l'appareil au premier signe de suppuration, et il procède de la même manière, mais sans nouvelle combustion, aux pansements suivants, en y faisant entrer la poix jusqu'au moment où la plaie est vive et belle. Le digestif et ensuite l'onguent égyptiac suffisent pour terminer. La poix refroidie devient un corps solide qui, intimement uni à tous les points, quelque inégaux et raboteux qu'ils puissent être, de la surface avec laquelle on le met en contact immédiat, et maintenu par l'étoupade et les éclisses sous le fer, constitue le meilleur défensif, le meilleur moyen d'obtenir la compression la plus exacte et la plus uniforme.

Hurtrel assure que son procédé lui réussit le plus ordinairement; ce procédé a également réussi à Crépin, dans le cas dont nous avons parlé plus haut, où la méthode Janné, etc., avait échoué. Cependant Grognier a annoncé, dans le compte rendu des travaux de l'école de Lyon pendant l'année scolaire 1833-1834, que ce traitement a été employé *sans succès* sur plusieurs chevaux qui, pendant cette année scolaire, avaient été conduits dans les infirmeries de cette école pour y être traités du crapaud.

Jusqu'ici le procédé opératoire est toujours celui de Solleysel: il consiste, ainsi que nous l'avons dit, à ne faire que les délabrements strictement indispensables, à n'enlever que les portions de sole soulevées, et à n'extirper que les végétations privées de vie. On doit se rappeler que Girard blâme le procédé de Chabert, qui conseillait d'enlever les végétations jusqu'au fond de leurs racines, et de les poursuivre au besoin jusqu'à l'os du pied. Ce procédé serait cependant loin d'être aussi pernicieux que le prétend Girard, si l'on en croit Hurtrel et Renault. Ainsi, Hurtrel dit que sa méthode lui a parfaitement réussi dans un cas où le crapaud avait pénétré jusqu'à l'os du pied dont il avait causé la carie : circonstance qui l'avait obligé *à ratisser toute la portion cariée*, à panser la plaie avec des teintures spiritueuses (ce qui ne s'accorde guère avec l'emploi de la poix fondue, à moins que l'on n'ait fait marcher ces deux moyens de front, chose qui nous paraît impossible), et surtout à gouverner la plaie de telle façon que les tissus environnants ne recouvrissent point la partie osseuse du membre malade.

Renault, alors chef de service à l'école d'Alfort, a publié une série d'observations qui lui avaient été communiquées par son père et par Vatel. Toutes ces observations étaient relatives à des animaux atteints de crapauds avancés et qui tous avaient été guéris par le procédé de Chabert aidé de la cautérisation par les caustiques. Ce mode de traitement avait été employé pour ces animaux de prime-abord, ou après avoir essayé infructueusement le procédé opératoire de Solleysel préconisé par Girard.

Renault insiste sur la nécessité de la cautérisation, qui, dit-il, détermine la chute de toute la couche superficielle des parties malades *de l'os*, entraîne la destruction de tout ce qui peut rester de tissu réticulaire (altéré sans doute), et a en outre le précieux avantage de changer la nature de l'inflammation et de lui donner, dans le plus grand nombre des cas, un caractère plus favorable à la terminaison heureuse du mal. Cet auteur cite ensuite un cas recueilli, en 1827, aux infirmeries de l'école d'Alfort, et dans lequel, après avoir employé sans succès, pendant sept semaines, le procédé de Solleysel, on eut recours à l'opération *sans cautérisation*, ce qui n'amena qu'un mieux et non une guérison complète. Renault termine son mémoire en disant que, pour que l'opération, telle qu'il l'a décrite, présente quelques chances de succès, il faut : 1° Que le crapaud n'existe qu'à un pied ; 2° que les désordres se bornent au tissu réticulaire du pied et n'aient pas encore pénétré plus profondément ; 3° qu'elle ait été précédée de l'emploi des purgatifs et de l'application d'un ou deux sétons ; 4° que l'on ne craigne pas, en la pratiquant, d'exciser largement les tissus malades, et de cautériser suffisamment ceux qui leur donnaient naissance ; 5° que l'on réitère la cautérisation sur les points qui, aux pansements suivants, paraîtraient se reproduire avec un mauvais caractère.

Enfin, Prevost, de Genève, a adressé à la Société centrale d'agriculture, sur le traitement du crapaud, un mémoire qui a été couronné d'une médaille d'argent. La méthode de Prevost est loin d'être neuve ; elle ressemble en tous points à celle de Renault, par conséquent à celle de Chabert, et n'en diffère que par la nature du caustique et par la manière d'établir la compression sur la partie opérée. Prevost conseille de cautériser les tissus dégénérés avec le beurre d'antimoine, de recouvrir la plaie avec des étoupes imbibées d'une liqueur spiritueuse, et de maintenir le tout avec une plaque en fer dont le dessous, le côté correspondant au sol, est muni d'un morceau de bois d'un demi-pouce environ d'épaisseur, qui s'enchâsse librement entre les branches du fer. Voici comment sont faites, disposées et maintenues les pièces de l'appareil. Le fer à dessolure, attaché sous le pied par six clous seulement, a les branches un peu plus larges que celles du fer à dessolure ordinaire, afin de mieux fixer l'éclisse. Celle-ci consiste en une plaque de fer très-mince, ayant tout à fait la forme de la face inférieure du pied, sous lequel elle devra être appliquée, et, sur la face de cette plaque correspondante au sol, est fixé un morceau de bois d'épaisseur variable, et qui doit occuper et remplir, le mieux possible, tout l'espace qui existe entre les branches du fer. Ces deux pièces sont unies ensemble par quatre clous rivés ; à leur partie postérieure sont percés deux trous destinés à donner passage à un ruban de fil qui sert à faire plusieurs tours sur le sabot et à affermir le pansement.

Lorsque le crapaud a envahi une grande étendue de la face inférieure du pied, l'opération conseillée par Girard présente un inconvénient grave. Quand une certaine partie de la muraille est enlevée, l'application du fer peut en effet être difficile, quelquefois même impossible. Aussi, Vivier a-t-il modifié le procédé opératoire ancien, et au lieu d'abattre la paroi, il creuse entre elle et les lamelles podophylleuses, une tranchée plus ou moins profonde, suivant que le crapaud remonte plus ou moins haut vers le bourrelet. Il est surtout important de mettre à découvert tous les points altérés, d'aller jusqu'aux parties saines, car sans cette précaution, le mal s'étendrait rapidement. L'opération terminée, on applique un pansement compressif fait avec des étoupades sèches ou imprégnées de goudron. Le pansement doit, autant que possible, être renouvelé tous les deux jours, et alors on peut suivre la méthode classique ou la méthode Vivier. Le traitement classique veut que le pied soit toujours recouvert d'un pansement ; mais Vivier s'est aperçu qu'en agissant ainsi et en employant des topiques énergiques, on a produit assez souvent des eschares, ce qui l'a déterminé à n'appliquer qu'un seul pansement immédiatement après l'opération, afin d'arrêter l'hémorrhagie et à laisser ensuite à nu le pied malade. Plasse connaissait déjà cette modification du traitement du crapaud dont les avantages sont : une économie de temps pour l'opération et une guérison plus rapide de l'opéré. Nous conseillons donc d'employer la méthode Vivier qui est très-simple. Quarante-huit heures après l'opération on enlève le pansement et on constate que les parties malades sont recouvertes d'une pellicule plus ou moins épaisse, jaunâtre à la surface, grisâtre et très-molle à sa partie profonde. On doit enlever cette pellicule en la grattant avec une rénette ou un autre instrument mousse, et autant que possible sans faire de sang, sans déchirer les bourgeons charnus sous-jacents. On éponge ensuite le tissu malade et on applique sur lui l'agent thérapeutique que l'on a choisi. Quel topique faut-il préférer? Certains vétérinaires emploient l'acide azotique, d'autres préfèrent l'acide chlorhydrique, d'autres, à l'exemple de Vivier, vantent le caustique dont s'est servi cet opérateur, et qui est constitué par du sulfure d'antimoine dissous dans l'acide chlorhydrique. On peut encore le préparer plus simplement, en mélangeant le chlorure d'antimoine et l'acide chlorhydrique à parties égales. Un petit tampon d'étoupes, placé à l'extrémité d'une baguette, sert à appliquer le caustique qui doit agir sur tous les points malades, excepté toutefois sur les plaies, s'il en existe, car là il produirait facilement des eschares. Le topique Vivier n'est pas un spécifique du crapaud ; son action n'est pas plus puissante que celle des autres caustiques. Ce qui fait préférer un topique à un autre c'est l'habitude de son emploi. Quand la maladie est assez étendue, on peut adapter au fer une plaque métallique qui préserve les parties ramollies, le tissu sensible. Les malades peuvent travailler après deux ou trois pansements. On a remarqué que l'exercice favorise la guérison. Les praticiens qui préfèrent le traitement classique doivent, pour prévenir les eschares, employer des topiques moins énergiques que ceux dont il vient d'être question : la liqueur de Villate, les sulfates métalliques, les pyrogénés, le goudron, pourront être utilisés.

Le vétérinaire doit encore chercher à modifier l'organisme par une médication interne; nous conseillons l'acide arsénieux. On pourrait essayer aussi l'iodure de potassium.

CRAPAUDINE. C'est une maladie qui a son siége à la partie antérieure de la couronne du pied du cheval, et qui consiste en un ulcère de mauvais caractère, ou en une forte contusion avec plaie. On a donc confondu, sous ce nom, deux lésions très-différentes par leur nature, et qui ne se ressemblent que par leur siége.

—L'*ulcère* est moins commun que la plaie contuse, mais il est plus rebelle et plus difficile à guérir. Les *causes* sont peu connues; on dit qu'il peut survenir quand l'hiver a été froid, quand les animaux ont séjourné longtemps sur la glace, dans la neige, ou lorsqu'ils ont beaucoup travaillé dans la boue, dans l'eau, etc.

La maladie commence toujours par un épaississement de la peau, et par une démangeaison qui porte l'animal à se gratter avec l'autre pied, ce qui irrite davantage la peau et finit par l'entamer. Bientôt l'entamure prend l'aspect d'une plaie ulcéreuse, se couvre de chairs bousouflées, blafardes, qui laissent suinter un pus fétide et de mauvaise nature. Ce pus est quelquefois retenu dans la plaie, et devient par sa présence une nouvelle cause d'irritation. Par le progrès du mal, le sabot se sépare de la couronne et de l'os du pied, dans le point qui correspond à l'ulcère, la corne se dessèche et se fendille, le bourrelet se gonfle, l'ulcère aussi, et finit par être frappé de gangrène. Alors la plaie devient plus profonde, et s'étend jusqu'au tendon extenseur du pied, qui ne tarde pas lui-même à être frappé de nécrose, et par conséquent à être détruit près de son attache à l'os du pied. La nécrose du tendon s'étend à l'os et aux ligaments de l'articulation du pied avec la couronne. Cette articulation s'ouvre, laisse écouler l'espèce d'huile animale que nous avons déjà plusieurs fois désignée sous le nom de *synovie*, et celle-ci se mêle au pus qu'elle rend jaunâtre et filant.

Le mal, lorsqu'il est arrivé à ce point, est dans toute sa gravité et presque sans remède.

—Les symptômes et la marche de la *plaie contuse* sont à peu près semblables à ceux que nous venons de décrire. Cette plaie, plus commune aux pieds de derrière qu'à ceux de devant, est occasionnée soit par un coup de crampon en fer que l'animal se donne lorsqu'on le fait reculer, soit par un coup donné par un cheval voisin. En un mot, c'est une véritable *atteinte encornée*, mais qui, en raison du voisinage de l'os du pied, de l'articulation de celui-ci avec l'os de la couronne, et du tendon extenseur qui se trouve placé immédiatement sous la peau, est beaucoup plus dangereuse que les atteintes qui surviennent aux talons.

— La crapaudine est peu grave, la peau est à peine excoriée, la douleur est peu vive, la boiterie légère, et l'accident se dissipe de lui-même. Mais il arrive souvent que l'atteinte est plus grave ; alors la peau s'engorge, devient tendue, douloureuse, l'inflammation gagne les parties voisines, occasionne le gonflement de toute la couronne et du paturon, et la douleur est si vive, que l'animal ne peut appuyer son pied à terre. Bientôt la violence de l'inflammation donne lieu à la gangrène de la partie qui a été meurtrie ; celle-ci forme une eschare plus ou moins large qui se détache et tombe. Cette chute amène une amélioration sensible et la prompte cessation des douleurs, lorsque la peau seule a été mortifiée ; mais si le tendon a été attaqué, et s'il est frappé de nécrose, cette légère amélioration n'est que passagère, et est bientôt suivie de tous les accidents que nous avons signalés plus haut, c'est-à-dire de l'ouverture de l'articulation, de l'écoulement de la synovie, de l'altération de l'os du pied, de la séparation et du dessèchement de la portion du sabot qui correspond au mal, etc.

— Le *traitement* varie suivant la nature du mal et l'état de la plaie. On perdrait son temps à traiter l'*ulcère*, au début, par des cataplasmes adoucissants, des bains de pieds émollients et autres moyens analogues. La seule chose à faire consiste à changer le mode d'inflammation, et à lui donner des caractères plus favorables à la guérison. Si la superficie de la peau est seule entamée, on peut d'abord essayer une légère application de caustiques, tels que l'acide azotique ou l'acide chlorhydrique portés sur la plaie à l'aide d'un pinceau. Si ces moyens ne suffisent pas, il faut avoir recours à la cautérisation actuelle, c'est-à-dire au feu appliqué avec modération. Ce dernier moyen est préférable aux caustiques lorsque le mal est profond, car on est plus sûr d'en borner l'action et de ne pas attaquer les parties qui doivent être ménagées. Il faut avoir grand soin de ne pas attaquer le tendon extenseur du pied, facilement reconnaissable à sa couleur blanche nacrée ; si cependant ce tendon offrait quelques points nécrosés, il faudrait le détruire, d'abord avec l'instrument tranchant, ensuite avec le cautère chauffé à blanc. Si la carie se montre à l'os, il faut ruginer ce dernier, puis cautériser le point carié. Mais cette opération ne peut se faire avant d'avoir préalablement enlevé la partie antérieure de la muraille, enlèvement dont nous ferons connaître le manuel au mot Seime. Un bandage approprié, des pansements avec la teinture d'aloès ou même avec de l'égyptiac, lorsqu'il y a des chairs à ronger, une compression suffisante, un repos absolu, les saignées et la diète, si la douleur fait naître de la fièvre, sont des moyens auxiliaires dont il ne faut pas négliger l'emploi. Mais, il faut le dire, quand le mal a fait des progrès en profondeur, et a attaqué le tendon, l'os et l'articulation, les pansements les mieux faits, le traitement le mieux dirigé, échouent plus souvent qu'ils ne réussissent.

Quant à la plaie contuse, il est plus facile d'en obtenir la guérison. Les soins varient suivant l'ancienneté et l'état du mal. Si l'accident est récent, il faut se comporter comme dans le traitement des contusions récentes, c'est-à-dire employer des substances *restringentes* qui puissent s'opposer à l'abord du sang et au développement de l'inflammation. Les compresses d'eau vinaigrée, les cataplasmes de terre glaise et de suie de cheminée arrosés avec une dissolution de sulfate de fer, la pomme de terre râpée imbibée d'extrait de saturne et fréquemment renouvelée, conviennent parfaitement. Si l'inflammation se développe, on doit avoir recours aux bains de pieds dans la décoction de son ou de mauve, aux cataplasmes émollients faits avec la mauve, ou le son, ou la farine de lin, et même à la saignée générale et à la diète si la fièvre survient. Lorsque la peau meurtrie est frappée de gangrène, on panse la plaie avec des plumasseaux imbibés de teinture d'aloès et maintenus au moyen de quelques tours de bande. Si enfin le tendon et l'os sont mortifiés, et si l'articulation est ouverte, on se comporte comme nous l'avons dit en décrivant le traitement de l'ulcère. Mais, dans ce cas, il y a si peu d'espoir de guérison, qu'il vaut mieux livrer le cheval à l'équarrisseur que de s'exposer à un traitement long et infructueux et à des dépenses inutiles.

CREVASSES, Mules traversines. Entamures étroites, allongées, plus ou moins profondes, accompagnées de suintement d'une humeur fétide, et ayant leur siége à la partie postérieure du boulet et du paturon du cheval, dans le sens transversal. Les crevasses attaquent plus souvent les pieds de derrière que ceux de devant. Les chevaux y sont exposés quand ils travaillent sur des terrains rocailleux, quand ils marchent dans des boues âcres, ou lorsqu'ils demeurent au milieu des urines, sur des fumiers épais, surtout dans les écuries qu'on nettoie rarement. Les animaux dont les jambes sont grosses, chargées de poil, dont le tempérament est mou et lymphatique, paraissent plus exposés aux crevasses que les chevaux fins. Les crevasses accompagnent ou précèdent souvent les eaux aux jambes; elles peuvent encore être occasionnées par des enchevêtrures, des atteintes. (*Voy.* ces mots.) Mais elles offrent alors peu de gravité et cèdent facilement à de légers traitements.

Les crevasses surviennent souvent d'emblée; quelquefois elles sont précédées par une irritation de la peau du paturon, ou par un suintement d'une humeur de mauvaise nature. Bientôt, par suite des mouvements répétés de flexion et d'extension du pied, la peau de la partie postérieure du paturon se fendille en travers. Cette fente est d'abord peu profonde et n'intéresse que la superficie de la peau; mais la marche et le contact continuel de la boue, de la poussière, du fumier, etc., entretiennent et augmentent même l'irritation, donnent à la crevasse un aspect ulcéreux, occasionnent le gonflement de ses bords et ne tardent pas à déterminer la rupture complète de la peau. A cet accident se joint bientôt un écoulement d'une matière fétide, analogue à celle des eaux aux jambes. Cette matière agglutine les poils, en occasionne quelquefois la chute et devient elle-même une cause d'irritation qui peut à son tour déterminer la formation de nouvelles crevasses. Lorsque la peau est fendue dans toute son épaisseur, et même lorsque sa surface extérieure est seule attaquée, la douleur peut être assez vive pour faire boiter le cheval.

— Les crevasses sont des maladies peu graves par elles-mêmes, mais qu'il est quelquefois très-difficile de faire disparaître entièrement. Celles qui sont occasionnées par l'action des boues âcres des grandes villes résistent souvent avec opiniâtreté aux traitements les mieux dirigés; ou bien, si on parvient à les guérir, cette guérison n'est qu'apparente et le mal ne tarde pas à reparaître, surtout si le cheval est de nouveau soumis à l'action des causes qui avaient amené la formation des premières crevasses; voici cependant quelles sont les règles qui doivent diriger le praticien dans le traitement de ces affections.

L'animal atteint de crevasses superficielles ou profondes doit être soumis au repos le plus complet, afin d'éviter que les plaies s'écartent, se ferment et s'irritent à chaque mouvement du pied; il devra être placé dans une écurie sèche et bien nettoyée, car le contact du fumier, du crottin, de la boue imprégnée d'urine, devient une cause de persistance de l'accident. Ces précautions préliminaires étant prises, il faut examiner avec attention l'état des pieds malades. Si les crevasses ne sont pas complètes, si elles sont commençantes, et que la peau paraisse rouge et enflammée, l'emploi des adoucissants, tels que des bains tièdes, des cataplasmes émollients, des onctions d'onguent populéum pourront en amener la guérison; mais il ne faut pas trop insister sur ce moyen, qui a quelquefois pour résultat de faire passer les crevasses à l'état chronique. Il est bon, quand on a obtenu du mieux à l'aide des adoucissants, de faire suivre leur emploi de l'application de pansements à la glycérine iodée. Des lotions avec la teinture d'aloès, ou une dissolution faible de sulfate de cuivre dans de l'eau vinaigrée, réussissent le plus souvent à achever la guérison.

A la suite des crevasses, on observe assez fréquemment une induration de la région; on doit alors avoir recours à des frictions de pommade mercurielle simple ou double. Enfin, au voisinage des crevasses, on observe quelquefois un suintement abondant, et les poils de la couronne et du paturon réunis en paquets; il faut dans ce cas craindre les eaux aux jambes et agir avec des astringents énergiques. (*Voyez* Eaux aux jambes.)

CRINON. (*Voy*. Vers.)

CROISEMENT DES RACES. (*Voy*. Races.)

CROISSANT. On donne ce nom à une saillie demi-circulaire de la sole du cheval, occasionnée par la déviation en bas de la partie antérieure de l'os du pied, à la suite de la maladie que l'on nomme *fourbure*. Quand nous aurons décrit cette dernière maladie, on comprendra mieux qu'on ne le pourrait maintenant le mécanisme de cette déviation, et le traitement à lui opposer. (*Voy*. Fourbure.)

CROUP. L'air qui sert à la respiration parcourt, avant d'arriver aux poumons, un long canal composé lui-même de plusieurs parties différentes par leur situation, leurs formes, leur structure et leurs usages. Le commencement de ce canal est formé par les cavités du nez, qui, outre leur usage comme conduit aérien, sont encore le siége de l'odorat. Après les cavités nasales vient un organe situé au niveau de la gorge, composé de plusieurs pièces cartilagineuses, mobiles les unes sur les autres, et formant par leur réunion une cavité dans laquelle se module la voix : c'est le *larynx*. Après celui-ci, l'air parcourt un long conduit situé le long de la partie antérieure de l'encolure, et formé par la réunion d'une grande quantité d'anneaux cartilagineux. A son arrivée aux poumons, ce conduit, que l'on nomme *trachée-artère*, se divise, à la manière d'un arbre, en conduits secondaires très-ramifiés, de plus en plus petits, et destinés à répandre l'air dans toutes les parties du poumon. C'est à l'ensemble de ces conduits ramifiés que l'on donne le nom de *bronches*. Toutes ces parties sont tapissées, depuis l'ouverture des narines jusqu'à l'extrémité des bronches, par une *membrane muqueuse* dont la structure et l'aspect varient un peu dans les différents points de son étendue. Qu'une portion de cette membrane soit enflammée, il en résulte une maladie qui peut être un *coryza*, ou une *angine laryngée*, ou une *bronchite*, suivant que l'inflammation attaque la partie qui correspond aux cavités nasales, ou au larynx, ou aux bronches. Nous avons déjà décrit ces trois affections. Maintenant que l'inflammation, au lieu d'être *simple* comme dans les trois maladies que nous venons de nommer, s'accompagne de l'exsudation à la surface de la membrane muqueuse d'un liquide épais, analogue à du blanc d'œuf, pouvant, comme cette substance, se prendre en masse, et former, par sa coagulation, des espèces de pellicules plus ou moins épaisses, abondantes et étendues, et l'inflammation prendra le nom de *croup ;* les pellicules seront elles-mêmes désignées sous la dénomination de *fausses membranes*.

Ici, c'est donc la *nature de l'inflammation* et la concomitance de la formation des fausses membranes qui caractérisent la maladie. Ceci posé, nous allons nous étayer, dans les détails qui vont suivre, sur une excellente monographie du croup que Delafond, alors chef de service à Alfort, a publiée dans le *Recueil de Médecine vétérinaire*.

Si nous considérons l'inflammation *croupale* sous le rapport de son siége, nous voyons qu'elle peut se borner à la muqueuse du larynx et à celle du commencement de la trachée, ou bien s'étendre de ces endroits jusque dans les bronches; nous voyons qu'elle peut aussi se compliquer de l'inflammation du tissu du poumon ou de la membrane muqueuse de l'arrière-bouche (pharynx). L'inflammation croupale de la muqueuse du larynx et du commencement de la trachée recevra, d'après Vatel et Delafond, les noms de *croup simple*, *angine croupale*, *laryngite croupale*. Si l'inflammation s'étend du larynx et de la trachée aux bronches, la maladie reçoit les noms de *croup bronchique* ou *laryngo-bronchite croupale ;* celle-ci peut être *simple* ou *compliquée* de l'inflammation du poumon.

— Les *causes* de ces maladies ne sont pas encore bien connues ; parmi elles, on range les suppressions brusques de la transpiration de la peau ; le parcage de

nuit dans les pâturages humides et au commencement du printemps, et l'introduction de corps étrangers solides ou liquides dans le larynx et les bronches. Le
croup peut attaquer les animaux de tous les âges ; mais les jeunes y paraissent
plus exposés que les vieux. C'est au reste une maladie assez rare chez les animaux.

— *Symptômes caractéristiques du croup simple.* Une toux légère, un peu de tristesse
et de diminution de l'appétit, sont peut-être les signes précurseurs de ce croup.
Mais bientôt une série de symptômes alarmants se montre tout à coup. Une toux
forte, convulsive, quinteuse, quelquefois avortée, se fait entendre. La région de la
gorge, et le larynx par conséquent, sont excessivement sensibles, et la moindre
pression qu'on y exerce détermine la toux. La respiration devient difficile, les
naseaux se dilatent, la bouche demeure béante chez les bêtes à cornes qui peuvent
respirer par cette ouverture. La langue sort de cette cavité et est bientôt recouverte d'une salive filante et écumeuse ; un sifflement, accompagné d'un gargouillement qui a lieu au larynx et au commencement de la trachée, indique la présence des fausses membranes dans cette partie. Ce bruit particulier est désigné
sous les noms de *sifflement laryngo-trachéal*, de *râle croupal*, de *cornage*. L'artère où
l'on explore le pouls (artère glosso-faciale) est roulante, tendue, et le pouls se
montre toujours petit, serré, très-accéléré. Ces différents phénomènes, qui indiquent la gêne de la respiration, le malaise et l'anxiété qu'éprouve l'animal, sont
encore accompagnés de la plénitude des veines superficielles, du gonflement de
la gorge qui se recouvre de sueur, après quoi l'inflammation se termine par l'expulsion de la fausse membrane, ou par l'asphyxie.

L'expulsion de la fausse membrane a ordinairement lieu dans un accès de toux.
La facilité de la respiration, la diminution de la fréquence du pouls, la disparition
de l'anxiété, suivent immédiatement cette expulsion, qui amène une prompte guérison : cinq ou six jours après, l'animal peut être remis à son travail. Les lambeaux des fausses membranes sortent par les naseaux chez les chevaux, et en
même temps par la bouche chez les bêtes à cornes ; elles sont roulées sur elles-
mêmes et variables tant en largeur qu'en épaisseur. Elles sont d'un blanc jaunâtre, formées de lames superposées qui se séparent et se déchirent facilement ;
leurs bords sont filandreux et comme découpés ; leur face adhérente est parsemée
de stries de sang ; leur face libre n'offre rien de remarquable. La terminaison
par l'asphyxie, ou la suffocation, reconnaît pour cause la difficulté qu'éprouve
l'air à se frayer un passage à travers le larynx pour arriver aux poumons.

— *Symptômes du croup bronchique simple.* Outre les symptômes que nous venons de
décrire et qui appartiennent au croup simple, le croup bronchique se reconnaît
par l'*auscultation* (*Voy.* ce mot) du conduit aérien. Au larynx se fait entendre le
râle croupal, accompagné d'un gargouillement particulier dans quelques points de
l'étendue de la trachée. En appliquant l'oreille à la partie inférieure de l'encolure,
près du poitrail, on entend dans les bronches un *râle muqueux* particulier, occasionné par le passage de l'air au milieu des liquides qui se trouvent dans les bronches. L'examen de la poitrine fait reconnaître une *respiration grave* au début, et
peu distincte quand les fausses membranes obstruent en partie les tuyaux bronchiques. La gêne de la respiration donne lieu à une accumulation de sang dans
les poumons, ou, pour parler le langage de la science, à un *engouement pulmonaire*
qui est annoncé par l'anéantissement presque complet du *bruit respiratoire* dans
une partie ou dans toute l'étendue du poumon. (Pour l'explication de tous ces
termes, *voyez* AUSCULTATION.) La marche de ce croup est rapide, la suffocation se
manifeste de trente à quarante-huit heures après le début, et les malades vivent
rarement au delà du troisième jour.

Il y a quatre choses à faire dans le *traitement* du croup : 1° Faire avorter l'inflammation s'il est possible ; 2° faciliter la respiration ; 3° aider la séparation de
la fausse membrane ; 4° faire opérer son expulsion.

— *Traitement du croup simple.* On doit, d'après Delafond, débuter par de fortes
saignées au cou. Après leur emploi, on voit la respiration devenir plus facile et
moins fréquente, la plénitude des veines superficielles diminuer, l'artère devenir

plus souple, et le pouls perdre de sa dureté et de sa vitesse. Elles doivent être répétées de quatre en quatre heures, si la respiration reste toujours difficile, et si le pouls est petit et serré; les gargarismes faits avec l'eau tiède miellée et vinaigrée, portés dans le fond de la gorge avec une seringue à longue canule, ou un bâton muni d'une éponge à l'une de ses extrémités, les vapeurs d'eau bouillante dirigées dans les naseaux, les applications d'onguent populéum autour de la gorge, que l'on recouvre ensuite d'une peau de mouton ou de tissus de laine, deviennent ici de puissants auxiliaires. A ces moyens on peut joindre, si cela paraît nécessaire, des lavements faits avec une dissolution de sel de cuisine et même avec une décoction de tabac. Si, malgré l'emploi de ce traitement, la difficulté de la respiration persiste, il faut recourir à la *trachéotomie* (*Voy.* ce mot), qui facilite la respiration et fait cesser les symptômes effrayants de la suffocation. L'ouverture qui doit procurer un passage artificiel à l'air doit être faite à peu près au milieu de la longueur extérieure de la trachée; plus haut, l'air froid, qui pénétrerait dans le larynx, pourrait augmenter l'inflammation; plus bas, la même cause pourrait déterminer la bronchite. Sur les bêtes à cornes, cette opération, moins facile à exécuter que chez le cheval, se pratique sur le côté de la trachée. Du reste on devra, malgré l'emploi de la trachéotomie, insister jusqu'à la fin de la maladie sur le traitement que nous venons d'indiquer.

Alibran assure avoir traité et guéri dans la Calabre, lors de la campagne d'Italie, en insufflant dans l'arrière-bouche et dans le larynx un mélange à parties égales de calomel et de quinquina, une grande quantité de chevaux affectés du croup. Ce procédé n'est pas à rejeter. On pourrait aussi, d'après Bretonneau, insuffler seulement le calomel réduit en poudre impalpable, dans le larynx et la trachée, après avoir fait la trachéotomie. L'oxymel scillitique, les sulfures d'antimoine, le calomel, sont donnés à l'intérieur. Ces médicaments, exerçant une action toute spéciale sur les bronches, peuvent favoriser la séparation de la fausse membrane, dont on peut quelquefois obtenir l'expulsion en exerçant, sur l'origine supérieure de la trachée, une pression asssz forte pour produire la toux.

— *Traitement du croup bronchique.* Ici le succès du traitement est plus chanceux. Delafond conseille l'emploi des saignées larges, répétées, et des révulsifs; il ajoute que la trachéotomie est inutile et même nuisible, attendu, dit-il, qu'elle se trouve être pratiquée au milieu et en deçà du siége de la maladie; enfin, il se borne à conseiller l'insufflation de la poudre de mercure doux dans la trachée et les bronches. (Comment est-il possible d'insuffler une poudre dans les bronches sans avoir pratiqué la trachéotomie?)

Nous avouons que nous ne pouvons partager l'avis de notre habile et laborieux maître. La médecine vétérinaire est encore bien jeune; elle peut sans honte faire des emprunts à la médecine humaine, sa sœur aînée ou plutôt sa mère. Or ici, plus que jamais il y a un utile emprunt à faire. Les recherches du docteur Trousseau ont prouvé de la manière la plus évidente : 1° Que les saignées, lorsqu'elles n'avaient pas pour résultat de faire avorter l'inflammation croupale, aggravaient l'état du malade, et rendaient le plus souvent inutiles des moyens de traitement qui réussissent très-fréquemment quand on s'est abstenu de saigner. Or, si l'inflammation croupale des animaux est, comme nous le croyons, identique à l'inflammation croupale de l'espèce humaine, nous devons en tirer cette conclusion que les larges saignées, qui sont conseillées par Delafond, doivent entraver la marche heureuse de la maladie et enlever les chances de guérison. 2° Trousseau a encore prouvé, par une statistique pleine de bonne foi, que la trachéotomie, employée chez l'homme *au début du croup*, et alors que les malades n'étaient pas encore affaiblis ni par les *saignées*, ni par l'usage des *mercuriaux*, facilitait singulièrement les traitements ultérieurs. Si cette opération peut être suivie de succès chez l'homme, où elle est si difficile et si dangereuse en raison de la brièveté et de la profondeur de la trachée, que peut-on craindre chez les animaux, où elle se pratique si facilement qu'on peut presque la considérer comme l'une des opérations les plus simples de la chirurgie vétérinaire? Est-ce parce que la trachée est alors le siége d'une inflammation spéciale qu'il faut s'abstenir d'opérer? Mais cette opération peut-elle aggraver l'inflammation, et ne vaut-il pas mieux *risquer* quelque chose que de laisser périr un animal qui, de l'aveu de Delafond, est dans un état presque désespéré? Il est certain que la trachéotomie seule serait insuffisante, car les fausses membranes obstruant les bronches, la respiration ne peut être rendue facile qu'après en avoir obtenu l'expulsion, et c'est justement ce résultat que la trachéotomie permet d'obtenir. Il faut, pour cela, à l'exemple de ce qui a été pratiqué avec succès par Bretonneau et Trousseau, commencer par *nettoyer la trachée et les bronches*. Quand, après la trachéotomie, des efforts de toux amènent une fausse membrane près de l'ouverture pratiquée à la trachée, il faut la saisir avec une pince et la tirer doucement, de peur de la rompre ; mais, le plus souvent, ces fausses membranes adhèrent fortement à la membrane muqueuse ; il faut alors les enlever à l'aide des *écouvillons*. On peut en fabriquer, pour les grands animaux, avec un de ces petits joncs très-flexibles dont on se sert pour battre les habits, ou avec une longue baleine bien souple et bien unie, à l'extrémité de laquelle on fixe solidement un petit morceau d'éponge fine. Cet écouvillon doit être enfoncé dans les bronches en lui faisant exécuter un mouvement de rotation. Chaque écouvillonnement ne doit durer que deux ou trois secondes ; mais l'instrument doit être réintroduit dix, vingt, trente ou quarante fois de suite, jusqu'à ce que l'on ait emporté les mucosités ou les fausses membranes que l'on entend bruire dans la trachée. Cet écouvillonnement, que l'on doit faire précéder de l'injection d'un peu d'eau tiède, provoque une toux très-fatigante ; mais, malgré cela, il faut continuer et chercher à tout prix à obtenir l'expulsion des fausses membranes. En un mot, dit Trousseau, *à la lettre, il faut* RAMONER *la trachée et les bronches*.

Lorsque celles-ci sont bien nettoyées, on procède à *la cautérisation* de leur surface interne, afin de changer la nature de l'inflammation croupale. Les insufflations de calomel proposées par Delafond agissent uniquement comme moyen *mécanique* propre à provoquer la toux, et ne peuvent avoir aucune influence *chimique* sur les parties où le calomel se trouve porté. Ces insufflations sont donc insuffisantes. On a successivement préconisé l'alun, l'acide chlorhydrique, et enfin, dans ces derniers temps, le nitrate d'argent qui est maintenant considéré comme le caustique le plus apte à empêcher la formation des fausses membranes et à détruire celles qui sont formées. Certes cette cautérisation paraît hardie au premier abord ; mais les succès que l'on a obtenus avec son aide sont maintenant si nombreux que l'on ne peut plus douter de ses bons effets. Elle peut avoir lieu de deux manières, 1° par *attouchement*, 2° par *instillation*. La première se fait en imbibant un écouvillon d'éponge avec une liqueur caustique composée de dix-huit grains de nitrate d'argent pour un gros d'eau distillée, et en le portant à plusieurs reprises sur tous les points de la membrane muqueuse que l'on peut atteindre. Cette cautérisation doit être répétée plusieurs fois dans les premiers jours. La liqueur destinée à la cautérisation par instillation n'est composée que de trente-deux grains de nitrate d'argent pour une once d'eau distillée. Pour les grands animaux on peut en emplir un petit tube de sureau, de la capacité d'une petite seringue à injections, et le verser dans la trachée en profitant autant que possible d'un mouvement d'inspiration. Immédiatement après il faut instiller de l'eau, et écouvillonner *vigoureusement*, jusqu'à ce que les canaux aériens soient bien nettoyés. Cette cautérisation doit être répétée au moins six fois le premier et le deuxième jour, trois fois le troisième, et une fois le quatrième.

Un autre précepte, sur lequel Bretonneau et Trousseau insistent encore, c'est d'employer des tubes à trachéotomie dont le diamètre soit égal à celui de l'ouverture du larynx, et de ne fermer l'ouverture faite à la trachée que petit à petit, et lorsque les symptômes de l'inflammation croupale ont entièrement disparu dans toute la longueur du conduit aérien.

Il y aurait encore bien des détails à donner sur ce procédé ; mais n'oublions pas qu'il n'a pas encore été essayé en médecine vétérinaire, et qu'il doit nous suffire d'appeler l'attention des praticiens sur ce moyen qui, employé sans timidité, devra, nous en avons le bon espoir, réussir aussi bien chez les animaux que sur l'espèce humaine.

CYSTITE, Catarrhe vésical. Inflammation de la vessie, maladie assez rare chez les animaux.

Les *causes* de cette maladie sont la présence des calculs (*Voy.* ce mot), le séjour trop longtemps prolongé de l'urine dans la vessie, effet de la négligence des conducteurs, qui ne laissent point aux chevaux la liberté de s'arrêter pour uriner; les secousses que produisent les efforts violents pour traîner les fardeaux, surtout quand la vessie se trouve pleine; l'abus des médicaments diurétiques; l'administration à l'intérieur des cantharides et des substances auxquelles on suppose la propriété de produire le développement des chaleurs; l'application de larges vésicatoires sur les fesses, la poitrine, etc.; les coups violents sur la région de la vessie; les arrêts de transpiration; l'exposition au froid humide, surtout lorsque les animaux ont chaud, etc.

— Les *symptômes* de la cystite sont l'anxiété, l'agitation, le trépignement des membres postérieurs, les fréquentes envies d'uriner. Les animaux se campent pour évacuer l'urine et se livrent à des efforts souvent inutiles. L'urine est tantôt claire, plus souvent trouble et rougeâtre; elle s'échappe par jets, et avec une grande difficulté; il y a même quelquefois pissement de sang. L'animal a la peau sèche et chaude; il regarde ses flancs, agite sa queue, et se livre à des mouvements qui font supposer l'existence de coliques. En le fouillant, on trouve une chaleur très-grande dans le rectum; si pendant que l'on a le bras dans le rectum, on comprime inférieurement sur la vessie, on détermine de grandes douleurs qui se manifestent par l'agitation et les mouvements. On trouve souvent la vessie pleine; alors la compression, exercée d'une manière graduée à sa surface, produit la sortie de l'urine, à moins qu'un calcul ne soit engagé dans le col de la vessie et ne s'oppose à l'action d'uriner. Cette dernière circonstance rend presque toujours la maladie mortelle en augmentant la force de l'inflammation. Les coliques sont d'autant plus fortes que la maladie est plus grave et plus étendue. Pour bien distinguer ces coliques de celles qui résultent d'un état maladif de l'intestin, il faut bien faire attention à l'attitude dans laquelle se place le malade. Dans les coliques ordinaires, il n'est pas rare de voir l'animal, le cheval particulièrement, s'allonger et écarter les quatre membres; mais il s'étend seulement, et les membres postérieurs ne sont jamais à demi fléchis, comme cela a lieu quand l'animal veut uriner; en outre, dans ce dernier cas, toute l'épine est voûtée en haut, et le bassin se trouve porté en avant.

Si le traitement que l'on met en usage parvient à calmer la force de l'inflammation, on voit tous les symptômes diminuer d'intensité. Ainsi les douleurs cessent, l'animal commence à rendre l'urine avec moins de difficulté et de souffrance; puis il l'expulse plus abondamment; ce liquide revient peu à peu à son état naturel, les coliques disparaissent, le pouls, qui était dur, fréquent et concentré, redevient souple, et la guérison ne tarde pas à s'opérer.

Quelquefois il y a impossibilité absolue de la sortie des urines. Mais ce liquide continuant à être apporté dans la vessie, celle-ci se distend de plus en plus, s'étend, s'amincit, et peut enfin se rompre ou être frappée de paralysie. Le premier effet de la rupture est de produire un soulagement momentané. Mais l'urine, en se répandant dans la cavité du ventre, ne tarde pas à produire l'inflammation de toutes les parties qui y sont contenues, et à déterminer des coliques très-violentes, à la suite desquelles surviennent des convulsions qui emportent le malade. La paralysie produit aussi un mieux trompeur qui est toujours d'un mauvais augure, car il ne tarde pas à être suivi de la mort. La cystite peut encore se terminer par la gangrène; cette funeste terminaison, qui est annoncée par la cessation des coliques, la couleur noirâtre et l'odeur fétide des urines, est toujours la suite d'une inflammation très-violente qui ne s'observe guère qu'après une rétention d'urine subsistant depuis plusieurs jours.

—La cystite étant une inflammation franche, son *traitement* doit aussi être franchement et énergiquement *antiphlogistique*. Dans le commencement de la maladie, on fera des saignées légères et répétées ; on donnera des lavements adoucissants ; on administrera des breuvages composés avec la décoction miellée de graine de lin, ou avec la solution de gomme arabique. On dirigera sous le ventre des vapeurs d'eau bouillante ; on appliquera sur les reins un sachet contenant du son et de la farine de lin bouillis que l'on arrosera fréquemment avec de l'eau tiède. On se gardera surtout de l'usage du sel de nitre, et de toutes les substances dites *diurétiques*, dont l'effet est de produire une plus abondante formation d'urine. Plus les signes de l'inflammation sont violents, et plus il faudra insister sur les premiers moyens, et surtout sur les saignées, si le sujet est jeune, sanguin et vigoureux. Il importe surtout de s'assurer de bonne heure de l'état de la vessie. Pour cela, on enfonce un bras huilé dans le rectum, que l'on commence par vider avec la main des excréments qu'il peut contenir. Puis l'on cherche la vessie, qui se trouve immédiatement au-dessous du rectum. Si la vessie est à peu près vide, on la sent difficilement ; si, au contraire, elle est seulement à demi pleine, on trouve sous la main un corps arrondi, dans l'intérieur duquel on reconnaît facilement la présence d'un liquide. Alors on cherche à la vider en exerçant sur elle, avec toute la surface de la main, une douce pression dirigée du fond vers le col, c'est-à-dire dans le sens d'une ligne qui va de la tête à la queue. Lorsque la vessie est remplie à l'excès, elle se trouve portée fort en avant dans la cavité du ventre, hors du bassin. On doit alors chercher à la ramener en arrière pour faire évacuer une partie de l'urine par des pressions analogues à celles dont nous venons de parler. Il est assez rare qu'on ne parvienne pas à faire sortir le liquide qui distend la vessie, à moins que l'inflammation n'existe au col, ou qu'elle ne soit due à la présence d'un calcul, circonstance qui nécessiterait, pour les mâles, l'opération de la *cystotomie*. (*Voy.* ce mot.)

Si les différents moyens que nous venons de faire connaître amènent un mieux bien prononcé dans l'état du malade, on peut, vers la fin de la maladie, rendre le régime et le traitement légèrement toniques en administrant quelques breuvages d'infusions amères (gentiane, absinthe, sauge, etc.), et faisant un choix de bons aliments dans une proportion convenable, mais toujours en petite quantité à la fois, surtout au commencement. Un exercice modéré ou un travail léger, des frictions sèches sur tout le corps avec le bouchon de paille, sont des moyens auxiliaires dont il ne faut pas négliger l'emploi.

— Jusqu'ici nous n'avons pas parlé de la cystite qui est particulière aux bêtes à laine, et qui paraît occasionnée chez elles par la dépaissance des genêts d'Espagne ; nous en parlerons à l'article GENESTADE, qui est le nom sous lequel on connaît cette maladie dans le midi de la France, où elle est le plus commune.

CYSTOTOMIE, LITHOTOMIE, OPÉRATION DE LA TAILLE. Ces différents noms sont employés pour désigner l'opération par laquelle on extrait de la cavité de la vessie les calculs qu'elle contient. Plusieurs procédés ont été proposés pour cette opération ; nous allons décrire les deux principaux, ceux de Fromage de Feugré et de Girard.

1° *Procédé de Fromage de Feugré.* Les instruments nécessaires sont un cathéter, un bistouri, un cystotome caché et des tenettes.

Le *cathéter* est une espèce de longue sonde cannelée qui sert à dilater l'urèthre, dont il représente la longueur et les contours. Afin de donner au cathéter la forme qu'il doit avoir, pour le cheval par exemple, on prend un fil de fer long de deux pieds et demi, on le fait tenir par un aide sous le ventre de l'animal, on en porte le bout postérieur entre les cuisses, on le remonte près de l'anus, et on le coude de manière à lui faire conserver l'espèce de courbure qui se trouve depuis les bourses jusqu'à un pouce environ au-dessous de l'anus ; alors on fait une espèce de poignée en forme d'anse à son extrémité, et le modèle est terminé. On prend ensuite une baguette de quatre lignes de diamètre, longue comme le fil de fer disposé pour modèle ; on la courbe et on y fait également une anse ; puis on pratique à l'extrémité opposée, sur la convexité de la courbure, une cannelure longue de quatre pouces, large et profonde, dans laquelle doit seulement glisser une sonde cannelée.

Le *cystotome caché*, modifié par Baruel, consiste en une lame épaisse de deux lignes, large de cinq, tranchante d'un côté et d'un bout, dans une longueur de trois pouces ; l'autre bout se termine en anneau. Elle est logée entre deux autres lames de fer mi-plates, non tranchantes, réunies au delà du bout de la lame, où elles se terminent en une pointe mousse et aplatie. Le bout opposé est un anneau qui est en rapport avec l'anneau de l'autre branche. On saisit le cystotome par ces deux anneaux, comme on prend une paire de ciseaux. L'un de ces anneaux est de forme ovale, et assez allongé pour y passer trois doigts. À un pied du bout mousse est le point où les deux pièces sont assemblées par un clou à vis. Les branches ont, entre les deux anneaux, un écartement de sept lignes qui va en diminuant jusqu'au clou. La partie que l'on introduit dans l'urèthre et dans la vessie est droite et polie. Trois doigts étant placés dans l'un des anneaux, et le pouce dans l'autre, en rapprochant le pouce sur les doigts le tranchant sort de sa place. Une vis traversant une des branches, à un point également distant de l'anneau et du clou, et s'appuyant sur l'autre, règle le degré d'ouverture de la lame, et par conséquent la grandeur de l'incision, selon la grosseur présumée du calcul.

— Les *tenettes* sont des espèces de pinces, dont les mords ont la forme de petites cuillers allongées. Leurs branches étroites, et aplaties en sens contraire des mords, sont terminées chacune par un anneau. Il y a des tenettes de diverses façons ; les plus commodes, suivant Fromage de Feugré, sont celles dont les branches sont appliquées l'une sur l'autre, et assemblées sans charnière ni entailles, par une simple vis placée à cinq ou six pouces du bout du mords, et dont les branches croisent l'une sur l'autre près des anneaux, de manière que la branche du mords gauche recouvrant l'autre branche, ayant son anneau à droite, forme un coude de quinze à dix-huit lignes à un pouce de l'anneau. L'autre branche est coudée à l'opposé ; chacune des branches est droite depuis le coude, où elles s'écartent, jusqu'à la vis où elles se recouvrent l'une l'autre ; la longueur totale de l'instrument est de quinze à dix-sept pouces.

Pour faire l'opération, dit Fromage de Feugré, le cheval étant fixé debout, ou abattu sans secousses et couché sur le dos, les membres postérieurs attirés vers la tête, ou étant simplement assujettis sur le côté, comme pour la castration, l'opérateur frotte d'huile le cathéter ou la sonde, et l'introduit dans le canal de l'urèthre jusqu'à son contour postérieur ; puis il l'abandonne à son aide, qui le tient fixe dans cette position. L'opérateur se place en arrière de la croupe du cheval, dont un troisième aide assujettit la queue ; puis, prenant lui-même le bistouri, il le plonge dans l'urèthre au milieu du raphé, à trois travers de doigt au-dessous de l'anus, dans la cannelure du cathéter : ayant ainsi fait l'incision, il l'agrandit au point de lui donner une longueur de deux ou trois travers de doigt au plus, et de diviser également la peau, ainsi que toutes les parties molles qui recouvrent l'urèthre. Il glisse ensuite le bout du cystotome dans la cannelure du cathéter, fait pénétrer celui-là dans l'urèthre et retire celui-ci ; il enfonce ensuite le cystotome dans la vessie. On est dans la vraie route, si l'on ne trouve pas de résistance, et la sortie des urines avertit qu'on y a pénétré. On touche la pierre avec le cystotome ; puis le tranchant de la lame étant tourné vers le rectum, et l'instrument étant tenu parallèlement à l'épine, on ouvre le cystotome au degré convenable, on le retire lentement, horizontalement, et en faisant de légers mouvements de dessus en dessous, pour couper seulement le col de la vessie. En ne changeant pas de direction, on évite d'atteindre les côtés de la vessie, le rectum, on est moins exposé aux hémorrhagies, et l'on coupe le col de la vessie et l'urèthre seulement dans leur paroi supérieure. On introduit dans la vessie une sonde droite assez longue ; elle sert à guider les tenettes qui l'embrassent entre leurs mords ; puis on retire la sonde ; on reconnait la plus petite dimension de la pierre pour la saisir dans son petit axe et à plat ; on ouvre la tenette chargée de la pierre, dont on distingue la grosseur par l'écartement des anneaux, ce qui fait juger si l'ouverture est suffisante ; ensuite on fait faire un demi-tour à la tenette, pour avoir la certitude que les parois de la vessie ne sont pas pincées, et on retire la pierre doucement, en ne la serrant pas trop de peur de la casser, et en balançant la tenette de devant en arrière et de dessus en dessous. Le calcul étant retiré, on sonde de nouveau, afin de savoir s'il n'y a pas d'autres calculs, qu'on extrairait aussitôt. S'il survient une hémorrhagie pendant l'opération, il faut y remédier en enfonçant dans la plaie une lame de plomb roulée en cylindre et entourée d'amadou ou simplement d'étoupes ; on tamponne à l'entour avec des bourdonnets. Ceux qu'on introduit au fond doivent être embrassés par un fil double qu'on noue ensuite sur d'autres bourdonnets au dehors de la plaie ; ils se soutiennent ainsi l'un l'autre, et on retire facilement ceux qui sont profonds. Les urines, les caillots de sang et le pus sortent par le canal du cylindre de plomb. Il n'est pas nécessaire d'appliquer d'appareil. L'eau blanche à discrétion doit au commencement composer toute la nourriture ; les pansements sont ceux d'une plaie simple. Les bords de la plaie se gonflent le troisième ou le quatrième jour, et rendent moins libre l'écoulement des urines ; mais quand la suppuration est établie, elles coulent de nouveau par la plaie jusque vers le vingtième jour, où la cicatrisation s'avance.

— 2° *Procédé de Girard.* Afin de prévenir les accidents occasionnés par l'introduction du cathéter dans le canal de l'urèthre, manœuvre non-seulement longue et difficile, mais souvent dangereuse, Girard a proposé de remplacer cet instrument au moyen d'injections d'eau tiède par l'orifice inférieur du canal de l'urèthre. Il a en outre démontré, par de savantes considérations anatomiques, que l'incision latérale et oblique entraîne moins souvent des hémorrhagies et des accidents de natures diverses que l'incision médiane proposée par Fromage de Feugré. Ce procédé s'exécute avec un bistouri droit et à lame longue, une sonde cannelée et des tenettes courbes sur le côté des cuillers. Il est préférable d'opérer l'animal debout, après lui avoir placé aux pieds de derrière deux entravons fixés à un lacs que l'on vient passer entre les membres de devant, et attacher par dessus l'encolure. Il faut ensuite procéder aux injections d'eau tiède. Pour cela, on introduit la main dans le fourreau, on saisit la tête de la verge, que l'on tire doucement au dehors ; on la fait tenir dans cette position par un aide ; on introduit dans le canal de l'urèthre la canule de la seringue préalablement remplie d'eau tiède, en ordonnant à l'aide de serrer modérément la portion du membre dans laquelle elle se trouve engagée ; on fait jouer le piston et on injecte alors le canal. Celui-ci étant suffisamment gonflé, et la queue du cheval étant maintenue pliée sur le côté droit de la croupe, l'opérateur s'arme du bistouri, avec lequel il fait une incision de haut en bas, de la longueur d'un pouce et demi à deux pouces, sur l'un des côtés du contour de l'urèthre, à trois travers de doigt environ au-dessous de l'anus ; il plonge ensuite la pointe de l'instrument dans le conduit dilaté par l'eau, et y fait une petite ouverture, à la faveur de laquelle il introduit la sonde, qu'il pousse immédiatement jusque dans la vessie. Faisant après glisser le dos de l'instrument tranchant dans la cannelure, il divise l'urèthre et exécute en deux temps la section du col de la vessie, d'abord en poussant le bistouri d'arrière en avant, puis en le retirant au dehors et en arrière. Après avoir frayé un passage assez grand pour la sortie du corps étranger, l'opérateur prend des tenettes, les introduit dans la vessie, et charge la pierre suivant son petit axe, ce dont il s'assure avec la main introduite dans le rectum. La pierre bien saisie, il l'amène doucement au dehors, en faisant de légers mouvements latéraux, afin de vaincre plus aisément les difficultés du passage, et d'éviter autant que possible les tiraillements et les déchirements. L'incision de l'urèthre doit être pratiquée obliquement sur le côté, et il importe que l'opérateur maintienne son instrument de manière que le tranchant en soit tourné en dehors, et vers l'angle de la fesse.

En se basant sur la disposition anatomique de la région, M. Bouley a simplifié le manuel opératoire de la cystotomie. Son procédé consiste, le canal étant suffisamment rempli d'eau, à l'ouvrir directement sur la ligne médiane. Le chirurgien, tenant le bistouri droit, en archet renversé, le plonge horizontalement de toute la longueur de la lame au-dessus de l'arcade ischiale, et débride largement en haut. L'opération doit se faire en un seul temps.

Le cheval ne demande, après cette opération, que des soins ordinaires. La plaie n'exige aucun point de suture. Le plus grand obstacle à la cicatrisation est le passage de l'urine, qui entretient souvent une ouverture fistuleuse difficile à guérir.

Chez la jument, la mule et l'ânesse, l'extraction de la pierre peut s'effectuer en dilatant l'urèthre par des moyens mécaniques, et avec le secours des injections relâchantes. On ne doit recourir à la cystotomie que lorsque l'urèthre ne se dilate pas assez pour laisser passer le calcul. Cette opération consiste alors dans une simple incision de l'urèthre, faite suivant la direction du plan médian et d'arrière en avant ; elle s'exécute avec un bistouri droit que l'on dirige avec un doigt de la main gauche.

D

DANSE DE SAINT-GUY ou de **SAINT-WITT** (Chorée). Affection caractérisée par des mouvements désordonnés et convulsifs dans un ou plusieurs membres. Cette maladie, qui peut attaquer à la fois tous les muscles ou se borner à ceux d'une partie du corps, affecte particulièrement les jeunes chiens, chez lesquels elle constitue parfois une des terminaisons de la *maladie* spéciale à laquelle ces animaux sont sujets. (*Voy.* Chorée.)

DARTRES. Maladies de la peau ordinairement chroniques, presque toujours opiniâtres, caractérisées par de petits boutons rouges, pustuleux, réunis en plaques plus ou moins larges, et de formes très-variées. Ces plaques sont communément arrondies, s'accompagnent d'une grande démangeaison, et se recouvrent soit d'une espèce de poussière farineuse, soit de croûtes ou d'écailles, soit enfin d'une matière fétide. L'expression de *dartres* doit servir seulement à désigner les différentes manifestations cutanées de la diathèse herpétique. On ne doit désigner par ce nom aucune maladie de peau contagieuse ou parasitaire. Les maladies parasitaires de la peau sont aujourd'hui bien connues en vétérinaire ; mais les maladies cutanées non contagieuses, les affections dartreuses, sont encore un champ d'études ouvert à l'observation.

On a bien décrit chez nos animaux, en s'inspirant des travaux faits sur cette question en médecine humaine, on a bien décrit, disons-nous, le pityriasis, le psoriasis, le lichen, le prurigo, les eczémas simples et les eczémas impétigineux, l'impétigo, etc. On a trop divisé et pas assez observé ; aussi continuerons-nous ici à reconnaître des dartres sèches, humides, croûteuses et ulcéreuses.

—Les *dartres sèches* sont blanchâtres, peu saillantes, recouvertes d'une sorte de poussière ou de petites écailles très-minces ; elles sont ordinairement chroniques et toujours accompagnées de démangeaison et de la chute totale des poils de la partie malade ; elles se remarquent plus particulièrement dans les endroits où la peau est adhérente aux os ; elles affectent le cheval et le chien, surtout ce dernier animal.

— Les *dartres humides* laissent suinter un liquide séreux, visqueux, qui rassemble les poils en mèches. Ces sortes de dartres, qui affectent principalement les chiens, se développent ordinairement à la tête, envahissent quelquefois plusieurs parties du corps et déterminent un amaigrissement considérable.

— Les *dartres croûteuses* sont caractérisées par des croûtes irrégulières, grisâtres, jaunâtres, qui recouvrent la peau et sont quelquefois parsemées de points humides ; elles ne produisent qu'une faible démangeaison.

—Enfin, dans les *dartres ulcéreuses*, la peau devient dure, inégale, raboteuse, s'ulcère, et fournit une matière fétide et grisâtre ; cette variété se remarque plus particulièrement chez les chiens ; on la connaît encore sous le nom de *dartre rongeante*.

— On a cité comme causes occasionnelles des dartres : la malpropreté, la chaleur excessive, la mauvaise nourriture, les eaux malsaines, la disette, la misère, les travaux excessifs, les logements humides et mal aérés, les localités basses, humides et marécageuses.

— Les dartres sont relativement rares chez le cheval, fréquentes chez le chien ; elles sont faciles à guérir, mais elles récidivent souvent. Comme traitement, nous conseillons, pour le cheval, de lotionner les parties malades avec la glycérine iodée et d'administrer à l'intérieur pendant quelques jours dix à quinze grammes d'iodure de potassium. Chez le chien plus fréquemment atteint, les malades seront mis au régime végétal ; on lotionnera la peau atteinte avec une solution de salicylate de soude au dixième, de la glycérine iodée, et on donnera à l'intérieur, pendant un certain temps, une dose d'iodure de potassium variable suivant la taille des sujets.

DÉBRIDEMENT. Opération chirurgicale à l'aide de laquelle on se propose de détruire artificiellement l'obstacle qui s'oppose à l'agrandissement, jugé nécessaire, d'une ouverture ou d'une plaie située dans une partie quelconque du corps. Les circonstances dans lesquelles on pratique le plus habituellement le débridement chez les animaux sont : 1º Les piqûres profondes et un peu considérables ; 2º les plaies d'armes à feu, particulièrement celles qui affectent les parties épaisses, tendineuses et aponévrotiques ; celles qui recèlent des corps étrangers ou se compliquent de fractures, d'esquilles, etc. ; 3º les plaies de l'abdomen avec ou sans issue d'une portion d'intestin, les hernies, etc., etc. On *débride* aussi les aponévroses pour éviter l'étranglement des parties sous-jacentes, susceptibles alors de se tuméfier par l'inflammation ; enfin on pratique encore le débridement pour enlever les brides ou les filaments qui traversent le foyer des abcès et faciliter l'écoulement du pus.

Cette opération, que l'on doit plutôt faire avec l'instrument tranchant qu'avec les caustiques, ne consiste pas seulement à agrandir l'orifice d'une plaie, il faut aussi, presque toujours, que l'incision s'étende profondément. A cet effet on se sert assez ordinairement d'un bistouri boutonné ; mais rien n'empêche de faire usage d'un bistouri ordinaire et d'une sonde cannelée. Dans ce dernier cas, on conduit la sonde sur le doigt aussi loin que celui-ci peut aller ; on l'engage ensuite sous la bride à inciser, en ayant soin d'écarter les parties qu'il importe le plus de ménager, et lorsque, avec précaution, on a introduit le bistouri dans la cannelure de la sonde, on opère le débridement en retirant les deux instruments à la fois. Alors il suffit d'appuyer sur le tranchant de l'instrument pour couper, sans intéresser les organes voisins, les parties que l'on a l'intention de diviser.

DÉCHIREMENT, DÉCHIRURE. Solution de continuité d'une ou de plusieurs parties dont le tissu a été tiraillé en sens contraire et porté au delà de son extensibilité naturelle. Les plaies produites par déchirement ont ordinairement leurs bords inégaux et frangés, et presque toujours elles sont le résultat d'une violence extérieure. Quelquefois cependant, on emploie le déchirement pour empêcher certaines parties, certains tissus, certaines membranes d'adhérer entre eux. C'est ainsi qu'à l'aide de ce moyen on parvient à séparer des parties qui leur sont voisines, un testicule, une mamelle affectée de squirrhe, quelques tumeurs fibreuses, etc. Il suffit, pour déchirer les tissus, de les saisir fortement entre le doigt indicateur et le pouce de chaque main, et de les tirer en sens contraire.

DÉGÉNÉRATION. (*Voy.* DÉGÉNÉRESCENCE.)

DÉGÉNÉRATION DES RACES. (*Voy.* RACES.)

DÉGÉNÉRESCENCE. Ce mot, dans son acception propre et dans l'usage ordinaire de la langue, désigne le changement dans l'essence d'un corps quelconque qui se détériore. Cette acception est aussi celle dans laquelle on l'emploie, dans la médecine des animaux, pour exprimer une altération qui survient dans les solides ou dans les liquides. En anatomie *pathologique*, le mot *dégénérescence* a un sens bien déterminé et désigne seulement la transformation d'un tissu quelconque du corps en une substance de nature différente essentiellement morbide : ainsi, le passage d'un ligament ou d'un cartilage à l'état osseux, le changement d'une glande lymphatique, d'un muscle, d'un parenchyme en une matière tuberculeuse, sont de véritables dégénérescences.

Les dégénérescences les plus communes, en prenant ce mot dans le sens que nous lui donnons, sont celles des cartilages et des tissus fibreux naturels et accidentels en une substance osseuse; viennent ensuite celles des poumons et des glandes lymphatiques en tubercules; celles des testicules et du col de la matrice en matière squirrheuse : rarement les membranes muqueuses et les muscles subissent l'une de ces trois transformations. Quant aux dégénérescences graisseuses des muscles, elles sont assez fréquentes. On les rencontre surtout dans les membres qui ont été longtemps dans un état d'immobilité par suite de paralysie ou de toute autre cause. Il en est de même de la dégénérescence graisseuse du foie, beaucoup plus commune chez certains animaux que chez l'homme. Chez les poules, les oies, les canards, elle est souvent l'effet de la castration ou des longues tortures que l'on fait subir à ces animaux en même temps qu'on les gorge d'aliments. Cependant elle survient quelquefois spontanément chez d'autres oiseaux qui ne sont pas de basse-cour, et elle ne paraît nuire en rien à l'état de leur santé.

DÉGOUT. Aversion, répugnance pour tous les aliments ou pour certains d'entre eux. Le dégoût, qu'il ne faut pas confondre avec l'inappétence qui est un simple défaut d'appétit sans répugnance pour les aliments, est toujours, suivant certains auteurs, l'effet d'une irritation de l'estomac ou des intestins, le plus ordinairement déterminée par une nourriture de mauvaise qualité. Il peut être également occasionné par un long séjour dans une écurie humide remplie de fumier et mal aérée, par le manque d'exercice ou par trop de fatigues, par quelques lésions dans la bouche, une angine, des aphthes, la carie d'une dent, etc., etc. Le dégoût ne constitue jamais une espèce particulière de maladie, et presque toujours on parvient à le faire cesser en traitant convenablement l'affection principale qui a pu y donner lieu, et dont il est assez souvent l'un des principaux symptômes.

DÉGRAISSER, Dégraisser l'oeil par le haut et par le bas. Les anciens maréchaux donnaient ce nom à deux opérations par lesquelles ils enlevaient, soit le coussinet graisseux de l'œil, soit la membrane clignotante ou paupière interne. Ils prétendaient par là *guérir* les chevaux de la fluxion périodique !...
Nous n'avons pas besoin d'insister sur l'absurdité et la barbarie de pareilles opérations, qui, nous l'espérons, sont actuellement tout à fait abandonnées.

DÉLIVRANCE. Sortie du *délivre* ou *arrière-faix*, c'est-à-dire des membranes qui enveloppaient le petit dans le sein de la mère. Ce travail, qui fait partie de l'accouchement ou parturition, en est le complément et la terminaison. Le plus souvent la délivrance a lieu spontanément, par les seules forces de la nature, quelques heures après la mise bas ; mais d'autres fois il tarde plus ou moins à s'opérer. Il arrive même que le délivre reste quelques jours, quelques semaines dans la matrice ; alors il se putréfie, répand une odeur infecte, et peut occasionner des accidents plus ou moins graves. C'est alors seulement que l'art devient nécessaire pour rendre la délivrance plus facile, plus rapide, et même pour l'opérer entièrement.
La sortie naturelle du délivre est constamment précédée du décollement de

cette partie, que les contractions de la matrice amènent au dehors. Il pend souvent au dehors pendant quelque temps ; souvent il suffit dans ce cas d'y attacher un petit poids, ou d'opérer sur lui de légères tractions pour obtenir la chute du tout. Mais il importe que la force de ces moyens soit très-modérée ; il importe surtout d'éviter de déchirer le cordon, et de rompre les enveloppes en tirant trop fort sur elles ; car la partie demeurée pourrait rentrer, et la délivrance en serait beaucoup plus difficile. En outre, des tractions de ce genre exposeraient à renverser la matrice, ou tout au moins à irriter d'une manière grave les points de la surface interne par lesquels elle adhère encore au délivre. A cet égard, il convient d'attendre, pour tirer, les moments où la matrice se contracte et fait effort pour se débarrasser. Quand ces moyens ne suffisent pas, et quand on reconnaît que la délivrance spontanée ne peut avoir lieu, il s'agit d'aider la nature à l'opérer. Pour cet effet, on se coupe les ongles, on s'enduit la main et le bras d'une huile douce, on pénètre dans la matrice entre sa face interne et la face externe du délivre, on fait agir doucement la main en tous sens dans la circonférence de cette cavité, on détache successivement chacun des points des membranes dont on veut opérer la sortie, et on parvient ainsi à les tirer dehors avec assez de facilité.

C'est là tout ce qu'il y a à faire quand on n'a pas trop fait souffrir la femelle ; mais si on l'a tourmentée longtemps, si on lui a causé des douleurs, il convient de faire des injections émollientes dans le vagin, des fumigations de vapeurs aqueuses sous le ventre, et même des saignées du plat de la cuisse, lorsque les douleurs paraissent vives et qu'il y a un peu de fièvre.

DÉMANGEAISON, Prurit. Sensation incommode qui a son siége à la peau, porte les animaux à se gratter et se fait sentir surtout chez les chevaux à la tête, au cou, aux cuisses, aux jambes et même à la queue. Le mot *prurit* étant plus particulièrement employé aujourd'hui pour désigner ce symptôme, l'un des plus constants des maladies de la peau, c'est à cet article que nous nous proposons de traiter de tout ce qui est relatif aux démangeaisons en général. (*Voy.* Prurit.)

DENTS (Maladies des). Ces maladies sont peu nombreuses chez les animaux, parce que leur régime est beaucoup plus simple que celui de l'homme. Les principales sont l'irrégularité de situation, les fractures et la carie.

Quand il y a *irrégularité* dans la direction des dents, ou dérangement dans les rapports qui existent naturellement entre les tables des deux mâchoires, les frottements n'ont pas lieu dans toute l'étendue de la table, de sorte que l'usure est irrégulière : il en résulte que quelques-unes des dents présentent des prolongements aigus ou tranchants, dirigés en dedans et en dehors. Ces pointes, ces aspérités, que l'on rencontre assez souvent chez les vieux animaux herbivores, blessent, pendant l'action de mâcher, la face interne des joues, ou les côtés de la langue, ce qui occasionne des douleurs qui portent l'animal à ne mâcher que par intervalles, à laisser tomber les aliments de la bouche, si même ils ne demeurent en pelote allongée entre la joue et la mâchoire supérieure ; c'est ce qui s'appelle, en termes vulgaires, *faire grenier* ou *magasin*. On s'en aperçoit à l'extérieur, pendant ou immédiatement après le repas, à une élévation, une sorte de poche enflée, simulant une tumeur allongée, au-dessus de la réunion des lèvres ; il suffit d'y introduire un doigt pour toucher ce petit amas, l'amener au dehors, et faire disparaître la grosseur, qui d'ailleurs reparait après un nouveau repas.

L'animal qui a les dents ainsi altérées dans leur forme ne mange pas bien, triture mal ses aliments, rend souvent beaucoup de salive pendant l'action de mâcher, et maigrit parce qu'il ne se nourrit pas assez. La cause étant bien connue, il s'agit de la détruire en enlevant les éminences des dents. Pour procéder à cette opération, on tient la bouche de l'animal ouverte au moyen du *pas-d'âne* ; on place le tranchant d'une gouge un peu aplatie devant l'éminence de la dent, en appuyant l'instrument au niveau de la table ; on frappe ensuite à petits coups sur l'extrémité du manche de la gouge ; mais il n'est pas nécessaire de frapper fort, car la substance de la dent, bien que très-solide, se casse facilement.

Ce moyen est préférable à celui de la grosse lime appelée *carreau*, qu'on a proposé d'introduire sur la dent ou sur les dents exubérantes, afin de la faire mâcher au cheval, parce que cet animal ne se prête guère à cette pratique, et qu'il peut en outre se blesser avec la pointe ou les arêtes vives de la lime.

Aujourd'hui, on se sert avec avantage du *rabot odontriteur*. Cet instrument se compose d'une tige pleine portant à celle de ses extrémités qui doit être introduite dans la bouche une espèce de cadre ou de châssis ovalaire, dont les montants en fer sont légèrement relevés. Les parties latérales de ces montants sont creusées chacune d'une mortaise destinée à donner passage à une lame munie de deux tranchants, le plus souvent demi-circulaires, l'un antérieur, l'autre postérieur. Ainsi encadrée, la lame peut être facilement mise en rapport avec les saillies des dents. L'autre extrémité de la tige pleine du rabot est engagée dans une tige creuse qui l'engaîne et peut jouer librement sur elle dans toute sa longueur. Cette tige creuse porte à son extrémité terminale une masse de fer qui lui est fixée transversalement et est destinée à faire office de marteau. La percussion dans cet instrument, où se trouvent associés la gouge et le maillet, est déterminée par le jeu de la partie engaînante sur la partie engaînée. Lorsque la première a été allongée sur la seconde, il suffit de lui imprimer avec la main un mouvement rapide de retour, pour que la quantité de mouvement dont sa tige terminale est animée imprime à la tige pleine une percussion qui, transmise par elle à la lame appliquée contre la dent, est suffisante pour niveler cette dernière, quand les saillies qu'elle présente ne sont pas trop fortes.

On achève l'opération à l'aide de la râpe, qui sert à niveler exactement le bord des arcades, et fait disparaître les dernières aspérités sur lesquelles la muqueuse pourrait s'excorier.

— Les *fractures des dents* sont fort rares chez les animaux ; cependant elles peuvent avoir lieu, et être déterminées par des chutes ou des coups violents sur le nez, ou par la présence d'un corps très-dur dans les substances qui servent d'aliments. Toute tentative de réunion des portions fracturées est inutile ; il faut se contenter d'arracher la partie qui doit tomber, et d'émousser les angles que la portion restante peut présenter, afin qu'ils ne blessent pas les parties voisines.

— La *carie* des dents est assez rare chez les animaux ; on l'a pourtant remarquée quelquefois. On ne s'en aperçoit guère que lorsqu'elle est parvenue au point de causer de vives douleurs à l'animal. Ces douleurs sont décelées par la perte de l'appétit, la tristesse, la difficulté de mâcher et le rejet par la bouche d'aliments incomplétement broyés, ou bien leur accumulation dans la poche des joues. L'existence d'une salive filante et fétide dans l'intérieur de la bouche, la sensibilité de la dent lorsqu'on la touche et surtout lorsqu'on la frappe avec un corps dur, la présence d'une cavité accidentelle sur l'une des trois surfaces de la partie libre, principalement sur la surface de frottement, sont les signes caractéristiques de la carie des dents. C'est à cette époque que les animaux maigrissent, qu'ils deviennent faibles et incapables de continuer un service soutenu.

— La cautérisation et l'arrachement de la dent sont les moyens à mettre en pratique pour remédier à cette maladie ; mais l'arrachement est sans contredit le moyen par excellence. Par lui on enlève à l'instant même la douleur, et les récidives ne sont plus à craindre, avantage que n'a pas la cautérisation.

M. Delafond conseille de ne recourir à cette opération que lorsque la partie libre de la dent a été entièrement détruite par la carie, et que celle-ci continue ses ravages dans la partie enchâssée ; autrement c'est un procédé à rejeter, attendu : 1° Qu'il peut déterminer la fracture des os de la mâchoire ; 2° qu'il expose à blesser le nerf maxillaire inférieur par l'arrachement des molaires inférieures ; 3° et qu'il donne naissance à une plaie extérieure qui met le tissu de l'os en contact avec l'air, ou avec des matières étrangères qui peuvent en déterminer l'inflammation et la carie.

La *clef de Garengeot*, dont on se sert pour cette opération, porte une tige de la longueur de seize pouces, terminée par un manche transversal à sa direction, de la longueur de huit pouces ; le panneton est d'un pouce carré, et les crochets sont de différentes grandeurs. Quant au procédé opératoire, voici celui qui a été décrit par M. Delafond dans le cahier d'avril 1831 du *Recueil de Médecine vétérinaire* :

« La bouche étant nettoyée par des injections d'eau tiède acidulée, on jette l'animal par terre : deux aides tiennent la tête en maintenant la bouche placée en haut. Celle-ci tenue ouverte par le pas-d'âne, et la langue tirée en dehors, l'opérateur coupe avec le bistouri la gencive qui entoure la dent, pour en empêcher le déchirement. Il procède ensuite à l'application du panneton de la clef, tant sur la face interne de la dent que sur la face de l'os ; le crochet doit être fixé le plus près possible de la gencive, et sur la gencive même si la dent est courte. Souvent cette application des crochets est difficile à bien faire à cause des mouvements qu'exécute l'animal avec sa langue et sa mâchoire ; cependant elle est de toute importance, puisque c'est principalement ce crochet qui est chargé d'opérer l'arrachement. Les inconvénients qui résulteraient d'une application imparfaite seraient que la dent ne pourrait être arrachée, qu'elle se fracturerait partiellement, et que la secousse imprimée à la dent occasionnerait de vives douleurs qu'il est bon d'éviter autant que possible.

« Le panneton et le crochet étant placés dans les conditions que nous venons de faire connaître, l'opérateur appuie la tige de la clef sur les incisives de la mâchoire supérieure ou inférieure, suivant la situation de la dent, et, s'il le peut encore, sur la face antérieure de sa cuisse ou sur son genou ; puis, par un mouvement de torsion un peu prompt et saccadé du crochet sur le panneton, il arrache la dent. Souvent la racine de la dent n'est ébranlée que du côté de l'application du crochet ; pour ne pas s'exposer à déchirer la gencive, ou à enlever une portion de la table de l'os du côté où le panneton du crochet a été appuyé, il est utile de changer l'application du crochet, et de le placer là où était le panneton.

« Il est facile de concevoir que l'extraction de la dent opérée par la clef est l'effet d'une force appliquée sur un levier à bras très-long, dont le point d'appui, pendant le mouvement de torsion, se trouve d'un côté sur le panneton appliqué sur la table de l'os et de la dent, et de l'autre sur la tige appuyée sur la mâchoire de l'animal et sur la cuisse de l'opérateur. La résistance est la dent à enlever à l'extrémité de la tige, et la puissance est la force de l'opérateur. Cet effet est donc celui du levier du premier genre. Mais, lorsque les dents résistent à la force imprimée par ce levier, une force plus grande peut être mise en jeu, en passant sous le crochet de la clef une tige en fer de la longueur de trois pieds et demi, et du diamètre d'un demi-pouce. Une des extrémités de cette tige est passée sous ce crochet, et doit être appliquée sur les molaires situées en arrière de la dent à enlever, où elle prend un point d'appui. L'autre extrémité est confiée à un aide, qui devra soulever la dent pendant ce mouvement de torsion exercé par l'opérateur ; c'est cette seconde force, très-puissante, qui, tirant la dent en haut, en aide l'extraction. Ici le mécanisme est celui du levier du second genre, qui est favorable à la puissance : aussi est-il rare que la dent résiste à l'effet combiné de cette double force.

« Les molaires supérieures, plus grosses et pourvues d'une racine plus longue que les inférieures, sont, par cette disposition, plus difficiles à extraire. La direction oblique d'avant en arrière de la partie enchâssée des dernières molaires, leur situation dans le fond de la bouche, sont des obstacles qui s'opposent à la facilité de leur arrachement. Les trois premières molaires supérieures et inférieures, placées dans des circonstances opposées, sont plus faciles à arracher.

« Immédiatement après l'opération, et lorsque le cheval est relevé, il convient d'injecter dans la bouche des gargarismes acidulés, qu'il est utile de réitérer après le repas pendant une huitaine de jours ; ces gargarismes débarrassent l'alvéole des matières étrangères qui pourraient y séjourner, et préviennent ainsi l'inflammation et la carie de l'os. Cette précaution est surtout indispensable lorsque l'os lui-même est affecté de carie. Les repas des animaux seront composés d'aliments faciles à mâcher, tels que l'herbe fraîche, le foin bien fin, et par dessus tout les pâtées composées de farines d'avoine et d'orge ; on continuera ces soins jusqu'à l'oblitération de la cavité qui logeait la dent. »

— La *méthode de repoussement* est la seule applicable pour les dernières molaires.

La dent à enlever étant reconnue, l'animal doit être couché sur le côté opposé à la molaire cariée et soumis à une complète éthérisation. On fait une large incision en croix ou en V sur la région à trépaner, en évitant de blesser les muscles labiaux ou nasaux de la région, et l'on ouvre le sinus ou la cavité alvéolaire en appliquant sur ses parois trois couronnes tangentes réciproquement par leur circonférence, et formant ainsi un triangle que l'on doit régulariser à l'aide d'un sécateur bien tranchant. On lave ensuite le fond de la plaie, et quand la base de la dent cariée est reconnue, l'opérateur, s'armant d'un repoussoir, l'applique sur la racine de cette dent : un aide porte alors de coups secs et mesurés sur cette tige métallique. Quelquefois il faut employer une très-grande force et redoubler les coups avant de parvenir à la séparer.

Les mâchoires doivent être écartées à l'aide du pas-d'âne, afin de voir si la dent s'ébranle, et de proportionner les percussions à l'énergie de la résistance. Cette opération n'est pas en réalité bien dangereuse, quoique le sinus maxillaire soit généralement ouvert ; les plaies qui en résultent se cicatrisent rapidement.

— Les dents surnuméraires, que l'on appelle encore *surdents* ou *dents de loup*, sont celles qui, poussées hors du rang des autres dents, à l'une ou l'autre mâchoire, en dedans ou en dehors, ne sont ni du nombre des autres, ni placées comme elles ; ou bien des dents de lait, qui, n'étant pas tombées à l'époque de la seconde dentition, se trouvent seulement déviées par les dents qui poussent à côté d'elles. C'est ainsi qu'on peut expliquer un double rang de dents incisives, ou de dents molaires que des chevaux peuvent porter. Lorsqu'à l'époque du remplacement les dents de lait incisives n'ont pas été déplacées, elles restent engagées entre les remplaçantes, et font prendre à ces dernières une mauvaise direction, qui fort souvent gêne l'animal pour se nourrir ; dans ce cas on doit opérer l'extraction de la dent caduque, extraction qui offre peu de difficulté, la racine étant peu longue, et la place à la portée de l'opérateur.

DÉPOT. Nom vulgaire des abcès. (*Voy.* ce mot.)

DÉSINFECTION. On entend par le mot *désinfection* l'emploi des moyens propres à détruire les émanations malfaisantes, les substances gazeuses ou vaporeuses répandues dans l'atmosphère et dont l'action, soit médiate, soit immédiate, est nuisible aux animaux.

Les *épizooties* sont le plus souvent le résultat de l'insalubrité des écuries, des étables, de tous les locaux destinés à l'habitation des animaux. Ceux-ci altèrent bien vite la pureté de l'air dans lequel ils vivent renfermés et le rendent susceptible de nuire à l'exercice de leurs fonctions. Les lieux où ils sont ordinairement réunis sont si peu spacieux, vu le nombre des individus qui les habitent, si mal construits, si peu élevés, tellement privés d'air et tenus dans une si grande malpropreté qu'ils deviennent bientôt de véritables foyers d'infection. L'atmosphère intérieure s'épaissit et se corrompt bientôt si elle est renfermée, emprisonnée dans un lieu limité ; elle se charge des exhalaisons qui s'échappent constamment du corps des animaux. L'air se vicie nécessairement d'autant plus vite que les lieux sont chargés de parties plus impures et plus fétides. Il faut le renouveler souvent pour l'épurer, en procurant la dispersion de ces mêmes parties. On doit la propagation des maladies contagieuses au peu de soin des gens préposés à la garde des animaux, et à la négligence qu'ils apportent à nettoyer les écuries, étables ou bergeries infectées. L'insalubrité de ces lieux dépend souvent de leur position, des bâtiments environnants, et il faut autant que possible se rapprocher des règles indiquées pour leur construction. Ainsi, si une étable, une bergerie ou une écurie est trop basse, on y mettra moins d'animaux ; si l'air ne se renouvelle pas, on percera des jours ; si le sol est humide et bas, on l'élèvera, on éloignera les fumiers, on détruira les ruisseaux qui sont autour, etc., etc..... Admirez un peu ce qu'on nomme la prévoyance des habitants des campagnes ! Ils prétendent s'assurer de bons amendements et d'excellents engrais en laissant pourrir pendant des mois entiers le fumier dans leurs écuries, comme si la fécondité de la terre devait être indispensablement payée par le sacrifice des animaux sans lesquels nous ne saurions la fertiliser, et comme s'il était permis au cultivateur d'ignorer que le meilleur moyen de se procurer les amendements qu'il désire consiste à déposer les litières dans la terre, creusée à cet effet à une certaine profondeur et à une certaine distance des étables et des écuries, pour que celles-ci ne demeurent pas exposées à des vapeurs et à des émanations dangereuses !

Sans doute il serait bien difficile de déraciner tous ces vieux préjugés. Par exemple, ne croit-on pas encore à la campagne que les araignées multipliées sur les voûtes et sur les plafonds assainissent les lieux par leur séjour?

Les habitations peuvent être infectées par les *effluves* des animaux malades, par l'*altération* des murs, du sol, etc., etc. ; alors il faut employer des moyens qui détruisent cette infection.

Voici quelques précautions indispensables avant de procéder à la désinfection de tout le local destiné au logement des animaux. L'*eau* étant un des meilleurs dissolvants, lorsqu'on aura enlevé toute la litière et autres objets du local qu'on voudra désinfecter, on en lavera avec de l'eau bouillante les murs, les râteliers, les auges, et tous les objets à demeure ; on jettera sur le sol une grande quantité d'eau et l'on balayera avec force pour jeter au dehors toutes les immondices. On passera ensuite au feu les objets en fer qui sont fixes.

Les moyens ordinaires de salubrité et de désinfection sont souvent insuffisants. La chimie moderne a tâché de suppléer à cette insuffisance, et c'est à elle que l'on est redevable du meilleur moyen à employer pour purifier les espaces et les corps infectés. Ce moyen est celui des *fumigations* dites *guytoniennes*, ainsi appelées du nom du célèbre chimiste *Guyton de Morveau*, qui les inventa.

Avant cette découverte, on avait successivement imaginé un grand nombre de moyens désinfectants, tels que l'exposition en plein air, la chaux vive, l'eau de chaux, les fumigations aromatiques, la volatilisation des huiles essentielles, le vinaigre, les feux allumés, le nitrate de potasse et la poudre à canon, enfin le feu et l'eau, et les lessives alcalines ou caustiques.

Nous allons examiner rapidement chacun de ces moyens, pour montrer qu'ils sont tous plus ou moins impuissants à opérer la désinfection.

Le moyen de l'*exposition en plein air* n'agit qu'à la longue ; néanmoins, il est utile aux animaux infectés, comme aussi pour sécher les objets lessivés qui sont à leur usage.

— La *chaux vive* ne convient que pour absorber l'*acide carbonique*, que les émanations putrides peuvent contenir ; elle corrige aussi les mauvaises odeurs et dénature les matières animales putréfiées ; appliquée à l'état solide et pulvérulent sur ces matières, elle en retarde la putréfaction en les desséchant. C'est donc une précaution utile, dans les temps de maladies *épizootiques*, *charbonneuses*, etc., de recouvrir d'une couche épaisse de chaux vive les fosses où l'on enterre les cadavres.

— L'*eau de chaux* n'a d'autres propriétés que celles de la chaux vive ; il est bon d'en blanchir les murs des écuries, des étables et des bergeries qui ont été infectées par des animaux malades, et de faire précéder ce moyen de plusieurs fumigations de chlore.

— Les *fumigations aromatiques* sont presque toujours insuffisantes comme moyen désinfectant ; aussi, depuis la découverte de Guyton de Morveau, les a-t-on abandonnées, ainsi que les *volatilisations des huiles essentielles*. — Les *feux allumés* ne font que disperser les éléments d'infection, mais ne peuvent les détruire.

— Le *nitrate de potasse* que l'on fait détonner et la *poudre à canon* ne détruisent pas non plus les principes d'infection.

— Le *feu et l'eau*, quand ils sont seuls, sont aussi presque insuffisants.

— Les *lessives alcalines ou caustiques* concentrées désorganisent les substances animales et par conséquent les produits des émanations des animaux ; on répand ces lessives dans les écuries, étables, bergeries, sur les râteliers, mangeoires, bois de lits des palefreniers, des garçons d'étable, etc., et l'on parvient ainsi à opérer la désinfection, sinon complète, du moins en très-grande partie.

Comme nous l'avons annoncé, l'insuffisance de presque tous ces moyens a fait recourir à l'emploi d'agents plus énergiques.

On emploie donc généralement les fumigations de Guyton de Morveau. Nous avons donné au mot ASSAINISSEMENT la manière d'obtenir ces fumigations; nous ne reviendrons pas sur ces détails. (*Voy.* ASSAINISSEMENT.)

DESSICCATIFS. Médicaments qui, appliqués sur des crevasses, des ulcères, ou des plaies, en absorbent l'humidité, la sanie ou le pus, et sèchent ainsi la surface de la peau qu'ils recouvrent. Le linge sec, la charpie, l'étoupe fine, les terres argileuses, la craie, les os de seiche, l'éponge et l'alun calcinés, les poudres végétales astringentes, celles de quinquina et d'écorce de chêne, celles de lycopode et de vesse-de-loup surtout, produisent particulièrement cet effet. On range encore parmi les dessiccatifs la litharge, la céruse, l'extrait de saturne, l'alun, le borax, et plusieurs emplâtres ou onguents, dont quelques-unes de ces substances font la base : tels sont les emplâtres de diapalme et de Nuremberg. C'est surtout dans les cas de plaies ou d'ulcères de mauvais caractère, abreuvés continuellement de liquide et dont la cicatrisation est devenue impossible par la grande quantité de sérosité qui en découle, qu'on emploie avec succès cette classe assez nombreuse de médicaments.

DESSOLURE. Opération qui consiste à enlever la sole du pied des chevaux, ânes et mulets, dans le but, soit de donner issue à du pus qui s'est accumulé sous elle et dont le séjour pourrait occasionner de graves accidents, soit de mettre à découvert et de traiter directement des lésions cachées de la partie inférieure du pied, telles que crapaud, plaies, brûlures, contusions, clous de rue pénétrants, etc. La dessolure n'est le plus souvent qu'une opération préparatoire.

Autrefois on pratiquait la dessolure à tout propos; aujourd'hui on n'a plus recours à cette opération que dans le cas de nécessité absolue; et encore a-t-on soin de n'enlever que la portion de sole rigoureusement indispensable. La dessolure peut donc être *totale* ou *partielle*. Nous allons d'abord nous occuper de la première.

Quand on doit pratiquer cette opération, on commence par humecter la sole quelques jours à l'avance, afin de la rendre plus molle et moins difficile à diviser. Pour cela, on met le pied deux ou trois fois par jour dans un bain tiède, si l'animal veut s'y prêter, et, dans l'intervalle, on applique des cataplasmes émollients et onctueux sur la sole. Le pied étant ainsi disposé, on le pare d'abord à plat, avec l'attention de n'abattre de la paroi que juste ce qui est nécessaire, et de ménager la sole, qui a besoin d'offrir une certaine résistance lorsqu'on la renverse afin de la détacher. On ajuste ensuite convenablement un *fer* dit *à dessolure*, que l'on doit modifier selon les circonstances, mais qui est ordinairement léger, peu couvert, très-allongé en éponges, pour faciliter l'application du pansement et des éclisses, et percé seulement de quatre étampures; puis, après s'être muni d'éclisses, plumasseaux, boulettes, bourdonnets, ligatures, eau-de-vie affaiblie, ou teinture d'aloès, seau d'eau, éponge et instruments chirurgicaux nécessaires, on abat le cheval sur un lit de paille, et on lui fixe convenablement le pied à opérer. Cela fait, l'opérateur, armé d'une rénette, pratique une rainure tout autour du pied, sur la ligne de jonction de la sole avec la paroi. Il commence toujours par la pince, et s'avance ensuite d'un côté et successivement de l'autre jusqu'à la pointe des talons. Lorsque le sang commence à paraître, il faut l'arrêter au moyen d'une ligature placée dans le paturon et fortement serrée. L'opérateur, après avoir pénétré assez profondément avec la rénette, achève avec la feuille de sauge la désunion complète de la sole d'avec le bord inférieur de la paroi. Tout cela étant fait, il se munit d'un élévatoire, ou simplement d'un rogne-pied un peu long, le pousse et l'engage sous la sole de pince, qu'il tâche de soulever en prenant un point d'appui sur le bord de la muraille. Lorsqu'il est venu à bout d'en désunir une certaine portion, il l'élève le plus qu'il lui est possible, afin de la faire saisir avec les tricoises par un aide habile et capable. Celui-ci renverse et porte en avant la portion de corne qu'il tient avec les tricoises. Dans cette action il doit aller avec une force toujours soutenue, et tirer alternativement de côté et d'autre jusqu'à ce que toute la plaque soit enlevée. L'opérateur en facilite l'extraction avec son élévatoire ou avec une feuille de sauge double, dont il se sert pour détacher progressivement les parties qui établissent une adhérence trop forte, ainsi que pour couper les lambeaux de corne qui se séparent de la plaque arrachée et demeurent fixés à la chair du pied. Il ne reste plus alors qu'à couper tous les lambeaux et toutes les petites portions de corne qui font saillie, et à rendre ainsi la plaie le plus uniforme possible.

Lorsque la sole est enlevée, on procède, sur les parties vivantes mises à découvert, aux opérations et aux pansements nécessaires. Ces opérations variant suivant le but que l'on se propose de remplir, il ne peut en être question ici.

Tout étant terminé, on rattache le fer à dessoler avec des clous à lame mince que l'on broche autant que possible dans les mêmes trous, afin d'occasionner peu d'ébranlement ; puis on place sur la plaie des boulettes imbibées d'eau-de-vie faible, ou d'une teinture alcoolique quelconque, ou simplement d'eau phéniquée, ou de toute autre liqueur réclamée par l'état de la plaie ; on s'arrange de telle sorte que la compression soit partout égale et modérée ; on recouvre les boulettes de larges plumasseaux que l'on maintient au moyen de deux ou trois éclisses et d'une traverse ; enfin on place sur les talons, au moyen de quelques tours de bande, un plumasseau destiné à empêcher la traverse de se déranger, on enlève la ligature du paturon, on recouvre tout le pied d'une enveloppe de toile, et on fait relever le cheval. On le conduit ensuite à l'écurie, où on lui fait une bonne litière.

On ne lève l'appareil qu'au bout de six à huit jours, suivant la saison et la sensibilité du sujet. La nature du mal indique les médicaments à employer, et les précautions à prendre dans les pansements suivants.

— La *dessolure partielle* ne diffère de la précédente que parce qu'on n'enlève que la portion de sole qui gêne pour l'opération que l'on veut pratiquer, ou bien qui a été soulevée par du pus ; la sole doit toujours être soulevée un peu au delà de sa désunion ; on se sert pour cela de la rénette, du boutoir ou de la feuille de sauge. On enlève ensuite les chairs altérées, les parties osseuses ou tendineuses qui tendent à se détacher ; on rugine l'os du pied s'il est carié, etc., de manière à faire, autant que possible, une plaie simple. Puis on procède au pansement comme dans le cas précédent.

DÉVOIEMENT, Diarrhée. Évacuation abondante et fréquente, par l'anus, de matières molles ou liquides, qui a lieu dans un assez grand nombre de maladies, dont le plus ordinairement elle devient un des principaux symptômes. (*Voyez* Entérite [*Entérite diarrhéique*].)

DIABETE. Maladie rare chez les animaux et peu connue ; ceux qui en sont atteints rendent pendant sa durée une énorme quantité d'une urine qui est quelquefois sucrée ; ils éprouvent une soif excessive que les boissons ne calment pas. On manque d'observations bien constatées de cette maladie : c'est assez dire qu'elle est rare et par conséquent peu importante à connaître. Cependant Moiroud a inséré dans le *Recueil de Médecine vétérinaire* une notice sur un diabète épizootique qui régnait en 1830 sur les chevaux de quelques quartiers de Paris, et que ce professeur a attribué à la mauvaise nourriture et à la constitution humide de l'air. Chez quelques propriétaires, les animaux étaient nourris, lorsque la maladie s'y est déclarée, avec des foins mal récoltés, noirs, poudreux, privés d'une partie de leurs sucs nutritifs par une dessiccation imparfaite, et avec de l'avoine qui était germée et exhalait une odeur de moisi.

Voici quels sont les symptômes qui ont été signalés par Moiroud : Au début les animaux étaient tristes et abattus ; ils avaient peu d'appétit, la bouche chaude, la langue sèche et les reins sensibles à la pression ; en même temps l'urine coulait abondamment et la soif était pour ainsi dire inextinguible. L'abattement et la perte de l'appétit diminuaient un peu vers le huitième ou le dixième jour ; cependant les malades maigrissaient de plus en plus, leur peau devenait sèche, leur poil terne et piqué, les crottins durs, coiffés, mal digérés ; leur pouls était plein, souple et un peu fréquent. La membrane muqueuse du nez était pointillée, rouge et froide ; celle de l'urèthre était tuméfiée et extrêmement rouge ; presque toujours la verge était pendante ; dans quelques cas elle entrait en érection, et sa tête prenait alors une couleur bleuâtre chez les sujets dont la robe était blanche.

Les malades pissaient de quatre à six fois par heure et rendaient chaque fois au moins un litre d'urine ; chez quelques-uns cette action était encore plus fréquente, et elle acquérait surtout une activité remarquable quand les boissons avaient été prises à discrétion. Dans le principe, l'urine était rendue avec facilité ; mais au fur et à mesure que la maladie marchait vers le dixième ou le douzième jour, la sortie de cette liqueur devenait de plus en plus douloureuse. A compter du douzième jour à peu près, la quantité d'urine diminuait graduellement, en même temps que les animaux reprenaient leur appétit, leurs forces et leur gaieté ordinaires ; la durée totale de la maladie était de trois à quatre semaines.

L'urine, pendant tout le cours de la maladie, était limpide, de couleur jaune paille, d'une odeur extrêmement faible, mais analogue à celle de l'urine ordinaire ; sa saveur était fraîche et piquante. M. Lassaigne, en ayant analysé un échantillon, a reconnu qu'elle différait de l'urine ordinaire, 1° par une plus grande proportion d'eau ; 2° par la présence de l'acide acétique libre ; et 3° par l'absence des carbonates terreux.

Les animaux, malgré leur faiblesse, ont presque toujours continué leur service ; les propriétaires ont rarement réclamé les soins des vétérinaires, et se sont bornés pour la plupart à de simples moyens hygiéniques.

— Le traitement de cette maladie doit être essentiellement tonique ; il faut donner aux malades une nourriture très-alibile et aider son action par les ferrugineux. Les astringents, l'acide phénique, la cantharide, l'opium, la digitale, vantés successivement comme des spécifiques de cette affection, sont presque toujours impuissants.

DIAPHORÉTIQUES. On a coutume de donner ce nom à des médicaments qui à la propriété de provoquer une transpiration insensible joignent encore celle d'agir plus particulièrement sur la peau, dont ils tendent à modifier les fonctions. Ces médicaments, peu nombreux du reste, paraissent ne différer des sudorifiques (*Voyez* ce mot) que par une moindre énergie de leur action. Le plus ordinairement on les emploie, tantôt dans le traitement des maladies chroniques de la peau (les dartres, la gale), tantôt dans celui de certaines affections des organes respiratoires (le catarrhe, la bronchite, la pneumonie).

L'eau à une température un peu élevée, celle de 36 à 40 degrés par exemple, et prise intérieurement, le soufre sublimé, le kermès, le sulfure d'antimoine et quelques autres préparations antimoniales, sont à peu près les seuls *diaphorétiques* dont on fasse usage dans la médecine vétérinaire. Nous avons choisi les formules suivantes comme exemples de la manière d'administrer ces différentes substances.

Électuaire diaphorétique simple. (Moiroud.)

Prenez : Soufre sublimé................ 30 grammes.
        Angélique en poudre.......... 45 —
        Miel.......................... 150 —

Mélangez et administrez au cheval avec une spatule, en réitérant cette dose pendant plusieurs jours.

Électuaire diaphorétique avec le sulfure d'antimoine. (Moiroud.)

Prenez : Sulfure d'antimoine porphyrisé. 45 grammes.
        Poudre d'aunée............... 60 —
        Mélasse...................... 120 —

Faites selon l'art un électuaire et employez-le comme le précédent.

Électuaire diaphorétique avec le kermès.

Prenez : Kermès minéral................ 30 grammes.
        Poudre de sassafras............ 20   —
        Poudre d'aunée................ 20   —
        Miel......................... 120   —

Mélangez et administrez en une seule fois.

Breuvage diaphorétique. (Moiroud.)]

Prenez : Gayac en copeaux ou râpé..... 60 grammes.
        Sassafras..................... 60   —
        Salsepareille................. 30   —
        Kermès minéral................ 20   —
        Eau commune 500   —

Faites macérer les substances végétales dans l'eau pendant douze heures ; soumettez ensuite à l'ébullition jusqu'à réduction d'un tiers ; ajoutez à la colature le kermès. Agitez ce breuvage avant de le faire prendre à l'animal, et administrez-le en une seule fois.

On peut le donner pendant quelques jours de suite.

Poudre diaphorétique. (Vatel.)

Prenez : Gayac........................ 120 grammes.
        Sulfure d'antimoine........... 120   —
        Squine........................ 120   —
        Bardane....................... 120   —
        Sassafras..................... 120   —

La dose est de deux onces incorporées dans du miel ou dans une substance farineuse.

DIARRHÉE. Maladie caractérisée par des évacuations plus ou moins fréquentes d'excréments liquides, bilieux, puriformes ou séreux. Tant de causes peuvent donner naissance à la diarrhée, que cette affection peut passer pour une des plus communes. On la désigne vulgairement sous le nom de *flux de ventre,* de *foire,* de *cours de ventre ;* on la connaît aussi sous celui plus scientifique d'*entérite diarrhéique*, dénomination sous laquelle elle sera décrite dans ce Dictionnaire. (*Voyez* ENTÉRITE [*Entérite diarrhéique*].)

DIÈTE. Ce mot, qui dans son acception la plus restreinte signifie l'emploi d'une moindre quantité de nourriture que dans l'état de santé, désigne aussi la privation totale des aliments. Cette dernière définition est celle que nous adoptons, bien que la diète chez les animaux ne puisse être *absolue* que dans des cas assez rares. Chez ces derniers, comme chez l'homme, la diète est un des meilleurs moyens de remédier au dérangement de la santé, et sous ce rapport elle peut empêcher les maladies les plus légères en apparence de devenir dangereuses, comme elle peut aussi en guérir d'assez graves. Souvent même une sorte d'instinct engage les animaux, lorsqu'ils sont ou vont être malades, à refuser les aliments qui leur plaisent ordinairement le plus. Le cheval est particulièrement de ce nombre.

En général, la diète est de rigueur dans toutes les maladies aiguës, surtout à leur début, dans les inflammations violentes, notamment celles des organes digestifs ou respiratoires, et dans quelques maladies chroniques.

DINDES, DINDONS. Au mot COQ D'INDE, nous avons fait connaître ce qui a rapport à l'histoire naturelle de ces oiseaux ; il ne nous reste plus maintenant qu'à parler de la manière de les élever et d'en tirer parti.

Lorsqu'on veut peupler une basse-cour de ces oiseaux, il faut préférer les individus noirs, et choisir les mâles et les femelles les plus gros et les plus éveillés ; car les mâles à plumage noir sont plus vigoureux, et les dindes de cette couleur sont aussi plus fécondes ; leur chair est plus fine et plus délicate. Les pattes courtes et le corsage grand marquent des poules d'Inde bien constituées et très-propres à multiplier. On ne doit pas, du reste, les prendre jeunes.

La poule d'Inde n'est pas aussi féconde que la poule ordinaire ; on devra donc pour l'exciter à souffrir le coq et à pondre, lui donner de temps en temps quelque nourriture qui l'échauffe, comme par exemple de l'avoine, du chènevis, du sarrasin, et avec cela elle ne fait ordinairement, par année, qu'une ou deux pontes d'environ douze à quinze œufs chacune ; lorsqu'elle en fait deux, elle commence la première sur la fin de l'hiver environ, ou vers la mi-février, et la seconde dans le courant du mois d'août. Les œufs sont blancs, avec quelques petites taches d'un jaune rougeâtre.

Quand les pontes sont terminées, il faut construire, pour les couveuses, des nids placés dans des lieux bas et frais, mais sans être humides. Le nid doit être large et profond ; on met au fond un peu de bruyère et de la paille par dessus, puis on y dispose les œufs, dont le nombre ne doit jamais excéder quinze ou dix-huit au plus. L'incubation durant trente jours, il s'ensuit que, si l'on veut faire venir des poulets et des dindons par la même couvaison, il faut mettre sous la couveuse les œufs de poules ordinaires, dix jours plus tard que les œufs de dinde, de telle sorte que les uns et les autres éclosent en même temps. On ne doit pas oublier, pendant le temps que dure la couvaison, de faire manger et boire chaque jour les couveuses.

— De tous les oiseaux domestiques, le dindon est le plus délicat dans sa jeunesse, et le plus robuste quand une fois *il a pris le rouge*, ce qui a lieu à deux mois à peu près. Durant les deux ou trois premiers jours, sa nourriture est habituellement composée de vin et de mie de pain. Quelques jours après la naissance, on lui présente de la mie de pain mêlée avec des œufs durs écrasés ; plus tard on substitue à ces aliments de la farine d'orge mouillée, que l'on mêle quelquefois avec des orties ou des chardons hachés. Il faut ne toucher les petits que le moins possible, et ne jamais les laisser manquer ni de nourriture ni de boisson ; par instinct ils aiment à manger dans la main.

Au bout de douze à quinze jours on supprime les œufs, si l'on veut, et on mêle des orties hachées avec du millet ou de la farine de blé de Turquie, d'orge, de froment ou de blé sarrasin ; de temps en temps on peut aussi leur donner des laitues bouillies et hachées, mêlées avec du pain émietté et du caillé ou du fromage mou ; on aiguise quelquefois leur appétit en leur donnant de la soupe au vin ou au lait. Dans la suite on peut leur donner pour nourriture toutes sortes de fruits coupés par morceaux, des herbes bouillies et crues, de la pâtée de *son*, dont on fait des boulettes qu'on leur présente à la main.

Les jeunes dindons, lorsqu'ils viennent d'éclore, ont la tête garnie d'une espèce de duvet, et n'ont encore dans cette partie ni chair glanduleuse, ni barbillons ; ce n'est qu'après plus de six semaines que ces parties se développent, et, comme on dit ordinairement, que les dindons commencent *à pousser le rouge* : le temps de ce développement est critique pour eux comme celui de la dentition pour les enfants. C'est donc alors surtout qu'il faut mêler du vin à leur nourriture pour les fortifier, car ils sont faibles, tristes et languissants ; cette maladie dure quinze jours. Quelque temps avant de pousser le rouge, ils commencent déjà à se percher, mais ce n'est qu'après qu'on peut les laisser librement coucher dehors ; c'est à peu près dans ce temps que la mère, qui avait eu pour eux une sollicitude si active, les abandonne pour faire une seconde couvée.

La meilleure façon d'élever les dindons devenus forts est de les mener paître à travers la campagne, dans les prés nouvellement fauchés, dans les vignobles après la vendange, dans les lieux où abondent les orties ou autres plantes de leur goût, dans les vergers lorsque les fruits commencent à tomber, dans les bois où ils trouvent une infinité de vermisseaux et d'insectes ; le long des haies, au temps des mûres, car les dindons sont très-friands de ces fruits ; mais il faut éviter bien soigneusement les lieux et les pâturages où croissent les plantes qui leur sont contraires, telles que la *digitale*, la *ciguë*, la *jusquiame*, etc.

On doit aussi avoir soin, surtout dans les commencements, de ne les faire sortir le matin qu'après que le soleil a séché la rosée, et de les faire rentrer avant la chute du serein. Tous les soirs, lorsqu'ils reviennent, on leur donne de la pâtée, du grain ou quelque autre nourriture, excepté au temps des moissons, car alors ils trouvent suffisamment à manger dans la campagne.

DISTENSION. Expression employée dans le langage médical, tantôt pour désigner la grande dilatation de certains organes creux, comme l'abdomen, l'estomac, la matrice, tantôt la tension considérable ou l'extension forcée des muscles. Pris dans cette dernière acception, le mot *distension* peut être considéré comme synonyme d'*effort* ou d'*entorse*. (*Voyez* ces deux mots.)

DIURÉTIQUES. C'est le nom que l'on donne, en matière médicale, à des médicaments qui agissent particulièrement sur les reins et tendent à faire couler plus abondamment les urines. En général, on distingue deux ordres bien différents de diurétiques. Les uns sont adoucissants et délayants ; les autres sont âcres, actifs et excitants. Les premiers, appelés diurétiques *émollients*, conviennent surtout dans les simples irritations des voies urinaires : les seconds, que l'on nomme diurétiques *chauds*, sont au contraire indiqués toutes les fois qu'il faut rappeler ou provoquer la sécrétion des urines en agissant d'une manière active sur les reins, comme lorsqu'il y a une trop grande faiblesse dans ces organes. Mais il est assez difficile de distinguer les circonstances dans lesquelles il convient de préférer cette dernière classe de diurétiques à la première, et, dans le doute, on doit toujours employer les plus faibles d'entre eux, ou même les diurétiques émollients, ce qui souvent dispense d'avoir recours à de plus énergiques. Nous ne dirons rien sur le mode d'action des différentes substances réputées diurétiques : une semblable digression serait tout à fait déplacée dans notre Dictionnaire ; mais nous signalerons avec soin les principaux médicaments auxquels on accorde cette propriété, et, après en avoir fait connaître l'emploi d'une manière générale, nous indiquerons à quelle dose et de quelle manière on peut les administrer.

Les diurétiques sont essentiellement indiqués dans la plupart des hydropisies, l'anasarque, la pourriture des moutons, les œdèmes, les eaux aux jambes, dans plusieurs maladies de la peau et dans les inflammations légères des voies urinaires, à la période de résolution des maladies aiguës de poitrine. C'est presque toujours sous forme d'infusions, de dissolutions, de décoctions, plutôt chaudes que froides, qu'on les conseille : l'eau est en quelque sorte l'excipient nécessaire de ces médicaments, car ce n'est qu'à l'aide de la partie aqueuse, qui en dissout les principes, qu'ils agissent. On peut néanmoins les donner aussi en lavement ou sous forme d'électuaire.

— Les diurétiques les plus employés dans la médecine vétérinaire sont d'abord quelques sels à base de potasse ou de soude (le nitrate, le carbonate et l'acétate de potasse, le carbonate et l'acétate de soude), auxquels on peut joindre le savon ; puis, parmi les substances végétales, la scille, le colchique d'automne, les différentes espèces de térébenthines, l'extrait de genièvre. Les décoctions de guimauve, d'orge, de chiendent, de graine de lin, de pariétaire, prises à grandes doses, appartiennent à la classe des diurétiques émollients. Il est encore d'autres substances médicinales regardées comme diurétiques que nous ne pouvons placer ici parmi toutes celles que nous venons d'énumérer, parce qu'elles ont d'autres propriétés, une autre manière d'agir et qu'elles produisent des effets absolument différents : telles sont les cantharides qui irritent les reins, les ulcèrent, ainsi que l'intérieur de la vessie, et qui par cette impression immédiate sur ces organes déterminent une plus grande excrétion d'urine.

Le nitrate de potasse (*sel de nitre*) est de tous les médicaments diurétiques celui qui est le plus usité, d'abord parce que son action sur les reins n'est nullement équivoque, ensuite parce qu'il est beaucoup moins cher et plus facile à se procurer que les autres. Ce sel est utile dans les maladies inflammatoires, dans celles surtout qui peuvent se terminer par un épanchement, comme la pleurésie, la péritonite. Dans la pourriture, l'anasarque, le charbon, le sel de nitre peut être employé concurremment avec le camphre, le quinquina, la gentiane, et autres substances aromatiques amères. La dose pour les grands animaux est de trente à cent grammes dans les vingt-quatre heures, en en continuant l'usage pendant quelques jours et souvent pendant quelques semaines. On le fait fondre dans l'eau qui doit servir de boisson à l'animal malade, ou dans des breuvages capables d'en augmenter ou d'en affaiblir les effets. Quelquefois aussi on le donne en électuaire, ou mélangé avec du son frisé.

Le carbonate de potasse (*sel de tartre*) peut être administré aux grands animaux depuis quinze jusqu'à quarante-cinq grammes, en dissolution dans l'eau ou dans une décoction appropriée.

L'acétate de potasse (*terre foliée de tartre*) se donne comme diurétique, à la dose de soixante grammes environ ; mais il peut être très-bien remplacé par l'acétate de soude.

Quant au carbonate de soude (*soude aérée*), par cela seul qu'il est moins répandu que celui de potasse, on l'emploie beaucoup moins souvent que ce dernier.

Le savon blanc de Marseille est le seul que l'on doive employer à l'intérieur.

La scille convient dans les hydropisies exemptes des signes d'irritation. En poudre, la dose serait de trente grammes pour les grands animaux et de deux pour les petits ; mais il vaut toujours mieux se servir, comme lorsqu'on fait usage du colchique, du vinaigre, du vin, ou de l'oxymel *scillitiques,* dans lesquels on retrouve tous les principes actifs des bulbes de cette plante.

La térébenthine est assez fréquemment employée dans les catarrhes chroniques des membranes muqueuses des voies urinaires ; en pareil cas, on a coutume de l'incorporer dans du miel ou de la mélasse ; ou mieux encore, on la mélange avec un jaune d'œuf, afin de pouvoir la délayer ensuite dans un liquide aqueux et la faire prendre sous forme de breuvage. La dose de térébenthine, pour les grands animaux, doit être de soixante à cent vingt grammes. Le baume de copahu ne figure presque jamais dans le droguier du médecin vétérinaire. Cependant cette térébenthine pourrait être administrée, soit sous forme de breuvage, d'électuaire, soit en suspension dans un véhicule aqueux, soit en l'associant à des poudres pharmaceutiques qui pourraient en favoriser les effets ; la dose serait de six à dix grammes pour les petits animaux, et de soixante à cent vingt pour les grands.

Voici quelques-unes des formules dans lesquelles on a coutume de faire entrer la plupart des substances diurétiques que nous venons d'indiquer :

Breuvage diurétique simple pour le cheval. (Moiroud.)

Prenez : Sel de nitre (nitrate de potasse) .   90 grammes.
       Décoction de graine de lin....   4 litres.

Faites dissoudre le sel dans la décoction, et administrez ce breuvage en trois fois dans la journée. Réitérez les jours suivants.

Breuvage diurétique camphré. (Moiroud.)

Prenez : Terre foliée de tartre (acétate de
       potasse)....................   60 grammes.
       Camphre. ....   6 grammes.
       Jaunes d'œufs.................   n° 2.
       Décoction de graine de lin.....   2 litres.

Broyez le camphre dans un mortier avec les jaunes d'œufs, et délayez-le ensuite

dans la décoction ; faites-y dissoudre l'acétate de potasse et administrez en deux
fois, à quelques heures d'intervalle.

Ce breuvage est indiqué par Moiroud comme utile dans le cas d'irritation des
voies urinaires, surtout lorsque cette irritation est le résultat de l'emploi inconsidéré des cantharides, ou celui de l'usage des jeunes pousses d'arbres résineux. Il
conseille en outre d'augmenter la dose de chacune de ces substances d'un tiers
environ pour les grands animaux.

Breuvage avec l'acétate de potasse. (Moiroud.)

Prenez : Acétate de potasse (terre foliée de tartre). 90 grammes.
     Miel...................................... 180   —
     Graines de chènevis ou lin............... 45   —
     Eau...................................... 2 litres.

Faites bouillir la graine ; dissolvez ensuite dans la décoction le miel et l'acétate,
et donnez en une dose.

Breuvage diurétique avec la térébenthine. (Vatel.)

Prenez : Savon blanc............................ 30 grammes.
     Essence de térébenthine.................. 30   —
     Miel.................................... 120   —
     Décoction de graine de lin............... 2 litres.

A faire prendre en deux fois.

Breuvage avec la scille. (Moiroud.)

Prenez : Oxymel scillitique..................... 120 grammes.
     Décoction de pariétaire.................. 1 litre.

Délayez l'oxymel dans la décoction et faites prendre en une seule fois.

Boisson diurétique camphrée. (Moiroud.)

Prenez : Eau commune........................... 10 litres.
     Sel de nitre (nitrate de potasse).......... 30 grammes.
     Camphre................................ 15   —

Pulvérisez le sel de nitre, faites-le fondre dans l'eau ; incorporez le camphre
dans deux ou trois jaunes d'œufs, puis délayez-le dans la boisson. Placez ensuite
cette boisson devant l'animal, qui en prendra selon sa soif.

Lavement diurétique simple.

Prenez : Décoction de graine de lin.............. 1 litre.
     Sel de nitre............................ 30 grammes.

Faites dissoudre le sel et donnez en une seule dose.

Lavement diurétique camphré et nitré. (Moiroud.)

Prenez : Sel de nitre (nitrate de potasse).......... 30 grammes.
     Camphre................................ 15   —
     Jaunes d'œufs.......................... nº 2.
     Décoction de graine de lin.............. 1 litre 1/2.

Broyez le camphre dans les jaunes d'œufs, ajoutez ensuite le sel de nitre dans
la décoction ; délayez le tout ensemble et administrez en deux fois.

Électuaire diurétique avec le nitre et le camphre. (Moiroud.)

Prenez : Sel de nitre........................... 30 grammes.
     Camphre................................ 8   —
     Jaunes d'œufs.......................... nº 2.
     Oxymel ordinaire....................... 120 grammes.

Broyez le camphre dans les jaunes d'œufs, incorporez-le ensuite dans le miel. Ajoutez le sel de nitre et une quantité de farine ou de poudre de réglisse suffisante pour donner au mélange la consistance convenable.

Autre électuaire diurétique plus simple. (Bourgelat.)

Prenez : Savon blanc râpé......................... 30 grammes.
          Extrait de genièvre........................ Quant. suffis.

Faites deux bols que vous roulerez dans du son et que vous ferez prendre dans la matinée.

DOMESTIQUES (Animaux). Animaux privés que l'on élève dans les maisons ou dans les basses-cours. (*Voyez*, pour tout ce qui concerne cette classe d'animaux, les articles particuliers à chacun d'eux, et les mots Animaux domestiques, où l'on a eu soin d'indiquer ceux qui méritent véritablement ce nom.)

DOUCHE. Sorte de bain local, dans lequel un jet d'un liquide quelconque est projeté, avec plus ou moins de force et d'une manière continue, sur les parties de la surface du corps sur lesquelles on veut agir. L'eau simple, l'eau salée, vinaigrée, chaude ou froide, les décoctions aromatiques ou émollientes sont les liquides le plus ordinairement employés à cet usage. — On nomme douche *descendante* celle dans laquelle le liquide se précipite directement de haut en bas ; on appelle douche *ascendante,* au contraire, celle où il s'élève, et *latérale* celle où il est dirigé plus ou moins horizontalement. En général, lorsque l'on veut se servir de la douche, on ne doit donner à la colonne de liquide que quelques lignes ou un pouce au plus de diamètre, et au réservoir que six à douze pieds de hauteur. Est-il nécessaire d'en modérer la force, on remplace le tuyau percé d'une simple ouverture par une pomme d'arrosoir, et de cette manière on peut administrer la douche sous forme de pluie. Quant à la durée de son application, elle doit nécessairement varier suivant le caractère de la maladie pour le traitement de laquelle la douche est employée, suivant le liquide dont on se sert, la susceptibilité et la docilité de l'animal qui est soumis à cette médication et l'endroit sur lequel on la dirige. Rarement on prolonge l'action de la douche au delà de quinze à vingt minutes, parce qu'on peut réitérer son application plusieurs fois pendant les vingt-quatre heures.

Les entorses, les paralysies locales, les maladies articulaires, certaines éruptions cutanées, les dartres par exemple, le relâchement du vagin, de l'anus, le vertige, sont les maladies pour le traitement desquelles on pourrait faire usage des douches dans la médecine vétérinaire ; mais la difficulté de pouvoir soumettre les animaux à un semblable moyen thérapeutique empêchera très-souvent d'y avoir recours, même dans la plupart des cas où son emploi semblerait le plus convenablement indiqué.

DOULEUR. Sensation très-difficile à définir, susceptible d'être produite par une infinité de causes, et qui, sous le rapport de son siége et de son intensité, présente une foule de variétés. La douleur peut donc être fixe ou mobile, occuper une seule ou plusieurs parties du corps. Elle peut aussi être d'autant plus vive que la lésion dont elle dépend est elle-même plus grave, et que le tissu lésé jouit d'une plus grande sensibilité. Elle ne constitue jamais une maladie essentielle : toujours, au contraire, elle est symptomatique, et son traitement doit être subordonné à celui de l'affection qui pourrait l'entretenir, et dont souvent elle est le seul signe apparent. Comme la douleur indique toujours une plus grande excitation que de coutume dans les parties qui en sont principalement le siége, les saignées générales ou locales, les émollients, les préparations dans lesquelles on fait entrer l'opium et les autres narcotiques, les cataplasmes de feuilles de belladone, de stramoine, de jusquiame, sont les meilleurs moyens à employer pour en diminuer l'intensité ou la faire entièrement disparaître.

DOUVE. Nom vulgaire d'une espèce de ver que l'on trouve dans les vaisseaux biliaires et le duodénum des animaux ruminants de nos pays en particulier, et dans ceux du mouton. (*Voyez* VERS.) La douve hépatique est chez ce dernier la cause de la cachexie aqueuse. (*Voy*. POURRITURE.)

DURILLON. Petite tumeur dure et comme cornée, ayant son siége sur différentes parties des animaux, notamment sur celles qui sont les plus exposées au frottement. Ces sortes de callosités, assez fréquentes chez les bêtes de somme, sont presque toujours le résultat de la compression et de l'épaississement de l'épiderme, et, sous ce rapport, elles ont une très-grande analogie avec les cors. (*Voy*. ce mot.)

DYSSENTERIE. Inflammation de la membrane muqueuse intestinale, particulièrement de celle qui revêt la partie moyenne du rectum, caractérisée par l'excrétion de matières fécales liquides, muqueuses, blanchâtres, mais le plus souvent sanguinolentes. (*Voy*. ENTÉRITE [*Entérite dyssentérique*].)

E

EAU. Nous ne devons considérer ici l'eau que sous le rapport de l'hygiène des animaux domestiques. Dans son état de pureté, ce liquide est d'une transparence parfaite, sans couleur, sans odeur, insipide ou d'un goût qu'on ne peut définir. Comme l'air, l'eau est indispensable à l'entretien de la vie des animaux, dont elle est la boisson ordinaire. Son effet principal est de pénétrer les parties les plus intimes des matières alimentaires solides, et de coopérer à leur dissolution dans la digestion. Mais, pour que l'eau puisse avoir sur les animaux les effets salutaires qu'elle est destinée à opérer, elle doit réunir les qualités nécessaires.

Examinons donc quels sont les caractères de l'eau *potable*. Les eaux coulantes, douces, limpides, légères, inodores, et qui dissolvent promptement le savon, sont les meilleures, parce qu'elles se digèrent facilement. Les rivières, les ruisseaux coulant sur du sable, du gravier, donnent la meilleure eau, surtout lorsqu'elle est imprégnée d'une quantité suffisante d'air. Au contraire, les eaux qui sont crues, dures, froides, qui tiennent en dissolution des principes âcres, salins, du sulfate de chaux par exemple, et qui dissolvent difficilement le savon, sont lourdes, passent avec difficulté et occasionnent des tranchées. Si l'on est obligé d'en faire usage, il est bon de les battre et d'y jeter un peu de son pour les diviser, les adoucir et précipiter ce qu'elles contiennent d'étranger. Il peut même être parfois utile de purifier celles qui contiennent du sulfate de chaux, en mettant en usage, pour parvenir à ce but, le procédé qui a été conseillé par Lassaigne, procédé que nous avons fait connaître à l'article BESTIAUX.

Les eaux stagnantes, troubles et bourbeuses, celles qui contiennent des matières étrangères en putréfaction, et qui exhalent une odeur fétide, sont dangereuses, dans quelque temps que ce soit, mais particulièrement dans les saisons chaudes. Toutefois, en les laissant déposer dans des vases, en les filtrant, et surtout en y ajoutant un peu de *muriate de soude*, ou bien un verre de vinaigre environ par chaque seau, ou enfin en les aiguisant d'*acide sulfurique* jusqu'à acidité agréable, on peut diminuer les effets délétères que leur usage peut occasionner.

Parmi les eaux potables, il y a encore un choix à faire. Les rivières qui reçoivent des ruisseaux boueux et dont le lit est plein de fange, dont le cours est lent ou qui sont remplies de joncs, ont de mauvaises eaux. Le rouissage du chanvre communique des qualités très-pernicieuses à l'eau; aussi doit-on éviter avec le plus grand soin de s'en servir pour abreuver les bestiaux.

Il est bien rare que les bestiaux aient une boisson convenable; car des préjugés enracinés chez la plupart des cultivateurs leur font penser que des eaux de mares ou autres eaux stagnantes et plus ou moins croupies, sont préférées par les animaux comme plus favorables à leur santé. D'autre part, on n'est pas toujours près des rivières ou des ruisseaux d'eau courante, ni de fontaines ou sources qui fournissent des eaux salubres. Il faut donc bien alors que les cultivateurs avisent au moyen d'abreuver leurs animaux, soit en se servant des eaux de puits lorsqu'elles sont bonnes, soit en créant des réservoirs d'eau connus généralement sous le nom de *mares*. Examinons donc s'il n'est pas alors facile au cultivateur de former des abreuvoirs salubres pour les bestiaux. D'abord, pour que les mares présentent de l'eau aussi bonne que possible, elles doivent en contenir une masse assez considérable, présenter assez de surface pour que l'eau puisse être agitée par les vents, ce qui en préviendra la corruption. L'eau des fumiers et des urines doit en être éloignée, et l'approche doit en être interdite à tous les animaux domestiques qui pourraient la corrompre, tels que les oies, canards, etc. On ne devra pas non plus entourer les mares d'une grande quantité d'arbres, attendu que les feuilles se décomposent. Il faudra surtout éviter d'y planter ceux qui attirent certains insectes : tel est le *frêne* par exemple, que les *cantharides* aiment beaucoup: ces insectes, tombés dans l'eau et avalés par les bestiaux, peuvent occasionner des inflammations très-graves des organes digestifs et urinaires. Enfin, au moyen de pentes combinées à cet effet, de conduits, rigoles, etc., destinés à amener les eaux pluviales, il est facile d'entretenir des abreuvoirs salubres. Et cependant, combien il est rare de trouver dans nos campagnes des mares qui contiennent de l'eau de bonne qualité!... Presque toujours elles sont petites, peu profondes; les urines et les eaux des fumiers s'y rendent, les feuilles des arbres s'y décomposent l'eau, en un mot, est jaune ou verdâtre. En été, il s'élève de ces mares desséchées une odeur infecte également nuisible aux hommes et aux animaux, et, comme ces derniers, pressés par la soif, continuent de s'y abreuver, elles deviennent la source ou du moins une des causes principales qui font naître les maladies. (*Voyez*, pour des complément de cet article, le mot BESTIAUX (*Boissons des*).

EAUX AUX JAMBES. Maladie dégoûtante qui affecte les parties inférieures des membres, se manifeste plus particulièrement chez les chevaux que chez les autres animaux, et est caractérisée par un suintement d'un liquide séreux, fétide, qui humecte la partie malade, et se rassemble en gouttelettes à l'extrémité poils réunis en paquets.

Les eaux aux jambes attaquent plus spécialement les chevaux des races communes, ceux qu'on élève sur des terrains marécageux, et dont les pieds sont plats, larges, évasés, et le bas des membres naturellement gros et chargé de poils abondants. On ne voit que rarement cette maladie affecter les chevaux fins et ceux qui ont été élevés dans les pays secs; si par hasard quelques-uns de ces animaux en sont atteints, elle n'est jamais grave chez eux, et cède facilement aux traitements que l'on met en usage pour la combattre. Les chevaux de Flandre, de Belgique, de la Hollande, de la Frise, du Holstein, etc., amenés à Paris, en sont fréquemment atteints pendant le cours du premier hiver qu'ils passent dans cette ville.

Les eaux aux jambes se montrent à toutes les époques de la vie, mais plus souvent dans l'âge adulte, et se propagent fréquemment aux quatre membres en commençant le plus ordinairement par un seul et par deux, et toujours par ceux de derrière. M. Huzard pense que les juments et les chevaux hongres y sont plus sujets que les chevaux entiers.

Cette maladie commence presque toujours par une inflammation plus ou moins aiguë de la partie qui doit en être le siège. Le premier indice qui dévoile cette inflammation *spéciale* est le hérissement des poils, d'abord à la peau du pli du paturon et aux talons, ensuite de bas en haut et d'avant en arrière, de manière à finir par entourer le paturon, le boulet, le canon, jusqu'au tiers environ de cette partie. Ce hérissement s'accompagne et est même souvent précédé de l'engorgement et de la raideur du membre; l'exercice fait disparaître momentanément ces symptômes, qui ne tardent pas à reparaître et qui bientôt persistent malgré le travail. Alors commence le suintement dont nous avons parlé; le liquide qui s'écoule est séreux, limpide, d'une odeur particulière, très-désagréable, tenace et persistante; il paraît d'abord comme une rosée, une vapeur qui se condense à chaque poil le long duquel elle découle, au point d'humecter toute la partie malade. Les progrès de la maladie déterminent bientôt le développement de la douleur; celle-ci devient si forte, que le moindre contact des corps extérieurs cause une grande incommodité. Souvent, dans l'écurie, l'animal lève le membre affecté, surtout si c'est un membre postérieur; pour cela, il suffit qu'une paille ou un autre objet le touche à l'endroit où il souffre. Pour lever le membre, il ne le fléchit pas; mais il le lève de côté en penchant la croupe, afin d'éviter l'augmentation de douleur que déterminerait la flexion du pied sur le boulet. Les mêmes angoisses se renouvellent toutes les fois que le cheval est obligé de changer de position.

Plus tard les symptômes se modifient : le liquide, au lieu d'être limpide comme au début de la maladie, devient plus épais, plus consistant, plus fétide, et il rassemble les poils en paquets ; bientôt ceux-ci tombent et la peau se dénude sur une étendue plus ou moins grande. La matière de l'écoulement irrite les parties qu'elle touche et occasionne la dilatation des pores de la peau, qui apparaissent comme de petits ulcères. Ce fluide prend parfois une consistance assez grande pour se concréter à la surface de la partie malade et y former de fausses membranes souvent assez épaisses. La chaleur locale est toujours très-forte, et le degré de la douleur est proportionné à la gravité du mal ; cette douleur est quelquefois si vive, qu'elle porte le cheval à lever le membre malade très-haut, et même à se renverser de côté quand on appuie sur les endroits souffrants, ou lorsque quelque corps extérieur vient à y toucher brusquement. Le cheval boite en sortant de l'écurie, mais moins après qu'il s'est échauffé par la marche. Au retour, et surtout après le travail dans les terres ou les terrains raboteux, les parties malades sont ensanglantées et plus rouges qu'auparavant, et la boiterie est momentanément plus forte après un certain temps de repos.

Si la maladie n'est pas arrêtée dans sa marche, elle peut, après un temps plus ou moins long, passer tout à fait à l'état chronique. Alors l'écoulement persiste toujours, et il conserve encore sa fétidité et sa consistance ; mais la douleur disparaît et l'animal ne témoigne plus la moindre sensibilité lorsqu'on lui explore le membre ; le cheval éprouve toujours de la gêne en marchant, mais cette gêne provient uniquement de la raideur des parties inférieures du membre malade et du poids plus grand que ce membre a acquis par les progrès de l'engorgement. C'est alors que l'on voit naître, sur les parties affectées, des ulcères superficiels, sur les bords desquels se développent des excroissances charnues, rouges, molles, à base étroite, auxquelles on a donné le nom de *verrues* ou de *grappes*. Enfin l'animal maigrit et dépérit, tout en conservant son appétit, qui est même augmenté, mais qui ne peut réparer complètement les déperditions qui ont lieu par les surfaces malades ; au bout d'un certain temps le marasme survient, les symptômes auxquels on a donné le nom de *fièvre hectique* se déclarent, et la mort, dit-on, peut être la suite de l'épuisement du sujet.

Le pied, sans cesse abreuvé par les liquides qui suintent de la surface malade, doit à la longue participer de l'état des autres parties inférieures du membre ; aussi voit-on fréquemment le sabot devenir plus volumineux, plus mou, plus long, cerclé, rugueux, et même se détacher dans certains points de son étendue, ou devenir le siège de la maladie que nous avons désignée sous le nom de *crapaud*.

— La durée de la maladie varie selon le tempérament, les dispositions individuelles, les circonstances et les lieux dans lesquels le sujet se trouve placé, la nature des saisons et celle des causes. Généralement les eaux aux jambes ne sont guère à leur dernière période avant trois, six ou neuf mois, et même une ou plusieurs années. Il arrive parfois qu'elles sont périodiques ; dans ce cas, elles disparaissent en été et se remontent en hiver.

— Les *causes* de cette maladie sont : le tempérament lymphatique, les aliments de mauvaise qualité, les excès de travail, l'influence des localités humides, des écuries malpropres, le contact des boues âcres des grandes villes, la malpropreté des membres, la mauvaise habitude de passer à l'eau les chevaux qui rentrent du travail, ou bien de leur laver les jambes avec de l'eau trop froide et chargée de sélénite, l'action de tondre les poils pendant l'hiver, ce qui laisse la peau exposée aux impressions irritantes de l'air et des corps extérieurs, fait l'effet d'une brosse rude dans les plis du paturon lors des mouvements de flexion, et expose cette partie à s'excorier. Les eaux aux jambes sont plus communes dans les grandes villes que dans les campagnes ; on sait que les temps pluvieux sont favorables à leur développement, et que les grandes sécheresses et les fortes gelées en retardent ou en suspendent les progrès.

On a avancé que les eaux aux jambes étaient héréditaires et contagieuses. Le professeur Delwart de Cureghem a prouvé par une série d'observations bien suivies qu'elles sont réellement héréditaires ; mais elles ne sont pas contagieuses, et, si l'on a vu quelquefois, dans une écurie nombreuse et où les chevaux sont soumis au même travail, au même régime et aux mêmes soins, les eaux aux jambes, après s'être développées sur un cheval, envahir successivement les membres des chevaux du même attelage, et les autres chevaux de l'écurie rester sains, il ne faut pas accuser trop vite la contagion qui semble évidente dans ces cas. Les expériences assez nombreuses faites dans le but d'éclaircir cette question ont toujours donné des résultats négatifs. Jenner et Godine jeune se sont trompés lorsqu'ils ont considéré la matière des eaux aux jambes comme la source de la vaccine et lorsqu'ils ont cru transmettre celles-là par inoculation. Les observations si intéressantes de M. Trasbot, professeur à la clinique d'Alfort, ont montré que ces derniers auteurs avaient confondu entre elles deux maladies essentiellement différentes, — les eaux aux jambes et la variole du cheval, celle-ci compliquant les premières. C'est dans les pustules varioliques que Jenner a puisé le liquide avec lequel il a pu transmettre la vaccine à des vaches. C'est aussi la transmission, alors inconnue, de la variole équine qui a fait croire à la contagion possible des eaux aux jambes.

—La maladie qui nous occupe est singulièrement rebelle et difficile à guérir : il en est peu contre lesquelles on ait proposé autant de moyens. Tout a été mis en usage : ainsi les saignées locales et générales, la propreté, un régime approprié, le repos, la diète, les boissons nitrées, les lavements, les bains de pieds émollients, les cataplasmes adoucissants dans le début ; — puis l'administration des amers, des sudorifiques, des purgatifs, des diurétiques tant en breuvages qu'en lavements ; l'emploi des bouchonnements fréquents ; l'application des caustiques et des astringents ; les sétons au-dessus du membre malade, les fomentations avec les eaux aromatiques, avec le vin tiède, la cautérisation actuelle, etc., etc.

La plupart de ces moyens, dictés par l'esprit de système, par la tendance de certains auteurs à voir partout des inflammations, ou bien encore par ces craintes imaginaires des transports d'humeurs, des *métastases,* pour nous servir du langage des médecins, sont bons tout au plus à faire traîner la maladie en longueur. L'expérience semble cependant prouver que ces craintes de métastases, de répercussions, sont au moins exagérées, et qu'en attaquant la maladie dès son début par des moyens locaux énergiques et capables de tarir ce suintement fétide, on obtenait plus fréquemment du succès que par l'usage de la série complète des antiphlogistiques, des dépuratifs et des dérivatifs. Barthélemy aîné, ancien professeur à l'école d'Alfort, a fait connaître, dans le nouveau *Dictionnaire d'agriculture,* une méthode qui nous paraît bien préférable. Voici cette méthode : aliments sains, ration ordinaire, travail fatigant tous les jours, ne pouvant être remplacé que par cinq ou six heures au moins d'un exercice actif ; après le travail on lave la partie malade avec l'eau tiède ; on l'essuie de manière à absterger l'eau dont elle est humectée, puis on en lotionne légèrement toute la surface avec une dissolution de vert-de-gris dans de l'eau de rivière. On répète cette opération tous les jours jusqu'à ce qu'il n'y ait plus d'écoulement et que la partie malade soit parfaitement sèche ; il est même prudent, pour prévenir toute récidive, de continuer les lotions plusieurs jours après que la dessiccation paraît complète, ce qui a souvent lieu lorsque l'on n'a fait encore que trois ou quatre applications, car dès la première l'écoulement diminue sensiblement.

« Nous pouvons assurer, dit Barthélemy, avoir guéri par ce traitement si simple, et souvent en quinze jours ou trois semaines au plus, des chevaux qui étaient affectés d'eaux aux jambes de derrière depuis plusieurs mois, et sur lesquels la maladie s'étendait jusqu'auprès des jarrets, sans qu'il en soit jamais résulté le moindre accident, et sans que ces animaux aient perdu une heure de travail. Nous avons tous les jours occasion de voir plusieurs de ces chevaux : ils sont, sous tous les rapports, dans l'état le plus satisfaisant, et ne conservent aucune trace de la maladie. Nous ajouterons que les pluies des mois de novembre et décembre n'ont, influé en rien sur les effets et sur le résultat du traitement.

« Le travail est un auxiliaire indispensable : il détermine le dégorgement des jambes ; il donne de l'activité à la perspiration tant cutanée que pulmonaire, et sous ce rapport il nous paraît susceptible de présenter aux personnes qui redoutent les métastases une garantie bien préférable à celle qu'on va chercher dans l'emploi des sudorifiques, dont les effets sont toujours si incertains. Rien ne s'oppose d'ailleurs à ce que, pour l'acquit de sa conscience, on ait recours aux sétons, que l'on place, soit au poitrail, soit à la face interne des fesses, suivant que la maladie affecte les jambes de devant ou celles de derrière ; ce moyen ne nous a pas paru d'une nécessité rigoureuse, et nous n'avons pas eu à nous repentir de l'avoir négligé. Lorsqu'il existe des verrues, le cas est plus grave : on commence par les couper successivement, on cautérise avec le feu la base des plus volumineuses, de celles qui saignent beaucoup ; après quoi, on a recours aux lotions, comme dans les cas où cette complication n'existe pas. On recommande généralement l'application du feu sur le membre, comme moyen de prévenir les récidives. Nous n'avons pas eu recours à cette opération, et cependant les jambes guéries sont restées saines ; elle n'est donc pas indispensable ; or, comme elle a l'inconvénient de tarer les animaux, on doit s'abstenir de la pratiquer, excepté peut-être dans quelques cas particuliers où elle pourrait être rendue nécessaire par l'ancienneté du mal, la désorganisation profonde du membre, l'âge avancé et le tempérament essentiellement lymphatique du sujet.

« Quant au degré d'activité qu'il convient de donner à la préparation dont nous conseillons l'emploi, nous ignorons si une dose de vert-de-gris moins forte que celle que nous avons employée pourrait remplacer cette dernière sans désavantage : nous n'avons fait aucune expérience pour éclaircir cette question ; nous voulions guérir, nous avons eu recours à de fortes doses, et cela nous a réussi. Notre but étant atteint, il ne nous a paru ni bien utile, ni surtout bien urgent, de travailler à modifier un agent qui procurait des résultats aussi satisfaisants. Les proportions employées par nous sont donc :

> « Vert-de-gris en poudre................. 60 grammes.
> « Eau de rivière .... 1 litre. »

Schaack, vétérinaire à Fontaine, a inséré dans le numéro de septembre 1834 du *Recueil de Médecine vétérinaire* une notice sur l'emploi de l'arsenic dans le traitement des eaux aux jambes.

« L'arsenic, ce poison violent, dit Schaack, redouté par tous ceux qui en connaissent les propriétés, ne laisse pas cependant de devenir un puissant moyen de guérison dans le traitement de plusieurs maladies externes. Le docteur Dubois a reconnu que, mélangé dans les proportions d'un demi-gros avec une demi-once de sang-dragon et une once de vermillon, il peut être employé sans aucun danger, même sur de larges surfaces. Depuis plusieurs années, j'emploie cette préparation contre les eaux aux jambes, sans jamais en avoir observé aucun accident fâcheux ; au contraire, j'en ai presque toujours obtenu des succès complets. Néanmoins, je ne prétends pas la prôner ici comme le spécifique unique et infaillible de cette maladie ; la pratique m'a appris qu'elle n'était pas applicable à toutes les formes de cette affection, et que, dans les circonstances les plus favorables, sa réussite dépendait presque toujours de divers moyens auxiliaires. Je n'ai jamais essayé cette préparation arsenicale dans le cas où les eaux aux jambes apparaissent sous la forme aiguë, parce qu'un traitement antiphlogistique mixte a toujours triomphé des cas semblables que j'ai eus à traiter ; mais elle m'a surtout réussi dans les cas où cette maladie s'annonce lentement, par des altérations successives de la peau qui précèdent de plusieurs mois, et parfois de quelques années, l'écoulement séreux et l'excoriation des parties malades. C'est seulement lorsque le suintement était bien établi, et que la peau était bien excoriée, que cette préparation a eu le plus de succès : avant cette époque, c'est-à-dire lorsqu'il y a seulement dépilation et enduit sec de la partie, qui lui donne un aspect chagriné, elle a toujours été sans aucun succès. Et plus tard, lors de l'induration et de la désorganisation presque entière des tissus, cette préparation a réussi, mais quelquefois moins complétement qu'à la période qu'on pourrait appeler *période d'état* de la maladie.

« J'ai toujours vu que le séjour à l'écurie s'opposait à son effet, tandis que *le travail a toujours favorisé son action curative*. Voici en quoi consiste ce traitement: Chaque soir, au retour du travail, je prépare les parties par des lotions d'eau chaude alcoolisée, et cela durant deux ou trois jours. L'emploi des émollients en cataplasmes a, dans plusieurs cas, paru indispensable. Je coupe les poils aussi ras que possible, je nettoie et mets à découvert toutes les excoriations, sans les faire saigner ; puis, avec un pinceau, j'enduis toutes les parties malades d'une forte couche de *pâte arsenicale*, qui au préalable a été réduite à la consistance de bouillie au moyen d'eau chaude. Je garde l'animal au repos, attaché court, et à l'abri des mouches, jusqu'à ce que la couche arsenicale soit sèche, ce qui arrive au bout de quelques heures. Si le mal est peu étendu, l'animal peut reprendre immédiatement son travail ; dans le cas contraire, il est prudent de le laisser au repos le premier jour seulement. Le lendemain, lotions émollientes chaudes et cataplasmes pour détremper les eschares. Si l'animal souffre beaucoup, je lui fais une saignée, je le mets au régime, et je le fais promener. Le surlendemain, je cherche, par des lotions chaudes, à détacher les croûtes sans faire saigner ; je laisse pour un autre jour celles qui tiennent trop ; puis je fais une nouvelle application de pâte arsenicale ; après quoi, mêmes soins, mêmes précautions que pour la première application, et ainsi de suite jusqu'à la dessiccation de la partie. Dans le cas où la maladie a beaucoup d'étendue, et que l'animal souffre beaucoup, les nouvelles couches doivent être appliquées un peu plus claires ; mais, pour la première couche, elle doit être plutôt forte que faible : c'est ce que l'expérience m'a démontré plusieurs fois, et ce qui, suivant moi, accélère beaucoup la guérison. Lorsque, malgré ce traitement, le suintement a reparu au bout de quelques jours, je me suis toujours bien trouvé de revenir à l'emploi des premiers moyens (émollients) et de les faire durer cinq à six jours. Les purgatifs salins ont aussi rendu, à ce que je crois, la guérison plus facile dans certains cas où la maladie était plus rebelle.

« D'après ce que l'observation m'a appris sur ce mode de traitement, je crois pouvoir dire que l'effet curatif de la pâte arsenicale sera d'autant plus certain, que tous les moyens auxiliaires tendront davantage à dissiper les causes de l'écoulement. L'état faible de l'animal, une saignée trop humide, sont des circonstances qui peuvent compromettre le succès du traitement. L'art indique assez ce qu'il faut faire en pareille circonstance. »

Nous conseillerons comme traitement rationnel des eaux aux jambes des lotions de liqueur de Villate aux parties malades, trois fois par jour, et l'administration d'acide arsénieux à l'intérieur.

ÉBULLITION, Échauboulure. On nomme ainsi une éruption de petits boutons plus ou moins nombreux et rapprochés, qui survient quelquefois sur le corps des animaux domestiques, et qui se montre plus fréquemment sur le cheval. Cette éruption se développe particulièrement aux épaules, aux côtés de la poitrine, le long du dos, aux reins, à la croupe et au cou. Les boutons, qui surviennent souvent tout à coup, sont généralement larges, aplatis et indolents. Cette affection est peu grave ; il est même rare qu'elle trouble la santé ; elle disparaît ordinairement d'elle-même au bout de vingt à trente heures. Cependant, elle s'accompagne quelquefois d'un petit mouvement de fièvre, qui cède souvent, comme par enchantement, à l'emploi d'une saignée.

L'ébullition est peu connue dans ses causes et dans sa nature ; il est probable que l'on confond sous ce nom vulgaire plusieurs affections bien différentes les unes des autres, et qui auraient besoin d'être étudiées plus attentivement.

ÉCART, ENTR'OUVERTURE, EFFORT D'ÉPAULE, FAUX ÉCART. On applique indifféremment ces noms à un genre de boiterie qui paraît avoir son siége dans l'épaule ou le bras, sans qu'il soit possible, le plus souvent, de connaître le siége précis et la nature de la lésion qui fait boiter. Tous les animaux sont sujets à l'écart, mais c'est le cheval qui est le plus exposé aux causes qui peuvent y donner lieu, et c'est par conséquent chez lui qu'on a le plus souvent occasion de remarquer cet accident.

On a pensé que cette boiterie était le résultat d'efforts violents, susceptibles d'*écarter* le membre de la poitrine ; de là le nom d'*écart* qui a été donné à ces sortes d'accidents. Telle est en effet la cause la plus fréquente, et, sous ce rapport, tous les vétérinaires sont d'accord. Mais il n'en est pas de même de la nature de la lésion produite par cet effort. Quelques auteurs ont pensé que la boiterie était le résultat du tiraillement de quelques fibres appartenant aux muscles qui unissent l'épaule au corps ; d'autres admettent la rupture ou l'allongement de quelques-uns des vaisseaux ou des nerfs qui se portent au membre de devant ; d'autres ont cru que cet accident pouvait être occasionné par la déchirure ou la séparation de quelques-unes des fibres tendineuses qui revêtent le muscle grand-dentelé près de son attache à l'omoplate ; mais le plus grand nombre des praticiens admettent que les écarts sont causés par un véritable effort de l'articulation de l'épaule avec le bras. Cette opinion a toujours été professée par Barthélemy aîné. « En effet, dit le savant professeur que nous venons de citer, n'est-il pas évident que la forme aplatie de l'épaule et la manière dont elle est confondue avec les parties qui l'environnent, ne laissent que peu de prise aux agents des violences extérieures, et qu'elle ne peut être accidentellement déplacée dans une direction quelconque qu'autant qu'elle y est entraînée ou poussée par le bras ? N'est-il pas également incontestable que, d'après le nombre, la force et la direction variée des muscles qui attachent et qui appliquent cette partie sur la poitrine, elle doit opposer une grande résistance aux efforts exercés sur elle par le bras ? Si, d'un autre côté, l'on considère que l'articulation qui unit l'épaule au bras est non-seulement la plus mobile, mais peut-être aussi la moins solide de toutes celles du membre, puisqu'elle ne présente aucun emboîtement osseux fixe, qu'elle n'est affermie par aucun ligament, et que le déplacement des surfaces articulaires n'est empêché que par le voisinage des tendons des différents muscles qui du scapulum vont à l'humérus et au cubitus, on sera convaincu que, dans les grands mouvements accidentels, désordonnés, forcés, des parties supérieures du membre, c'est l'articulation dont il s'agit qui doit essentiellement souffrir, puisqu'elle est moins solidement affermie que l'épaule, et que par conséquent c'est dans les tendons qui font l'office de ligaments articulaires, et dans les muscles auxquels ces tendons appartiennent, qu'il faut chercher les lésions qui constituent les écarts. » L'expérience vient à l'appui de ce raisonnement : ainsi, si l'on tire fortement le membre en dehors, dans l'intention d'écarter l'épaule de la poitrine, on parviendra plutôt à luxer l'articulation de l'épaule avec le bras qu'à produire un déchirement quelconque dans les muscles qui fixent l'épaule au corps. Au surplus, si quelques-uns de ces muscles avaient à souffrir en pareil cas, ce devrait être nécessairement ceux qui forment la base de l'ars ; cependant cette partie n'est généralement pas douloureuse dans l'écart.

M. Gayot fils a développé une opinion tout à fait sem-blable à celle que nous venons de faire connaître.

— Les *causes* les plus ordinaires des écarts sont les glissades en dehors, les chutes avec écartement du membre, les coups violents sur la pointe de l'épaule, les efforts auxquels le cheval se livre lorsqu'il a un pied pris dans une ornière, entre deux pierres, dans la mangeoire, dans une entrave, etc.

On a révoqué en doute la fréquence des écarts, on a été jusqu'à dire que presque toutes les boiteries que l'on désignait par ce nom avaient en réalité leur siége dans le pied. Nul doute que l'on n'ait commis à cet égard de fréquentes erreurs; mais nous pensons que cette opinion est par trop exclusive : pour notre compte, nous ne croyons plus à la fréquence des écarts; les symptômes qui caractérisent ces accidents sont quelquefois si obscurs qu'ils ne peuvent servir de base à une opinion positive.

Il est donc souvent très-difficile de constater l'existence des écarts; cette difficulté est d'autant plus grande que l'accident est plus léger et plus ancien. Dans ce cas, on ne parvient souvent à *présumer* que la boiterie a son siége à l'épaule qu'en procédant par voie d'exclusion, c'est-à-dire en s'assurant de l'état sain et de l'absence bien réelle de toute douleur dans les autres régions du membre boiteux. A l'article CLAUDICATION nous avons fait connaître la manière de procéder à cet examen, et nous ne reviendrons pas sur ces détails. Il nous suffira ici d'insister de nouveau sur la nécessité d'explorer avec le plus grand soin le pied, préalablement déferré et paré à fond. L'absence complète de tout signe de douleur, quand on comprime une épaule qui est le siége d'un écart léger, se comprend jusqu'à un certain point; car souvent la lésion existe profondément, dans le muscle sous-scapulaire par exemple, et alors la partie douloureuse se trouve garantie des explorations par une masse énorme de muscles et d'os. Toutefois, il est un moyen qui réussit souvent à changer les doutes en certitude, et qui est d'autant mieux suivi de succès que la maladie est plus forte et plus récente. Ce moyen consiste à lever le pied du membre malade, et à écarter violemment ce membre du corps. Il est bien rare alors que le cheval ne ressente pas une vive douleur, et n'en donne pas des signes évidents. A ce signe vient s'en ajouter un autre qui n'est pas sans importance; le cheval fléchit difficilement le bras sur l'épaule; il lève son membre avec plus de raideur, et le porte en avant en lui faisant décrire un demi-cercle en dehors : en d'autres termes, l'animal *fauche*. Mais il faut bien se garder de croire que tous les chevaux qui fauchent soient atteints d'écarts; car il est plusieurs autres boiteries qui donnent lieu à ce mouvement. Il est beaucoup de chevaux vifs et chatouilleux qui, lorsqu'on les examine, se livrent à des mouvements qui pourraient en imposer et faire supposer de la douleur là où il n'y en a pas, si l'on n'avait pas le soin de faire une contre-épreuve en soumettant les deux épaules au même examen.

Cette affection passe généralement pour être grave et difficile à guérir. Si nous ne consultions que notre propre expérience et celle de l'homme qui nous a donné les premières leçons de médecine vétérinaire pratique, et qui, dans une carrière de plus de trente années, a eu des succès à peu près constants dans le traitement de cette maladie, nous tiendrions un langage tout à fait opposé; mais nous craindrions d'être accusé d'hérésie, et nous aimons mieux nous abstenir. S'il est vrai que beaucoup de vétérinaires aient échoué dans le traitement des écarts, nous pensons que cette circonstance doit surtout être attribuée à la distinction que l'on a constamment faite de l'écart en *aigu* et en *chronique*. Si, par ces mots, on veut entendre deux accidents qui ne diffèrent l'un de l'autre que parce que le premier est *récent* et accompagné d'une boiterie très-forte et continue, tandis que l'autre est *ancien* et qu'il ne se manifeste parfois que par une boiterie assez faible et inter-mittente, nous sommes tout à fait de cet avis; mais si, de cette distinction théo-rique, on veut arriver à des conclusions pratiques, si en un mot on veut, comme cela est recommandé par des hommes au mérite desquels nous rendons hom-mage, appliquer à ces deux cas les principes des doctrines dites physiologiques, c'est-à-dire traiter les écarts aigus avec timidité, au moyen d'émollients et de cal-mants, et n'employer les remèdes héroïques que pour les écarts chroniques, nous nous ferons un devoir de conscience de combattre ces idées, que nous n'hésitons pas à déclarer fausses et pernicieuses. Et, si l'on nous demande ce que nous avons à objecter contre des *principes* sanctionnés par l'appui de presque tous ceux qui font autorité, nous ne répondrons que par un mot : *l'expérience !...*

Et d'ailleurs, le meilleur médecin n'est pas toujours celui qui raisonne le mieux, mais celui qui guérit le plus.

Or, l'expérience a démontré non-seulement à nous, mais à celui dont nous portons le nom, et qui fut notre premier maître, que, dans le traitement des écarts aigus, les saignées locales ou générales, les lotions émollientes sur l'épaule, les embrocations adoucissantes ou anodines sur la même partie, tout en pouvant amener d'assez nombreuses guérisons, étaient cependant susceptibles de laisser la maladie traîner en longueur, ou passer à l'état chronique, et de donner lieu à des boiteries interminables, tandis qu'en attaquant dès le début cette maladie par des révulsifs énergiques on comptait à peu près autant de succès que de traitements.

Mais il y a un choix à faire parmi les révulsifs. Nous rejetons d'abord les frictions d'huile essentielle de térébenthine, car si leur action est vive, elle n'est pas durable ; et d'ailleurs, tout le monde connaît les horribles tourments qu'elles occasionnent pendant quelques instants aux chevaux et les mouvements auxquels ces animaux se livrent pour s'y soustraire. Nous rejetons également l'eau-de-vie camphrée et l'essence de lavande, dont l'effet est trop peu marqué, et nous avons toujours recours à la teinture de cantharides.

Mais il faut que cette teinture soit bien préparée. Celle que l'on vend chez la plupart des pharmaciens et des droguistes est ordinairement trop faible et infidèle dans ses effets ; il est donc essentiel que le praticien la prépare lui-même. Nous allons faire connaître la manière dont nous procédons à la préparation de celle dont nous faisons usage.

Dans une bouteille ordinaire, on met soixante grammes de cantharides en poudre et soixante grammes d'euphorbe également pulvérisé ; on emplit la bouteille d'eau-de-vie à 22°, on la bouche avec soin, on l'agite et on l'expose à l'action d'une douce chaleur pendant trois à quatre jours. Il y a deux moyens fort simples d'obtenir la température nécessaire. Le premier consiste à enfouir la bouteille dans du fumier en fermentation ; le second, à placer ce vase sur le four d'un boulanger. On conserve pour l'usage cette teinture, que l'on décante au fur et à mesure des besoins.

Voici la règle que nous suivons dans son application. Un écart *aigu* étant reconnu, nous faisons sur toute l'étendue de l'épaule malade, depuis le garrot jusqu'à la distance de dix centimètres de l'articulation du bras et de l'avant-bras, une friction avec deux cents grammes environ de notre teinture. Cette friction doit être faite lentement, avec beaucoup de soin, et concentrée surtout à la partie supérieure et à la pointe de l'épaule. La partie ne doit pas être dénuée de ses poils, qui font office d'éponge et retiennent la liqueur appliquée sur la peau. Nous mettons près d'une demi-heure à faire cette friction, qui, nous le répétons, ne saurait être faite avec trop de soin. On recommande de se couvrir la main avec une vessie, afin d'éviter l'absorption des principes actifs des cantharides et les accidents qui pourraient en être la suite : nous déclarons avoir constamment omis cette précaution et n'avoir jamais eu à nous en plaindre. La friction étant terminée, le cheval doit être attaché au râtelier, dans un endroit où il ne puisse ni se coucher, ni se frotter. Douze heures après cette friction, on en fait une seconde avec le même soin et la même quantité de teinture ; on en fait une troisième douze heures après la seconde, et tout est fini : il n'y a plus alors qu'à attendre l'effet du traitement.

Ainsi, trois frictions en vingt-quatre heures, avec environ six cents grammes de teinture de cantharides. Ce traitement donne lieu à un engorgement considérable de la partie frictionnée, et à la formation d'un grand nombre d'ampoules, qui ne tardent pas à crever. On tient le cheval attaché au râtelier pendant une semaine. Dix à douze jours après les frictions, les poils commencent à tomber par larges plaques croûteuses, et quinze ou dix-huit jours après le commencement du traitement, le cheval est ordinairement guéri. Il arrive parfois que ce traitement ne donne pas lieu à une guérison complète, mais seulement à une diminution notable de la boiterie. Dans ces cas, on recommence le traitement, et, après ce second traitement, la boiterie a le plus souvent complétement disparu. Le cheval doit, pendant tout ce temps, être soumis au repos le plus absolu.

Nous avons mis ce traitement en usage un grand nombre de fois, et nous affirmons qu'il nous a constamment réussi toutes les fois qu'il a été employé peu de temps après l'accident qui avait donné lieu à l'écart; nos rares insuccès n'ont eu lieu que dans quelques cas où nos soins avaient été réclamés trop tard.

L'efficacité de ce moyen, le peu de douleur qu'il occasionne aux animaux, la brièveté du traitement, tout doit engager les praticiens à le mettre en usage. Nous pourrions, au besoin, l'appuyer d'une manière imposante par des faits et des succès.

— Gayot fils a publié un mode de traitement employé avec succès, dit-il, par son père, depuis trente ans, et par lui depuis quelques années. La méthode indiquée par Gayot n'est pas nouvelle, comme on va en juger. La voici.

Le cheval atteint d'une *distension scapulo-humérale* (c'est ainsi que Gayot appelle avec raison ce que l'on désigne ordinairement sous le nom impropre d'*écart*) doit être saigné au cou, une, deux ou trois fois, suivant son degré d'irritabilité et l'intensité de l'accident. Ici, le pouls ne peut servir de guide, eu égard à la quantité de sang à évacuer; c'est la force de la claudication qu'il convient de consulter en ce cas. On fait sur la partie lésée de fréquentes lotions émollientes tièdes, assez souvent renouvelées pour que l'eau ne se refroidisse pas. Peut-être serait-il plus convenable d'employer une enveloppe de toile appropriée et matelassée : elle aurait au moins l'avantage d'entretenir plus longtemps le chaud humide sur la partie. On retire à l'animal sa ration d'avoine et une partie de celle de foin, que l'on remplace par de la paille de blé de bonne qualité et du barbotage fait avec de la farine d'orge, surtout si le sujet est irritable. Le repos le plus absolu est vraiment indispensable, et ce n'est qu'au bout de quelques jours de traitement que l'on doit se permettre de sortir l'animal de l'écurie, et seulement pour s'assurer de la force de la claudication. On aura l'attention de l'attacher de manière qu'il ne puisse se coucher, afin qu'en se relevant il ne détruise pas, le lendemain, par les efforts qu'il pourrait faire, surtout si le sol de l'écurie était glissant ou en mauvais état, les bons effets du traitement de la veille. Si cependant la boiterie ne paraissait pas sensiblement diminuée au bout de quatre à cinq jours, il faudrait se hâter de placer un large séton au poitrail, et l'animer avec l'onguent vésicatoire, pour éviter que la lésion ne passe à l'état chronique. Cependant, comme les émollients longtemps continués pourraient finir par amener la dégénérescence chronique, il est bon de les supprimer dès que l'inflammation cède et de les remplacer par des fortifiants. Mais quels sont les signes qui indiquent cette dégénérescence? Il n'y en a pas de plus certain que la cessation du symptôme le plus apparent, la claudication, et la diminution ou même la cessation complète de la douleur locale; c'est enfin lorsque le membre malade reprend dans le repos la position qui lui est naturelle, et lorsque l'animal prend dessus un appui bien assuré. Les frictions spiritueuses conviennent parfaitement alors, et c'est à cette époque seulement que l'on peut permettre au cheval de se coucher. L'eau-de-vie camphrée est le fortifiant le plus convenable.

« Il est extrêmement rare, dit Gayot, que ce traitement fort simple n'amène pas une guérison certaine; mais elle se fait d'autant plus attendre que l'accident a été plus grave, que l'on a plus tardé dans l'emploi de ces moyens, que l'animal est moins tranquille à l'écurie, et que les soins ont été plus négligés. Il faut donc beaucoup de persévérance pour obtenir du succès dans le traitement de la distension scapulo-humérale; souvent quinze jours ne suffisent pas, et l'on est obligé d'attendre trois semaines ou un mois avant de pouvoir se servir de l'animal qui en a été atteint, et encore faut-il continuer à frictionner l'angle scapulo-huméral avec l'eau-de-vie camphrée, et prendre la précaution de ne faire tourner que le moins possible les animaux sur le côté qui a été malade. Ce traitement peut paraître minutieux; mais il est indispensable pour obtenir la guérison certaine d'un accident aussi grave, et l'empêcher de prendre un caractère de chronicité bien plus difficile à guérir, pour ne pas dire incurable, dans le plus grand nombre des cas. »

Ce traitement nous paraît fort rationnel, et nous pensons qu'il a pu être suivi de fréquents succès entre les mains de Gayot père et fils, et des mille et un vétérinaires qui l'employaient probablement bien des années avant que Gayot fils ait vu le jour; mais, bien que ce jeune et habile vétérinaire dise que ce traitement est *le seul* PEUT-ÊTRE dont *l'expérience* doive avouer l'efficacité, nous n'en persistons pas moins à conseiller aux praticiens d'expérimenter comparativement notre méthode et celle que Gayot vient de décrire ; ils verront eux-mêmes quelle est celle qu'ils doivent préférer. Et, à succès égaux, quelle immense différence entre deux méthodes dont l'une ne demande que trois frictions faites en vingt-quatre heures, après quoi on ne s'occupe plus du cheval, et un autre moyen qui pendant des semaines réclame des soins minutieux de tous les instants!

Si l'écart est ancien, et chronique par conséquent, lorsqu'on est appelé à donner des soins à l'animal, les traitements que nous venons de faire connaître ne sont pas toujours suivis de succès; nous devons cependant dire que, dans ce cas encore, nos frictions révulsives avec la teinture de cantharides nous ont fréquemment réussi. Dans les quelques cas où nous avons échoué, nous avons presque constamment eu recours à l'application du feu sur l'épaule; c'est là, de tous les moyens, celui qui nous a paru le plus efficace.

— Gaullet a conseillé une méthode qui nous paraît digne de fixer l'attention.

« J'avais remarqué, dit l'auteur que nous venons de citer, que, de tous les moyens que j'opposais aux boiteries anciennes résultant d'écarts, les seuls qui me réussissaient quelquefois étaient la cautérisation, et surtout l'application sur l'épaule ou à la pointe de l'épaule, d'un ou deux sétons ordinaires. J'avais observé aussi que, lorsque la claudication, sans cesser tout à fait, éprouvait quelque amendement, c'était principalement à la suite de l'emploi longtemps continué du séton. Me fondant sur ces observations, je pensai que, puisque les sétons faisaient diminuer la boiterie, l'emploi en était rationnel, et que, si leurs effets curatifs n'étaient point aussi complets qu'on pouvait le désirer, c'est que peut-être l'irritation sous-cutanée qu'ils produisaient n'était pas assez forte. En conséquence, j'imaginai d'ajouter à l'activité du séton en augmentant de beaucoup son étendue et en le faisant agir en même temps et avec une égale intensité tout autour du rayon, siége de la maladie. Ce séton, commençant à la partie supérieure et antérieure de l'épaule, descend sous la peau parallèlement au bord cervical du scapulum; arrivé à la pointe de l'épaule, il la contourne, gagne la partie antérieure et supérieure de l'avant-bras, se continue sous la peau de l'ars jusqu'au coude, et arrivé là, remonte (toujours sous la peau) sur la face externe des muscles olécraniens jusqu'au bord supérieur et postérieur du scapulum, où il se termine à la même hauteur que celle où il est entré; il représente donc une espèce d'anse qui embrasse l'avant-bras, et dont les deux extrémités se terminent en haut, l'une en avant, l'autre en arrière de l'épaule. Une attention à avoir, c'est de laisser assez de longueur à la mèche pour qu'elle ne bride pas sur les ouvertures lorsque se manifeste l'engorgement, ordinairement fort considérable, que produit le séton. J'ai l'habitude de laisser à la mèche au moins dix à quinze centimètres de jeu. On conçoit d'avance, en réfléchissant aux contours que décrit le séton, qu'il ne peut être passé en un seul temps, l'aiguille qui sert à l'introduire étant, par sa nature, inflexible. Voici de quelle manière je procède à son application : Après m'être pourvu d'une aiguille à séton ordinaire, enfilée par l'œil de son talon d'un ruban assez long, je fais une première incision à la partie supérieure et antérieure de l'épaule, et par cette incision j'introduis l'aiguille, que je pousse parallèlement au bord antérieur du scapulum jusqu'à la pointe de l'épaule, où je la fais sortir, et je la tire entièrement au dehors. Après ce premier temps, je la réintroduis dans l'ouverture par laquelle elle vient de sortir, et la dirige de haut en bas, et toujours sous la peau, jusqu'à la partie antérieure et interne de l'avant-bras, où je la fais sortir de nouveau, pour la faire rentrer ensuite par la dernière ouverture qu'elle a faite, et la diriger horizontalement d'avant en arrière sous la peau de l'ars, jusqu'à la face interne et postérieure du coude, où elle sort par une quatrième ouverture qu'elle fait à cet endroit, et par laquelle elle rentre pour être dirigée de bas en haut jusqu'au tiers supérieur des muscles olécraniens ; là, cinquième ouverture pour faire sortir l'aiguille, qui y rentre ensuite et va sortir, pour la dernière fois et définitivement, à la partie supérieure et postérieure de l'épaule, à peu près à la hauteur de l'endroit où elle est entrée. Je réunis ensemble, par un nœud droit, les deux extrémités de la mèche, ou bien je les termine isolément par des nœuds à billot, en observant toutefois de laisser assez de jeu pour que la mèche puisse se prêter à l'engorgement qui se développera. Je n'ai pas besoin, je pense, d'expliquer la raison de ces ouvertures par lesquelles je fais sortir l'aiguille pour la réintroduire ensuite : il est facile de concevoir que cet instrument, ne pouvant se prêter aux contours que suivra la mèche, doit être dégagé de dessous la peau chaque fois que change la direction du trajet qu'il doit parcourir. Aussi est-il des chevaux de grande taille, ou à formes saillantes et arrondies, sur lesquels il faut pratiquer jusqu'à huit ouvertures pour placer le séton ; mais ce n'est point là un inconvénient, c'est même plutôt un avantage ; car, outre qu'elles facilitent l'opération, elles offrent des issues plus nombreuses au pus.

« Quelque indocile que soit l'animal, on doit, à moins d'impossibilité absolue, l'opérer debout ; car, lorsqu'il est abattu, les rapports de la peau avec les parties sous-jacentes sont tellement changés, qu'on serait exposé à donner au séton une position tout autre que celle qu'on se serait proposée, ce qui pourrait avoir d'autres inconvénients que d'être désagréable à la vue.

« Pendant les vingt-quatre heures qui suivent l'opération, on doit laisser l'animal tranquille et à une diète sévère ; celle-ci devra se prolonger autant de temps que durera la fièvre qui se sera développée. Au bout de vingt-quatre heures et quelquefois même plus tôt, on commence à voir apparaître aux ouvertures un pus encore mal formé, mais qui ne tarde pas à prendre tous les caractères du beau pus ; l'engorgement est souvent considérable. Les soins se bornent à presser légèrement avec les doigts sur le trajet du séton, pour en exprimer la matière, mais sans tirer sur la mèche, ce qui produirait de trop vives douleurs. Plusieurs fois par jour, on fomente toute la région engorgée avec des décoctions émollientes tièdes. Jusqu'au dixième ou douzième jour, l'animal ne doit point sortir de l'écurie, si ce n'est pour les pansements, qui consistent surtout à entretenir les parties dans la plus grande propreté. Au bout de ce temps, on commence à ordonner des promenades d'abord de cinq à six minutes sur un sol doux ; elles augmentent progressivement de durée, et, comme les mouvements du membre pendant ce léger exercice ont activé la suppuration, on a bien soin de nettoyer les parties au retour de l'animal.

« C'est vers le vingtième ou le vingt-cinquième jour, au plus tard, que l'on peut retirer la mèche. A cette époque, ou peu de jours après, à moins que la boiterie ne dépende d'une autre cause que de l'écart, l'animal n'éprouve plus de gène dans la marche que celle qui est occasionnée par ce qui reste de la tuméfaction et des plaies du séton, et, comme celles-ci ne tardent pas à disparaître, il est bientôt tout à fait rétabli. Il est essentiel, pendant la durée du traitement, d'attacher l'animal de manière à l'empêcher d'arracher le séton.

Ce séton *monstre* est abandonné aujourd'hui. Gaullet a exagéré ses avantages, mais n'a rien dit des accidents graves qu'il peut déterminer ; nous conseillons aux praticiens de ne jamais l'appliquer. Disons en terminant que les écarts sont des accidents rares : *ils le deviendront de plus en plus avec les progrès de la chirurgie*. L'écart reconnu, le traitement est simple : 1° Laisser l'animal au repos ; 2° recouvrir l'épaule d'un agent révulsif puissant.

ECCHYMOSE. Infiltration de sang dans l'épaisseur des tissus du corps, résultant de la rupture d'un plus ou moins grand nombre de petits vaisseaux sanguins à la suite des froissements, des contusions, des meurtrissures, de la distension violente des muscles, etc. Les ecchymoses n'étant pas une maladie, mais bien un phénomène particulier accompagnant certains accidents, ne réclament point de traitement spécial.

ÉCHAUBOULURE. Synonyme d'*ébullition*. (*Voy*. ce dernier mot.)

ÉCHAUFFEMENT. Terme vulgaire employé souvent comme synonyme de *constipation*. On l'emploie encore pour caractériser cet état particulier qui n'est pas encore une maladie, mais qui annonce le développement prochain d'une affection aiguë, et qui est caractérisé par une chaleur plus élevée que dans l'état ordinaire, une soif plus vive, une urine plus fréquente, huileuse et rougeâtre, des excréments plus rares, desséchés et noirâtres, la sécheresse de la peau et de la bouche, la rougeur des yeux et du nez, et quelquefois une éruption de boutons sur différents points du corps. En soumettant les animaux échauffés au repos, à un régime doux, à des lavements émollients, à des boissons blanches dans lesquelles on mettra cent à deux cents grammes de sulfate de soude, à de petites saignées, etc., on fait souvent disparaître ces signes de mauvais augure, et on prévient le développement de maladies quelquefois très-graves.

ÉCHAUFFEMENT DE LA FOURCHETTE. (*Voy*. Fourchette échauffée.)

ÉCHINORHYNQUE GÉANT. Sorte de ver que l'on trouve fréquemment dans les intestins du porc. (*Voy*. Vers.)

ÉCORCHURE. Excoriation de la peau, blessure légère, très-superficielle et peu étendue, produite par le frottement d'un corps rude ou raboteux, ou par un coup porté obliquement. En éloignant les causes qui ont donné lieu à l'écorchure, on obtient rapidement la guérison de ce petit accident.

ÉCOULEMENT. Mot employé pour désigner les différents flux de liquides par les ouvertures naturelles ou accidentelles, et plus particulièrement pour indiquer les flux de matières qui ont lieu par les naseaux dans les cas de *bronchite*, de *pneumonie*, de *morve*, etc. Dans ce dernier cas, on se sert plus souvent du mot *jetage*.

ÉCOURTER. Couper la queue. (*Voy*. Amputation de la queue.)

ECTROPION. Renversement, en dehors et en bas, du bord libre de la paupière inférieure ; affection rare chez le cheval, assez fréquente chez le chien. — Le traitement est très-simple : il consiste à inciser la peau à un centimètre du bord libre de la paupière malade et dans toute sa longueur, à maintenir cette paupière en situation normale sur le globe de l'œil à l'aide de bandes agglutinantes, et à provoquer le bourgeonnement rapide de la plaie au moyen de topiques excitants.

ÉCURIE. C'est le nom que l'on donne habituellement à un endroit destiné à contenir et à loger un certain nombre de chevaux ou de mulets. Ce local, sur la construction duquel nous allons donner quelques notions générales, sert aussi quelquefois à remiser des bœufs et des vaches ; mais quel que soit l'emploi auquel on le destine, il doit être autant que possible isolé des autres bâtiments et tourné du nord au sud ou de l'est à l'ouest. Il doit en outre être construit sur un sol très-sec et plus élevé que celui de la cour dans laquelle il est bâti ; car toute écurie enterrée ou appuyée par un ou par plusieurs de ses côtés sur la terre, est toujours malsaine et très-humide.

Les écuries peuvent être simples ou doubles. On appelle *simples* celles où les chevaux sont disposés sur un seul rang, et *doubles* les écuries dans lesquelles les chevaux, placés sur deux rangs, garnissent les deux côtés des murs, les têtes ou les croupes tournées les unes vis-à-vis des autres ; en général, la longueur d'une écurie doit être proportionnée au nombre d'animaux qui doivent y loger et à la manière de les séparer entre eux. Une écurie simple doit avoir six à huit mètres de largeur ; quant à sa hauteur, elle doit être calculée d'après la longueur et la largeur adoptées pour la distribution la plus convenable du local ; assez ordinairement elle est de cinq à six mètres pour une écurie de douze chevaux mis sur un seul rang. Mais, toutes choses égales d'ailleurs, plus une écurie est élevée, plus elle est saine ; aussi les voûtes sont-elles préférables aux planchers, aux plafonds : elles maintiennent les écuries plus chaudes en hiver, plus fraîches en été, et les chevaux ne sont pas salis par la poussière qui tombe continuellement des planchers, ce qui arrive lorsque la portion de bâtiment placée au-dessus, et qui sert assez souvent de grenier à fourrage, n'est pas carrelée.

La manière de faire pénétrer et de distribuer la lumière du jour dans une écurie est encore une chose à laquelle on doit avoir égard lorsqu'il s'agit de la construction de ce local, et dans ce cas les écuries simples présentent moins de difficultés que les autres. Ordinairement on y pratique un certain nombre de fenêtres dans le mur faisant face aux croupes des chevaux. Ces fenêtres, placées à deux pieds et demi au-dessus des râteliers, sont garnies, dans les écuries bien tenues, contrevent et d'un châssis en toile pour pouvoir, au besoin, intercepter entièrement le jour ou rendre sa lumière plus douce en la faisant passer à travers cette toile. Précaution importante lorsqu'il s'agit de ménager la vue des animaux que dans certaines circonstances une trop grande clarté pourrait affaiblir.

Presque toujours on pave les écuries : quelquefois cependant on remplace les pavés par des madriers en chêne posés transversalement très-près les uns des autres et parsemés d'échancrures pour empêcher les chevaux de glisser ; d'autres fois on se borne à faire salpêtrer le sol, et à le battre de manière à le rendre très-dur et très-uni. Ce moyen est sans contredit le plus économique de tous ; aussi doit-on le préférer aux autres. Le sol ainsi battu maintient les chevaux à leur aise, ne fatigue ni les pieds ni les jambes, et les préserve assez bien de l'humidité ; seulement, comme dans le cas où l'on se sert de madriers ou de pavés, il faut, depuis le pied de l'auge jusqu'au milieu de l'écurie, avoir le soin d'établir une pente douce aboutissant à une rigole ou ruisseau qui reçoit l'urine et la conduit au dehors.

— Des râteliers, des auges en bois ou en pierre, doivent garnir, dans toute leur longueur, les murs vis-à-vis desquels sont tournées les têtes des animaux. Ces *râteliers*, ordinairement formés de deux longues pièces de bois suspendues ou attachées en travers au-dessus de la mangeoire et présentant d'espace en espace plusieurs petits barreaux qui leur donnent l'aspect d'une échelle renversée, sont particulièrement destinés à recevoir le foin et la paille que l'on donne à manger aux chevaux et aux bœufs. Ces sortes de grillages ont environ cinquante à soixante centimètres de hauteur, et leurs barreaux, qui doivent toujours être plutôt en bois dur qu'en bois tendre, ne sont éloignés les uns des autres que de neuf à douze centimètres seulement. Cet espace est en quelque sorte de rigueur pour éviter que les chevaux ne perdent une trop grande quantité de fourrage. Il est bon aussi que ces barreaux tournent et roulent dans les cavités qui les contiennent, afin qu'ils n'opposent point de résistance à la sortie du foin ou de la paille dont ils sont recouverts.

— La *mangeoire* ou l'*auge* est une espèce de canal de douze à quinze centimètres de profondeur, fermé par les deux extrémités, et plus étroit dans le bas que dans le haut, pour que le cheval *rassemble* mieux l'avoine et mange avec plus de facilité : son bord supérieur est élevé au-dessus du sol d'à peu près un mètre à un mètre vingt centimètres. Ordinairement on construit cette mangeoire en planches assez bien jointes ensemble pour empêcher l'avoine ou le son qu'on y met de s'échapper, et l'on en recouvre le bord en tôle pour qu'elle soit moins endommagée par les chevaux qui ont contracté l'habitude de mordre ou de ronger le bois. Dans quelques écuries ces auges sont en pierre dure et compacte : celles-ci sont infiniment préférables à celles en bois, d'abord parce qu'elles ne sont pas susceptibles, comme les autres, de contracter de l'odeur, et ensuite parce qu'elles peuvent être plus aisément nettoyées et servir à abreuver un rang entier de chevaux en même temps. Chacune d'elles, comme celles en bois, est garnie, à huit centimètres environ de sa paroi antérieure, de trois anneaux placés à distance égale.

Celui du milieu est destiné à porter et suspendre la barre de séparation des chevaux quand il n'y a pas de cloisons, et les deux autres servent à attacher ou à passer les longes du licou. D'après ce qui précède on voit que, dans une écurie bien tenue, chaque cheval doit être séparé de son voisin par des barres ou des cloisons.

— Les *barres* ne sont autre chose que des morceaux de bois arrondis et polis, de huit centimètres de diamètre et de trois à quatre mètres de longueur, que l'on place horizontalement le long des chevaux, dans le but de limiter la place de chacun d'eux, et de les empêcher de se blesser entre eux. L'une des extrémités de ces barres est attachée à un des anneaux de la mangeoire, et l'autre, à l'aide d'une corde qui descend du plancher ou de la voûte, se trouve suspendue en l'air à quelques pieds au delà de la croupe du cheval. Souvent, pour plus de solidité, on a coutume d'assujettir ces morceaux de bois, dans presque toute leur longueur, à des piliers ronds et polis enfoncés de soixante à quatre-vingt-dix centimètres en terre, et s'élevant d'un mètre vingt à un mètre cinquante centimètres à la surface du sol. Alors la barre est fixée par un bout à une hauteur qui répond à dix ou douze centimètres au-dessus du jarret de l'animal, et par celui qui regarde l'auge, au-dessus du milieu de son avant-bras. Si elle était moins élevée, le cheval s'embarrasserait fréquemment ; si elle l'était davantage, il pourrait estropier ses voisins, et en être blessé lui-même. Au moyen de ces séparations, on peut laisser un intervalle de un mètre vingt centimètres entre chaque cheval.

— Mais ces différentes manières de séparer les chevaux les uns des autres ne peuvent remplacer les cloisons que l'on rencontre dans quelques écuries de riches propriétaires. Ces cloisons, espacées entre elles d'au moins environ un mètre cinquante centimètres, sont faites en planches de chêne assez bien assemblées et languetées pour qu'aucun clou, aucune fissure, aucune aspérité, ne puisse blesser le cheval qui viendrait se frotter contre elles. Une des extrémités de ces sortes de loges est insérée par coulisse dans le pilier ; l'autre, arrêtée à l'auge, monte depuis le sol pavé ou parqueté jusqu'à la hauteur des autres piliers et des faisceaux des râteliers. Il résulte de ce mode d'arrangement une plus grande propreté dans chaque place, les chevaux s'y trouvent pour ainsi dire comme encaissés, et de cette manière ils sont à l'abri d'une foule d'accidents qui ne sont que trop fréquents lorsqu'on emploie des barres suspendues ou fixées à des piliers. Ce genre de séparation est sans doute le meilleur de tous lorsqu'il peut être employé.

— Des étrilles, des brosses, des peignes, des éponges, des ciseaux, des cure-pieds, un couteau de chaleur, des fourches de bois, des pelles, des balais, des seaux, des auges portatives, des cribles, des civières, des brouettes, sont d'une nécessité absolue pour maintenir les chevaux et les écuries dans un état constant de propreté. Il faut en outre que ces endroits soient aérés souvent et qu'on en enlève fréquemment aussi les ordures, dont l'ensemble et le séjour seraient incontestablement nuisibles aux animaux. Autant que possible, une écurie, pour être saine et bien située, doit être éloignée des loges à cochons, des poulaillers, des mares, et de tout ce qui peut, à la longue, produire une odeur infecte. On ne saurait prendre non plus trop de soins pour empêcher les poules, les poulets, les oies et les autres oiseaux de basse-cour d'y pénétrer ; d'abord parce qu'ils fatiguent et incommodent les chevaux ou les bœufs quand on leur donne de l'avoine, ensuite parce que leurs plumes en se mêlant au fourrage peuvent déterminer chez ces animaux de graves accidents. Il est encore essentiel de ne jamais abandonner les chevaux à eux-mêmes, et, dans les écuries bien peuplées, il doit y avoir jour et nuit un ou deux palefreniers de garde. Enfin, dans chaque ferme ou métairie, indépendamment de l'écurie principale, il est bon d'en avoir une particulière, uniquement destinée aux animaux malades. Ici plus particulièrement encore doivent régner un air pur et la plus grande propreté.

EFFORT. Tiraillement douloureux, distension violente des muscles, des tendons et surtout des ligaments qui unissent les os entre eux, survenus soit à la suite des *efforts* ou des actes de force auxquels les animaux se sont livrés pour triompher d'une résistance, ou pour porter des fardeaux, soit à la suite des faux pas, des glissades, des chutes, de l'action de se relever, etc. Ici, comme au mot Écart, c'est la cause de l'accident qui a servi à nommer la maladie : le mot *effort* ne fait donc rien préjuger sur le siége et la nature du mal ; il est encore employé comme synonyme d'*entorse*. Nous allons passer en revue les différentes sortes d'efforts.

Effort de boulet, entorse proprement dite, *mémarchure*. Cet accident, ainsi que son nom l'indique, a son siége dans le boulet de l'un des membres ; il est assez fréquent, mais pas autant que le croient un grand nombre de maréchaux qui regardent comme en étant atteints tous les chevaux qui portent le membre boiteux en avant pendant le repos, souvent même pendant la marche, de telle sorte que le paturon, au lieu d'être oblique, se trouve dans une direction qui approche de la verticale. Les signes qui caractérisent cet effort sont le gonflement, la chaleur de la partie malade et la douleur, plus ou moins vive, que le cheval éprouve lorsque l'on comprime cette partie en examinant le membre boiteux. Mais il ne faut pas toujours s'en rapporter exclusivement à cette sensibilité ; car il arrive souvent que les affection aiguë du pied donnent lieu à une augmentation de la sensibilité de toutes les parties inférieures du membre. A moins d'évidence bien réelle, il faut donc faire déferrer l'animal, et examiner le pied attentivement.

La plupart des auteurs qui ont écrit sur la médecine des animaux ont distingué les efforts de boulet : 1° En récents ou légers ; 2° en efforts accompagnés d'inflammations aiguës ; 3° en efforts avec état inflammatoire à son déclin, et 4° en efforts chroniques. On a encore admis des cas où cet accident se complique d'abcès, de fracture, de carie, d'ankylose, etc., et on a prescrit des traitements particuliers pour chacun de ces cas.

Ainsi, d'après Vatel, l'accident récent réclame, comme tous les autres efforts, l'emploi prolongé des réfrigérants, l'application d'un bandage contentif matelassé, imbibé d'eau froide, chargé d'extrait de saturne, ou bien l'application d'un cataplasme de suie de cheminée ou de tout autre astringent. A l'état inflammatoire on oppose les saignées générales et locales, les bains, les cataplasmes émollients. Ce n'est qu'après la disparition des symptômes inflammatoires qu'il est permis de mettre en usage les *résolutifs* sous forme de frictions (eau-de-vie camphrée, gros vin aromatique), d'onctions (liniment ammoniacal), ou de cataplasmes (plantes aromatiques hachées et broyées, cuites avec du gros vin). Si la suppuration s'est établie dans l'articulation, il faut se hâter de donner issue au pus, et de défendre la plaie du contact de l'air. Cette opération indispensable doit être suivie de l'emploi des bains de pieds tièdes, des cataplasmes émollients continués jusqu'à ce que les symptômes inflammatoires soient entièrement dissipés. Alors les plaies peuvent êtres pansées avec des plumasseaux imbibés de substances spiritueuses. L'ankylose suit ordinairement cet état. Quand l'effort de boulet n'a pas donné naissance à la suppuration et qu'il est devenu chronique, c'est-à-dire quand, après la disparition de la chaleur et des autres signes de l'inflammation, le gonflement et la boiterie persistent, il convient d'avoir recours à l'emploi des frictions irritantes ou à l'application du feu.

Tout cela est fort rationnel sans doute, mais nous pensons que, dans beaucoup de cas, les efforts traités de cette manière doivent traîner en longueur. Que l'on se reporte au traitement de l'*écart*, et tout ce que nous avons dit est parfaitement applicable au cas qui nous occupe. L'expérience nous a prouvé dans maintes circonstances l'efficacité du traitement suivant : 1° A l'effort récent et *léger* opposer les bains froids longtemps prolongés et fréquemment répétés, les frictions avec l'eau-de-vie camphrée, et le repos ; 2° traiter les efforts récents et *graves*, c'est-à-dire accompagnés d'une boiterie intense, par les frictions avec la teinture de cantharides dont nous avons donné la formule au mot Écart ; trois frictions faites dans les vingt-quatre heures, c'est-à-dire à douze heures d'intervalle, suffisent habituellement ; chacune d'elles exige environ cent grammes de teinture (il faut employer dans ce traitement toutes les précautions que nous avons fait connaître au mot Écart, auquel nous renvoyons pour nous épargner des répétitions inutiles) ; 3° les efforts chroniques sont fréquemment traités avec succès par les frictions de teinture de cantharides ; cependant l'application du feu en raies réussit généralement mieux.

— *Effort de cuisse ou de hanche, allonge.* Cet effort dont le siége précis n'est pas bien connu, que quelques-uns considèrent comme une simple distension des muscles de la cuisse, que d'autres regardent comme le résultat du tiraillement des ligaments de l'articulation de l'os de la cuisse (fémur) avec celui de la hanche (coxal), est souvent difficile à distinguer. On ne parvient quelquefois à *présumer* que la boiterie a son siége dans la cuisse, qu'alors qu'un examen attentif *a convaincu* le praticien que le mal n'existe ni dans le pied, ni dans les autres régions du membre boiteux. Ici, comme pour l'écart, c'est donc par voie d'élimination que l'on parvient à reconnaître le siége du mal. Du reste, les mouvements du membre atteint d'effort de cuisse s'exécutent avec lenteur. Le malade porte le pied en dehors; il n'entame pas autant de terrain avec ce membre qu'avec l'opposé, et le pas est raccourci. La boiterie est quelquefois légère ; d'autres fois elle est des plus fortes; alors la croupe se trouve fortement bercée pendant l'exercice, surtout au trot; l'animal semble baisser la hanche. La douleur est rarement apparente ; on la rend cependant plus forte et plus évidente en soulevant le membre malade et en le portant violemment en dehors.

Le traitement de l'effort de cuisse est absolument semblable à celui de l'écart et de l'effort de boulet.

— *Effort d'épaule.* (*Voy.* ÉCART.)

— *Effort de genou.* Cet effort, caractérisé par le gonflement, la chaleur, la douleur du genou malade, et une boiterie plus ou moins forte, donne lieu, quant à sa description, à ses différents états et à son traitement, à des considérations semblables à celles que nous avons développées en traitant de l'effort de boulet.

— *Effort de grasset.* Le grasset, ainsi que nous l'avons dit à l'article CHEVAL en décrivant la conformation extérieure de cet animal, est situé à la partie inférieure et antérieure de la cuisse, au-dessous et en arrière du flanc, dans cette partie où les bouchers tâtent les bœufs pour voir s'ils sont *gras.* Cette région, qui a pour base la rotule, peut aussi être le siége d'efforts assez faciles à reconnaître au gonflement, à la douleur, à la chaleur de la partie malade, et à la nature de la boiterie. Le cheval atteint d'effort de grasset fléchit difficilement le membre boiteux; il le traîne à terre en raclant le sol avec la pince du sabot. — Même traitement que pour l'effort du boulet.

— *Effort de jarret.* Cet effort est un des plus rares et aussi un des plus graves; les animaux en restent quelquefois boiteux toute leur vie. Il présente en général des phénomènes analogues à ceux de l'effort de boulet; il suit souvent aussi la même marche ; il peut avoir les mêmes terminaisons, et il réclame l'emploi des mêmes moyens de traitement.

— *Effort de hanche.* (*Voy.* EFFORT DE CUISSE.)

— *Effort de reins, tour de reins.* Cette affection, qui est le résultat des chutes, des charges excessives, des glissades, etc., et qui affecte plus particulièrement les chevaux de limon, les chevaux et les mulets qui portent le bât, est caractérisée par la douleur et le gonflement des reins, la difficulté de marcher et surtout de reculer, le peu d'élévation des pieds postérieurs, le peu de flexion des jarrets, l'écartement des membres et la vacillation de la croupe pendant la marche. C'est toujours un accident très-grave, qui, lorsqu'il est exempt de complications, peut cependant céder à un traitement identique à celui de l'effort de boulet.

ÉGAGROPILES. On a donné ce nom aux concrétions que l'on trouve dans les voies digestives des chèvres ou de quelques autres animaux. Ces concrétions, connues auparavant sous le nom de *bézoards d'Allemagne*, sont formés principalement de poils que l'animal a avalés en se léchant; on y rencontre aussi des débris de végétaux et des substances calcaires. On les trouve seulement dans la caillette chez le bœuf; chez le cheval, au contraire, ils ne se trouvent que dans les gros intestins. Ils sont sans danger dans le bœuf et le mouton; chez le cheval, ils peuvent quelquefois s'opposer au trajet des substances alimentaires. Les anciens en faisaient le même cas que des bézoards. (*Voy.* Calculs intestinaux.)

ELECTUAIRES. Médicaments composés de substances de choix, d'une consistance molle ou pâteuse, que l'on prépare avec des poudres, des extraits, des pulpes, quelquefois de l'extrait d'opium, incorporés dans le miel, la gomme, la mélasse, un sirop ou un extrait végétal. Ces composés pharmaceutiques, qui ne diffèrent des pilules et des bols que par leur moins grande consistance, sont toujours administrés à l'intérieur. On en fait assez souvent usage dans la médecine vétérinaire ; nous allons indiquer quelques-uns de ceux qui, suivant Moiroud et Lebas, peuvent être utilement employés :

Électuaire simple.

Prenez : Racine de guimauve en poudre............ 125 grammes.
        Miel de bonne qualité..... .... 375 —

Incorporez la poudre dans le miel, et faites prendre au cheval en deux fois avec la spatule.

Autre un peu plus composé.

Prenez : Gomme arabique en poudre............... 30 grammes.
        Racine de guimauve en poudre........... 60 —
        Miel.................................. 250 —

Faites un électuaire que vous administrerez comme le précédent.

Autre plus calmant.

Prenez : Gomme arabique en poudre............... 60 grammes.
        Racine de guimauve en poudre...... 60 —
        Extrait aqueux d'opium............ 6 —
        Miel.......................... 250 —

Délayez d'abord l'extrait d'opium avec une petite quantité d'eau ; incorporez-le ensuite dans le miel, ainsi que la gomme ; donnez cet électuaire en deux fois dans la matinée.

Électuaire béchique avec la manne.

Prenez : Manne grasse........................... 60 grammes.
        Miel.............................. 180 —

Broyez les deux substances dans un mortier pour les incorporer exactement, et administrez-les en une dose, le matin à jeun. Réitérez les jours suivants.

Cet électuaire convient très-bien dans les cas de bronchite aiguë.

Électuaire dit cordial.

Prenez : Cannelle de Chine en poudre............. 30 grammes.
    - Gingembre............................ 30 —
        Miel............................... 120 --

Faites selon l'art, et donnez en une seule fois.

Électuaire tonique.

Prenez : Poudre de quinquina rouge............... 60 grammes.
        Poudre d'aunée....................... 60 —
        Miel............................... 250 —

Faites un électuaire que l'on administrera en une ou deux doses, suivant l'indication.

Électuaire purgatif.

Prenez : Sulfate de soude (sel de Glauber)............ 60 grammes.
        Aloès en poudre.......................... 30 —
        Séné en poudre........................... 15 —
        Miel.................................. Quantité suffisante.

Faites trois ou quatre bols que vous administrerez au cheval le matin, à jeun, après l'avoir préparé la veille par l'usage des lavements et des breuvages mucilagineux.

Électuaire vermifuge.

Prenez : Racine de fougère mâle en poudre....   60 grammes.
Mercure doux.........................   4   —
Sirop de nerprun.....................   Quantité suffisante.

Incorporez les poudres dans le sirop ; formez quatre bols que l'on administrera en plusieurs fois.

Électuaire contre la toux.

Prenez : Poudre béchique incisive...............   100 grammes.
Kermès minéral.....................   20   —
Miel   200   —
Vin rouge.........................   Quantité suffisante.

Faites liquéfier le miel dans une bassine, à une douce chaleur ; ajoutez ensuite la poudre et le kermès, par petites portions, en ayant soin de remuer avec le pilon de bois, jusqu'à ce qu'elles soient combinées en totalité avec le miel. Ajoutez, dans le mélange, assez de vin pour lui donner une consistance convenable.

On administre cet électuaire à la dose de deux à quatre onces, divisé dans le son ou sous forme de bol. Suivant Lebas, ce médicament est adoucissant, calmant, béchique et fondant ; il fortifie, calme la toux et facilite la gourme des jeunes chevaux. (*Voyez* aussi dans ce Dictionnaire, pour quelques autres formules d'électuaires, les mots Diaphorétiques, Diurétiques, etc.)

ÉMACIATION. Maigreur extrême. (*Voy.* Amaigrissement.)

EMBARRAS GASTRIQUES. Nuance de l'irritation de l'estomac, dans laquelle il y a perte de l'appétit, empâtement de la bouche, langue blanche ou jaunâtre, etc. (*Voy.* Gastrite.)

EMMÉNAGOGUES. On appelle ainsi, dans le vocabulaire de la médecine humaine, une classe de médicaments auxquels on a cru reconnaître la propriété de provoquer l'écoulement menstruel. Les femelles de nos animaux domestiques n'étant point assujetties à ce flux périodique, le mot *emménagogue* ne peut donc avoir la même valeur en médecine vétérinaire ; aussi ne sert-il qu'à désigner les médicaments qui ont une action *spéciale* sur la matrice ou utérus. Moiroud propose de remplacer ce mot par celui d'*utérin*, et, sous la dénomination de *médicaments utérins*, de désigner ceux qui semblent agir d'une manière spéciale sur la matrice, tendent à provoquer les contractions de cet organe, et par suite l'expulsion des produits de la conception. D'après cette définition, il est facile de prévoir l'utilité que doit avoir cette classe de médicaments, dans le cas d'impossibilité de mise bas par suite de faiblesse générale ou d'atonie de la matrice. C'est aussi dans ces diverses circonstances que les médicaments *utérins* sont plus particulièrement indiqués.

Les substances médicamenteuses reconnues pour exercer spécialement leur influence sur la matrice sont la rue, la sabine, le safran, et l'ergot de seigle, excroissance fongiforme qui se développe sur plusieurs épis de graminées, et en particulier sur celui du seigle. On les fait prendre ordinairement dans des breuvages ou en lavements.

— La *rue* s'administre à l'état frais, en infusion dans l'eau, le vin, ou quelque liqueur fermentée ; on la donne aussi en poudre incorporée dans du miel ou de l'extrait de genièvre. La dose pour les petits animaux est de seize à vingt grammes, pour les grands depuis soixante à cent cinquante grammes.

— La *sabine*, dont on emploie les feuilles et les jeunes rameaux, se prescrit dans les mêmes circonstances que la rue ; mais, à cause de sa plus grande activité, cette plante exige, dans son administration, plus de ménagement que la rue. On la donne aussi soit en poudre, soit en infusion dans l'eau ou dans une liqueur fermentée.

— Le *safran*, comme médicament utérin, s'administre à la dose de trente à soixante grammes, après toutefois qu'on l'a traité par le vin ou l'alcool pour en retirer tout le principe actif. Mais son prix élevé ne permet pas de le faire entrer dans beaucoup de médicaments vétérinaires.

— Quant au *seigle ergoté*, son action sur l'utérus ne peut être révoquée en doute. Plusieurs fois, en effet, son administration, convenablement dirigée, a contribué à provoquer la délivrance de quelques femelles chez lesquelles la mise bas ne pouvait avoir lieu, pour cause de trop grande faiblesse de la matrice. En pareil cas, selon Moiroud, la manière la plus convenable d'administrer ce médicament est de le mettre en suspension, après l'avoir toutefois pulvérisé, dans une liqueur fermentée ou dans une infusion aromatique. On pourrait le traiter par l'eau bouillante, mais on s'exposerait à en affaiblir les principes actifs. Le même auteur pense que la dose de l'ergot peut être portée à trente grammes et même au delà pour la jument et la vache, et jusqu'à six grammes pour les brebis ou la chienne de haute taille, en réitérant au besoin l'administration dans la journée.

Comme cette substance est très-sujette à s'altérer, il est nécessaire de la conserver à l'abri du contact de l'air, dans des flacons bien bouchés, pour l'empêcher de perdre promptement ses propriétés. Il faut aussi ne l'employer que dans l'année où elle a été recueillie, et ne la concasser ou ne la pulvériser qu'au moment même de la faire prendre aux animaux. Voici quelques formules que Moiroud donne comme moyens de favoriser la parturition :

Lavement avec la rue odorante.

Prenez : Sommités de rue........................... 1 poignée.
    Sel de cuisine............................... 60 grammes.
    Eau....................................... 2 litres.

Faites infuser la rue, et dissolvez dans la colature le sel de cuisine. A prendre tiède.

Autre avec la sabine.

Prenez : Sabine.................................. 60 grammes.
    Sel ammoniac........................... 15   —
Préparez ce lavement comme le précédent.

Breuvage utérin simple.

Prenez : Sommités de rue odorante.............. .. 125 grammes.
    Vin rouge vieux........................... 1 litre.
Faites infuser pendant une heure et administrez tiède à la jument ou à la vache ayant un part laborieux par suite de l'inertie de la matrice.

Autre avec la sabine.

Prenez : Sabine sèche............................ 30 grammes.
    Cannelle de Chine concassée.............. 30   —
    Eau commune........................... 1 litre.
Faites infuser pendant une heure, et administrez l'infusion tiède.

Breuvage utérin avec le seigle ergoté.

Prenez : Ergot de seigle en poudre.................. 30 grammes.
    Vin rouge............................... 1 litre.
    Miel................................... 200 grammes.
Faites tiédir le vin, délayez-y le miel, ajoutez la poudre d'ergot, agitez et admi-

nistrez sur-le-champ. Réitérez au besoin deux ou trois fois ce breuvage dans la journée, si le premier ne produit pas l'effet désiré.

ÉMOLLIENTS. On désigne sous le nom d'émollients les médicaments qui ont la propriété de relâcher, de détendre ou de ramollir les parties enflammées ou trop tendues. Ces médicaments ont surtout pour effet de calmer les symptômes d'irritation, soit interne, soit externe, et c'est dans leur application comme topiques que l'on peut mieux apprécier leur manière d'agir. Mis en contact avec la peau, les émollients la pénètrent, la détendent, diminuent la rougeur, la chaleur dont elle peut être le siége, favorisent la chute des croûtes et des écailles qui se forment quelquefois à sa surface, et font aboutir les dépôts sur lesquels on les applique. On les prescrit encore de la même manière dans le cas de trop grande sécheresse des parties, dans la rigidité des muscles, des ligaments, des tendons, et lorsqu'il s'agit de donner de la souplesse aux articulations. A l'intérieur, ces médicaments calment la soif, la fièvre, la toux, la chaleur; enfin, c'est à l'aide de cette médication que l'on combat les irritations aiguës internes ou externes, et, sous ce rapport, les émollients ont une grande analogie avec les adoucissants. (*Voy.* ce mot.)

Les émollients, dont on fait le plus généralement usage dans la médecine vétérinaire sont les racines et les feuilles de mauve et de guimauve, les feuilles de bouillon blanc, de pariétaire, la grande et la petite consoude, le chiendent, les graines et la farine de lin, celles d'orge, de chanvre, de fèves, l'amidon et toutes les matières farineuses auxquelles on ajoute, pour l'usage externe, des graisses, des huiles grasses et fraîches, du miel, de la mélasse, des œufs et quelques corps gras. L'eau, dont la température ne dépasse pas 20 à 30° Réaumur par exemple, est aussi un excellent émollient, qui presque toujours sert de véhicule aux différentes substances que nous venons d'énumérer.

Les émollients s'appliquent à l'extérieur soit en poudre, soit en décoction, sous forme de cataplasmes, de bains, de lotions, de fomentations. A l'intérieur, on les fait prendre en breuvages, en lavements, en injections. Dans le premier cas, il faut, pour que ces médicaments agissent, les maintenir pendant plusieurs heures de suite sur la partie malade, et en renouveler assez souvent l'application pour que leur humidité chaude soit constante. Dans le second, on doit proportionner la fréquence de leur emploi à la maladie pour le traitement de laquelle on les administre. Nous allons donner quelques exemples de cataplasmes, de lotions, de breuvages, d'injections et de lavements émollients.

Cataplasme émollient ordinaire. (Moiroud.)

Prenez : Feuille de mauve...................... 2 poignées.
Farine de lin............................ 1 poignée.
Eau..................................... Quantité suffisante.

Faites cuire d'abord la mauve; ajoutez ensuite la farine de lin; remuez pendant quelques instants et appliquez chaud; arrosez de temps en temps ce cataplasme sur la partie même avec de l'eau tiède; renouvelez-le au bout de douze heures.

Autre avec la farine d'orge. (M. Barthelet.)

Prenez : Farine d'orge tamisée.................. 1/2 kilogramme.
Lait................................... Quantité suffisante.

Faites bouillir la farine dans le lait, puis ajoutez beurre ou graisse en quantité convenable.

Lotion émolliente ordinaire.

Prenez : Graine de lin...................... 30 grammes.
Feuilles de mauve..................... 1 poignée.
Eau.................................. 4 litres.

Faites une décoction à employer tiède.

Autre plus économique.

```
Prenez : Gros son.............................. 2 jointées.
         Eau........................................ 6 litres.
```

Faites bouillir le son dans l'eau ; passez le liquide à travers un linge grossier, et employez tiède.

Breuvage émollient, adoucissant. (Moiroud.)

```
Prenez : Racine de guimauve..................... 60 grammes.
         Mélasse................................ 120   —
         Eau commune........................... 1 litre 1/2.
```

Faites bouillir jusqu'à réduction du quart. Passez, laissez refroidir et adminis-trez en une seule fois.

Injection émolliente.

```
Prenez : Fleurs de bouillon blanc............... 30 grammes.
         Racine de guimauve..................... 60   —
         Eau.................................... 1 litre.
```

Faites une décoction et employez tiède.

Lavement émollient simple.

```
Prenez : Mauve ou guimauve...................... 1 poignée.
         Graine de lin.......................... 1 pincée.
         Eau .commune........................... 2 litres.
```

Faites une décoction ; passez et administrez tiède en une seule fois ; réitérez dans la journée.

Autre très-convenable dans les irritations intestinales. (Moiroud.)

```
Prenez : Décoction de têtes de pavot............ 1 litre 1/2.
         Amidon en poudre....................... 20 grammes.
```

Délayez l'amidon dans un peu d'eau froide ; mélangez-le avec la décoction ; faites bouillir le tout pendant quelques minutes et donnez tiède.

EMPATEMENT. Tuméfaction œdémateuse, qui cède à la pression des doigts, et qui en conserve l'impression. (*Voy.* ŒDÈME.)

EMPHYSÈME. Tuméfaction plus ou moins élastique, crépitante, sans chan-gement de couleur à la peau, produite par le développement spontané, ou par l'infiltration accidentelle de l'air, ou de quelque autre fluide gazeux dans le tissu cellulaire.

L'emphysème peut encore avoir son siége dans le poumon. Cette dernière affec-tion, qui constitue la variété la plus nombreuse de l'affection complexe que l'on connaît chez le cheval sous le nom de *pousse*, était peu connue des anciens ; elle a été parfaitement étudiée et décrite par le professeur Delafond. Nous donnerons, au mot POUSSE, un extrait du mémoire de ce laborieux et habile praticien.

EMPOISONNEMENT. On désigne ainsi l'ensemble des effets produits par les poisons appliqués sur une ou plusieurs parties du corps des animaux ; on donne également ce nom à l'action d'empoisonner. L'empoisonnement peut être *aigu* ou *lent ;* dans le premier cas, il est ordinairement le résultat d'une assez forte dose de poison, tandis que l'empoisonnement lent constitue une véritable mala-die chronique, et reconnaît le plus souvent pour cause l'administration d'une ou de plusieurs petites doses de substance vénéneuse.

On ne peut affirmer qu'il y ait eu empoisonnement qu'autant que l'on a démon-tré la présence du poison ; dans le cas où celui-ci ne peut pas être découvert, il est permis d'établir sur l'existence de l'empoisonnement des *probabilités* plus ou moins grandes, basées sur les symptômes et sur les lésions des divers tissus. On peut présumer l'empoisonnement lorsqu'un animal présente tout à coup un *certain nombre des symptômes suivants* : odeur nauséabonde, infecte, sécheresse dans toutes les parties de la bouche, qui est quelquefois écumeuse; langue et gencives quelquefois livides, d'un jaune citron, bronches rouges ou noires; signes de douleur augmentant par la pression, et ayant son siége dans toute l'étendue du canal digestif, ou plus particulièrement dans la région de la gorge et dans celle de l'estomac; fétidité de l'haleine; vomissements douloureux, muqueux, bilieux ou sanguinolents, d'une couleur blanche, jaune, verte, rouge ou brunâtre, bouillonnant quelquefois sur le carreau, et, dans ce cas, rougissant l'eau de tournesol, ou bien n'exerçant aucune action sur le carreau, et alors pouvant verdir le sirop de violette; efforts inutiles de vomissements chez les chevaux et les animaux qui ne vomissent jamais. Constipation ou déjection de matières plus ou moins abondantes, de couleur et de nature différentes, comme la matière du vomissement; difficulté de respirer, toux plus ou moins fatigante; pouls fréquent, petit, serré, irrégulier, souvent imperceptible, ou fort et régulier; soif ardente; les boissons paraissent quelquefois augmenter les douleurs, et ne tardent pas à être vomies; frissons de temps à autre; la peau et les membres sont comme glacés; quelquefois cependant il y a chaleur intense, éruption douloureuse à la peau; sueurs froides et gluantes; difficulté d'uriner, pissement de sang; perte de la vue et de l'ouïe, quelquefois yeux rouges, saillants, hors des orbites; dilatation de la pupille, agitation, mouvements convulsifs des muscles de la face, des mâchoires et des extrémités; raideur générale du corps; impossibilité de desserrer les mâchoires; contorsions horribles; tête souvent renversée sur le dos; paralysie ou grande faiblesse des membres; érections opiniâtres et douloureuses de la verge, etc. Il arrive cependant quelquefois que la mort, dans le cas d'empoisonnement, n'est point précédée des symptômes que l'on observe ordinairement; ainsi l'arsenic blanc fait quelquefois périr les animaux, sans déterminer d'autres symptômes que de légères syncopes.

— Après avoir énuméré les symptômes de l'empoisonnement considéré d'une manière générale, il est bon d'indiquer ceux qui peuvent faire soupçonner que le poison appartient à telle ou telle classe.

Les *poisons irritants* (acides minéraux et végétaux concentrés, alcalis caustiques, chlore, iode, phosphore, cantharides, sels d'arsenic, de mercure, de cuivre, de plomb, d'argent, etc., renoncule des prés, etc.) déterminent une constriction dans la gorge, et une sécheresse extraordinaire dans la bouche et l'œsophage; ils occasionnent des vomissements violents de différentes matières mêlées quelquefois de sang, des douleurs abdominales, des déjections fréquentes. Ces symptômes ne tardent pas à être suivis de ceux qui caractérisent l'inflammation de l'estomac et de l'intestin. Rarement observe-t-on la paralysie des membres de derrière, à moins que ce ne soit vers la fin de la maladie, et lorsque la dose du poison employé a été très-considérable. Peu de temps avant la mort, le malade tombe dans le coma, il devient complétement insensible à ce qui l'entoure et est agité de mouvements convulsifs.

— Les *poisons narcotiques* (acide cyanhydrique, opium, morphine, jusquiame, morelle, etc.) ne déterminent aucune altération dans la bouche, l'arrière-bouche et l'œsophage; ils occasionnent rarement des vomissements et des déjections, et, lorsque ces évacuations ont lieu, elles sont loin d'être aussi opiniâtres que dans l'empoisonnement par les irritants. La douleur développée par les poisons narcotiques n'a jamais lieu que peu de temps après l'emploi du poison; elle est presque toujours légère; quelquefois cependant elle paraît très-aiguë; mais alors elle n'a pas son siége exclusivement dans l'abdomen. Les symptômes qui suivent ordinairement de près l'injection d'un narcotique sont les vertiges, l'affaiblissement et même la paralysie des membres de derrière, la dilatation ou la contraction de l'iris, le sommeil, des mouvements convulsifs légers ou forts. Nous avons vu un cheval, auquel on avait administré une forte dose d'opium après un repas copieux, être subitement atteint de vertige furieux.

— *Les poisons narcotico-âcres* (scille, noix vomique, aconit, tabac, colchique, belladone, digitale, pomme épineuse, champignons, ciguë, seigle ergoté, etc.) ne donnent pas tous lieu aux mêmes symptômes ; les uns développent des accidents nerveux fort graves qui cessent tout à coup pour reparaître quelque temps après ; la durée des accès et des intervalles qui les séparent varie à l'infini. Pendant l'attaque, les membres se raidissent et sont agités en tous sens par des mouvements convulsifs effrayants ; les yeux sont saillants, hors des orbites ; la langue, les gencives et la bouche sont livides, comme dans l'asphyxie ; la poitrine est immobile, ce qui amène la suspension de la respiration ; le vomissement est fort rare. Les autres poisons de cette classe agissent d'une manière continue, comme les narcotiques. Dans la plupart des cas, il se manifeste d'abord des symptômes d'une vive excitation du cerveau ; puis on observe les phénomènes qui ont été décrits à l'occasion des narcotiques, et des symptômes qui annoncent une inflammation de la partie sur laquelle le poison a été appliqué.

— *Altérations cadavériques que l'on observe à la suite de l'empoisonnement.* Les cadavres des animaux morts empoisonnés présentent *quelques-unes* des altérations suivantes : la bouche, l'arrière-bouche, l'œsophage, l'estomac et le canal intestinal, sont le siége d'une inflammation plus ou moins intense ; tantôt la membrane muqueuse, seule, offre dans toute son étendue ou dans quelques-unes de ses parties une couleur rouge de feu ; tantôt cette couleur est d'un rouge cerise ou d'un rouge noir. Dans ce cas, presque toujours les autres membranes qui composent le canal digestif participent à l'inflammation, et l'on découvre une quantité plus ou moins considérable d'ecchymoses circulaires ou longitudinales. Quelquefois on remarque de véritables eschares, des ulcères qui peuvent intéresser toutes les membranes : alors il y a perforation, et les bords de la partie perforée peuvent offrir une couleur jaune, verte ou rouge. Dans certaines circonstances, les tissus sont épaissis ; dans d'autres, ils sont ramollis et comme réduits en bouillie. Quelquefois, au lieu de la couleur rouge générale dont nous venons de parler, le canal digestif offre des altérations d'un autre genre : la bouche, l'œsophage, la couronne des dents, la membrane interne de l'estomac, offrent une teinte blanchâtre, grisâtre, et le plus souvent jaunâtre. Quelquefois ces couleurs, au lieu d'être générales, sont disséminées çà et là par plaques. Les poumons peuvent offrir une couleur violette, ou d'un rouge foncé ; alors le tissu en est serré, dense, gorgé de sang et moins crépitant ; les cavités du cœur sont plus ou moins distendues par un sang rouge ou noir, fluide ou coagulé, suivant l'époque où l'on a fait l'ouverture du corps. La membrane interne de la vessie présente, dans certains cas, des traces manifestes d'inflammation ; dans certaines circonstances, le cerveau, le foie, les muscles, et plusieurs autres organes, offrent une teinte verdâtre. Remarquons toutefois qu'on ne découvre jamais, à la suite de l'empoisonnement, l'ensemble de ces lésions, que, dans certaines circonstances, l'altération des tissus est peu marquée, parce que le poison a déterminé promptement la mort, tandis qu'il aurait pu occasionner des désordres graves, s'il eût agi plus longtemps. Il faut se garder de prendre pour des lésions d'un empoisonnement les altérations que la putréfaction fait éprouver plus ou moins rapidement aux différents organes.

— *Maladies qui simulent l'empoisonnement.* Il existe un certain nombre de maladies qui par leur invasion, leurs symptômes, la rapidité de leur marche, et les altérations qu'elles déterminent quelquefois dans les tissus, simulent l'empoisonnement aigu. Les principales de ces maladies sont les perforations de l'estomac dites *spontanées*, l'inflammation aiguë de l'estomac, la colique nerveuse dite de *miserere*, les tranchées rouges, la hernie étranglée, la péritonite, la fièvre dite *ataxique*, certaines affections nerveuses, etc.

L'empoisonnement peut être *criminel* ou *accidentel*. On doit entendre par empoisonnement criminel l'administration faite, de dessein prémédité, d'une substance vénéneuse, dans l'intention de donner la mort aux animaux d'autrui, et, par empoisonnement accidentel, la mort causée par une substance malfaisante qui n'a point été donnée aux animaux dans le but de les faire périr. L'empoisonnement accidentel peut arriver de plusieurs manières : d'abord, les animaux peu-

vent s'empoisonner eux-mêmes dans les champs en pâturant (if, renoncule scélérate, colchique d'automne, pavot-coquelicot, mercuriale annuelle, cantharides, etc.).
Cet empoisonnement peut encore être occasionné par des substances nuisibles
qui auraient été données aux animaux comme aliments, ou par l'administration
de médicaments mal préparés, ou par des méprises de pharmacien, des recettes
de guérisseurs, etc.

Il y a, sous le rapport de la médecine vétérinaire légale, une observation importante à consigner ici : c'est qu'il est des poisons qui se montrent très-actifs
dans certaines espèces, et qui n'ont, pour ainsi dire, point d'action nuisible sur les
autres animaux. Ainsi, tandis qu'il faut des doses énormes de noix vomique
pour faire mourir les chevaux, la plus petite dose de cette substance suffit pour
empoisonner les chiens. Ainsi, les chèvres mangent impunément la ciguë, et les
cochons la jusquiame. Mais, outre cette différence d'action, il est encore une foule
de circonstances diverses qui, dans une même espèce, font varier les effets des
poisons, en raison de l'état particulier des sujets auxquels ils sont administrés ;
l'âge, le volume relatif du corps, l'état de santé, celui de vacuité ou de plénitude
des organes digestifs, la nature des aliments dont ils font habituellement usage, etc.,
sont particulièrement de ce nombre. C'est pour cela que de plusieurs animaux
qui ont fait usage en même temps de la même substance vénéneuse, les uns
peuvent être empoisonnés et mourir, d'autres devenir plus ou moins malades,
et d'autres enfin n'éprouver aucune espèce d'accident.

— *Relativement à l'examen et à la reconnaissance du corps du délit*, dans le cas d'*expertises* faites pour cause d'empoisonnement, on doit observer avec soin les préceptes
suivants : 1° L'analyse des matières suspectes ne doit être entreprise qu'en présence du commissaire délégué ; et, s'il faut plusieurs séances, à la fin de chacune
d'elles le commissaire doit enfermer convenablement et sceller les objets à examiner ; puis, chaque recherche ultérieure ne doit être commencée qu'après la
vérification du scellé. 2° Quand les poisons n'ont pas été donnés dans leur totalité, on doit analyser ce qui en reste, et même, si la quantité en est suffisante,
l'administrer encore à un ou plusieurs animaux de la même espèce, dans un but
d'expérience, si le cas en mérite la peine. 3° Si le poison se trouve mêlé à des
substances colorées, il faut préalablement décolorer le mélange avec le chlore
pour rendre l'analyse plus certaine dans ses résultats. 4° Dans de telles analyses,
l'expert, soit qu'il y procède lui-même, soit qu'elles s'exécutent seulement en sa
présence, doit noter avec le plus grand soin ce qu'il aura observé, afin de pouvoir ensuite rédiger exactement et convenablement son rapport. 5° Pendant ce
travail, il ne doit communiquer à personne le jugement prémature qu'il aurait
pu porter. 6° Avant de commencer les opérations, l'expert doit disposer tous les
instruments dont il croit avoir besoin. Il importe que les réactifs soient purs, et
que leurs dissolutions, qui doivent être faites dans l'eau distillée, soient plutôt
concentrées qu'affaiblies. Il ne faut employer les réactifs liquides que à goutte
goutte, parce qu'il pourrait arriver que les précipités que l'on cherche à obtenir
ne parussent point si l'on agissait autrement. 7° L'expert ne doit agir que sur
une portion des matières, afin que, si le cas l'exigeait, ceux qui seraient appelés
par la suite pussent vérifier les résultats qu'il aurait obtenus. 8° Si les liquides
paraissent beaucoup trop étendus pour que le poison puisse être décelé par les
réactifs, on peut les faire évaporer à une douce chaleur, dans une capsule de
platine ou de porcelaine. 9° Enfin, s'il est impossible de se procurer les restes du
poison, il faut nécessairement analyser les matières vomies, ou rendues par l'a-
nus ; et si l'animal a succombé, il faut, lorsqu'on n'a pas découvert le poison
dans les matières contenues dans le canal digestif, soumettre les tissus de ce
canal à des opérations particulières, dont l'objet principal est de détruire les
membranes, et d'isoler le poison s'il existe.

Les moyens que l'expert doit mettre en usage pour parvenir à connaître une
substance vénéneuse sont fournis par l'histoire naturelle et la chimie : celle-ci
nous met à même de déterminer la nature des poisons minéraux, et d'un *certain
nombre* de poisons végétaux ; l'histoire naturelle sert à caractériser les autres poi-

sons végétaux et ceux qui appartiennent au règne animal. Les expériences chimiques que l'expert doit tenter pour reconnaître les poisons minéraux sont extrêmement variées ; sans elles, il lui est impossible de se prononcer sûrement. On ne peut *affirmer* qu'un animal, chez lequel on a observé des symptômes et des lésions de tissu semblables à ceux que déterminent les poisons, a été empoisonné, qu'autant que l'on est parvenu à démontrer l'existence de la substance vénéneuse. L'expert serait blâmable s'il affirmait qu'il y a eu empoisonnement, d'après les symptômes et les altérations du tissu, car la plupart de ces symptômes et de ces altérations peuvent, ainsi que nous l'avons dit, se faire remarquer dans une foule de maladies ; cependant leur examen attentif peut, dans certaines circonstances, porter l'homme de l'art à établir la *probabilité* d'un empoisonnement, lors même qu'il a été impossible de découvrir le poison, qui peut avoir été entièrement absorbé, vomi ou rejeté avec les excréments, ou combiné avec les tissus dans une si petite proportion, qu'à moins d'être chimiste habile, on ne parvient pas à en démontrer l'existence, ou bien tellement altéré par la digestion, qu'il est méconnaissable, et que les réactifs sont impuissants pour le déceler : plusieurs poisons végétaux sont dans ce cas.

— *Empoisonnement par les acides.* Les acides concentrés, tant minéraux que végétaux, et surtout les acides sulfurique, nitrique, chlorhydrique, tartrique, oxalique, etc., produisent, sur les parties avec lesquelles ils ont été mis en contact, des eschares dont la couleur varie en raison de l'acide qui les a formées ; ces eschares existent depuis la bouche jusqu'à l'estomac. La membrane muqueuse de ce viscère s'enlève alors par plaques, ou se réduit en une masse pâteuse dont la couleur est analogue à celle des eschares ; les symptômes sont ceux des poisons irritants et d'une violente inflammation de l'estomac et des intestins.

Quoiqu'il soit très-rare de voir les secours de la médecine suivis de succès dans des semblables cas, il convient néanmoins toujours, quand on arrive encore à temps auprès du malade pour lui administrer des soins, de s'empresser de le faire. On aura donc recours à la magnésie calcinée, ou au savon d'Espagne, ou bien à la craie en poudre, et, quand on a réussi par ces moyens à calmer les premiers accidents et à neutraliser les acides, on doit, pour combattre les effets subséquents de cet empoisonnement, avoir recours aux saignées, à la diète, aux breuvages et aux lavements émollients.

A l'ouverture des animaux morts empoisonnés par les acides, il est rare de retrouver le corps du délit ; cependant, quand on retrouve ces acides dans l'estomac et les intestins, il est facile de démontrer leur présence, qui se reconnaît à leur saveur aigre, à la propriété qu'ils ont de faire effervescence avec les carbonates, et à celle de rougir les couleurs bleues végétales.

— Il peut être utile de décrire les principaux caractères à l'aide desquels on peut reconnaître les divers acides. La notion que le corps est un acide une fois acquise à l'aide du papier de tournesol, il faut commencer par flairer l'acide ; s'il a l'odeur d'amandes amères, c'est de l'acide cyanhydrique ; s'il a l'odeur de soufre qui brûle, c'est de l'acide sulfureux ; s'il a l'odeur d'œufs pourris, c'est de l'acide sulfhydrique. Les acides nitrique et chlorhydrique ont aussi une odeur particulière ; mais supposons qu'elle puisse être masquée. Le premier réactif que l'on doit employer pour expérimenter les acides est l'eau de chaux. Par rapport à la manière dont ils se comportent envers ce réactif, les acides se divisent en deux classes : les uns précipitent, les autres ne précipitent pas l'eau de chaux. Les premiers sont parmi les plus communs, les acides oxalique, arsénique, phosphorique et tartrique. Ceux-là se divisent encore en deux classes : l'une formée de l'acide oxalique, qui, versé en excès dans l'eau de chaux, ne dissout pas le précipité ; tous les autres au contraire le dissolvent. Pour les distinguer, on a recours au nitrate d'argent, qui les partage en deux séries : la première précipite par le nitrate d'argent ; elle se compose de l'acide arsénique qui le précipite en rouge briqueté ; la seconde série, qui se compose des acides phosphorique et tartrique, ne précipite pas le nitrate d'argent. On les distingue l'un de l'autre en faisant évaporer la liqueur et projetant le résidu sur des charbons ardents ; il y aura production de fumée blanche et dégagement d'odeur de caramel si c'est de l'acide tartrique, et nul effet si c'est de l'acide phosphorique.

Passons à la classe des acides qui ne précipitent pas l'eau de chaux. Elle est formée des acides sulfurique, nitrique, chlorhydrique et de l'eau régale. On peut y ajouter l'acide acétique (vinaigre radical), mais celui-ci est reconnaissable à son odeur. Ces acides doivent être essayés par la limaille de cuivre, avec laquelle ils dégagent des vapeurs jaunes, rougeâtres, si c'est de l'acide nitrique ou de l'eau régale, que l'on distinguera l'un de l'autre par le nitrate d'argent, qui précipite l'eau régale en blanc et ne produit pas d'effet avec l'acide nitrique pur. Les acides sulfurique et chlorhydrique, qui ne dégagent pas de vapeurs par l'action de la limaille de cuivre, sont distingués au moyen de l'eau de baryte, qui ne précipite que le premier.

— *Empoisonnement par les alcalis.* Les alcalis, c'est-à-dire l'ammoniaque liquide, la potasse et la soude caustique, peuvent aussi donner lieu à l'empoisonnement. Ici, le traitement consiste à administrer promptement les acides convenablement étendus d'eau, après avoir toutefois excité le vomissement chez les animaux quand cela est possible. Ensuite, il faut avoir recours, pour combattre les accidents, à l'administration intérieure des boissons mucilagineuses.

Les alcalis sont facilement reconnaissables à leur propriété de verdir le sirop de violette et l'infusion de choux rouges, et de ramener au bleu le tournesol rougi par les acides. L'ammoniaque se distingue à son odeur forte et urineuse, et la potasse au précipité jaune serin qu'elle donne avec le chlorure de platine. La soude ne se reconnaît qu'à des caractères négatifs.

— *Empoisonnement par l'arsenic blanc.* Cet acide est de toutes les préparations arsenicales celle qui est ordinairement employée de préférence pour l'empoisonnement des animaux. Les principaux symptômes qui accompagnent l'administration de ce poison sont : une soif ardente, des cris, un pouls irrégulier, très-petit, vomissements ou efforts pour vomir, frissons, hoquet, bouche écumeuse, pissement de sang, sueurs froides, convulsions, fétidité de l'haleine, etc.; les lésions cadavériques sont variables.

Il résulte d'expériences entreprises par Bouley jeune, très-habile vétérinaire à Paris : 1° Que le peroxyde de fer hydraté paraît être le contre-poison de l'arsenic, mais que ce moyen ne réussit que dans le cas seulement où il est employé à une dose beaucoup plus élevée que le poison; 2° que, lorsque cet antidote est donné en même temps que l'arsenic blanc, presque toujours il en annule complétement les effets; 3° que le peroxyde de fer hydraté produit encore des résultats favorables, administré quatre heures après l'ingestion du poison; 4° enfin, que son action est nulle et qu'il n'empêche pas l'animal de succomber lorsqu'on l'emploie après l'apparition des premiers symptômes de l'empoisonnement.

Pour reconnaître la présence de l'arsenic dans les matières contenues dans l'estomac, il faut les filtrer et soumettre le liquide à l'action des réactifs. Ce liquide a une saveur âcre; il rougit légèrement la teinture de tournesol. Les solutions de chaux et de baryte y forment des précipités blancs; l'acide sulfhydrique y produit un précipité jaune qui se redissout facilement par la potasse caustique ou l'ammoniaque. Les sulfhydrates ne forment point de précipité dans ce liquide; mais, si l'on y ajoute un acide, à l'instant il se précipite des flocons jaunes. Le sulfate de cuivre ammoniacal y développe sur-le-champ un précipité vert d'herbe. En saturant ce liquide par un peu de potasse, et le traitant ensuite par le nitrate d'argent, on y produit un précipité jaune pâle. Enfin, en y plaçant une lame de zinc, et acidulant le liquide par un peu d'acide sulfurique, l'arsenic est réduit et précipité en noir sur la lame. Si l'on veut pousser les essais plus loin, on peut faire évaporer le liquide jusqu'à siccité, mélanger le résidu avec parties égales de charbon et de sous-carbonate de potasse, et calciner ce mélange dans un tube de verre; l'arsenic, ramené à l'état métallique, se sublime et forme une petite couche brillante à peu de distance et au-dessus du point échauffé. L'arsenic blanc, projeté sur des charbons ardents, répand des vapeurs blanches avec odeur d'ail.

— *Empoisonnement par l'arséniate de potasse.* Bouley jeune a eu l'occasion d'observer l'empoisonnement accidentel de sept chevaux par cette substance. Les principaux symptômes qui ont été observés sont de violentes coliques, une diarrhée presque continuelle, la respiration difficile, le pouls effacé, les extrémités froides, le ventre ballonné, etc. A l'ouverture de ces chevaux, qui ont tous succombé malgré l'administration du peroxyde de fer hydraté, on a trouvé des traces d'inflammation soit dans l'estomac, soit dans les intestins, soit dans la vessie, et quelquefois sur tous ces viscères en même temps. Chez tous ces animaux, des ecchymoses nombreuses existaient à la base du ventricule gauche du cœur. Les matières contenues dans l'estomac et la vessie de l'un de ces chevaux, soumises à l'analyse, n'ont offert aucune trace de poison. Mais cette substance, qui avait été mêlée par accident à l'avoine de ces chevaux, a été examinée en nature par Chevallier et Labarraque, qui lui ont reconnu les caractères suivants : 1° Ce sel, jeté sur des charbons ardents, se boursouflait et répandait une odeur alliacée; 2° sa dissolution précipitait par le nitrate d'argent en rouge brique, par le sulfate de cuivre en blanc bleuâtre, par le chlorhydrate neutre de cobalt en rose; 3° traitée par l'acide sulfhydrique à l'aide d'une douce chaleur, elle donnait lieu à un précipité de sulfure jaune d'arsenic; 4° elle rougissait fortement le papier de tournesol; 5° elle précipitait en jaune par le chlorure de platine.

— *Empoisonnement par le sublimé corrosif* (deuto-chlorure de mercure). Le sublimé corrosif donne lieu à la plupart des symptômes produits par l'action des poisons irritants; il suscite une très-violente inflammation de l'estomac et des intestins. Mais tous ces caractères n'offrant que des preuves insuffisantes de l'empoisonnement, il faut que l'expert puisse en fournir le seul signe vraiment certain, la découverte du poison, et, pour cela, qu'il examine avec soin les matières trouvées dans le cadavre de l'animal. Si elles sont liquides, elles doivent être filtrées; si elles sont solides, on doit les délayer dans de l'eau distillée, et les filtrer. Ce liquide précipite en blanc par le prussiate de potasse, en jaune rougeâtre ou jaune serin par l'eau de chaux, la potasse et le sous-carbonate de potasse, en blanc par l'ammoniaque, en rouge par l'iodhydrate de potasse, en noir par les sulfhydrates. Enfin une lame de cuivre bien décapée, plongée dans ce liquide, blanchit et acquiert par le frottement l'aspect brillant de l'argent.

Les dissolutions des carbonates alcalins, les sulfures alcalins, la lessive de cendres, les teintures martiales alcalines, la dissolution de savon, ont été proposés par Navier comme antidotes du sublimé corrosif; mais Orfila, ayant démontré que l'oxyde ou le sulfure de mercure qui se forme alors, bien que moins actif que le sublimé, est encore un poison dangereux, il en a conclu que la méthode de Navier ne peut être avantageuse dans ce mode d'empoisonnement. Le sucre, si vanté par Duval, n'est pas non plus, suivant Orfila, un contre-poison plus certain du sublimé corrosif. Le meilleur antidote est, sans contredit, l'albumine ou blanc d'œuf administré en dose suffisante.

— *Empoisonnement par les préparations de cuivre.* Le cuivre, métal innocent par lui-même, doit cependant toujours être regardé comme très-suspect, à cause de l'extrême facilité avec laquelle il passe à l'état d'oxyde et devient alors vénéneux. Le vert-de-gris, introduit dans l'estomac d'un animal, produit de violentes douleurs, une grande inquiétude, de la fureur, des sueurs froides, des convulsions et enfin la mort. On reconnaîtra ce poison à ce que dans les liquides recueillis dans l'estomac et filtrés, il se forme un précipité rouge obscur avec le prussiate de potasse, vert azuré avec le carbonate de soude, vert avec l'eau de chaux et l'arsénite de potasse, bleu avec la potasse et l'ammoniaque, et à ce qu'une lame de fer ou de zinc, plongée dans le liquide, devient rouge par la précipitation du cuivre.

Il résulte des expériences d'Orfila que le blanc d'œuf, ou, à son défaut, la décoction de guimauve, ou celle de riz édulcorée par une grande quantité de sucre, sont constamment propres à arrêter et à rendre nuls les effets du poison.

— *Empoisonnement par le colchique d'automne.* Cette plante, nommée encore *safran bâtard, tue-chien,* fleurit au commencement de l'automne dans les prairies, et notamment dans les prés humides et marécageux. Sa fleur, de couleur lilas, sort d'un bulbe, s'élève à un décimètre au-dessus de terre, et se divise à son sommet en six parties. Au printemps suivant, on voit sortir du même bulbe quelques feuilles grandes, planes, d'un beau vert, larges de quatre à cinq centimètres. Cette plante est vénéneuse et même mortelle, soit pour l'homme, soit pour les animaux. On cite, dans le tome V du *Recueil de Médecine vétérinaire*, l'exemple d'un propriétaire d'une prairie qui avait extirpé plusieurs pieds de cette plante, et les avait jetés sur un chemin par où passait le bétail. Parmi les cochons du village qui en mangèrent par hasard, quinze moururent le jour même, et deux autres quelque temps après. Ces propriétés vénéneuses, qui résident surtout dans les feuilles et dans la racine, ne subsistent plus lorsque la plante a été séchée, puisque le bétail, qui évite souvent de la brouter sur pied, s'en accommode lorsqu'elle a été séchée et mêlée au foin, et n'en éprouve pas de fâcheux effets. Cependant un propriétaire a assuré à Prevost que son troupeau de vaches était constamment atteint d'une diarrhée très-forte lorsqu'il était nourri avec du foin provenant d'un pré contenant beaucoup de colchique ; cette plante a été détruite, et la maladie a cessé. Il n'est pas facile de détruire le colchique dans les prairies ; car il se multiplie par ses semences et par ses racines, et celles-ci sont enterrées profondément. La meilleure manière est de l'arracher, au commencement de mai, avant que les graines soient mûres. Il suffit que la tige se rompe au collet du bulbe. On assure qu'alors la plante n'a plus la faculté de se reproduire.

Leloir a cité, dans le *Journal pratique de Médecine vétérinaire*, un exemple des pernicieux effets du colchique : trois vaches périrent et neuf furent gravement malades, pour avoir mangé chacune environ deux kilogrammes et demi de feuilles vertes de cette plante. Prevost rapporte, dans le *Journal théorique et pratique*, l'exemple de deux vaches qui furent empoisonnées pour avoir mangé chacune environ un kilogramme et demi de feuilles de colchique, mélangées avec partie égale de bonne herbe. Les principaux symptômes furent ceux d'une gastro-entérite aiguë, avec bave abondante et écumeuse, et éjections par l'anus d'une petite quantité de liquide séreux et roussâtre. A l'autopsie cadavérique, on trouva des ecchymoses noires et des traces d'inflammation sur la muqueuse de la caillette et de l'intestin. Prevost vit disparaître l'état maladif chez une vache sous l'influence d'une saignée, d'abondantes boissons mucilagineuses et de la diète.

— *Empoisonnement par le pavot-coquelicot.* Le pavot-coquelicot, souvent très-multiplié dans les terres sableuses, entre trop fréquemment dans la nourriture des bestiaux pour qu'il ne soit pas utile de déterminer, par l'observation, à quelle dose et dans quel état il peut devenir nuisible. Appartenant au genre *pavot*, cette espèce de plante devient très-suspecte, parce que tout nous porte à croire qu'elle possède, dans de faibles proportions il est vrai, les propriétés qui rendent médicamenteuses et vénéneuses quelques autres espèces du même genre. Nous devons à Gaullet l'exemple d'un empoisonnement accidentel de huit vaches par les tiges de cette plante. La maladie se déclara d'abord chez deux animaux, à dix ou onze jours d'intervalle. Les symptômes qui se manifestèrent dès le premier et le deuxième jour de la maladie, consistaient dans la disparition du lait, la perte complète de l'appétit, une soif vive, l'accélération et la petitesse du pouls, le retroussement des flancs, la sécheresse de la peau, le hérissement des poils, des grincements de dents, et des coliques aiguës. Après un peu de calme, les animaux se levaient brusquement, et, la bouche remplie de quantité de salive, ils se jetaient avec fureur sur les personnes qui les approchaient ; ils se mordaient les membres de devant, au point de faire supposer à beaucoup de monde, par cet ensemble de symptômes, qu'ils étaient affectés de rage. Les symptômes s'aggravaient jusqu'au sixième ou septième jour, époque où les malades succombaient à la suite d'un dévoiement dyssentérique de vingt-quatre ou vingt-six heures.

L'autopsie fit découvrir des traces d'une violente inflammation gastro-intestinale. On croyait généralement que ces vaches étaient enragées ; mais Gaullet, chargé de rechercher la nature de la maladie, ne tarda pas à reconnaître qu'elle était due à l'action du pavot-coquelicot, qui avait été arraché de champs où il s'était beaucoup multiplié cette année, et qui depuis quelque temps était donné à satiété aux vaches, à l'exclusion de tout autre aliment. Cette plante ne donna lieu aux accidents que nous venons de décrire qu'à l'époque de la formation des capsules, alors que les pavots étaient durs, d'une digestion difficile, et qu'ils possédaient probablement des propriétés vénéneuses qu'ils n'avaient pas lorsqu'ils ne formaient qu'une herbe jaune et fraîche. La suppression de cet aliment, les boissons nitrées, l'eau blanchie par le son de blé, les frictions sèches, les lavements émollients, rendus un peu laxatifs par le sulfate de soude, firent promptement disparaître les accidents chez les bêtes qui présentaient les signes avant-coureurs de cet empoisonnement, c'est-à-dire la sécheresse des excréments et la présence des mucosités qui les entouraient.

— *Empoisonnement par la mercuriale annuelle.* Cette plante, de la famille des euphorbiacées, est très-commune dans les jardins, les vignes et les lieux cultivés; elle est en fleur pendant l'été; elle est vulgairement appelée *foirolle, foirande, ramberge, chiole*, etc. Cette plante paraît susceptible de produire de véritables empoisonnements chez les animaux herbivores qui en mangent en pâturant. Les faits suivants viennent à l'appui de ce que nous avançons.

Charlot, vétérinaire à Saint-Aignan, eut l'occasion de traiter deux vaches atteintes d'une maladie qui lui parut occasionnée par l'usage de fourrages contenant beaucoup de mercuriale annuelle. Les principaux symptômes de cette maladie furent : la coloration des muqueuses apparentes, la sécheresse du mufle et de la peau, la chaleur du corps, le pouls dur, plein, accéléré, les mamelles flétries, la sensibilité des reins, la suspension de la rumination et de l'appétit, etc. Cette maladie céda à l'emploi de la diète, des saignées, des breuvages et des lavements émollients, etc.

Papin a vu survenir le même accident aux environs de Rennes. Les symptômes observés par ce vétérinaire furent à peu près semblables à ceux qui avaient été signalés par Charlot. Une vache, traitée par un boucher guérisseur, qui lui administra de la thériaque, succomba, et présenta, à l'ouverture, des traces évidentes d'une violente inflammation gastro-intestinale. Quatre autres vaches, qui paraissaient dans un état presque désespéré, furent soumises par Papin à un traitement antiphlogistique énergique, qui amena la guérison de trois d'entre elles.

— *Empoisonnement par la noix vomique.* Les noix vomiques sont les graines du vomiquier (*strychnos nux vomica*), arbre exotique de la famille des apocynées. Elles sont orbiculaires, déprimées, aplaties en forme de bouton, légèrement convexes d'un côté, concaves de l'autre, et marquées vers leur centre d'une espèce d'ombilic. Elles ont quatorze à seize millimètres de largeur, et quatre à six millimètres d'épaisseur. Leur surface grisâtre, douce au toucher, est recouverte d'une sorte de duvet très-court et très-serré, qui lui donne un aspect soyeux et velouté.

A une dose un peu forte, la noix vomique détermine chez tous les animaux des désordres extrêmement remarquables. Ces désordres offrent quelques différences, suivant les espèces; cependant leur ensemble présente toujours des traits caractéristiques qui ne permettent pas d'en méconnaître la source. Ils s'annoncent en général par les symptômes suivants : contractions d'abord légères, puis très-fortes, de tous les muscles du corps, et, par suite, redressement de la colonne vertébrale; mouvements spasmodiques des doigts; piétinement, raideur du tronc et des membres, tremblement; mâchoires serrées l'une contre l'autre; pirouettement de l'œil, dilatation de la pupille; exaltation de la sensibilité, telle que l'animal bondit lorsqu'on le touche ou seulement lorsqu'on fait du bruit; chute sur la mâchoire, puis sur le côté; respiration difficile et accélérée; les symptômes disparaissent par intervalles, pour revenir bientôt; enfin la raideur augmente, la poitrine devient immobile, la respiration cesse, et l'animal meurt asphyxié.

La noix vomique détermine cette succession de phénomènes, à doses beaucoup plus faibles, toutes proportions gardées, chez les carnivores que chez les herbivores : cinquante à soixante centigrammes suffisent pour donner la mort au chien, tandis qu'il en faut quelquefois soixante à cent grammes pour déterminer le même résultat chez le cheval. Ce poison a, sur les chiens, une action plus dangereuse que les poisons minéraux les plus actifs, parce qu'il s'oppose au vomissement, au moyen duquel ces animaux se débarrassent souvent des substances les plus nuisibles.

En cas d'empoisonnement par la noix vomique, il faut faire vomir le plus tôt possible avec les émétiques les plus énergiques ; après les émétiques, le contre-poison chimique à employer est l'eau iodurée qui forme, avec les agents toxiques de la noix vomique, la strychnine et la brucine, des composés insolubles ; il faut la prescrire en notable quantité. On a aussi indiqué le tannin ; la dose à employer doit être de huit à dix fois la quantité de noix vomique ingérée. Une infusion de thé peut être utile quand la dose du poison n'est pas trop considérable ; le café est moins puissant. Une analyse chimique habile est nécessaire pour reconnaître ce poison.

— Nous omettons à dessein de parler de l'empoisonnement qui peut être occasionné par une foule de substances vénéneuses, dont on fait trop rarement usage pour qu'il puisse en être question dans un Dictionnaire *pratique*.

— *Législation*. En consultant l'article 301 du Code pénal français, qui définit l'empoisonnement, on peut voir qu'une terminaison fatale n'est pas nécessaire, à la suite de l'administration d'un poison, pour qu'une action devant les tribunaux puisse avoir lieu ; il suffit que le fait d'avoir donné, dans un but coupable, une substance nuisible à la santé soit prouvée, et qu'une maladie plus ou moins grave en ait été la conséquence. C'est donc le fait de l'emploi du poison qui constitue le délit, et qui donne lieu à l'application des articles du Code pénal qui y sont relatifs.

Article 452 du Code pénal français qui traite spécialement la question de l'empoisonnement des animaux domestiques.

Quiconque aura empoisonné des chevaux ou autres bêtes de voiture, de monture ou de charge, des bestiaux à cornes, des moutons, chèvres ou porcs, ou des poissons dans des étangs, viviers ou réservoirs, sera puni d'un emprisonnement d'un an à cinq ans, et d'une amende de seize à trois cents francs. Les coupables pourront être mis, par l'arrêt ou le jugement, sous la surveillance de la haute police pendant deux ans au moins ou cinq ans au plus.

Bien que cet article ne fasse pas mention du chien, du chat, des oiseaux de basse-cour, des abeilles, etc., il a cependant eu en vue tous les animaux domestiques, et dans le cas où il paraîtrait insuffisant pour protéger ceux que nous venons de citer, on pourrait invoquer l'article 454 du même Code. Celui-ci pose en principe que quiconque aura tué sans nécessité un animal domestique sera passible de peines correctionnelles.

Enfin, l'empoisonnement accidentel peut donner lieu à une action civile en dommages et intérêts. Les articles 1382 et 1383 du Code civil disent, en effet :

Tout fait quelconque de l'homme qui cause à autrui un dommage oblige celui par la faute duquel il est arrivé à le réparer. Chacun est responsable du dommage qu'il a causé, non seulement par son fait, mais encore par sa négligence ou son imprudence.

EMPOULE (L'). Nom vulgaire du charbon à la langue. (*Voyez* CHARBON et GLOSSANTHRAX.)

EMPYÈME. Ce mot, employé autrefois pour dénommer les collections de pus, ne sert plus aujourd'hui qu'à désigner soit les épanchements de sang, de pus ou de sérosité dans la cavité de la poitrine, soit l'opération au moyen de laquelle on donne issue à ces liquides. Nous ne traiterons ici de l'empyème que sous ce dernier point de vue.

C'est surtout contre l'hydrothorax (hydropisie de poitrine) qu'elle a été conseillée. Cette opération, qui ne remédie qu'à un des *effets* de la maladie, et qu n'attaque en aucune façon la *cause* qui a donné lieu à l'hydropisie, est une ressource tellement incertaine, et si rarement suivie de succès, que la plupart des vétérinaires l'ont abandonnée.

Quoi qu'il en soit, voici comment on procède à l'opération dont il s'agit. On la pratique dans l'intervalle qui sépare les septième et huitième vraies côtes, en arrière du coude, un peu au-dessus de la veine de l'éperon. On opère les animaux debout.

— *Procédé ancien.* L'opérateur, pourvu de ciseaux, d'un bistouri droit et d'un trocart, coupe les poils, incise la peau parallèlement à la direction des côtes, et dans une longueur de deux ou trois pouces. Il incise aussi les muscles intercostaux. Cela fait, il introduit hardiment le trocart, muni de sa canule, dans la cavité de la poitrine, et sans crainte de blesser le poumon, qui se trouve soulevé par le liquide et porté à la partie supérieure de la cavité. Cela fait, il retire la tige du trocart, et le liquide s'écoule par la canule. Comme ce liquide tient des matières floconneuses en suspension, il arrive souvent que l'ouverture de la canule se bouche et que l'écoulement cesse; on le produit de nouveau en débouchant la canule avec une petite baguette. Il est essentiel de ne donner lieu qu'à un écoulement très-lent, parce que la sortie rapide du liquide produisant un vide considérable dans la poitrine, le sang affluerait au poumon, et pourrait déterminer une syncope, même une apoplexie pulmonaire. Lorsqu'on a évacué le liquide, on réunit les bords de la plaie au moyen d'une suture enchevillée. Avant de faire la ponction, il faut faire glisser la peau sur le muscle intercostal; lorsqu'on retirera la canule, la peau reprendra sa position naturelle et fera opercule sur l'ouverture des muscles.

Afin d'éviter l'introduction de l'air dans la poitrine, on doit se servir de la baudruche de Reybard. L'appareil de Reybard se compose d'un trocart ordinaire portant, près de son pavillon, une rainure sur laquelle peut être fixé, au moyen d'un fil, un tube en baudruche, ou à son défaut un boyau de poulet, de lapin ou de chat; avant de ponctionner, il faut avoir soin de ramollir la baudruche dans l'eau. Cet instrument, d'une extrême simplicité, remplit toutes les indications: lorsque le liquide se présente à la canule, il la trouve ouverte; si l'air tend à pénétrer, le boyau s'aplatit et forme une soupape infranchissable.

ENCASTELURE. Difformité du pied du cheval, résultant de la hauteur démesurée des quartiers, de leur resserrement du côté du biseau et des talons, et de l'amaigrissement considérable de la fourchette. Cette conformation vicieuse est presque exclusive aux chevaux fins, dont le sabot est petit et sec, aux chevaux qui ont été élevés à l'écurie ou dans des pays montagneux et sablonneux, surtout quand ils sont ferrés trop jeunes, et avant le développement complet du sabot; elle est rare chez les chevaux de races communes, chez ceux de gros trait, dont les membres sont gros et chargés de poils, chez ceux d'un tempérament mou et lymphatique. Elle se fait plus souvent remarquer aux pieds de devant qu'à ceux de derrière.

Le pied encastelé est petit et sec; ses quartiers sont élevés, aplatis, obliques de haut en bas et de dehors en dedans, c'est-à-dire en sens inverse de l'obliquité ordinaire; ils sont tellement rapprochés en talon, que le pied paraît quelquefois comme pointu en arrière; la fourchette est maigre, petite, resserrée entre les quartiers, sèche et presque atrophiée. Le cheval encastelé ne marche pas franchement. Si les deux pieds de devant sont atteints de la maladie, l'animal marche avec crainte, pose ses pieds avec précaution, comme s'il marchait sur des épines, entame le terrain avec raideur. La gêne du pied se propage dans les rayons supérieurs du membre jusqu'aux épaules, dont les mouvements sont raides. On dit alors vulgairement que le cheval est *pris des épaules.* Après quelques minutes d'exercice, cette gêne disparaît, et les mouvements deviennent libres; mais la raideur se montre de nouveau lorsque le cheval a été reposé. Lorsque la maladie est poussée plus loin, la raideur est remplacée par une véritable boiterie, qui, d'abord faible, augmente à mesure que le mal s'accroît, et finit quelquefois par devenir tellement forte, que l'animal est tout à fait incapable de rendre le moindre service.

— Les causes de l'encastelure sont le défaut d'exercice, le séjour longtemps prolongé des pieds sur une litière sèche et chaude, qui favorise le dessèchement de la corne; l'abus que certains maréchaux font de la râpe, avec laquelle ils enlèvent l'espèce de vernis qui recouvre la surface extérieure de la paroi, et que la nature a destiné à s'opposer à l'évaporation des parties liquides de la corne, et par conséquent à son dessèchement; la mauvaise habitude de parer les pieds trop à fond, et d'en diminuer la circonférence avec le rogne-pied ou la râpe, afin de faire ce que les ignorants appellent de *beaux pieds;* les ferrures appliquées à des animaux trop jeunes, chez lesquels le pied, qui n'a pas encore acquis tout son accroissement, est obligé, par l'action de cette semelle inflexible, de conserver toute sa vie la même dimension à la surface inférieure; les mauvaises ferrures qui peuvent gêner le jeu des talons, et s'opposer à leur écartement au moment de l'appui, comme les fers trop justes, ou ajustés à la partie des branches qui est au delà des étampons, ou étampés trop près des talons, etc.

— Le traitement de l'encastelure est surtout prophylactique; car s'il est facile de la prévenir, il est souvent difficile de la guérir. Il faut, pour prévenir l'encastelure, empêcher l'évaporation des liquides dont la corne est imprégnée, s'opposer à sa dessiccation en recouvrant le sabot d'une couche d'onguent ou de graisse; l'onguent Hévid est à recommander. Mais c'est surtout dans une ferrure rationnelle que se trouve la prophylaxie de l'encastelure; il faut éviter l'usage de la râpe, l'application trop longtemps continuée et trop souvent répétée du fer chaud, l'abaissement des talons à un niveau trop bas, l'amincissement extrême de la fourchette et des barres, les crampons inutiles, les clous en quartier ou en talon, l'excès de longueur du sabot.

Quand l'encastelure existe, c'est encore à la ferrure qu'il faut avoir recours. De la Broue, Solleysel, Lafosse, Vatel, Charlier, Jarrier, Fourès en France, Bracy-Clark, Godwin, Turner en Angleterre, ont imaginé des fers spéciaux destinés à combattre l'encastelure. Nous ne pouvons parler que des principaux : *Le fer à éponges tronquées,* ou fer à lunettes, demi-fer, fer à croissant recommandé par Solleysel et Lafosse, n'est qu'un fer ordinaire, léger et très-court de branches qui garnit seulement la pince, les mamelles et la partie antérieure des quartiers; les talons de la fourchette restent à nu et prennent sur le sol un appui direct. Ainsi, les talons peuvent se prêter au mouvement d'expansion des parties élastiques que renferme le sabot. — *Le fer à ajusture contraire* est un fer dont la rive interne se trouve plus épaisse que la rive externe, de sorte que le plan de la face supérieure du fer est incliné de dedans en dehors, et qu'au lieu de la concavité de l'ajusture ordinaire, il y a une convexité qui facilite et force même la dilatation du pied. On a guéri avec ce fer des encastelures presque complètes, et l'observation a montré qu'une fois que dans l'encastelure on a réussi à provoquer un mouvement en sens contraire du resserrement, la nature se charge de le continuer. De la ferrure à ajusture contraire on peut facilement arriver petit à petit à la ferrure plane — *Le fer à pantoufle* de Solleysel est préférable : il possède seulement l'ajusture contraire en quartiers et en talon; il est plat en pince et en mamelles.

Mais le procédé Defays est de tous le plus recommandable. Ici, c'est le fer lui-même qui par sa ductilité mise en jeu, devient l'agent de la dilatation du sabot, et par sa ténacité naturelle constitue l'obstacle à ce que l'ongle revienne sur lui-même une fois qu'il a obéi au mouvement excentrique qui lui a été imprimé. Defays se sert d'un fer ordinaire, épais et étroit, un peu rétréci en pince, ou à cinq centimètres des quartiers suivant qu'il doit être appliqué sous un pied uniformément resserré ou dans lequel le resserrement du sabot n'a lieu qu'au niveau des quartiers; au bout de chaque branche, ce fer porte à la rive interne un pinçon solide et résistant, taillé à angle droit, destiné à s'appliquer contre la face interne de la muraille des talons. Le pied auquel ce fer est destiné doit avoir les deux talons unis sur le même niveau, mais aussi ménagés que possible. Le fer, dépourvu d'ajusture, est appliqué sur le pied de manière que les deux pinçons des éponges viennent s'appuyer exactement contre la face interne des quartiers sans exercer aucune pression. L'application finie, on prend au compas la distance d'une éponge à l'autre; elle est marquée sur une planchette en y imprimant les pointes du compas. — Le *dilatateur Defays* n'est qu'un étau dont on aurait retourné les

mâchoires, qui s'écartent au lieu de se rapprocher quand l'instrument est en mouvement. Il a encore été appelé pour cela *étau contraire*. Pour dilater le pied encastelé, les deux mords de l'étau tenu perpendiculairement à la face plantaire,
sont introduits entre les éponges du fer ; on tourne ensuite la vis lentement jusqu'à
ce que les branches se soient écartées de huit à neuf millimètres ; puis à l'endroit,
ou aux endroits du fer qui ont dû céder sous l'effort de l'instrument, on porte sur
la rive externe des coups secs à l'aide d'un brochoir, et cela jusqu'à ce que l'étau
tombe, sans desserrer la vis. L'élargissement obtenu est marqué sur la planchette.
Au bout de trois ou quatre jours, on dilate de nouveau ; l'écartement est porté à
quatre ou cinq millimètres seulement ; il faut qu'il soit inférieur au premier, à cause
du contact plus parfait entre les reliefs des éponges et la muraille. Les jours suivants on dilate seulement de un à deux millimètres ; au bout d'un mois l'écartement des talons est généralement suffisant. Ce procédé de désencastelure est essentiellement pratique, d'une application facile, et il a l'avantage de permettre, sans
interruption, l'utilisation du cheval. Il a donné les meilleurs résultats en France, en
Allemagne et en Angleterre.

—Lorsque l'encastelure existe depuis longtemps, la ferrure Defays est assez souvent impuissante ; le resserrement de talons est souvent compliqué, dans les cas
rebelles, d'une affection grave connue sous le nom de *maladie naviculaire.* (*Voyez*
ce mot.)

L'encastelure a été la cause occasionnelle de cette seconde maladie, infiniment
plus grave que le resserrement des talons. Il est alors indispensable de pratiquer
l'opération de la névrotomie plantaire.

ENCÉPHALITE. Inflammation du cerveau. (*Voy.* VERTIGE.)

ENCHEVÊTRURE. On nomme ainsi une blessure transversale que le cheval s'est faite dans le pli du paturon, et qui est le résultat du frottement exercé sur
cette partie avec la longe dans laquelle le cheval s'est pris. Cette blessure est
plus ou moins grave et profonde, suivant la durée du frottement, et suivant la
grosseur et la nature de la corde qui servait de longe.

L'enchevêtrure arrive surtout lorsque la longe du licou est nouée d'une manière
fixe à l'auge et qu'elle forme une anse ; le cheval s'y engage le paturon lorsqu'il
se gratte la tête ou la crinière avec l'un des pieds postérieurs. Cet accident est
d'autant plus fréquent, que l'on emploie moins le billot, dont l'usage est de tenir
la longe constamment tendue.

L'enchevêtrure est rarement un accident grave ; le plus souvent, il ne consiste
qu'en une écorchure superficielle, qui occasionne un léger gonflement de la peau
du paturon, puis un suintement d'un liquide séreux et fétide, qui s'accompagne
d'une boiterie plus ou moins forte. Mais cet état ne dure pas longtemps : bientôt
le suintement disparaît et l'animal guérit. Quelquefois l'accident est plus grave,
et s'accompagne d'une plaie plus profonde, d'une boiterie très-forte, d'une fièvre
générale, dont l'intensité est proportionnée à la sensibilité du sujet et à la gravité
du mal. Ici, il survient fréquemment une véritable suppuration qui dure plus ou
moins longtemps. Mais ces symptômes finissent par s'amender, et la guérison ne
tarde pas à survenir.

—Le traitement de l'enchevêtrure est simple : du repos, des soins de propreté,
des bains de pieds, des cataplasmes émollients sur le point douloureux, et, s'il y
a lieu, une petite saignée pour calmer la fièvre qui a pu s'établir. Ces moyens suffisent le plus souvent pour amener la guérison. Sur la fin du traitement, on peut
faire usage de pansements à la glycérine iodée ou à la teinture d'aloès.

Si, après la disparition des symptômes inflammatoires, le suintement qui s'est
établi dans le pli du paturon n'a pas entièrement disparu, il faut panser la plaie
avec l'onguent égyptiac, ou la liqueur de Villate. Quand après la guérison il existe
une induration persistante de la région, nous conseillons de recourir à la pommade mercurielle.

ENCHIFRÈNEMENT. Nom vulgaire du *coryza.* (*Voy.* ce mot.)

ENCLOUURE. Blessure faite aux pieds des animaux par un clou que le maréchal a enfoncé dans le vif en ferrant, et qui est resté implanté dans le pied. L'enclouure est plus ou moins grave, selon la nature du mal, et suivant la durée du séjour que le clou a fait dans le pied. Le pus, venant à se former, peut fuser sous l'ongle, en produire la désunion plus ou moins grande, souffler aux poils, et donner lieu à des javarts encornés.

Les causes de cet accident sont prédisposantes ou occasionnelles. Parmi les premières, nous devons surtout citer la mauvaise conformation du pied (pieds plats, pieds encastelés, pieds à corne mince). Les causes occasionnelles sont nombreuses : la maladresse ou l'inattention de l'ouvrier maréchal, une affilure vicieuse du clou, la présence d'une souche, d'une retraite dans le sabot, sont les plus communes.

Le cheval dont le pied est encloué ressent subitement, ou seulement au bout d'un certain temps, une douleur qui le porte à feindre ou à boiter, et qui va toujours en augmentant, à moins que l'on ne vienne à bout de la calmer. Dès que l'on soupçonne la cause de la boiterie, on doit s'empresser de déferrer l'animal et de fouiller le pied pour connaître le point douloureux, s'il n'est point apparent, par le sang qui en sort, ou de toute autre manière.

— Le traitement varie suivant la gravité de l'accident. Toutes les fois qu'il n'y a pas de foyer de pus, il suffit d'arracher le clou, et de calmer la douleur par des cataplasmes émollients ; l'accident se dissipe promptement et sans suites fâcheuses. Dans le cas contraire, on abat de la corne jusqu'à la rosée, et on peut trouver au pied du pus noirâtre, jaunâtre, ou lie de vin.

Le pus noirâtre indique que l'enclouure est peu grave ; des cataplasmes de graine de lin suffiront pour prévenir toute complication. Quand on trouve du pus ordinaire, consistant, jaunâtre, il faut se contenter de bien amincir la corne solaire au voisinage de la piqûre et d'appliquer, comme dans le cas précédent, des cataplasmes au pied malade. Mais, quand à la suite de l'enclouure il existe au pied du pus lie de vin, c'est un signe de gangrène des tissus sensibles ; une opération grave est alors nécessaire. Il faut abattre un lambeau plus ou moins grand de la paroi, et enlever toutes les parties mortifiées en ayant bien soin d'empiéter un peu sur le tissu vivant. On fera un pansement compressif à la glycérine ou à la teinture d'aloès. (*Voyez* SEIME COMPLIQUÉE.)

— L'enclouure en mamelle ou en quartier se complique assez fréquemment de javart cartilagineux. (*Voyez* ce mot.)

ENFLURE. (*Voy.* TUMÉFACTION.)

ENFLURE (L'). Nom vulgaire du *Charbon*. (*Voy.* CHARBON.)

ENGORGEMENT. (*Voy.* TUMÉFACTION.)

ENGOUEMENT. Obstruction de la cavité d'un organe occasionnée par le séjour de matières qui s'y amassent en trop grande quantité. L'engouement des bronches a lieu lorsque des mucosités bouchent leur calibre. Celui des poumons est produit par un mélange d'air et de sérosité qui remplit leurs cellules et les dernières ramifications des bronches. L'engouement intestinal est l'effet de la stagnation des excréments dans une anse d'intestin hernié.

ENGOURDISSEMENT. État d'une partie qui devient en quelque sorte pesante et presque incapable de sentir et de se mouvoir, phénomène qui s'observe au-dessous d'une ligature serrée appliquée à l'un des membres, ou à la suite de la contusion d'un nerf placé sous la peau. C'est fort improprement que l'on appelle *engourdissement* l'état d'un très-jeune animal, d'un agneau en particulier, qui a beaucoup souffert du froid ; il a seulement éprouvé un *refroidissement*, et tout indique qu'il faut le réchauffer en l'enveloppant de linges chauds, en le tenant auprès d'un feu doux, après lui avoir administré quelques boissons chaudes.

ENGRAVÉE, Maladie du pied des bœufs, qui est identique avec la foulure de la sole ou des talons du cheval. On lui a donné ce nom parce qu'elle est ordinairement occasionnée par des graviers qui s'enchâssent dans l'ongle et y restent fixés. Cette maladie, qui est très-commune dans tous les pays où l'on élève beaucoup d'animaux à grosses cornes, surtout dans ceux où ils sont employés sans être ferrés à la culture des terres et à différents autres ouvrages, cette maladie, disons-nous, commence par une irritation d'abord légère, mais qui augmente par la continuation de la marche; lorsqu'elle est portée à un certain degré, elle détermine du gonflement, de la chaleur et de la douleur dans le pied. La bête engravée feint d'abord et finit par boiter de plus en plus. La douleur occasionne quelquefois la fièvre et rend l'animal triste. Si dans cet état on contraint le bœuf à marcher, il devient bientôt fourbu et incapable de se soutenir. C'est ce que l'on observe fréquemment chez les bœufs que l'on amène de très-loin à Paris.

L'engravée produit constamment l'usure et l'amincissement de l'ongle, et occasionne souvent des bleimes à la sole et aux talons ; assez ordinairement elle détermine la tuméfaction des couronnes et des paturons, ou donne lieu à la fourbure, dont la chute du sabot est parfois une conséquence.

—L'engravée récente et exempte de complications graves cède facilement au repos, aux bains de pieds et aux cataplasmes émollients ; toutefois, la guérison n'est complète que lorsque la corne a acquis assez d'épaisseur pour rendre au pied sa solidité première. La ferrure doit être employée tant pour guérir la maladie que pour en éviter la récidive. Les onglons pourvus de fers bien faits, bien ajustés et solidement attachés, se trouvent à l'abri des impressions douloureuses qui sont la suite d'une longue marche sur des terrains durs.

ENTÉRITE. Inflammation des intestins. Cette maladie, très-commune chez les animaux, se présente sous des formes diverses, qui dépendent sans doute de la nature et de l'étendue de l'inflammation intestinale. Les plus remarquables de ces formes sont *l'entérite aiguë*, *l'entérite chronique*, *l'entérite diarrhéique* ou *diarrhée*, et *l'entérite dyssentérique* ou *dyssenterie*. Nous allons décrire séparément ces quatre formes de l'entérite.

ENTÉRITE AIGUË. Les causes de l'entérite aiguë simple sont assez nombreuses ; on a cité : les aliments nouveaux, le froid, le changement de température, l'absorption d'une eau trop froide, l'excès d'aliments aqueux, l'abus des fourrages vasés, etc., etc.

On a remarqué depuis longtemps qu'elle est surtout commune chez les chevaux au commencement de l'été.

Les symptômes sont : un malaise général, la diminution de l'appétit, une soif plus vive que d'habitude. La conjonctive est jaunâtre, un peu injectée ; il y a de la fièvre, le pouls est dur, accéléré. Les animaux sont faibles, la température du corps est au-dessous de la normale; quelquefois on observe des frissons. Le ventre est peu douloureux; en l'auscultant on entend le plus souvent de nombreux borborygmes. Toujours la bouche est sèche, pâteuse; elle exhale une odeur fade ; une constipation plus ou moins opiniâtre se montre au début de la maladie; alors les crottins sont durs, secs, coiffés, mais la diarrhée survient ensuite. Si le plus souvent l'entérite débute par la constipation et finit par devenir diarrhéique et même dyssentérique, il est des cas où elle débute par la diarrhée. A une certaine période de l'affection les aliments peuvent traverser l'intestin sans être modifiés; il y a alors ce qu'on appelle *lienterie*.

La marche de l'entérite aiguë est rapide, la guérison survient généralement en huit ou dix jours. La terminaison de la maladie est rarement fatale. Assez fréquemment chez les vieux chevaux, les bêtes bovines et aussi les jeunes animaux, l'entérite devient *chronique*. (*Voyez* ce mot.)

L'entérite aiguë est facile à reconnaître. La diminution de l'appétit, la constipation et la diarrhée, la sécheresse de la bouche, la couleur jaune des conjonctives, etc., sont des symptômes qui mettent le praticien sur la voie du diagnostic.

Elle est peu grave au point de vue de la conservation des individus ; mais quand elle a passé à l'état chronique ou qu'elle est devenue diarrhéique ou dyssentérique, elle est souvent rebelle aux différents moyens de traitement. C'est une maladie quelquefois mortelle chez les jeunes animaux et chez le porc.

Le traitement de cette affection est simple : il faut soumettre les malades à la diète ou tout au moins à une demi-diète, et prolonger celle-ci aussi longtemps que possible. La saignée est indiquée chez les sujets forts; on doit alors retirer trois à quatre litres de sang; mais, dans la plupart des cas, elle est inutile, on se contente d'administrer aux animaux dans le barbotage, et cela pendant quelques jours, cent cinquante à deux cents grammes de sulfate de soude ou une dose proportionnelle d'un autre purgatif léger.

Nous ne dirons rien du calomel, employé souvent par les vétérinaires allemands, ni des narcotiques vantés par quelques auteurs.

Le purgatif administré chez le chien sera de préférence *l'huile de ricin.*

— ENTÉRITE CHRONIQUE. Cette affection, désignée vulgairement sous le nom de *gras-fondure*, a été peu étudiée jusqu'ici; elle succède quelquefois à l'entérite aiguë; d'autres fois elles survient d'emblée, sous l'influence des aliments de mauvaise qualité, de la chaleur humide, du séjour dans les lieux bas et malsains, de l'usage, pour boissons, d'eaux chargées de sélénite ou de matières en putréfaction, de la présence des vers, etc. Elle parcourt très-lentement ses périodes, et n'a une issue funeste que dans le cas où elle est mal traitée.

Les symptômes de cette maladie sont du malaise, de la tristesse, du dégoût ; l'animal perd l'appétit, acquiert une peau sèche et adhérente et des poils piqués. Le pouls est petit, concentré et fréquent; la muqueuse des yeux est jaunâtre et infiltrée; la bouche est chaude; les flancs sont retroussés, le fondement enfoncé, le ventre douloureux à la pression. Les excréments sont rendus avec peine; ils sont ordinairement *coiffés* par une couche de mucosités ; quelquefois ils sont mous, fétides et parsemés de strics de sang; le ventre est souvent gonflé. A ces signes se joint de la maigreur, qui augmente de plus en plus. Du reste, la poitrine reste saine, et les urines, tantôt claires, tantôt chargées, sortent avec facilité.

Le traitement à mettre en usage est simple : au commencement, on a recours aux breuvages faits avec la décoction de graine de lin et de têtes de pavot, aux lavements de même nature, à la diète blanche et à de fréquents bouchonnements. Lorsqu'on a obtenu un peu de mieux, on remplace les breuvages émollients par les breuvages amers, faits avec la chicorée sauvage, ou la petite centaurée, ou même l'écorce de chêne et la camomille. On donne des aliments bien choisis et en petite quantité ; on fait promener les animaux lorsque le temps le permet, et l'on attend, pour remettre entièrement au travail et au régime ordinaires, que la guérison soit parfaite.

— ENTÉRITE DIARRHÉIQUE, *diarrhée, foire, cours de ventre, catarrhe intestinal, dévoiement.* On nomme ainsi l'inflammation du tube intestinal, qui s'accompagne de la sortie fréquente, par l'anus, d'excréments demi-liquides, abondants, de nature muqueuse, ou séreuse, ou purulente, d'une odeur quelquefois très-fétide, et contenant souvent des strics de sang, des vers entiers ou en fragments, des parcelles d'aliments qui n'ont pas été attaquées, et même des matières d'apparence graisseuse.

L'entérite diarrhéique est *aiguë* ou *chronique.*

La première peut être occasionnée par une indigestion, l'excès souvent répété de la nourriture, l'abus des purgatifs, l'usage de certaines eaux pour boisson, l'humidité de la saison, les aliments de mauvaise nature, l'usage des foins vasés, rouillés, poudreux, moisis, ou qui n'ont pas encore jeté leur feu, le passage subit de la nourriture sèche à la nourriture verte, et réciproquement, surtout lorsque les animaux sont prédisposés à la maladie.

Les poulains, comme l'observe Brugnone, sont sujets à la diarrhée, le troisième ou le quatrième jour après leur naissance ; leurs excréments sont jaunes et très-fétides ; le dégoût et la faiblesse, qui ne sont que momentanés chez quelques-uns, s'aggravent chez d'autres, et prolongent le mal, qui détermine l'amaigrissement et quelquefois la mort. Il arrive encore, dans ce cas, que les yeux sont troubles et larmoyants, et qu'ils se détruisent. Ces sortes d'accidents se remarquent surtout chez les poulains issus de mères pléthoriques, produisant du lait trop riche et en trop grande quantité.

Tous les animaux herbivores remis aux pâturages au printemps, ceux à qui on donne le vert dans les écuries et les étables, ne tardent pas à être pris d'une sorte de diarrhée, qui bientôt s'apaise d'elle-même, à moins qu'elle ne dépende de plantes âcres. On voit quelquefois cette maladie survenir après l'accouchement ou l'avortement. L'entérite diarrhéique aiguë, qui dépend des fourrages gâtés par des pluies abondantes, peut avoir un caractère *épizootique ;* mais elle n'est jamais contagieuse.

Si les causes que nous venons d'indiquer agissent sur des animaux faibles, débiles, ou bien en proie à une maladie organique, l'entérite, au lieu d'avoir le caractère aigu, pourra être chronique.

Les bêtes à laine qui paissent souvent l'herbe nouvelle avec trop d'avidité sont quelquefois prises d'une diarrhée qui, loin de leur être contraire, est une purgation utile. On s'en aperçoit à leurs excréments liquides, qui s'attachent à la laine et se durcissent aux environs de l'anus ; un berger attentif a soin de les ôter. Ce n'est point ici une maladie, mais le plus souvent une évacuation qui cesse d'elle-même aussitôt que les herbes ont acquis plus d'énergie, et que les estomacs des bêtes à laine nourries de fourrages secs depuis quelque temps se sont accoutumés à la nouvelle nourriture. Cette diarrhée peut cependant être quelquefois assez forte pour nuire à ces animaux, et même tuer ceux qui sont faibles ou âgés. Ce cas a lieu en certaines années, si on les a fait brusquement passer de la nourriture sèche à la verte. Pour arrêter le mal, il suffit souvent de conduire le troupeau sur les terres élevées de la ferme, ou bien de faire entrer pendant quelque temps les aliments secs pour moitié dans leur nourriture.

Quelquefois les bêtes à laine éprouvent cette maladie à la suite de la clavelée, et en périssent. Si on conduit les bêtes à laine aux champs par des temps humides et froids, elles contractent aisément la diarrhée, qu'on prévient en les tenant jusqu'au beau temps à la bergerie, en mettant du fer dans leur eau, et en leur faisant avaler pendant quelque temps un demi-verre de vin rouge par jour.

Les *symptômes* de l'entérite diarrhéique aiguë consistent surtout dans la sortie des excréments liquides. Cette maladie se montre quelquefois subitement ; elle s'accompagne de douleurs d'entrailles plus ou moins intenses ; ces douleurs ne sont vives que par intervalles, mais elles le deviennent quelquefois au point de donner lieu à de violentes coliques. A ces symptômes se joignent la soif, la diminution ou la perte totale de l'appétit ; les yeux sont rouges et injectés ; la bouche est chaude et sèche ; le pouls est plein, dur et fréquent ; les flancs sont cordés, le ventre retroussé, et les parties postérieures continuellement salies par les matières qui sortent souvent de l'anus sans que l'animal s'en aperçoive. Lorsque la maladie est chronique, sa marche est lente ; c'est ici principalement que les excréments exhalent une odeur fétide. Les animaux qui l'éprouvent dépérissent insensiblement. Les chevaux qui en sont atteints deviennent moins robustes et incapables de se livrer à des travaux fatigants, parce qu'ils se *vident* rapidement, et que les aliments sont rejetés par l'anus avant d'avoir été digérés et d'avoir fourni les éléments réparateurs. Si les évacuations se prolongent au delà de quelques semaines, elles affaiblissent les sujets, les amaigrissent, et peuvent même finir par les conduire à la mort. Il est cependant rare que cette maladie ait une terminaison funeste : il est presque toujours possible d'en arrêter le cours à l'aide d'un traitement convenable.

Ce *traitement* consiste avant tout à écarter les causes qui ont pu donner lieu à la maladie ; il faut donc commencer par les rechercher avec beaucoup de soin, et s'empresser de mettre les animaux dans des conditions opposées et plus favorables à leur santé. La diète plus ou moins absolue est un moyen sur lequel il faut surtout insister. Dans tous les cas, il est essentiel de ne donner les aliments que sous forme liquide : ainsi les herbivores seront privés de fourrages secs et de grains entiers ; s'il est possible de leur accorder un peu de nourriture, celle-ci ne se composera que d'eau blanchie par le son et la farine d'orge. On aidera ces moyens par la fréquente administration de breuvages composés avec de la décoction de racine de guimauve, de graine de lin, ou mieux de riz et de têtes de pavot.

Voici une formule d'un breuvage adoucissant et anodin, indiquée par Moiroud, et qui nous paraît fort convenable dans le traitement de la diarrhée aigue.

> Prenez : Racine de guimauve...................... 60 grammes.
> Têtes de pavot...... ⎫ de chacun n° 4.
> Jaunes d'œufs....... ⎭
> Huile d'olive fine 120   —
> Miel de bonne qualité.................... 200   —
> Eau, quantité suffisante pour avoir une pinte de décoction.

Brisez les têtes de pavot, faites-les bouillir dans l'eau avec la guimauve pendant environ dix minutes, passez et ajoutez à la décoction tiède le miel, les jaunes d'œufs et l'huile, préalablement bien battus ensemble ; administrez en une seule fois, et réitérez.

En général, les médicaments opiacés ont une grande efficacité dans le traitement des affections diarrhéiques ; si les animaux en valent la peine, il ne faudra donc pas craindre de remplacer, dans leurs breuvages, les têtes de pavot par l'extrait d'opium ou de laudanum de Sydenham : deux gros du premier et une once et demie du second paraissent être la dose convenable pour les chevaux.

Il faudra aussi administrer aux animaux de fréquents lavements faits avec la décoction de son et de têtes de pavot.

Lorsque l'on est parvenu à rendre la maladie moins aiguë, et que, malgré la diminution de la fièvre, la diarrhée continue toujours, on doit cesser l'usage des breuvages adoucissants et avoir recours aux breuvages astringents opiacés.

Voici la formule d'un breuvage que l'on pourra employer avec succès.

> Prenez : Écorce de chêne........................ 60 grammes.
> Extrait aqueux d'opium.................... 8   —
> Eau...................................... 1 litre.

Faites une décoction avec l'écorce de chêne, passez la liqueur à travers un linge, ajoutez-y l'extrait d'opium, et administrez le matin en une fois. Réitérez le soir et les jours suivants.

Quand ce traitement est suivi de succès, la diarrhée diminue graduellement, et une légère constipation lui succède. Il faut bien se garder de chercher à faire cesser celle-ci par des laxatifs, car on courrait le risque de voir l'entérite diarrhéique se renouveler. Le malade ne doit être remis que graduellement à son régime accoutumé.

La diarrhée chronique doit être traitée par les mêmes principes. Lorsque cette maladie se continue longtemps, les chevaux reçoivent le nom de *vidarts*. On doit surtout avoir recours à l'usage des breuvages astringents.

Voici une formule que l'on pourra utiliser ; elle appartient à Moiroud.

> Prenez : Alun.................................. 15 grammes.
> Sauge officinale sèche.................... 60   —
> Eau commune............................ 1 litre.

Faites une infusion, dissolvez-y l'alun et administrez en une fois. On doit prolonger pendant longtemps l'emploi de ce remède, si l'on veut en espérer quelque succès. On préfère généralement, pour atteindre ce but, recourir aux médicaments en poudre, tels que les oxydes de fer, les poudres de gentiane, d'écorce de saule, etc., que l'on peut faire prendre aux animaux, mélangés à leurs aliments.

Quand de jeunes animaux à la mamelle sont atteints de diarrhée, il faut les sevrer ou les livrer à d'autres nourrices. Brugnone prescrit pour les poulains, pendant trois à quatre jours, un purgatif composé de trois à quatre onces de rhubarbe dans du sirop de chicorée. Delabère-Blaine prescrit de traiter la diarrhée des veaux en délayant de l'empois (pâte cuite d'amidon) dans le lait qui leur sert de nourriture.

On emploie de préférence aujourd'hui la crème de tartre soluble.

— ENTÉRITE DYSSENTÉRIQUE, *dyssenterie, diarrhée sanguinolente.* Cette nuance de l'entérite est très-analogue à la précédente ; elle n'en diffère que par une gravité plus grande, et par la nature des excréments qui sont mêlés de sang. Les mêmes causes peuvent y donner lieu ; il suffit pour cela que ces causes agissent avec plus de force, ou que les animaux qui y sont soumis soient plus fortement prédisposés à la maladie. L'entérite prend de préférence la forme dyssentérique lorsqu'elle s'est développée sous l'influence des logements insalubres, des exhalaisons des animaux entassés, des marais et autres foyers d'infection, et à la suite de longues intempéries. Les bœufs sont, plus que les chevaux, sujets à cette variété d'entérite, qui, attaquant simultanément un grand nombre d'animaux, a souvent pris le caractère enzootique ou épizootique. Enfin, la dyssenterie se déclare souvent pendant le cours de certaines maladies contagieuses aiguës dont elle signale fréquemment la terminaison funeste. Parmi ces maladies, nous citerons la *clavelée irrégulière,* le *typhus contagieux,* les différentes espèces d'affections *charbonneuses,* etc.

Les *symptômes* de la dyssenterie sont les suivants : au début de la maladie, l'animal éprouve du malaise et des frissons ; une constipation opiniâtre a lieu ; les excréments sortent avec peine ; ils sont secs, durs et peu abondants ; ou bien il survient un peu de diarrhée qui dure quelques jours seulement, puis les animaux sont fréquemment tourmentés d'une envie de rendre les excréments, et, chaque fois qu'ils se livrent à des efforts dans ce but, ils souffrent beaucoup et éprouvent quelquefois de violentes coliques. Il y a en même temps cessation de la rumination, diminution et bientôt tarissement du lait chez les vaches surtout. Le pouls est un peu serré, la langue est souvent chargée d'un enduit blanchâtre ; il y a aussi du dégoût pour les aliments, et une soif très-vive chez plusieurs sujets. L'animal piétine, il se couche et se relève à chaque instant, le rectum se resserre, son extrémité sort quelquefois, se renverse et est le siége d'une démangeaison fort incommode qui porte souvent les animaux à se gratter.

Ces symptômes vont en augmentant pendant cinq ou six jours et s'accompagnent d'une fièvre plus ou moins forte ; puis les excréments, toujours rendus avec de grands efforts, deviennent plus abondants, plus fétides et commencent à être entremêlés de stries de sang, ou de matières séreuses troubles qui ressemblent à de la lavure de viande ; d'autres fois ces excréments contiennent du sang qui semble pur, et qui est tantôt fluide et vermeil, et tantôt en caillots noirs et corrompus. Ces matières sont souvent lancées impétueusement à quelque distance, avec les vents qui s'échappent avec bruit ; l'anus devient chaud, rouge, douloureux et excorié.

Quelques jours après, si la maladie doit se terminer favorablement, les douleurs diminuent peu à peu, les coliques deviennent moins vives, moins fréquentes, la sortie des excréments plus facile et moins douloureuse. Ces excréments continuent encore, pendant quelque temps, à être abondants et liquides ; mais les coliques s'éloignent et la fièvre disparaît. Si la terminaison doit être rapidement fâcheuse, il survient une chute prompte des forces ; le pouls est petit et concentré, les flancs se creusent, les yeux s'enfoncent dans les orbites, le ventre se gonfle, les extrémités se refroidissent, le pouls devient insensible, et la mort est inévitable. Cette terminaison est plus fréquente lorsque la maladie est épizootique.

A l'ouverture des cadavres, on trouve la membrane muqueuse du gros intestin plus ou moins rouge et épaissie, offrant parfois des érosions, ou bien étant tout à fait noire, sans consistance et répandant une odeur infecte. Quelquefois on rencontre des portions plus ou moins considérables du tube intestinal d'un rouge noir, se déchirant facilement et exhalant une odeur fétide de gangrène.

Le *traitement* est en tout semblable à celui que nous venons de faire connaître pour l'entérite diarrhéique. Nous ne reviendrons pas sur ces détails.

ENTORSE. (*Voy*. Effort.

ENTOZOAIRES. Nom donné aux animaux parasites qui naissent, vivent et se multiplient dans le canal intestinal et dans l'épaisseur de plusieurs organes des différents animaux. (*Voy*. Vers.)

ENTRECOUPER. *Entre-tailler*. (*Voy*. Coupe [*Cheval qui se*].)

ENTROPION. Renversement du bord libre des paupières en dedans, c'est-à-dire vers le globe de l'œil ; maladie rare chez le cheval, mais fréquente chez le chien.

Le traitement consiste à inciser la peau de la paupière malade à un centimètre du bord libre, à enlever en côte de melon et sur un centimètre de largeur en son milieu le lambeau de peau opposé à la paupière et à réunir les deux bords cutanés de la solution de continuité. La rétraction cicatricielle achève l'effet de la suture en rendant définitif le retour de la paupière à sa situation normale.

ENTR'OUVERTURE. (*Voy*. Écart.)

ENZOOTIE. On nomme ainsi toute maladie qui règne constamment, ou à certaines époques périodiques, sur une ou plusieurs espèces d'animaux dans une contrée. Ces maladies sont *générales, habituelles, stationnaires,* dans les lieux où elles se montrent. Elles diffèrent par là des maladies *sporadiques*, qui sont *disséminées* et non particulières à tel ou tel pays, règnent indifféremment en tous temps et en tous lieux, et n'attaquent qu'un individu, ou quelques individus çà et là. Elles diffèrent aussi des *épizooties*, en ce que celles-ci, bien que générales, sont *passagères*, c'est-à-dire qu'elle attaquent indistinctement et à la fois un grand nombre d'animaux de la même espèce, ou d'espèces différentes, dans une étendue de pays non limitée, et pendant un temps plus ou moins long.

Les enzooties ne sont point des maladies particulières ; ce sont des maladies considérées sous le rapport de leur permanence, de la fréquence de leur retour dans une contrée déterminée. Il suffit enfin qu'une maladie, quelle qu'elle soit, tienne à des causes locales et règne constamment ou revienne périodiquement à certaines époques de l'année dans un pays, pour que cette maladie soit considérée comme enzootique.

—Les causes qui rendent certaines maladies enzootiques proviennent ordinairement de la nature du territoire, de l'influence de l'atmosphère, du genre de nourriture, de la manière de loger et de gouverner les animaux, de la nature des travaux auxquels on les soumet, et de certaines coutumes particulières.

Les contrées marécageuses, où des eaux stagnantes presque toujours altérées exhalent des odeurs fétides, les effluves ou exhalaisons malfaisantes qui s'élèvent des lieux bas et humides, donnent souvent naissance à des enzooties qui sont bornées aux contrées où ces causes agissent. C'est surtout en été que ces affections se développent; c'est en effet dans cette saison que la fermentation putride et la décomposition des substances animales ou végétales que contiennent les eaux stagnantes surviennent avec plus de facilité.

Lorsque les fourrages sont récoltés dans des prairies de mauvaise qualité, annuellement submergées par la crue des eaux qui déposent une couche de limon sur chaque tige et chaque feuille, les animaux qui en font usage peuvent être attaqués presque tous les ans de maladies qui, sévissant à la fois sur un plus ou moins grand nombre, prennent ainsi le caractère enzootique. Ces maladies doivent encore quelquefois leur développement à certaines coutumes particulières, par exemple à la mauvaise habitude contractée en certains lieux d'accumuler les animaux dans des espaces étroits où l'air circule mal, et où les émanations de leurs corps finissent par donner à cet air des qualités pernicieuses.

L'histoire des enzooties nous entraînerait trop loin si nous voulions nous étendre ; il doit nous suffire, pour le but que nous nous proposons, de faire connaître les caractères qui distinguent cette *forme* de maladie, et les causes qui peuvent ordinairement y donner lieu. (*Voy.* Epizootie.)

EPANCHEMENT. Accumulation morbide d'un liquide dans une partie quelconque de l'économie. L'histoire des divers épanchements appartient aux maladies spéciales qu'ils constituent. (*Voyez* Abcès, Hydropisie, Entérite sur-aiguë, Pourriture, Œdème, etc.)

ÉPARVIN. Tumeur osseuse qui survient à la partie latérale interne et inférieure du jarret du cheval. Cette tumeur porte plus particulièrement le nom d'*éparvin osseux ou calleux*. On donne au contraire le nom d'*éparvin sec* à un mouvement convulsif du jarret qui se fait remarquer dans la flexion, sans qu'on aperçoive la moindre grosseur qui puisse en rendre compte. Ce mouvement irrégulier, très-désagréable à l'œil, est exprimé par le terme de *harper*. C'est une véritable infirmité tout à fait incurable, qui diminue lorsque le cheval est échauffé, pour reparaître lorsqu'il a été refroidi, et qu'il sort de l'écurie pour commencer son travail.

La tumeur osseuse qui porte le nom d'*éparvin* finit quelquefois par faire boiter le cheval. Le traitement de cette tumeur trouvera naturellement sa place au mot Exostose.

— Le bœuf est sujet aussi à une sorte d'éparvin qui occupe toute la partie interne du jarret, et qui, d'abord molle et douloureuse, devient avec le temps dure et insensible. L'animal qui porte cette tumeur ne boite que lorsqu'elle est devenue grosse et dure. (*Voy.* Exostose.)

ÉPILEPSIE, Mal sacré, Mal caduc, Haut-Mal. Maladie nerveuse caractérisée par des attaques plus ou moins éloignées, des mouvements convulsifs, généraux ou partiels, qui durent plus ou moins et sont accompagnés de la suspension complète de la sensibilité et de l'exercice des différents sens. Ces attaques sont d'autant moins fréquentes, moins longues, moins fortes, et laissent d'autant moins de traces dans les intervalles, que l'affection est plus récente. Elles surviennent tout d'un coup, et l'animal qui en est atteint tombe comme s'il était frappé de la foudre.

Les animaux n'étant pas soumis, comme l'homme, à l'influence des fortes commotions morales, sont peu sujets à l'épilepsie; aussi est-elle rare chez eux. On a cependant eu assez souvent occasion de la remarquer, pour que la possibilité de son développement chez les animaux ne puisse être révoquée en doute; mais les *causes* qui peuvent y donner lieu sont presque toujours inconnues ou au moins obscures. Il faut bien distinguer *l'épilepsie symptomatique de l'épilepsie essentielle*. La première, la plus fréquente chez nos animaux, est due à la présence de vers dans le canal intestinal. — Les causes de l'épilepsie essentielle sont encore peu connues; on a cité l'hérédité, la frayeur, la colère, les plaies et les contusions sur le haut de la tête, les fractures du crâne, les exostoses survenues à la face interne de cette cavité, et pouvant comprimer le cerveau, l'inflammation chronique, et l'épaississement des méninges, etc. Lafosse paraît présumer que les mauvais fourrages, les maladies de la peau, la disparition subite des éruptions qui caractérisent la gale et le farcin, sont capables de produire l'épilepsie. Mais la plupart de ces causes sont au moins hypothétiques.

— L'épilepsie se déclare, avons-nous dit, d'une manière subite. *Le cheval* qui est attaqué de cette maladie est tout à coup saisi de tremblements et d'étourdissements, de l'abolition subite des fonctions des sens, et de convulsions générales qui déterminent bientôt sa chute; une fois que le cheval est à terre, il présente les *symptômes* suivants : sa crinière est comme hérissée, ses yeux sont saillants, fixes, tendus, pivotant dans l'orbite, où ils éprouvent une sorte de tournoiement. Les muscles de la tête se contractent et se relâchent de mille manières, et donnent à cette partie un aspect bizarrement hideux; l'encolure se raidit, se contracte de manière à porter la tête en tous sens, et à la précipiter à coups redoublés contre la terre. Il y a en même temps grincement de dents, sortie par la bouche d'une certaine quantité de bave écumeuse, dilatation des naseaux, plaintes fréquentes. Les membres deviennent raides, tendus, et sont le siége de violentes convulsions; la respiration paraît très-accélérée et se fait par saccades. L'animal est insensible à l'action de la lumière, des coups, des blessures; les muqueuses apparentes sont rouges, les veines superficielles paraissent très-gonflées, et le pouls est dur, fréquent et quelquefois irrégulier. Ces attaques durent trois à quatre minutes, quelquefois davantage; puis les convulsions diminuent, et le calme renaît. L'attaque étant terminée, le malade se relève, paraît stupide, étonné, lourd et fatigué; mais, après quelques minutes, il se secoue, reprend son état habituel, et cherche à manger comme de coutume.

—Chez le *chien*, l'épilepsie se manifeste par des symtômes à peu près semblables; l'animal éprouve subitement un tremblement général, ne voit plus, n'entend plus, ne sent plus, tombe, est saisi de violentes convulsions, agite ses membres de mille manières, bave, écume et se plaint. Après quelques minutes, le chien se relève et a l'air hébété; mais bientôt ces désordres disparaissent, et l'animal semble avoir recouvré la santé la plus parfaite.

— Chez le *bœuf* et la *bête à laine*, l'écume qui sort de la bouche est mêlée de parcelles d'aliments qui devaient être ruminés. Ici, comme dans les espèces précédentes, on remarque les convulsions subites, la chute, le battement des flancs, le serrement des mâchoires, l'agitation des membres, le pirouettement des yeux, l'abolition des sens, puis le retour graduel à la santé jusqu'à une nouvelle attaque.

— Dans l'espèce du *porc*, l'épilepsie commence quelquefois par un tremblement général; la marche devient incertaine et vacillante; l'animal cherche à se soutenir le long des corps environnants, tout en leur donnant des coups de grouin. Bientôt les muscles du corps et des mâchoires, puis successivement de tout le corps, éprouvent des mouvements convulsifs; ceux du cou et des mâchoires déterminent parfois un branlement particulier de la tête, et un mouvement brusque d'écartement et de rapprochement des mâchoires avec claquement des dents. La bouche se remplit bientôt de salive écumeuse, la pupille reste immobile, la respiration devient laborieuse, entrecoupée, et le pouls petit et irrégulier. Bientôt l'animal ne peut ni se soutenir, ni marcher; il tombe et alors les convulsions deviennent plus fortes. Cet état dure trois à quatre minutes, après quoi la respiration devient plus facile, les symptômes disparaissent graduellement, et l'animal se relève.

—Les attaques reviennent à des époques indéterminées; ordinairement elles s'éloignent d'un mois, six semaines au plus. Quelquefois cependant elles se font remarquer tous les jours et même plusieurs fois par jour; mais dans ce cas l'épilepsie est *aiguë* et promptement mortelle. Volpi cite un cheval qui en offrait l'exemple deux ou trois fois en vingt-quatre heures. Le professeur Delafond a eu occasion d'observer l'épilepsie à l'état aigu sur l'espèce du porc. Un de ces animaux offrait jusqu'à cinq ou six accès par heure.

Les ouvertures des animaux morts à la suite de l'épilepsie n'ont encore rien fait découvrir sur le siége de cette maladie.

— Quel est le *traitement* à opposer à l'épilepsie? Nous serions fort embarrassés pour le dire ; car, en médecine vétérinaire, on ne connaît pas plus qu'en médecine humaine de moyen de guérir cette maladie. Lorsque l'on pourra parvenir à connaître la cause de cette affection, il sera possible, en faisant disparaître cette cause, d'espérer la disparition de l'effet. C'est ainsi que l'épilepsie symptomatique, assez fréquente chez le chien, et occasionnée, nous l'avons dit, par la présence de vers dans le canal intestinal, peut être guérie par l'administration méthodique des médicaments vermifuges. Mais on ne possède encore aucun remède certain contre l'épilepsie essentielle. On a conseillé l'usage de l'opium, de l'oxyde de zinc, du nitrate d'argent, de l'éther, de la valériane, de la digitale pourprée, de l'extrait de narcisse des prés, etc. Dans ces derniers temps, le bromure de potassium a eu assez de succès. Nous conseillons de l'employer chez le chien, surtout lorsque l'épilepsie est consécutive à la maladie. On sait aujourd'hui que ce médicament administré·à haute dose peut déterminer des crises épileptiques chez des sujets sains. La guérison des épileptiques par le bromure de potassium semble confirmer l'exactitude de l'axiome hahnemannien : *Les semblables sont guéris par les semblables*. Mais c'est probablement par substitution qu'il agit dans ce cas. Il détermine une sorte d'épilepsie artificielle qui remplace la première affection et qui disparaît avec la cessation de l'action thérapeutique, cause de sa manifestation. L'hydrothérapie a donné aussi quelques bons résultats. Enfin, l'épilepsie cède quelquefois à la puissance de la nature, à l'action des forces organiques.

— Deux mots sur l'épilepsie dans l'antiquité. L'histoire de cette maladie se perd dans l'origine des temps ; les médecins grecs la connaissaient, mais la plupart la considéraient comme une maladie divine, comme une punition du Ciel. Hippocrate de Cos, justement surnommé *le père de la médecine*, combattit cette idée ; cinq siècles avant Jésus-Christ, il étudia la maladie sacrée d'une façon spéciale et la décrivit aussi bien que les médecins de notre époque. Pour lui, il n'y a rien *de divin, de sacré dans l'épilepsie; c'est une maladie nerveuse, cérébrale, dont les causes n'échappent pas à l'observation*. Elle n'est pas, dit-il, inaccessible ni réfractaire à la thérapeutique ; il faut se hâter d'abattre le mal en administrant ce qui lui est le plus contraire ; mais *si le médecin veut guérir, il doit repousser le charlatanisme*.

Une affection qui se déclare par accès entre lesquels l'animal semble bien portant, dont la guérison est difficile, et qui peut être la cause de dommages considérables, puisque, si c'est un cheval qui en est atteint, il peut, au moment de l'accès, renverser son cavalier, briser son attelage, etc., était, sans aucun doute, rédhibitoire à l'égard de tous les animaux, d'après l'article 1641 du Code civil. Mais comme ces attaques n'arrivent qu'à de longs intervalles, il était à désirer que la durée de la garantie fût d'un mois au moins, afin que le bénéfice offert aux acheteurs par l'article 1641 ne fût pas une duperie. La loi du 20 mai l'a établi.

L'épilepsie n'était autrefois considérée comme rédhibitoire que dans un petit nombre de provinces ; on n'admettait généralement la rédhibition que pour les bêtes à cornes. La coutume de la Bresse admettait seule cette maladie comme rédhibitoire à l'égard des chevaux, et encore la durée de la garantie n'était-elle que de neuf jours. Les coutumes de l'Ile-de-France, du Berry, de l'Orléanais, de la Gascogne, du Bigorre, de l'Armagnac et de la Franche-Comté, considéraient l'épilepsie des bœufs comme rédhibitoire ; dans toutes ces provinces la durée de la garantie était de quarante jours, à l'exception de l'Ile-de-France où elle n'était que de neuf jours. (*Voyez* CAS RÉDHIBITOIRES.)

ÉPIPHORA. Synonyme de *larmoiement*. (*Voy.* ce mot.)

ÉPIPLOCÈLE. Hernie formée par l'épiploon. (*Voy.* HERNIE.)

ÉPIPLOMPHALE. Hernie formée par l'épiploon à travers l'ombilic. (*Voyez* EXOMPHALE.)

ÉPISPASTIQUE. On emploie ce mot pour désigner toute substance médicamenteuse qui, étant appliquée à l'extérieur du corps, irrite la peau, y détermine de la chaleur, de la rougeur, une douleur plus ou moins vive, et souvent aussi donne lieu à la formation d'une matière liquide séreuse qui, en s'accumulant sous l'épiderme, produit des ampoules ou vésicules ordinairement peu élevées et mal circonscrites chez les animaux. Ces médicaments, comme on le voit, ne bornent donc pas toujours leur action à la production d'une simple rougeur. Doués pour la plupart d'une grande activité, ils peuvent, lorsque leur application est soutenue pendant un temps convenable, déterminer la vésication, circonstance qui a fait diviser les épispastiques en *rubéfiants* et en *vésicants*. (*Voyez* ces mots.)

Ces médicaments sont particulièrement employés pour combattre les inflammations aiguës et chroniques ; ils sont surtout d'une grande utilité pour détourner les humeurs qui se portent en trop grande abondance sur un organe, et, sous ce rapport, ils méritent d'être mis au nombre des moyens les plus efficaces de la thérapeutique.

Une multitude d'agents différents sont susceptibles de produire la vésication, et d'agir, par conséquent, comme épispastiques. Le fer rouge, l'eau bouillante, les renoncules, la chélidoine, la lobélie, les ellébores noir et blanc, le grand raifort sauvage, l'ail, le suc d'euphorbe, la farine de moutarde, les cantharides, sont tous capables de produire cet effet sur les tissus que l'on soumet à leur contact. Cependant, dans la pratique vétérinaire, on n'emploie guère à cet usage que la moutarde noire, le suc de quelques euphorbes ; encore leur préfère-t-on dans la plupart des cas les cantharides, qui jouissent éminemment de la propriété *vésicante*.

— On appelle encore ces médicaments *vésicatoires*, probablement à cause des petites vessies qui résultent de leur application. Comme c'est le plus communément sous ce nom que dans la pratique l'on désigne les épispastiques proprement dits, nous indiquerons à l'article Vésicatoires la véritable manière d'agir de ces différentes substances, en ayant soin de donner les formules les plus simples et les plus usitées, dont elles font la base. (*Voy.* Vésicatoires.)

ÉPISTAXIS. Écoulement de sang par les naseaux. (*Voy.* Hémorrhagie.)

ÉPIZOOTIE. Cet important article mérite d'être traité longuement. Commençons donc par mettre de l'ordre dans nos matières, et par diviser notre travail.

Nous examinerons successivement :

1° Ce que l'on doit entendre par épizootie ;

2° L'histoire très-succincte des principales épizooties observées en différents temps ;

3° Les causes qui les produisent, les renouvellent ou les perpétuent dans différents climats ;

4° Les moyens à employer pour en arrêter la marche, ou en préserver une contrée ;

5° L'usage que l'on peut faire des dépouilles des animaux morts d'une maladie épizootique ;

6° Les principaux arrêtés, règlements, etc., relatifs aux épizooties.

— 1° *Qu'est-ce qu'une épizootie ?* Ce mot, d'après son étymologie, devrait être employé pour désigner toutes les maladies aiguës ou chroniques des animaux dues à des causes passagères, et développées sur un grand nombre d'individus à la fois, quelle que soit d'ailleurs la *nature* de la maladie. A ce compte, presque toutes les affections qui se développent sur les animaux pourraient constituer des épizooties ; il suffirait pour cela que les causes qui les produisent agissent sur un grand nombre d'individus, au lieu de n'exercer leur influence que sur quelques animaux isolés. A ce compte enfin, la gale, les dartres, et une foule d'autres affections insignifiantes, par cette raison seule qu'elles se montreraient à la fois sur un nombre plus ou moins grand des animaux d'un village, seraient une épizootie. Mais depuis longtemps l'usage a singulièrement restreint l'acception de ce terme, qui est réservé aujourd'hui aux maladies *aiguës internes* qui se développent à la fois sur un grand nombre d'animaux de la même espèce, ou quelquefois d'espèces différentes, dans une étendue de pays non limitée, pendant un temps plus ou moins long, sous l'influence de causes communes et générales survenues accidentellement. Considérées de cette façon, les épizooties sont aux animaux ce que les épidémies sont aux hommes.

« S'il y a en médecine un objet digne des recherches des gens de l'art, dit Vicq-d'Azyr, ce sont sans contredit les maladies épidémiques pestilentielles. Obscures et cachées dans leurs causes, rapides dans leur marche, effrayantes dans leurs symptômes et meurtrières dans leurs effets, elles enlèvent souvent la plus grande partie des individus qu'elles attaquent, sans qu'il soit au pouvoir du médecin de diminuer le nombre de leurs victimes. Les animaux y sont sujets aussi bien que les hommes : on peut même ajouter qu'ils en sont plus maltraités, et que leurs épidémies sont encore plus destructives. Il semble que la santé ferme et robuste dont ils jouissent d'ailleurs, comparée avec les maladies continuelles qui affligent l'espèce humaine, soit compensée par les dangers qu'ils courent dans les temps malheureux où leur vie est exposée aux plus cruelles épreuves.

« La médecine, consultée dans les circonstances malheureuses où la mort frappe à la fois un grand nombre de victimes, ne fournit d'abord que peu de secours. La nature d'un mal, par lui-même très-grave et souvent peu connu, jette le praticien dans une obscurité qui ne peut être dissipée que par l'expérience, et le met pour l'ordinaire dans l'impossibilité de rendre, aux premiers malades près desquels il est appelé, les mêmes services qu'il est en état d'offrir pour ceux chez lesquels l'invasion de la maladie plus tardive lui a donné du temps pour observer. »

Les épizooties des bestiaux sont surtout susceptibles de l'application de cette vérité. Les premiers qui les observent sont fréquemment des personnes peu éclairées, et qui ne voient dans la maladie de leur bétail que l'effet d'une cause vulgaire qu'ils croient toujours facile à déterminer, et dans sa mort qu'une perte locale et individuelle, nullement faite pour intéresser l'État. Quelques administrateurs traitent avec la même négligence un mal qui, dans sa naissance, ne présente rien de funeste, mais dont les progrès rapides menacent bientôt les troupeaux d'une inévitable dévastation.

Lorsqu'une épizootie se déclare dans un pays, elle peut être constituée tantôt par une maladie régnant communément sur des animaux isolés, tantôt par une maladie étrangère qui est apportée soit par voie de contagion, soit par une influence inconnue ; tantôt enfin c'est une maladie toute nouvelle, et qui n'a exactement son analogue ni dans le pays où elle sévit, ni dans aucun autre. Ce troisième cas est rare.

Parmi les épizooties, les unes commencent simultanément dans un grand nombre de lieux à la fois ; les autres se déclarent d'abord dans un lieu, puis elles parcourent successivement une étendue de pays souvent immense, affectant parfois dans leur extension une direction régulière, et traversant les climats les plus divers. On a dit que, lorsque les épizooties s'étendaient d'un pays à un autre, elles avaient une bien plus fréquente tendance à marcher de l'est à l'ouest que dans toute autre direction. Il ne nous est pas possible d'apprécier la valeur d'une pareille assertion.

Il est des maladies épizootiques qui se propagent avec une extrême rapidité d'une contrée à une autre ; il en est d'autres dont la propagation est au contraire très-lente, de telle sorte que c'est souvent plusieurs années seulement après qu'elles ont régné dans un pays qu'on commence à les observer dans un autre ; mais, dans ce long intervalle de temps, elles ne se sont pas éteintes, et l'on peut en suivre les traces dans tous les pays intermédiaires. D'autres fois, la maladie épizootique disparaît complétement, puis, au moment où une contrée paraît en être entièrement délivrée, elle y reparaît tout à coup.

Considérées sous le rapport de leur durée, les épizooties présentent entre elles de notables différences. Il en est qui disparaissent après avoir à peine duré un ou deux mois ; il en est d'autres qui persistent pendant un grand nombre d'années. Mais, dans ce second cas, c'est ordinairement sur divers pays qu'elles vont successivement promener leurs ravages.

Une maladie épizootique ne reste pas toujours semblable à elle-même dans les différentes phases de son existence. Elle peut être divisée en plusieurs époques, dont chacune offre quelque chose de particulier sous le rapport des symptômes, des complications, de la gravité des accidents, du mode de terminaison, et même du traitement ; c'est même là un des grands traits qui distinguent une épizootie véritable des maladies isolées (*sporadiques*) de même nature qui peuvent régner en grand nombre dans un pays. Relativement à leur gravité, on a remarqué qu'en général il y a pour chaque épizootie des époques où elle est beaucoup moins dangereuse que dans d'autres, de telle sorte que, suivant les différents temps, les animaux qui en sont atteints meurent ou guérissent presque tous, quel que soit le traitement auquel on les soumette. Enfin, relativement à ce traitement lui-même, il semble qu'on doive conclure de tout ce qui a été écrit sur les épizooties, qu'il doit varier aussi aux différentes époques de la maladie, comme varient les symptômes eux-mêmes. Il est des époques où tous les animaux atteints de la maladie épizootique offrent des symptômes qui indiquent le besoin des saignées ; il est d'autres époques où ces symptômes ont disparu, et où, à leur place, existent un abattement, une dépression des forces qui doivent au moins rendre très-circonspect sur l'emploi des émissions de sang ; de telle sorte qu'il faut souvent, pendant une épizootie, établir le traitement, moins d'après l'observation de chaque cas particulier que d'après celle de la marche générale de la maladie, et de l'espèce de physionomie qu'elle présente à ses différentes époques, considérée dans l'ensemble des individus qu'elle a frappés.

— 2° *Histoire abrégée des principales épizooties.* Les maladies épizootiques sont vrai-semblablement aussi anciennes que le monde; leur origine se perd dans les siècles les plus reculés. Cependant, ce n'est guère qu'à partir du xviii° siècle que nous trouvons de bonnes descriptions de ces maladies. Les anciens ont peu écrit sur ces affections ; il faut consulter les ouvrages de poésie pour trouver l'esquisse de quelques-unes des épizooties qui devaient être si fréquentes et si meurtrières dans ces temps où la vétérinaire était encore dans le chaos. Ces esquisses ont évidemment été prises sur nature; mais les auteurs, en les traçant, ont plutôt eu en vue l'effet poétique que l'exactitude et que l'exposé véridique de la nature et des symptômes de ces maladies. Laissons donc de côté les temps héroïques, et arrivons de suite au commencement de l'ère chrétienne.

Les premiers temps de l'ère chrétienne se ressentent encore un peu du merveil-leux qui rend suspectes toutes les descriptions des beaux siècles. En parcourant les ouvrages des auteurs du premier siècle, et surtout ceux de Columelle, on trouve la description d'une maladie épizootique dans laquelle on croit reconnaître la *péripneumonie contagieuse* des bœufs. Cet auteur dit qu'on prévient la mort des animaux, si on leur met un séton à l'oreille en la traversant d'un morceau de racine de coudrier, et si on leur donne en même temps à boire, pendant plusieurs jours, une chopine de suc de poireau mêlé avec la même quantité d'huile d'olive et une livre de vin. On trouve encore dans les écrits de Columelle la description d'une espèce de peste des chevaux, ou plutôt des juments, dont il est impossible de reconnaître la nature. Il décrit aussi une affection épizootique des agneaux, qui a beaucoup de rapport avec ce que nous nommons le *noir museau.*

L'an 376 de l'ère chrétienne fut remarquable en Europe par une maladie épi-zootique qui ravagea presque tous les troupeaux de bœufs dans cette contrée. *On ne vit d'autres ressources contre ce fléau,* disent les écrivains de ce temps, *qu'un fer re-présentant le signe de la croix, qu'on appliqua tout rouge sur le front de ces animaux. Par ce moyen seul, ajoute-t-on, on vint à bout d'en guérir une partie et de sauver l'autre.* Cette affection prit son origine dans la Hongrie. Et il est à remarquer, en passant, que les pestes les plus redoutables des bœufs sont sorties de cette contrée.

Dans le cours du iv° siècle, les épizooties furent bien fréquentes, si l'on en croit Végèce, qui a décrit sept espèces de maladies pestilentielles des bestiaux. Si l'on parcourt les écrits du moyen-âge, on trouve beaucoup d'exemples de mortalité. Il y en a un dans la chronique de Marius, évêque d'Avranches, rapporté à l'an 570, qui fit périr presque toutes les bêtes à cornes en France et en Italie.

La Touraine fut ravagée par une maladie épizootique en 581. *Elle fut chassée,* d'après Grégoire de Tours, *au moyen d'une cérémonie qu'on fit sur eux* (les bestiaux), *et qui consista à les frotter avec l'huile et l'eau des lampes de l'église dans laquelle repo-saient les cendres de saint Martin, et de leur en faire avaler avec une corne.* Suivant ce même auteur, il y eut à peu près, dans le même temps, une maladie épizootique parmi les chevaux du Bordelais; *et la mortalité ne cessa que lorsqu'on eut fait des vœux à saint Martin, et qu'on eut appliqué sur le front des chevaux une clef rougie au feu.* Grégoire de Tours parle encore d'une autre maladie épizootique qui régna dans les Gaules en 592, et qui n'épargna aucune créature.

Tous les troupeaux en étaient frappés ; les bêtes fauves mêmes mouraient dans les bois, les hommes dans les villes et les campagnes. Cette maladie fut observée à la suite d'une grande sécheresse.

Dans l'intervalle compris entre les années 810 et 1316, dans cette période de ténèbres, d'horreurs et de calamités de toute espèce, l'histoire fait mention de vingt maladies épizootiques plus ou moins meurtrières, toutes mémorables, qui exercèrent leurs ravages en France, en Allemagne, en Italie et en Angleterre. Sur ces vingt, il y en a quatre qui ont dû visiblement leur naissance, suivant les auteurs, aux intempéries trop humides de l'air, à des pluies fréquentes, ou aux débordements des eaux ; une qui fut la suite d'une sécheresse générale et de chaleurs brûlantes ; *une autre attribuée à une éclipse de soleil ;* une à un hiver des plus rudes ; une autre à une comète qui parut pendant vingt et un jours, *sur l'horizon,* et enfin douze autres dont on n'a point indiqué la cause. Des quatre qui ont dû naissance à un excès d'humidité et à ses suites, la première fut observée en France l'an 820, à la suite de longues pluies, chez les hommes et les bestiaux en même temps. La seconde, également meurtrière et commune aux hommes et aux animaux, parut du côté de la Lorraine en 889 ; la troisième parmi les chevaux de l'armée d'Arnoul en 896, à son retour d'Italie ; et la quatrième, qui atteignit les hommes et le bétail, en Angleterre en 1125.

Celle qui fut la suite d'une sécheresse et de chaleurs brûlantes dont on n'avait pas vu d'exemple auparavant, fut générale en Europe, surtout en Allemagne, où elle détruisit les troupeaux de bœufs, de cochons, de brebis, etc. Les chaleurs durèrent six mois, et la maladie parut en novembre 994. — Celle qui fut attribuée à une comète attaqua principalement les troupeaux de bœufs en France, en 943, et les fit presque tous périr. — Celle qu'on attribua à un éclipse de soleil fut générale en Allemagne, chez les hommes et les animaux, en 989. — Celle qui parut à la suite d'un hiver rigoureux se fit sentir en France en 887, et ravagea presque tous les troupeaux de bœufs et de brebis. — Des douze qui restent et dont les auteurs n'ont point indiqué la cause, la première fut observée en France parmi les bœufs, en 810 ; la deuxième chez les bœufs en 850, et peu s'en fallut, dit Mézeray, qu'elle ne dépeuplât la France de ce bétail ; la troisième, en 868, chez tous les animaux généralement en France ; la quatrième, en 870, dans le même pays, ou elle causa un dommage presque irréparable par la perte des troupeaux de bœufs ; la cinquième, en 878, attaqua les bœufs des bords du Rhin et de toute l'Allemagne, où elle fit périr un nombre prodigieux de troupeaux ; la sixième, les chevaux de l'armée d'Arnoul, en Lorraine, en 888 ; la septième, les bestiaux de France, d'Italie et d'Allemagne, en 940 ; la huitième et la neuvième en France, où elles firent périr presque tous les bœufs, en 941 et 942 ; la dixième en Angleterre, où il y eut une affreuse mortalité sur le bétail, en 1041 ; la onzième sur les mêmes animaux en Angleterre, en 1103 ; et enfin la douzième en Allemagne, surtout du côté de la Gueldre, où elle ravagea tous les troupeaux, en 1149. — Par l'exposé qui précède, on peut déjà voir que les épizooties ont été plus fréquentes en Allemagne et en France qu'ailleurs, et chez les bœufs que chez les autres animaux. Il est bon d'observer que presque toutes celles des bœufs vinrent du côté de l'Orient, et qu'elles n'étaient pas de longue durée, parce qu'elles détruisaient entièrement les troupeaux.

Quoique l'Angleterre contienne peut-être les meilleurs pâturages de l'Europe, le bétail n'y est point à l'abri des maladies épizootiques. André Duchesne rapporte l'exemple d'une épidémie générale qui dut son origine à la constitution trop humide de l'air, ou plutôt à de longues pluies qui inondèrent les campagnes, pourrirent les grains, les fruits et les herbages, sous Edouard II, en 1316. Le tout fut suivi d'une dyssenterie cruelle parmi les hommes et les animaux.

Le xvi⁰ siècle, qui se ressentait de l'influence des beaux-arts qu'on commençait à cultiver, offre des traces de maladies épizootiques, mais vues avec sagacité et décrites avec exactitude. Fracastor, célèbre médecin italien, nous a laissé l'histoire de l'une d'entre elles qui attaqua les bœufs, en 1514. Suivant cet auteur, elle fut d'abord observée dans le Frioul, d'où elle parvint par communication dans le territoire de Venise, et de là dans celui de Vérone. Dès qu'un bœuf en était atteint, il ne mangeait plus, sans qu'on s'aperçût d'aucune cause manifeste de ce dégoût. En examinant l'intérieur de sa bouche, on remarquait une inégalité rude, formée par de petits boutons qui couvraient le palais et toute la surface interne de la bouche. Il fallait le séparer promptement des autres, sans quoi la contagion ne tardait pas à gagner tout le troupeau; peu à peu le mal se jetait à l'extérieur, sur les épaules et les pieds, et, lorsque cela arrivait, ils guérissaient presque tous: ceux chez lesquels cette éruption extérieure n'avait pas lieu mouraient infailliblement.

Au commencement du xvie siècle, il se déclara en France sur les bêtes à laine une maladie très-contagieuse, désignée dans les chroniques du temps sous le nom de *tac*. Cette maladie, qui était caractérisée par des taches rouges, livides ou noires sur la peau, ne nous paraît être autre chose qu'une affection de nature charbonneuse.

Les années 1663, 1664 et 1665 furent funestes au bétail de toute la Franconie. Une maladie épizootique fit les plus grands ravages parmi les bêtes à laine de tout âge. Elle n'attaqua que les veaux et les génisses au-dessous de deux ans, sans toucher aux vaches ni aux bœufs. Elle épargna de même les chevaux, les chèvres et les cochons; mais les brebis en furent si maltraitées, que les fœtus mêmes qu'elles portaient en furent atteints. Fromann, qui nous en a laissé la description, n'entre dans aucun détail sur les symptômes; il dit seulement qu'à l'ouverture des animaux morts on trouvait un grand nombre de *douves* (sorte de ver plat) dans le foie et les conduits biliaires.

On lit dans le *Journal des Savants* du mois de novembre 1682 que le gros bétail fut ravagé cette année en France par une maladie épizootique, qui commença en été dans le Lyonnais et le Dauphiné, d'où elle se répandit avec fureur dans plusieurs provinces de ce royaume. Les animaux qui en étaient atteints mangeaient, travaillaient comme à l'ordinaire, jusqu'au moment où on les voyait tomber morts. Il se développait sur la langue une vessie noire ou violette, qui formait l'eschare, en quatre ou cinq heures de temps; après la chute de l'eschare, l'animal mourait. Cette maladie, dans laquelle il est facile de reconnaître le *glossanthrax*, s'étendit avec une rapidité étonnante des frontières d'Italie, par la Suisse et l'Allemagne, jusqu'en Pologne. En 1683, le docteur Wincler, dans une lettre adressée à un de ses confrères, dit que cette maladie ne se déclarait point au même moment dans des lieux fort éloignés, mais qu'elle avait une marche réglée, et qu'elle faisait environ deux milles d'Allemagne en vingt-quatre heures, sans épargner une seule paroisse sur son chemin et aux environs.

Une des plus intéressantes épizooties que nous connaissions est celle que Ramazzini, professeur de médecine à Padoue, observa dans le territoire de cette ville en 1690 et 1691. On remarqua, selon cet auteur, que les quatre ou cinq années qui précédèrent furent accompagnées de fortes chaleurs, ce qui rendit les moissons abondantes en Italie; mais que pendant les années 1689 et 1690, très-pluvieuses, les campagnes furent inondées, et les herbes, les fruits, les légumes tachés de rouille. La maladie consistait principalement en une éruption de boutons qui se manifestait au cou, à la tête et aux jambes, après quelques jours d'indisposition. La plupart des animaux en restaient aveugles; ceux qui échappaient à la violence du mal mouraient ensuite d'épuisement. Les porcs mouraient par troupes, comme suffoqués; les autres animaux ne furent pas épargnés : on vit les bœufs mourir à la charrue et des troupeaux entiers détruits subitement. Ramazzini attribue cette maladie à la rouille des plantes.

En 1693, la Hesse eut le malheur de voir périr la plus grande partie de ses troupeaux de bœufs par une *péripneumonie maligne*. L'hiver précédent avait été très-pluvieux et très-froid, le printemps aussi chaud que l'été; les bœufs et les vaches mouraient par tas. On en attribua la cause à une rosée âcre et corrosive qui teignait le linge en jaune, et à la grande quantité d'eau froide dont les bœufs se gorgeaient dans le fort de la chaleur.

Le xviiie siècle est le plus remarquable et le plus intéressant pour l'histoire des maladies épizootiques; il nous fournit une suite de descriptions de ces maux faites avec soin et par les médecins les plus célèbres. On lit dans l'ouvrage de la Société des médecins de Genève que la maladie du bétail appelée *chancre volant* (glossan-thrax), qui avait été déjà observée dans le Dauphiné en 1682, y reparut en 1705.

Mais la plus remarquable fut celle qui attaqua les bœufs en 1711, en Italie, d'où elle se répandit dans différentes parties de l'Europe. Lancisi, Ramazzini, nous en ont laissé chacun une description. Elle s'annonçait d'abord par un froid subit, des frissons, auxquels succédait une chaleur ardente et générale. Il y avait anxiété, difficulté de respirer, quelquefois un râlement, un abattement général ; il coulait de leur bouche et de leurs naseaux une mucosité épaisse, d'une odeur forte et désagréable ; les excréments, ordinairement très-fétides, étaient mêlés quelquefois de sang. Les animaux étaient dégoûtés de tout ; la rumination cessait ; il survenait, le cinquième ou le sixième jour, une éruption de pustules semblables à celles de la petite-vérole. Ils mouraient pour l'ordinaire le cinquième ou le septième jour ; presque tous périrent. Ramazzini lui donna le nom de *petite-vérole des bœufs*. Lancisi, qui lui a donné le nom de *peste morveuse*, avoue qu'on ne trouva aucun remède contre une si cruelle maladie.

Selon lui, les sétons et le feu furent les secours qui réussirent le mieux. Ramazzini confirme cette observation par la sienne ; il assure que tous les bœufs chez lesquels un séton ou des pustules avaient procuré un écoulement de matière fétide, épaisse et purulente, en réchappèrent, sans retour de la maladie. On disserta beaucoup en Italie sur l'origine de la maladie ; mais il fut constant et consigné dans les actes publics que des marchands de Dalmatie, ayant, suivant leur coutume, fait passer du gros bétail de Hongrie dans les terres de Venise en 1711, abandonnèrent un de leurs bœufs dans la campagne, que ce bœuf, ayant été trouvé par un domestique, fut mis avec d'autres dans une étable où il mourut quelques jours après, et infecta si bien ceux qui y étaient, que tout le troupeau périt, et devint le premier foyer de la contagion, qui se répandit de proche en proche.

Tandis que, d'un côté, la maladie qui avait pris naissance en Hongrie s'étendait en Italie en 1711, Scroëkius l'observait dans le même temps en Allemagne sur les bœufs. Cet auteur explique en peu de mots et la manière dont elle se communiquait, et celle dont elle affectait ces animaux. « Sur la fin de l'été, dit-il, cette peste, qui a fait tant de ravages en Allemagne parmi les bœufs, après s'être étendue de la Hongrie vers le Danube, parvint par communication jusqu'au territoire d'Augsbourg et aux pays voisins, où elle fit un ravage affreux. Il fut constant qu'elle ne s'était répandue que par contagion. La bave que les bêtes malades répandaient dans les pâturages les infectait, et communiquait ainsi la maladie à ceux qui venaient paître au même endroit. » Scroëkius a désigné sous le nom de *dyssenterie maligne* cette maladie, qui n'est autre chose que le *typhus contagieux*.

En 1714, le Piémont, qui s'était garanti jusque alors de la contagion, commença à en éprouver les effets : on évalua les pertes de ce pays à soixante-dix mille bêtes. C'est par le Piémont que la maladie s'introduisit la même année en France, et attaqua avec la même fureur les bestiaux du Dauphiné, du Lyonnais, de la Bourgogne, de l'Orléanais et généralement de presque toutes les provinces septentrionales de la France. Du côté de l'Allemagne, elle pénétra dans l'Alsace. Le Brabant, la Hollande s'en ressentirent également. La Hollande perdit alors plus de deux cent mille bêtes à cornes. Le commerce l'introduisit en Angleterre, où elle fut aussi meurtrière qu'en France et en Italie.

On remarqua en général, dans cette maladie, que le sang était altéré dans sa couleur, et d'une consistance plus forte que dans l'état naturel. Le coagulum se formait subitement ; il était quelquefois si épais, qu'en ouvrant la veine il ne pouvait sortir des vaisseaux. Cette maladie se soutint quelque temps en Europe parmi les bêtes à cornes. Jean Meyer constata que des paysans ayant tué un bœuf qui en était attaqué, et dont le foie et les poumons se trouvèrent viciés, il leur survint des charbons aux bras, une fièvre aiguë avec vomissements et diarrhée putride ; deux chiens, ayant mangé de la chair de ce bœuf, moururent le même jour.

La maladie ayant passé en Angleterre en 1713, le gouvernement ne vit d'autre moyen d'en arrêter le cours et de garantir le grand nombre de bêtes saines qui en étaient menacées, que d'immoler toutes celles qui étaient infectées, en suivant l'avis que Lancisi avait donné à sa patrie. Ce sacrifice fut d'environ six mille, et la contagion fut éteinte en moins de trois mois; tandis que la Hollande, qui s'obstina à chercher inutilement des remèdes contre elle, eut le malheur de ne voir la fin de ses ravages qu'au bout de trois ans. Les Anglais sont donc, comme on le voit, le premier peuple d'Europe qui ait donné l'exemple d'une pareille manière de procéder.

En 1712 on observa, aux environs d'Augsbourg, une autre espèce de peste parmi les chevaux, qui se communiqua aux bœufs, aux bêtes fauves, aux porcs, oies, poules, dindes, etc. Elle se manifestait principalement par des tumeurs dures qu'on apercevait sur la poitrine et aux aines; ces tumeurs faisaient bientôt des progrès, s'étendaient aux parties voisines, et les animaux mouraient en très-peu de temps. On les attribua à la piqûre des frelons qui furent très-nombreux cette année, et qui s'étaient nourris dans les chairs putrides des bœufs morts l'année précédente et qu'on n'avait pas enterrés assez profondément. Cette maladie, dans laquelle il est facile de reconnaître le *typhus charbonneux*, ne dépassa point les environs d'Augsbourg, et dura depuis le printemps jusqu'à la fin de juillet.

A peine l'Italie commençait à réparer la perte de ses bœufs qu'une maladie d'un autre genre, mais presque aussi meurtrière que la première, fit périr la plus grande partie de ses chevaux. Celle-ci fut observée principalement dans le territoire de Naples et aux environs de Rome. On remarquait dans la même épizootie deux sortes d'affections bien différentes : l'une était aiguë, l'autre était chronique. Dès qu'un cheval était atteint de la première, il éprouvait un frisson général; il ne mangeait plus; l'urine était totalement supprimée, et on voyait l'animal mourir dans l'espace de quarante-huit heures. Cette maladie fut rare et de courte durée ; il n'en fut pas de même de l'autre. Le cheval qui était atteint de celle-ci commençait peu à peu à perdre l'appétit; il refusait les boissons ; il était triste, abattu; il avait les yeux fermés et la tête baissée. Les parties voisines de la gorge étaient tellement durcies et tendues, sans paraître néanmoins douloureuses, que bientôt il ne pouvait plus rien avaler. Tantôt la peau devenait rude, l'urine disparaissait; il survenait des mouvements convulsifs avec une sueur froide, et l'animal mourait; tantôt il y avait écoulement de mucosités par la bouche et les naseaux, les urines devenaient fétides, ou les jambes enflaient, et l'animal en réchappait ordinairement. Cette maladie, désignée sous le nom de *fièvre épidémique* des chevaux, fut attribuée par les uns à l'altération du foin et des avoines, et par les autres à des *sels ignés répandus dans l'air* et les pâturages !...

En 1712, la basse Hongrie fut encore en proie à une épizootie qui fit périr un grand nombre de bêtes à laine. A la description que nous en a laissée Jean-Adam Gensel, on reconnaît facilement la clavelée des moutons.

La maladie qui avait ravagé les bêtes à cornes, en 1682 et en 1705, se renouvela en France, en 1731, chez les bœufs et les chevaux (glossanthrax). On lit dans les écrits de ce temps qu'elle parut d'abord en Auvergne, d'où elle s'étendit dans le Bourbonnais, surtout aux environs de Moulins, et notamment à Gannat, où elle parut au mois d'avril. Elle se manifestait, ainsi que celle de 1682, par une vessie à la langue, d'abord blanche, ensuite rouge et en très-peu de temps livide et noire. Le mal était si prompt, qu'en moins de vingt-quatre heures on voyait quelquefois le commencement, les progrès et la fin de la maladie. On l'attribua à la sécheresse de 1731, qui obligea le bétail à brouter les feuilles des arbres, qui étaient couvertes de chenilles.

De toutes les maladies épizootiques qui ont mérité l'attention des peuples et des souverains, il n'y en a aucune qui ait fait tant de sensation que celle de 1745, que l'on vit ensuite régner en Europe pendant plus de dix années consécutives sur les bêtes à cornes. Ce fut principalement dans les années 1745 et 1746 qu'elle exerça ses plus grands ravages en France, en Hollande, en Allemagne, en Pologne, en Angleterre, en Danemark, etc. Plusieurs observateurs éclairés, parmi lesquels nous citerons Sauvages et Raudot en France, Leclerc en Hollande, nous en ont laissé de bonnes descriptions.

Voici ce qui fut observé en France : La maladie semblait couver quelques jours pour se développer ensuite avec violence. On connaissait qu'elle allait se déclarer lorsqu'on voyait les animaux paître d'une manière nonchalante, que la rumination cessait, bien qu'ils eussent avalé l'herbe, que le lait diminuait sensiblement chez les vaches, qu'elles étaient tristes et prises d'une petite toux. Lorsque la maladie se déclarait, elle s'annonçait d'abord par des frissons irréguliers qu'on observait plusieurs fois par jour, et auxquels succédait une fièvre des plus fortes, accompagnée de tremblement dans tout le corps, ou bien dans les cuisses, puis de la froideur des oreilles, des cornes et des sabots. Il y avait une toux fréquente, difficulté de respirer, battement des flancs, cessation de la rumination, suppression du lait, larmoiement des yeux, écoulement de morve blanchâtre par les naseaux, liquidité de la fiente, sensibilité de l'épine, tuméfaction des lèvres de la vulve, taches pourpreuses sur le pis des vaches. Vers la fin de la maladie, on observa, sur les différentes parties du corps, des tumeurs emphysémateuses qui, étant comprimées, faisaient entendre un bruit semblable à celui d'un parchemin sec qu'on froisse entre les doigts. On observa généralement à Paris, en Bourgogne et en Franche-Comté, une éruption de petits boutons par toute la peau, qui se convertissaient en écailles. Ces derniers symptômes ne furent observés que sur le petit nombre de bêtes qui réchappèrent de la maladie, et il n'y eut que quelques bœufs ou vaches maigres qui furent dans ce cas. Les ouvertures des cadavres démontrèrent des altérations dans presque tous les organes importants de la vie.

Il y eut plusieurs opinions en Europe sur l'origine de cette maladie; mais la plus générale fut, qu'après avoir pris naissance en Bohème pendant le siége de Prague, elle se répandit d'un côté dans la Hongrie, la Bavière, la Styrie, la Carinthie, le Tyrol, l'Italie, et en Provence par les Alpes, tandis que de l'autre côté elle pénétra dans l'Alsace, le Luxembourg, la Franche-Comté, la Lorraine, les Pays-Bas, la Flandre, enfin la Picardie, d'où elle parvint à Paris, et de là dans plusieurs provinces de France. On ne l'attribua généralement qu'à l'usage des feuilles pourries des arbres, dont les bestiaux de Bohème avaient été obligés de se nourrir durant le siége de Prague, à cause de la disette de fourrage. Les secours de toute espèce furent épuisés, et, bien que ces secours eussent été conseillés par les hommes les plus habiles des facultés de Paris et de Montpellier, il faut dire qu'ils n'eurent le plus souvent aucun succès. Nous ne rapporterons pas ici la multitude des formules qui furent tour à tour préconisées; cette discussion trouvera bien mieux sa place au mot TYPHUS, car c'est encore du *typhus contagieux* qu'il s'agit ici. En France les secours politiques ne furent point oubliés : il y eut un arrêté du conseil d'État du roi, en 1746, qui renfermait les plus sages prescriptions. On forma des cordons de troupes pour empêcher la communication des bêtes saines avec les bêtes malades.

Plusieurs provinces, et entre autres la Lorraine, furent de cette façon préservées d'une manière qui semblait tenir du miracle. On tenta en outre diverses expériences en France, dans le but de savoir de quelle manière la maladie se communiquait.

On lit dans les *Mémoires de l'Académie des Sciences* de 1745 le détail de celles qui furent faites sur le cuir des bœufs, dans le mois de juillet, par le marquis de Courtivron, pour s'assurer si les cuirs des bêtes mortes de la contagion étaient toujours capables de communiquer la maladie. Il en résulta que deux bêtes à cornes, qu'il soumit à cette expérience et qu'il couvrit de ces cuirs, ne furent que très-peu incommodées, et n'éprouvèrent pas les symptômes de la maladie. M. de Courtivron en conclut que ces cuirs n'étaient pas capables de contagier; mais il ajoute très-judicieusement qu'on ne peut pas conclure d'une expérience particulière pour le général, et qu'elle a besoin d'être répétée.

L'épizootie de 1745 ne fut entièrement détruite qu'après dix années de ravages en Hollande et en Angleterre.

Abraham Ens a donné la description d'une maladie épizootique observée en 1746, dans la basse Saxe, qui présentait beaucoup de ressemblance avec celle dont nous venons de donner un aperçu, mais avec cette différence qu'elle était plus aiguë, et accompagnée d'une inflammation plus forte, plus marquée.

En 1746, la clavelée ravagea les environs de Beauvais. Elle s'y renouvela dans les années 1754, 1761 et 1762.

Une maladie épizootique se manifesta sur la fin de l'été et au commencement de l'automne de 1757, dans plus de soixante paroisses de la Brie. Audouin de Chaignebrun fut chargé d'en faire le rapport. Elle attaqua également les chevaux, les bêtes à cornes, les ânes, les cochons, les chiens, les poules et même les poissons de certains étangs. Quelques cerfs de la forêt de Crécy moururent de la même maladie. Celle-ci commença aux environs de la forêt de Crécy, dans certains endroits chez les ânes, dans d'autres chez les chevaux, et dans quelques autres chez les bêtes à cornes en même temps. Depuis le 15 juin 1757 jusqu'au 31 juillet suivant, il y eut 490 animaux frappés de l'épizootie, et il en mourut 290, savoir : 172 chevaux, 80 vaches et 38 ânes. Une pesanteur de tête, des yeux un peu battus, chassieux, humides et ternes, la douleur et la difficulté de marcher ou de travailler, la diminution du lait chez les vaches, la difficulté de respirer, la lenteur de la rumination, etc., étaient les signes avant-coureurs de la maladie. Lorsqu'elle était déclarée, les malades étaient tristes : ils avaient les yeux battus, chassieux, les oreilles basses, la tête pesante, le corps chancelant, la respiration gênée, etc. Le symptôme le plus remarquable, celui qui caractérisait particulièrement cette maladie, c'étaient de grosses tumeurs ou enflures plus ou moins étendues, qui paraissaient au nombre de deux, trois, quatre, cinq, six et même davantage, sur différentes parties du corps. Elles étaient plus ou moins indolentes, et quelquefois si peu douloureuses, qu'en les touchant les animaux ne donnaient aucun signe de sensibilité. L'impression des doigts y restait quelquefois. Lorsqu'on les ouvrait, il en sortait une humeur séreuse, plus ou moins abondante, de couleur roussâtre, jaune et sanguinolente. Le sang que l'on tirait aux animaux attaqués était plus ou moins mousseux, visqueux, collé au vase qui servait à le recevoir, et d'une couleur très-variable. La mort survenait très-promptement. Audouin de Chaignebrun se livra à la recherche des causes de cette épizootie. L'hiver de 1756 avait été rude et long, le printemps de 1757 très-pluvieux, les chaleurs de l'été, temps où la maladie se déclara, subites et excessives, les eaux des mares échauffées, bourbeuses, corrompues. Le foin et l'avoine de 1756 étaient fort mauvais. De Chaignebrun désigne cette maladie sous le nom de *fièvre épidémique, contagieuse, inflammatoire, putride et gangréneuse.*

Une maladie de même nature que celle dont nous venons de parler se déclara l'année suivante (1758) chez les bestiaux de la Finlande. Hartmann, qui l'a décrite, nous apprend dans quelles circonstances cette maladie parut dans le pays : Ce fut durant les fortes chaleurs de deux étés, pendant lesquels l'air était calme, étouffant, sans pluie et sans vent. La maladie fut plus violente dans les lieux où les eaux croupissaient, où les herbes étaient mêlées de limon, d'insectes morts et putréfiés, et où il n'y avait aucun ombrage. Elle se communiqua rapidement dans les lieux où le bétail mort ne fut point enterré ou le fut à peu de profondeur. Les lieux ombragés, qui avaient des eaux pures et de bons pâturages, furent à l'abri. Tous les bestiaux en général en furent attaqués ; mais les moutons, les chèvres, les porcs et les veaux le furent moins. Le gros bétail, et surtout les animaux gras et sédentaires, furent les plus maltraités. La maladie passa de la Finlande dans la Russie. Hartmann rapporte de quelle manière elle se communiquait parmi les animaux, et comment elle passa de ceux-ci aux hommes. Il cite à ce sujet plusieurs faits que nous croyons utile de rapporter, parce qu'ils pourront contribuer à mettre en garde contre les dépouilles des animaux morts à la suite des affections charbonneuses. Un ours déterra un animal qui en était mort, et en mourut lui-même. Un paysan de la paroisse d'Eumak trouva cet ours et l'écorcha. Il fut à peine rentré chez lui qu'il tomba malade et mourut. Les magistrats de Wibourg, informés de cet accident, envoyèrent un ordre de brûler la peau infectée. Le curé l'avait reçue pour prix de l'enterrement. Sa cupidité, dit Hartmann, lui persuada que cette peau n'avait point fait périr le paysan qu'il venait d'enterrer. Il ne la brûla point ; il persuada même à un autre paysan de l'apprêter. Celui-ci et deux autres qui l'aidèrent tombèrent malades et moururent. Il vint aussitôt de Wibourg un nouvel ordre de brûler cette peau, de brûler la maison où elle avait été préparée, de brûler même le presbytère si cela était nécessaire. La peau avait déjà été vendue trois à quatre fois. Cependant le curé la retrouva, et, regrettant toujours de la perdre : *Est-il possible,* disait-il, *que cette peau ait donné la mort !* En même temps il la frotte, il la sent ; peu de temps après, il tombe malade et meurt !... Un jeune homme sain et vigoureux, ajoute Hartmann, se coucha par bravade un soir dans la peau d'un animal mort de la maladie et qu'il avait écorché ; le lendemain on l'y trouva mort. Si nous rapportons cette anecdote, nous ne pouvons cependant y ajouter foi. L'auteur rapporte encore qu'une femme voulait faire donner un remède à un animal malade ; sur le refus que fit une jeune fille d'obéir, elle le donna elle-même et mit ensuite la main qu'elle venait de retirer de la bouche de cet animal sur le sein de cette fille ; la fièvre saisit celle-ci, une tumeur et des pustules parurent au sein, et elle en mourut.

En 1760, une maladie épizootique, connue sous le nom de *louvet* (charbon), se déclara dans quelques cantons de la Suisse, et y fit périr quantité de bœufs et de chevaux.

Les années 1761 et 1762 furent funestes aux troupeaux en Europe. Le typhus contagieux se déclara en Autriche, en Suède et en Angleterre ; la clavelée attaqua les moutons aux environs de Beauvais et dans plusieurs provinces de France ; la pourriture fit périr un grand nombre de ces animaux dans le Boulonnais ; le glossanthrax (charbon à la langue) détruisit les bœufs de la basse Normandie et les bêtes à laine de la Lorraine.

Dans le cours de la même année (1762), une maladie formidable se déclara chez les bestiaux de la paroisse de Mezieux, province du Dauphiné. Les bœufs et les vaches furent principalement frappés. Il n'y eut qu'un très-petit nombre de chevaux et mulets qui en furent atteints. Cette maladie, promptement mortelle, et qui était particulièrement caractérisée par une enflure douloureuse de la gorge, une grande difficulté de respirer et d'avaler, la lividité et l'odeur infecte de toutes les parties de la gorge après la mort, fut regardée comme une *esquinancie gangréneuse.* Les chaleurs excessives, la mauvaise nature de l'herbe, et surtout la mauvaise qualité des eaux stagnantes dont ces bêtes s'abreuvaient, furent regardées comme les principales causes du mal. La manière dont on s'y prit, soit pour arrêter les progrès de l'épizootie, soit pour secourir les malades, fit un honneur infini à Bourgelat qui avait indiqué le plan du traitement et celui des précautions. L'illustre fondateur des écoles vétérinaires parvint à faire préserver plus de trois cents bêtes de la maladie, et à en guérir cinquante-trois sur soixante-deux ; tandis que de quarante-neuf qui avaient été traitées précédemment par une routine aveugle, il n'y en eut pas une qui en réchappa. C'est ici que commence la longue série des services que la médecine vétérinaire a rendus à l'agriculture. C'est en effet vers cette époque que fut fondée la première école vétérinaire en France.

En 1763, une autre maladie épizootique fit périr la plus grande partie des bestiaux des pays brouageois, généralité de La Rochelle. Le docteur Nicoleau en envoya la relation à l'école vétérinaire d'Alfort. Cet observateur fait remarquer d'abord que les paroisses où la maladie exerçait ses fureurs sont situées aux environs d'un terrain bas, de près de trois lieues d'étendue, qui formait autrefois une belle saline, et où il ne restait alors qu'un sol inégal, rempli d'enfoncements, de mares, dans lesquelles les eaux pluviales séjournaient. C'est de ces eaux, souvent altérées pendant l'été, que le bétail était obligé de boire. L'année 1763 fut très-pluvieuse ; les prairies fournirent un pâturage abondant. Les pluies gâtèrent les foins ; ceux qui en recueillirent ne purent les conserver. Tous les fruits d'automne et d'été manquèrent. Les herbes, examinées avec attention, ne parurent cependant pas malsaines. On observa que des chevaux et des cochons qui n'en avaient point fait usage, que des brebis qui avaient pacagé ailleurs, étaient également attaqués de la maladie. La mortalité s'étendit encore sur les animaux domestiques, tels que les chiens, surtout ceux qui s'étaient nourris des chairs des malades. Cette épizootie offrit tous les symptômes de celle qui avait été observée en 1757 et 1758 par de Chaignebrun et Hartmann. Le docteur Nicoleau désigna la maladie sous le nom de *fièvre putride, maligne, pourprée, pestilentielle*. L'école vétérinaire d'Alfort, ayant été consultée au commencement de cette maladie, l'envisagea dans son principe comme une forte inflammation, et dans ses progrès comme une putréfaction générale des humeurs. Cette école conseilla, pour traitement préservatif, des fumigations désinfectantes, sulfureuses et aromatiques, la propreté des habitations, la séparation des malades, l'enfouissement des morts dans des fosses très-profondes, recouvertes de chaux, des boissons composées d'eau courante, acidulées avec du vinaigre et blanchies avec de la farine d'orge, de fréquents bouchonnements, des breuvages toniques tous les huit jours, etc. Le traitement curatif conseillé par la même école consista en breuvages antiputrides composés avec le quinquina, la limaille de fer, le sel ammoniac dans du vin ou une infusion aromatique ; puis les dissolutions de carbonate d'ammoniaque, les breuvages avec la thériaque, la fixation des tumeurs critiques au moyen de vésicatoires ou du feu, etc.

En 1764, une épizootie très-contagieuse se déclara en Moravie, où elle fut observée et décrite avec soin par Michel Sagar. Elle attaqua généralement tous les bestiaux, et fut particulièrement caractérisée par des *aphthes* qui se montrèrent dans la bouche, la gorge et le nez, et par l'apparition d'ulcères sur la partie postérieure des ongles. Les bœufs furent les premiers attaqués ; mais parmi les bœufs les plus vigoureux et les taureaux, à peine en mourut-il deux ; quelques-uns perdirent leurs ongles. Les brebis furent plus éprouvées que les bœufs ; presque toutes perdirent leurs ongles, et elles ne cessèrent de boiter que lorsqu'ils furent entièrement régénérés ; du reste il en périt très-peu. Les chèvres éprouvèrent la même maladie, sans rien offrir de particulier. Les porcs furent, de tous les animaux, les plus malades; il en mourut plusieurs. Cette épizootie, qui ne fut remarquable que par la singularité d'accidents qui n'avaient point encore été observés, fit peu de sensation en Europe.

En 1766, le typhus contagieux épizootique se déclara en Hollande, aux environs de Harlem, d'où il se propagea dans les pays voisins ; deux ans après, la même maladie désolait encore le Brandebourg et plusieurs autres provinces.

En 1769, une maladie épizootique se déclara en France, dans le Hainaut et la Champagne, chez les chevaux et chez les bêtes à cornes, la première fois à Avesnes, chez les chevaux de deux régiments de dragons, et ensuite chez les bêtes à cornes de plusieurs paroisses de l'élection de Joinville. La toux, une forte fièvre et de l'oppression, formaient les premiers symptômes : après cela survenaient le dégoût, la cessation de la rumination, la fétidité de l'haleine, la sécheresse de la bouche, l'écoulement par le nez de matières épaisses et fétides, une toux continuelle, et enfin la mort. Il est facile de reconnaître ici la *péripneumonie gangréneuse*. L'école d'Alfort, consultée, envoya sur les lieux des élèves munis d'instructions tracées par une main habile. Cette mesure eut les effets les plus heureux. On cite entre autres Beauvais, élève de cette école, qui guérit 140 malades sur 160 qu'il eut à traiter, tandis qu'avant son arrivée les animaux traités suivant d'aveugles routines mouraient en foule.

En 1769 et 1770, les maladies épizootiques circonscrites furent très-communes en France. Partout les élèves des écoles vétérinaires furent appelés, et partout ils parvinrent à arrêter les fléaux et à faire retentir la France du bruit de leurs succès. A côté de Beauvais, dont nous avons parlé tout à l'heure, nous pouvons citer Faure, Falconet, Blausard, et surtout Girard. C'est aux soins de ce dernier que l'on dut la cessation d'une péripneumonie gangréneuse qui avait attaqué un grand nombre de chevaux de la province de Champagne, et d'une clavelée confluente qui sévissait sur les bêtes à laine.

Dans le même temps (1770), une épizootie des plus meurtrières se déclara chez les bêtes à cornes de la Hollande ; la Flandre ne tarda pas à en ressentir les effets. On fit monter la perte des Sept-Provinces-Unies à plus de soixante mille bêtes à cornes. La maladie pénétra bientôt, du côté de la Flandre, dans quelques provinces de France, et mérita l'attention du gouvernement. L'école vétérinaire d'Alfort, ayant été consultée, donna les moyens de remédier à la maladie. Celle-ci fut considérée comme une *esquinancie gangréneuse;* les véritables causes en furent ignorées. L'aveu que l'on fait dans ces sortes d'occasions est mille fois préférable à tous les systèmes, dans lesquels on cherche toujours à donner un air de vérité aux causes quelquefois les plus absurdes et qui détournent constamment de la route qui conduit à la vérité. Ce que rapporte à ce sujet l'école d'Alfort mérite d'être remarqué : « En ce qui concerne les causes, dit cette école, nous ne nous livrerons pas à des recherches vaines : dans une circonstance aussi funeste, il est important de ne pas perdre un temps précieux à systématiser. Que l'épizootie dépende ou non d'une atmosphère perpétuellement humide ou pluvieuse, du séjour des eaux abondantes qui ont croupi sur la terre, de l'arrêt de la transpiration, etc., ou qu'elle soit due à l'action particulière d'un venin inconnu, il nous suffit d'avoir examiné les effets, puisque c'est eux seuls qu'il nous est permis de saisir et de combattre. »

L'école d'Alfort indiqua deux sortes de secours à apporter au mal : ceux que l'autorité suprême pouvait prescrire et faire exécuter, et ceux que l'art pouvait suggérer. Ces derniers portaient sur deux objets, les animaux sains et les animaux malades ; par conséquent ils étaient de deux sortes, *les préservatifs* et *les curatifs*. Nous ne pouvons donner ici le détail de ce traitement ; qu'il nous suffise de dire que l'expérience en confirma l'efficacité, et vint prouver que l'art vétérinaire était déjà une science exacte.

En 1771, une autre maladie épizootique, non moins formidable que celle dont nous venons de parler, et de la nature de celle qui avait ravagé l'Europe de 1745 à 1756, se déclara en Hollande, d'où elle passa dans le Brabant, de là dans la Flandre, puis dans la Picardie et le Laonnois. Le docteur Dufot nous apprend comment elle pénétra dans cette dernière province. « La maladie épizootique, dit cet auteur, est contagieuse dans toute la rigueur du terme. Une vache, venue de Flandre, la communiqua à d'autres vaches. Les pâtres qui, dans ces cantons, ont eu l'imprudence d'aller dans les villages où elle exerçait déjà sa fureur, l'ont apportée dans le leur. Les miasmes pestilentiels s'attachent sur tous les corps solides et palpables, et l'attouchement de ces corpuscules donne et perpétue la maladie. » Le docteur Dufot désigna cette maladie sous le nom de *fièvre putride maligne.* Elle fit assez de ravages pour mériter l'attention du gouvernement ; elle donna lieu à un arrêté du conseil d'État du 15 mars 1771, modelé sur celui de 1745, et conforme au plan des précautions indiquées par l'école d'Alfort.

A peine la Flandre et la Picardie commençaient à réparer la perte de leur bétail, que le feu de la maladie peut-être mal éteint, ou bien quelque nouveau germe apporté de la Hollande, se ranima dans ces provinces avec une nouvelle fureur, en 1773. Le Hainaut s'en ressentit des premiers. Elle ravagea une partie de la Flandre, surtout la campagne de Lille, et bientôt les généralités de Soissons et d'Amiens éprouvèrent le même sort, surtout le long de la rivière d'Oise, où il y eut des pertes très-considérables. Elle offrit dans ces provinces les mêmes variétés, les mêmes phénomènes qu'avait offerts l'épizootie en 1745.

Au mois de juin 1774, une maladie semblable à celle qui désolait la Hollande et la Picardie se manifesta tout à coup chez les bœufs, au midi de la France, à quelques lieues de Bayonne. Il fut reconnu que des cuirs frais, apportés de la Zélande hollandaise, ou de l'Artois, et débarqués à Bayonne, d'où ils furent voiturés dans le lieu où se déclara l'épizootie, pour y être préparés dans des tanneries, avaient été la vraie source de l'infection. Cette maladie a été décrite par les docteurs Vicq-d'Azyr et Doazan, et par Bellerocq, élève de l'école d'Alfort ; elle se répandit rapidement dans l'Agénois, le Condomois, le pays d'Auch, le Bordelais, le Médoc, la Guyenne, la Gascogne, etc., où elle exerça ses ravages pendant les années 1774 et 1775. Cette maladie offrit une ressemblance parfaite avec toutes celles qui, depuis l'année 1711, avaient successivement décimé les bestiaux de l'Italie, de la France, de l'Allemagne, etc. A peine observa-t-on quelques différences relatives aux climats, aux saisons et aux tempéraments. Vicq-d'Azyr a cependant signalé quelques variétés. Ainsi, dans le pays d'Auch, on a souvent observé des tumeurs le long de l'épine; dans l'entre-deux-mers, la peau des bestiaux s'est quelquefois couverte d'une espèce de gale; dans le Condomois, des aphthes se sont quelquefois manifestés dans la bouche; enfin d'autres fois, et sans causes connues, la maladie était plus rebelle dans tel village que dans tel autre éloigné seulement d'une lieue. La maladie s'est presque toujours montrée au-dessus des secours de l'art, et les remèdes les mieux administrés n'ont opéré qu'un petit nombre de guérisons. Ces guérisons n'ont même pas été sans danger; c'est ainsi que Vicq-d'Azyr a vu un veau que des soins bien administrés avaient guéri de l'épizootie, et qui après sa guérison communiqua la maladie à plusieurs vaches dont la mort suivit de près sa convalescence.

Aux dangers d'une maladie presque toujours incurable se joignaient donc ceux d'une communication qu'il était presque impossible d'interrompre. Dans cette triste circonstance, on eut recours à un moyen extrême pour détruire la contagion et faire cesser la maladie : on sacrifia tous les malades et toutes les bêtes suspectes. Ce moyen, qui avait été proposé en 1712 par Lancisi, exécuté en 1714 en Angleterre, et en 1771 dans la Flandre autrichienne, conseillé en 1773 par Dufot, fut mis à exécution en 1774 et 1775, par suite des conseils de Vicq-d'Azyr et de Bourgelat. Un arrêté du 18 décembre 1774, et un autre du 30 janvier 1775, ordonnèrent que le tiers de la valeur des bêtes sacrifiées serait remboursé aux propriétaires.

Vicq-d'Azyr fit, pendant le cours de cette épizootie, un grand nombre d'expériences et d'observations dont nous allons rapporter les principaux résultats. La maladie ne se communiqua point par le moyen des cuirs frais provenant d'animaux morts de l'affection épizootique; ces cuirs ont été inutilement renouvelés à quatre reprises sur le dos de huit vaches : à plus forte raison, les cuirs passés à la chaux n'ont pu communiquer la contagion. Les habits infectés des hommes qui ont servi dans les infirmeries vétérinaires, mis sur le dos de plusieurs animaux sains, ont communiqué la maladie à trois sur six. Les gaz intestinaux, recueillis à l'ouverture des cadavres, renfermés dans des vessies et introduits dans le nez de plusieurs bêtes saines, leur ont communiqué la maladie au bout de dix, douze ou quinze jours. Du pain, trempé dans le sang ou la bile d'un animal infecté, a communiqué l'épizootie en cinq, six et huit jours. En essayant de la communiquer par la voie des frictions, soit avec les mains imprégnées de virus, soit avec du foin ou des peaux infectées, les bestiaux ont conservé leur santé. L'inoculation a paru peu avantageuse; presque tous ceux sur lesquels on l'a tentée ont péri; on a observé qu'elle réussissait mieux sur les jeunes animaux que sur les vieux. Dans les temps où la maladie était moins meurtrière, l'inoculation l'était moins aussi. Ajoutons que Layard avait déjà tenté l'inoculation en Angleterre, Camper l'avait pratiquée en Hollande, les docteurs Koopmann et Sandifort en avaient répété l'expérience dans le même pays. Cette inoculation avait été essayée dans le double but de communiquer aux bestiaux une maladie plus bénigne que celle qui se développe naturellement, et de les mettre désormais à l'abri des récidives. Outre qu'on est loin d'avoir prouvé que les animaux, une fois atteints du typhus, ne peuvent plus être attaqués de cette maladie, on vient de voir que les essais de Vicq-d'Azyr n'ont pas été couronnés de succès sous le rapport de la bénignité, puisque presque tous les animaux inoculés ont péri. Camper et Koopmann ont été moins malheureux: le premier en a guéri quarante et un sur cent douze inoculés; le second, sur quatre-vingt-quatorze, en a guéri quarante-cinq.

Vicq-d'Azyr a trempé dans des huiles grasses et aromatiques des tampons imbibés de virus; il en a exposé d'autres à l'action de l'acide sulfureux, de l'acide chlorhydrique gazeux, de l'ammoniaque liquide, et il a remarqué que ces substances ne détruisaient pas la matière de la contagion, et que les tampons, après ces expériences, communiquaient la maladie aussi facilement qu'auparavant. Vicq-d'Azyr a inutilement piqué, à diverses reprises, le cuir des bestiaux sains avec un scalpel trempé dans le pus des bestiaux malades; l'épizootie ne s'est point communiquée par ce moyen. La cohabitation *durable* avec les mêmes bestiaux infectés a paru favoriser la propagation de l'épizootie. C'est inutilement que l'on a fait frotter d'huile les bestiaux sains qui vivaient avec des bestiaux infectés, pour essayer d'empêcher l'introduction du virus par les pores de la peau : la maladie est venue aussi promptement. Vicq-d'Azyr ne songeait donc pas aux poumons, qui sont sans contredit les portes les plus efficaces des maladies miasmatiques. Le même auteur fait remarquer qu'il a vu, dans le Condomois, les bœufs d'une dame charitable, qui se faisait un plaisir et un devoir de labourer les champs des malheureux cultivateurs dont l'épizootie avait enlevé tous les bestiaux, résister à la contagion qui les entourait de toutes parts, et contre laquelle elle ne prenait aucune précaution.

On imagina qu'en faisant passer les bestiaux sains d'un pays où régnait alors la contagion dans un autre pays anciennement infecté, et où la maladie avait cessé depuis quelque temps, cette migration pourrait leur être favorable; dans ce but, on fit passer une assez grande quantité de bestiaux du Condomois à Montréal, où ils se sont conservés pendant plusieurs mois; mais, comme on n'en avait point désinfecté les étables, ils y furent attaqués de l'épizootie vers la fin de l'année 1775. Vicq-d'Azyr cite plusieurs autres exemples qui prouvent que la migration et le déplacement des bestiaux *sains* d'un pays où la contagion règne dans un autre où elle a cessé, leur est favorable; tandis que, si l'on déplace des animaux qui ont déjà le germe de la maladie, ils meurent tous quelques jours après leur arrivée dans le lieu de leur nouvelle habitation. Vicq-d'Azyr ajoute qu'il a inutilement tenté de communiquer la maladie aux chevaux, mulets, ânes, chiens, chats, cochons, moutons, chèvres, ainsi qu'aux bestiaux qui, après l'avoir essuyée, avaient eu le bonheur d'en guérir.

Pendant que l'épizootie faisait ses ravages dans les provinces méridionales, la même maladie se développa malgré les rigueurs de l'hiver dans la partie de la Normandie qui est située entre la ville d'Eu et Neufchâtel; elle se déclara d'abord dans le village appelé Maisoncelles; de là, elle passa à Grandcourt, à Mélincant, et autres paroisses adjacentes. Sa marche et ses symptômes étaient absolument les mêmes que ceux de l'épizootie des provinces méridionales. L'ouverture des cadavres présenta aussi les mêmes ravages; sa malignité fut poussée au plus haut degré dans quelques-uns des villages qu'elle parcourut; elle était plus meurtrière à Mélincant que partout ailleurs : tous les bestiaux qui furent attaqués moururent en peu de temps. La maladie ne se borna pas aux bêtes à cornes : les chiens furent les premiers attaqués; on pensa même que la maladie avait passé des chiens aux bestiaux; des chats et des cochons offrirent aussi les symptômes d'une maladie analogue. Cette épizootie paraissait tellement effrayante, que l'on pouvait craindre qu'elle ne fît les progrès les plus rapides; cependant elle fut promptement arrêtée par de sages mesures de police sanitaire, qui consistèrent à entourer le pays de troupes, pour empêcher la communication avec les pays sains, à massacrer tous les bestiaux malades, à les enfouir dans des fosses très-profondes et à désinfecter les étables avec soin.

La maladie épizootique dont nous venons de parler se montra encore, en 1775 et 1776, dans la généralité d'Amiens, dans la Flandre maritime, le Soissonnais, l'Artois, la Champagne, la Franche-Comté, l'Orléanais, etc. Partout le début de l'épizootie fut terrible, et jeta là consternation dans les campagnes. Mais déjà des hommes instruits exerçaient la vétérinaire dans ces provinces; grâce au zèle et à l'activité qu'ils déployèrent, grâce à la sagesse et à la vigueur des mesures qui furent suggérées au gouvernement par les lumières et l'expérience de Bourgelat et de Vicq-d'Azyr, cette épizootie, qui semblait devoir ruiner notre agriculture, fut partout assez promptement arrêtée.

L'épizootie de 1774, après avoir pendant trois années promené ses ravages dans les différentes provinces de la France, disparut enfin tout à fait. Quarante années de tranquillité succédèrent aux désastres qu'elle avait occasionnés. L'augmentation du nombre des vétérinaires, les progrès de l'agriculture et de l'instruction du peuple des campagnes ont sans doute contribué à éloigner de nos bestiaux les maladies qui, en d'autres temps, auraient pu devenir épizootiques. On pouvait se croire pour longtemps encore à l'abri de ces affreuses calamités, lorsqu'en 1814 les armées étrangères qui envahirent la France amenèrent avec elles un fléau d'un autre genre, le typhus des bêtes à cornes. Jamais peut-être il ne s'était annoncé sous des auspices aussi effrayants : apporté en France par les immenses convois de bœufs que traînaient les armées après elles, jamais plus large et plus actif foyer de contagion n'avait contribué à le répandre. Eh bien ! cette épizootie, qui menaçait d'être si désastreuse, ne fut ni longue ni meurtrière. C'est que déjà la médecine vétérinaire commençait véritablement à prendre rang parmi les sciences ; l'observation et l'expérience l'avaient grandie ; des hommes habiles, formés aux savantes leçons des Chabert, des Flandrin, des Gohier, des Girard, etc., étaient répandus sur tous les points de notre pays. Aussi, à peine l'épizootie avait-elle paru, qu'elle avait été étudiée, que ses causes et ses moyens de propagation avaient été signalés avec précision à l'autorité, que les méthodes curatives ou préservatrices les plus efficaces avaient été communiquées par les vétérinaires des pays infectés aux vétérinaires des pays qui étaient menacés de l'être, et qu'enfin des instructions claires et simples avaient été répandues dans les campagnes, pour indiquer aux cultivateurs les conditions d'hygiène les plus propres à éloigner la mortalité de leurs étables. Grâce à cette honorable rivalité de zèle, le typhus de 1814 n'étendit pas ses ravages au delà des provinces que parcourut et occupa l'armée étrangère ; il ne dura qu'un an, et borna ses victimes au dixième des animaux attaqués.

En 1865, les départements du Nord et du Pas-de-Calais furent envahis par la peste bovine ; mais la France organisa un bon cordon sanitaire qui étouffa rapidement le fléau. La guerre malheureuse de 1870 lui ouvrit encore nos frontières ; les troupes allemandes furent longtemps seules à répandre le mal ; mais les troupeaux d'approvisionnement de l'armée française devinrent bientôt un foyer de contagion qui porta le typhus au centre de notre patrie, jusque dans la Bourgogne et le Lyonnais. Quarante-trois départements furent ravagés par cette terrible maladie qui ne s'éteignit qu'en 1872, et encore grâce aux mesures énergiques prises par les vétérinaires, et surtout par les professeurs de nos écoles, sur les différents points du territoire français. Près de soixante mille têtes de bétail avaient succombé.

En 1825, une maladie que les uns considérèrent comme une fièvre charbonneuse, les autres comme une gastro-entérite aiguë, et souvent compliquée d'autres affections, se déclara chez les chevaux d'une grande partie des provinces françaises, ainsi que du Danemark, de la Suède, de l'Allemagne, du Holstein, de la Belgique, etc. On attribua généralement cette maladie aux pluies presque continuelles des cinq derniers mois de 1825, à la chaleur, à la sécheresse, aux vents d'est et du nord-est qui y succédèrent, aux fourrages mal récoltés, aux mauvaises nourritures et aux abus de régime. Dans les premiers moments et en quelques endroits, on pensa d'abord que la maladie dont il s'agit était contagieuse ; mais de plus amples informations et un grand nombre de faits prouvèrent l'absence de ce caractère. Cette maladie, qui débuta avec la plus grande gravité, fut promptement arrêtée.

Ici se termine l'énumération des principales épizooties *générales*. Nous omettons à dessein une foule d'épizooties *locales*, trop circonscrites pour pouvoir être considérées comme une calamité publique, et pour trouver place dans une revue abrégée des fléaux qui décimaient si fréquemment nos bestiaux dans les temps reculés, et que les progrès toujours croissants de la médecine vétérinaire et de la science agricole rendront probablement de plus en plus rares.

— 3° *Causes des maladies épizootiques*. En parcourant le rapide exposé historique qui précède, on voit que les maladies épizootiques ont été attribuées à un grand nombre de causes. Pendant les temps malheureux du moyen-âge, l'homme, rêveur du mystérieux, cherche dans le surnaturalisme la cause des maladies épizootiques. Il voit en elles une punition du Ciel, une vengeance des dieux, l'effet d'une éclipse ou d'une comète. Si dans l'état actuel de nos connaissances, il est impossible de remonter quelquefois à ces causes, et si nous sommes obligés de reconnaître que des épizooties se développent sans que nous puissions trouver, dans aucune des influences qui agissent sur les animaux, la raison de ce développement, nous devous dire que le plus souvent la science découvre la source de ces terribles maladies. Tout effet a une cause, et cette cause n'échappe que rarement à l'observation. Les causes des épizooties doivent être cherchées : 1° Dans l'atmosphère ; 2° dans les diverses substances utilisées comme aliments et comme boissons ; 3° dans les localités. Examinons tour à tour le rôle que peuvent jouer ces influences dans la production des maladies épizootiques, et pour cela étudions les modifications, plus ou moins faciles à saisir, que chacune d'elles imprime à l'économie animale.

Et d'abord remarquons que ces influences peuvent créer ou une simple disposition à contracter une maladie, ou une maladie même. Mais, à moins que leur action ne soit en opposition directe avec le maintien de la vie (chaleur ou froid excessif), aucune ne produit de maladie d'une manière nécessaire ou constante ; pour que cette maladie se développe, il faut de la part des animaux une certaine aptitude à la contracter, aptitude que l'on désigne sous le nom de *prédisposition* ou d'*opportunité*. C'est là ce qui explique pourquoi, dans le cours d'une épizootie, un certain nombre d'animaux en sont préservés.

Dans le cas où une maladie est produite, tantôt elle est identique chez tous les animaux, et alors elle est véritablement épizootique, — tantôt cette identité n'a pas lieu, et, bien que la même cause ait agi, il peut se manifester autant d'espèces de maladies qu'il y a d'animaux frappés. Qu'un certain nombre de chevaux ou de bœufs, par exemple, passent subitement d'une atmosphère chaude dans une atmosphère froide, plusieurs n'en ressentiront aucun effet fâcheux, et, parmi ceux qui seront atteints, l'un aura une simple bronchite, l'autre une pleurésie ou une pneumonie, un troisième une angine, etc. Si toutefois il règne dans le pays une maladie épizootique dont la cause ait du rapport avec celle qui vient d'agir sur la masse d'animaux en question, ce sera cette maladie qui les frappera en plus grand nombre ; et ainsi pourra se produire occasionnellement, suivant le temps et sous l'influence de la même cause extérieure, ou une légère angine, ou une maladie rapidement mortelle. Dans ces divers cas, il est bien évident que l'influence extérieure, qui agit sur un grand nombre d'animaux réunis, ne saurait être considérée que comme une simple cause occasionnelle, et que c'est la disposition intérieure, tantôt variable, tantôt rendue semblable chez tous par la constitution épizootique mise en jeu par elle à propos de cette cause occasionnelle, qui détermine la nature de la maladie, ses formes variables, sa gravité, ses complications, ses terminaisons diverses, et enfin son traitement.

De toutes les influences extérieures que reçoivent les animaux, il n'en est pas qui exercent sur eux une action aussi puissante que celle qu'ils subissent de la part de l'atmosphère ; il en est peu aussi auxquelles on ait fait jouer un plus grand rôle dans la production des épizooties. L'atmosphère peut contribuer au développement des épizooties d'une manière qui varie avec son état de chaleur ou de froid, de sécheresse ou d'humidité, et aussi avec les altérations diverses qu'elle peut subir dans sa composition.

Une atmosphère longtemps chaude prédispose aux inflammations du cerveau et de ses dépendances, aux maladies aiguës du canal digestif et à celles de la peau. Le cerveau, la peau et l'appareil digestif sont, en effet, des centres de fluxion sous une atmosphère chaude, et doivent être, pour cette raison, exposés à de nombreuses maladies, ce qui est démontré par l'expérience. De plus, en raison de la sueur qui recouvre le corps, celui-ci est très-exposé aux refroidissements, d'où les inflammations de poitrine et des voies aériennes. Cette température est extrêmement favorable aux contagions et aux infections, en facilitant l'expansion de leurs principes ; car, si elle est longtemps continuée, l'air ne manque pas de se vicier par une foule d'exhalaisons, de miasmes produits par la décomposition des matières organiques qu'accélère la température. C'est à cette température que les auteurs ont attribué le caractère de *putridité* que les maladies épizootiques revêtent souvent sous son influence.

On admet généralement qu'un grand nombre de maladies nerveuses, telles que l'épilepsie, le tétanos, sont plus communes dans les pays où règne une température élevée. On admet également que, dans les pays chauds ou les saisons chaudes, les maladies épizootiques se compliquent de symptômes nerveux plus facilement que dans les circonstances opposées. C'est ainsi que, pendant l'été, le typhus revêt fréquemment la forme *ataxique* ou *adynamique*. Dans le premier cas, le système nerveux, violemment excité, donne lieu à la production de graves désordres; dans le second cas, d'abord excité, il tombe rapidement dans un grand état de faiblesse. Dans nos climats, l'air peut être considéré comme chaud dès qu'il parvient au vingtième degré Réaumur, et au delà.

Lorsque la température est à 5° Réaumur, on commence à éprouver une sensation de froid. A moins que le froid ne soit porté au point d'occasionner la congélation, et, par suite, la mort partielle ou générale, il est bien rare qu'il contribue à la production des maladies épizootiques; on a même remarqué que la propagation de ces maladies était le plus souvent diminuée ou complétement arrêtée par un abaissement de température.

Les maladies épizootiques, qui ont pour siége principal le tube digestif, les poumons, ou qui dépendent d'une altération du sang, ont été observées dans tous les pays et dans toutes les saisons; mais à mesure que la température change on voit aussi changer quelques-uns des symptômes de la maladie, bien que son siége et sa nature restent semblables. De là des affections d'aspects fort différents, soit sous le rapport des symptômes locaux eux-mêmes, soit sous le rapport des symptômes généraux. Les symptômes généraux, qui se lient aux diverses nuances d'irritation gastro-intestinale, deviennent en général plus variés et plus graves, à mesure que la température s'élève. Alors surtout le système nerveux s'affecte sympathiquement, et les désordres qu'il occasionne peuvent devenir assez prédominants pour faire méconnaître le point de départ de la maladie.

Dans la production des épizooties on a fait jouer un grand rôle aux différents états de sécheresse et d'humidité de l'atmosphère. Les maladies qui se déclarent dans un pays humide ont quelque chose de spécial. L'épuisement facile de l'action du système nerveux, une surabondance de sécrétion des membranes muqueuses, la marche lente des inflammations, leur tendance à la chronicité, tels en sont les principaux traits; là, les inflammations cérébrales se développent lentement, et présentent un caractère de bénignité souvent trompeur; là, l'inflammation se dépouille souvent de ses principaux signes; c'est là enfin que l'on trouve le plus souvent ces états morbides que l'on désigne sous le nom générique de *catarrhe* ou de *flux*. On comprendra sans peine que ce que nous venons de dire d'un pays humide est applicable aux maladies épizootiques qui se déclarent dans un pays ordinairement sec, mais dans une saison accidentellement humide. On comprendra également que l'action de l'humidité devra varier suivant qu'elle sera elle-même froide ou chaude. De tous les états de l'air, c'est ce dernier qui est le plus favorable à la transmission des maladies contagieuses.

Mêlés accidentellement à l'air, certains principes peuvent l'altérer de telle sorte qu'il en résulte la production de maladies épizootiques. Ces principes appartiennent ordinairement au règne organisé. Tantôt ce sont des émanations qui se dégagent d'eaux stagnantes, au milieu desquelles se putréfient des débris de végétaux et d'animaux; tantôt ce sont des miasmes que fournissent les corps vivants eux-mêmes. Mais ici deux cas doivent être distingués : ou bien ce sont des animaux malades, dont le corps exhalera des principes qui, traversant l'air, iront donner aux animaux sains une affection semblable à celle qui existait chez les premiers, et l'épizootie se produira alors par voie de *contagion;* — ou bien, par le seul fait de leur grand entassement, des animaux vicieront l'air de telle sorte qu'il s'y formera des miasmes délétères, et que tous ceux qui respireront cet air seront menacés de contracter une maladie semblable chez tous. Dans ce cas, la maladie se répandra par *infection*. Développons ces deux ordres de causes.

L'INFECTION a été définie par quelques médecins « le mode par lequel un centre de corruption, perçu ou non par nos sens, donne aux individus soumis à son influence l'occasion de contracter une maladie d'une nature particulière, quand les sujets y sont prédisposés. »

L'infection a pour caractères : 1° De pouvoir attaquer un grand nombre d'animaux à la fois, à peu près en même temps, et sans qu'il y ait aucune communication entre eux, ni avec d'autres déjà atteints de la maladie qu'ils contractent; 2° d'être soumise à l'action immédiate du climat, de la chaleur, de l'humidité et de quelques autres circonstances analogues, de manière à se répandre de proche en proche si la température est élevée et humide, et à perdre de sa puissance et même à s'éteindre entièrement lorsque la température baisse ; 3° enfin, de cesser ses ravages au fur et à mesure qu'on parvient à assainir les lieux qui étaient le foyer de cette infection, sans qu'il soit nécessaire de séparer les animaux malades des animaux sains, ce qui est loin d'être suffisant lorsque la contagion s'y est ajoutée.

Les maladies nées par infection deviennent souvent contagieuses : les différents typhus n'ont pas d'autre cause. C'est cette circonstance, niée de nos jours par quelques hommes systématiques, mais avérée aux yeux de tous les médecins de bonne foi, qui a engagé Foderé à ajouter à la définition que nous avons donnée de l'infection le développement suivant: « Les maladies dues à cette cause, après s'être développées sporadiquement, et s'être étendues d'une manière épidémique, deviennent assez souvent contagieuses, les unes plus, les autres moins, lorsqu'elles sont parvenues à un très-haut degré d'intensité, à cause des grands changements produits dans le corps des malades, et d'un travail pathologique duquel émanent des éléments moins simples que les miasmes qui ont servi à la génération de la maladie primitive, qui ne sont plus la même chose que ceux-ci, et qui ont, par conséquent, des qualités spéciales d'après lesquelles ils produisent pourtant une maladie identique, dont la propagation n'est plus autant subordonnée que celle de la maladie primitive à la température et aux saisons. »

Nous avons dit tout à l'heure que les particules infectantes émanent toutes, ou presque toutes, des êtres organisés, vivants ou morts. Les émanations qui s'échappent des animaux sains ou malades peuvent donc donner à l'air des propriétés plus ou moins pernicieuses, lorsque l'encombrement, le défaut d'air ou de ventilation, s'opposent à leur dispersion. Cette cause, en agissant pendant un certain temps sur une grande masse d'animaux, peut seule, et indépendamment de toute autre influence, faire développer une maladie épizootique, et, dans un grand nombre de cas, elle agit surtout comme cause occasionnelle. Que des animaux aient été mal nourris pendant un long temps, qu'ils aient été soumis à des marches forcées ou à un travail fatigant, à l'influence des nuits froides et humides, ou enfin à toute autre cause de maladie, et que, dans cet état d'exténuation et de prédisposition, ils soient entassés dans des étables malsaines et mal aérées, nul doute que les vapeurs animales, en s'accumulant dans ces demeures insalubres, ne fassent développer une épizootie plus sûrement qu'elles ne l'eussent fait si ces animaux eussent été primitivement dans un état parfait de santé. Nous en avons un exemple dans le typhus contagieux qui, en 1815, ravagea une grande partie de nos provinces, après avoir pris naissance dans les troupeaux de bœufs que les armées étrangères traînaient à leur suite. Ces troupeaux, exténués de fatigue, mal nourris, en butte à tous les mauvais traitements, étaient entassés pêle-mêle, et pour ainsi dire les uns sur les autres, lorsque les corps d'armée s'arrêtaient. La maladie ne tarda pas à se développer parmi eux, et étendit ensuite ses ravages par contagion.

Mais l'infection par décomposition chimique des êtres qui ont cessé de vivre est bien plus fréquente et bien plus meurtrière que celle qui résulte des exhalaisons des animaux vivants; ces deux sources d'infection se combinent, il est vrai, souvent l'une avec l'autre, sans qu'il soit toujours possible de l'éviter. L'infection indépendante de toute effluve, émanée de corps vivants, nous présente à étudier, comme autant d'espèces différentes, les altérations que l'air éprouve dans les écuries, étables et bergeries, les environs des lieux où l'on fait rouir le chanvre, le voisinage des marais, etc.

Presque tous les auteurs admettent, depuis Lancisi, que les particules infectantes pénètrent dans l'économie animale par trois voies différentes : la peau, le canal alimentaire et les voies respiratoires. Les médecins modernes n'attachent cependant pas la même importance à chacune de ces *portes* de l'infection. Ainsi les partisans des doctrines dites physiologiques prétendent que l'appareil digestif est le plus favorablement disposé pour recevoir les miasmes. Les aliments, disent-ils, imprégnés de ces particules infectantes, sont ingérés dans l'estomac, et de là dans l'intestin. Ces particules commencent à agir localement, sont ensuite absorbées avec les éléments du chyle, et vont exercer leur influence dans tout le corps. La preuve que l'on apporte à l'appui de cette assertion, c'est que la plupart des maladies épizootiques débutent par une violente inflammation de l'appareil gastro-intestinal.

Remarquons que l'absorption intestinale est pour ainsi dire intermittente; elle est presque liée à la présence des substances alimentaires; ainsi l'introduction des agents infectants ne peut avoir lieu en tout temps par cette voie. En outre, si ces agents sont réellement matériels, n'est-il pas présumable que, soumis à l'action de l'estomac, ils pourront être altérés dans leur nature et décomposés comme la plupart des substances qui y sont ingérées? D'après les expériences de Fontana, le venin de la vipère, introduit dans l'estomac, est décomposé et perd en grande partie ses propriétés malfaisantes; pourquoi n'en serait-il pas de même à l'égard des agents infectants? Les nombreuses et savantes expériences de M. Colin (d'Alfort) sur les virus confirment les résultats obtenus par Fontana sur le venin de la vipère. Ces considérations nous portent à conclure que les médecins physiologistes ont, sous ce rapport, attaché trop d'importance à l'appareil digestif.

L'absorption cutanée est aussi un puissant moyen d'introduction des miasmes délétères; mais faisons observer que, lorsque l'absorption intestinale est dans toute sa force, celle de la peau diminue, et réciproquement. Il en résulte que l'introduction des miasmes par la peau offre aussi quelques variations, puisqu'elle est subordonnée à l'état de plénitude ou de vacuité de l'estomac. Il n'en est pas de même de l'appareil respiratoire que quelques auteurs considèrent avec raison comme la principale voie d'introduction des miasmes infectants, puisque ces miasmes, mélangés avec l'air, peuvent, dans tous les temps et sans interruption, pénétrer avec lui dans les poumons. On peut admettre que les particules infectantes ont la propriété de se dissoudre dans le sang, et que ce dernier, sous l'influence de ces agents délétères, est altéré dans sa composition, et communique lui-même cette altération aux organes dans lesquels il est continuellement charrié.

Si l'on prenait à la lettre ce qui a été écrit sur l'infection, on lui accorderait une place trop vaste dans l'étiologie des maladies contagieuses. A mesure que la science progresse, l'infection perd du terrain, la contagion en gagne, et *s'il est téméraire de réfuter la spontanéité des affections virulentes, on peut affirmer que dans l'immense majorité des cas elles reconnaissent pour cause exclusive la contagion.*

— La Contagion, d'après Foderé, est le mode par lequel un individu attaqué d'une maladie transmet cette maladie à un ou plusieurs individus, au moyen d'un principe spécifique nommé *virus,* ou *élément contagieux,* passé d'un corps à un autre corps par contact médiat ou immédiat.

Il semble, au premier aperçu, que rien n'est plus facile à déterminer par l'expérience que les cas de communication morbide, c'est-à-dire de reconnaître la contagion partout où elle existe. Mais l'on est encore loin de ce degré de perfection, et l'esprit de système, qui se mêle à ces sortes de discussions, est certainement peu propre à les terminer. Quoi qu'il en soit, voici les principaux caractères de la contagion.

La maladie qui est réellement le produit de la contagion ressemble, quant aux traits principaux, à celle qui lui a donné naissance; lorsqu'elle s'est étendue à un grand nombre d'individus, elle offre chez tous des traits de ressemblance qui lui donnent pour ainsi dire un air de famille. Les maladies contagieuses ont un caractère de spécificité sur lequel tous les auteurs ont insisté. Jamais elles ne se transforment les unes dans les autres. Toujours elles conservent dans leur développement, dans leur évolution, dans leurs manifestations symptomatiques, ces caractères spéciaux qui les distinguent les unes des autres et des maladies non contagieuses. Leurs lésions anatomiques, leurs localisations morbides se font toujours semblables à elles-mêmes. La seule variation que l'on observe est dans l'intensité de la maladie, intensité en rapport avec l'énergie de la cause et la résistance du sujet. Les maladies nées de la contagion font des progrès proportionnés à la multiplicité des points de contact; leur invasion est moins brusque, plus limitée que celle des maladies épizootiques proprement dites. Ces dernières sont ordinairement subites pour toute une localité; elles sont circonscrites, ou bien elles se concentrent dans un endroit pour se porter parfois subitement dans un autre; elles sont essentiellement liées à l'état des lieux, des aliments, des saisons, etc., tandis que les premières, sans être tout à fait indépendantes de ces causes, en sont du moins bien plus faiblement influencées. Le contact, la réunion des animaux sains avec les malades frappés purement d'une affection épizootique, ne sont point des conditions suffisantes pour faire contracter la maladie aux premiers ; dans une maladie contagieuse, au contraire, le contact médiat ou immédiat est une condition nécessaire pour la contracter.

Nous avons dit que les affections contagieuses se propagent de plusieurs manières, savoir : par contact immédiat des animaux malades avec les animaux sains, ou par contact médiat, par l'intermédiaire des personnes ou des choses propres à fixer le principe contagieux, et à le transporter à une certaine distance. Pour que le contact médiat ou immédiat soit suivi du développement de la maladie, l'individu qui y est soumis doit réunir un certain nombre de conditions favorables à ce développement ; il faut enfin qu'il y soit prédisposé. C'est ce qui explique pourquoi tel animal soumis à l'influence de la contagion y échappe, tandis que tel autre contracte la maladie. Le sujet attaqué d'une maladie contagieuse peut la communiquer par toute la surface de son corps, par son haleine, par sa transpiration, par ses excrétions. (Nous ne parlons ici que des maladies qui peuvent prendre le caractère épizootique.) Tout ce qui est autour de l'animal malade, tout ce qui sert à son usage peut se trouver imprégné des éléments contagieux qui sortent de son corps.

A son tour, l'individu sain, trop rapproché du malade, ou des choses qui lui ont servi, peut recevoir la contagion, comme nous l'avons dit, par les muqueuses digestive et respiratoire, par la peau saine et dénuée d'épiderme.

Il est d'observation que le corps d'un animal de la même espèce que ceux qui sont affectés, peut, comme moyen de contact médiat, se charger des principes de la contagion, et les transmettre à d'autres animaux de son espèce, sans être lui-même affecté. La médecine vétérinaire fournit un grand nombre de faits qui viennent à l'appui de ce que nous avançons : on a vu des troupeaux quitter en santé les pays ravagés par des maladies contagieuses, et transmettre la même maladie dans les contrées où on les avait conduits, sans cependant en être attaqués eux-mêmes. A bien plus forte raison, le corps d'un animal d'espèce différente peut devenir moyen de transmission ; ainsi les chiens, chats, lapins, rats, poulets, insectes même, ont été considérés à juste titre comme pouvant propager les maladies contagieuses. Les personnes qui soignent les animaux malades, ou qui en approchent, peuvent transporter dans leurs habits les germes de la contagion. On a cru pouvoir attribuer à cette seule cause la propagation de plusieurs maladies épizootiques contagieuses ; c'est pour cela que les règlements de police sanitaire défendent sévèrement le vagabondage, la libre circulation des bouchers, des empiriques, etc. Le fourrage et autres aliments, qui ont été placés dans des lieux habités par les animaux malades, peuvent encore recéler les éléments de la contagion. Nous pouvons en dire autant des meubles, harnais, voitures, couvertures et autres objets qui ont servi aux bêtes malades, ou qui ont été placés dans les lieux habités par elles, des pâturages dans lesquels se sont nourries ces dernières, des chemins qu'elles ont parcourus pour s'y rendre ou pour aller à l'abreuvoir, des fumiers retirés des lieux infectés, de la fiente et autres excrétions sorties du corps des malades, et enfin des cadavres et des dépouilles provenant de ceux qui sont morts de cette maladie.

— Pour terminer notre aperçu sur les causes des épizooties, il ne nous reste plus qu'à parler de celles qui sont relatives aux *lieux*, aux *aliments* et aux *boissons*.

La connaissance des lieux, relativement à leur salubrité et à leur insalubrité, est très-nécessaire au vétérinaire : chaque sol, comme l'observe Foderé, grave sur la physionomie de ses habitants, hommes, animaux, plantes, des traits ineffaçables qui deviennent héréditaires. En entrant dans un pays que l'on ne connaît pas, on peut déjà juger de sa salubrité par la nature du sol jusqu'à une certaine profondeur, par le voisinage ou l'éloignement des eaux, des montagnes, des forêts, par son exposition à l'un des quatre points cardinaux du ciel, et par la direction des gorges qui donnent accès à certains vents plutôt qu'à d'autres. Les terrains de première formation sont toujours plus salubres que ceux qui sont produits par des terres rapportées ; celui qui est calcaire ou sablonneux est dans le même cas, puisqu'il laisse facilement filtrer l'eau qui tombe à sa surface. Les terres argileuses, marneuses et tourbeuses, celles qui sont couvertes de beaucoup de terre végétale sont généralement plus fécondes, mais elles sont aussi plus meurtrières pour les animaux qui vivent à leur surface. Un sol calcaire ou sablonneux peut être aussi dangereux, si, comme on le voit souvent, il se trouve à peu de profondeur des couches de tourbe ou d'argile. Foderé a eu l'occasion de constater l'influence fâcheuse d'un semblable sol sur les bêtes à cornes d'un pays peu éloigné de Strasbourg : la nature sablonneuse du pâturage et sa sécheresse semblaient attester sa salubrité, et il n'y avait en apparence d'autre cause de la maladie que la contagion ; mais de plus amples recherches apprirent que le fond de ce pâturage était formé d'une argile compacte, et que l'eau, mélangée avec des détritus de feuillage qui avaient séjourné sur cette couche argileuse, avait été décomposée par la chaleur, et s'était exhalée en vapeurs malfaisantes ; ces vapeurs, respirées par les animaux qui paissaient dans ces pâturages, avaient occasionné une péripneumonie gangréneuse qui devint épizootique. Foderé rappelle, à cette occasion, l'usage des anciens Etrusques, qui, lorsqu'ils avaient l'intention d'établir leur domicile dans un lieu, faisaient égorger par leurs aruspices quelques-uns des animaux qui y vivaient habituellement. Ces prêtres examinaient attentivement les entrailles et les organes des animaux; s'ils paraissaient sains, ils exécutaient leur projet d'établissement. Si, au contraire, ils trouvaient quelque altération dans un organe important, foie, poumon, etc., ils continuaient leur chemin jusqu'à ce que les sacrifices leur eussent fait découvrir un endroit convenable.

Le voisinage des grandes masses d'eau est ordinairement salubre, à moins qu'elles ne restent en stagnation. Ces eaux stagnantes (étangs, marais) sont des causes fréquentes de maladies, ainsi que l'observation journalière nous l'apprend; elles diminuent les forces chez tous les êtres qui vivent sous leur influence. Les débordements des rivières, des fleuves, etc., produisent des effets analogues à ceux qui résultent du voisinage des marais, surtout quand ces débordements ont lieu sur une terre végétale, qui retient l'eau pendant quelque temps.

Le séjour des corps organisés privés de vie n'a jamais lieu dans une eau stagnante sans dégagement d'effluves nuisibles, surtout quand la température est élevée. C'est principalement en juin et juillet que, par suite de la baisse des eaux ou du dessèchement presque complet des mares ou des flaques d'eau, ces débris organiques sont mis à nu, et se décomposent plus facilement : aussi est-ce à cette époque que se développent ordinairement les maladies enzootiques qui exercent annuellement leurs ravages dans les malheureux cantons situés au voisinage des marais.

Outre ces causes générales relatives aux lieux, il en existe encore un grand nombre qui, quoique plus concentrées et plus locales, n'en exercent pas moins quelquefois des effets funestes, qui se généralisent : tel est le voisinage des voiries, des boucheries, des fosses d'aisances, des fabriques de produits animaux, etc.

Les aliments et les boissons, considérés comme causes générales de maladies, offrent, tout aussi bien que les lieux, un vaste champ d'observations importantes; mais nous ne pouvons, pas plus à l'égard des uns qu'à l'égard des autres, nous étendre au delà d'une simple indication. Les aliments peuvent offrir deux occasions générales de maladies : l'une dépend de leur nature intime ou de leur mauvaise composition, et l'autre de leur altération.

Dans le premier cas, l'effet est ordinairement local, et provient principalement de la mauvaise nature des prairies où croissent les végétaux destinés à alimenter les animaux. Dans le second cas, l'effet est toujours le résultat d'une cause accidentelle, temporaire, qui s'étend quelquefois à plusieurs provinces, comme des pluies abondantes, la submersion des prairies et des pâturages, d'où résultent le foin et la paille rouillés, vasés, échauffés, l'avoine moisie, le seigle ergoté, etc. Les aliments de mauvaise nature, quant à leur composition, ne peuvent donner lieu qu'à des maladies isolées ou enzootiques ; les aliments altérés par des cryptogames, des protorganismes, ou par une cause quelconque dans une grande étendue de pays, donnent, au contraire, plus souvent lieu aux maladies épizootiques. Ces dernières maladies doivent cependant être considérées comme enzootiques lorsque les causes d'altération se renouvellent pour ainsi dire tous les ans, comme cela a lieu dans les pays voisins de certaines rivières sujettes à des débordements périodiques.

L'usage prolongé des aliments altérés ou de mauvaise nature détermine presque toujours des maladies de l'appareil digestif ou respiratoire, des fièvres adynamiques, le typhus, des affections charbonneuses, des altérations du système lymphatique, telles que la morve, le farcin, etc.

La boisson ordinaire, la seule même qui mérite réellement ce nom, pour les animaux domestiques, est l'eau commune. N'ayant jamais d'autre liquide pour étancher leur soif, elle doit réunir toutes les qualités qui la rendent potable : son altération peut avoir les plus fâcheuses conséquences. Comme elle se charge naturellement de toutes les substances salines et organiques solubles qui se trouvent dans les lieux où elle séjourne ou qu'elle traverse, il en résulte que celle des mares, des étangs, des citernes, des rivières ombragées, encaissées, dont le cours est lent et le fond bourbeux ou vaseux, celle même de certains puits, de certaines pompes et fontaines, celle qui coule au-dessous des grandes villes, sont plus malsaines que les autres. Mais, malgré leurs mauvaises qualités, il est bien rare que des boissons donnent lieu à des maladies très-étendues, à moins qu'à leur influence ne vienne s'ajouter l'action d'autres causes plus énergiques.

— 4° *Moyens à employer pour arrêter la marche d'une épizootie, ou en préserver une contrée.* S'il est vrai qu'il vaut beaucoup mieux prévenir une maladie que d'avoir à la guérir, c'est surtout en hygiène publique que cette maxime prend une nouvelle importance ; car les maladies générales de son domaine sont trop souvent au-dessus des ressources de l'art. On ne saurait donc trop s'attacher aux moyens susceptibles de prévenir le mal, et ces moyens consistent, pour la plupart, en des mesures prescrites par les lois et les règlements relatifs aux maladies épizootiques.

La médecine, dit Vicq-d'Azyr, peut bien, par le moyen du régime et de quelques secours prudemment administrés, entretenir les individus qui sont exposés aux influences funestes d'une maladie contagieuse, dans un état de vigueur et de santé, dont l'effet est d'éloigner, ou au moins de rendre plus faible l'attaque de l'ennemi que l'on redoute ; mais il est difficile de fermer toutes les issues à la contagion, et il est impossible d'éloigner par un breuvage le danger de tout contact suspect. Ces prétentions, qui ne peuvent être dictées que par un amour-propre démesuré, ou par l'ignorance la plus grossière, en imposent au peuple et lui inspirent une sécurité dangereuse dont il est tôt ou tard victime. On n'a cependant jamais manqué de voir des hommes vains ou superstitieux, soit dans les épidémies qui attaquent les hommes, soit dans celles qui attaquent les bestiaux, promettre ainsi des secours qu'ils n'étaient point en état de fournir.

Il est bon de prévenir ici que, dans l'exposé des mesures propres à s'opposer au développement, ou à borner les ravages des épizooties, nous avons principalement en vue les différents typhus, parce que ce sont, sans contredit, les affections les plus meurtrières, les plus générales, celles qui réclament par conséquent les moyens les plus nombreux, les plus variés et les plus puissants. C'est d'ailleurs pour ces maladies que furent rendus les différents arrêtés et règlements qui font encore loi en matière de police sanitaire. Il se présentera deux cas à examiner : 1° Celui dans lequel un pays encore sain se trouve menacé d'une épizootie qui règne dans une contrée voisine ; 2° celui dans lequel les mesures de police sont applicables à un pays actuellement en proie aux ravages d'une épizootie. Nous ferons d'abord connaître d'une manière générale toutes les grandes mesures qui ont été consacrées par les lois et les règlements, et ce ne sera que dans notre résumé que nous en ferons l'application à chacun des cas sus-énoncés.

Les mesures qui doivent fixer notre attention peuvent se réduire à deux chefs principaux : 1° L'isolement, et l'assommement considéré comme moyen extrême d'isolement ; 2° la désinfection et l'assainissement.

L'Isolement des animaux, lorsqu'une maladie contagieuse se déclare, est la première mesure d'hygiène publique à mettre en vigueur pour s'opposer à sa propagation. On conçoit que cette mesure doive varier suivant le genre de maladie qui s'est déclarée, les lieux où elle exerce ses ravages, et l'espèce d'animaux qui en est attaquée. Considéré d'une manière générale, l'isolement se compose des mesures suivantes : A, la déclaration ; B, la visite et la séparation des animaux ; C, le dénombrement ; D, la séquestration ; E, le cantonnement ; F, les signaux ; G, la marque des animaux ; H, l'établissement des lazarets ; I, les cordons de troupe ; J, l'interdiction des foires et marchés ; K, et enfin l'émigration.

Nous allons examiner successivement chacune de ces mesures.

— A. *La déclaration* se fait verbalement ou par écrit, au maire ou autre autorité compétente, par les propriétaires des animaux malades. A notre article Contagieuses (*Maladies*), nous avons fait connaître les formalités à remplir pour cet acte important.

Nous avons déjà dit que cette déclaration est formellement ordonnée par le décret du 16 octobre 1791, l'arrêté du 16 juillet 1784, et l'article 459 du Code pénal. La plupart des autres lois sanitaires l'ordonnent également.

Ainsi, l'article 1er de l'arrêté du 19 juillet 1746 porte que tous les propriétaires de bêtes à cornes, habitant dans les villes ou paroisses de la campagne, dont les bestiaux seront malades ou soupçonnés tels, seront tenus d'en avertir dans le moment le principal officier de police de la ville ou le syndic de la paroisse dans laquelle ils habiteront, sous peine de 100 livres d'amende.

Les arrêtés du 31 janvier 1771 et 1er novembre 1775 prescrivent des dispositions analogues.

L'arrêté du Directoire exécutif du 23 messidor an V porte que tout propriétaire ou détenteur de bêtes à cornes à quelque titre que ce soit, qui aurait une ou plusieurs bêtes malades ou suspectes, sera obligé, sous peine de 500 francs d'amende, d'en avertir sur-le-champ l'agent municipal, qui les fera visiter par l'expert le plus proche, ou par celui désigné à cet effet. Lorsque, d'après le rapport de l'expert, il sera constaté qu'une ou plusieurs bêtes sont malades, l'agent veillera à ce que ces animaux soient séparés des autres et ne communiquent avec aucun autre animal de la commune. Les propriétaires, sous aucun prétexte que ce soit, ne pourront les faire conduire aux pâturages ou abreuvoirs communs ; ils seront obligés, sous les mêmes peines, de les nourrir dans les lieux où ils auront été renfermés. L'agent en informera, dans le même jour, le commissaire du directoire exécutif du canton, auquel il indiquera le nom des propriétaires et le nom des bêtes malades, et ce commissaire en fera part à l'administration centrale du département. Aussitôt qu'il sera parvenu à la connaissance de l'agent que l'épizootie existe dans une commune, il en instruira par une affiche tous les propriétaires de bestiaux de ladite commune. Cette affiche leur enjoindra de déclarer le nombre de bêtes qu'ils possèdent et leur signalement. Cette déclaration sera envoyée ensuite au commissaire du canton près du département.

On voit que les lois ont statué d'une manière bien précise sur l'obligation des déclarations ; mais elles ne disent rien de positif relativement aux fausses déclarations ; il est vrai qu'on y a pourvu par des règlements particuliers. Ainsi nous connaissons une ordonnance du préfet de police de Paris (1801) qui veut que, dans

son ressort, et dans le but de voir si les propriétaires n'ont pas fait de fausses
déclarations de leurs moutons claveleux, les troupeaux soient visités en présence
du maire par des experts nommés à cet effet, et qu'il soit prononcé une amende
de 100 francs contre le délinquant. Il ne s'agit ici que de la clavelée. Au reste,
cette omission n'a pas de grands inconvénients, car, l'autorité prescrivant la
visite immédiatement après la déclaration, il est facile de s'assurer de son exactitude.

B. — *La visite des animaux* est faite par les gens de l'art sur la réquisition de l'autorité. Elle doit suivre immédiatement la déclaration; elle a pour but de faire
connaître le nombre et l'état réels des animaux qui y sont soumis. Les experts ne
doivent pas se livrer à cette visite sans être accompagnés des autorités revêtues
de leurs insignes. Les propriétaires sont tenus de répondre à toutes les questions
qui leur sont adressées et de n'opposer aucune résistance aux mesures ordonnées.

C. — *Le dénombrement* est une sorte de recensement de tous les animaux de l'espèce sur laquelle sévit la maladie. Cet acte est souvent nécessaire dans certaines
épizooties pour faciliter les mesures de police administrative. Quelquefois on ne
se borne pas à une simple indication numérique; on fait de plus le signalement
de chaque animal en particulier; moyennant cette précaution, les propriétaires
ne peuvent se permettre, sans une autorisation légale, aucune diminution, ni
augmentation, ni substitution dans leurs troupeaux. Presque toutes les lois de
police sanitaire ordonnent ou autorisent le dénombrement, mais d'une manière
générale.

Il existe plusieurs manières d'effectuer le dénombrement; la plus mauvaise de
toutes serait, comme on l'a peut-être fait quelquefois, d'ordonner le rassemblement de tous les bestiaux de la commune dans le même lieu, afin de les voir les
uns après les autres, les compter, les signaler, et quelquefois aussi les estimer.
Mais cette manière d'opérer offre les dangers d'une contagion difficile à éviter,
lorsque la maladie règne déjà dans la commune. Il vaut donc mieux se transporter successivement d'une habitation dans une autre, ou bien convoquer les propriétaires des bestiaux. Dans ce dernier cas, on peut suivre la marche tracée par
le premier projet de Code rural; elle consiste à réunir tous les propriétaires
de bestiaux d'une commune chez le maire, qui s'adjoint les plus riches d'entre
eux, comme étant les plus intéressés à la conservation des troupeaux; en leur
présence, ce magistrat exige que les autres propriétaires fassent leurs déclarations les uns devant les autres. Lorsqu'on veut visiter les bestiaux dans leurs
étables, il ne faut négliger aucune des précautions nécessaires pour ne pas propager la contagion. On commence par dresser un état des habitations que l'on
doit parcourir; on y marque les endroits sains et ceux qui ne le sont pas, et on
commence les opérations en réglant sa marche de manière à passer successivement des endroits sains à ceux qui sont infectés, et en évitant, autant que possible, de toucher et même d'approcher de trop près des bêtes malades.

Immédiatement après le recensement, l'expert doit dresser un procès-verbal et
le faire suivre d'un tableau faisant connaître en détail les résultats de ses opérations. Ce tableau doit indiquer, en regard du nom de chaque propriétaire, le
nombre des animaux existant dans chaque étable avant l'invasion de l'épizootie,
le nombre de bêtes mortes, le nombre de bêtes malades ou suspectes au moment
de la visite, celui des bêtes saines, et enfin, s'il y a lieu, le signalement exact de
chaque animal existant, et même la valeur approximative des animaux estimés
isolément. L'expert doit se guider exactement sur les instructions qui lui ont été
transmises par l'autorité. Voici un modèle de procès-verbal précédant un tableau
de recensement dressé par un vétérinaire :

« En conformité des ordres de M. le préfet du département de... en date du...
je, soussigné... vétérinaire, demeurant à... me suis transporté dans le canton de...
arrondissement de... à l'effet de procéder, en présence et sous l'assistance de
MM. les maires, au recensement des animaux de l'espèce de... dans les différentes
communes dudit canton, et rédiger à ce sujet un état indiquant le nombre de...
de chaque propriétaire, avant l'invasion de la maladie régnante, le nombre des

animaux qui ont succombé à cette maladie, la valeur approximative des uns et des autres, et leurs signalements.

« J'ai commencé mon opération dans les communes de... dans lesquelles l'épizootie ne s'était pas encore montrée; j'ai ensuite parcouru celles de... en procédant, toujours autant que possible, des lieux non infectés aux lieux infectés, et en prenant toutes les précautions convenables pour ne pas multiplier et étendre le foyer de contagion. Mes courses se sont continuées sans interruption depuis le... jusqu'au... Partout j'ai été assisté par MM. les maires ou leurs adjoints, et j'ai obtenu les résultats exposés en détail dans le tableau suivant. »

(Suivent le tableau, la date et la signature.)

D. — *La séquestration* est un mode d'isolement qui consiste à mettre à part, dans un lieu fermé, les animaux atteints de maladies contagieuses, de manière qu'ils ne puissent avoir aucun rapport avec les animaux sains. La séquestration est peut-être, de toutes les mesures d'hygiène publique, celle qui remonte aux temps les plus reculés; on en trouve des traces dans les écrits les plus anciens; mais nos lois n'en ont fait mention que vers le milieu du xviiie siècle. L'art. 2 de l'arrêté du 19 juillet 1746 s'exprime ainsi à cet égard :

« Ne pourront, les propriétaires de bestiaux, sous quelque prétexte que ce soit, faire conduire dans des pâturages, ni aux abreuvoirs, lesdits bestiaux attaqués ou soupçonnés de maladies, et seront tenus de les nourrir dans les lieux où ils auront été enfermés, sous peine de 100 livres d'amende. »

Les articles 3 et 5 de l'arrêté du 31 janvier 1771 prescrivent des dispositions analogues, sous peine de confiscation et de 20 livres d'amende.

E. — *Le cantonnement* est un mode d'isolement qui consiste à reléguer dans les pâturages, les jachères ou les terres incultes, les animaux atteints ou soupçonnés d'être atteints de maladies contagieuses. Cette mesure de police sanitaire est sans contredit la plus ancienne que l'on connaisse; cependant elle n'a été consacrée par nos lois sanitaires que pour la clavelée; mais, en les modifiant un peu, on peut les appliquer facilement aux grands ruminants.

Les lois du 28 septembre et du 6 octobre 1790 veulent qu'après la déclaration faite à la municipalité, elle assigne, sur le terrain de parcours ou de vaine pâture, un espace où le troupeau pourra pâturer exclusivement, et le chemin qu'il devra suivre pour s'y rendre. Dans le cas où il n'y aurait dans la commune ni terrain de parcours, ni terrain de vaine pâture, le propriétaire serait tenu de ne point laisser sortir de son héritage son troupeau malade. Cette disposition a été modifiée par les articles 459, 460 et 461 du Code pénal, que nous avons rapportés à notre article CONTAGIEUSES (*Maladies*).

Le cantonnement peut être établi de plusieurs manières, suivant les saisons, les localités et l'état des troupeaux. Le printemps et l'été sont les époques les plus propices pour établir le cantonnement : l'automne et l'hiver sont trop froids et trop humides; cependant, quand la première de ces saisons est belle, on peut mettre le troupeau en cantonnement pendant le jour, et le faire rentrer pendant la nuit : ce serait alors un *cantonnement mixte.* — *Le cantonnement d'été* et celui de printemps sont les plus avantageux pour les propriétaires; ils n'occasionnent aucun frais de nourriture, et réunissent aux avantages du parcage celui d'un air frais et pur. Pour l'établir, on choisit un terrain inculte, une jachère ou un pâturage éloigné autant que possible de toutes communications. On recommande de le placer dans le voisinage d'un bois, d'une montagne, d'une rivière, d'un ruisseau, d'une haie ou d'un mur de clôture, afin qu'il soit limité naturellement d'un côté. Il faut toujours limiter le cantonnement par un fossé, par des piquets placés à peu de distance les uns des autres, par des pierres, ou simplement par un double sillon tracé à la charrue; l'un d'eux sert de limite aux animaux malades, et l'autre aux troupeaux sains.

Quelles que soient les précautions que l'on prenne, il est difficile d'obtenir, de cette manière, un isolement absolu, surtout dans des pays de plaines ou de petite culture.

Le mode appelé improprement *cantonnement d'hiver* semblerait mieux convenir pour circonscrire la maladie ; il mériterait la préférence dans toutes les saisons, si son exécution n'était pas aussi défavorable aux intérêts des propriétaires que préjudiciable à la cure des maladies. Ce mode consiste à enfermer les animaux dans de vastes habitations, des granges, des étables ; mais de cette manière leur nourriture est plus coûteuse que lorsque ces animaux sont dans des jachères, et, en outre, l'air que les animaux respirent, se chargeant constamment de miasmes nuisibles, rend la maladie plus rebelle et plus meurtrière. Le mode d'isolement qui consiste dans le passage alternatif de la bergerie au cantonnement est certainement le plus favorable ; mais, comme il peut faciliter la propagation de la contagion, il doit être rejeté, à moins que l'on ne puisse assigner aux animaux malades des chemins particuliers.

F. — On donne le nom de *signaux* à des poteaux élevés sur les chemins aux environs des communes en proie à une maladie contagieuse, et portant des inscriptions destinées à avertir les propriétaires des communes voisines, ou les marchands de bestiaux passagers, du danger que courraient leurs animaux s'ils les conduisaient dans ces communes.

L'arrêté du 31 juillet 1771 porte, art. 6, qu'aussitôt que l'on aura fait la visite et marqué les animaux, il sera attaché sur-le-champ à la porte des maisons où il y aura des bêtes malades, et aux principales avenues de la ville ou village, des signaux suffisants pour faire connaître que la maladie y règne. Le premier projet de Code rural veut que ces poteaux aient trois mètres de hauteur, et portent ces mots en gros caractères : *Maladie contagieuse sur les bestiaux.*

G. — *La marque* est un signe particulier ordinairement indélébile, et imprimé sur la robe de l'animal malade, de manière qu'on puisse le reconnaître partout, sans qu'il soit nécessaire de consulter son signalement. Les arrêtés des 19 juillet 1746, 31 janvier 1771, 16 juillet 1784 et 23 messidor an V, font mention de la marque. Les signes que l'on doit imprimer aux animaux ne sont pas les mêmes dans toutes les circonstances. L'arrêté de 1771 veut, art. 4, qu'aussitôt la visite faite, tous les animaux qui seront reconnus malades soient marqués d'un fer chaud portant la lettre M et la lettre initiale du nom de la ville ou de la commune, et de la lettre S les animaux sains. L'article 10 du même arrêté veut que les bêtes malades ou seulement suspectes ne puissent sortir des étables où elles auront été renfermées qu'après parfaite guérison, et après avoir été marquées de la lettre G en présence des officiers municipaux, cela sous peine de confiscation et de 100 livres d'amende.

L'arrêté du 16 juillet 1784 prescrit de faire cette marque sur de la cire verte placée à la base des cornes. Cette méthode offre l'avantage de permettre l'enlèvement de la marque aussitôt que l'épizootie a cessé ses ravages ; mais elle permet en même temps aux propriétaires qui veulent se défaire de leurs troupeaux encore sous l'influence de la contagion, de faire disparaître le cachet destiné à servir d'avertissement aux acheteurs, et d'augmenter ainsi le foyer de l'épizootie.

Les arrêtés émanés du gouvernement ne prescrivent rien relativement aux lieux où la marque doit être appliquée ; quelques administrateurs ont suppléé à ce silence par des règlements particuliers. — Huzard a conseillé de placer cette marque sur les cornes de l'animal. S'il s'agit d'animaux solipèdes, on pourra l'appliquer sur le sabot ; on pourrait encore, comme cela se fait dans le ressort de la préfecture de police de Paris, marquer les animaux à l'encolure avec des ciseaux.

H. — On a donné le nom de *lazarets* aux hôpitaux vétérinaires dans lesquels on se propose de rassembler, lors du règne d'une épizootie contagieuse, un grand nombre d'animaux, pour essayer toutes les méthodes de traitement, et étudier à fond le caractère de ces maladies. Bourgelat fait remarquer que les lazarets ne peuvent, dans la plupart des cas, être que de nouveaux moyens d'infection, soit qu'on les établisse pour toute l'étendue du territoire où règne la maladie, soit qu'on en fasse un pour chaque canton ou commune. Dans le premier cas, les bestiaux infectés que l'on conduit à un centre commun peuvent transmettre aux bêtes saines qui sont sur leur passage la maladie contagieuse dont ils sont atteints ; dans le deuxième cas, c'est-à-dire en multipliant les lazarets, il faut aussi multiplier les dépenses qui deviennent énormes ; enfin, il est notoire que, si l'on rassemble dans un même lieu un grand nombre de bêtes affectées, la maladie prend constamment un caractère plus sérieux, et devient toujours plus meurtrière.

On a plusieurs fois essayé l'établissement des lazarets, et, malgré la sagesse des précautions qui ont été prescrites, on n'a jamais eu à se louer de cette mesure.

I. — L'établissement des *cordons de troupe* a pour objet d'environner, de bloquer en quelque sorte, au moyen de la force armée, une ou plusieurs communes, un ou plusieurs cantons ou départements, et d'intercepter toute communication entre les endroits où règne une épizootie contagieuse et ceux qui n'en sont pas encore atteints. Cette grande mesure sanitaire n'est connue, à l'égard des animaux, que depuis l'année 1711, où elle fut employée en Italie d'après le conseil de Lancisi. Elle fut ordonnée en France par un arrêté du 1er novembre 1775, et exécutée d'abord dans les provinces méridionales et ensuite en Flandre. Après les déclarations voulues, les troupes faisaient des perquisitions afin de découvrir les contraventions; aucun propriétaire, de quelque rang et condition qu'il fût, ne pouvait s'y opposer, pas plus qu'aux ordres du gouvernement, qui étaient notifiés par des officiers, sous peine de 500 livres d'amende et d'emprisonnement.

L'ordonnance du roi du 27 janvier 1815 a renouvelé plusieurs de ces dispositions; il y est dit, article 2, que sur la demande des autorités administratives les gardes nationales, les gardes-champêtres, et au besoin les troupes de ligne, seront employés pour assurer les dispositions rappelées et indiquées à l'article 1er de la loi, et notamment pour former des cordons, et empêcher la communication des animaux-suspects avec les animaux sains.

Les cordons sanitaires peuvent être divisés en deux corps : l'un occupe les pays sains, à une demi-lieue environ des endroits infectés, et l'autre se place dans les villages de ces derniers. Les soldats du premier corps doivent fournir des postes et des factionnaires sur une ligne qui puisse circonscrire entièrement tous les endroits infectés, et exercer leur surveillance de telle façon qu'il ne puisse rien entrer ni sortir surtout, sans une autorisation légale. Le cordon intérieur a pour objet de visiter les étables pour s'assurer du nombre des animaux, rendre compte aux maires, adjoints, commissaires délégués, de toutes les infractions aux règlements, etc. Il a aussi quelquefois pour mission de désinfecter les lieux où la maladie a régné.

J. — *Mesures à prendre à l'égard des foires et marchés.* Malgré toutes les précautions possibles, la crainte des paysans et l'avidité des marchands sont telles, que l'on n'obtiendrait jamais un isolement complet si l'on ne supprimait ces grandes réunions d'animaux connues sous le nom de *foires* et *marchés,* ou tout au moins si l'on ne prenait des mesures sévères pour en interdire l'accès à tous les animaux malades ou suspects. En général, dans toutes les grandes épizooties, il est prudent d'interdire tous les marchés qui ne sont destinés qu'aux transactions commerciales, et de ne tolérer que ceux qui servent à l'approvisionnement des grandes villes.

L'étendue du pays auquel s'applique l'interdiction est ordinairement déterminée par des règlements particuliers. Bien que l'on ne permette souvent l'accès des marchés qu'aux animaux venant de lieux sains, il faut cependant que le conducteur des bestiaux que l'on y conduit soit muni d'un certificat de santé délivré par le maire ou le commissaire de police, ou par les gens de l'art, et visé par le magistrat. La police intérieure de ces marchés est ordinairement déterminée par des règlements locaux. Voici ce qui a été prescrit pour le département du Rhône en 1815. Arrivé sur les lieux, chaque propriétaire ou conducteur était tenu d'exhiber son certificat, qui devait désigner le nombre de bêtes, le pays d'où elles sortaient, et l'attestation de leur état de bonne santé. Indépendamment de cette mesure, les animaux étaient visités avec soin par l'inspecteur vétérinaire du marché, qui, au moindre soupçon de maladie, les faisait séquestrer. — Les bouchers qui voulaient s'approvisionner étaient tenus de justifier de leur profession par la présentation de leur patente; il leur était enjoint, en se rendant à leur domicile, de ne pas quitter les grandes routes, et de ne s'arrêter que dans les lieux qui leur étaient assignés. Ces mesures étaient sages sans doute, mais ne pouvaient prévenir tous les dangers. Il est facile de voir que les bestiaux non vendus pouvaient rapporter dans leurs communes le germe de la contagion, et le répandre ensuite. On aurait pu adopter un moyen qui eût tout concilié : c'eût été de ne laisser retourner aucun des bestiaux amenés à la foire, et de les mettre dans de grandes étables où ils eussent attendu le marché suivant.

L'arrêté du préfet du Rhône voulait, en outre, que les bestiaux saisis pour cause de non présentation de la part de leurs maîtres, conducteurs ou autres, des certificats dont il a été fait mention, fussent séquestrés pendant six jours, et, si à cette époque il se manifestait quelques symptômes de la maladie, qu'ils fussent abattus et enfouis dans les champs avec les précautions nécessaires, et cela sans préjudice des autres peines. Dans le cas contraire, ils étaient vendus, et le prix de la vente servait à acquitter les frais et l'amende, qui était de 50 francs par tête de bétail.

L'arrêté du 19 juillet 1746 punit les propriétaires ou les marchands qui ne sont pas munis de ces certificats, d'une amende de 200 livres par tête de bétail et de confiscation. L'arrêté du 23 messidor an V confirme cette peine, et rend le propriétaire et l'acheteur solidairement responsables. Mais, si la loi a voulu punir ceux qui ne prennent pas de certificats, elle a dû, à bien plus forte raison, infliger des peines sévères aux magistrats ou aux employés qui en délivreraient de faux. A cet égard, voici ce que prescrit l'article 14 de l'arrêté du 19 juillet 1746 : « Ceux auxquels il est enjoint de donner des certificats sont tenus de les délivrer conformes à la vérité, sous peine de 1,000 livres d'amende et de poursuites extraordinaires, pour, après l'instruction faite, être prononcé contre eux telle peine afflictive ou infamante qu'il appartiendra. » L'arrêté du 23 messidor an V et l'ordonnance de 1815 confirment ces dispositions.

On peut délivrer ces certificats : 1° Aux propriétaires dont les bestiaux sont sains et exempts de la maladie régnante, pour les conduire dans les foires ou marchés maintenus ; 2° aux bouchers des environs, lorsqu'ils exhibent leur patente, et qu'ils n'achètent que des animaux sains ; 3° aux propriétaires dont les bestiaux ont été abattus pour cause de suspicion, afin de leur permettre de transporter la chair de ces animaux et de la débiter, s'il y a lieu.

Dans la première circonstance, tel est le modèle que l'on suivait, et qui avait été proposé par Vicq-d'Azyr lors de l'épizootie de 1774 :

« Nous soussigné, syndic de la paroisse de..... certifions que les..... (bœufs, vaches, etc.) du nommé..... habitant de la commune de..... sont sains, et qu'ils sont restés dans ladite paroisse plus de quarante jours, c'est-à-dire depuis le..... jusqu'au..... et qu'il ne règne aucune maladie parmi les bestiaux de cette même paroisse ; lesquels..... (bœufs, vaches) sont de l'âge de..... et signalés comme il suit... (*Suit le signalement.*)

« En foi de quoi, etc. »

Ce certificat est remis par le vendeur à l'acheteur ; celui-ci est tenu de l'exhiber à toute réquisition légale, et de le présenter partout où on l'exigera. Si c'est un boucher, il doit être tenu de faire abattre les bestiaux dans les vingt-quatre heures.

Dans la deuxième circonstance, le certificat peut être ainsi conçu :

« Nous soussigné, maire de la commune de..... canton de..... arrondissement de..... département de..... certifions à tous qu'il appartiendra, que les..... dont le signalement suit..... appartenant à..... lequel nous a déclaré ne reconnaître aucun symptôme de la maladie régnante, et qu'ils peuvent sans crainte être vendus au sieur..... boucher, pour la consommation de la ville de..... dans laquelle il réside.

« En foi de quoi, etc. »

Les certificats qui ont pour objet de laisser entrer et débiter dans une ville ou village la viande des animaux abattus comme suspects, et pour avoir cohabité avec ceux qui étaient malades, peuvent être conçus à peu près comme il suit :

« Nous soussigné, maire de la commune de..... canton de..... etc., certifions que la viande de bœuf, consistant en..... (désignation des pièces), conduite par le sieur..... demeurant à..... chargé de remettre le présent certificat à l'autorité de la commune de..... provient d'un animal en parfaite santé, lequel a été abattu en ma présence, et devant M..... vétérinaire commis par M. le préfet à l'effet de constater l'état de tous les animaux de la commune de..... qui, aux termes de l'ordonnance du..... doivent être sacrifiés.

« En foi de quoi, etc. »

Ces certificats sont ordinairement délivrés sur papier libre et gratuitement.

Dans les contrées qui ont éprouvé les ravages d'une épizootie, on défend quelquefois aux bouchers d'acheter, et aux propriétaires de vendre des veaux ou génisses après un certain âge, et les vaches avant un âge aussi indiqué, et tout cela pour donner au pays le temps de se repeupler. Ainsi, l'arrêté du 14 mars 1745 inflige la confiscation et une amende de 300 livres à ceux qui vendent aux bouchers des veaux et génisses au-dessus de dix semaines et des vaches au-dessous de dix ans.

Les bouchers ont fréquemment des troupeaux qui leur appartiennent, et dans lesquels ils vont prendre les animaux qui doivent être sacrifiés pour la consommation journalière. On ne saurait exercer à leur égard une surveillance trop sévère, car c'est souvent parmi eux que la contagion se propage.

K. — *L'émigration* ou *la migration* est la translation des bestiaux d'un pays dans un autre, soit pour les soustraire aux atteintes de la contagion ou de toute autre cause générale de maladie, soit pour favoriser la guérison de la maladie dont ils sont déjà affectés. Cette mesure, employée dès la plus haute antiquité, fut remise en vigueur en 1775. En esquissant l'histoire de l'épizootie qui à cette époque ravagea nos provinces méridionales, nous avons fait connaître quelques faits de migration, ainsi que l'opinion de Vicq-d'Azyr à cet égard.

Voici à peu près la marche qui fut tracée pour cette mesure par l'ordonnance du 15 janvier 1776 : on fit refluer les bestiaux sains dans l'intérieur du pays infecté, où la maladie régnante avait déjà dépeuplé les étables, mais que l'on avait eu soin d'assainir. Avant de partir, les animaux étaient marqués à l'épaule droite avec un fer chaud portant la lettre initiale de la commune et un numéro d'ordre, et ensuite estimés par des experts en présence des magistrats, qui dressaient du tout un procès-verbal. On traçait aux conducteurs un itinéraire. Lorsque les animaux émigrants étaient nombreux, ils devaient voyager par troupeaux, et non tous à la fois. Chaque propriétaire fournissait environ dix livres de foin pour la nourriture de chacun des bestiaux par jour de marche. En arrivant à leur destination, la distribution en était faite aux propriétaires qui se présentaient pour les recevoir, à la charge par eux d'en payer la valeur si, au bout d'un an, ils avaient échappé à la mortalité. On dressait, de la remise de ces animaux, un état quadruple contenant le nom des paroisses d'où ils provenaient, celui des propriétaires, le numéro et la valeur de chaque bête, le nom de la commune où ils étaient placés et celui du particulier qui s'en chargeait. Bien que ces mesures portassent en général le caractère de la prudence qui avait présidé à leur adoption, elles ne produisirent cependant pas tout le bien que l'on pouvait en espérer; Vicq-d'Azyr, qui parle d'après sa propre expérience, assure que si elles ont réussi quelquefois en petit, elles ont offert en grand mille inconvénients.

La migration serait peut-être préférable à l'isolement ordinaire, si l'on pouvait s'assurer d'une manière bien positive de la bonne santé des animaux avant leur départ ; mais comme il est impossible d'obtenir cette certitude, le temps d'incubation étant indéterminé, nous pensons qu'il est bon de s'abstenir de cette mesure lorsqu'il s'agit de maladies épizootiques contagieuses.

Mais, lorsque la maladie est due à une cause locale, comme des pâturages insalubres, le voisinage des foyers d'infection, il est facile de comprendre qu'en éloignant les animaux, et les transférant dans un pays étranger, on les mettra à l'abri de toute influence morbide. Il est vrai que ces animaux, dans beaucoup de circonstances, ont été assez profondément modifiés par l'action de ces causes pour tomber malades, en plus ou moins grand nombre, dans les lieux où on les a transportés; mais enfin cet état fâcheux s'affaiblit peu à peu, et bientôt la santé renaît au milieu des troupeaux; il n'est même pas rare de voir des animaux qui au moment du départ présentaient déjà les premiers signes d'une maladie se rétablir promptement dans leur nouvelle station. C'est ce que l'on observe, par exemple, quelquefois à l'égard des troupeaux atteints de la *pourriture* ou du *sang de rate*, que l'on guérit par les simples changements de lieux.

— ASSOMMEMENT OU OCCISION. Le mot *occision*, employé pour la première fois par Foderé, indique une mesure générale de police sanitaire qui consiste à sacrifier les animaux qui sont atteints ou suspects d'une maladie contagieuse, afin de l'éteindre ou de l'arrêter plus sûrement. Cette rigoureuse ressource d'hygiène publique remonte aux siècles les plus reculés. On l'a toujours mise en usage à cause de l'incertitude des moyens curatifs connus, et de la difficulté de s'opposer aux progrès de la contagion.

Vicq-d'Azyr, qui est entré dans de grands détails sur l'assommement, cite un auteur dont l'opinion est contraire à cette mesure, et qui s'exprime en ces termes : « Quel horrible expédient que l'assommement!... Il est aussi barbare que le nom qui l'exprime. Que dirait-on du médecin qui, sous le spécieux prétexte de sauver l'humanité, eût conseillé, par exemple dans la peste de Marseille, d'étouffer les pestiférés? » Mais Vicq-d'Azyr répond à cette sortie qu'on ne doit pas oublier la distance immense qui sépare l'homme des animaux, et que, si dans aucun cas on ne doit sacrifier un seul homme pour le salut de tous, on ne doit pas moins sacrifier sans hésiter les animaux lorsque la vie et l'intérêt des hommes se trouvent compromis sans cette terrible mais indispensable mesure.

Brugnone, dans un mémoire inséré dans les *Annales d'agriculture*, expose les motifs des partisans du système qui nous occupe, les adopte ou les récuse d'une manière judicieuse.

Premier motif. Ceux qui se proposent de tuer se fondent, dit-il, sur ce que jusqu'à présent on n'a trouvé aucun spécifique pour guérir le typhus, et que les animaux qui en sont atteints en meurent presque tous. Mais on répond à cela que rien n'indique que l'on ne trouvera pas un jour ce que l'on a vainement cherché jusqu'ici, que l'on ne doit la médecine qu'à l'expérience, et qu'il ne faut pas lui ôter les moyens de faire des progrès.

Deuxième motif. Les bêtes qui ont communiqué avec les malades prennent toutes la maladie, et meurent également toutes les unes après les autres. A cela Brugnone répond que, dans les épizooties les plus meurtrières, le tiers des animaux au moins échappe à la mortalité en les abandonnant aux seules forces de la nature : donc tous les animaux ne sont pas emportés par la maladie; il en est même un grand nombre qui restent constamment en bonne santé, bien qu'ils se trouvent tous les jours en contact avec les principes contagieux.

Troisième motif. On se décide à l'assommement, parce qu'il est difficile, pour ne pas dire impossible, d'empêcher la communication médiate ou immédiate des animaux malades avec les sains. Notre auteur convient de ce fait; mais il fait observer que, pendant et même après l'assommement, les précautions doivent être encore plus minutieuses et plus générales; le propriétaire se prête d'autant moins à ces précautions, et il les croit d'autant plus inutiles que ni lui ni ses voisins n'ont plus d'animaux malades, ni même suspects.

Quatrième motif. Si l'on renouvelle toujours les bestiaux en les abandonnant à leur sort, ou en les traitant à mesure qu'ils tombent malades, il est à craindre que le typhus, quoique étranger à notre climat, ne s'y naturalise, et n'y devienne indigène. Cette crainte n'est nullement fondée, répond Brugnone; il n'y a pas d'exemple que le typhus se soit perpétué dans un pays où il n'est pas enzootique. Si cette maladie a régné longtemps en Hollande, on doit l'attribuer à la pratique de l'inoculation, qui, proposée par Camper et suivie par beaucoup d'autres auteurs, a été mise en usage dans ce pays dans le but de la rendre moins meurtrière; au lieu qu'abandonnée à elle-même, elle s'affaiblit peu à peu, au point qu'à quelques exceptions près elle n'a jamais duré plus de six à sept ans dans un pays.

Cinquième motif. Dans les pays où l'on a adopté cette mesure, comme en Angleterre, en Suisse, en Flandre, dans le Brabant, en France, l'épizootie a été éteinte en peu de temps. A ce sujet, Brugnone fait remarquer que, dans les pays où l'on n'a pas eu recours à l'assommement, l'épizootie n'a pas duré plus de temps et n'a pas fait plus de ravages.

De tout ce qui précède, faut-il conclure que l'assommement doit être proscrit d'une manière absolue, ou mis en usage dans tous les cas? Ces deux propositions, adoptées d'une manière exclusive, nous semblent peu rationnelles. L'assommement dans toutes les circonstances, et pour toutes les maladies épizootiques contagieuses, serait une barbarie et un faux calcul dont le résultat serait l'appauvrissement des gouvernements et des campagnes. Le rejeter sans exception serait vouloir se priver de la plus puissante de toutes les ressources, et quelquefois du meilleur de tous les moyens de détruire ou de faire avorter en quelque sorte une épizootie naissante. Voyons donc quelles sont les circonstances dans lesquelles il convient de mettre le système de l'occision en vigueur.

Ces circonstances ont été signalées par les plus célèbres auteurs. Bourgelat nous les fait connaître en peu de mots, lorsqu'il nous dit que, pour que les lois qui ordonnent l'assommement soient moins dures et moins coûteuses, il faudrait qu'elles fussent exécutées dès le début des maladies contagieuses ; car alors le nombre des bêtes à sacrifier serait peu considérable, et le foyer de contagion bientôt éteint.

Haller raisonnait dans le même sens. Brugnone pense aussi que, pour proposer l'assommement, il faut qu'il n'y ait qu'un petit nombre d'étables infectées. Lorsque la maladie est répandue dans plusieurs villages, ou dans une province entière, cette mesure est contraire : 1° Aux principes de la médecine, parce qu'on perd l'espérance de sauver une seule bête malade ; 2° aux principes de l'économie, à cause des frais immenses qu'elle occasionne ; 3° aux principes de la politique, parce que cela décourage les cultivateurs, et peut même les porter à des insurrections.

Enfin, Huzard père, dont l'autorité est d'un si grand poids, dit aussi qu'il faut assommer les bestiaux suspects, quand le typhus débute dans une contrée, pour tâcher d'arrêter les progrès du mal. C'est ainsi, ajoute-t-il, que la Suisse s'est garantie plusieurs fois de ce fléau.

Les lois de police sanitaire qui ordonnent l'assommement sont les arrêtés des 18 décembre 1774, 10 janvier 1776, 16 juillet 1784 et 27 janvier 1814.

— Assaínissement des lieux. (*Voy.* les mots Assaínissement et Désinfection.)

— Nous aurions bien encore à parler de l'*inoculation* considérée comme moyen de diminuer les ravages des maladies typhoïdes ; mais nous pensons que la question est assez jugée par les faits que nous avons rapportés en traçant l'histoire de l'épizootie de 1775.

— Résumé *de la marche que l'on doit suivre dans l'application des mesures précédemment exposées.* Après avoir fait connaître en détail toutes les grandes mesures d'hygiène publique et de police sanitaire relatives aux maladies contagieuses, il convient d'en faire, par une sorte de récapitulation, l'application directe aux deux cas principaux que l'on peut admettre, savoir: celui où une ou plusieurs communes cherchent à se préserver de l'invasion d'une maladie épizootique contagieuse qui exerce ses ravages dans une des communes environnantes, et celui où l'infection a déjà pénétré dans le pays où l'on s'efforce d'en arrêter les progrès. Ce dernier cas ayant été traité à l'article Contagieuses (*Maladies*), nous ne nous occuperons que du premier.

Lorsqu'une commune est menacée de l'invasion d'une maladie épizootique contagieuse ou soupçonnée telle, le vétérinaire doit informer le maire de cette circonstance, et se concerter avec lui sur les mesures à prendre pour conjurer le fléau. Si, comme cela arrive presque toujours, plusieurs communes se trouvent dans le même cas, il est nécessaire que le sous-préfet et même le préfet en soient instruits le plus promptement possible. Ce sont ordinairement les maires qui les

en informent ; mais le vétérinaire peut aussi s'adresser directement à eux s'il
craint que les choses ne marchent pas assez promptement. Il est même de son
devoir de suivre cette marche s'il est connu avantageusement de ses administrateurs, ou rétribué comme vétérinaire d'arrondissement ou de département. Il leur
fait ordinairement parvenir une sorte de rapport indiquant succinctement la nature, les effets et les dangers de la maladie régnante. Toutefois les informations
dont il est question deviennent le plus souvent inutiles, car, lorsqu'une épizootie
menace un certain nombre de communes, c'est qu'elle règne déjà dans les environs, et elle a presque toujours dès lors fixé l'attention de l'autorité supérieure,
et, en même temps que des mesures sont prises pour les endroits où elle règne,
on en ordonne ordinairement pour ceux qu'elle n'a point encore atteints, à moins
que ce ne soit pas dans le même département.

Supposons la maladie parfaitement connue. Si un vétérinaire est consulté par
le maire ou par un magistrat d'un ordre supérieur, les mesures qu'il proposera
devront tendre à obtenir un isolement aussi complet que possible. Dans ce cas il
est convenable que l'autorité interdise l'introduction de tous les bestiaux destinés
aux travaux de l'agriculture et à l'engraissement. Il ne doit être permis aux bouchers d'en introduire dans le commerce pour la consommation des habitants que
lorsqu'ils sont porteurs d'un certificat constatant que les animaux sont sains et
qu'ils proviennent d'une commune non encore infectée ; on doit veiller à ce qu'ils
soient abattus dans les vingt-quatre heures.

Les chemins vicinaux particuliers à la commune doivent être interdits aux bestiaux étrangers. Ceux que l'on serait obligé de laisser passer sur les routes devront les suivre sans se détourner. On doit s'opposer à ce qu'ils fassent des hal-
tes dans les habitations occupées par d'autres animaux. Il sera expressément
recommandé aux habitants de la commune de ne se mettre en communication
que le moins possible avec ceux chez lesquels règne la maladie ; ils auront le plus
grand soin, dans leurs petits voyages, de ne jamais approcher des bestiaux malades ou suspects ; ils n'emmèneront pas leurs chiens avec eux. Les maires feront
bien d'ordonner que ces animaux soient tenus à l'attache et d'autoriser les gardes-champêtres et autres à tuer les chiens errants.

Ces précautions étant prises, si l'on voit que la maladie que l'on redoute est
très-meurtrière, il est prudent de procéder à un recensement de tous les bestiaux
de la commune, et d'en faire, s'il y a lieu, le signalement et l'estimation, en se conformant pour cela aux pratiques que nous avons fait connaître.

Quant à l'interdiction des marchés et à l'établissement de services militaires,
ces mesures ne peuvent être prescrites que par l'autorité supérieure.

— 5° *Considérations sur les usages que l'on peut faire des dépouilles des animaux morts
d'une maladie épizootique.* On peut quelquefois utiliser la chair et les cuirs.

A. — *Usage de la chair.* On sentira facilement que les considérations dont il s'agit
se rattachent tout autant, et peut-être davantage, à la médecine de l'homme qu'à
celle des animaux ; mais le sujet n'est pas entièrement étranger à cette dernière.

Les gens de l'art sont loin d'être d'accord sur les effets de la chair des animaux
malades sur les hommes qui s'en nourrissent, et des faits, en apparence contradictoires, semblent en effet favoriser les deux opinions opposées. La plupart des
auteurs qui ont écrit sur les épizooties des bêtes à cornes ont gardé le silence sur
les accidents survenus après l'usage de leur viande ; plusieurs ont affirmé qu'elle
n'est point dangereuse. Sans citer ici les médecins et les vétérinaires qui ont
avancé ces faits, nous signalerons ceux dont une grande partie de nos contemporains ont été témoins il y a peu d'années, et que Huzard a consignés dans son
Mémoire sur l'épizootie de 1814. En effet, on a vu, à cette époque, les armées étrangères faire un grand usage de la viande des animaux attaqués de l'épizootie,
avant et après leur arrivée en France ; on en a aussi fait usage dans tous les pays
où ces troupes avaient porté la contagion. Paris, Lyon, et autres grandes villes,
en ont fait une consommation très-grande, malgré les règlements de police, et
cependant il ne s'est pas développé de maladie épidémique chez le peuple.

La chair des animaux atteints du typhus est peu savoureuse, dit M. Grognier ;

son goût est analogue à celui de la viande de basse boucherie; cuite à l'eau, elle donne deux fois plus d'écume que la viande de bonne qualité; son bouillon est blanchâtre, trouble, a l'aspect de celui que l'on obtient du porc atteint de ladrerie au dernier degré; ce bouillon chaud n'exhale point l'odeur agréable que l'on attribue à l'osmazôme. Que cette viande soit de mauvaise qualité, peu nutritive, qu'elle puisse nuire à des individus faibles, malades, débiles, et que, par conséquent, elle doive être exclue de la consommation, c'est ce qu'on ne peut contester; mais qu'elle soit essentiellement insalubre, et surtout qu'elle puisse introduire chez les personnes qui s'en nourrissent le germe typhoïde, c'est ce qu'il n'est pas permis de croire.

Les auteurs qui regardent comme dangereuse la viande des animaux malades opposent à ces faits d'autres faits qui ne sont pas moins favorables à leur opinion.

Schenkius nous apprend que l'on attribua la dyssenterie épidémique qui régna à Padoue et à Venise, en 1559, à l'usage que le peuple avait fait de la chair de quelques bœufs malades amenés de la Hongrie, et qu'il s'éleva à cette occasion, entre le peuple et les bouchers, une querelle à laquelle le sénat de Venise mit fin en défendant, sous peine de mort, de vendre de la chair de bœuf, du beurre, du lait et du fromage; on ne put, pendant la durée de l'épizootie, faire usage que de la viande de porc.

Le père Kircher rapporte qu'en 1617 une angine gangréneuse, qui avait attaqué les bœufs, se déclara sur les gens de la campagne qui en avaient mangé. Un grand nombre d'auteurs dignes de confiance ont rapporté des faits analogues; il serait beaucoup trop long de les exposer ici. Gohier, entre autres, a vu un homme tourmenté d'une forte diarrhée pendant plusieurs jours, pour avoir bu du lait d'une vache atteinte d'une maladie charbonneuse. Le même accident arriva, en 1809, à cinq personnes de la même famille, pour avoir fait usage de café mélangé avec du lait d'une chèvre attaquée du charbon à la mamelle.

Foderé nous apprend que, pendant une épidémie de dyssenterie qui régna, en 1793, parmi les troupes françaises à Entrevaux, il vit cette épidémie coïncider avec l'arrivée de bœufs échauffés et attaqués d'un pissement de sang, et qu'il s'efforça en vain d'empêcher de les faire servir avant qu'ils fussent reposés. Leur chair était très-rouge et se corrompait facilement. Le même auteur a vu en 1799, dans un village des environs de Nice, un particulier mourir, et sa famille être très-malade, pour s'être nourris avec de la chair de leur vache attaquée de l'épizootie qui régnait.

A ces preuves tirées de l'expérience, on peut ajouter les raisonnements de la théorie. On ne saurait douter en effet que les muscles, les viscères et les humeurs ne soient altérés plus ou moins profondément dans la plupart des maladies épizootiques un peu graves; ces parties n'ont plus la même saveur, la même couleur, la même odeur que lorsque les animaux sont sains; les muscles sont ordinairement mous et comme infiltrés de sérosité et d'air dans les affections gangréneuses; le tissu cellulaire est souvent rempli d'une sérosité rougeâtre dans le typhus; les muscles sont, au contraire, d'un rouge foncé, violet ou noir, mous et recouverts d'une substance gluante, mucilagineuse, comme s'ils commençaient à se décomposer. Le bouillon fait avec ces viandes n'est ni aussi agréable, ni aussi nourrissant, et elles n'ont jamais elles-mêmes un goût aussi savoureux et aussi agréable; leur digestion est plus ou moins pénible; elles donnent lieu à des rapports; elles sont quelquefois repoussées par les forces digestives.

Comment expliquer maintenant les preuves d'innocuité de la viande provenant des animaux malades, et le conflit d'opinions émises à cet égard? Il nous semble que l'on peut facilement trouver la solution de cette question dans les différences qui distinguent les maladies épizootiques les unes des autres, dans le plus ou moins de gravité de leurs symptômes, dans la période de la maladie pendant laquelle l'animal a été tué, dans la nature du climat, dans l'usage que les hommes auront fait de la viande, dans la prédisposition qu'ils pouvaient avoir à telle ou telle affection. Si, par exemple, la maladie est éminemment contagieuse, qu'elle ait une tendance marquée à l'adynamie et à la gangrène, si les symptômes sont graves, s'ils ont déjà fait beaucoup de progrès, quand l'animal est livré au boucher, si la saison est chaude, et si l'usage de la viande a été continué pendant longtemps, nul doute que les personnes qui s'en sont nourries ne tombent bientôt malades, et ne présentent quelques-uns des symptômes de l'affection dont les animaux qui leur ont fourni la chair étaient attaqués. Si, au contraire, ces circonstances ne se trouvent pas réunies, que la maladie, par exemple, soit commençante, qu'on ne fasse usage de la chair qu'à des époques éloignées, il est probable que l'on ne sera pas incommodé d'une manière sérieuse.

Concluons donc de tout ce qui précède : 1° Que l'on doit, en général, rigoureusement proscrire l'usage de la viande provenant des animaux attaqués d'affection charbonneuse, de pustule maligne, ou de maladie interne ayant une grande tendance à la gangrène, surtout lorsque la maladie a fait quelques progrès, et que l'on se trouve dans une saison chaude; 2° que l'usage de celle qui provient d'animaux atteints d'affections étrangères à celles que nous venons d'indiquer pourrait, dans des cas urgents, être toléré sans de graves inconvénients; 3° que celle même des animaux attaqués du typhus ordinaire n'est pas dangereuse pour les personnes qui en mangent; 4° que, malgré cela, il est convenable de s'abstenir de son usage; 5° enfin, que dans le cas où l'on serait dans la nécessité de tolérer cet usage, il faudrait tuer les bestiaux dès le début de la maladie.

B. — *Usage des cuirs.* Aux termes des règlements en vigueur sur les épizooties, les peaux des animaux morts affectés de ces maladies doivent être tailladées et enterrées avec les cadavres. Cette mesure, qui a pour objet de détruire jusqu'aux moindres causes qui peuvent concourir à propager la contagion, n'est peut-être pas toujours d'accord avec une sage économie. Il est, en effet, une foule de cas où il est possible d'utiliser ces peaux en prenant certaines précautions propres à leur enlever leurs qualités pernicieuses.

Les tanneurs emploient différents procédés pour la préparation des peaux des animaux : les uns, pour obtenir des cuirs forts, excluent ceux des chevaux, des vaches, des veaux, et ont recours à la putréfaction commençante, en se servant de grains dont ils excitent la fermentation ; d'autres, comme les mégissiers, voulant des cuirs blancs, emploient la chaux, le sel commun et l'alun; un très-petit nombre mettent en pratique le procédé d'accélération inventé par M. Séguin, en se servant de l'acide sulfurique; mais la plupart emploient la chaux et ensuite le tan. De ces différents procédés, le dernier est le plus complétement doué de la faculté de détruire, de dénaturer, de neutraliser les molécules contagieuses qui peuvent résider dans la peau; il consiste à faire macérer les peaux dans l'eau, afin de les dessaigner et de les préparer à subir l'action de la chaux. A la rigueur, deux objections possibles se présentent ici; Hurtrel les a d'avance résolues : 1° L'eau dans laquelle des peaux infectées auront séjourné ne sera-t-elle pas infectée elle-même ? Il n'y a qu'à la jeter dans un endroit légèrement enfoncé, disposé exprès, et lorsqu'elle sera infiltrée dans les terres, ce qui ne sera pas long, ou pourra recouvrir la surface du trou d'une couche de chaux vive, ou, à son défaut, de plâtre solidifié par l'eau ; il n'y aura plus alors d'émanations fâcheuses à craindre ; 2° les cuves ou les pleins qui servent à macérer étant ordinairement au grand air, l'eau employée pourrait laisser échapper, pendant la macération, des vapeurs dangereuses, susceptibles de rester en suspension dans l'air, et de convertir ainsi ce fluide en un véhicule de contagion. Le meilleur moyen de s'opposer à l'émission de ces vapeurs est de recouvrir la surface de l'eau d'une couche d'un demi-pouce ou d'un pouce d'épaisseur de charbon de bois pulvérisé.

Quoi qu'il en soit, les peaux suffisamment macérées sont mises dans les fosses qui contiennent l'eau de chaux. La terre calcaire s'insinuant dans les pores du cuir, les dilate et en chasse l'humidité. A mesure que l'eau, agissant ainsi, perd de sa force, la peau se gonfle, se ramollit, et devient spongieuse. Les peaux étant suffisamment dilatées, on les passe à l'eau et au couteau pour en chasser la chaux et y substituer le tan, qui, se combinant avec la gélatine, donne lieu à la formation d'une matière imputréfiable, qui se loge dans les pores et rend les cuirs aptes aux usages ordinaires.

Nous passons rapidement sur ces détails qui sortent un peu de notre sujet, et nous nous hâtons d'arriver au dernier paragraphe de ce cet article, dont la longueur a un peu dépassé nos prévisions.

6° Arrêtés, règlements, etc., relatifs aux maladies épizootiques.

N° 1. — *Arrêté du Conseil contenant l'ordre qui sera observé jusqu'au 15 novembre prochain, à l'égard des foires où l'on vend des bestiaux, du 16 septembre 1714.*

Le Roi, ayant été informé que la communication des maladies des bestiaux d'une province à une autre, ou même des lieux infectés d'une province dans d'autres de la même province qui ne l'étaient pas, s'est faite principalement à l'occasion des foires et des marchés, par le mélange des animaux malades avec les sains, lesquels, s'étant répandus en divers lieux, y ont porté les mêmes maux qu'ils avaient pris ; et Sa Majesté voulant empêcher la continuation d'une communication si dangereuse, et en même temps prendre les précautions convenables pour conserver la liberté des foires nécessaires au commerce et à la subsistance des peuples, en sorte néanmoins que l'on n'y puisse conduire des bêtes infectées ou suspectes ; ouï le rapport du sieur Desmaretz, conseiller ordinaire au conseil royal, contrôleur-général des finances, *Sa Majesté, étant en son conseil,* a fait très-expresses inhibitions et défenses à tous marchands, bourgeois et autres, de quelques qualité et condition qu'ils puissent être, de conduire, amener, vendre ni exposer en vente aucuns bœufs, vaches, ni veaux, de quelque province ou pays qu'ils puissent être, dans les foires et marchés de Brie, Gâtinais, Morvan et autres, où lesdites maladies ont cours, suivant les ordonnances particulières qui seront rendues par les sieurs intendants ou commissaires départis ; fait, Sa Majesté, pareilles défenses à toutes personnes de conduire, ni d'amener desdites provinces infectées ou suspectées, aucuns bœufs, vaches, ni veaux dans les provinces et pays où les bestiaux ne sont point encore attaqués des mêmes maux, sous quelque prétexte que ce soit, même de les vendre dans les foires et marchés qui s'y tiendront ; le tout à peine de confiscation des bestiaux et de *mille livres* d'amende contre chacun des contrevenants, qui seront emprisonnés sur-le-champ jusqu'au payement de ladite amende ; veut néanmoins, Sa Majesté, que lesdites défenses n'aient lieu que jusqu'au 15 novembre prochain ; enjoint, Sa Majesté, aux sieurs intendants et commissaires départis, aux juges des lieux et à tous autres officiers qu'il appartiendra, de tenir la main à l'exécution du présent arrêté, qui sera publié et affiché partout où besoin sera, à ce que personne n'en ignore.

Fait au conseil d'État du Roi, Sa Majesté y étant, tenu à Fontainebleau le seizième jour de septembre mil sept cent quatorze.

Signé : Phélypeaux.

N° 2. — *Ordonnance du Roi concernant les précautions à prendre sur les frontières, à l'occasion des maladies contagieuses qui se sont répandues dans une partie de la Hongrie et provinces voisines, du 6 janvier 1739.*

Sa Majesté étant informée que les maladies contagieuses qui se sont répandues dans une partie de la Hongrie et provinces voisines ne sont pas encore cessées, elle a jugé nécessaire de prendre les précautions qu'exigent la sûreté et la conservation de ses sujets, en les préservant, autant que possible, de toute communication suspecte, et, en conséquence, elle a ordonné et ordonne ce qui suit :

Art. Ier. Tout commerce et négoce de bestiaux et marchandises, de quelque espèce que ce soit, venant desdits pays, ou qui y auront passé, sera et demeurera interdit et suspendu jusqu'à ce qu'autrement, par Sa Majesté, ait été ordonné ; sans que, sous quelque prétexte que ce soit, elles puissent être reçues dans le royaume.

II. Pour prévenir les inconvénients que cette interdiction pourrait occasionner dans le commerce d'entre les sujets de Sa Majesté, et ceux des pays où la santé des bestiaux n'est point altérée, veut, Sa Majesté, que les négociants, commerçants, voituriers et autres qui voudraient faire entrer des marchandises d'Allemagne et pays en dépendant, autres que ceux qui sont attaqués de la contagion, soient tenus de rapporter des certificats de santé, expédiés en bonne et due forme par les magistrats du lieu d'où lesdits bestiaux seront partis, et où lesdites marchandises auront été fabriquées ; lesquels certificats seront présentés, à l'entrée du royaume, aux commandants ou magistrats, pour être par eux visés ; à faute de quoi, il ne leur sera pas permis de continuer leur route.

III. Aucun voyageur, passager ou autre venant d'Allemagne, ne sera pareillement admis à entrer dans le royaume sans un pareil certificat de santé, visé des commandants ou magistrats de la première ville de la frontière qui se trouvera sur leur route.

IV. Ces précautions seront exactement observées en Flandre, en Hainaut, dans les Évêchés, sur la frontière de la Champagne, en Alsace, en Comté, en Bresse, Bugey, Valromey et pays de Gex, en Dauphiné et en Provence, sans qu'aucun marchand, voiturier ou voyageur, venant directement ou indirectement d'Allemagne, puisse être dispensé de rapporter lesdits certificats ; voulant, Sa Majesté, que ceux qui n'en seront pas munis soient obligés de rétrograder comme suspects.

V. Quant aux officiers qui ont fait la dernière campagne en Hongrie, et qui ont fait depuis une quarantaine en pays non suspects, Sa Majesté trouve bon qu'en rapportant un certificat authentique des magistrats du lieu où ils auront fait ladite quarantaine, l'entrée du royaume leur soit permise.

Mande et ordonne, Sa Majesté, à tous gouverneurs et à ses lieutenants-généraux en ses provinces frontières, aux gouverneurs et commandants de ses villes et places, intendants et commissaires départis pour l'exécution de ses ordres en sesdites provinces, commissaires ordinaires de ses guerres, bourgmestres, mayeurs, échevins et gens de loi, commis et gardes établis sur les ponts, ports, péages et passages, et tous autres, ses officiers et sujets qu'il appartiendra, de s'employer et tenir la main à l'exacte observation de la présente, laquelle Sa Majesté veut être lue, publiée et affichée partout où il appartiendra, à ce qu'aucun n'en prétende cause d'ignorance.

Fait à Versailles, le six janvier mil sept cent trente-neuf.

Signé : Louis.
Et plus bas :   Bauyn.

Nᵛ 3. — *Arrêté du Conseil, portant règlement par rapport à ce qui doit être observé pour les bestiaux, du 14 mars 1745.*

Le Roi, s'étant fait représenter en son conseil l'arrêté rendu en icelui le 14 avril 1720, par lequel il est fait défense à tous laboureurs, fermiers, ménagers et autres personnes, de quelques qualité et condition que ce soit, de vendre à aucuns bouchers les veaux et génisses qui seront âgés de plus de huit ou dix semaines, ni aucunes vaches qui seront encore en état de porter des veaux, et auxdits bouchers de Paris et des environs de les acheter ni de les tuer, à peine, contre les vendeurs, de confiscation desdits veaux, génisses et vaches, et contre les bouchers, de pareille confiscation, de trois cents livres d'amende, et d'être privés de faire la marchandise de boucherie ; et Sa Majesté étant informée que, par la mortalité des bestiaux dans plusieurs provinces du royaume, l'espèce des bœufs et vaches est si considérablement diminuée, qu'il est important de rendre ces défenses générales, afin d'en prévenir la disette, qui serait d'autant plus préjudiciable à ses sujets, qu'en donnant lieu à une augmentation sur la viande, elle en occasionnerait une aussi dangereuse sur les voitures, et ferait cesser une partie de la culture : à quoi voulant pourvoir, ouï le rapport du sieur Ocry, conseiller d'État ordinaire au conseil royal, contrôleur-général des finances, *le Roi, étant en son conseil,* a ordonné et ordonne :

Art. Ier. Que l'arrêté du conseil du 4 avril 1720 sera exécuté selon sa forme et teneur ; et, en conséquence, a fait inhibitions et défenses à tous laboureurs, fermiers, herbagers, ménagers et autres, de quelques état et condition que ce soit, de vendre à aucuns bouchers, tant dans les villes qu'à la campagne, aucuns veaux et génisses au-dessus de l'âge de dix semaines, ni aucunes vaches qu'elles n'aient dix ans passés ; le tout à peine de confiscation et de trois cents livres d'amende pour chaque contravention.

II. Défend pareillement, Sa Majesté, tant aux bouchers de Paris qu'à ceux des autres villes du royaume, même à ceux répandus dans les campagnes, d'acheter lesdits veaux et génisses au-dessus de l'âge de dix semaines, et les vaches qui n'auraient pas dix années passées, pour les tuer, sous pareille peine de confiscation, de trois cents livres d'amende, et d'être, en outre, privés de leur état.

III. Veut, Sa Majesté, que, par l'officier qui sera commis par le sieur lieutenant-général de police, aux marchés de Sceaux et de Poissy, les commis des fermes à Paris, ceux des autres villes du royaume, les commis des aides répandus dans les provinces, les huissiers et autres officiers ayant serment en justice, les contrevenants puissent être saisis, et qu'ils soient poursuivis par-devant le sieur lieutenant-général de police à Paris, et les sieurs intendants et commissaires départis dans les provinces, à la requête des personnes qu'ils jugeront à propos de commettre pour l'exécution du présent arrêté.

IV. Les peines ci-dessus prescrites seront prononcées contre les parties saisies, sur les simples procès-verbaux des commis, affirmés véritables devant le plus prochain juge du lieu où ils auront été faits, dans le temps prescrit par l'ordonnance des aides.

V. Et, pour engager lesdits commis et autres à veiller plus attentivement à l'exécution des défenses portées par le présent arrêté, Sa Majesté a accordé et accorde à ceux qui feront les saisies, la moitié des amendes qui seront prononcées sur leurs procès-verbaux ; et, sur le surplus, il sera fixé un honoraire pour celui qui sera préposé et chargé de la poursuite.

VI. Enjoint, Sa Majesté, au sieur lieutenant-général de police à Paris, et aux sieurs intendants et commissaires départis dans les provinces, de tenir la main à l'exécution dudit présent arrêté ; leur attribuant toute cour et juridiction pour connaître et juger sommairement, sauf 'appel au conseil, les contestations qui naîtront à cette occasion, et toutes les contraventions qui seront constatées en vertu d'icelui.

VII. Et sera le présent arrêté imprimé, lu, publié et affiché partout où besoin sera, à ce que personne n'en ignore, même inscrit sur le registre des délibérations de la communauté des bouchers de Paris, à la diligence des jurés.

Fait au conseil d'État du Roi, Sa Majesté y étant, tenu à Versailles, le quatorzième jour de mars mil sept cent quarante-cinq.

Signé : Phélypeaux.

N° 4. — *Arrêt de la Cour du Parlement, du 24 mars 1745.*

Vu par la Cour la requête à elle présentée par le procureur-général du roi, contenant qu'ayant eu avis de quelques provinces du ressort de la Cour, que plusieurs bœufs et plusieurs vaches avaient été attaqués de maladies qui paraissaient être dangereuses, il avait écrit sur les lieux pour en être particulièrement informé ; que, par les éclaircissements qu'il avait eus, il paraissait que la maladie se communiquait par le défaut de séparation des bestiaux sains d'avec les malades, et par la facilité qu'on avait de vendre, dans les foires et marchés, des bestiaux attaqués de la maladie ; que, si on avait la consolation de voir que non-seulement cette mortalité n'avait procuré aucune maladie dans le peuple d'aucune de ces provinces, mais même qu'elle n'était répandue que sur les bœufs, les vaches et les veaux, à la différence de celle qui survint en 1714, qui attaqua, dans l'étendue du royaume, les bêtes à cornes, les chevaux et les moutons, il semblait néanmoins que la crainte de la diminution des bestiaux, qui pourrait entraîner celle du lait, du beurre et du fromage, ne devait rien faire négliger pour prévenir les progrès d'un mal qui pourrait avoir de fâcheuses suites, surtout dans un temps si proche des marchés et des foires qui doivent se tenir incessamment pour la vente des bœufs destinés, après le carême, à l'approvisionnement de cette ville ; que c'est ce qui l'engage à proposer à la Cour quelques articles de règlement qui sont presque entièrement copiés sur ceux que la sagesse et la prudence de la Cour renferma dans les deux arrêts de règlement des 21 avril et 1er août 1714 : à ces causes, il plût à ladite Cour y pourvoir suivant les conclusions par lui prises par ladite requête, signée de lui procureur-général du roi : ouï le rapport de maître Élie Bachard, conseiller ; la matière mise en délibération ;

La Cour, faisant droit sur la requête du procureur-général, ordonne :

Art. Ier. Que, dans les lieux où la maladie des bœufs, vaches et veaux a commencé à se faire sentir, les officiers, soit du Roi, soit des sieurs hauts-justiciers, auxquels la police appartient, chacun dans leur territoire, même les syndics des communautés, en cas d'absence desdits officiers, seront tenus de prendre des déclarations exactes des bœufs, vaches et veaux de chaque particulier ; de les faire visiter par des personnes à ce intelligentes, deux fois la semaine au moins, le tout sans frais, pour connaître s'il n'y a point de bêtes infectées de la maladie, enjoint à tous ceux qui auront du bétail malade de le déclarer incontinent auxdits officiers, à peine de cent livres d'amende contre chaque contrevenant, pour être, les bêtes malades, séparées de celles qui seront saines, et mises dans d'autres écuries, étables et autres lieux ; — qu'en cas que le bétail malade puisse être conduit au pâturage, il soit mis à la garde d'un pasteur qui sera choisi par la communauté, et qui ne pourra conduire le bétail que dans les cantons et lieux qui seront indiqués par lesdits officiers, à peine de punition corporelle et de tous dommages et intérêts dont la communauté demeurera responsable.

II. Fait défense aux communautés qui ont droit de parcours ou d'usage sur les territoires voisins, de les exercer dès le moment qu'il y aura dans ladite communauté des bêtes atteintes de maladie, à peine, pour les habitants des communautés contrevenantes, de répondre solidairement de tous dommages et intérêts dont la communauté demeurera responsable.

III. Fait pareillement défenses à toutes personnes de conduire des bœufs, vaches et veaux, des bailliages et lieux où la maladie est répandue, pour les vendre dans d'autres bailliages et lieux ; à cet effet, ordonne que lesdits bœufs, vaches et veaux ne puissent être vendus qu'après que ceux qui les conduisent auront préalablement représenté aux juges des lieux où la vente en sera faite, un certificat du lieu où lesdits bœufs, vaches et veaux auront été amenés, portant qu'il n'y a point de maladies dans ledit lieu sur lesdits bestiaux, ni à trois lieues au moins à la ronde ; lequel certificat sera visé par ledit juge, sans frais ; le tout à peine de trois cents livres d'amende pour chaque contravention, même de confiscation des bestiaux, s'il y échet.

IV. Fait pareilles défenses à toutes personnes, sous les mêmes peines, d'exposer en vente, dans les foires et marchés, aucuns bœufs, vaches ou veaux, même aux bouchers de tuer et débiter lesdits bœufs, vaches et veaux, qu'après qu'ils auront été vus et visités par personnes à ce intelligentes, nommées par lesdits officiers ; et ce (à l'égard des bestiaux qui seront exposés en vente dans les foires et marchés) avant que lesdits bestiaux puissent être amenés dans le lieu de la foire ou du marché, pour savoir s'ils ne sont point attaqués de maladie, ou même suspects d'en être attaqués, et être, ceux qui se trouveront en cet état, renvoyés sur-le-champ dans les lieux d'où ils auront été amenés ; que les bestiaux qui seront jugés sains ne puissent être mêlés avec ceux de celui qui les aura achetés, ou autres habitant des lieux où ils seront vendus, qu'après en avoir été tenus séparés au moins pendant huit jours, à peine de cent livres d'amende pour chaque contravention.

V. Ordonne qu'aussitôt que les bêtes infectées seront mortes, les propriétaires et fermiers seront tenus de les enterrer, avec leurs peaux, lesdites bêtes préalablement coupées par quartiers, dans des fosses de huit à dix pieds de profondeur pour chaque bête, de jeter dessus lesdites bêtes de la chaux vive, et de recouvrir exactement lesdites fosses jusqu'au niveau du terrain ; enjoint auxdits officiers, en leur absence, de leur *faire fournir* les charrettes, chevaux, harnais, civières ou traîneaux, *même les manœuvriers* dont ils auront besoin, sans qu'on puisse traîner lesdites bêtes, mais les porter aux fosses dans lesquelles elles seront jetées ; le tout à peine de cinquante livres d'amende contre ceux qui auront refusé leurs charrettes, harnais, civières ou traîneaux, ou leurs services pour enterrer promptement lesdites bêtes mortes de maladie. Fait défenses à toutes personnes de laisser dans les bois lesdites bêtes mortes, les jeter dans les rivières, ni les exposer à la voirie, même de les enterrer dans les écuries, cours, jardins et ailleurs que hors l'enceinte des villes, bourgs, villages, à peine de trois cents livres d'amende et de tous dommages et intérêts.

VI. Fait défenses à toutes personnes de tirer des fosses les bêtes, soit entières ou par parties, sous quelque prétexte que ce puisse être, et aux tanneurs ou autres d'en vendre ou acheter les peaux, à peine de trois cents livres d'amende, même de punition corporelle.

VII. Ordonne que les amendes qui seront encourues pour contravention à l'exécution du présent arrêt seront appliquées, un tiers au dénonciateur, un tiers au haut-justicier, et un tiers aux pauvres du lieu, et ne puissent être réputées comminatoires, ni être remises ou modérées par les juges, sous quelque prétexte que ce puisse être :

VIII. Que les jugements qui seront rendus en conséquence du présent arrêt, et pour prévenir la mortalité du bétail, seront exécutés par provision, nonobstant toutes oppositions, appellations, prises à partie et empêchements quelconques, et sans y préjudicier ;

IX. Et que le présent arrêt sera lu, publié et enregistré dans tous les bailliages et sénéchaussées de ladite cour ; enjoint aux substituts du procureur-général du Roi d'y tenir la main, d'en envoyer des copies dans les justices de leur ressort, pour y être pareillement lu, publié et affiché partout où besoin sera, à ce que personne n'en ignore, et d'en certifier la Cour dans le mois.

Fait au Parlement, le 24 mars 1745.

Signé : Dufranc.

N° 5. — *Arrêté du Conseil qui indique les précautions à prendre contre la maladie épidémique sur les bestiaux, du 19 juillet 1746.*

Le Roi étant informé que la maladie épidémique sur les bœufs et sur les vaches qui, depuis quelque temps, s'était ralentie, se fait sentir de nouveau dans quelques provinces du royaume, qu'il y a lieu de penser qu'elle s'y est communiquée, soit parce que les propriétaires de bestiaux, dans la crainte de voir périr chez eux ceux de leurs bestiaux dont l'état était suspect, se sont déterminés à les donner à des prix médiocres, et les ont fait conduire, à cet effet, à des foires et marchés, dans des lieux où la maladie n'avait point encore pénétré ; soit parce que ceux qui font le commerce de bestiaux, voulant, par une avidité condamnable, profiter de l'inquiétude desdits propriétaires, ont acheté leurs bestiaux à des prix extrêmement bas, et les ont revendus par préférence à ceux qui venaient des cantons non suspects, en les donnant à des prix inférieurs, ce qui, dans l'un et l'autre cas, a porté la maladie dans les lieux où lesdits bestiaux ont été conduits, en sorte qu'elle pourrait s'étendre successivement dans les endroits qui, jusqu'à présent, en ont été préservés, s'il n'y était pourvu par des dispositions capables de remédier à un abus si préjudiciable au bien public et à l'intérêt de chaque province en particulier ; et l'expérience ayant fait connaître que le moyen le plus assuré pour empêcher le progrès de cette maladie, est d'empêcher toute communication des bestiaux qui en sont attaqués avec ceux qui ne le sont pas ; comme aussi, que les bestiaux d'un lieu où la maladie s'est fait sentir ne soient conduits dans un lieu où elle n'a point pénétré ; Sa Majesté, voulant sur ce expliquer ses intentions, ouï le rapport du sieur Machault, conseiller ordinaire au conseil royal, contrôleur-général des finances, *le Roi, étant en son conseil,* a ordonné et ordonne ce qui suit :

Art. Ier. Tous les propriétaires de bêtes à cornes, habitant dans les villes ou paroisses de la campagne dont les bestiaux seront malades ou soupçonnés de maladie, seront tenus d'en avertir, dans le moment, le principal officier de police de la ville, ou le syndic de la paroisse dans laquelle ils habitent, sous peine de cent livres d'amende, à l'effet, par ledit officier de police ou syndic, de faire marquer en sa présence lesdits bestiaux malades ou soupçonnés, avec un fer chaud, d'une marque portant la lettre *M*, et de constater que lesdites bêtes, malades ou soupçonnées de maladie, ont été séparées des bestiaux sains, et renfermées dans des endroits d'où elles ne puissent communiquer avec lesdits bestiaux sains de la même ville ou paroisse.

II. Ne pourront lesdits propriétaires, sous quelque prétexte que ce soit, faire conduire dans les pâturages, ni abreuvoirs, lesdits bestiaux attaqués ou soupçonnés de maladie, et seront tenus de les nourrir dans les lieux où ils auront été renfermés, sous peine de cent livres d'amende.

III. Les syndics des paroisses dans lesquelles il y aura des bestiaux malades ou soupçonnés de maladie, seront tenus, sous peine de cinquante livres d'amende, d'en avertir, dans le jour, le subdélégué du département, et de lui déclarer le nombre des bestiaux qui seront malades ou soupçonnés, et qu'ils auront fait marquer le nom des propriétaires auxquels ils appartiennent, et s'ils en ont été avertis par lesdits propriétaires ou par d'autres particuliers de ladite paroisse ; veut, Sa Majesté, qu'au dernier cas, le tiers des amendes qui seront prononcées contre lesdits propriétaires, faute de déclaration, appartienne à ceux qui auront donné le premier avis, soit au principal officier de police dans les villes, soit aux syndics des paroisses de la campagne.

IV. Le subdélégué, conformément aux ordres et instructions qu'il aura reçus du sieur intendant de la province, et les officiers de police dans les villes, tiendront la main non-seulement pour empêcher que les bestiaux malades ou soupçonnés n'aient aucune communication avec les bestiaux sains de la même ville ou paroisse, mais encore pour empêcher que tous les bestiaux, soit malades, soit soupçonnés, soit sains, du lieu où la maladie se sera manifestée, n'aient aucune communication avec ceux des villes ou paroisses voisines.

V. Fait, Sa Majesté, très-expresses inhibitions et défenses aux habitants des villes ou des paroisses de la campagne dans lesquelles la maladie se sera manifestée, de vendre aucun bœuf, vache ou veau, et à tous autres particuliers des autres paroisses ou étrangers d'en acheter, sous peine de cent livres d'amende, tant contre le vendeur que contre l'acheteur, par chaque tête de bétail vendu ou acheté en contravention de la présente disposition, sans préjudice néanmoins de ce qui sera réglé par l'article 8 ci-après.

VI. Fait pareillement, Sa Majesté, défenses à tous particuliers, soit propriétaires de bêtes à cornes ou autres, de conduire aucuns des bestiaux sains ou malades, des villes ou paroisses de la campagne où la maladie se sera manifestée, dans aucunes foires ou marchés, et ce sous peine de cinq cents livres d'amende pour chaque contravention ; de laquelle amende les propriétaires desdits bestiaux qui pourraient se servir d'étrangers pour les conduire auxdites foires et marchés, seront responsables en leur propre et privé nom.

VII. Permet, Sa Majesté, à tous particuliers qui rencontreront, soit dans les pâturages publics, soit aux abreuvoirs, soit sur les grands chemins, soit aux foires ou marchés, des bêtes à cornes marquées de la lettre *M*, de les conduire devant le plus prochain juge royal ou seigneurial, lequel les fera tuer sur-le-champ en sa présence.

VIII. Pourront néanmoins, les propriétaires des bêtes à cornes qui auront des bestiaux sains et non soupçonnés de maladie, dans un lieu où quelques-uns des bestiaux auront été attaqués, vendre lesdits bestiaux sains et non soupçonnés de maladie, aux bouchers qui voudront les acheter, mais à la charge qu'ils seront tués dans les vingt-quatre heures de la vente, sans que lesdits bouchers puissent, sous aucun prétexte, les garder plus longtemps, à peine, tant contre lesdits propriétaires que contre lesdits bouchers, de deux cents livres d'amende pour chaque contravention, pour raison de laquelle amende lesdits propriétaires et lesdits bouchers seront solidaires.

IX. Seront en outre tenus lesdits bouchers qui, dans les lieux où il y aura des bestiaux malades ou soupçonnés, achèteront des bestiaux sains, de prendre un certificat des propriétaires desquels ils feront lesdits achats, lequel sera visé par l'officier de police de la ville, ou du syndic de la paroisse dans laquelle les achats auront été faits, et contiendra le nombre et la désignation des bestiaux qu'ils auront achetés et qu'ils n'ont eu aucun symptôme de maladie; comme aussi de présenter lesdits certificats à l'officier de police de la ville, ou au syndic de la paroisse dans laquelle ils conduiront lesdits bestiaux, à l'effet de constater que lesdits bestiaux seront tués dans les vingt-quatre heures du jour de l'achat; le tout sous la même peine contre lesdits bouchers, de deux cents livres d'amende pour chaque contravention et par chaque tête de bétail qui n'aurait pas été tué dans lesdites vingt-quatre heures de l'achat.

X. Si aucuns desdits bouchers, abusant de la faculté qui leur est accordée par les deux articles précédents, revendaient aucuns desdits bestiaux à telle personne que ce puisse être, veut, Sa Majesté, qu'ils soient condamnés à cinq cents livres d'amende par chaque tête de bétail, même qu'il soit procédé extraordinairement contre eux, pour, après l'instruction faite, être prononcé telle peine afflictive ou infamante qu'il appartiendra.

XI. Les bouchers qui, pour s'approvisionner des bestiaux dont ils auraient besoin, en achèteraient dans les lieux où la maladie n'aura point encore pénétré, seront tenus de prendre un certificat de l'officier de police de la ville, ou du syndic de la paroisse dans laquelle ils feront leurs achats, lequel certificat fera mention de l'état de la paroisse sur le fait de la maladie, et du nombre et désignation des bestiaux qu'ils y auront achetés, comme aussi de représenter ledit certificat à l'officier de police de la ville, ou au syndic de la paroisse de leur domicile, toutes fois et quantes ils en seront requis, pour justifier que lesdits bestiaux ont été achetés dans des lieux sains, et peuvent être conservés sans danger, sous peine de confiscation desdits bestiaux et de deux cents livres d'amende par chaque tête de bêtes à cornes.

XII. Veut et entend pareillement, Sa Majesté, que tous les particuliers et habitants des villes ou des paroisses de la campagne où la maladie n'aura point pénétré, qui voudront conduire ou envoyer des bestiaux aux foires et marchés, pour y être vendus, soient tenus, sous peine de confiscation de leurs bestiaux et de deux cents livres d'amende par chaque tête de bêtes à cornes, de se munir d'un certificat de l'officier de police de ladite ville, ou du syndic de ladite paroisse, visé par le curé ou par un des officiers de justice ; lequel certificat fera mention de l'état de ladite ville ou paroisse sur le fait de la maladie, et contiendra le nombre et la désignation desdits bestiaux, et sera ledit certificat représenté aux officiers de police, si aucuns y a, ou aux syndics des paroisses des lieux où se tiendront les foires et marchés, avant l'exposition desdits bestiaux en vente.

XIII. Fait, Sa Majesté, très-expresses inhibitions et défenses auxdits officiers de police et syndics des lieux et communautés où lesdits foires et marchés se tiendront, de permettre l'exposition desdits bestiaux, sans préalablement s'être assurés, par la représentation desdits certificats, du lieu d'où ils viennent, et que la maladie n'y a point pénétré; à peine, contre les syndics des paroisses, de cent livres d'amende, et, contre lesdits officiers de police, de destitution de leurs offices.

XIV. Si aucuns des officiers de police des villes et des syndics des paroisses de la campagne, dans le cas où il leur est enjoint par le présent arrêté de donner les certificats, en donnaient de contraires à la vérité, veut, Sa Majesté, qu'ils soient condamnés à mille livres d'amende, même poursuivis extraordinairement, pour, après l'instruction faite, être prononcé contre eux telle peine afflictive ou infamante qu'il appartiendra.

XV. Veut, Sa Majesté, que, dans tous les cas où les amendes prononcées par le présent arrêté seront encourues, les délinquants soient contraignables par corps au payement desdites amendes, et qu'ils tiennent prison jusqu'au parfait payement d'icelles.

XVI. Lesdites amendes seront remises au greffier de police pour les villes, et au greffier des subdélégations dans chaque département pour les paroisses de la campagne, pour être distribuées, savoir : un tiers en conformité et dans le cas porté par l'article III du présent arrêté, et le surplus ainsi qu'il sera ordonné par Sa Majesté, sur l'avis du lieutenant-général de police de la ville de Paris, et des sieurs intendants dans les provinces. Enjoint, Sa Majesté, au sieur lieutenant-général de police à Paris, et aux sieurs intendants et commissaires départis dans les provinces, de tenir la main à l'exécution du présent arrêté, qui sera lu, publié et affiché partout où besoin sera, à ce que personne n'en ignore, et exécuté, nonobstant oppositions ou autres empêchements quelconques, pour lesquels ne sera différé, et dont, si aucuns interviennent, Sa Majesté se réserve, et à son conseil, la connaissance, icelle interdisant à toutes ses Cours et autres juges.

Fait au conseil d'État du Roi, Sa Majesté y étant, tenu à Versailles le dix-neuvième jour de juillet mil sept cent quarante-six.

Signé : PHÉLYPEAUX.

N° 6. — Arrêté du Conseil concernant les précautions à prendre pour éviter la communication des maladies sur les bestiaux, du 31 janvier 1771.

Le Roi étant informé que la maladie épizootique, sur les bêtes à cornes, qui affligeait des pays voisins, aurait pénétré dans quelques provinces de son royaume, et que, malgré les secours que Sa Majesté a fait porter aux lieux où ladite maladie s'est manifestée, la contagion a continué de se répandre par la négligence, même par la mauvaise foi des propriétaires des bestiaux malades ou soupçonnés, qui se sont empressés de s'en défaire à quelque prix que ce fût, et par l'imprudence et l'avidité des acheteurs; Sa Majesté a jugé qu'il était d'autant plus instant d'y pourvoir, qu'il est reconnu, par l'expérience de tous les temps, qu'il n'y a pas de moyens plus assurés pour arrêter les progrès d'un mal si nuisible à la culture, et si préjudiciable aux habitants de la campagne, que d'empêcher toute espèce de communication, non-seulement entre les bestiaux sains et ceux malades, mais encore entre les villes et paroisses où la maladie s'est manifestée et les paroisses circonvoisines : à quoi voulant pourvoir; vu les règlements précédemment faits à ce sujet, et notamment l'arrêté de son Conseil du 19 juillet 1746; ouï le rapport, et tout considéré, *le Roi, étant en son conseil,* a ordonné et ordonne ce qui suit :

Art. 1er. Ceux qui se trouveront avoir des bêtes à cornes attaquées ou soupçonnées de ladite maladie, seront tenus d'en avertir sur-le-champ les officiers municipaux de la ville, ou le syndic de la paroisse, lesquels feront aussitôt renfermer lesdits bestiaux dans des étables séparées, et en instruiront le sieur intendant et commissaire départi dans la province, ou son subdélégué.

II. En cas que l'une desdites bêtes vienne à périr de ladite maladie, le propriétaire qui aura fait ladite déclaration le premier dans la ville ou la paroisse, sera payé de la valeur de ladite bête, ainsi qu'il sera réglé par le sieur intendant; et, si ladite déclaration a été faite par un autre, le propriétaire sera condamné à cent livres d'amende, dont moitié appartiendra au dénonciateur.

III. Dans toutes les villes ou paroisses où la maladie se sera manifestée, les habitants seront tenus de renfermer leurs bêtes à cornes, et ce, aussitôt que l'ordonnance qui aura été rendue à cet effet par le sieur intendant aura été notifiée aux officiers municipaux ou syndics, le tout à peine de confiscation des bêtes non renfermées, et de vingt livres d'amende par tête de bétail.

IV. Dans les vingt-quatre heures de la notification de ladite ordonnance, les officiers municipaux ou syndics seront tenus de faire procéder, par ceux qui auront été préposés par le sieur intendant, à la visite de toutes le bêtes à cornes dudit lieu; et s'il s'en trouve quelques-unes attaquées de la maladie, elles seront marquées d'un fer chaud où seront empreintes la lettre M et la lettre initiale du nom de la ville ou paroisse, et les bêtes saines de la lettre S.

V. Les bêtes malades seront renfermées et ne pourront être menées à la pâture ou à l'abreuvoir communs, ni avoir communication avec les autres bestiaux du lieu; et, en cas de contravention, lesdites bêtes seront confisquées, même tuées, s'il y a lieu, et le propriétaire condamné à vingt livres d'amende par tête de bétail.

VI. Lorsque lesdites visites et marques auront été faites, sur-le-champ, à la diligence des officiers municipaux ou syndics, il sera attaché sur-le-champ à la porte principale des maisons où il y aura des bêtes malades, et aux principales avenues de la ville ou village, des signaux suffisants pour faire connaître que la maladie y règne; fait défense, Sa Majesté, d'enlever lesdits signaux, jusqu'à ce qu'il en ait été autrement indiqué par le sieur intendant, et ce, à peine de cent livres d'amende.

VII. Seront tenus, en outre, les officiers municipaux ou syndics, de faire publier et afficher dans tous les lieux voisins, que la communication est interdite avec ledit lieu, et de faire boucher les avenues et chemins détournés par où l'on pourrait y entrer.

VIII. Aussitôt après lesdites publications et appositions de signaux, il ne sera plus permis de faire entrer, dans le territoire de ladite ville ou paroisse, ni d'en laisser sortir aucune bête à cornes; veut, Sa Majesté, que les bestiaux qui seraient pris en contravention soient confisqués, même tués, s'il y échet, et les propriétaires ou conducteurs condamnés à cent livres d'amende.

IX. En cas que la pâture de ladite paroisse soit commune à d'autres paroisses, elle demeurera interdite aux bêtes à cornes du lieu où la maladie s'est manifestée, et ce, sous les peines portées par l'article précédent.

X. Les bêtes malades ou soupçonnées telles, ne pourront sortir des étables où elles auront été renfermées, qu'après parfaite guérison et après avoir été marquées de la lettre G, en présence des officiers municipaux ou syndics, et ce, aux peines portées en l'article VIII.

XI. Fait, Sa Majesté, très-expresses défenses de laisser entrer dans les maisons, cours et étables où seront gardées les bêtes malades, aucunes bêtes à cornes, chevaux, cochons ou moutons, et même les chiens; enjoint à ceux qui auront soin des bêtes malades, de prendre les précautions qui leur seront indiquées pour prévenir toute communication avec les bêtes à laine.

XII. Les bêtes qui seront mortes de la maladie seront portées avec leurs peaux dans des fosses de huit pieds de profondeur, sans qu'elles puissent être brûlées ou qu'il puisse être mis de la chaux vive dans lesdites fosses; enjoint, Sa Majesté, auxdits officiers municipaux ou syndics, de veiller à ce que les bêtes mortes soient portées auxdites fosses, sans y être traînées; comme aussi à ce que les voitures, harnais, et généralement tout ce qui aura approché des bêtes malades, soit lavé et purifié, à peine de cinquante livres d'amende pour chaque contravention.

XIII. Seront pareillement purifiées les étables où lesdites bêtes à laine seront mortes, et leurs fumiers seront enterrés dans les mêmes fosses, sans qu'ils puissent être brûlés ni employés à aucun usage.

XIV. Il sera pourvu, par le sieur intendant, aux frais nécessaires pour l'exécution du présent arrêté, sur les fonds qui seront à ce destinés par Sa Majesté.

XV. Fait, Sa Majesté, très-expresses inhibitions et défenses aux habitants de villes ou paroisses de la campagne dans lesquelles la maladie se sera manifestée, de vendre aucun bœuf, vache ou veau, et à tous particuliers des autres paroisses, ou étrangers, d'en acheter, à peine de confiscation et de cent livres d'amende, même de plus grandes peines, s'il y échet, tant contre le vendeur que contre l'acheteur, et ce par chaque tête de bétail vendu ou acheté en contravention de la présente disposition.

XVI. Les amendes portées par le présent règlement seront payables par corps, et elles seront augmentées, suivant l'exigence, sans qu'elles puissent être modérées, pour quelque cause et sous quelque prétexte que ce soit.

XVII. Enjoint, Sa Majesté, au lieutenant-général de police, et aux sieurs intendants et commissaires départis, de tenir la main à l'exécution du présent arrêté, qui sera imprimé, publié et affiché partout où besoin sera; et de rendre, pour l'exécution du présent arrêté, toutes ordonnances à ce nécessaires, lesquelles seront exécutées nonobstant toutes oppositions ou appellations quelconques, dont, si aucunes y a, Sa Majesté a réservé la connaissance à soi et à son conseil: et seront tenus, les officiers et cavaliers de maréchaussée, d'exécuter les ordres qui leur seront adressés par lesdits sieurs intendants, pour l'exécution du présent arrêté.

Fait au conseil d'État du Roi, Sa Majesté y étant, tenu à Versailles le trente et un janvier mil sept cent soixante et onze.

Signé : BERTIN.

N° 7. — *Arrêté du Conseil, contenant des dispositions pour arrêter les progrès de la maladie épizootique sur les bestiaux, dans les provinces méridionales du royaume, du 18 décembre 1774.*

Le Roi s'étant fait rendre compte de l'état et des progrès de la maladie contagieuse qui s'est répandue, depuis plus de huit mois, sur les bêtes à cornes, dans les généralités de Bayonne, d'Auch et de Bordeaux, et qui commence à se communiquer dans celles de Montauban et de Montpellier, informé par les commandants et intendants desdites provinces, que la maladie se répand de plus en plus par la communication des bestiaux; qu'elle n'a épargné qu'un très-petit nombre d'animaux dans les villages où elle a pénétré; que tous les remèdes qui ont été tentés pour en arrêter les progrès, soit par les médecins du pays, soit par les élèves des écoles vétérinaires que Sa Majesté a fait passer dans lesdites provinces pour les secourir, n'ont eu, jusqu'à présent, que peu de succès, et qu'ils laissent peu d'espérance de pouvoir guérir les animaux infectés de cette contagion, qui s'annonce avec les caractères d'une maladie putride, inflammatoire et pestilentielle; qu'il est important et pressant de recourir aux moyens les plus efficaces pour empêcher que ce fléau, en continuant de s'étendre de proche en proche, ne se répande, en peu de temps, dans d'autres provinces du royaume; que dans les États étrangers limitrophes qui ont été infectés de la même maladie, pendant les années précédentes, on n'est parvenu à conserver la plus grande partie du bétail qu'en sacrifiant un petit nombre d'animaux malades, dès qu'ils ont eu les premiers symptômes de cette maladie; que ce parti, tout rigoureux qu'il est, est cependant le seul qui reste à prendre pour prévenir les progrès d'une contagion ruineuse pour les propriétaires de bestiaux, et destructive de l'agriculture dans les provinces exposées à ses ravages : dans ces circonstances, ouï le rapport du sieur Turgot, conseiller ordinaire au conseil royal, contrôleur-général des finances, *le Roi étant en son conseil*, en renouvelant les ordres les plus précis pour faire exécuter exactement dans toutes les provinces infectées, et dans celles qui sont limitrophes, l'arrêté du conseil du 31 janvier 1771, a ordonné et ordonne ce qui suit :

ART. Ier. Toutes les villes, bourgs et villages voisins, et ceux où la contagion est présentement établie, seront visités par les artistes vétérinaires, les maréchaux, ou autres experts qui auront été, pour ce, commis par les intendants desdites provinces, à l'effet de reconnaître et de constater l'état de santé ou de maladie de toutes les bêtes à cornes dans lesdits villages et bourgs.

II. Dans le cas où quelques animaux se trouveraient attaqués de la maladie contagieuse annoncée par des symptômes non équivoques, il en sera dressé procès-verbal par lesdits artistes vétérinaires, maréchaux ou experts, en présence du syndic de la communauté, dans lesdits villages, et en celle des officiers municipaux, dans les villes ou dans leurs faubourgs; et il sera constaté, en même temps, par ledit procès-verbal ou par un acte de notoriété y joint, qu'aucun animal, dans ladite ville, bourg ou village, n'est mort précédemment de la contagion.

III. Aussitôt après la confection desdits procès-verbaux, lesdites bêtes malades seront tuées et enterrées avec leurs cuirs, jusqu'à concurrence des dix premières seulement, à la diligence desdits syndics et officiers municipaux, dans chaque bourg, ville ou village où ladite contagion commencera à se déclarer.

IV. Les sieurs intendants et commissaires départis dans les provinces feront payer, à chaque propriétaire, le tiers de la valeur qu'auraient eue les propriétaires des animaux qui auront été sacrifiés, s'ils eussent été sains, et ce, sur l'estimation qui en sera faite par lesdits artistes, maréchaux et experts, à la suite de leursdits procès-verbaux, laquelle indemnité sera imputée sur les fonds à ce destinés par Sa Majesté.

V. Lesdits sieurs intendants enverront, à la fin de chaque mois, au sieur contrôleur-général des finances, l'état des villes, bourgs et villages où la maladie aura pénétré, ensemble l'état du nombre et qualité des bêtes malades qui auront été tuées dans lesdits lieux de leur généralité, et des sommes qui leur auront été payées en indemnité, à raison du tiers de la valeur de chaque animal, ainsi que les autres dépenses nécessaires pour l'exécution du présent arrêté.

VI. Fait, Sa Majesté, très-expresses inhibitions et défenses à tous propriétaires de bestiaux de cacher ou recéler aucune bête saine ou malade, lors des visites qui seront faites en exécution du présent arrêté, à peine de cinq cents livres, payables par corps, et sans pouvoir être modérée.

VII. Enjoint, Sa Majesté, aux lieutenants et officiers de police dans les villes, aux sieurs intendants et commissaires départis, de tenir la main à l'exécution du présent arrêté, qui sera publié et affiché partout où besoin sera, et de rendre, à cet effet, toutes les ordonnances nécessaires, lesquelles seront exécutées, nonobstant oppositions ou appellations quelconques, Sa Majesté se réservant d'en connaître en son conseil ; et seront tenus, les officiers et cavaliers de maréchaussée, d'exécuter les ordres qui leur seront adressés par lesdits sieurs intendants pour assurer l'exécution du présent arrêté.

Fait au conseil d'État du Roi, Sa Majesté y étant, tenu à Versailles le dix-huit décembre mil sept cent soixante-quatorze.

Signé : BERTIN.

N° 8. — *Arrêté du Conseil, qui accorde différentes gratifications pour chaque mulet ou cheval, propre à la charrue, qui sera vendu dans les marchés y désignés, du 8 janvier 1775.*

Le Roi étant informé de la continuité des ravages que la maladie épizootique a faits dans quelques-unes des provinces méridionales de son royaume, nonobstant les précautions qui ont été prises par ses ordres, soit pour en diminuer la cause, soit pour en arrêter les progrès ; et Sa Majesté voulant, en même temps qu'elle prend toutes les mesures possibles pour en prévenir les progrès ultérieurs, en diminuer les mauvais effets, et prévenir le tort que la perte de tant d'animaux aratoires pourrait faire à la culture, elle aurait jugé de sa sagesse et de ses vues de bienfaisance et d'amour pour ses peuples, d'encourager l'importation des mulets et chevaux propres au labour dans les provinces privées, par la maladie des bêtes à cornes, de leurs ressources accoutumées, pour la préparation et l'ensemencement de leurs terres ; à quoi voulant pourvoir : ouï le rapport du sieur Turgot, conseiller ordinaire au conseil royal, contrôleur-général des finances, *le Roi, étant en son conseil*, a ordonné et ordonne ce qui suit :

ART. 1er. Il sera payé une gratification ou prime de vingt-quatre livres par chaque mulet ou cheval propre à la charrue qui sera vendu dans les marchés de Libourne, Agen et Condom, dans la généralité de Bordeaux, avant le 20 du mois de février prochain, au vendeur desdits chevaux et mulets, en rapportant, par ledit vendeur, un certificat de l'acheteur, visé du subdélégué desdites villes, de la vente dudit animal, lequel contiendra les nom, qualités et demeure dudit acheteur, en justifiant devant le subdélégué que les animaux qui seront vendus viennent d'une autre province que celles qui composent les généralités de Guyenne, Auch, Navarre, Béarn et généralité de Bayonne ; et, pour éviter tous abus, les animaux qui auront été vendus, et dont la gratification sera payée, seront marqués à la cuisse de la lettre P.

II. Il sera payé, aux mêmes époques et conditions, une prime ou gratification de trente livres par chaque cheval ou mulet propre au labour qui auront été vendus dans les marchés de Dax, Mont-de-Marsan, Auch, Bayonne, Orthès, Pau, Tarbes, Mirande, Saint-Sever, Oléron, en rapportant un certificat de la vente dans la forme expliquée en l'article précédent, et observant les mêmes formalités pour la marque.

III. Passé le 20 du mois de février prochain, et jusqu'au 20 de mars, il ne sera donné pour gratification ou prime pour la vente desdits animaux, aux conditions mentionnées aux articles ci-dessus, que seize livres de gratification dans les villes spécifiées en l'article 1er, et vingt livres dans celles énoncées en l'article II.

IV. Passé le 20 mars et jusqu'au 20 avril inclusivement, ladite prime ou gratification, aux conditions ci-dessus, sera, pour les marchés énoncés en l'article 1er, de dix livres seulement, et pour ceux mentionnés en l'article II, quinze livres ; et, après le 20 avril, il n'y aura plus lieu à aucune desdites primes ou gratifications.

V. Lesdites primes ou gratifications seront payées sur les certificats des subdélégués, en vertu des ordonnances du sieur intendant de la généralité, sur les fonds de la recette générale. Sera, le présent arrêté, publié, imprimé et affiché partout où besoin sera ; enjoint aux sieurs intendants et commissaires départis dans les généralités, d'y tenir la main.

Fait au conseil d'Etat du Roi, Sa Majesté y étant, tenu à Versailles le huit janvier mil sept cent soixante-quinze.

Signé : BERTIN.

N° 9. — *Arrêté du Conseil qui, en ordonnant l'exécution de celui du 18 décembre 1774, prescrit de nouvelles dispositions pour arrêter le progrès de la maladie épizootique sur les bêtes à cornes, du 30 janvier 1775.*

Le Roi, étant informé que la maladie contagieuse sur les bêtes à cornes continue ses ravages dans les provinces de Guyenne, de Navarre et de Béarn et dans quelques autres provinces méridionales du royaume, s'est fait représenter l'arrêté rendu en son conseil, le 18 décembre 1774, qui ordonne de tuer, dans chacune des paroisses nouvellement attaquées de cette maladie, les dix premières bêtes à cornes qui tomberont malades seulement, et qui prescrit les formalités qui doivent être observées dans ce cas ; Sa Majesté a reconnu, par le compte qui lui a été rendu des observations faites par ses ordres dans ces provinces, que cette maladie ne se répand que par la communication des bestiaux entre eux, et par l'abus que peuvent faire des personnes imprudentes ou malintentionnées, des cuirs des animaux malades et autres objets capables de répandre la contagion ; elle a jugé qu'il était de sa prudence et de son amour pour ses peuples de prendre les mesures les plus certaines non-seulement pour arrêter les progrès de cette maladie, mais pour en détruire, autant qu'il est possible, toutes les semences. A quoi désirant pourvoir : ouï le rapport du sieur Turgot, conseiller ordinaire du conseil royal, contrôleur-général des finances, *le Roi, étant en son conseil*, ordonne que l'arrêté du 18 décembre 1774 sera exécuté selon sa forme et teneur; et Sa Majesté, l'interprétant et étendant ses dispositions, en tant que de besoin, ordonne que tous les animaux qui seront reconnus malades de cette maladie seront tués sur-le-champ et enterrés, en suivant les précautions et les formalités ordonnées par ledit arrêté du 18 décembre 1774, aussitôt qu'on aura bien constaté les signes de l'épizootie; veut, Sa Majesté, qu'il soit tenu compte aux propriétaires du tiers de la valeur qu'ils auraient eue, s'ils avaient été sains; ordonne que les cuirs desdits animaux, tués en conséquence du présent arrêté, ou morts de leur mort naturelle, seront tailladés, de manière qu'on ne puisse plus en faire usage; fait, Sa Majesté, très-expresses inhibitions et défenses à toutes personnes, sous quelque prétexte que ce puisse être, de conserver aucuns cuirs provenant d'animaux suspects de ladite maladie, de les préparer, transporter, vendre ou acheter, ainsi que les fumiers, râteliers et autres choses à l'usage desdits animaux, et reconnus capables de porter la contagion, sous peine de cinq cents livres d'amende contre chacun des contrevenants. Enjoint, Sa Majesté, aux gouverneurs et commandants, et aux intendants et commissaires départis dans ces provinces, de tenir la main à l'exécution du présent arrêté; et à tous officiers de ses troupes, officiers de maréchaussée et à tous autres, de prêter main-forte, toutes les fois qu'ils en seront requis, pour ladite exécution.

Fait au conseil d'État du Roi, Sa Majesté y étant, tenu à Versailles le trentième jour de janvier mil sept cent soixante-quinze.

Signé : BERTIN.

Nº 10. — *Arrêté du Conseil d'État du Roi, concernant l'exécution des mesures ordonnées par le Roi pour arrêter les progrès de la maladie épizootique dans les provinces qui en sont affligées, du 1er novembre 1775.* (Extrait des registres du conseil d'État.)

Sur le compte qui a été rendu au Roi étant en son conseil des ravages que la maladie épizootique continue de faire dans les provinces méridionales, et des progrès qu'elle a continué de faire par la négligence des propriétaires de bestiaux à se conformer aux précautions ordonnées, Sa Majesté a jugé à propos de prendre de nouvelles mesures pour prévenir les suites funestes de cette négligence, et préserver ces provinces et tout son royaume des malheurs que cette contagion peut y occasionner; rien ne lui a paru plus pressant que de faire connaître ses intentions sur l'autorité qui doit procéder à l'exécution de ses ordres; et comme les circonstances présentes sont hors de l'ordre commun, et que Sa Majesté espère que les mesures qu'elle prend les feront cesser dans peu de temps, elle a pensé qu'elle devait, tant que ces circonstances subsisteront, confier exclusivement l'exécution de ces mesures aux commandants et officiers de ses troupes et aux intendants et commissaires départis dans ses provinces. Quels que soient le zèle et l'activité tant de ses Cours de parlement que de ses juges ordinaires pour le bien de ses sujets, Sa Majesté a cru que le concours de plusieurs autorités sur un même objet pourrait porter du trouble et de la confusion dans le service, et servir de prétexte à ceux qui voudraient se soustraire à ses ordres; Sa Majesté a aussi jugé à propos de faire connaître de nouveau ses intentions sur l'exécution des arrêtés de son conseil précédemment rendus, et de prescrire, d'une manière précise, les précautions qu'elle veut qui soient prises à l'avenir. À quoi voulant pourvoir : ouï le rapport du sieur Turgot, conseiller ordinaire du conseil royal, contrôleur-général des finances, *le Roi, étant en son conseil,* a ordonné et ordonne ce qui suit :

ART. 1er. Les commandants en chef chargés des ordres du Roi pour l'extinction de l'épizootie, et les intendants et commissaires départis dans les provinces, ou ceux qui en seront chargés par eux, donneront seuls les ordres relatifs à cette opération importante; veut, en conséquence, Sa Majesté, que, sans s'arrêter aux dispositions de l'arrêt de sa Cour de parlement de Toulouse, du 27 septembre dernier, ni à tous autres pareils qui auraient été rendus ou pourraient l'être à l'avenir, les officiers municipaux ou syndics de paroisses ne puissent assembler leurs communautés autrement que par les ordres desdits commandants en chef ou intendants ; leur fait pareillement, Sa Majesté, très-expresses inhibitions et défenses de reconnaître, pour ledit service, aucune autre autorité.

II. Les arrêtés du conseil d'État du Roi des 18 décembre 1774 et 30 janvier dernier seront exécutés selon leur forme et teneur, concernant l'assommement des bestiaux dans des lieux où il sera ordonné, conformément aux instructions qui seront adressées par le Roi auxdits commandants et intendants, et aux ordres qu'ils donneront en conséquence.

III. Dans tous les lieux dans lesquels l'assommement des animaux malades aura été ordonné en vertu de ladite autorité, seront tenus, tous propriétaires de bestiaux, de dénoncer ceux qui seront tombés malades dans les vingt-quatre heures, du moment où les premiers symptômes se seront manifestés, sous peine de cinq cents livres d'amende; et il sera fait, par les troupes, des visites et perquisitions dans toutes les étables, écuries, granges et autres bâtiments, à l'effet de découvrir les contraventions.

IV. Les animaux qui auront été dénoncés seront visités par des experts, et, dans le cas où ils auraient été reconnus attaqués de la maladie épizootique, ils seront sur-le-champ assommés et enterrés, conformément aux arrêts du conseil rendus et aux instructions imprimées et publiées sur cet objet, sans que les propriétaires puissent les conserver, sous le prétexte de les faire traiter par des méthodes dont l'expérience a démontré l'illusion, sans s'arrêter aux dispositions de l'arrêt du 2 septembre 1775, rendu par sa Cour de parlement de Toulouse, qui paraît autoriser ledit traitement, ni à tous autres arrêts rendus ou à rendre, dont les dispositions seraient contraires à celles du présent arrêté.

V. Il sera payé, par les ordres de l'intendant et commissaire départi, à ceux dont les bestiaux auront été assommés, le tiers du prix desdits bestiaux, sur l'estimation qui en sera faite, conformément aux dispositions des arrêtés du conseil d'Etat du Roi des 18 décembre 1774 et 30 janvier 1775, dans le cas seulement où la déclaration en aura été faite par le propriétaire dans le temps prescrit par l'article précédent; dans le cas où ladite dénonciation n'aurait pas été faite, lesdits propriétaires, outre l'amende à laquelle ils seront condamnés, seront privés de cette indemnité.

VI. Dans le cas où la nécessité de conserver les provinces saines obligerait de faire passer les bestiaux sains ou malades d'un lieu dans un autre, il y sera procédé par les ordres du commandant en chef, ou de l'intendant et commissaire départi, et il sera pris par ledit intendant les mesures nécessaires pour en assurer le prix aux propriétaires, dans le cas où lesdits animaux résisteraient à la contagion.

VII. Fait, Sa Majesté, très-expresses inhibitions et défenses à tous propriétaires de bestiaux, de quelques qualité et condition qu'ils soient, de faire refus d'exécuter ou de laisser exécuter les ordres du Roi qui leur seront notifiés par les officiers ou soldats, à peine de cinq cents livres d'amende, et, dans le cas de rébellion, à peine d'être poursuivis extraordinairement, selon la rigueur des ordonnances.

VIII. Il est pareillement fait défense à tous propriétaires de bestiaux ou autres de conduire d'un lieu à un autre, ou de transporter des peaux ou des cuirs, ou autres matières capables de répandre la contagion, qu'ils ne soient porteurs de permission par écrit des officiers qui commanderont dans le lieu, ni de contrevenir à aucune des ordonnances qui seront données et publiées par les commandants ou intendants, sous peine de cinq cents livres d'amende, ou telle autre peine portée par lesdites ordonnances.

IX. Sa Majesté attribue toute cour et juridiction, en dernier ressort, aux intendants et commissaires départis, pour prononcer les amendes qui seront encourues, même pour procéder extraordinairement contre ceux qui auront fait rébellion; les autorisant, Sa Majesté, pour les affaires criminelles, à prendre avec eux le nombre de gradués requis par les ordonnances, et de nommer telles personnes capables, et qu'ils jugeront à propos, pour remplir les fonctions de procureur du Roi et de greffier; les autorisant pareillement à subdéléguer pour rendre tous jugements d'instruction, même de règlement à l'extraordinaire et autres, en se conformant, par eux, aux règles et ordonnances du royaume sur la matière criminelle, et notamment à celle de 1670; et Sa Majesté interdit à toutes ses Cours, et autres juges, la connaissance desdits cas, ainsi que de ceux relatifs aux précautions ordonnées pour arrêter les progrès de la contagion. Enjoint, Sa Majesté, aux commandants dans les provinces, commandants et officiers de ses troupes, aux intendants et commissaires départis, aux officiers et cavaliers de maréchaussée, de tenir la main, chacun en droit soi, à l'exécution du présent arrêté, qui sera imprimé, lu, publié et affiché partout où besoin sera.

Fait au conseil d'État du Roi, Sa Majesté y étant, tenu à Fontainebleau le premier jour de novembre mil sept cent soixante-quinze.

Signé : DE LAMOIGNON.

N° 11. — *Ordonnance du Roi concernant l'exécution des mesures ordonnées par Sa Majesté contre les progrès de la maladie épizootique, dans les provinces qui en sont affligées, du 1ᵉʳ novembre 1775.*

DE PAR LE ROI.

Il est ordonné à tous sujets du Roi, de quelques qualité et condition qu'ils soient, dans l'étendue des provinces de Guyenne, Gascogne, Languedoc et autres, ravagées par la maladie épizootique, de se conformer aux arrêtés du conseil d'Etat du Roi qui ont été publiés sur cet objet, et d'obéir à tous ordres et instructions qui seront donnés par le maréchal de Mouchy et le comte de Périgord, ou par ceux qu'ils en auront chargés en leur absence, chacun dans l'étendue de leur commandement. Il est ordonné à tous maires, lieutenants de maires, jurats, échevins et autres officiers municipaux, de se conformer aux ordres qui leur seront donnés par lesdits commandants ou par les intendants et commissaires départis, sans reconnaître, en cette partie, aucuns autres ordres.

Les troupes du Roi feront, dans les métairies, étables, écuries, granges et autres lieux où les bestiaux pourraient être renfermés, toutes visites et perquisitions qui seront jugées nécessaires, ainsi qu'il leur sera ordonné par les commandants en chef ou officiers qu'ils en auront chargés. Il est fait défense à toutes personnes, de quelques qualité et condition qu'elles soient, de leur faire refus ou de les troubler, à peine de cinq cents livres d'amende.

Il est expressément ordonné à tous officiers, soldats, cavaliers ou dragons, de rendre compte des contraventions et d'emprisonner ceux qui feront résistance, pour, lesdits contrevenants, être jugés par l'intendant sur les cas dont ils seront coupables.

Il est ordonné aux troupes d'employer la force, en cas de résistance ; et ceux qui auront fait résistance seront jugés, suivant la rigueur des ordonnances, par l'intendant et commissaire départi, conformément à l'arrêté du conseil d'Etat du Roi de ce jour.

Il est expressément défendu à tous les sujets du Roi de conduire aucuns bestiaux d'un lieu à un autre, ou de transporter aucuns cuirs, peaux ou autres choses capables de porter la contagion, à moins qu'ils ne soient porteurs de permissions, par écrit, de l'officier qui commandera dans le lieu le plus proche de celui dont ils seront partis, et visées par les officiers dans les districts desquels ils passeront, sous peine de confiscation et de cinq cents livres d'amende; et, en ce cas de contravention, il est ordonné à tous officiers, soldats, cavaliers de maréchaussée et autres qui les rencontreront, de les arrêter et de les conduire devant le subdélégué le plus proche du lieu où ils auront été arrêtés, pour y faire droit.

Dans le cas où les commandants en chef ou les officiers chargés de leurs ordres jugeraient à propos de faire conduire les bestiaux sains et malades d'un lieu à un autre, conformément aux instructions données par le Roi, ou à ce qu'ils jugeraient nécessaire dans la circonstance, lesdits ordres seront exécutés, à peine de confiscation des bestiaux et de cinq cents livres d'amende en cas de refus, et d'être, les refusants, poursuivis extraordinairement devant l'intendant et commissaire départi, en cas de résistance et de rébellion.

Lesdits commandants en chef pourront seuls, ainsi qu'il est d'usage, faire assembler les communautés, et leur faire prendre les armes, en cas de besoin, pour aider au service des troupes et leur prêter main-forte pour l'exécution des ordres du Roi.

La présente ordonnance sera imprimée, publiée et affichée partout où besoin sera, dans toute l'étendue des provinces où la maladie s'est manifestée, à ce que personne n'en ignore.

Fait à Fontainebleau, le premier jour de novembre mil sept cent soixante-quinze.

Signé : LOUIS.

Et plus bas :

DE LAMOIGNON.

N° 12. — *Arrêté du Conseil d'État du Roi, qui proroge les gratifications accordées par l'arrêté du 8 janvier 1775, par chaque mulet ou cheval propre à la charrue qui sera vendu dans les marchés des provinces dévastées par l'épizootie, du 29 octobre 1775.* (Extrait des registres du conseil d'État.)

Le Roi s'étant fait représenter en conseil l'arrêté rendu en icelui le 8 janvier de la présente année, portant qu'il sera payé différentes primes d'encouragement pour les chevaux ou mulets vendus dans différentes époques dans les marchés y désignés ; et Sa Majesté ayant reconnu que les circonstances qui l'avaient portée à accorder ces encouragements subsistaient encore, et qu'il ne pourrait être que très-utile au bien de ses provinces méridionales, dévastées par la maladie des bestiaux, de continuer le même encouragement et de proroger les époques fixées par ledit arrêté et qui sont expirées : ouï le rapport du sieur Turgot, conseiller ordinaire au conseil royal, contrôleur-général des finances, *le Roi, étant en son conseil*, ordonne que l'arrêté du 8 janvier 1775 sera exécuté selon sa forme et teneur. Veut, en conséquence, Sa Majesté, que les époques fixées par ledit arrêté soient prorogées, savoir : celle fixée au 20 du mois de février par les articles Ier et II dudit arrêté, au 1er février 1776 ; celle fixée par l'article III au 20 mars dernier, au 1er mars prochain ; et celles fixées par l'article IV au 20 avril, au 1er avril 1776. Veut, au surplus, Sa Majesté, que les formalités prescrites par ledit arrêté soient observées, selon leur forme et teneur, par ceux qui désireront recevoir lesdites gratifications.

Fait au conseil d'État du Roi, Sa Majesté y étant, tenu à Fontainebleau le vingt-neuf octobre mil sept cent soixante-quinze.

Signé : BERTIN.

N° 13. — *Ordonnance du Roi du 27 janvier 1815, qui prouve la validité des arrêtés des 10 avril 1714, 24 mars 1745, 19 juillet 1746, 18 décembre 1774, 30 janvier 1775, 16 juillet 1784, 23 messidor an V.*

Louis, par la grâce de Dieu, etc...; vu le rapport qui nous a été fait par notre ministre secrétaire d'État de l'intérieur, de l'épizootie désastreuse qui enlève journellement un grand nombre de bœufs et de vaches, et qui paraît avoir été apportée dans plusieurs parties du royaume par les animaux de la suite des armées étrangères ; — Touché des pertes qui en résultent pour nos sujets, nous nous sommes fait rendre compte des efforts de l'administration dans cette circonstance, et nous avons eu la satisfaction de reconnaître que rien n'avait été négligé pour arrêter les progrès de ce fléau ; — Voulant compléter les mesures prises précédemment, et donner à nos sujets, propriétaires et cultivateurs, des preuves de notre sollicitude, en prévenant, autant qu'il est en nous, les suites funestes de l'épizootie, et procurer des indemnités à ceux qui auront éprouvé des dommages par l'exécution des dispositions rigoureuses qui auront été commandées par l'intérêt général de l'État...

ART. Ier. Dans tous les lieux où a pénétré l'épizootie et dans tous ceux où elle pénétrera, les préfets continueront à faire exécuter strictement les dispositions des arrêtés du 10 avril 1714, et autres ci-dessus énoncés.

II. Sur la demande des autorités administratives, la garde nationale, la gendarmerie, les gardes-champêtres, et au besoin les troupes de ligne, seront employés pour assurer l'exécution des dispositions rappelées et indiquées au précédent article, et notamment pour former des cordons, et empêcher la communication des animaux suspects avec les animaux sains.

III. Dans les départements où la maladie n'a pas encore pénétré, les préfets ordonneront la visite des étables aussi souvent qu'ils le jugeront utile ; ils exerceront une surveillance active, et feront les dispositions nécessaires pour que l'on puisse exécuter sur-le-champ, et partout où besoin sera, toutes les mesures propres à arrêter les progrès de l'épizootie, si elle venait à se manifester.

IV. A la première apparition des symptômes de contagion dans une commune, il sera envoyé des vétérinaires chargés de visiter les bestiaux, et de reconnaître ceux qui doivent être abattus, aux termes des règlements cités à l'article Ier. L'abatage aura lieu sans délai, sur l'ordre des maires, ou des commissaires délégués par les préfets.

V. Il sera dressé des procès-verbaux à l'effet de constater le nombre, l'espèce et la valeur des animaux qui ont été ou qui seront abattus pour arrêter les progrès de la contagion ; des extraits de ces procès-verbaux seront transmis par les préfets à notre directeur général de l'agriculture

26

et du commerce, qui fera établir l'état des indemnités auxquelles les propriétaires de ces animaux auront droit, d'après les bases déterminées par les arrêtés du conseil d'Etat des 18 décembre 1774 et 30 janvier 1775.

VI. Les ministres secrétaires d'État de l'intérieur et des finances se concerteront pour nous soumettre un projet de loi sur les moyens de pourvoir à ces indemnités; ce projet sera présenté aux Chambres à leur prochaine session.

VII. Ils nous proposeront ultérieurement les mesures propres à assurer en tous temps des ressources suffisantes pour indemniser les propriétaires de bestiaux des pertes qu'ils éprouveront, soit par l'effet direct des épizooties contagieuses, soit par l'exécution des dispositions prescrites pour en arrêter les progrès.

VIII. Nos ministres secrétaires d'État de l'intérieur, des finances et de la guerre, sont chargés, chacun en ce qui le concerne, de l'exécution de la présente ordonnance.

Donné en notre château des Tuileries, le 27 janvier de l'an de grâce 1815.

Signé : Louis.

ÉPIZOOTIQUES (MALADIES). Après avoir développé longuement le mot ÉPIZOOTIE, l'article MALADIES ÉPIZOOTIQUES paraîtra peut-être inutile ; aussi devons-nous commencer par une petite explication qui fera connaître notre manière de voir.

La plupart des auteurs qui ont écrit sur la science vétérinaire ont confondu, sous le titre d'*épizooties,* toutes les maladies, *quelle que soit leur nature,* qui sont dues à des causes générales, et se développent à la fois sur un plus ou moins grand nombre d'animaux. Cette manière de voir est tout à fait contraire à l'usage qui a depuis longtemps restreint la valeur de ce mot, et l'a réservé à ces fléaux qui viennent de temps à autre menacer les animaux d'une contrée étendue, et fixer les regards de tout un peuple ; c'est là le sens que nous avons accueilli et que nous avons donné à l'article qui précède. Mais à côté de ces maladies générales, de ces calamités publiques qui, nous en avons le bon espoir, deviendront maintenant de plus en plus rares, il existe une foule d'affections aiguës ou chroniques, graves ou légères, qui sont susceptibles d'attaquer une partie des animaux d'une ferme, d'un village, d'un régiment, etc., sous l'influence de causes générales, mais qui n'ont pas dépassé une sphère limitée et ordinairement peu étendue ; celles-là doivent nécessairement conserver le nom d'*épizootiques ;* mais, pour nous, ce ne sont pas des épizooties proprement dites ; ce sont seulement des affections qui, accidentellement, règnent *épizootiquement.*

Nous avons donc pour but de faire connaître ici ces différentes affections ; mais, dans l'énumération que nous allons faire, il sera bon de placer en même temps les maladies qui peuvent constituer de grandes épizooties, et de remplir ainsi une lacune que nous avons remarquée dans le mot qui précède, et dont l'article que nous allons développer sera nécessairement le complément ; nos lecteurs les distingueront facilement des autres.

Presque tous les auteurs qui se sont occupés de l'histoire des maladies épizootiques ont cherché à les assujettir à un système quelconque de classification ; ces classifications sont presque aussi nombreuses que les auteurs qui ont parlé de ces maladies ; pour les établir, ils ont tour à tour eu égard à leurs causes, à leur nature, à leurs symptômes ou à leurs effets, et aucune de ces bases n'a offert le caractère de fixité qu'on pouvait désirer. Il serait inutile et fastidieux de relater ici chacune de ces classifications ; il nous suffira d'en citer une ou deux parmi les moins inexactes, pour faire sentir leur imperfection.

Foderé divise ces maladies en six ordres : 1° Maladies causées par le fait des aliments et des boissons ; 2° maladies par miasmes ; 3° maladies causées par le fait seul de l'atmosphère et de ses variations ; 4° par le fait de l'air transportant des matières hétérogènes ; 5° maladies par infection ; 6° enfin, maladies par contagion.

D'autres médecins avaient déjà donné certaines classifications qui, quoique moins détaillées, se rattachaient cependant au même principe, c'est-à-dire avaient pour base les causes connues ou présumées des maladies épidémiques ou épizootiques. C'est ainsi qu'ils avaient distingué les maladies générales en constitutionnelles, effluviennes ou miasmatiques. Les premières tiennent à la constitution médicale de l'air : les deuxièmes sont dues aux émanations malfaisantes qui s'élèvent des marais ou des lieux où se corrompent des eaux stagnantes ; et enfin les troisièmes sont le résultat des miasmes qui s'élèvent du corps des animaux malades ou de substances animales en putréfaction. — Mais ce cadre ne paraît pas susceptible de recevoir toutes les maladies qui peuvent régner épizootiquement : ainsi celles qui proviennent des aliments et des boissons ne pourraient y trouver place ; il y a d'ailleurs confusion entre celles qui sont le résultat de l'infection, et celles qui sont dues à la contagion.

Il faut convenir aussi que la première méthode est fort arbitraire, car les causes générales sur lesquelles elle est fondée sont loin d'agir toujours de la même manière. La même cause peut produire différentes maladies, et la même affection peut aussi être produite par différentes causes : ainsi telle maladie occasionnée dans un cas par des aliments de mauvaise qualité, peut, dans un autre, être le résultat des émanations miasmatiques, des variations de l'atmosphère, et même de la contagion. D'un autre côté, le caractère contagieux ne peut former une classe, puisque beaucoup de maladies peuvent l'acquérir, après s'être développées sous l'influence d'autres causes.

On voit, d'après ces seuls exemples, combien les classifications qui ont été proposées pour les maladies épizootiques sont encore imparfaites. On pourrait reconnaître : 1° Des maladies miasmatiques ; 2° miasmatico-contagieuses ; 3° virulentes à virus fixes ; 4° virulentes à virus volatils. Mais, comme cet ouvrage est essentiellement pratique, nous suivrons la classification adoptée par Moiroud, dans le cours de police sanitaire qu'il a professé à l'école d'Alfort en 1831, classification établie d'après les idées que nous nous formons sur la nature et le siège de ces affections.

Et, à propos du professeur Moiroud, nous devons dire que, dans la rédaction de cet article, nous nous sommes beaucoup aidé des notes que nous avons recueillies autrefois en écoutant ses leçons.

Parmi les *maladies de la peau* qui peuvent devenir épizootiques, nous signalerons les suivantes :

1° L'ÉRYSIPÈLE GANGRÉNEUX, *Érysipèle malin, Feu Saint-Antoine, Feu des ardents*, etc. — Maladie épizootique très-anciennement connue, décrite par un agronome latin (Columelle), signalée et décrite aussi par des poètes (Lucrèce et Virgile), comme très-meurtrière. — Elle est plus rare de nos jours ; elle ne se montre que de loin en loin en France, principalement dans le bas Languedoc, où elle a été regardée de tout temps comme contagieuse, ce qui fait qu'on se hâte de tuer les premières bêtes attaquées.

2° LA CLAVELÉE. — Maladie particulière aux bêtes à laine, tantôt épizootique, tantôt enzootique. — Son origine est très-obscure ; elle ne paraît guère avoir été observée que depuis trois siècles. Paulet pense que Laurent Joubert, médecin du xvi° siècle, est le premier qui en ait parlé d'une manière assez claire sous le nom de *picote*. Depuis cette époque, elle a fréquemment régné parmi les troupeaux des différentes contrées de l'Europe. C'est ainsi qu'elle s'est montrée, sous forme épizootique, en 1698 dans la basse Hongrie, en 1714 à Genève, et dans les environs de Beauvais en 1746, 1754, 1761 et 1762. Maintenant cette maladie est tellement répandue dans presque toute l'Europe, qu'elle règne constamment, et qu'elle est même devenue enzootique dans les pays où l'on élève de nombreux troupeaux, ainsi que dans ceux où il s'en fait un commerce un peu considérable. Elle est éminemment contagieuse.

3° LA VARIOLE DES PORCS, vulgairement *Clavelée*. — Maladie fort rare, inconnue dans la plupart des provinces françaises ; elle a été surtout observée en Suède, en Italie et dans quelques départements méridionaux.

4° LA VACCINE. — Se développe spontanément chez la vache et peut se communiquer à d'autres espèces, et en particulier à l'homme, qu'elle préserve de la variole. — La connaissance de cette maladie remonte à peine au milieu du dernier siècle. Ce fut en Angleterre qu'on l'observa d'abord, puis dans le Holstein, le Mecklembourg, la Prusse, la Saxe, l'Italie, l'Espagne, l'Amérique septentrionale, et enfin en France, où Raban Pommier en a fait mention avant que Jenner en eût parlé comme d'une découverte nouvelle. — La vaccine est enzootique dans quelques contrées du nord; elle est beaucoup moins commune en France qu'en Angleterre, en Irlande et dans quelques contrées de l'Allemagne.

4° La Gale. — Maladie que tout le monde connaît. Elle règne sous différentes formes; le plus ordinairement elle ne se déclare que chez quelques animaux isolés; mais il n'est pas rare de la voir se manifester d'une manière épizootique, surtout dans les parcs d'artillerie, les régiments de cavalerie et les troupeaux de bêtes à laine ; elle prend ce caractère lorsqu'elle est occasionnée par de longues fatigues, ou bien par une alimentation insuffisante ou de mauvaise qualité.

— Parmi les *maladies des membranes muqueuses*, nous avons à signaler, comme régnant parfois sous forme épizootique, les affections suivantes :

1° La Stomatite aphtheuse. — Inflammation de la muqueuse de la bouche, accompagnée d'ulcérations quelquefois superficielles, d'autres fois profondes, de cette membrane. — Elle peut affecter tous les quadrupèdes herbivores, et en attaquer un grand nombre en même temps. C'est surtout parmi les grands ruminants qu'elle affecte la forme épizootique. — Les affections aphtheuses épizootiques ont régné, à diverses époques, dans les différents États de l'Europe, et ont été surtout observées en Allemagne et en France. Quelques-unes de ces attaques furent très-graves, et d'autres, au contraire, légères et rarement mortelles. Celle qui régna en 1764 dans la Moravie attaqua les bœufs, les moutons et même les chèvres et les porcs; elle fut très-meurtrière chez les deux premières espèces. Ici, comme dans beaucoup d'autres circonstances, la maladie aphtheuse n'était pas l'affection principale, mais seulement un des symptômes d'une autre maladie plus grave, la gastro-entérite. A peu près à la même époque, elle attaqua les chevaux et les bœufs dans le Périgord, en Auvergne et aux environs de Paris; elle se renouvela ensuite en 1776, 1785 et 1786, aux environs de Moulins, et reparut enfin plus étendue que jamais en 1808, 1810 et 1811 ; elle se montra alors dans une grande partie de nos départements du Nord et du Midi, en Italie, etc. Mais elle fut généralement peu grave. — En 1819, il s'en manifesta une beaucoup plus grave dans le département de l'Oise.

2° L'Angine. — Inflammation de la gorge, qui ne règne guère d'une manière épizootique que sur les chevaux et les bêtes à cornes; elle varie beaucoup sous le rapport de son intensité. Quelquefois légère et peu grave, elle compromet d'autres fois sérieusement la vie des individus qui en sont attaqués. — La variété d'angine la plus grave a reçu le nom de *maligne*, de *gangréneuse;* elle est très-anciennement connue ; d'après l'opinion de Paulet, Ovide paraît avoir décrit une angine gangréneuse en parlant de la maladie qui ravagea l'île d'Égine, environ douze cents ans avant Jésus-Christ. — L'école vétérinaire de Lyon, dès la première année de sa fondation, a eu à traiter une maladie de cette nature dans le Dauphiné, où elle parut avoir été occasionnée par un excès de sécheresse, et par la mauvaise qualité des aliments et boissons. — Elle reparut en Flandre, en Hollande; elle occasionna, en 1771, 1772 et 1773, des pertes considérables dans le nord de la France. Enfin on la voit de nos jours reparaître de temps à autre chez les bêtes à cornes de différents départements, notamment ceux de la Charente, du Puy-de-Dôme, du Doubs, etc.

3° La Gastro-entérite. — Inflammation de la muqueuse des voies digestives, qui se développe sous des caractères très-variés. Les gastro-entérites observées épizootiquement ont souvent été compliquées de lésions plus ou moins graves du foie, de la rate, des bronches, du cerveau, etc., et toujours d'une certaine altération du sang. C'est cette variété qui a régné en 1825 en Suède, en Danemark, en Allemagne, en Belgique et en France, où elle a tué un grand nombre de chevaux.

4° La Dyssenterie. — Espèce d'entérite qui s'est montrée fréquemment sous forme épizootique, surtout chez les grands ruminants. Elle tient pour l'ordinaire aux lieux, à la constitution atmosphérique, aux aliments, aux boissons et quelquefois aussi à l'infection. Aucun fait ne démontre que cette maladie puisse s'étendre par voie de contagion, bien que l'on ait prétendu que les bêtes qui flairent la fiente de celles qui sont malades peuvent ainsi contracter cette affection.

Il est une autre maladie qui a une très-grande analogie avec la précédente, car elle n'en est souvent qu'un diminutif; nous voulons parler de la *diarrhée* que l'on observe quefquefois, sous forme épizootique, en automne, et au printemps quand il y a pénurie de fourrages, en hiver quand la saison est humide, et que les pâturages dans lesquels on conduit les bestiaux fournissent une herbe très-aqueuse.

5° LE CATARRHE NASAL. — C'est une maladie à laquelle sont exposés tous les quadrupèdes domestiques, et qui est généralement plus grave chez eux que chez l'homme; on l'observe quelquefois, sous forme épizootique, principalement parmi les chevaux, chez les bêtes à laine et les chiens. — C'est au printemps et en automne que cette affection revêt quelquefois cette forme, lorsque ces saisons sont froides, humides, et caractérisées par de fréquents changements de temps. Le catarrhe nasal régna en Angleterre chez les chevaux en 1732 et 1734, et beaucoup de vétérinaires ont eu l'occasion de l'observer dans des corps de cavalerie, surtout à la suite des remontes et parmi les jeunes chevaux que l'on fait changer brusquement de régime et de pays.

Le bœuf n'est pas exempt de cette affection, qui porte chez lui le nom de *morve*; elle prend quelquefois le caractère gangréneux et entraîne alors rapidement la mort. Cette sorte de catarrhe ou de coryza gangréneux n'est pas rare dans quelques-unes de nos provinces méridionales.

Une autre affection catarrhale, particulière aux grands ruminants, et qui en a attaqué un nombre assez considérable dans certaines localités, est celle que l'on a désignée sous le nom impropre de *catarrhe des cornes;* elle consiste dans l'inflammation de la membrane qui tapisse les sinus qui se prolongent dans les cornes. Une maladie de cette nature a régné épizootiquement en 1804, à la fin de l'été, dans la Haute-Garonne et aux environs de Saint-Gaudens.

Le mouton est aussi parfois atteint du catarrhe nasal épizootique. L'abbé Rozier l'avait désigné sous le nom de *morve*; il a régné dans le département du Rhône en 1816, dans le Gâtinais en 1763 et en 1764, dans les environs de Chartres en 1782, 1783, etc.

Si nous rapprochons la gourme du catarrhe nasal, nous verrons qu'elle règne, dans beaucoup d'endroits, d'une manière enzootique ou épizootique. La plupart des vétérinaires pensent qu'elle n'attaque qu'une fois les chevaux; cependant, dans plusieurs départements du nord de la France, il ne se passe guère de printemps ni d'automne sans que les éleveurs accusent l'existence de la gourme chez un certain nombre, et quelquefois dans la totalité des chevaux de leurs écuries, depuis les poulains à la mamelle jusqu'à la jument la plus vieille, bien que ces animaux aient déjà éprouvé cette maladie. On croit communément que la gourme est surtout sujette à récidive et à devenir épizootique dans les pays d'élève, lorsque le jetage a été peu abondant la première fois, et les dépôts critiques peu considérables. — La contagion n'est vraisemblablement pour rien dans le renouvellement et la généralisation de cette affection ; cependant on suppose, presque partout dans les campagnes, qu'elle a la propriété de se communiquer par cette voie.

6° LA MORVE. — Maladie trop connue de tous ceux qui s'occupent de chevaux, pour que nous ayons besoin d'en donner ici la définition. Elle règne souvent, sous forme épizootique, dans les corps de cavalerie, les parcs d'artillerie ou des équipages militaires, les relais de postes et de messageries, les grands dépôts des armées, et partout où il y a un nombre important d'animaux réunis dans un même lieu. — Elle passe généralement pour contagieuse. Mais nous n'avons pas à nous expliquer ici sur cette question, que nous nous proposons de développer en temps et lieu; disons seulement que, dans l'état actuel de la science, la spontanéité de son développement doit être mise en doute. Cependant, comme le problème n'est pas encore entièrement résolu, le vétérinaire prudent et jaloux de sa réputation ne doit pas négliger, à l'égard de cette maladie, les mesures hygiéniques prescrites par une sage prudence.

La morve est une affection dont la connaissance remonte aux temps les plus reculés. Les hippiatres grecs et latins en ont parlé ; ils la désignaient sous le nom de *malleus*, suivant Végèce. Cette expression, qui signifie *marteau*, *maillet*, fut d'ailleurs celle dont se servirent les Latins, à l'exemple des Grecs, pour désigner les maladies les plus graves et les plus meurtrières. — On s'est demandé si la morve nous est venue de la Grèce, ou si elle régnait en même temps en Italie et dans les Gaules. Il est probable qu'elle existait en même temps dans les différents pays que nous avons cités. Il est certain que Végèce la connaissait et la regardait comme très-contagieuse, puisqu'il conseille d'enterrer très-profondément les cadavres des animaux morts de cette maladie, et d'isoler les vivants dans des pâturages peu fréquentés. Nous avons lieu de croire, d'après cela, qu'elle était aussi meurtrière et aussi promptement mortelle à cette époque que de nos jours.

Il paraît que les Latins appelaient aussi la morve *profluvium atticum* (flux attique). Végèce pense que ce nom a été donné à la maladie à cause de sa ressemblance avec le flux bilieux, qui se montra sur les hommes pendant une peste qui régna sur le territoire d'Athènes. Les auteurs latins qui ont succédé à Végèce ont ensuite donné à la morve plusieurs autres dénominations qu'il serait superflu d'indiquer ici ; le nom français sous lequel nous désignons cette affection viendrait, suivant Ménage, étymologiste célèbre, du mot latin *morbus*, qui signifie maladie. (*Voy.* Morve.)

7° La Bronchite. — Affecte, dans quelques cas, la forme épizootique ; mais elle est généralement trop simple pour appeler l'attention et pour donner lieu à des observations particulières.

8° La Gastro-bronchite, ou *Maladie des chiens*. — A fréquemment présenté le caractère épizootique. On a prétendu que cette affection était inconnue en France, il y a environ quatre-vingts ans, et qu'elle y avait été importée d'Angleterre ; mais c'est là une opinion évidemment dénuée de fondement, car il est prouvé que cette maladie s'y était montrée avant cette époque, non-seulement sporadiquement, mais encore sous forme épizootique. Ainsi, en 1714, on la vit régner dans les provinces méridionales avec complication d'angine gangréneuse ; en 1763 et 1764, elle occasionna une grande mortalité parmi les chiens de Paris et des environs, ainsi que chez ceux de Boulogne-sur-Mer. Elle régna aussi dans le Gâtinais en 1769 et 1770, et fit beaucoup de ravages dans les meutes du roi et des seigneurs de la cour, ainsi que parmi les chiens de plusieurs grandes villes. — Barrier eut l'occasion de l'observer aux environs de Chartres en 1782, 1783 et 1784 ; on la rencontre souvent à Lyon.

9° L'Ophthalmie (*Inflammation des yeux*). — C'est une maladie ordinairement simple, et qui acquiert beaucoup de gravité lorsqu'elle revêt un caractère épizootique ; on l'a observée, sous cette forme, pendant les saisons remarquables par un froid humide et des variations brusques et fréquentes de température. Les chaleurs excessives peuvent aussi avoir un résultat analogue, surtout quand on envoie les animaux dans les pâturages sans abri. En 1781, une maladie de cette nature se montra en Flandre ; elle fut attribuée à l'été chaud, et à l'usage de fourrages chargés d'insectes.

Une complication assez fréquente de l'ophthalmie est l'*albugo ;* il a régné plusieurs fois sous la forme épizootique parmi les grands ruminants ; on l'a observé sous cette forme dans le département de la Seine-Inférieure en 1782 et 1785. Il est vrai que ce n'était point un véritable albugo, mais bien plutôt une ulcération de la cornée. — Soulard a étudié une maladie analogue dans la Charente-Inférieure ; cependant les symptômes qu'il signale étaient tellement graves, et avaient des effets si funestes, que l'on ne saurait les attribuer à un véritable albugo, mais plutôt à une ophthalmie interne des plus intenses.

10° L'Hématurie, ou *Pissement de sang*. — Ce n'est pas une maladie particulière ; c'est plutôt un symptôme commun à diverses affections, et que nous avons érigé ici en maladie spéciale, parce qu'il existe quelquefois sans que l'on sache précisément à quoi l'attribuer. Les causes en sont extrêmement variées : ainsi, une violente inflammation des reins, des uretères, de la vessie, des calculs dans les conduits urinaires, l'usage des substances âcres et urineuses, etc., peuvent y donner lieu. C'est principalement dans cette dernière circonstance que la maladie peut devenir épizootique. Les vaches que l'on mène dans les bois de chênes, de pins ou de sapins, ou dans les pâturages où croissent des plantes âcres et vénéneuses, sont très-sujettes à cette affection, qui est fort commune en Auvergne ; mais cet état n'est pas bien grave, surtout lorsqu'on a le soin de soustraire les animaux à l'influence des causes qui les ont rendus malades.

11° LE DIABÈTE, ou *Flux immodéré d'urine*. — Maladie peu commune et peu connue, que l'on a observée sous forme épizootique, en 1830, dans plusieurs parties de la France, et notamment à Paris ; il résulte même de divers rapports qu'elle est en quelque sorte enzootique parmi les chevaux de Montmartre, surtout parmi ceux qui sont employés au transport du plâtre. Ce qu'il y a d'extraordinaire, c'est qu'elle règne presque exclusivement sur la rive droite de la Seine. Les causes en sont très-obscures.

— *Les maladies des membranes séreuses* prennent bien plus rarement la forme épizootique que celles des membranes muqueuses ; cela dépend sans doute de ce que les causes qui les occasionnent ne peuvent jamais être aussi générales que celles qui agissent sur les autres systèmes ; cependant nous signalerons comme pouvant régner d'une manière épizootique :

1° LA PLEURITE (*Pleurésie*). — Prend quelquefois le caractère épizootique parmi les chevaux des cultivateurs qui, soumis à des travaux pénibles, accablés par la chaleur et la fatigue, dévorés par la soif, sont quelquefois jetés, au sortir du travail, dans des pâturages froids et humides. Mais c'est surtout parmi les chevaux de troupe que l'on a le plus souvent occasion de voir régner la pleurésie sur un grand nombre de sujets à la fois, principalement lorsque, dans les régiments de cavalerie, se trouvent beaucoup de jeunes chevaux nouvellement admis dans les remontes.

2° LA PÉRITONITE. — Peut devenir épizootique dans quelques cas très-rares, et analogues à ceux que nous avons signalés pour la pleurésie. Une cause qui n'appartient pas à l'inflammation des plèvres, et qui peut donner lieu à la péritonite, c'est la castration. Dans les pays d'élève et dans les dépôts de remonte, on voit, dans certaines saisons, cette opération concourir à faire naître la péritonite sur un si grand nombre de chevaux à la fois, que l'on ne peut, dans ce cas, lui refuser une sorte de caractère épizootique. — Remarquons ici que cette espèce d'épizootie ne saurait toujours être attribuée à la manière dont la castration est exécutée ; car ce sont souvent les opérateurs les plus habiles qui ont à gémir de cette funeste conséquence de l'opération ; celle-ci est bien la cause *occasionnelle* de la maladie, mais elle n'en est pas la cause prédisposante, et cette dernière existe dans l'air, la saison, le régime antérieur, et dans certaines conditions que l'on ne peut le plus souvent ni prévoir ni apprécier.

— *Les maladies des organes parenchymateux* qui peuvent revêtir la forme épizootique sont la pneumonie et la phthisie.

1° LA PNEUMONIE (*Fluxion de poitrine*). — Dans son état de simplicité, n'est guère plus fréquente à l'état épizootique que la pleurésie ; elle se montre cependant un peu plus souvent que celle-ci dans les grandes agglomérations ; alors, il est vrai, elle est rarement simple, et le plus souvent elle est compliquée de l'inflammation des plèvres et des bronches.

Mais celle que l'on peut considérer comme véritablement épizootique, c'est la pneumonie dite gangréneuse, vulgairement *péripneumonie gangréneuse*. Cette maladie est toujours accompagnée de l'altération du sang. Elle est fréquemment compliquée de l'inflammation des plèvres et de plusieurs autres désordres qui la rapprochent jusqu'à un certain point des affections typhoïdes. Elle attaque les chevaux, les moutons et les bêtes à cornes, se manifeste principalement au printemps et en automne, et prend surtout le caractère épizootique chez les grands ruminants. Nous avons déjà eu l'occasion de citer plusieurs épizooties de péripneumonie gangréneuse ; il en est encore plusieurs que nous avons omises à dessein dans notre exposé historique des épizooties ; nous les relaterons plus tard en décrivant cette maladie ; c'est alors seulement que nous débattrons la question de ses propriétés contagieuses ou non contagieuses, question qui, nous devons le dire en passant, ne peut être résolue d'une manière positive.

2° La Phthisie pulmonaire tuberculeuse. — Affection à laquelle tous les herbivores sont sujets ; mais ce sont les vaches laitières qui en ressentent le plus souvent les atteintes ; elle est connue, chez elles, sous le nom de *pommelière*. Cette maladie règne constamment dans les différentes contrées de l'Europe, principalement dans les pays où les vaches sont nourries dans des étables étroites, chaudes et mal aérées. — Elle a pris parfois le caractère épizootique ; c'est sous cette forme qu'elle a été observée dans l'arrondissement de Sarrebourg (Meurthe) en 1791, et par Huzard dans les faubourgs de Paris en 1789, 1791 et 1794.

— Parmi les maladies qui intéressent le *système lymphatique*, nous n'avons à parler ici que du farcin.

Le Farcin. — Maladie fort anciennement connue ; les hippiatres grecs la désignaient sous le nom d'*éléphantiasis ;* les Romains la connurent aussi sous cette dénomination et sous celle de *farciminum ;* il paraît cependant que Végèce fait de l'éléphantiasis et du farcin deux maladies différentes.

Les auteurs qui ont écrit aux xiii° et xiv° siècles l'ont appelée *ver volant, ver volatil ;* depuis le renaissance des lettres en Europe, nous avons repris la dénomination latine de *farciminum* en usage chez les Romains, et nous l'avons traduite en celle de *farcin*. — Cette maladie peut devenir épizootique sous l'influence des mêmes circonstances et dans des conditions analogues à celles qui communiquent ce caractère à la morve. — La contagion n'a probablement que fort peu de part à la généralisation du farcin : les opinions sont d'ailleurs encore partagées à ce sujet ; mais, en admettant même la propriété contagieuse pour quelques variétés de farcin, comme elles ne peuvent très-probablement se communiquer que par contact immédiat, il en résulte qu'il est toujours assez facile de mettre les animaux à l'abri de la contagion, et d'empêcher la maladie de s'étendre par cette voie. — Ainsi, il en est sans doute du farcin comme de la morve : quand cette maladie devient épizootique ou enzootique, c'est qu'elle est due à des causes générales.

— Il ne nous reste plus maintenant qu'à parler des maladies qui paraissent dues à une altération plus ou moins profonde dans la composition et les propriétés du sang.

1° Parmi elles doivent figurer en première ligne les Typhus. Comme ce sont principalement ces maladies que nous avions en vue dans notre article Épizootie, il serait superflu d'en parler plus longtemps ici.

2° Le Sang de rate, *Maladie de sang, la Chaleur*, etc. — Attaque les bêtes à laine et quelquefois les bêtes à cornes. — Cette maladie se voit, le plus souvent, à l'état enzootique ou épizootique, surtout dans les endroits où les bêtes à laine sont nourries, pendant une grande partie de l'année, avec des grains et des fourrages secs. On la voit souvent dans le Berry, le Languedoc, la Provence, la Brie, etc.

4° La Pourriture, *Cachexie aqueuse*. — C'est encore une maladie des bêtes à laine qui n'est pas moins funeste aux troupeaux que les deux précédentes, et qui, comme elles, se montre plus souvent à l'état enzootique ou épizootique que d'une manière isolée. On l'observe très-fréquemment en Europe, surtout dans les contrées humides et brumeuses, comme l'Angleterre et quelques contrées de l'Allemagne et de la France. Il paraît que ce fut en 1663 et 1664 qu'on l'observa pour la première fois : elle se montra alors en Franconie chez les bêtes à laine de tout âge, les veaux et les génisses au-dessous de deux ans. — A la même époque, elle sévit sur presque tout le bétail de la Franche-Comté. Depuis on la vit souvent en France.

Les pluies abondantes de l'année 1809 la firent naître sur une grande partie de notre territoire, surtout dans les départements du Rhône, du Gard, de l'Hérault, où elle occasionna des pertes considérables. Les mêmes causes la produisirent encore en 1817 et 1818 en France ; elle fixa l'attention du ministre de l'intérieur, qui chargea Huzard et Tessier de l'étudier.

— Pour terminer notre tableau, il ne nous reste plus à parler que des Maladies vermineuses. Ces maladies sont assez fréquentes parmi les jeunes animaux, surtout dans les pays et les saisons humides. C'est alors, par exemple, que le tournis, occasionné par la présence du cœnure cérébral, se manifeste souvent avec le caractère épizootique dans les troupeaux composés d'agneaux et d'antenois, et que les larves d'œstres se multiplient au point d'enlever quelquefois un grand nombre de poulains dans les haras.

Certains vers filiformes s'établissent parfois dans les voies aériennes des veaux, et en font périr un grand nombre, surtout dans certains cantons de la Suisse. En 1795, les troupeaux de veaux qui pâturaient sur la montagne dite le Saladier furent en partie détruits par cette maladie vermineuse.

La même maladie a été observée plusieurs fois dans les environs de Berne et de Fribourg ; en 1811, elle se montra de nouveau sur la montagne du Saladier, et trois ou quatre ans après dans plusieurs autres cantons de la Suisse.

— Les maladies dont nous venons de donner l'énumération revêtent incontestablement, à certaines époques, le caractère épizootique ; mais au point de vue scientifique actuel, les *maladies essentiellement contagieuses seules* doivent être considérées comme des épizooties. Le cadre de ces affections comprend chez nos animaux : *La morve, le farcin, la maladie du coït* (*Voy.* Syphilis), *les affections typhoïdes, la gourme, la gale, la peste bovine, la péripneumonie, la clavelée, la fièvre aphtheuse, le charbon, le piétin.* (*Voyez* ces mots.)

ÉPONGE, Loupe au coude. On donne ce nom à une tumeur mollasse plus ou moins volumineuse, circonscrite, mobile par sa base, ordinairement indolente, qui survient à la pointe du coude du cheval, à la suite des contusions, et des compressions exercées sur cette partie par l'*éponge* ou le crampon du fer, lorsque le cheval se *couche en vache*, c'est-à-dire lorsqu'il a contracté l'habitude de se tenir couché de telle façon que les membres du devant, pliés à l'endroit des genoux, font appuyer contre les coudes le bord du talon ou l'extrémité de la branche du fer.

Le nom d'*éponge* vient peut-être aussi de ce que cette loupe, dont le volume est d'ailleurs variable, est mollasse, contient de la sérosité que la compression fait sortir, et a enfin une texture *spongieuse*.

— On prévient la formation de cette loupe chez les jeunes chevaux en les corrigeant lorsqu'on les voit se disposer à cette habitude. Fromage de Feugré a conseillé, pour cela, de tirer de l'éponge du fer une pointe longue de trois à quatre lignes, qui pique le coude lorsqu'il s'appuie sur le bout de la branche du fer. Quant aux vieux chevaux que l'on n'a pas l'espérance de corriger, on doit leur mettre un fer à branche tronquée, dit *à lunette*. Il faut forcer le cheval à dégager les membres de dessous la poitrine tandis qu'il est couché, en plaçant, ainsi que Hurtrel le conseille, un bourrelet assez volumineux, bien dur et bien ficelé, audessous du genou ; ce bourrelet, au moment où l'animal se couche, comprime fortement la poitrine, et la douleur détermine le cheval à porter le membre en dehors. Nul inconvénient à ce qu'on applique un semblable bourrelet autour du paturon. Comme ces bourrelets occupent le cheval et l'embarrassent, il y porte volontiers la dent et cherche à s'en défaire ; c'est pourquoi il est nécessaire qu'ils soient confectionnés avec des matières tassées et solides, maintenues par de bonne ficelle, dont les tours très-serrés se touchent les uns les autres ; au surplus, la plus grande surveillance est nécessaire.

— Quant à la cure de l'éponge bien formée, elle est rarement complète. On fait la ponction de celles dans lesquelles il y a fluctuation par collection d'un liquide séreux quelquefois abondant. On peut se contenter d'y passer un séton dans le centre et de haut en bas. Quand l'éponge est ample et d'une dureté bien décidée, l'extirpation est le moyen le plus efficace. On a quelquefois réussi à la faire disparaître par l'application des vésicatoires ou de quelques pointes de feu. Tant que la partie est douloureuse, l'animal ne se couche plus sur le coude ; mais, après la guérison, le retour de l'habitude fait revenir l'éponge, et l'on est obligé de recommencer la cure toujours avec de nouvelles difficultés : d'où l'on voit qu'il importe surtout de prévenir l'éponge en s'opposant à l'habitude dont nous avons parlé.

ÉQUARRISSAGE. Ce mot, qui ne se trouve dans aucun des anciens dictionnaires, et que celui de l'Académie définit ainsi : « Action d'écorcher les bêtes de somme ou de trait, comme les chevaux, les ânes, les mulets, » paraît n'avoir été adopté dans les ordonnances de police que vers le milieu du siècle dernier. Nous avouons ignorer sa véritable étymologie ; mais, en adoptant la définition du Dictionnaire de l'Académie, nous avons cru devoir faire entrer ce mot dans notre Vocabulaire, parce qu'il nous permet de tenir à nos lecteurs la promesse que nous leur avons faite de leur donner tous les renseignements nécessaires pour tirer utilité et profit de quelques animaux après leur mort. C'est surtout sous ce dernier point de vue que nous allons considérer l'équarrissage, en renvoyant, pour les détails de son *histoire dans la ville de Paris et pour ceux relatifs à la description précise et exacte des clos d'équarrissage tels qu'ils existaient en 1827 dans la capitale,* à un mémoire publié à cette époque, sur la demande de Delavau, alors conseiller d'État et préfet de police (1). Nous ne parlerons pas des procédés le plus généralement usités pour abattre certains animaux, le cheval surtout : ils ont été décrits avec soin à l'article ABATAGE. (*Voy.* ce mot.) Nous allons de suite considérer l'animal *abattu,* et faire connaître comment s'y prend ordinairement un équarrisseur pour dépouiller et dépecer un cheval, dont il veut utiliser les différentes parties.

Pour dépouiller un cheval, l'équarrisseur, après l'avoir mis sur le dos, pratique une incision qu'il commence au milieu de la mâchoire inférieure et qu'il continue sous la poitrine et le ventre jusqu'à l'anus ; il coupe ensuite cette incision par deux autres incisions cruciales, s'étendant à droite et à gauche, jusqu'à l'extrémité des quatre membres où il en fait une circulaire. Partant de la première incision, il dépouille successivement le ventre, la poitrine, le cou, les membres et toutes les parties latérales, en ayant soin, lorsque l'animal est maigre, de diriger la lame du couteau du côté des muscles, pour ne point entamer la peau ; lorsque l'opération est poussée jusqu'auprès de l'épine, l'équarrisseur retourne l'animal pour en faire autant du côté opposé, et, si le cheval n'est pas trop gros, il traîne la peau dans un coin de l'endroit où l'animal a été abattu : autrement il la laisse sous le cadavre, jusqu'à ce que toutes les opérations dont il est l'objet soient terminées. Ensuite, il coupe la queue à la racine, de manière qu'elle reste adhérente à la totalité de la peau, ainsi que les oreilles et les lèvres. Lorsque la peau a été enlevée, il saisit la jambe de l'animal, et, en ménageant les tendons avec soin, il désarticule les quatre pieds qui restent garnis d'une portion de leur peau et de leurs fers.

La peau et les pieds enlevés, l'équarrisseur désarticule les extrémités postérieures en coupant les muscles qui leur répondent, le plus près possible de leur insertion aux os du bassin. Il ne désarticule pas les antérieurs, mais il enlève le scapulum qui y reste attaché. Ces parties sont déposées dans un lieu particulier ou laissées à côté du tronc. Quant aux chairs, elles sont enlevées successivement de dessus les membres et de dessus le tronc ; celles qui proviennent des membres sont mises à part, lorsqu'elles doivent servir à la nourriture des animaux. Les chairs qui appartiennent au tronc sont séparées de la même manière par grands lambeaux, partout où il s'en trouve. On ne laisse ni les muscles intercostaux, ni ceux qui sont logés dans les parties les plus anfractueuses de la tête ; de sorte que lorsque le diaphragme, les parois abdominales et le médiastin ont été enlevés avec les viscères de la poitrine et du bas-ventre, le squelette se trouve entièrement décharné.

(1) Ce mémoire, qui contient plusieurs planches dessinées avec soin par l'un de nos collaborateurs, M. de Mauléon, a pour titre : *Recherches et considérations sur l'enlèvement et l'emploi des chevaux morts, et sur la nécessité d'établir à Paris un clos central d'équarrissage, tant pour les avantages de la salubrité publique que pour ceux de l'industrie manufacturière de cette ville.* Travail demandé par *Delavau,* conseiller d'État, préfet de police, et exécuté par une commission spéciale, composée de *Darcet,* membre du conseil de salubrité, président ; *Huzard,* membre du conseil de salubrité ; *Rohault,* architecte de la préfecture de police, commissaire de la petite voirie ; *Damoiseau,* expert vétérinaire de la préfecture de police ; *Parfon,* inspecteur général de la salubrité, et *Parent du Châtelet,* membre du conseil de salubrité, commissaire-rapporteur.

— D'un cheval mort on extrait les crins, la peau, le sang, les muscles, les tendons, les issues, la graisse, les fers, les cornes ou sabots et les os; toutes ces parties servent à différents usages. Voici, d'après l'ouvrage dans lequel nous avons puisé la plus grande partie de ces détails, l'emploi le plus convenable que l'on peut en faire. (*Voy.* aussi l'article Cheval.)

Emploi des crins. Les crins, dit le rapporteur de ce mémoire, ne peuvent point être mis au nombre des produits importants provenant de l'équarrissage : presque toujours ils sont en petite quantité et très-courts, parce qu'avant d'abattre les chevaux, on a ordinairement le soin de leur couper ceux de la queue et de la crinière. Aussi est-il assez rare de trouver, dans les clos d'équarrissage, les crins longs destinés à la confection des étoffes, et qui seuls ont une grande valeur. Cependant les crins courts ne sont pas sans utilité. On les vend aux bourreliers, aux tapissiers, aux fabricants de cordes de crin, qui ensuite les trient et les préparent pour les rendre propres aux usages auxquels ils les destinent. Un cheval fournit depuis trente jusqu'à sept cent cinquante grammes de crin. Le crin brut se vend soixante-quinze et quatre-vingts centimes la livre.

— *Emploi de la peau.* A Paris, les peaux provenant des chevaux *équarris* restent rarement plus de deux ou trois jours dans le clos sans être achetées. On les roule en plusieurs doubles, le poil tourné en dehors, et on les vend aux tanneurs qui ne les livrent au commerce qu'après leur avoir fait subir plusieurs préparations. La peau d'un cheval, lorsqu'elle est fraîche, et c'est toujours dans cet état qu'elle est vendue, pèse habituellement environ trente kilogrammes, et coûte à l'acheteur de neuf à quinze francs, et quelquefois davantage.

— *Emploi du sang.* Le sang des chevaux morts est maintenant très-employé dans les arts ; il sert surtout à la fabrication du bleu de Prusse. Mêlé aux issues, il peut très-bien servir d'engrais, et, lorsque après l'avoir fait cuire on le mêle à des aliments végétaux, il devient une nourriture excellente pour les poules et les cochons.

— *Emploi des muscles.* On en nourrit les animaux carnassiers, les chiens, les cochons, les poules ; souvent aussi on les vend avec les issues, comme engrais ; ils servent à la fabrication de l'adipocire et des produits ammoniacaux, et tout porte à croire que cette chair musculaire du cheval, étant convenablement choisie, a servi plus d'une fois et sert journellement encore à la nourriture de la classe indigente. Cette viande, au reste, n'est nullement malsaine, et l'expérience prouve que l'on peut impunément en manger.

— *Emploi des issues.* On appelle ainsi toutes les parties intérieures, telles que la cervelle, la langue, les poumons, la trachée-artère, le cœur, le foie, les reins, la vessie et les intestins. On tire peu parti de ces différents organes, à l'exception toutefois des intestins grêles que quelques boyaudiers ramassent pour en faire de grosses cordes à boyaux pour les tourneurs. Ces débris servent surtout pour enfumer les terres, et pour faire éclore ces larves de mouches désignées sous le nom de vers blancs ou d'*asticots* (*Voy.* ce mot) dont, à certaines époques de l'année, il se fait une si grande consommation à Paris.

— *Emploi des tendons.* Les tendons sont, après la peau et la graisse, les parties les plus estimées du cheval. On en fait des exportations très-considérables dans les pays étrangers, et ils sont très-recherchés des fabricants de colle forte.

— *Emploi de la graisse.* Après la peau et les tendons, la graisse est la partie du cheval qui donne le plus de profit à l'équarrisseur. Mais tous les chevaux équarris n'en fournissent pas une égale quantité. On n'en rencontre beaucoup que chez ceux qui sont morts en ville de quelque maladie aiguë, et en général il y en a très-peu chez les chevaux hors de service, excédés de travail, ou qui ont été privés de nourriture. Cette graisse se trouve en très-grande quantité sous la peau; mais c'est surtout entre le péritoine et les parois inférieures de l'abdomen, dans l'épaisseur du mésentère, autour du cœur, des gros vaisseaux et des intestins, qu'elle est plus abondante. On la retire de ces parties, et, après l'avoir coupée en petits morceaux, on la met fondre à feu nu dans une chaudière. La quantité qu'on en obtient varie depuis quatre et cinq litres jusqu'à trente et quelquefois quarante, lorsqu'elle est liquéfiée. Cette graisse est très-recherchée par les émailleurs ; elle donne une flamme égale, produit une chaleur beaucoup plus forte que l'huile à brûler ordinaire et ne s'épaissit pas. Les hongroyeurs s'en servent pour préparer leurs peaux, et les bourreliers pour assouplir leurs cuirs.

— *Emploi des fers et des cornes ou sabots.* Avant que les pieds des animaux équarris soient livrés aux fabricants de colle forte, on en détache les fers, ce qui s'exécute avec la plus grande facilité, et, suivant l'état où ils se trouvent, on les vend, soit comme ferraille, soit comme fers à cheval encore propres au service.

Il n'y a pas longtemps que la corne des pieds des chevaux est employée par les cornetiers, qui la préparent en feuilles pour les fabricants de peignes. Autrefois on l'abandonnait sur le terrain voisin de la voirie, et, quoiqu'elle soit maintenant ramassée avec soin, elle a si peu de valeur que les équarrisseurs la font à peine entrer dans le produit de leur établissement : en général les ouvrages faits avec ces sortes de cornes sont très-grossiers, et ordinairement on vend les plus mauvaises aux fabricants de sel ammoniac et de bleu de Prusse.

— *Emploi des os.* Ce produit de l'équarrissage, qui pendant un assez grand nombre d'années avait été plutôt embarrassant qu'utile pour tous les établissements d'où on le retirait, est devenu aujourd'hui la matière première de plusieurs arts différents. Maintenant les os des animaux se payent très-cher, depuis surtout que la chimie a trouvé le moyen de les utiliser d'une manière remarquable, soit pour la fabrication des produits ammoniacaux, du noir d'os ou d'ivoire, soit pour celle de la gélatine, du gaz pour l'éclairage, etc., etc. La consommation en est même devenue si grande, que pour fournir aux besoins de nos manufactures on est obligé d'en faire venir de l'Espagne, de l'Italie et même de l'Amérique. Dans quelques localités on broie ces os au moulin, et on les emploie ensuite comme engrais. Quelques-uns de forme convenable, et plus particulièrement ceux qui sont longs et plats, sont achetés par les éventaillistes, les couteliers, les tourneurs et les tabletiers. Quelquefois aussi on se sert de gros os entiers pour sceller et unir les pierres de taille entre elles; mais la quantité employée à cet usage est si peu considérable qu'on doit à peu près la regarder comme nulle.

— Ce que nous venons de dire de l'équarrissage, relativement au cheval, doit également s'appliquer à l'âne et au mulet. Nous aurions pu donner à cet article un plus grand développement, en considérant l'équarrissage sous le rapport de la salubrité ; mais nous ne pourrions le faire sans dépasser de beaucoup les limites qui nous sont prescrites ; nous avons donc cru devoir y renoncer. Cependant, comme cette partie importante de l'hygiène publique doit particulièrement intéresser nos lecteurs, nous les engageons à consulter à cet égard l'excellent mémoire dont nous avons parlé plus haut, dans lequel le docteur Parent du Châtelet, son savant rapporteur, tout en indiquant les moyens d'améliorer l'exploitation de cette branche d'industrie, n'a pas négligé de faire connaître les inconvénients que peuvent présenter, surtout dans les environs de Paris, les différents clos ou chantiers d'équarrissage.

ÉROSION. Action de toute substance corrosive, ou effet de cette action.

ÉRUPTION. Ce mot a trois significations : 1° Sortie subite et abondante de sang, de pus, de sérosité, de vents, etc.; 2° apparition à la peau de taches, de pustules, de boutons, etc. ; 3° le mot *éruption* est souvent employé comme synonyme d'exanthème.

ÉRYSIPÈLE. Maladie de la peau, aiguë, non circonscrite, superficielle, souvent très-étendue, sans gonflement sensible, susceptible de se déplacer, caractérisée par une rougeur jaunâtre, irrégulière, que l'on aperçoit en écartant les poils ou la laine. L'animal éprouve d'abord de la démangeaison, puis de la chaleur, et enfin de la douleur, quand l'inflammation est à son plus haut degré ; quelquefois des vésicules, remplies de sérosité jaunâtre, se forment à la surface de la peau. Quand cette sérosité est noirâtre, infecte, et qu'un rouge foncé, brunâtre, succède à la rougeur vive et claire de la peau enflammée, l'érysipèle prend le

nom de *gangréneux,* de *malin. (Voy.* Feu Saint-Antoine.) Dans quelques cas, l'inflammation se propage au tissu cellulaire sous-cutané ; il y a alors gonflement considérable, rougeur et douleurs très-développées, et l'érysipèle prend le nom de *phlegmoneux.* Enfin, l'inflammation peut être accompagnée d'un développement de sérosité qui se dépose dans le tissu cellulaire sous-cutané ; dans ce cas, l'impression du doigt sur la peau persiste quelque temps, et l'érysipèle est dit *œdémateux.* Toutes les fois que ces différents caractères manquent, et qu'il y a seulement démangeaison, chaleur, douleur, rougeur et développement de petites vésicules pleines de sérosité jaunâtre, on dit que l'érysipèle est *simple.*

Cette dernière variété est la plus commune ; elle change souvent de siége, se porte de la tête à la croupe, d'un membre à un autre, et peut affecter toutes les parties du corps de l'animal ; mais c'est surtout à la tête et aux jambes qu'on la voit le plus souvent. Lorsque cette maladie ne dépend pas d'une autre affection, lorsqu'elle est *essentielle,* en un mot, elle suit une marche ordinairement régulière, et se termine en quelque temps, ne laissant comme trace de son apparition que de petites écailles farineuses qui ne tardent pas à tomber.

L'érysipèle phlegmoneux se termine le plus souvent par suppuration. L'abcès ou les abcès multiples, après avoir été incisés ou s'être ouverts spontanément, donnent issue au pus et se cicatrisent ; la guérison ne tarde pas à survenir.

Lorsque l'érysipèle complique une autre maladie, il ne forme souvent qu'un symptôme que l'on doit négliger, pour fixer les regards sur l'affection principale. Cependant cette complication est fréquemment fàcheuse, et il n'est pas rare, dans ce cas, de voir intervertie la marche régulière de la maladie, et celle-ci avoir une issue funeste. C'est surtout lorsque l'érysipèle s'associe au phlegmon, à l'œdème, à la gangrène, à de grandes plaies, et à diverses maladies aiguës, que l'on doit redouter une terminaison fàcheuse. Excepté ces cas, l'érysipèle a une marche régulière, parcourt certaines périodes et arrive promptement à une terminaison heureuse. — Tous nos animaux peuvent être affectés de l'érysipèle ; le cheval, le bœuf et le chien en sont quelquefois attaqués ; mais le mouton parait y être plus sujet que les autres animaux.

— Les *causes* de l'érysipèle signalées par les auteurs sont les erreurs de régime, l'usage des aliments excitants et des eaux altérées et croupies dans les marais ou les mauvaises mares, la suppression brusque de quelque écoulement habituel, ou de la sueur, l'application des cantharides sur la peau, les compressions violentes, les piqûres d'insectes à aiguillon, la malpropreté habituelle de la peau, etc.

L'érysipèle succède souvent aux applications émollientes extérieures secondées par le régime. S'il est intense, on doit essayer de le faire avorter, dès le début, par la saignée générale, les applications émollientes et par l'usage des boissons acidulées. Les onctions d'onguent mercuriel ont été vantées comme de bons *abortifs* de cette affection. Lorsque l'érysipèle dépend d'une autre maladie, au traitement local doit se joindre un autre traitement qui varie suivant la nature de l'affection à laquelle on a affaire. On a conseillé de fixer l'érysipèle ambulant au moyen de vésicatoires ; mais on voit très-souvent l'affection s'étendre et faire des progrès malgré l'emploi de ce moyen.

L'érysipèle phlegmoneux doit être traité comme le simple ; il faut ici insister surtout sur les cataplasmes émollients, les fomentations de la même nature, les saignées, la diète, etc. Si, malgré ces soins, la suppuration se développe, il faut lui donner promptement issue.

ÉRYTHÈME. Rougeur inflammatoire.

ESCHARE ou **ESCARRE.** Croûte noire ou brunâtre qui résulte de la mortification et de la désorganisation d'une partie vivante, dans les affections gangréneuses, ou par l'action d'un caustique. L'eschare, ne participant plus à la vie, se détache après plusieurs jours par l'inflammation et la suppuration que la nature développe dans les parties saines environnantes.

ESQUILLE. Petite portion osseuse qui se sépare des os fracturés ou cariés. (*Voy,* FRACTURE et CARIE.)

ESQUINANCIE INTERNE. (*Voyez* ANGINE, dont ce mot est synonyme.)

— ESQUINANCIE EXTERNE. On donnait autrefois, et on donne encore maintenant, ce nom à l'inflammation des glandes salivaires situées sur les parties latérales de la tête, au-dessous des oreilles, entre l'os de la mâchoire inférieure et l'apophyse transverse de la première vertèbre du cou. Cette glande est désignée sous le nom de *parotide,* et son inflammation a reçu des nosologistes modernes le nom de *parotidite.* C'est à ce mot que nous décrirons la maladie.

— ESQUINANCIE GANGRÉNEUSE, MALIGNE, ÉPIZOOTIQUE. Cette maladie a régné quelquefois d'une manière épizootique, et a produit alors de grands ravages; parmi les épizooties auxquelles elle donna lieu, on cite celle qui se manifesta en 1770 chez les bêtes à cornes de la Hollande. Les Flandres hollandaise, autrichienne et française, ne tardèrent pas à en ressentir les fureurs. On fit monter la perte des Sept-Provinces-Unies à plus de soixante mille bêtes. La maladie pénétra bientôt, du côté de la Flandre, dans quelques provinces françaises, et mérita l'attention du gouvernement. — Au mot ÉPIZOOTIE, nous avons déjà eu l'occasion de faire connaître ces détails. L'école vétérinaire d'Alfort, ayant été consultée, donna la description de la maladie et les moyens d'y remédier.

Voici le détail qui fut publié dans le temps.

« Dès les premiers temps de la maladie, le pouls des bêtes attaquées est fortement élevé, et beaucoup plus accéléré que dans l'état ordinaire. On sent une chaleur très-vive aux cornes, aux oreilles, aux extrémités, et sur presque toute la superficie du corps, sans une grande sécheresse. Les yeux sont vifs, larmoyants, la conjonctive enflammée. L'animal mange, mais moins qu'à l'ordinaire ; il rumine ; toutes les excrétions se font comme dans l'état sain; le lait n'est point encore dépravé chez les vaches. Le sang qu'on tire alors est couvert, peu de temps après, d'une pellicule couleur de rose (couenne inflammatoire), d'une ligne environ d'épaisseur, qui recouvre et cache un sang très-épais d'un rouge foncé. — Au second jour, il survient une toux sèche. L'arrière-bouche et la membrane qui tapisse les fosses nasales sont légèrement enflammées. Les flancs sont agités. Le pouls devient plus fort, et bat jusqu'à soixante-dix fois par minute. La chaleur devient piquante et sèche. Le lait paraît légèrement terne et plus épais qu'au début du mal. Il y a dégoût, perte d'appétit. La rumination a lieu, mais à des intervalles éloignés.

« Au troisième jour, le mal est entièrement déclaré. La toux est plus fréquente et plus fatigante, la respiration très-laborieuse, et le mouvement des flancs très-accéléré. Il découle de la bouche une bave très-abondante et écumeuse que l'animal lèche souvent. La membrane du nez est excoriée et enflée au point de gêner le passage de l'air. L'arrière-bouche est vivement enflammée. Il sort des naseaux une humeur jaunâtre et écumeuse. La rumination a encore lieu, mais à des intervalles plus éloignés. L'animal fiente et urine très-peu. Le lait, chez les vaches, est épais et jaunâtre, l'appétit plus dépravé, la pellicule de sang plus mince et d'un rosé moins vif qu'au premier jour, le sang qu'elle recouvre plus noir et plus épais.

« Au quatrième jour, le mal est à sa dernière période. Toutes les parties dans lesquelles on observait le plus de chaleur deviennent froides. Le froid commence à l'extrémité des cornes et des oreilles, et parvient peu à peu jusqu'à leur racine. L'animal frissonne ; on sent à peine le pouls. Il se plaint continuellement, est oppressé ; les yeux sont chassieux et presque toujours fermés. La gangrène se met dans la membrane du nez; alors la matière de l'écoulement est fétide. Les autres évacuations sont supprimées. La fiente, que l'on retire du fondement, a une odeur insupportable. Le lait est très-épais, rouillé, et ressemble à du pus de mauvaise nature. L'animal ne tousse plus. Il y a perte totale de l'appétit; la rumination cesse entièrement; enfin une diarrhée colliquative, qui succède immédiatement aux frissons, annonce la fin de l'animal, qui meurt sans effort le quatrième ou au plus tard le cinquième jour de la maladie.

« A l'ouverture des cadavres, on trouve tous les vaisseaux gorgés d'un sang noir, la membrane de la base de la langue et du voile du palais, noire, livide, gangrenée et couverte d'ulcères. La chair des muscles de cette partie est blafarde, gangréneuse. La membrane du nez est épaisse, noire, parsemée d'ulcères et gorgée d'un sang semblable à de l'encre. La membrane du larynx et de la trachée-artère est aussi gangrenée, mais moins noire que celle du nez. La substance des poumons est flasque, le cœur est mou, et les organes intestinaux sont à peu près dans l'état naturel. »

— Les véritables causes de la maladie de 1770 furent ignorées ; au mot ÉPIZOOTIE, nous avons rapporté les paroles mémorables de l'école d'Alfort à ce sujet.

— Quant à la nature des secours, l'école d'Alfort en indique de deux sortes : ceux que l'autorité suprême pouvait prescrire et faire exécuter, et ceux que l'art pouvait suggérer.

Les premiers consistèrent à prendre toutes les mesures, toutes les précautions possibles, pour empêcher la communication entre les animaux sains et les malades, et avec tout ce que ceux-ci pouvaient avoir infecté (un grand nombre de faits prouvèrent que cette maladie était contagieuse) ; à porter l'attention la plus scrupuleuse sur les bestiaux soupçonnés de maladie et sur les hommes qui les soignaient ; à n'admettre dans le commerce et les marchés publics que des animaux sains, marqués de la lettre S, etc. ; à punir rigoureusement tout boucher, toute autre personne que l'avidité porterait à vendre ou à acheter à bas prix des animaux malades pour en faire le commerce ; à visiter, deux fois par jour et avec beaucoup d'attention, ceux qui seraient sains, et à les mettre à l'écart au moindre soupçon de maladie ; à tuer tous les animaux vagabonds, et surtout les chiens ; enfin, à ne rien négliger pour intercepter toutes les voies de communication, d'infection, etc.

Les moyens fournis par l'art portaient sur deux objets : les animaux sains et les malades ; par conséquent, ils étaient de deux sortes : les *préservatifs* et les *curatifs*.

Les secours préservatifs consistaient à tenir les étables propres ; à vider tout le fumier pourri et corrompu ; à laver les auges, les râteliers, tous les huit jours au moins, avec de l'eau de chaux et du vinaigre ; à renouveler l'air, à parfumer les étables avec du vinaigre qu'on faisait évaporer ; à laver avec beaucoup de soin tout ce qui aurait pu servir à une bête reconnue malade, les auges, les râteliers, les baquets ; à brosser, bouchonner les bêtes saines deux fois par jour ; à tirer à chacune d'elles environ quatre livres de sang ; à diminuer la nourriture et à tenir les bêtes à l'usage de l'eau blanchie par le son et aiguisée avec le vinaigre et le sel de nitre ; à leur donner des lavements trois fois par jour avec la décoction de plantes émollientes, auxquelles on ajoutait le miel et le cristal minéral (nitrate de potasse fondu et mêlé d'un peu de sulfate de potasse) ; à leur faire prendre aux mêmes intervalles un breuvage fait avec une décoction de son, de laitue et d'oseille, avec addition d'une demi-livre de miel bouilli dans le vinaigre (oxymel) et trente grammes de nitre ; enfin, à leur faire prendre un breuvage purgatif, composé d'une décoction de soixante grammes de séné, à laquelle on ajoutait deux cent cinquante grammes de tamarin et autant de sulfate de soude, et à les remettre insensiblement à leur nourriture ordinaire, sans néanmoins se relâcher sur la propreté et le soin de parfumer les étables.

— Les moyens curatifs indiqués furent de proscrire la saignée, qu'on regarda comme un secours impuissant et même dangereux ; d'appliquer un emplâtre-vésicatoire sous la gorge, après en avoir rasé le poil et en avoir approché une pelle rougie au feu ; de donner immédiatement après un breuvage fait avec la gomme ammoniaque, l'assa fœtida, chacune à la dose de quinze grammes et bouillies dans un demi-litre de vinaigre, avec addition de quinze grammes de camphre dissous dans l'eau-de-vie ou dans un jaune d'œuf ; d'injecter, trois ou quatre fois par jour, dans les naseaux une décoction de plantes amères, telles que l'absinthe, l'aigremoine, à laquelle on ajoutait la teinture d'aloès, l'alun et le camphre.

L'école d'Alfort fait remarquer que l'effet des vésicatoires, combiné avec celui du breuvage antiputride, se manifeste rarement dans le dernier degré de la maladie, à moins qu'on n'ajoute à la boisson quatre grammes d'ammoniaque liquide, et encore son activité n'est quelquefois ni plus grande ni plus sensible. — Pendant la durée du traitement, on recommande la diète la plus sévère ; on interdit toute nourriture solide, et on ne donne que de l'eau blanche. — Si le vésicatoire n'agit pas aussi bien qu'on le désire, on recommande encore de pratiquer autour de la gorge trois ou quatre scarifications, pour y insinuer le vésicatoire, qui agira avec plus de force. — S'il survient une tumeur fluctuante, c'est un bon signe ; on hâte alors la suppuration par des applications d'onguent basilicum, puis on ouvre l'abcès, qui annonce la guérison de l'animal. — Pendant la suppuration, on fait prendre soir et matin le breuvage antiputride, dans lequel on remplace le vinaigre par une décoction de baies de genièvre. — On remet peu à peu les bêtes convalescentes à la nourriture ordinaire.

Tels furent, à peu près, les secours indiqués par l'école d'Alfort. Ils portent un peu le cachet de l'époque à laquelle ils furent prescrits ; mais il n'en est pas moins vrai que l'expérience en démontra l'efficacité, car il fut prouvé, dit Paulet, que de tous les remèdes administrés ceux-ci réussirent le mieux.

ÉTABLES. On nomme ainsi les habitations des bêtes à cornes. Malgré les avertissements et les conseils des agronomes et des vétérinaires, on ne peut se dissimuler que les étables ne soient en général mal placées, mal construites, mal disposées ; elles sont en effet le plus souvent enfoncées, basses et étroites ; elles ont peu de fenêtres, et encore les tient-on presque toujours fermées. La plupart du temps, elles n'offrent même d'autre ouverture que la porte. Les murs en sont crevassés, les poutres entièrement vermoulues, comme pour servir d'asile aux souris, aux insectes, et de réceptacle aux matières propres à faire naître l'infection. Les toiles d'araignée y abondent, et trois ou quatre fois par an, au plus, on extrait le fumier ; une litière fort mince recouvre imparfaitement cette masse infecte, dans laquelle s'enfoncent les animaux, et c'est dans la fange qu'ils se couchent, quand il leur est permis de se coucher.

La plupart du temps, les étables servent encore d'asile aux dindons, aux poules, aux mendiants, etc., etc. On y loge des boucs, et l'entrée en est obstruée par du fumier, de la fange, des eaux stagnantes, etc. Aussi l'infection, quand on y entre, se manifeste-t-elle par une odeur fétide, *ammoniacale*, par la gêne de la respiration et par une chaleur humide, désagréable, affaiblissante. Les corps en ignition y répandent une lumière faible et pâle ; les meubles et les ustensiles y sont en peu de temps hors de service ; et comme le fenil est ordinairement au-dessus de ces étables, dont il n'est séparé que par des planches mal jointes, les émanations qui s'élèvent corrompent la couche inférieure du fourrage dans une épaisseur d'un pied et quelquefois deux. L'altération profonde du fourrage est prouvée, du reste, par le poids qu'il acquiert. C'est ainsi qu'un agronome distingué assure que quelques bottes de paille, laissées pendant plusieurs jours dans une écurie très-mal tenue, arrivent à peser un tiers de plus qu'en sortant de la grange. Mais, ce qui est encore plus pénible à constater, c'est qu'une stabulation si vicieuse n'est pas seulement, comme on pourrait le croire, l'effet de la paresse et de l'incurie ; elle tient encore, en effet, à des préjugés et à de fausses idées d'économie domestique : ainsi, par exemple, il n'est pas rare de rencontrer des cultivateurs qui pensent que, pour bien se porter, les bêtes à cornes ont besoin d'être tenues très-chaudement pendant l'hiver, et qu'elles n'ont rien à craindre du mauvais air. Ne devrait-on pas cependant savoir que, dans une grande partie de l'Angleterre, où la température est plus froide que dans la plupart des régions de la France, le gros bétail reste en plein air pendant toute l'année, et que pourtant il y jouit d'une parfaite santé ? Et puis, comment peut-on s'imaginer que les animaux n'aient pas besoin d'un air pur autant que l'homme ?

Nous venons de signaler les principales causes des nombreuses maladies qui font tant de ravages parmi les bestiaux ; nous allons indiquer maintenant les principaux moyens de les prévenir : or, donner à chaque animal la masse d'air nécessaire pour entretenir facilement la respiration, en favoriser le renouvellement, en maintenir la salubrité, éviter l'humidité, telles sont, selon nous, les conditions premières à remplir dans la construction des écuries, étables, bergeries, etc. Et ces règles sont d'autant plus importantes, que presque toujours les maladies dont on attribue les causes à la contagion ne sont que le résultat de leur omission.

Ainsi, le terrain sur lequel on veut établir les habitations des animaux doit être plus élevé que les lieux environnants, afin que les urines puissent s'écouler au dehors, et que les eaux ne soient pas stagnantes aux environs. Le sol, surtout s'il est de terre forte ou glaiseuse, devra être défoncé assez profondément, et on formera un lit de cailloux, gravier, *mâchefer*, ou autres substances qui maintiennent la sécheresse ; car l'humidité est extrêmement pernicieuse, et fait éprouver des passages trop brusques d'une température à une autre.

Quant aux dimensions des étables, en largeur, longueur, hauteur, elles doivent être telles que les animaux soient à l'aise, qu'ils puissent facilement se coucher, et que la masse d'air suffise largement à leur respiration ; car on ne peut trop avoir égard à l'influence de l'air atmosphérique sur l'économie animale. Il est bon aussi de prendre toutes les précautions nécessaires au maintien de la propreté. Ainsi, les étables doivent avoir au moins deux mètres cinquante cent. à trois mètres de haut, et avec cela être spacieuses, pour que les animaux n'y soient pas trop serrés. Si ce sont de grosses bêtes, ce ne sera pas trop de donner à chacune un espace de un mètre vingt à un mètre trente cent. de largeur. Si le bâtiment est oblong, forme plus particulièrement adoptée dans la construction des étables, ses faces devront être au levant et au couchant, attendu que cette disposition, en donnant accès aux rayons les plus favorables du soleil, met les animaux à l'abri des vents humides du sud-ouest, de ceux du nord violents et froids, comme de la grande chaleur du midi. Mais un des plus grands inconvénients de l'exposition au midi est l'affluence des mouches, cousins et autres insectes, véritables fléaux pour les animaux que leurs morsures continuelles font maigrir.

Les portes, plus ou moins multipliées, suivant la longueur des bâtiments, seront assez hautes et assez larges pour que les animaux puissent y passer sans se blesser, les vaches pleines par exemple, dont le ventre est très-volumineux. Dans tous les cas, il est bon qu'il y ait une porte aux deux extrémités de l'étable, et cela afin d'établir un courant d'air ; les panneaux en peuvent être faits de bâtons entrelacés de paille ou de fil de fer très-fort. Ces sortes de grillages, un peu serrés, contribuent à préserver le bétail des insectes, sans opposer d'obstacles au passage de l'air et sans en arrêter le courant si nécessaire, surtout dans les temps chauds.

On percera des fenêtres en nombre suffisant, mais toujours au-dessus de la tête des animaux. Ordinairement on les perce sur les deux faces, en ayant soin de les faire correspondre, attendu que ce sont autant de moyens d'établir des courants d'air assez forts pour assainir l'étable. Il ne faut pas non plus être indifférent sur les matériaux que l'on emploie dans la construction des étables ; qu'ils soient, autant que possible, de mauvais conducteurs du *calorique*, car alors ils se laisseront moins facilement pénétrer par l'humidité. Ainsi les briques, sous ce rapport, sont préférables. Dans l'intérieur, les murs, les plafonds, doivent être assez unis pour éviter les amas de poussière et n'offrir aucune retraite aux divers insectes. Pour que l'eau et les urines s'écoulent et ne séjournent pas, il faut que le sol soit plus élevé du côté des mangeoires ; il est assez indifférent, du reste, qu'il soit pavé, ou garni de madriers ou de terre salpêtrée et battue. Toutefois, les briques posées de champ sont peut-être ce qu'il y a de mieux pour former le plancher ; car, liées par un bon ciment, elles ne sont pas fatigantes pour les animaux, et l'urine ne peut pas pénétrer le sol ; pour le pavé, outre qu'il est plus dur et qu'il se dérange facilement, il s'y forme souvent des trous où l'eau séjourne. Les madriers bien joints forment aussi un excellent plancher, et quant au sol en terre salpêtrée et battue, s'il n'est pas fatigant pour les animaux, il se détériore promptement ; souvent il a besoin de réparations, sans quoi les animaux courent risque de se trouver dans la boue ; mais toujours il doit exister derrière les animaux une rigole qui conduise les urines au dehors, dans un endroit destiné à les recevoir ; car ces excréments forment un engrais précieux.

Comme nous l'avons dit en commençant, il faut, autant que possible, éviter de placer le fenil au-dessus de l'étable, et, si l'on y est forcé, il faut alors que les plafonds soient recouverts de plâtre ou formés de planches bien jointes, afin que les exhalaisons excrémentielles n'aillent pas imprégner les fourrages et les rendre malsains.

Il est fort peu d'étables qui soient garnies de râteliers, et cependant ce serait un moyen propre à ménager le fourrage. Lorsque l'on se contente de mangeoires ou auges, elles doivent alors être assez larges et assez profondes pour contenir le fourrage, soit vert, soit sec. Elles doivent aussi avoir le fond et les côtés bien joints, pour que les graines, les racines, les débris d'herbages, n'y séjournent pas et ne viennent pas, par leur décomposition, donner une mauvaise odeur. Les carreaux de terre cuite ou les dalles de pierre conviennent surtout pour garnir le fond et les côtés ; si l'on emploie le bois, il faut qu'il soit dur, comme le chêne par exemple, car les bois blancs se laissent trop facilement pénétrer par l'humidité. Un massif de maçonnerie ou des piliers peuvent soutenir ces auges ; la dernière méthode du reste est préférable, parce qu'elle permet d'y relever une partie de la litière. Le bord antérieur des auges doit encore être garni d'anneaux dans lesquels passent les longes qui servent à attacher les animaux et qui doivent y couler facilement.

Nous avons indiqué les principales conditions à remplir pour que les habitations des bestiaux soient salubres ; mais il ne suffit pas que les bâtiments réunissent, dans leur assiette et leurs dimensions, toutes les qualités requises, il faut encore, il faut surtout que la propreté y soit exactement maintenue : *L'écurie ne doit pas plus sentir le cheval que l'appartement ne doit sentir l'homme,* c'est là un axiome qui indique tout ce qu'il faut faire, et qui n'est pas moins applicable aux étables qu'aux écuries en particulier. La litière doit donc être renouvelée tous les jours dans les étables, et c'est au moment où les animaux en sont sortis qu'il est préférable de l'enlever, en ayant soin de conserver celle qui n'est pas encore salie. Les matières animales et végétales en putréfaction dégagent de l'*ammoniaque,* dont la présence se manifeste par son odeur et par le picotement qu'éprouvent les yeux. On doit laver et balayer les matières excrémentielles qui n'ont pu être enlevées avec le fumier. Dans le jour, il n'est besoin que d'une demi-litière ; mais il faut la faire complète le soir, et ne pas épargner la paille fraîche. On doit se servir de préférence, pour cet usage, de fourches en bois ; car avec celles de fer on pourrait involontairement blesser les animaux. Peu importe du reste l'espèce de paille que l'on emploie, pourvu qu'elle ne soit pas trop détériorée. Dans les bergeries, on ne peut enlever la litière tous les jours ; mais le besoin n'en est pas aussi urgent, car la fiente des moutons ou des chèvres est plus sèche et leur urine moins abondante.

Nous avons dit que des vapeurs âcres et piquantes s'élevaient lorsqu'on enlevait le fumier des étables, bergeries, écuries, etc., que ces vapeurs, formées par le gaz *ammoniac,* déterminent souvent l'inflammation de la membrane qui tapisse la face interne des paupières ; ajoutons encore que, lorsqu'on laisse les fumiers séjourner un temps trop long, il s'en élève alors des vapeurs putrides qui, en agissant sur les poumons, déterminent souvent des maladies graves. Les animaux qui habitent de pareils lieux se font toujours remarquer par leur faiblesse, leur maigreur, etc. ; leur poil est hérissé, leur peau est sèche, et ils sont sujets à des toux fréquentes.

Souvent le sol finit par se laisser pénétrer à une grande profondeur par les urines ; alors il se pourrit, se décompose, et de là surgit une mortalité qui moissonne les animaux, mortalité qui n'est due qu'au gaz délétère qui s'élève du sol putréfié, mais que les habitants des campagnes voient toujours dans des *sorts* ou autres causes surnaturelles.

Lorsqu'on enlève les fumiers, on ne doit pas les déposer près des étables, bergeries, écuries, etc., etc., et surtout au-dessus des vents régnant habituellement, car ce serait le moyen de ramener parmi les animaux les vapeurs contagieuses qui s'en exhalent. Quelques arbres peuvent procurer un abri et une fraîcheur salutaires dans l'exposition du midi; toutefois il ne faut pas en placer au nord; ils donneraient trop d'humidité. En résumé, éviter de placer le fenil au-dessus de l'étable; ménager une pente, de manière que les urines puissent, par une rigole, arriver au réservoir du dehors; débarrasser les étables de la poussière, des insectes et des araignées; construire les râteliers de manière que le foin puisse être ménagé; séparer convenablement les animaux entre eux; faire aussi en sorte que la toiture ne permette pas aux eaux pluviales de s'infiltrer; élever assez le plafond supérieur de l'étable pour que chaque animal puisse avoir une suffisante quantité d'air respirable, et ne soit pas forcé d'aspirer continuellement un air vicié par ses propres exhalaisons; avoir encore bien soin de construire dans chaque étable, écurie, bergerie, etc., une infirmerie extérieure pour les animaux malades; renouveler l'air par des ouvertures suffisantes ou par des *ventilateurs*, de telle sorte que l'équilibre soit toujours maintenu entre l'atmosphère intérieure et l'atmosphère extérieure; mettre en pratique enfin le précepte, si nécessaire et toujours si indispensable, de la propreté : telles sont les conditions hygiéniques que réclame la conservation des bestiaux.

Avant de terminer, redisons encore qu'on ne peut trop s'élever contre la triste prévoyance de la plupart des habitants des campagnes, qui, pour s'assurer de bons amendements, laissent pourrir, pendant des cinq à six mois, le fumier de leurs étables; ils achètent ainsi la fécondité de la terre par le sacrifice de leurs animaux, tandis qu'en déposant la litière, ne fût-elle qu'à demi-pourrie, dans la terre creusée à une certaine profondeur, et toujours à une distance suffisante des étables pour les soustraire aux vapeurs et émanations dangereuses, ils arriveraient au même résultat. Ajoutons enfin qu'on ne saurait trop condamner non plus les vieilles traditions de ceux qui prétendent que des araignées et des boucs assainissent les lieux par leur séjour; car on ne peut voir dans cette précaution qu'un moyen d'empoisonner les animaux, en les mettant dans le risque de manger avec leur fourrage des insectes souvent venimeux, et d'infecter les étables d'une odeur peut-être aussi insupportable à l'animal qu'à l'homme.

ÉTALON. Nom sous lequel on désigne les animaux mâles servant à couvrir un certain nombre de femelles. Un cheval entier, un âne, un taureau, un bélier, un verrat, sont regardés comme étalons lorsqu'on les destine à la propagation de l'espèce; mais le plus ordinairement, quand on parle d'un *étalon*, c'est d'un cheval entier qu'il s'agit. (*Voyez* les mots HARAS et RACES [*Amélioration, Croisement des*].)

ÉTONNEMENT DU SABOT. On désigne sous ce nom un accident qui consiste en une commotion imprimée au pied des animaux solipèdes par un heurt très-fort contre un corps dur, ou par de violents coups de brochoir appliqués sur le sabot dans le but de river les clous du fer ou d'abattre les pinçons. Cette affection, qui peut faire boiter les animaux, et qui consiste dans une accumulation, une *congestion* de sang dans le tissu réticulaire du pied, se reconnaît à la chaleur vive de tout le pied, à la douleur que l'animal éprouve lorsqu'on le lui explore, et à l'absence de toute autre lésion pouvant faire connaître la cause de l'accident. On voit que les signes en sont assez obscurs, plutôt négatifs que positifs, et qu'ils ne diffèrent de ceux de la fourbure que par leur moindre gravité.

Lorsque l'accident est léger, que la boiterie est faible, il suffit souvent de laisser reposer l'animal pendant deux ou trois jours pour obtenir la guérison. Si au contraire la douleur est forte et la boiterie considérable, il faut avoir immédiatement recours à l'emploi des moyens susceptibles de chasser le sang qui tend à s'accumuler dans le pied, et de prévenir le développement de l'inflammation; il faut, en un mot, appliquer sur le pied les cataplasmes *astringents* dont nous avons déjà plus d'une fois préconisé l'usage. Ces cataplasmes consistent en un mélange de terre glaise, de suie de cheminée et de vinaigre. On les maintient constamment humides, en les arrosant avec une dissolution de sulfate de fer (couperose verte). Il est bien entendu que le pied aura été préalablement déferré et paré. A ces cataplasmes il sera bon d'ajouter une saignée locale. Ces moyens, bien simples, aidés du repos le plus absolu, amènent ordinairement la cessation de la douleur en peu de temps.

ÉTRANGLEMENT. État d'une ou plusieurs parties qui se trouvent assez fortement comprimées ou serrées par d'autres pour éprouver plus ou moins de gêne de ce resserrement, qui, dans la plupart des cas, a lieu comme par l'effet d'un lien. L'étranglement est en général une complication redoutable d'un assez grand nombre de maladies chirurgicales : on peut même le considérer comme un des accidents les plus graves des hernies. (*Voy.* ce mot.)

On désigne encore sous le nom impropre d'*étranglement* une sorte de rétrécissement du gosier, qui, chez l'homme comme chez les animaux, est souvent assez fort pour empêcher de respirer ou de prendre aucune espèce d'aliments liquides ou solides. Cet étranglement, qui peut être occasionné soit par la contraction convulsive des muscles du pharynx, soit par le gonflement des amygdales ou des membranes du larynx, se manifeste surtout dans certains cas d'angine, de croup, de rage, d'asphyxie, etc. (*Voy.* ces différents mots.)

ÉTRANGUILLON. Nom vulgaire sous lequel les maréchaux ont coutume de désigner l'angine, parce que les animaux atteints de cette maladie éprouvent, en respirant ou en avalant des aliments liquides surtout, de la suffocation et une sorte d'étranglement. (*Voy.* ANGINE.)

ÉVACUATION. Sortie d'une matière quelconque par les voies naturelles ou par une ouverture accidentelle. Toute évacuation peut être naturelle ou provoquée par quelques-uns des moyens de l'art, et avoir lieu dans l'état de santé comme dans celui de maladie.

ÉVENTRATION. On désigne ainsi en médecine vétérinaire : 1° L'issue d'une portion d'intestin à travers une déchirure des muscles des parois inférieures du ventre, la peau restant intacte; 2° les plaies considérables du ventre. La première espèce d'éventration reçoit plus souvent le nom de *hernie ventrale*.

1° *Hernies ventrales.* Ces hernies peuvent survenir sur tous les points du ventre; la peau demeure intacte, de manière que les parties sorties ne sont pas visibles, mais renfermées dans une poche. Ces accidents sont toujours occasionnés par des violences extérieures, telles que des coups de corne, de fourche, de pied, des chutes brusques sur des corps aigus, etc. — La tumeur est molle dans sa partie principale, très-souvent élastique, et dans beaucoup de cas elle disparaît par la pression des doigts en totalité ou en grande partie, pour reparaître aussitôt qu'on cesse de comprimer. La réduction laisse facilement percevoir une ouverture aux parois de l'abdomen. Quelquefois la tumeur oppose de la résistance, sans dureté bien marquée; cette résistance est due à l'engorgement du tissu cellulaire environnant. Il arrive parfois que la hernie ventrale n'occasionne aucune douleur apparente; on voit fréquemment des animaux en cet état vivre et travailler pendant des années, sans que cette tumeur paraisse nuire à leur santé. Mais les choses ne se passent pas toujours ainsi : en effet, lorsque l'ouverture qui a donné passage à l'intestin est étroite, celui-ci peut se trouver *étranglé* à l'endroit de sa sortie; il en résulte alors un obstacle au cours des matières alimentaires, une accumulation de sang dans la portion herniée, et souvent la gangrène de cette dernière. C'est dans ces circonstances que l'animal éprouve des coliques plus ou moins intenses, des douleurs aiguës, auxquelles la mort ne tarde pas à mettre un terme.

Le traitement des hernies ventrales consiste à en faire la réduction, quand elle est possible, et à appliquer sur la plaie un appareil qui puisse maintenir les parties en place. Il faut, avant tout, distinguer si celle qui existe est ancienne ou récente, étranglée ou non étranglée. — Si elle est ancienne, elle est incurable ; car, quelque bien faite que soit la réduction, l'ouverture ne se ferme pas, et la sortie s'opère de nouveau. — Mais si l'accident est récent, si le sujet est jeune et l'ouverture étroite, on peut espérer sa guérison, en faisant rentrer avec précaution l'intestin hernié, et en maintenant les parties rentrées au moyen de sangles ou de surfaix, à la face interne desquels on fixe, à l'endroit qui répond à l'ouverture, un coussinet disposé convenablement. On tient l'animal au repos et à un régime sévère. Si, à raison du volume de la tumeur ou de l'indocilité du sujet, ce moyen paraît insuffisant, on peut essayer de pincer entre les branches d'un casseau long la portion de peau qui forme poche, en ayant soin de comprimer assez pour que les téguments ne s'échappent pas, et cependant de ne pas trop serrer, car alors la peau pourrait se mortifier et tomber avec le casseau avant que l'ouverture fût oblitérée et cicatrisée, d'où il résulterait une plaie de l'abdomen avec perte de substance.

Lorsque la hernie est étranglée, il est bien rare que l'on puisse en triompher sans débrider, c'est-à-dire sans inciser la peau, pour mettre à découvert la partie herniée, détruire les adhérences qui ont pu se former entre les intestins et les parties environnantes, dilater avec précaution l'ouverture qui a donné issue à la hernie, puis faire rentrer celle-ci et réunir les deux lèvres de la plaie par une suture enchevillée et un bandage convenable.

Girard, ancien directeur de l'école d'Alfort, dans une lettre écrite en 1828 à Denis, vétérinaire à Sedan, qui lui demandait son avis sur le traitement à mettre en usage pour une éventration survenue au bas du flanc droit d'une pouliche, un peu en avant du grasset, Girard, disons-nous, fut amené à proposer un moyen sur lequel nous devons nous arrêter un instant.

Après avoir conseillé la *herniotomie* (incision de la peau et agrandissement de l'ouverture), et avoir fait connaître les accidents qui pourraient entraver cette opération et les moyens de les éviter, ce professeur s'exprimait ainsi :

« Un écartement considérable des bords de la plaie serait une circonstance fâcheuse, et la plus défavorable au succès de l'opération. Les sutures deviendraient alors moins efficaces pour contenir rapprochés les bords de cette grande solution de continuité, et amener insensiblement l'occlusion de l'ouverture ; ces mêmes sutures produiraient des compressions et des tiraillements dangereux, et la gangrène pourrait bien mettre fin aux phénomènes maladifs.

« Si la pouliche m'appartenait et que l'emploi des sutures me fît craindre ces résultats fâcheux, je tenterais l'application d'une *plaque de plomb* pour boucher l'ouverture herniaire, *en dedans et du côté de l'intérieur de l'abdomen;* la plaque, mince, parfaitement unie et plus grande que l'ouverture, porterait plusieurs trous pour le passage de petites ficelles qui seraient appliquées à travers les parois abdominales, de dedans en dehors, ressortiraient en dehors à la surface de la peau, où elles seraient fixées convenablement, et assez fortement pour contenir en place la lame métallique ; la même ficelle passerait dans deux trous et reviendrait au dehors par ses deux bouts, afin de pouvoir être retirée dès le moment où elle serait inutile ou nuisible. Deux ficelles me sembleraient suffisantes, et leur application, faite au moyen de grandes aiguilles courbes, précéderait celle de la plaque. Pour introduire cette dernière dans l'abdomen et la mettre en place, il serait nécessaire d'enfoncer préalablement un bras dans l'intestin rectum, afin que la manœuvre fût plus efficace, et que les difficultés pussent être plus facilement surmontées.

« Comme il a été dit précédemment, l'enlèvement des ficelles serait facile, celui de la plaque serait embarrassant. Cette lame métallique pourrait rester, sans de graves inconvénients, dans l'intérieur de l'abdomen, où elle finirait par se fixer invariablement. Il y aurait cependant moyen de la retirer et d'en débarrasser l'animal. Je crois que l'on parviendrait à ce but, en pratiquant au milieu du flanc une ouverture assez grande pour permettre le passage d'une tenette avec laquelle on tâcherait de saisir la plaque. Celle-ci, ramenée près du trou fait au flanc, pourrait être pliée, tordue, de manière qu'elle ressortît par l'ouverture, dont l'occlusion serait prompte et se ferait d'elle-même. » (*Recueil de Médecine vétérinaire*, T. V, p. 226.)

Si ce que l'on vient de lire avait été écrit par un homme obscur, nous nous serions bien gardé de rappeler ces paroles dignes tout au plus de notre silence ; mais prononcées par Girard, par un homme qui a occupé un poste aussi éminent dans l'enseignement vétérinaire, en un mot par un homme dont toutes les paroles pourraient être accueillies comme des sentences, c'est pour nous un devoir de faire connaître notre opinion sur ce moyen, proposé *comme essai*.—Or, pour qu'un essai puisse être tenté, il faut : 1° Que son exécution soit facile ; 2° qu'il ne puisse être suivi d'aucun résultat fâcheux. Ces conditions peuvent-elles être remplies dans la circonstance dont il s'agit ? Nous ne le pensons pas. En effet, comment introduire dans l'abdomen une plaque métallique *plus grande que l'ouverture* qui doit lui donner passage ? En la roulant sur elle-même, sans doute. Jusqu'ici tout est facile. Mais une fois l'introduction faite, comment vous y prendrez-vous pour redresser votre plaque ? Vous sera-t-il possible de manipuler à travers une ouverture qui pourra être étroite et ne permettre que l'introduction de deux ou trois doigts ? Et puis, comment ferez-vous pour passer à travers cette plaque deux ficelles, dont l'application *devra précéder* celle de la lame de plomb ? Parviendrez-vous à vaincre ces difficultés en introduisant un bras dans le rectum ? Et avez-vous oublié que le rectum est fixé à la partie supérieure du bassin au moyen de replis péritonéaux qui ne peuvent se dilater que jusqu'à un certain point, et qu'en y enfonçant votre bras pour maintenir une plaque métallique à la face interne d'une plaie pratiquée AU BAS *du flanc droit*, votre main, quelque effort que vous fassiez, sera séparée de l'ouverture en question par quelques circonvolutions intestinales, la matrice, le repli pelvien du côlon, et par la base du cœcum, en un mot, par un intervalle infranchissable de plus de cinquante centimètres ? Mais supposons pour un moment qu'après beaucoup de tâtonnements, faits avec toutes les précautions convenables, vous soyez parvenu à mettre en place la malencontreuse plaque, l'application de ce corps étranger sur le péritoine ne mettra-t-elle pas la bête sous l'imminence d'une péritonite, maladie presque inévitablement mortelle ? Et croyez-vous réellement que cette plaque pourra, ainsi que vous le dites, rester *sans de graves inconvénients* dans l'intérieur de l'abdomen, *et s'y fixer invariablement* ? Mais, si telle est votre croyance, pourquoi conseillez-vous donc de chercher à la retirer au moyen de tenettes, par une ouverture pratiquée à la partie supérieure du flanc, et pourquoi exposez-vous de nouveau, de gaieté de cœur, à une péritonite l'animal que nous voulons bien pour un instant supposer échappé à l'influence de l'application ?

En résumé, notre opinion bien formelle est que l'on ne doit pas arrêter un instant sa pensée sur le moyen proposé par Girard, et que l'on ne doit considérer ce moyen que comme une erreur d'un homme au mérite duquel nous rendons du reste pleine et entière justice, et que nous ne prendrions certainement pas la peine de réfuter si sa parole avait moins d'autorité dans la science vétérinaire.

Enfin, si plusieurs faits consignés dans les journaux vétérinaires viennent prouver que la *herniotomie*, suivie du rapprochement pur et simple des lèvres de la plaie par une suture solide, peut amener la guérison de la hernie ventrale, nous ne conseillerons cependant pas de recourir à cette opération ; nous engageons les praticiens à appliquer le plus vite possible un bandage simple, ou un bandage à pelote, à tampon comme dans la hernie ombilicale. (*Voyez* ce mot.)

— 2° *Plaies de l'abdomen*. Les détails dans lesquels nous venons d'entrer nous dispensent de développer cet article. En effet, les plaies de l'abdomen ne diffèrent des hernies ventrales proprement dites que par la perforation de la peau. Ici, il faut de toute nécessité, après avoir remis en place les organes sortis de la cavité abdominale, faire une suture enchevillée pour réunir les bords de la plaie, puis entourer le ventre d'un bandage contentif ; mais auparavant, on doit s'assurer de l'intégrité de l'anse intestinale herniée, et la nettoyer avec soin avant de la rentrer dans la cavité du ventre. On doit faire la suture de façon à appliquer la séreuse péritonéale à elle-même.

L'opéré est ensuite laissé au repos et soumis à une demi-diète. On lui fera une petite saignée s'il se développe de la fièvre.

Une péritonite mortelle est généralement la conséquence de l'éventration chez le cheval. — Cet accident est infiniment moins grave chez nos autres animaux domestiques. (*Voy.* PLAIES.)

ÉVULSION ou **AVULSION**. Opération chirurgicale qui consiste à arracher certaines parties devenues nuisibles par leur présence ou susceptibles d'occasionner de la difformité. Chez les animaux comme chez l'homme, on pratique l'évulsion des esquilles dans les fractures compliquées, et celle des dents dans les cas d'irrégularité, de fracture, ou dans ceux de carie de ces organes. (*Voyez* EXTRACTION, FRACTURES, et DENTS [*Maladie des*].)

EXANTHÈME. Nom sous lequel on comprend toutes les espèces d'éruptions (pustules, boutons ou taches), qui dans certaines maladies paraissent à la surface de la peau ou des membranes muqueuses.

EXCISION. Opération à l'aide de laquelle on enlève, avec l'instrument tranchant, certaines parties du corps peu volumineuses : ainsi l'ablation d'un poireau, d'une verrue ou de toute autre excroissance, celle des paupières, de la conjonctive, d'un ptérygion (petite tumeur variqueuse de la conjonctive), s'appellent l'*excision* de ces parties.

On se sert ordinairement, pour *exciser,* du bistouri ou des ciseaux, que l'on conduit de différentes manières, suivant la nature, la position et le volume des parties qui doivent être retranchées.

EXCITANTS (MÉDICAMENTS). On appelle ainsi, en matière médicale, tout médicament ayant la propriété de stimuler les tissus, de donner aux organes affaiblis une nouvelle activité, et conséquemment de rendre par là l'exercice des fonctions plus rapide et plus énergique. Ces médicaments sont en très-grand nombre : quelques-uns ont un mode d'action qui s'étend à tout le corps; d'autres agissent sur certains organes ou appareils d'organes en particulier; de là leur distinction en excitants *généraux* et en excitants *spéciaux,* subdivisés eux-mêmes, les premiers, 1° en excitants proprement dits, nommés encore stimulants et diffusibles; 2° toniques ou fortifiants; 3° astringents ou styptiques; — les seconds, en purgatifs et laxatifs, vomitifs, émétiques, diurétiques, utérins, narcotiques, sédatifs, antispasmodiques, fondants, sudorifiques, diaphorétiques, rubéfiants, épispastiques, caustiques et vermifuges. Il sera question de la plupart de ces grandes classes de médicaments à leur ordre alphabétique; nous ne traiterons ici que des excitants proprement dits, auxquels nous donnerons indistinctement le nom d'*excitants* ou de *stimulants.*

Les médicaments excitants, qu'il ne faut pas confondre avec les toniques (*Voyez* ce mot), ont généralement, les plantes surtout, une odeur forte et aromatique, une saveur chaude, quelquefois âcre et brûlante, qu'ils doivent à la présence du camphre, d'une résine, d'un baume, de l'acide benzoïque, de la térébenthine ou de l'huile essentielle qu'ils contiennent. Les subtances stimulantes, qui appartiennent au règne minéral, ont aussi, pour la plupart, une odeur et une saveur prononcées et tout à fait caractéristiques.

« Les excitants proprement dits, stimulants et diffusibles, a dit Moiroud, médicaments très-variables dans leur nature et leur composition, le sont également dans leurs effets sur l'économie animale; ils ont cependant un certain nombre de propriétés communes en vertu desquelles ils donnent lieu à une série de phénomènes analogues. Mis en contact avec les tissus vivants, ils les aiguillonnent en quelque sorte, réveillent et accélèrent leurs mouvements, développent leur sensibilité et augmentent leur chaleur, sans toutefois déterminer primitivement de la douleur, comme le font les irritants.

« Ces effets, ajoute le même auteur, se propagent bientôt aux parties environnantes, et, si celle sur laquelle ils ont primitivement lieu est douée d'une vive sensibilité, ils s'étendent à l'économie entière : tel est le phénomène que l'on observe lorsque les médicaments stimulants sont introduits dans l'estomac. On voit alors, sous leur influence, les battements du cœur devenir plus forts et plus fréquents, le pouls plus élevé, la respiration plus accélérée, la chaleur animale plus prononcée, la sensibilité plus vive, les sécrétions plus abondantes, en un mot tous les organes acquérir une nouvelle énergie, et les fonctions une plus grande activité. Ces phénomènes, quoique appartenant tous à la même médication, n'ont cependant pas tous la même source : les uns résultent de l'impression que les stimulants produisent sur l'estomac, et des effets sympathiques qui en sont la suite ; les autres dépendent de l'absorption des principes les plus subtils de ces médicaments, de leur mélange avec le sang et de l'action directe qu'ils exercent alors sur tous les organes. »

Les médicaments stimulants agissent donc principalement sur l'estomac, le cœur, le système artériel, sur les systèmes absorbant, exhalant, sur le cerveau, le tissu des muscles, etc., etc.

— Les stimulants sont surtout indiqués dans les maladies caractérisées par une grande faiblesse, par de l'engourdissement, de l'inactivité dans les parties, par une tendance à la décomposition du sang, comme on le remarque dans plusieurs variétés de typhus et de charbon, dans le *mal de tête de contagion*. Ces médicaments ne sont pas moins utiles dans les indigestions accompagnées de météorisation, les diarrhées chroniques, certaines maladies épizootiques, le défaut d'appétit, les coliques venteuses sans inflammation, au début des catarrhes, dans les parts rendus laborieux par une trop grande faiblesse de la matrice, dans le farcin, la pourriture des moutons, les hydropisies générales ou partielles, les affections vermineuses. Appliqués à l'extérieur, ils conviennent très-bien aussi dans les cas de rhumatisme, pour accélérer le mouvement du sang dans les petits vaisseaux, hâter la résolution des engorgements chroniques, celle des tumeurs osseuses ou synoviales. On doit, en général, s'abstenir de l'usage de ces médicaments dans le cours des maladies inflammatoires aiguës.

Les substances stimulantes le plus ordinairement employées dans la médecine des animaux sont : la cannelle, la cascarille, le girofle, le poivre, la serpentaire de Virginie, le raifort sauvage, la petite et la grande absinthe, la camomille, l'angélique, l'anis, les menthes, la lavande, les baies de genévrier, le sureau, le camphre, l'assa fœtida, la valériane, l'alcool, l'éther, l'ammoniaque liquide, le carbonate, l'acétate et l'hydrochlorate d'ammoniaque. Tous ces médicaments sont susceptibles de prendre différentes formes pharmaceutiques : on les réduit en poudre pour en composer des électuaires ou des bols ; mais le plus souvent on en fait des infusions ou des breuvages ; c'est même presque toujours de cette manière que l'on prescrit les plantes aromatiques comme excitants diffusibles.

Nous allons entrer dans quelques détails sur les principales circonstances qui nécessitent l'emploi de la plupart de ces substances médicamenteuses, et indiquer leur mode d'administration ; puis, ainsi que nous l'avons déjà fait pour d'autres articles relatifs à la thérapeutique (*Voy.* Caustiques et Diaphorétiques), nous donnerons quelques-unes des formules les plus usitées dont elles font partie. Cette méthode nous paraît d'autant plus convenable qu'elle nous permettra, toutes les fois que l'occasion s'en présentera, de faire connaître à nos lecteurs *quand* et *comment* ils devront faire usage de quelques médicaments importants, dont les noms ne peuvent pas trouver place dans un Dictionnaire qui par sa nature doit contenir très-peu d'articles de matière médicale proprement dite. — Quant aux caractères génériques et spécifiques de ces médicaments, il n'en sera nullement question ici, d'abord parce qu'une semblable digression nous entraînerait trop loin, ensuite parce que dans tous les traités de chimie et de botanique les plus modernes ils sont beaucoup mieux indiqués que nous ne pourrions le faire.

Substances stimulantes tirées du règne végétal.

CANNELLE. L'emploi de cette substance, qui nous est fournie par la seconde écorce des jeunes pousses et des branches du *laurus cinnamomum* (laurier cannellier), est toujours très-utile dans les indigestions occasionnées par une surcharge d'aliments ou un état de faiblesse de l'estomac, dans les parts devenus difficiles par suite d'une trop grande inertie de la matrice, dans les affections adynamiques franches.

La cannelle se donne en infusion dans l'eau, ou, ce qui vaut mieux, dans une liqueur fermentée, surtout lorsque l'on veut obtenir un effet prompt et passager. On peut aussi l'administrer en poudre incorporée dans l'extrait de genièvre ou dans du miel, et, quand son usage doit être soutenu pendant un certain temps, on l'associe fréquemment aux préparations de fer, au quinquina, à la gentiane ou à d'autres médicaments toniques. La *dose* pour les grands animaux varie depuis quinze jusqu'à trente grammes, et depuis deux grammes jusqu'à quinze pour les petits.

—CASCARILLE. C'est un excitant puissant, dont on peut faire usage, en remplacement du quinquina, contre les maladies typhoïdes déjà avancées dans leur marche. On la donne à la même dose et de la même manière que la cannelle ; elle est peu employée.

— GIROFLE. Le girofle passe pour un stimulant des plus énergiques : administré à l'intérieur, il excite, réchauffe l'estomac, et donne en quelque sorte une nouvelle activité à toutes les fonctions ; maintenu dans la bouche sous forme de *nouet*, il excite la salivation ; il sert aussi à composer des mastigadours.

On le donne en poudre ou en infusion, soit dans l'eau, soit dans une liqueur fermentée. La *dose* est de seize à trente grammes pour les grands animaux.

— POIVRE NOIR. Ce poivre est un très-bon stimulant qui, lorsqu'il est administré à dose convenable, produit une excitation générale, énergique et persistante. Appliqué sur la surface d'une membrane muqueuse, il y excite de l'inflammation et en augmente la sécrétion habituelle. On le *prescrit* ordinairement en poudre ou en infusion, depuis quinze grammes jusqu'à trente-deux pour les grands animaux. Il entre aussi dans la composition de mastigadours et dans celle de pommades et d'onguents excitants résolutifs.

— GINGEMBRE OFFICINAL. Cette racine, associée au vinaigre, a été recommandée dans plusieurs maladies contagieuses du bétail. On l'incorpore, après l'avoir réduite en poudre, dans du miel, et on l'administre sous forme d'opiat. La *dose*, pour le cheval par exemple, est de quinze à trente grammes.

— SERPENTAIRE DE VIRGINIE. La serpentaire de Virginie est un puissant stimulant, dont l'action est assez persistante. On en a recommandé l'usage dans les affections adynamiques ; on l'a aussi beaucoup vantée et souvent employée pour combattre les accidents résultant de la morsure des serpents venimeux ; mais ses vertus, sous ce rapport, sont au moins problématiques. On l'administre en poudre, sous forme d'opiat, ou en infusion. On l'associe aussi à d'autres médicaments toniques excitants, tels que la gentiane, le quinquina, le sel ammoniac. La *dose*, pour les grands animaux, est de trente à quatre-vingt-dix grammes, et de deux à quatre grammes pour les petits.

— RAIFORT SAUVAGE. Cette plante, de la famille des crucifères, est très-utile dans la plupart des hydropisies, dans les infiltrations séreuses et même dans certaines maladies qui tendent à devenir chroniques. Moiroud s'en est servi avec avantage dans une maladie épizootique qui présentait ce caractère.

La racine de raifort doit être employée, autant que possible, à l'état frais. Pour la faire prendre aux animaux, on la râpe, on la mêle avec la farine d'orge, et on la leur fait avaler au moyen d'une spatule ; presque toujours ils s'y habituent, et la mangent ensuite avec plaisir. On en fait une teinture en la mettant infuser dans du vin ou de l'eau-de-vie, et, suivant les circonstances, on ajoute cette teinture dans les boissons ou les breuvages des animaux.

— ABSINTHE COMMUNE. (*Grande absinthe.*) L'absinthe agit tout à la fois à la manière des stimulants et des toniques. Elle peut être donnée avec succès à l'intérieur dans les cas de digestions difficiles, de maladies accompagnées d'une faiblesse radicale, lorsqu'il faut fortifier le tissu des organes. On l'emploie aussi pour chasser les vers, soit seule, soit associée à d'autres substances vermifuges. Cette plante n'est point vénéneuse pour les chevaux, comme on l'avait avancé. On s'en sert à l'extérieur, en infusion dans l'eau, pour faire des lotions, des fomentations, des injections excitantes.

Pour administrer l'absinthe, on la met infuser dans l'eau ou dans une liqueur fermentée, ou bien on la réduit en poudre pour l'incorporer ensuite dans le miel, la mélasse, l'extrait de genièvre, la farine ou le son. La *dose*, à l'état sec, est de soixante à cent vingt grammes pour les grands animaux et de huit à quinze grammes pour les petits. Quand l'absinthe est fraîche, il faut au moins en doubler la dose.

—CAMOMILLE ROMAINE. Les fleurs de cette camomille sont douées de propriétés stimulantes et toniques très-prononcées. On s'en sert souvent dans les indigestions et les météorisations avec surcharge d'aliments, les parts laborieux par excès de faiblesse de la matrice. On fait infuser la camomille dans de l'eau, de la bière ou du vin, à la *dose* d'une pincée par litre de liquide, et l'on donne ces infusions sous forme de lavements ou de breuvages. Dans certains cas aussi, on emploie ces infusions à faire des lotions et des fomentations résolutives.

—ANGÉLIQUE. La racine de cette plante agit sur l'économie animale à la manière des excitants généraux les plus énergiques : elle relève les forces digestives, excite l'action du cœur, et s'emploie surtout dans le traitement des maladies épizootiques qui réclament l'usage des stimulants.

L'angélique, dont le prix est en général peu élevé, se prescrit soit en poudre, soit en infusion. La *dose* pour les grands animaux varie depuis trente jusqu'à cent vingt grammes.

— LAVANDE OFFICINALE. L'huile essentielle que l'on retire de cette plante est un des meilleurs excitants ; mais elle est rarement employée à l'intérieur. On s'en sert fréquemment à l'extérieur pour faire des frictions irritantes, résolutives et fortifiantes, sur les engorgements chroniques, les tumeurs des extrémités et sur les parties affectées de rhumatisme. Dans ces sortes de cas, on l'emploie seule ou mélangée à l'alcool, à l'huile d'olives, à l'essence de térébenthine ou à l'ammoniaque, suivant le degré d'excitation que l'on veut produire.

—BAIES DE GENIÈVRE. C'est à la résine et surtout à l'huile essentielle qu'elles contiennent que ces baies doivent les propriétés excitantes et diurétiques dont elles sont douées. A faible dose (trente grammes par exemple pour les grands herbivores), elles bornent ordinairement leur action aux organes digestifs ; mais, à dose plus considérable (à celle de cent grammes), elles donnent une nouvelle activité à la plupart des fonctions, notamment à celles qui ont pour objet la sécrétion des urines ; de là, leur indication dans certaines hydropisies et la pourriture des moutons.

Les baies de genièvre s'administrent concassées dans du miel, de la mélasse ou une substance alimentaire quelconque. On peut aussi faire infuser ces fruits dans l'eau, le vin ou l'eau-de-vie. On en prépare un extrait ou rob qui possède toutes les propriétés du fruit dont il provient, et qui sert tout à la fois de base et d'excipient à un grand nombre d'électuaires excitants et toniques.

— CAMPHRE. La médecine et la chirurgie vétérinaires font un fréquent usage du camphre. Il est peu de médicaments dont l'action sur l'économie animale soit plus variable que la sienne : tantôt, en effet, il agit comme excitant diffusible, tantôt comme tempérant ou comme sédatif, suivant la dose à laquelle il est employé, la manière dont il est prescrit et les conditions dans lesquelles est placé l'animal malade. Administré intérieurement, à la dose de deux à six grammes, il est considéré comme calmant, antiputride, légèrement excitant et tonique. A une dose plus forte, il devient échauffant et fortement irritant. Il peut même, dans certains cas, déterminer une inflammation de l'estomac. Aussi ne doit-il être administré qu'avec beaucoup de prudence.

On donne le camphre à l'intérieur dans les maladies putrides, inflammatoires, les catarrhes pulmonaires ; mais, en général, on le combine avec d'autres substances, dans le but d'augmenter ses effets et d'obtenir une médication plus appropriée au genre d'affection que l'on traite. C'est ainsi que, pour augmenter ses propriétés excitantes et antiputrides, on l'associe au quinquina et à l'acétate d'ammoniaque, que, dans l'espoir d'accroître ses vertus antispasmodiques, on le mêle à l'assa fœtida, à l'opium, à l'éther. Appliqué à l'extérieur, le camphre est un puissant résolutif, et, sous ce rapport, il produit des effets salutaires dans les douleurs rhumastimales aiguës, en excitant la peau et en provoquant une transpiration abondante. Le fait-on pénétrer assez profondément, sous forme de poudre ou de pâte molle, dans des plaies ou des ulcères de mauvaise nature, il semble en réveiller l'action, en modifier la sensibilité, et, par suite de cette application immédiate, amener des changements salutaires. Il paraît même que, dans les contrées méridionales, où les plaies prennent si facilement, chez les bêtes à laine surtout, le caractère gangréneux, beaucoup de bergers sont dans l'usage de saupoudrer de camphre ces sortes de plaies, dont la surface blafarde ou livide fait craindre une terminaison fâcheuse, et que ce moyen leur réussit très-bien.

Le camphre s'administre à l'intérieur aux grands animaux, depuis la dose de dix jusqu'à quarante grammes. Pour le leur faire avaler, on le réduit en poudre et on l'incorpore dans le miel, ou bien, ce qui est généralement préférable, on le fait dissoudre dans des jaunes d'œufs, de l'alcool ou de l'éther ; on le délaye ensuite dans un véhicule aqueux approprié à l'état des animaux malades, et on le leur administre sous forme de breuvage, de boisson ou de lavement. Pour l'employer à l'extérieur, on le dissout dans les huiles grasses, le baume tranquille, l'alcool, les éthers sulfurique et acétique ; on le mêle dans des liniments simples et composés, dans des pommades, des onguents ou des charges. Le camphre enfin entre dans beaucoup de préparations pharmaceutiques, et forme la base de l'alcool camphré, médicament très-usité comme résolutif.

—Assa fœtida. Cette gomme-résine a été de tout temps préconisée à titre d'excitant diffusible contre les affections putrides et gangrenéuses, contre celles surtout qui règnent d'une manière épizootique sur le gros bétail ; mais, comme le camphre, on doit l'administrer avec précaution. Donnée à dose fractionnée aux animaux atteints de catarrhes pulmonaires chroniques, l'assa fœtida a produit des résultats satisfaisants. On a aussi obtenu quelques succès de son emploi contre le farcin, et elle a été vantée comme un bon vermifuge. Ce médicament, appliqué seul ou associé au camphre sur des engorgements indolents, paraît susceptible d'en hâter la résolution. Introduit et maintenu dans la bouche, il excite la salivation ; il peut servir aussi à composer des mastigadours.

On donne l'assa fœtida en poudre dans un extrait ou dans une matière sucrée, sous forme de bol ou d'électuaire. On peut aussi la faire prendre en suspension dans un véhicule aqueux ou alcoolique, ou en dissolution dans le vinaigre. La *dose* pour le bœuf peut être portée jusqu'à cent vingt grammes, et depuis soixante jusqu'à quatre-vingts grammes pour le cheval. Administrée au cheval dans le cas de congestion intestinale (tranchées *rouges*), l'assa fœtida a donné d'assez bons résultats.

—Alcool. Dans ses différents degrés de concentration, l'alcool est un stimulant diffusible des plus énergiques. Administré intérieurement avec d'autres substances qui lui servent de correctif, ce liquide est excitant, ranime les forces et donne plus d'activité à la circulation ; mais, s'il n'a pas été convenablement affaibli, il peut déterminer une vive inflammation dans l'estomac, et occasionner la mort si on l'injecte dans les veines. L'alcool ne doit donc être presque jamais administré seul à l'intérieur. C'est ordinairement chargé de principes médicamenteux et étendu ensuite soit dans l'eau, soit dans une infusion aromatique, qu'il est mis en usage. Alors, à ses propriétés stimulantes s'ajoutent celles des substances avec lesquelles il est associé.

L'alcool est le dissolvant par excellence d'un grand nombre de substances médicamenteuses, dont il rend ainsi l'administration plus facile, mais dont il augmente encore sensiblement l'action. L'alcool en nature, affaibli dans l'eau ou dans une infusion aromatique, est fréquemment employé à l'extérieur dans la chirurgie vétérinaire pour laver et cicatriser les plaies récentes, raffermir, déterger et consolider les chairs des anciennes plaies, fortifier les tendons et les ligaments articulaires. Il est, en général, résolutif, rubéfiant, fortifiant, antiputride; il guérit promptement les brûlures, si on l'applique avant que l'épiderme soit soulevé; il tue les insectes et la vermine qui s'attachent au corps des animaux; il entre dans les charges, les liniments, les lotions, les fomentations, et, associé au camphre, à des résines, à des huiles essentielles, à certains acides minéraux, il constitue une foule de préparations officinales dont les vétérinaires font un fréquent usage.

— ETHER SULFURIQUE. L'éther sulfurique est le premier des stimulants diffusibles. C'est un excellent médicament à employer contre les indigestions, les coliques ou tranchées de l'estomac, les coliques venteuses et vermineuses.

On administre l'éther au cheval et au bœuf dans de l'eau froide, du vin, ou dans un breuvage aromatique ou mucilagineux. La *dose* est depuis trente jusqu'à cent grammes, que l'on peut au besoin réitérer plusieurs fois dans la journée.

Substances stimulantes tirées du règne minéral.

— AMMONIAQUE. (*Alcali volatil, esprit de sel ammoniac.*) L'ammoniaque liquide est peut-être l'un des plus puissants excitants des propriétés vitales que nous connaissions. Lorsqu'elle est concentrée, elle agit à la manière des poisons irritants les plus énergiques; mais convenablement affaiblie et administrée dans cet état à l'intérieur, elle accélère la circulation, relève les forces, porte fortement à la peau, et donne subitement à toutes les fonctions une nouvelle activité. Aussi cette manière d'agir en a-t-elle fait recommander l'emploi dans le traitement de certaines maladies typhoïdes, dans celui des affections charbonneuses, pour déterminer les éruptions incomplètes ou supprimées, et dans les cas d'indigestions produites par des fourrages verts ou accompagnées de météorisation, comme cela se remarque si souvent chez les ruminants. En pareil cas, on l'administre étendue soit dans l'eau à peine tiède, soit dans une décoction mucilagineuse ou adoucissante, soit dans une infusion aromatique, à la dose de douze à vingt-quatre grammes pour le cheval, quinze grammes pour le bœuf, et deux grammes pour le mouton.

L'alcali volatil concentré est encore employé à l'extérieur comme caustique et rubéfiant. On s'en sert pour cautériser les morsures des animaux venimeux; il résout promptement la petite tumeur produite par la piqûre de certains insectes, et empêche même qu'elle ne se développe. Combinée avec une huile essentielle ou une huile grasse, l'ammoniaque liquide forme des liniments dont on se sert assez fréquemment pour frictionner les parties affectées d'anciennes douleurs rhumatismales, résoudre des tumeurs osseuses, et, en général, tous les engorgements chroniques et indolents.

A l'état gazeux, l'ammoniaque est encore employée pour stimuler la pituitaire dans le cas d'asphyxie, et la conjonctive dans certaines affections chroniques des yeux, telles que l'amaurose. Il suffit, pour diriger le gaz sur l'une ou l'autre de ces parties, d'en approcher le goulot d'un flacon contenant de l'ammoniaque liquide.

— CARBONATE D'AMMONIAQUE. (*Alcali volatil concret, sel volatil d'Angleterre.*) L'action du carbonate d'ammoniaque sur l'économie animale paraît être à peu près la même que celle de l'ammoniaque liquide. On donne ce sel intérieurement comme excitant très-énergique, comme fondant, dépuratif et diaphorétique. Il exerce sur le système lymphatique une action puissante, convient dans les affections ou engorgements chroniques qui réclament des moyens énergiques, dans le farcin, la morve, la gale, la gourme difficile, etc. On l'emploie aussi dans certaines maladies épizootiques caractérisées par une grande diminution de forces, et dans tous les cas où il est utile de produire une transpiration sans affaiblir.

On administre le carbonate d'ammoniaque aux animaux, soit en l'incorporant dans du miel, de l'extrait de genièvre, soit en solution dans des breuvages. La *dose* pour le cheval est de quinze à trente grammes, et pour le bœuf de cinquante à soixante grammes.

—Acétate d'ammoniaque. (*Esprit de Mindererus.*) L'acétate d'ammoniaque participe des propriétés stimulantes de l'alcali qui lui sert de base, mais il est beaucoup moins actif. Il jouit néanmoins, comme toutes les préparations ammoniacales, de grandes propriétés excitantes ; il relève les forces et accélère la circulation ; il est en même temps tonique, diaphorétique, et il provoque la sueur. L'acétate d'ammoniaque est surtout recommandé dans les maladies charbonneuses du mouton, dans les hydropisies sans irritation et dans quelques cas de morve aiguë. Lebas l'a employé avec un grand succès dans l'épizootie qui a régné sur les vaches en 1816.

Pour faire prendre ce médicament aux animaux, on en verse une certaine quantité dans une décoction de plantes amères et aromatiques. La *dose* pour le cheval et le bœuf peut être portée depuis cent vingt jusqu'à trois cents ou trois cent soixante grammes. Celle du mouton est de huit à vingt-cinq grammes, dose que l'on peut réitérer deux ou trois fois dans la journée.

— Hydrochlorate d'ammoniaque. (*Sel ammoniac, muriate d'ammoniaque*). Ce sel, vulgairement connu sous le nom de *sel ammoniac*, est un excitant énergique, quoique cependant moins actif que l'ammoniaque liquide et que son carbonate. Employé à doses convenables, il peut, de même que les autres sels ammoniacaux, devenir utile dans les maladies putrides. C'est un très-bon fondant ; il est diurétique et sudorifique. On le donne avec succès dans les engorgements chroniques des glandes lymphatiques, les éruptions de la peau lentes ou rebelles, le farcin, etc.

La meilleure manière de l'administrer à l'intérieur aux animaux consiste à le faire dissoudre dans une infusion ou dans une décoction aromatique ou tonique. On peut aussi l'incorporer dans du miel, de la mélasse ou de l'extrait de genièvre, et en composer des électuaires ; mais, pris sous cette dernière forme, il a assez souvent l'inconvénient d'irriter l'estomac. La *dose* pour le cheval est de quinze à trente grammes, et cette dose varie depuis un gramme jusqu'à quatre pour les petits animaux.

Le sel ammoniac s'emploie à l'extérieur, soit en poudre, soit fondu dans l'eau, en lotions ou fomentations, pour aviver les ulcères chroniques et sanieux, et ranimer les plaies de mauvaise nature. On l'applique comme résolutif sur les testicules endurcis, sur les contusions ou les gonflements : associé à l'eau-de-vie et au savon, il forme un liniment dont on peut toujours se servir avec avantage dans les cas de tumeurs ou d'engorgements froids des articulations.

Formules de breuvages, d'électuaires ou opiats, de lavements, d'injections, de lotions, de cataplasmes, de collyres et de liniments, excitants ou stimulants.

BREUVAGES.

Breuvage stimulant simple.

Prenez : Cannelle de Chine.................... 30 grammes.
        Vin rouge.......................... 1 litre.

Concassez la cannelle, faites-la infuser dans le vin pendant une demi-heure ; coulez et administrez chaud à l'animal. La dose doit être augmentée d'un tiers au moins pour le bœuf.

Autre avec le girofle.

Prenez : Girofle concassé.................... } de chacun 15 grammes.
        Poivre noir........................ }
        Eau commune...................... 1 litre.

Faites infuser et administrez ce breuvage comme le précédent.

Autre breuvage avec l'angélique.

Prenez : Racine d'angélique.................. 60 grammes.
       Eau-de-vie........................ 120   —
       Eau commune...................... 1 litre.

Faites infuser la racine d'angélique, ajoutez à la colature l'eau-de-vie, et faites prendre en une seule dose. (*Voyez*, pour d'autres formules de breuvages stimulants, le mot BREUVAGE, page 118 de ce Dictionnaire.)

ÉLECTUAIRES, OPIATS.

Électuaire stimulant, dit cordial.

Prenez : Racine d'angélique en poudre....... 60 grammes.
       Racine d'impératoire............... 30   —
       Sel ammoniac...................... 15   —
       Miel.............................. 250   —

Pulvérisez l'hydrochlorate d'ammoniaque, incorporez le tout dans le miel, et faites prendre au cheval en une seule fois.

Électuaire stimulant antispasmodique.

Prenez : Assa fœtida en poudre.............. 30 grammes.
       Valériane......................... 75   —
       Miel.............................. 180   —

Faites, selon l'art, un électuaire que vous administrerez en deux fois dans la journée.

Opiat excitant. (Lebas.)

Prenez : Quinquina en poudre............... 120 grammes.
       Cannelle en poudre................ 30   —
       Gingembre en poudre............... 30   —
       Camphre 15   —
       Miel.............................. 500   —

Divisez le camphre dans deux jaunes d'œufs, combinez avec le miel, mêlez ensuite les poudres.

On administre cet opiat en trois ou quatre doses dans la journée en déterminant le mode et les intervalles de chaque prise, d'après l'état du malade.

LAVEMENTS.

Lavement stimulant avec le sel ammoniac.

Prenez : Infusion d'absinthe.................. 1 litre 1/2.
       Sel ammoniac (hydrochlorate d'ammoniaque)....................... 15 grammes.

Faites dissoudre le sel ammoniac dans l'infusion; administrez en une seule fois.

Autre, d'après Bourgelat.

Prenez : Savon noir.........) de chacun 60 grammes.
       Sel de cuisine......)

Faites fondre dans de l'eau commune, 2 litres pour un lavement.

Lavement stimulant carminatif. (Vatel.)

Prenez : Fleurs de camomille.................. 90 grammes.
       Semences d'anis et de fenouil........ 45   —
       Têtes de pavots..................... n° 4.

Faites bouillir les têtes de pavots dans quantité suffisante d'eau, et laissez-y infuser les fleurs de camomille et les semences d'anis.

INJECTIONS.

Injection excitante détersive.

Prenez : Gros vin rouge.................. } de chacun 500 gr.
Forte infusion aromatique....... }
Teinture d'aloès............... 120 grammes.

Mêlez exactement, et agitez le vase avant d'employer cette liqueur.

Autre injection excitante. (Lebas.)

Prenez : Vin rouge .... 20 parties.
Alcool vulnéraire.......)
— camphré........ } de chacun 4 parties.
Teinture d'aloès........)

Mêlez exactement, et agitez le vase avant d'employer cette injection.

LOTIONS.

Lotion excitante avec le sel ammoniac.

Prenez : Sel ammoniac................... 30 grammes.
Eau-de-vie.................... 180   —
Eau commune................ 1 litre.

Dissolvez le sel ammoniac dans l'eau, ajoutez l'alcool, et employez de suite.

Autre plus excitante.

Prenez : Menthe poivrée................ 2 poignées.
Gros vin rouge............ .... 1 litre.
Eau-de-vie camphrée.......... 60 grammes.
Sel ammoniac................ 30   —

Faites infuser pendant quelques heures la menthe dans le vin, faites-y fondre le sel ammoniac ; passez, et ajoutez ensuite l'eau-de-vie camphrée.

Autre plus économique.

Prenez : Fleurs de sureau............... 1 poignée.
Sel ammoniac................. 60 grammes.
Eau commune................. 2 litres.

Faites une infusion, et ajoutez le sel dans la colature.

CATAPLASMES.

Cataplasme excitant résolutif.

Prenez : Mie de pain froissée........... 500 grammes.
Fleurs de camomille........... 60   —
Sel ammoniac en poudre........ 15   —
Eau......................... Quantité suffisante.

Faites bouillir pendant quelques instants, et, lorsque le cataplasme sera prêt à être appliqué, répandez dessus le sel ammoniac.

Autre de même nature. (Lebas.)

Prenez : Farine de lin................... 4 poignées.
Poudre de ciguë.............. 2   —
Sel ammoniac..... .... 120 grammes.
Vinaigre.................... Quantité suffisante.

On mêle toutes ces substances, et on les applique sur les engorgements durs et peu sensibles des mamelles et autres organes glanduleux.

Collyres.

Collyre excitant simple.

Prenez : Infusion de fleurs de sureau..... 500 grammes.
　　　　　Eau-de-vie ordinaire............ 60 　—

Mêlez et employez de suite.

Autre plus excitant.

Prenez : Infusion de fleurs de sureau..... 500 grammes.
　　　　　Eau-de-vie camphrée............ 60 　—
　　　　　Sel ammoniac................. 10 　—

Liniments.

Liniment résolutif.

Prenez : Alcool à 22 degrés............... 250 grammes.
　　　　　Savon blanc.................... 30 　—
　　　　　Sel ammoniac.................. 15 　—

Faites dissoudre le savon et ensuite le sel ammoniac dans l'alcool, et conservez pour l'usage.

Ce liniment peut être utile dans le cas de molettes récentes, et pour résoudre certaines tumeurs des extrémités.

Autre doué de propriétés analogues.

Prenez : Savon.......................... 60 grammes.
　　　　　Camphre....................... 15 　—
　　　　　Ammoniaque................... 30 　—
　　　　　Alcool....................... Quantité suffisante.
　　　　　　pour dissoudre le savon et le camphre.

Mêlez le tout dans une bouteille bien bouchée et conservez à l'abri du contact de l'air.

EXCORIATION. Plaie superficielle, ordinairement peu étendue en longueur et en largeur, résultant de la déchirure des couches les plus extérieures de la peau.

L'excoriation ou écorchure est le plus habituellement produite par le frottement continuel des harnais mal faits ou mal posés, par celui d'un corps dur, raboteux ou pointu, par une croupière dont le cuir n'est pas assez flexible, enfin par un coup obliquement porté sur les parties du corps les plus faciles à être écorchées. Quelle que soit la cause de cette blessure, l'animal ressent une douleur plus ou moins vive, suivant que la peau a été enlevée dans une plus ou moins grande étendue, et presque toujours il suinte un peu de sang de la plaie. L'excoriation cependant ne peut avoir aucune suite fâcheuse ; souvent elle disparaît d'elle-même par le seul éloignement des causes qui l'ont déterminée, et lorsque la guérison n'a point lieu de cette manière, il suffit, pour l'obtenir, d'appliquer sur la partie malade des linges trempés dans des décoctions de racine de guimauve, de fleurs de sureau, ou simplement recouverts d'une légère couche de cérat de Galien ou de glycérine iodée ; il est bon aussi de préserver la petite plaie du contact de l'air et de celui des mouches. Si l'excoriation est accompagnée de contusion, on emploie avec avantage l'extrait de saturne (acétate de plomb), et même les cataplasmes émollients dans le cas où il se manifeste de l'inflammation.

Quant aux écorchures que l'on fait aux moutons en les tondant, et à celles produites sous la queue d'un cheval ou d'une bête de somme par une croupière trop serrée, on les guérit en appliquant sur les endroits excoriés une légère couche de glycérine.

EXCROISSANCE. Nom générique et vulgaire sous lequel on désigne les tumeurs plus ou moins volumineuses et saillantes, avec ou sans pédicule, qui se développent tantôt à la surface de la peau ou sur les membranes muqueuses, tantôt sur des surfaces ulcérées. Les excroissances qui constituent un groupe particulier des tumeurs (*Voyez* ce mot) présentent de nombreuses variétés, lesquelles sont relatives à leur position, à leur forme, à leur nature interne : ainsi, les verrues, les poireaux, les fics, les loupes, les fongus, les bourgeons charnus qui s'élèvent au-dessus du niveau de la peau, dans les plaies ou les ulcères, sont autant d'excroissances qui présentent des caractères propres et demandent un traitement particulier. Nous parlerons avec quelques détails de chacune d'elles à leur ordre alphabétique. (*Voy.* Fic, Fongus, Loupes, Poireaux, Verrues.)

— Le siége des excroissances est assez multiplié chez les animaux ; on en voit se developper sur la peau, les membres, les parties soumises à une forte pression (les *cors*, les *durillons*) ; quelques-unes sont situées aux mamelles, aux paupières, au scrotum, au fourreau, à la vulve (les *poireaux*, les *verrues*) ; d'autres au menton, aux lèvres, aux environs de l'anus (les *fics*), au pourtour des épaules et du poitrail (les *loupes* dans l'espèce du cheval).

En général, ces sortes de végétations ne sont douloureuses que quand elles sont volumineuses et qu'elles se trouvent comprimées, resserrées ou tiraillées par des corps durs. La douleur est plus vive lorsque leur surface est ulcérée : alors elles deviennent saignantes, suppurent et forment un large ulcère, souvent très-difficile à guérir. Le cautère actuel, les caustiques plus ou moins énergiques, la ligature et l'excision, sont les moyens que l'on met le plus habituellement en usage pour détruire les excroissances dont le traitement est tout à fait local.

Lorsque, pour obtenir leur guérison, on adopte le premier de ces moyens, c'est-à-dire l'application d'un fer chauffé à un très-haut degré (*cautère actuel*), on peut indistinctement se servir de cautères ronds, plats ou en forme d'olive, suivant l'espèce d'excroissance que l'on doit cautériser ; mais, quand la cautérisation doit être profonde, le cautère en pointe leur est préférable.

— Les *caustiques* doivent être particulièrement employés sur les excroissances faisant corps avec la peau, et sur celles qui sont assez profondément situées dans quelques cavités pour empêcher l'instrument tranchant d'en atteindre la base. En pareil cas, on peut se servir de la poudre de sabine, d'ellébore, du vert-de-gris, de la pierre infernale (nitrate d'argent), de la potasse caustique, du beurre d'antimoine (chlorure d'antimoine), et des acides minéraux. Si l'on fait usage des caustiques en poudre, il faut les appliquer à nu sur les excroissances, et les y maintenir de manière qu'ils ne puissent être dérangés ; si les caustiques sont liquides, on trempe des morceaux d'étoupe dans leur dissolution, on en recouvre l'endroit malade, et l'on fait en sorte qu'ils restent en place le temps nécessaire pour produire la cautérisation.

On cautérise avec la potasse caustique, en appliquant un emplâtre de diachylon fenêtré sur l'excroissance, et en mettant un morceau de potasse dans le trou de l'emplâtre. On cautérise avec la pierre infernale en touchant, pendant une minute ou deux, l'excroissance avec ce caustique, dont on a légèrement humecté l'extrémité. Le beurre d'antimoine, les acides minéraux, doivent être portés avec un pinceau sur une large excroissance, et avec une petite baguette de bois aiguisée comme une plume, sur celle qui est étroite, en ayant soin de n'en prendre qu'une gouttelette à la fois, et de tenir la petite baguette appliquée sur le même point, pour qu'il ne s'en répande pas sur les parties environnantes.

Les excroissances sont-elles isolées, ont-elles un très-petit pédicule, ou sont-elles situées sur des surfaces planes ou convexes, la *ligature,* en pareil cas, est préférable à la cautérisation. On la fait soit avec des fils réunis en plusieurs doubles et convenablement cirés, soit avec un petit cordonnet. La cire est utile pour empêcher les fils de glisser l'un sur l'autre et de se desserrer. Il suffit de serrer une fois sur un pédicule tendre et grêle; alors on fait un nœud à deux passes, appelé *nœud de chirurgien*. Un pédicule dur et épais exige que l'on serre plusieurs fois; s'il y a un certain diamètre, il faut mettre un peu d'étoupe dans l'espace déjà coupé par la ligature, afin d'empêcher les bords de se réunir, ce qui aurait lieu s'ils étaient constamment en contact. Enfin, en plaçant la ligature, il faut avoir soin qu'elle touche la peau pour qu'il ne reste pas de pédicule, sinon il serait indispensable de cautériser ou d'exciser le restant. On arrive beaucoup plus facilement au même résultat par la ligature élastique.

— L'*excision* est surtout indiquée quand les excroissances existent sur la peau, et qu'elles n'ont point de pédicule. On se sert, pour les emporter, d'un bistouri, d'un scalpel ou même d'un rasoir. Les excroissances isolées, à pédicules épais, se coupent facilement avec des ciseaux droits, quand elles sont situées sur des parties saillantes, et avec des ciseaux courbes sur leur plat lorsqu'elles se trouvent sur des surfaces unies et surtout dans des enfoncements. Les excroissances situées profondément dans des cavités exigent l'emploi de ciseaux à longues branches.

EXFOLIATION. On appelle ainsi en chirurgie la séparation des parties nécrosées (frappées de mort) qui se détachent d'un os, d'un tendon, d'une aponévrose ou d'un cartilage, sous forme de petites écailles ou de lamelles très-minces. Elle prend le nom de *séquestre* lorsque la partie de l'os privée de vie embrasse une grande partie de son étendue. (*Voy.* NÉCROSE et SÉQUESTRE.)

L'exfoliation ne s'observe guère qu'à la partie la plus pesante et la plus solide du tissu osseux, au corps des os longs ou aux os plats. Elle peut être superficielle ou profonde, attaquer indistinctement les tendons, les aponévroses, les cartilages; mais, quel que soit le siége de cette affection, la chute des parties nécrosées s'opère de la même manière que celle des eschares des parties molles, avec cette différence toutefois qu'elle exige beaucoup plus de temps, puisqu'elle peut se faire attendre pendant des mois et souvent pendant des années entières.

Quoique l'exfoliation soit presque toujours le résultat des seuls efforts de la nature, il est des circonstances cependant où l'art est obligé de venir à son secours; le traitement, dans ce dernier cas, est très-simple. Il consiste : 1° A faire usage de cataplasmes et de fomentations émollientes, s'il existe de l'irritation dans les endroits où l'on suppose que doit avoir lieu l'exfoliation; 2° à ébranler, à chaque pansement, soit avec les doigts, soit avec des pinces, la partie frappée de mort; 3° à l'extraire avec précaution, quand on est parvenu à la détacher entièrement. Si des lamelles osseuses ou un séquestre se trouvaient engagés sous les chairs et recouverts en partie par elles, on pourrait pratiquer quelques incisions pour les mettre à nu, et rendre par ce moyen leur extraction plus facile.

EXOMPHALE. C'est le nom que l'on donne à la sortie des viscères contenus dans l'abdomen par l'ouverture ombilicale. Cette affection, appelée aussi *hernie ombilicale, omphalocèle*, peut survenir chez tous les animaux, notamment chez le chien, les jeunes poulains, le cheval et le bœuf. (*Voy.* HERNIE.)

EXOSTOSE. Tumeur osseuse développée à la surface d'un os. L'exostose peut se former sur tous les os; mais elle est plus ordinairement située, chez le cheval surtout, celui de tous nos animaux domestiques qui y est le plus sujet, soit sur les parties qui avoisinent de très-près les articulations, soit à la surface même des jointures. Dans les exostoses il peut y avoir plusieurs variétés relatives à la forme, au volume, au nombre, à la situation et aux causes. Eu égard à la forme, tantôt elles présentent une saillie large et peu considérable, à base étendue ou étroite, comme pédiculée, et à surface lisse ou irrégulière, etc.; tantôt elles sont uniques, isolées, et n'occupent qu'un petit espace; tantôt elles existent sur plusieurs os, ou sont placées à quelque distance les unes des autres sur les mêmes os. Elles peuvent se développer partout, mais c'est aux membres qu'elles se montrent le plus souvent. Elles ont reçu différents noms, suivant les régions qu'elles occupent : celles du jarret du cheval sont la *courbe*, l'*éparvin calleux*, la *jarde ;* celles du canon portent le nom d'*osselet, suros, chapelet, fusée ;* à la couronne, on les nomme *forme.* (*Voy.* ces différents mots.)

— Les *causes* des exostoses chez les animaux sont peu connues. Il paraît que l'influence héréditaire est pour beaucoup dans leur développement; aussi éloigne-t-on soigneusement des haras les étalons qui en sont atteints. On a aussi admis une influence du régime. Un vétérinaire allemand a vu les exostoses enzootiques dans un haras où l'on abreuvait les animaux avec des eaux séléniteuses. La fréquence de l'éparvin chez les chevaux normands est attribuée par certains auteurs à l'abondance du calcaire dans le sol. Les heurts, les coups, les chutes, et d'autres violences extérieures exercées sur les os à travers les parties molles qui les recouvrent, sont, dit-on, des causes assez fréquentes de la production de ces maladies. L'entraînement des jeunes chevaux pour les courses d'hippodrome est aussi une cause d'exostoses. Peut-on ajouter à ces causes un *vice interne?* La morve et le farcin peuvent-ils, ainsi que cela a été dit, faire naître les exostoses, toute autre cause extérieure étant mise de côté? Cette opinion, qui a en sa faveur une analogie fournie par la médecine humaine, n'est pas encore prouvée en médecine vétérinaire.

Les exostoses se développent le plus souvent d'une manière lente et presque insensible; lorsqu'elles sont bien formées, et qu'elles affectent des os superficiellement situés, elles sont faciles à reconnaître : elles constituent alors des tumeurs dures, résistantes, incompressibles, fixes et ne changeant jamais de situation. L'exostose est toujours une maladie fâcheuse, qui tare et déprécie l'animal, et qui par la gêne qu'elle apporte dans l'exécution de certains mouvements nuit même aux services qu'on désire en retirer.

On ne connaît pas encore de moyen bien déterminé pour en obtenir la guérison; on sait cependant que le traitement doit varier selon le degré de la maladie et la cause qui l'a fait naître. Si elle est due au farcin ou à toute autre affection, elle réclame d'abord les mêmes soins que le mal dont elle n'est qu'une suite ; ce n'est même que dans les cas où l'on parvient à triompher de ce mal qu'on peut tenter ensuite, sur la tumeur osseuse, l'application des moyens propres à la faire disparaître.

Solleysel conseille de battre les suros à petits coups de manche de brochoir jusqu'à ce qu'ils soient amollis, ou bien de les frotter avec le manche du même instrument, et de réitérer ce moyen au bout d'un mois; il recommande encore de mettre sur les exotoses une couenne de lard peu grasse, et d'appliquer sur cette couenne des boutons de feu jusqu'à ce que le lard soit fondu. — On voit que la *cautérisation par intermède*, préconisée dans ces derniers temps par MM. Godine et Gellé, date de loin. — Garsault veut que l'on pique les exostoses avec la pointe d'un clou en dix ou douze endroits, et qu'on applique dessus un pain chaud imbibé d'esprit de vin. D'autres vantent l'emplâtre de Vigo; d'autres, les frictions avec l'essence de lavande, l'huile de pétrole, la teinture de cantharides, etc. Mais l'emploi de ces divers moyens amène bien rarement la disparition de l'exostose; c'est ce qui a engagé à recourir à l'application du feu, à laquelle on se décide quand les autres moyens sont restés sans effet. Pour que le feu devienne efficace, il faut qu'il soit mis rationnellement avec des cautères peu chauds, et appliqués de façon à faire pénétrer le plus de chaleur possible jusqu'au siége de la tumeur; mais, malgré ces précautions, les effets du feu se bornent, le plus souvent, à arrêter les progrès de la maladie.

Enfin, Renault a proposé, il y a quelques années, de traiter les exostoses au moyen de pointes de feu *pénétrantes,* c'est-à-dire enfoncées lentement, à la profondeur de quelques lignes, dans l'épaisseur même de l'exostose. C'est de cette manière que ce professeur est venu à bout de faire disparaître une énorme jarde au jarret gauche d'un cheval, et une exostose survenue à la face interne et postérieure du canon du membre droit antérieur d'un autre cheval. M. Dard a obtenu des succès analogues à l'aide du même moyen ; seulement M. Dard, au lieu de faire pénétrer lentement les pointes de feu dans la tumeur osseuse, enfonce brusquement le cautère bien chaud dans le centre de l'exostose, et l'y laisse jusqu'à son refroidissement.

EXPERT. On entend par ce mot, dans la vétérinaire, l'homme de la science choisi soit par les parties elles-mêmes, c'est-à-dire par le vendeur et l'acheteur, pour terminer à l'amiable leur différend, ou bien nommé par le tribunal devant lequel la cause est pendante, afin de faire un rapport et de donner son avis sur quelque point de droit d'où peut dépendre la décision de la justice.

Il y a entre *expert* et *arbitre* cette différence que le premier se trouve, s'il est choisi par les parties elles-mêmes, chargé de les concilier, ou, s'il est nommé par la justice, tenu de faire son rapport au tribunal saisi, dans le but d'éclairer les juges ; tandis que le second a, pour ainsi dire, la faculté de trancher la question, c'est-à-dire de prononcer entre les parties, en vertu du pouvoir qu'il a reçu du tribunal qui l'a nommé (alors, en termes de droit, il est juge), ou en vertu de la convention des parties qui, par un compromis, lui ont déféré le pouvoir de juger leur différend suivant la loi. — Toutefois la faculté d'en appeler, au moins dans le plus grand nombre des cas, est laissée à la partie qui se croit lésée.

D'après cette double définition d'expert et d'arbitre, on voit que l'arbitre ne vient en quelque sorte qu'à la suite de l'expert, et que l'un doit précéder l'autre. Et, en effet, le magistrat, avant de déférer le pouvoir de juger, a dû auparavant reconnaître l'état de la question, s'éclairer sur le point de fait. L'expertise doit donc être l'antécédent de l'arbitrage.

Lorsque les deux parties se présentent à l'amiable devant un vétérinaire, il doit leur demander quelles sont leurs intentions ; et si elles conviennent de s'en rapporter à lui comme arbitre définitif, sans se réserver l'appel, il doit leur faire rédiger, sur *papier timbré*, un acte ou compromis par lequel elles le reconnaissent pour juge unique, sans aucune réserve ; mais, si l'une des parties ou toutes deux refusent ce compromis, le vétérinaire choisi par elles ne doit plus leur donner qu'une simple consultation, c'est-à-dire son avis ; les parties s'arrangent ensuite comme elles l'entendent.

Si, au lieu de s'en rapporter directement à un vétérinaire, les parties préfèrent avoir recours à un *juge de paix,* celui-ci nomme, en sa qualité de juge, un vétérinaire expert pour constater l'existence ou la non existence du vice reproché à l'animal, et c'est d'après l'énoncé de cet expert que le juge de paix prononce la résiliation ou la validité du marché. Souvent il arrive que le vendeur, eu égard à sa qualité de marchand, n'est justiciable que des tribunaux de commerce. Alors l'acheteur, après avoir présenté une requête au tribunal compétent, et obtenu de lui l'ordonnance qui nomme l'expert vétérinaire, somme le vendeur de se trouver à la visite de l'expert. Celui-ci doit, dans ce cas et après sa visite, dresser son procès-verbal et le déposer au greffe du tribunal ; mais toujours son devoir est de chercher à terminer le différend en arrangeant les parties. Il doit procéder de la même manière, s'il a été nommé par un tribunal civil. Bien souvent encore, les tribunaux ne se contentent pas de nommer les vétérinaires experts à l'effet de décider simplement de l'existence d'un vice, et d'estimer s'il doit être considéré comme rédhibitoire ; ils les nomment aussi *arbitres-rapporteurs.* Dans ce cas, ce n'est plus une simple ordonnance qui renvoie les parties devant le vétérinaire, mais bien un jugement qui lui confère le droit de prononcer, pour ainsi dire, lui-même. Alors, sa situation est changée ; ses devoirs deviennent plus importants et plus compliqués. Au lieu d'un simple procès-verbal, il doit rédiger un rapport détaillé et circonstancié sur tout ce qui s'est passé, relater toutes les circonstances qui militent en faveur de la défense, et en déduire ensuite ses conclusions. — S'il est moralement sûr d'un fait, et que cependant les preuves lui manquent, il doit exposer son opinion, et laisser à la sagesse des juges à infirmer ou à confirmer sa manière de voir.

On voit par ce simple exposé que dans un grand nombre de cas, non-seulement le vétérinaire doit constater l'état de l'animal, mais encore estimer s'il est attaqué d'un vice qui donne lieu à la rédhibition.

— Le vétérinaire expert, s'il a des raisons particulières pour ne pas accepter l'expertise, devra motiver son refus, et, lorsqu'il aura besoin de consulter dans une affaire ou *expertise,* il devra demander un autre expert pour donner son opinion conjointement avec lui ; puis, si après l'expertise il se trouve d'une opinion différente de celle de l'autre ou des autres experts, il devra émettre son opinion à la suite du procès-verbal, en la motivant et en la signant.

— Lors de la visite des animaux, l'expert doit aussi prendre bien garde aux circonstances dans lesquelles se trouvent placés les animaux ; car il en est sur lesquels le simple changement de localité peut produire des impressions qui agissent assez fortement pour les rendre momentanément inquiets, et jusqu'à un certain point malades. Il n'est pas jusqu'à la présence du vendeur ou de l'acheteur qui ne puisse produire sur l'animal, surtout s'il en a éprouvé de mauvais traitements, une impression de crainte qui empêche d'en faire l'examen d'une manière satisfaisante. L'expert doit donc s'attacher à bien mettre l'animal qu'il a à examiner dans la sécurité la plus entière, en éloignant tout ce qui peut l'inquiéter.

Souvent il arrive que des experts croient qu'ils sont obligés de prononcer de suite leur jugement, sur la demande des parties ; mais qu'ils n'oublient jamais que rien ne peut les y contraindre, et qu'ils peuvent au contraire remettre à prononcer même à plusieurs jours de là, s'ils ont besoin de s'éclairer davantage. Dans le cas de mort de l'animal, le devoir de l'expert reste le même : il devra procéder à l'ouverture dès qu'il en aura reçu l'autorisation du magistrat.

Si l'expert, dans un procès-verbal ou un rapport, ne peut rien omettre de ce qui peut contribuer à établir les faits et à baser son opinion, il doit, avec la même prudence, éviter de le charger de tous les détails étrangers qui ne vont pas au but, et surtout d'entrer dans des théories scientifiques ; car il ne doit pas oublier que son devoir principal est d'éclairer les juges. De même, l'expert ne devra entrer dans aucune discussion devant les parties, et n'émettre, en leur présence ou en celle de leurs représentants, aucun principe ni aucun axiome favorable à la cause de l'un des intéressés. Il se tiendra donc sur ses gardes, ne prononcera qu'après avoir terminé son opération, et quand son opinion sera bien établie. Ce n'est pas que nous prétendions dire toutefois que l'expert ne doit pas écouter les dires et les explications des parties ; car c'est précisément là qu'il trouvera des raisons propres à appuyer son opinion ; mais qu'il évite avec la plus grande précaution de laisser pénétrer sa pensée, car, quelque bien fondés que puissent être ses motifs de croire à la mauvaise foi de l'une des parties, il devra les cacher, sinon il s'ôterait tout moyen de terminer l'affaire par une conciliation.

Lorsque, dans la chaleur de la contestation, l'une des parties, sans ménager ses expressions, attaquera la conscience de l'expert, qu'il ne réponde pas, et qu'il prenne garde que des injures ne le choquent ou n'influent sur son jugement.

Si des injures ou des accusations calomnieuses font, en effet, plaisir à la méchanceté, l'expert devra se rappeler qu'il est de son devoir de mépriser de pareilles armes ; il devra également se souvenir qu'il est l'homme des bons et des méchants. Les premiers lui rendront justice, et les seconds l'estimeront malgré eux. Voilà tout ce qu'il doit ambitionner. Qu'il prenne donc sa conscience seule pour guide : c'est l'unique moyen d'ennoblir son devoir et de se décharger de la grande responsabilité qui pèse sur lui : s'il pouvait agir autrement, il ne serait plus digne de la confiance dont on l'avait honoré.

EXTINCTION DE LA VOIX. Se dit, dans le langage vulgaire, de la perte plus ou moins complète de la voix. (*Voy.* APHONIE.)

EXTIRPATION. Ce mot sert à désigner l'opération par laquelle on retranche une partie malade, dont on enlève jusqu'aux dernières racines. On fait l'extirpation d'un kyste, d'une loupe, d'une tumeur, d'un polype, des boutons du farcin, de glandes devenues cancéreuses ou squirrheuses ; on pratique aussi celles de la sole, de la fourchette, de la muraille, du sabot, etc.; mais ces différentes extirpations devant être faites suivant des règles particulières, toujours soumises à la nature, à la situation de la maladie, à son volume et à l'état des parties voisines, nous renvoyons, pour les procédés opératoires, à chacun de ces mots en particulier. (*Voy.* Kyste, Loupe, Tumeur, Farcin, etc., etc.) Nous dirons seulement, d'une manière générale, que si l'on opère dans le voisinage d'une articulation ou de quelque gros vaisseau, il faut, autant que possible, procéder avec le plus grand soin à la dissection des parties environnantes, ménager les capsules articulaires, les tendons et leurs gaînes, et faire de suite la ligature des grosses artères qui pourraient être coupées pendant l'opération : sans cette dernière précaution, le sang empêcherait de voir la partie destinée à être extirpée, et il serait difficile de l'atteindre avec l'instrument tranchant.

L'extirpation terminée, on réunit les ligatures vers un ou plusieurs angles de la plaie, et on panse cette plaie, suivant l'exigence des cas, soit avec des bandelettes agglutinatives, soit avec des boulettes d'étoupe, que l'on place entre la surface de la plaie et la portion de peau que l'on a conservée pour la recouvrir. On met sur le tout de larges morceaux d'étoupe, ainsi que plusieurs linges, et l'on maintient cet appareil à l'aide d'un bandage convenable.

EXTRACTION. Opération qui consiste à retirer ou à extraire de quelque partie du corps des animaux, soit avec la main, soit avec des instruments convenables, les corps étrangers qui s'y sont introduits accidentellement ou qui s'y sont développés spontanément, comme un caillou, un clou dans le pied, une balle ou une portion de harnais ou de vêtement dans une plaie produite par une arme à feu, une substance quelconque arrêtée dans l'œsophage, une pierre contenue dans la vessie, une portion d'os exfoliée dans une nécrose, etc., etc. L'extraction de ces différents corps étrangers étant soumise à des règles spéciales et relatives au genre d'affection qui oblige d'y avoir recours, c'est aux articles Pied (*Maladies du*), Plaies (*Plaies d'armes à feu*), Œsophagotomie, Cystotomie et Nécrose, que nous traiterons des diverses manières de pratiquer cette opération.

F

FAIBLESSE. Manque de force, d'énergie, diminution générale ou partielle des forces du corps. La faiblesse peut avoir lieu dans tout l'organisme, et presque toujours, dans ce cas, elle est le résultat de maladies graves ; dans d'autres circonstances, au contraire, elle ne se manifeste que dans un seul organe, et le plus ordinairement n'a aucune influence sur le reste de l'économie animale. Mais, quels que soient le siége et la cause d'un semblable affaiblissement des forces, cet état de faiblesse mérite toujours la plus grande attention dans les maladies.

FAIM. Besoin de manger qui se fait sentir dans l'état de santé, quand l'estomac est vide depuis quelque temps. Il n'entre point dans notre sujet de chercher à expliquer les causes de la faim et les divers changements perceptibles à nos sens qui l'accompagnent et la caractérisent : de semblables développements appartiennent évidemment à la physiologie ; mais ce qu'il nous importe de dire ici, c'est que le sentiment de la faim varie à l'infini dans l'état de maladie, qu'il est tantôt continuel, tantôt excessif, et que, dans d'autres circonstances, il est presque ou tout à fait nul, bien que l'appétit continue à se faire sentir. La faim, dont il faut autant que possible préserver les animaux, est donc sujette à des dérangements maladifs le plus souvent occasionnés par des dépravations des fonctions digestives, et que l'on a désignés sous les noms plus ou moins bizarres de *faim bovine, faim canine, faim de loup, faim-valle* ou *faim-calle.*

Faim bovine. On appelle ainsi une faim excessive et presque insatiable, avec facilité de pouvoir digérer promptement les aliments, quelle que soit la promptitude avec laquelle ils ont été avalés. La faim bovine, que l'on nomme aussi *boulimie*, peut être occasionnée chez les animaux comme chez l'homme, soit par une irritation légère de l'estomac, soit par un besoin réel de nourriture, ou par la présence de vers dans les intestins.

— Faim canine. Variété de la faim bovine, dans laquelle les carnivores gloutons et voraces, le chien surtout, mangent avec avidité une grande quantité d'aliments, qu'ils rejettent presque de suite sans les avoir digérés.

— Faim de loup. Autre variété de la faim bovine, qui porte les animaux à prendre avec une sorte de voracité des aliments qu'ils rendent promptement par l'anus.

— Faim-valle. Maladie extrêmement rare, qui n'attaque ordinairement que le cheval, et le met hors d'état de continuer sa marche, s'il ne prend de suite quelque nourriture. A peine cet animal est-il échauffé par la marche que subitement il s'arrête, et, malgré les coups et les mauvais traitements, il ne peut avancer ni reculer; quelquefois même il tombe à terre ; d'autres fois, et c'est le cas le plus ordinaire, tout son corps demeure dans une sorte d'immobilité absolue.

Les auteurs ne s'accordent pas sur les moyens de guérir cette singulière maladie. Il paraît néanmoins qu'il suffit de satisfaire l'appétit de la bête qui en est affectée pour la remettre sur pied et lui faire continuer son chemin comme auparavant.

FAISAN. Le faisan, encore nommé *Oiseau du Phase,* était, dit-on, confiné dans la *Colchide* avant l'expédition des Argonautes. Ce sont les Grecs qui, en remontant le Phase pour arriver à *Colchos*, virent ces beaux oiseaux répandus sur le bord du fleuve, et qui en les rapportant dans leur pays lui firent un présent plus riche que celui de la toison d'or. Encore aujourd'hui, les faisans de la Colchide ou *Mingrélie* et de quelques autres contrées voisines sont les plus beaux et les plus gros que l'on connaisse. C'est de là qu'ils se sont répandus jusqu'aux extrémités de la Chine, au Japon, et même dans la Tartarie ; ils sont en grande abondance dans l'Afrique, et on en trouve assez communément dans les différentes parties de l'Europe, en Espagne, en Italie ; mais ils sont peu répandus en Allemagne, en France, en Angleterre ; on n'en voit que très-rarement dans nos provinces septentrionales, et ce n'est que par des soins continuels, dirigés avec la plus grande intelligence, qu'on peut les y fixer, en leur faisant pour ainsi dire un climat artificiel convenable à leur nature.

On peut élever dans les parcs trois espèces de faisans : le *faisan argenté,* le *faisan doré* et le *faisan commun.* Les deux premières, originaires de la Chine d'après plusieurs naturalistes, ne sont élevées que pour l'ornement des parcs et non pour la chasse, et elles peuvent s'apprivoiser, tandis que le faisan commun s'y refuse.

Le faisan est de la grosseur du coq ordinaire, et peut en quelque sorte le disputer au paon pour la beauté : il est aussi noble, aussi fier, il a le plumage presque aussi distingué ; celui de la Chine même a les couleurs plus éclatantes ; mais il n'a pas, comme le paon, la faculté d'étaler son beau plumage, faculté qui suppose un appareil particulier, dont le paon est pourvu, qui manque au faisan, et qui établit une différence assez considérable entre ces deux espèces. D'ailleurs, ce dernier n'a ni l'aigrette du paon, ni sa double queue. En général, le faisan paraît moins léger et moins élégant, ayant le corps plus ramassé, le cou plus raccourci et la tête plus grosse. Ordinairement, les faisans ont le dessus du corps d'un rougeâtre brillant, et le cou vert, doré et à reflets. On en voit cependant aussi quelques-uns qui sont blancs, avec quelques légères taches roussâtres.

Ce qu'il y a de plus remarquable dans la physionomie du faisan, ce sont deux pièces de couleur écarlate, au milieu desquelles sont placés ses yeux, et deux bouquets de plumes d'un vert doré qui, dans le temps des amours, s'élèvent de chaque côté au-dessus des oreilles. Le faisan a outre cela, à chaque oreille, des plumes dont il se sert pour en fermer à son gré l'ouverture, qui est fort grande. Les plumes du cou et du croupion ont le bout échancré en cœur, comme certaines plumes de la queue du paon.

Nous ne donnerons pas plus de détails sur le plumage du faisan : nous dirons seulement que celui du mâle a beaucoup plus d'éclat que celui de la femelle. Selon la plupart des naturalistes, le faisan se plaît dans les lieux marécageux ; on assure que c'est toujours dans les endroits les plus humides et le long des mares qui se trouvent dans les grands bois de la Brie que se tiennent les faisans échappés des résidences de chasse voisines. Ces oiseaux sont très-sauvages, et, par conséquent, fort difficiles à apprivoiser. Ils se plaisent aussi dans les bois en plaine mêlés de clairières, où ils peuvent facilement marcher ; car, eu égard à leurs courtes ailes, ils marchent plutôt qu'ils ne volent, et ils se tiennent à terre pendant le jour, ne se perchant que pendant la nuit au haut des arbres, où ils dorment la tête sous l'aile. Leur cri, c'est-à-dire le cri du mâle, car la femelle n'en a presque pas, est très-aigu, sauvage et fort peu agréable. Leur naturel est si farouche que non-seulement ils évitent l'homme, mais qu'ils s'évitent les uns les autres, si ce n'est au mois de mars ou d'avril, qui est le temps où le mâle recherche sa femelle. Il est facile alors de trouver ces oiseaux dans les bois, parce qu'ils se trahissent eux-mêmes par un battement d'ailes qui se fait entendre de fort loin. Les coqs faisans sont moins ardents que les coqs ordinaires. Frisch, célèbre naturaliste, prétend que, dans l'état sauvage, ils n'ont chacun qu'une seule femelle ; dans l'état de domesticité et d'esclavage, on donne six ou sept faisanes à chaque faisan mâle. Il faut retirer chaque poule aussitôt après qu'elle est fécondée par le coq, ne les lui présenter qu'une à une, en observant les intervalles convenables. Il faut aussi, pendant ce temps, lui donner du blé sarrasin, et autres nourritures échauffantes, comme on lui en donne pendant l'hiver lorsqu'on veut avancer la saison des amours. — On a essayé d'accoupler le faisan avec la poule commune, mais les mâles qui en résultent ne reproduisent pas.

— La faisane fait son nid seule ; elle choisit pour cela le recoin le plus obscur de son habitation ; elle y emploie la paille, les feuilles, et autres choses semblables. Elle ne fait qu'une ponte chaque année, du moins dans nos climats. Cette ponte est de vingt œufs environ, selon beaucoup de naturalistes.

On exempte ordinairement la *faisane* du soin de couver ses œufs, et on les fait couver par des poules ordinaires. Elle pond chaque deux jours. Ses œufs sont beaucoup moins gros que ceux de la poule, et la coquille en est même plus mince que chez ceux du pigeon.

Leur couleur est un gris verdâtre marqueté de petites taches brunes, arrangées en zones circulaires autour de l'œuf. Ces oiseaux vivent de toutes sortes de grains et d'herbages ; ils aiment beaucoup les fèves, les carottes, les pommes de terre, les oignons, les laitues, les panais, les glands, les baies d'aubépine, et surtout les grains de froment, la graine d'absinthe, etc. Les œufs de fourmi sont la nourriture qu'ils préfèrent à toute autre. Quelques-uns recommandent de bien prendre garde qu'il n'y ait des fourmis mêlées, de peur que les faisans ne se dégoûtent des œufs ; d'autres veulent qu'on leur donne les fourmis mêmes. Dans la disette, on y substitue avec succès des sauterelles, des perce-oreilles, des mille-pieds, des asticots. Ils affectionnent surtout cette dernière nourriture, qui n'est autre chose, comme on sait, que des larves de mouches qui éclosent dans les corps des animaux morts et passés à l'état de putréfaction. C'est pour cela que l'on a soin, dans un parc de faisans, d'y déposer des viandes mortes, et de les y laisser pourrir. Au sein des villes mêmes, on rencontre des marchands d'asticots ; mais, comme on doit le penser, rien n'est plus sujet à vicier l'air et à exciter des épidémies que ces amas de viandes abandonnées à la putréfaction. L'on se rappelle encore cette malheureuse famille de la rue de la *Mortellerie* qui, pendant que le *choléra-morbus* exerçait à Paris ses effroyables ravages, succomba tout entière au fléau. Cette famille, composée de dix-sept personnes, se livrait au commerce des asticots.

Mais quelque nourriture qu'on donne aux faisans, il faut la leur mesurer avec prudence, et ne pas trop les engraisser ; car les coqs trop gras sont moins chauds, et les poules trop grasses sont moins fécondes, et pondent des œufs à coquille molle et faciles à écraser.

Dès que la poule faisane commence à pondre, on ramasse les œufs et on les

conserve dans des vases remplis de son jusqu'à ce qu'on en ait assez pour les
faire couver. Puis, lorsqu'elle a pondu ses douze ou quinze œufs, on les donne
souvent à couver à une poule commune, ainsi que nous l'avons dit, ou à une
poule d'Inde. Si la faisane couve elle-même, elle y met vingt-trois à vingt-cinq
jours. La première couvée peut éclore au mois de mai.

— Dès que les petits faisans sont éclos, on les tient pendant dix ou douze jours
avec la poule dans une boîte sans couvercle, sur un terrain sec, au pied d'un
mur exposé au couchant. La partie destinée à contenir les aliments est couverte
d'un filet pour empêcher qu'elle ne soit vidée par les moineaux. La première
nourriture doit consister en œufs de fourmis des bois et en une pâtée faite de
farine d'orge et d'œufs avec la coque. Ces dix ou douze jours écoulés, on met les
faisandeaux et la poule dans un petit enclos fait avec des bâtons ou des fils de fer
d'archal. On ne leur donne alors que de l'eau et une pâte de farine d'orge. Quand
ils ont déjà dix-huit ou vingt jours, on peut leur donner une nourriture plus
substantielle : des œufs de fourmis de bois, du blé, de l'orge, du millet, des fèves moulues et les restes de la nourriture qui convient aux grands faisans. Il
est bien entendu que, pour les conserver dans leur enclos, il est nécessaire de
leur couper les ailes. Si cette opération les fait saigner, on cautérise légèrement
la plaie.

Il faut être très-exact à leur donner de l'eau nette et à la leur renouveler souvent ; autrement ils seraient exposés à la pépie, maladie à laquelle il y aurait
peu de remède suivant les modernes, quoique *Palladius* ordonne tout uniment de
la leur ôter comme on l'ôte aux poulets, et de leur frotter le bec avec de l'ail broyé
dans de la poix liquide.

— On dit que le faisan est un oiseau stupide, qui se croit bien en sûreté quand
sa tête est cachée, comme on l'a dit de tant d'autres, et qui se laisse prendre à tous
les piéges : il suffit de lui présenter sa propre image ou seulement un morceau
d'étoffe rouge sur une toile blanche pour l'attirer dans les lacets ou filets qu'on
lui tend.

L'automne est le temps de l'année où ils sont le plus gras.

Cet oiseau vit, comme les poules communes, environ six à sept ans. On a prétendu à tort connaître son âge par les bandes transversales de sa queue.

La chair du faisan jeune, tendre et bien gras, est d'un goût exquis ; elle nourrit
beaucoup. On aime surtout le faisan rôti : ce mets, un des plus recherchés, a été,
de tout temps, réservé pour la table des riches. — Ses œufs aussi sont délicats et
excellents.

FALÈRE. Nom donné à une maladie des bêtes à laine, qui fait périr ces animaux avec une étonnante rapidité. On ne l'a, dit-on, remarquée jusqu'à présent
que dans le midi de la France, et surtout dans le département des Pyrénées-
Orientales, où elle paraît être enzootique. Elle a été observée et décrite par
Teissier.

La falère a des effets si prompts, qu'elle fait périr en une heure ou deux les animaux qui en sont atteints ; les bêtes attaquées tombent tout à coup dans la stupeur ; elles portent la tête basse, chancellent, trébuchent, essayent quelquefois
d'uriner, tombent sur les genoux et se relèvent pour tomber de nouveau. Elles ne
voient plus, n'entendent plus, ont de violentes convulsions, des grincements de
dents, la respiration gênée et le ventre ballonné ; des excréments liquides et verdâtres s'échappent par l'anus ; une bave écumeuse sort par la bouche, et enfin la
mort survient.

L'ouverture des cadavres ne fait reconnaître aucune lésion qui puisse rendre
compte, d'une manière satisfaisante, de la mort ; seulement, la panse et les intestins sont distendus par des gaz qui n'ont pas été analysés.

— La falère se manifeste dans les parties du pays qui ne sont ni mouillées habituellement, ni sèches , mais qui ont de temps en temps de l'humidité. Elle se
montre surtout lorsqu'on a mené les troupeaux sur des prairies artificielles, après
des pluies ou de grandes rosées, et avant que le soleil les ait dissipées. Cette cir-

constance, jointe aux symptômes de la maladie, à la rapidité de sa marche, à l'absence de toute lésion autre que le développement de gaz dans les conduits intestinaux, doit faire considérer cette affection, non pas comme une maladie spéciale, mais bien comme une simple *indigestion gazeuse,* ou *météorisation.* Ce qui vient encore à l'appui de notre opinion, c'est qu'il est reconnu que la chair des animaux qui en meurent est d'une innocuité parfaite, et peut être utilisée pour la boucherie sans porter atteinte à la santé des animaux qui en mangent.

D'après cela, il est évident que l'on peut garantir les bêtes à laine de cette affection en évitant les causes qui la produisent ; il ne s'agit pour cela que de nourrir les troupeaux dans les bergeries après les grandes pluies, et de ne les conduire habituellement aux champs que lorsque le soleil a dissipé la rosée. Il est encore évident que l'on peut sauver les bêtes qui en sont atteintes en faisant immédiatement la ponction de la panse, au flanc gauche, pour donner issue aux gaz qui se sont développés ; il paraît même que ce moyen a déjà été essayé, et qu'on en a retiré des avantages.

On voit que la falère ne se montre pas seulement dans le midi de la France, et qu'elle doit se manifester partout où il y a des troupeaux et des prairies artificielles ; ce n'est que le nom qui lui manque. (*Voy.* MÉTÉORISATION.)

FARCIN. On a donné ce nom à une maladie particulière au cheval, à l'âne et au mulet, qui consiste dans le développement de *cordons,* de *tumeurs* ou de *boutons,* se transformant rapidement en ulcères désignés sous les noms de *chancres farcineux* ou de *plaies farcineuses.*

On a établi plusieurs espèces de farcin, qu'on a désignées sous les noms de *volant, cul-de-poule, cordé, local* ou *général, superficiel* ou *profond, léger* ou *malin,* etc. Le farcin volant est celui qui a pour caractère le petit nombre et le peu de développement des boutons. — Le farcin cul-de-poule est caractérisé par des boutons qui dégénèrent en ulcère calleux se recouvrant de chairs baveuses, livides, dont les bords se renversent en forme de champignon. — Le farcin cordé, comme son nom l'indique, est caractérisé par des cordes ou des tumeurs en chapelet, qui se montrent sur le trajet des vaisseaux. — Les autres épithètes n'ont pas besoin d'être définies. Ces différentes épithètes doivent être abandonnées ; elles n'indiquent en réalité qu'une phase plus ou moins avancée ou une forme plus ou moins aiguë d'une seule et même affection, le farcin.

Les boutons de farcin peuvent se développer sur toutes les parties du corps, au dos, aux épaules, aux côtes, aux flancs, au poitrail, sur les membres, dans le nez, sur les paupières, les tendons, dans les articulations, etc.

Les chevaux les plus sujets à contracter le farcin sont ceux qui sont d'une constitution éminemment lymphatique, ceux qui sont lourds, massifs, qui ont de longs poils aux jambes, qui habitent des lieux bas, humides et marécageux ; ceux qui font le service de halage, etc. La morve se montre plutôt chez les chevaux fins, à tempérament sanguin nerveux.

— On a cité comme *causes occasionnelles* de cette affection le séjour des animaux dans des écuries basses, malpropres, froides, où l'eau ruisselle le long des murs ; la nourriture de mauvaise qualité, telle que les fourrages secs, vasés, poudreux, mal récoltés ; les eaux insalubres ; les travaux forcés, surtout dans les lieux humides ; les transpirations arrêtées, surtout après des pluies froides. A ces causes, très-problématiques malgré l'assertion de tous les auteurs qui ont écrit sur le farcin, on a ajouté *l'absorption du pus* par les vaisseaux *lymphatiques,* à la surface des larges plaies suppurées. Cette dernière cause a été savamment soutenue par Renault. Le fait a été appuyé sur des observations nombreuses et publiquement recueillies. On a été à portée d'assister en quelque sorte à la naissance du farcin, de surprendre à son point de départ la *corde* qui apparaît et se forme, de la voir s'échapper d'une plaie ou d'un abcès, se développer, et s'étendre au fur et à mesure que le pus s'avance dans le *lymphatique.* Si on excise assez à temps une partie de ce lymphatique entre la corde commencée et les ganglions dans lesquels il se rend, le pus ne pouvant continuer sa route, la corde borne ses progrès et reste stationnaire ; si cette corde, ainsi bornée, n'est pas tellement étendue qu'on craigne, en l'enlevant tout entière, de faire une trop grande plaie, et qu'on en fasse l'ablation, on n'a plus à traiter qu'une plaie simple. Si enfin la corde, qui a son point de départ au foyer purulent, a déjà gagné les ganglions avant qu'on l'excise, le farcin est beaucoup plus grave à dater de ce moment ; le pus ou la lymphe altérée par ce pus, conduit par cette voie dans les ganglions, et de là dans le sang, infecte bientôt tout le corps, et le farcin général se manifeste d'autant plus tôt, et avec des caractères d'autant plus aigus, que le pus a été absorbé en plus grande quantité par le ou les lymphatiques qui émanent du foyer, ou que ce pus avait lui-même des propriétés plus pernicieuses. Mais des observations nombreuses faites depuis cette époque ont montré que la contagion est la cause principale du farcin.

Symptômes du farcin. Quoique toujours de même nature, le farcin se montre à l'extérieur sous plusieurs aspects : sous forme de *boutons*, de *cordes*, ou d'*engorgements* plus ou moins étendus.

— *Première forme.* Des boutons durs, indolents, souvent arrondis, détachés de la peau et des autres parties, entièrement formés à l'intérieur d'un tissu dur, fibreux, très-serré, d'un blanc de lait, criant sous le bistouri, apparaissent sous la peau, restent pendant un temps plus ou moins long dans un état véritablement stationnaire, puis commencent à se ramollir au centre et à devenir adhérents à la peau : ils contiennent alors dans leur intérieur une matière pultacée, jaunâtre, d'un blanc sale ou légèrement coloré en rouge. Leur fonte devient complète ; ils se convertissent en une matière blanche, épaisse, homogène, dont la consistance est tantôt caséeuse, tantôt puriforme, quelquefois analogue à celle d'une bouillie épaisse. — On désigne encore sous le nom de *boutons de farcin* ceux qui, au lieu d'être sous le tissu cutané, s'élèvent de la peau et affectent cet organe. Plus petits, ils abcèdent plus vite, et laissent suinter comme les précédents une humeur ichoreuse, jaunâtre, filante, désignée autrefois sous le nom d'huile du farcin.

— *Deuxième forme.* Elle consiste en des tumeurs allongées plus ou moins indolentes, fournies par une induration blanche plus ou moins cylindroïde, souvent détachée de la peau et des tissus sous-jacents, dont le volume varie et dont la direction est ordinairement celle des principaux vaisseaux lymphatiques de la partie.

Elles présentent, d'espace en espace, des renflements plus ou moins prononcés, qui sont autant de boutons de farcin surajoutés au corps même des cordons farcineux. Ces cordes, formées à l'extérieur d'un tissu blanc, dense, serré, quelquefois même fibreux, présentent, dans leur intérieur qui est ramolli, un canal contenant de la matière pultacée. Les renflements de ces cordes abcèdent comme les boutons isolés, communiquent souvent avec le foyer intérieur des cordes, et permettent ainsi à la matière suppurée de s'écouler au dehors.

— *Troisième forme.* Un engorgement ordinairement indolent, plus ou moins volumineux, plus ou moins étendu, apparaît sur une région du corps, plus particulièrement sur les membres ou le poitrail. Les poils paraissent plus gros ; ils sont ternes, rudes, hérissés. La peau devient épaisse, plus ou moins dure, tendue, sèche et quelquefois boutonneuse et inégale, puis croûteuse ou unie et luisante ; bientôt le derme s'enflamme dans plusieurs points de son étendue ; de petits abcès se forment et donnent issue à une matière ichoreuse, qui est souvent assez âcre pour corroder les parties sur lesquelles elle s'écoule. Les bords de ces abcès sont irréguliers, blafards, renversés ; la peau, partout irritée, se gerce en quelques endroits et se désorganise en d'autres ; alors elle laisse suinter une abondante humeur jaunâtre, gluante, qui, se séchant à la surface, l'irrite encore. On observe en outre quelquefois, surtout vers le trajet des veines sous-cutanées, des boutons et des cordes qui abcèdent, suppurent, s'étendent de proche en proche, deviennent confluents, et concourent à augmenter les ravages de la maladie, et la désorganisation des parties.

Quelle que soit la forme sous laquelle se montre l'affection farcineuse, le développement des engorgements est quelquefois accompagné de tension de chaleur et de douleurs locales qui déterminent, chez les sujets irritables, une fièvre plus ou moins marquée; mais le plus souvent ce symptôme ne se fait pas remarquer, et, sauf le ramollissement et la suppuration qui surviennent plus ou moins vite, la maladie paraît rester dans un état stationnaire, jusqu'à ce qu'ayant gagné de proche en proche, elle ait fini par devenir *générale*. C'est alors que survient la fièvre lente que l'on connaît sous le nom de *fièvre hectique*; celle-ci, après un temps plus ou moins long, finit par amener la mort du sujet.

Lorsque les boutons ou les cordes de farcin se développent chez des animaux d'un tempérament sanguin, ou dans une partie abondamment pourvue de vaisseaux et de nerfs, comme aux lèvres, aux naseaux, aux paupières, etc., le ramollissement est prompt et la suppuration presque subite. Quand ils se forment, au contraire, chez des sujets lymphatiques, ou sur des parties dont la peau molle et lâche recouvre des tissus peu vasculaires, comme à la région supérieure de l'encolure, au poitrail, aux flancs, à la croupe, sur les cuisses, etc., la maladie évolue beaucoup plus lentement. — Il résulte quelquefois de la fonte intérieure des boutons de farcin profondément situés un véritable abcès enkysté, renfermant une matière suppurée, analogue à celle des boutons de farcin ordinaires. Ces abcès peuvent demeurer longtemps, et quelquefois jusqu'à la mort du sujet, sans paraître éprouver de changements.

Longtemps les opinions ont été partagées sur la nature contagieuse ou non contagieuse du farcin. Quelques expériences faites à l'école vétérinaire de Lyon avaient démontré : 1° Que le farcin, inoculé à un cheval par simple application de matière farcineuse sur la peau, s'est montré, au bout de trois mois, précisément dans les lieux mêmes où la matière avait été déposée; 2° que l'insertion de cette matière sur le même cheval, par trois piqûres de chaque côté de l'encolure, a déterminé le farcin le quarante-quatrième jour ; 3° que la même expérience, faite sur un âne que l'on avait d'abord mis en contact avec un cheval morveux, donna lieu au développement du farcin le deuxième jour, et que le vingt-cinquième l'animal périt de la morve. Malgré ces résultats, il est des vétérinaires qui ont encore contesté la contagion du farcin ; aujourd'hui il n'est plus permis de soutenir cette thèse, renversée par l'observation, par les faits. Le degré de contagion du farcin, comme celui de la morve du reste, n'est pas aussi élevé qu'on a voulu le dire quelquefois; il ne se déclare pas sûrement après chaque occasion de contagion. Haubner, en employant l'inoculation, n'a pu le communiquer que trente fois sur cent. La contagion par simple cohabitation est encore plus difficile; on ne l'observe en moyenne qu'une fois sur cent. Elle est beaucoup moins marquée pour le farcin que pour la morve.

Dans certains cas, c'est la morve qui survient chez les chevaux sains contaminés par un animal farcineux, comme il peut arriver que le farcin se montre à la suite d'une contagion morveuse. — Il n'est pas possible de dire pourquoi la contagion produit tantôt la morve, tantôt le farcin ; mais le tempérament des animaux, le genre de service auquel on les utilise, les lieux, les climats, ont une influence incontestable.

Il est peu de maladies qui résistent plus opiniâtrément que le farcin aux efforts de la vétérinaire; il en est peu contre lesquelles on ait proposé un aussi grand nombre de remèdes. Beaucoup de drogues très-actives, beaucoup de médicaments reconnus pour avoir le plus de prise sur le système animal, ont été passés en revue; une grande partie même ont été célébrés pour leurs propriétés *antifarcineuses*; mais il en est bien peu qui aient résisté au creuset de l'expérience; aucun médicament n'a jamais mérité et ne mérite actuellement cette pompeuse qualification d'*antifarcineux*.

Nous ne passerons pas en revue tous les remèdes qui ont tour à tour été préconisés ; à quoi bon charger notre livre de recettes dictées par l'ignorance ou le charlatanisme, et dont le temps a fait justice? Ce que nous avons à dire du traitement du farcin se borne à bien peu de chose, et l'on comprendra sans peine les raisons de notre laconisme, puisque nous considérons le farcin comme incurable; quand on a cru obtenir des guérisons, on n'a pas eu affaire au farcin. Si à de bien rares intervalles il cède quelquefois aux forces organiques, il sait défier tous les agents thérapeutiques. Nous allons cependant donner quelques formules qui ont été autrefois très en vogue.

1° *Bols de savon mercuriel.* (Moiroud.)

Prenez : Onguent mercuriel double........... 90 grammes.
         Savon blanc râpé................... 60   —
         Amidon 60   —

Faites du tout une masse homogène que vous diviserez en douze bols ; roulez ces bols dans la farine d'orge, et donnez-en un tous les matins à l'animal.

2° *Bols antifarcineux.* (Lebas.)

Prenez : Assa fœtida en larmes............. 90 grammes.
         Sulfure de mercure (cinabre)......... 60   —
         Chlorure de calcium.............. 15   —
         Poudre de galanga................. 30   —
         Onguent mercuriel double........... 60   —

Mêlez et pilez fortement ces substances dans un mortier pour en former une masse homogène, dont vous ferez six bols que vous roulerez dans de la poudre de réglisse. Donnez un de ces bols tous les deux jours, le matin à jeun.

On peut remplacer le cinabre et le chlorure de calcium par une once et demie de calomel, pour un même nombre de bols.

3° *Autres bols plus simples.* (Moiroud.)

Prenez : Racine de bardane en poudre. ... .. 500 grammes.
         Sulfure noir de mercure............ 250   —
         Mélasse....................... ...... Quantité suffisante.

Faites trente-deux bols, que vous roulerez dans du son, ou dans une poudre végétale. Administrez trois ou quatre de ces bols chaque matin.

4° *Breuvage fondant.*

Prenez : Chlorure de barium................. 4 grammes.
         Eau distillée...................... 500   —.

Dissolvez le chlorure, et faites prendre en une fois le matin à jeun.

5° *Poudre tonique et diaphorétique.*

Prenez : Racine de gentiane en poudre........ 500 grammes.
         Oxyde brun de fer.................. 125   —
         Sulfure d'antimoine................ 125   —
         Fleur de soufre.................... 500   —

Mélangez le tout, donnez-en tous les jours à l'animal une cuillerée dans du son un peu mouillé.

La noix vomique, les ferrugineux, l'arsenic, l'alcool, l'acide phénique, récemment essayés dans le traitement du farcin, n'ont donné que de bien rares guérisons.

Les animaux sains ne devront avoir aucun rapport de cohabitation avec les sujets farcineux ; il faut, le plus vite possible, avoir recours à l'abatage de ces derniers.

Le farcin est une maladie particulière aux solipèdes.

L'affection décrite sous ce nom chez les bœufs n'est autre chose qu'une angioleucite dont la nature est actuellement assez bien connue. (*Voyez* MORVE.)

FAUSSE GOURME. (*Voy.* GOURME.)

FAUX ÉCART. (*Voy.* ÉCART.)

FAUX QUARTIER. C'est ainsi qu'on appelle tout quartier (partie latérale du sabot du cheval) dont la corne est inégale, fendillée, raboteuse, désunie dans plusieurs parties, offrant des avances, quelquefois des plaques cornées qui se chevauchent, ou poussent l'une sur l'autre. Le faux quartier est quelquefois naturel, et dépendant d'une disposition particulière de l'ongle; mais il est plus souvent accidentel et occasionné par la fourbure, les javarts, les fistules à la couronne ou de mauvaises ferrures. On peut remédier au faux quartier en appliquant un *fer à planche* ajusté de manière à porter sur la fourchette, et à soulager le quartier altéré en lui laissant la liberté de se raffermir. Si le faux quartier est chassé par une bonne avalure développée au biseau, il demande de fréquentes ferrures, à chacune desquelles on amincit la corne, qu'il est à propos de couvrir de corps gras pour en entretenir la souplesse. Quand le vif est comprimé, et que le cheval boite par suite de cette cause, le moyen le plus simple et le premier à tenter consiste à amincir la corne altérée; si ce moyen ne suffit pas, ou bien, si les parties vivantes recouvertes par la mauvaise corne sont elles-mêmes altérées, il ne reste plus qu'à enlever le faux quartier, opération qui s'exécute comme dans le cas de javart encorné, et nécessite les mêmes soins. (*Voy.* JAVART.)

—On donne encore le nom de *faux quartier* à la corne de cicatrice qui se forme à la surface du tissu feuilleté (tissu *podophylleux*), mis à nu à la suite de l'opération du javart ou de la seime; cette corne, qui est chassée petit à petit par celle qui descend du bourrelet, est sèche, cassante, et analogue par sa nature à celle de la sole; elle supporte difficilement les clous.

FEINDRE. Les vétérinaires emploient ce mot comme synonyme de boiter faiblement : ils disent, par exemple, qu'un cheval *feint* lorsqu'il boite d'une manière à peine sensible.

FERRURE. La ferrure, dit Bourgelat, est une action méthodique de la main sur le pied des animaux en qui elle est praticable et nécessaire. C'est l'art d'appliquer rationnellement une semelle métallique sous le sabot des solipèdes ou sous les onglons des grands ruminants. Par elle, le pied du cheval principalement doit être entretenu dans l'état où il est, si sa conformation est belle et régulière, et les défectuosités doivent en être réparées si elle se trouve vicieuse et difforme. Par elle encore, il est assez souvent possible de remédier aux suites inévitables des disproportions des parties du corps de l'animal entre elles, ou d'en modifier du moins les effets, d'obvier à ceux qui résultent du défaut de justesse dans la direction de ses membres, de le rappeler à une sorte de franchise et de régularité dans l'exécution de ses mouvements, de prévenir les fausses positions auxquelles certaines habitudes et quelquefois la nature même semblent le disposer, etc. — Les uns et les autres de ces objets ne peuvent être remplis par la seule interposition d'un fer appliqué et attaché grossièrement, sans raisonnement et sans lumières. Réduire l'opération dont il s'agit à un simple travail des bras et des mains, qui ne sera soutenu ni par la réflexion ni par l'étude, et qui n'aura d'autre but que celui d'armer l'ongle pour le sauver d'une destruction plus ou moins prompte, c'est offenser l'art, c'est méconnaître son pouvoir, c'est lui dénier le droit de se conformer aux lois de la nature pour la conservation de son ouvrage, ou de venir à son secours quand elle erre, ou lorsqu'elle a erré; c'est s'exposer à ajouter à ses autres imperfections; c'est enfin s'assurer, en quelque façon, les moyens d'en créer de nouvelles, et de conduire les parties à leur ruine totale.

Le véritable artiste ne donne rien au hasard, il n'agit que d'après les circonstances; sa méthode, bien loin de se ressentir d'une routine qui n'admet constamment que le même procédé, n'est uniforme que dans les mêmes cas; il la varie selon les indications; les moindres différences déterminent ses vues, et nulle règle, en un mot, pour lui que celles que lui suggèrent l'occasion et son talent; mais on n'opère point ainsi, si l'on est dans la malheureuse impossibilité d'allier aux ressources d'une théorie féconde et lumineuse celles d'une pratique qui doit toujours éclairer.

Voulant éviter de faire des coupures, nous nous proposons de traiter ici de tout ce qui a rapport à cette branche importante de l'art vétérinaire. Notre article sera nécessairement très-long, et il est bon que nous mettions d'abord de l'ordre dans notre sujet.

Nous examinerons donc successivement :

I. — La description anatomique de l'ongle des chevaux ;
II. — L'histoire de la ferrure ;
III. — Les effets et les inconvénients de la ferrure ;
IV. — L'art de forger ;
V. — La description des fers les plus usités ;
VI. — Les principes de la ferrure ;
VII. — La manière de ferrer les pieds défectueux et les animaux vicieusement conformés.

Peu familiarisés avec les matières qui devront faire partie de quelques-uns de ces paragraphes, nous appellerons fréquemment à notre aide les excellents ouvrages de Bourgelat, Girard et Bracy-Clark.

§ I. — DESCRIPTION ANATOMIQUE DE L'ONGLE DES CHEVAUX.

Contrairement à la marche que nous avons adoptée, nous nous voyons forcés d'entrer ici dans des détails anatomiques, dont la connaissance nous paraît indispensable à l'intelligence de ce qui va suivre. Comment, en effet, serait-il possible de comprendre les principes de la ferrure, si l'on ne connaissait pas préalablement les parties sur lesquelles on doit agir ?

L'ongle du cheval, ou le *sabot*, est composé de trois parties, savoir : la *muraille*, la *sole* et la *fourchette*. Lorsqu'on examine le sabot sans attention, il paraît être une simple boîte pour la défense du pied ; mais, bien considéré, on trouve qu'il constitue une belle machine, construite autant pour le support de l'animal que pour mettre le pied à l'abri des accidents.

1° LA MURAILLE ou *paroi* est la partie extérieure du sabot, vue quand le pied pose à terre ; on l'a nommée ainsi parce que, de même que le mur d'un bâtiment, elle soutient les parties intérieures plus délicates, et les garantit des injures des éléments. Cette partie, considérée séparément, peut être regardée comme la base, les deux autres parties étant moins considérables, et pour ainsi dire accessoires. — La muraille est plus élevée sur le devant, et diminue de hauteur de chaque côté, à mesure qu'elle se porte en arrière jusqu'aux talons, où elle paraît se terminer en se confondant avec la fourchette ; mais, en faisant avec la scie une section horizontale à travers les parties, il n'en est pas ainsi : on voit postérieurement la corne de la muraille se recourber à angle très-aigu, et se continuer vers le centre du pied, en diminuant de hauteur et d'épaisseur, jusqu'à ce qu'elle ait atteint la pointe de la fourchette, où elle se perd. Ce sont ces parties de la muraille qui se replient dans l'intérieur du pied que l'on appelle les *barres*. La muraille est donc formée d'un cercle de corne brisé par derrière, et ayant ses extrémités recourbées en dedans, de manière à figurer en quelque sorte un arc qui a la forme d'un croissant, et dont les extrémités, en rentrant dans le cercle, diminuent la longueur de la corde, et augmentent l'étendue des parties élastiques de l'arc. — Dans ce mécanisme, on reconnaît une combinaison extraordinaire de simplicité et de force ; en effet, les barres servent à former une espèce de muraille interne qui défend, fortifie la sole et la fourchette, et empêchent que celles-ci ne rencontrent trop rudement le terrain. Leurs surfaces latérales, inclinées en dehors et en bas, forment une voûte qui rejette le poids sur les parties extérieures, et contribuent ainsi à la dilatation générale du sabot et à la liberté des parties qu'il renferme ; enfin elles servent à recevoir entre elles le corps de la fourchette. — Le point de réunion des barres avec la muraille reçoit le nom d'*arc-boutant*.

Une vue superficielle du sabot conduit à le regarder comme un cône tronqué et obliquement coupé à sa base ; il tient en effet de cette forme à un petit degré ;

mais un examen approfondi prouve bientôt qu'il est moins un cône qu'un cylindre. Pour démontrer ce fait, Bracy-Clark se servait, dans ses leçons, d'un cylindre de bois fait au tour et scié en deux parties très-obliquement : la partie supérieure, enlevée et posée sur la table, représente très-bien le sabot du cheval. L'utilité de cette construction est frappante : au moyen de cette forme cylindrique, les parties internes sont fortement contenues, tandis qu'une légère descente dans le sabot leur est permise par le mélange de figures côniques.

En considérant les deux côtés du sabot, l'on trouve qu'ils ne sont pas semblables, que la partie externe est plus bombée, et décrit un circuit plus large que l'interne. Cette différence dans la construction paraît avoir pour objet de donner au pied une base plus large, plus forte et plus sûre. Au moyen de cette augmentation de surface, le poids est distribué sur un plus grand nombre de points de support ; chacun de ces points en supporte une moindre partie, et l'animal est plus à son aise, sans que la jambe opposée coure le risque d'être attrapée, ce qui aurait eu lieu si le côté interne avait eu la même largeur, ou si les deux côtés eussent été semblables. — La corne de ce quartier externe du sabot est aussi beaucoup plus forte et plus dure ; pour ce motif, et à cause de la plus grande étendue de cette partie, elle devrait s'user bien plus lentement que le côté interne ; mais comme l'usure se fait plus particulièrement de ce côté dans l'état de nature, il y a compensation.

La face externe de la muraille est lisse et luisante, couverte d'un épiderme qui ne doit jamais être enlevé, comme le font communément les maréchaux ; car il est le meilleur rempart que puisse avoir le sabot contre les injures des éléments extérieurs. Lorsqu'on l'ôte, la partie interne de la corne, plus abreuvée de sucs, se dessèche, se contracte, se fendille souvent, et donne alors lieu à des *scimes*. On reconnaît à cette face externe : 1° Une partie antérieure médiane, appelée la *pince*, toujours la plus inclinée et la plus allongée ; 2° les deux *mamelles* ou régions situées de chaque côté de la pince, l'une en dedans, l'autre en dehors ; 3° les *quartiers*, qui sont au delà des mamelles, et dont l'externe est plus contourné, plus fort que l'interne ; 4° enfin les *talons*, ou angles d'inflexion, qui terminent la muraille. Chaque talon représente une protubérance flexible, arrondie, d'un volume et d'une hauteur variables, se contourne au-dessous du pied et se continue avec ce que nous avons nommé les *barres*.

La face interne, au lieu d'être lisse comme l'externe, est garnie de nombreux feuillets perpendiculaires, parallèles et disposés de champ. Ces plaques ou feuilles, quand elles sont fraîchement découvertes, sont molles, élastiques, mais dures et d'une substance analogue à celle de la corne quand elles servent d'une manière surprenante à étendre la surface intérieure du sabot, en recevant entre elles d'autres lames semblables s'élevant de la surface de l'os du pied. De cette manière il se forme, entre l'os et le sabot, une union très-intime, et dont tout l'appareil, étant entièrement élastique, permet les divers degrés d'extension que le pied peut éprouver. Ces lamelles du sabot paraissent formées d'une matière cornée, comme le sabot lui-même, tandis que celles qui proviennent de l'os sont vasculaires, nerveuses, constituées par un tissu vivant. Ce sont autant de papilles, autant d'organes tactiles. Ces lamelles ou feuillets sont antérieurement plus longues et plus fortes, directement en avant et au-dessus de l'os du pied. Bracy-Clark, à qui est due cette remarque, en tire la conséquence suivante : c'est que, lorsque l'os du pied est poussé en arrière et en bas par le poids du corps, il est retenu par ces lames, que par conséquent c'est le poids lui-même qui est tenu en équilibre. Par ce mécanisme, l'animal obtient une légèreté, une souplesse et une grâce qu'aucun autre n'a au même degré, au moins parmi les animaux pesants — qualités qui contribuent à rendre ses services aussi agréables que précieux. Ces lames, dont le nombre est d'environ cinq cents, et qui donnent à la surface interne du sabot une étendue douze fois plus grande, sont plus larges vers le milieu de leur longueur qu'à leurs extrémités, et élastiques dans le sens de leur largeur seulement. Elles ont reçu le nom collectif de tissu *kéraphylleux* (feuillets de corne), tandis que celles de l'os du pied qui leur correspondent ont été nommées tissu *podophylleux* (feuillets du pied).

En continuant à examiner la face interne de la muraille, on remarque à son bord supérieur une large dépression circulaire percée d'une infinité de trous ; cette dépression sert à loger l'organe sécréteur de la corne, que l'on a désigné sous le nom de *bourrelet* ou *cutidure* ; la dépression devient moins profonde et plus large à mesure qu'elle approche des talons ; on l'a. nommée elle-même *cavité cutigérale*.

La texture de la corne de la muraille se rapproche beaucoup de celle des crins ; elle résulte de la réunion intime des fibres longitudinales et parallèles entre elles ; cette texture fibreuse, apparente dans beaucoup de pieds, se manifeste fréquemment dans les fentes longitudinales qui surviennent à la muraille.

— 2° La Sole est une plaque irrégulière de corne dure qui sert à fermer l'ouverture inférieure de l'espèce de cylindre formé par la muraille. Sa face inférieure est un peu concave et sa face supérieure un peu convexe ; quand elle est séparée des autres parties du sabot, elle parait formée de deux pièces ovales, unies par une extrémité, et très-écartées à leur autre extrémité. Au milieu de sa largeur elle est plus mince, et ses bords, plus épais, se terminent en biseau pour se réunir à la muraille et aux barres.

Pour donner un fort degré d'élasticité au pied, la nature, en construisant ainsi cette espèce de voûte, l'a préservée de deux manières des propriétés d'une voûte ordinaire, qui se condense sous le poids pour y résister plus fortement, ce qui aurait été l'inverse de ce qu'elle se proposait dans le mécanisme du sabot : ainsi, en premier lieu, la sole est séparée dans sa partie postérieure jusqu'à son centre, et même passé son centre, par une ouverture triangulaire très-large, qui enlève tout point d'appui à la voûte de ce côté, lui permet de céder à la pression, et qui ensuite sert à recevoir les terminaisons de la muraille et de la fourchette, de manière que les terminaisons de la muraille ou les barres, liées d'un côté à la fourchette et de l'autre à la sole, sont fortement affermies et peuvent résister à la pression la plus forte sans être déplacées, en suivant seulement le mouvement imprimé à ces parties. En second lieu, la sole, circonscrite par le bord inférieur de la muraille, le pousse en dehors quand elle s'aplatit sous son poids, ce qui ne contribue pas peu à l'élasticité du pied.

Une ferrure irrationnelle peut immobiliser la muraille ; les côtés de la paroi et les tissus sensibles du pied, privés de leur mouvement naturel et nécessaire sans doute pour en activer la circulation, se durcissent et diminuent de volume ; la fourchette seule, qui peut descendre dans l'espace vide situé entre les barres, descend ; mais, bientôt comprimée aussi par le resserrement de ces parties, elle éprouve le même sort et diminue de volume. La sole, privée de mouvement, augmente journellement d'épaisseur et perd toute élasticité ; souvent même ce resserrement du pied pousse la voûte de la sole contre l'os, et contribue encore à produire ces gênes, ces douleurs, et même ces boiteries que l'on a autrefois aveuglément attribuées à la station dans l'écurie.

Suivant les parties auxquelles la sole correspond, on a coutume de la diviser en *sole de pince, sole de mamelles, sole des quartiers, sole des talons.*

La corne qui la constitue ne laisse pas apercevoir cette trame filamenteuse si marquée dans la muraille ; elle parait formée de couches dont la consistance augmente graduellement de l'intérieur à la surface externe ; les couches les plus extérieures s'enlèvent et tombent par écailles.

— 3° La Fourchette est destinée à remplir le grand espace triangulaire que la muraille laisse à la partie postérieure du pied, en s'infléchissant en dedans pour former les barres. — Le corps de la fourchette, reçu dans cette cavité triangulaire, adhère fortement aux bords ou extrémités supérieures des barres, et fournit un prolongement qui tourne autour de l'angle d'inflexion et le couvre d'une enveloppe fort épaisse que l'on a désignée sous le nom de *glômes de la fourchette*. Cette même enveloppe se prolonge tout autour du bord supérieur du sabot sous forme d'une mince lame cornée, adhérente à la muraille et destinée à prévenir la dessiccation de la partie supérieure de celle-ci. C'est cette lamelle épidermique que Bracy-Clark a désignée sous le nom de *périople*.

La *base* de la fourchette, plus large et plus grosse, jouit d'un mouvement assez grand, mais qui décroît à mesure que l'organe approche du centre du pied, où il n'est plus besoin d'une élasticité aussi considérable. Cette base, placée entre les deux extrémités ou inflexions de la muraille, les attache et restreint leur action.

De chaque côté de la fourchette se voient des cavités longitudinales, profondes, fournies par les surfaces des inflexions qui s'inclinent obliquement en dehors et en bas. Ce sont les lacunes latérales de la fourchette. Une extrémité de ces commissures est terminée par l'enveloppe épaisse qui se prolonge autour des inflexions ; l'autre, étant graduellement moins profonde, se met de niveau avec la sole avant d'arriver à la pointe de la fourchette. La cavité du côté externe est généralement plus large et plus grande que celle du côté interne. — Une remarque digne d'attention, c'est que, dans les pieds bien conformés, l'étendue que la base de la fourchette occupe est environ la sixième partie du cercle du pied. La connaissance de ce fait donnera les moyens de bien reconnaître le dommage ou la diminution que le pied aura souffert par la ferrure à une époque quelconque de la vie du cheval.

Au milieu du corps de la fourchette est une rotondité ou enflure de corne plus saillante que le reste. Elle ne paraît pleinement formée et développée qu'à la dernière époque de la croissance du pied. En faisant une section perpendiculaire à cet endroit, on trouve qu'elle est située vis-à-vis de l'*os naviculaire*. Cette position paraît avoir deux buts : d'abord, de défendre le tendon important qui passe sous l'os naviculaire ; elle sert, ensuite à recevoir les plaques horizontales et superposées de la fourchette interne. Pour bien distinguer cette partie, on lui a donné le nom de *coussin* de la fourchette. Postérieurement et à la base se voit une cavité assez considérable qui sépare longitudinalement la fourchette en deux parties et qui paraît rapprocher le pied du cheval de celui des bisulces ; les bords de cette cavité sont proéminents, formés d'une corne plus dure que le reste de la fourchette, et ses côtés ont une inclinaison de dedans en dehors. On la nomme *lacune* ou *fente* de la fourchette. Cette cavité est taillée dans la base d'un cône de corne sur lequel Bracy-Clark a appelé l'attention, et auquel il a assigné le rôle important de servir de point de réunion, de lien solide qui attache les deux moitiés du pied ; c'est pour cela qu'il lui a donné le nom d'*arrête-fourchette*.

La corne de la fourchette, molle et flexible, paraît être formée de fibres parallèles susceptibles de s'écarter par l'effet de diverses circonstances.

Le tissu velouté qui recouvre la face inférieure de la troisième phalange et du coussinet plantaire est le point de départ des éléments de la sole et de la fourchette ; le bourrelet périoplique et le bourrelet principal formés par le renflement de la peau à l'extrémité inférieure des membres sont les organes formateurs du périople et de la paroi. Sur ces diverses parties, les cellules épithéliales se multiplient et s'aplatissent en lamelles dans le sens des surfaces de la membrane kératogène. La paroi s'accroît donc de son bord supérieur à son bord inférieur, et les deux autres parties du sabot, de leur face interne à leur face externe. Le tissu feuilleté, dans l'état physiologique, ne concourt pas d'une manière notable au développement de la paroi ; les lames kéraphylleuses se forment au bourrelet, à l'origine des lames podophylleuses ; elles descendent avec la paroi en glissant à la surface de la couche de cellules qui les sépare du tissu feuilleté, mouvement de descente qui est facilité, du reste, par la multiplication de ces cellules. Lorsque le tissu podophylleux est enflammé, son activité latente se manifeste rapidement. Il donne naissance à une grande quantité de corne dure, consistante, creusée de tubes obliques d'avant en arrière. (Gourdon.)

Cette corne, qui prend naissance à la surface du tissu podophylleux, immédiatement après l'ablation d'un fragment de paroi, n'est pas une corne définitive ; elle doit être remplacée par la corne du bourrelet. Ce remplacement est complet ; l'examen microscopique démontre que la paroi qui descend du bourrelet munie de lames kéraphylleuses s'engage au-dessous de la corne provisoire, et glisse, par l'action combinée que nous avons indiquée plus haut, à la surface des cellules molles du tissu feuilleté. Dès que ce tissu modifié par l'inflammation est recouvert par la paroi définitive, ses papilles s'atrophient, et son rôle rentre dans les limites restreintes de l'état physiologique.

L'art avec lequel le sabot est construit permet l'alliance des propriétés en apparence les plus incompatibles. D'une part, ce pied, par sa forme élégante, son petit volume, sa grande solidité, se trouve en harmonie avec le reste de l'appareil locomoteur d'un animal de taille élevée, destiné à une progression rapide sur un sol souvent très-dur et couvert d'aspérités; d'autre part, malgré la résistance de son enveloppe, il conserve une certaine flexibilité, et les parties vivantes qui entrent dans sa constitution ne souffrent aucune atteinte de leur conflit avec les parties cornées et solides qui les protègent. Cette enveloppe, sèche et très-dure à l'extérieur, devient insensiblement humide et molle, à mesure qu'elle se rapproche des tissus vivants, et acquiert enfin à leur contact une flexibilité, une souplesse égales pour ainsi dire à celles de ces tissus eux-mêmes. Elastique par le fait de sa nature, elle l'est encore par celui de sa forme. Appuyant sur le terrain seulement par le bord inférieur de la paroi et la circonférence de la sole, elle cède un peu sous l'influence de la pression qui s'exerce à l'intérieur du pied. La paroi, comme un arc subitement détendu, s'ouvre sensiblement en arrière, les talons s'écartent, et la sole perd une partie de sa concavité inférieure. Puis, dès que la pression a cessé, les talons se rapprochent et la sole reprend son incurvation normale. Le sabot, considéré dans son ensemble, n'est donc pas immuable dans sa forme : il peut, dans une certaine limite, se prêter à l'effort des pressions intérieures, et revenir, quand elles cessent, à sa forme primitive, ce qui constitue son élasticité. Celle-ci est surtout manifeste dans la portion postérieure de l'ongle, là où l'enveloppe résistante de la paroi est interrompue dans sa continuité, et remplacée par la corne plus flexible des glômes de la fourchette et des plaques arciformes du périople. Elle est mise en jeu, au moment de l'appui, par la somme des pressions que les phalanges transmettent à l'intérieur de la boîte cornée. Le sabot postérieur se dilate moins que l'antérieur; dans les mouvements d'impulsion qu'il donne au corps, la pression ne s'exerce pas aussi exactement de haut en bas que pour le membre antérieur, et l'appui a surtout lieu en pince, tandis que dans les membres antérieurs il se fait en talons.

La croissance de la fourchette paraît être plus lente que celle des autres parties du pied, et est quelquefois presque arrêtée par l'usage continu de la ferrure. — Un des abus les plus funestes de la ferrure, et qui, malgré tout ce que l'on a écrit, existe encore dans toute sa force, c'est l'usage d'abattre de la fourchette. Si l'on demande à un maréchal pourquoi il pare cette partie toutes les fois qu'il ferre, il répond que, si l'on abandonne la fourchette à elle-même, elle poussera trop fort. Erreur grossière, et qui démontre une ignorance absolue de l'organisation de cette partie, dont la grosseur ne dépasse jamais certaines limites. Si l'on enlève une couche de cet organe, on met à découvert une couche d'une nature plus molle, plus abreuvée de suc, et qui se sèche promptement à l'air ou à la chaleur de l'écurie; les bords, en se séchant, se renversent et se déjettent en différents sens, et forment ces lambeaux que les maréchaux enlèvent au moyen d'une section encore plus profonde. En pénétrant ainsi de proche en proche, la fourchette diminue, se dessèche et devient douloureuse lors du contact de la terre ou des corps durs. — Quelquefois des couches épaisses de la fourchette se détachent et tombent; quelquefois même une couche de l'enveloppe entière est enlevée par une espèce d'exfoliation. Ces exfoliations ont été regardées comme un moyen dont se sert la nature pour débarrasser la fourchette de la corne superflue; ce sont elles, plutôt que toute autre cause, qui ont fait prendre aux maréchaux l'habitude de parer la fourchette toutes les fois qu'ils parent le pied. Elles sont trop irrégulières pour être naturelles, et tout porte à croire qu'elles sont accidentelles et la suite de quelques changements dans les circonstances auxquelles la fourchette est accoutumée. Par exemple, si un cheval, après avoir été fatigué et être resté quelque temps à l'écurie, est envoyé au vert, la corne se gonfle bientôt et donne lieu à une succession d'exfoliations dont chacune est plus longtemps à se former et à tomber que la précédente; cette succession dure jusqu'à ce que le pied se soit accommodé à sa nouvelle situation. Si l'on ramène alors le cheval à l'écurie, la corne qui s'est formée dans l'herbage tombe de nouveau, et il se forme une nouvelle suite d'exfoliations qui met encore plus ou moins de temps à cesser.

Tels paraissent être les principes fondamentaux de la construction du sabot du cheval. Ce sont ces principes qui peuvent mettre au grand jour les effets, jusqu'à présent peu connus, de la ferrure et en montrer les suites.

§ II. — Histoire de la ferrure.

Ce paragraphe paraîtra peut-être déplacé dans un ouvrage *pratique;* mais bien que l'histoire de la ferrure soit chose plus curieuse qu'utile, nous avons pensé que nos lecteurs la verraient figurer avec quelque plaisir dans notre Dictionnaire. C'est à Bracy-Clark que nous sommes redevables de la plus grande partie des recherches qui ont été faites sur les moyens que les anciens employaient pour protéger les pieds des chevaux, et sur l'origine de la ferrure actuelle; c'est à la traduction française de son ouvrage que nous empruntons ce qui va suivre.

Le fer paraît une défense si nécessaire aux pieds des chevaux qui travaillent beaucoup sur nos routes, qu'un grand nombre de personnes ont été portées à penser que sans son secours ces animaux seraient presque inutiles, et que la ferrure devait dater d'une époque très-reculée, peut-être de l'instant où le cheval subit le joug de l'homme. Plusieurs passages d'auteurs anciens ont été même cités à l'appui de cette opinion. Nous allons parler de quelques-uns des plus remarquables, en commençant par ceux d'Homère, parce que c'est le plus ancien et celui que l'on met toujours en avant. Ce grand poète, en décrivant le char de Neptune, désigne les chevaux qui y étaient attelés par une épithète qui signifie *aux pieds d'airain.* La même expression est encore employée dans la description du char de Jupiter. Plusieurs personnes instruites ont cité cette expression comme une preuve que les chevaux dont on se servait alors étaient ferrés de cuivre. Il ne faut pas s'empresser de tirer des conclusions du langage des poètes qui emploient toujours un sens figuré susceptible de différentes acceptions, et ensuite, s'il était permis d'en tirer, cette expression, loin d'être une preuve en faveur de l'opinion de ces personnes, serait une preuve en faveur de l'opinion contraire. En effet, n'était-il pas naturel qu'un peuple qui ne connaissait pas la ferrure actuelle, et qui par conséquent devait regarder la dureté du sabot du cheval comme la première qualité de cet animal, élevât cette qualité au-dessus de toutes les autres, et en fît l'apanage des animaux qu'il voulait vanter, en disant qu'ils avaient les pieds d'airain? Telle a sans doute été l'intention du poète. Tel a été le sens qu'a attaché aussi à une expression à peu près semblable le prophète Isaïe, lorsque, prédisant la ruine de Jérusalem, il dit, en faisant allusion aux armées romaines, qui accomplirent cette prophétie d'une manière si terrible : « Leurs flèches sont aiguisées, leurs arcs sont déjà tendus; la corne de leurs chevaux est dure comme le diamant, etc. »

Virgile, pour exprimer la dureté du sabot, se sert des mots *solidus* et *sonare* (solide et résonner), expressions dont ne comprennent pas toute l'étendue ceux qui ne savent pas que les chevaux n'étaient pas ferrés alors. — Horace aussi, dans le même sens que Virgile, se sert des expressions *sonans ungula* (pied sonore).

L'airain est un alliage qui était fort en usage au temps d'Homère, et, comme c'était une des substances les plus dures, il n'est pas étonnant qu'on ait employé l'épithète d'*airain* pour exprimer la dureté. On s'en sert encore aujourd'hui dans le même sens : on dit une tour d'airain, des poumons d'airain, un front d'airain; on dit enfin des *pieds de fer* en parlant des pieds d'un cheval qui résistent à tout.

Si l'art de la ferrure eût été connu du temps d'Homère, il se serait perfectionné comme tous les autres se perfectionnèrent en Grèce après cette époque, et, jusqu'à celle où ce pays subit le joug des Romains, on n'en trouve cependant aucune trace. Il n'est pas possible d'imaginer qu'un peuple aussi avancé en civilisation ait laissé perdre un art d'une si grande nécessité pour lui dans les guerres continuelles qu'il avait à soutenir. Non-seulement la force naturelle du sabot était célébrée par les poètes, mais encore les généraux ne dédaignaient pas de s'en occuper comme de l'objet le plus essentiel pour la sûreté du cavalier. On en trouve une preuve convaincante dans les ouvrages de Xénophon, qui probablement devait connaître le cheval et la manière de le gouverner, puisque ses écrits sur ce sujet sont encore les meilleurs qui nous restent des Grecs et des Romains, qui les regardaient comme si complets qu'ils croyaient inutile d'y rien ajouter. Ce fut lui qui commanda la retraite des Dix-Mille, et il fut alors à même de juger des avantages de la dureté de la corne des pieds des chevaux et des désavantages de leur mollesse; aussi est-ce un des points sur lesquels il insiste le plus dans son ouvrage. Il recommande de donner aux pieds la plus grande attention, de paver les écuries de pierres rondes serrées les unes contre les autres, et tout au plus de la grosseur du sabot, parce qu'un pareil sol a l'avantage de *durcir et de consolider les pieds* des chevaux. Il recommande encore de jeter hors de l'écurie, dans l'endroit où l'on doit étriller le cheval, quatre à cinq voitures de petites pierres rondes contenues dans un cercle de fer, afin de rendre cette place aussi propre à lui fortifier les pieds que l'écurie. — Si les anciens eussent connu la ferrure, ils n'auraient pas pris autant de soins pour fortifier le sabot; ceux que Xénophon indique auraient même été superflus, puisque le fer aurait empêché le pied de venir en contact avec les pierres. — Il est peut-être inutile de faire observer que cet écrivain vivait environ cinq cents ans avant Jésus-Christ, et par conséquent à l'époque où la Grèce s'était élevée au plus haut degré de perfection dans les arts.

Quoique les anciens ne fussent pas dans l'usage de ferrer leurs chevaux, il paraît néanmoins que, dans certaines circonstances, ils avaient recours à une autre espèce de défense simple, et semblable à celle qu'ils employaient pour garantir leurs propres pieds. Quelques savants ont pensé qu'ils avaient recours pour cela à des espèces de guêtres désignées alors sous le nom d'*embatai*. Xénophon les décrit comme des enveloppes de cuir qui servaient en même temps de défense et de chaussure à la jambe du soldat. — On a cité aussi les *carbatinai* comme servant quelquefois à cet usage; c'étaient des chaussures de peau de bœuf grossièrement faites, et qui étaient en usage surtout parmi les paysans. On a un exemple de l'emploi qu'on en faisait, comme chaussure pour les animaux, dans Aristote, qui dit que lorsqu'on fait faire de longs voyages aux chameaux à la suite des armées, et que leurs pieds deviennent douloureux, on les enveloppe de *carbatinai*.

Apsyrte, vétérinaire qui vivait sous Constantin-le-Grand, nous a laissé un ouvrage dans lequel on trouve ce passage dans un chapitre intitulé: *Des Maux occasionnés par les défenses des pieds et par les ligatures de ces défenses:* « Il arrive souvent que les paturons se trouvent coupés par les cordes et les courroies dont on les garrotte, au point que la peau tombe et que les tendons restent à découvert, ce qui peut mettre la vie de l'animal en danger, surtout si les deux articulations sont ouvertes..... » Les chaussures dont parle Apsyrte se nommaient *hippopodos*; les inconvénients qu'il signale sont peut-être cause qu'on les employait fort peu, et que nous ne savons que peu de chose sur leur compte; il paraît que l'on ne s'en servait que dans des cas de nécessité, quand les pieds étaient usés et douloureux. Ces espèces de semelles étaient quelquefois garnies de lames de métal pour les rendre plus durables, et c'était surtout le fer qui était employé à cet usage.

Les anciens employaient fréquemment des mulets pour se faire traîner dans des voyages qu'il aurait été trop long de faire à cheval; ils choisissaient sans doute ces animaux de préférence aux chevaux, parce que leurs pieds sont meilleurs et plus durs que ceux de ces derniers. Les espèces de souliers qu'on leur mettait quelquefois étaient souvent ornés avec richesse. Suétone et Pline nous apprennent que les semelles des mules de Néron et de Poppée, sa maîtresse, étaient d'or, que d'autres étaient d'argent, et d'autres dorées seulement.

(Les historiens du xve siècle nous rapportent un nouvel exemple de ce luxe extravagant. Lorsque César Borgia apporta à Louis XII le bref qui lui rendait la liberté en autorisant la rupture de son mariage avec la fille de Louis XI, ce prince de l'Église, pendant son séjour à Paris, ne ferrait ses chevaux qu'avec des fers d'or, et les faisait attacher par un seul clou pour les perdre.)

Une autre espèce de soulier, ou de défense des pieds, dont les anciens faisaient usage, était faite de menues branches de genêt. Les Grecs l'appelaient *sparton*, et les Romains *spartea*, *sparcia*, ou *sparteum opus*. (Il y a une sorte de genêt qui est désignée par les botanistes sous le nom de *spartum*.) Il n'est pas sûr cependant qu'elle fût employée en guise de soulier pour défendre les pieds de l'usure de la route. Théomneste, un de ces anciens vétérinaires qui étaient attachés aux armées de l'empire d'Orient, n'en recommande l'usage que dans le cas d'une excessive usure des sabots, ce qui prouve encore combien peu on faisait usage alors de souliers pour le cheval. — Columelle, qui vivait peut-être deux siècles avant l'auteur que nous venons de citer, et qui était à peu près contemporain d'Auguste, donne un conseil semblable pour les bœufs dont les pieds sont tendres et douloureux : « Si la claudication vient du sabot, dit-il, faites une légère incision entre les deux onglons, appliquez-y des étoupes trempées dans de l'eau salée et du vinaigre, et enveloppez le pied de la semelle de *sparte ;* prenez bien garde de le mouiller, tenez-le au contraire bien sec. »

Végèce, bien postérieur aux deux auteurs que nous venons de citer, parle assez souvent de l'emploi du *sparcia :* « Quand le sang aura coulé suffisamment, dit-il dans un passage, mettez du sel sur la plaie, lotionnez-la avec un mélange d'huile et de vinaigre, et enveloppez-la de suite de linges. Ayez soin ensuite de chausser le *sparcia,* afin que le pied puisse se refaire après l'évacuation des humeurs. »

Voilà quelles étaient les espèces de souliers des chevaux chez les anciens. Prouvons encore, par quelques citations, qu'ils n'avaient pas la moindre idée de la ferrure moderne.

En parcourant les ouvrages de ceux qui, chez les Romains, ont écrit sur l'agriculture, nous trouvons Végèce qui nous donne les avis suivants, relativement aux écuries d'une maison de campagne : « Que le maître visite souvent l'étable ; surtout qu'il ait soin que la place sur laquelle se tient l'animal présente une élévation suffisante dans le milieu ; qu'elle ne soit pas construite de bois tendre, comme cela arrive souvent par négligence ou par ignorance, mais de madriers de chêne durs et solides, *parce que ce bois durcit les pieds des chevaux aussi bien que les pierres.* »

Columelle demande, en parlant des formes des chevaux, que « les sabots soient durs, hauts, concaves, ronds, et que les couronnes soient d'une force médiocre. » — En parlant des soins à prendre pour conserver la force des pieds, il recommande « d'avoir bien soin que l'étable soit sèche, pour que l'humidité n'amollisse point la corne. » — Plus loin enfin, en parlant du mulet-poulain, il dit « de l'éloigner de la mère à l'âge d'un an, et de le faire paître dans les montagnes et dans les lieux sauvages, pour *durcir les ongles,* et le rendre plus propre *à supporter les longues routes.* »

Varron, qui vivait à peu près à la même époque, dit, en parlant des signes qui indiquent que le cheval doit être bon : « Les jambes droites et égales, les genoux ronds, ni trop grands, ni en dedans, et des *sabots durs.* »

La dureté du sabot est une qualité essentielle sur laquelle tous les auteurs insistent à chaque instant, et leurs plaintes fréquentes contre les maux occasionnés par l'usure des sabots sont des preuves convaincantes qu'ils ne connaissaient pas la ferrure. — On en trouve encore une preuve dans Diodore de Sicile ; il dit, en parlant de l'armée qui fuyait : « Les sabots des chevaux, à cause des marches continuelles, étaient usés, et la plupart des armes étaient rouillées. »

Les derniers écrits sur les chevaux qui nous restent des anciens sont ceux de Végèce. Cet auteur, qui a traité spécialement de ce qui concernait ces animaux, doit nous enseigner, mieux que tous les autres, les notions reçues de son temps sur la manière de les gouverner ; il décrit avec soin leurs races, leurs qualités, leurs formes, leurs maladies et accidents, etc., et cependant il ne dit pas un mot du fer appliqué avec des clous, ni des inconvénients qui devaient en résulter. Il serait impossible qu'il eût entièrement passé sous silence tout ce qui a rapport à la ferrure, si un tel art eût été connu. Il est prouvé que cet auteur vivait sous l'empereur Valentinien III, c'est-à-dire dans le IVe siècle; il faut nécessairement en conclure que l'art de la ferrure était alors entièrement inconnu dans cette partie du globe.

Le déclin de l'empire romain, qui arriva immédiatement après cette période, fit disparaître l'art vétérinaire du nombre des professions exclusives. Quelques siècles après, le fer à clous fut inventé, et son usage, qui devint général, donna naissance à un nouveau métier. Nous n'avons aucune certitude et même très-peu de probabilités sur l'époque précise de cette découverte et le nom de son inventeur. La ferrure a peut-être été employée d'abord par une de ces nations barbares qui dévastèrent l'empire romain. Les Goths, qui, plus que les autres peuples du Nord, excellaient à travailler le fer, ont probablement imaginé ce moyen; ils l'auront d'abord employé comme une ressource temporaire dans le cas d'un accident ou d'une nécessité: par exemple, un cheval se sera fendu le sabot par quelque accident, un habile ouvrier y aura cloué un morceau de fer pour garantir la plaie et aura réussi. Ce même moyen, connu, aura été employé dans tous les cas semblables, et l'ouvrier, devenu plus habile et plus hardi, n'aura pas tardé à mettre un fer sur toute la surface du pied, même lorsqu'il n'y avait aucune espèce de mal.

Le plus ancien fer à clous que l'on connaisse, et sur lequel on ait quelques renseignements sûrs, est celui trouvé en Flandre, à Tournay, dans le tombeau de Childéric, roi des Francs, mort en 481. Chiflet, qui a écrit l'histoire particulière de l'ouverture de ce tombeau, donne la figure de ce fer, et dit qu'il était tellement rongé par la rouille, qu'il tomba en pièces lorsqu'on voulut le nettoyer. Quoiqu'il soit probable que c'est à cette époque que l'on a commencé à ferrer avec des clous, les trous de ce fer ne démontrent pas positivement qu'il fût de l'espèce de ceux qui sont attachés avec des clous; et peut-être était-il encore de ceux que l'on fixait sous les pieds pour garantir les hippopodes, et qui, pour être attachés, devaient être également percés de trous.

La première indication claire et précise que nous ayons d'un fer moderne à clous date du règne de l'empereur Léon VI, qui vivait dans le IXe siècle ; on trouve dans la *Tactique militaire* de ce prince une phrase que Joly de Maizeroy traduit par « des fers pour les pieds des chevaux avec leurs clous. »

Le père Daniel, dans son histoire de France, paraît donner à entendre que, dans le IXe siècle, les chevaux n'étaient pas toujours ferrés, mais seulement dans les temps de gelée et dans quelques autres occasions.

L'art de la ferrure paraît s'être introduit en Angleterre avec Guillaume-le-Conquérant. Ce prince donna à Simon Saint-Liz, un de ses Normands, la ville de Northampton et le canton de Falkley, évalués à quarante livres sterling de rente, pour qu'il fournît ses chevaux de fers; et il est probable que Henry de Ferres, qui vint aussi avec lui, prit son nom de sa profession de ferrer les chevaux qu'il n'exerçait pas lui-même, mais qu'il était chargé de surveiller comme intendant des ferreurs.

De tout ce qui précède, Bracy-Clark conclut: 1° Que les anciens ne connaissaient point nos fers à clous; 2° que, dans certaines occasions peu nombreuses, ils mettaient aux pieds de leurs chevaux des espèces de chaussures faites de cuir ou de différentes substances selon les pays, et que quelques-unes de ces chaussures étaient garnies de métal; 3° enfin, que l'origine de la ferrure actuelle ne date que du Bas-Empire. Mais cette opinion, tendant à établir que la découverte de la ferrure est postérieure au IVe siècle de notre ère, a été contestée. M.Mégnin, se basant sur de nombreuses découvertes archéologiques, soutient que la ferrure à clous était connue des Gaulois. Les plus anciens des fers trouvés sont en bronze, mais quelques-uns sont en fer et forgés. Quiquerez a trouvé un de ces fers, qui, selon toute probabilité, remonte au VIe siècle avant Jésus-Christ. Ces fers des premiers temps sont petits, étroits, à six étampures; ils ne pèsent pas plus de cent-vingt grammes et se rapprochent du fer asiatique actuel; ils sont plats, sans ajusture et sans pinçons. A cette époque, le cheval n'était ferré que lorsque l'usure du sabot était trop prononcée ou lorsqu'il devait faire de longues courses. — C'est sans doute grâce à la ferrure que Brennus put, à la fin du IIIe siècle avant Jésus-

Christ parcourir en vainqueur les contrées méridionales de l'Europe. L'armée celtique qui écrasa Ptolémée Céraunus, Sosthènes et la célèbre phalange macédonienne, et qui pilla le temple de Delphes, était remarquable par son imposante cavalerie, composée de plus de cinquante mille chevaux. — Le culte du cheval était très-prononcé chez les Gaulois, et probablement les Druides seuls ferraient les chevaux. — Si ce peuple connaissait la ferrure, comment les Romains ne lui empruntèrent-ils pas ce procédé si simple de prévenir l'usure de la corne des chevaux ? Certains auteurs admettent que les Druides faisaient un secret de leur art; d'autres disent que les Romains, n'appréciant pas le cheval, n'accordaient par cela même aucune importance à la ferrure.

Quoi qu'il en soit, on peut admettre que les Celtes sont les promoteurs de la ferrure en Europe; mais il est probable qu'elle a été pratiquée d'abord en Asie. Sa nécessité a dû se faire sentir en premier lieu dans les contrées où s'est faite la domestication du cheval; cette précieuse innovation a été ensuite transmise aux Scythes, aux Sarmates, aux Germains et aux Gaulois par les migrations des peuplades asiatiques de l'Orient vers l'Occident, par les invasions des barbares. Ces peuples n'osant affronter l'héroïsme de la Grèce antique, nous pouvons nous expliquer par là comment la ferrure est restée inconnue de cette nation.

§ III. — Effets et inconvénients de la ferrure.

Le premier et le plus apparent des inconvénients de la ferrure est l'application et la pression constante du fer contre la face inférieure du pied, pression que l'on ne peut pas calculer, et qui est toujours plus ou moins nuisible, selon la force avec laquelle les clous sont serrés, et selon la distance plus ou moins grande à laquelle le fer se trouve de la sole, et fait ressentir ainsi sa pression avec plus ou moins de violence à la surface inférieure de l'os du pied; le second inconvénient vient des clous qui, fixés dans les trous du fer et enfoncés dans la muraille, forment, pour ainsi dire, une barrière de métal qui empêche l'expansion naturelle du pied, et s'oppose généralement aux mouvements des parties postérieures, si elle ne les empêche totalement. Le pied, ainsi privé pendant des mois et même des années de son mouvement naturel, nécessaire sans aucun doute à sa nutrition et à son bon état, cesse de croître, devient raide, sans élasticité, et enfin diminue de volume. Il se développe alors une série d'accidents que nous allons examiner plus au long.

Pour faire comprendre la forme de la muraille, Bracy-Clark l'a comparée à celle d'un arc turc; pour faire comprendre les mauvais effets de la ferrure, il compare son mouvement à celui de ce même instrument. Il est clair que si une arbalète est fortement fixée vers un ou plusieurs points, elle perdra une partie d'autant plus grande de son mouvement que ces points se trouveront à une distance plus grande de son milieu et plus près des extrémités. Les clous font cet effet en passant dans le sabot au travers d'un anneau de fer inflexible; ils rendent la muraille plus ou moins fixe selon la forme du fer, selon leur direction, selon qu'ils sont brochés plus ou moins haut, selon leur nombre, etc.

La manière dont on pare le pied, et l'ajusture que l'on donne à la surface supérieure du fer, pour ne le laisser toujours porter que sur la circonférence extérieure ou sur la muraille, charge cette partie seule de tout le poids; comme elle ne peut pas s'étendre par en bas, elle se resserre à son bord supérieur, et prend la forme d'un cône. Le rivement des clous occasionne aussi une dépression ou enfoncement du sabot à l'endroit du rivet.

Les chevaux sur le point d'être ferrés sortent ordinairement d'une écurie sèche, et très-souvent on applique le fer pendant que les pieds sont encore dans l'état de sécheresse où les a mis l'écurie. Le fer est toujours posé lorsque le pied est élevé de terre, par conséquent libre de tout fardeau, et, par suite, dans son état de moindre expansion ; ces circonstances ne peuvent encore qu'augmenter les mauvais effets de la ferrure.

Les clous, lorsqu'on les enfonce dans la substance de la muraille, doivent l'élargir comme les coins élargissent le bois. Il est certain qu'alors ils déplacent toujours une partie de la corne en raison de la grosseur de la lame. Ce déplacement n'est pas ressenti en totalité par le pied, à cause du resserrement de la corne qui environne la lame, mais il l'est en partie ; une dilatation a lieu principalement vers la face interne de la muraille, plus molle et opposant moins de résistance. Cet effet n'est pas très-dangereux dans un sabot large et dans des pieds qui n'ont pas été fatigués par la ferrure ; mais, dans ceux qui ont déjà souffert, qu'on a rendus petits par élégance ou pour empêcher l'animal de s'attraper, et dans ceux qui sont dérobés et qui exigent que l'on fasse sortir la lame très-haut, cet inconvénient se fait sentir et produit différents degrés de compression et de sensibilité. — Dans tous les cas, le fer ne cède en aucun sens au pied, de manière que, s'il est irrégulier ou mal fait, il entraîne toujours la corne dans sa difformité. Si le clou, dans son passage à travers le sabot, vient à se courber, c'est toujours du côté interne, et il produit souvent de la douleur.

Quand le maréchal a paré la corne à son goût, il fait en général le fer un peu plus petit que le pied, et, après l'avoir attaché, il râpe ou coupe la corne qui déborde ; il prétend que c'est pour empêcher le pied de devenir trop grand, ou pour que l'animal ne se coupe pas, enfin par propreté ; cette opération ne peut que faciliter encore le resserrement du pied, en ôtant de la force et de la résistance à la muraille.

Nous avons dit que quelquefois, dans un pied ferré, la muraille perdait la faculté de croître, et que d'autres fois elle croissait sans pouvoir s'exfolier, et s'allongeait beaucoup trop ; dans ce dernier cas, la croissance du sabot porte le fer en avant, et fait que ses éponges sont dirigées sur la partie plus large des quartiers, où elles produisent un degré de compression plus fort. On voit alors quelquefois le fer débordé par la corne malgré la résistance des clous. La partie inférieure, qui s'élargit par la croissance, surmonte enfin cette résistance, et donne ainsi une nouvelle preuve de l'effet nuisible des clous sur le pied.

En ferrant un jeune cheval dont les pieds sont encore dans leur croissance, on les expose à beaucoup plus de maux que ceux qu'on ne ferre que lorsqu'ils ont atteint leur développement complet ; la croissance contrariée s'accompagne de difformités, et souvent, au moment où les membres et le corps augmentent en volume et en poids, les pieds diminuent et perdent le pouvoir de soutenir ce dernier et de le faire mouvoir librement.

Une circonstance moins importante que les précédentes, mais que nous ne devons pas passer sous silence, est que le pied ferré selon la méthode ordinaire devient bien plus long vers la pince que lorsqu'il est laissé sans fer. Ce prolongement de la corne en pince produit une flexion plus grande du boulet, nuit ainsi aux mouvements, gêne et fatigue le membre. En faisant attention au sabot d'un pied naturel, on voit que l'usure, qui se fait principalement en pince et sur la mamelle externe, empêche ce prolongement en usant et en arrondissant le bord inférieur de la muraille. Le fer, il est vrai, au bout de quelque temps, s'arrondit et perd cette forme jusqu'à un certain point ; mais il faudrait peut-être qu'il l'eût au moment où on l'applique. — Ce qui doit exciter nos regrets, c'est que la ferrure, déjà défectueuse en elle-même, soit encore, dans la pratique, entourée d'erreurs. Cette profession est malheureusement abandonnée à des hommes sans éducation, esclaves des préjugés, et qui sont par conséquent bientôt imbus de toutes sortes de pratiques vicieuses qui augmentent encore le mal.

Quand on examine un pied après deux ou trois années de ferrure, on trouve les quartiers rétrécis, la fente de la fourchette plus étroite et plus longue que dans l'état naturel ; le pied est augmenté de longueur en pince, et la distance qui existe entre cette partie et la pointe de la fourchette est plus grande. Le pied, dans un pareil état, ne doit pas pouvoir remplir, aussi bien qu'avant la ferrure, les fonctions auxquelles il était destiné. — Pour que le sabot puisse se resserrer dans un sens de son diamètre, il faut que les parties intérieures soient comprimées ou absorbées. Dans l'un ou l'autre de ces cas, l'animal éprouve des sensations qu'il doit être difficile de définir ; mais on ne peut se refuser d'admettre qu'un degré d'engourdissement, ou de faiblesse, ou de douleur sourde, n'en soit une suite inévitable. — Les substances *podophylleuse* et *kéraphylleuse* souffrent-elles? Tout porte d'abord à le croire, et ensuite l'examen le démontre à celui qui compare ces parties dans un pied sain et dans un pied qui a souffert par la ferrure. Dans ce dernier cas, Bracy-Clark a trouvé les lames plus courtes, plus pâles et moins larges.

Quand enfin le resserrement est poussé trop loin, il est accompagné de douleurs visibles et assez fortes pour que ni le fouet, ni les éperons, quoique fortement appliqués, ne puissent forcer l'animal à développer ses jambes dans toute l'étendue de leur mouvement, pendant seulement quelques minutes, et à placer franchement ses pieds à terre. Le cavalier, fatigué de cette démarche pénible et dangereuse pour sa vie même, ennuyé de corriger inutilement et ne soupçonnant pas les changements qui ont lieu par suite de la ferrure, accoutumé d'ailleurs à regarder le fer comme une défense naturelle, impute la mauvaise allure de son cheval à une multitude de causes, dont aucune n'est la véritable; il la suppose dans la paresse, dans la nonchalance de l'animal, dans un écart, dans la faiblesse de ses jambes; rarement il songera à la mauvaise ferrure.

Les effets de la ferrure, quoique remarquables sur le plus grand nombre des chevaux, ne sont point aussi apparents sur tous, et une exception paraît avoir lieu pour quelques-uns. C'est chez les chevaux dont le pied est large, grossier, et la corne très-forte, que ce resserrement ne produit pas des effets aussi marqués; ce resserrement peut aller très-loin sans que la gêne, qui en est la suite, soit aperçue, surtout par un cavalier habitué depuis longtemps à monter des chevaux ainsi affectés, ou par un de ceux dont la main et les jambes sont totalement insensibles aux sensations qu'éprouve la bête qu'ils montent. Le courage naturel de l'animal à souffrir une gêne à laquelle il s'est accoutumé par degrés et pour ainsi dire familiarisé, la crainte du châtiment, l'attente d'une bonne nourriture comme récompense à la fin de ses travaux, sont encore autant de causes qui contribuent à cacher l'existence du mal. Au contraire, si le sabot est petit, et s'il comprime fortement le pied, si la corne est dure et mince, comme elle l'est dans les pieds des chevaux de races étrangères, si le fer a été appliqué dès l'age de deux ans, alors le mal sévit avec la plus grande rigueur, et l'animal est estropié de très-bonne heure; on a vu des chevaux de cinq et même de quatre ans ne marcher qu'avec peine, butter, tomber sous le cavalier, être atteints d'une affection incurable.

Dans cet état, si le pied vient à être déferré accidentellement ou exprès, et si l'animal est obligé de marcher, le pied, déjà douloureux, forcé alors de subir sous le poids une expansion dont les principaux agents sont détruits ou atrophiés, éprouve de fortes douleurs, et l'animal boite bientôt. Le fer appliqué de nouveau, en portant de nouvelles entraves à l'expansion du pied, fait cesser ces accidents, et affermit aussi dans l'opinion de sa nécessité ceux qui ignorent les causes de l'accident et la manière dont le fer y remédie. Dans un tel état de choses, le fer est réellement indispensable, et sans lui l'animal n'est plus bon à rien.

Si le pied a d'abord été bien formé, ce qui est ordinaire chez les chevaux d'une moyenne taille, il est impossible, quand il est parvenu à ce degré de resserrement, que l'on ne trouve pas quelques défauts dans la marche de l'animal. Quelques-uns sortent de l'écurie sans paraître d'abord souffrir, mais à peine ont-ils fait quelques pas qu'on s'aperçoit d'un manque de solidité sur leurs jambes; d'autres, au contraire, présentent d'abord un ralentissement de l'allure, mais qui disparaît à mesure que l'animal s'échauffe. La manière dont le cheval montre qu'il souffre est très-différente, selon sa constitution, l'état de ses pieds, la rapidité plus ou moins grande avec laquelle le resserrement a lieu, et la manière dont le fer est placé et cloué. Nous n'avons point de termes pour exprimer avec précision les diverses gradations de ces affections; quelques-unes seulement indiquent les différentes manières d'aller du cheval réduit à cet état. Telles sont les expressions *butter*, *raser le tapis*, *marcher sur des épines*, montrer le chemin de Saint-Jacques, etc.

Le premier effet d'une sensibilité et d'une douleur sourde dans le pied est d'empêcher l'animal de donner à sa jambe en mouvement toute l'extension dont elle est susceptible, de le forcer à restreindre l'action de ses épaules, et à diminuer la longueur de ses pas. Elle le porte encore à n'élever son pied au-dessus du sol que le moins possible, afin que sa descente sur le terrain soit moins forte ; la pince étant la partie qui souffre le moins de la ferrure, puisque c'est elle qui a le moins d'élasticité, le cheval, quand il marche, cherche à lui faire porter tout le poids : de là, sa manière de le porter en avant sur la terre, sa démarche incertaine, ses fautes répétées et son peu de solidité. Ces mouvements irréguliers, très-apparents aux épaules et aux extrémités, ont fait placer la cause du mal dans ces parties mêmes, au lieu de la faire chercher dans le pied, qui aux yeux d'un observateur superficiel paraît totalement étranger à ces genres de défauts. C'est dans ces sortes de cas que l'on dit très-improprement d'un cheval qu'il est *pris des épaules*.

Les chemins nous offrent, à chaque instant, des exemples de chevaux réduits à marcher ainsi, et des cavaliers qui les gourmandent et les punissent rigoureusement de la paresse qu'ils supposent dans leur allure : le mors, le fouet, les éperons sont employés alternativement pour les corriger, et, comme l'on dit, pour prévenir leurs fautes. Quand ils sont réduits à ce malheureux état, leur peu de valeur les fait employer aux travaux les plus vils et les plus pénibles, sans aucun égard pour les services qu'ils ont rendus auparavant. La privation des soins auxquels ils étaient habitués, et les tourments continuels qui sont, pour ainsi dire, alors leur partage, affaiblissent leurs forces, les achèvent bientôt, et amènent prématurément la nécessité de leur destruction. — Malheureusement, la ferrure impose la nécessité de ces cruelles mesures pour contre-balancer ses effets à mesure qu'ils augmentent, et pour marcher de front avec eux. Ce n'est pas moins une injustice monstrueuse que de laisser maltraiter un cheval dont les pieds sont ruinés, lorsqu'on réfléchit que c'est pour nous et par nous qu'ils sont ruinés, surtout lorsqu'on voit l'envie que l'animal témoigne, dans toutes les occasions, de faire usage de sa force, même aux dépens de sa vie. L'habitude et l'intérêt nous sont trop familiers pour nous montrer toute la barbarie de nos traitements. Les services que cet animal rend à la société en contribuant au bien-être de toutes ses classes, au luxe et aux intérêts des riches, aux besoins des pauvres, mériteraient bien cependant une autre récompense.

Nous pourrions pousser plus loin la démonstration des funestes effets de la ferrure, mais nous croyons en avoir assez dit sur ce sujet. Doit-on conclure de tout ce qui précède que la ferrure est constamment nuisible et qu'il est urgent de renoncer à son usage ? Non, sans doute, car avec nos habitudes sociales, nos routes ferrées, la rigueur des services que nous imposons aux chevaux, la ferrure est devenue nécessaire. Du reste, ces graves inconvénients peuvent être prévenus en observant certains préceptes, dont les deux principaux sont : 1° Ne ferrer les animaux que le plus tard possible, et alors seulement que le pied a acquis toute sa croissance ; 2° appliquer les fers de façon à laisser libres tous les mouvements des membres.

§ IV. — ART DE FORGER.

1° *Instruments dont la forge doit être pourvue.* Parmi ces instruments, les uns doivent toujours être sur l'âtre : tels sont les *tisonniers*, la *pelle*, l'*écouvette*, les *tenailles à mettre au feu*, et les *tenailles à main*, tant celles qui sont justes que celles qui sont goulues ; les autres sont ordinairement placés autour de l'enclume : tels sont les *marteaux*, les *tranches*, les *étampes*, et les *poinçons*.

Les *tisonniers*, dont l'un est terminé en pointe droite, et l'autre en crochet, sont deux tiges de fer d'environ soixante-quinze centimètres de longueur, sur quinze à dix-huit millimètres de diamètre ; leur autre extrémité finit par un bouton. Le nom donné à ces instruments en exprime l'usage.

La *pelle* est une plaque ovalaire d'environ quinze centimètres de longueur sur douze de largeur, prolongée par une tige semblable aux tisonniers.

L'*écouvette* est aussi, à peu de chose près, pareille au tisonnier à crochet ; elle n'en diffère que parce que le crochet qui termine une de ses extrémités est beaucoup plus long, et se plie lui-même pour embrasser une certaine quantité de paille, de jonc, etc., et former une sorte de goupillon dont on se sert pour arroser le feu de temps en temps, avec l'eau que doit contenir le baquet ou l'auge de la forge. Cette eau, jetée en petite quantité sur les charbons en combustion, sert à concentrer la chaleur dans l'intérieur du foyer. On se sert encore de l'écouvette pour relever et entasser le charbon du foyer, qui d'ailleurs est borné par une bande de fer recourbée que l'on nomme *garde-feu*.

Les *tenailles à mettre au feu* sont formées, comme toutes les autres tenailles, de deux branches de fer croisées et mobiles sur un clou rond; celles-ci ont environ soixante-cinq centimètres de branches, et vingt-cinq de mords, à mesurer du centre du clou, sur trois centimètres et demi de largeur et deux d'épaisseur; les mords et les branches sont droits, mais les mords sont méplats et diminuent d'épaisseur, comme un coin, jusqu'à leur extrémité. Les branches, méplates d'abord, dégénèrent en rond en partant de l'œil; il faut observer que toute tenaille doit être droite, c'est-à-dire qu'en tenant les branches une de chaque main, et considérant le clou, la branche qu'on tient de la main droite doit toujours recouvrir l'autre branche. Par le moyen de cette tenaille, on tient dans le foyer le fer qu'on veut chauffer.

Les *tenailles à main* ne diffèrent des précédentes que par leur exiguïté; elles n'ont ordinairement, à compter du clou, que vingt-cinq centimètres de branches, cinq de mords et une épaisseur d'environ un centimètre à un centimètre et demi à cette dernière partie. On les dit *justes* quand, au même instant que les branches s'atteignent, les mords en font autant, et *goulues* lorsque, les branches s'atteignant, les mords sont encore distants l'un de l'autre.

Il est quatre espèces de marteaux dans chaque forge : les plus forts sont celui qu'on nomme *marteau à frapper devant*, et celui qu'on appelle *traverse*. Chaque marteau a deux principales faces : l'une à peu près ronde, qui porte le nom de *bouche*, l'autre qui a autant de longueur que la première a de diamètre, mais qui n'a guère que le quart de sa largeur, et qui est connue sous la dénomination de *panne*; la panne du marteau à frapper devant est dans la direction du manche, et celle du marteau nommé *traverse* est à angle droit avec le sien. La différence de la position des pannes a pour objet d'étirer et d'élargir le fer; le marteau à frapper devant l'étire, et le marteau traverse l'élargit, si l'on suppose deux forgeurs l'un vis-à-vis de l'autre, le premier armé de la tenaille et du marteau à main, et le second de l'un des deux marteaux dont nous venons de parler, puisque le premier présente le fer à l'autre suivant sa longueur. — Ces marteaux, armés d'un manche d'environ quatre-vingt-cinq centimètres de longueur sur trois de diamètre, et fait de bois de houx, de chêne vert, de sorbier ou d'autre bois de cette qualité, doivent avoir à peu près la même masse; cette masse peut avoir environ quinze centimètres de longueur sur six à sept de largeur à la bouche, et la panne du marteau traverse doit être formée de manière que son milieu réponde fidèlement à l'axe de la masse, tandis que celle du marteau à frapper devant ne répondra qu'au quart postérieur de la bouche; leur perfection dépend en très-grande partie de l'œil qui doit être percé du milieu de la face qui regarde celui qui en est saisi au milieu de la face opposée; il sera parfaitement parallèle à la bouche, moins large à l'entrée qu'à la sortie, et capable de recevoir le manche. Il importe essentiellement qu'il soit plus près de la bouche que de l'extrémité de la panne, afin que l'une et l'autre de ces parties, dont l'une est amincie, restent à peu près en équilibre; du reste, ces mêmes parties seront bien aciérées de carreaux d'acier posés debout.

On se sert rarement du marteau à main, si ce n'est pour forger des fers de mulets et les instruments de l'atelier; il est, à proprement parler, un diminutif des gros marteaux. On emploie plus communément le *ferretier*. La masse de celui-ci est tout entière au-dessous de l'œil; elle a environ six à sept centimètres de longueur; sa bouche, qui représente un sphéroïde allongé, médiocrement aplati dans son milieu, a la même dimension mesurée selon la longueur du manche; sa largeur est d'environ quatre centimètres. L'œil a trois centimètres de hauteur sur deux de largeur, et quelque chose de plus à sa sortie; il doit être percé de manière que le marteau reposant par sa bouche sur un plan horizontal, l'extrémité du manche, qui aura environ trente centimètres de longueur, ne sera élevée qu'à un pouce et demi de ce même plan ; la bouche de ce marteau sera aciérée comme celle des autres. — Le marteau qui est uniquement destiné à refouler les éponges du fer se nomme, par cette raison, *refouloir ;* on doit le considérer comme un petit ferretier.

La *tranche* peut être regardée comme un coin qui perdrait de sa largeur en s'éloignant du tranchant jusqu'au milieu de sa longueur, et qui de là tendrait à la forme d'un cône tronqué. Le tranchant, qui doit être dans le même sens que la longueur du manche, en doit être solidement aciéré et aiguisé de court ; sa longueur, qui constitue la plus grande largeur du coin, doit être au moins de quatre centimètres ; la tête, ou la terminaison de la partie conique, réduite à environ deux centimètres de diamètre, sera pareillement aciérée pour être en état de résister aux coups de marteau. Son manche, fixé dans un œil, doit avoir soixante-quinze centimètres de longueur environ. On se sert de cet instrument pour couper le fer, soit à chaud, soit à froid ; mais il exige plus de précautions pour la trempe dans ce dernier cas que dans l'autre.

L'*étampe* est encore un outil indispensable dans chaque forge ; c'est un poinçon terminé en pyramide, dont la base serait un carré long, par travers, et aurait quatre centimètres et demi en un sens et trois de l'autre, avec cinq à six de longueur. Le bout pyramidal est en bon acier ; la partie qui précède cette pyramide est occupée par l'œil qui reçoit le manche, et qui passe d'une de ses plus larges faux à l'autre ; il lui suffit d'avoir un centimètre de largeur avec deux centimètres de hauteur. On perce dans le fer, avec cet instrument, des trous destinés à loger le collet et la plus grande partie de la *cloche* ou tête du clou.

Le *poinçon* est employé pour achever le trou fait par l'étampe, et, pour contrepercer le fer ; il a la forme d'un prisme carré ; ses angles sont abattus, et sa grosseur est d'environ un pouce. La pointe est une pyramide allongée. Le sommet a également la forme pyramidale, mais est tronqué de manière à présenter à son extrémité un petit carré long de cinq millimètres à peu près en un sens, sur quatre de l'autre.

—2° *Action de forger.* La force, l'adresse, la justesse du coup d'œil sont les conditions principales et nécessaires dans l'action de forger : la première de ces qualités est indispensable non-seulement pour ce qui concerne le maniement des instruments, mais encore pour résister à la fatigue de ce travail ; la seconde, à laquelle une grande habitude supplée quelquefois, le rend moins pénible ; par elle, les difficultés sont plus aisément vaincues ; la troisième enfin est d'une importance absolue pour juger des qualités du fer à employer, des divers degrés des chaudes, des dimensions de l'ouvrage, de la proportion exacte de ses parties, de leur insensible formation, de celles sur lesquelles il convient de diriger, d'adresser, de varier les coups, etc.

Le fer qu'on se propose de placer sous le pied des chevaux comme une sorte de semelle doit être liant sans être trop doux. Un fer aigre soutiendrait avec peine le travail de la forge, et ne résisterait point à celui auquel le soumet l'exercice du cheval. On parvient à connaître les différentes qualités de ce métal à la cassure de la barre, pour peu qu'on se forme à l'habitude d'en considérer et d'en distinguer le grain. Tout fer cassant, c'est-à-dire tout fer qui ne saurait plier et déplier à froid sans se désunir, n'est pas propre à la ferrure des animaux, et surtout du cheval et du mulet ; il doit être rejeté. Il en est de même de celui qu'on plie et qu'on déplie trop facilement : l'un est trop aigre, l'autre est trop mou. — Une multitude de facettes brillantes, sensiblement grandes et planes, quoique d'un contour très-irrégulier, ou des grains d'un blanc brillant résultant d'une infinité de petites facettes qui ne diffèrent de celles-ci que par leur petitesse, décèlent le fer cassant. L'absence de ces facettes et de ces grains, et la présence d'un nombre infini de fibres d'une finesse extrême, pareilles à celles qu'on rencontre dans certains bois, caractérisent le fer trop doux. Le fer le meilleur et le plus convenable à notre objet est celui qui présente, dans son étendue, une quantité considérable de grains, non de la finesse de ceux que nous offre la cassure de l'acier, mais d'un volume au-dessus, la surface fracturée de ce fer étant d'ailleurs entrecoupée de quelques veines fibreuses.

On peut considérer, dans le *fer à cheval*, deux faces et plusieurs parties. La face inférieure porte et repose directement sur le terrain ; la face supérieure touche immédiatement le dessous du sabot, dont le fer suit exactement le contour. La *voûte* est précisément la rive intérieure répondant à la pince et aux mamelles ; on nomme ainsi cette portion du fer, vu sa courbure, qui est semblable à l'arc d'une voûte. La *pince* du fer répond à la pince du pied ; les *mamelles*, aux parties latérales de cette même pince ; les *branches*, aux quartiers : celles-ci règnent depuis la voûte jusqu'aux *éponges*, qui répondent elles-mêmes aux talons, et ferment les extrémités de chaque branche.

Les *étampures* sont les trous dont le fer est percé pour livrer passage aux clous et pour en contenir une partie de la tête ; elles sont différemment placées, suivant le pied auquel le fer est destiné ; celles d'un fer de derrière sont placées plus en talon. Les étampures sont plus *maigres*, c'est-à-dire plus rapprochées du bord extérieur du fer dans la branche qui doit garantir et couvrir le quartier de dedans, et c'est cette circonstance qui sert à faire distinguer les fers des pieds droits de ceux qui sont destinés aux pieds gauches.

On nomme *lopin* un bout coupé d'une barre de fer, ou un paquet formé de vieux fers de cheval. Les lopins neufs se coupent ordinairement à froid ; pour cela, l'artiste s'arme de la tranche qu'il tient de la main droite, sa main gauche étant occupée à soutenir la barre ; il en pose le tranchant sur l'endroit où il se propose de séparer le lopin, et fait diriger les coups sur la tête de cet instrument, de manière à former une entaille dans toute la longueur de la barre ; puis, soulevant un peu celle-ci de la main gauche et l'inclinant de haut en bas et d'arrière en avant, il la place sur l'enclume, de telle façon que l'entaille réponde juste au bord antérieur de celle-là ; alors le frappeur achève la séparation au moyen d'un coup de marteau dirigé un peu obliquement sur l'entaille elle-même. Il faut que le volume de la barre soit tel que le lopin que l'on en tirera puisse fournir une matière proportionnée à la grandeur et à l'épaisseur du fer qu'on se propose d'en tirer. Ce n'est qu'autant que ce volume sera trop fort qu'on fera chauffer l'extrémité de cette barre afin de l'étirer. Quand on est obligé d'en venir là, on profite ordinairement de cette *chaude* pour donner à l'extrémité de la barre la figure d'un croissant ; de cette manière, il est plus facile à l'artiste de *s'entenailler* lorsqu'il s'agit de transformer le lopin en fer à cheval. La barre de fer étant suffisamment étirée, on la coupe à chaud, en ayant soin de laisser au lopin une longueur convenable.

On appelle communément dans les boutiques *lopin bourru* celui qui est composé de vieux fers. On prend une *déferre* assez forte, on la fait chauffer jusqu'à ce qu'elle ait acquis une couleur rouge cerise, on la plie exactement dans son milieu, de façon que les deux branches soient à quelques doigts de distance l'une de l'autre, en observant que la partie de ce vieux fer qui portait sur le pied demeure en dehors, et par conséquent que le côté des étampures soit en dedans. On garnit ensuite de *quartiers*, c'est-à-dire de petits morceaux de fer étirés et aplatis, l'espace qui est entre les deux branches ; il faut que ces quartiers soient assez larges et assez longs pour remplir en largeur et en longueur tout cet intervalle, ou, pour nous servir de l'expression consacrée, pour remplir tout l'intérieur de la couverture. On serre ensuite les deux extrémités de ces branches avec les tenailles goulues, et on frappe sur la pince de cette couverture afin d'en appliquer plus exactement les portions repliées sur les quartiers que l'on y a insérés.

Il est des observations à faire sur la différence des *chaudes* à donner aux lopins. On fait chauffer jusqu'au blanc, tout au plus, le lopin neuf, et celui qui a été tiré à chaud d'une barre ; si cependant ces lopins sont *pailleux*, ou, en d'autres termes, s'ils sont mal soudés, il faut les chauffer beaucoup plus, afin de les souder en même temps que l'on forgera la première branche du fer. Il en est de même du lopin bourru, qui a besoin d'un degré de chaleur bien plus considérable que le fer neuf ; il faut, en effet, que toute la partie chauffée approche du degré de chaleur nécessaire à la fusion du fer, et on juge qu'elle est arrivée à ce point lorsqu'elle a acquis la couleur blanche la plus vive, que l'on voit sa surface *suer*, et qu'il s'en échappe une foule d'étincelles des plus éclatantes; si l'on outre-passe ce degré, le fer *brûle* et perd la ductilité et la malléabilité qui le rendent propre aux usages auxquels on l'emploie; si au contraire le fer n'est pas assez chauffé, il est impossible de *souder* les différentes parties qui composent le lopin. Il faut donc arriver à un degré juste, que l'habitude de chauffer fait aisément reconnaître. La première chaude ne sert souvent qu'à souder le lopin; dans ce cas, les ouvriers la désignent sous le nom de *chaudillon*. Quelques coups de marteau, appliqués par le forgeur seul, suffisent ordinairement, et le fer est rapidement remis au feu pour achever de le chauffer. De cette seconde chaude, on tire non-seulement la soudure entière, mais encore la principale forme de la première branche.

Les lopins étant ainsi chauffés, on les présente à plat sur la table de l'enclume; un aide, armé du marteau à frapper devant, frappe toujours de manière à allonger et à élargir; chacun de ses coups est successivement accompagné d'un coup de la part du forgeur, dont la main droite est saisie du ferretier. Le forgeur frappe d'abord et fait frapper à plat, s'il s'agit d'un lopin bourru, afin de souder et d'unir; ce premier but étant rempli, il continue à présenter son lopin à plat aux coups de marteau de l'aide, mais après chaque coup appliqué par celui-ci il retourne vivement le lopin en le plaçant de champ, afin de l'exposer ainsi à son ferretier. C'est cette action, si difficile à exécuter pour les commençants, plus difficile encore à décrire convenablement, que l'on appelle *contre-forger*. Ces coups alternatifs, et sur plat et sur champ, dirigés graduellement de la partie qui avoisine les tenailles vers l'extrémité de la branche, se continuent jusqu'à ce que celle-ci soit suffisamment étirée, et ait acquis à peu près la *tournure* convenable, en d'autres termes, jusqu'à ce qu'elle soit assez *dégorgée*. Cela fait, par un petit coup de ferretier donné sur l'enclume et sur le fer, le forgeur indique à l'aide que sa tâche est finie. Arrivé à ce point, c'est au forgeur seul qu'il appartient de façonner la branche; il commence par en *refouler l'éponge*, afin de lui donner de la force et une forme carrée, puis il place la branche de champ sur le bras rond de l'enclume, de telle façon que la concavité de cette branche soit en rapport avec le bras, et, par des coups de ferretier habilement distribués de l'arrière à l'avant, il fait disparaître les bosses qui pouvaient exister, et achève de donner la tournure nécessaire. C'est là ce que l'on appelle *bigorner*. Il ne reste plus alors qu'à *étamper* la branche; on perce deux étampures si l'on forge un fer de devant, et trois étampures si c'est un fer de derrière.

La seconde branche doit être chauffée, forgée, façonnée et bigornée de la même manière; mais ici les difficultés sont encore plus grandes, et ce n'est qu'avec le temps et une grande habitude que les ouvriers parviennent à acquérir l'habileté nécessaire pour les vaincre; en effet, il ne s'agit plus seulement de contre-forger et d'étirer le fer, mais, tout en l'allongeant, il faut lui donner graduellement une forme de croissant, puis celle d'un U très-ouvert; on ne peut y parvenir qu'en *montant à cheval*, c'est-à-dire en cessant, à un instant donné, de dégorger pour appliquer vigoureusement un ou plusieurs coups de ferretier sur la *première* branche, la *seconde* étant placée de champ sur l'enclume, et le fer étant maintenu en pince avec les tenailles. Or, ce temps de l'action de forger devant s'exécuter rapidement, dans l'intervalle des coups de marteau que l'aide continue à donner sur le fer présenté à plat, et tout cela sans que l'*harmonie* des coups soit dérangée, on conçoit facilement qu'il faut une grande habileté et beaucoup d'habitude. Aussi les apprentis, justement effrayés des difficultés que présente cette seconde branche, la désignent-ils, dans leur langage à la fois naïf et énergique, sous le nom de *branche du diable*.

Nous n'essayerons pas de décrire le manuel de cette opération; nous nous efforcerions en vain d'être clair, on ne nous comprendrait pas; c'est seulement en voyant, puis en aidant, et enfin en opérant soi-même que l'on peut apprendre.

Toutefois, la chaude étant donnée, le fer étant bigorné, il lui reste ordinairement assez de chaleur pour que l'on puisse achever de percer les étampures; pour cela, l'artiste pose le fer à plat sur l'enclume, la face inférieure **en dessus**; **il tient** l'étampe de la main gauche, il en place successivement la pointe sur tous les endroits qu'il veut percer, sans oublier que l'une des faces de cet instrument doit toujours être parallèle au bord du fer ; alors l'aide frappe sur la tête de l'étampe jusqu'à ce que la pointe de celle-ci ait suffisamment pénétré dans l'épaisseur du fer ; l'artiste, tout en maintenant l'étampe et le fer en place avec sa main gauche, répond à chaque coup de l'aide par un coup de ferretier, en ayant soin de cesser et d'arrêter les coups à temps au moyen du signal ordinaire.

Dès que l'étampure est achevée, l'artiste, saisissant avec ses tenailles le fer encore chaud, le place sur le bras rond de l'enclume pour le bigorner de nouveau, et faire disparaître les bosses occasionnées sur la rive extérieure par l'action de l'étampe, puis, après l'avoir redressé, il le place sur le billot, et avec un poinçon il achève de percer le fer à chaque étampure. C'est ce qu'on appelle *contre-percer* un fer.

Le fer ainsi forgé est brut, et ne peut être appliqué sur le pied sans avoir subi une autre opération non moins difficile que la première, et que l'on désigne sous le nom d'*ajusture*. Cette opération consiste à donner au plat du fer une tournure en rapport avec la forme du pied, c'est-à-dire à rendre un peu concave la face qui doit être en rapport avec le pied, dont la surface plantaire, considérée dans son ensemble, est, comme on le sait, un peu convexe. Voici comment on procède :

On fait d'abord chauffer successivement chaque éponge pour la refouler, lui donner la forme qu'elle doit avoir, et, au besoin, y lever un *crampon*. On nomme ainsi une sorte de crochet très-court, relevé à l'extrémité de la branche, à laquelle on a fait décrire un angle droit dans le but d'augmenter son épaisseur dans ce point, et de munir le fer d'un prolongement susceptible de se fixer dans les enfoncements des terrains inégaux, et d'assurer par conséquent la marche des animaux ; puis on expose le fer entier au feu pour le chauffer dans toute son étendue et lui donner l'ajusture que le pied exige. Le fer étant chaud, on le saisit avec les tenailles, entre l'éponge et la première ou la seconde étampure de la première branche. On en appuie sur le bras rond ou sur le bord postérieur de la table, en l'y présentant par sa face supérieure, la partie qui doit garnir la pince, et en plaçant la main des tenailles plus bas que n'est cette même partie sur laquelle on frappe, elle reçoit un commencement d'ajusture. On retourne ensuite le fer de dessous en dessus, on prend l'autre branche avec les tenailles, et, le fer posé par la pince sur la table, on frappe à plat avec le ferretier, entre ses deux rives, à commencer de la pince jusqu'à l'éponge, et ainsi successivement d'une branche à l'autre. Plus la main de la tenaille élève les éponges, plus le fer acquiert de concavité au moyen des coups de ferretier, qui doivent s'accorder parfaitement avec les mouvements variés de cette main, et qu'il faut adresser non sur la partie du fer qui porte sur la table, mais sur les parties qui l'avoisinent, en observant de frapper toujours des points qui portent, et de manière que l'effet des coups dirigés ainsi soit uniforme dans toute l'étendue de la branche. Cette ajusture doit être donnée de telle façon que le fer soit légèrement relevé en pince, et que la concavité qui en résulte antérieurement sur la face en contact avec le sabot se perde insensiblement dans les branches, et ne se prolonge jamais en talons. On bigorne ensuite le fer dans toute son étendue, en lui donnant une tournure en rapport avec celle du pied.

§ V. — Description des fers les plus usités.

L'habileté dans le maniement du fer annoncerait plutôt l'ouvrier que l'artiste, si l'esprit de celui-ci n'avait aucune part dans le travail de ses mains, et s'il ne se conduisait que par l'habitude et d'après des modèles dont il serait l'imitateur servile. Il ne suffit pas de donner au fer telle ou telle forme, il faut encore savoir quand et pourquoi telle forme est préférable à telle autre, et l'on ne peut parvenir à cette connaissance qu'en possédant préalablement certains principes qui ressortiront d'eux-mêmes de ce qui va suivre.

Le premier principe dans la préparation d'un fer, quel qu'il soit, est de le forger pour l'ongle, et non d'ajuster et de couper l'ongle pour le fer. Ce principe est admis par tous les auteurs qui ont écrit sur la ferrure; il y a, sous ce rapport, et il devait en effet y avoir unanimité complète. Il n'en est pas de même de la forme à donner au fer ordinaire, celui qui doit surtout fixer notre attention; chaque auteur a émis, à ce sujet, des idées en rapport avec l'opinion qu'il s'était faite sur la structure et le mécanisme du pied.

Lafosse père, dans son Mémoire publié en 1754, développe les principes de la ferrure telle qu'il la concevait d'après l'étude qu'il avait faite de la structure de l'ongle. Il fait remarquer que, dans l'état ordinaire, les talons et la fourchette servent de point d'appui au cheval (nous avons déjà vu que Bracy-Clark professait une opinion opposée); il veut, en conséquence, qu'en ferrant on dérange le moins possible l'ordre naturel. Il recommande de diminuer la longueur du pied en respectant la sole, les talons, les arcs-boutants et la fourchette, d'appliquer des *fers étroits, très-courts, sans ajusture et à éponges minces.*

Bourgelat a donné une description longue et minutieuse des fers ordinaires. D'après cet auteur, *le fer ordinaire pour les pieds antérieurs* doit être tel que sa longueur totale soit quatre fois la longueur de la pince, mesurée de sa rive antérieure, entre les deux premières étampures, à sa rive postérieure ou la voûte. La distance de la rive interne de l'une et de l'autre branche, cette mesure prise entre les deux premières étampures en talons, sera trois fois et demie cette longueur, et la moitié de cette mesure donnera la juste dimension de la couverture des éponges à leur extrémité la plus reculée, chaque branche, à compter de sa partie antérieure qui se trouve précisément entre les deux premières étampures en pince, devant perdre, par une diminution imperceptible de devant en arrière jusqu'à l'extrémité de l'éponge, la moitié de sa largeur, qui par conséquent est à son extrémité antérieure le double de celle de l'éponge. — Un quart de la longueur de la pince fixe l'épaisseur qui doit régner dans toute l'étendue du fer. Une fois et demie de cette même mesure, plus l'épaisseur du fer, égalera la distance de l'angle externe de l'éponge au bord postérieur de la première contreperçure, soit de la branche de dedans, soit de la branche de dehors. — La moitié de la longueur de la pince, plus l'épaisseur du fer, sera la juste mesure du centre d'une étampure au centre d'une autre, et c'est ainsi que toutes les étampures seront compassées. — La moitié de la largeur des éponges désignera l'intervalle de la rive extérieure du fer au centre des étampures de la branche interne; mais cette dimension serait un peu trop forte pour les étampures de la branche interne, qui doivent toujours être un peu plus maigres que celles de la branche du dehors. — Eu égard à l'ajusture, et toujours d'après Bourgelat, la pince doit se relever *en bateau,* dès les secondes étampures en talon, de deux fois l'épaisseur du fer, à compter du sol à sa rive supérieure en cet endroit. Il faut donc que, dès ce même point, les éponges perdent terre, du côté des talons, de la moitié de son épaisseur réelle, et dès lors la convexité de la partie inférieure du fer sera d'une fois et demie son épaisseur.

Le fer ordinaire pour les pieds postérieurs répond, comme le précédent, par sa longueur, à quatre fois la longueur de la pince, et par sa partie la plus large, qui se rencontre vis-à-vis de la seconde étampure en talons, à trois fois et demie cette même mesure. — Le tiers de la longueur de la pince donne l'épaisseur que doit avoir cette partie, ainsi que la largeur des éponges tant de la branche de dedans que celle de dehors. — Le tiers de la largeur de la branche donne l'épaisseur de cette même branche. — Le tiers de la largeur de l'éponge fixe également l'épaisseur du fer à ce même point; ainsi, le tiers de la largeur du fer, dans quelque portion de son étendue que cette mesure puisse être prise, indiquera toujours l'épaisseur que ce même fer doit avoir au point mesuré. — Quant aux crampons, si l'on juge à propos d'en lever, la hauteur et la largeur de celui de dehors seront égales à la largeur de l'éponge, et son épaisseur à celle de cette même partie, tandis que le crampon de dedans aura la moitié moins d'élévation, sa largeur étant néanmoins la même que celle de l'éponge, et son épaisseur égale à celle du crampon de dehors.

30

Les étampures, ajoute Bourgelat, seront compassées de manière à diviser le fer en neuf parties parfaitement égales : la première sera aussi distante de l'extrémité de l'éponge que la seconde le sera de la première, la troisième de la seconde, et ainsi de suite jusqu'à la dernière. — Le *pinçon*, que l'on tire assez communément de la rive supérieure du fer en pince, pour être ensuite rabattu sur l'ongle, aura à sa base autant de largeur que la branche interne en a au point de l'étampure qui avoisine le plus l'éponge, et autant de hauteur (y compris l'épaisseur du fer) que les deux tiers de la longueur de la pince.

Afin de nous mettre à portée de juger de suite et d'apprécier à sa juste valeur la forme des fers décrits si minutieusement par Bourgelat, disons ici par anticipation qu'en parlant de l'organisation de la corne, cet auteur y distingue trois parties : la *vive*, la *demi-vive* et la *morte*. Selon lui, la circulation s'opère dans la première ; une simple transsudation a lieu dans la seconde, et la troisième est entièrement sèche. Il pense que l'accroissement s'effectue seulement dans la partie vive, et que les deux autres sont, pour ainsi dire, chassées par une action mécanique ; et il ajoute que l'accroissement du sabot doit être d'autant plus rapide que les parties morte et demi-vive y ont moins d'étendue. D'après cela, la corne pousserait d'autant plus vite que l'ongle serait plus aminci, et que la partie vive offrirait par conséquent moins d'obstacles à vaincre. Partant de ces principes, il conseille, lorsqu'un quartier est plus bas que l'autre, d'amincir le moins élevé, comme aussi d'abattre les talons toutes les fois que la pince est trop longue, afin, dit-il, de déterminer les sucs nutritifs à se porter dans la partie la plus affaiblie, qu'ils pénétreront d'autant plus facilement qu'il y aura moins de parties morte et demi-vive. — Sans offenser la mémoire de l'immortel fondateur des écoles vétérinaires, nous pouvons dire sans crainte qu'avec les connaissances que nous avons acquises sur le mode d'accroissement et d'entretien de l'ongle, nous devons tout à fait rejeter la théorie que nous venons de faire connaître, théorie qui n'a été basée que sur des idées spéculatives tout à fait contraires à l'expérience et aux véritables principes. La saine pratique réprouve également cette forme de fers, cette longueur de branches susceptible de fatiguer les talons et de faire naître diverses altérations, cet excès d'ajusture propre seulement à écraser les quartiers et à rendre les pieds dérobés, enfin cette distribution du fer en neuf parties par les étampures, distribution qui, en portant les trous trop en talons, s'oppose tout à fait aux mouvements d'expansion des parties postérieures du pied, et expose les chevaux à une ruine plus prompte.

Le professeur Gohier a senti qu'il est impossible de suivre entièrement la méthode de Bourgelat ; dans ses *Tableaux synoptiques sur la ferrure*, il s'est attaché, entre autres modifications, à corriger la distribution générale des étampures.

Coleman pose en principe que l'on doit constamment conserver au pied la forme circulaire qu'il présente dans l'état de nature. Il recommande de parer beaucoup en pince et fort peu en talons, et, pour contre-balancer la perte de corne en pince, il conseille de laisser les talons libres, de permettre à la fourchette de participer à l'appui, et d'appliquer *un fer raccourci aux deux branches, très-épais en pince, et diminuant insensiblement jusqu'à l'extrémité des branches*. On voit que cette méthode n'est qu'une modification de celle de Lafosse ; elle n'en diffère qu'en ce que le fer a trois fois plus d'épaisseur en pince qu'en éponges, vice capital qui met l'animal sur un plan incliné, rejette tout l'appui sur la fourchette, et fatigue les talons et les ligaments.

Goodwin, autre auteur anglais, propose un mode d'ajusture tout à fait opposé à l'ajusture française : il recommande de rendre convexe de dedans en dehors la face supérieure du fer, tandis que l'inférieure sera concave. Cet auteur affirme que depuis longtemps il emploie cette ferrure, et qu'elle a le grand avantage de s'opposer au resserrement des pieds.

De toutes les méthodes que nous venons de passer en revue, celle de Lafosse, qui s'oppose le moins aux mouvements d'élasticité des parties postérieures du pied, doit être adoptée de préférence ; mais, pour remplir le but qu'on se propose, ce mode de ferrure doit nécessairement être un peu modifié, car sans cela les animaux seraient exposés à avoir les talons foulés toutes les fois qu'ils travailleraient sur le pavé ou sur des terrains durs, raboteux et pierreux. Il suffit pour cela d'employer des fers assez allongés pour garantir les talons sans les fatiguer. Il a été reconnu que ces fers étant légèrement couverts, et ayant une certaine ajusture, détériorent bien moins le pied. En un mot, on paraît être dans la bonne voie en prenant un juste milieu entre la méthode de Lafosse et celle de Bourgelat.

C'est à Paris surtout que l'on a apporté le plus d'améliorations à la ferrure ; c'est sans contredit dans cette ville que les animaux sont ferrés d'après les meilleurs principes. Le fer que l'on fabrique dans les principaux ateliers de Paris, dit Girard, est beaucoup plus long que celui de Lafosse, et plus court que celui de Bourgelat ; il est légèrement couvert ; ses étampures, également distantes l'une de l'autre, sont un peu éloignées des éponges ; son épaisseur est la même partout, et ses branches, un peu moins couvertes que la pince, diminuent insensiblement de largeur jusqu'aux éponges, qui présentent une surface assez étendue pour donner au fer une garantie suffisante, sans qu'il cesse de poser à plat sur les talons, avantage que n'offre point le fer confectionné selon la méthode de Bourgelat. — Il est sans doute inutile de faire remarquer que ces principes s'appliquent particulièrement aux fers de devant. Quant à ceux de derrière, ils sont plus épais en pince qu'en éponges ; les étampures, distribuées également sur chaque branche, laissent dans le milieu du fer un espace qui permet d'y établir un prolongement que l'on rabat sur la corne, et que l'on désigne sous le nom de *pinçon* ; enfin, on relève souvent à l'extrémité des branches des espèces de crochets que l'on nomme *crampons*. Cette dernière pratique peut paraître blâmable ; mais si l'on se rappelle les fonctions des membres postérieurs, si l'on réfléchit qu'ils sont destinés à pousser la masse du corps en avant, et que dans le moment de la percussion le principal point d'appui se fait sur la pince, on sera bientôt convaincu que les crampons sont moins nuisibles qu'on pourrait le croire au premier aperçu. Cette pratique peut d'ailleurs être justifiée par la nécessité d'affermir la marche des animaux qui vont avec vitesse ou conduisent de pesants fardeaux sur des routes ferrées ou pavées.

— Disons maintenant quelques mots de certains fers employés pour les pieds défectueux ou dans le cas de certaines maladies de ces organes.

Le *fer couvert* a plus de largeur que le fer ordinaire ; par conséquent, il occupe une plus grande partie de la face inférieure du pied. Il n'est pas possible de fixer ses dimensions, qui doivent varier suivant les circonstances. On l'emploie ordinairement pour les pieds combles ; il doit avoir beaucoup d'ajusture et peu d'épaisseur. Lorsque le défaut qui nécessite son emploi est poussé très-loin, on est obligé de bomber les branches et la pince en dessous, et de creuser sur la face plantaire du fer une concavité qui puisse loger la convexité de la sole ; dans ce cas, on renverse ordinairement la circonférence extérieure du fer, de manière à permettre l'application plus immédiate de cette circonférence sur le bord inférieur de la muraille. Le fer ainsi disposé prend le nom de *fer couvert à bords renversés*.

Le *fer demi-couvert* ne diffère du précédent que par une moindre largeur ; il est usité pour les pieds plats. — On donne encore ce nom à un fer fait de telle façon que la largeur d'une branche excède celle de l'autre.

Le *fer à lunette* a une partie de ses branches raccourcie ; il ne diffère des fers ordinaires que par la réduction de sa longueur ; le plus ordinairement cette réduction est de toute la longueur de la pince. On en a conseillé l'emploi pour les pieds encastelés. On l'applique aussi aux pieds de devant des chevaux qui forgent ; alors on taille l'extrémité de la branche en biseau aux dépens de la surface inférieure.

Le *fer à planche* est ainsi nommé parce que ses deux éponges sont réunies par une planche ou traverse en fer qui fait corps avec le reste du fer. On l'emploie pour les chevaux qui ont les talons faibles et douloureux, et la fourchette assez forte pour offrir à la traverse un bon point d'appui. On l'a employé aussi après la guérison du javart cartilagineux par l'opération ; et, dans ce cas, les étampures sont toutes placées en pince et du côté qui correspond au quartier non opéré, tandis que la branche qui recouvre le côté qui a subi l'opération est pourvue d'un très-large pinçon, dont le bord supérieur est percé de trous qui servent à y adapter une bottine en cuir destinée à garantir la cicatrice du contact des agents extérieurs.

Le fer à patin est pourvu sur sa face inférieure de tringles de fer destinées à rendre l'appui très-difficile sur le pied auquel on l'a appliqué ; on le met en usage toutes les fois qu'à la suite d'une maladie récemment guérie, le cheval, par habitude ou à la suite d'une sensibilité exagérée, n'ose pas faire son appui sur le pied anciennement malade, et dans ce cas c'est sur le pied sain que le fer à patin doit être attaché. On comprend facilement que le cheval, ne trouvant plus sur ce pied sain un appui suffisant, est obligé de reporter cet appui sur le pied malade et d'en contracter l'habitude.

Le fer propre aux pieds dérobés ne diffère des fers ordinaires que par l'irrégularité de la disposition des étampures ; on conçoit que ces étampures ne peuvent être placées qu'aux points du fer qui correspondent aux portions de muraille dont l'intégralité n'est pas altérée.

Le fer à la florentine est très-épais et très-allongé en pince ; cette partie doit, lorsque le fer est appliqué, dépasser la pince du pied de deux centimètres et même au delà. — On l'emploie avantageusement pour les pieds rampins. Dans certaines circonstances, la pince doit recevoir un allongement bien plus considérable ; nous citerons comme exemple le fer que l'on applique après l'opération de la section du tendon perforant chez les chevaux bouletés.

Le fer à la turque a sept étampures d'un côté, et une seule étampure en pince à la seconde branche, qui doit en outre être plus courte et beaucoup plus épaisse que la première. On fait usage de ce fer pour les chevaux qui se coupent, et alors c'est la branche épaisse qui doit être placée en dedans. On peut aussi l'employer pour certains chevaux panards.

Le fer à dessolure est très-étroit, très-léger et pourvu seulement de quatre étampures. Les branches en sont ordinairement fort longues, afin de faciliter l'application de l'appareil qui doit suivre l'opération de la dessolure. En coupant une branche de ce fer un peu au-dessous de la première étampure de pince d'un côté, on a un *fer à demi-lunette* utilisé autrefois pour l'application de l'appareil après l'opération du javart cartilagineux, ou après l'enlèvement d'un quartier de la muraille, à la suite d'un accident quelconque. La branche est coupée plus ou moins haut, suivant l'étendue de la portion de muraille que l'on retranche. Quelquefois le fer à demi-lunette porte à l'extrémité de la branche non raccourcie un crochet destiné à faciliter l'application de la bande qui doit maintenir l'appareil, et à empêcher cette bande de comprimer le talon du côté opposé à l'opération.

Le fer à oignon est beaucoup plus large que le fer ordinaire, mais au point seulement qui correspond à l'oignon ; c'est ordinairement en quartier que se trouve la plus grande largeur. Si le pied auquel il doit être appliqué a deux oignons, on élargit les deux quartiers aux dépens de leur rive interne, et alors la voûte du fer, ou l'espace compris entre la pince et les deux mamelles, a ordinairement la forme d'un cercle interrompu en bas par l'intervalle qui se trouve entre les deux parties élargies. Si, au contraire, il n'y a un oignon que d'un seul côté, on se contente d'élargir le quartier qui doit recouvrir la partie malade. Il peut arriver qu'il y ait à la fois, sur un pied et du même côté, un oignon en quartier et une bleime en talon. Dans ce cas comme dans le précédent, on donne plus de largeur au fer en quartier, et on supprime totalement l'éponge. Le fer porte alors le nom de *fer à demi-lunette et à oignon*.

Le fer échancré à la rive interne est, comme son nom l'indique, pourvu d'une échancrure demi-circulaire en un point de la rive interne qui correspond à une cerise, une bleime, une brûlure, etc. Il sert pour fixer l'appareil, et donner la facilité de faire le pansement sans que l'on soit obligé de déferrer.

Le fer échancré en pince est pourvu d'une échancrure pratiquée carrément en pince entre les deux premières étampures ; de chaque côté de l'échancrure, on ève ordinairement un petit pinçon destiné à augmenter la fixité du fer lorsqu'il est attaché. Ce fer a été proposé pour l'opération de la seime en pince ; il est appliqué avant l'opération, et l'échancrure doit correspondre à la portion de muraille que l'on veut enlever. On prétend que de cette manière la muraille, se trouvant fixée par des clous à une semelle inflexible, ne peut revenir sur elle-même et se contracter après l'ablation de sa partie antérieure. — *Le fer à pince prolongée,* variété du fer à la florentine, est plus généralement employé pour cette opération. Après l'opération de la seime en pince, au moment où la corne de la cicatrice qui a été fournie par le tissu podophylleux commence à prendre de la consistance, on remplace les fers dont nous venons de parler par un autre fer pourvu en pince d'un large pinçon percé de trous à sa circonférence : ces trous servent à y fixer une plaque de cuir que l'on maintient appliquée sur le pied au moyen d'une courroie dont est pourvu son bord supérieur, et que l'on boucle au paturon. Cette plaque de cuir sert elle-même à maintenir un appareil sur le point de l'opération, et à le garantir du contact des agents extérieurs.

Le fer sans clous est un fer ordinaire, non percé de trous, et pourvu de trois parties saillantes, soudées l'une en pince et les deux autres aux quartiers de la rive externe et supérieure du fer. Ces parties saillantes sont entaillées à jour, de manière à recevoir une courroie et des boucles à l'aide desquelles le fer s'attache autour du pied du cheval. — Le *Journal des Débats* du 20 mars 1828 a parlé de ce fer en style pompeux ; il a même ajouté que son *inventeur* avait obtenu du gouvernement anglais une patente ou brevet d'invention. L'invention n'est pas nouvelle, et l'idée de ce fer date de loin ; au reste, ce fer n'a pas été destiné à remplacer définitivement celui qui est fixé au moyen de clous, mais seulement à préserver le pied du cheval qui viendrait à perdre son fer, et auquel on ne serait pas en mesure d'en remettre un autre. C'est principalement aux chevaux de chasse que l'inventeur a songé.

A l'article ENCASTELURE il a été question du fer Defays, nous ne pouvons y revenir ici. Les fers *à la turque* et *Moorcroft* ont été succinctement décrits à l'article COUPER (se). Nous dirons quelques mots *du fer à savate* quand il sera question de cette maladie.

Nous ne parlons pas ici, et avec intention, de plusieurs fers préconisés dans différents buts par les anciens maréchaux, et entièrement mis de côté pour de bonnes raisons : tels sont les fers *à pantoufle, à demi-pantoufle, à crémaillère, à tous pieds,* etc.

§ VI. — PRINCIPES DE LA FERRURE.

En décrivant les différents fers ordinaires qui ont été proposés par divers auteurs, nous avons fait connaître les principes sur lesquels ils faisaient reposer leurs idées, et nous en avons discuté la valeur ; nous n'avons donc plus à nous occuper ici que du manuel de la ferrure.

1° *Instruments à ferrer.* Ces instruments sont le *brochoir,* le *boutoir,* les *tricoises,* la *râpe,* le *rogne-pied* et le *repoussoir.*

Le *brochoir* est un marteau qui a un peu plus de deux centimètres de l'appui de la bouche au centre de l'œil. Sa forme est octogone, la bouche en est légèrement bombée, les joues à peu près droites et parallèles l'une à l'autre. On observe, sur la face opposée au manche, un enfoncement de sept à neuf millimètres de profondeur entre l'œil et la bouche, l'œil ayant plus de saillie que cette dernière partie. La panne est courte et fendue à son extrémité en deux oreilles terminées en biseau, de devant en arrière. La face du côté du manche est un peu excavée entre la bouche et la panne. Du centre de l'œil à l'extrémité des oreilles, il y a à peu près autant de distance qu'entre le premier point et la bouche. — La longueur totale du manche est d'environ trente centimètres ; la poignée se termine par une sorte de bouton allongé, qui l'assure dans la main du ferreur. Il pénètre dans l'œil avec deux clavettes, dont les têtes sont rabattues sur les petits côtés de ce même œil, et dont les lames qui revêtent le manche sont fixées par un rivet qui le traverse après les avoir traversées elles-mêmes. Du reste, et cette observation est importante, la bouche est *bridée,* c'est-à-dire ramenée contre la main, de telle

sorte qu'en en prolongeant la surface elle aboutirait environ à la moitié du manche, ce qui est absolument essentiel ; car autrement le ferreur ne pourrait diriger
ses coups sans quelque risque de couder les lames.

Le *boutoir* est un instrument tranchant qu'on peut se représenter sous la forme
d'un ciseau dont la lame très-mince aurait environ cinq centimètres de largeur ;
les deux bords latéraux de cette lame sont relevés de quatre millimètres seulement de profondeur, en forme de gouttière ; sa longueur est de huit centimètres
environ. Ce ciseau est continué par une tige à huit pans, soudée avec le milieu
d'une des extrémités de la lame, dont elle suit la direction. Cette tige a huit millimètres d'épaisseur à peu près, et dix centimètres de longueur à compter de
son départ de la lame. A deux centimètres de l'extrémité qui est opposée à cette
dernière, naît de sa surface supérieure une continuation en forme de S, qui donne
elle-même naissance à la soie qui pénètre dans le manche, et se trouve rivée à
son extrémité dans une rondelle. Cette partie en S est plus large et plus mince
que la tige ; la soie qui la termine diminue graduellement depuis son origine jusqu'à sa pointe. — Le manche est fait en bois dur ; il est terminé en avant par une
virole de quinze millimètres de largeur, entaillée dans sa partie inférieure pour
loger une partie du S, et s'opposer dès-lors à ce que la soie ne tourne et ne varie. L'axe du manche n'est point parallèle à celui de la tige : s'il était prolongé en
avant, il tendrait à se rapprocher du coupant de la lame. La longueur de ce manche est de douze centimètres, en commençant à la virole ; au même point, son
diamètre est de deux centimètres et demi, mais il grossit insensiblement jusqu'à
son extrémité.

On nomme *tricoises* l'instrument que les charpentiers et autres artisans appellent tenailles ; les tricoises n'en diffèrent que par une plus grande dimension.

La *râpe* est la râpe ordinaire à bois, mi-ronde et d'un pied de lame.

Enfin le *repoussoir* est un poinçon de treize à quinze centimètres de longueur,
terminé comme le serait une lame coupée carrément dans son milieu.

Tous ces instruments doivent être contenus dans le *tablier à ferrer*. Celui-ci présente deux gibecières de cuir, à trois principales poches chacune, qui portent
et reposent sur la partie latérale et supérieure des cuisses ; elles sont suspendues
par une ceinture de cuir qui, avec la monture qui réunit ces deux gibecières, fait
deux fois le tour du corps du ferreur, et vient se fixer à une boucle à ardillon
partant de celui des angles de la monture qui répond à la cuisse droite. Sur cette
ceinture s'abat une pièce triangulaire, tirée de celle qui réunit les deux gibecières,
pour la recouvrir au bas du ventre. Chacune de ces gibecières est composée :
1° D'une grande poche dont la forme revient à un quart de sphère appliqué contre le tablier, lequel présente néanmoins une surface à peu près plane ; 2° de deux
autres poches presque semblables, mais plus petites et placées l'une dans l'autre, comme elles le sont elles-mêmes dans la première, c'est-à-dire n'occupant
qu'environ la moitié du vide. — Ce tablier est en outre pourvu d'un petit gousset recouvert d'une patte, sur l'extérieur de chaque grande poche ; il est un peu
rejeté sur l'arrière.

La grande poche droite reçoit le brochoir, la seconde la râpe, et la troisième le
boutoir. — Dans la grande poche gauche sont les lames ; un petit fourreau pratiqué dans son angle antérieur reçoit le repoussoir, la seconde le rogne-pied, et la
troisième enfin les tricoises.

— 2° *Action de ferrer*. L'action de ferrer doit être nécessairement précédée non-
seulement de l'examen des pieds de l'animal, mais encore de celui de ses membres, soit au trot, soit au pas, ainsi que de la considération de la justesse ou de la
fausseté de leur aplomb. Sans cette première inspection attentive, dont on peut
cependant se dispenser lorsqu'on connaît l'animal depuis longtemps, l'artiste ne
parviendra jamais à rectifier, comme il le peut, surtout chez les chevaux encore
jeunes, les défauts qui vicient ses allures, ni ceux qui peuvent exister dans la direction de ses membres, et il ne saurait se conformer, dans son opération, aux
principes qui doivent lui servir de guide.

Ce n'est donc qu'après que son esprit et ses yeux auront été frappés des diffé rentes indications sur lesquelles il doit absolument se régler, qu'il forgera des fers ou qu'il appropriera ceux qu'il trouvera proportionnés à la longueur et à la largeur de la partie, et convenables aux circonstances, en se rappelant toujours qu'un fer trop lourd cause infailliblement la ruine plus ou moins prompte des jambes des chevaux.

Le fer étant forgé, le ferreur, muni de son tablier, ordonnera à l'aide ou au palefrenier de lever un des pieds de l'animal. Pour tenir ceux de devant, l'aide s'y prendra de la manière suivante : supposons qu'il s'agisse d'un membre antérieur droit, l'aide approchera l'animal du côté droit, en lui parlant; il se placera vis-à-vis de l'épaule droite, sur laquelle il appuiera sa main gauche, puis, se baissant et saisissant avec la main droite le membre au paturon par sa partie postérieure, il l'élèvera au-dessus du sol, en faisant fléchir le canon sur l'avant-bras et celui-ci sur le bras. Quittant alors l'épaule droite, sur laquelle il s'était constamment appuyé avec sa main gauche, il saisira le paturon avec celle-ci, et le contiendra ferme avec les deux mains placées de telle façon que les pouces soient en dessus et rapprochés l'un de l'autre; en même temps, il fera un à-gauche, en se plaçant vis-à-vis de la partie droite du poitrail, et appuiera le genou du cheval contre sa cuisse droite, dirigée obliquement en avant, tandis que sa jambe gauche sera portée en arrière afin d'augmenter la base de son assiette, et par conséquent sa solidité. — Pour le membre antérieur gauche, on s'y prendra de la même manière, en changeant seulement le mouvement des membres.

Pour lever les membres de derrière, il faut encore plus de précautions, si l'on veut éviter d'être blessé. Voici comment on s'y prend pour le membre droit : l'aide se place vis-à-vis de la partie latérale de la cuisse droite, sur laquelle il appuie sa main gauche, après avoir prévenu le cheval par quelques paroles ; afin d'avoir un meilleur point d'appui, il peut même saisir le tronçon de la queue avec la main gauche. Cela fait, il se baisse, descend sa main droite au niveau du paturon, passe cette main en avant du membre, puis en dedans, puis enfin en arrière, de manière à l'embrasser dans une grande partie de sa circonférence ; il saisit ensuite le paturon au-dessous du boulet, soulève le membre en le portant légèrement en avant, et fait vivement un à-gauche en plaçant sa cuisse droite au-dessous du membre soulevé. En même temps, il porte sa jambe gauche fortement en arrière, saisit le paturon du membre soulevé avec la main gauche, le pouce en dessus, passe son bras droit par dessus le jarret du même membre pour aller saisir le dedans du paturon avec la main droite, le pouce également en dessus ; il finit enfin son mouvement en prenant hardiment un point d'appui solide avec son dos sur la cuisse et la fesse droite de l'animal.

Pour le membre postérieur gauche, les mouvements seront semblables, mais faits en sens inverse.

Rien n'est plus capable de rendre un animal difficile et impatient, dans le temps qu'on le ferre, que l'action de mal lever et de mal tenir le pied; le ferreur aura la plus grande attention à ce qu'il ne soit ni gêné ni contraint par l'aide chargé de ce soin; il ordonnera à ce même aide de ne pas élever trop haut et de ne pas trop écarter du corps du cheval la partie qu'il doit maintenir, et il ne souffrira pas qu'il le brutalise. Si le cheval retire le pied, l'aide lui résistera, non en employant une grande force, mais en se prêtant à ses mouvements, auxquels il ne cédera néanmoins que dans le cas où l'animal retirerait vivement cette partie ; mais il ne se rendra qu'à la dernière extrémité, et il l'abandonnera toujours avec précaution, s'il est obligé de la laisser aller et de la quitter.

Les chevaux difficiles à ferrer doivent être gagnés par la douceur ; les coups, la rigueur, les révoltent encore davantage, et souvent les caresses les ramènent ; ce n'est qu'autant que tous les moyens connus ont été mis en usage qu'on peut avoir recours à la plate-longe et aux moyens de rigueur. Il en est qui se laissent tranquillement ferrer à l'écurie, pourvu qu'on ne les ôte point de leur place ; d'autres exigent simplement un tord-nez ou des morailles ; quelques-uns enfin ne se prêtent à cette opération qu'autant qu'ils sont dégagés de leur licou, de tous liens quelconques, et totalement libres : c'est à l'artiste à rechercher et à sonder toutes les routes pour parvenir à son but. Mais il importe très-fort de recommander à tous ceux qui soignent les chevaux ennemis de la ferrure de leur manier fréquemment les jambes, de leur lever toujours les pieds chaque fois qu'ils les alimentent de fourrage, de son, et surtout d'avoine, de frapper sur la face inférieure de ces dernières parties lorsqu'ils les ont levées. Insensiblement les chevaux les plus difficiles s'habitueront à souffrir la main de l'artiste, à moins qu'ils n'aient été trop fortement et trop longtemps gourmandés.

Nous supposons l'aide saisi du pied de l'animal : le ferreur ôtera d'abord le vieux fer ; à cet effet, il appuiera un coin du tranchant du rogne-pied sur les uns et les autres des rivets, et, frappant avec le brochoir sur ce rogne-pied, il parviendra à les détacher. Alors il prendra avec les tricoises le fer par l'une des éponges, et le soulèvera ; par ce moyen, il entraînera les lames brochées, et, en donnant avec les mêmes tricoises un coup sur le fer pour le rabattre sur l'ongle, les clous se trouveront dans une telle situation qu'il pourra les pincer par la tête et les arracher entièrement. D'une éponge il passera à l'autre, et des deux éponges à la pince ; c'est ainsi qu'il doit déferrer l'animal. S'il s'agissait cependant d'un pied douloureux, le ferreur ne se ménagerait point ainsi la facilité de saisir les têtes : il tâcherait de les soulever avec le rogne-pied, en frappant sur cet instrument pour pouvoir les enlever et les prendre. Il faut encore qu'il examine les lames qu'il retire ; si une portion du clou était restée dans le pied, elle pourrait blesser l'animal, et elle devrait nécessairement être chassée avec le repoussoir, ou retirée d'une manière quelconque.

Dès que le fer est enlevé, le ferreur, ayant eu la précaution de mettre les clous et les lames dans une des poches du tablier, nettoie le pied de toutes les ordures qui peuvent soustraire à ses yeux la sole, la fourchette et le bas des quartiers, et c'est ce qu'il fait en partie avec le brochoir et en partie avec le rogne-pied. Il s'arme ensuite du boutoir pour *parer le pied*, c'est-à-dire pour couper l'ongle. Il tient cet instrument très-ferme dans sa main droite, il en appuie le manche contre son corps, et maintient continuellement cet appui qui non-seulement lui donne la force nécessaire pour faire à l'ongle tous les retranchements convenables, mais lui communique encore dans la main une sûreté qui obvie à l'accident assez fréquent d'atteindre et de blesser l'animal et même la main du palefrenier.

Un des défauts les plus fréquents dans l'action de parer vient de la difficulté plus grande que l'on a dans le maniement du boutoir quand il est question de retrancher du quartier de dehors du pied gauche et du quartier de dedans du pied droit. Aussi voit-on fréquemment ces quartiers plus hauts que les autres, et rencontre-t-on pour cette raison un nombre infini de pieds de travers, difformité qu'il serait pourtant bien aisé de prévenir.

Lorsque le ferreur a paré le pied, il doit l'examiner dans son repos sur le sol, afin de voir s'il n'est pas tombé dans l'erreur commune relativement à cette disproportion dans la hauteur des quartiers.

Ensuite l'aide lèvera de nouveau le pied, et l'artiste présentera sur cette partie le fer ajusté et légèrement chauffé ; il ne l'y laissera pas trop longtemps, à l'exemple de ceux qui, consumant par ce moyen l'ongle pour s'épargner la peine de le parer, dessèchent tous les pieds qu'on leur confie. De plus, il se hâtera, dès qu'il l'aura retiré, d'enlever la portion du même ongle sur laquelle la chaleur du fer se sera imprimée. Il observera que le fer doit parfaitement porter partout : s'il vacillait, la marche de l'animal ne pourrait être sûre, les lames brochées seraient bientôt ébranlées par le mouvement que recevrait à chaque pas un fer qui n'appuierait pas également. Le fer doit suivre en pince et en mamelles exactement les contours du pied ; mais, à partir des quartiers, il doit, du côté externe, déborder un peu, et de plus en plus à mesure qu'on s'approche davantage du talon ; c'est ce qu'on appelle *faire garnir* le fer. En dedans, le fer doit être juste en quartiers. Cette garniture sert à augmenter la largeur de l'appui, et à soutenir la muraille lorsque la partie postérieure de celle-ci s'écarte en dehors dans les moments de son expansion.

Dès que l'appui du fer est tel qu'on le désire, le ferreur doit l'assujettir : il bro-

chera d'abord deux clous, un de chaque côté ; après quoi, il examinera si le pied
est dans une juste position. Les lames des clous doivent être déliées et proportionnées à l'épaisseur des ongles ; il faut bannir celles qui par leur volume et par les ouvertures énormes qu'elles occasionnent détruisent la corne, et peuvent encore presser le vif et le serrer. Le ferreur brochera d'abord à petits coups, en maintenant
avec le pouce et l'index de la main gauche la lame sur laquelle il frappera. Cette
lame devra être préalablement *affilée*. Quand elle aura fait un certain chemin dans
l'ongle et que l'artiste pourra reconnaître le lieu de sa sortie, il coulera sa main
droite vers le bout du manche du brochoir, et, soutenant la lame avec un des
côtés du manche des tricoises, il la chassera hardiment jusqu'à ce qu'elle ait entièrement pénétré.

— Il est ici plusieurs choses à observer.

1° On aura attention que la lame ne soit point coudée, c'est-à-dire qu'elle n'ait
point fléchi à la suite d'un coup de brochoir donné à faux, ou d'une résistance
trop forte que la lame aura rencontrée et qu'elle n'aura pu vaincre. Souvent, en
pareil cas, la couture est intérieure et ne peut être soupçonnée ou aperçue que
par suite de la boiterie de l'animal ; mais un ferreur expérimenté reconnaît sur-
le-champ ce qui lui arrive par la sensation différente qu'il éprouve en frappant
avec le brochoir sur le clou coudé.

2° On prendra garde de ne point casser la lame coudée dans le pied en retirant
ou en poussant le clou ; il faut l'extraire sur-le-champ, ainsi que les pailles ou les
brins qui peuvent s'être séparés de la lame même, et chasser, s'il se peut, la retraite avec le repoussoir, qui est l'instrument dont on doit faire usage à cet effet.

3° On ne brochera ni trop haut ni trop bas, mais en bonne corne : brocher trop
haut, c'est s'exposer à serrer, à piquer le pied ; brocher trop bas, c'est risquer de
ne point fixer solidement le fer et d'occasionner le délabrement du pied.

4° On se souviendra que le quartier du dedans demande, vu sa faiblesse naturelle, que les clous soient brochés un peu plus bas qu'à celui du dehors.

5° Les lames seront chassées de façon qu'elles ne pénètrent point de côté, et
que leur sortie réponde aux étampures.

6° Les clous devront tous sortir sur une même ligne : lorsque les clous brochés
sont sortis les uns plus haut, les autres plus bas, on dit dans les ateliers que l'on
a broché en musique ; on compare alors la situation irrégulière des rivets aux notes
de musique disséminées sur une portée.

Chaque lame étant brochée et l'affilure étant relevée, le ferreur, par un coup de
brochoir frappé sur la tête de chaque clou, achèvera de la faire pénétrer fermement dans l'ongle, en ayant la précaution d'assurer et de soutenir ses coups en
plaçant les tricoises en dessous, près du fer ou de la partie qui doit former les rivets, selon le plus ou le moins de délicatesse et de sensibilité du pied. Il coupera
et rompra ensuite avec ces mêmes tricoises, le plus près de l'ongle qu'il lui sera
possible, les affilures qui ont été pliées et qui excèdent les parois du sabot. Il aura
soin, aussitôt après, de couper avec le rogne-pied la petite portion de l'ongle qui
pourrait excéder et dépasser le fer ; il frappera dans cette intention modérément
et à petits coups de brochoir sur le rogne-pied, en observant de prendre l'ongle
dans le vrai sens ; il enlèvera en même temps avec le coin tranchant de ce même
outil une légère partie de la corne aux environs de la sortie de chaque lame, pour
y former la place des rivets.

Le ferreur rive en frappant, d'une part, sur la tête des clous, et en soulevant,
de l'autre, la pointe avec les tricoises, qu'il tient près de cette pointe en même
temps qu'il frappe sur la tête. Lorsque les clous sont suffisamment rivés, il faut
rabattre les rivets sur la muraille et les y appliquer fortement pour que les clous
ne puissent s'échapper. Pour cela, le ferreur, appuyant successivement le mord
des tricoises sur chaque tête de clou, frappe les rivets de bas en haut (le pied étant
levé) avec l'angle de la bouche du brochoir. Cela fait, il termine l'opération en
égalisant avec la râpe la circonférence de la portion de muraille qui est en rapport avec le fer ; il faut avoir soin de ne pas porter la râpe sur la partie extérieure

de la muraille, car de cette manière on enlèverait un vernis dont la nature a recouvert la corne pour s'opposer à son dessèchement.

§ VII. — FERRURE DES PIEDS DÉFECTUEUX ET DES ANIMAUX MAL CONFORMÉS.

1° *Pieds trop volumineux.* Ces sortes de pieds, lorsqu'ils sont en bon état, ne causent à l'animal d'autre préjudice que de le rendre lourd, pesant, sujet à user beaucoup et à se déferrer. Si la grosseur n'est pas trop forte, ils présentent des avantages marqués pour certains services, par exemple pour celui du carrosse, pour la reproduction des mulets, etc.

Les pieds volumineux sont le partage des chevaux du Nord, et ils conviennent parfaitement dans les pays bas, humides, dont le sol offre peu de consistance; ils donnent à l'animal une plus grande assiette, et rendent sa marche plus assurée dans les terrains mouvants.

La ferrure des pieds volumineux n'exige aucune indication particulière si le sabot a la solidité convenable; il faut seulement éviter d'appliquer à ces pieds des fers pesants, qui augmenteraient la lourdeur de l'animal, et il faut les employer d'autant plus légers que la corne est plus tendre.

2° *Pied petit.* Cette conformation, opposée à la précédente, est l'apanage des chevaux fins, originaires des contrées méridionales, surtout de ceux qu'on élève à l'écurie et que l'on a ferrés de bonne heure. Ces pieds sont souvent pourvus d'une corne dure, sèche et cassante; ils sont exposés aux talons serrés, à l'encastelure et aux seimes.

Il faut mettre le pied à l'aise en employant un fer léger que l'on fera garnir le plus possible, à moins que le cheval ne soit sujet à se couper; il sera bon d'enduire fréquemment la couronne et la muraille de ces pieds de corps gras destinés à s'opposer au dessèchement de la corne.

3° *Pied plat.* Le pied est plat lorsque la face plantaire de la sole, au lieu de former une concavité, se trouve, dans toute son étendue, de niveau avec le bord inférieur de la muraille et la base de la fourchette. Dans cet état, la sole, participant à l'appui plus souvent qu'elle ne devrait le faire, est sujette à être foulée, irritée par les pierres et les corps durs sur lesquels le cheval est exposé à marcher. De là, la sole foulée, les bleimes, les oignons, etc.

La ferrure du pied plat doit tendre à prévenir les suites fâcheuses que nous venons de signaler, et à mettre la sole à l'abri des foulées trop répétées. Pour cela, on devra parer à plat, ménager la sole et la fourchette, appliquer un fer léger, un peu évidé et demi-couvert, que l'on fixera avec des clous à lames délicates.

4° *Pied comble.* C'est le pied plat outré. Ici la sole, au lieu d'être de niveau avec le bord inférieur de la muraille, dépasse celle-ci et bombe à la surface plantaire; de sorte que, l'animal étant déferré et son pied reposant à terre, l'appui se fait presque uniquement sur la sole. Le pied n'est jamais comble naturellement; il ne le devient que par accident ou par défaut de soins. — C'est une grave altération dont les progrès peuvent à peine être ralentis par les bonnes ferrures, et qui finit souvent par donner lieu à des accidents qui mettent l'animal dans l'impossibilité de continuer son service.

La première indication à remplir dans ce cas serait, si cela était possible, de soumettre le cheval à un genre de service qui convint à son état. Le travail sur le pavé lui est nuisible, et tend continuellement à augmenter le mal; le service du labour convient beaucoup mieux.

La ferrure doit être calculée et combinée de manière à reporter l'appui du fer sur le bord de la muraille et à garantir la sole; les différentes variétés de fers couverts sont ici d'une grande ressource. Pour un pied qui commence seulement à devenir comble, le fer couvert ordinaire peut suffire; on pourra en garnir la face supérieure d'une plaque de tôle, si le pied est très-sensible et que l'on veuille mettre l'animal dans le cas de supporter la marche sur des terrains compactes et pierreux. — Si le bord de la muraille se trouve presque dérobé par la sole, il faut avoir recours au fer très-couvert, mince et à bord renversé. Mais le fer à bord renversé est difficile à forger, et sa face inférieure irrégulière ne permet pas à l'animal de prendre un appui solide. Il est préférable d'appliquer au pied comble un fer couvert, bien évidé, c'est-à-dire aminci à sa rive interne par la face supérieure et présentant sur cette même face, près de la rive externe, une assise bien plane.

5° *Pied encastelé.* (*Voy.* ENCASTELURE.)

6° *Pied à talons serrés.* Dans ce pied, les talons sont petits, contournés en dedans et très-rapprochés l'un de l'autre. Cette altération, qui est une suite fréquente de la ferrure, s'observe plus souvent chez les chevaux fins que chez les gros ; elle rend le pied peu propre à résister longtemps sur les terrains durs et raboteux, et très-sujet à devenir rampin ; elle s'accompagne souvent de la maigreur et de la sécheresse de la fourchette.

Le pied à talons serrés réclame la même ferrure et les mêmes soins que le pied encastelé. (*Voy.* ENCASTELURE.)

7° *Pied étroit.* C'est encore une variété, un diminutif du pied encastelé ; il s'accompagne ordinairement d'une grande longueur du pied en pince et des talons serrés ; il est sujet à devenir rampin.

La ferrure du pied étroit doit avoir pour but de diminuer l'accroissement de la pince, et de donner de la liberté aux quartiers. On emploiera pour cela un fer court en pince, où il portera un pinçon qui s'incrustera dans la corne. Ce fer garnira autant que possible sur les quartiers, et les étampures seront très-rapprochées de la pince.

8° *Pied cerclé.* Cette altération, toujours accidentelle, est caractérisée par des cercles transversaux, plus ou moins nombreux, qui apparaissent à la surface extérieure de la muraille, et émanent du bourrelet où ils se sont d'abord formés. Les cercles descendent donc peu à peu par avalure, et finissent par disparaître, si les causes qui leur ont donné naissance n'existent plus. Mais le plus souvent, à mesure que des cercles disparaissent par l'usure de la muraille, il s'en développe d'autres qui éprouvent les mêmes changements. L'altération dont il s'agit peut être la suite de la fourbure.

Le pied cerclé peut revenir à son état naturel, et sa tendance à la guérison s'annonce par la diminution du nombre et de la grosseur des cercles nouveaux. Lorsqu'on s'aperçoit de cette disposition favorable, il faut l'aider par tous les moyens possibles ; il faut surtout avoir recours à l'application sur l'ongle, et autour du bourrelet, de corps gras capables d'assouplir la corne, et employer une ferrure légère. Si les cercles proviennent d'une altération intérieure, ils se reproduisent continuellement, et la maladie du pied est incurable.

9° *Pied creux et à talons hauts.* Ici la sole est plus enfoncée que dans l'état ordinaire ; mais si cette concavité et la hauteur des talons s'accompagnent de la bonté, de la solidité de la corne, et d'une ampleur suffisante du pied, cette conformation est loin d'être un défaut ; on la recherche même chez les chevaux de carrosse. Le pied creux, dit Solleysel, est une bonne remarque pour les chevaux de carrosse. A ce propos, il faut noter que ceux qui vendent les chevaux, pour leur faire paraître le pied bon, le font creuser par le maréchal le plus qu'ils peuvent, et laissent la sole trop faible : et là-dessus on peut se tromper, car le pied doit être creux sans que la sole soit affaiblie.

Les pieds creux, dont la fourchette est baveuse, sont sujets aux ulcères de cette partie, et deviennent parfois rampins. La bonne ferrure prévient ordinairement ces accidents ; son but doit être de rejeter l'appui en arrière, pourvu que les articulations supérieures le permettent. A cet effet, l'on abattra les quartiers et les talons le plus possible, et l'on appliquera un fer à lunette qui garnira en pince, et rejettera l'appui en talons.

10° *Pied à talons bas.* Cette conformation est d'autant plus préjudiciable qu'elle est portée à un degré plus élevé, et qu'elle est accompagnée d'une fourchette plus maigre. Dans ce dernier cas, les talons, étant faibles, appuient trop sur le sol, et sont sujets aux foulures. Cet inconvénient, assez grave, peut donner lieu à des accidents encore plus fâcheux ; il requiert une ferrure susceptible de garantir les talons, et de les mettre à l'abri des foulées sur le sol. Un fer demi-couvert peut remplir cette indication. Beaucoup de praticiens font lever des crampons aux fers de derrière. Comme le cheval dont les talons sont bas est souvent long-jointé, la ferrure à crampons relève bien les talons et corrige jusqu'à un certain point le défaut ; mais elle fatigue beaucoup les articulations, et concourt à la ruine des membres.

11° *Pied à talons faibles.* Ce défaut est constitué par des pieds petits et trop flexibles. La ferrure de ces pieds devra toujours avoir pour but le soulagement des talons ; le fer à planche et à branches raccourcies sera ici d'un emploi avantageux, et, bien que la fourchette ne soit pas naturellement destinée à l'appui, on fera en sorte que la traverse du fer prenne un point d'appui sur cette partie, si son état le permet.

12° *Pied à fourchette grasse.* On nomme ainsi les pieds dont la fourchette est plus grosse et plus molle que dans l'état naturel. Ce défaut, ordinaire dans les sabots mous, évasés, plats et à talons bas, dispose à l'échauffement, à la pourriture de la fourchette et au crapaud. — Ici, la ferrure ne suffit pas pour parer aux suites fâcheuses de cet état ; il faut avoir recours aux soins de propreté, aux lotions avec des substances dessiccatives, à l'attention de tenir les pieds secs, et de ne pas les laisser séjourner sur le fumier.

13° *Pied à fourchette maigre.* Ce défaut, entièrement opposé au précédent, se fait remarquer plus particulièrement dans les pieds encastelés, serrés, desséchés et à corne cassante. Les corps gras et une ferrure légère, analogue à celle que nous avons conseillée pour les pieds étroits, doivent être mis en usage ; mais ces moyens sont loin de toujours suffire pour arrêter les progrès du mal.

14° *Pied mou ou gras.* Ce pied, comme son nom l'indique, est formé d'une corne souple et trop humectée. Une corne de cette nature, en lui supposant même une épaisseur ordinaire, ne peut que faiblement défendre les parties intérieures contre les chocs des corps durs, et contre les suites quelquefois fâcheuses de la marche sur les terrains pierreux. Aussi le pied gras est-il très-exposé à être piqué, serré, à être affecté de bleimes, d'oignons, et à devenir facilement fourbu. Sa conservation exige des soins continuels, une ferrure légère, et l'emploi de clous à lames déliées.

15° *Pied dérobé.* Le pied dérobé est caractérisé par des éclats accidentels qui ont lieu au bord inférieur de la muraille, et déterminent une plus ou moins grande perte de corne. Les sabots arides et desséchés éprouvent souvent cet accident, qui peut aussi survenir dans les bons pieds lorsqu'on les ferre avec des clous trop forts ou brochés trop maigre. Il peut arriver que les éclats de corne soient si étendus, qu'il n'y ait presque plus de place pour brocher les clous.

Le pied dérobé réclame l'emploi d'un fer ordinaire, avec ou sans pinçon, et dont les étampures soient disséminées sur les points qui doivent correspondre aux endroits de la corne qui peuvent supporter les clous. Il faut, en parant, faire tomber, si cela est possible, tous les éclats de corne, afin de rétablir plus promptement, et d'une manière plus régulière, l'intégralité du sabot. Il faut aussi brocher les clous le plus haut possible, et ne referrer que lorsqu'il y a nécessité bien reconnue. On sollicitera la souplesse de l'ongle par des onctions fréquentes de corps gras à la couronne et à toute la surface du sabot.

16° *Pied de travers.* Une hauteur inégale ou une inclinaison trop forte dans l'un des quartiers détermine le pied de travers. Cette défectuosité, d'autant plus préjudiciable qu'elle est portée à un plus haut degré, se fait remarquer assez souvent chez les poulains que l'on exerce trop tôt, et que l'on fait travailler sur des terrains durs, raboteux, et parsemés de trous ; elle peut aussi être occasionnée par les mauvaises ferrures. Cette altération, grave chez les chevaux d'un certain âge, peut se corriger par de bonnes ferrures. Il suffit de diminuer, autant que possible, la hauteur du quartier naturellement plus élevé, et de ménager le quartier faible.

17° *Pieds inégaux.* Les pieds sont inégaux toutes les fois qu'il y a disproportion bien sensible de volume ou de forme entre le pied droit et le pied gauche, soit de devant, soit de derrière. Il n'est pas possible de faire disparaître ce défaut ; il faut seulement combiner la ferrure de manière à rendre l'appui égal dans les quatre pieds.

18° *Pied bot.* Ce pied, qui suppose une torsion du sabot, soit en dedans, soit en dehors, ne s'observe que rarement, parce que les animaux étant incapables de travailler dès que le pied commence à être atteint de cette difformité, on les sacrifie avant que l'altération soit complète. — On a vu des animaux avoir le pied bot en naissant. Dans ce cas, le pied est contourné comme la corne d'un bélier. — Le pied bot peut encore être la suite de la fourbure.

— Nous avons maintenant à parler de la ferrure des chevaux dont la marche pêche d'une manière ou d'une autre par suite d'une conformation vicieuse ou d'une mauvaise direction des membres; mais il faut auparavant que nous entrions dans quelques explications sur les extrémités du cheval considérées dans la station et dans la marche.

Bourgelat a considéré le sabot du cheval comme l'extrémité d'un levier résultant des os du paturon et de la couronne. Selon cet auteur, le point d'appui sera sous le canon et dans la direction de l'axe de cette partie. Le bras accordé à la résistance se trouvera dans la portion du paturon dépassant en arrière cette ligne de direction, ainsi que dans les os sésamoïdes; celui de la puissance aura enfin toute la longueur restante du paturon, et toute celle de la couronne et du pied jusqu'à la pince.

Ce que nous entendons par la puissance, dit Bourgelat, ne peut être autre chose que la réaction du sol contre le poids de l'animal, et nous supposons ici les articulations du pied avec la couronne et de la couronne avec le paturon, dans le moment d'inflexibilité que produirait la tension du tendon. Dans cet état, et lors de la station du cheval, il est évident que le poids de la machine sollicitera sans cesse l'augmentation de l'angle qui a lieu à la partie antérieure du boulet, entre le devant du canon et le dessus du paturon, et que la force seule qui pourra s'opposer à ce que cet angle soit de plus en plus resserré, n'agira que par le tendon aidé du bras de levier terminé par les os sésamoïdes.

Si le bras de la puissance se trouve exagéré contre nature, comme chez les chevaux long-jointés par exemple, ce même tendon sera distendu par une force bien plus considérable, puisque l'excès de ce bras sur celui de la résistance sera plus grand, *et vice versâ*, chez les chevaux court-jointés. — Le premier de ces cas aura lieu encore par l'exagération en longueur de l'assiette du pied, si l'excès de cette longueur réside dans la pince seulement. Si la pince et les talons y ont une part égale, la puissance n'aura ni plus ni moins d'avantage sur la résistance que dans l'état naturel, et, si le prolongement n'est qu'en talons, le bras de la puissance se trouvant raccourci, elle aura moins d'empire sur la résistance; car, dans cette hypothèse, il faut toujours rapporter le point de la puissance au centre de l'assiette. Or, dans la première supposition, il s'éloigne du point d'appui, dans la seconde il reste au même lieu, et dans la troisième il s'en rapproche. — Plus encore le pied sera court, moins pour la même raison la puissance aura d'énergie.

En ce qui concerne la marche d'un cheval supposé libre et cheminant sur un sol uni et de niveau, nous dirons (c'est toujours Bourgelat qui parle) que la position de ses pieds est opérée de manière que tous les points de la circonférence de l'assiette atteignent en même temps le sol. Dans cet instant, celui qui y parvient, et que nous prenons dans le bipède antérieur, dépasse légèrement de la pince la verticale qui descendrait de la pointe du bras, et alors l'angle antérieur du boulet est plus ouvert qu'il ne le sera dans les instants suivants. Cet angle, en effet, se resserrera à mesure que le poids de la masse sollicitée en avant par l'action, le travail, la détente des membres postérieurs, arrivera plus directement sur lui, et que le canon, d'oblique qu'il était d'avant en arrière, deviendra plus oblique d'arrière en avant. Il parviendra enfin à son dernier degré possible de rétrécissement, un peu avant que la partie supérieure de la colonne ait parcouru tout le chemin qu'elle doit décrire pendant la durée totale de l'appui du pied. Aussitôt une partie de la circonférence cessera de porter sur le terrain; le talon se détachera et s'élèvera; la pince seule se trouvera donc chargée de tout le fardeau, et, par conséquent, le bras de la puissance sera allongé de toute la distance comprise entre le centre de l'assiette et cette même pince, à laquelle se sera transporté le point de cette même puissance. Or, comme elle sera fortement accrue par le prolongement de son bras, elle ferait subir au tendon une distension bien plus pénible et plus laborieuse que celle qu'il a éprouvée jusque-là, si l'animal ne se hâtait machinalement de détacher ce pied du sol, après avoir appelé promptement l'autre à son secours.

Tels sont les mouvements principaux qui ont lieu successivement dans les membres et dans les articulations, mouvements que leur rapidité dérobe toujours à des yeux hors d'état de décomposer l'action totale; et tel est le mécanisme à la faveur duquel la nature a assuré la continuation de la progression, et l'a asservie d'ailleurs à une mesure juste et réglée qui en constitue l'harmonie.

Cette théorie, applicable encore aux colonnes postérieures, suffit au développement des raisons qui guident dans la manière de procéder à la ferrure des chevaux qui pèchent par une conformation vicieuse.

Développons ces raisons avant de passer à l'application pratique des principes que nous faisons connaître.

Nous venons de dire que, dans la progression, il y avait successivement pour chaque pied un instant où les talons étant levés, et le pied ne faisant plus son appui que par la pince, les tendons fléchisseurs éprouvaient une distension plus ou moins forte pendant que l'animal éprouvait peut-être lui-même une sensation plus ou moins importune. Or, ce plus ou ce moins dépendrait du plus ou moins de hauteur des talons, comme du plus ou moins de longueur de la pince. Donc, si l'animal est naturellement sollicité par cette importunité à diminuer cette distension, ce ne sera d'abord qu'au moyen de l'élévation de ses talons au-dessus du sol; donc il est incontestable que plus on conservera de hauteur à ces parties, moins prompte sera l'impression sur le tendon, et moins prompte aussi sera leur action de se détacher du sol; enfin, moins on leur laissera de hauteur, et plus tôt elles abandonneront le terrain.

Mais nous avons vu que, dès que les talons ne touchent plus le sol, et que le poids du corps est transporté sur la pince, la distension des tendons fléchisseurs devient encore plus forte et plus pénible, et que l'animal cherche à s'y soustraire en élevant le reste du pied aussitôt qu'il a détaché les talons. Donc, plus le rejet de la masse sur la pince sera précipité, et plus l'action totale du membre sera subite. Donc enfin, la réduction des talons, hâtant nécessairement ce rejet puisqu'elle hâte le moment où ils quitteront eux-mêmes la terre, accélérera infailliblement la locomotion de ce même membre.

Cette perception aveugle, qui éloigne machinalement l'animal de tout ce qui peut lui nuire, et qui le porte à fuir sur-le-champ une situation désagréable, et à en chercher aussitôt une moins fatigante et plus commode, est le principe d'une foule de mouvements automatiques et spontanés dont la nature se sert habilement pour l'exécution d'une grande partie de ses desseins. Le même moyen peut aussi, dans une infinité de circonstances et dans l'opération de la ferrure, être d'une merveilleuse ressource pour l'artiste; mais les écarts seraient à craindre et le danger réel, s'il l'adoptait inconsidérément, et s'il n'en bornait avec une sage circonspection l'usage aux seuls cas dans lesquels il peut l'employer.

a) L'artiste ne tentera jamais de remédier aux difformités des membres qu'autant qu'il le pourra, sans porter atteinte à l'ongle, dont la conservation et la réparation seront toujours son but et son objet capital. Si donc il ne peut corriger ou pallier ces défauts que par des retranchements nuisibles qui accroîtraient les vices du pied, ou en laissant forcément subsister dans leur état les parties de la corne qu'il importerait de parer, il y renoncera, à moins qu'il ne trouve des expédients dans la forme, dans la diminution, dans l'augmentation de l'épaisseur du fer, et pourvu encore que cette diminution ou cette augmentation ne soit pas pour le fer l'occasion d'une faiblesse ou d'un poids trop considérable.

b) Non-seulement il examinera si les défauts des pieds et des membres sont d'une nature tellement dépendante qu'ils puissent être rectifiés en même temps et par la même voie, mais il observera encore que l'effet des moyens qu'il emploierait, relativement à un vice quelconque dans les articulations supérieures, ne pouvant qu'être infiniment plus sensibles sur les articulations inférieures, il courrait le plus grand risque, en les mettant imprudemment en usage, de pervertir celles-ci, et d'en assurer la ruine, principalement chez de jeunes poulains hors d'état de résister à certaines impressions.

c) Une position fausse, que l'artiste rendrait encore plus pénible, pourrait, dans certaines circonstances, inviter l'animal à en chercher une opposée qui le rappellerait à la justesse de l'aplomb. Cependant nous n'avons garde de prétendre que ce principe, en lui-même très-vrai, soit partout applicable; l'exagération d'un défaut, déjà excessif, accablerait de plus en plus la nature déjà trop opprimée; et tel serait, par exemple chez un cheval arqué, ou huché, ou rampin, l'effet de la plus grande hauteur des talons, et de la réduction de la longueur de la pince, que l'animal, bientôt estropié, serait non-seulement hors de service, mais absolument hors d'état de se soutenir.

d) Il est incontestable que certains vices des membres des poulains peuvent être aisément réprimés par la voie d'une ferrure convenable et raisonnée, pourvu qu'on use de ménagement, et qu'on marche avec patience et lenteur à la répression désirée; car des opérations brusquées seraient pires que le mal, et perdraient inévitablement le membre entier. Il n'est pas douteux non plus que plusieurs défauts acquis ne peuvent être que très-difficilement corrigés chez les animaux adultes, et qu'il en est plusieurs dont on ne peut qu'arrêter les progrès; mais il en est des difformités naturelles et habituelles chez les chevaux comme de ces mêmes difformités chez les hommes : elles tiennent en quelque sorte irrévocablement à leur être, et de même que par le fréquent usage les corps s'accoutument aux choses les plus nuisibles, de même le temps fortifie les imperfections, les rend insensibles ou indifférentes à l'animal, et les met en même temps au-dessus des forces et du pouvoir de l'art.

e) Enfin, dans toutes les complications qui présenteraient des indications directement contraires, l'artiste s'abstiendra de toutes tentatives, puisqu'il est évident que ce qu'il pratiquerait dans le dessein de remédier à un défaut plus ou moins grave de l'une des articulations ne pourrait qu'accroître le défaut opposé, et préjudicier fortement à l'intégralité du membre.

— Tous ces principes une fois énoncés et connus, faisons-en l'application à quelques-uns des cas principaux qui peuvent les réclamer.

1° *Ferrure du cheval trop long de corps.* Le plus grand nombre des chevaux chez lesquels ce défaut existe voûtent l'épine en contre-haut, afin de résister avec plus d'avantage au fardeau qu'ils portent; mais cette circonstance les met dans le cas de *forger* et de *s'atteindre.* On peut considérer en effet l'épine comme une ligne horizontale et droite, et les membres postérieurs comme deux lignes verticales qui lui seraient attachées. Soit courbée en contre-haut la ligne horizontale, les verticales perdront infailliblement leur direction, et s'avanceront de toute nécessité vers celle du centre de gravité par leurs extrémités inférieures. Or, les pieds de derrière, quoique plus distants de ceux de devant qu'ils ne le seraient naturellement sans l'excès de longueur que nous supposons ici, sont tellement rapprochés par ce pli des reins, qu'ils ne peuvent compléter leur action sans anticiper sur celle des pieds antérieurs. Pour pallier ce défaut, il s'agit de retarder la levée des pieds postérieurs, de manière qu'ils ne soient sollicités à quitter le sol que lorsque le membre formera le plus grand angle possible en arrière de sa direction verticale. Laissez, dans cette intention, une grande hauteur en talons, soit en n'en retranchant rien avec le boutoir si vous le pouvez, soit en y ajoutant par l'épaisseur du fer et par sa moindre épaisseur en pince; diminuez autant que possible la longueur de la pince des fers de derrière et des éponges de fer de devant. Dès lors, les pieds antérieurs éviteront les heurts qu'ils éprouvent, et qui les menaceront d'autant moins que ceux qui les atteignaient se détacheront plus tard, et que, partant de plus loin en arrière, ils embrasseront moins en avant. — Que si l'on ne réussissait pas par cette voie, on pourrait opérer en même temps sur les pieds antérieurs, de manière à en hâter la levée. Il suffirait pour cela de ménager leur pince, et de diminuer, autant que possible, la hauteur de leurs talons.

— 2° *Ferrure du cheval dont le corps est trop court.* Tout cheval dont le corps est trop court a une grande inflexibilité dans l'épine, et les réactions très-dures. Il est aussi assez sujet à forger. La méthode à suivre en pareil cas est celle qui peut obliger les membres postérieurs à embrasser moins de terrain en avant, et les membres antérieurs à en embrasser davantage, sans néanmoins rien diminuer de la longueur du pas.

Abattez donc considérablement les talons des pieds antérieurs ; laissez une grande hauteur aux talons des pieds de derrière, et en pince le moins que faire se pourra : par ce moyen, vous solliciterez d'une part les membres antérieurs à se détacher plus tôt du sol, et ils se porteront plus en avant, selon l'ordre successif de la marche. D'autre part, la levée des membres postérieurs s'effectuera plus tard, et par conséquent les quatre membres laissant entre eux un intervalle plus considérable, et se posant à une plus longue distance de la ligne de direction du centre de gravité, leur obliquité donnera lieu à une plus grande ouverture de l'angle qui est entre chacun d'eux et l'épine, et cette ouverture devenant plus facile, la colonne vertébrale en recevra plus d'élasticité, et par conséquent plus de souplesse.

— 3° *Ferrure du cheval bas du devant.* Tout cheval bas du devant est naturellement porté à rétrécir l'action et le jeu des membres postérieurs, afin d'éviter la rencontre des membres antérieurs déjà surchargés, et que cette même action et ce même jeu opprimeraient encore davantage. Il sera possible de remédier à ce défaut par la ferrure, en raccourcissant la corde de l'arc que parcourt la colonne de derrière, et en allongeant celle de l'arc parcouru par la colonne antérieure.

Ajoutez donc, autant que vous le pourrez, à la longueur des membres qui supportent le devant, soit en ne retranchant rien de l'ongle, soit en employant en épaisseur une grande partie de la matière à forger. — Vous laisserez à l'ongle autant de longueur que cela sera possible, parce qu'il s'agit d'allonger le membre ; vous ferez en sorte que la pince ne prolonge point le bras de levier pour que l'animal puisse éviter les achoppements. À l'égard du fer, travaillez-le de manière que le poids n'en soit point augmenté, et ajoutez à son épaisseur tout ce que vous pourrez retrancher à sa largeur. — Quant aux pieds postérieurs, parez-les le plus près possible, et n'y appliquez que des fers très-minces.

— 4° *Ferrure du cheval qui est sous lui.* Nous disons qu'un cheval est *sous lui* lorsque, dans la station, la pince des pieds antérieurs est sensiblement en arrière de la verticale qui serait abaissée de la pointe du bras sur le sol. Dans cet état, non-seulement la pince se trouve plutôt chargée du fardeau que les talons, mais l'obliquité des membres les prive de la force dont ils auraient besoin pour le supporter. Lorsque le cheval chemine, le degré de cette obliquité peut, à certains moments, devenir tel que l'animal se voie dans une sorte d'impuissance de dégager la partie, de la garantir des atteintes des pieds postérieurs, et de fournir à la flexion qui élèverait le pied à une juste hauteur et l'empêcherait de butter et de raser le tapis.

Abattez fortement les talons des pieds antérieurs, et, si cela ne suffit pas, augmentez l'épaisseur du fer en pince.

— 5° *Ferrure du cheval campé du devant.* Ici, la direction des membres antérieurs étant hors de la ligne verticale en avant, le poids dont ces membres sont chargés semble se réunir plus particulièrement sur le talon que sur les autres parties du pied. La situation en avant des portions inférieures de la colonne s'oppose à l'étendue de la progression. Si vous rendez ici l'impression du fardeau encore plus sensible sur le talon, vous contraindrez l'animal à chercher machinalement, par le rappel de la colonne en arrière, une situation moins pénible, c'est-à-dire le repos entier de la base sur le sol. Votre méthode sera donc l'inverse de la précédente. Vous laisserez aux talons toute leur hauteur, et même, s'il le faut, vous ajouterez à cette hauteur du fer aux éponges par des crampons.

— 6° *Ferrure du cheval arqué et du cheval brassicourt.* Ce défaut, qui consiste dans la déviation des genoux en avant, est absolument le même chez les chevaux arqués et chez ceux qui sont brassicourts ; seulement, dans le premier cas il est acquis, et dans le second cas il est naturel. Si l'animal est encore poulain, on peut espérer d'y remédier ; mais si le défaut est la suite de l'usure, on peut à peine en arrêter les progrès.

Bourgelat conseille de solliciter l'effacement du genou par l'extension du tendon, au moyen de la soustraction d'une partie de l'ongle en talon, de l'amincissement des éponges du fer et de son épaisseur en pince. Il ajoute avec raison que cette méthode, mise trop précipitamment en usage, nuirait à l'animal, que l'on ne doit par conséquent l'asseoir que par degrés, et en facilitant le jeu des tendons par des applications convenables.

— 7° *Ferrure des chevaux dont les jarrets sont trop coudés.* Les pieds postérieurs de ces sortes de chevaux sont portés trop en avant, et par conséquent trop près de la ligne de direction du centre de gravité. Leur détente opère plutôt l'élévation de la masse que sa progression, qui se trouve raccourcie ; ils quittent le sol plus tôt qu'ils ne le feraient si l'angle de la jambe avec le canon était naturellement susceptible d'une plus grande ouverture. On doit ici mettre en usage tous les moyens que nous avons proposés, afin d'obliger ces membres à se détacher plus tard du sol ; dès lors, la percussion devenant oblique, l'effet s'opérera dans une direction plus favorable à la projection horizontale.

— 8° *Ferrure des chevaux droits sur leurs membres.* Chez ces sortes de chevaux, l'angle formé antérieurement entre le canon et le paturon est tel, que la réaction se fait parallèlement à l'axe des parties inférieures du membre. Cet axe, par la position contre nature du boulet, approche fort de la ligne droite. Il serait nécessaire de lui faire opérer une flexion semblable à celle qui existerait sans ce défaut. On peut y parvenir par la méthode prescrite pour le cheval arqué.

— 9° *Ferrure du cheval rampin.* Le cheval rampin est celui chez qui la muraille se trouve redressée, plus ou moins rapprochée de la perpendiculaire, et même reportée en avant, de manière que le bord supérieur de la pince se trouve plus avancé que l'inférieur. Cette direction vicieuse, à laquelle participent tous les rayons supérieurs, est naturelle ou acquise ; elle ramène constamment l'appui vers la partie antérieure de la paroi, et, suivant ses degrés, le cheval marche plus ou moins sur la pince, est plus ou moins *pinçard* ; parfois même il pose sur la face antérieure du sabot.

La formation dont il s'agit est très-ordinaire, et même naturelle chez les mulets ; elle suppose alors des talons hauts, qui rejettent l'appui en pince, à laquelle on remarque toujours une grande épaisseur. En général, les animaux naturellement rampins marchent avec assez d'assurance, jouissent même d'une plus grande force pour le tirage, surtout pour porter le bât dans les pays de montagnes ; mais, comme ils ont les réactions très-dures, ils sont peu propres au service de la selle.

Le cheval devenu rampin par la ruine de ses membres, ou par toute autre cause, n'a jamais la pince plus forte que dans l'état ordinaire, et ses talons peuvent être hauts ou bas, forts ou faibles. Dans cette dernière circonstance, l'animal butte continuellement, et la faiblesse de ses extrémités antérieures l'expose à s'abattre et à se couronner. Ces sortes de pieds rampins demandent constamment une ferrure capable de leur donner la solidité dont ils manquent, et de rendre la marche plus assurée. L'indication à remplir est de conserver la pince et de rejeter l'appui en talons ; ceux-ci doivent être abattus et parés à fond, s'ils sont hauts et capables de contrarier l'effet que l'on veut obtenir. — Le fer convenable pour ces cas doit être court, mince aux éponges, avoir la pince prolongée, relevée, quelquefois même terminée en pointe.

— 10° *Ferrure du cheval panard.* Un cheval est panard lorsqu'il a la pince tournée plus en dehors que dans l'état ordinaire. C'est un défaut d'aplomb qui dépend le plus souvent d'une fausse direction des rayons supérieurs. Le cheval panard peut avoir un très-beau et très-bon pied ; mais il se berce en marchant, il est exposé à s'entre-tailler, à se couper, et il exige une ferrure propre à le mettre à l'abri de ces accidents. Il faut parer à plat et avoir grand soin de ménager le quartier interne, qui, lorsque le pied est levé, paraît toujours plus haut que l'externe, et en impose ainsi aux personnes peu exercées. Comme le cheval panard se coupe avec les talons, et que le quartier interne est toujours surchargé, un fer ordinaire, dont l'éponge interne est plus courte et plus épaisse que l'externe, produit ordinairement des avantages marqués. Bourgelat conseille de ne pas raccourcir la branche interne, et de lui donner seulement l'épaisseur nécessaire pour que, lors des foulées sur le sol, l'appui se fasse uniformément sur toute la surface plantaire.

— 11° *Ferrure du cheval cagneux*. Le cheval cagneux est l'opposé du panard : la pince de son sabot est tournée en dedans, et les articulations des genoux ou des jarrets sont trop écartées l'une de l'autre. Ce défaut d'aplomb expose l'animal à se couper tantôt de la pince, tantôt de la mamelle, et parfois du quartier.

La ferrure diffère de celle des pieds panards, en ce qu'il s'agit de remplir des indications contraires; on laissera donc la branche externe plus forte que l'interne, et, si le cheval s'entre-taille, on aura soin de ne pas faire garnir le fer dans les endroits où le pied d'un côté blesse l'autre.

— 12° *Ferrure du cheval qui se coupe*. Ce défaut peut être occasionné non-seulement par les deux conformations vicieuses qui précèdent, mais par plusieurs autres circonstances que nous avons fait connaître dans un article spécial. Le plus ordinairement, ce sont les chevaux panards qui sont atteints du vice *se couper*. (*Voyez* ce mot.) Mais quelquefois on l'observe aussi sur des chevaux cagneux. Chez ces derniers, c'est la mamelle du fer qui atteint le membre à l'appui ; il faut alors que cette partie, que l'on a dû faire étroite et très-épaisse, soit dépourvue d'étampures. Pour fixer solidement ce fer au pied, on pratique deux étampures supplémentaires à l'éponge de la branche interne.

Pour terminer cet article, il nous resterait à parler de la ferrure des mulets et des bœufs ; mais nous croyons pouvoir nous dispenser de donner des détails particuliers sur ces opérations : 1° Parce que la ferrure des mulets, sauf la forme du fer, ne diffère pas de celle des chevaux, et surtout des *chevaux rampins* ; 2° parce que celle des bœufs n'est pas encore mise en usage dans la plus grande partie de la France.

Ferrure sans contrainte. Tel est le titre d'un petit ouvrage qui a été publié, il y a quelques années, par M. Balassa, capitaine de cavalerie autrichien. Nous croyons devoir donner ici un extrait de cet intéressant travail qui servira de complément à l'article qui précède.

Observations préliminaires. De tout temps il y a eu des chevaux d'une humeur intraitable, qui ne peuvent se soumettre à la gêne de la ferrure. On les y a forcés néanmoins, mais les moyens employés les ont souvent rendus entièrement vicieux. Différents appareils et machines ont été imaginés pour ferrer les chevaux méchants et obstinés ; mais on n'y a rien gagné, puisqu'il a fallu ensuite répéter les mêmes violences, et c'est ainsi qu'on a augmenté progressivement la résistance et la méchanceté de l'animal. — Les procédés violents et acerbes qu'on mettait en usage occasionnaient souvent des blessures graves et estropiaient hommes et chevaux. Des accidents fréquents survenaient principalement aux chevaux lors de leur entrée sous le *travail*. Les autres moyens usités avaient des conséquences sinon aussi funestes, du moins tout aussi déplorables pour le caractère du cheval.

L'expérience atteste que la timidité primitive du cheval augmente à mesure que le traitement, pour le contraindre à se laisser ferrer, devient plus cruel ; à la longue, il finit par perdre toute confiance dans les hommes, car il se souvient des tortures dont il a été l'objet ; il résiste dans toutes les occasions semblables, et peu à peu il devient méfiant et dangereux pour son cavalier.

Il est à présumer qu'on a déjà tenté des essais basés sur l'étude du cheval, afin de calmer, quand on les ferre, ceux qui sont *irritables ;* mais, puisque aucun résultat satisfaisant n'a été obtenu jusqu'à ce jour, il faut bien croire que ces essais n'ont pas été suivis avec toute la persévérance qu'ils méritent. L'auteur, par suite de ses études et de sa pratique, est parvenu à acquérir l'intime conviction que tout cheval méchant, obstiné, irritable ou vicieux, peut être amené par des procédés convenables à se laisser ferrer en une demi-heure ou une heure au plus, que sans l'emploi des moyens violents l'animal sera tellement corrigé de ses défauts, que désormais il pourra être ferré sans contrainte.

C'est avec raison que, dans les meilleurs ouvrages qui traitent de l'économie animale, on pose en principe qu'*il n'existe pas de chevaux naturellement vicieux*. Le cheval, en effet, ne devient méchant que parce que l'homme n'étudie pas le traitement qui lui convient, et ne se donne pas la peine d'approfondir sa nature. Au lieu d'affecter vis-à-vis de lui des manières douces et bienveillantes, et de lui manifester sa volonté par la voix et le geste, on préfère recourir à la cravache, à la chambrière et aux éperons. — Il est constant que celui qui n'a pu dresser un jeune cheval sans défaut, n'a pas su le juger, ou n'a pas vu qu'il n'était pas propre par sa nature à l'usage auquel il le destinait, ou bien n'a pas proportionné cet usage à ses forces et à son âge, ou bien enfin n'entendait rien à la manière de traiter les chevaux. La résistance de l'animal en est la suite. On se flatte de le vaincre par un traitement rude, et son obstination augmente. Alors, au lieu de se comprendre mutuellement, cavalier et cheval se font la guerre : dans cette lutte, l'homme n'a pas toujours l'avantage, et le cheval, non dressé pour le service auquel il était destiné, y devient bientôt tout à fait impropre.

Tout observateur attentif peut s'assurer journellement des inconvénients et de l'inefficacité des moyens ordinaires employés pour ferrer. On ne fait aucune distinction de caractère : le même traitement est réservé au cheval craintif, irritable, paresseux, méchant ou ardent. Le plus ordinairement il est conduit vers la forge, et là, attaché avec une longe. Peu importe que le terrain soit horizontal ou en pente, que le cheval soit d'aplomb ou non sur ses quatre pieds, cela semble indifférent au cavalier, aux valets, au maréchal-ferrant ou à son aide. Les premiers saisissent précipitamment le pied de l'animal, sans savoir quelle position ils doivent prendre par rapport à lui, encore moins quel pied ils doivent lever, ou quelle conduite ils doivent tenir pendant l'opération : il leur est égal de saisir le cheval à la jointure du boulet ou ailleurs, de lever ou baisser trop le pied, de le presser ou non, de le tirer en arrière ou de côté. Si le pied reste élevé trop longtemps, comme cela arrive ordinairement, la crampe saisit le cheval, et naturellement il résiste; l'homme qui tient la jambe, ainsi que le maréchal-ferrant, ne sont pas, dans ce cas, très-disposés à l'indulgence, et, par leur conduite souvent brutale, ils font si bien que l'animal devient de plus en plus méfiant et ombrageux. — Il n'y a pas loin de là à la torture du premier degré, comme par exemple les pinces aux oreilles. Bientôt on a recours à d'autres moyens plus odieux : on jette le cheval par terre pour lui mettre les entraves, on le hisse en l'air, et Dieu sait à combien d'instruments de supplice on a recours. L'état physique de la bête souffre plus ou moins de cette contrainte, et souvent elle devient avant le temps incapable de servir.

L'auteur se flatte que, par l'application de sa méthode, tous les appareils et les machines destinés à faciliter la ferrure deviendront inutiles, qu'il ne s'établira plus de lutte dangereuse entre le cavalier et son cheval pendant l'opération, et qu'on n'aura plus de blessures à redouter.

MANIÈRE DE TRAITER LES CHEVAUX PENDANT LA FERRURE.

Il s'est trouvé jusqu'à ce jour différents individus qui se vantaient de soumettre à la ferrure les chevaux les plus méchants ; mais ils employaient des moyens violents et dangereux, et aucun d'eux ne s'était avisé de gagner leur confiance et de les déterminer par un bon traitement à se laisser ferrer sans contrainte. D'après la méthode de l'auteur, ces animaux se laissent ferrer en une demi-heure ou une heure au plus, et *prennent encore de la confiance en l'homme,* par le bon traitement qu'ils en éprouvent. Cette méthode consiste dans les procédés suivants.

— *Usage de la voix.* Lorsqu'on apostrophe fortement un cheval, il recule ou il avance, car le son aigu de la voix humaine produit sur son oreille à peu près l'effet d'un coup de chambrière dans le lointain ; si au contraire on adoucit la voix en lui parlant, il appuie amicalement sa tête sur l'épaule de l'interlocuteur, et lui obéit volontiers en tout, surtout s'il est déjà habitué à être traité de la sorte.

— *Emploi de l'air du visage.* Une forte exclamation, accompagnée d'un air sévère, produit toujours son effet sur le cheval ; mais si on lui montre un visage riant, en même temps qu'on lui fait entendre une voix plus douce, il devient confiant et obéissant, et il n'est plus nécessaire de recourir à la chambrière.

— *Effets des yeux de l'homme sur le cheval.* Tout connaisseur en chevaux se convaincra facilement que l'œil courroucé de l'homme a un empire irrésistible sur ces animaux. L'expérience apprend que l'on gagne un ascendant extraordinaire sur eux, lorsque étant à pied on peut se passer de la chambrière ; on les encourage et on les récompense par des regards bienveillants ; on les punit par des regards sombres et courroucés ; on les force à l'obéissance par des regards fermes et constants. Après des essais multipliés, l'auteur a acquis la certitude qu'ils peuvent être amenés, par le regard sévère de l'homme, à reculer devant lui, à relever la tête, et à raidir le train de derrière ; en un mot, le regard impose tellement, que maint cheval ne bougerait pas quand même on tirerait un coup de pistolet près de lui.

— *De l'application du plat de la main sur le front et les yeux du cheval.* Les caresses de la main sur les yeux et le front, en sens croisé, sont d'excellents auxiliaires pour tranquilliser et calmer le cheval ; on calmera ainsi le plus fougueux et le plus méchant. Lorsqu'il n'y a pas d'objets à portée qui tendent à distraire son attention, l'effet de ce moyen est tel qu'il baissera tout à fait la tête, et s'endormira en quelque sorte.

— *Précautions à prendre dans l'emploi du caveçon et de la longe.* Le caveçon, comme on sait, est un instrument terrible. L'auteur a été longtemps incertain sur son véritable emploi envers les chevaux obstinés et rétifs. Il a partagé l'opinion de beaucoup de personnes, que l'on imposait d'autant plus à ces animaux, et qu'on atteignait d'autant plus tôt le but, qu'on tirait plus fortement sur la longe ; mais il s'est bientôt convaincu qu'ils cherchent à se délivrer par la force du coup douloureux qu'ils ressentent, qu'on manque le but par ce moyen, et que l'effet de la voix, de l'air du visage et des gestes du cavalier, est alors tout à fait illusoire. Depuis lors il a considéré le caveçon comme moyen comminatoire, et il ne s'en sert qu'en secouant légèrement la longe à droite et à gauche, pour ramener l'attention de la bête lorsqu'elle est détournée. Du reste, ce n'est point ici le lieu de discuter jusqu'à quel point le caveçon peut être employé comme moyen auxiliaire pour dresser et dompter un cheval.

— Le procédé à l'aide duquel on peut obtenir son impassibilité presque absolue repose sur les principes généraux suivants :

1° Les caresses avec le plat de la main sur le front et les yeux ;

2° L'art de lui imposer sans employer les forces matérielles ;

3° Savoir se faire comprendre au moyen de bons procédés ;

4° Le prévenir à temps pour qu'il ne puisse exécuter ses méchancetés et ses mauvais tours ;

5° Placer le garçon maréchal de manière qu'il ne puisse être mordu ni recevoir de coups de pied ;

6° Apprendre au même garçon comment il doit lever les pieds, et les poser.

1. — Lorsqu'on veut apprendre au cheval obstiné à se laisser ferrer, on doit le mener dans un endroit spacieux, mais fermé et obscur, dans une remise ou sous un hangar, par exemple, où il ne pénètre que juste assez de jour pour que l'on puisse distinguer les objets. Avec des chevaux moins méchants on peut procéder dans des manéges couverts, et même en plein air. — Le cheval doit être constamment pourvu d'une bride à deux rênes, et d'un caveçon à une seule longe fixée à

la muserolle. Le cavalier, placé devant lui, tient au commencement la longe du caveçon avec la main droite ; avec la gauche, il tient les deux rênes de la bride, en cas de besoin et comme réserve. S'il veut *caresser le front et les yeux,* il prend la longe du caveçon (qui doit toujours être plus courte que la bride) dans la main gauche, et commence avec la droite à *manipuler* l'animal. — Le cavalier doit savoir graduer sa manière d'opérer sur le caractère et le tempérament du cheval, et s'efforcer d'apprécier au juste à quelle classe il appartient. En général, on peut distinguer les six classes suivantes : 1° Chevaux d'un très-bon naturel, 2° très-vifs, 3° peureux, 4° méchants, 5° endurcis et entêtés, 6° enfin irritables. — Le cheval qui est bon, celui qui est vif ou peureux, sont conduits au moyen de la voix, des yeux, des gestes, des caresses avec le plat de la main, et de la longe du caveçon ; cependant on ne doit faire usage de ce dernier qu'avec lenteur et précaution. D'abord, on augmentera graduellement les petites secousses, d'après la nature de l'animal. Le cheval méchant, rétif, irritable, doit être mené un peu plus durement, dans l'occasion ; de pareils animaux aiment à *mordre en avant ;* le cavalier, placé devant eux, doit chercher à se garantir en allongeant les rênes. Il doit surtout redoubler de précautions avec ceux qui sont têtus et irritables, car, leurs yeux ne changeant de position que rarement, ils mordent sans qu'on puisse s'en douter. — Un cheval de bon naturel ne doit pas, ainsi qu'on l'a dit, être traité durement, tant qu'il ne se montre pas obstiné. S'il refuse d'obéir, il faut agir sévèrement sans doute, mais l'auteur n'entend pas par là qu'il faille faire usage de la chambrière, ni secouer la longe du caveçon : élever la voix, regarder fixement, avoir l'air menaçant, voilà les moyens de sévérité qu'il faut employer. Il est impossible de compter sur la réussite lorsqu'on maltraite le cheval avec le fouet, le bâton ou la longe.

On ne saurait traiter avec trop de douceur le cheval d'un naturel bon, vif, et même craintif, qui ne montre aucune méchanceté. Les caresses avec le plat de la main sur le front et les yeux suffisent pour le calmer, et lui ôter la peur. A cet effet, le cavalier prendra de la main gauche les rênes de la bride et de la longe du caveçon, et commencera à glisser le plat de la main droite sur le front et les yeux, de manière que la main croise, à moins que le cheval ne se cabre. La voix, les yeux et l'air du cavalier s'adouciront, afin que l'animal perde toute crainte. Mais s'il est méchant, têtu ou irritable, il faut lui imposer autrement, ainsi que nous allons le dire. — Il y a des chevaux *irritables ;* tels sont surtout, à certaines époques, les juments et les chevaux entiers ; leur inquiétude est telle que, si l'on s'en approche, ils veulent mordre et courent sur le cavalier dès qu'on les touche. De pareils animaux sont fort difficiles à ferrer ; il faut employer beaucoup de précautions pour se garantir de leurs atteintes, et les traiter déjà plus sévèrement.

Quand l'aide du maréchal a appris, auprès d'un cheval bon et calme, la vraie manière de lever les pieds, et que le cavalier a une bête méchante à ferrer, il faut l'y préparer. La préparer signifie la rendre attentive à ce qu'on lui demande. Souvent il est nécessaire de lui imposer à cet effet.

2. — *On impose au cheval* en tirant la longe du caveçon à droite et à gauche (non pas par saccades), en l'apostrophant fortement, en regardant fixement ses yeux, en le menaçant de la main avant que le garçon de forge s'en approche pour lui lever le pied. Lorsqu'on aura suffisamment imposé au cheval, le cavalier qui aura du discernement remarquera que l'animal le fixe, qu'il dresse les oreilles en avant et concentre toute son attention sur lui.

3. — *Comprendre le cheval, et s'en faire comprendre,* est indispensable en toute occasion. Si le cavalier fixe constamment les yeux de l'animal, il lui sera facile de remarquer quand il voudra mordre, se cabrer, ou donner des coups de pied. Alors le cavalier lui témoignera son mécontentement en l'apostrophant, et en le menaçant de la main. Il secouera souvent la longe, et emploiera tous ces moyens à la fois pour empêcher ce qu'il médite. Si par exemple le garçon de forge veut lever le pied, et que le cheval ait l'intention de s'y opposer, le cavalier s'apercevra que l'animal détourne son attention pour la diriger sur le compagnon. Il le pré-

viendra donc par les moyens indiqués. Par là, il lui donnera à entendre qu'il désire ne pas le voir retirer le pied que tient le garçon.

Lorsque le cheval aura compris le cavalier, et qu'il aura obéi, celui-ci devra changer son regard fixe en regard doux, sa voix et ses gestes menaçants en gestes doux et en voix douce et flatteuse ; mais, si au contraire il cherche à frapper le garçon, s'il continue à être récalcitrant, le cavalier prendra occasion de lui témoigner de nouveau son mécontentement par sa voix, sa mine et ses gestes. Si ces moyens ont été employés bien et à propos, on peut être certain que le cheval a parfaitement compris le cavalier, et la fois suivante il sera bien moins obstiné, s'il n'est pas entièrement soumis ; et quand même celui qui n'est pas habitué à ce traitement ne comprendrait pas de suite le cavalier, il finira par concevoir ce qu'on veut de lui. Si l'on continue cette conduite envers lui, il renoncera aux méchancetés dont il ne fait usage, la plupart du temps, que comme moyen de répression. Aussi longtemps que dure l'opération, le cavalier ne détournera pas les yeux de ceux du cheval, afin de fixer constamment son attention. Il pourra tout au plus jeter un coup d'œil à la dérobée, pour voir s'il est également sur ses quatre jambes. Du reste, le cavalier doit s'accoutumer à lire dans ses yeux et son attitude, en même temps qu'il dirige le garçon et le maréchal-ferrant.

4. — *Prévenir à temps les actions du cheval.* Il ne faut jamais attendre que le cheval ait fait ses méchancetés, mais aller au-devant avec la voix et le geste, lâcher au besoin la jambe, ou céder d'une autre manière. Les yeux sont les miroirs de son âme, et renferment les pronostics certains de ses desseins. Le cavalier doit donc entièrement se conformer à ce qu'ils disent. Par exemple, lorsque l'animal montre par ses yeux et son attitude que le garçon tient sa jambe trop longtemps levée, il doit ordonner de la lâcher sur-le-champ ; et si le maréchal-ferrant travaille trop rudement avec le tranchant du boutoir, ce que le cheval fera connaître par ses mouvements, le cavalier doit faire suspendre le travail du maréchal, ou bien encore faire lâcher le pied pendant quelques instants.

La manière dont les garçons d'écurie tiennent les pieds des chevaux est très-vicieuse, et ils ne la changent pas malgré l'impatience que montre l'animal d'être soulagé. La douleur occasionnée par cette attitude forcée l'engage à ruer et à résister. — Celui qui se figure être supérieur en forces physiques au cheval se trompera toujours à son désavantage. Le cheval qui n'est pas vaincu par la douceur, l'adresse et la ruse, ne sera pas dompté par vingt hommes réunis, s'il sait et veut se servir des armes que lui a données la nature. À plus forte raison, un seul homme ne peut-il hasarder un combat corps à corps avec ce redoutable adversaire, surtout lorsqu'il s'agit de tenir ses pieds, qui sont ses armes principales.

5. — *Placer le garçon qui tient les pieds de manière qu'il ne puisse être frappé ni mordu par le cheval.* La position du garçon de forge qui doit tenir les pieds est de la plus grande importance ; elle constitue la partie *technique* de cette méthode, tandis qu'on peut appeler partie intellectuelle les procédés de l'intruction. La position usitée a déjà coûté une jambe à plus d'un honnête homme. Malheureusement on n'emploie que des hommes fort peu au courant de cette besogne. Ils se placent sans intelligence, et assurément on doit être surpris qu'il n'arrive pas plus d'accidents. Un garçon, une fois atteint, n'a plus de confiance dans le cheval ; il n'ose le saisir de près. Il s'écarte en tenant son pied, et, au lieu de le tirer droit en arrière, il le tire de côté vers lui. Cette fausse position cause de la douleur à l'animal, et elle l'excite à résister et à se défendre. Bientôt il ne veut plus se laisser toucher la jambe par personne. — L'importance de la position que l'auteur indique pour le garçon de forge peut être appréciée, puisque, dans le grand nombre d'hommes qui lui ont servi à tenir les chevaux pour les faire ferrer, pas un seul n'a été mordu ni frappé. Mais aussi, avant de les mettre à l'ouvrage, et même pendant l'opération, il ne cessait de leur donner ses instructions. Lorsque le garçon de forge saura une fois comment se conduire avec des chevaux méchants, et quelle position il doit prendre, on peut être assuré que l'animal d'un bon naturel et non vicié restera tranquille, et que celui qui est méchant et vicié sera redressé à jamais.

6. — *La position du compagnon* (1) est celle ci-après : Lorsqu'il doit lever le pied droit de devant, il se place à côté de l'épaule droite, le visage en avant, et dans la même direction que celle du cheval, son épaule gauche touchant celle de droite de l'animal, et les pieds rapprochés ; il saisit la crinière avec la main gauche, ou, si le cheval est trop élevé, il s'appuie sur son épaule, en fixant son œil droit ; il reste dans cette position jusqu'à ce que la bête soit calmée ; le bras gauche, un peu tendu, le garantit de ses mouvements. Dans cette position, l'homme ne peut recevoir de coup de pied, ni être mordu, attendu qu'il suit les mouvements de l'animal, et qu'il peut les prévenir en faisant seulement un geste de la main droite.

La position pour le pied gauche de devant a lieu d'après les mêmes principes, et par des moyens inverses.

Pour lever le pied droit de derrière, on place le compagnon la face contre la hanche, et à la même hauteur ; il appuie sa main droite sur cette hanche, et l'étend de manière à repousser l'animal, s'il voulait se tourner pour lui donner un coup de pied. En s'appuyant sur la hanche et l'épaule, on a l'avantage de repousser le poids du côté opposé, et de fixer invariablement la position du compagnon maréchal. — S'il s'agit de lever le pied gauche, ce sont encore les mêmes principes et les moyens inverses qu'il faut employer.

Rarement les aides lèvent les pieds avec douceur ; chacun d'eux procède suivant son bon plaisir : l'un saisit le pied à la jointure du boulet, l'autre au genou ; le troisième serre et presse le pied là où il s'en est emparé ; le quatrième élève le pied à une hauteur constante, sans égard à la taille du cheval ; un cinquième le tiraille à gauche, et ainsi de suite. Beaucoup aussi tiennent le pied élevé jusqu'à ce que le maréchal ait ajusté et cloué le fer. Toutes ces fautes grossières ne sont point en harmonie avec les procédés naturels qu'exige la ferrure, et doivent amener tôt ou tard les inconvénients signalés plus haut.

L'opération de la levée du pied se fait de la manière suivante : Pour lever le pied droit de devant, le compagnon maréchal se place d'abord à la position indiquée ; puis il fait un demi-tour à gauche pour faire face au cheval. Le cavalier, placé devant l'animal, l'a déjà convenablement préparé, et fixe son attention plutôt sur lui que sur le garçon. Aussitôt qu'il témoigne de la crainte, le garçon se place devant lui, se laisse flairer, et le caresse avec le plat de ses deux mains sur le front. Puis, peu à peu, il reprend sa position première à côté de l'épaule du cheval. Si celui-ci témoigne encore de l'inquiétude, il ne faut pas que le compagnon et le cavalier montrent de l'impatience ; mais ils continueront les préparatifs jusqu'à ce que la bête soit calmée. Si celle-ci a l'habitude de se cabrer et de frapper avec les pieds de devant, on la placera dans un angle, de manière qu'elle ne puisse s'écarter ni à droite ni à gauche et que sa croupe en touche le sommet. Lorsque le compagnon sera revenu à sa place, à côté de l'épaule de l'animal, et que celui-ci sera tranquille, il appuiera sa main gauche sur son épaule, ou bien il empoignera la crinière, et y cherchera un appui.

Avec la main droite étendue, le pouce en haut, il commence à caresser le cheval depuis l'épaule jusqu'au genou. Si la bête témoigne de l'inquiétude, il retire sa main, et recommence à la glisser de haut en bas, sur l'endroit qui présente moins de sensibilité. Il continue ainsi jusqu'à ce qu'il puisse arriver jusqu'au sabot, sans exciter de mécontentement ni de crainte. Dans ce cas, comme en tout autre, même en élevant le pied, il ne faut pas presser la jambe. Lorsque la tranquillité du cheval fait juger qu'il est temps de lever le pied, le garçon saisit le paturon avec la main droite, le pouce placé dans le pli, et les quatre doigts embrassant la partie antérieure du paturon ; puis il soulève le membre et le porte en avant. Cela fait, et la bête ayant convenablement pris son appui sur le membre gauche, le garçon ramène le sabot en arrière en faisant fléchir le canon sur

---

(1) Les préceptes que M. Balassa développe ici diffèrent un peu de ceux que nous avons fait connaître dans notre article Ferrare. La méthode que nous avons décrite est celle qui est habituellement suivie dans les ateliers ; mais, après y avoir réfléchi, nous n'hésitons pas à faire amende honorable, et à déclarer que l'on doit donner la préférence à celle de M. Balassa, dont les avis portent le cachet d'une rare prudence.

l'avant-bras, qui doit être maintenu légèrement incliné de haut en bas, et d'arrière en avant. En même temps, le garçon fait un à-gauche, de manière à se tourner vers la croupe, apporte sa cuisse droite sous le genou du cheval, et pose le pied gauche en arrière, de manière à servir de point d'appui à son corps. Enfin, la main gauche quitte la crinière ou l'épaule, se réunit à la main droite autour du sabot, de manière à l'embrasser naturellement, les pouces par dessus.

Si l'on veut lâcher le pied du cheval, la main quitte le sabot et reprend le point d'appui à l'épaule ; le garçon, après avoir retiré à lui son pied gauche, se tourne à droite, de manière à faire face à l'épaule, et descend peu à peu le pied à terre.

Lorsqu'on veut lever ou descendre le pied gauche de devant, il faut suivre les mêmes principes en employant les moyens inverses.

Si le garçon doit lever le pied droit de derrière et que le cheval paraisse inquiet, il se place la face tournée vers l'épaule de l'animal, pose ses deux mains sur son dos, et les fait glisser lentement vers la croupe ; s'il remarque que le cheval témoigne de l'humeur, qu'il se replie sur lui-même, qu'il donne même des coups de pied, il cessera de suite et recommencera peu après. Parvenu enfin vers la croupe, et l'animal étant tranquille, il reprend la position décrite plus haut, et appuie sa main droite sur la hanche, tandis qu'avec le plat de la main gauche il glisse peu à peu depuis la croupe, au-dessus de la hanche, jusqu'aux sabots. Quand on change de côté, il ne faut jamais passer derrière le cheval, mais toujours devant, afin de ne pas exciter sa défiance. Il ne faut jamais le caresser à rebrousse-poil, parce que cela lui cause une sensation désagréable.

Si le cheval est calme, quand le garçon a porté la main au sabot, il appuie sa main droite sur la hanche de l'animal, afin de porter le centre de gravité de l'autre côté ; la main gauche, saisissant le paturon de telle façon que la main soit dans la supination, et que le pouce soit en arrière et dans le pli du paturon, fait légèrement sentir à la bête qu'on désire qu'elle lève sa jambe vers le ventre. Cette position est la plus naturelle ; c'est celle que prend le cheval pour marcher. Il arrive souvent que des chevaux, en livrant le pied de derrière, s'appuient tellement sur le garçon de forge, qu'il n'est pas en état de résister avec la main qui est appuyée à la hanche. Dans ce cas, un second compagnon doit venir repousser le poids de l'autre côté, à l'aide de ses deux mains. Le pied étant soulevé en avant, le garçon, sans changer de position, porte le pied en arrière, en faisant fléchir la jambe sur la cuisse. Cela fait, il se tourne lentement à gauche, et touche plusieurs fois avec sa cuisse celle du cheval ; si celui-ci le souffre, il porte enfin sa cuisse sous le membre soulevé, à la manière ordinaire ; après quoi il retire la main droite qui était appuyée sur la hanche droite, et la rapproche de la main gauche, de façon à embrasser le sabot des deux mains, les pouces par dessus et à côté l'un de l'autre. Il faut avoir grand soin de ne jamais attirer le pied sur le côté, mais droit en arrière.

Lorsque le garçon veut lâcher le pied, il tourne la partie supérieure de son corps à droite, contre la croupe, lâche la main droite, la porte contre la cuisse ou la hanche de la bête, comme précédemment, et retire sa jambe droite de dessous celle du cheval ; il tient le pied avec la main gauche et la pose lentement à terre.

Le cavalier, placé devant le cheval pour éviter tout accident, ne criera jamais, et ne fera pas usage de la longe, tant que le garçon a levé le pied et le tient entre ses mains ; il doit au contraire occuper beaucoup l'animal, causer avec lui, le louer ou le blâmer ; en un mot, le cavalier, pour atteindre promptement son but, surtout lorsqu'il s'agit de redresser un cheval vicié, doit partager son attention entre la bête, le garçon de forge et le maréchal-ferrant, afin de diriger toute l'opération avec unité. Le garçon et le maréchal peuvent donc n'être considérés que comme des instruments, puisque tous les ordres émanent du cavalier, et que ces ordres doivent être ponctuellement exécutés.

Aucun cheval, quelque docile qu'il soit, ne doit être mené à la forge avec un simple licou, mais toujours avec bride et filet, et, s'il est possible, avec bridon et caveçon. Le maréchal-ferrant doit travailler très-doucement et ne pas abattre à la fois de grands morceaux de sabot pour en être plus tôt quitte ; plus le maréchal pousse le boutoir en avant, plus les morceaux qu'il détache sont grands, et plus aussi le garçon doit tenir embrassé le sabot, et employer de force pour résister aux mouvements du maréchal. Autrement les chevaux seraient agacés et portés à la résistance.

Les garçons de forge consultent ordinairement leur propre taille pour déterminer l'élévation des pieds des chevaux; de sorte que le pied d'un petit cheval tenu par un homme de haute stature est ordinairement trop élevé, ce qui occasionne une tension douloureuse et amène la résistance. C'est sur la taille de l'animal, et non sur celle de l'homme, qu'il est naturel de régler l'élévation des pieds.

Lorsqu'un cheval indompté a été ferré d'après la méthode que nous venons de faire connaître, il faut le faire sortir chaque jour et à plusieurs reprises de l'écurie, pour l'exercer à lever la jambe volontairement. Après avoir répété plusieurs fois cet exercice, en le proportionnant à la résistance opposée, on sera agréablement surpris de voir que l'animal le plus méchant aura totalement oublié ses vices et se laissera toucher le pied quand on le voudra.

FEU (Application du), Cautérisation actuelle. Opération par laquelle on brûle certaines parties du corps d'un animal à l'aide d'instruments de fer rougis au feu et appelés *cautères*. (*Voy.* ce mot et Cautérisation.)

Feu Saint-Antoine, *Feu sacré, Érysipèle gangréneux* ou *épizootique, Mal des ardents, Mal rouge.* (*Voyez* Charbon.)

FÈVE, Lampas. Ces deux mots sont souvent employés en pathologie vétérinaire pour désigner un gonflement inflammatoire de la membrane fibro-muqueuse qui tapisse la voûte du palais des chevaux. Ce gonflement, qui survient quelquefois chez les jeunes chevaux pendant la durée de la dentition, est très-rare chez les animaux âgés; lorsqu'il se développe chez ces derniers, il est rarement *essentiel*, mais presque toujours un des symptômes d'une légère irritation de la membrane muqueuse gastro-intestinale. Cette opinion n'est pas celle des prétendus guérisseurs et des maréchaux de village, qui, lorsqu'un cheval paraît malade et ne mange pas comme à son ordinaire, ne manquent pas de regarder à l'intérieur de la bouche, qui doit être, selon eux, le siège du mal, et d'y chercher les *barbes* ou le *lampas*, sans s'inquiéter de l'affection qui cause réellement la diminution de l'appétit. Les mêmes *guérisseurs* pratiquent dans ce cas une absurde opération qu'ils appellent *ôter la fève*, opération qui consiste à faire une incision dans le palais, et à porter un fer brûlant dans cette incision !...

Si le gonflement du palais est occasionné, ainsi que nous l'avons dit, par une légère inflammation intestinale, c'est vers cette inflammation qu'il faut tourner ses regards : un peu de diète, des boissons adoucissantes, de l'eau blanche et quelques lavements, en faisant disparaître l'inflammation dont il s'agit, ne tardent pas, par suite, à amener la disparition du lampas. Si, au contraire, celui-ci dépend réellement d'une inflammation essentielle de la membrane palatine, et si le gonflement est porté au point de gêner la mastication, il faut essayer d'y porter remède en faisant une saignée au palais. Cette opération doit se pratiquer, non pas avec une corne de chamois ou une tige de fer à pointe mousse, comme cela se fait encore quelquefois dans les campagnes; ces mauvais instruments, en donnant lieu à des plaies déchirées, font plus de mal que de bien. Il faut, au contraire, avoir recours à un instrument bien tranchant; le bistouri à serpette, employé pour l'opération de la queue à l'anglaise, peut être utilisé dans cette circonstance.

Voici comment on procède à cette saignée : On fait lever un pied du devant par un aide, puis on se place vis-à-vis de la tête du cheval, on lui ouvre la bouche, on saisit sa langue avec la main gauche, et on la fait sortir de la bouche en la tirant près de la commissure droite de cette cavité ; de cette façon on met le palais à découvert et on force l'animal à tenir la bouche ouverte. Ces dispositions étant prises, l'opérateur introduit avec sa main droite le bistouri à serpette dans la bouche de l'animal, la pointe en haut, et le tranchant de l'instrument dirigé en arrière vers le fond de la cavité. La pointe du bistouri doit pénétrer dans la membrane du palais, sur le plan médian et vers le quatrième ou le cinquième sillon transversal de cette partie, et l'incision doit être rapidement faite d'*avant en arrière*. Si on faisait cette incision plus près de l'ouverture de la bouche, ou sur le côté du palais, ou bien si on la dirigeait d'arrière en avant, on s'exposerait à blesser les artères palatines, et à une hémorrhagie difficile à arrêter.

Aussitôt que le coup de bistouri est donné, on lâche la langue et on abandonne le cheval à lui-même; le sang s'écoule et s'arrête le plus souvent de lui-même, au bout d'une demi-heure ou une heure environ. — L'animal peut perdre de cette manière six à huit livres de sang. Il peut arriver que l'hémorrhagie soit plus considérable et que l'on soit obligé de l'arrêter; ici il est impossible de faire la ligature; tout ce que l'on peut employer est la compression, et encore l'exécution en est-elle difficile. Lafosse a conseillé pour cela l'application, sur la blessure, d'une coquille de noix remplie d'amidon, et fixée en place au moyen de ficelles passées dans des trous percés aux extrémités de la coquille, et venant se nouer sur le chanfrein. On peut encore employer à cet effet une espèce de planchette de la largeur de deux travers de doigt, arrondie à ses extrémités, et longue de quatre à cinq pouces; on la fixe transversalement par son milieu, sur un billot portant à chaque extrémité deux cordons, dont l'un sert à faire une espèce de têtière, et l'autre est destiné à aller s'attacher sur le chanfrein. Quand cet appareil est placé dans la bouche, on applique sur l'ouverture par laquelle le sang s'échappe une étoupade capable de comprimer convenablement, et on la maintient au moyen de la planchette, en attachant sur le chanfrein deux des cordons du billot, l'un et l'autre de ces cordons partant de chaque côté de la bouche.

Pendant les premiers jours qui suivent la saignée au palais, il faut interdire à l'animal l'usage des aliments solides, et ne le nourrir qu'avec de l'eau blanche un peu épaisse, et du son farineux un peu mouillé.

FIC. On donne ce nom à des excroissances vasculaires, rougeâtres, molles, à base étroite et à sommet renflé, plus ou moins volumineuses, élevées et multipliées, qui surviennent aux paupières, au menton, aux lèvres, et surtout aux organes génitaux et aux environs de l'anus; elles se développent aussi sur les membres des chevaux atteints d'eaux aux jambes. — Le moyen de les faire disparaître consiste à les emporter avec l'instrument tranchant, en ayant soin d'enlever toutes les racines, et de ménager la peau autant que possible. Presque toujours il est nécessaire de faire suivre cette opération d'une cautérisation faite avec le fer rouge, dans le double but d'arrêter l'hémorrhagie, et de détruire les racines que l'instrument aurait épargnées; de cette manière on prévient la reproduction de ces excroissances.

Fic à la Fourchette. (*Voy.* CRAPAUD.)

FIÈVRE. Les anciens désignaient sous le nom de *fièvres* les maladies générales dont ils ne pouvaient déterminer la nature. Aujourd'hui on désigne par cette expression une réaction organique consécutive à la plupart des maladies et caractérisée par l'élévation de la température animale, l'accélération des fonctions, une prostration plus ou moins marquée, etc. Hippocrate et tous les médecins de l'antiquité attachaient *aux fièvres* la plus grande importance. Galien, Stahl, Boerhaave, Laennec, Broussais, etc., ont émis sur la fièvre des opinions bien différentes, qui peuvent cependant se réduire à deux principales : pour Hippocrate, Galien, Stahl, *les fièvres* n'ont pas un siége primitif bien connu; pour Broussais et les auteurs modernes, les fièvres ont toujours pour point de départ une irritation à siége déterminé.

La médecine expérimentale, l'anatomie pathologique, et l'étude des modifications du sang dans les maladies, ont montré que la fièvre est une réaction de l'organisme contre les impressions morbifiques.

Nous reconnaîtrons, avec la plupart des médecins, la *fièvre essentielle*, la *fièvre symptomatique* et les *fièvres infectieuses*.

a) Si Haubner, Hertwig, Hering et Rey admettent l'existence de la fièvre essentielle chez nos animaux, Rychner, d'Arboval, Roelle, Verheyen n'ont jamais pu l'observer. Nous croyons avec Rey que les animaux de luxe, les sujets très-nerveux, sont quelquefois pris d'une fièvre essentielle sans qu'il existe chez ces animaux aucune maladie à laquelle il soit possible de rattacher la première. Cette fièvre n'est pas grave, elle se termine toujours par un phénomène critique quelconque.

b) La fièvre symptomatique est beaucoup plus intéressante à étudier. Elle accompagne presque toutes les maladies. On la désigne sous le nom de *fièvre inflammatoire* quand elle est consécutive aux affections internes, et par l'expression de *fièvre traumatique* quand elle se manifeste à la suite des affections externes ou chirurgicales. On pourrait reconnaître encore une fièvre rhumatismale, une fièvre arthritique, etc.; mais ces divisions n'ont qu'une importance secondaire, car si la fièvre présente de nombreuses variétés avec les individus, elle est une quand on l'étudie comme phénomène symptomatique. — L'élévation de la température étant le principal élément de la fièvre, rappelons en quelques lignes ce qui se rapporte à la chaleur animale. Nous savons qu'elle est due aux oxydations lentes qui se produisent dans l'intimité des tissus. L'opinion émise par Lavoisier, que le poumon est le siège de la combustion vitale, contestée d'abord par Lagrange, est aujourd'hui abandonnée. Le poumon sert seulement à faire pénétrer l'oxygène dans les organes; l'appareil circulatoire équilibre et répartit la température dans les diverses parties du corps, et enfin le système nerveux est le régulateur de la chaleur animale par son action sur l'appareil circulatoire. Des théories nombreuses ont été émises sur le mécanisme de production de la fièvre : Galien, Boerhaave, pensaient qu'elle est due à un excès d'action du cœur; Valentin l'a attribuée à un trouble du système nerveux. Claude Bernard voyait dans la fièvre l'effet d'un trouble de la circulation capillaire. Broussais croyait qu'elle était toujours la conséquence d'une gastro-entérite.

Comment expliquer l'élévation de la température? Pour la plupart des auteurs modernes, elle est due à des phénomènes vitaux plus actifs; pour le professeur Traube qui attache une importance considérable aux frissons, elle est l'effet d'une déperdition moindre de calorique.

On reconnaît à la fièvre trois périodes plus ou moins distinctes : celle d'invasion, celle d'état, celle de déclin qui est souvent accompagnée de phénomènes critiques. Les tracés thermométriques donnent une idée très-nette de ces phases de la réaction fébrile. Elle s'annonce par des prodromes qui échappent rarement à l'observation. On remarque, chez les sujets atteints, de l'abattement, de la nonchalance, un manque d'ardeur au travail, une fatigue plus ou moins accusée. Bientôt surviennent des phénomènes caractéristiques : la circulation s'accélère; on peut compter chez le cheval cinquante, soixante, soixante-dix pulsations. — Le praticien tiendra compte des caractères du pouls au point de vue du diagnostic et surtout du pronostic; la respiration s'accélère à peu près dans les mêmes proportions; le thermomètre accuse une élévation de la température animale qui se traduit encore par la chaleur de la peau, de la bouche et l'ardeur de la soif. De temps à autre on constate des frissons plus ou moins prolongés. Le malaise général, l'abattement, l'anorexie deviennent de plus en plus marqués. Excepté la sécrétion cutanée, toutes les autres diminuent sensiblement; le rétablissement doit en être considéré comme un phénomène critique favorable. — Nous devons ajouter que les produits de déchet renferment une proportion de matériaux de désassimilation beaucoup plus forte qu'à l'état normal; la réaction vitale, déterminant une nutrition plus active, en donne l'explication. Il existe au sang une quantité de fibrine plus considérable que dans les conditions ordinaires. Cet excès de fibrine dans le sang se traduit chez nos animaux par la formation d'un caillot grisâtre désigné sous le nom de *couenne inflammatoire*. Chez le cheval, la coagulation plus rapide de ce sang s'opposant à la précipitation des globules, le caillot blanc est moins épais que celui obtenu avec le sang d'un sujet sain.

La fièvre de réaction est généralement peu grave ; son intensité mesure jusqu'à un certain point la puissance nerveuse des animaux. A la suite de l'inflammation aiguë des organes importants des grands traumatismes, elle peut se montrer très-violente ; il ne faut pas oublier qu'à un certain degré elle devient incompatible avec la continuation de la vie. Alors le praticien devra l'abattre par les agents thérapeutiques.

Dans certains cas, le praticien est consulté pour des animaux dangereusement malades, sous le coup d'une fièvre intense, et il ne peut reconnaître le siége, la nature de la maladie : il ne voit que la fièvre. Qu'il n'oublie pas les préceptes de l'ancienne médecine! qu'il sache bien que la fièvre peut tuer et que l'expectation est souvent dangereuse! Il a à sa disposition la saignée, les purgatifs, la digitale, tous les antifébriles ; leur administration peut donner d'excellents résultats.

— Le traitement de la fièvre est simple. Chez les sujets jeunes, vigoureux, pléthoriques, on agira par la saignée, la diète, l'iodure de potassium, les purgatifs salins. Les organismes faibles, épuisés, réclament toujours une médication tonique. La poudre de digitale est pour eux l'antifébrile le plus convenable.

FIÈVRES INFECTIEUSES.

Sauvage poussait un peu loin l'analyse de ces sortes de fièvres lorsqu'il en admettait cent cinquante-cinq espèces. Les recherches modernes permettent de les rapporter à quatre groupes. Nous signalerons :

1° La fièvre septique ;
2° La fièvre due à l'infection miasmatique ;
3ᵘ La fièvre consécutive à l'infection virulente ;
4° La fièvre déterminée par l'infection parasitaire.
(*Voy.* SEPTICÉMIE, MIASMATIQUE, VIRUS, PARASITES.)

FILAIRE. Nom d'un genre de vers intestinaux, remarquables par leur longueur et leur extrême ténuité. Ces vers se trouvent dans toutes les parties du corps des animaux de toutes les classes, le plus souvent dans le tissu cellulaire, quelquefois sous le péritoine, dans les cavités splanchniques : il paraît même qu'ils pénètrent le tissu des parties, et peuvent sortir à l'extérieur. Les filaires sont assez rares dans les espèces domestiques. (*Voy.* VERS.)

FISSURE. On appelle ainsi en chirurgie des fentes étroites, allongées, ordinairement peu profondes, que l'on remarque sur quelques os, particulièrement sur ceux qui sont plats. Ces fentes ou fêlures, qui peuvent aussi traverser toute l'épaisseur de l'os, sont, comme la plupart des fractures, le plus habituellement occasionnées par des chutes, des coups violents, des glissades, etc. Les fissures osseuses sont en général difficiles à reconnaitre : le meilleur traitement à leur opposer consiste, lorsqu'un os est reconnu *fêlé*, à employer tous les moyens possibles pour empêcher l'agrandissement de la fissure ou fêlure, dont la guérison même s'opère parfois spontanément. Mais quelquefois survient une fracture reconnaissant pour cause la faiblesse de l'os, conséquence de la fêlure qui détermine une inflammation du tissu osseux et sa raréfaction.

— Le mot *fissure* sert encore à désigner des ulcérations allongées, plus ou moins profondes, qui ont leur siége dans l'épaisseur de la peau ou dans le tissu corné : telles sont celles qui surviennent au paturon, à la partie postérieure du boulet, du canon, au pli du genou, à la muraille du sabot, etc., etc. (*Voy.* CREVASSE et SEIME.)

FISTULE, CONDUITS FISTULEUX. Lorsqu'il s'établit dans une partie du corps une sécrétion morbide quelconque, le produit de cette sécrétion tend à se faire jour au dehors, s'il n'est pas versé à la surface de la peau, ou sur celle de quelque membrane communiquant avec l'extérieur. Dès l'instant où un fluide, ou un liquide, trouve un obstacle à son cours naturel, il se crée une route nouvelle, par laquelle il s'écoule en totalité si l'oblitération des conduits qu'il parcourt ordinairement est complète. Enfin, aussitôt qu'un conduit naturel est ouvert accidentellement, les matières qu'il charrie se divisent en deux parties, dont l'une continue de suivre son cours habituel, et dont l'autre se fraye une route nouvelle à travers les tissus environnants. — Dans ces trois cas, il s'établit un *conduit accidentel,* chargé de servir de canal de transmission au produit de la sécrétion morbide, ou aux différentes matières liquides ou gazeuses détournées de leurs voies naturelles, et c'est à ces sortes de conduits que l'on donne ordinairement le nom de *fistules.* — Il résulte de là que les suppurations entretenues par la carie ou la nécrose d'un os, par la dégénération des ligaments ou des cartilages articulaires, par l'éloignement des parois d'un foyer, et l'impossibilité dans laquelle elles sont de se rapprocher, par l'inflammation chronique de la membrane muqueuse qui tapisse quelques cavités naturelles ou accidentelles, que les plaies ou les ouvertures spontanées des conduits qui charrient les produits des sécrétions ou les excréments sont les circonstances à la suite desquelles on voit le plus souvent les fistules se manifester.

— Une fistule emploie toujours un certain temps pour s'établir. Dupuytren rattache leur histoire à deux époques distinctes. Les phénomènes qui caractérisent la première époque sont différents, suivant que la maladie est la suite d'une plaie faite à un canal excréteur, ou selon qu'elle s'établit spontanément. Dans le premier cas, en effet, les substances qui parcourent le conduit ouvert s'épanchent immédiatement par la plaie en suivant la route nouvelle que leur a tracée l'instrument vulnérant. Dans le second cas, la maladie commence toujours par un abcès, à l'ouverture duquel il s'écoule au dehors une plus ou moins grande quantité de pus de nature variable. Lorsque le foyer est voisin de la peau, l'ouverture par laquelle le pus se fait jour à l'extérieur communique directement dans sa cavité, et le trajet parcouru par ce liquide n'a qu'une longueur égale à l'épaisseur de la paroi du foyer qu'il traverse. Quand, au contraire, le foyer primitif a un siège profond, alors le pus fuse en suivant ordinairement les interstices celluleux des organes ; il vient, après un trajet plus ou moins long, soulever la peau et la perforer. Dans quelques cas, la fusée principale se divise en plusieurs embranchements, qui viennent s'ouvrir séparément à la surface du corps en produisant les mêmes accidents.

Tels sont les phénomènes qui caractérisent la première époque. Pendant la seconde, si le foyer est placé sous la peau, ou à peu de distance, son étendue diminue, et l'ouverture par laquelle il communique directement à l'extérieur se rétrécit ; mais elle ne disparaît pas complétement, parce qu'elle reste entretenue par le passage continuel des matières, et que ses bords se cicatrisent isolément, lorsque l'inflammation première est dissipée ; mais c'est surtout quand le foyer est placé à une grande profondeur que la partie devient le siège de phénomènes très-remarquables. L'inflammation, d'abord très-vive, se calme sans disparaître entièrement : il s'organise dans toute l'étendue du trajet accidentel, parcouru par les matières nouvellement formées ou échappées de leurs voies naturelles, un canal qui s'isole peu à peu des parties environnantes, et prend les caractères d'un canal excréteur. Ce canal est plus ou moins droit, quelquefois flexueux ; sa surface interne est tapissée par une membrane analogue aux membranes muqueuses ordinaires, par la nature du fluide qu'elle fournit, et par la difficulté que l'on éprouve à faire adhérer ses parois entre elles, mais qui en diffère cependant par certains caractères anatomiques (absence de follicules), quand la maladie est fort ancienne, et que l'inflammation est peu considérable ; on trouve même au-dessous de cette membrane une couche de tissu cellulaire, analogue au tissu cellulaire sous-muqueux, qui permet de la détacher des parties environnantes.

En même temps que ces changements ont lieu dans la longueur du trajet fistuleux, il s'en fait d'autres non moins remarquables à ses deux extrémités. Celle qui correspond au foyer primitif, et que l'on nomme *extrémité d'origine,* se resserre, mais elle reste plus évasée que le canal lui-même, et se tapisse comme lui d'une membrane de nature muqueuse ; l'extrémité opposée, ou l'extrémité de décharge, se rétrécit, s'arrondit, et prend bientôt l'apparence d'une fongosité d'un rouge plus ou moins vif, percée à son centre d'une ouverture étroite, et souvent difficile à apercevoir, toujours moins large que le canal auquel elle sert d'orifice, et par laquelle il sort une quantité de pus pur, ou mêlé à diverses matières. Les fistules qui ne fournissent que du pus sont celles dont l'extrémité d'origine correspond à un foyer formé par le tissu cellulaire, ou appuyé sur quelque organe plein. On les a nommées *fistules incomplètes ou borgnes*. On a appelé *fistules complètes*, au contraire, celles qui ont pour caractères de fournir, avec du pus, quelques matières ordinairement contenues dans des canaux, et de correspondre par leur extrémité d'origine à une perforation de ces réservoirs ou de ces canaux.

Une fois établis, les conduits accidentels sont en général peu douloureux ; on peut même les sonder dans toute leur longueur, sans que les animaux paraissent en ressentir de la douleur. Mais, dans quelques cas, lorsque surtout les matières qui les parcourent sont très-irritantes, ils sont sujets à s'enflammer de temps à autre ; alors ils deviennent le siège d'un gonflement assez considérable, auquel participent les parties environnantes, et d'une sensibilité très-vive ; souvent le résultat de ces inflammations consécutives est la formation de nouveaux embranchements qui partent à une hauteur plus ou moins considérable du conduit principal, et viennent s'ouvrir à la même surface, à une distance variable de l'orifice primitif. C'est même de cette manière que se forment le plus ordinairement les conduits secondaires. Souvent, dans ces cas, la région qui est le siège de la maladie se transforme en une masse de callosités criblée d'une multitude d'orifices fistuleux, qui tous aboutissent à une extrémité d'origine commune. Il est difficile d'établir d'une manière générale le pronostic des fistules ; nous nous bornerons à dire qu'elles sont d'autant moins graves que leur trajet est plus court, et que leur source peut être plus facilement tarie. Elles sont incurables, mais elles compromettent rarement la vie des animaux, quand elles partent d'un organe inaccessible aux instruments, ou quand elles dépendent d'une maladie incurable elle-même.

— Ce que l'on peut dire de plus général sur le traitement des fistules consiste à recommander de chercher à en tarir la source. Tant qu'elles sont à leur première période, c'est-à-dire tant que le conduit muqueux n'est pas encore entièrement formé, il suffit de remplir cette indication pour les guérir. Et même, après que l'organisation de ce canal est complétée, on voit encore quelquefois le conduit accidentel revenir sur lui-même, et s'effacer complétement par l'adhérence mutuelle de ses parois. Mais, dans bon nombre de cas, le conduit accidentel, bien que considérablement rétréci, persiste, et il continue à fournir une certaine quantité d'humeur muqueuse. Une indication secondaire se présente alors : elle consiste à employer directement des moyens propres à obtenir l'oblitération du conduit accidentel. Il ne faut donc pas se borner, à l'exemple des anciens, à attaquer directement l'orifice et le trajet fistuleux par l'extirpation, la cautérisation, ou tout autre procédé ; car de semblables opérations ne sont d'aucune utilité pour la guérison de la maladie, qui ne peut avoir lieu qu'autant que l'on a tari la source de l'écoulement anormal.

— Les moyens à l'aide desquels on fait cesser la source de la fistule varient comme la nature de cette source elle-même. C'est ainsi que, quand la suppuration est entretenue par un corps étranger, par une nécrose, une carie, il faut détruire ces maladies par les moyens appropriés ; que, quand elle est entretenue par l'amincissement et le décollement de la peau, il faut emporter la partie de peau incapable de se recoller, et convertir ainsi la maladie en un ulcère simple, etc.; que, quand elle provient de l'inflammation chronique des tissus qui entrent dans la composition d'une articulation, de celle d'une membrane séreuse, etc., il faut d'abord faire cesser cette inflammation. Enfin, lorsque la fistule tient à la perforation de quelque réservoir, de quelque conduit naturel, il faut empêcher les matières que contiennent ces réservoirs ou ces conduits de passer à travers l'ouverture faite à leur paroi, et l'on y parvient par des moyens qui diffèrent comme la cause de cette perforation. Lorsque c'est une plaie, il suffit en général de placer, dans les voies que parcourent naturellement les substances que l'on veut empêcher de s'épancher dans les tissus voisins, une large canule qui leur offre une issue constamment ouverte et plus facile que l'ouverture accidentelle, et les fait écouler au dehors, sans leur permettre de s'échapper par la fistule, qu'elle tient bouchée.

Quand la maladie tient au rétrécissement d'un conduit excréteur, il faut faire cesser l'obstacle par la cautérisation, ou bien en ouvrant aux matières une route nouvelle, c'est-à-dire en établissant une nouvelle fistule qui les conduise sur une surface où leur présence ait moins d'inconvénients qu'à la peau, etc., etc.; en un mot, il faut traiter le *rétrécissement* ou l'*oblitération* du conduit malade. Cette première indication remplie, on voit ordinairement le conduit accidentel se resserrer et s'oblitérer complètement. Mais quelquefois il persiste, ainsi que nous l'avons dit; il faut alors le fendre dans toute sa longueur pour le panser à fond, afin de changer la nature de la membrane qui le tapisse, et de la transformer, par l'inflammation qu'on y excite, en un tissu suppurant qui dès lors est disposé à fournir des bourgeons au moyen desquels la cicatrice peut se former; souvent aussi on obtient le même résultat par des injections irritantes, par des applications caustiques, etc., dont on aide l'action au moyen d'une compression méthodique qui maintient les surfaces opposées du conduit en contact immédiat et permanent, et les force à s'unir l'une à l'autre.

Les anciens, qui paraissent n'avoir eu que des idées fort inexactes sur les mécanismes de la formation des fistules, se bornaient, dans beaucoup de cas à inciser ou à cautériser les trajets fistuleux, ou à extirper les callosités dont ces trajets sont souvent environnés. Il est évident que de semblables opérations sont tout à fait inutiles, tant que l'on n'a pas tari la source de l'écoulement morbide qui a déterminé la formation du conduit accidentel. Les callosités disparaissent presque toujours d'elles-mêmes après la guérison des fistules; si elles persistaient, les douches, les bains, les émollients, les fondants, ou même l'extirpation, devraient être employés pour les guérir; mais il est fort rare que l'on soit obligé de recourir à ces moyens.

Tel est, en général, le traitement applicable aux fistules curables, c'est-à-dire à celles dont on peut détruire la source. Dans le cas contraire, on doit se borner à entretenir la partie dans un grand état de propreté, et à combattre par des applications et des injections émollientes, et même par des saignées locales, l'inflammation qu'elles provoquent dans les parties voisines. Si, malgré ces soins, on s'aperçoit que le trajet fistuleux tend à s'oblitérer sans que la source soit tarie, il faut l'inciser, ou y placer des corps dilatants, afin d'entretenir son ouverture, et de prévenir les accidents qui pourraient résulter de l'accumulation et du séjour de matières plus ou moins irritantes au milieu des parties.

— Nous ne traiterons pas ici de toutes les fistules en particulier; l'histoire de la plupart d'entre elles se trouvera aux articles réservés aux mots qui servent à les désigner. (*Voy.* Clou de rue, Javart, Plaies, Mal de garrot, Taupe, etc.) Nous ne nous occuperons ici que des fistules lacrymale, salivaire, urinaire, et anale.

Fistule lacrymale. Cette fistule est très-rare chez les animaux; cependant elle n'est pas sans exemple parmi eux, car Bourgelat et Lafosse l'ont observée, et M. Leblanc a fait connaître un mode de traitement qu'il a eu occasion d'employer.

Les plaies qui affectent les voies lacrymales, et notamment le sac de ce nom, n'ont pas communément pour suite la formation d'une fistule, parce que, tant que les conduits sont libres, les larmes ont plus de tendance à suivre leur route naturelle qu'à sortir par la plaie. Ce ne serait que dans le cas où les parois du sac lacrymal auraient éprouvé une perte de substance assez large pour ne pouvoir être réparée, que la plaie pourrait devenir fistuleuse, et laisser échapper une partie des larmes. Mais alors la fistule serait à peu près incurable, et elle ne réclamerait d'ailleurs que des soins généraux qui ont été indiqués plus haut. — Le plus ordinairement la fistule lacrymale est la suite du rétrécissement des voies lacrymales; elle succède à la tumeur du même nom, ou, pour mieux dire, à l'*abcès lacrymal*.

Les caractères de ces trois états différents sont faciles à saisir. Après avoir présenté, ordinairement pendant longtemps, ceux de la tumeur lacrymale, c'est-à-dire une tuméfaction placée à l'angle interne de l'œil, circonscrite, molle, indolente, disparaissant lorsqu'on la comprime, et se débarrassant alors, soit par la narine, soit par les points lacrymaux, des larmes seules ou mêlées à une certaine quantité de mucosités qui la remplissent, la tumeur revêt les caractères inflammatoires. Ceux-ci, qui dépendent de l'irritation du sac lacrymal produite par la distension qu'il éprouve, et par la présence des larmes accumulées dans son intérieur, peuvent paraître à diverses reprises, et disparaître par résolution ; mais enfin la tumeur lacrymale durcit et devient douloureuse, le sommet de cette tumeur s'entr'ouvre, et laisse échapper une certaine quantité de larmes mêlées à du pus (abcès lacrymal). Il arrive quelquefois que l'ouverture, après avoir duré pendant quelque temps, se cicatrise ; mais les mêmes accidents reparaissent peu de temps après, et dans la plupart des cas l'ouverture persiste, se rétrécit alors, et devient fistuleuse. Dès lors la fistule lacrymale est établie ; elle est facile à reconnaître aux symptômes qui l'ont précédée, et à la nature du liquide qu'elle fournit. Le siége de l'ouverture fistuleuse varie : dans la plupart des cas, elle est placée au niveau du sac lacrymal, c'est-à-dire un peu au-dessus de l'angle nasal de l'œil. Chez quelques animaux, après l'ouverture spontanée de la tumeur lacrymale, les accidents inflammatoires cessent ; mais chez d'autres l'inflammation persiste, et il peut alors en résulter des désordres plus ou moins graves, tels que la formation de plusieurs ouvertures, le décollement de la peau, la destruction des parois du sac, l'induration du tissu cellulaire sous-cutané, le développement de fongosités dans le sac lacrymal et dans le canal nasal, et quelquefois même la carie et la nécrose des os.

La maladie qui nous occupe est toujours un accident grave et difficile à guérir ; nous ne savons même pas si l'on peut citer des exemples bien avérés de cure complète de cette sorte de fistule, la disposition anatomique des parties, surtout chez le cheval, s'opposant souvent au rétablissement du cours des larmes, et à l'abord des instruments et des agents de guérison. En effet, chez ces animaux, le canal lacrymal est très-étroit et a près d'un pied de longueur ; comment donc l'injecter ou y passer une sonde sans s'exposer à pratiquer de fausses routes ? Cependant Lafosse affirme avoir obtenu des succès ; il dit même que la maladie est toujours curable, à moins qu'elle ne soit trop ancienne, ou qu'elle ne soit une complication de la morve. Pendant la durée de la première période, il a recours aux moyens indiqués contre les inflammations (saignée, applications émollientes, etc.) ; lorsque la fistule existe, il essaye les injections détersives par le canal et les points lacrymaux, et, lorsque ces moyens ne suffisent pas, il incise et ouvre le sac lacrymal.

Lorsqu'il y a obstruction du canal lacrymal, il faut avant tout chercher à débarrasser ce canal des matières qui s'opposent au passage des larmes. Pour cela, on examine l'intérieur des narines, on cherche s'il n'existe pas quelque excroissance qui réponde au trajet du canal, quelque polype bouchant son extrémité inférieure ; dirigé par les mêmes motifs, on explore avec le même soin l'orbite vers le grand angle de l'œil. Les injections ne pouvant réussir ici comme chez l'homme, vu les sinuosités du canal et la grande difficulté de les faire passer à travers l'ouverture anormale, ou par les points lacrymaux, on peut essayer l'introduction d'une petite sonde très-flexible et mousse ; cette sonde doit être en baleine ou en gomme élastique, et pas plus grosse qu'une forte corde à violon ; on l'enduit avec de l'huile et on l'introduit vers le grand angle de l'œil, par l'un des points lacrymaux. Il est bien entendu que, préalablement, l'animal doit être abattu, convenablement assujetti, et que les paupières doivent être maintenues écartées à l'aide d'un instrument convenable. Pour bien pratiquer cette opération, il importe de bien connaître la disposition anatomique du conduit lacrymal. Une fois la rencontre de ce conduit opérée, la sonde s'engage ; on la pousse lentement et sans employer une grande force, de manière à ne rien blesser et à ne pas se fourvoyer. Lorsque l'obstacle qui s'oppose à l'écoulement des larmes n'est pas très-résistant, il cède aux efforts de la sonde, dont l'extrémité pénétrante finit par se présenter à l'orifice inférieur du canal, en supposant qu'on ne se soit pas égaré dans la route qu'on a voulu suivre. Si le rétrécissement était dû à des matières muqueuses épaisses, provenant de l'engorgement des parois internes du conduit, et qu'on craignît que, par suite de cet état de choses, l'obstruction ne se renouvelât, il faudrait tenir pendant quelque temps dans le trajet une mèche de fil que l'on fixerait à l'extrémité de la sonde, avant de retirer celle-ci par où elle est entrée. On assujettirait ensuite cette mèche en augmentant graduellement sa grosseur, et en la tenant en place pendant le temps nécessaire. Lorsque le canal ne présente plus de tuméfaction, et qu'on le croit désobstrué, on peut sans inconvénient retirer et supprimer le corps étranger.

Lorsque la fistule a son siége dans la paroi du sac lacrymal, on est obligé d'ouvrir ce sac, et d'y pénétrer d'abord. Voici comment M. Leblanc décrit cette opération : « Il est nécessaire que l'animal, jeté à terre, ait la tête disposée de telle sorte que le nez soit plus élevé que la nuque ; un aide, placé derrière les oreilles, ferme les paupières et les tire vers l'angle temporal en exerçant une compression de dedans en dehors, de manière que l'angle nasal soit très-tendu. L'opérateur, la main droite armée d'un bistouri à lame étroite, contribue autant que possible à tendre la peau qu'il doit inciser ; il enfonce l'instrument tranchant immédiatement au-dessous de l'angle nasal de l'œil ; il pénètre dans le sac, et, faisant exécuter un mouvement de flexion aux doigts qui maintiennent le bistouri, il pratique une incision d'un centimètre environ dans la direction d'une ligne qui formera un angle de quarante à cinquante degrés environ avec le tendon du muscle orbiculaire des paupières, fixé au tubercule lacrymal, ligne qui se trouve verticale quand l'animal est levé. L'opérateur arrive ainsi au trou qui forme la partie supérieure du canal lacrymal ; il y introduit la sonde dont nous avons parlé, puis manœuvre et agit ainsi qu'il a été dit. Le reste de l'opération est semblable à ce que nous avons décrit plus haut. »

Telles sont les méthodes de traitement que l'on conseille ; mais, nous le répétons, leur emploi nous semble hérissé de difficultés. Heureusement que la rareté des fistules lacrymales fait que les opérations dont nous venons de parler sont bien peu réclamées.

— Fistules salivaires. Les fistules salivaires sont assez rares. Elles sont plus graves que les précédentes, parce que la perte de la salive peut exercer une influence fàcheuse sur la digestion, et qu'en outre elle entraîne quelquefois l'épuisement des animaux. Ces fistules tirent leur source du tissu même des glandes ou de leurs conduits excréteurs. La plus simple observation les fait aussitôt reconnaître.

Les fistules de la glande parotide et de son conduit sont les plus fréquentes. Elles peuvent dépendre de plusieurs sortes de causes : dans quelques cas, elles sont le résultat d'une plaie qui a divisé la glande ou son conduit, en même temps que les parties molles de la joue, et qui, abandonnée à elle-même ou mal traitée, ne s'est cicatrisée qu'en partie, est restée entr'ouverte dans le point correspondant à la solution de continuité, et continue de laisser écouler la salive par ce point. Dans d'autres cas, elles surviennent à la suite d'un abcès. C'est ordinairement sur le corps de la glande que celui-ci se développe ; il peut dépendre d'un obstacle quelconque au cours de la salive, et se façonner à la suite d'un rétrécissement du conduit, ou bien de la formation d'un calcul ; il peut encore provenir de la pratique absurde et barbare de certains prétendus guérisseurs qui, dans le cas de coliques, saisissent les parotides avec des tricoises et les battent vigoureusement avec le manche d'un brochoir, ce qu'ils appellent *battre les avives*. D'autres fois enfin, l'abcès est spontané ; l'inflammation qui le précède est alors ordinairement vive ; la tumeur est dure et circonscrite ; quelquefois la peau amincie et décollée se perfore seulement ; d'autres fois elle se détruit dans une plus ou moins grande étendue, et l'on voit dans le fond de l'ulcération une eschare grisâtre, à la chute de laquelle succède un ulcère rouge et grenu, dont les bords restent décollés.

Quels que soient le siége et la forme de la maladie, on la reconnaît facilement à l'écoulement de la salive, d'abord mêlée à du pus et ensuite pure, que fournit la plaie, écoulement qui devient très-abondant surtout pendant l'acte de la mastication et lorsque l'animal, ayant faim, est excité par la vue des aliments.

Les fistules salivaires ne tendent point à guérir; il faut donc les prévenir ou les combattre par des moyens appropriés. On peut les prévenir en réunissant exactement, au moyen de la suture entortillée, les plaies dans lesquelles le conduit salivaire ou la parotide se trouve intéressée; en exerçant sur le corps même de la glande, jusqu'à ce que la réunion soit opérée, une compression assez forte pour s'opposer à la sécrétion de la salive, en tenant l'animal enfin à une diète absolue, et en éloignant de lui tout ce qui pourrait provoquer son appétit. Quelques chirurgiens veulent que, dans le cas où le conduit parotidien est divisé, on réunisse la plaie de la joue à l'extérieur seulement, qu'on la laisse entr'ouverte du côté de la bouche, et que même on interpose entre ses lèvres de ce côté un bourdonnet de charpie qui les maintienne écartées, et favorise la chute de la salive dans la cavité de la bouche. Ce principe est rationnel et peut trouver une utile application dans la chirurgie vétérinaire, à l'exception toutefois du placement du bourdonnet, que l'on aurait bien de la peine à maintenir dans la bouche des animaux. On peut, dans d'autres cas, prévenir la formation des fistules salivaires, en extrayant les calculs salivaires, ou en faisant avorter, par un traitement antiphlogistique bien dirigé, les inflammations qui se développent dans le voisinage de la glande parotide ou dans son tissu.

Lorsque les fistules sont établies, les moyens à employer diffèrent un peu, selon qu'elles ont leur source dans la glande parotide ou dans son conduit excréteur. Dans le premier cas, on peut employer la cautérisation avec les caustiques ou le fer rouge; la compression, les injections de diverse nature, enfin l'excision de la fistule et le rapprochement de la plaie au moyen de la suture. C'est dans des cas de cette nature que M. Leblanc prétend avoir enlevé avec succès la glande parotide elle-même. Il est bien vrai qu'en enlevant l'organe sécréteur de la salive, on tarit la fistule à sa source elle-même. Mais cette opération est-elle possible? Nous n'hésitons pas à répondre que, pour quiconque connaît la disposition anatomique de cette glande, dont le tissu est traversé par des vaisseaux volumineux, des troncs nerveux, et qui repose par une grande partie de sa surface profonde sur des artères, des veines, des nerfs, des organes des plus importants et des plus délicats, cette opération sera une des plus grandes hardiesses que l'on ait osées en chirurgie. Il faut toute l'autorité du nom de M. Leblanc pour que nous ne considérions pas comme une mystification les faits et les *succès!*... qui ont été publiés; et encore, malgré la confiance que nous avons en cet habile vétérinaire, nous lui demandons la permission de douter, jusqu'à ce que nous ayons vu, de nos yeux vu, cette extraordinaire opération.

C'est assez dire aux praticiens que nous ne leur conseillons pas de la tenter.

Lorsque la fistule a son siége sur le conduit parotidien, et qu'il est libre, on peut encore essayer de la traiter par une compression établie sur le trajet du conduit, entre la glande et la fistule, pour empêcher la salive d'arriver jusqu'à elle, ou par une compression soutenue, aidée de l'abstinence et du repos, et assez forte pour empêcher la glande d'exécuter ses fonctions; quand cela ne suffit pas, il faut joindre à la compression la cautérisation de l'ouverture de la surface fistuleuse, à l'aide du fer ou d'un caustique.

Toutefois ces moyens ne sauraient réussir qu'autant que le canal est libre; s'il est obstrué par un calcul, il faut l'extraire; s'il est rétréci, il faudrait pouvoir lui rendre sa capacité. Mais le cathétérisme que l'on met en usage chez l'homme dans les cas de cette nature serait bien difficile à exécuter chez le cheval en raison des contours que décrit le conduit parotidien; il serait peut-être possible d'y parvenir avec une sonde creuse en gomme élastique garnie d'un mandrin en plomb; mais nous ne sachions pas que ce moyen ait été employé. Au reste, l'accident qui nous occupe est assez rare chez les animaux pour que nous n'insistions pas plus longtemps sur son traitement.

Les fistules qui tirent leur source de *la glande maxillaire* présentent, au siége près, les mêmes caractères que celles de la glande parotide; mais comme cette glande, protégée par les branches de l'os de la mâchoire inférieure, se soustrait à la compression, on ne peut guère opposer à ces fistules que la cautérisation, qui échoue souvent. Peut-être pourrait-on essayer ici d'en tarir la source au moyen de l'ablation de la glande; cette opération serait certainement bien moins dangereuse que celle qui a été proposée par M. Leblanc pour les fistules parotidiennes. D'ailleurs cette ablation a déjà été tentée avec succès en chirurgie humaine par M. Amussat.

— FISTULES URINAIRES. Elles sont en général rares chez les animaux; les fistules des reins, et surtout celles des uretères, n'ont peut-être jamais été observées chez eux; le cheval a seulement présenté quelques exemples isolés de ces lésions à la vessie et aux canal de l'urèthre. Chez les chevaux, c'est le plus ordinairement la vessie qui peut se rompre lorsqu'elle est distendue outre mesure par l'urine; cet accident est des plus dangereux et souvent mortel. Si la mort n'a pas lieu, l'urine s'infiltre dans le tissu cellulaire environnant, et s'épanche au loin; des inflammations se développent, des dépôts se forment et viennent s'ouvrir à une partie inférieure quelconque des parois du ventre, en laissant une ou plusieurs fistules, par l'orifice desquelles l'urine s'écoule continuellement, ce qui empêche le trajet fistuleux de s'oblitérer et de guérir. Autrement, la fistule vésicale vient s'ouvrir dans le rectum, à la suite d'une blessure ou d'une ulcération spontanée. Les sondes de gomme élastique seraient sûrement ici d'un grand secours, en supposant qu'elles pussent donner issue à une quantité assez grande d'urine; mais elles sont d'une bien faible ressource chez les animaux, parce qu'on ne peut ni les laisser à demeure, ni les introduire fréquemment, l'animal ne se prêtant pas à cette introduction, et ne pouvant supporter le séjour prolongé du corps étranger; c'est ce qui fait que ces fistules sont incurables.

Les fistules uréthrales, qui proviennent de l'érosion du canal excréteur de l'urine, reconnaissent pour causes éloignées le rétrécissement de l'urèthre, le séjour prolongé d'un calcul ou de tout autre corps étranger dans ce conduit, les blessures qui pénètrent dans sa cavité, les contusions violentes du périnée, les abcès urineux, etc.

Leur cause accidentelle est le plus ordinairement la solution de continuité qui résulte d'une blessure, ou de l'incision faite pour l'extraction d'un calcul, soit de l'urèthre, soit de la vessie. On distingue ces fistules des précédentes, en ce que l'urine, au lieu de s'écouler continuellement par l'ouverture accidentelle, ne s'échappe que quand l'animal débarrasse sa vessie du liquide qui y est accumulé. Souvent il se forme des callosités ou orifices extérieurs de ces plaies étroites et profondes. L'usage des sondes n'étant pas plus facile dans le cas présent que dans celui qui précède, nous n'avons malheureusement aucun moyen propre à remplir la double indication de rétablir le cours naturel de l'urine, et d'empêcher ce fluide de pénétrer dans le trajet fistuleux. On peut bien détruire les callosités à l'aide de l'instrument tranchant ou des caustiques, faire des applications ou des injections émollientes ou résolutives, selon l'indication, rafraîchir les bords de la plaie extérieure et les rapprocher même par des points de suture et par un emplâtre agglutinatif; toutefois on ne fait que boucher l'ouverture, on n'oblitère pas le conduit fistuleux, et l'urine continue à y aborder et à l'irriter par sa présence.

Il est donc de la plus grande difficulté de guérir les fistules urinaires chez les animaux.

— FISTULES A L'ANUS. Tous les abcès qui se forment à la marge de l'anus peuvent dégénérer en fistules; il n'est pas besoin pour cela qu'ils communiquent directement dans le rectum; mais alors ces fistules ne sont pas *stercorales*, c'est-à-dire qu'il n'y passe pas d'excréments; dans ce cas, elles prennent le nom de *borgnes externes*. Les fistules stercorales peuvent cependant succéder à un de ces abcès, ceux-ci perforant quelquefois le rectum avant de s'ouvrir au dehors; mais le plus souvent elles sont la suite d'un *abcès stercoral*. Les abcès de ce genre se forment ordinairement à la suite de l'inflammation de quelque tumeur hémorrhoïdale, d'une perforation de l'intestin rectum par un corps étranger aigu qui a été avalé par l'animal, ou à la suite de la crevasse de cet intestin, au-dessus d'un rétrécissement considérable de son calibre. Chez les chevaux, elles sont encore quelquefois occasionnées par des abcès survenus à la suite de l'opération de la queue à l'anglaise. Les abcès stercoraux se présentent sous l'aspect de tubercules suppurés, et sous celui de vastes abcès gangréneux ; seulement leur marche est en général plus prompte, et, lorsque leur foyer s'ouvre à l'extérieur, il donne issue à du pus mêlé de lambeaux de tissu cellulaire gangrené, à des gaz, et à des matières fécales.

Dans quelques cas cependant, les abcès suivent une marche chronique : ouverts dans l'intestin, ils s'avancent lentement vers l'extérieur, et constituent alors ce que les chirurgiens ont nommé une fistule *borgne interne*. Les signes de cette maladie sont assez faciles à reconnaître ; l'animal paraît souffrir en rendant ses excréments ; ceux-ci sont recouverts d'une couche de pus qui n'est pas mêlé avec eux. Il existe sur les côtés de l'anus une tumeur dure et douloureuse, dans laquelle on ne sent qu'une fluctuation obscure mêlée de crépitation, et qui, lorsqu'on la comprime, verse dans le rectum le pus dont elle est remplie ; enfin la main, introduite dans le rectum, sent des inégalités inaccoutumées, qui indiquent le lieu où existe l'ouverture de communication du foyer avec le rectum. Il est évident que la fistule borgne interne n'est qu'un abcès stercoral, ayant avec le rectum une communication assez large pour retarder son ouverture à l'extérieur. Le plus ordinairement en effet, au bout d'un temps plus ou moins long, cette ouverture a lieu, et la fistule devient complète. On voit cependant, dans des cas fort rares, les parois du foyer se rapprocher, et la perforation de l'intestin se cicatriser sans que l'abcès se soit ouvert au dehors.

De quelque manière que les *fistules stercorales complètes* se soient formées, on les reconnaît aux signes suivants : Simples quand elles sont récentes, souvent multiples, c'est-à-dire s'ouvrant à l'extérieur par plusieurs orifices, et environnées de callosités, quand elles sont fort anciennes ; ces fistules siègent auprès de l'anus, et fournissent un suintement habituel de pus, mêlé parfois à une certaine quantité d'excréments, qui lui communiquent leur couleur et leur odeur ; parfois les orifices fistuleux, qui présentent d'ailleurs les caractères de toutes les ouvertures de ce genre, laissent échapper des vents dont l'émission est ou non accompagnée de bruit. Enfin, lorsque l'on sonde le trajet du conduit accidentel avec un stylet boutonné dirigé vers le rectum, la main huilée et introduite dans l'anus sent son extrémité à travers les parois de cet intestin, et presque toujours, après quelques tâtonnements, il la sent à nu lorsqu'elle franchit l'orifice interne de la fistule. Cet orifice est d'ailleurs souvent facile à reconnaître au toucher, à la dépression qu'il présente, et aux inégalités qui l'entourent. La nature des matières que fournissent les fistules, et la direction que prend le stylet, quand on les sonde, servent à faire distinguer les fistules stercorales des fistules urinaires qui viennent s'ouvrir aux environs de l'anus.

Il est plus difficile de distinguer les fistules non stercorales, ou borgnes externes, des fistules stercorales complètes. En effet, il arrive quelquefois que celles-ci, ayant un orifice rectal fort resserré, ou un trajet très-sinueux, ne fournissent que du pus, et que le stylet ne puisse point parvenir jusque dans la cavité de l'intestin. Il faut alors faire, pendant quelques jours, des injections d'eau tiède dans la fistule ; presque toujours elles ont pour effet de dilater le trajet du conduit anormal ; et comme elles arrivent dans la cavité de l'intestin, elles servent à faire constater sa communication avec l'extérieur ; d'ailleurs, en dilatant l'orifice interne de la fistule, elles permettent au stylet de le franchir et d'en faire reconnaître le siège précis.

La guérison des fistules stercorales, possible dans la plupart des cas, est impossible dans quelques autres, et, chez certains sujets, elle ne doit pas être tentée. Elles sont incurables quand elles s'ouvrent à l'extérieur par une multitude d'orifices, traversant une masse considérable de callosités et disposés en arrosoir quand l'animal est très-maigre, quand leur orifice s'ouvre très-haut dans l'intérieur du rectum, ce qui arrive quelquefois, quoique cet orifice s'ouvre ordinairement très-près de l'anus. Hormis ces cas, la guérison est possible, et l'on doit la tenter. Pour l'obtenir, on a proposé plusieurs méthodes, dont les principales sont : les injections, les suppositions emplastiques, les caustiques, la ligature, l'excision et l'incision.

L'inefficacité des *injections* de toute espèce a été promptement reconnue ; il en est à peu près de même des *suppositoires* qui ne conviennent que dans les cas peu nombreux où la fistule est à la fois récente et très-peu profonde ; encore, dans ces cas, échouent-ils le plus souvent. Les *caustiques* paraissent plus efficaces ; cependant l'emploi en est presque entièrement abandonné aujourd'hui, parce qu'en général leur action fait beaucoup souffrir les animaux, et peut être difficilement bornée.

L'*excision* consiste à enlever avec l'instrument tranchant tout le trajet fistuleux, ainsi que les callosités qui l'entourent. Pour l'exécuter, on passe dans le trajet fistuleux une sonde flexible que l'on pousse jusqu'à ce que son extrémité soit parvenue dans le rectum ; on porte dans l'intestin le doigt indicateur, à l'aide duquel on courbe l'extrémité de la sonde que l'on ramène au dehors ; cela fait, on emporte avec le bistouri toutes les parties comprises dans l'anse formée par la sonde, après quoi le doigt, promené dans toute l'étendue de la plaie, sert à faire reconnaître des callosités que l'on emporte à leur tour.

La *ligature* se pratique de la manière suivante : On se procure une sonde de plomb, un peu plus longue que deux fois la longueur du trajet fistuleux ; on l'introduit de la main droite (nous supposons la fistule placée à droite de l'anus) dans l'orifice extérieur de la fistule, tandis qu'on la suit de la main gauche enfoncée graduellement dans le rectum, jusqu'à ce qu'elle rencontre le bout de la sonde au niveau de la perforation de cet intestin. Le doigt indicateur de la main gauche reçoit l'extrémité de cette sonde, et la ramène sur le rectum, dans sa direction postérieure, en poussant l'instrument de la main droite de manière à former une anse, que l'on fait sortir par l'anus. Les parties comprises entre la fistule et l'anus étant ainsi embrassées, on joint les deux extrémités de la sonde, on en forme une torsade, en serrant de manière à exercer une certaine constriction, et même à lacérer la paroi intestinale qui se trouve engagée entre les deux fils de plomb, dans une direction parallèle, continuant de tordre ainsi la sonde d'un pouce environ par jour. Ce procédé peut convenir pour les fistules très-longues et très-profondes, hors de la portée des instruments. La cicatrisation s'opère derrière la ligature, à mesure que celle-ci fait des progrès vers l'extérieur ; mais, si l'on serre trop, de graves inflammations, et même la gangrène des parties, peuvent s'ensuivre.

L'*incision* est aujourd'hui la méthode généralement adoptée. Voici comment on y procède. Après avoir préparé des bistouris droits de grandeurs diverses et à pointe forte, une sonde cannelée sans cul-de-sac, un gorgeret, espèce de gouttière de bois terminée par une partie plane et légèrement recourbée qui lui sert de manche, avoir fait relever et maintenir la queue sur la croupe, et avoir entravé convenablement l'animal, l'opérateur engage la sonde cannelée dans la fistule, et la fait parvenir dans le rectum. Lorsque son doigt indicateur gauche, introduit dans cet intestin, lui fait reconnaître qu'elle y a pénétré, il le retire et y substitue le gorgeret graissé, dont la gouttière doit être tournée vers la fistule et recevoir l'extrémité de la sonde ; il s'assure que ces deux instruments se touchent immédiatement, en cherchant à les faire mouvoir légèrement l'un sur l'autre, et il confie le gorgeret à un aide, qui l'incline un peu vers la fesse, et le maintient dans cette position. Alors, tenant lui-même la plaque de la sonde, et pressant sur elle de manière à en appuyer l'autre extrémité sur le gorgeret, il fait glisser, le long de la cannelure de cet instrument, le bistouri, qu'il enfonce jusqu'à ce que sa pointe vienne appuyer sur le gorgeret, et il abaisse le tranchant vers celui-ci, pour inciser toutes les parties comprises entre son bistouri et la gouttière, que la pointe de l'instrument tranchant ne doit point abandonner. Après avoir ainsi confondu le trajet fistuleux avec la cavité du rectum, l'opérateur, pour s'assurer qu'aucune bride n'a pu échapper à l'action de l'instrument tranchant, retire en même temps la sonde et le gorgeret, sans cesser de les appuyer l'un contre l'autre. Si quelque chose les arrête, il reporte le bistouri dans la cannelure de la sonde, et incise de nouveau sur le gorgeret, dans le sens de la première incision, et continue de la même manière, jusqu'à ce que le gorgeret et la sonde n'éprouvent plus aucun obstacle à leur extraction simultanée. — L'hémorrhagie est peu considérable, et s'arrête spontanément. Si cependant le sang venait à couler abondamment, on pourrait, en écartant les lèvres de la plaie, chercher à découvrir les vaisseaux ouverts, et les cautériser, ou bien en faire la ligature ou la torsion.

Le pansement doit être fait de manière à laisser, dans un certain écartement, les surfaces latérales de la vaste plaie que l'on a faite, au moins pendant les premiers jours, et jusqu'à bonne et louable suppuration, afin d'éviter la réunion trop immédiate, et, par suite, le rétablissement de la fistule. La principale pièce de l'appareil doit consister en un morceau de cuir épais et élastique, taillé dans la forme triangulaire que présentait l'espace compris entre la sonde et le gorgeret tandis que ces instruments étaient en place, et plus grand que cet espace en hauteur, de telle sorte que, placée de champ, cette pièce pose inférieurement, et remonte jusqu'au delà de la section prolongée du rectum. Il est nécessaire de la garnir d'étoupes mollettes, recouvertes d'un linge qu'on enduit d'un corps gras, et d'éviter une grosseur démesurée qui froisserait et irriterait les parties. Pour fixer et maintenir cette même pièce, son bord extérieur doit excéder un peu au dehors, et être adapté à un bandage qui consiste en un morceau de toile long et refendu en deux branches à chaque bout, l'enfourchure des inférieures étant plus aiguë que celle des supérieures, qui doivent embrasser le tronçon de la queue, tandis que les autres ne contiennent que la partie supérieure du scrotum. On adapte un lien à chaque fesse, et on applique le bandage de façon que la pièce de cuir garnie, qui y est adaptée, soit introduite et demeure dans la situation convenable pour remplir son objet. Ensuite, on conduit les liens inférieurs de dessous le ventre sur les reins, où ils sont fixés l'un à l'autre, et l'on arrête les liens supérieurs aux précédents par des nœuds. De cette façon l'anus se trouve recouvert; ce qui oblige de retirer le bandage à divers intervalles, afin de laisser sortir les excréments. On profite du moment où le bandage est retiré, pour passer un ou deux lavements afin de laver l'intérieur du rectum. Au bout de quelques jours, le bandage peut rester moins longtemps en place.

Le régime de l'animal opéré doit être tel que les digestions soient faciles, et les matières stercorales de consistance médiocre; il doit être surtout composé de substances alimentaires sous forme liquide, telles que du son bien gras, du pain trempé, des moutures délayées, etc.

Tels sont les moyens dont se compose le traitement des fistules simples et complètes. Il nous reste maintenant à examiner quelles modifications certaines circonstances peuvent lui faire subir.

Lorsque la fistule est borgne externe, il faut la rendre complète, en perforant avec la sonde cannelée la paroi de l'intestin rectum, et opérer comme il a été dit. — Lorsqu'elle est borgne interne, il faut attendre en général quelque temps avant de prendre un parti. Si le foyer paraît se tarir, on se borne à l'emploi des émollients locaux, sous forme de fomentations, de lavements, etc.; si au contraire il paraît s'étendre, il ne faut pas balancer à fendre la peau qui le recouvre, afin de procurer aux liquides une issue plus facile; après quoi on opère comme dans le cas de fistule complète.

Dans quelques cas, l'orifice externe de la fistule est si étroit qu'il ne peut admettre le stylet avec lequel on veut le sonder, ni surtout la sonde cannelée, au moment de l'opération; il faut alors le dilater avec un caustique ou l'instrument tranchant. — Quelquefois on trouve la peau décollée au loin et amincie; il faut alors la fendre, ou mieux encore l'exciser, afin de rendre la plaie plate; car l'observation prouve que presque toujours, lors même que l'on divise par une incision les téguments amincis, ils se recollent difficilement, et que la guérison est beaucoup plus longue que quand on en opère l'excision complète.

Si l'on trouve l'intestin dénudé au-dessus du point auquel correspond l'orifice interne de la fistule, il faut fendre avec des ciseaux toute la partie décollée. Les deux lambeaux rejetés en dehors par le pansement se réunissent aux parties voisines, et l'on évite des longueurs dans le traitement, ou même la récidive de la maladie, qui résultent quelquefois de l'impossibilité où la portion d'intestin décollée et flottante se trouve de se rapprocher des parties environnantes, et de s'y réunir.

Quand la fistule a plusieurs orifices qui tous aboutissent à un trajet commun principal, il faut fendre non-seulement celui-ci, mais encore tous les trajets secondaires qui entretiendraient la maladie. Il arrive quelquefois que ces sortes d'embranchements restent inaperçus, et qu'ils s'opposent à la guérison; d'où le précepte de ne jamais procéder au pansement après l'opération d'une fistule, même simple, sans avoir visité avec attention le trajet de la plaie, afin de voir s'il ne donne pas naissance à quelques sinus secondaires qu'il faudrait diviser. Lorsque la peau, à laquelle aboutissent les orifices fistuleux secondaires, est amincie et décollée, il faut l'exciser, comme lorsque la fistule est simple, et à bien plus forte raison.

Les callosités qui environnent quelquefois les orifices et les trajets fistuleux ne nécessitent en général aucune modification dans le procédé opératoire, parce qu'elles se fondent presque toujours par l'effet de la disparition de la cause irritante qui entretenait l'inflammation chronique dont elles sont un effet. Cependant, si ces callosités étaient considérables, il faudrait y faire quelques scarifications qui en faciliteraient la résolution; très-rarement il est nécessaire de les exciser.

Le pansement devra être modifié suivant les cas; il suffit de dire qu'il est nécessaire que toutes les anfractuosités de la plaie soient pansées à fond, comme le trajet principal.

FLUCTUATION. Mouvement que l'on communique à un liquide contenu dans un abcès, une tumeur, dans la cavité abdominale ou dans quelques autres endroits du corps, soit en pressant, soit en frappant dans deux sens opposés, les diverses parties qui le renferment. La pression et la percussion sont donc les deux moyens que l'on emploie le plus ordinairement pour reconnaître s'il existe ou non de la fluctuation dans une partie. Dans le premier cas, on presse alternativement avec les doigts, et dans les endroits opposés, la tumeur que l'on suppose produite par la collection d'un liquide. Dans le second, on applique la paume de la main tout entière ou les doigts seulement sur l'un des points, puis, avec l'autre main, on frappe légèrement et à plusieurs reprises sur le côté opposé; la colonne de liquide, venant alors à se déplacer, transmet la sensation du choc communiqué à la partie avec laquelle la main immobile est en contact, et il ne reste plus aucun doute sur la présence d'un liquide épanché. Cette dernière méthode est surtout employée dans les cas d'ascite ou d'hydropisie abdominale.

La fluctuation, qu'il est souvent assez difficile de déterminer à cause de la profondeur à laquelle se trouve le liquide, est toujours le signe caractéristique de l'épanchement d'une matière fluide quelconque. (*Voy.* ABCÈS, ASCITE, TUMEUR.)

FLUX. Écoulement d'humeur très-variable, suivant l'organe qui lui donne issue, et la nature de l'humeur qui coule.

Flux muqueux. (*Voy.* CATARRHE.)

Flux de sang. (*Voy.* DYSSENTERIE.)

Flux d'urine. (*Voy.* DIABÈTE.)

Flux de ventre. (*Voy.* ENTÉRITE DIARRHÉIQUE.)

FLUXION. Les médecins humoristes appelaient *fluxion* l'abord du sang ou de toute autre humeur sur quelque organe particulier, avec plus ou moins de force, ou suivant un autre ordre que dans l'état naturel. — Ils nommaient *fluxion catarrhale* celle qui s'effectue sur les membranes muqueuses, dans les inflammations catarrhales. (*Voy.* CATARRHE.)

Fluxion lunatique ou **périodique**. (*Voy.* OPHTHALMIE PÉRIODIQUE.)

Fluxion de poitrine. On désigne vulgairement sous ce nom, soit le catarrhe pulmonaire aigu (bronchite aiguë), soit la pleurésie, mais plus ordinairement la pneumonie. (*Voy.* PNEUMONIE.)

FOIE POURRI. (*Voy.* POURRITURE.)

FOMENTATIONS. On donne ce nom à des liquides ordinairement chauds, que l'on applique comme médicaments sur une région plus ou moins circonscrite du corps de l'homme ou des animaux. On en imbibe des éponges, des morceaux de laine ou de linge pliés en plusieurs doubles, et on les maintient sur les parties malades à l'aide d'enveloppes ou d'appareils convenables.

Tous les liquides peuvent servir à faire des fomentations ; le plus souvent cependant, on emploie à cet usage l'eau pure, tiède, chaude, froide ou chargée de principes médicamenteux, le lait, le vinaigre, l'acétate de plomb liquide (extrait de saturne), l'eau-de-vie, l'alcool et l'éther; puis, avec ces différents liquides, on prépare des fomentations tantôt émollientes, adoucissantes, relâchantes, tantôt toniques, stimulantes, résolutives, astringentes, suivant le but que l'on se propose de remplir et la maladie externe que l'on traite.

Les fomentations émollientes, celles dont on se sert le plus fréquemment, se font avec des décoctions de graine de lin, de feuilles de mauve, de racine de guimauve, de gros son, etc. On peut les considérer comme de véritables cataplasmes liquides, qui humectent la peau, en ouvrent les pores, et, sous ce rapport, elles sont parfaitement indiquées pour calmer la douleur, la chaleur, l'inflammation d'une partie, l'assouplir ou la détendre. En général, on applique chaudes ces sortes de fomentations, et, pour renouveler la chaleur du liquide lorsqu'il est par trop refroidi, on recouvre avec des serviettes, ou mieux encore avec une toile cirée, les premiers linges imprégnés.

Les fomentations froides conviennent très-bien pour arrêter les hémorrhagies de la peau, favoriser la réunion des plaies. On emploie avec avantage celles qui sont toniques et astringentes, pour dissiper l'enflure de certaines parties, y favoriser la circulation et y ramener la chaleur.

Les fomentations se préparent à peu près avec les mêmes ingrédients et de la même manière que les lotions; mais elles en diffèrent par leur mode d'application, puisque dans les lotions les liquides servent simplement à faire des lavages répétés, tandis que dans les fomentations ils restent pendant un certain temps en contact avec les parties malades.

Voici, au reste, quelques formules de fomentations que l'on peut au besoin employer comme lotions.

Fomentation émolliente ordinaire.

Prenez : Graine de lin............................. 30 grammes.
         Feuilles de mauve.......................... 1 poignée.
         Eau.. 4 litres.
Faites une décoction et employez tiède.

Autre plus adoucissante.

Prenez : Mauve ou guimauve...................... 250 grammes.
         Têtes de pavots........................... n° 6.
         Eau....................................... 4 litres.

Faites une décoction que l'on emploiera tiède.

Fomentation astringente et excitante.

Prenez : Sous-acétate de plomb liquide (extrait de
     saturne)............................ 1 partie.
     Eau-de-vie ordinaire.................. 4 —
     Eau de rivière....................... 24 —
Mêlez et employez de suite.

FONDANTS. On appelait ainsi autrefois des médicaments auxquels on supposait la propriété de fondre, de dissoudre ou de liquéfier les humeurs épaisses et coagulées, et même des tumeurs situées dans certaines parties du corps. Aujourd'hui on donne une tout autre acception à ce mot, et, suivant la nature des lésions à *fondre*, il sert indistinctement à désigner des médicaments apéritifs, émollients, relâchants, excitants, résolutifs, maturatifs, etc. Il n'y a donc pas d'agent médicamenteux qui mérite d'une manière spéciale le nom de *fondant*.

Les substances qui ont la réputation de jouir à un plus haut degré de la propriété fondante sont quelques gommes-résines, telles que la gomme ammoniaque, l'assa fœtida, le galbanum, les carbonates alcalins, le savon, le mercure et quelques-unes de ses préparations, l'iode et plusieurs de ses composés, quelques chlorures.

En général, les médicaments dont il s'agit sont indiqués dans les gonflements atoniques des viscères, dans les engorgements chroniques et indolents des testicules, des mamelles, des glandes salivaires et thyroïdes, dans ceux des vaisseaux et des ganglions lymphatiques. Ils conviennent également pour résoudre certaines tumeurs inflammatoires ou froides, et, dans ces diverses affections, on en fait usage, soit à l'intérieur, soit à l'extérieur. Mais, ainsi que le remarque Moiroud, il vaut mieux les appliquer en frictions que de les administrer par la bouche, quand la maladie est locale, et lorsque la partie qui en est le siége est située profondément. Si l'on voulait obtenir un résultat plus prompt et plus assuré, on pourrait les employer de l'une et de l'autre manière, en s'abstenant toutefois de les faire prendre à l'intérieur, s'il y avait de l'irritation dans l'estomac ou dans les intestins. Nous allons entrer dans quelques détails sur les principales circonstances qui réclament l'emploi de la plupart des fondants que nous venons de citer, et, après avoir indiqué leurs différents modes de prescription, nous terminerons cet article par quelques formules de préparations médicamenteuses réputées *fondantes*.

— Gomme ammoniaque. Cette gomme-résine, appliquée à l'extérieur sous forme d'emplâtre, est quelquefois employée pour résoudre les engorgements indolents et glanduleux. On lui préfère néanmoins l'assa fœtida et les carbonates alcalins dont il a été question déjà à l'article Excitants (*Voy.* ce mot), administrés intérieurement ; la gomme ammoniaque a été aussi regardée de son temps comme désobstruante, expectorante, incisive et stimulante. On en a surtout préconisé l'emploi dans les catarrhes chroniques.

La dose pour le cheval est de deux gros à une once en poudre, sous forme de bol ou dans un opiat.

— Mercure. Ce métal fournit à la médecine vétérinaire plusieurs médicaments. Combiné avec le soufre, il forme des sulfures noir et rouge de mercure. Il sert à préparer l'oxyde rouge, le proto-chlorure et le bi-chlorure de mercure ; combiné avec la graisse, soit à l'état de sel, soit à l'état métallique, il fait la base des pommades mercurielles fréquemment employées contre les engorgements chroniques, principalement contre ceux qui s'établissent dans des ganglions lymphatiques et des organes glanduleux.

— Proto-chlorure de mercure. (*Mercure doux. Calomélas.*) Le proto-chlorure de mercure est sans contredit, de toutes les préparations qui ont ce métal pour base, celle dont l'action est la moins vive sur l'économie animale, circonstance qui très-probablement a valu à ce médicament le nom de *mercure doux*, sous lequel il est généralement connu. C'est un excellent fondant, un dépuratif, un antivermineux et un bon purgatif. Incorporé dans un corps gras et étendu sur des dartres, il peut en amener la guérison ; insufflé dans son état de pureté à la surface de l'œil, on l'a vu quelquefois faire disparaître les taies et les nuages de la cornée transparente.

On l'administre intérieurement dans un liquide visqueux, ou sous forme de bol, dans du miel. Sa dose pour le cheval varie depuis huit grammes jusqu'à trente, pour le bœuf depuis seize jusqu'à quarante-cinq, et, pour le chien, depuis dix centigrammes jusqu'à deux grammes, suivant la taille des animaux et le but que l'on se propose de remplir.

— Bi-chlorure de mercure. (*Sublimé corrosif.*) Ce composé a été conseillé à l'intérieur contre la morve, le farcin, les engorgements chroniques qui semblent avoir leur siége dans le système lymphatique et contre certaines affections de la peau anciennes et rebelles ; mais on en a obtenu peu de succès. Le sublimé corrosif a, pour l'usage externe, des avantages plus nombreux et plus positifs ; dissous dans l'eau et employé sous forme de lotions, il peut être très-utile dans le traitement de la gale, des dartres, des eaux aux jambes, des ulcères atoniques. On s'en servait autrefois dans la chirurgie vétérinaire pour détruire les boutons farcineux et pour établir des exutoires. Cette substance peut être employée avec avantage pour arrêter la nécrose dans les tissus durs, surtout au cartilage complémentaire du pied dans le cas de javart, et à l'aponévrose plantaire lorsqu'il y a clou de rue profond.

Ce médicament demande à être administré avec beaucoup de précaution, parce qu'il corrode et tend à désorganiser tous les tissus qu'il touche. Donné au chien à la dose de trente centigrammes, il agit à la manière des poisons minéraux les plus violents. Dans ce cas, il occasionne la mort en produisant l'inflammation et l'ulcération de la membrane muqueuse de l'estomac. — On a remarqué que les animaux herbivores sont, proportionnellement à leur taille, moins sensibles à son influence que les carnivores.

On a coutume de faire prendre le sublimé corrosif en solution dans de l'eau distillée, ou bien on le réduit en poudre, et alors on le mêle à du son. La dose pour le cheval est depuis un gramme cinq centigrammes jusqu'à quatre grammes par jour.

— Iode. Cette substance, que les chimistes modernes ont mise au nombre des corps simples non métalliques, n'est employée en médecine vétérinaire que depuis un très-petit nombre d'années, et encore, parmi ses composés, ne fait-on guère usage que des *iodures* de mercure et de potassium. Presque toujours les préparations d'iode sont indiquées dans le traitement des tumeurs froides indolentes, et dans celui des engorgements que l'on voit survenir dans les ganglions lymphatiques et les corps glanduleux. Introduites à dose convenable dans l'estomac, elles stimulent simplement ce viscère. L'usage en est-il continué pendant un certain temps, ces médicaments sont absorbés et agissent plus particulièrement sur le corps thyréoïde, les mamelles, et, dans quelques circonstances, sur les testicules. Leur emploi paraît avoir eu quelque succès chez le chien dans le cas de goître ; mais on est loin d'avoir obtenu le même résultat dans les cas de morve et de farcin.

Les préparations d'iode se prescrivent ordinairement à l'extérieur sous forme de pommade et de liniment, et à l'intérieur en solution dans un liquide approprié. Dans ce dernier cas, l'iode pur doit être préalablement dissous-dans l'alcool et étendu ensuite dans un véhicule convenable. L'*iodure* de potassium, plus généralement connu sous le nom d'*hydriodate de potasse*, peut être donné en solution dans l'eau ordinaire.

La dose de ce dernier médicament et de l'iodure de mercure est pour les grands animaux de quatre grammes par jour, dose que l'on peut porter graduellement jusqu'à celle de huit et même douze grammes. Chez le chien, la quantité d'iode ou d'iodure ne doit pas excéder **vingt-cinq** centigrammes. Il faut aussi se rappeler que l'iodure de mercure, ayant plus d'énergie que les autres composés d'iode, il doit être administré avec encore plus de ménagements, tant à l'extérieur qu'à l'intérieur.

— Chlorure d'oxyde de sodium. (*Chlorure de soude.*) Ce chlorure, dont Labarraque a le premier recommandé l'usage, agit d'abord, lorsqu'il est administré à l'intérieur, comme les médicaments stimulants ; mais lorsque, après avoir été absorbé, il est porté dans la circulation, il semble exercer plus particulièrement son influence sur les vaisseaux et les ganglions lymphatiques, ainsi que l'ont observé plusieurs habiles vétérinaires. Le chlorure de soude, beaucoup plus actif que celui de chaux, convient aussi très-bien pour panser les plaies et les ulcères de mauvaise nature. On l'administre à l'intérieur à la dose de huit à seize grammes que l'on augmente ensuite jusqu'à celle de quatre-vingt-dix grammes et plus. — M. Charlot a fait un heureux emploi du chlorure de soude dans le traitement des indigestions gazeuses. (*Voy.* Indigestion et Météorisation.)

— Chlorure de sodium. (*Sel marin, Sel commun, Sel de cuisine.*) Ce composé, le plus utile et le plus abondamment répandu de tous ceux dont le chlore fait la base, a des usages nombreux et variés dans la médecine vétérinaire. Pris à l'intérieur, il semble donner plus de force à tous les tissus, et, par suite de cette influence générale, communiquer une nouvelle activité au système lymphatique. Les animaux pour lesquels on en fait usage sont plus gais, plus vigoureux, plus robustes et moins sujets aux infiltrations séreuses. A petite dose il stimule l'estomac, réveille l'action de ce viscère, provoque l'appétit et favorise la digestion. La dose, en pareil cas, est de quatre à cinq gros (seize à vingt grammes) pour les chevaux ; pour les vaches et les bœufs, elle est d'une once (trente-deux grammes) ; et pour les bêtes à laine, de deux gros (huit grammes). — Quand on le donne aux chevaux, il faut le mélanger avec du son mouillé, et lorsqu'on le mêle à la nourriture des bœufs, des vaches et des moutons, on doit le faire dissoudre dans leur eau, en arroser leur foin, ou bien en imbiber leur son.

Le sel commun doit être considéré comme un médicament fondant, apéritif, résolutif et vermifuge. On l'administre aux animaux dans les maladies putrides, la pourriture, les irritations chroniques compliquées d'engorgements lymphatiques. Dissous dans l'eau, le sel marin sert fréquemment pour composer les lotions et les fomentations résolutives.

Breuvages, électuaires, onguents, pommades, *dits* fondants.

Breuvage avec le sublimé corrosif. (Moiroud.)

Prenez : Sublimé corrosif (bi-chlorure de mercure).   1 gramme.
    Alcool.   64   —
    Décoction d'orge.......................   1 litre.

Dissolvez d'abord le sublimé dans l'alcool, ajoutez ensuite cette solution dans la décoction, et faites prendre ce breuvage au cheval, le matin avant le premier repas. Réitérez les jours suivants.

Breuvage avec l'iode. (Moiroud.)

Prenez : Teinture d'iode........................   16 grammes.
    Eau commune...........................   1 litre 1/2.

Mélangez et administrez en deux fois dans la journée.

Autre avec l'iodure de potassium. (Moiroud.)

Prenez : Iodure de potassium (hydriodate de potasse).............................   4 grammes.
    Eau commune...........................   1 litre 1/2.

Faites selon l'art et administrez en deux fois dans la journée.

Breuvage avec le chlorure de soude. (Moiroud.)

Prenez : Chlorure d'oxyde de sodium............... 16 grammes.
         Eau distillée.............................. 1 litre.

Mélangez et administrez en une seule fois ; réitérez le soir le même breuvage.

ÉLECTUAIRES.

Bols de savon mercuriel. (Moiroud.)

Prenez : Onguent mercuriel double............... 96 grammes.
         Savon blanc râpé....................... 64   —
         Amidon................................ 64   —

Faites du tout une seule masse que l'on divisera en douze bols : roulez ces bols dans de la farine d'orge et donnez-en un tous les matins à l'animal. Ce moyen peut être utile contre le farcin.

ONGUENTS.

Onguent fondant. (Lebas.)

Prenez : Huile de laurier........................... } de chacun 4 parties.
         Térébenthine........................... }
         Sublimé corrosif.......... 1 partie.

Réduisez le sublimé en poudre très-fine, et mêlez-le convenablement avec la térébenthine et l'huile de laurier.

Cet onguent est particulièrement employé pour fondre les boutons de farcin. On en frictionne la partie malade une ou deux fois par jour, et on la recouvre avec un bandage de laine.

POMMADES.

Pommade d'iode. (Moiroud.)

Prenez : Axonge préparée....................... 16 parties.
         Iode.................................. 1   —

On triture l'iode dans un mortier de verre avec une petite quantité d'éther ; on ajoute l'axonge peu à peu et l'on continue la trituration jusqu'à ce que l'éther soit vaporisé et le mélange parfaitement homogène.

Pommade d'iodure de potassium. (Lebas.)

Prenez : Axonge ou graisse de porc............... 4 parties.
         Suif de mouton......................... 1   —
         Hydriodate de potasse (iodure de potassium). 1 partie 1/2.

Divisez l'hydriodate dans un mortier de verre ou de porcelaine avec une petite quantité de graisse, et ajoutez ensuite le reste en continuant de triturer pour obtenir une pommade homogène.

La pommade d'iodure de potassium s'emploie avec succès pour résoudre des engorgements lymphatiques et glanduleux, particulièrement le goitre des chiens. On en frictionne tous les jours la partie malade, et on recouvre la tumeur avec une compresse de laine qu'on assujettit au moyen d'un bandage.

Pommade d'iodure de mercure. (Moiroud.)

Prenez : Axonge................................. 12 parties.
         Iodure de mercure 1   —

Faites, selon l'art, une pommade.

Toutes les pommades que nous venons d'indiquer sont fondantes et résolutives ; l'usage en est parfaitement indiqué pour dissiper les engorgements lymphatiques ;

mais, malgré leur utilité, le prix élevé des diverses préparations d'iode, qui en font la base, empêchera d'en faire un fréquent usage.

FONGOSITÉ. Nom donné à des excroissances d'apparence charnue, molle, spongieuse, d'une forme analogue à celle d'un champignon, qui se développent assez fréquemment à la surface des plaies ou des ulcères. Ces sortes de végétations, tantôt éloignées ou rapprochées les unes des autres, tantôt molles, solides, petites ou volumineuses, se manifestent ordinairement sur des surfaces dénudées, et en cela, comme par quelques autres caractères, elles diffèrent des fics, des polypes, des poireaux, etc., que recouvre au moins l'épiderme; leur nature est la même que celle des bourgeons charnus.

Des pansements faits sans régularité ni méthode, le séjour du pus dans des clapiers, la présence de petites esquilles osseuses ou de corps étrangers dans les cas de fractures ou de nécrose, l'application de substances trop irritantes ou trop relâchantes sur des plaies ou des ulcères, sont les causes les plus communes des fongosités.

Le meilleur traitement à opposer à ces végétations, c'est de chercher à en détruire la cause. Sont-elles le résultat d'une irritation spécifique, on devra employer le nitrate d'argent; si les chairs sur lesquelles elles se sont développées sont pâles, mollasses et blafardes, il faudra avoir recours aux excitants; l'extraction des esquilles des parties fracturées ou nécrosées, celle des corps étrangers, ne devront point non plus être négligées. En général, les escharotiques, les caustiques, le cautère actuel, l'instrument tranchant, quelquefois même la ligature, si les fongosités ont un pédicule étroit, doivent être toujours employés, lorsqu'il s'agit de réprimer les chairs fongueuses. Dans les cas les plus ordinaires, on se sert du sulfate de cuivre (*couperose verte*), du nitrate d'argent (*pierre infernale*), de l'eau mercurielle, des poudres d'alun calciné, de sabine, de rue, pour toucher, recouvrir, saupoudrer les parties que l'on veut détruire.

L'application du feu ou cautère actuel convient lorsque les fongosités sont très-abondantes, lorsqu'elles sont profondément situées au milieu des parties désorganisées, quand les chairs pullulent avec une grande rapidité, toutes les fois enfin que les moyens dont nous venons de faire mention paraissent être insuffisants.

FONGUS. On désigne sous ce nom, emprunté au latin, des tumeurs spongieuses, plus ou moins consistantes, rougeâtres, d'apparence charnue, et ressemblant plus ou moins par leur forme à des champignons. Ces tumeurs peuvent naître de tous les tissus du corps vivant : cependant elles se développent beaucoup plus fréquemment sur des endroits abondamment fournis de tissu cellulaire que dans les autres parties du corps. Les mamelles, les aines, en sont quelquefois le siége; mais c'est surtout dans le tissu sous-jacent aux membranes muqueuses qu'elles semblent se montrer de préférence. Les testicules, les ligaments articulaires, les sinus maxillaires, le pharynx, et dans quelques circonstances les intestins et la vessie, peuvent être obstrués ou distendus par ces sortes de tumeurs, dont on semble ignorer encore les véritables causes déterminantes. Quelques auteurs pensent néanmoins qu'elles dépendent d'un excès de nutrition des parties ou d'un obstacle apporté dans la circulation capillaire. D'autres assurent qu'elles sont dues à une trop grande irritation des parties qui en sont le siége. Mais quelle que soit la cause de leur production, il n'en est pas moins vrai que les tumeurs fongueuses ont une tendance continuelle à augmenter de volume; il n'est pas rare de les voir former des masses plus ou moins irrégulières, se prolongeant dans différents sens. Elles peuvent aussi éprouver des altérations qui en détruisent la texture. Celles, par exemple, qui sont dures et douloureuses paraissent être spécialement disposées à dégénérer en cancer. Quelquefois elles se ramollissent particllement, et il se forme un plus ou moins grand nombre de fongus sanguins dans leur intérieur; alors elles portent le nom de *fongus hématode* ou tumeur sanguine.

Les fongus diffèrent des fongosités, d'abord parce que, comme ces dernières, ils ne s'élèvent point des plaies et des ulcères, ensuite parce qu'ils se manifestent sans aucune solution de continuité préalable, et qu'en les coupant le sang qui s'en écoule se répand par nappe, ou en bavant, sur toute la surface de la plaie.

— Le traitement des fongus doit être tout chirurgical. Ces tumeurs ont-elles un pédicule étroit, une simple ligature appliquée à leur base suffit quelquefois pour en opérer la chute, surtout si on a le soin de cautériser ensuite l'endroit qu'elles occupaient. Sont-elles profondément situées, il faut les découvrir et procéder à leur extirpation. Mais, dans l'un et l'autre de ces cas, le point le plus important de l'opération consiste à détruire le fongus jusque dans ses plus petites racines. On y parvient en ruginant les os, en excisant les parties ligamenteuses, en employant les escharotiques ou le feu, suivant que la tumeur a pris naissance sur une partie osseuse, un ligament ou du tissu cellulaire. Si, malgré ces précautions, la maladie, comme cela arrive assez souvent, venait à se reproduire après avoir été en apparence totalement extirpée, il faudrait ou revenir à l'excision, ou attaquer à chaque pansement la nouvelle excroissance par les escharotiques les plus puissants, ou par le feu, afin de prévenir une seconde et quelquefois une troisième récidive.

FORME. Tumeur osseuse qui survient sur les parties latérales de la couronne du cheval, du mulet, de l'âne, et qui est ordinairement produite par l'ossification accidentelle du cartilage latéral du pied de ces animaux. Elle se développe tantôt d'un côté, tantôt d'un autre, quelquefois des deux côtés, et plus souvent aux pieds de devant qu'à ceux de derrière. Les formes entièrement développées sont incurables; elles font boiter les animaux qui en sont atteints longtemps avant leur développement complet.

— Le traitement qui doit leur être appliqué est celui que nous avons fait connaître à l'article Exostose. (*Voy.* ce mot.) Si ce traitement ne suffit pas, on peut recourir à la *névrotomie plantaire*, qui dans certains cas est très-utile comme moyen palliatif. (*Voy.* Névrotomie.)

FORMULE. On entend par *formule* l'indication écrite que fait le vétérinaire d'un ou plusieurs médicaments, de la dose de ces mêmes médicaments, de leur préparation et de la manière d'en faire usage. On divise ordinairement les formules en *officinales* et en *magistrales*. Les premières comprennent les remèdes que l'on prépare, que l'on conserve dans les pharmacies, comme les solutions aqueuses, les vins et vinaigres médicinaux, les teintures, les éthers, les extraits, les sirops, certaines poudres dites *officinales*, les cérats, les onguents, les pommades, etc.

Les secondes se préparent au fur et à mesure qu'elles sont ordonnées sur la prescription du vétérinaire, et les médicaments qui entrent dans leur composition sont généralement destinés à être employés immédiatement : tels sont les boissons, les breuvages, les électuaires, les lavements, les mastigadours, les collyres, les lotions, les fomentations, les bains, les fumigations, les gargarismes, les liniments, les cataplasmes, les charges, etc.

— Une formule peut être *simple* ou *composée*. Dans la rédaction d'une formule simple, on se borne assez habituellement à écrire sur le papier le nom du médicament *officinal*, la dose à laquelle il doit être employé et la manière d'en faire usage.

Exemple : Prenez *onguent de pied* une demi-livre, et avec *gros comme une noix* de cet onguent *frottez soir et matin* le sabot du cheval malade. — Dans une formule composée, au contraire, on a coutume d'y faire entrer 1° une base, 2° un auxiliaire ou adjuvant, 3° un excipient, 4° un correctif.

1° La *base* est la partie fondamentale d'une semblable formule; c'est la substance agissante, celle en un mot dont l'effet doit être le plus remarquable et le plus sensible. Elle est donc nécessaire dans toutes les formules, même dans la formule simple, qu'elle constitue assez souvent toute entière. Quelquefois il y en a plusieurs dans une même préparation.

2° L'*auxiliaire*, ainsi que son nom l'indique, est employé pour aider, faciliter l'action de la base, pour lui donner plus de force, la rendre plus constante. On peut la considérer comme une nouvelle base, ajoutée à la première.

3° L'*excipient* est la substance qui donne à la préparation pharmaceutique la forme et la consistance particulières qu'elle doit avoir. C'est l'eau dans un breuvage, dans une décoction, dans une infusion ; l'alcool dans les teintures ; le miel ou un sirop dans un électuaire, la poudre ou l'extrait dans des bols, l'axonge dans une pommade.

4° Le *correctif* est tantôt destiné à diminuer l'action du médicament principal, tantôt à masquer son odeur et sa saveur. Assez ordinairement on emploie à cet usage un corps mucilagineux ou sucré, ou bien on se sert de poudres inertes. Ainsi on ajoute du lait, une décoction de guimauve ou de graine de lin, à certains purgatifs, pour mettre l'estomac et les intestins à l'abri d'une trop forte irritation. D'autres fois on met un peu de mucilage dans un collyre où l'on a fait entrer du sulfate de zinc (vitriol blanc), pour préserver d'une atteinte trop vive la surface délicate des yeux d'un animal. Dans d'autres circonstances, on enveloppe de miel, de poudre, de sirop, les bols, les électuaires, pour que leur goût soit moins désagréable. Mais le choix des correctifs exige la plus grande attention, et lorsqu'on est obligé de les employer, ce qui n'est pas toujours nécessaire, il faut prendre de préférence des substances médicamenteuses qui, tout en modérant l'action de la base, ne soient cependant pas susceptibles de la dénaturer.

La base et l'excipient sont les deux parties principales d'une formule magistrale quelconque. Ils doivent toujours y exister. L'auxiliaire et le correctif peuvent manquer quelquefois, sans pour cela que la formule soit moins bien faite et moins complète. L'usage, au reste, a établi quelques conditions qu'il est bon de remplir quand on rédige une formule, et que nous allons indiquer sous forme de paragraphes.

I. — On commencera par écrire, en tête du papier qui doit être remis au pharmacien, la forme que devra avoir la préparation ; autant que possible on en spécifiera l'espèce, et, avant de désigner les différentes substances qui doivent faire partie de la formule, on écrira au commencement de la première ligne le mot *prenez*, ou son initiale P, ou bien encore le signe suivant, ℞, généralement regardé aujourd'hui comme l'abréviation du mot latin *recipe*, qui a la même valeur que le premier.

II. — On placera sur autant de lignes distinctes, mises les unes au-dessous des autres, toutes les substances que l'on veut employer, en indiquant d'abord la base, l'auxiliaire ou l'adjuvant, s'il y en a un, puis l'excipient, et enfin le correctif. On précisera ensuite avec soin la dose de ces diverses substances, soit par les signes adoptés pour représenter les différents poids et mesures, soit, ce qui vaut toujours beaucoup mieux, en les écrivant lisiblement en toutes lettres, afin d'éviter toute cause d'erreur. La trop grande brièveté dans la rédaction des formules peut donner lieu à des accidents fâcheux, surtout lorsqu'on ne se sert pas de lettres ordinaires, et qu'on les remplace par des signes souvent mal tracés ; il est donc prudent de ne pas employer d'abréviations, à moins qu'elles ne puissent être très-nettement écrites, très-connues et nullement équivoques. Néanmoins il en est quelques-unes que l'on conserve et que nous allons signaler. Lorsque, par exemple, on veut expliquer que plusieurs substances, mises ensemble dans un composé, y entreront dans une égale quantité, on met après la dernière, et avant de désigner la dose, ces deux lettres āā ou le mot *ana*, qui signifie *de chaque, partie égale*.

EXEMPLE.

Prenez : Assa fœtida en poudre................ ⎫ āā,
       Poivre noir en poudre .... ⎬ 32 grammes.
       Oxymel .... Q. S.

Faites, selon l'art, un mastigadour.

Quand on laisse au pharmacien le soin de régler la quantité d'un ingrédient, d'après la formule, la consistance que devra avoir le médicament principal, on se servira, ainsi que nous l'avons indiqué dans la formule ci-dessus, des lettres initiales Q. S. pour exprimer ces deux mots : *Quantité suffisante.*

III. — On indiquera le mode particulier de préparation, si les substances employées en exigent un, ou bien on se bornera à écrire cette phrase au bas de la formule : *Faites selon l'art* un breuvage, un électuaire, un collyre, un lavement. On pourra même ne mettre que ces trois lettres F. S. L. qui ont la même signification ; ensuite on écrira la manière dont le médicament pourra être pris, quelle devra en être la dose, s'il faudra l'administrer en une ou plusieurs fois, à l'intérieur ou à l'extérieur, quel sera l'intervalle à observer entre chaque dose. Cette dernière inscription devra être précédée d'un T ou du mot *transcrivez,* pour signifier au pharmacien qu'il doit transcrire sur l'étiquette du médicament son mode d'administration.

De cette manière, les personnes chargées de soigner l'animal malade auront sans cesse sous les yeux une règle de conduite très-essentielle à suivre, puisque souvent le bien que l'on retire de l'emploi d'un médicament dépend de la manière dont il est administré. Enfin, en terminant la formule, on la signera et on la datera.

Exemple d'une formule magistrale composée.

Breuvage purgatif ordinaire.

Prenez : Aloès succotrin en poudre.............. 30 grammes.
        Sulfate de magnésie (sel d'Epsom)........ 60   —
        Eau commune........................ .... 1 litre.
        Anis en poudre...................... 15 grammes.

T. Mêlez et administrez au cheval malade en une seule fois, le matin, à jeun.

Paris, ce 20 mars 1881.

Cette préparation contient toutes les indications nécessaires à une formule bien faite. La *forme* du médicament est désignée par le mot *breuvage :* la poudre d'aloès indique la *base ;* le sulfate de magnésie, l'*auxiliaire ;* l'eau, l'*excipient ;* l'anis en poudre, le *correctif ;* et la phrase *mêlez et administrez en une seule fois, le matin, à jeun,* le mode de préparation et la manière d'administrer le médicament.

Telle est la marche à suivre lorsque l'on veut rédiger convenablement une formule magistrale.

Mais dans la composition des formules en général, il y a encore quelques précautions à prendre, et que nous croyons devoir signaler.

IV. — Il faut, quand on fait une prescription, ne point mettre ensemble des substances capables de réagir les unes sur les autres, de manière à produire une décomposition. Il y a, en effet, des corps qui ne peuvent souffrir aucune combinaison ; il en est aussi d'autres qui ne peuvent s'allier que d'après une certaine proportion, pour agir utilement et avec efficacité. Enfin, plusieurs subissent une entière décomposition ou acquièrent des propriétés nouvelles. On conçoit que, si l'on n'avait point égard à ces diverses circonstances, on composerait des formules ridicules, parce qu'on ignorerait les substances qui se conviennent entre elles. Il faut, dans une formule, que rien ne puisse altérer ni changer la nature de sa composition. Si l'on mêlait, par exemple, un sel quelconque et un acide, il y aurait presque toujours décomposition ; on doit soigneusement éviter de mettre ensemble l'émétique et une substance quelconque qui contiendrait du tannin ou de l'acide gallique, sans quoi l'émétique serait décomposé et perdrait ses propriétés. Le même phénomène aurait lieu si par exemple l'on mélangeait deux sels solubles. Cette application des connaissances chimiques à l'art de formuler éclairera encore sur le choix et la nature des vases dans lesquels les médicaments doivent être préparés ou conservés. C'est ainsi, par exemple, que toutes les substances acides ne doivent point être mises en contact avec des vases de cuivre, de fer, de plomb ou de marbre, sur les parois desquels elles exerceraient une action plus ou moins vive, mais au contraire dans des vases en porcelaine, en grès ou en verre, qui résistent à toute espèce d'action et de décomposition. Quelquefois même il faut faire mention des bouchons, dire s'ils doivent être en verre ou en liége ; cette précaution est indispensable, quand les liquides destinés à être contenus dans des vases sont volatils, ou attirent l'humidité de l'air.

V. — Toute formule doit être écrite en langue vulgaire, en toutes lettres, en se servant le moins possible de signes et d'abréviations, surtout lorsqu'il s'agit de substances très-énergiques. Cette remarque est particulièrement applicable aux poids et mesures, qui sont une des parties essentielles des formules, car il est assez d'usage d'indiquer les poids par des signes abréviatifs. On désigne le nombre des poids et mesures non par les chiffres arabes 1, 2, 3, 4, mais par les caractères romains i, ij, iij, iv, v, vj, etc., placés à côté des différents signes, et ces chiffres servent à exprimer le nombre d'unités qui convient à chacune des mesures.

Quelquefois aussi, on se borne à indiquer la quantité de tel ou tel médicament qui doit être employée, en désignant seulement le nombre de ses parties.

Exemple.

Prenez : Sulfure de potasse...................... 5 parties.
          Savon vert............................... 4 —
          Onguent mercuriel double.............. 4 —
          Axonge .... 24 —

Mêlez ces différentes substances pour en former une pommade.

Mais ce mode de prescription, qui pourrait être employé sans inconvénient pour cette *pommade antipsorique* dont la recette est due à Lebas, pourrait en avoir de très-graves pour d'autres opérations magistrales ; il vaut donc toujours mieux se servir du système décimal comme mesure numérique.

VI. — Autant que possible, dans la rédaction d'une formule, on doit éviter l'emploi de termes nouveaux ; il faut, avant tout, avoir la certitude d'être compris par le pharmacien, et se servir quelquefois, suivant les circonstances, le pays ou la personne chargée d'exécuter la prescription, de noms vulgaires, consacrés par l'usage, quand bien même ces dénominations seraient barbares ou impropres ; souvent c'est le seul moyen d'éviter des méprises qui pourraient avoir des résultats fâcheux. Si, par hasard, on emploie la nouvelle nomenclature chimique, on doit, pour mettre à l'abri de toute erreur, inscrire entre parenthèses l'ancien nom à côté du nouveau.

Exemple.

Prenez : Protochlorure de mercure (*mercure doux*). 8 grammes.
       Aloès en poudre........................ 16 —
       Savon blanc............................ 32 —
       Sirop de nerprun...................... Quantité suffisante.

Divisez cet *électuaire purgatif* en trois bols que vous administrerez au cheval malade, le matin, à jeun.

VII. — Le vétérinaire ne doit jamais se dispenser de relire ses formules, lors même qu'elles ne contiennent point de substances énergiques.

VIII. — Les formules compliquées ou combinées doivent être toujours prises chez le pharmacien. Les formules simples, comme celles qui ne consistent qu'en infusions, décoctions, macérations, seront de préférence exécutées par le vétérinaire.

IX. — Enfin, dans le choix des médicaments qui entrent dans la confection des formules, il faut, quand on le peut, préférer ceux du pays aux étrangers, les

33

moins chers aux plus dispendieux, les plus simples aux plus composés, surtout si leurs propriétés sont les mêmes.

Il y aurait de l'improbité à faire des formules plus coûteuses qu'elles ne devraient l'être véritablement.

Il nous serait facile de donner un plus grand développement à ces considérations générales sur l'art de formuler; mais notre but étant seulement de faire connaître les règles les plus importantes à suivre dans cette partie de la thérapeutique vétérinaire, nous renvoyons, pour plus de détails, aux auteurs qui ont spécialement écrit sur cette matière. On trouvera d'ailleurs dans notre Dictionnaire un grand nombre de formules bien faites, prises dans le *Traité de pharmacologie vétérinaire* de Moiroud, et à l'aide desquelles le lecteur mettra facilement en pratique les préceptes généraux que nous venons d'énoncer. (*Voy.* les mots BREUVAGE, CATAPLASME, COLLYRE, DIURÉTIQUES, DIAPHORÉTIQUES, ÉLECTUAIRES, EXCITANTS, LAVEMENTS, LINIMENTS, etc.)

FORTIFIANTS. Cet adjectif, qui se prend quelquefois aussi substantivement, sert à désigner en médecine des substances alimentaires ou médicinales qui ont pour objet de nourrir, de restaurer le corps, de dissiper sa langueur, sa faiblesse, de ranimer ses forces lorsqu'elles paraissent abattues, ou de les augmenter quand elles sont affaiblies. Une nourriture de bonne qualité, des boissons rendues légèrement excitantes par l'addition de quelque spiritueux, doivent, d'après notre définition, être regardées comme de bons *fortifiants*. Quant aux médicaments auxquels on a cru devoir donner ce nom, ils forment une classe générale, dans laquelle se trouvent naturellement rangés les analeptiques, les stomachiques, les restaurants et les toniques. (*Voy.* ce dernier mot.)

FORTRAITURE. Synonyme de COURBATURE. (*Voy.* ce mot.)

FOUETTAGE. (*Voy.* CASTRATION DES BÉLIERS.)

FOULURE. (*Voy.* EFFORT DE BOULET.)

FOURBURE, FOURBATURE, FOURBISSURE. La fourbure est une maladie du pied de quelques animaux domestiques, consistant d'abord dans une *congestion*, une accumulation de sang dans le tissu réticulaire du pied de ces animaux, à laquelle succède bientôt une inflammation de ce tissu, qui produit elle-même des désordres variables et plus ou moins graves. Cette maladie est particulière aux animaux pourvus de sabots, parce que la congestion ou l'inflammation qui la constitue est fixée sur un tissu logé entre deux corps durs, l'un osseux (os du pied), l'autre corné (sabot), ce qui nuit singulièrement au développement du gonflement inflammatoire.

Cette maladie ne se borne pas toujours au tissu réticulaire; toutes les parties vivantes du pied sont plus ou moins congestionnées, la couronne et le paturon sont souvent le siége d'un engorgement douloureux.

— Les *causes* de la fourbure dépendent généralement d'accidents extérieurs ou de l'usage inconsidéré de certains aliments. Ainsi elle peut être produite : 1° Par un travail excessif, outré et longtemps continué, une course rapide et longue, surtout sur un pavé, sur un terrain dur et pierreux, après un repos plus ou moins prolongé, comme il arrive aux chevaux qui sont restés trop longtemps à l'écurie, et qu'on soumet tout à coup à ce genre de travaux; 2° par de vives douleurs qui empêchent les animaux de se coucher, par l'appui forcé, trop longtemps continué, sur le pied d'un des bipèdes, pour soulager l'autre pied malade du même bipède; 3° par l'usage abusif des aliments excitants, tels qu'une grande quantité d'avoine et autres grains.

Au nombre des aliments excitants auxquels on accorde encore la propriété de provoquer la fourbure, on range le seigle, l'orge, les féverolles, le blé, etc. Ces aliments agissent sans doute en augmentant la richesse et la *plasticité* du sang, qui, éprouvant alors de la difficulté à circuler dans les vaisseaux capillaires, a de la tendance à s'arrêter dans les lieux où la circulation n'est pas aidée par les agents extérieurs.

Lors de la campagne de Russie, les chevaux de plusieurs régiments de la grande armée furent nourris de seigle pendant leur séjour en Pologne. Miltenberger constate les mauvais effets de cette alimentation : il rapporte que la fourbure se montra dans ces régiments comme une véritable épizootie. — Rodet avait déjà signalé l'influence fâcheuse de l'orge exclusivement administrée aux chevaux de l'armée française pendant les campagnes d'Égypte (1799) et d'Espagne (1808). La fourbure peut aussi se montrer subitement à la suite d'une congestion intestinale, de l'avortement, du rhumatisme aigu, des maladies typhoïdes. Une mauvaise ferrure ne peut jamais déterminer la fourbure, mais elle prédispose incontestablement à cette affection. — Girard range encore parmi les causes de la fourbure les boissons froides et crues administrées aux chevaux lorsqu'ils ont chaud, et les arrêts subits de transpiration. Hurtrel prétend que, dans beaucoup de cas, les causes de la fourbure portent d'abord leur action sur le tube digestif, déterminent des indigestions, une irritation qui agit sympathiquement sur le pied, et donne lieu au développement de la maladie qui nous occupe. Il faut avouer que c'est pousser passablement loin la manie des doctrines physiologiques, qui veulent à toute force que le tube digestif soit le point de dépar de la plupart des inflammations.

Volpi et quelques autres auteurs ont soutenu à tort que la fourbure est l'inflammation de l'articulation du pied ; mais c'est une erreur démontrée par l'inspection anatomique de la partie malade, lorsque les animaux succombent à cette affection.

D'autres auteurs voient dans la fourbure une inflammation ou un rhumatisme des muscles du dos et des lombes. Ces auteurs ont évidemment été induits en erreur par la vacillation de la croupe, la voussure du dos et des reins en contrehaut, la sensibilité apparente de ces parties et la position des membres généralement rassemblés chez les animaux atteints de fourbure. Ces phénomènes n'indiquent point que la maladie a son siége dans les régions dorsale et lombaire, mais sont seulement le résultat de l'obligation où se trouve l'animal malade de prendre des positions qui puissent lui épargner des douleurs, en soulageant les pieds affectés.

La fourbure peut affecter un ou plusieurs pieds.

— Les *symptômes* de la maladie sont assez faciles à reconnaître et à saisir, par la difficulté que l'animal éprouve à marcher, par la manière dont s'exécute l'appui sur les membres fourbus, et par la douleur que le malade éprouve dans les pieds affectés, lorsqu'on frappe avec le manche du brochoir ou un corps dur quelconque sur quelque point du sabot, ou que l'on comprime celui-ci avec le mord des tricoises.

Chez le cheval, la fourbure présente les symptômes suivants : chaleur considérable de tout le pied, extrême sensibilité, douleur qui force l'animal à s'appuyer sur les autres membres pour soulager celui ou ceux qui sont malades ; dans le repos, attitude incertaine, quelquefois tremblements partiels des muscles situés à la face antérieure de la cuisse et de la jambe, ou à la partie postérieure de l'épaule ou du bras, suivant que la fourbure a son siége à un pied de derrière, ou à un pied de devant. Si la fourbure attaque les deux extrémités antérieures, les postérieures sont plus engagées sous le corps ; elles supportent d'autant plus le devant, que les douleurs des pieds malades sont plus aiguës. Dans ce cas, les mouvements des membres de devant s'opèrent lentement, avec difficulté et douleur ; le jeu des extrémités postérieures est d'autant plus contraint qu'elles sont plus engagées sous le corps, et leur avancement sous le centre de gravité est toujours en raison du poids qu'elles doivent supporter. Cette surcharge qu'elles éprouvent rend leurs actions pénibles et incertaines. Lorsque la fourbure attaque les extrémités postérieures, le poids et les forces sont distribués d'une manière opposée ; c'est le devant qui supporte la plus grande partie de la masse ; pour cela, les membres antérieurs sont inclinés de devant en arrière, la croupe est soulevée, le cou et la tête sont portés en bas ; la marche dans cette position est encore plus pénible et plus difficile, car plus le bipède antérieur est engagé sous le corps, plus les membres qui le composent sont chargés, et plus leur déplacement en avant coûte à l'animal. Or les membres antérieurs, moins destinés à être chargés naturellement d'une plus grande partie du poids général, se trouvant contre leur ordinaire obligés de supporter presque toute la masse du corps, ne tardent pas eux-mêmes à être atteints de la maladie. Cette nouvelle circonstance force les animaux à chercher du soulagement en restant presque toujours couchés ; ils ne se relèvent que lorsqu'on les y force, et le plus ordinairement ils se recouchent aussitôt qu'on leur en laisse la liberté. La situation des pieds de derrière, lorsqu'ils sont le siége de la fourbure, est également importante à considérer. Il semblerait, au premier abord, que les animaux devraient chercher à les décharger d'une partie du poids qu'ils doivent supporter en les portant plus fortement en arrière, pendant qu'ils engagent fortement les membres de devant sous le centre de gravité ; mais il n'en est rien, parce que de cette manière l'appui se ferait de toute nécessité sur la pince, et que la compression du tissu réticulaire reviendrait plus grande et se ferait plus douloureusement sentir au malade. Celui-ci cherche à faire, autant que possible, son appui sur les talons des membres affectés, et pour y parvenir il porte les membres de derrière très en avant, de sorte que les quatre membres sont rassemblés et convergent les uns vers les autres. Dans la marche, il a également le soin de ménager la pince aux dépens des talons, et il y parvient en commençant constamment son appui par ces derniers. Cette circonstance donne à la progression des chevaux fourbus un caractère facile à saisir, et que l'on ne peut plus oublier quand on l'a bien observé une fois.

On conçoit facilement qu'une affection aussi douloureuse existe rarement sans réagir sur tout le corps : aussi la fourbure s'accompagne-t-elle presque toujours d'une fièvre plus ou moins forte, facilement reconnaissable à la force, la fréquence, la plénitude du pouls, la chaleur de la bouche, la rougeur des yeux, la soif, la perte de l'appétit, la lassitude générale, l'élévation de la température du corps, etc.

— La fourbure peut donner lieu à des accidents graves et nombreux. Ses différentes terminaisons sont : la délitescence, la résolution, l'hémorrhagie, l'exsudation, la suppuration, la gangrène et enfin la chronicité.

La *délitescence* est la terminaison idéale de la fourbure : elle doit survenir pendant les deux ou trois premiers jours de la maladie qui disparait complétement et ne laisse même pas de prédisposition à une rechute. — La *résolution* se montre généralement vers le huitième ou le dixième jour ; quelquefois elle n'est pas définitive ; dans certains cas, on observe une rechute d'autant plus à craindre que la première atteinte a duré plus longtemps. — L'*hémorrhagie* ou *apoplexie* du tissu podophylleux est due à la rupture des capillaires trop distendus. Le sang pénètre entre les lames podophylleuses et les feuillets kéraphylleux. Les animaux ressentent une douleur extrêmement vive : on a vu des sujets très-nerveux mourir d'épuisement quand le sang ne parvenait pas à se frayer un passage au dehors ; assez souvent il désengrène les cannelures podophylleuses et kéraphylleuses, et vient sourdre à la région coronaire. Alors la fièvre diminue, les souffrances se calment. On pourrait reconnaître la terminaison par hémorrhagie et agir efficacement en creusant une rainure à la région plantaire du pied ; mais la vive douleur ressentie par les malades permet rarement cette manœuvre. — L'*exsudation* se montre quand les lamelles podophylleuses sont enflammées ; la fibrine déposée à la surface du tissu réticulaire exerce sur lui une compression tellement douloureuse qu'elle peut déterminer des accès de vertige furieux. Toujours l'exsudation précède la suppuration. Le décollement produit par le liquide exsudé peut aller jusqu'au bourrelet, et alors *la matière souffle aux poils*, les souffrances se calment, la fièvre baisse. — La *suppuration* ne survient que rarement à la suite de a fourbure ; elle fait de rapides progrès et désengrène très-vite la plus grande partie du sabot, qui peut se détacher complétement du tissu réticulaire. Lafosse, de Toulouse, a constaté sa chute le troisième jour de la maladie. — Enfin, la *gangrène* arrive quand la compression du tissu podophylleux est telle que la circulation s'arrête aux vaisseaux qui l'irriguent; cette terminaison est une suite des précédentes. Dès que la mortification du tissu congestionné est complète, la douleur cesse, et un calme trompeur lui fait suite; mais la prostration du sujet, les caractères de sa physionomie, les signes donnés par la circulation, la respiration et la température ne laissent dans l'esprit du praticien éclairé aucun doute sur la gravité du mal. Bientôt, les sabots des pieds malades tombent, et on constate une gangrène plus ou moins étendue des tissus vivants qui recouvrent l'os du pied.

— Comme complications de la fourbure, on a cité : 1° L'inflammation des tendons et des ligaments qui avoisinent la région; 2° l'ossification des fibro-cartilages de l'os du pied; 3° l'arthrite de l'articulation du pied et de l'articulation coronaire; 4° l'ankylose de ces jointures.

A la suite du décollement produit par l'hémorrhagie ou l'exsudation, une lacune, une cavité plus ou moins vaste, existe entre les lamelles kéraphylleuses et les lamelles podophylleuses recouvertes d'une nouvelle couche cornée. C'est cet espace vide, ou rempli le plus souvent par les matières de l'exsudation, qui a reçu le nom de *fourmilière*.

Le sabot atteint de fourmilière rend un son creux lorsqu'il est frappé avec un brochoir.

Enfin la fourbure peut passer à l'état chronique; le tissu podophylleux sécrète une masse compacte, cornée, qui ne peut trouver de place qu'en déviant les corps durs entre lesquels elle s'interpose; l'os du pied fait alors une espèce de bascule en arrière, et la muraille du sabot est poussée en avant, de telle sorte que cette partie, au lieu de suivre en pince une ligne droite depuis la couronne jusqu'au bord inférieur, décrit une ligne concave, irrégulière, entrecoupée d'éminences et de dépressions. Le pied s'allonge en avant, se rétrécit en quartiers, et se déprime vers le biseau.

De la déviation en arrière de l'os du pied résulte un autre accident : la partie antérieure de la pince de cet os, en s'abaissant, meurtrit les parties vives, porte sur la sole, la pousse et la soulève demi-circulairement, et la rend ainsi bombée de concave qu'elle était. Il en résulte une éminence à laquelle on a donné le nom de *Croissant*. Cette éminence réside principalement à la partie antérieure de la sole; quelquefois elle est très-exubérante, dépasse le bord inférieur de la paroi, et déforme entièrement le dessous du pied, ainsi que la muraille; mais à mesure que le pied ainsi altéré se détériore, la paroi devient de plus en plus déprimée, et se charge de *cercles*, dont le nombre et la grosseur varient. Girard a remarqué que l'os appartenant à un pied affecté porte toujours les empreintes de ces apparences extérieures; sa face antérieure est altérée comme celle de la muraille, son bord inférieur relevé; sa face inférieure, au lieu d'offrir la concavité naturelle, se trouve plus ou moins convexe, et présente fréquemment les bosses de l'oignon. A la longue, l'action constante du bord tranchant de cet os sur les parties qui le recouvrent, sur la sole, finit par en amener la perforation; alors il y a une plaie au fond de laquelle on rencontre le même bord tranchant de l'os du pied. La suppuration s'établit à cette plaie qui devient bientôt ulcéreuse; la matière purulente est très-odorante, grisâtre ou brunâtre, et l'ulcération finit par s'étendre jusqu'à l'os du pied, qui à son tour peut être détruit par la carie. Quand la fourbure a amené une semblable désorganisation, elle est évidemmen de la plus haute gravité.

— *Chez le bœuf*, la fourbure présente les mêmes considérations que chez le cheval, et n'en diffère que sous quelques rapports particuliers. Elle parcourt sa marche avec autant de rapidité que chez ce dernier, peut devenir aussi funeste, faire naître la gangrène et causer la perte du malade. Elle s'accompagne d'une forte boiterie, de la raideur du membre et de la chaleur du pied affecté. La fièvre est rarement aussi prononcée que chez le cheval; lorsqu'elle existe, elle est caractérisée par la rougeur des yeux, la bouffissure des paupières, la soif, la perte de l'appétit, la tristesse, les ardeurs d'urine, la constipation, la fréquence et la dureté du

pouls. La bête reste constamment couchée; il lui est impossible de se relever seule.
Il faut alors l'y contraindre; lorsqu'elle est debout, elle se refuse à l'action de
marcher, et ce n'est qu'après qu'on l'y a beaucoup sollicitée, et avec la plus grande
difficulté, qu'elle parvient à faire quelques pas en avant. Dans certains cas, la
fourbure détermine chez le bœuf la formation d'excroissances cornées, la déviation et l'altération de l'os du pied et du sabot lui-même; d'autres fois, elle donne
lieu à la chute de l'onglon qui est bientôt remplacé par une nouvelle corne, qui,
dans la suite, forme un sabot aussi parfait que le premier. On observe encore que,
par l'effet de la fourbure, les veines qui proviennent du tissu réticulaire prennent
constamment de la grosseur et deviennent comme variqueuses.

— *Chez les bêtes à laine*, la fourbure n'offre rien de bien particulier. Il n'est pas
rare de voir cette maladie se développer en quelques heures sur presque tout un
troupeau, à la suite d'un écart général de régime, ou de l'usage d'aliments trop
substantiels; cette maladie se dissipe le plus ordinairement en quelques jours par
l'effet du repos et de la diète.

—Le *traitement* de la fourbure doit varier suivant l'époque à laquelle on l'entreprend. Cette maladie, prise à temps et traitée comme il convient, résiste rarement
aux moyens mis en usage. Mais quand elle est parvenue à un certain degré, il devient impossible de parer aux désordres. Son intensité est parfois si grande, qu'elle
rend tout traitement inutile et qu'elle marche rapidement à une terminaison fâcheuse.

Les premières indications sont mécaniques et consistent à éviter la compression
du pied en enlevant les fers ou en les fixant seulement à l'aide de quatre clous
non rivés, et à placer l'animal sur une bonne litière. Si la fourbure est commençante, et surtout si elle est violente, il importe de pratiquer des saignées plus ou
moins répétées à la jugulaire. On a également conseillé des saignées à la veine
sous-cutanée du membre malade, d'agir plus localement encore, c'est-à-dire de
saigner aussi près que possible du pied affecté. Un certain nombre de praticiens
conseillent les saignées à la couronne. Voici comment on doit les pratiquer. On
prend un bistouri droit, dont on entoure la lame avec des étoupes jusqu'à huit
lignes environ de sa pointe; on fait lever, si cela est possible, le pied opposé à
celui qui est malade; on fait mettre un tord-nez à l'animal, et on enfonce rapidement le bistouri borné par l'étoupe sur la partie latérale et extérieure de la couronne dans le point qui correspond à la réunion des mamelles et des quartiers.
De cette manière, on blesse le réseau vasculaire qui rampe sur les parties latérales et supérieures du pied, et on obtient un jet formé par le mélange du sang veineux et du sang artériel. En mettant le pied dans un seau, on peut estimer la
quantité que l'animal en perd. On ne risque rien de laisser la saignée jusqu'à ce
que l'animal ait perdu de six à huit livres de sang, et même plus, suivant son âge
et sa vigueur. Le plus ordinairement la saignée s'arrête d'elle-même; on est même
quelquefois obligé de l'entretenir au moyen de bouchonnements énergiques pratiqués sur le lieu où l'on a donné le coup de bistouri. Dans le cas où la saignée ne
s'arrête pas lorsqu'il s'est écoulé une quantité suffisante de sang, on applique sur
la blessure un petit tampon d'étoupes, que l'on maintient à l'aide de quelques
tours de bande. Autrefois on appliquait aux pieds fourbus des cataplasmes astringents que l'on arrosait fréquemment d'une solution de sulfate de cuivre ou de
sulfate de fer.

« Si le cheval est tellement méchant qu'il ne veuille pas se laisser appliquer de
cataplasmes, dit Girard, on peut pratiquer à l'endroit où il pose ses pieds, quand
il est attaché à l'écurie, un grand trou dans lequel on met de la terre glaise délayée avec du vinaigre, ou une dissolution de sulfate de fer. Un baquet, ou une
barbotière, une augette en pierre enfoncée en terre à niveau du sol, conviendrait
sûrement mieux pour cet usage; mais il est rare d'avoir à sa disposition quelqu'un de ces objets. On laisse séjourner les pieds malades dans la terre détrempée, et l'on ne change le cheval que pour le faire reposer pendant la nuit; s'il
souffre beaucoup et qu'il ne puisse pas se coucher, il est inutile de le déranger,
et il demeurera les pieds plongés dans la glaise jusqu'à ce que les symptômes

aient perdu de leur gravité. Comme il importe d'entretenir l'état mou et la température froide de cette terre glaise, on aura soin d'ajouter de temps en temps une certaine quantité de la liqueur ci-dessus indiquée, que l'on versera en fomentation sur les parties supérieures. Ce genre de bain sera bien plus avantageux que les cataplasmes astringents, qui se dessèchent promptement, et cessent alors d'enlever la chaleur de la partie : il suffit souvent pour faire dissiper en fort peu de temps l'inflammation et rétablir l'état naturel. »

Mais le traitement de la fourbure est bien simplifié aujourd'hui. Après avoir fait aux malades une saignée proportionnelle à leur taille, on frictionne les épaules, les bras, les cuisses et la croupe, avec de l'essence de térébenthine, dans le double but de produire une révulsion, et de les obliger à marcher, car l'exercice est un élément du traitement de la fourbure. Les animaux sont exercés au pas et sur un terrain mou pendant une demi-heure, et ensuite mis au bain pendant une heure ou plus longtemps si c'est possible. Alors on enduit les pieds de corps gras et les malades sont laissés en liberté dans une boxe où l'on a eu soin de préparer une épaisse litière. On renouvelle la promenade et le bain tous les jours, matin et soir. Les malades doivent être soumis à une demi-diète. Il faut en outre, pour éviter la constipation, leur administrer chaque jour dans le barbotage cent cinquante à deux cents grammes de sulfate de soude. Ces moyens simples suffisent généralement pour obtenir la résolution de la fourbure.

L'irrigation continue peut donner d'excellents résultats. Certains vétérinaires ont conseillé les frictions vésicantes sur la couronne, l'application d'un séton à travers le coussinet plantaire, l'amincissement total ou partiel du sabot. Le traitement classique que nous avons indiqué est bien préférable.

—Quand la maladie est devenue *chronique*, soit parce que le traitement que nous venons de faire connaître n'a pas été employé au début, soit parce qu'on a laissé l'affection marcher vers une terminaison fâcheuse, il n'est plus guère possible d'espérer du succès dans le traitement de la fourbure. Examinons les deux cas principaux qui peuvent se présenter : celui où l'on a à combattre la *fourmilière*, et celui où un *croissant* s'est développé.

La Fourmilière légère peut guérir d'elle-même et se dissiper par avalure ; il est cependant nécessaire de favoriser sa chute par des ferrures renouvelées souvent et exécutées de manière à distribuer l'appui en quartiers, ainsi que par l'application autour du pied de substances grasses susceptibles d'assouplir l'ongle et d'en activer la pousse. Il devient souvent utile de débarrasser le pied de toute la mauvaise corne, et de pratiquer pour cela une opération chirurgicale. On commence par appliquer un fer échancré en pince (*Voy.* Ferrure, page 446), et dont l'entaille soit proportionnée à l'étendue de la portion de muraille que l'on se propose d'abattre. On procède ensuite à l'enlèvement de la corne, comme dans l'opération de la *seime*. (*Voy.* ce mot.) Quelquefois on se contente de diminuer avec la râpe, avec la rénette oblique et autres instruments, l'épaisseur de la muraille, que l'on amincit jusqu'à ce qu'elle soit très-flexible et ne puisse plus faire qu'une faible résistance. En ayant bien soin d'entretenir la souplesse de la paroi, on parvient quelquefois à obtenir la guérison ; une bonne corne se développe du côté du biseau, et au fur et à mesure qu'elle descend, elle chasse devant elle la substance cornée qui s'était épanchée entre l'os du pied et la muraille.

— Le Croissant est au moins aussi difficile à traiter que la fourmilière ; il faut encore ici avoir recours à une opération chirurgicale ; mais avant de faire cette opération, il faut d'abord chercher à reconnaître la nature du croissant. Nous avons dit plus haut que cette maladie était occasionnée par la déviation en arrière de l'os du pied, dont le bord antérieur et inférieur venait presser la sole et la faire bomber en dessous. C'est en effet là le cas le plus ordinaire, et il est à remarquer que le croissant est alors constamment accompagné de la fourmilière. Il est évident que c'est le traitement de cette dernière maladie qui doit être mis en usage, car en détruisant la fausse corne qui a dévié l'os du pied en arrière, on détruit la force déviatrice, et on permet à cet os de reprendre sa position naturelle.

« Avant de pratiquer cette opération, dit Girard, on aura la précaution de confectionner un fer propre à faciliter les pansements et à maintenir l'appareil; ce fer devra avoir peu d'ajusture, un certain degré de couverture, les branches minces, droites, même un peu relevées, et il portera en dedans de la pince une entaille proportionnée à l'étendue de la portion de corne qui doit être enlevée. Avant d'abattre le cheval, on parera à fond le pied malade dont la corne aura été préalablement assouplie; on pourra même faire toutes les rénettures nécessaires, que l'on ne complétera cependant qu'après que l'animal sera entravé et convenablement fixé. La corne, étant enlevée par les procédés ordinaires, laisse à découvert la substance morbide, que l'on coupe avec la feuille de sauge, en ayant soin de rendre la plaie aussi unie que possible. Comme l'application de l'appareil doit toujours être précédée de celle du fer, on couvre d'abord les parties vives avec des étoupes; on attache le fer à six clous, trois à chaque branche, et le pansement a lieu immédiatement. L'étoupade, maintenue en place au moyen de trois éclisses et d'une traverse, ne sera levée que lorsque la suppuration sera bien établie, et les pansements ultérieurs auront lieu comme dans le cas de dessolure. » (*Voy.* ce mot.)

Les fers appliqués aux pieds atteints de fourbure chronique devront être ajustés à l'anglaise. On interposera entre le fer et le sabot une lame de gutta-percha, de feutre ou de cuir. Un cheval ainsi ferré peut rendre encore d'excellents services, même dans les villes, à plus forte raison pour le travail des champs. Quelquefois les moyens dont nous venons de parler sont impuissants devant la fourbure chronique. On doit essayer alors la névrotomie plantaire, qui a donné de bons résultats à M. H. Bouley. Nous devons dire cependant que Hering et Jessen ont vu la dessaboture survenir quelques mois après l'opération. Toujours, d'après Brauell, à la suite de la névrotomie la difformité du sabot va en augmentant.

— Le traitement de la fourbure du bœuf est absolument semblable à celui que nous venons de faire connaître; mais l'application des moyens que nous avons décrits est ici plus difficile, à cause de l'indocilité des bœufs qui sont peu habitués à se laisser toucher et à lever les pieds. Les frictions révulsives au-dessus des genoux ou des jarrets, et les cataplasmes astringents, sont les moyens sur lesquels il faut insister.

FOURCHET. C'est le nom d'une maladie du pied de quelques ruminants. Une circonstance anatomique, commune seulement aux bêtes à laine et aux chèvres, fait que cette maladie ne peut exister que chez ces animaux, et encore le fourchet n'est-il jamais remarqué que chez les bêtes à laine.

— Le *siège* du fourchet est un canal biflexe, folliculaire, blanchâtre, que l'on nomme communément *canal du fourchet*, ou plus exactement *sinus biflexe*, formé par un repli de la peau; ce canal est situé immédiatement entre les deux os des couronnes, et au-dessus de la peau qui revêt le fond de la séparation des onglons, à laquelle il est uni, ainsi qu'aux parties environnantes, par un tissu lamineux, graisseux, abondant et lâche. Son extrémité postérieure et interne en constitue le fond; elle est courbée et terminée en cul-de-sac, tandis que son ouverture extérieure est toujours libre. Celle-ci existe antérieurement un peu au-dessus de l'intervalle interdigité, et se fait remarquer par un petit bouquet de poils qui en sortent, et sont souvent agglutinés par du suint. La cavité de ce canal est parsemée de poils et de gros follicules qui laissent suinter une humeur sébacée jaunâtre. — Ses usages sont inconnus.

— Les *causes* du fourchet paraissent être tantôt une accumulation de l'humeur sébacée dans le sinus biflexe, tantôt l'introduction dans ce sinus de quelques corps étrangers, tels que la boue, la poussière, la terre, les graviers. L'affection est généralement d'autant plus commune, que les terrains sur lesquels pâturent les animaux sont plus durs, plus secs, plus pierreux, plus échauffés par le soleil; les animaux les plus gros et les plus pesants paraissent en être attaqués de préférence. Le fourchet est plus commun dans les départements méridionaux que dans ceux du nord; il passe même pour être enzootique sur les bords de la Gironde, dans le bas Médoc, sur les bords de la mer, dans les Pyrénées, etc. Dans quelques circonstances, on l'a regardé comme épizootique, et même contagieux; mais la propagation de ce mal sur un grand nombre d'animaux à la fois doit être due à leur participation à des causes communes.

— Les *symptômes* du fourchet débutent par une inflammation qui donne lieu à un gonflement plus ou moins fort et étendu; ce gonflement, borné d'abord à l'entre-deux des doigts, gagne peu à peu le pourtour du canal biflexe, et finit par embrasser les couronnes et les paturons; il s'accompagne d'une boiterie qui est d'autant plus forte, que les douleurs sont plus vives, et les désordres plus grands.

— Le gonflement inflammatoire est toujours plus considérable autour de l'orifice du canal biflexe, qui donne écoulement à une humeur d'abord séreuse et peu odorante, puis séro-purulente et fétide. Le mal continuant à faire des progrès, le canal s'engorge, s'ulcère, devient le siége d'un abcès, et il s'élève entre les deux os de la couronne comme un bourgeon de l'intérieur duquel s'échappe une matière sanieuse. Les souffrances sont alors excessives, et occasionnent de la fièvre et un prompt dépérissement; les bêtes boitent de plus en plus et cessent même de s'appuyer sur le pied malade; si les deux pieds de devant sont attaqués, elles marchent et se traînent sur les genoux; lorsque tous les quatre sont envahis en même temps, elles restent couchées sur le côté, et continuent à manger dans cet état.

— Le *traitement* varie suivant le degré où la maladie se trouve portée. Au commencement, l'inflammation locale cède quelquefois à l'extraction des corps étrangers qui se sont introduits dans le canal, à la grande propreté de cette partie, aux bains de pieds et aux lotions émollientes tièdes. — Si cela ne suffit pas, on pratique plusieurs fois par jour, au pourtour du canal, des lotions avec le sous-acétate de plomb liquide (extrait de saturne) étendu dans de l'eau froide, ou avec une dissolution de sulfate de fer (couperose verte); lorsqu'il y a du gonflement et de la chaleur aux parties environnantes, on seconde les lotions par l'application d'un cataplasme, d'abord émollient, puis astringent, dont on enveloppe tout le pied jusqu'au milieu du canon. Ce cataplasme peut se composer de suie de cheminée et de terre glaise délayée avec du vinaigre. — Lorsque l'inflammation est très-forte, il est quelquefois nécessaire de recourir aux saignées locales, que l'on pratique en faisant quelques scarifications autour de la couronne; elles dégorgent les parties et aident efficacement l'usage des autres moyens. — Lorsque la force des souffrances a donné lieu à de la fièvre, il est bon de pratiquer une ou deux saignées générales. Ce traitement, lorsque rien ne contrarie son effet, demande de vingt à trente jours environ pour amener la guérison.

Mais si la maladie n'a pas été traitée dès le principe et si le canal biflexe est devenu ulcéreux, on ne peut espérer la guérison qu'en faisant l'ablation de ce canal. Cette opération, que l'on désigne sous le nom d'*opération du fourchet*, se pratique avec un scalpel droit, une érigne et une pince à dissection; elle s'exécute de deux manières : Lorque le canal, gorgé de matières, fait une forte saillie à la face antérieure de la région digitée, on le circonscrit par une incision circulaire qui comprend toute l'épaisseur de la peau, on le saisit ensuite avec l'érigne ou la pince, et on le retire au dehors; son extraction est facile, et ne demande d'autre précaution que de couper les filaments qui tiennent un peu fortement entre les os de la couronne. — Si, au lieu d'être proéminent, le canal forme un enfoncement ou se trouve seulement au niveau des autres parties, l'on doit commencer par faire une incision longitudinale, qui partira de l'ouverture même du réservoir, et se prolongera en haut dans la longueur d'environ trois à quatre centimètres. Après cette incision, on fait tenir les deux onglons bien écartés; on enfonce le bout du manche du scalpel entre les os des couronnes, on fait agir l'instrument de manière à déchirer le tissu cellulaire et à découvrir le canal que l'on se propose d'enlever; celui-ci étant pris avec la pince est retiré et renversé au dehors, après quoi on le coupe pour le séparer de la peau, et l'opération est finie. Favre conseille de laisser saigner la partie dans un seau d'eau fraîche pendant cinq à six minutes.

On procède ensuite au pansement avec des plumasseaux gradués et imbibés d'eau-de-vie, en ayant soin d'en passer quelques-uns entre les onglons; on maintient l'étoupade avec un linge que l'on applique par dessus et que l'on fixe au moyen de quelques points de suture. Ce mode d'assujettissement est préférable à l'emploi des cordes et autres ligatures, qui serrent et étranglent quelquefois la partie au point de donner lieu à la gangrène et d'entraîner la mort. — L'appareil ne devra être levé que lorsqu'on aura lieu de croire que la suppuration est établie; ensuite les pansements auront lieu tous les jours et seront semblables au premier.

Les animaux opérés doivent être retenus à la bergerie, y être nourris sobrement et abreuvés d'eau limpide, légèrement acidulée; des breuvages d'eau tiède vinaigrée seront administrés aux bêtes gravement affectées, qui refuseraient de prendre elles-mêmes la boisson.

FOURCHETTE ÉCHAUFFÉE. On donne ce nom à une altération de la fourchette du pied des animaux solipèdes, qui consiste dans le suintement d'une humeur puriforme, noirâtre, qui s'accumule dans le vide de la fourchette, à la suite du séjour des animaux dans des lieux humides et malpropres, surtout dans l'urine et le fumier.

On remédie à cet accident en plaçant les animaux dans des lieux secs et propres, en dégageant la fourchette des portions de corne qui retiennent la matière, et en lotionnant fréquemment la partie malade avec la liqueur de Villate, ou en la recouvrant simplement de goudron. Ce simple traitement, aidé de bons soins hygiéniques, suffit pour amener la guérison en peu de temps.

Fourchette pourrie. Elle est la suite de la fourchette échauffée, dont elle ne diffère qu'en ce que l'altération est portée à un degré plus élevé. L'humeur est devenue sanieuse et fétide; la corne de la fourchette est molle et filandreuse, et cette partie devient le siége d'une démangeaison qui porte l'animal à frapper fréquemment du pied contre terre.

Les causes de cette affection sont identiques à celles de la fourchette échauffée; le traitement est le même, à cette exception près qu'il réclame des soins plus assidus et plus longs, et l'usage indispensable d'un fer à branches raccourcies. Cependant on peut quelquefois avec avantage garantir la fourchette de l'influence des agents extérieurs, en la recouvrant d'une étoupade imbibée d'extrait de saturne, ou recouverte d'onguent égyptiac, et maintenue en place au moyen d'éclisses. — La fourchette pourrie dont le traitement est négligé peut dégénérer en crapaud. (*Voy.* ce mot.)

FOURMILIÈRE. (*Voy.* Fourbure.)

FOYER PURULENT, Foyer de suppuration. Se dit, en chirurgie, de toute partie du corps dans laquelle il se forme du pus. Presque toujours les foyers purulents sont le résultat d'une inflammation occasionnée elle-même par une lésion externe, ou par une cause interne. Tous les organes peuvent en être le siége; tantôt ils sont simples ou multiples, tantôt ils sont superficiels ou profondément situés. Lorsqu'ils se trouvent simplement sous la peau, rien n'est plus facile que de les atteindre avec le cautère ou l'instrument tranchant; quand, au contraire, ces amas de pus sont placés entre des aponévroses, dans l'épaisseur des muscles, ou dans une cavité, il est très-difficile d'en opérer l'évacuation, et il faut une grande habitude et beaucoup de tact pour reconnaître leur présence. (*Voy.* Fluctuation, Abcès.)

FRACTURE. On entend par *fracture* toute solution de continuité faite aux os.

Lorsqu'une fracture n'intéresse qu'un seul os, et n'est accompagnée d'aucune autre lésion, on dit qu'elle est *simple*. On la nomme *composée*, quand elle comprend deux os qui concourent à la formation d'une même partie, comme par exemple le radius et le cubitus à l'avant-bras des chats, des chiens, des porcs, etc., le tibia et le péroné à la jambe des mêmes animaux. Lorsqu'elle est accompagnée d'une plaie, de la déchirure d'un vaisseau considérable ou d'un cordon nerveux, de l'ébranlement d'une ou plusieurs jointures, de commotion du cerveau, etc., on lui donne le nom de *fracture compliquée*. Elle est appelée *comminutive* lorsque l'os est brisé en plusieurs pièces et comme broyé, *directe* quand elle a lieu dans l'endroit même où l'os a supporté l'effort extérieur qui l'a brisé, et *indirecte* ou *par contre-coup* quand elle a lieu dans un point plus ou moins éloigné. Enfin, en raison de la configuration des fragments, c'est-à-dire de la direction de la solution de continuité, il y a des fractures *transversales* ou *en rave*, *obliques* ou *en bec de flûte*, des fractures *en onglet*, des *fentes* ou *fissures*, des fractures *incomplètes*, *longitudinales*, *étoilées*, etc. Il est utile de tenir compte dans la pratique de toutes ces circonstances, qui peuvent modifier la marche de la maladie et influer sur son traitement.

— Causes des fractures. Toute action qui allonge le tissu d'un os au delà de son extensibilité naturelle, surmonte sa force de cohésion et le fracture. Certaines *causes prédisposantes* modifient l'organisation des os, et les rendent, dit-on, plus fragiles. Telles sont les maladies générales, la dyscrasie cancéreuse, la morve, le farcin, la pommelière des vaches, et la vieillesse. On a aussi regardé le froid comme prédisposant aux fractures ; mais, sans nier que cet agent rende les mouvements plus difficiles et les articulations moins souples, on pense aujourd'hui que c'est surtout parce que le sol est plus glissant et les chutes plus fréquentes, que l'on observe plus de fractures chez les animaux en hiver qu'en été. — L'état de maigreur des animaux peut encore être considéré comme une prédisposition aux fractures, en ce sens que les os ne sont pas, comme chez les animaux robustes et gras, protégés par d'épaisses parties molles qui amortissent l'action des violences extérieures. Il en est à peu près de même de la flaccidité des muscles chez les animaux faibles ; c'est aussi de la même manière que la situation superficielle de certains os les prédispose aux fractures. Enfin, il en est quelques-uns qui trouvent dans leur forme et dans leurs usages mêmes une prédisposition au genre de lésion qui nous occupe. Les os longs, destinés à servir de soutiens, de leviers ou d'arcs-boutants dans tous les mouvements qu'exécutent les membres, et dans tous les efforts qu'ils supportent, sont bien plus souvent fracturés que les os plats, qui résistent à la manière des voûtes et sont beaucoup moins exposés aux violences extérieures, et que les os courts qui éludent par leur petitesse l'action des agents vulnérants, ou qui y résistent efficacement à raison de l'égalité à peu près exacte de leurs trois dimensions.

Les *causes occasionnelles* des fractures sont les coups, les chutes, le choc des projectiles lancés par la poudre à canon, le passage des roues de voiture sur les diverses parties du corps, en un mot toutes les violences extérieures un peu fortes, et enfin les contractions musculaires.

— Symptômes des fractures. Les symptômes locaux qui accompagnent une fracture sont : une douleur plus ou moins vive témoignée par les mouvements de l'animal, lorsqu'on cherche à reconnaître la fracture ; dans beaucoup de cas, la difficulté ou l'impossibilité de remuer la partie, au moins dans certains sens ; la déformation de cette partie, son raccourcissement ; enfin une mobilité contre nature dans le point fracturé, et la crépitation.

La douleur est plus ou moins forte, plus ou moins étendue ; elle s'accroît par la pression, et à l'occasion des mouvements que l'on fait exécuter à la région où existe la fracture ; elle est l'effet de la contusion des chairs par la cause fracturante elle-même, de la piqûre ou la déchirure des filets nerveux par les pointes des fragments. — La difficulté ou l'impossibilité qu'éprouve l'animal malade à remuer la partie s'explique aisément par la contusion des muscles voisins, et surtout parce que les os ne peuvent servir de leviers aux puissances musculaires pour tous les mouvements un peu étendus, qu'autant qu'ils ont conservé leur intégrité.

La *déformation* de la partie, les changements survenus dans sa direction générale et dans sa longueur, dépendent de l'épanchement de sang au milieu des tissus contus ou déchirés, et du déplacement des fragments. Celui-ci est dû à diverses causes. Il arrive quelquefois, et surtout dans les fractures directes, que, n'étant pas épuisée au moment où elle surmonte la résistance de l'os, la cause qui les produit continue d'agir sur les fragments, et les entraîne plus ou moins loin de leur situation naturelle. Souvent aussi le déplacement est dû au poids des parties qui, privées brusquement de l'appui que leur fournissent les os dans l'état naturel, se laissent entraîner par leur pesanteur. Enfin, le déplacement peut être le résultat de l'action musculaire. C'est là sa cause la plus constante, et celle contre laquelle l'art a le plus à lutter, non-seulement au moment de l'accident, alors que les mouvements involontaires de l'animal, les convulsions excitées par la douleur, éloignent souvent beaucoup les fragments de leur situation naturelle, mais encore pendant toute la durée du traitement, parce qu'en vertu de la tendance continuelle qu'ils ont à se raccourcir, les muscles les plus forts agissent incessamment pour entraîner vers leur point fixe le fragment auquel leur extrémité la plus mobile prend son insertion. — Le *déplacement* peut se faire suivant l'épaisseur, la longueur, la direction, la circonférence de l'os. Dans le premier cas, les fragments ne se touchent que par une partie de leur surface. On sent alors, en passant le doigt sur le point de la fracture, les inégalités correspondant à la saillie de l'un des fragments, et à l'enfoncement de l'autre. Dans le second cas, l'un des fragments a glissé sur l'autre : il y a alors ce qu'on appelle *chevauchement*, et la partie est raccourcie ; ou bien un fragment détaché de l'os est entraîné au loin par le muscle auquel il servait de point d'attache, et l'os semble fort allongé. Dans le troisième cas, ils sont inclinés l'un sur l'autre, de manière à former un angle facile à reconnaître à la courbure brusque de la partie, dans un point où auparavant elle était droite et unie. Dans le quatrième cas enfin, l'un des fragments a subi un mouvement de rotation sur lui-même, qui a changé ses rapports avec l'autre, et dévié dans le même sens la partie à laquelle il appartient.

La *mobilité* anormale, seul signe pathognomonique des fractures, permet de voir, lorsque le vétérinaire ou l'animal malade imprime un mouvement à la partie, que le centre de ce mouvement se passe, non pas dans l'articulation, mais au point qu'occupe la fracture.

Enfin la *crépitation* est ce bruit qui résulte de la collision ou du frottement des fragments l'un contre l'autre. Pour l'obtenir, il faut saisir les deux fragments près du lieu où l'os est fracturé, et les faire mouvoir en sens inverse. Mais dans certaines fractures la crépitation manque, ou est très-peu sensible ; la compression du sang coagulé et des exsudats fibrineux, par exemple, peut donner la sensation de la crépitation.

— DIAGNOSTIC DES FRACTURES. Presque tous les symptômes que nous venons de passer en revue peuvent appartenir à d'autres maladies : la douleur, le gonflement, l'impossibilité d'exécuter des mouvements, accompagnent tout aussi bien une simple contusion qu'une fracture, de même que la déformation et les inégalités que l'on sent au toucher. La mobilité est quelquefois simulée par certaines tumeurs sanguines appuyées sur des os, survenues après un coup, et qui, dures à leur circonférence, et molles à leur centre, se laissent déprimer comme le ferait un os qui aurait éprouvé une fracture avec enfoncement des fragments. Le raccourcissement avec déformation, douleur et impossibilité d'exécuter des mouvements, accompagne certaines luxations. Enfin, la crépitation, c'est-à-dire le craquement intérieur senti ou même entendu par le vétérinaire au moment où il fait mouvoir les fragments l'un sur l'autre, et que l'on regarde comme le signe caractéristique des fractures, peut être elle-même, quoique difficilement, simulée par le déplacement d'un tendon qui roule sous le doigt, par un emphysème, etc. Il arrive aussi quelquefois que ces signes ne sont pas assez fortement exprimés pour ne laisser aucun doute. Le raccourcissement d'un membre comparé à son semblable n'est ni constant ni toujours facile à apprécier, surtout chez les animaux qui ne se prêtent pas sans résistance à nos investigations ; quand l'os affecté est d'un petit volume, profondément caché au milieu des chairs, qu'il est avoisiné par d'autres os qui ont conservé leur intégrité, et qui lui servent pour ainsi dire d'attelle, il est difficile de reconnaître la crépitation, etc. Enfin, d'autres fois, les accidents, bien que prononcés, sont groupés de manière à cacher en quelque sorte la maladie, et à en simuler une autre. C'est ainsi que certaines fractures des extrémités articulaires des os longs sont fort difficiles à distinguer de leurs luxations. Dans ces deux cas, en effet, il peut y avoir en même temps douleur, impossibilité d'exécuter les mouvements volontaires, boiterie très-forte, raccourcissement et déviation du membre, déformation de l'articulation, etc. Si celle-ci est profonde et environnée de muscles forts et nombreux, comme l'articulation de l'os de l'épaule avec celui du bras, la crépitation et la mobilité peuvent être faibles, au point de rester inaperçues. Cependant, dans la plupart des cas, ces deux signes sont plus ou moins évidents, et leur existence suffit pour faire distinguer à coup sûr une fracture d'une luxation.

Il résulte de ce qui vient d'être dit que les fractures peuvent ne présenter que des signes communs à d'autres maladies; qu'elles peuvent n'exister qu'en apparence, et que lors même qu'elles existent, il n'est pas toujours facile de les reconnaître; que, dans quelques cas, cela devient impossible; qu'enfin elles peuvent simuler d'autres maladies. Ce peu de mots suffisent pour donner une idée des difficultés que peut offrir le diagnostic. Toutefois, le plus ordinairement la maladie est facile à constater, et il n'est même pas besoin pour cela que tous les signes qui viennent d'être indiqués existent simultanément ou au même degré; il suffit souvent qu'un seul d'entre eux soit très-prononcé. C'est ainsi, par exemple, que la simple inspection d'un membre courbé à angle à sa partie moyenne, immédiatement après une chute ou un coup, peut mettre la fracture hors de doute; qu'une mobilité inaccoutumée ou la faculté de plier le membre dans un point où il est ordinairement résistant et solide, suffit encore seule pour faire reconnaître l'accident; que lors même que la partie n'offre en apparence aucune déformation, il suffit que la main appliquée sur elle y sente une forte crépitation, toujours facile à distinguer, avec un peu d'habitude, de celle qui dépend du glissement d'un tendon ou d'un emphysème, pour signaler une fracture, indépendamment de tout autre signe.

— Pronostic des fractures. Le vulgaire, qui a imaginé que les os de certains animaux domestiques, et des chevaux en particulier, étaient dépourvus de moelle, ou que du moins cette moelle était trop fluide et s'épanchait au moment de la fracture, a supposé que chez ces animaux toute réunion d'un os fracturé était impossible; ce qui devait ôter tout espoir de guérison. Cette supposition repose sur des idées entièrement erronées : l'organisation des grands animaux domestiques est la même que celle de l'homme; si les fractures sont souvent rendues incurables chez les premiers, c'est uniquement par des circonstances particulières, et moins par l'organisation des os, qui n'est nullement différente, que par la nature des lésions qu'ils éprouvent. Il faut convenir cependant que les fractures constituent, chez nos grands mammifères, des maladies beaucoup plus graves que chez l'homme, et cela en raison des difficultés, souvent très-grandes, que le vétérinaire rencontre inévitablement dans l'application des moyens sans lesquels la guérison ne peut être obtenue; or chacun sait que ces difficultés résultent de l'indocilité des sujets, de la conformation de la plupart des parties de leur corps, et de la puissance musculaire très-développée et très-difficile à maîtriser chez eux. « C'est ici, dit M. Godine jeune, que la chirurgie humaine a un avantage marqué sur la vétérinaire : la première recueille le fruit de ses travaux lorsqu'elle parvient à sauver la vie du malade, même quand la fracture est suivie de l'amputation du membre, de difformité ou de claudications persistantes; les succès de la chirurgie vétérinaire ne sont comptés comme tels que lorsqu'elle peut conserver à l'animal la liberté de ses mouvements et son aptitude au travail; sans cette condition essentielle, ses tentatives les plus brillantes, ses plus belles opérations, sont considérées comme des hors-d'œuvre.

Une fracture étant reconnue, et l'impossibilité de sa guérison n'étant pas démontrée, il s'agit, suivant l'espèce et la valeur de l'animal, de voir s'il est de l'intérêt du propriétaire d'en entreprendre la cure. — Les fractures des membres les plus difficiles à guérir sont celles des os de l'épaule, du bras, de la cuisse et de la jambe; cependant si la fracture a lieu chez un animal vigoureux, très-jeune, très-docile, et d'une certaine valeur, on peut en tenter la guérison à titre d'expérience, et en prévenant le propriétaire, tant de l'importance des frais que de l'incertitude du succès, afin qu'il fasse bien ses réflexions; mais, si l'on a affaire à un cheval méchant, impétueux, indocile et déjà âgé, si d'ailleurs, en le considérant comme guéri, il n'est pas d'une certaine valeur, et n'est plus susceptible de fournir au service auquel il est destiné, on doit le *sacrifier*. D'un autre côté, les moyens de réduction et les procédés propres à maintenir les fractures réduites sont moins perfectionnés dans l'art vétérinaire que dans la chirurgie humaine; d'ailleurs, les animaux n'ont pas, comme l'homme, cette admirable intelligence qui commande une résignation sans réserve au repos le plus absolu, à l'immobilité parfaite dans certaines attitudes forcées, pendant un temps plus ou moins long. Poussés par la souffrance, l'impatience et la fatigue, à se débattre, sans concevoir le but et la nécessité de nos efforts, ils se livrent souvent sans mesure à leur impatience naturelle; ils ne savent pas garder la position qui leur est donnée et qui leur conviendrait; ils détruisent plus ou moins vite, et quelquefois violemment, les dispositions les mieux faites. Aussi l'art est-il trop souvent impuissant pour appliquer et maintenir des appareils sur les os fracturés, sur ceux surtout qui sont recouverts d'organes charnus considérables. Cette dernière circonstance, jointe à celle des soins et des frais que le traitement exige, détermine souvent le sacrifice de l'animal dans les grandes espèces : 1° S'il est de celles qui conviennent à la consommation et s'il se trouve gras ou dans un embonpoint suffisant pour être consommé; 2° s'il est trop vieux, usé, ruiné, taré, misérable, ne valant pas la peine qu'on s'en occupe; 3° si des douleurs atroces ou d'autres signes sont de nature à laisser peu d'espoir; 4° si la fracture existe à un os inaccessible à la main et aux appareils; 5° si la fracture est très-oblique, composée, compliquée, écrasée; 6° si les fragments ont éprouvé une détérioration telle, qu'elle fasse renouveler le déplacement; 7° si, enfin, à la fracture se joint une maladie générale rendant la guérison difficile.

Il n'en est pas tout à fait de même des animaux domestiques de petite espèce : si c'est un de ces animaux qui est atteint de fracture, il est possible que le propriétaire et le praticien soient amplement dédommagés, celui-ci de ses soins, celui-là de ce qu'il pourrait lui en coûter. On doit donc essayer de guérir et de conserver l'animal, lorsque sa valeur pécuniaire l'emporte sur l'importance des dépenses premières. Nous ne pouvons toutefois dissimuler que dans le cas même le plus favorable, malgré tous les soins, toutes les précautions et toute l'habileté imaginables, malgré la réduction la mieux opérée, le sujet n'en est pas moins exposé à rester estropié. Pour qu'il en soit autrement, il faudrait, nous insistons sur ce point, assujettir l'animal comme l'homme, dans la position convenable, dans ce repos continuel et non interrompu absolument nécessaire à la formation du cal; et nous avons vu que cela est à peu près impossible. Il faudrait aussi que l'art vétérinaire fût plus avancé sous le rapport des moyens de réduction, comme sous celui des appareils contentifs.

Ceci posé, et la *possibilité* de la guérison des fractures une fois admise, voyons avec plus de détails les circonstances qui peuvent avoir de l'influence sur le pronostic.

Une fracture, quelque simple qu'elle soit, est toujours un accident grave pour la partie qui en est le siége. En effet, la longue immobilité dans laquelle on doit chercher à maintenir celle-ci, et la compression à laquelle elle est soumise pendant toute la durée du traitement, y déterminent de l'induration, de la raideur, de l'œdème, souvent de l'amaigrissement, et l'atrophie plus ou moins complète des muscles, la rigidité des articulations voisines, etc. Ces accidents, qui durent toujours pendant plusieurs semaines, sont la suite de toutes les fractures, même des plus simples et des plus communes, c'est-à-dire de celles qui ont lieu par contre-coup; mais certaines circonstances les rendent plus ou moins graves et plus ou moins difficiles à dissiper, ou même en font naître de nouveaux.

En général, le type d'une fracture simple se trouve dans celle qui, affectant un animal sain et jeune, est indirecte, transversale, et attaque un os long assez loin des articulations pour que le travail inflammatoire nécessaire à la consolidation ne s'étende pas jusqu'à elles; encore faut-il que l'os fracturé ne soit entouré que de parties charnues peu considérables. Tout ce qui éloigne la maladie de ce type la rend plus grave : ainsi, sans cesser d'être simples, les fractures directes, qui sont toujours accompagnées d'une contusion plus forte des parties molles environnantes; les fractures obliques des os longs, qui sont plus difficiles à contenir, et qui sont toujours suivies d'une difformité plus ou moins considérable; les fractures qui affectent ces mêmes os près de leurs extrémités, de sorte que le travail de la consolidation compromet presque toujours l'articulation voisine, et la laisse affectée de rigidité ou même d'ankylose; les fractures des os plats situés dans le voisinage des organes qui sont protégés par eux, organes qui se trouvent exposés à participer à l'inflammation nécessaire à la formation du cal; les fractures des os courts, qui ne peuvent guère être produites que par une cause directe et violente : toutes ces fractures sont plus graves que les premières dont il a été fait mention-

— COMPLICATION DES FRACTURES. Jusqu'ici nous avons supposé que la fracture était simple; mais une foule de circonstances locales peuvent modifier la marche de la maladie et influer sur ses suites. Les organes voisins sont très-souvent compromis, et leur lésion ajoute à la gravité de la fracture en proportion de leur importance. Quand, par exemple, l'os fracturé est un de ceux qui servent à former une des trois grandes cavités du corps, et que le cerveau, les organes contenus dans la poitrine ou dans le bassin, sont en même temps contus ou déchirés, on sent que ce n'est plus alors la fracture, mais bien la lésion qui l'accompagne, qui doit être appréciée lorsqu'on établit le pronostic. Plus ordinairement, c'est la contusion des chairs qui environnent l'os, c'est la multiplicité des fragments, c'est une plaie aux parties molles, la déchirure d'une artère ou d'une veine de gros calibre par l'un des fragments, la rupture d'un nerf, la luxation de l'une des extrémités de l'os fracturé, qui viennent compliquer la fracture, faire varier l'opinion que l'on se forme sur son issue probable, et souvent engager les propriétaires à ne pas s'exposer à des dépenses inutiles, et à faire le sacrifice des animaux. — Examinons chacune de ces circonstances.

La *contusion* des parties molles voisines accompagne toutes les fractures; lorsque celles-ci sont directes, elle est due à la fois à l'action de la cause fracturante elle-même, et au déplacement des fragments; lorsqu'elles sont indirectes, elle est produite par cette dernière cause seule : elle est ordinairement alors plus faible, et elle prend souvent la forme d'un épanchement sanguin, parce qu'il y a plus de déchirure des tissus que de véritable contusion; cependant elle peut, même dans ce cas, être portée jusqu'à la désorganisation des parties molles qui correspondent aux extrémités des fragments. Quoi qu'il en soit, un degré modéré de contusion des parties voisines étant inséparable de toute espèce de fracture, on ne doit regarder la contusion comme une complication que quand elle a une intensité remarquable. Les effets en sont alors très-variés. Dans le degré le plus élevé de ceux qui constituent une complication, la contusion est si forte, que la partie est complétement désorganisée, ou qu'elle meurt au moment du développement de l'inflammation. Quelquefois la contusion a déterminé la mortification d'une partie de l'épaisseur de la peau, et celle-ci se détache sous forme d'une eschare superficielle, après la chute de laquelle il reste une plaie qui guérit comme une brûlure au troisième degré; d'autres fois, toute l'épaisseur de la peau, ou même une partie plus ou moins grande du tissu cellulaire sous-cutané et des parties sous-jacentes, sont frappées de mort : l'inflammation prend souvent alors le caractère de l'érysipèle phlegmoneux, et peut avoir par conséquent toutes les suites et toute la gravité de cette maladie. Ce qu'il y a de remarquable, c'est qu'elle suit sa marche accoutumée, indépendamment de la fracture qui suit également la sienne, l'une n'ayant sur l'autre que peu ou point d'influence, si ce n'est peut-être que, dans le cas où l'érysipèle phlegmoneux et les délabrements qu'il occasionne ne sont point assez graves pour faire périr l'animal, la forte révulsion opérée par le travail inflammatoire extérieur et les mouvements inséparables des pansements fréquents ralentissent un peu le travail de la consolidation, et retardent la formation du cal. Mais il faut pour cela que le foyer de l'inflammation extérieure ne communique pas avec celui où s'opère le travail de consolidation. Quand cette communication a lieu, l'inflammation qui s'étend dans toute l'épaisseur de la partie, la suppuration abondante qui la suit, le contact du pus altéré par l'action de l'air qui pénètre dans l'intérieur du foyer, après la chute des eschares et l'ouverture des abcès, ont sur l'issue de la fracture l'influence la plus fâcheuse. Les fragments incessamment baignés par le pus, et presque toujours dénudés, ne peuvent plus devenir le siége d'un travail de consolidation, et, si l'on ne sacrifie pas l'animal, il périt épuisé par l'abondance de la suppuration, la diarrhée et la fièvre hectique.

Quand les fragments, en se déplaçant, ont *déchiré une artère voisine*, il en résulte une maladie que l'on désigne en chirurgie humaine sous le nom d'*anévrisme faux primitif*. Il est, en général, facile de reconnaître cette complication, dont la gravité augmente singulièrement celle de la fracture.

La complication qui résulte de la *déchirure d'une veine* est beaucoup moins grave que la précédente. Il doit être d'ailleurs impossible de distinguer le gonflement qui en résulte, de celui qui provient de l'épanchement de sang produit par une simple contusion, et les suites doivent en être à peu près les mêmes.

Quand la *déchirure d'un nerf* est incomplète, les douleurs les plus aiguës, les spasmes les plus violents, et même le tétanos, peuvent en être la suite, tandis que la paralysie du sentiment et du mouvement dans toutes les parties qui reçoivent les rameaux du nerf lésé est le résultat de sa section complète.

La multiplicité des fragments n'est pas seulement grave, en ce qu'elle s'oppose à une exacte réunion, et qu'elle laisse toujours après elle une difformité plus ou moins considérable ; elle l'est encore parce que, la fracture étant toujours alors le résultat d'une cause directe, elle est toujours accompagnée de la contusion des parties molles à un haut degré, et parce qu'il arrive souvent que la pointe d'un ou de plusieurs fragments que l'on ne peut replacer irrite les chairs, et détermine le développement d'inflammations considérables, qui se terminent par des abcès ou même par la gangrène des parties.

Lorsqu'une *luxation* complique une fracture, elle a au moins l'inconvénient d'occasionner beaucoup de douleur et d'irritation si l'on veut procéder au déplacement de l'os luxé; mais, pour que la réduction soit possible, il faut que le fragment dont les rapports articulaires sont détruits ait assez de longueur pour que l'on puisse appliquer sur lui les puissances extensives. Dans le cas contraire, c'est-à-dire quand ce fragment est trop court pour pouvoir être saisi, la mauvaise direction dans laquelle la luxation le place rend insupportable à l'animal la position dans laquelle on maintient la partie, et, comme il faut attendre, pour réduire la luxation, que la fracture soit consolidée, la réduction de la première de ces maladies est douteuse.

— Traitement des fractures simples. Dans toute fracture, il y a trois indications à remplir. Il faut : 1° La réduire; 2° la maintenir réduite; et 3° prévenir ou combattre les accidents locaux ou sympathiques qui pourraient entraver la marche de la guérison. Ces indications sont souvent bien difficiles à remplir chez les animaux, ceux de la grande espèce surtout, et nous avons déjà vu qu'à leur égard on est souvent dans l'impuissance d'y satisfaire, si ce n'est plus ou moins imparfaitement, attendu la force des muscles qu'on ne peut subjuguer et le défaut de tranquillité de l'animal. C'est pourquoi l'on se trouve souvent obligé de suspendre, ou mieux, de *soutenir debout*, les grands animaux pendant une partie du traitement. Malheureusement, les divers appareils imaginés pour y parvenir sont souvent sujets à occasionner de nouvelles douleurs, des compressions, des contusions, des excoriations, et d'autres accidents qui forcent même de les abandonner. Celui dont on se sert le plus ordinairement consiste en un drap plié en plusieurs doubles et en travers, aux quatre coins duquel on noue un trait qu'on attache au plancher, au-dessus de l'animal. Il est préférable de fixer la large bande formée par les doubles du drap à une barre placée horizontalement de chaque côté du corps du cheval ou du bœuf, et un peu plus élevée que le dos, et de bien garnir cette espèce de suspensoir de coussins remplis de balle d'avoine, de manière à le matelasser et à le rendre commode. Cet appareil doit être confectionné et appliqué de manière à soutenir la poitrine plutôt que le ventre; on le maintient ainsi en arrière des membres de devant, au moyen d'une large bande fixée au drap de chaque côté, et passant devant le poitrail. Une attention indispensable que nous avons déjà indiquée, est celle de ne point soulever l'animal, mais seulement de le soutenir dans la station ordinaire; autrement les parois inférieures de la poitrine et du ventre se trouveraient comprimées, gênées dans leurs mouvements respiratoires, et il en résulterait des accidents assez graves pour amener la mort. Ainsi donc, lorsqu'on voit un animal trop fatigué se laisser aller, et rester porté sur le suspensoir, il importe de le dégager tout doucement, de le laisser coucher, de lui en faciliter les moyens à l'aide de toutes les précautions convenables, de l'assujettir ensuite couché, s'il ne reste pas tranquille, sauf à le relever et à le suspendre de nouveau dès que l'on en reconnaît la nécessité.

Heureusement que ces conditions ne sont pas toujours rigoureusement indispensables, et qu'elles sont même inutiles dans quelques cas. Dans les fractures où les fragments osseux n'ont pas changé de rapport, et dans celles des os inaccessibles à la main et aux appareils, il faut bien se garder de faire aucune tentative de réduction, comme de chercher à suspendre les animaux, et à les mettre dans une situation forcée, l'expérience apprenant que, dans ce cas, la guérison est possible spontanément, quand on ne contrarie pas le travail de la nature. Le cheval surtout n'est pas dépourvu d'une certaine intelligence, de cet instinct qui le porte à effectuer ce qui peut l'empêcher de souffrir, ou adoucir ses souffrances. Il n'est pas rare qu'il sache prendre de lui-même la position la plus favorable, et exécuter tous ses mouvements avec une adresse qu'on ne saurait trop admirer. On doit donc, en de telles circonstances, se contenter de lui offrir un bon lit de paille, renouvelé à propos, et qui l'invite à s'y reposer; le tenir, sans y être attaché, dans un petit local, ou dans une place plus ou moins vaste, fermée par des cloisons ou des barres solides; lui présenter les aliments à terre et dans l'auge, et la boisson dans un seau. Ainsi le cheval boit, mange, se couche, se lève, non sans peine d'abord, mais bientôt avec une certaine facilité, à force d'essais, de précautions, et par suite de l'habitude. Quand la guérison avance, on peut lui permettre une petite promenade; on peut même y ajouter quelques-uns des moyens propres à contenir les fractures, en préférant les plus simples et les plus faciles, ceux qui sont susceptibles de prévenir les accidents et de les combattre s'ils surviennent. Mais il faut éviter de déterminer des mouvements dont l'effet pourrait être fâcheux. Les applications locales, généralement recommandées, consistent en préparations liquides, spiritueuses ou résolutives, dont on entretient la partie humectée. On peut aussi, dans quelques cas, recourir aux vésicatoires; ils augmentent l'engorgement, et concourent ainsi à suppléer aux bandages.

Les fractures les plus faciles à réduire sont celles des os longs, épais, superficiels, surtout quand ces fractures sont transversales, et qu'elles existent vers le milieu de la longueur de l'os. Une fracture de cette espèce donnant l'espérance d'un succès fondé, on pratique d'abord une réduction provisoire, sur le lieu même où l'animal se trouve, et où il a été pris de l'accident; puis on le transporte dans un local convenable. Pour cela, on le relève avec précaution, en s'aidant d'un nombre suffisant de personnes; on le sollicite à marcher doucement de lui-même, et on le soutient dans ses mouvements pénibles et difficiles. Il est à propos de le laisser bien assujetti, au moins dans le moment où l'on travaille à la réduction, et à fixer l'appareil, et, s'il est nécessaire qu'il conserve pendant plusieurs jours une position déterminée, il est bon de la lui donner d'abord.

Si l'on n'était pas appelé tout juste au premier moment de l'accident, et qu'il se fût développé une tuméfaction et une inflammation plus ou moins intenses aux parties environnantes de la fracture, faudrait-il attendre, pour procéder à la réduction, que ces phénomènes morbides fussent dissipés? Nous ne le pensons pas, à moins que les obstacles apportés par le gonflement inflammatoire fussent tels qu'ils rendissent la partie à tel point volumineuse que toute action sur l'os fracturé fût impossible à entreprendre. On est alors commandé par une invincible nécessité. Dans les cas ordinaires, ce gonflement, et les spasmes qui l'accompagnent quelquefois, étant produits par le déplacement des fragments, on y remédie plus efficacement en réduisant immédiatement la fracture qu'en recouvrant le membre de topiques émollients, et qu'en administrant les anodins ou les antispasmodiques.

— *La réduction des fractures* est une opération qui consiste à ramener en contact les parties osseuses divisées, à les rétablir dans leur position naturelle, et à maintenir les fragments ainsi rapprochés dans une immobilité aussi complète que possible, et en s'opposant ensuite, par le moyen d'un appareil contentif, aux mouvements dont la fracture est devenue le centre. Cette opération n'est nécessaire que lorsqu'il y a déplacement des bouts fracturés. Dans le cas contraire, il suffit de contenir les fragments par un appareil convenablement approprié à la forme de la partie. — Lorsqu'il est possible de réduire la fracture l'animal étant debout, il faut le faire ; mais il est des cas où l'on ne procède à cette réduction qu'après avoir abattu l'animal ; il faut alors avoir soin d'éviter tout accident en abattant, et prendre la précaution d'envelopper la partie avec un appareil contentif provisoire.

Quand la fracture a son siége dans un membre, la réduction s'opère au moyen de l'*extension*, de la *contre-extension,* et de la *coaptation.* On appelle *extension* la traction que l'on exerce sur le fragment inférieur pour ramener le membre à sa longueur et à sa rectitude naturelles. — La *contre-extension* consiste dans un effort exercé en sens contraire, de manière à empêcher le corps ou le membre de céder à l'effort extensif. De l'application de ces deux forces opposées résulte un effet mixte, l'alignement des fragments. — Leur juxtaposition constitue la *coaptation.* Il faut, pour que celle-ci soit exacte, placer les pièces osseuses dans leurs rapports primitifs, en remédiant aux déplacements qui portent sur leur longueur ou leur circonférence. — La contre-extension se pratique quelquefois en assujettissant l'animal à un point fixe, de manière qu'il soit immobile, et en se servant pour cela de sangles ou de plates-longes qui embrassent la partie supérieure du membre fracturé ; d'autres fois, ce sont des aides qui tiennent ces liens. — L'extension est opérée activement par des aides qui tirent sur une plate-longe attachée au-dessous de la fracture, sur un point assez éloigné pour ne pas comprimer les muscles qui s'attachent à l'os rompu. Placé de manière à pouvoir agir sans craindre les atteintes de l'animal, le vétérinaire pratique la coaptation au moment où les efforts combinés des aides ont mis fin au déplacement qui intéressait la longueur ou la direction des fragments. L'extension doit être pratiquée d'abord dans le sens du déplacement, puis en passant par gradation de cette direction vicieuse à celle que doit avoir le membre, en ayant soin de ne lui point imprimer de secousses. On proportionne la force employée pour opérer la contre-extension à celle que nécessite l'extension : il faut donc qu'elle soit modérée. Quand l'action de ces deux puissances est bien dirigée, la coaptation devient souvent inutile. — Cette dernière se pratique en repoussant les fragments vers le lieu qu'ils doivent occuper, et en les affrontant de manière à rendre au membre sa forme et sa rectitude primitives ; de là le nom de *conformation* que les anciens chirurgiens lui avaient donné. En procédant à la réduction des fractures, il ne faut jamais oublier que l'action musculaire est une des causes les plus efficaces de déplacement ; ce n'est pas sans de grands efforts que l'on triomphe, chez les grands animaux, de la résistance que ces muscles opposent.

Le repos et un appareil contentif sont les moyens dont on se sert pour maintenir les fractures réduites. La forme de cet appareil varie ; mais il doit être ferme, solide, et figurer dans tous les cas une espèce de gaîne ou fourreau non élastique et dénué de flexibilité, dans lequel la partie du membre qui est le siége de la fracture se trouve engagée à demeure. On a proposé, dans cette intention, de recouvrir la partie d'une couche de poix ; mais ce moyen ne peut guère suffire qu'à l'égard des animaux de petite espèce.

Autrefois, et d'après les idées de Bourgelat, les vétérinaires se servaient, pour maintenir réduites les fractures des membres, de ferrements confectionnés diversement, destinés à donner plus de solidité à l'appareil, et à rendre celui-ci susceptible de résister aux efforts que fait l'animal pour se débarrasser de cet assemblage qui l'incommode. Aujourd'hui, les vétérinaires ont banni du traitement des fractures les ferrements compliqués et lourds qui fatiguent les membres, exercent une compression trop forte par places, ne peuvent jamais embrasser exactement les contours des parties, causent des plaies, déterminent des accidents et retardent la formation du cal; l'appareil qu'ils emploient se compose d'une étoupade, d'une substance agglutinative, d'attelles et de bandes. — L'étoupade se compose ordinairement de filasse de chanvre; on la dispose par mèches que l'on enroule sur le membre de manière à former autour de la fracture une gaîne appliquée immédiatement sur la peau; on commence par l'extrémité la plus grêle, et quand la région du membre où est la fracture ne présente pas à son extrémité inférieure un renflement qui puisse servir de point d'appui, on en prend un plus bas, sauf à envelopper une autre partie du membre. — Afin de mieux fixer la filasse, on se sert d'une substance agglutinative, dont on enduit d'abord toute la partie à envelopper, et dont on imbibe les mèches. On préfère généralement la térébenthine parce qu'elle est une des substances les plus faciles et les plus commodes à se procurer, qu'elle colle aisément, et qu'en se desséchant elle durcit de manière à donner à l'appareil toute la solidité désirable. La poix liquéfiée par la chaleur se refroidit trop vite, et d'ailleurs n'attache pas toujours les unes aux autres les différentes parties de l'appareil. — Quand on a formé ainsi une espèce de coussin uniforme et souple autour de la partie, on en vient à l'application des attelles, qui ont pour but de transformer en une région d'une seule pièce une région ayant plusieurs articulations. Les attelles sont des lames de bois, de fer ou d'acier, peu flexibles, résistantes et plus ou moins longues. Pour nos grands animaux on se sert ordinairement de lames de bois de chêne; il est infiniment rare que l'on ait recours aux attelles de fer. Pour les petites espèces, il suffit de simples attelles de carton, recouvertes de grosse toile. — Les attelles ne doivent pas seulement avoir assez de longueur pour s'étendre sur les parties fracturées, ou un peu au delà; il faut toujours, dans l'application de l'appareil, condamner au repos les articulations les plus voisines, et prendre un point d'appui, tant sur les os fracturés que sur ceux avec lesquels ils s'articulent. — Le nombre des attelles varie : lorsqu'il s'agit des régions inférieures des membres, on en emploie ordinairement quatre que l'on met en opposition, que l'on place parallèlement à la longueur du membre et qui toujours doivent aller jusqu'à l'extrémité inférieure de celui-ci. On les garnit d'étoupe enduite de térébenthine, on les applique, et un aide les maintient pendant que l'opérateur circonscrit le tout avec une ou plusieurs bandes dont la longueur et la largeur doivent être proportionnées à la grosseur de l'os, ainsi qu'à celle des parties qu'elles doivent embrasser; elles doivent être serrées au degré convenable, pour retenir l'os dans sa direction et sa coaptation naturelles. Il est nécessaire de comprimer un peu la filasse enveloppant la partie, et les pièces diversement disposées que l'on est quelquefois obligé d'y joindre, pour recouvrir cette partie de manière à la rendre uniforme et accessible à la compression, ce qui empêche même celle-ci d'être exercée trop fortement, comme elle le serait si les parties n'étaient pas recouvertes.

On est quelquefois obligé de lever l'appareil au bout d'un jour ou deux, quand on l'a trop serré en le plaçant, ce que l'on reconnaît à la douleur locale qu'éprouve l'animal, et à l'engorgement des parties situées au-dessous de l'appareil. Ces parties se tuméfient alors rapidement, acquièrent parfois un volume considérable, deviennent froides et exsudent un liquide séreux. En levant l'appareil dans cette circonstance, on laisse libres les parties pendant quelques heures, le membre seulement contenu par des pièces légères et simples, capables toutefois de prévenir des mouvements trop étendus; bientôt le dégorgement s'opère petit à petit, la chaleur se développe, la circulation se rétablit et tout rentre dans l'ordre. — Lorsque les mouvements de l'animal ont dérangé la disposition des pièces appliquées, et qu'on a lieu de juger que, pour cette raison, les parties ne sont plus maintenues comme il faut qu'elles le soient, on rectifie l'appareil sans le lever entièrement, on le perfectionne de manière à remédier au changement survenu, et on laisse les choses en cet état. — Enfin, si l'appareil a été appliqué pendant qu'un engorgement inflammatoire avait augmenté le volume des parties molles, il faut le visiter souvent, afin de serrer les bandes à mesure que l'on en reconnaît la nécessité. Hors ces circonstances, et en supposant qu'il n'y ait aucune complication qui nécessite des soins particuliers, on doit laisser l'appareil en place jusqu'à ce que le cal soit formé, et assez consolidé pour être capable de résister à la fracture.

Combattre les symptômes inflammatoires locaux, s'ils acquièrent une grande intensité, les prévenir même par une ou deux saignées générales, si l'état de l'animal et celui de la fracture font craindre qu'ils ne se déclarent avec trop de violence ; mettre le malade au régime sévère des maladies aiguës pendant les huit ou dix premiers jours qui suivent l'accident ; le ramener par degrés à une nourriture plus substantielle ; et enfin calmer par les moyens convenables tous les accidents qui peuvent survenir pendant le cours du traitement de la fracture : telles sont les bases du traitement de toutes les fractures simples en général.

— TRAITEMENT DES FRACTURES COMPLIQUÉES. Nous l'avons déjà dit, il est bien rare que les animaux atteints de ces sortes de fractures ne soient pas sacrifiés après l'accident ; cependant il y en a qui sont tellement précieux, ou auxquels les propriétaires ont voué tant d'attachement, que l'on n'hésite pas à entreprendre pour eux un traitement dont le succès est loin d'être assuré ; il est donc bon de connaître sur quelles bases ce traitement doit être établi.

Lorsqu'une contusion violente accompagne la fracture, il faut insister sur les saignées générales, et sur les applications froides résolutives ; il faut aussi ne serrer que médiocrement le premier appareil, le renouveler au bout de vingt-quatre heures, et continuer de le visiter tous les jours jusqu'à ce que la tumeur commence à diminuer. Cette précaution est de la plus haute importance ; c'est par elle que l'on évite les accidents de compression démesurée qui ne manqueraient pas de se manifester, et qui pourraient être portés jusqu'à un véritable étranglement, si la partie venait à se gonfler outre mesure. — On comprend que, pour renouveler ainsi l'appareil au besoin, il ne faut pas que la partie soit recouverte de substances trop agglutinatives : des étoupes imbibées d'eau-de vie faible dans laquelle on a battu quelques blancs d'œufs peuvent suffire. — Si la contusion a désorganisé une partie des chairs, il faut combattre l'inflammation, empêcher par un traitement antiphlogistique bien dirigé qu'elle ne revête le caractère de l'érysipèle phlegmoneux, et favoriser la chute de l'eschare par les moyens appropriés. Il est démontré par l'expérience que l'introduction de l'air dans le foyer d'une fracture et d'un épanchement sanguin est une cause d'accidents les plus redoutables, et qu'aussitôt que cette circonstance existe, on doit s'attendre à voir se développer l'inflammation la plus violente, avec tous les accidents locaux et sympathiques qui en sont la suite ordinaire. Les cas de cette nature sont tout à fait désespérés, et doivent engager à faire immédiatement le sacrifice de l'animal.

Lorsqu'une grosse artère a été blessée, et qu'il existe un anévrisme faux primitif, il faut avant tout arrêter la source de l'épanchement sanguin en découvrant l'artère au-dessus de la blessure, et en la liant loin du foyer de l'épanchement et de la fracture, afin d'éviter les inconvénients qui résulteraient de l'introduction de l'air dans ce foyer. Cependant, si en même temps la fracture était comminutive, le meilleur parti à prendre serait le sacrifice de l'animal.

Nous avons dit qu'il était à peu près impossible de distinguer l'épanchement sanguin produit par la déchirure d'une veine, de celui qui résulterait d'une simple contusion ou de la dilacération des tissus par la pointe de l'un des fragments ; c'est assez dire que le même traitement est applicable aux deux cas.

Quand la fracture est compliquée de luxation, il faut tenter de réduire celle-ci, mais en appliquant les moyens d'extension sur le fragment luxé, et en faisant soutenir l'autre par des aides qui lui font suivre tous les mouvements imprimés à la partie par les efforts de réduction ; il faut aussi éviter que ces mouvements soient trop fortement communiqués à la fracture. Pour que ces efforts soient couronnés de succès, il ne suffit pas que le fragment luxé présente assez de prise pour pouvoir être saisi, il faut encore que l'accident soit récent, parce que dans cette complication le gonflement survient si promptement, qu'il n'est souvent plus possible de tenter la réduction de la luxation au bout de quelques heures. Si les premières tentatives sont infructueuses, il faut ou bien renoncer à réduire la luxation, traiter la fracture comme si elle était simple, et attendre que le cal soit formé et solide pour faire de nouvelles tentatives de réduction, ou bien abandonner un traitement qui offre trop peu de chances de succès, et se décider à faire le sacrifice de l'animal.

— Formation du cal. On donne le nom de *cal* à la cicatrice qui résulte de la réunion des fragments d'un os fracturé.

L'explication la plus ancienne qu'on possède sur le mode de réunion des solutions de continuité des os attribue cette réunion à une sorte de glu, ou de fluide visqueux, que plus tard on a désigné sous les noms de *suc osseux* et de *lymphe coagulable*. Selon les anciens chirurgiens, ce fluide transsudait des surfaces de la fracture, acquérait peu à peu de la consistance, et réunissait ou soudait les fragments, de même que la colle forte unit l'un à l'autre deux morceaux de bois. Cette opinion régna dans les écoles de chirurgie jusque vers le milieu du xviii° siècle, époque à laquelle Duhamel-Dumonceau la combattit en publiant les résultats de ses expériences.

Haller, qui partagea jusqu'à un certain point les opinions des anciens, dit, en décrivant le mode de formation du cal, que cette opération ressemble à l'ossification elle-même; que le gluten épanché, provenant des vaisseaux ou du tissu de l'os fracturé et de la moelle, prend bientôt de la consistance et revêt les caractères du cartilage; qu'ensuite cette substance cartilaginiforme passe à l'état osseux lorsqu'elle a ses vaisseaux assez dilatés pour que le sang rouge pénètre dans son épaisseur, et lui apporte une matière saline qui forme des points osseux, dont l'étendue augmente successivement, et finit par envahir tout le cartilage. Duhamel-Dumonceau croyait que le périoste (membrane fibreuse qui revêt les os à l'extérieur) opère seul la réunion des fractures. C'était, selon lui, la tuméfaction du périoste et de la membrane de la moelle, leur allongement d'un fragment vers l'autre au point de se joindre et de s'unir par l'ossification, qui produisaient ce cal en formant autour des bouts de l'os rompu tantôt une virole simple, tantôt une virole double, qui les assujettit en même temps qu'elle s'y soude. Cette opinion a eu beaucoup de critiques et de nombreux défenseurs : parmi ces derniers nous citerons le premier chirurgien de notre époque, le célèbre Dupuytren.

Ce dernier donna plus d'extension à la théorie de Duhamel, et l'appuya sur des observations d'anatomie pathologique; il a vu non-seulement le périoste s'ossifier, mais encore le tissu cellulaire, les ligaments, et même la partie charnue des muscles, former une sorte de virole osseuse qui maintient les fragments rapprochés et les conserve en rapport.

Suivant Dupuytren, il faut reconnaître deux époques distinctes dans le travail du cal, ou plutôt deux cals qui se succèdent dans leur formation : le premier, qu'il nomme *cal provisoire*, est achevé dès que le système médullaire des deux fragments s'est réuni, qu'il existe dans leur intérieur une sorte de bouchon osseux qui les joint, et qu'à l'extérieur le périoste, soit seul, soit avec le tissu cellulaire, et même avec les muscles, a formé une virole qui entoure l'extrémité des fragments et leur adhère. Jusque-là les surfaces de la fracture ne sont pas encore réunies entre elles, ni même altérées au milieu du tissu de nouvelle formation qui constitue le premier cal; la solidité et la résistance de celui-ci sont de beaucoup inférieures à celles de l'os; d'où il résulte que, si une fracture nouvelle a lieu au même os, ce sera précisément dans *le point de la première qu'elle s'effectuera*. Lorsque, après quatre ou cinq mois au plus, la cavité de la moelle commence à se rétablir dans le point où elle était oblitérée, lorsque la substance osseuse accidentelle produite par l'ossification extérieure se resserre, diminue de volume; lorsque le périoste, le tissu cellulaire et les muscles reviennent à leur premier état, ou cessent d'être ossifiés, si la coaptation a été parfaite et s'il n'existe aucune irrégularité dans le rapport des fragments; enfin, lorsque le travail de la réunion s'opère dans les deux bouts et sur les surfaces mêmes des fragments, alors commence le second cal, ou le *cal définitif*, qui n'est achevé qu'après sept ou huit mois. Cette dernière époque est caractérisée par le retour de toutes les parties à leur état primitif.

La théorie de Dupuytren est généralement admise et professée, et les nombreuses recherches des chirurgiens modernes n'ont fait que lui donner plus de développement. L'histologie est enfin venue permettre aux observateurs d'analyser les phénomènes de la cicatrisation osseuse. A la suite de la fracture, il se produit aux tissus voisins un épanchement, une exsudation plus ou moins considérable. Bientôt on aperçoit à ce blastème des éléments nouveaux provenant non pas seulement du périoste, comme on l'a prétendu autrefois, mais du tissu conjonctif entrant dans la constitution de tous les organes qui entourent la fracture. Les éléments spécialisés prennent-ils part à la prolifération cellulaire? La plupart des auteurs répondent négativement. Ils ne doivent concourir qu'exceptionnellement et pour une faible part à la consolidation osseuse; le plus souvent, ils subissent la dégénérescence graisseuse. Le tissu osseux n'est pas inactif, il se résorbe en partie, ses canaux s'élargissent, les médullocèles, les myéloplaxes participent au travail commun. Les recherches de Billroth lui ont montré que les ostéoplastes restent inactifs tant qu'ils ne sont pas mis en liberté par la dissolution osseuse.

Au bout du dixième jour, il existe un cal complet, gélatineux, embryonnaire, dans la masse duquel vont apparaître des noyaux cartilagineux qui seront le point de départ de l'ossification; mais les éléments fondamentaux du tissu osseux apparaissent quelquefois d'emblée au cal embryonnaire, sans avoir été précédés par la phase cartilagineuse.

Le cal est d'abord constitué par un résidu spongieux, friable, qui devient ensuite de plus en plus compacte et résistant. — Nous ne pouvons entrer dans aucun détail sur la cicatrisation osseuse, car cette question, si intéressante au point de vue théorique, doit cependant n'occuper qu'une faible place dans cet ouvrage.

De ce que nous avons dit il ressort que l'os lui-même et toutes les parties environnantes prennent part à la néoplastie et contribuent à former le cal, et que le périoste n'y joue pas un rôle plus particulièrement important.

On dit généralement que la résistance du cal est plus grande que celle du tissu osseux lui-même, et qu'une fracture n'arrive jamais deux fois dans le même point. Cette proposition peut être vraie pour le cal définitif, mais elle ne l'est pas pour le cal provisoire, du moins si l'on peut en juger par analogie : on a vu plusieurs fois des fractures se reproduire six ou sept mois après le premier accident, dans le lieu même où elles avaient existé.

— Levée de l'appareil et soins ultérieurs. L'époque à laquelle on doit supprimer l'appareil varie suivant l'espèce de l'animal, son âge, sa docilité et les circonstances qui ont accompagné le traitement; c'est, terme moyen, vers le vingtième jour pour les petites espèces, et le trentième pour un cheval. Voici maintenant comment on doit s'y prendre pour supprimer l'appareil. On commence par défaire les bandes qu'on trouve agglutinées, et qu'on incise suivant la longueur du membre et entre deux attelles, s'il n'est pas possible de les détacher sans des secousses trop fortes; on coupe ensuite de la même manière l'espèce de fourreau de filasse qui présente de la solidité, et qu'on est souvent obligé d'enlever avec l'instrument tranchant. Cependant on remarque que l'appareil a cessé d'être appliqué immédiatement sur les parties, attendu leur dégorgement et même leur amaigrissement, ce qui permet quelquefois de pratiquer une fente dans toute la longueur de l'appareil, que le vétérinaire ouvre par degrés en écartant les deux lèvres, tandis qu'un aide soutient le membre dans une attitude convenable. Le membre étant débarrassé de ce qui l'entourait, on explore la fracture, on en reconnaît l'état, on fait exécuter quelques mouvements dans différentes directions, en ayant soin de fixer la partie la plus rapprochée du tronc, et en prenant son point d'appui au voisinage de la fracture, afin de n'être point exposé à se tromper. Quand on a acquis la certitude que la réunion offre assez de solidité, on peut laisser le membre libre, pour peu que l'animal ait de docilité; mais, s'il en manquait, il conviendrait de placer un nouvel appareil plus simple et moins embarrassant que le précédent, sans addition de substance agglutinative.

Quand une fracture simple ou compliquée est consolidée, on doit s'occuper de faire disparaître la raideur, l'œdème et les autres altérations qu'elle laisse dans la partie. On a conseillé, à cet effet, mais sans grand succès, les cataplasmes émollients, les lotions et les douches de même nature, les frictions huileuses, etc. De tous les moyens indiqués, l'exercice est le plus utile; lui seul est capable de rappeler promptement et sûrement dans les membres le sang et les matériaux de la nutrition, de restituer à la circulation les fluides blancs qui engorgent la partie, et de rendre aux articulations le poli et la souplesse qu'une longue inaction leur a fait perdre. — Ce n'est jamais sans une douleur vive qu'un muscle à demi atrophié par la compression et par une longue inaction se contracte, que les surfaces des articulations glissent les unes sur les autres, que des parties engorgées s'étendent. Lorsqu'on cherche à faire exécuter quelques mouvements aux animaux, ils s'arrêtent dès que la douleur se fait sentir, et ils emploieraient plusieurs mois pour atteindre ce but, que l'on peut leur faire atteindre en quelques semaines avec des soins convenablement dirigés. Aussitôt que l'appareil a été retiré, et si la fracture existe auprès de quelque articulation importante, le vétérinaire doit imprimer à cette articulation des mouvements de plus en plus étendus : ces mouvements ont pour but de prévenir l'adhérence mutuelle des surfaces articulaires, et ils doivent être exécutés avec précaution, de peur de communiquer au cal des secousses fâcheuses. Si la fracture est bien consolidée, on ne doit pas craindre de surmonter un peu la raideur des parties, et il faut qu'en peu de temps l'articulation puisse plier dans tous les sens, autant qu'elle le faisait dans l'état naturel; de cette manière on abrége beaucoup la durée de la convalescence.

Quelquefois, malgré tous ces soins, l'animal continue à boiter tout bas, et éprouve une douleur à laquelle il cherche à se soustraire en diminuant, autant que possible, l'étendue de ses mouvements; dans ce cas, la raideur augmente au lieu de diminuer, et l'ankylose pourrait survenir si l'on ne remédiait à cet état de choses en forçant l'animal à se servir davantage du membre malade. Pour cela il est souvent nécessaire de le priver, jusqu'à un certain point, du secours du membre qui forme avec celui qui a été fracturé un bipède diagonal; on y parvient en appliquant sur le pied du membre sain de ce bipède un *fer à patin* (Voy. FERRURE), qui, ayant pour effet de rendre l'appui difficile sur le pied sain qui en est pourvu, contraint nécessairement l'animal à s'appuyer davantage sur le pied du membre malade.

Les chevaux affectés d'une fracture sont exposés à devenir fourbus pendant la durée du traitement, à cause de l'appui forcé et trop longtemps continué sur trois pieds seulement; cette suite est souvent à craindre chez les chevaux dont le sabot est petit, chez ceux qui sont chargés d'embonpoint ou qui se tourmentent beaucoup. Pour la prévenir, il faut, si cela est possible, déferrer le cheval, lui adoucir la corne par des corps gras ou des émollients, le tenir à un régime sévère et le saigner.

Il arrive quelquefois, avons-nous dit, qu'à l'époque où ordinairement les fractures sont consolidées le cal n'a encore acquis aucune solidité. Les parties peuvent alors se présenter sous deux états bien différents : dans le premier, les fragments sont réunis, mais le cal n'est pas ossifié, et on reconnaît qu'il plie encore ; dans le second, les fragments sont cicatrisés isolément, et il s'est établi ce que l'on appelle une articulation contre nature. Lorsqu'il ne manque au cal que la solidité, nous avons dit qu'il fallait avant tout réappliquer l'appareil ; il faut également rechercher la cause qui a retardé la formation du cal, afin de la détruire, si elle est susceptible d'être combattue. — Lorsqu'il existe une articulation contre nature, ce qui tient presque toujours à l'indocilité et aux mouvements de l'animal, il ne suffit plus de détruire la cause de cet accident et de remettre en même temps la partie dans l'appareil pour obtenir la guérison ; on ne peut arriver à ce but qu'en ramenant la surface des fragments à des conditions favorables à la réunion. En chirurgie humaine, on a proposé pour cela trois méthodes : la première consiste à déchirer la cicatrice qui recouvre les fragments en les frottant l'un contre l'autre, après les avoir préalablement ramenés au même niveau en opérant l'extension de la partie, et à replacer ensuite le membre dans l'appareil. La seconde consiste à opérer la résection des fragments ; enfin, dans la troisième méthode, après avoir ramené de niveau les abouts fracturés en pratiquant l'extension, on passe un séton dans l'intervalle. Mais, il faut le dire, si ces moyens sont souvent infidèles en chirurgie humaine, où l'on n'a cependant pas à combattre l'indocilité des sujets, à plus forte raison leur emploi serait-il bien rarement suivi de succès chez les animaux. Une articulation contre nature sera donc toujours un accident des plus fâcheux, et d'une curabilité trop difficile et trop incertaine pour que, dans la majorité des cas, on doive continuer le traitement.

Après la guérison de la fracture, il peut rester de la déformation résultant de la saillie plus ou moins considérable que forme le cal ; cette circonstance peut se faire remarquer lorsque la coaptation n'a pas été parfaite, et que la soudure a eu lieu entre deux fragments qui n'étaient pas bien remis en place. L'animal peut alors rester boiteux, si le volume du cal gêne les mouvements de quelque articulation, ou celui de certains tendons. On doit, dans ce cas, recourir à la cautérisation transcurrente ou à la cautérisation en pointes pénétrantes.

— Ici se termine ce que nous avions à dire sur les fractures considérées d'une manière générale. — Nous devrions peut-être examiner maintenant avec détails chacune des fractures qui peuvent survenir chez les animaux. Mais, nous l'avons déjà dit, les accidents qui nous occupent sont rarement traités en chirurgie vétérinaire. Nous étendre longuement sur les causes qui les produisent, les symptômes qui les caractérisent, les accidents qui les accompagnent, etc., serait dépasser le but que l'on doit se proposer dans un ouvrage consacré surtout aux faits pratiques ; et d'ailleurs ces longs détails seraient presque superflus, car, lorsqu'on se sera bien pénétré des principes que nous venons de faire connaître, on pourra facilement en faire l'application à tous les cas qui pourront se présenter : c'est au bon sens du praticien qu'il conviendra de régler la manière de faire ces applications. Nous allons donc nous contenter ici d'une description abrégée des principales fractures, description que nous allons emprunter à l'ouvrage très-concis de Vatel.

— 1.° *Fractures du crâne.* Elles ont ordinairement lieu à sa base, à la suite des chutes sur la nuque. Elles sont toujours graves et presque constamment suivies de la lésion du cerveau ou de ses enveloppes. — Quand ces fractures ont lieu sans développement, le cal peut se former spontanément ; s'il y a enfoncement des os, on a recours à la trépanation sur les parties osseuses non déplacées, qui procurent un point d'appui fixe ; puis, avec l'élévatoire, on soulève les pièces déplacées.

— 2° *Fractures des os du nez.* Souvent accompagnées du déchirement de la membrane nasale et d'hémorrhagie, elles peuvent avoir lieu avec ou sans déplacement. — Si le déplacement a lieu en dedans, on pratique une ou deux couronnes de trépan au-dessus des pièces enfoncées ; on détermine au moyen d'un élévatoire la coaptation, et on introduit par les trous du trépan une ou deux bandes étroites et bien solides, nouées en dehors, qu'on retire dès que l'inflammation des parties molles environnantes est développée. S'il a lieu en dehors, on repousse les pièces osseuses à leur place naturelle, on maintient les os fracturés au moyen de liens qui passent sur le chanfrein, et se fixent à deux attelles adaptées au montant d'une bride à muserolle et dépourvue de son mors.

— 3° *Fractures du maxillaire* (os de la mâchoire inférieure). Elles peuvent avoir lieu à sa partie moyenne, à ses branches, et à ses bords. — Un simple bandage contentif suffit ordinairement pour la fracture simple et sans déplacement. Dans le cas contraire, il convient de réduire la fracture et de maintenir en coaptation les fragments osseux. L'appareil nécessaire se compose, dans la plupart des cas, d'attelles placées sur les branches de l'os, et maintenues par des tours de bande. On alimente l'animal par des boissons farineuses, que l'on injecte dans la bouche au moyen d'une seringue.

— 4° *Fractures des côtes.* Elles ont ordinairement lieu sur la partie moyenne de l'os, et sont souvent accompagnées d'esquilles susceptibles d'irriter les plèvres et le poumon. Ces esquilles doivent, quand leur existence est constatée, être extraites le plus tôt possible. Si la fracture est simple et sans déplacement, on entoure la poitrine d'une large sangle assez serrée ; si les fragments font saillie en dehors, on applique des coussinets au voisinage de la fracture.

— 5° *Fractures des os du bassin.* Quand elles existent partiellement et sur les points profonds des os, elles ne sont guère annoncées que par la suppuration et la carie ; mais quand elles ont leur siége dans quelques points extérieurs, on les reconnaît par le changement de niveau ou d'alignement. Quand les *ilions,* les *ischions* et le *pubis* sont fracturés ensemble, et chacun en plusieurs pièces, le cas est incurable. Lorsque l'angle externe seul de l'ilion est fracturé incomplétement, la soudure s'opère d'elle-même. Dans les cas contraires, on est quelquefois obligé d'extraire la pièce osseuse détachée. — La fracture de l'ischion présente les mêmes considérations. Celle du pubis est très-grave. — La fracture du *sacrum,* qui a particulièrement lieu chez le bœuf, se reconnaît à la déformation qu'entraine l'abaissement de cette partie et à l'immobilité de la queue. On opère la coaptation des endroits fracturés en relevant la queue, et en la maintenant en position au moyen d'une croupière à large culeron.

— 6° *Fractures du scapulum* (os de l'épaule). Elles ont lieu le plus ordinairement au col de l'os. Leur cure pourrait être tentée par l'application, sur la surface du bras et de l'épaule, d'une couche de poix recouverte d'une bande de toile très-large.

— 7° *Fracture de l'humérus* (os du bras). Chez les grands animaux la réduction est difficile. Cependant, quand la fracture est simple, sans déplacement, et que l'animal en vaut la peine, on pourrait tenter la cure, en soulevant le bras par des coussins enfoncés entre le membre et le dessous de la poitrine, et recouverts de compresses et d'un bandage qui embrasserait la poitrine, le dos et l'épaule par plusieurs tours circulaires. — Chez les petits animaux, le bras étant détaché du corps, on peut comprendre dans un appareil une partie de sa longueur; aussi la guérison en est-elle beaucoup plus facile. — Les fractures de l'humérus et du scapulum sont presque toujours incurables.

— 8° *Fracture du cubitus* (os de l'avant-bras). Elle est presque toujours oblique : dans ce cas, le maintien des extrémités fracturées est assez difficile, vu la tendance qu'elles ont à glisser l'une sur l'autre. Néanmoins on est quelquefois parvenu à guérir de pareilles fractures au moyen de quatre à cinq attelles maintenues par des tours de bande.

— 9° *Fracture de l'olécrâne* (base osseuse du coude). Complète, cette fracture est ordinairement incurable; incomplète, au contraire, elle est susceptible de guérison. On porte l'olécrâne en dehors, en plaçant une pelote ou une espèce de coussin entre cet os et les parois de la poitrine; on applique ensuite des attelles pour empêcher les mouvements des articulations voisines. On les fixe par des tours de bande, qui doivent maintenir le tout, en embrassant le cubitus ainsi que la poitrine.

— 10° *Fracture du fémur* (os de la cuisse). Quoique cette fracture soit considérée comme irréductible chez les grands animaux, on pourrait cependant tenter la cure de celle qui serait sans déplacement, en abandonnant le malade à la nature. Chez le chien, cette fracture est réductible. On borne les mouvements de l'os en plaçant de longues attelles qui s'étendent depuis la patte jusqu'à la partie supérieure de la cuisse.

— 11° *Fracture du tibia* (os de la jambe). Presque toujours transversale quand elle a lieu vers le tiers inférieur de l'os, elle est ordinairement oblique lorsqu'elle est située en haut. Dans le premier cas, après avoir déterminé le rapprochement des abouts fracturés, on enveloppe la jambe avec des étoupades, de telle sorte qu'elle ait une forme arrondie. On applique ensuite sur chaque face latérale des attelles aussi longues que possible, et assez épaisses et solides pour résister aux efforts de l'animal.

— 12° *Fracture des métacarpiens et des métatarsiens* (os du canon). La réduction de la fracture de ces os est souvent difficile; mais, après qu'ils sont réduits, il est assez aisé de maintenir les abouts fracturés par l'application de l'appareil, qui consiste en une espèce de fourreau de filasse, maintenu par quatre attelles assez longues pour empêcher les mouvements des articulations voisines, partant du dessous du pied, et se prolongeant en remontant jusqu'au-dessus du jarret ou du genou.

—13° *Fracture du premier phalangien* (ou paturon). La réduction de cette fracture est facile. On la maintient en enveloppant d'abord le paturon avec une bande imprégnée d'une substance agglutinative, qu'on étend depuis la couronne jusqu'à la partie moyenne du canon. On enveloppe cette surface de cartons mouillés, qu'on modèle sur la partie, et qui sont maintenus par une bande roulée en doloire. On place ensuite sur le premier appareil quatre petites attelles de la longueur du paturon. On ajoute par dessus quatre autres attelles plus grandes, qui montent jusqu'au genou ou au jarret, attachées par de nouveaux tours de bande imprégnée de térébenthine.

— 14° *Fracture du second phalangien* (os de la couronne). Quand elle n'est ni complète, ni compliquée, elle guérit facilement. L'ongle forme un appareil naturel. On y ajoute seulement quelques tours de bande, fixés avec une substance agglutinative sur la région de la couronne. L'application d'un vésicatoire peut aussi donner d'excellents résultats.

—15° *Fracture du troisième phalangien* (os du pied). Les pièces fracturées restent en contact, et les mouvements étant nuls, ou du moins très-bornés, cette fracture ne requiert l'emploi d'aucun appareil. Tous les moyens à mettre en usage sont ceux propres à calmer l'irritation et à entretenir la souplesse de l'ongle : tels sont l'irrigation continue, les cataplasmes, les bains, les scarifications à la couronne, le repos.

—16° *Fractures des cornes*. Elles ont lieu lorsque les animaux pourvus de cornes, les bœufs particulièrement, se battent entre eux, ou font des efforts violents pour se débarrasser des liens qui les tiennent attachés par ces parties.

La *gaine cornée* qui revêt l'éminence osseuse appelée *cornillon* peut être détachée partiellement ou totalement des parties qu'elle recouvre. Dans le premier cas, il convient d'achever de détacher le fragment, soit avec le bistouri, soit avec la scie; le cas est alors tout à fait semblable à celui où le fragment entier serait tombé. L'hémorrhagie qui succède à la dénudation des parties vives peut être facilement arrêtée en entourant la partie avec des étoupes.

Le *cornillon* peut être fracturé soit près de sa base, soit suivant sa longueur; cette fracture peut être compliquée de la déchirure, de la meurtrissure, et même de la destruction des parties molles environnantes. — La réunion des abouts fracturés est impossible, quand les rapports entre la base du cornillon et sa pointe, à la faveur des parties molles, n'existent plus, ou n'existent pas au degré suffisant, dans la portion séparée de la base. Si les parties molles sont saines, si la corne n'a pas perdu ou n'a perdu qu'une faible partie de ses rapports avec les parties du cornillon fracturé, on peut la réappliquer, mettre en contact les abouts fracturés, et espérer que la consolidation s'opérera. Il suffit alors de maintenir les parties en rapport au moyen d'une étoupade poisseuse, et de tours de bande trempés dans la poix liquéfiée, disposés de manière à prendre un point d'appui sur la corne opposée, et à former avec leurs circonvolutions un 8 de chiffre, dont le milieu se trouve sur le chignon.

FRAYEMENT DES ARS. On nomme ainsi une lésion qui survient aux *ars* du cheval, c'est-à-dire à cette partie de la région inférieure de la poitrine qui se trouve entre les deux avant-bras, en arrière du poitrail et en avant du passage des sangles. Elle est constituée par des gerçures, des excoriations, qui s'accompagnent souvent de l'engorgement de la partie, d'un suintement plus ou moins abondant de sérosité, de la chute des poils, et d'une gêne très-forte de la marche.

Cet accident survient à la suite du travail dans des terrains boueux, lorsque l'on n'a pas la précaution de laver ou de bouchonner les ars à la rentrée des chevaux à l'écurie ; alors la boue qui s'est logée dans les plis de cette partie se dessèche, et le lendemain fait office d'un corps dur qui, dans les mouvements nécessités par la marche, excorie et irrite la surface extérieure de la peau.

Les soins de propreté, le repos, les lotions avec une décoction d'écorce de chêne dans du vin, ne tardent pas à faire disparaître cet accident, dont on pourrait facilement prévenir le développement en évitant la cause qui le produit.

FRICTIONS. On emploie ce mot, dans le vocabulaire de la médecine, pour désigner l'action de frotter une ou plusieurs parties de la surface du corps avec une ou plusieurs substances médicamenteuses. On nomme *sèches* les frictions que l'on fait soit avec la main, soit avec des corps secs, *humides,* au contraire, celles à l'aide desquelles on cherche à faire pénétrer, par le frottement, des substances liquides ou molles dans la partie que l'on frictionne.

Les frictions sèches se font le plus souvent avec la main que l'on passe et repasse vivement sur la région du corps à frictionner ; d'autres fois on les fait avec un bouchon de paille, une brosse plus ou moins rude, un morceau de flanelle ou tout autre tissu de laine. Les frictions humides se pratiquent avec toutes espèces de liquides ou de corps mous, avec de l'eau pure ou à l'état de neige, avec des décoctions médicamenteuses plus ou moins composées, le vin froid ou chaud, l'eau-de-vie, l'alcool, l'éther pur ou chargé de principes médicamenteux. Souvent aussi on frictionne avec des corps gras, des huiles, des onguents, des pommades ; alors ces sortes de frictions prennent le nom d'*onctions.*

Toute friction est tonique et fortifiante ; elle peut même être rendue excitante et irritante, suivant sa durée ou la substance sèche ou humide employée pour la faire. En général, les frictions ont pour principal effet de donner plus d'énergie, de souplesse à la peau, d'en ouvrir les pores, d'en faciliter les mouvements d'exhalation et d'absorption, et, par suite, de dissiper les engorgements, les congestions, auxquels la cessation de ces frictions pourrait avoir donné lieu.

On emploie les frictions pour exciter certaines tumeurs, certains engorgements chroniques indolents ; on frictionne un point douloureux avec des liquides résolutifs, opiacés, pour en calmer la douleur ; enfin, on fait plus particulièrement usage de ce moyen thérapeutique pour favoriser la résolution des tumeurs lymphatiques et rendre les mouvements articulaires plus faciles.

On peut faire des frictions sur toutes les parties du corps ; mais le plus habituellement on les fait sur la tumeur, les glandes engorgées que l'on veut résoudre, sur l'influence qu'il s'agit de dissiper. Les frictions sèches ou humides ne peuvent réellement être utiles qu'autant qu'elles durent dix ou quinze minutes, et encore faut-il, lorsqu'elles doivent être pratiquées avec des corps mous ou tout à fait liquides, commencer par frictionner la partie qui est le siège de la maladie, pour exciter davantage la peau, et de cette manière rendre plus facile l'absorption, c'est-à-dire la pénétration du médicament.

FRISSON. Sensation de froid plus ou moins considérable, accompagnée d'un tremblement involontaire de tout le corps. Le frisson, auquel succède ordinairement une chaleur plus forte que dans l'état naturel, peut être vif ou court, long ou périodique, général ou partiel : dans ce dernier cas, il se fait sentir dans différentes parties du corps ; souvent aussi, après s'être emparé d'une seule de ces parties, il se répand uniformément sur toutes.

Le frisson est un symptôme constant des fièvres. Traube le considère comme l'élément essentiel du processus fébrile, comme la cause principale de l'élévation de la température animale.

FUMÉE (Animaux pris de la). On dit, dans le langage vétérinaire, que des chevaux, des bœufs, des vaches, des moutons, etc., ont *été pris de la fumée,* lorsque le feu s'étant manifesté dans l'endroit où ils étaient placés, ces animaux ont respiré pendant plus ou moins longtemps un air chargé de fumée. Ce produit gazeux, composé en partie d'acide carbonique et d'azote, étant impropre à la respiration, il résulte nécessairement de son inspiration une véritable asphyxie, qui réclame les mêmes moyens de traitement que ceux qui sont employés dans le cas d'asphyxie occasionnée par les gaz délétères en général. (*Voy.* Asphyxie.)

FUMIGATION. (*Voy.* Désinfection.)

FURONCLE. Tumeur dure, arrondie, circonscrite, fort douloureuse, qui produit presque toujours un petit abcès, et du sommet de laquelle une portion de peau se détache sous forme d'eschare. C'est à cette eschare que l'on donne le nom de *bourbillon*.

FUSÉE. On donne ce nom à une série de petites tumeurs osseuses qui se développent sur les os du canon. (*Voy.* Exostose et Suros.)

G

GALE. Maladie cutanée, parasitaire, essentiellement contagieuse, causée par des acariens d'un grand nombre d'espèces. Tous nos animaux domestiques peuvent être atteints de la gale ; mais elle est surtout fréquente chez le mouton, le cheval, le chien et le chat ; on l'a observée aussi sur les oiseaux de basse-cour et sur les carnassiers sauvages.

La gale est une affection signalée chez l'homme et les animaux dès les époques les plus reculées. Au temps de Moïse, le peuple juif connaissait déjà la gale du mouton ; les brebis galeuses étaient exclues des sacrifices. Columelle, Végèce et les auteurs latins qui ont écrit sur les animaux, parlent des caractères contagieux de la maladie. Tite-Live rapporte que la gale fit de grands ravages sur les animaux et l'homme vers le ve siècle avant Jésus-Christ. Elle était alors considérée comme une conséquence de l'altération des humeurs. — Au xviie siècle, la plupart des hippiatres voyaient encore dans la gale une affection humorale ; comme les médecins, ils se divisaient en deux camps : les partisans de la gale humorale et les partisans de la gale parasitaire.

D'après Furstenberg, Aristote connaissait les parasites de la gale. Au commencement du xiie siècle, Avenzoar parle d'un animalcule extrêmement petit qui sort de la peau des galeux quand on en soulève l'épiderme ; un peu plus tard, certaines femmes, et notamment les religieuses, semblent avoir eu pour besogne de rechercher les acares et de les enlever avec des aiguilles.

Guy de Chauliac, Paracelse, Fallope, Ambroise Paré, ont parlé des acares. Le microscope, ouvrant aux sciences une ère nouvelle, permit aux naturalistes d'étudier ces parasites. Les vétérinaires se sont occupés spécialement de ceux qui vivent sur nos animaux. Parmi les auteurs qui ont publié des travaux sur la gale de nos mammifères domestiques, nous devons surtout citer Gohier, Bourguignon, Delafond et Mégnin en France, — Hertwig, Hering, Gerlach et Haubner en Allemagne.

De nos jours, la gale est encore l'une des maladies les plus graves de l'espèce ovine. D'après les statistiques faites par Delafond, professeur à l'École d'Alfort, la gale atteint annuellement en France plus d'un million de moutons, et cause une perte d'environ cinq millions, en estimant à cinq francs par tête le déchet que subit la production de la chair, de la laine et des engrais.

Si elle est le plus souvent sporadique dans l'espèce du cheval, elle est cependant quelquefois épizootique ; pendant les guerres de la Révolution, à la suite des invasions de 1814, de 1815, de 1870-71, elle a sévi avec une grande intensité dans la cavalerie française et parmi les chevaux de nos départements envahis.

— Les animalcules de la gale sont tous de la famille des sarcoptidés, de l'ordre des acariens et de la classe des arachnides. Ce sont : 1° Le *sarcopte*, 2° le *psoropte*, ou *dermatodecte*, 3° le *symbiote*. — A l'état adulte, tous ces acariens ont huit pattes disposées en quatre paires ; ils n'ont pas d'ailes ; leur tête, confondue avec le thorax, est formée de deux paires de pattes-mâchoires, dont la première est désignée sous le nom de *mandibules*, et la seconde sous celui de *palpes;* la bouche est disposée en organe propre à diviser et à sucer. Le thorax, peu distinct de l'abdomen, est plus ou moins aplati en dessous, convexe en dessus. Les pattes sont à cinq articulations ; les cinquièmes articles de chaque patte, désignés sous le nom de *tarses*, sont terminés par une caroncule vésiculeuse, onguiculée, ou par une ventouse avec ou sans crochets.

Les acares sont grisâtres, très-petits ; leur volume varie de un à cinq dixièmes de millimètre ; ils sont dépourvus d'yeux et d'antennes ; les parties dures qui forment le squelette sont constituées par de la chitine. Ces petits êtres ont un tube digestif complet ; leur appareil circulatoire est très-simple, et leur appareil respiratoire rudimentaire. — Le mâle est pourvu d'un pénis, de testicules et de ventouses copulatrices. — L'oviducte de la femelle est située sur la face inférieure du corps. La durée de la gestation est de quelques jours ; au moment de la ponte, les œufs ont des dimensions relativement considérables, quelquefois un quart de la longueur de la mère. Gerlach admet que chaque femelle en donne de quinze à vingt-cinq.

La fécondité des acares est énorme ; l'auteur que nous venons de citer suppose un produit moyen de quinze individus, dix femelles et cinq mâles, dont l'âge adulte sonne vite, et qui, au bout de quinze jours ou trois semaines, ont déjà la faculté génératrice ; il trouve que deux acariens, mâle et femelle, placés dans des conditions favorables à leur développement, ont, au bout de quatre vingt-dix jours, un million et demi de descendants. Le tableau suivant en donne la démonstration :

				Femelles	Mâles
Une	1re génération après 15 jours			10	5
»	2e —	30	»	100	50
»	3e —	45	»	1.000	500
»	4e —	60	»	10.000	5.000
»	5e —	75	»	100.000	50.000
»	6e —	90	»	1.000.000	500.000

Au sortir de l'œuf, la larve n'a que trois paires de pattes ; la quatrième paire se montre vers le quatrième ou le cinquième jour ; mais, pendant un certain temps, le jeune individu est dépourvu de l'appareil génital.

— 1° GALE SARCOPTIQUE. *Le sarcopte* se reconnaît à son corps large, ovalaire, muni d'un rostre onguiforme ; ses pattes sont épaisses, courtes, coniques. Les mâles du genre sarcopte sont petits, et beaucoup moins nombreux que les femelles. La gale sarcoptique est la plus commune : on peut l'observer sur la plupart de nos mammifères. On l'a signalée sur l'homme, le singe, le cheval, l'âne, le mulet, le bœuf, le mouton, la chèvre, le porc, le chien, le chat, le lapin, les oiseaux de basse-cour. Ces différents sarcoptes, qui vivent sur nos animaux, présentent entre eux de légères différences ; les auteurs les considèrent généralement comme des variétés d'une même espèce.

Le sarcopte de l'homme ne paraît pas pouvoir se transmettre aux animaux domestiques ; celui du cheval se communique à l'espèce humaine ; les cas de contagion sont assez nombreux : il peut vivre aussi quelque temps sur la plupart des autres mammifères. Le sarcopte du chat se communique facilement à l'homme, surtout aux enfants, chez qui il produit une éruption qui peut durer deux ou trois semaines.

Le sarcopte détermine à la peau une éruption vésiculeuse, après avoir creusé dans l'épaisseur du derme des sillons plus ou moins réguliers, peu perceptibles chez nos animaux à cause des poils. Il inocule dans le tissu qu'il parcourt une substance irritante qui provoque un prurit extraordinaire et le développement de boutons. Il n'a qu'une faible puissance vitale et ne résiste que peu de temps à l'influence de la sécheresse. — Les sarcoptes ne vivent point en famille au milieu des croûtes : ils sont isolés, et leur habitat est profond, surtout pendant la saison froide. La recherche en est difficile, mais nécessaire pour le diagnostic; il faut, quand on veut les trouver, se servir d'un instrument peu tranchant et racler la peau jusqu'au sang; les parties enlevées sont ensuite examinées à l'aide d'un microscope grossissant de quarante à cinquante fois, qui permet de les reconnaître très-facilement.

Le premier symptôme apparent de la gale sarcoptique est, chez tous les animaux, une très-forte démangeaison qui oblige les animaux à se frotter contre les corps environnants, ou à se mordre sur les diverses parties qui en sont le siége. Au pansage, l'action de l'étrille et de la brosse leur fait éprouver une vive satisfaction; même la seule action de l'ongle provoque chez le cheval une véritable jouissance. Le prurit est plus fort la nuit que le jour, ces mineurs de la peau redoublant d'ardeur au travail pendant l'obscurité. Ce prurit est dû à l'action irritante des humeurs, de la salive des sarcoptes, action tout à fait comparable à celle de la cantharidine.

Un second symptôme ne tarde pas à se manifester : c'est la production de boutons papuleux ou vésiculeux, suivant les animaux. Il en résulte au bout d'un certain temps une calvitie partielle et pointillée; tôt ou tard se montrent des croûtes brunâtres, dues à un exsudat visqueux de la peau, conséquence de l'inflammation de cette dernière. L'inflammation de la peau résulte surtout de ce que l'animal cherche à se débarrasser des démangeaisons qui le tourmentent; elle s'accompagne chez le chien de larges tâches rouges, d'où le nom de *gale rouge*. On observe aussi constamment un peu d'épaississement du chorion, mais toujours moindre que dans les autres formes de la gale.

Quand la maladie est ancienne, la peau s'épaissit, se plisse, se fendille, présente des excoriations dues au grattage. — Chez le cheval, la tête, l'encolure, les épaules sont les régions envahies d'abord par la gale sarcoptique; mais, lorsque la gale existe depuis un certain temps, aucune partie du corps ne reste indemne. Cependant le sarcopte ne se plaît pas aux régions recouvertes de crins, comme le bord supérieur de l'encolure, la queue; dans ces régions, en effet, les crins restent adhérents contrairement à ce que l'on observe dans la gale psoroptique. La forme sarcoptique de la gale est rare chez le bœuf, le mouton et la chèvre. Chez le chien, c'est à la tête, sous le ventre et à l'origine de la queue, qu'on constate surtout le mal.

Chez le chat, où elle est très-meurtrière, elle est surtout concentrée à la tête. Chez le lapin, on l'observe d'abord sur le nez, ensuite sur les lèvres et le front, et chez les gallinacés enfin, elle apparaît d'abord aux pattes.

A son début la gale sarcoptique marche assez lentement; mais ensuite elle s'étend d'autant plus rapidement qu'elle est plus ancienne; quand elle existe déjà depuis trois semaines ou un mois, elle marche avec une rapidité effrayante. Après la guérison de cette maladie, le poil repousse assez rapidement sur toutes les parties lésées; mais ordinairement il n'a plus sa couleur primitive : il est en général plus foncé.

— 2° GALE PSOROPTIQUE. Les *psoroptes* se distinguent des sarcoptes par leur taille plus forte, et surtout par la forme allongée, conique, aiguë, de leur rostre qui manque de joues; leurs pattes, surtout les antérieures, sont épaisses et grandes, terminées par des ventouses. On trouve chez eux presque autant de mâles que de femelles, ce qui n'existe pas pour les sarcoptes. On rencontre ces acares sur le mouton (ce sont eux qui déterminent la gale ordinaire de cet animal), sur le cheval où Gohier le signala dès 1812, sur l'âne, le mulet, le bœuf, le lapin.

Le psoropte ne mine pas le derme cutané : il vit de sérosité qu'il sait se procurer à l'aide de ses mandibules; mais l'inflammation qu'il occasionne détermine un épaississement épidermique qui lui rend la vie difficile ; c'est pourquoi il recherche les parties saines, ce qui produit fatalement une extension progressive de la maladie. On s'explique bien aussi par là pourquoi on trouve les psoroptes en colonnes serrées sur les limites des plaques de gale, alors que sous les croûtes on ne rencontre que quelques retardataires. — Les dermatodectes ont la vie très-dure ; ils peuvent vivre pendant trois, quatre et même six semaines, loin de leurs hôtes ; toutefois, si l'atmosphère est sèche, ils ne peuvent pas résister plus d'une quinzaine de jours ; mais souvent leur mort n'est qu'apparente, la chaleur et l'humidité suffisant à les rappeler à la vie.

Ils peuvent vivre plusieurs heures dans des solutions de substances toxiques comme l'arsenic et le sublimé ; par contre, les pyrogénés les tuent rapidement.

La gale psoroptique se manifeste par les mêmes symptômes que la gale sarcoptique ; seulement ces symptômes sont plus accusés : l'âcreté plus grande du suc des psoroptes, leurs mandibules plus allongées, en donnent l'explication. Les papilles sont plus grandes, plus nombreuses et plus rouges que dans la gale sarcoptique, et toujours on observe une inflammation assez vive de la peau aux régions malades. Chez le mouton, on voit des touffes considérables de laine se détacher ; cette laine a perdu son suint et est plus rude au toucher. La gale dermatodectique garde rarement sa forme simple : elle se complique souvent d'excoriations, de crevasses, de furoncles, d'abcès, de gangrène superficielle, etc. Chez le cheval, elle affectionne de préférence le bord supérieur de l'encolure et le tronçon de la queue ; quelquefois on l'observe aussi à la face interne des cuisses, aux ars, à l'auge. Il existe toujours une ligne de démarcation bien tranchée entre les parties malades et les parties saines envahies à leur tour et successivement par une véritable reptation du mal. Chez le bœuf, c'est encore à l'encolure et à la queue qu'on trouve les premières traces de la gale. Chez le mouton, elle se montre d'abord à la région dorsale, et envahit ensuite plus au moins rapidement les autres parties du corps. La gale psoroptique marche lentement ; elle suit une progression modérée qui est sa caractéristique. Elle ne donne lieu à des épizooties graves que dans l'espèce ovine. Si elle disparaît facilement en été pendant les temps secs, on la voit souvent réapparaître en hiver lorsque les animaux sont soumis à la stabulation ; cette périodicité du mal est bien expliquée par l'histoire naturelle des dermatodectes.

— 3° GALE SYMBIOTIQUE. Les symbiotes se reconnaissent à leur corps ovalaire, dépourvu d'écailles, marqué de stries fines et symétriques ; leur rostre est mobile, conique, aussi large que long ; leurs pattes sont épaisses et grandes, les tarses pourvus de forts crochets et d'une ventouse énorme, en forme de cloche. On trouve presque autant de mâles que de femelles.

Les symbiotes, que Gervais appelle *chorioptes,* que Delafond a designés sous le nom de *sarco-dermatodectes,* ne creusent pas des sillons comme les sarcoptes ; ils vivent au milieu des croûtes, dont ils provoquent la formation par leurs morsures, moins profondes, moins irritantes que celles des psoroptes ; on les trouve en sociétés nombreuses au milieu de ces croûtes ; ils ne se décident à l'émigration que lorsque la lutte pour l'existence les y contraint. Le choriopte est le plus dur de tous les acariens ; il préfère l'hiver à l'été ; souvent il semble disparaître pendant cette dernière saison ; mais il n'est pas rare de le voir reparaître l'hiver suivant, et ainsi pendant plusieurs années.

Chez le cheval, la gale symbiotique débute à la partie inférieure des membres, dans le pli du paturon, ou au fanon ; toujours elle a une marche ascendante, mais rarement elle dépasse le genou ou le jarret. Cependant, lorsque les animaux sont placés dans de mauvaises conditions, elle peut gagner l'avant-bras, l'épaule, l'encolure, quand elle existe aux membres antérieurs ; les jambes et la face interne des cuisses, si elle existe aux membres postérieurs. Les symbiotes ne déterminent qu'une démangeaison peu vive ; la région qu'ils occupent se recouvre de croûtes plus ou moins épaisses et se dépile peu à peu ; elle présente quelquefois des crevasses plus ou moins profondes, séparées par de petits bourgeons cornés. Il est rare d'observer des boutons isolés autour des surfaces malades.

La gale symbiotique a une marche excessivement lente, et, comme la gale psoroptique, elle disparaît souvent l'été pour reparaître l'hiver.

— Causes de la gale. Jamais la gale ne se développe spontanément. S'il est téméraire de nier la possibilité de la génération spontanée, on peut cependant affirmer que les acares, ces êtres appartenant à une classe zoologique assez élevée, ne peuvent provenir que d'êtres semblables. Sans doute, le temps n'est pas encore bien loin où Devergie, Marchal de Calvi, etc., admettaient que ces animalcules sont le produit de l'éruption, l'effet d'une altération des humeurs, d'une dyscrasie, ou la conséquence de la gale ; mais aujourd'hui nous savons que les acares sont les agents essentiels de la maladie, et que la contagion en est la cause unique.

La forme sarcoptique est la plus contagieuse ; viennent ensuite les formes psoroptique et symbiotique. — Ces différents parasites ne peuvent vivre que dans un milieu favorable à leur évolution ; or, il existe un certain nombre de causes prédisposantes qui favorisent leur développement. En première ligne, nous citerons l'influence de l'espèce. L'acare du mouton ne peut vivre que sur un animal de l'espèce ovine ; il cesse de se reproduire sur tout autre individu. Si certains acares peuvent vivre pendant quelque temps sur plusieurs espèces animales, on doit dire que toujours ils ont un terrain d'élection où la vie leur est plus facile que partout ailleurs. Il est encore incontestable que les organismes affaiblis, débilités, anémiques, les individus épuisés par de mauvaises conditions hygiéniques, une alimentation insuffisante, des fourrages avariés, etc., soient prédisposés à la gale ; mais il n'est pas moins certain que toutes les causes prédisposantes citées par les auteurs sont impuissantes à la produire.

La cause occasionnelle unique de la gale est, nous le répétons, la contagion.

Le diagnostic de cette affection est parfois difficile ; on peut la confondre avec les différentes affections dartreuses ou eczémateuses. Toujours l'acare en est le critérium ; mais souvent il est difficile à trouver.

Il faut bien distinguer la gale produite par les acares spéciaux que nous venons de signaler, des différentes dermatoses dues à d'autres parasites. L'examen microscopique des croûtes et des matières enlevées par le grattage est le seul moyen d'arriver sûrement, dans les cas difficiles, au diagnostic de la gale.

En général, cette maladie est peu grave. La forme symbiotique est la moins dangereuse de toutes ; les symbiotes trouvent le plaisir dans la vie de famille, ils ont des habitudes tranquilles et paisibles ; ce n'est que poussés par la nécessité qu'ils émigrent dans les régions voisines de leur habitation première, dans les parties saines de la peau. — Le psoropte est plus voyageur que le symbiote : aussi la gale qu'il détermine est-elle plus grave ; elle s'étend assez rapidement. — La gale sarcoptique est la plus dangereuse. « Son parasite, comme un noble aventurier, va souvent errer, dit-on, très-loin de son lieu de naissance ; il va à la découverte sur des individus étrangers, même des individus d'une autre espèce que celui qui fut son premier habitat. » Elle est souvent épizootique, quelquefois panzootique.

— Le traitement de la gale comporte trois indications principales. Il faut détruire les parasites, calmer l'inflammation de la peau, et relever l'économie si elle est épuisée ou altérée. — L'application des substances médicamenteuses doit être précédée d'un bon savonnage afin de débarrasser la peau des squames et des croûtes qui la recouvrent. Il est quelquefois nécessaire de tondre les animaux ; c'est une opération essentielle quand on veut obtenir la guérison chez le mouton. On applique ensuite sur la peau malade une préparation antipsorique.

On a essayé un grand nombre de médicaments.

Le soufre est l'agent le plus généralement employé dans le traitement de la gale. On a varié de mille manières les formes sous lesquelles on le met en usage. La plus simple est la *pommade soufrée*, qui résulte du mélange d'une partie de soufre sur quatre de graisse de porc ; on l'emploie en frictions tous les jours, sur toutes les parties qu'occupe l'éruption. La *pommade d'Helmérick,* dont l'action est plus certaine que celle de la précédente, est composée de deux parties de soufre sur huit de graisse de porc et une de sous-carbonate de potasse. On l'emploie

aussi en frictions, en alternant celles-ci avec des lotions faites avec une dissolu-
ion de sulfure de potasse.

Mais les pyrogénés sont les acaricides les plus énergiques. On a conseillé l'a-
cide phénique, à l'état de glycérine phéniquée (acide phénique 1 %, glycérine et
eau āā 15 %.), les différentes préparations créosotées, le mélange de pétrole et de
benzine, le goudron, l'huile empyreumatique. Les frictions de pétrole, ou du mélange de pétrole et de benzine, sont certainement puissantes contre la gale ; seulement, elles irritent vivement la peau.

Les préparations arsenicales exposent à certains dangers. Teissier a composé
un bain dont l'effet curatif est incontestable. On peut l'employer pour combattre
la gale du mouton. Ce bain doit se composer pour cent bêtes malades : d'un kilogramme d'acide arsénieux, de dix kilogrammes de sulfate de fer et de cent litres
d'eau que l'on verse bouillante sur les deux sels. Rey a employé avec succès
cette préparation contre la gale du cheval. Le tabac est préconisé depuis très-
longtemps comme antipsorique. Le jus provenant des manufactures doit être
étendu de dix parties d'eau, et, ainsi dilué, il expose encore à des empoisonnements.

Lorsque la peau est vivement enflammée, nous conseillerons des lotions à la
glycérine, matin et soir.

La gale ne réclame aucun traitement interne, aucune médication générale ;
mais les animaux faibles, débilités, recevront une bonne alimentation. On pourra
administrer des toniques qui aideront au relèvement de l'organisme.

— Il existe encore une variété de gale, particulière au chien et au chat, et que
l'on désigne sous le nom de *gale folliculaire*. Elle est due à la présence dans les
follicules pileux et sébacés de la peau d'un acarien du genre *demodex*, découvert
en 1842. — Le *demodex folliculorum* du chien est un acarien long de trois millimètres à six millimètres, et large de un à deux millimètres. Son corps, un peu
aplati, est d'un gris blanchâtre ; sa tête, confondue avec le corselet, forme un cé-
phalothorax oblong ; son rostre est petit, et son abdomen très-long, comparable
à une énorme queue, donne à ce petit être une apparence vermiforme. Il porte
quatre paires de pattes, courtes, conoïdes et terminées par trois crochets. — Cet
acarien est ovipare ; ses œufs, déposés dans le follicule qu'il habite, sont relativement volumineux, allongés et un peu pointus à chaque extrémité.

La gale folliculaire débute généralement à la tête ; les joues, les lèvres sont les
premières régions atteintes ; quelquefois cependant les paupières sont d'abord
malades ; quand elles sont dépilées régulièrement, le vulgaire dit que les chiens
portent lunettes. La peau affectée est rouge, tuméfiée, boutonneuse ; les follicules
pileux sont enflammés, renferment du pus qui présente à l'examen microscopique
un nombre plus ou moins considérable de demodex. A mesure que la maladie
fait des progrès, le poil tombe et ne se régénère que difficilement. Les animaux
n'éprouvent pas une démangeaison bien vive, cependant le grattage est douloureux. La marche de la gale folliculaire est très-lente ; sa durée est longue ; elle
peut laisser vivre les chiens pendant dix-huit mois, deux ans et même davantage ;
mais ils maigrissent rapidement et répandent une odeur désagréable. La contagion est la cause unique de la maladie.

La gale folliculaire n'est pas incurable ; mais elle peut résister longtemps aux
traitements les plus énergiques et les plus minutieux. Le demodex, qu'il faut détruire, est un individu bien moins élevé en organisation que les autres acares ; de
plus, il est situé profondément dans la peau, double condition qui atténue l'effet
des nombreux médicaments essayés contre lui. — Quand la gale folliculaire est
très-limitée, on doit la combattre avec la pommade mercurielle appliquée en
frictions légères ; mais quand elle a atteint une large surface cutanée, cet agent
ne peut plus être employé, car il détermine facilement chez le chien l'intoxica-
tion mercurielle. — Nous recommanderons, dans ce cas, d'employer les lotions
sulfureuses (eau, un litre, — sulfure de potasse, cinquante grammes) qui finissent
par triompher complétement de la maladie ; mais assez fréquemment la guérison
se fait attendre un mois ou six semaines.

GAME, GAMER, GAMURE. (*Voy.* POURRITURE.)

GANGLION. Tumeur fine, peu considérable d'abord, augmentant graduellement de volume, sensible et douloureuse dans le commencement, finissant par être indolente, et survenant au voisinage et un peu au-dessus de l'articulation du boulet du cheval, sur les tendons qui passent en arrière de cette partie. La grosseur de cette tumeur est très-variable. Sa nature n'a pas encore été bien étudiée. Quant à ses causes, elles peuvent généralement être rapportées à des coups, des chutes, des contusions, des efforts et des fatigues. Lorsque le ganglion est assez considérable pour gêner le mouvement des tendons, il fait boiter l'animal.

— Les moyens de traitement à mettre en usage contre le ganglion consistent dans l'application des résolutifs, lorsque la tumeur est récente et peu considérable. Les frictions avec de l'essence de lavande, avec la teinture de cantharides, peuvent produire de bons effets. Si, au contraire, le ganglion est ancien et fortement développé, l'application du feu peut seule offrir quelques chances de succès.

GANGRÈNE. Autrefois les médecins désignaient sous le nom de *gangrène* la période de mortification pendant laquelle les parties affectées sont encore douloureuses, lorsque les tissus ne sont pas complétement morts. Cette expression s'applique aujourd'hui à la mortification définitive des tissus mous. D'autres expressions ont encore cours dans la science pour désigner la cessation de la vie dans les organes. Celle de *nécrose* a un sens plus général et serait peut-être préférable aux autres; mais elle est réservée pour exprimer la mortification des tissus durs. Les gangrènes très-étendues sont appelées *sphacèles*. La mortification de fines parcelles de tissu, dont la lésion ne peut être constatée qu'au microscope, est désignée par Virchow sous le nom de *nécrobiose;* Jaccoud réserve cette dernière qualification à la mortification des parties soustraites au contact de l'air.

Nous définirons la gangrène « l'extinction de toute action vitale dans une partie molle quelconque, avec réaction de la puissance organique dans les parties contiguës. » C'est une mort locale, survenant lorsque les éléments anatomiques ne peuvent plus emprunter de proche en proche les matériaux d'assimilation et rejeter ceux de désassimilation. — Pour que la nutrition, et, partant, la vie, puisse exister à ces éléments anatomiques, il est nécessaire : 1° Que leur structure soit intacte; 2° que leur composition chimique soit normale; 3° que le sang leur apporte les matériaux de leur nutrition, et qu'il en emporte les déchets. Ce sont là des conditions indispensables : que l'une ou l'autre d'entre elles cesse d'exister, la gangrène en sera la conséquence.

— Les causes générales de la gangrène peuvent être divisées en causes mécaniques, physiques, chimiques et biologiques.

Les causes mécaniques sont celles qui modifient brusquement la structure des éléments anatomiques : tels sont les arrachements, les broiements, les contusions, les déchirures, etc.

Parmi les causes physiques, nous citerons la chaleur, le froid, l'électricité. — Les agents chimiques qui peuvent déterminer la gangrène sont : les bases et les acides puissants, et certains phénomènes sur la nature desquels la science est encore loin d'avoir dit son dernier mot, mais qui sont probablement la cause de ces gangrènes redoutables survenant à la suite des grands traumatismes. — Les oblitérations artérielles et veineuses, quel que soit leur mode de production, sont les principales causes biologiques de la mortification des tissus. Il existe encore des formes de gangrène reconnaissant pour cause des désordres de la circulation dus à des phénomènes nerveux, à des troubles de l'innervation. Les gangrènes symétriques, celles produites par l'usage répété du seigle ergoté, sont rangées dans ce groupe. Il se produit une sorte de tétanisation des muscles vasculaires, déterminant d'abord l'anémie, ensuite la gangrène, si l'effet est prolongé.

— Il est difficile de donner un résumé symptomatologique exact de la gangrène en général. La coloration de la partie gangrenée se fonce de plus en plus ; on y observe successivement les teintes gris-verdâtre, rouge-brun, noir-clair, noirfoncé, résultant de la rupture des vaisseaux et des modifications de la matière colorante du sang; sa chaleur diminue de plus en plus; la douleur ressentie par les malades est quelquefois peu accusée, mais le plus souvent elle est très-intense, d'autres fois lancinante, brûlante dans certains cas. La partie qui se mortifie devient bientôt complétement insensible. Cette insensibilité absolue, faisant suite à une hyperesthésie très-accusée, est caractéristique de la gangrène. Comme la sensibilité, la motilité disparaît dans les tissus frappés de mort. Quand la gangrène revêt la forme sèche, la partie atteinte prend une teinte brune, se ratatine, se dessèche de plus en plus. Quand elle revêt la forme humide, on observe souvent un gonflement notable, et à sa surface des phlyctènes abondantes remplies d'une sérosité noirâtre; les tissus se ramollissent, se rupturent, des parcelles mortifiées se détachent et sont entraînées par un liquide infect, appelé *sanie gangréneuse*. Au bout d'un certain temps, il reste un ulcère à fond noir, anfractueux, *l'ulcère gangréneux*. Quelle que soit la forme de la gangrène, quelle que soit sa marche, dès que la mortification s'arrête, on voit survenir autour de la partie mortifiée des modifications devant aboutir au rejet de ce tissu, qui est pour l'organisme un véritable corps étranger.

Bientôt une ligne de démarcation très-nette sépare le mort du vif. Mais, lorsqu'il y a gangrène traumatique, il est quelquefois impossible d'obtenir cette délimitation; la mort en est toujours la conséquence.

Ce serait une erreur de croire qu'une partie de l'organisme frappée de mort perd instantanément les relations qu'elle avait avec le reste de l'économie. Ces relations, en effet, ne cessent que lorsque la démarcation est complètement établie.

— Le traitement de la gangrène est surtout prophylactique; il faut la prévenir par une thérapeutique rationnelle. Quand la mortification est arrivée, il est impossible de rendre la vie aux parties nécrosées. On doit alors, à l'aide des désinfectants et des caustiques, limiter la gangrène. Dupuytren et Bouillaud ont conseillé la saignée comme traitement général; Chevreul et Vœhler ont indiqué les alcalins; mais les *excitants seuls sont à recommander*.

On pourrait reconnaître cinq espèces de mortifications : 1° *Le dessèchement simple;* 2° *la momification;* 3° *le ramollissement simple;* 4° *la gangrène humide;* 5° *la gangrène diffuse.* Au point de vue de la pathologie vétérinaire, nous les réduirons à trois : 1° La gangrène sèche; 2° la gangrène humide; 3° la gangrène traumatique. Nous allons les étudier successivement.

— GANGRÈNE SÈCHE. La gangrène sèche est la mortification d'un tissu complétement privé des liquides nutritifs qui l'imprégnent à l'état normal. Elle s'observe chez les chevaux de nos pays aux points où s'appliquent les harnais, au bord supérieur de l'encolure pour les chevaux de gros trait qui portent un collier très-lourd. A cette région, on voit apparaître un petit disque produit par l'arrêt de la circulation. Ce petit disque, qui a reçu le nom de cor, est le type de la gangrène sèche. On remarque encore des eschares sur le dos au point où s'applique la selle. Cette forme de gangrène s'observe aussi dans les parties superficielles sur lesquelles l'animal a l'habitude de s'appuyer dans le décubitus. On produit encore quelquefois des gangrènes sèches dans les opérations chirurgicales (castration par les casseaux). On obtient aussi cette gangrène dans l'extirpation de certaines tumeurs, par l'application de la ligature élastique dans des régions où il est dangereux d'introduire le bistouri. — On la voit même quelquefois survenir après l'application du feu. Enfin les caustiques potentiels produisent un effet semblable : ceux qui sont très-avides d'eau se combinent avec les liquides contenus dans les aréoles du tissu conjonctif et forment des caillots qui donnent lieu à des eschares. Certaines substances ingérées ont la propriété de déterminer la mortification sèche des extrémités des membres : tel est l'ergot de seigle. Ce fait, d'abord observé sur l'espèce humaine, a été confirmé expérimentalement sur les animaux de basse-cour.

Les symptômes qui signalent cette mortification sèche et toujours limitée varient suivant la période de l'affection. Au début, il y a une sensibilité tellement vive que les animaux ne supportent pas l'exploration. Avec cette sensibilité exagérée, on n'observe pas de modifications locales ; c'est à peine si on constate une petite tuméfaction, une légère exubérance. Au bout de trois ou quatre jours, la partie malade forme une cupule bien délimitée, la sensibilité diminue à cet endroit, mais elle conserve la même intensité aux parties environnantes. Puis l'inflammation produit une délimitation entre la partie mortifiée et les parties avoisinantes. La délimitation est d'abord représentée par de petits foyers purulents qui, se réunissant, finissent par former un sillon ; l'eschare devient brune, dure, comme parcheminée, et absolument insensible ; la pression exercée sur la surface mortifiée, transmise intégralement par ce corps dur sur les tissus sous-jacents, met en jeu une sensibilité très-vive de ces tissus. La délimitation, qui a d'abord eu lieu dans la peau, se produit ensuite très-rapidement dans les tissus sous-cutanés. Lorsque la gangrène existe en un point quelconque du corps, il faut toujours attendre que la délimitation soit bien établie, se fasse spontanément, avant de procéder à l'extirpation de la partie mortifiée ; car l'arrachement de l'eschare peut entraîner la nécrose des organes sous-jacents. Si on examine la partie mortifiée, on la trouve toujours exsangue ; mais elle est parfois imbibée par la sérosité du pus. Dès que la mortification est complète, l'eschare se rétracte et laisse autour d'elle un vide qui la sépare des tissus voisins. Cette partie mortifiée est complétement froide ; cependant, plongé dans sa masse ou dans le sillon disjoncteur, le thermomètre accuse une température très-peu différente de la température générale du corps. — La sensation d'un corps froid, qu'on éprouve par l'application de la main, provient de ce que la partie mortifiée ne produit plus de chaleur. — Au bout d'un certain temps, la délimitation étant complète, l'eschare est éliminée sous forme d'une masse grisâtre. Par quel mécanisme se produit cette délimitation ? Nous n'entrerons ici dans aucune des discussions qui ont eu lieu à ce sujet. L'observation montre que le tissu gangrené, agissant à la façon d'un corps étranger, détermine l'inflammation du tissu voisin qui suppure et produit la délimitation. Après l'élimination, il reste ordinairement une plaie simple bourgeonnant dans toute son étendue ; le tissu embryonnaire, par sa prolifération, doit réparer ainsi la brèche laissée par l'eschare. Mais il peut arriver, surtout lorsque l'extirpation a eu lieu, que la nécrose frappe un organe sous-jacent, et que la suppuration persiste pendant longtemps. On observe ces faits chez des malades qui arrachent l'eschare ; il peut en résulter de graves accidents.

L'exaltation de la sensibilité, la formation d'un bourrelet inflammatoire autour d'une sorte de cupule et enfin la formation d'un sillon disjoncteur, sont les signes ordinaires de cette forme de gangrène qui est relativement peu grave : cependant, lorsqu'il existe sous l'eschare des tissus denses, d'une vitalité obscure, une synoviale tendineuse ou articulaire, il peut survenir des complications graves.

Généralement il faut se borner dans le traitement à observer la marche de l'affection. Il faut supprimer la cause du mal, calmer l'inflammation, modérer la douleur par l'application de cataplasmes de farine de lin, ou d'une préparation émolliente quelconque. On peut ajouter aux cataplasmes des substances narcotiques ; mais en vétérinaire, au lieu d'employer ces moyens, on a généralement recours aux irritants ; on ne tient pas compte de la souffrance du sujet ; on cherche surtout une guérison rapide. Aussi applique-t-on sur la partie malade des vésicatoires qui, en exagérant la formation du pus, accélèrent la délimitation. Lorsque le sillon disjoncteur est formé, il faut prévenir la putréfaction dans la cavité qui le constitue. Pour cela, on emploie soit du chlore, qui est un peu caustique, soit de l'eau phéniquée, qui est de beaucoup préférable. On utilise aussi comme antiputride le phénol de soude. Les préparations liquides ne peuvent quelquefois remplir les conditions voulues ; on peut les remplacer par la poudre de tan, ou par celle de coaltar, qui est un excellent antiputride. On est quelquefois obligé de faire des débridements, de passer des mèches pour faciliter l'écoulement du pus. On se sert parfois de l'huile de cade dans le but d'éloigner les insectes et d'éviter leurs piqûres. L'huile empyreumatique remplit encore mieux ce dernier but, mais elle est un peu caustique. La teinture de myrrhe doit être préférée pour les petits animaux.

— **Gangrène humide**. La gangrène humide est la mortification des tissus imprégnés des liquides organiques.

Souvent elle est la conséquence de l'obstruction des vaisseaux capillaires : elle peut survenir à la suite d'une congestion très-vive de l'intestin : le sang déchire les capillaires, se coagule dans les aréoles des tissus qui, ne recevant plus les éléments nécessaires à leur nutrition, meurent, se gangrènent. Fréquemment encore, la gangrène humide succède à l'inflammation aiguë : sous l'influence de celle-ci, les éléments qui constituent les parois vasculaires reviennent à l'état embryonnaire, et se déchirent par suite de l'impossibilité où ils sont désormais de résister à la pression sanguine. C'est ce que l'on rencontre dans beaucoup de cas d'inflammation vive des organes parenchymateux. Le processus inflammatoire produit aussi ce résultat à l'extérieur : ainsi l'on voit des cas assez nombreux où le javart tendineux se complique de gangrène. La congélation agit de même, soit directement en congelant le sang ou les autres liquides organiques, soit indirectement en déterminant une vive inflammation.

La gangrène humide peut encore être le résultat d'une action mécanique telle que la compression circulaire. Lorsque l'on panse certaines plaies, ou que l'on pratique certaines opérations, souvent on exerce momentanément, en vue de prévenir une hémorrhagie trop grande, une constriction circulaire à l'aide d'un garrot. Dans ces conditions, la circulation est supprimée dans toute la partie excentrique ; si la constriction est trop longtemps continuée, la mortification des tissus en est la conséquence fatale.

La compression peut encore déterminer la gangrène par des mécanismes un peu différents : lorsqu'une portion d'intestin fait hernie dans le canal inguinal ; dans ce cas, il y a d'abord dilatation considérable des veines dont les parois molles cèdent plus facilement à la pression, la circulation de retour est entravée et le sang afflue encore par les artères ; l'organe hernié se gonfle de plus en plus ; il arrive un moment où le réseau vasculaire s'obstrue en entier ; la circulation est définitivement arrêtée, et l'anse herniée se mortifie. — Quand sous les aponévroses il y a formation d'abcès, ces membranes inextensibles s'opposent à la tuméfaction du tissu enflammé, elles exercent sur lui une pression très-énergique, surtout si l'abcès se développe au voisinage d'un os, et arrêtent la circulation en effaçant le calibre des vaisseaux. C'est par la même cause que la gangrène devient imminente dans les tissus sous-ongulés qui sont le siége d'une inflammation aiguë comme dans la fourbure aiguë.

Aux causes précédemment énoncées ajoutons encore les pressions ou les contusions qui ont dilacéré les tissus et aboli la circulation dans leur masse. — Dans le cas d'obstruction d'une artère, la gangrène s'empare quelquefois de tous les tissus irrigués normalement par ce vaisseau : c'est ainsi qu'on a vu des membres se gangrener en entier.

La mortification peut survenir à la suite de la ténotomie, lorsqu'en faisant l'opération on a coupé l'artère plantaire sur laquelle on a ensuite appliqué une ligature. On a recueilli des exemples très-nombreux de production de la gangrène humide par ce mécanisme. D'autres fois ce sont des caillots qui obstruent les artères : on leur donne le nom d'*embolus*, et la lésion locale qu'ils produisent reçoit celui d'*embolie* : la gangrène pulmonaire est souvent la conséquence de phénomènes de ce genre. Lorsque Virchow publia ses remarquables travaux établissant définitivement la doctrine de l'embolie, ils furent soumis au contrôle scientifique. On injecta du sable dans les artères des membres de plusieurs animaux : on vit ces membres s'enflammer, se gonfler et enfin se mortifier complétement ; au point où les grains de sable s'arrêtaient, il se produisait des foyers purulents.

La gangrène se montre quelquefois à la suite des fractures compliquées, soit directement sous l'influence du choc, soit indirectement par l'action des extrémités fracturées : celles-ci dépriment ou même déchirent les parois des vaisseaux, et, dans l'un et l'autre cas, sont la cause de l'obstruction des artères. Dans l'appareil circulatoire en effet, aussitôt qu'un point de la séreuse devient irrité, de la fibrine s'y dépose, s'y accumule et forme un caillot. Ainsi, lorsque les artères ont été plus ou moins broyées ou perforées par des os, il s'y forme des caillots d'où résulte la mortification des organes auxquels elles se distribuent.

On a dit que la gangrène pouvait être la suite de la suppression complète de l'innervation. Cependant on sait aujourd'hui que la présence des nerfs n'est pas nécessaire à la nutrition. On avait cité beaucoup d'exemples à l'appui de cette théorie ; on avait surtout invoqué les cas de gangrène à la suite de la névrotomie au-dessus du boulet ; mais c'est là une fausse interprétation des faits. Après la section du nerf plantaire au-dessus du boulet, le pied tout entier est insensibilisé, il percute le sol avec violence, d'où résultent des commotions plus ou moins fortes et fréquemment répétées : une inflammation vive et la gangrène en deviennent souvent les conséquences.

Les symptômes qui se manifestent sont d'abord ceux d'une inflammation exagérée. Pendant les premiers instants, les tissus sont extrêmement sensibles ; sous l'influence du moindre contact, du moindre choc, les animaux éprouvent une vive douleur, au point de perdre quelquefois l'instinct de la conservation et de se livrer à des mouvements désordonnés. — Dans le cas où, à la suite de la fourbure aiguë, le tissu podophylleux se mortifie, les sujets ressentent souvent des douleurs atroces. Dans les derniers moments, ces douleurs font place à une sensation de fourmillement qui pousse le sujet à mordre, à déchirer le tissu malade. En outre on observe une tuméfaction considérable atteignant parfois des proportions telles que la peau, considérablement distendue, ne tarde pas à se fissurer. La partie atteinte est de couleur variable ; rouge quand l'affection est simple et au début, elle devient gris-noirâtre dès que la gangrène est confirmée. Alors la température locale est diminuée, la peau est froide. Un thermomètre, plongé au milieu de la masse désormais privée de vie, n'accuse pas une température de beaucoup inférieure à celle des parties avoisinantes, et pourtant le tissu ne produit plus de chaleur par lui-même ; mais, en raison de sa conductibilité, il reçoit cette chaleur des parties voisines où les phénomènes vitaux n'ont pas cessé de se produire. A cette époque, il est encore assez résistant, ferme, élastique ; alors la fièvre de réaction est toujours très-vive, la respiration et la circulation sont accélérées, le pouls est dur, la température générale augmente. Tout à coup la sensibilité disparaît complétement : on peut serrer, couper, pincer la partie morte, l'animal ne paraît pas s'en apercevoir. Si l'eschare peut se délimiter, cette anesthésie subite est de favorable augure ; mais dans tous les cas elle annonce que la gangrène est confirmée. Le gonflement persiste, les tissus sont mous, flasques, crépitent sous la pression du doigt, la sérosité traverse le derme, soulève l'épiderme sous forme de vésicules variables quant au nombre et aux dimensions, ou suinte à la surface. Si l'on sectionne la partie morte, on en voit sourdre une sérosité roussâtre colorée par un peu de sang décomposé.

On observe du reste des nuances très-variées, suivant la quantité de liquide colorant contenue dans la masse gangrenée.

A une période plus avancée les tissus ont perdu toute leur résistance : ils sont mous, friables, s'écrasent par la pression du doigt. Les vaisseaux sont vides ou ne renferment qu'un sang noir, diffluent, mort comme la trame organique qu'il irriguait.

Dès l'instant où la mortification est complète, définitive, la délimitation tend toujours à se produire au point même ou la circulation est arrêtée ; mais elle marche lentement lorsque le sillon disjoncteur arrive sur un tendon ou sur un os ; on facilite alors ce travail en excitant ces tissus peu vivants pour communiquer une nouvelle énergie à leur force de réaction.

Le temps nécessaire à la disjonction est essentiellement variable. Si la gangrène occupe une portion limitée des tissus, ce temps est relativement très-court, et, après la chute du bourbillon, il reste ordinairement une plaie simple qui se cicatrise rapidement ; mais des complications peuvent survenir, toutes plus ou moins graves, suivant l'importance des organes voisins.

Le diagnostic est facile à établir : le gonflement considérable, la coloration de la peau, l'exaltation de la sensibilité, puis sa disparition subite, permettent au praticien de se prononcer sûrement. — Le pronostic est grave, car sous cette forme, la gangrène peut avoir des conséquences redoutables. Cependant, lorsqu'elle est bien délimitée, elle se rapproche, à ce point de vue, de la gangrène sèche. Insignifiante lorsqu'elle se limite à la peau, elle peut acquérir une gravité extrême lorsqu'elle s'est emparée de toute une extrémité.

Les altérations anatomiques sont simples : il y a seulement infiltration considérable des tissus, qui bientôt se désagrègent. En examinant une coupe de la substance morte on voit sortir un mélange de sang et de sérosité plus ou moins fétide ; le mélange est d'autant plus parfait et les éléments du premier sont d'autant plus altérés, que la nécrobiose est plus ancienne.

Comme traitement, si la gangrène menace, il faut supprimer la cause : s'il y a constriction, se hâter d'enlever la ligature, le pansement, le bandage ; s'il s'agit d'une compression produite par la peau, une aponévrose ou autre membrane résistante, débrider largement et sans hésiter ; lorsque le sabot détermine la compression, amincir la corne pour lui permettre de prendre l'extension qu'exige l'inflammation des tissus sous-jacents. On peut encore pratiquer des mouchetures pour favoriser l'écoulement des liquides épanchés et dégorger ainsi les capillaires obstrués. — On doit en même temps chercher à modérer l'inflammation à l'aide des sédatifs ou des astringents qui, outre leur propriété sédative, possèdent celle de ranimer la contractilité des capillaires : les applications locales d'éther, de chloral, de chloroforme, de topiques narcotiques, s'adresseront directement à la douleur pour l'atténuer, et éliminer ainsi le symptôme inflammatoire que l'animal supporte le plus difficilement. — On a conseillé aussi de recourir à la cautérisation en pointes fines et pénétrantes qui facilitent l'écoulement de la sérosité en maintenant l'ouverture béante, et provoquent une excitation capable de donner une nouvelle impulsion aux forces vitales menaçant de se relâcher.

Lorsque la gangrène est confirmée, il n'y a plus qu'à prévenir la putréfaction. Pour cela, on peut recouvrir l'eschare de substances antiputrides, telles que le chlorure de chaux appliqué sur la peau ou injecté en solution dans le tissu sous-cutané. Aujourd'hui, on préfère à cet agent la poudre de coaltar ou la saponine coaltarée, et mieux encore l'acide phénique. Les différents liquides antiseptiques sont employés soit en lotions, soit maintenus par des pansements, soit injectés dans les tissus. On parvient aussi, paraît-il, à aider à la délimitation en détruisant l'eschare à l'aide de la cautérisation actuelle ou potentielle.

— GANGRÈNE TRAUMATIQUE. La gangrène traumatique est une mortification progressive, envahissante, pouvant survenir, comme son nom l'indique bien, à la suite des traumatismes, des vastes plaies. Elle est toujours la conséquence d'une vive inflammation.

Elle a été désignée par la plupart des auteurs sous les noms de *gangrène septique, gangrène envahissante*. Maisonneuve l'a appelée *gangrène foudroyante;* Velpeau, *érysipèle bronzé;* Chassaignac, *emphysème gangréneux*. C'est cette maladie redoutable que le professeur russe Pirogoff qualifie d'*œdème purulent aigu*.

Certaines conditions sont nécessaires ou favorables au développement de la gangrène envahissante. L'existence d'une solution de continuité à la peau ou aux muqueuses est une première condition indispensable. Les plaies irrégulières anfractueuses, celles qui résultent de l'application de sétons aux côtes, au poitrail, à la fesse et aux autres régions de l'organisme, peuvent être le point de départ de la gangrène traumatique. — Elle survient aussi quelquefois après la ponction de kystes récents, de tumeurs sanguines récentes à la suite de la castration, de l'inflammation aiguë des muqueuses, et, comme complication, de l'anasarque. — La température élevée et l'humidité atmosphérique, les vents du sud, l'encombrement, une aération insuffisante, l'accumulation des malades dans le même local, sont des causes signalées depuis longtemps comme favorisant le développement de la gangrène traumatique.

Par contre, l'air pur des lieux élevés, le voisinage des forêts et des usines où l'on distille les pyrogénés, semblent s'opposer à sa production.

Barthélemy et Dupuy admettaient que ces causes agissent en déterminant une infection générale de l'organisme, et que la gangrène n'était que l'expression de cette infection générale.

Renault n'a pas partagé cette opinion. Pour lui, la maladie débute par des symptômes locaux; l'infection générale, la septicémie, est la conséquence de la mortification locale.

M. Pasteur est venu, dans ces derniers temps, expliquer le mécanisme de production de la maladie. Il semble avoir démontré que la gangrène traumatique, que la mortification locale, envahissante, est l'effet d'un proto-organisme, le *vibrion septique*. Ce petit être revêt deux formes distinctes pendant sa vie : il existe à l'état de bâtonnet et à celui de corpuscule-germe; il est *anaérobie*, c'est-à-dire que, contrairement à la bactéridie charbonneuse, il ne peut vivre à l'air; l'oxygène le tue, semble le brûler, et lui enlève pour toujours la faculté virulente. Mais, à l'état de corpuscule-germe, le vibrion septique résiste au contact de l'air, et conserve toute sa virulence; seulement, ce n'est que soustrait à l'action de l'air qu'il lui est possible de déterminer les phénomènes remarquables qui le caractérisent.

Supposons une plaie récente plus ou moins vaste, présentant quelques caillots sanguins, ou un fragment de chair morte; supposons-la exposée à l'air libre: des vibrioniens de toutes sortes ne tarderont pas à être déposés sur les parois de cette plaie. Si ces germes sont à l'abri de l'oxygène de l'air, en peu de temps on les trouve par myriades dans les tissus voisins; les conditions de la gangrène sont réalisées.

Mais ici encore il faut assurément tenir compte de la lutte pour l'existence qui survient entre les vibrions septiques et les éléments organiques, et si les individus faibles, débilités, cachectiques, ont souvent le dessous, par contre, les organismes forts, vigoureux, luttent quelquefois avantageusement.

On expliquait autrefois l'apparition de la gangrène envahissante, par l'action d'un ferment supposé, la sepsine, qui agit en déterminant les phénomènes de mortification que nous allons décrire succinctement.

Les symptômes de la gangrène traumatique sont faciles à saisir : on observe d'abord une inflammation exagérée autour de la plaie; le liquide accumulé aux anfractuosités de celle-ci détermine un gonflement considérable des lèvres de la solution de continuité qui se traduit par la formation d'un bourrelet plus ou moins saillant, toujours nettement délimité. Bientôt la suppuration diminue, et le pus devient plus fluide, ténu, séreux, roussâtre. Deux ou trois jours après le début de cette vive inflammation, la zone circulaire représentée par le bourrelet que nous venons de signaler se mortifie, s'affaisse, devient insensible. Les tissus voisins s'enflamment à leur tour; ils présentent les mêmes phénomènes et subissent le même sort que ceux des lèvres de la plaie. Alors la suppuration cesse complétement à cette dernière.

Enfin, la putréfaction fait suite à la mortification, mais toujours celle-ci précède l'autre. Les symptômes généraux caractéristiques de l'infection putride apparaissent plus ou moins rapidement.

Pour être plus clair, nous avons cru devoir étudier séparément la septicémie (*Voy.* ce mot), et la gangrène traumatique; nous ne nous occuperons ici que des symptômes locaux de cette dernière affection.

La délimitation spontanée est sans doute impossible; mais quelquefois on peut à l'aide de moyens énergiques arrêter les progrès du mal.

Les symptômes de la gangrène envahissante permettent de la reconnaître facilement; elle est excessivement grave : la septicémie en est la suite presque fatale; es cas sont rares, en effet, où il est possible de faire la part de la mortification et d'obtenir une guérison qui se fait attendre longtemps.

Le traitement est surtout préventif: les acides étendus, les astringents métalliques en solutions faibles, seront employés pour prévenir la mortification des tissus enflammés. On pourra appliquer sur la plaie des préparations phéniquées, coaltarées, dans le but d'atténuer l'inflammation. L'irrigation continue, quand elle est possible, est préférable à tous ces moyens.

Quand la mortification a envahi la première zone des bords de la plaie, il faut détruire les tissus privés de vie, par les acides énergiques, les caustiques puissants, ou, ce qui est préférable, par le fer rouge. On doit en outre calmer l'inflammation aux tissus voisins, à la nouvelle zone enflammée; il est quelquefois nécessaire d'y pratiquer des mouchetures à l'aide du cautère en pointes. Enfin, on administrera à l'intérieur, des excitants, des antiseptiques, dans le but de soutenir l'organisme et de prévenir l'infection putride. (*Voy.* Septicémie.)

GARANTIE. Dans le commerce de toute denrée, dit Huzard fils, le vendeur, qui presque toujours a possédé sa marchandise quelque temps avant de s'en défaire, doit en connaître le bon ou le mauvais état, tandis que l'acheteur, qui ne l'a vue qu'un instant, qui quelquefois même l'a achetée sans la voir, sur des écrits ou d'après des promesses, peut être trompé par un vendeur imprévoyant ou de mauvaise foi. — Dans le commerce des animaux, plus que dans tout autre, l'acheteur a des chances défavorables à courir : souvent l'animal qui paraît dans le meilleur état est affecté de vices et de maladies que l'œil de la personne la plus exercée ne peut reconnaître, à moins qu'elle n'ait étudié la médecine vétérinaire; il est même des circonstances où le vétérinaire le plus instruit ne peut juger de suite de l'existence de ces vices ou maladies; enfin, quelquefois le vendeur lui-même les ignore, ou est trompé sur l'état de l'animal : combien donc à plus forte raison peut se tromper sur cet état quelqu'un qui n'est ni vétérinaire ni marchand, et qui achète l'animal parce qu'il en a besoin?

Aussi, tandis que les difficultés dans les autres branches de commerce sont le plus ordinairement relatives aux *conditions de la vente*, c'est presque toujours au contraire sur la *qualité de la marchandise* que s'élèvent des contestations dans le commerce des animaux domestiques. — Pour faciliter toute espèce d'achat, et par conséquent le commerce en général, en diminuant la crainte que l'acquéreur peut avoir d'être trompé sur la qualité de la marchandise, même lorsqu'il a à traiter avec un vendeur de bonne foi, le législateur a presque partout, et de tout temps, imposé au vendeur certaines obligations : ce vendeur a été obligé, par exemple, de *garantir* à l'acheteur qu'il ne serait pas troublé dans la jouissance de la chose vendue, ensuite que la chose vendue n'avait pas certains défauts. — Il s'ensuit que si l'acheteur est troublé dans la possession de son acquisition, ou s'il reconnaît dans la chose achetée les défauts que le vendeur est tenu de garantir, il peut faire annuler le marché, ou demander une diminution dans le prix de sa marchandise, et même, dans certains cas, exiger du vendeur un dédommagement pour les pertes qu'il a éprouvées par suite du marché. Ce droit de l'acheteur a été appelé *garantie*, et les vices ou défauts que le vendeur est tenu de garantir ont été appelés *vices* ou *cas rédhibitoires*, c'est-à-dire vices qui donnent lieu à la *résiliation* du marché ou à la *rédhibition*. Comme on le sait, ces mots *rédhibition*, *rédhibitoire*, viennent du verbe latin *redhibere*, qui signifie rendre le prix d'une chose vendue et la reprendre; et *résiliation*, du verbe *resilire*, qui, dans une de ses acceptions, signifie se dédire.

La garantie relative à la possession de la chose vendue n'a et ne peut point avoir de terme; elle existe tant que la possession doit durer. La garantie pour les vices rédhibitoires a toujours eu un temps limité : c'est ce temps qui forme la *durée de la garantie*. Il devait être en effet limité, pour que l'acheteur ne pût pas détériorer la chose vendue, et ensuite dire qu'elle était détériorée avant la vente. C'est sur les *vices* de la chose vendue qui doivent être *rédhibitoires*, et sur la *durée de la garantie*, que roule presque tout le droit commercial vétérinaire.

Manière de procéder dans le cas d'existence de vices rédhibitoires.

1° *Devant un vétérinaire à l'amiable.* Souvent, avant de former une demande de recours en garantie, l'acheteur se rend avec son vendeur chez un vétérinaire, dans l'intention de le prendre pour arbitre de leur différend, et de s'en rapporter entièrement à sa décision. — Comme l'avis que l'on demande au vétérinaire serait purement officieux si la partie lésée par sa décision voulait en appeler à une autre autorité, il est nécessaire que les deux parties aient les mains liées avant l'arbitrage. Pour cela, le vétérinaire, après leur avoir demandé leurs intentions, doit leur faire rédiger sur papier timbré un compromis par lequel elles le reconnaissent pour juge unique, sans réserve d'appel. Ce compromis peut être fait dans la forme suivante :

« Nous soussignés (noms, prénoms, qualités et demeures des parties) convenons de prendre M... médecin-vétérinaire à... pour arbitre dans la contestation qui nous divise relativement au marché d'un cheval (signalement), que nous avons fait le... au marché aux chevaux de la ville de... et renonçons à appeler de son jugement, nous en rapportant complétement à sa décision, qui devra être donnée dans le délai de huit jours à dater de celui-ci.

« Fait à... le...

« Lu et approuvé l'écriture ci-dessus. »

(Ceci doit être écrit de la main du signataire qui n'a pas écrit le compromis, ou de l'une ou de l'autre partie, si c'est l'arbitre ou toute autre personne qui a écrit l'acte.)

Lorsque les deux parties consentent à l'arbitrage du vétérinaire sans réserve d'appel, mais que l'une d'elles ne sait pas écrire, elles doivent se rendre chez un notaire ou un juge de paix pour faire rédiger le compromis. Dans ce cas, elles feraient tout aussi bien de porter de suite leur affaire au tribunal de paix. — Si l'une des deux parties refuse le compromis, l'arbitrage du vétérinaire devient inutile ; il n'a plus qu'à donner une simple consultation si l'on persiste à lui demander son avis.

Il peut arriver que chaque partie ait son vétérinaire-arbitre : dans ce cas, la marche des choses est absolument semblable ; seulement les deux vétérinaires doivent procéder ensemble à la visite et à la rédaction du procès-verbal. Lorsqu'il arrive que les deux experts ne sont pas d'accord, on est obligé d'avoir recours à un autre expert, dont l'avis, nécessairement semblable à celui de l'un des deux premiers, fait pencher la balance de son côté. Comme ce désaccord peut se présenter souvent, il est bon que les deux experts, afin d'éviter des lenteurs toujours dispendieuses, nomment ensemble le *tiers-arbitre* qui devra les accorder en cas de contestation, et écrivent cette convention sur le compromis avant leur expertise. — Le tiers-arbitre ne doit lui-même procéder, lorsque son intervention est devenue nécessaire, qu'après avoir lu le procès-verbal signé des deux premiers experts.

Si la partie condamnée à la suite de cette opération refusait d'exécuter le jugement, l'arbitre ou les arbitres dresseraient procès-verbal de leur jugement, en faisant connaître qu'ils l'ont rendu en vertu d'un compromis, et ils en déposeraient la minute dans les trois jours, au greffe du tribunal de première instance dans le ressort duquel leur jugement aurait été prononcé. (Art. 1020 du Code de procédure civile.)

Les arbitres doivent rédiger le procès-verbal de leur opération dans le délai fixé par le compromis, sous peine de lui ôter toute valeur en justice.

L'acheteur ne doit pas oublier que le compromis doit être signé par lui et son vendeur dans le délai légal de la garantie. — Si le vendeur était de mauvaise foi, et si, sous un prétexte quelconque, il cherchait à éloigner le moment de donner sa signature afin de gagner du temps et de laisser passer le délai de la garantie, l'acheteur devrait se hâter de renoncer à cette sorte d'arrangement, et de faire signifier par un huissier l'action rédhibitoire à son vendeur. Nous nous expliquerons plus loin sur ce que l'on entend par *action rédhibitoire*.

La loi approuve les arbitrages pour terminer les contestations. Le Code de procédure civile dit : Art. 103. « Toutes personnes peuvent compromettre sur les droits dont elles ont la libre disposition. » — Art. 105. « Le compromis pourra être fait par procès-verbal devant les arbitres choisis, ou par acte devant notaire, ou sous signature privée. »

2° *Devant un tribunal de paix.* Quelquefois les parties aiment mieux recourir à un juge de paix qu'à l'arbitrage d'un vétérinaire. Le Code de procédure civile donne à ces magistrats les pouvoirs nécessaires pour décider en pareille matière. Ce Code dit :

§ 7. « Les parties pourront toujours se présenter volontairement devat un juge de paix, auquel cas il jugera leur différend, soit en dernier ressort si les lois ou les parties l'y autorisent, soit à la charge de l'appel, encore qu'il ne soit le juge naturel des parties ni à raison du domicile du défendeur, ni à raison de la situation de l'objet litigieux.

« La déclaration des parties qui demanderont jugement sera signée par elles, ou mention sera faite si elles ne savent signer. »

Comme on le voit, la déclaration par laquelle les parties demandent jugement a l'effet d'un compromis.

Le juge de paix nomme alors un expert-vétérinaire chargé de faire un rapport, sur le vu duquel le jugement est prononcé. — Si la partie qui est condamnée refuse d'exécuter le jugement, le magistrat en fait délivrer une expédition en forme pour en poursuivre l'exécution. — Les juges de paix prononcent *sans appel* sur les demandes dont la valeur n'excède pas cinquante francs, et à charge d'appel jusqu'à la valeur de cent francs. Si donc l'animal qui fait l'objet de la contestation vaut plus de cinquante francs, et que les deux parties ne soient pas d'accord de prendre le juge de paix pour leur arbitre sans appel, le demandeur fera mieux de s'adresser directement à l'autorité compétente. — Lorsque le juge de paix a pouvoir pour juger, et que le vendeur refuse de se rendre amiablement au tribunal, l'acquéreur ne peut, d'après le Code de procédure civile, faire citer le vendeur que devant le juge du domicile de ce dernier.

§ 2. « En matière purement personnelle ou mobilière, la citation sera donnée devant le juge du domicile du défendeur; s'il n'a pas de domicile, devant le juge de sa résidence. »

3° *Devant un tribunal de commerce.* Si le vendeur est marchand de chevaux, c'est devant un tribunal de commerce qu'il faut l'actionner. — D'après le paragraphe 420 du Code de procédure civile, l'affaire est du ressort, ou du tribunal du domicile du défendeur, ou de celui dans l'arrondissement duquel la promesse a été faite et la marchandise livrée, ou de celui dans l'arrondissement duquel le payement devait être fait. — L'acheteur doit adresser au président du tribunal une requête sur papier timbré pour demander la résiliation de la vente pour vices rédhibitoires. Cette requête doit être faite de la manière suivante :

A Monsieur le Président du tribunal de commerce du département de . . . . .

« Le sieur... (nom et profession de l'acheteur) demeurant à... rue... n°... a l'honneur d'exposer que le... (date de l'achat) dernier, au marché aux chevaux de... (nom de la ville), il a acheté au sieur... (nom du marchand) demeurant à... rue... n°... un cheval (ou tout autre animal) sous poil... de l'âge de... et de la taille de... moyennant la somme de... payée comptant, et que ledit cheval paraît atteint de vices rédhibitoires.

« Il vous prie, Monsieur le Président, de nommer un expert-vétérinaire à l'effet de visiter ledit animal, constater son état, et notamment les vices rédhibitoires dont il peut être atteint; et du tout dresser procès-verbal sur le vu duquel il sera statué ce que de droit; et vous ferez justice.

« Fait à... le...

(Signature.)

Cette requête peut être présentée par le demandeur lui-même, parce que, devant les tribunaux de commerce, on peut procéder sans ministère d'avoué. —

A la suite de cette requête, le président nomme un expert auquel il trace ses devoirs.

L'expert doit faire son procès-verbal immédiatement après la visite. S'il ne se trouve pas assez éclairé, il fait de nouvelles visites, jusqu'à ce que son opinion soit suffisamment assise, et à chaque visite il dresse un nouveau procès-verbal à la suite des anciens. (*Voyez* Procès-verbal.) — Souvent la visite de l'expert suffit pour terminer la contestation, la personne condamnée aimant mieux s'en tenir à sa décision que de continuer des frais qu'elle serait obligée de payer.

Si l'expert ne peut concilier les parties, il doit clore son procès-verbal et le déposer au greffe du tribunal.

4° *Devant un tribunal civil.* Lorsque le vendeur n'est pas marchand de chevaux ou de bestiaux, et que la contestation s'est élevée à la suite d'un marché passé entre deux particuliers qui ne font pas habituellement le commerce d'animaux, l'affaire ne peut être jugée que par un tribunal civil. Ici l'acheteur ne peut plus adresser lui-même sa requête au président; il est obligé d'agir par l'intermédiaire d'un avoué. Du reste, les démarches à faire et les formalités à remplir sont en tous points semblables à celles que nous venons de faire connaître à propos des tribunaux de commerce.

Pour complément de cet article, *voyez* les mots Coutumes, Cas rédhibitoires, et Procès-verbal.

GARGARISMES. Médicaments liquides ordinairement composés, dont se servent les vétérinaires pour humecter ou laver une ou toutes les parties intérieures de la bouche des animaux.

On prépare les gargarismes avec des décoctions, des infusions de plantes émollientes, aromatiques, astringentes, suivant les diverses indications que l'on doit remplir, et on les édulcore soit avec l'oxymel, soit avec du miel. En général, la composition d'un gargarisme doit être telle, qu'elle n'ôte pas à ce médicament la fluidité qu'il doit avoir; il faut aussi s'arranger de manière à ne point y faire entrer, à moins d'une nécessité absolue, des drogues que les animaux ne pourraient avaler sans danger; telles seraient, par exemple, des préparations de cuivre, de plomb ou toute autre substance vénéneuse. Si l'on était obligé de le faire, on devrait prendre toutes les précautions possibles pour prévenir leur passage dans l'œsophage.

L'usage des gargarismes n'est pas très-commun dans la pratique vétérinaire; cependant, suivant que ces médicaments sont émollients, adoucissants, anodins, détersifs, rafraîchissants, astringents ou toniques, ils conviennent très-bien pour porter les remèdes sur le siége même du mal, pour détendre, ramollir, relâcher, fortifier, déterger les membranes qui tapissent le palais, la gorge. Sous ce rapport, les gargarismes peuvent être et sont réellement très-utiles dans le cas d'angines simples et gangréneuses, dans les aphthes, les gonflements fluxionnaires, les ulcérations et toutes les irritations vives de la membrane muqueuse de la bouche et de l'arrière-bouche.

Les gargarismes adoucissants, émollients, se font avec les racines de guimauve, de grande consoude, les feuilles de mauve, les gommes du pays, les semences d'orge et de lin, les figues grasses cuites dans l'eau ou le lait.

On prépare les gargarismes anodins et calmants avec des décoctions de têtes de pavot, de coquelicot, auxquelles on ajoute parfois quelques gouttes de laudanum liquide.

Les gargarismes détersifs se font avec des plantes vulnéraires, aromatiques, la rue, le romarin, la sauge, que l'on fait bouillir dans du gros vin lorsque l'on veut resserrer, fortifier les parties. — On emploie, pour les gargarismes rafraîchissants, la décoction d'orge dans laquelle on verse quelques onces de vinaigre ou un peu d'acide sulfurique.

On fait les gargarismes astringents et toniques avec l'écorce de quinquina, de grenade, avec la racine de tormentille, les roses rouges, l'alun, les acides sulfurique ou chlorhydrique. Quelquefois on rend ces composés plus actifs en augmentant la dose de l'acide qui entre dans leur composition ; mais alors, pour éviter de léser les parties saines, on se contente de toucher avec un pinceau les endroits affectés d'aphthes ou d'ulcères.

On administre les gargarismes chez les animaux à l'aide d'une seringue à longue canule, ou au moyen d'un linge fin et souple, d'un peu d'étoupes ou d'une petite éponge que l'on fixe à un morceau de bois aplati à son extrémité en forme de spatule.

Les formules suivantes indiquent la manière de composer la plupart des gargarismes dont on fait le plus habituellement usage.

Gargarisme adoucissant simple.

Prenez : Décoction d'orge...................... 1 litre.
         Miel de bonne qualité................. 180 grammes.

Délayez le miel et employez tiède.

Gargarisme adoucissant et calmant. (Vatel.)

Prenez : Guimauve..........................) de chaque,
         Graine de lin.........................) 48 grammes.
         Têtes de pavot concassées............ n° 3.

Faites bouillir dans deux bouteilles d'eau pendant une demi-heure.

Autre avec des figues grasses. (Lebas.)

Prenez : Figues grasses coupées par morceaux. 32 grammes.
         Racine de guimauve.................. 64 —
         Faites bouillir dans eau commune.... Quantité suffisante.

Pour une chopine de décoction, ajoutez une même quantité de lait.

Gargarisme détersif.

Prenez : Infusion de sauge.................... 1 litre.
         Miel............................... 121 grammes.
         Acide chlorhydrique .... 24 —

Mêlez et employez à plusieurs reprises dans la journée.

Gargarisme rafraîchissant.

Prenez : Orge brut..... .... 1 poignée.
         Miel............................... 121 grammes.
         Vinaigre........................... 121 —

Faites crever l'orge dans une pinte d'eau, passez la décoction et ajoutez le miel et le vinaigre.

Gargarisme astringent. (Lebas.)

Prenez : Orge brut.... .... 1 poignée.
         Écorce de grenade................. 64 grammes.
         Roses rouges...................... 1 poignée.

Faites un litre de décoction, passez, puis ajoutez 120 grammes de miel et suffisante quantité d'acide nitrique pour donner au médicament une acidité supportable à la bouche.

Ce gargarisme convient surtout pour déterger les aphthes qui viennent dans la bouche du cheval et du mouton.

Gargarisme astringent plus simple.

Prenez : Décoction d'orge..................... 1 litre.
         Miel.............................. 182 grammes.

Acide chlorhydrique, quantité suffisante pour donner au liquide une saveur acide très-prononcée.

GARROT. (*Voy.* MAL DE GARROT.)

GASTRITE. Inflammation de la membrane muqueuse de l'estomac. Cette maladie a été très-peu étudiée chez les animaux ; cela provient-il de ce que chez eux elle est fort rare, ou très-difficile à reconnaître? C'est ce que nous ignorons. Toujours est-il que nous possédons à peine quelques observations de cette maladie. Aussi serons-nous bref dans sa description.

Les médecins de l'homme distinguent la gastrite en *aiguë* et en *chronique*. La première forme est la seule qui ait été remarquée chez les animaux.

— *Causes.* Une sensibilité plus grande de la membrane muqueuse de l'estomac la prédispose certainement à s'enflammer ; cette inflammation peut survenir sous l'influence de chaleurs excessives, de l'administration de médicaments trop stimulants, de boissons glacées prises lorsque le corps est en sueur, de stimulations violentes de l'estomac, en même temps qu'on cherche à faire disparaître une inflammation extérieure, comme une dartre vive, un érysipèle, etc. Parmi ces causes, on range encore les poisons âcres, caustiques, narcotico-âcres, la privation prolongée d'eau et de tout liquide propre à étancher la soif, surtout pendant une chaleur excessive (expériences de Bourgelat sur les chiens), la faim non satisfaite pendant plusieurs jours, les aliments altérés, ou mélangés avec des substances irritantes, etc. Au moment des fortes chaleurs de 1822, des gastrites, souvent accompagnées de bronchites, se déclarèrent chez beaucoup de chevaux de cultivateurs, notamment dans le département de la Marne, où l'on crut reconnaître que ces accidents pouvaient bien être attribués à l'usage habituel des foins provenant des prairies artificielles, surtout de ceux qui avaient été récoltés sous l'influence d'un temps humide et pluvieux.

— Les *symptômes* sont très-obscurs et très-difficiles à distinguer des autres maladies intestinales. Chez le cheval, on ne constate que des symptômes généraux assez vagues : les animaux sont tristes, abattus, refusent les aliments solides et recherchent l'eau fraîche, qui leur procure une sensation agréable ; quelquefois des douleurs abdominales se manifestent, les sujets voussent les reins, rassemblent les quatre membres, baissent la tête et grattent le sol. La bouche est sèche, chaude, et exhale une odeur fade, un peu fétide, résultant de la dessiccation de la salive dans la cavité buccale, la langue est recouverte d'un enduit grisâtre ou fuligineux. Au début, on constate un peu de constipation, mais la diarrhée survient rapidement. — La gastrite aiguë est peu grave chez les solipèdes ; la résolution est sa terminaison ordinaire.

— Chez le bœuf, on observe de fréquentes éructations; les douleurs abdominales sont peu accusées. La gastrite aiguë tend chez lui aussi vers la résolution.

— Chez les carnassiers, la gastrite se traduit par des symptômes caractéristiques. Le chien malade devient sombre, agressif, déglutit des substances étrangères à l'alimentation; il vomit d'abord des matières alimentaires, ensuite des matières glaireuses et enfin des matières striées de sang. La propagation de l'inflammation peut déterminer une duodénite se traduisant à l'extérieur par la teinte ictérique des tissus.

Selon Vitet, le cheval et le bœuf atteints de la gastrite (la gastrite du bœuf est probablement l'inflammation de la *caillette*, les autres estomacs paraissant peu susceptibles de s'enflammer) se tiennent presque toujours couchés, la tête tournée vers le ventre ; les jambes antérieures du cheval sont agitées et occupées à creuser la terre ; de temps en temps il étend les jambes de derrière, et les agite ; l'un et l'autre animal font de grandes inspirations et poussent des soupirs ; leur langue est sèche et échauffée ; ils sont tristes, abattus dès les premières heures de la maladie. — Serait bien adroit celui qui, à l'aide de ces caractères, pourrait reconnaître la maladie qui nous occupe.

La muqueuse stomacale des animaux qui ont succombé à une gastrite présente tous les signes d'une inflammation plus ou moins aiguë.

— *Traitement.* S'il était possible de reconnaître l'existence d'une gastrite aiguë, le traitement qu'il faudrait lui opposer serait entièrement antiphlogistique, et consisterait dans l'emploi de saignées plus ou moins répétées, suivant la violence de l'inflammation, l'âge, le tempérament et l'état du sujet, dans l'administration de breuvages émollients tièdes, et dans l'usage de fumigations émollientes dirigées sous l'abdomen de l'animal préalablement recouvert d'amples couvertures de laine ; ces moyens seraient aidés par une diète plus ou moins rigoureuse, suivant les indications. Le traitement réclamé par la gastrite étant à peu près semblable à celui de la gastro-entérite, nous en réservons les détails pour l'article qui va être consacré à cette dernière maladie. (*Voy.* GASTRO-ENTÉRITE.)

GASTRO-BRONCHITE DES CHIENS. (*Voy.* MALADIE DES CHIENS.)

GASTRO-ENTÉRITE. On nomme ainsi l'inflammation de la membrane muqueuse de l'estomac et des intestins. C'est une des maladies les plus fréquentes des animaux. Ses causes nombreuses, ses symptômes variés, les formes multipliées sous lesquelles elle s'offre à l'observateur, son alliance fréquente avec l'inflammation de quelques autres organes, les traces diverses qu'elle laisse sur les cadavres, en rendent l'histoire intéressante, mais difficile à tracer, parce que cette maladie, malgré sa fréquence, n'a pas encore été convenablement étudiée.

De même que la plupart des autres inflammations, la gastro-entérite peut se manifester sous les formes *aiguë* et *chronique ;* nous ne nous occuperons pas de cette dernière, qui jusqu'ici a été peu observée chez les animaux. Mais indépendamment des différences qu'elle présente dans ces deux états, indépendamment des modifications que lui impriment aussi les tempéraments, les saisons et les climats, elle peut encore se montrer sous des formes distinctes qui dépendent peut-être de ce que, dans certains cas, elle affecte plus spécialement tel élément de la membrane muqueuse que tel autre. — Jetons donc d'abord un coup d'œil rapide sur quelques faits de la disposition anatomique de cette membrane.

La membrane muqueuse gastro-intestinale, outre le tissu cellulaire, les nerfs et les vaisseaux sanguins qui entrent dans sa texture, et en forment en quelque sorte le canevas, contient deux autres espèces d'éléments. Les uns, composés de filets nerveux très-déliés et de vaisseaux sanguins très-fins, ont la forme de petites houppes de la longueur d'une demi-ligne environ ; on les nomme *villosités*. Ces petits corps, très-nombreux sur la membrane muqueuse de l'intestin grêle, où ils paraissent servir particulièrement à l'absorption, se gonflent, rougissent et s'érigent, à la manière du tissu érectile, au contact d'un grand nombre de stimulants. — Les autres éléments que contient cette membrane sont de petits sacs qui s'ouvrent à sa surface, chacun par un orifice plus étroit que son fond ; leur fonction est de sécréter le fluide connu sous le nom de *mucus*. On les désigne sous les noms de *follicules, cryptes, glandes mucipares*. Ils sont isolés dans l'estomac des carnivores où ils ont reçu le nom de *glandes de Brunner*, tellement confondus avec les autres éléments de la membrane dans l'estomac du cheval qu'on ne peut les y apercevoir ; ils sont agglomérés par plaques arrondies ou elliptiques dans l'intestin grêle de tous les animaux, surtout dans la seconde moitié de ce conduit, où ils forment ce que les anatomistes appellent *glandes de Peyer ;* ils existent encore dans les gros intestins, mais ils n'y ont pas reçu de nom particulier. Or, les recherches et les observations de plusieurs médecins distingués de nos jours démontrent que, chez l'homme, ces sortes d'éléments peuvent s'enflammer isolément sous l'influence de causes spéciales, et donner lieu de la sorte à deux groupes de symptômes bien distincts, dont ils forment deux maladies différentes : 1° La *gastro-entérite villeuse*, et 2° la *gastro-entérite folliculeuse*. Nous pensons que ce serait être par trop exclusif que d'affirmer que dans la première de ces maladies les villosités soient seules enflammées, et les follicules dans la seconde ; mais, pour légitimer cette distinction, il suffit que cette inflammation, sans être bornée à l'un de ces éléments, y prédomine cependant assez pour imprimer une physionomie particulière à cette maladie. — Cette division de la gastro-entérite peut-elle être admise en médecine vétérinaire ? Nous sommes porté à le croire ; mais nos observations d'anatomie pathologique ne sont pas encore assez nombreuses pour que nous puissions l'affirmer ; l'étude des altérations cadavériques d'un grand nombre d'animaux morts de cette affection peut seule éclairer ce point de doctrine dont la solution aurait de l'importance, non-seulement sous le rapport de l'histoire de la pathologie et de la symptomatologie vétérinaires, mais probablement encore sous celui du traitement des deux formes de la maladie dont il s'agit (1).

Toujours est-il vrai que la gastro-entérite, qui ne se trouve décrite sous ce nom dans aucun des anciens ouvrages vétérinaires, est une affection dont les symptômes sont tellement nombreux et variés, et dont l'aspect est tellement différent, suivant les cas, qu'il est impossible de la considérer comme toujours identique. Cette variation dans les symptômes, la marche, la durée et la terminaison de la maladie, provient nécessairement de variations dans son *siége*, son *étendue* et sa *nature*. Le siége est toujours la membrane muqueuse gastro-intestinale ; mais cette membrane a, chez les animaux herbivores surtout, une grande étendue, et est composée, comme nous l'avons fait observer tout à l'heure, de plusieurs éléments jusqu'à un certain point indépendants les uns des autres ; si nous ajoutons à ces circonstances les variations qui doivent être imprimées à cette maladie par les divers degrés de son intensité, les tempéraments, la nature des causes qui lui ont donné naissance, les complications qui peuvent l'aggraver et quelquefois la masquer, nous nous rendrons compte des motifs qui ont engagé les auteurs à la désigner sous tel ou tel nom, suivant que tel ou tel groupe de symptômes était prédominant. — Nous ferons connaître ces noms en décrivant les symptômes qui ont servi à ériger cette maladie en autant d'affections spéciales qu'elle peut offrir de formes.

—*Causes.* Elles sont variées et nombreuses, se rattachent à beaucoup de circonstances et notamment à toutes celles qui sont susceptibles d'avoir une influence marquée, directe ou sympathique sur la membrane muqueuse gastro-intestinale. La forme de maladie que l'on pourrait désigner sous le nom de *villeuse*, et qui comprend elle-même une foule de nuances que nous ferons bientôt connaître, attaque indistinctement les animaux de tout âge, de tout sexe et de tous les tempéraments ; les tempéraments nerveux et irritables y sont cependant plus exposés ; la chaleur atmosphérique prédispose à la contracter. L'usage des aliments trop excitants, les indigestions fréquemment répétées, l'ingestion d'une boisson glacée lorsque les animaux ont chaud, dans quelques cas l'effet sympathique des douleurs vives et principalement de celles qui ont leur siége à la peau, enfin la répercussion des dartres, la suppression d'une évacuation habituelle, telles sont les causes qui donnent le plus ordinairement lieu à cette forme de la gastro-entérite. — Celle qui par ses symptômes offre de l'analogie avec l'affection qui a été désignée par quelques médecins sous le nom de *gastro-entérite folliculeuse*, a des causes spéciales. Les animaux d'un tempérament mou et lymphatique sont plus exposés à la contracter, et elle prend généralement chez eux un caractère de gravité et de ténacité beaucoup plus prononcé ; c'est déjà une première différence qu'elle présente avec la forme précédente. Elle en diffère ensuite en ce qu'au lieu de se développer comme celle-ci sous l'influence d'aliments trop excitants, elle est ordinairement produite par les stimulants de la sécrétion intestinale, qu'ils agissent soit directement sur les organes de cette fonction, soit indirectement en diminuant l'action sécrétoire de la peau. C'est ainsi que l'ha-

---

(1) Les vétérinaires, comme les médecins, généralement trop exclusifs dans leurs études, sont trop portés à repousser des faits que l'on pourrait cependant transporter avec avantage du domaine de l'une des sciences dans celui de l'autre. Ces préventions peu sages, qui s'opposent à l'avancement de la science, disparaîtront sans doute lorsque quelques hommes, mieux éclairés sur les véritables intérêts de la médecine vétérinaire, auront imprimé de l'essor à l'étude des maladies comparées, et auront prouvé à leurs confrères que la médecine des animaux, qui déjà peut offrir à celle de l'homme des enseignements utiles et trop dédaignés peut-être, gagnerait beaucoup plus en donnant la main à sa sœur aînée qu'en se traînant exclusivement à la remorque de l'agriculture. « Bannissons ces préventions injustes, disait il y a peu de temps le professeur Bernard, et reconnaissons que, s'il ne faut pas puiser indistinctement dans les ouvrages de médecine ce qu'on trouve de mieux écrit, pour qui sait y lire, dans l'observation de la nature, il ne serait pas plus sage de s'abandonner aux chances du hasard des recherches, sur la voie desquelles une analogie qu'on peut appeler frappante nous guiderait sans doute plus sûrement, si nous n'oubliions pas que ce n'est qu'une analogie. » (*Beugnot.*)

bitation dans les lieux humides, une température froide et humide, longtemps prolongée, prédisposent éminemment à la contracter ; c'est ainsi qu'on la voit naître sous l'influence des purgatifs, des aliments de mauvaise qualité, du foin vasé, rouillé, poudreux, de l'avoine échauffée, du son altéré, en un mot de tous les aliments qui ont subi une altération quelconque et de ceux que l'on ne fait pas manger aux animaux dans des circonstances ordinaires, mais auxquels on n'a recours que lorsque la disette y force les propriétaires. Les eaux corrompues par des matières animales ou végétales putréfiées, les travaux forcés, le rassemblement des animaux en grand nombre dans des espaces étroits, peuvent encore la faire naître. C'est cette forme de la maladie qui est la plus susceptible de complications ; elle est fréquemment accompagnée de tendance à l'adynamie et à la décomposition du sang. Elle prend souvent la forme épizootique. La maladie épizootique qui a fait tant de ravages en 1825 sur les chevaux de la France, du Danemark, de la Suède, de l'Allemagne, du Holstein, de la Belgique, etc., n'était qu'une gastro-entérite, probablement *folliculeuse*, souvent compliquée de l'inflammation du foie, du péritoine, des organes de la respiration, etc., Mais, au milieu des désordres variables qu'elle a produits, les signes et les altérations de la gastro-entérite ont toujours prédominé. On a généralement attribué cette maladie aux pluies presque continuelles des cinq derniers mois de 1825, à la chaleur, à la sécheresse et aux vents d'est et de nord-est qui y ont succédé, aux abus de régime, à la mauvaise nourriture et aux fourrages mal récoltés. Aujourd'hui, il est absolument certain que la gastro-entérite est contagieuse toutes les fois qu'elle est sous la dépendance de la diathèse typhoïde, toutes les fois qu'elle est une localisation de celle-ci. Il est à remarquer que les chevaux les plus gras ont été les premiers et le plus dangereusement affectés, et que c'est parmi eux que l'on a compté le plus grand nombre de victimes.

— *Symptômes*. Nous avons déjà fait entrevoir qu'ils étaient nombreux, et qu'ils variaient suivant une foule de circonstances. Il importe donc de mettre de l'ordre dans notre description.

1° Chez les animaux sanguins et pléthoriques, la gastro-entérite, occasionnée par les causes de la première espèce, se manifeste souvent par les symptômes suivants : perte d'appétit, soif, langue rouge aux bords et à la pointe, et blanche à son centre ; pouls plein et fréquent, peau chaude, rougeur des yeux, urines rouges, huileuses et fortement chargées, constipation, faiblesse. — Cette nuance de gastro-entérite a été décrite sous les noms de *fièvre inflammatoire, fièvre angioténique, gastro-entérite villeuse légère*. C'est la plus bénigne ; elle dure rarement au delà de quelques jours, et cède rapidement à des moyens de traitement fort simples.

2° Chez les animaux de robe foncée, de formes sèches, de tempérament bilieux, dans les contrées et les saisons chaudes, la gastro-entérite prend souvent la physionomie suivante : l'abdomen est tendu et douloureux, la langue est d'une rougeur prononcée à ses bords et à sa pointe, tandis qu'un enduit jaunâtre en recouvre la surface ; l'appétit est perdu, la soif vive, les animaux appètent les boissons froides et acidulées ; les chiens et les chats vomissent de la bile jaune ou verte ; tous les animaux sont constipés ; leur pouls est petit, serré, fréquent et dur ; les yeux sont rouges-jaunâtres ; les urines sont généralement très-rouges, et la peau sèche et aride. Sous cette forme, la gastro-entérite a reçu les noms de *fièvre gastrique, fièvre mésentérique, fièvre bilieuse, fièvre méningo-gastrique, gastro-entérite villeuse aiguë*. Cette affection, déjà plus grave que dans la forme précédente, est cependant rarement mortelle lorsqu'elle est convenablement traitée.

3° Lorsque la maladie acquiert ou possède dès le début un haut degré d'intensité, elle s'accompagne d'un cortége de symptômes plus graves et plus nombreux, en raison des sympathies plus étendues qu'elle éveille. C'est surtout sur le cerveau qu'elle réagit ; alors, à la chaleur et à la sensibilité de l'abdomen, à la soif inextinguible qui dévore l'animal, à la rareté, la rougeur, la concentration des urines, à la difficulté de leur excrétion, à la vivacité et à la fréquence du pouls, à la sécheresse et à la rougeur de la bouche, à la teinte jaune-rougeâtre des yeux, viennent s'ajouter l'anxiété, une agitation continuelle, des signes de fureur, des mouvements désordonnés. En même temps les yeux sont vifs et étincelants, quelquefois hagards ; les sens sont souvent abolis presque complétement ; souvent il y a *vertige ;* tout prouve en un mot que l'inflammation de la muqueuse intestinale s'accompagne de celle du cerveau et de ses enveloppes. Cette dernière forme a été désignée sous les noms de *fièvre maligne, nerveuse, ataxique, gastro-entérite villeuse suraiguë.* Elle est très-grave et presque toujours mortelle.

4° Si l'inflammation tient au second ordre de causes, sa marche est moins prompte et son début moins tranché que dans les cas qui précèdent. De légers troubles dans les fonctions digestives, tels que l'inappétence, quelques coliques, un peu de dévoiement qui cesse et reparaît alternativement, de la faiblesse, etc., précèdent souvent de plusieurs jours l'invasion de la maladie. Dans d'autres cas, celle-ci revêt de prime-abord les caractères qui lui sont propres. Alors il y a sensibilité de l'abdomen, perte de l'appétit, langue recouverte d'un enduit grisâtre et un peu rouge sur les bords et à la pointe, soif modérée, haleine fétide, coliques passagères, quelquefois suivies de la sortie d'excréments liquides, contenant beaucoup de mucosités et parfois des débris de vers intestinaux. La diarrhée devient souvent persistante ; le pouls est faible, petit et fréquent ; il y a peu de chaleur à la peau ; les sueurs sont rares ; la bouche se recouvre souvent d'aphthes ; l'urine est blanche ou rougeâtre ; il y a faiblesse générale. — Cette forme, qui est une de celles qui ont régné en 1825 chez les chevaux, est désignée par les auteurs sous les noms de *fièvre pituiteuse* ou *séreuse, fièvre muqueuse* ou *adéno-méningée, maladie aphtheuse* lorsqu'elle s'accompagne d'aphthes dans la bouche, *gastro-entérite folliculeuse,* simple ou compliquée d'autres maladies, et enfin *fièvre vermineuse,* lorsque dans les excréments se trouvent des débris de vers intestinaux.

5° Quelquefois cette même forme de la maladie acquiert promptement un haut degré d'intensité ; cela manque rarement d'arriver lorsqu'on cherche à la combattre par des médicaments incendiaires. Dans ce cas, voici les symptômes par lesquels elle se manifeste : dégoût des aliments, soif inextinguible, appétence de boissons acidulées, langue sèche, noirâtre, lèvres, gencives et dents recouvertes d'un enduit noirâtre, constipation ou diarrhée suivant que l'inflammation se borne à l'intestin grêle ou se propage au côlon ; dans ce dernier cas il y a souvent expulsion involontaire des excréments ; pouls d'une fréquence extrême, chaleur âcre et sécheresse de la peau, odeur fétide du corps ; urines rares, rouges, brûlantes, quelquefois s'échappant difficilement, d'autres fois s'écoulant d'une manière presque continuelle ; verge pendante chez les mâles ; faiblesse excessive qui force les animaux à rester presque constamment couchés, surtout dans les derniers temps de la maladie, yeux rouges et fortement infiltrés. Ce groupe de symptômes caractérise la maladie qui a été nommée *fièvre adynamique, fièvre putride.* Toutefois, nous devons reconnaître que la fièvre adynamique et la fièvre ataxique sont bien loin d'être toujours aussi simples que les affections que nous venons de décrire ; aussi nous proposons-nous d'en parler plus au long au mot TYPHUS.

Nous avons dû décrire très-brièvement toutes ces formes de la gastro-entérite, car les nosologistes vétérinaires n'ont pas encore admis ces distinctions. Vatel seul a fait mention de plusieurs d'entre elles dans ses *Éléments de pathologie vétérinaire.* Si maintenant nous rapprochons de ces descriptions celle de l'épizootie de 1825, on verra que cette dernière affection, à part les complications qu'elle a présentées, offre la plus complète analogie avec les dernières variétés de la gastro-entérite. Laissons parler Girard, à qui nous sommes redevables de l'une des meilleures descriptions de cette affection.

« La maladie qui sévit maintenant, dit l'auteur que nous venons de citer, paraît devoir être considérée comme une gastro-entérite presque toujours compliquée d'angine, d'épiploïte, de cardite, de péricardite, parfois aussi de pleurésie, de pneumonie et d'hépatite. Elle s'annonce par une inappétence subite, par la pesanteur de la tête, par la raideur de la colonne dorso-lombaire et des extrémités postérieures. Les mouvements de ces parties deviennent gênés, la marche embarrassée ; l'animal traîne les membres de derrière et ne tarde pas à chanceler. Dès le début, le pouls augmente de vitesse et donne de soixante à quatre-vingts pulsations par minute ; il est tantôt plein et dur, d'autres fois faible et presque effacé. Le ventre devient tendu sans se météoriser, la respiration laborieuse, la bouche sèche et pâteuse et la marche de plus en plus difficile. La plupart des chevaux ne peuvent se coucher, plusieurs ne se soutiennent debout qu'avec peine, et quelques-uns n'osent changer de place dans la crainte de tomber. Au fur et à mesure que l'affection fait des progrès, les forces semblent se concentrer à l'intérieur, et la peau perd presque toute sa sensibilité, au point qu'il arrive une époque où le cheval ne témoigne aucune douleur lorsqu'on pratique des incisions afin d'établir des points de dérivation capables de rappeler les forces à l'extérieur et de déterminer une révulsion avantageuse. La sortie des excréments devient rare et difficile ; les crottins, secs, sont recouverts d'un enduit muqueux et glaireux (coiffés). L'urine, qui est tantôt chargée et colorée en rouge, tantôt limpide et crue, s'accumule dans la vessie, et l'animal ne peut l'expulser malgré les efforts qu'il fait pour y parvenir. La plupart des chevaux font entendre, dans le fort de la maladie, des grincements de dents qui se renouvellent à certains intervalles ; tous éprouvent une chaleur considérable au bas de la crinière. — Les symptômes que nous venons de faire connaître sont constants, mais variables dans leur intensité, et presque toujours accompagnés d'autres phénomènes particuliers. Ainsi, le larmoiement annonce souvent l'invasion de la maladie ; les conjonctives s'infiltrent, prennent une couleur pourprée dont le fond est souvent jaunâtre ; les humeurs de l'œil se troublent, et la cornée lucide perd parfois sa transparence. Assez ordinairement le fourreau ou les mamelles sont œdématiés, la verge sort du fourreau, reste pendante, comme paralysée, et le scrotum, au lieu d'être enduit d'une humeur onctueuse, se couvre d'une matière desséchée. Chez beaucoup de sujets, les membres postérieurs s'engorgent et rendent la marche difficile. Le plus souvent, la langue devient fuligineuse, se couvre d'une couche épidermoïde noirâtre, prend du volume et de la dureté, porte sur ses côtés et surtout à sa pointe des taches d'un rouge pourpré, et sa face inférieure laisse apercevoir des vésicules pleines de liquide, des ulcérations plus ou moins étendues et profondes. Cet état de la langue dénote constamment l'existence d'une inflammation suraiguë de l'arrière-bouche, et indique toujours une complication fâcheuse. Beaucoup de malades, pressés par la soif, cherchent continuellement à boire, tandis que d'autres refusent toute espèce de boisson. — Dans l'examen des maladies il n'est pas toujours facile d'établir un diagnostic certain, de déterminer quel est l'organe essentiellement affecté, et de prévoir quelles pourront être les suites de l'affection. Chez quelques animaux, elle débute d'une manière brusque, et s'annonce avec tous les signes d'une adynamie extrême ; chez d'autres, elle s'établit graduellement et n'atteint son plus haut degré d'intensité qu'au cinquième ou au sixième jour. En général, les chevaux meurent du quatrième au septième jour ; le cinquième est ordinairement le plus redoutable. Les malades qui gagnent le neuvième peuvent être regardés comme hors de danger, à moins de rechute. Quelques chevaux périssent subitement et comme asphyxiés. »

— *Dans l'espèce du bœuf*, la gastro-entérite offre des caractères qu'il est bon de noter. MM. Roupp père et Brabant ont eu l'occasion d'observer cette affection sur ces animaux et ont noté les symptômes suivants : dégoût de tout aliment solide et liquide, tristesse, faiblesse extrême, pesanteur de la tête, perte de la vue, yeux rouges, peau sèche et adhérente aux surfaces osseuses, poil terne et hérissé ; chaleur de la bouche, celle-ci remplie de bave écumeuse ; membrane muqueuse de cette cavité enflammée ; langue recouverte d'un enduit jaunâtre ; suppression du lait chez les vaches, cessation de la rumination, sécheresse du mufle, chaleur alternative des cornes et des oreilles ; respiration laborieuse, dilatation des naseaux ; pouls petit, dur, accéléré ; frissons, sensibilité très-grande de la colonne vertébrale, surtout vers le garrot ; mouvement des mâchoires, craquement des dents ; déglutition difficile des liquides ; rétrécissement et sensibilité très-grande du ventre ; urine rare et limpide ; excréments noirs, marronnés, fétides et recouverts d'une matière muqueuse très-abondante ; quelquefois diarrhée d'une odeur infecte ; l'animal est inquiet, se couche, se relève, éprouve des coliques, et a des mouvements convulsifs dans les muscles du cou et des membres.

— *Altérations cadavériques*. La membrane muqueuse de l'estomac des animaux qui sont morts de cette maladie est plus ou moins rouge ; chez le cheval, c'est principalement le sac droit de ce viscère qui présente cette rougeur, qui peut elle-même offrir toutes sortes de nuances. L'intestin grêle offre aussi une rougeur plus ou moins intense, uniforme dans ses points, et disposée par plaques dans d'autres portions de son étendue. Les mêmes altérations se font remarquer dans les gros intestins. Souvent les membranes de ses viscères sont infiltrées de sérosité jaunâtre ou sanguinolente. A ces lésions s'en joignent d'autres qui varient suivant les complications de la maladie.

— *Traitement*. Dans les circonstances où l'on a lieu de craindre le développement de la gastro-entérite chez les chevaux, on peut souvent espérer d'en empêcher l'apparition, si l'on s'assujettit à quelques soins de précaution peu dispendieux. La première chose à faire en pareil cas est de chercher à reconnaître les causes de l'affection, puis à les faire disparaître et à en combattre les effets. On conçoit que les moyens à employer soient différents suivant la nature de ces causes. La maladie paraît-elle due à l'usage d'aliments trop excitants, l'emploi modéré de quelques antiphlogistiques peut être fort utile. Ainsi on fera de légères saignées de précaution aux animaux jeunes, vigoureux et pléthoriques, on mettra tous les animaux à un régime délayant composé de barbotages avec le son et la farine d'orge, de foin choisi et de paille de bonne qualité, et l'on administrera tous les jours quelques lavements afin d'entretenir la liberté du ventre. — Si, au contraire, la maladie paraissait occasionnée par des aliments avariés, des eaux corrompues, des logements insalubres, par des causes enfin ayant pu altérer la composition du sang, il faut bien se garder de pratiquer des saignées de précaution, qui, dans ce cas, seraient plutôt nuisibles qu'utiles. — Purifier les demeures ; donner à boire aux animaux prédisposés de l'eau de bonne qualité et rendue légèrement astringente par l'addition d'une très-petite quantité de sulfate de fer (environ quatre grammes par seau) ; donner à manger des aliments de choix ; soumettre, pendant quelques semaines, les animaux à l'usage d'une poudre tonique, que l'on peut composer avec la poudre de gentiane, le sulfate de soude et l'oxyde brun de fer (huit parties gentiane, huit parties sulfate de soude, une partie oxyde de fer) ; donner tous les jours trente grammes de ce mélange à chaque cheval dans un peu de son très-peu mouillé ; porter insensiblement la dose à soixante grammes : tels sont les principaux moyens à mettre en usage. — Mais, quelles que soient les causes de la maladie, il faut que l'on sache que, lorsque les animaux ont été modifiés par elles, et qu'ils se trouvent sous l'influence de la *prédisposition*, la moindre cause *occasionnelle*, la moindre secousse, qui, dans toute autre circonstance, produirait à peine un faible dérangement dans la santé, fait inévitablement apparaître la maladie que l'on redoute. Aux soins que nous avons fait connaître, il faut donc joindre toutes les précautions indiquées par l'hygiène, et éviter, avec la plus grande attention, les écarts de régime, les indigestions, les excès de travail, les refroidissements, les bains dans l'eau très-froide, la malpropreté, les mauvais traitements, en un mot tout ce qui peut occasionner un trouble quelconque. — Il est bien entendu que ces soins ne peuvent être pris que lorsque plusieurs pertes survenues dans une écurie peuvent faire soupçonner l'action de causes générales, et une prédisposition chez tous les animaux de cette écurie.

Lorsque la maladie reconnaît pour cause la contagion, il faut séparer les chevaux sains des chevaux malades, et désinfecter les étables envahies par l'infection.

Lorsque la gastro-entérite est développée, le traitement qu'il convient de lui opposer varie suivant sa gravité et sa nature. Si la maladie paraît *franchement inflammatoire*, le traitement doit être entièrement antiphlogistique, surtout au début. Les saignées générales plus ou moins fortes et plus ou moins répétées, suivant l'âge de l'animal, son tempérament, l'intensité et la persistance de l'inflammation, les boissons adoucissantes composées avec la décoction de graine de lin ou la dissolution de gomme arabique, et administrées par bouteilles de demi-heure en demi-heure, les lavements émollients, la diète absolue : tels sont les moyens à mettre en usage. Que l'on se garde surtout des médicaments incendiaires, des remèdes préconisés par les compères, les commères, les prétendus guérisseurs. — Que l'on ne se laisse pas tromper par une faiblesse apparente, qui engage souvent les ignorants à faire avaler aux animaux malades du vin, de la muscade, de la thériaque, et à négliger les saignées, qui, dit-on en pareil cas, ne peuvent qu'augmenter la faiblesse et aggraver le mal, tandis qu'en réalité, en diminuant l'intensité de l'inflammation, elles contribuent plus à faire disparaître la faiblesse que tous les prétendus fortifiants du monde. — Que l'on évite l'emploi inconsidéré des sétons, que les maréchaux de campagne ne manquent jamais de passer aux animaux malades, quelle que soit au reste la maladie, et qui, en réagissant sympathiquement par la douleur qu'ils déterminent, contribuent souvent à aggraver le mal que l'on voulait combattre. — On a proposé de pratiquer des saignées à la veine sous-cutanée abdominale, qui est plus voisine de l'organe enflammé ; mais cette veine est trop peu développée chez les chevaux pour pouvoir donner beaucoup de sang. Aujourd'hui, le traitement classique de la fièvre typhoïde comprend une saignée proportionnelle à la taille des malades mais pratiquée au début de l'affection, l'application d'un fort sinapisme sous le ventre, et enfin l'administration de purgatifs minoratifs dans le barbotage.

Quand les symptômes de la maladie ont diminué, et que l'appétit des animaux commence à se prononcer, ce n'est qu'avec de grandes précautions qu'il faut revenir à l'usage des aliments ; il faut toujours recommencer l'alimentation par des substances qui exigent peu d'efforts digestifs : de l'eau blanchie par le son et la farine d'orge, de la gerbée de bonne qualité et rendue fourrageuse par son mélange avec un peu de foin, conviennent parfaitement. Ce n'est que graduellement et à mesure que la convalescence se prononce davantage, qu'il faut revenir au régime habituel. Quant au travail, l'animal ne doit y être remis qu'après sa parfaite guérison et le retour complet de ses forces ; en attendant, de petites promenades au pas, sur un terrain uni, par le beau temps, peuvent être fort utiles.

Lorsque la gastro-entérite se prononce avec la *forme adynamique,* il faut être très-réservé sur l'emploi des saignées. Tout au plus, doit-on en faire usage au début de la maladie ; si l'adynamie devient manifeste, il faut avoir recours aux toniques amers et aux antiseptiques, parmi lesquels il faut placer en première ligne le quinquina et l'acétate d'ammoniaque (esprit de Mindererus), dont on alterne l'administration avec des boissons faites avec la décoction de gentiane ou de chicorée sauvage. (*Voy.* TONIQUES.) Cette forme de maladie est celle qui entraîne le plus de dangers pour les animaux qui en sont atteints. (*Voy.* TYPHOÏDE.)

GASTRO-HYSTÉROTOMIE. Cette expression, synonyme d'*opération césarienne,* est employée pour désigner une opération qui consiste à inciser les parois du ventre et la matrice, afin de donner passage au produit de la conception, lorsque celui-ci ne peut sortir par les voies naturelles, et que la vie de la mère et celle du petit sujet se trouvent compromises. Cette opération, très-dangereuse par elle-même, est trop rarement nécessaire en médecine vétérinaire pour que nous la décrivions ici.

GASTRORRHAPHIE. Nom donné à la suture propre à réunir les plaies pénétrantes de l'abdomen. (*Voy.* SUTURE ENCHEVILLÉE.)

GENESTADE. On donne ce nom, dans la partie méridionale des Cévennes, à une maladie que l'on attribue au genêt d'Espagne, et qui apparaît tous les ans dans les paroisses dont les communaux sont remplis de cette plante. Cette maladie, qui enlève quelquefois le cinquième des troupeaux, est dans toute sa force en décembre, janvier et février ; c'est à cette époque que les bêtes vont paître dans les genétières ; on a observé que les gousses de genêt influaient plus particulièrement que les feuilles sur son développement.

Son principal caractère est la difficulté d'uriner, causée par l'inflammation des reins et de la vessie ; c'est par conséquent une *cystite;* elle se termine souvent par la gangrène. — On guérit la genestade par des boissons adoucissantes, telles que l'eau blanchie avec un peu de farine, ou une décoction de graine de lin, de mauve, guimauve, et autres herbes émollientes. — On préserve les animaux de la maladie en ne les laissant jamais longtemps dans les genétières, ou en ne les y menant qu'après qu'ils ont déjà mangé.

GÉNISSE. Jeune vache de dix-huit mois à deux ans et qui n'a point encore souffert les approches du taureau. (*Voy.* VACHE.)

GERÇURE. On appelle ainsi les fentes ou crevasses, les écorchures plus ou moins étendues, mais toujours peu profondes, qui surviennent dans l'épaisseur du tissu cutané, ou à l'extrémité des mamelles ou tétines des femelles des grands animaux. Ces écorchures sont quelquefois très-douloureuses ; parfois même elles dégénèrent en de petits ulcères ; mais le plus ordinairement elles sont produites par les morsures répétées que les jeunes animaux font à leur mère en tétant, surtout lorsque celle ci en nourrit plusieurs à la fois, et qu'ils se précipitent sur ses mamelles avec une grande avidité.

Le seul moyen à mettre en usage pour cicatriser promptement ces petites plaies consiste à faire cesser les vives douleurs qu'elles occasionnent, ce à quoi l'on parvient assez facilement en éloignant les petits de leur mère pour les empêcher de la téter autant qu'ils le voudraient ; on applique ensuite sur les gerçures un mélange de cire vierge et d'huile d'olive bien fraîche ; on les fomente avec de l'eau de guimauve tiède, ou avec une solution de gomme arabique ; puis, lorsqu'on est parvenu à calmer l'irritation de la partie malade, on la bassine, soit avec une décoction de plantin ou de roses de Provins, soit avec une dissolution légère d'alun (sulfate d'alumine et de potasse.)

GESTATION. Temps pendant lequel une femelle qui a conçu porte un ou plusieurs petits dans sa matrice, état qui dure jusqu'à l'époque de la mise bas ou de la parturition. Ce terme varie suivant les espèces et les genres d'animaux, suivant certaines circonstances que l'on a coutume de rapporter à l'âge plus ou moins avancé des mères, à leur degré de force ou de faiblesse, à leur emploi prématuré pour la reproduction, à la plus ou moins grande activité de leur circulation, à la quantité et à la qualité des aliments qu'elles prennent, aux influences du sol, du climat, des logements qu'elles habitent, enfin au service plus ou moins pénible auquel on les soumet. D'après M. Tessier, il peut exister une différence de quinze à vingt jours, et même davantage, entre la durée de la gestation de deux femelles de la même espèce. Les vaches, par exemple, mettent bas après le neuvième mois complet, mais à des jours différents, les unes le sixième ou le huitième jour du dixième mois, d'autres le quinzième ou le vingtième jour. On cite des exemples de plusieurs vaches qui, menées au taureau le même jour, ont mis bas à un intervalle de quelques semaines les unes des autres. Ces faits prouvent, à n'en point douter, qu'il existe souvent d'assez grandes variations dans la durée du temps pendant lequel les femelles de certains animaux portent leurs petits.

Quoi qu'il en soit, on fixe la durée moyenne de la gestation, chez les quadrupèdes domestiques, de onze à douze mois pour la jument et l'ânesse, à neuf mois pour la vache, à cinq mois pour la brebis et la chèvre, à quatre mois pour la truie, à deux mois pour la chienne, à cinquante-six jours environ pour la chatte, à trente jours pour la lapine et la femelle du lièvre, à trois semaines seulement pour le cochon d'Inde ou cobaye.

Les signes qui annoncent l'état de gestation chez les animaux ne sont pas toujours tellement certains qu'on ne puisse pas s'y méprendre. Aussi a-t-on proposé une foule de moyens plus ou moins ridicules pour parvenir à le reconnaître dans les femelles des grands quadrupèdes, tels que la jument, l'ânesse et la vache. Mais ces pratiques sont tellement absurdes, et même elles peuvent être si dangereuses, que nous avons cru devoir nous dispenser de les indiquer. Certains maréchaux, peu instruits, introduisent parfois la main et le bras dans le rectum de ces animaux après l'avoir vidé, ce qu'ils appellent *fouiller la bête*, pour s'assurer s'il y a plénitude ou non. Ce procédé, que l'on suit encore dans quelques provinces de la France, incommode ou contrarie toujours l'animal auquel on l'applique. Beaucoup de femelles ne se prêtent pas à cette manœuvre, et celles qui sont bien portantes s'y refusent très-souvent. Cependant, M. Boiteux, de l'école de Lyon, a démontré que la fouille rectale n'est qu'exceptionnellement suivie d'accidents, à la condition d'être pratiquée par un homme de l'art. « Ce qui est plus rationnel en pareil cas, dit Hurtrel d'Arboval, c'est de s'attacher à l'observation des signes annonçant la gestation, quelque obscure qu'en soit la manifestation, surtout au commencement ; cette manière du moins n'entraîne aucun inconvénient, si ce n'est peut-être de laisser plus longtemps dans le doute ; mais elle n'influe en rien sur l'état de l'animal ni sur celui de son fruit. »

Le plus naturel et le premier de ces signes, ajoute le même auteur, est le défaut de la *chaleur* et son défaut de retour aux périodes ordinaires, bien que dans quelques espèces, dans celle du cheval surtout, on trouve des femelles qui cessent d'être en chaleur sans être pleines, et d'autres qui souffrent les approches du mâle, et se laissent même couvrir tout en étant déjà fécondées. A la vérité, ces exceptions sont assez rares, mais il serait facile d'en citer des exemples. A la cessation de la chaleur se joint l'accroissement du volume du ventre et de l'embonpoint, signes qui n'existent pas toujours chez les juments. Il en est même, parmi celles des races distinguées, dont le ventre se développe peu pendant la gestation. On a vu en acheter qui étaient pleines sans qu'on le sût, et qui mettaient bas peu de temps après sans qu'on s'y attendît. Dans les races matérielles et communes, au contraire, l'ampleur du ventre est plus appréciable. Il descend et *s'avale* en même temps que la partie supérieure des flancs se creuse. Les muscles qui forment ces derniers s'affaissent, et cet affaissement paraît produire avec le creusement des flancs plus de hauteur des hanches et du tronçon de la queue ; ces signes sont d'autant plus apercevables que la gestation est plus avancée. Lorsqu'elle est parvenue à peu près à la moitié de sa durée, ou au plus tard lorsqu'elle l'a dépassée un peu, il devient moins difficile de s'assurer de la plénitude en examinant avec attention le flanc droit, soit lorsque la jument est couchée sur le côté gauche, soit après lui avoir fait faire de l'exercice, soit tandis qu'elle mange ou qu'elle boit, et même un peu après. On remarque alors les mouvements imprimés à cette partie par ceux du fœtus, lesquels résultent de la position et de l'action de la mère ; une légère pression exercée avec la main sur cette partie, surtout pendant que la femelle mange, après avoir été un peu exercée, indique encore la présence du fœtus, d'une manière moins équivoque, par la sensation qu'on éprouve d'un corps qui résiste à la pression et qui fait quelquefois une sorte de soubresaut. Quelque temps avant l'époque de la mise bas, le gonflement des mamelles et l'écartement des jambes de derrière, particulièrement quand la jument trotte, viennent confirmer les indices qui déjà ont fait connaître l'état de gestation. A mesure que le terme approche, la vulve se gonfle ; il s'en écoule une sérosité comme glaireuse, ce qu'on appelle vulgairement *amouiller*, et, quand la parturition est très-prochaine, les mamelles s'emplissent du liquide qui doit constituer le lait. Assez ordinairement ce liquide, d'abord séreux et limpide, devient opaque et blanchit vingt-quatre heures avant la mise bas, comme on peut le voir chez les juments poulinières. Quelques femelles de grands animaux, comme les vaches, donnent du lait pendant tout le temps de leur gestation, d'autres tarissent deux mois avant d'être à terme. Dans ces derniers temps, on a indiqué, comme cinquième signe de la gestation, la diminution des sels de chaux dans l'urine.

La gestation double ou celle formée par deux fœtus est extrêmement rare chez les grands herbivores : la brebis néanmoins en fournit quelques exemples, mais aucun signe certain ne la fait reconnaître avant l'époque de la parturition.

La gestation n'étant pas une maladie, on doit particulièrement s'attacher par des soins hygiéniques à prévenir l'avortement, et à rendre la mise bas moins pénible. Il importe surtout de faire éviter aux femelles tout ce qui peut déterminer en elles des irritations étrangères à celles de la matrice et leur communiquer des secousses, des commotions susceptibles de retentir jusqu'à cet organe, comme les efforts, les chutes, les effets de fatigues et de travaux pénibles, les coups de pieds ou de dents des autres animaux, les coups d'éperon, de bâton ou de fouet, que les gens d'écurie, les valets de ferme, peuvent leur donner sur les reins et le ventre, les chocs dans les brancards des voitures, des charrettes, les sauts pour franchir des fossés ou des haies, les heurts contre des pierres, des murs, des arbres, etc.

En général, les bêtes pleines exigent plus de soins et de surveillance que celles qui ne le sont pas. Elles doivent être placées dans les écuries ou les étables de manière à ne pas être gênées, soit par le trop grand nombre d'animaux de la même espèce qui se trouvent avec elles, soit par des loges trop étroites ou des barres mal assujetties. Autant que possible, il faut qu'elles soient isolées, attachées long et qu'elles aient beaucoup de bonne litière; il est bon aussi de ne les faire travailler que modérément. Lorsqu'on les sort, il faut les suivre de plus près et les surveiller plus que de coutume, et, quand elles rentrent à l'écurie, on doit attendre quelque temps avant de les laisser manger et boire, surtout lorsqu'elles ont chaud, qu'elles sont essoufflées ou que l'eau qui leur est destinée pour boisson est froide. On doit aussi bien se garder, quand elles sont dans cet état, de les passer à l'eau, et il convient d'aérer fréquemment le lieu qu'elles habitent. Rien, en effet, n'est plus nuisible à l'état de gestation qu'un air épais et infect, comme le devient par défaut de soin celui des écuries ou des étables mal tenues.

Leur nourriture doit être proportionnée à leur force, à leur stature, au genre de service auquel on les soumet, et à l'époque de la gestation. Plus celle-ci est avancée, plus les aliments doivent être abondants et de facile digestion, puisque les indigestions peuvent occasionner l'avortement.

Quant à la saignée, dont on abuse souvent lorsque les femelles sont pleines, il est prudent de n'y recourir que lorsqu'une trop grande quantité de sang paraît les fatiguer ou les gêner, ainsi que cela arrive quelquefois aux bêtes qui restent habituellement à l'écurie et dans l'inaction pendant la gestation, à celles qui sont naturellement sanguines et très-grasses, et dans tous les cas d'inflammation, surtout aux approches de la parturition. Une saignée trop forte ou faite mal à propos peut non-seulement causer l'avortement, mais encore occasionner la suppression du lait chez les vaches en état de gestation.

La plénitude du pouls, l'engorgement des membres postérieurs, le gonflement et la saillie des vaisseaux sanguins situés dans la région du bassin, sont les principaux signes qui indiquent le besoin de la saignée. Le plus ordinairement, ces symptômes se manifestent après la moitié ou vers les trois quarts de la gestation, et s'il n'existe pas d'autres causes, ils peuvent persister longtemps sans occasionner aucun dérangement dans la santé des animaux.

Si, malgré toutes ces précautions, il survient quelque accident aux bêtes qui sont pleines, si, pendant le cours de leur gestation, il se manifeste quelque maladie grave, capable d'occasionner leur mort si l'on n'y porte promptement remède, il faut recourir de suite aux moyens généralement indiqués pour combattre ces sortes d'affections. (*Voy.* AVORTEMENT, PARTURITION.)

— Mais les phénomènes de la gestation ne suivent pas toujours une évolution régulière; l'étude de ses perturbations, de ses déviations morbides, constitue *la pathologie de la gestation*, qui comprend : 1° Les *anomalies de la gestation ;* 2° les *maladies de la gestation ;* 3° les *accidents de la gestation*.

Parmi les anomalies de la gestation, on étudie la *superfétation*, la *gestation extra-utérine*, et la *fausse gestation*, qui comprend elle-même l'*hydromètre*, les *kystes utérins* et les *môles*.

La superfétation est la conception d'un second fœtus pendant le cours d'une gestation. Elle a été signalée plusieurs fois en vétérinaire; mais on a sans doute mal interprété les faits observés. Elle doit cependant être possible dans tous les cas où le fœtus permet la pénétration du sperme dans la corne vide, quand il est logé assez loin de la corne opposée. Chez la lapine, où les cornes utérines viennent déboucher isolément à la partie antérieure du vagin, la superfétation doit se produire facilement.

Il y a *gestation extra-utérine,* quand l'ovule fécondé se développe en dehors de l'utérus.

On a observé des gestations ovarienne, abdominale, tubaire, utéro-tubaire, interstitielle et cervicale.

Dans la gestation ovarienne, l'ovule se développe fixé à l'ovaire ; dans la gestation abdominale, il se développe dans la cavité de ce nom ; la gestation tubaire est caractérisée par l'évolution de l'ovule dans la trompe de Fallope ; quand ce développement fait partie de cette trompe et partie de l'extrémité antérieure des cornes utérines, il y a gestation utéro-tubaire, et gestation cervicale quand le fœtus est situé au col de l'utérus.

L'*hydromètre* n'est autre chose qu'une collection purulente dans la cavité de l'utérus.

Les *kystes utérins* sont rares : ils ont été signalés chez nos femelles domestiques par Liautard, de New-York.

Les monstres anïdes sont constitués par une masse charnue, informe, due au développement de l'embryon et de ses enveloppes.

— La gestation a une certaine influence sur les maladies de la femelle pleine. Elle détermine toujours chez cette dernière une anémie globulaire. Chez elle, les maladies inflammatoires tendent à prendre la forme chronique, adynamique. — Certaines maladies générales ont aussi une influence marquée sur la gestation : ainsi la péripneumonie, la clavelée, etc. — Les opérations chirurgicales graves déterminent l'avortement, et, quand ces dernières sont pratiquées sur les femelles pleines, elles se compliquent facilement d'accidents généraux.

— La gestation peut enfin déterminer des manifestations morbides aux différents systèmes organiques. Nous signalerons : les *crampes,* la *dépravation de l'appétit,* affection nerveuse encore connue sous le nom de *pica,* de *malacia,* la *constipation,* l'*œdème des régions inférieures du corps,* l'*hydropisie de l'amnios,* la *paraplégie,* l'*amaurose.*

GLANDE. Se dit d'un cheval qui a les ganglions de l'auge engorgés, ce qui arrive dans la morve, la gourme, quelquefois dans l'angine et le farcin. — Nous ferons connaitre les caractères différentiels de ces glandes en décrivant la *gourme* et la *morve.* (*Voyez* ces mots.)

GLAUCOME. Maladie des yeux, consistant dans l'opacité de l'humeur vitrée ou de la membrane qui la contient (hyaloïde), et reconnaissable à la couleur verdâtre ou grisâtre que prend le fond de l'œil quand on le regarde à travers la pupille. — Affection très-rare chez les animaux, très-difficile à reconnaitre, et dont l'étude est peu importante.

GLOSSANTHRAX, Boussole, Bouflaballe, Ampoule, Charbon a la langue, Vessie a la langue, Perce-langue, Chancre volant, Charbon volant. Tous ces noms ont été donnés à une forme, à une localisation de la maladie charbonneuse que l'on remarque particulièrement chez les bœufs et les moutons, et qui, ainsi que son nom l'indique, a particulièrement son siége à la langue de ces animaux. Cette maladie, qui est rapidement mortelle, a régné plusieurs fois d'une manière épizootique. On lit dans le *Journal des Savants* qu'en 1682, au mois de novembre, le gros bétail fut ravagé en France par une épizootie de glossanthrax, qui commença en été dans le Lyonnais et le Dauphiné, d'où elle se répandit avec rapidité, non-seulement dans plusieurs provinces de ce royaume, mais encore en Suisse, en Italie, en Allemagne et jusqu'en Pologne. On observa en Allemagne, ainsi qu'en France, que les personnes qui soignaient les bestiaux ainsi malades sans se pré-

cautionner contre la contagion, en étaient bientôt frappées elles-mêmes, et péris-
saient ainsi que leurs bestiaux. En 1705, cette maladie reparut épizootiquement
dans le Dauphiné ; il en est fait mention dans un ouvrage de la Société des médecins de Genève, intitulé : *Réflexions sur la maladie du bétail.* Cette épizootie se renouvela en France en 1731, chez les bœufs et les chevaux. On lit dans les écrits de ce
temps qu'elle parut d'abord en Auvergne, d'où elle s'étendit dans le Bourbonnais, surtout aux environs de Moulins, et principalement aux environs de Gannat,
où elle parut au mois d'avril. Le célèbre professeur Sauvages, de Montpellier,
l'observa pendant la même année en Languedoc, non-seulement sur plusieurs
espèces d'animaux, tels que les ânes, les mulets et les chevaux, les bœufs, etc.,
mais encore sur les hommes dans la ville de Nîmes. — Le glossanthrax épizootique a encore été observé en 1780 aux environs de Fontainebleau par Richard,
chez les chevaux et les bœufs ; en 1801, par Gastellier aux environs de Montargis,
chez les bêtes à grosses cornes ; et en 1821, par Lami à Chalamont, département
de l'Ain. — Outre ces différentes épizooties, le glossanthrax a fréquemment régné
d'une manière isolée, et, de nos jours, on le voit quelquefois sur les bestiaux.
C'est une maladie contagieuse.

  — *Causes.* Ce sont toutes celles du Charbon. (*Voyez* ce mot.)

  — *Symptômes.* Le glossanthrax se manifeste par une vessie à la langue, occupant
tantôt la base, tantôt la partie supérieure, et quelquefois les parties latérales de
cet organe. Cette vessie, d'abord blanche, ensuite rouge, devient en peu de temps
livide et noire ; elle augmente rapidement en grosseur, et dégénère en ulcère
chancreux qui ronge toute l'épaisseur de la langue et conduit rapidement l'animal
à la mort. Le mal est quelquefois si prompt, qu'en moins de vingt-quatre heures
on voit le commencement, les progrès et la fin de la maladie. D'ailleurs, aucun
signe extérieur ne l'annonce ; il n'y a que l'inspection de la langue qui la fasse
reconnaître. Ce qu'il y a d'étonnant dans cette maladie, c'est que l'animal boit,
mange, travaille comme à l'ordinaire, sans que l'on s'aperçoive de rien, et lorsque
la maladie devient apparente, déjà la langue est tombée en pièces et l'animal est
sur le point de mourir.

  — *Traitement.* Ouvrir immédiatement la petite vessie, enlever les parties gangre-
nées avec l'instrument tranchant, cautériser à plusieurs reprises le fond des plaies
avec un escharotique tel que le nitrate d'argent (pierre infernale), ou l'acide sulfurique (huile de vitriol), ou mieux l'eau de Rabel ; — laver souvent la plaie avec la
décoction de quinquina et l'eau-de-vie camphrée ; — placer fréquemment dans la
bouche un électuaire fait avec le miel, le quinquina et le camphre ; — mettre l'animal à une diète absolue jusqu'au moment où le danger est passé, et ne le nourrir
ensuite, jusqu'à la cicatrisation complète de la plaie, qu'avec de l'eau blanche
bien grasse et des aliments d'une très-facile mastication : tels sont les différents
moyens à mettre en usage dans le traitement du glossanthrax. (*Voy.* Charbon.)

GLOSSITE. Inflammation de la langue. Cette inflammation est quelquefois
une conséquence des plaies faites à cet organe, ou du contact des substances
irritantes et caustiques.

La langue est alors très-rouge, chaude, douloureuse, quelquefois livide, violacée à la surface, toujours plus volumineuse que dans l'état ordinaire. Les mâchoires sont écartées, entr'ouvertes ; la salive coule abondamment ; la respiration
est difficile, surtout chez le chien. La fièvre est plus ou moins intense.

  — La glossite légère cède ordinairement à la diète, aux boissons délayantes et
mucilagineuses, acidulées, nitrées et légèrement laxatives, aux gargarismes également acidulés et émollients. Quand elle est intense, il faut en toute hâte pratiquer une saignée au cou, et y revenir promptement, si la violence des symptômes
et la force de l'animal y autorisent. On pratique plusieurs fois par jour des scarifications, plus ou moins nombreuses et répétées, sur le corps charnu de cet
organe. Lorsque la glossite se termine par suppuration, on donne issue au pus
par le moyen d'une incision longitudinale ; on prescrit les gargarismes émollients, miellés, acidulés, puis astringents, et, si la suppuration se prolonge, on

les remplace par des injections toniques de décoction de gentiane, de quinquina, etc.

GOBBES. Nom vulgaire des égagropiles qui se forment dans la caillette des agneaux par la laine que ces animaux avalent, soit en l'arrachant quand ils prennent les pis de leur mère, soit en cherchant à manger le foin ou la paille qui tombe parfois sur le dos des autres animaux qui sont avec eux.

Ces concrétions laineuses, dont le volume varie depuis la grosseur d'un pois jusqu'à celle d'une aveline, ne sont pas tout à fait rondes, mais le plus ordinairement elles ont la forme d'une boule légèrement aplatie sur les côtés. Elles sont très-légères, résistantes et renferment dans leur intérieur, tantôt de la laine seulement, tantôt un mélange de paille, de laine ou de foin, formant un composé filamenteux, fibreux et comme ouaté. Ces pelotes se déchirent difficilement : elles sont assez dures, et, avec le temps, se revêtent d'une croûte mucilagineuse épaisse et brunâtre qui, par le frottement qu'elle éprouve dans la caillette des jeunes agneaux, devient dure, luisante et polie. Ces substances, ne pouvant se digérer, restent dans l'estomac de ces animaux, empêchent les aliments de passer dans les intestins, et dès lors les font promptement périr.

On évitera la formation de ces sortes d'égagropiles (*Voy.* ce mot) en ayant soin de couper la laine au fur et à mesure qu'elle se forme autour des pis des brebis mères, et en plaçant les râteliers assez bas pour qu'il ne tombe pas de foin, de paille ou de bourre sur elles, ou sur les agneaux qu'elles nourrissent.

GOITRE DES MOUTONS. Tumeur plus ou moins grosse remplie d'eau, qui se forme sous la mâchoire des bêtes à laine dans la maladie que l'on nomme Pourriture. (*Voy.* ce mot.)

GONFLEMENT. Se dit de l'augmentation de volume d'une partie quelconque du corps, par suite de maladie. Le gonflement peut être produit par une augmentation de l'exhalation de la graisse ou de la sérosité, par un épanchement d'air, une pléthore réelle ou partielle ; il peut aussi être occasionné par une foule d'autres causes, telles qu'une inflammation plus ou moins vive, un épanchement, des dégénérescences, la présence d'un corps étranger, des commotions, une ligature trop serrée, une compression exercée sur un membre ou sur une tumeur développée sur le trajet des vaisseaux lymphatiques ou sanguins, etc. Il peut se manifester dans toutes les parties du corps, et le changement d'état que sa présence indique est tantôt plus ou moins permanent, tantôt simplement passager. Mais de quelque nature que soit le gonflement, il ne constitue pas par lui-même une maladie ; le plus ordinairement il en est un symptôme, et les indications qu'il présente, quant à son traitement, sont presque toujours relatives à la nature de l'affection dont il est le résultat.

GOURME. La gourme est une maladie des chevaux dont la cause et la nature, longtemps inconnues, sont aujourd'hui à peu près déterminées. De tous les auteurs vétérinaires qui ont écrit sur cette maladie, M. Trasbot, professeur à Alfort, est celui qui l'a envisagée de la façon la plus neuve, la plus originale et la plus rationnelle.

Dans cet ouvrage essentiellement pratique, nous continuerons à étudier la gourme, telle qu'on l'a considérée jusqu'alors ; mais, dans la description de la maladie, nous exposerons les idées nouvelles qui nous permettront la solution de bien des questions restées obscures pendant longtemps. Nous allons transcrire ici la description que Hurtrel d'Arboval a donnée de cette maladie dans son Dictionnaire :

« Une des premières conditions pour avancer l'art vétérinaire est de bien s'entendre sur la valeur des mots dont on se sert pour désigner telle ou telle maladie. Sans cette condition on restera toujours dans le trouble et la confusion ; car, il faut l'avouer, surtout en médecine vétérinaire, la confusion des choses naît souvent de celle des mots, et quelles conséquences fâcheuses un tel désordre ne peut-il pas avoir pour la pratique ! Tous les jours, dans des cantons même peu distants les uns des autres, on entend dénommer diversement la même maladie, ou donner le même nom à des maladies essentiellement différentes. C'est sûrement un reste de l'enfance de l'art ; mais il serait temps de le faire disparaître, avec bien d'autres abus qui souillent encore l'histoire de la médecine des animaux, et d'attacher à chaque terme convenu une signification précise et rigoureuse, en rapport avec l'amélioration si désirable vers laquelle, depuis quelques années surtout, tendent tous les efforts des vétérinaires et des professeurs de nos écoles. Telles sont les réflexions que nous a suggérées la matière que nous avons à traiter dans cet article, matière où tout est obscur d'un bout à l'autre, à commencer, osons le dire, par l'existence même de la maladie qui en fait le sujet. Oui, contrairement à l'opinion commune et générale, l'existence de cette maladie, considérée comme affection *spéciale*, peut être mise en problème. Mais, sans allonger davantage ce préambule, entamons la discussion, et raisonnons dans l'hypothèse de l'existence réelle de la gourme.

« Qu'entend-on par la gourme ? Qu'est-ce que la gourme ? Quelle est sa nature ? Quels sont ses caractères distinctifs, son origine, ses causes, sa marche, ses symptômes, ses noms et ses divisions, ses rapports comparés avec d'autres affections, les animaux qu'elle attaque, le nombre de ses invasions sur les mêmes individus ? Est-elle inévitable, nécessaire, salutaire même et contagieuse comme on l'a dit ? Peut-elle donner lieu au développement de la morve, du farcin, des eaux aux jambes, ou d'autres maladies plus ou moins graves ainsi qu'on l'a avancé ? »

Nous pouvons aujourd'hui répondre : Non, la gourme n'est pas problématique ; loin d'être une hypothèse, elle existe comme affection spéciale, essentielle. Elle est contagieuse et inoculable ; c'est le grease, le horse-pox, la variole du cheval ; quoiqu'elle existe quelquefois en même temps que la morve, le farcin et les eaux aux jambes, elle n'a aucun rapport avec ces maladies.

—*Opinion des auteurs sur la gourme.* Solleysel la regarde comme une vidange, une décharge des humeurs superflues contractées dans la jeunesse des chevaux ; Garsault, comme un catarrhe ou un rhume ; Paulet, comme une inflammation phlegmoneuse à la gorge et aux glandes salivaires ; Chabert, comme une maladie d'une nature critique et inflammatoire, quelquefois compliquée de spasme ; Gilbert, comme une maladie qui joue le même rôle dans l'espèce chevaline que la petite-vérole dans l'espèce humaine, et qui serait identique avec la morve ; Lafosse, comme un venin d'une espèce inconnue, qui circule dans la masse du sang ; Brugnone, comme des vices existant dans la masse des humeurs des poulains, et qui s'épurent par le moyen de cette évacuation ; Boutrolle, comme un effort de la nature pour dépurer le sang d'une manière contraire à sa qualité ; Vitet, comme une affection particulière aux jeunes chevaux ; Ryding, comme une inflammation et un engorgement des glandes thyréoïdes et maxillaires ; Delabère-Blaine, comme une maladie spécifique du cheval, accompagnée d'une disposition à l'inflammation des glandes de la tête et de celles du gosier ; Dupuy, comme un effet de l'affection tuberculeuse ; Huzard fils, enfin, comme une maladie de toute l'économie, qui se termine par une affection (il ne dit pas de quelle nature, ni laquelle) de la membrane muqueuse des narines, du larynx, des poches gutturales, et en général de toutes les parties de l'arrière-bouche. — Quelques auteurs l'ont encore assimilée à la variole.

Ces opinions différentes peuvent se rapporter à trois principales : celle qui considère la gourme comme une crise dépuratoire ; celle qui voit dans cette maladie une affection inflammatoire simple ; et celle qui l'envisage comme une maladie spécifique.

L'opinion que la gourme est une crise dépuratoire est certainement la plus répandue, c'est l'idée du vulgaire. Le cheval qui a été atteint par la maladie a, dit-on, *jeté sa gourme.* Les vétérinaires partisans de l'école physiologique voyaient dans la gourme, comme dans toutes les maladies même les plus spécifiques, une affection inflammatoire simple, une rhinite, une angine, une bronchite. L'école nouvelle, représentée par M. Trasbot, voit dans la gourme une maladie virulente, spécifique, la variole du cheval ; elle a eu déjà quelques représentants à une époque antérieure ; mais ils n'ont apporté que des semblants de preuves à l'appui de la théorie qu'ils défendaient.

— *Causes.* « C'est surtout, dit Hurtrel, à l'occasion de l'origine ou de la source de la gourme, que l'on a réellement abusé de l'imagination pour créer des hypothèses que nous ne perdrons pas notre temps à exposer entièrement ; arrêtons-nous seulement aux principales, aux plus saillantes d'entre elles. Attribuer la gourme à une espèce de levain qui se mêle avec le sang au moment de la conception de l'animal, au changement de nourriture, à une fermentation chimique comparée à celle que toutes les liqueurs éprouvent pour se clarifier, à une dépuration du sang et des humeurs, à des humeurs crues, à une lymphe visqueuse, etc., n'est-ce pas parler vaguement, s'égarer dans un labyrinthe, reculer les progrès de l'art, et, jusqu'à un certain point, montrer de l'ignorance ? Que signifie ce principe, ce germe inné, dont l'expulsion serait la gourme ? ce levain pernicieux qui ferait fermenter les fluides vivants dans le corps des chevaux, comme une préparation liquide dans un vaisseau de chimie ? cette prétendue dépuration même, qui enlèverait au sang et aux humeurs ce qu'ils peuvent avoir de vicié, etc. ? »

On tient les causes de la gourme pour inconnues ; mais a-t-on bien pensé à la manière ordinaire d'élever, soigner, gouverner, nourrir, loger, conduire les chevaux et employer leurs forces ? A-t-on réfléchi à la coïncidence de la maladie nommée gourme avec la dentition, à l'influence de celle-ci sur le développement de celle-là ? La dentition, qui a lieu depuis la naissance du poulain jusqu'à l'âge de cinq ou six ans, n'opère-t-elle pas un travail de fluxion générale à la tête, et ce travail n'est-il pas déjà suffisant pour expliquer la lésion inflammatoire de la membrane nasale, la lésion des glandes et ganglions voisins, sans imaginer autre chose ? C'est pendant la dentition que le cheval, pour devenir adulte, est soumis à certaines influences qui déterminent dans son corps des mouvements particuliers très-sujets à causer un dérangement quelconque dans sa santé ; c'est aussi presque toujours durant la dentition que les jeunes chevaux jettent leur gourme ; et il est d'autant plus probable que la dentition est la cause de ce qui se passe en eux durant cette période, que, selon le facilité ou la difficulté qu'elle éprouve, la gourme est plus ou moins bénigne ou grave. Ainsi tout ce qui aggrave le travail de la sortie des dents hors de leurs alvéoles et des gencives, comme des aliments fibreux qui rendent la mastication longue, pénible et difficile, de mauvais aliments qui troublent plus ou moins la digestion, des exercices violents, etc., prédispose singulièrement les jeunes chevaux à la maladie qui nous occupe, et peut même concourir d'avance à lui imprimer un caractère de gravité qui ajoute à ses dangers. Viennent ensuite toutes les causes susceptibles de donner naissance aux inflammations catarrhales en général : telles sont les variations atmosphériques, le passage subit de la sécheresse à l'humidité, l'impression vive d'une température froide succédant tout à coup à une température élevée ; en d'autres termes, la brusque exposition au froid, les animaux étant en sueur, et, par conséquent, la suppression de celle-ci et la suspension de la transpiration. C'est en raison de cette dernière série de causes que la gourme, comme le coryza et l'angine, se développe en quelque sorte périodiquement dans nos climats à certaines époques de l'année, domine spécialement dans celles où l'atmosphère éprouve plus de variations et d'intempéries, et attaque les jeunes chevaux plutôt que les vieux, les sujets affaiblis par un mauvais régime ou par des maladies antérieures, plutôt que ceux qui sont forts et robustes, et les individus exténués de travail, de fatigue et de mauvais traitements, plutôt que ceux qui sont bien choyés et bien gouvernés. « Quoi qu'il en soit, la gourme est toujours le résultat d'une vive excitation et de l'inflammation de la membrane nasale. »

Nous n'oserions affirmer que les différentes causes invoquées par les auteurs à propos de l'étiologie de la gourme soient impuissantes à la produire ; mais les faits nombreux rapportés par M. Trasbot ont montré que la cause principale de cette maladie est la *contagion*.

— *Symptômes.* « Quand la gourme se manifeste, il y a tristesse, dégoût, inappétence, paresse et nonchalance, rougeur générale de la membrane nasale, qui cesse d'abord d'être lubrifiée comme dans l'état ordinaire, et sécrète bientôt un fluide clair qui ne tarde pas à devenir opaque et plus ou moins blanc ou consistant, à moins que la force de l'inflammation ne persiste pas longtemps. La fièvre est peu intense, le pouls seulement accéléré, et une légère constipation se joint quelquefois à cet état. Mais souvent ces symptômes sont un peu plus graves, et se compliquent d'autres symptômes. La membrane nasale s'engorge, la bouche est sèche, l'auge devient toujours empâtée ; ses ganglions se tuméfient, ainsi que le tissu cellulaire environnant ; l'un d'eux devient plus volumineux que les autres, douloureux, chaud, tendu, constitue une tumeur dure, qui dépasse quelquefois la ganache et gagne sur les joues ; toute l'auge est alors remplie, et la fièvre plus prononcée. La compression exercée sur les parties sous-jacentes par le gonflement inflammatoire occasionne la difficulté d'avaler, quelquefois celle de respirer, et la toux. Les yeux paraissent fatigués et sont chassieux, les paupières tuméfiées, et quelquefois la cornée lucide perd de sa transparence ; lorsque la maladie est parvenue à son *état*, la rougeur de la membrane nasale diminue, et l'animal *jette* décidément. L'écoulement nasal une fois établi, surtout s'il est abondant, la couleur rouge de la membrane du nez diminue, l'appétit et la gaieté reparaissent, l'empâtement ou la tuméfaction de l'auge diminue dans la même proportion que l'écoulement des narines lui-même, et l'un et l'autre finissent par disparaître au bout d'une vingtaine de jours ou un peu plus. Si cet écoulement est peu abondant, peu considérable, la tuméfaction de l'auge augmente de plus en plus ; elle se ramollit vers le centre, puis à la circonférence, et la fluctuation se manifeste ; l'abcès est alors formé, il s'ouvre spontanément si on lui en laisse le temps, fournit une plus ou moins grande quantité de pus, et suppure ensuite pendant un certain temps ; la guérison est alors prochaine. Quelquefois enfin la terminaison s'opère de l'une et de l'autre manière à la fois. Tout cela peut s'observer également dans le coryza et l'angine.

« Mais l'affection n'a pas toujours cette régularité et cette bénignité ; l'inflammation peut être plus intense, se développer subitement sur l'organe qui en est le siége, et se propager à d'autres parties. La tête est alors plus pesante et plus chaude ; il y a abattement, chaleur et bave visqueuse à la bouche, rougeur plus vive du nez et des yeux, accélération et force du pouls, élévation de la température de la peau, etc. L'animal souffre beaucoup ; la sécrétion nasale ne commence que lentement ; néanmoins, lorsque la matière sécrétée est de bonne nature, ou qu'il se forme en même temps un abcès sous la ganache, la résolution est presque sûre. Mais, attendu que le travail inflammatoire qui constitue cet état est très-pénible, qu'on ne peut le déranger ni le faire avorter, il faut avoir le plus grand soin du malade, et le traiter convenablement, pour éviter, s'il est possible, une issue fâcheuse, ou prévenir le passage de la maladie à une affection chronique qui laisse quelquefois des indurations sous la ganache, des toux rebelles, des écoulements sans fin, accidents qui ont fait dire que la maladie dégénérait en morve. Tout cela peut encore s'observer dans le coryza et l'angine, et n'est réellement que le résultat de l'inflammation plus ou moins aiguë ou chronique des membranes muqueuses du nez, du larynx et du pharynx. »

L'ancienne école ne signale pas, parmi les symptômes de la gourme, l'éruption cutanée, que l'on doit considérer comme la manifestation naturelle de la maladie. C'est cette éruption, signalée d'abord par Jenner, retrouvée en 1860 par Lafosse, de Toulouse, décrite en 1863 par H. Bouley sous le nom de horse-pox, que M. Trasbot considère comme l'analogue de l'éruption variolique de l'espèce humaine.

— *Comparaison de la gourme avec d'autres maladies.* « Après s'être peu accordé sur le nom et la distinction de la maladie, on a été conduit à la confondre avec d'autres affections du cheval. C'est ainsi qu'on a comparé la gourme à la morve, à l'esquinancie, à la coqueluche. » Il est sans doute bien important de ne pas confondre la gourme avec la morve, et, pour éviter les méprises, nous établirons, à l'article de cette dernière affection, les différences qui existent entre l'une et l'autre. — Il n'est plus possible actuellement de la confondre avec les affections inflammatoires de l'appareil respiratoire, celles-ci n'étant pas contagieuses et ne s'accompagnant pas d'éruption cutanée, tandis que la gourme est virulente, inoculable, et qu'il est toujours possible de constater pendant son évolution une éruption pustuleuse plus ou moins généralisée.

— *La gourme n'attaque-t-elle que les chevaux ?* « Pendant longtemps, la gourme a été réputée particulière à une seule espèce de solipèdes. Quoique l'organisation des animaux de cette série offre le plus d'analogie possible, les auteurs s'accordent, pour la plupart du moins, à taire les maladies sur d'autres espèces que le cheval ; plusieurs ne pensent même pas que l'âne et le mulet partagent avec lui la prédisposition, l'aptitude à la gourme ; c'est sans doute parce que la constitution plus ferme et plus robuste des autres solipèdes les expose moins aux affections des membranes muqueuses ; il n'est même pas rare de voir l'âne parcourir une longue carrière, et n'être malade qu'au moment où il doit mourir.» — Mais la gourme est certainement une affection commune au cheval, à l'âne et au mulet, et la maladie des chiens n'est pas autre chose que la gourme de ces animaux.

— *La gourme est-elle sujette à récidive chez les animaux qu'elle a déjà attaqués ?* « Ouvrez les auteurs, consultez les hippiatres, tous vous diront que la gourme ne sévit qu'une seule fois sur les mêmes individus. Comment se fait-il donc que dans une partie de la Picardie, de l'Artois et du Boulonnais, où nous exerçons depuis plus de trente années, dans le reste de ces provinces, et en général dans tout le nord de la France, il ne se passe guère de printemps ni d'automne sans que les cultivateurs, qui font presque tous des élèves, accusent la gourme chez presque tous les chevaux de leurs écuries, depuis le poulain à la mamelle jusqu'à la bête la plus vieille, bien que les mêmes animaux aient déjà éprouvé, même plusieurs fois, la même maladie ? » — A cela nous pouvons répondre : La maladie qu'a observée Hurtrel n'était pas la gourme, mais bien une inflammation des voies respiratoires due à des causes générales.

« Il passe pour certain que tous les chevaux sont indistinctement sujets à la gourme, depuis l'âge de deux ans jusqu'à celui de cinq ou six ans au plus, et que, s'ils la jettent mal ou incomplétement, il peut leur survenir, dans un âge plus ou moins avancé, une *fausse gourme* qui se montre sous la forme d'une tumeur ou d'un dépôt extérieur, ou même sous les traits d'une véritable gourme. »

La gourme, comme toutes les maladies virulentes, donne aux sujets qu'elle a frappés une immunité plus ou moins longue ; mais cette immunité s'affaiblit, disparaît même avec le temps, et il arrive une certaine époque où l'organisme atteint une première fois devient de nouveau apte à contracter la gourme.

— *Est-il inévitable et nécessaire que les chevaux soient attaqués une fois de la gourme ?* « On a avancé que la gourme était non-seulement inévitable chez le plus grand nombre des chevaux, mais encore nécessaire et salutaire, et que les chevaux qui l'avaient eue en acquéraient plus de valeur parce qu'ils devenaient généralement moins sujets aux maladies. De telles assertions ne sont soutenables qu'autant qu'elles sont démontrées jusqu'à l'évidence ; or rien n'est moins prouvé que ce qu'elles renferment, puisqu'il est des pays où la gourme n'est pas connue, et que, dans ceux où elle passe pour commune, il est possible d'en prévenir le développement par une bonne éducation, un régime bien ordonné, des soins bien entendus, etc. On voit dans Aristote que les chevaux qui vivent en troupes dans les bois sont exempts de la gourme ; Xénophon ne fait aucune mention de cette maladie, bien qu'il ait parlé de beaucoup d'autres affections bien moins intéressantes que ne paraissait l'être la gourme de son temps et même depuis. Tous les auteurs italiens et espagnols qui ont écrit sur les maladies des chevaux n'ont rien dit de la gourme, pas même Ruini, qui a si bien écrit sur toutes les maladies, et qui n'eût pas omis celle qui nous occupe, si elle avait été connue au temps où il vivait. D'autres auteurs assurent qu'elle n'existe pas dans les régions du nord, telles que la Norwége et la Russie, ni en Arabie, ni en Afrique, pas plus que dans les pays chauds. Parmi les modernes, tous ne parlent pas de la gourme, ou n'en disent que ce qui en a été déjà dit. Volpi n'en dit pas un mot dans son *Abrégé de médecine vétérinaire pratique*, publié en 1813 et traduit de l'italien en 1819.

« Nous montons encore en ce moment, écrivait Hurtrel en 1827, une jument de race normande, venue au monde dans notre écurie : elle est très-vigoureuse et n'est jamais malade ; elle approche de sa douzième année, et cependant elle n'a jamais jeté sa gourme. Sa mère, qui nous a servi pendant dix-sept ans, a offert le même exemple ; elle rendait encore de bons services à l'âge de vingt-trois ans dans une ferme où elle avait ses invalides, lorsqu'elle reçut, dans les pâturages, un coup de pied qui lui cassa la jambe, ce qui obligea de la sacrifier. Il n'est donc pas vrai que la gourme, ou l'affection à laquelle on a donné ce nom, soit une maladie inévitable ; il n'est pas plus vrai qu'elle soit nécessaire et salutaire. »

La gourme est surtout fréquente chez les jeunes chevaux ; on peut en donner l'explication : C'est pendant le jeune âge que les chevaux transportés des pays d'élevage dans des centres industriels sont exposés une première fois à la contagion, et alors la maladie se manifeste ; mais, certainement, les animaux qui ne sont pas déplacés, qui ne sont pas exposés à la contagion, qui restent pendant toute leur vie soumis aux mêmes conditions hygiéniques, peuvent en être exempts. On pourra observer chez eux des angines, des bronchites, dues à des refroidissements, à des causes plus ou moins générales, mais ils ne seront pas atteints de *la gourme.*

— *La gourme est-elle contagieuse?* Les auteurs qui ont écrit sur la gourme sont fort loin d'être d'accord sur le caractère contagieux de cette affection. Solleysel, Garsault, Bourgelat, Paulet, Brugnone, Gilbert, Sacco et autres, la considèrent comme éminemment contagieuse, et plusieurs d'entre eux comme pouvant donner lieu à la morve ; mais c'est sans produire aucun fait qui démontre d'une manière certaine l'une ou l'autre assertion. Chabert et Bosc ne paraissent pas avoir une opinion bien prononcée à cet égard. Gohier, dans le but d'éclairer le doute, a tenté à l'école de Lyon quelques expériences.

Aujourd'hui, la contagion de la gourme est chose certaine, les nombreuses observations rapportées par M. Trasbot sont à cet égard absolument démonstratives.

On voit que, pendant longtemps, la plus grande obscurité a régné sur les différentes questions que nous venons d'analyser succinctement. Autrefois, presque tous les vétérinaires considéraient la gourme comme une inflammation des voies respiratoires ; ils qualifiaient la gourme de bénigne lorsqu'elle se traduit par une angine ou une bronchite, de maligne quand la maladie localisée au poumon ou à la plèvre détermine une pneumonie ou une pleurésie. Aujourd'hui, l'angine la bronchite, la pneumonie, la pleurésie, qui peuvent survenir pendant le cours de la gourme, *doivent être considérées comme des complications de cette maladie. L'éruption cutanée décrite par M. H. Bouley sous le nom de horse-pox, est le fait essentiel, fondamental, spécifique de la gourme ; il en est la manifestation naturelle.* C'est lorsque cette éruption ne peut se faire à la peau, ou lorsque, commencée ici, elle est arrêtée par un refroidissement (changement brusque de température, pluie, bain), c'est seulement, disons-nous, dans ces cas que les complications surviennent, la pustulation allant se produire sur la muqueuse respiratoire et déterminant l'inflammation de l'une de ses parties. La fréquence plus grande de l'angine comme complication de la gourme pourrait peut-être s'expliquer chez les jeunes animaux par « le fluxus dentaire » qui appelle la pustulation vers la tête. — Le cornage est enfin une suite possible de la gourme, surtout lorsque celle-ci s'est localisée aux bronches ou au poumon. (*Voyez* CORNAGE.)

— *Traitement de la gourme.* Au point de vue pratique, il faut admettre que tout cheval sera tôt ou tard atteint de la gourme ; mais l'idéal est d'avoir affaire à sa forme naturelle, au horse-pox. On peut obtenir ce résultat, et prévenir les complications quelquefois redoutables de la gourme en vaccinant les jeunes chevaux. Pour cette opération, le vaccin de vache doit être préféré, celui de cheval pouvant renfermer le germe de la morve, et le vaccin d'enfant celui de la syphilis. — Lorsque l'affection est simple (horse-pox ou angine légère) et qu'elle a une marche régulière, il faut surtout se garder d'en entraver le cours avec cette foule de médicaments proposés par les auteurs, et alors tout à fait inutiles : *il importe, au contraire, de laisser agir la nature.* On doit se contenter de surveiller les animaux ; de les maintenir dans une température douce sans être chaude ; de les couvrir, si l'écurie est froide ; de les soumettre au régime, en diminuant les rations et composant celles-ci d'aliments de facile digestion ; de les mettre à l'eau blanche et à la bonne paille alternée avec l'herbe fraîche, s'il est possible. Dans le cas d'angine, on administrera le kermès à l'intérieur, et on donnera aux malades des fumigations d'eau tiède. — S'il survient des abcès à l'auge, il faut surveiller leur évolution et les ouvrir le plus tôt possible.

Lorsque l'inflammation est très-forte, la diète la plus sévère est de rigueur ; on prodigue en outre les lavements émollients, on expose des bains de vapeurs émollientes sous la tête et le nez ; on fait sous l'auge des onctions avec un onguent adoucissant quelconque ; on abreuve avec l'eau tiède miellée, blanchie avec la mouture d'orge, et on promène le malade si le temps et la saison le permettent ; il doit alors être couvert. Si l'écoulement nasal ou l'abcès sous la ganache tarde à s'établir, notamment lorsque la respiration est laborieuse et pénible, la toux difficile et la fièvre adoucie, on fait quelques petites saignées, jusqu'au point d'obtenir la souplesse du pouls ; elles conviennent surtout pour les sujets vigoureux ; mais il faut éviter les saignées copieuses. Ce moyen est le meilleur pour diminuer l'inflammation, et, loin d'empêcher, selon le préjugé vulgaire, l'écoulement nasal de s'établir, la saignée le rend au contraire plus précoce, plus libre, plus abondant ; on en retire ordinairement de bons effets. Malgré toutes ces précautions, il arrive encore quelquefois que ni l'écoulement nasal ni l'abcès ne s'établissent, et que la membrane du nez devient d'un rouge foncé. Dans ce cas, on se trouve autorisé à agir d'une manière révulsive : on établit au poitrail un séton que l'on anime assez pour déterminer un point d'irritation très-intense, et souvent l'écoulement dont il s'agit paraît aussitôt que le séton suppure. On peut supprimer celui-ci dès qu'il a produit son effet, si toutefois l'écoulement continue et se montre de bonne nature. Mais si l'écoulement ne s'établit pas davantage, ou si, après s'être établi, il languit et finit par disparaître presque entièrement avant le temps nécessaire, il peut arriver que l'inflammation se concentre sous la ganache, y détermine la tuméfaction, et par suite la formation d'un abcès. Dans ce cas, la terminaison peut encore être heureuse ; mais il faut aider cette crise, empêcher la tuméfaction de l'auge de s'indurer, et y favoriser la suppuration par l'application d'onguent vésicatoire très-chargé, auquel on peut mêler au besoin un peu de sublimé corrosif. La collection de pus étant formée, et la tumeur n'abcédant pas encore, si la matière n'a pas reflué vers les poches gutturales (vastes réservoirs particuliers aux solipèdes et situés de chaque côté de l'arrière-bouche), il ne reste plus qu'à pratiquer sous la ganache, à l'endroit où la fluctuation peut être aperçue, une incision assez profonde pour arriver jusqu'au centre du foyer, et à maintenir la plaie ouverte au moyen du bouton de feu et de tentes, après la chute de l'eschare. On s'aperçoit de l'accumulation du pus dans les poches gutturales, à une difficulté particulière de la respiration, et alors on est obligé d'en venir à une opération appelée *hyovertébrotomie. (Voy.* ce mot.)

— Le traitement de la gourme maligne ne comporte aucune indication spéciale. (*Voy.* Bronchite, Pneumonie, Pleurésie.)

Nous conseillerons enfin, lorsque la gourme éclatera dans une écurie, d'isoler les animaux malades des sujets sains, et de vacciner les jeunes sujets, qui devront être ensuite placés dans d'excellentes conditions hygiéniques.

GOUTTE. Inflammation des parties fibreuses et ligamenteuses des articulations, liée à un état particulier de la sécrétion de l'urine. Nous doutons fort, malgré l'opinion de Rozier et de Volpi, que cette maladie particulière à l'homme ait jamais attaqué les animaux ; aussi croyons-nous pouvoir nous dispenser de la décrire.

GOUTTE SEREINE, Amaurose. On désigne sous ces deux noms toute perte complète ou presque complète de la vue, avec immobilité de la pupille, qui ne dépend pas d'une altération appréciable de l'œil ou des diverses parties qui le composent. Elle est le plus généralement produite par une paralysie de la rétine ou du nerf optique, ou par l'atrophie de ce dernier. Mais elle dépend quelquefois d'une accumulation de sang (congestion) au cerveau, d'un épanchement de sérosité dans les ventricules de ce viscère, d'un état morbide du cerveau ou de ses enveloppes, ou même des os du crâne. Dans tous ces derniers cas elle n'est plus une maladie *essentielle*, mais seulement *un des symptômes* d'une autre affection qui se décèle ordinairement par d'autres phénomènes. Quelquefois cependant, il est difficile, et même impossible, de la distinguer alors de la véritable goutte sereine, qui reconnaît pour cause la paralysie du nerf optique, la seule dont nous nous occuperons ici.

— *Causes.* Nous venons de dire que l'amaurose essentielle dépendait de la paralysie du nerf optique ou de la rétine; mais en avançant cette proposition, nous n'avons pas tout dit, car il s'agit encore de rechercher les circonstances qui peuvent amener cette paralysie, c'est-à-dire les véritables causes de la maladie qui nous occupe. Or ces causes sont peu connues chez les animaux. On observe assez fréquemment cette maladie chez les vieux animaux qui habitent des pays où les yeux sont fréquemment frappés de l'éclat de la neige ou de la réflexion d'une vive lumière. Les saignées trop souvent répétées, les suppurations excessives, la frayeur, l'usage de mauvais aliments, l'habitation dans des lieux humides, froids et obscurs, font quelquefois naître cette affection.

L'amaurose est encore produite par le seigle ergoté; on l'a vue quelquefois être l'effet sympathique du séjour de mucosités ou de vers dans les intestins. Les auteurs rangent encore parmi les causes de l'amaurose la suppression de la sueur ou d'un écoulement purulent ancien et habituel, la disparition trop prompte de la gale, des dartres, un état considérable de pléthore, la plupart des lésions du cerveau et de ses enveloppes, les plaies pénétrantes du cerveau ou de l'orbite, les coups violents sur le crâne, etc.

— *Symptômes.* L'amaurose débute quelquefois d'une manière subite; mais le plus ordinairement cette maladie se forme avec lenteur. Elle attaque tantôt un seul œil, tantôt les deux yeux à la fois; dans le premier cas, si l'on n'en arrête pas de bonne heure les progrès, elle ne tarde pas à affecter l'autre œil. Lorsque l'amaurose se déclare subitement, la vue se perd tout à coup, la pupille reste dilatée et immobile, le cristallin et le corps vitré conservent leur transparence. Quand au contraire la maladie se forme graduellement, la vue s'affaiblit peu à peu, et si ce sont des chevaux qui en sont affectés, ces animaux deviennent *ombrageux*. Un signe certain que la cécité est complète, c'est l'incertitude de la marche de l'animal et la manière dont il place les oreilles en marchant; il lève les pieds très-haut, soit au pas, soit au trot, et, au moindre bruit, il porte les oreilles l'une en avant, l'autre en arrière, alternativement, et souvent toutes deux en avant; sa manière d'être est toujours inquiète, sa marche sans direction déterminée. Mais, quand l'amaurose n'existe que d'un côté, il n'est pas aussi facile d'en constater l'existence; il faut alors s'en rapporter principalement aux mouvements de l'iris, et par conséquent de la pupille. Pour cela, après avoir examiné les yeux dans l'obscurité, on fait approcher graduellement l'animal du grand jour, et on regarde avec soin si, dans ce passage, la pupille, très-dilatée dans l'obscurité, se resserre en avançant vers la lumière. Si, au lieu de se resserrer, la pupille reste dilatée, c'est une preuve de l'existence de l'amaurose. Dans un champ de foire, où l'on n'a pas la ressource des hangars obscurs, on peut procéder à cet examen en couvrant et découvrant alternativement les yeux de l'animal avec les mains.

— Un autre mode d'examen peut encore servir à faire connaître l'état des yeux. Ce mode consiste à approcher vivement, à une petite distance des yeux de l'animal, un corps aigu susceptible de le surprendre et de l'effrayer s'il le voit; mais il faut avoir soin, lorsqu'on se livre à ce genre d'exploration, que le corps dont on se sert ne touche pas ces longs poils qui garnissent les environs des yeux, ou ne soit pas assez large pour imprimer à l'air un mouvement qui, se transmettant aux yeux, pourrait avertir l'animal de l'approche d'un corps étranger, et lui faire cligner l'œil, comme s'il voyait le corps dont on le menace. (Voyez *Examen des yeux du cheval*, page 199.) Lorsqu'un seul œil est affecté d'amaurose, il arrive souvent que l'iris de cet œil suit sympathiquement les mouvements que la lumière imprime à celui de l'œil sain. Dans ce cas il est fort difficile de reconnaître la maladie chez les animaux, et on ne peut en présumer l'existence qu'à l'aide du dernier moyen d'examen que nous venons de faire connaître.

L'amaurose peut disparaître en quelques jours ; mais ces cas heureux sont rares, et le plus ordinairement sa durée est longue ; souvent même elle dure toute la vie. Plus les désordres qui l'accompagnent sont considérables, plus elle est grave. Lorsqu'elle est très-ancienne, que la pupille est déformée ou très-dilatée, et qu'on aperçoit au fond de l'œil une teinte blanchâtre ou grisâtre, l'amaurose est ordinairement au-dessus des ressources de l'art.

— *Traitement.* Le traitement de l'amaurose est varié comme les désordres dont elle dépend. La difficulté de distinguer, dans un grand nombre de cas, l'amaurose réelle de celle qui n'est que le symptôme d'une autre maladie, va nous forcer à en tracer le traitement pour tous les cas. — Au début de la maladie, chez les animaux sanguins, dont le pouls est plein et dur, dont les yeux et la membrane nasale sont rouges, on dissipe ordinairement l'amaurose en détruisant la congestion cérébrale qui la produit, par les saignées, et, s'il le faut, par des applications de sangsues aux environs des yeux, par la méthode de M. Leblanc. (*Voyez* Sangsues.) On doit en même temps mettre l'animal à un régime délayant, à l'usage des boissons émollientes, et tenter d'opérer une révulsion sur les intestins par de légers purgatifs, et sur les extrémités par des frictions irritantes. — Lorsque ces premiers moyens sont impuissants, ou bien, lorsqu'en raison de l'absence des signes de congestion cérébrale ou d'irritation forte de l'œil, on n'a pas jugé à propos d'y avoir recours, il faut employer les sétons derrière le cou pour les chiens, et sur les joues ou les côtés de la partie supérieure de l'encolure pour les chevaux, et en entretenir longtemps la suppuration. Les purgatifs sont toujours utiles pour seconder l'action de ces sétons, si les intestins ne sont pas enflammés. On peut aussi exciter la membrane du nez en y insufflant du tabac.

Tel est le traitement de l'amaurose qui dépend d'une autre affection ; mais, lorsqu'elle résulte d'un état paralytique de la rétine ou du nerf optique, c'est aux moyens excitants qu'il faut avoir recours pour la dissiper. Le baume de Fioraventi, le gaz ammoniac, la vapeur d'éther, les collyres stimulants, tels sont les principaux de ces moyens. Gohier assure avoir guéri trois animaux frappés d'amaurose, un chien, un cheval hongre et une ânesse, en leur appliquant un vésicatoire très-près de l'œil. Mais malgré tout ce que l'on peut faire, il faut avouer que l'amaurose résiste bien souvent au traitement employé.

GRAMADURE. (*Voy.* Clavelée.)

GRAPPES ou **GRAPPINS**. Excroissances plus sensibles, plus molles que les verrues, ordinairement rouges, et dont la disposition les a fait comparer à une grappe de raisin. Elles surviennent dans le paturon, ou autour du boulet du cheval, de l'âne et du mulet, dans le cas de crevasses chroniques et d'eaux aux jambes. (*Voy.* Crevasses et Eaux aux jambes.)

GRAS-FONDURE. On a donné autrefois le nom de *gras-fondure* à une diarrhée suivie d'un amaigrissement considérable, et dans laquelle les excréments contiennent des matières d'aspect graisseux, ou sont enveloppés par des mucosités ou des glaires tamponnées et épaisses. (*Voy.* Entérite diarrhéique.)

GUÉRISON. Recouvrement de la santé, caractérisé par le rétablissement complet de toutes les fonctions. Les phénomènes qui l'accompagnent étant extrêmement variés, nous ne les envisagerons ici que d'une manière générale.

Parmi les maladies locales, les hémorrhagies et les douleurs nerveuses sont celles dont la terminaison est la plus simple ; le sang s'arrête par degrés ou tout à coup, la douleur cesse de se faire sentir et la maladie est terminée. Il en est à peu près de même de plusieurs autres affections qui ne sont caractérisées que par un seul symptôme; la diminution de ce symptôme est le seul phénomène que présente le retour à la santé.

Dans la guérison des inflammations, les phénomènes sont plus variés et plus nombreux. S'agit-il d'une inflammation du tissu cellulaire sous-cutané, par exemple, tantôt la douleur, le gonflement, la rougeur et la chaleur se dissipent par degrés.

— La *délitescence* est caractérisée par la disparition subite de l'inflammation avant qu'elle ait parcouru ses périodes, et sans qu'il résulte de cette disparition aucun accident, ni que la maladie se reproduise dans quelque autre partie du corps. Cette dernière circonstance distingue la *délitescence* de la *métastase*. — La *résolution* est une autre terminaison heureuse de l'inflammation : la partie malade reprend peu à peu l'état qu'elle offrait auparavant; mais elle est pendant quelque temps prédisposée au retour de l'inflammation. — Parfois l'inflammation est plus vive, du pus se forme dans la partie enflammée; ordinairement il se fait jour à travers les téguments amincis : c'est la *suppuration*. — La *gangrène* est quelquefois aussi la terminaison de ces maladies, comme on le voit dans les furoncles, dans certaines brûlures. Dans le premier cas, il s'échappe avec le pus une eschare arrondie, un bourbillon formé entièrement aux dépens du tissu cellulaire; dans le second, il se détache une portion plus ou moins étendue de téguments : dans l'une et l'autre circonstance, la partie gangrenée est séparée des parties vivantes par le pus qui se forme entre ces dernières et l'eschare. (*Voy.* GANGRÈNE.) La cicatrisation s'opère ensuite avec perte de substance, comme dans les plaies simples.

— Dans les affections générales, telles que les fièvres continues, les convulsions, le tétanos, le retour à la santé peut être subit : il peut avoir lieu progressivement ou par plusieurs améliorations successives. Lorsque le retour à la santé est subit, on voit tout à coup survenir, au milieu des symptômes les plus violents, le calme qui annonce la fin de la maladie. — Si au contraire le retour à la santé est progressif, les fonctions se rapprochent peu à peu de l'état naturel, l'animal qui avait été malade commence à reprendre sa physionomie de bonne santé, les évacuations se rétablissent, la peau s'humecte, et les mouvements sont plus faciles à mesure que le rétablissement des fonctions devient plus complet. Lorsque la guérison a lieu par plusieurs améliorations successives et distinctes, l'animal éprouve dans l'espace de quelques heures, et souvent à la suite de quelques phénomènes qui n'avaient pas eu lieu précédemment, un soulagement qui semble indiquer le commencement de la convalescence. Mais les symptômes, après s'être adoucis, persistent au même degré pendant plusieurs jours, jusqu'à ce qu'une nouvelle amélioration ait lieu : ordinairement la seconde amélioration dissipe complétement la maladie ; quelquefois on la voit persister avec des symptômes plus légers, et ne disparaître qu'après un troisième ou un quatrième effort.

Les affections générales dont la marche est périodique, telles que les fièvres intermittentes, maladies très-rares chez les animaux, cessent quelquefois tout à coup; mais le plus souvent leurs accès deviennent irréguliers et incomplets, et c'est peu à peu que la maladie guérit entièrement.

— Dans les maladies locales déterminant un trouble général dans les fonctions, d'une part il survient des changements particuliers dans l'organe affecté, de l'autre dans les fonctions dont le trouble était sympathique. Dans l'inflammation du poumon, par exemple (pneumonie), la respiration est moins gênée, la toux moins fréquente, la soif et la fréquence du pouls diminuent, la chaleur est modérée, la peau humide, les urines plus abondantes, l'appétit et les forces reviennent. Tels sont les principaux phénomènes qui accompagnent le retour à la santé dans les maladies aiguës.

— Dans les maladies chroniques, cette terminaison est presque toujours progressive : les symptômes, après avoir augmenté pendant un certain temps, diminuent peu à peu, en sorte que le passage de la maladie à la santé, comme celui de la santé à la maladie, est ordinairement insensible ; c'est ce qu'on observe dans les anciens ulcères, les catarrhes et les écoulements chroniques. On voit, à la vérité, dans quelques cas, les maladies chroniques se terminer presque tout à coup, un ulcère se cicatriser promptement, d'anciennes dartres disparaître ; mais ces guérisons subites des maladies chroniques sont fort rares, et elles peuvent avoir des suites fâcheuses.

— Ordinairement la convalescence complète la guérison des maladies ; mais cet état intermédiaire à la maladie qui n'existe plus, et à la santé qui n'existe pas encore, ne conduit pas toujours à un rétablissement parfait : quelquefois la convalescence est interrompue par le développement d'une autre affection, d'autres fois par le retour de la maladie à laquelle elle succède. — Sa durée est en général très-variable. On a remarqué qu'elle était beaucoup moins longue chez les animaux que chez l'homme. (*Voy.* CONVALESCENCE.)

H

HALEINE (Gros d'). Se dit des chevaux qui, sans être *poussifs*, paraissent essoufflés au moindre exercice.

HALETER. Se dit d'un animal qui respire avec difficulté et chez lequel l'état de la respiration est tel, que les aspirations sont courtes et fréquentes, — ce qui constitue l'essoufflement.

Cet essoufflement, cette gêne dans la respiration, peuvent être occasionnés par un assez grand nombre de causes, chez les chiens, les bœufs, les chevaux ; et parmi ces derniers il en est quelques-uns qui semblent y être beaucoup plus disposés que les autres animaux de leur espèce, et qui l'éprouvent au moindre exercice : tels sont les juments dans l'état de gestation, les chevaux qui ont la poitrine étroite, ou ceux dont l'embonpoint est devenu excessif.

Le plus ordinairement on voit l'essoufflement se manifester chez les animaux que l'on soumet à des travaux pénibles, à des exercices, à des mouvements violents ; chez ceux que l'on force à courir, à gravir, pendant les grandes chaleurs, des montagnes en traînant de trop pesants fardeaux ; chez ceux enfin qui, comme les chiens de chasse, les chevaux des courriers, sont obligés de parcourir rapidement de grandes distances sans s'arrêter, ni prendre du repos. L'essoufflement peut être aussi le phénomène précurseur d'une lésion ou d'une affection commençante des bronches, des poumons, de la plèvre, de quelque maladie des gros vaisseaux ou de leurs annexes. On l'observe également dans la pousse, le croup, l'hydropisie de poitrine, etc., etc.; mais quelle qu'en soit la cause, il est toujours facile de la reconnaître à la difficulté de respirer qu'éprouve l'animal, à la dilatation et aux mouvements fréquents des ailes du nez et des parois thoraciques.

Les moyens d'empêcher les animaux d'*haleter*, ou, en d'autres termes, d'éviter l'essoufflement, consistent, chez les chevaux par exemple : 1° A ne les faire courir et prendre le galop que lorsqu'ils auront déjà parcouru une assez grande distance au trot ; 2° à les laisser de temps en temps reprendre haleine, lorsqu'ils ont une longue route à parcourir en courant ; 3° à les lancer le moins souvent possible au galop lorsqu'il fait très-chaud, et quand le terrain sur lequel ils se trouvent est couvert de poussière ; 4° à ralentir leur allure en approchant du point d'arrivée, de manière qu'ils prennent le pas quelques moments avant de s'arrêter ; 5° à les promener pendant un certain temps, pour peu qu'ils soient essoufflés, avant de les rentrer à l'écurie ; 6° à ne leur donner à manger et à boire qu'après qu'ils ont cessé d'*haleter* ou de *souffler,* comme on dit habituellement, quoique ce dernier terme doive plus particulièrement s'appliquer à un cheval poussif.

Lorsque l'essoufflement est produit chez les animaux par excès de maigreur ou d'embonpoint, ou par suite de l'état de gestation, quelques moments de repos suffisent pour le dissiper; s'il est le résultat de quelque affection des organes respiratoires, circulatoires ou pulmonaires, on parvient assez ordinairement à le faire cesser en traitant la maladie principale, dont il n'est alors qu'un symptôme.

HALLEY. Cette expression sert quelquefois à désigner l'affection connue plus communément sous le nom de *cornage*.

HARAS. Le mot *haras*, qui en allemand signifie, dit Grognier, *écurie du maître*, exprime en français, tantôt la réunion en un lieu de chevaux entiers, de juments poulinières et de leurs produits, en vue de multiplier, surtout d'améliorer l'espèce; — tantôt un certain nombre de chevaux étalons réunis ou disséminés, — tantôt un étalon seul; — tantôt les lieux servant au logement et au pâturage des animaux reproducteurs et de leurs produits. La première de ces acceptions est la plus généralement adoptée, et cependant elle ne convient pas aux haras qui existaient en France avant la Révolution. Ce n'était, en effet, que dans les domaines du roi, ou dans ceux de quelques grands seigneurs qu'on voyait des rassemblements d'étalons, de poulinières ou de poulains, et ces établissements étaient indépendants de l'administration des haras. Cette administration achetait des étalons (jamais des juments); elle en plaçait chez des particuliers nommés *garde-étalons*, qui les nourrissaient, les soignaient, et qui, à titre d'indemnité, jouissaient de certains priviléges importants, tels qu'exemptions de taxes, de corvées, de la milice, du logement des gens de guerre, etc.

Dans les pays d'État, les provinces avaient des étalons achetés de leurs deniers; ces animaux formaient des haras provinciaux, et leur gouvernement était soumis à l'administration générale. — En quelques endroits, les reproducteurs avaient été achetés de moitié par l'État et les garde-étalons, qui, en outre des priviléges ci-dessus, percevaient un droit de saillie. Les propriétaires de juments ne pouvaient les faire saillir que par des étalons qui, s'ils n'appartenaient pas à l'administration des haras, devaient être approuvés par elle. — D'après ce système l'État n'avait pas besoin de bâtiments, de pâturages, de frais d'entretien, de l'emploi d'un personnel très-dispendieux; les garde-étalons étaient en général aisés, intelligents, intéressés à l'amélioration; ils étaient toujours disposés à demander des reproducteurs appropriés aux besoins de leurs localités respectives, et ils en réclamaient eux-mêmes la réforme quand ils cessaient d'être utiles. Ce système ne pouvait pas résister à la Révolution.

Après cet événement, aucun privilége ne put être accordé ni conservé à qui que ce fût. Il eût fallu dès lors payer à grands frais et avec moins d'avantages les garde-étalons; tout régime prohibitif devint impossible; on ne put forcer le propriétaire d'une jument à la faire couvrir par un étalon officiel, encore moins obliger le possesseur d'un cheval entier à le faire hongrer, s'il n'était agréé comme étalon par l'administration des haras. — Il fallait changer le système des haras. On trouva plus simple de les supprimer : un décret du 12 novembre 1790 renversa les institutions qui avaient été créées en 1718 pour réparer les pertes de chevaux qu'avait éprouvées la France à la suite de guerres longues et malheureuses. — Étalons et juments de distinction disparurent; presque tous les chevaux de luxe, ainsi qu'une grande partie de ceux de l'agriculture et du commerce, furent dévorés par les réquisitions, et, afin de se soustraire à ce fléau, on s'attacha à produire des mulets ou des chevaux petits, faibles, difformes, incapables de servir aux remontes militaires.

— *État actuel des haras de l'État*. Ce fut principalement pour créer en France les éléments des grandes et nombreuses remontes militaires que Napoléon rétablit les haras. Deux décrets impériaux furent rendus sur cet objet, l'un le 4 juillet 1806, l'autre le 6 janvier 1807. Il en résulta six établissements généraux, comprenant des étalons, des juments et des poulains, c'est-à-dire des *haras* proprement dits, trente rassemblements d'étalons seuls nommés *dépôts*, et deux *écoles d'expériences* placées l'une à Alfort, l'autre à Lyon. Le but des recherches de ces écoles devait être la solution des questions obscures et controversées, relatives à l'appareillement, au croisement des animaux, à l'hérédité des qualités physiques et morales, à la transmissibilité des tares et autres défauts accidentels.

Cette organisation a été modifiée : les écoles d'expériences n'existent plus ; une ordonnance royale du 16 janvier 1825 réduisit à deux les haras proprement dits, à vingt-quatre les dépôts d'étalons seuls ; elle établit trois dépôts d'étalons et de poulains réunis ; elle fixa des primes en faveur des beaux étalons autorisés et des belles juments de selle suivies de leurs poulains. Ce système a reçu, depuis, quelques modifications peu importantes.

Parmi les causes qui, sous l'Empire et sous les gouvernements qui ont suivi, s'opposèrent au succès des haras, et qui subsistent encore, nous nous bornerons ici à en signaler une seule : la pénurie d'étalons. En 1851, le nombre des étalons possédés par l'administration des haras s'élevait à onze cent vingt-cinq ; celui des étalons approuvés, à quatre cent quatorze : en tout, un peu plus de quinze cents. C'est tout au plus s'ils pouvaient saillir annuellement cinquante à soixante mille juments et produire trente-six à quarante mille poulains ; et comme il naît tous les ans en France plus de deux cent mille chevaux, il en résulte que plus des trois quarts ont pour pères des étalons quelconques, trop jeunes ou trop vieux, exténués, tarés, chétifs. — La France était plus riche en étalons lorsque les haras furent détruits à la fin de 1790. Elle en possédait, en effet, deux mille six cent quarante-un, tant royaux que particuliers, placés chez les garde-étalons. La Roche-Aymon disait déjà il y a vingt ans que la France manque d'étalons, qu'il faut s'en procurer à tout prix et que l'attrait des primes est le meilleur moyen de les obtenir.

Le décret du 19 décembre 1860 relatif aux haras a notablement modifié les dispositions précédentes. — A l'administration centrale, deux bureaux, dont les actes sont contrôlés par un directeur général, ont été affectés au service des haras. — Quatorze à quinze cents étalons sont aujourd'hui répartis dans vingt-cinq dépôts formant sept arrondissements.

Ces dépôts sont à Abbeville, Braisne, Charleville, Rosières, Le Pin, Saint-Lô, Angers, Blois, Hennebont, Lamballe, Libourne, Napoléon-Vendée, Pompadour, Saintes, Saint-Maixent, Pau, Tarbes, Aurillac, Perpignan, Rodez, Villeneuve, Annecy, Besançon, Cluny, Moutiers.

— *Avantages produits par les haras de l'État.* Ces avantages sont contestés : on accuse les haras proprement dits du gouvernement d'être dispendieux et fort peu productifs. Le même reproche est fait aux dépôts d'étalons ; on cite l'exemple de l'Angleterre, où ce qu'on nomme l'*élève* des chevaux est si brillant, abandonné qu'il est à l'industrie particulière ; mais, sous ce rapport comme sous tant d'autres, aucune parité ne peut s'établir entre l'Angleterre et la France : où sont, dans ce dernier pays, ces grands et nombreux tenanciers passionnés pour les chevaux, et n'épargnant rien pour en avoir de beaux et de distingués ? — Il fut un temps où la même ardeur animait en France les seigneurs ; ils entretenaient de superbes haras ; ils en tiraient de beaux et nombreux destriers, les palefrois les plus fiers de l'Europe. Ces haras ont disparu avec les derniers restes du régime féodal, et dès lors, au lieu de fournir des chevaux à l'étranger, notre pays a été obligé d'en acheter pour le service du luxe et celui de la guerre. On a porté à plus de cent millions, qui en représentent près du double de notre monnaie, les dépenses du trésor en achats de chevaux à l'extérieur pour les remontes militaires seulement, pendant les deux dernières guerres de Louis XIV, et, malgré tant de sacrifices, la France était presque sans chevaux après la mort de ce prince, ce qui détermina le conseil de régence à créer les haras en 1717.

Malgré les vices de cette institution, les importations, sans cesser entièrement, furent alors faibles et peu nombreuses. Les courses se multiplièrent ; quelques races se relevèrent ; la double amélioration était en progrès, quand la Révolution survint et lorsque les haras furent supprimés. On trouva sans doute ensuite des chevaux, mais en s'emparant de tous ceux de luxe pour monter la cavalerie, en enlevant aux postes et aux messageries ceux qu'on jugea nécessaires au service de l'artillerie, et, plus tard, en mettant en réquisition tous les chevaux réclamés par quatorze grandes armées. Pense-t-on que, sans ce système, tout défectueux qu'il était, des haras antérieurs à la Révolution, on eût pu remonter plusieurs fois en France une innombrable cavalerie? Et croit-on que sans les haras créés par Napoléon le gouvernement eût pu, après la malheureuse campagne de Russie, trouver dans l'intérieur de la France les moyens de monter une immense cavalerie toute nouvelle, y compris les attelages de douze cents bouches à feu?

— *Nécessité des haras de l'État pour les remontes militaires.* On ne peut guère, à cet égard, s'en rapporter entièrement à l'industrie particulière; elle est peu disposée à produire des chevaux de selle pour l'armée, parce que cette destination est trop spéciale. En effet, le goût de l'équitation, jadis si répandu en France, est un peu passé partout et dans toutes les classes : les voyageurs à cheval deviennent tous les jours plus rares; le service de la chasse, auquel sont affectés tant de chevaux en Angleterre, n'en emploie presque aucun en France ; d'un autre côté, le roulage, soit lent, soit rapide, l'agriculture, l'industrie, réclament de jour en jour un plus grand nombre de chevaux de trait. Aussi les éleveurs préfèrent-ils la production des races de ce dernier genre; on est toujours sûr de se défaire de ces produits. Il n'en est pas de même des chevaux de selle, qu'on ne pourrait guère vendre qu'au gouvernement. Le besoin en est fort limité en temps de paix, mais peut devenir immense en temps de guerre : l'administration des haras doit chercher à satisfaire ce besoin national. Pour obéir à sa raison d'être, elle doit viser par tous les moyens à *couler dans le moule* toutes nos races, quelles qu'elles soient. L'observation du passé démontre qu'elle n'a pas failli à sa tâche.

L'armée ne peut se passer de chevaux; il lui en faut de distingués pour les officiers et les corps d'élite, et il serait à désirer qu'ils fussent tous de ce genre, avec des qualités différentes pour tous les services. C'est pour l'État une triste ressource que l'achat de chevaux en pays étrangers; elle n'est pas toujours possible, et dès lors il est réduit à employer, contre l'agriculture, le commerce et le droit de propriété, des mesures violentes qui ne sont pas toujours praticables. Dans cette extrémité, le sort de l'État peut être compromis, et, pour conjurer de grands dangers, le gouvernement doit, sinon produire lui-même des chevaux, du moins en favoriser la production par tous les moyens possibles.

— *Avantages des haras pour provoquer la belle reproduction.* L'État concourt puissamment à la multiplication des chevaux et au perfectionnement de *leurs races*, moins en produisant lui-même, car il produit toujours plus chèrement que les particuliers, mais en provoquant la belle et abondante production. Il peut le faire de plusieurs manières : 1° En prenant pour son compte les frais d'introduction des types étrangers, ceux de leur acclimatation, ceux des premiers essais dont les résultats se font souvent longtemps attendre; c'est à lui de courir les chances d'insuccès; on ne peut pas attendre de quelques particuliers assez de fortune, de désintéressement, surtout de persévérance, pour se charger de pareils soins : qui voudrait, pendant un demi-siècle, poursuivre à ses dépens un résultat utile au pays? 2° en donnant des exemples, proposant des modèles, publiant les succès et en en faisant connaître la source, ne cachant pas les revers, et en en signalant les causes ; 3° en fournissant, à des prix modérés, ou même en distribuant aux particuliers, autrement qu'à titre onéreux, mais sous certaines conditions, les animaux améliorateurs, nés, élevés dans les établissements publics, évitant ainsi la nécessité de demander à l'étranger de nouveaux types. Les haras qu'il forme alors sont dits *de souche et de pépinière;* il n'est pas nécessaire qu'ils soient fort nombreux. Il n'en est pas de même des dépôts d'étalons.

— *Les dépôts d'étalons* sont des établissements publics, dans lesquels des chevaux étalons appartenant à l'État sont entretenus, pour être répartis, pendant le temps de la monte, dans des localités abondantes en poulinières. — Il reste dans le lieu du dépôt les étalons inacclimatés, fatigués, surabondants, ou nécessaires au service des environs, et on procure, à une grande distance, aux propriétaires de juments les moyens de les faire saillir, sans déplacement; on leur envoie des producteurs supérieurs à ceux qu'ils trouveraient dans leur voisinage. Ces producteurs sont ou doivent être appropriés aux formes et au genre de service des femelles qu'ils sont destinés à féconder. Il convient que toujours les mêmes étalons soient envoyés dans les mêmes lieux, ou du moins les plus analogues possible, pour les formes et les qualités ; sans ce soin constant et soutenu, l'amélioration est impossible : en effet, elle ne peut résulter que d'une suite progressive d'alliances entre des animaux à améliorer et des types améliorateurs.

Il est d'usage d'exiger un droit de saillie ; c'est une faible ressource pour le trésor, et souvent c'est une cause d'éloignement de la part des propriétaires de juments, auxquels répugne le moindre déboursé. On a donné pour motif de cette rétribution la crainte d'élever, par des saillies gratuites, une concurrence funeste aux haras des particuliers qu'il faut conserver, ceux de l'État ne pouvant suffire. — En Allemagne il y a des dépôts d'étalons qui appartiennent à l'État, mais dont les frais de nourriture sont à la charge des contrées où ils sont établis : on les nomme *haras de province*.

— *Distributions, approbations d'étalons.* Les étalons appartenant à l'État pourraient être confiés en tout temps, sous certaines conditions, et au prix de certains avantages, à des particuliers qui les feraient servir, avec ou sans frais de saillie, à la multiplication comme à l'amélioration des animaux. L'État éviterait ainsi les frais qu'entraînent les dépôts. A moins de circonstances particulières, les étalons répartis resteraient dans les mêmes lieux, et, après leur mort ou leur réforme, ils seraient remplacés par d'autres de même nature : tel était à peu près le système ancien, et en le renouvelant on pourrait le perfectionner, l'approprier aux principes du gouvernement actuel, et en abandonner l'exécution aux conseils généraux des départements, chacun d'eux pour leurs localités respectives ; les ressources seraient alors mieux connues, les besoins plus sûrement satisfaits, et on n'aurait pas à déplorer les résultats de l'uniformité et des disconvenances, qui sont les conséquences du système de centralisation.

D'après une autre combinaison, les étalons sont la propriété de ceux qui les entretiennent, et ils sont *approuvés* ou *autorisés* par l'État. Cette combinaison, qui se liait à l'ancien système, s'accompagnant d'un droit exclusif, d'un monopole prohibitif, offre plusieurs inconvénients, tels que les mauvais choix, fruits de la faveur et de l'intrigue, l'impossibilité de déplacer et la difficulté de réformer les étalons approuvés, l'ignorance présomptueuse des garde-étalons propriétaires exempte de tout contrôle.

— *Primes. Prix.* On pourrait confondre ces deux moyens d'encourager l'amélioration des animaux. Ils diffèrent néanmoins en ce que les primes sont des récompenses absolues, accordées à tous ceux qui ont rempli une condition exigée, tandis que les prix sont des récompenses relatives, décernées à ceux qui se montrent supérieurs dans les concours ouverts pour un but déterminé. D'après l'ordonnance sur les haras du 16 janvier 1825, des primes sont réservées aux propriétaires d'étalons qui, étant approuvés, remplissent l'objet de leur destination. Des récompenses du même genre doivent être accordées aux belles juments, suivies de leurs poulains, qui ont été saillies, soit par des étalons approuvés, soit par ceux du gouvernement.

En offrant l'appât de ces récompenses, on s'est proposé le double but d'engager les propriétaires de beaux étalons à les faire approuver, et de déterminer ceux de belles juments poulinières à les faire saillir par les mâles indiqués par l'État. Non content de *primer* les juments, on les a quelquefois pensionnées. Il y a aussi des primes et des pensions pour les beaux poulains issus des étalons de l'État, ou approuvés par ses agents. — C'est seulement pour encourager l'amélioration des chevaux que l'État a proposé ces récompenses. Combien on pourrait développer et agrandir ces moyens d'encouragement ! On les étendrait aux bêtes chevalines de tous les âges, de tous les sexes, de tous les services, n'importe leur origine, et c'est au milieu d'un grand concours d'acheteurs que les prix seraient décernés. En Angleterre, ce n'est ni l'État, ni une administration locale qui décernent des prix au plus beau bétail ; ce sont des associations particulières. Autrefois l'une des plus célèbres était celle de Smithfield, où les juges sont des nourrisseurs et des bouchers, et les concurrents, des pairs de la Grande-Bretagne et de simples fermiers.

— *Courses.* Les courses de chevaux sont des concours où ces nobles animaux disputent le prix de l'ardeur, de l'haleine, de la rapidité. Ces luttes brillantes remontent à la plus haute antiquité ; elles faisaient partie des fêtes pompeuses de l'ancienne Grèce ; mais c'était le plus souvent attelés à des chars que les coursiers étaient lancés dans la carrière. Les Romains imitèrent les Grecs, et les courses de chars dans des cirques peu étendus étaient fréquemment données en spectacle au peuple romain. Les conducteurs de ces coursiers avaient besoin de beaucoup de force et d'adresse ; ils bravaient de grands dangers ; l'arène se couvrait quelquefois de débris de chars et de cadavres. — Dans le moyen-âge, les chevaux contribuaient puissamment, par leur force, leur agilité, leur intelligence, à la victoire des chevaliers dans les tournois, dans les passes d'armes, et plus tard dans les carrousels ; ils s'animaient de l'ardeur de leurs maîtres, et partageaient en quelque sorte avec eux les couronnes de la victoire.

Ces jeux guerriers durent concourir au perfectionnement et au maintien des races chevalines ; ce n'était cependant pas dans ce but qu'ils avaient été institués. Il n'en est pas de même des courses en Angleterre : elles y furent établies en 1603, à l'époque de l'introduction du sang oriental dans ce pays, pour améliorer à un haut degré les races chevalines, et ce but fut atteint. C'est à l'influence des courses qu'on attribue la supériorité des chevaux anglais pour tous les genres de services, depuis celui du luxe le plus brillant jusqu'à celui du fiacre et du tombereau !

Il n'est donc pas vrai, comme on l'a dit, que les chevaux de course transmettent seulement les qualités qui les distinguent, c'est-à-dire l'aptitude à courir pour remporter des prix. Ces qualités supposent celles qui caractérisent le bon, l'excellent cheval étalon, telles qu'une organisation régulière et énergique, beaucoup de force et de souplesse dans les membres, particulièrement dans les jarrets, une vaste capacité pectorale, et des poumons dont le jeu puisse résister à des mouvements musculaires prodigieux. Elles supposent encore des qualités morales, telles que de l'ardeur, de la générosité, de la docilité, toutes qualités que l'éducation perfectionne, et qui, comme les qualités physiques, se transmettent par générations, et sont précieuses chez le cheval de trait, comme chez celui de selle. Ce n'est pas que le vainqueur des courses, si svelte et si léger, doive être accouplé à la jument de stature lourde et colossale ; mais il le sera avec la cavale de selle plus étoffée que lui ; le produit sera allié avec la carrossière, dont l'extrait pourra couvrir une jument de gros trait. — C'est ainsi qu'en Angleterre les courses ont amélioré, ont ennobli jusqu'aux chevaux qui ne quittent jamais le pas.

Les courses ne sont pas un but vers lequel on dirige l'élève de certains chevaux d'une nature particulière, mais un moyen de provoquer l'amélioration chevaline générale, un indice des qualités, des améliorations des deux sexes, et cet indice, cette garantie, sont plus sûrs que l'examen le plus scrupuleux, le plus éclairé des formes ; car le cheval dont les formes sont le plus correctes, les aplombs le plus exacts, le cheval modèle enfin, est souvent inférieur en qualités physiques et morales à un animal d'apparence commune. — D'un autre côté, quand il s'agit de couronner le cheval le plus digne, le jury chargé de prononcer n'est point sujet à erreur, et ne peut être soupçonné de partialité, s'il juge d'après une course, comme il peut l'être lorsqu'il porte son jugement d'après une exhibition nombreuse.

Avant la Révolution, il y avait en France des courses de chevaux sans but d'utilité, et c'étaient le plus souvent des chevaux étrangers, entiers ou hongres, qui, mis en spectacle, étaient l'occasion d'une grande affluence et de paris énormes : imitation puérile autant que stérile des courses anglaises. Des courses ont été établies en France, sous la Restauration, comme complément du système des haras, et depuis lors leur nombre et l'importance des prix a toujours été en augmentant. Dans certaines localités, on donne des prix départementaux. Près de Paris, les trois hippodromes principaux sont à Chantilly, à Longchamps et depuis peu à Vincennes. On y décerne des prix nombreux donnés par différentes administrations, etc. ; ces prix sont fort augmentés par l'usage introduit depuis quelques années d'imposer des entrées aux concurrents.

Cette combinaison est bien différente de celle qui est pratiquée en Angleterre. Là, tout ce qui est relatif aux courses, sauf quelques prix dont l'État fait les fonds, appartient à des associations dont les règlements ne préviennent pas des abus qui, tout en mettant en évidence une grande immoralité, n'apportent aucun obstacle à l'influence des courses sur le maintien d'une amélioration obtenue depuis longtemps. Elle a été le fruit d'une longue persévérance, et nous ne pourrons l'introduire en France que par les mêmes moyens. La première influence des courses telles qu'elles ont lieu en Angleterre ne pourrait guère s'exercer que sur la production des chevaux nobles de selle, et ce n'est pas de ceux-là que nous avons le plus grand besoin. Aussi regardons-nous comme très-convenable à la France le système de courses proposé par Huzard père, dont voici les expressions :

« Nous proposons donc d'établir des courses, ou des concours de différents exercices, et des prix dans chaque département, autant que le comporteront les différentes races de chevaux qu'ils possèdent, et les services auxquels ils sont plus particulièrement employés : 1° Pour les chevaux ou juments qui, destinés à porter ou à tirer un fardeau quelconque *au pas,* parcourront plus vite, toutes choses égales d'ailleurs, dans un temps donné, le même espace de chemin ; 2° pour ceux ou celles qui, destinés à porter ou à tirer, soit sous l'homme, soit à la voiture, rempliront *au trot* les mêmes conditions ; 3° enfin, pour ceux qui, destinés à la guerre, à la chasse, à la parade, etc., rempliront ces mêmes conditions *au galop ou à la course* proprement dite. — Tous les genres de services, et les chevaux de toutes les formes ou de toutes les familles, se trouvent compris dans ces trois divisions, depuis le cheval de course jusqu'au cheval de bât, depuis le cheval de carrosse qui traîne le riche propriétaire jusqu'à celui de l'agriculteur qui le nourrit, et tous ces chevaux doivent être les meilleurs possible. »

—*Achats.* Un grand moyen de provoquer la production est d'offrir la facilité de vendre les produits. On se livrerait, en France, avec ardeur à l'élève des beaux chevaux, particulièrement de ceux de main, si on n'était retenu par la crainte de ne pas vendre, ou de se défaire de ses élèves sans bénéfices, ou même avec pertes. D'après ce motif, de belles poulinières restent vides, ou sont livrées à la production des mulets. Quant aux chevaux de luxe, ils nous viennent généralement de l'étranger.

On ferait cesser ce fâcheux état de choses, et on favoriserait la vente des beaux et bons chevaux, en établissant et multipliant partout les primes, les prix, les exhibitions et les courses ; car les lieux où se tiendraient les concours, où l'on décernerait les récompenses, surtout à la suite des courses, seraient le rendez-vous des amateurs, parmi lesquels un grand nombre feraient des achats. Les animaux primés ou couronnés auraient acquis une grande valeur ; il en serait de même de ceux qui auraient approché de ces distinctions. C'est ainsi que l'espoir, ou même la certitude de ventes nombreuses, donnerait lieu à une grande production qui, tout en enrichissant les particuliers, tournerait au profit de l'État.

L'État peut d'une manière plus directe concourir à ce moyen de prospérité : qu'il achète lui-même dans ces marchés d'amélioration ; qu'il y produise la hausse par son concours, dût-il faire des sacrifices ; le plus souvent ils seraient momentanés ou même apparents. — C'est parmi les vainqueurs et les primés que l'administration des haras achèterait les étalons de ses dépôts, les poulinières de ses haras, les poulains de ses pépinières, si elle jugeait convenable de former des établissements pour les remontes de la cavalerie ; ces chevaux, tous nés en France, monteraient les officiers et les corps d'élite. Ceux de qualité inférieure, dont les encouragements auraient provoqué la production, serviraient aux remontes de la cavalerie, et il s'y en trouverait pour tous les genres de services en procédant d'après le système proposé par Huzard père.

—Haras des particuliers. Les particuliers qui veulent se livrer à l'élève des chevaux ont en général pour but l'augmentation du revenu des terres sur lesquelles ils forment des haras ; mais ces terres ayant des modes de culture différents suivant les localités, suivant les débouchés et surtout suivant la population plus ou

moins nombreuse de la contrée, l'élève des chevaux varie en raison de ces différences. En général, une assiette convenable est nécessaire au succès de ces établissements. Cette assiette est indiquée par le genre d'animaux qu'on veut faire
naître : elle sera sur un terrain élevé, ou du moins sec, si l'on désire des chevaux
sveltes pour le service de la selle, ou même des attelages rapides ; on en produira d'étoffés, sans être massifs, sur les sols de moyenne fertilité, et l'on en fera
d'énormes dans les pâturages gras et succulents. — Les caractères de la race et
les efforts de l'éducation pourront bien, pendant quelques générations, arrêter
ces influences, mais elles finiront par prévaloir.

Ce n'est pas tout : quand un haras est bien assis, il est encore important qu'il
soit bien gouverné (ce qui suppose que les animaux reproducteurs auront été
bien choisis), qu'ils sont exactement appareillés, soumis au meilleur régime,
que tous les détails de la reproduction, de l'éducation, sont surveillés avec une
sollicitude éclairée : tout cela exige dans les maîtres des haras de grandes connaissances. Ces conditions remplies, les haras pourront bien encore être onéreux
au propriétaire, tout en servant à l'amélioration des chevaux, et, par suite, à
la prospérité publique. Les bénéfices en ce genre d'entreprises sont, en effet,
subordonnés au prix des fourrages, à la valeur des produits et à d'autres circonstances. Les haras ne conviennent, en général, qu'à de riches propriétaires,
à des hommes en position de faire les sacrifices nécessaires pour attendre des
bénéfices éloignés ; l'État leur doit, sinon des indemnités pécuniaires, du moins
des distinctions honorifiques, et le public sa reconnaissance.

Les simples laboureurs peuvent tenir une ou deux poulinières. Ce modeste haras, bien conduit, n'est pas sans bénéfice.

On distingue plusieurs espèces de haras de particuliers : 1º Les sauvages ou
libres ; 2º les demi-sauvages ; 3º les parqués ; 4º les domestiques ou d'écurie.

— 1º *Haras sauvages (libres).* Dans ces haras, les étalons, comme les juments et
les poulains, vivent dans toute la liberté de la nature ; mais, ainsi que les vastes
terrains où ils pâturent, ils appartiennent à de grands propriétaires qui, en les
entretenant, utilisent des forêts improductives, des montagnes presque stériles,
des plaines incultes. Il existe de ces établissements, non-seulement en Asie et en
Amérique, mais encore en Hongrie, en Moldavie, en Pologne, en Transylvanie,
vastes contrées où l'agriculture occupe peu d'espace, où la population est rare,
où des magnats possèdent des territoires de vingt-cinq à trente lieues de
diamètre. — Ces établissements produisent un nombre annuel de poulains
dont on s'empare. On les dresse avec peine ; après avoir été assouplis, ils sont
encore bien moins dociles que les chevaux nés dans la domesticité ; mais leur
énergie, leur force de résistance contre la faim et les intempéries, sont bien plus
grandes. — En relevant le nombre des chevaux du Nord qui, dans les dernières
guerres de l'Empire, résistèrent ou moururent de froid et de faim, on trouva que
ceux qui étaient nés à l'état sauvage avaient beaucoup mieux que les autres supporté cette catastrophe.

Si l'assiette d'un pareil haras est dans un lieu sec et montagneux, les jambes
et les pieds des chevaux y acquièrent une force et une solidité extraordinaires.
Dans la belle saison, ces chevaux trouvent facilement leur pâture. Lorsque la
terre est couverte d'une petite quantité de neige, ils grattent avec les pieds de
devant pour découvrir des végétaux nutritifs ; mais, lorsque la couche de neige
est épaisse de plusieurs pieds, ils auraient de la peine à vivre si leur maître
n'avait pourvu à leur subsistance. Celui-ci a eu soin de faire mettre sur le terrain,
à l'entrée de l'hiver, de loin en loin, des meules de foin qui ressemblent à des tas
de neige. Conduits par leur instinct ou par l'expérience, ces chevaux s'attroupent
autour de ces monticules, et se procurent ainsi non-seulement du fourrage, mais
encore un peu de chaleur ; ils se réchauffent encore en galopant à toutes jambes
dans la plaine.

On s'empare des poulains sauvages au moyen d'un lacet de crin qu'un homme
à cheval lance par dessus leur tête ; d'autres hommes qui suivent serrent le nœud
coulant avec assez de force et d'adresse pour maîtriser les animaux sans les

étrangler ; ils les attachent à de vigoureux chevaux bien dressés, et, ainsi accouplés, ils les trainent à l'écurie. Ces poulains ont alors deux ou trois ans, l'habitude ayant appris à ceux qui s'en emparent à connaître leur âge par l'allure et la physionomie. Pour le maintien des haras, on en extrait plus de mâles que de femelles.

Les haras entièrement sauvages sont peu nombreux ; ils ne peuvent, en effet, être établis que sur de vastes terrains sans culture, presque sans population et appartenant à un seul propriétaire.

Les *inconvénients* de ces haras sont les suivants : 1° Une grande intempérie peut les dépeupler. Il y a eu, dit Hartmann, des exemples de ces catastrophes dans l'Écosse septentrionale, la Pologne, la Hongrie, la Valachie, la Tartarie. — 2° Sans intempéries extraordinaires, il suffit des rigueurs de l'hiver pour faire périr, soit de faim, soit de froid, une multitude de jeunes animaux, surtout parmi ceux qui, étant nés tard, se trouvent encore faibles au retour de la saison froide, et ces naissances tardives sont dues à la longueur de l'hiver précédent, qui a reculé l'époque des accouplements. — 3° Les animaux sauvages pouvant, ainsi que les domestiques, être atteints d'épizooties contagieuses ou non, s'il survient un fléau de ce genre, on n'a aucun moyen à lui opposer ; il poursuit sans obstacle son cours désastreux. On a des exemples de haras sauvages détruits par une contagion, sans qu'il en ait échappé un seul individu. — 4° Les animaux atteints de maladies sporadiques très-curables, de blessures qui céderaient facilement à du repos secondé par un traitement chirurgical, meurent faute de soins et de secours. — 5° Ceux qui sont atteints de vices héréditaires les transmettent avec facilité, d'où résulte une détérioration souvent indélébile dans la race. — 6° Malgré l'adresse avec laquelle on s'empare des jeunes animaux pour les soumettre à la domestication, beaucoup d'entre eux sont étranglés ou estropiés, et un plus grand nombre, s'habituant péniblement au régime des écuries, y contractent des maladies qui tantôt les font périr, tantôt les laissent valétudinaires et chétifs. — 7° De l'état sauvage ils conservent en général un naturel difficile à dompter. Ceux qui les dressent, et qui ensuite les montent, ont besoin d'une grande habileté, car ils courent de grands dangers.

— 2° *Haras demi-sauvages.* Dans ces haras, les animaux, quoique passant presque tous en liberté la plus grande partie de leur vie, sont, beaucoup plus que dans les haras sauvages, sous la domination de l'homme. Ce ne sont pas seulement des poulains qu'on en extrait pour les soumettre à la domestication, mais encore tous les individus qui les composent. On les prend, on les emploie, on les rend à la liberté pour les reprendre plus tard ; c'est ce qui a lieu à l'égard de la race de chevaux des îles de la Camargue (dans le Delta du Rhône). — Ces sortes de haras sont communs dans les grandes terres des seigneurs en Allemagne, comme ils l'étaient en France sous le régime de la féodalité. Pichard, qui leur trouve de grands avantages, voudrait qu'on en établit dans les grandes forêts, dans les parcs d'une vaste étendue qui renferment de bons pacages.

En certains lieux, les poulains forment un troupeau ; les juments et les pouliches en forment un autre ; tous demeurent en plein air pendant presque toute l'année. Quant aux étalons, ils ne sont libres que dans le temps de la monte ; pendant le reste de l'année, ils sont employés à la selle ou au trait : les troupeaux libres sont gardés. — En d'autres lieux, les juments avec leurs poulains paissent, l'été, nuit et jour, sans gardiens, dans les forêts ou de vastes pâturages, et se retirent d'elles-mêmes, dans l'hiver, sous des hangars où on leur apporte de la nourriture. Au temps de la monte, elles se rendent dans les lieux où elles sont sûres de trouver les étalons, qui ne pâturent jamais, et la monte se fait le plus souvent en liberté. Il est enfin d'autres lieux où juments, poulains, quelquefois étalons, paissent en liberté pendant la belle saison, avec la facilité de se mettre à l'abri sous des hangars où ils trouvent de la nourriture, et à la fin de l'automne le troupeau tout entier rentre dans les écuries.

Il fut un temps où l'on voyait sur les pacages du Cantal un grand nombre de poulains avec leurs mères, paissant pêle-mêle avec les vaches et les bourrets ; à cet état demi-sauvage, ils étaient élevés à peu de frais et devenaient de bons chevaux.

Quoique plus dispendieux que les haras sauvages, ils le sont beaucoup moins que les privés-domestiques. Comme les premiers ils forment des poulains qui, sous l'influence de l'air, de la lumière et de la liberté, ont acquis une grande énergie. Ils se sont endurcis contre les intempéries, ayant trouvé néanmoins des abris quand elles étaient trop fortes. Ils n'ont pas éprouvé ces disettes excessives qui souvent règnent dans les haras sauvages ; et comme dans tous les temps on a eu la facilité de les faire rentrer, ainsi que leurs mères, dans les écuries, on peut écarter du troupeau les causes d'épizootie, et même traiter les maladies ordinaires. Comme la plupart de ces animaux sont gardés, et que les autres se retirent d'eux-mêmes sous des hangars où ils voient des personnes leur apporter du fourrage, que même ils se rendent à l'écurie pour y passer la saison froide, ils sont tous habitués à la vue de l'homme ; on les dresse facilement, et ils se prêtent avec assez de docilité à tous les services auxquels ils sont destinés.

On reproche à ce genre d'économie d'exiger pour le pâturage presque autant de terrain qu'il en faut donner aux haras sauvages, et, pour l'hivernage, des bâtiments aussi vastes que ceux des haras privés. Il est reconnu, de plus, qu'ils ne conviennent qu'à de grands propriétaires. — Ce sont en effet de grands propriétaires ceux qui, non-seulement dans le Nord, mais encore en Espagne et en Italie, possèdent de pareils haras. M. Huzard fils, qui les nomme *haras parqués*, en a vu en Hongrie qui rapportaient plus que tout autre mode de grande exploitation.

— 3° *Haras parqués.* Ce sont des haras privés dans lesquels les animaux, toujours sous les yeux du maître, sont tantôt dans des écuries, tantôt dans des parcs, mais le plus souvent dans ces derniers lieux. Ces haras diffèrent des demi-sauvages en ce que les animaux dont ils se composent sont renfermés dans des parcs d'une étendue suffisante pour qu'ils puissent y déployer leurs forces. — Si ce sont des chevaux de selle ou de trait rapide qu'on veut élever, il convient que l'assiette du haras soit non-seulement sur un terrain peu fertile, mais encore inégal ; les poulains montent et descendent à toutes les allures ; leurs épaules, leurs jarrets, toutes leurs articulations acquièrent autant de force que de souplesse ; leurs tendons prennent de l'énergie, et leurs sabots beaucoup de dureté. Les coteaux et les montagnes peu élevées conviennent à ces haras : l'air y est vif, les eaux pures, les plantes fourragères fines et toniques.

Les sols fertiles, qui seuls peuvent fournir au développement des gros chevaux, ne doivent pas être trop humides ; les animaux y deviendraient lourds, empâtés, sujets à la fluxion périodique ; leurs pieds surtout s'élargiraient, se déformeraient au point de devenir plats ou combles.

Quelle qu'en soit l'assiette, il convient que le parc soit divisé en compartiments pour séparer au besoin les âges, les sexes, et pour économiser le pâturage. Il sera entouré de haies, de préférence à toute autre clôture. Les haies donnent de la fraîcheur et un peu d'ombrage à des animaux peu portés à brouter, et la dépouille des arbustes qui constituent les haies est un produit. — Une pièce d'eau y sera fort utile, surtout si les animaux pouvaient, non-seulement s'y désaltérer, mais encore s'y baigner. — S'ils sont destinés à y passer l'année entière, on doit leur ménager des abris sous des hangars. Il serait à désirer que dans le même parc il y eût plusieurs natures de sol, ou que, dans la même propriété, on eût plusieurs parcs sur des sols différents comme fertilité ; on pourrait suivre dès lors les préceptes de Bourgelat. Il veut que, dans la partie la plus grasse du pâturage, on mette les juments pleines et les nourrices, qu'on place sur la portion moins fertile, moins herbeuse, celles qui n'ont pas été saillies, ou qui n'ont pas retenu, qu'on jette enfin sur le terrain le plus sec, le plus inégal, les poulains de deux ou de trois ans, entiers ou hongres. Dans tous les cas, les clôtures seront assez fortes pour prévenir toute communication entre eux et les juments ou les pouliches : les uns s'énerveraient, donneraient de mauvais produits ; les autres fatigueraient inutilement les juments tout en se ruinant les jarrets.

On évalue à un hectare l'étendue de pâturage nécessaire à la subsistance annuelle d'un étalon ou d'une jument à sa suite. On suppose le sol d'une fertilité et les animaux d'une corpulence moyennes, et ceux-ci toujours en plein air. S'ils étaient toujours à l'écurie, on obtiendrait le même résultat avec trente-sept ares (environ trois quarts d'arpent). Le plus souvent l'entretien est mixte. — La proportion des animaux reproducteurs est, dans un haras parqué, de cent juments pour trois étalons. Mais, comme l'un de ces derniers peut se trouver momentanément hors d'état de servir, on doit avoir un étalon supplémentaire. Ainsi il faudra pour ce haras, à un hectare par tête, cent quatre hectares (deux cent huit arpents) de pâturage. — Si les juments passent l'hiver à l'écurie, si les étalons y sont tenus toute l'année, on fauchera pour ces derniers les quatre hectares de leur pâturage, et on aura surabondance de foin ; mais il faut des prés particuliers pour faire hiverner les juments qui ont pâturé l'été, comme il faudrait leur porter quelque fourrage si elles passaient l'hiver au parc.

Voici le croît du haras et l'entretien du pâturage : Cent juments produisent pour l'ordinaire, en un an, soixante-dix poulains ; on peut, en effet, évaluer à trente celles qui ne retiennent pas ou qui avortent, et ajouter que quelques poulains meurent en naissant, d'autres à la mamelle. — Chaque poulain consomme depuis le sevrage jusqu'à l'âge de quatre ans, terme moyen, le produit d'un demi-hectare, et si, pendant quatre ans de suite, on obtenait annuellement soixante-dix poulains, sans en perdre ou en vendre un seul, on en aurait, au bout de quatre ans, deux cent quatre-vingts, qui exigeraient cent quarante hectares qu'il faudrait ajouter aux cent quatre dont il a été parlé, sans y comprendre les prés à faucher pour l'hivernage. D'après ce calcul, on peut voir quelle étendue de terrain serait nécessaire pour le haras parqué dont il s'agit ; il ne peut au reste convenir qu'à l'État ou à un grand propriétaire ; mais en observant les mêmes proportions, on peut le réduire à une beaucoup plus petite échelle. Ces haras, au reste, ne peuvent être avantageux que dans des localités particulières.

Il est utile de combiner l'économie des haras parqués avec l'engraissement des bœufs. L'avantage de cette combinaison est de prévenir la détérioration de la prairie : chaque espèce pâturant les plantes qui lui conviennent, le fonds n'est pas envahi par les plantes parasites, dédaignées par l'une ou par l'autre. On a cru remarquer que, sur un fonds maigre, la proportion entre les animaux pâturants pouvait être, par cheval, de deux bœufs ou trois ou quatre vaches ; sur un médiocre, un bœuf ou deux vaches par cheval ; sur un excellent, un bœuf pour deux chevaux. Dans les plaines de la Normandie, où l'on se livre avec une ardeur égale à l'élève des chevaux et à l'engraissement des bœufs, on est convaincu qu'un herbage de cent bœufs ne peut être pâturé avec profit qu'en y mettant dix chevaux pour consommer les plantes refusées par les bêtes d'engrais.

— 4° *Haras d'écurie*. Dans ces sortes de haras, non-seulement les étalons, mais encore les juments et les poulains pâturent peu ou même nullement. Ils ne sortent de l'écurie que pour être menés à la promenade, à l'abreuvoir ou au travail ; car il est très-convenable de soumettre au travail les étalons et les poulinières. Ce n'est même qu'autant que les poulains sortiront souvent pour respirer le grand air et se livrer à beaucoup d'exercice, qu'ils pourront être élevés à l'écurie : c'est ce qui se pratique en Angleterre, où l'on voit de beaux et bons chevaux qui n'ont jamais pâturé. — Comme ils ont pris leur nourriture au râtelier en quittant la mamelle, *ils portent beau ;* tandis que les poulains qui paissent immédiatement après le sevrage sont exposés à prendre l'encolure basse. Ils seront rarement *bien placés,* et leur éducation sera toujours moins facile.

On a cru observer que les poulains d'écurie étaient, moins que ceux de pâturage, sujets à la gourme, ou que du moins elle était moins grave chez eux, qu'il en était de même de plusieurs affections catarrhales souvent épizootiques. Au reste, ces haras n'eussent-ils sur les parqués aucun avantage, leur fussent-ils inférieurs, exigeassent-ils des frais beaucoup plus grands, ils sont les seuls qu'on puisse établir dans les lieux où l'agriculture est trop riche pour tolérer le pâturage libre.

Les haras d'écurie exigent beaucoup de soin et de vastes emplacements bien tenus. — Pour peu qu'un haras de ce genre soit considérable, il exige huit écuries, dont chacune avec une destination particulière ; car ici le pêle-mêle aurait de bien plus grands inconvénients qu'au pâturage.

1re écurie, pour les étalons, chacun dans une stalle particulière, d'un tiers plus grande que pour un cheval hongre. — 2ᵉ pour les juments vides, assez souvent disposées à quereller celles qui sont pleines. Comme elles sont généralement très-pacifiques entre elles, il n'y a pas nécessité de les isoler dans des stalles. — 3ᵉ pour les juments pleines, dans des stalles qu'on double au moment de la parturition, en enlevant une cloison mitoyenne. — 4ᵉ pour les nourrices avec les nourrissons, chaque ménage dans une double stalle fermée ; car un poulain qui sort de sa stalle pour y rentrer à volonté peut, plus facilement qu'au pâturage, s'adresser à une étrangère, et être reçu à coups de pieds. — 5ᵉ pour les poulains, depuis le sevrage jusqu'à dix-huit mois. Ils n'y seront pas attachés ; les sexes pourront encore y être confondus, à moins de précocité, ce qu'on doit observer avec attention. — 6ᵉ pour les poulains ayant plus de dix-huit mois, jusqu'au moment où ils seront coupés ou réservés pour servir d'étalons. — 7ᵉ pour les pouliches qui ont dépassé dix-huit mois. — 8ᵉ pour les malades ; dans le cas d'affections contagieuses, une infirmerie ne suffirait pas.

Plusieurs compartiments dans la même écurie en suppléeraient difficilement la multiplicité ; de simples cloisons à hauteur d'appui ne suffisent pas pour séparer les étalons des juments, les poulains sevrés de leur mère, les animaux sains des malades. — Mais, comme il faut à peu près tous ces soins pour l'hivernage des haras parqués qui ne passent pas en plein air la saison froide, on sentira l'opportunité de n'avoir que des haras domestiques d'écurie, partout où le terrain sera fertile et l'agriculture perfectionnée.

— A l'article RACES nous parlerons des qualités et des soins des étalons et des juments, ainsi que des règles qui doivent présider aux appareillements, aux croisements, etc. (*Voy.*, pour complément de cet article, les mots ACCOUPLEMENT, GESTATION, PARTURITION, ALLAITEMENT, POULAINS, RACES, etc.)

HARPER. Se dit du mouvement de flexion convulsive qui a son siége dans les jarrets des chevaux atteints de la singulière affection nommée *éparvin sec*. (*Voy.* ce mot.)

HAUT-MAL. (*Voy.* ÉPILEPSIE.)

HECTIQUE (FIÈVRE). Nom donné à la fièvre résultant d'une maladie chronique, d'une lésion d'un ou de plusieurs organes, et à la suite de laquelle l'animal qui en est atteint tombe dans un amaigrissement extrême ou le marasme. Cette fièvre, qui, d'après notre définition, n'est pas une maladie par elle-même, peut être produite par plusieurs causes, telles que des évacuations trop abondantes, naturelles ou provoquées, une fatigue excessive et des travaux trop pénibles, le manque d'aliments nécessaires ou l'usage de ceux qui sont peu nourrissants, des sueurs excessives, un allaitement trop longtemps prolongé, surtout quand l'animal qui nourrit est très-faible et que ses petits sont très-vigoureux.

Chez les animaux comme chez l'homme, l'invasion de cet état morbide est presque toujours obscure. Dans les premiers temps le corps de l'animal semble conserver son embonpoint habituel ; la diminution de ses forces est à peine sensible ; son pouls s'accélère à peine lorsqu'il a mangé ou fait un peu d'exercice ; les digestions sont assez régulières ; cependant l'appétit diminue, les évacuations sont rares et la fatigue succède au moindre exercice. Ces symptômes ayant été en augmentant pendant quelques semaines, il survient ensuite des mouvements de fièvre passagers ; plus tard la fréquence du pouls et l'élévation de la chaleur deviennent permanentes ; la diminution des forces et l'amaigrissement, qui étaient peu marqués d'abord, sont alors manifestes ; l'animal est triste, abattu ; il a continuellement soif, conserve un peu d'appétit, et rend des matières tantôt dures et noires, tantôt liquides et jaunâtres ; la respiration est accélérée par le plus léger mouvement qu'il fait; les urines sont plus rares que dans l'état ordinaire, et la peau, d'abord sèche et un peu rude, devient humide, surtout vers le front et le col. Enfin, l'amaigrissement est porté jusqu'au marasme; les yeux s'enfoncent dans leurs orbites; les os font saillie à travers les téguments amincis; les muscles eux-mêmes se dessinent au-dessus d'eux, et forment dans quelques endroits des espèces de cordes; la sécheresse et l'adhérence de la peau sont surtout remarquables sur les côtes qui offrent entre elles des enfoncements demi-circulaires; le ventre est rentré en dedans; les membranes muqueuses apparentes se décolorent, et il se manifeste un engorgement œdémateux des régions les plus éloignées du centre, particulièrement dans les parties inférieures et le fourreau; les poils semblent être soulevés ou piqués; quelquefois ils tombent; bientôt l'animal cesse tout à fait de manger; le dévoiement, après avoir alterné avec la constipation, devient continu; le pouls est de plus en plus faible, les sueurs plus abondantes; la faiblesse fait des progrès continuels; les yeux s'entr'ouvrent à peine; le corps du malade ressemble à celui d'un squelette, et la mort survient presque toujours à la suite de la série de phénomènes que nous venons d'énumérer.

La fièvre hectique, dont la durée moyenne est de quatre à six mois, peut néanmoins, quoique rarement, avoir une issue heureuse; mais son pronostic varie toujours selon que la cause de sa production peut ou ne peut pas être éloignée, selon que la maladie qui l'a déterminée est récente ou parvenue à un degré avancé, selon que les symptômes sont stationnaires, qu'ils s'exaspèrent ou s'adoucissent, selon enfin les différents remèdes employés pour son traitement.

A l'ouverture des cadavres, l'existence d'une altération notable dans quelques parties prouve que la fièvre dite *hectique* était purement symptomatique.

— Il n'y a point de remèdes particuliers contre la fièvre hectique : le seul moyen de la prévenir, d'en ralentir les progrès, c'est d'éloigner la cause que l'on suppose avoir occasionné la maladie principale. Si des évacuations excessives et fréquentes y ont donné lieu, il faut les modérer; si de grandes fatigues, des travaux pénibles l'ont déterminée, il faut les suspendre tout à fait ou les proportionner aux forces de l'animal. On prescrira un régime nourrissant pour les animaux qui auront été privés d'aliments; on variera les breuvages, suivant la période de la maladie, l'état des forces. — D'abord on prescrira des boissons adoucissantes qui seront faites avec des décoctions de guimauve, de réglisse, de graine de lin, d'orge ou de son. A une époque plus avancée de la maladie, on donnera des breuvages toniques, dans lesquels on fera entrer la racine de gentiane, la petite centaurée ou l'absinthe. On cherchera à suspendre le dévoiement avec de fortes décoctions de riz et de têtes de pavot; on aura recours à l'extrait aqueux d'opium uni à l'écorce de chêne, et, si les animaux valent la peine d'être conservés, on joindra à ces différents moyens l'emploi simultané de tous les secours hygiéniques qui conviendront à leur position particulière.

HELMINTHAGOGUES. (*Voy.* ANTHELMINTIQUES et VERMIFUGES.)

HÉMATOCÈLE. Engorgement des bourses produit par une infiltration de sang dans le tissu cellulaire de ces parties, ou par un épanchement du même liquide dans la tunique vaginale du testicule, survenu à la suite de coups ou de violences exercées sur cette région. — Accident extrêmement rare, quelquefois difficile à distinguer de l'*œdème* et de l'*hydrocèle* (*Voy.* ces mots), et n'exigeant d'autre traitement que celui de ces deux maladies.

HÉMATURIE, PISSEMENT DE SANG. Sortie par les voies urinaires d'un sang plus ou moins foncé en couleur, et venant des reins, ou des uretères, ou de la vessie. La dénomination d'*hématurie* n'exprime donc qu'un symptôme qui peut lui-même appartenir à des affections bien différentes les unes des autres.

— *Causes.* Toutes les lésions mécaniques des reins, des uretères, de la vessie ou de l'urèthre par un instrument acéré, ou par la présence d'un calcul garni d'aspérités, les coups sur les reins, les secousses violentes, les efforts pour porter ou traîner un fardeau trop considérable, peuvent produire l'hématurie. Mais, dans ces cas, il y a presque toujours déchirure ou rupture de quelque vaisseau, tandis qu'il y a seulement exhalation de sang à la surface de la membrane irritée lorsqu'elle est l'effet des causes suivantes : abus des diurétiques trop actifs, administration des cantharides, de la térébenthine, de violents purgatifs. Les bestiaux qui vont pâturer dans les bois, où ils mangent de jeunes pousses de chêne, sont fréquemment atteints de pissement de sang. Cet accident s'observe chez les bêtes qui ont souffert pendant l'hiver, et qui au printemps sont mises dans de bons pâturages. C'est une observation qu'on a faite particulièrement dans l'Auvergne, où toutes les vaches jeunes ou vieilles qui au printemps sont achetées à l'état de maigreur, et que l'on met immédiatement dans les montagnes, ne tardent pas à pisser le sang ; mais, dans ce cas, le phénomène est peu dangereux, et ne tarde pas à disparaître. Les bœufs et les vaches que l'on envoie le matin ou pendant la nuit dans des pâturages gras où se trouvent la renoncule scélérate, le colchique, le réveille-matin, etc., sont exposés à contracter l'hématurie, qui peut quelquefois leur devenir funeste.

— *Symptômes.* Ils sont à peu de chose près identiques à ceux de l'inflammation des reins ou de la vessie. (*Voy.* NÉPHRITE et CYSTITE.)

— Le *traitement* doit varier selon l'intensité de la maladie et la cause d'où elle procède. Le repos, la diète, les lavements simples, quelques boissons délayantes et une seule saignée, suffisent ordinairement lorsque l'hématurie est récente et modérée. Si l'irritation est forte, il faut administrer en abondance des breuvages et des lavements de mucilage de graine de lin, et avoir recours à une ou plusieurs saignées. L'administration du camphre convient très-bien lorsque le pissement de sang est occasionné par les cantharides. M. Levrat, de Lausanne, a employé avec succès l'eau de créosote à la dose de deux onces par jour, et en même temps le sous-carbonate de fer à la dose d'une demi-once par jour, dans une circonstance où le sang, au lieu d'être uniformément mélangé à l'urine, était au contraire disposé en petits caillots, et paraissait provenir d'un rein. — Le cheval qui fait l'objet de cette observation avait été soumis à une course forcée. — Nous ne devons pas nous étendre davantage sur un accident qui est rarement essentiel, mais presque toujours un des symptômes d'autres maladies décrites dans cet ouvrage.

HÉMIPLÉGIE. Paralysie d'une moitié latérale du corps, occasionnée le plus souvent par une compression, ou une altération quelconque du globe cérébral, du côté opposé à celui qui est paralysé. — Affection extrêmement rare chez les animaux, et par conséquent très-peu connue en médecine vétérinaire.

HÉMOPTYSIE. Hémorrhagie de la membrane muqueuse pulmonaire, caractérisée chez les animaux par la sortie, par les naseaux, d'une quantité plus ou moins considérable d'un sang vermeil et écumeux. L'hémoptysie, rare chez les animaux, est toujours un signe très-fâcheux, et se fait parfois remarquer dans le cours de certaines *pneumonies.* L'hémoptysie, de même que l'hématurie, n'est donc qu'un *symptôme*, et ne constitue pas une affection spéciale. — Quelquefois cependant l'hémoptysie, au lieu de dépendre d'une violente inflammation de la partie qui en est le siége, est occasionnée par une plaie pénétrante de poitrine, ou par une lésion mécanique du poumon. (*Voy.* PNEUMONIE et PLAIES PÉNÉTRANTES DE POITRINE.)

HÉMORRHAGIE. On donne ce nom à toute espèce d'écoulement de sang hors des vaisseaux destinés à le contenir, avec ou sans rupture de leurs parois. De là la division des hémorrhagies en *externes* et en *internes,* en *traumatiques* et en *spontanées.* Ces dernières, que l'on qualifie aussi d'*actives* ou de *passives,* suivant qu'elles résultent de l'augmentation de la force (action organique) des vaisseaux capillaires, ou qu'elles proviennent d'une faiblesse générale, se rencontrent beaucoup moins souvent chez les animaux que chez l'homme, et sont déterminées par un afflux trop considérable de sang à la surface ou à l'intérieur des tissus , ce qui donne lieu à l'exhalation ou à l'extravasation de ce liquide dans les parties qui en sont le siége.

— HÉMORRHAGIES SPONTANÉES. Ces hémorrhagies peuvent avoir lieu dans la plupart des organes, particulièrement dans les membranes muqueuses, séreuses, le tissu cellulaire et quelques organes parenchymateux. Dans quelques cas, le sang s'échappe simultanément par plusieurs voies ; mais le plus souvent ces sortes d'hémorrhagies n'ont lieu que par une seule. Lorsqu'elles sont *actives,* on les observe surtout chez les animaux jeunes, robustes, vigoureux, abondamment nourris et soumis à la plupart des causes qui peuvent donner lieu à la pléthore ; quand elles sont *passives,* au contraire, elles se manifestent de préférence chez les sujets lymphatiques, débiles, affaiblis par de longues maladies, par de grandes fatigues, ou par toute autre cause.

Des aliments trop abondants ou trop nourrissants, l'inaction pendant plusieurs jours ou plusieurs semaines, des exercices violents, une course rapide, de grandes chaleurs, une longue exposition à l'ardeur du soleil, la suppression d'évacuations accoutumées, etc., etc., en un mot tout ce qui augmente la masse, le volume ou la vitesse du sang, paraît favoriser le développement des hémorrhagies spontanées. Quant aux symptômes qui les caractérisent, ils varient suivant que le sang s'épanche à l'intérieur, ou qu'il s'échappe au dehors ; dans ce dernier cas, son écoulement plus ou moins abondant en est le principal phénomène. Il est rare que l'on puisse voir ce liquide transsuder des parties qui l'exhalent ; presque toujours il sort par une ouverture plus ou moins éloignée du lieu où il a été exhalé ; tantôt il est vermeil ou noirâtre, tantôt liquide ou caillé, pur ou mêlé de diverses substances liquides, solides ou gazeuses ; sa quantité peut n'être que de quelques onces ou s'élever à plusieurs. A cet écoulement de sang se joignent assez ordinairement quelques troubles dans les organes où il est exhalé, ou qu'il traverse avant de parvenir au dehors ; dans le cas d'épanchement intérieur, la compression de la partie où se trouve la collection sanguine donne lieu aux principaux phénomènes.

L'écoulement du sang hors des vaisseaux destinés à le contenir produit chez les animaux un affaiblissement proportionné à la quantité de ce liquide que perd l'animal. Si cette quantité est petite, les forces du sujet, surtout s'il est robuste, n'en sont pas diminuées ; l'hémorrhagie, au contraire, est-elle abondante, excessive, on voit bientôt survenir une diminution progressive dans l'action des muscles, le ralentissement dans les battements du pouls, le refroidissement des extrémités, quelquefois même des mouvements convulsifs.

Dans les hémorrhagies actives, le sang est vermeil; le plus communément, il est exhalé dans un seul organe, et son écoulement est accompagné de chaleur, de fréquence et de plénitude dans le pouls : symptômes qui diminuent quand le sang s'échappe, et disparaissent en grande partie quand il a coulé en certaine quantité.

Les hémorrhagies *passives* surviennent sans aucun symptôme précurseur. Le sang qui s'écoule est souvent noirâtre, peu susceptible de se coaguler, et sort quelquefois par plusieurs voies ; cette hémorrhagie augmente la faiblesse, et la langueur qui existait avant cette évacuation est encore plus marquée après qu'elle a eu lieu.

Dans les cas, beaucoup plus nombreux, où les hémorrhagies ne sont ni actives ni passives, elles ont lieu aussi sans qu'on puisse les prévoir. Elles ne causent ni mieux ni affaiblissement sensibles : l'animal qui les a éprouvées se trouve à leur suite dans le même état qu'auparavant ; elles ne l'affaiblissent qu'autant qu'elles deviennent considérables.

La durée des hémorrhagies spontanées n'a rien de fixe : lorsque le sang est épanché dans quelque cavité ou versé dans un conduit qu'il doit parcourir avant de paraître au dehors, il est impossible de connaître exactement le temps pendant lequel son écoulement peut avoir lieu. Quelques hémorrhagies sont instantanées, d'autres se prolongent pendant plusieurs jours, plusieurs semaines et plusieurs mois : le plus souvent la terminaison en est heureuse. Il en est qui sont susceptibles de changer de siége, ont une grande tendance à se reproduire, et cette tendance est d'autant plus prononcée, qu'elles ont reparu un plus grand nombre de fois.

— *Traitement*. Il doit être subordonné aux différentes formes que ces sortes d'hémorrhagies affectent, à leurs causes et à leur siége. — L'hémorrhagie est-elle *active,* il faut, si elle est modérée, se borner à éloigner toutes les circonstances qui pourraient l'augmenter, placer l'animal dans une température douce, le débarrasser de tout ce qui pourrait exercer sur lui une compression capable de favoriser la stagnation du sang, tâcher de le faire tenir dans une attitude telle que la partie d'où s'échappe ce liquide soit élevée ; on doit en outre le maintenir dans le repos et lui faire prendre peu ou point d'aliments nourrissants. — Si l'hémorrhagie est très-abondante, si elle produit une faiblesse assez grande pour qu'il soit nécessaire de l'arrêter, on joindra aux moyens ci-dessus indiqués l'usage des boissons fraîches et acidulées ; on maintiendra l'animal à une diète plus sévère et dans un endroit frais. Si ces moyens sont insuffisants, si le pouls conserve encore de la fréquence et de la force, on aura recours à la saignée, qui, en diminuant la rapidité du cours du sang, éloignera une des circonstances les plus propres à prolonger l'hémorrhagie. Bien entendu qu'il faudrait s'en abstenir, si déjà la faiblesse de l'animal était devenue considérable par suite d'une perte excessive de sang. Dans ce cas, on tâcherait de se rendre maître de l'hémorrhagie par l'application de liquides très-froids, astringents, fortement acidulés, soit sur la partie affectée, et mieux dans son voisinage, soit dans les endroits où l'impression du froid produit une sensation plus vive. — On emploiera aussi ce dernier moyen dans le cas d'une hémorrhagie passive qu'il importe toujours de suspendre, et, en pareil cas, on se servira avec avantage de solutions d'alun, d'acétate de plomb, d'acide sulfurique, d'alcool pur, de la compression et du tamponnement. A l'intérieur, on donnera des breuvages astringents, toniques et amers, composés avec l'écorce de chêne, l'acide sulfurique ou l'alun ; on cherchera, de plus, par des applications toniques, à fortifier les parties qui ont versé le sang. Dans ces différentes circonstances, on fera en sorte de tenir l'animal dans un endroit propre, sec et bien aéré ; on ne lui présentera aucun aliment avant que l'hémorrhagie soit entièrement suspendue, et on attendra au moins dix ou douze jours après sa guérison pour le faire travailler.

L'hémorrhagie n'est-elle ni active ni passive, elle n'exige le plus souvent aucun remède actif ; presque toujours, lorsqu'elle est faible et modérée, elle s'arrête d'elle-même, et on ne doit chercher à la faire cesser que lorsqu'elle se prolonge au point de déterminer un affaiblissement considérable ; alors on doit tâcher de la suspendre par les moyens dont nous avons déjà parlé, et, lorsqu'on y est parvenu, il faut chercher à prévenir sa reproduction, d'après les indications fournies par les différentes causes qui l'ont déterminée.

— HÉMORRHAGIES TRAUMATIQUES ou *par division de tissu*. Les hémorrhagies par division de tissu, ou, en d'autres termes, les pertes de sang considérées comme accidents des plaies, dépendent ordinairement de blessures faites aux veines, aux artères, aux vaisseaux capillaires, pendant une opération. Presque toujours elles ont lieu au moment même où la plaie est faite ; cependant il arrive quelquefois qu'elles ne surviennent qu'au bout de plusieurs jours, soit parce que les moyens employés pour les arrêter ont manqué leur effet, soit parce que l'orifice du vaisseau ouvert est fermé par une eschare, comme dans les plaies d'armes à feu, soit enfin parce que cet orifice est contus, froissé. Dans le premier cas, l'hémorrhagie arrive lorsque le moyen employé pour l'arrêter n'oppose plus une résistance suffisante à l'effort du sang ; dans le second, elle se manifeste à la chute de l'eschare, et, dans le troisième cas, après l'affaissement des parties, lorsque la suppuration commence à s'établir. On s'en aperçoit au sang qui s'échappe et coule abondamment.

L'espèce de vaisseau qui laisse échapper le sang, la situation de ce vaisseau, l'instrument qui l'a ouvert, l'état de l'animal, sont autant de circonstances qui influent sur les suites de ces hémorrhagies, et qui doivent conséquemment être prises en considération.

L'hémorrhagie veineuse est toujours moins considérable et moins dangereuse que celle qui vient des artères, quoique cependant celle qui a lieu par une grosse veine puisse aussi produire les accidents les plus graves, surtout quand la veine qui la détermine est située dans une cavité, où, par suite de la section ou de la rupture de ce vaisseau, le sang vient à s'épancher en grande abondance. L'hémorrhagie veineuse se reconnaît à la couleur noire du sang, à l'uniformité et à la continuité de son écoulement, qui augmente quand les muscles de la partie se contractent, et qui s'arrête lorsque l'on comprime le vaisseau au delà de l'ouverture du côté opposé au cœur.

L'hémorrhagie artérielle, qu'il serait difficile de confondre avec la précédente, à cause de la couleur du sang qui s'écoule avec une grande rapidité par jets vermeils et saccadés, est toujours dangereuse. Le danger qu'elle présente est d'autant plus grand que l'artère ouverte est plus considérable, plus rapprochée du tronc et plus profondément située. On peut même dire, d'une manière générale, que, quel que soit le vaisseau qui fournit l'hémorrhagie, cette hémorrhagie est toujours plus à craindre quand ce vaisseau (veine ou artère) est interne, que lorsqu'il est à l'extérieur : c'est ainsi que l'impossibilité d'employer aucun moyen mécanique ou chirurgical rend quelquefois mortelle l'ouverture d'un très-petit vaisseau. L'artère étant située à l'extérieur, l'hémorrhagie est encore plus ou moins grave, suivant que l'artère d'où le sang s'échappe a été ouverte dans une opération de chirurgie, ou accidentellement dans une plaie. Dans le premier cas, le vétérinaire, ayant calculé toutes les chances de l'opération et prévu l'ouverture du vaisseau, a préparé tout ce qui est nécessaire pour arrêter l'hémorrhagie ; — dans le second au contraire, l'animal, après avoir été blessé, court le risque, étant éloigné de tout secours, de périr avant qu'on ait pu appeler auprès de lui une personne capable de lui prodiguer les soins dont alors il se trouve avoir un si pressant besoin.

Les hémorrhagies traumatiques des vaisseaux capillaires sont les plus faciles à arrêter; elles ne peuvent devenir graves qu'à raison de l'organisation spéciale des tissus qui en sont le siége.

Telles sont les principales circonstances qui rendent ces différentes hémorrhagies plus ou moins dangereuses.

Examinons maintenant les moyens que l'art emploie pour les arrêter, et voyons quels sont les avantages et les inconvénients que chacun d'eux peut présenter. Ces moyens sont les réfrigérants, les absorbants, les astringents, la cautérisation, la compression, la ligature et la torsion.

— *Réfrigérants.* L'air et l'eau plus ou moins froide doivent être considérés comme les meilleurs réfrigérants que l'on puisse employer pour combattre certaines hémorrhagies : aussi, dans certaines circonstances, soumet-on à l'influence de l'air les plaies qui fournissent, par une multitude de pores capillaires, un suintement sanguin un peu plus considérable que ne semble le comporter la petitesse des vaisseaux divisés ; dans d'autres, on se sert de l'eau froide pour faire des aspersions, des affusions, des lotions, des injections ; on l'emploie sous forme de neige ou de glace pilée que l'on enferme dans une vessie, que l'on applique momentanément sur les parties qui sont le siége de l'hémorrhagie. Mais, il faut le dire, on n'en fait guère usage que comme auxiliaire, dans les cas où les hémorrhagies, abandonnées à elles-mêmes, finiraient par s'arrêter spontanément, et dans ceux où son emploi offre moins d'inconvénients, et est plus facile que celui des autres moyens. Ces réfrigérants ne seraient pas suffisants pour arrêter une hémorrhagie provenant de l'ouverture d'un ou de plusieurs vaisseaux importants. Quoi qu'il en soit, ils peuvent être utiles lorsqu'il s'agit d'une hémorrhagie à laquelle la cautérisation, la ligature, la compression, ne pouvant être opposées, il ne reste plus d'autre ressource que de chercher à exciter directement la contractilité du tissu de la peau, afin de déterminer par sympathie le resserrement des vaisseaux ouverts. Des aspersions, des affusions d'eau très-froide sur le ventre, sur les reins, les cuisses, des injections de même nature dans le vagin, parviennent souvent à arrêter, après la mise bas, une hémorrhagie de la matrice ; des aspersions d'eau froide sur le chanfrein, des injections de même nature dans les naseaux, peuvent arrêter l'hémorrhagie nasale.

— *Absorbants.* Les absorbants employés pour arrêter les hémorrhagies sont en général des corps mous et spongieux qui, appliqués sur une surface saignante, s'imbibent de la partie séreuse du sang, favorisent la formation rapide des caillots, et forment avec eux un corps plus ou moins dur. Les substances absorbantes le plus usitées sont la charpie ou la filasse, l'étoupe hachée, l'agaric, l'amadou bien poreux et peu battu, l'éponge sèche et très-fine, la colophane réduite en poudre impalpable, le plâtre très-fin. Assez généralement on a recours à ces absorbants dans les hémorrhagies légères qui se font *en nappe,* c'est-à-dire par toute la surface des plaies ; encore faut-il soutenir ceux qu'on applique sur les parties lésées par une compression méthodique assez forte pour favoriser l'oblitération des petits vaisseaux qui ont été divisés. Les absorbants ne sont guère indiqués que dans ces circonstances, et ils seraient tout à fait inefficaces si un tronc artériel d'un assez gros calibre était ouvert.

— *Astringents.* Ces remèdes, qui agissent en déterminant un froncement ou une espèce de crispation dans les vaisseaux ouverts, dont ils resserrent en quelque sorte le tissu, ne peuvent guère être utiles que pour arrêter les hémorrhagies formées par de très-petites artères sur lesquelles il est impossible d'agir immédiatement. Aussi presque toujours les emploie-t-on dans les mêmes circonstances que l'eau froide ou les réfrigérants. Jamais on ne doit compter sur leur action pour des vaisseaux volumineux, à moins qu'on ne seconde leurs effets par un bandage suffisamment serré ; mais alors il vaut mieux encore se servir d'étoupe très-fine ou de tout autre absorbant, parce que les astringents ont l'inconvénient d'irriter les parties sur lesquelles on les applique et d'exciter une trop grande inflammation. Les substances réputées astringentes sont l'eau alumineuse (dissolution saturée à froid de sulfate d'alumine et de potasse [alun]), l'eau de Rabel (mélange d'acide sulfurique et d'alcool) étendue d'eau, le vinaigre, les acides sulfurique et nitrique très-affaiblis, l'alcool rectifié, les solutions de vitriol bleu, de vitriol vert (sulfate de cuivre, sulfate de fer).

— *Cautérisation.* Elle se pratique avec un fer rouge ou avec des caustiques. Ces derniers sont peu usités. L'eschare qu'ils forment est trop molle et se détache trop promptement pour qu'on puisse la regarder comme propre à arrêter d'une manière solide une hémorrhagie fournie par une grosse artère. L'oxyde rouge de mercure (précipité rouge), l'acide arsénieux (arsenic blanc), les acides minéraux concentrés, le nitrate acide de mercure, le chlorure d'antimoine (beurre d'antimoine) sont susceptibles, il est vrai, de produire des eschares ; mais le mode d'action de ces différentes substances est si peu sûr et l'emploi en est quelquefois si difficile, que leur usage est presque entièrement abandonné aujourd'hui. Cependant, si l'hémorrhagie provenait d'une surface ulcérée, qu'il faudrait modifier pour en changer la nature, on pourrait sans inconvénient faire usage des acides généraux concentrés, du beurre d'antimoine ou de nitrate acide de mercure, surtout si l'application du cautère actuel était devenue impossible.

On a recours, au contraire, à l'application du feu toutes les fois que l'artère est trop petite, qu'elle se trouve située dans une partie dont la mollesse rend la compression difficile et la ligature impossible ; dans ce cas, le cautère actuel réussit presque toujours. Le feu est toujours préférable aux caustiques, parce qu'il est plus facile de diriger et de limiter son action ; il agit d'une manière instantanée, la douleur qu'il produit, bien que très-vive, est plus supportable que celle qui résulte de l'application des caustiques ; elle ne se prolonge pas au delà de quelques secondes, et ne dure qu'autant que l'instrument brûlant est en contact avec les parties. Le cautère actuel produit en outre une eschare plus sèche, plus dure, qui tombe plus difficilement et arrête plus efficacement l'hémorrhagie que celle qui est déterminée par des caustiques ; on doit le préférer à ces derniers, toutes les fois que le vaisseau ou la surface que l'on veut cautériser n'est avoisinée par aucun organe sur lequel une chaleur vive puisse produire une impression fâcheuse.

Pour pratiquer la cautérisation actuelle, dans les cas dont il s'agit, il faut appliquer sur le vaisseau divisé, ou sur la surface saignante, une éponge fine ou une boulette de charpie ou d'étoupe, pour absterger le sang, et, au moment où l'une des mains l'enlève brusquement, la remplacer par un cautère chauffé à blanc, que l'on maintient assez longtemps sur la partie pour former une eschare suffisante. (*Voy.* CAUTÉRISATION.)

En général, il vaut mieux brûler trop que trop peu, parce que l'extrémité du vaisseau étant détruite, celui-ci deviendrait plus difficile à trouver et à atteindre, s'il survenait une hémorrhagie consécutive ; quelquefois même il est nécessaire de cautériser plusieurs fois de suite pour dessécher de plus en plus l'eschare. La cautérisation étant faite, on recouvre l'endroit cautérisé avec de l'agaric, que l'on maintient en place à l'aide d'un plumasseau d'étoupe et d'un appareil convenable. Mais les moyens véritablement efficaces pour arrêter l'hémorrhagie qui résulte de l'ouverture d'une grosse artère sont la compression et la ligature.

— *Compression.* La compression consiste à exercer sur une artère ouverte, au moyen du doigt, d'une bande, d'un lien, d'un instrument ou d'une machine quelconque, une pression suffisante pour empêcher le sang de couler, et pour donner à la nature le temps de travailler à la cicatrisation du vaisseau ouvert. — On distingue la compression en *médiate* et en *immédiate*, suivant que la première pièce de l'appareil compressif est appliquée à nu sur l'artère ouverte, ou qu'elle n'agit sur le vaisseau qu'à travers une épaisseur plus ou moins considérable des parties molles. — On la distingue encore, relativement à la direction suivant laquelle elle agit sur le vaisseau, en *latérale* et en *directe*. La compression est dite *latérale* toutes les fois qu'elle agit sur un des côtés de l'artère et perpendiculairement à sa longueur ; elle peut être établie sur l'endroit même où l'artère est ouverte. Dans ce cas, elle agit de deux manières différentes, savoir, en soutenant le caillot qui doit fermer l'ouverture de l'artère, et en empêchant qu'il soit déplacé par l'effort du sang, ou bien en appliquant les parois du vaisseau l'une sur l'autre. Cette compression convient surtout pour les artères qui ont un point d'appui solide et qui sont voisines de la peau. La compression *directe*, exercée à l'extrémité d'une artère coupée en travers, ne contribue en rien au changement de forme de cette artère ; elle agit seulement en résistant à l'effort que le sang fait pour s'échapper, de sorte qu'elle est bien moins propre à opérer l'oblitération du vaisseau ouvert que la compression dite *latérale*. Aussi ce mode de compression ne peut convenir que dans les cas où les parties sur lesquelles on l'exerce trouvent dans leur propre structure ou dans la solidité des parties voisines une résistance suffisante pour lui servir de point d'appui : c'est ainsi qu'on emploie avec avantage le tamponnement des fosses nasales pour arrêter l'épistaxis. Nous ne nous arrêterons pas à faire connaître les divers procédés que l'on met en usage pour pratiquer ces différents modes de compression : de semblables détails allongeraient cet article déjà peut-être un peu trop long ; mais, pour suppléer à cette lacune, nous allons indiquer, d'après Vatel, comment on doit exercer la compression quand on veut parvenir à arrêter le sang qui s'écoule au dehors pendant une opération.

La compression, dit Vatel, peut être simple ou circulaire : la première est exécutée par les doigts d'un aide intelligent ; la seconde a lieu circulairement.

La compression par les doigts d'un aide présente plusieurs avantages. Le cours du sang n'est arrêté que dans le vaisseau qu'il importe de comprimer, les téguments et le tissu cellulaire qui le recouvrent ne sont ni fatigués, ni contus ; quels que soient les mouvements de l'animal, les doigts suivent l'artère et continuent de l'aplatir ; enfin, si l'opérateur a besoin qu'un jet de sang lui fasse connaître la situation exacte des vaisseaux qu'il vient d'ouvrir, l'aide soulève légèrement les doigts et les réapplique aussitôt : ce qui est plus simple, plus facile et plus rapide que de relâcher et de resserrer des instruments plus ou moins compliqués.

Avant de comprimer une artère, il faut s'assurer de sa situation, reconnaître et la place qu'elle occupe et la direction qu'elle affecte. On doit aussi observer l'in clinaison de la surface, plus ou moins solide, sur laquelle elle est placée et qui servira de point d'appui à la compression, afin d'exercer l'effort suivant une ligne perpendiculaire à cette surface.

On peut se servir pour cette compression, ou du pouce, ou des autres doigts. Si l'on se sert du pouce, on l'applique en travers du vaisseau, et l'on comprime comme si l'on appuyait sur un cachet. Si l'on fait usage des doigts, on les range le long du trajet des artères, tandis que le pouce, placé sur le point opposé du membre (chez les petits animaux) ou sur quelque saillie, sert de point d'appui.

La compression, une fois commencée, doit être continuée sans relâche jusqu'à la fin de l'opération ; mais, afin de fournir aux efforts qu'une telle persévérance d'action exige, l'aide devra placer les doigts de la main qui est libre au-dessus de ceux qui pressent sur ce vaisseau, et remédier par cette puissance auxiliaire à la lassitude et à l'engourdissement qui s'emparent de ceux-ci. Ce qu'il est important d'observer, c'est qu'il est moins nécessaire de comprimer fortement qu'avec justesse et d'une manière convenable : la force la moins considérable suffit pour arrêter le cours du sang dans les plus grosses artères, si l'on agit immédiatement sur elles et dans la direction perpendiculaire à la surface qui doit servir de point d'appui.

Compression au moyen d'un lien circulaire. Lorsque l'on pratique des opérations au pied du cheval, il est souvent utile d'interrompre le cours du sang. La compression à l'aide des doigts ne saurait être suffisante : aussi a-t-on recours à un moyen qui consiste dans l'application, autour du paturon, d'une corde mince, que l'on serre à volonté, et au degré nécessaire, à l'aide d'un nœud droit.

Lorsque, pendant l'opération, la compression des artères a été abandonnée par l'aide auquel elle avait été confiée, ou lorsque le lien circulaire, trop lâche, a cessé de produire l'effet désiré, l'*hémorrhagie artérielle* survient. Celle-ci a encore lieu : 1° Lors de la section d'artères d'un volume médiocre et dans lesquelles il a été impossible d'interrompre la circulation, comme on l'observe pendant l'extirpation de tumeurs situées sur les diverses parties du tronc, de l'encolure, etc. ; 2° à la suite de l'ouverture inattendue d'une artère considérable que l'on devait éviter.

Si, à l'instant où le vétérinaire divise un gros vaisseau, le sang jaillit au loin, et si l'écoulement se continue, il faut suspendre l'opération, placer le doigt sur le trajet de l'artère ouverte, suspendre ainsi l'effusion du sang, confier ensuite cette fonction à un aide intelligent, et continuer l'opération. Lorsque cette compression ne peut avoir lieu, il devient nécessaire de faire la ligature de l'artère à mesure qu'il la divise.

Si l'on avait ouvert une veine assez considérable, il faudrait exercer sur elle la compression ou avoir recours à la ligature.

Quand on est parvenu à arrêter une hémorrhagie considérable, il faut continuer cette compression d'autant plus longtemps que l'artère blessée est plus grosse, qu'elle a un point d'appui moins solide, moins immédiat, et que les parties immédiates qui la séparent du moyen de compression sont plus épaisses.

— *Ligature.* La ligature est elle-même une espèce de compression circulaire : elle consiste à entourer l'artère ouverte d'un fil ciré ou d'une espèce de petit ruban composé de plusieurs fils placés les uns à côté des autres, et d'autant plus large que le vaisseau est plus volumineux, puis à *étrangler* en quelque sorte cette artère pour en effacer le calibre, et par là arrêter l'écoulement du sang. Ce moyen est, sans aucun doute, préférable à tous ceux que nous venons d'indiquer, surtout lorsqu'il s'agit de suspendre le cours du sang dans une artère ou une veine un peu volumineuse. Il est plus sûr, moins douloureux que la cautérisation et la compression ; il ne présente presque aucun inconvénient, et on doit y recourir lorsque la disposition de la plaie et la situation des vaisseaux permettent de l'employer.

Pour procéder à la ligature d'une artère, dit Vatel, l'opérateur nettoie la surface de la plaie, écarte les saillies s'il en existe, et cherche à découvrir le vaisseau dans l'endroit où l'anatomie enseigne qu'il est situé. Si une compression éloignée suspend le cours du sang, il la fait cesser un moment, et la découverte du vaisseau devient plus facile. Il saisit ensuite la paroi de l'artère, soit en introduisant une des branches d'une pince anatomique dans sa capacité, soit en la saisissant par ses côtés opposés, et il l'attire au dehors de manière à la faire saillir au delà de la surface de la plaie. Un aide saisit alors le lien par la partie moyenne, qu'il porte sur le côté du vaisseau opposé à ses yeux, et il en ramène vers lui les extrémités en manœuvrant autour de la main de l'opérateur et de la pince ; il fait alors un nœud simple, et, saisissant les extrémités de la ligature à pleine main, il en serre l'anse jusqu'à ce qu'elle n'ait plus qu'un centimètre environ de diamètre ; rapprochant alors la main de cette anse, il applique tout près d'elle ses pouces opposés par leur face dorsale, et il la porte avec eux dans l'intérieur des parties, en même temps qu'il la serre, sans exercer aucune traction sur le vaisseau. Il surmonte ce premier nœud, médiocrement serré, d'un second, sur lequel il tire plus fortement.

Une ligature, pour être bien faite, exige que l'on prenne quelques précautions: elle ne doit, par exemple, embrasser que la tunique du vaisseau et le tissu cellulaire élastique au milieu duquel il est plongé. — Si l'on comprend dans cette ligature des fibres musculaires, elles se coupent trop facilement, ou bien, à l'instant de leur constriction, elles se gonflent, se contractent et s'opposent à ce que le fil soit convenablement serré. — Il en est de même du tissu cellulaire graisseux, qui se divise sous la ligature avec une extrême facilité et qui perd rapidement son volume. Si des nerfs sont liés, le tétanos peut survenir ; enfin, quand on comprend dans l'anse du fil des portions de tissu fibreux, il se coupe très-lentement et retient les ligatures trop longtemps dans les parties.

Il n'y a point d'époque fixe pour la chute des ligatures : elles se détachent au bout d'un temps plus ou moins long, suivant la grosseur de l'artère lésée, la quantité de parties molles qui ont été liées avec elle, la largeur du fil et le degré auquel il a été serré. Rarement cette chute a lieu avant le huitième jour, et rarement après le trentième. Lorsqu'elle se fait attendre longtemps, on l'accélère en tordant la ligature à chaque pansement ; ce qu'il y a de certain, c'est qu'à l'époque où elle a lieu, l'artère se trouve entièrement oblitérée, et l'hémorrhagie ne reparait plus. S'il arrivait que cette oblitération ne fût pas complète, soit parce que la ligature serait tombée trop tôt, soit pour tout autre motif, il faudrait alors pratiquer une autre ligature, sans quoi il surviendrait une nouvelle hémorrhagie.

— *Torsion*. La torsion des artères, qui consiste à saisir avec une pince l'extrémité du vaisseau divisé et à la tordre ensuite avec le même instrument, a été proposée il y a quelques années pour arrêter les hémorrhagies artérielles. Dans certains cas, cette torsion a donné d'heureux résultats ; dans d'autres, elle n'a point réussi. Comme jusqu'à présent la torsion des artères n'a été que très-peu employée chez les animaux, le temps seul pourra nous apprendre ce que l'on doit attendre de l'emploi d'un pareil procédé opératoire.

— Maintenant, en résumant ce que nous avons dit sur les différentes manières d'arrêter efficacement les hémorrhagies traumatiques, on voit qu'elles se réduisent à trois : 1° La *ligature,* qui convient dans le plus grand nombre des circonstances, et peut être regardée comme le moyen le plus sûr et le moins douloureux ; 2° la *compression*, dont on peut faire usage avec avantage dans quelques cas particuliers que nous avons eu soin de citer plus haut ; 3° le *cautère actuel* ou la cautérisation avec un fer rougi au feu. — Nous ajouterons que, quel que soit le procédé auquel on ait recours, on devra toujours chercher, par des pansements méthodiquement faits, à obtenir promptement la guérison des blessures ou des plaies qui ont accasionné l'hémorrhagie. Si l'animal est jeune et vigoureux, on complétera le traitement par l'emploi de la diète, de la saignée, des boissons froides ou acidulées avec l'acide sulfurique, par un repos absolu pendant un certain temps, et, autant que possible, par l'interdiction momentanée de tout mouvement dans la partie qui a été le siége de l'écoulement sanguin.

— HÉMORRHAGIE NASALE (*Epistaxis*). De tous les animaux, le cheval est peut-être

celui qui est le plus exposé à cette hémorrhagie, qui cependant atteint également le bœuf, la brebis, le mouton. L'animal qui en est atteint ne paraît pas
souffrir ; toutes ses fonctions s'exécutent comme à l'ordinaire ; seulement il porte
la tête basse et semble inquiet, et, lorsque l'écoulement du sang a lieu, il coule
plus ou moins abondamment de quelque partie de la membrane muqueuse du
nez, rarement des deux naseaux à la fois. Tantôt ce liquide tombe par gouttes,
s'échappe en ruisseaux ou par flots au moment de l'expiration, tantôt il se coagule dans les fosses nasales, et n'est expulsé que quand l'animal *s'ébroue,* ce qui
lui arrive fréquemment. Alors il en sort des caillots assez gros, et l'hémorrhagie, qui paraissait s'arrêter, se trouve augmentée. Le sang qu'elle fournit, sans
être écumeux, ce qui le distingue de celui qui est rejeté dans l'hémoptysie, est
plus ou moins foncé en couleur ; d'autres fois ces caillots sont assez considérables pour obstruer les narines, et, lorsque l'animal vient à mourir des suites
de cette hémorrhagie, on trouve dans les cavités nasales une plus ou moins
grande quantité de sang coagulé et comme puriforme. Dans d'autres circonstances, on rencontre des ulcérations et des engorgements de la membrane nasale, qui est d'un rouge foncé, si ce n'est quand l'épistaxis résulte d'ulcérations
chroniques, comme dans la morve.

L'épistaxis est rarement spontanée chez le cheval, la brebis ou le bœuf. Le plus
ordinairement cette hémorrhagie est occasionnée chez ces animaux par des
exercices pénibles pendant les grandes chaleurs de l'été, par des harnais trop
serrés et placés dans la région du col, par un trop grand embonpoint, par des
coups, des chutes sur le chanfrein, sur le nez ou sur la tête : un bouvier, par
exemple, qui donnera des coups sur le nez de ses bœufs pour les faire arrêter ou
reculer, un charretier impatient et emporté qui frappera rudement avec le manche
de son fouet sur la tête de ses mules ou de ses chevaux, pourra déterminer une
hémorrhagie nasale chez ces animaux, et les exposera à perdre la vie, suivant la
violence du coup et la quantité plus ou moins grande de sang qui s'écoule par
les naseaux.

— La perte du sang par le nez précède quelquefois ou accompagne la morve du
cheval ; on l'a vue plus d'une fois être déterminée, soit par des substances âcres,
irritantes ou caustiques, qui avaient pénétré accidentellement ou avaient été in-
sufflées à dessein dans les fosses nasales, soit par l'introduction de quelques sangsues dans ces cavités, comme cela arrive quelquefois aux mulets, aux ânes, aux
chevaux qui, pour boire, trempent leur nez dans les eaux bourbeuses ; on doit
même toujours soupçonner l'existence de cette cause, quand l'épistaxis se manifeste peu de temps après que ces animaux ont été abreuvés dans de semblables eaux.

Tout cheval qui a des épistaxis fréquentes, doit, si la cause n'en est pas bien
déterminée, être considéré comme suspect de morve.

— *Traitement.* Lorsque l'écoulement de sang est peu considérable, quand il se
fait goutte à goutte, il est bien rare qu'il ne s'arrête pas de lui-même, surtout si l'on
a soin : 1° De laisser pendant quelque temps l'animal au repos ; 2° de le mettre
dans un lieu frais ; 3° de lui donner moins de nourriture que de coutume. Mais il
n'en est pas toujours ainsi, et souvent on est obligé de recourir à des moyens plus
énergiques. Quand, par exemple, les coups portés sur la tête de l'animal ont été
assez violents pour faire soupçonner une inflammation de la membrane du nez,
on doit le saigner, lui donner pour toute nourriture de l'eau blanchie par le son
et la farine d'orge. Si l'hémorrhagie persiste, on répète la saignée, on fait de fréquentes lotions sur la tête de l'animal avec des décoctions astringentes, de l'eau
très-froide, et surtout de l'eau glacée, quand il est possible de s'en procurer ; si ce
traitement est sans effet, on injecte dans les naseaux une forte décoction de noix
de galle et de racine de grande consoude, et l'on doit continuer ces injections
pendant trois ou quatre jours après la suspension de l'hémorrhagie. L'écoulement
persiste-t-il encore, il faut avoir recours au tamponnement des fosses nasales,
que l'on fait avec un morceau de linge cousu en forme de sac, et dans lequel on
introduit graduellement de l'étoupe : on fait entrer ce tampon dans la narine af-

fectée, et on en prévient la sortie en enveloppant la tête de l'animal et en tenant des bandages matelassés sur le chanfrein. Mais ce moyen de compression, dont au reste on n'obtient pas toujours le succès désiré, n'est applicable que lorsque l'épistaxis a lieu seulement d'un côté ; car si l'on introduisait ce tampon dans les deux naseaux à la fois, la respiration ne pouvant plus s'effectuer à cause de la présence de ce corps étranger dans les fosses nasales, l'animal ne tarderait pas à être suffoqué, et le remède serait pire que le mal.

Le tamponnement est aussi sans efficacité quand le sang qui sort vient des parties supérieures du nez.

Lorsque l'hémorrhagie nasale reconnaît pour cause le contact immédiat de quelques substances âcres, irritantes ou caustiques, sur la membrane pituitaire, on fait de fréquentes injections dans les fosses nasales avec des décoctions de racine ou de fleurs de guimauve édulcorées avec du miel. Si cette hémorrhagie est causée par des sangsues qui ont accidentellement pénétré dans cette cavité, il faut bien se garder de les arracher avec les doigts, puisqu'on peut les faire tomber en dirigeant sur elles, à l'aide d'une seringue à longue canule, du vin, ou, ce qui est préférable parce que l'on peut s'en procurer partout, de l'eau dans laquelle on aura fait fondre une poignée de sel de cuisine.

— Hémorrhagie des voies urinaires. (*Voy.* Hématurie.)

HÉMORRHOÏDES. Tumeurs formées à la marge de l'anus ou dans l'intérieur du rectum par la désorganisation des veines hémorrhoïdales. Ces tumeurs, qu'il ne faut pas confondre avec des *tumeurs mélaniques,* ainsi que l'a fait Brugnone, sont tellement rares chez les animaux, que la plupart des vétérinaires refusent, avec raison, d'en admettre l'existence. Cependant Gohier a décrit des tumeurs qui surviennent quelquefois autour de l'anus des chevaux, et qui, selon lui, ont une grande analogie avec les hémorrhoïdes de l'homme.

HÉPATITE. Les médecins modernes nomment ainsi l'inflammation du foie. Elle peut être aiguë ou chronique.

Chez les animaux domestiques, les inflammations du foie sont tellement difficiles à reconnaître, se manifestent à nous par des symptômes si obscurs, que ce n'est le plus souvent qu'après la mort des animaux qui en sont attaqués, que l'on peut s'assurer de leur existence. Aussi, les anciens auteurs, rebutés sans doute par la difficulté d'étudier cette altération, et par le peu d'étendue des connaissances que l'on possédait sur les maladies qui peuvent affecter cet organe, ne nous ont-ils presque rien laissé sur ces lésions organiques dans les animaux. Sommes-nous plus avancés aujourd'hui? Disons-le à regret, malgré les progrès que, sous beaucoup d'autres rapports, a faits depuis quelque temps la pathologie vétérinaire, nous sommes encore si peu instruits sur l'histoire de ces affections, que nous pensons qu'il est très-difficile, pour ne pas dire impossible, d'en donner une description un peu exacte : c'est à peine si l'on est d'accord sur les caractères anatomo-pathologiques que l'on peut assigner à l'inflammation de cet organe.

Il est certain que le foie participe fréquemment à l'inflammation des autres viscères contenus dans la cavité du ventre, et principalement à celle de la membrane muqueuse de l'estomac et des intestins ; la couleur jaune que prennent alors les yeux et les muqueuses apparentes est l'indice de cette participation. Il est encore certain qu'à l'ouverture d'animaux, chez lesquels on ne soupçonnait aucunement l'existence d'une altération du foie, on trouve souvent cet organe modifié dans sa couleur, son volume, sa consistance, sa friabilité, etc., et que ces changements indiquent des altérations sur la nature desquelles on est encore loin d'être instruit. Mais le foie, à part ces circonstances où il ne fait que compliquer d'autres maladies, peut-il en être malade *essentiellement* et indépendamment de toute autre affection? Nous le croyons, mais jusqu'à présent rien ne peut nous confirmer dans notre pensée. Cependant les auteurs vétérinaires, et parmi ces auteurs Vatel et Hurtrel, ont admis dans leurs ouvrages une hépatite aiguë, une hépatite chronique, et une hépatite compliquée d'inflammation des enveloppes du cerveau (hépato-arachnoïdite), selon Vatel, ou compliquée de l'inflammation des piliers du diaphragme, selon Hurtrel. — N'ayant jamais eu l'occasion d'observer ces maladies par nous-même, nous devons nous contenter de rapporter ici la description qui en a été donnée par l'un des auteurs que nous venons de citer, et nous choisissons de préférence celle de Vatel, qui est la plus abrégée.

— Hépatite aigue. Tristesse, dégoût, pesanteur de la tête; yeux ternes, abattus; sensibilité de l'hypocondre droit; soif ardente; respiration difficile et laborieuse; bouche chaude, pâteuse; excréments rares et durs; urines ordinairement rares, filantes, chargées et plus ou moins rouges; souvent au début plénitude, fréquence, dureté du pouls; chaleur brûlante de la peau; coloration en jaune de la membrane muqueuse des yeux, de la bouche et du nez, et des endroits du corps dénués de poil. L'animal se livre quelquefois à des mouvements désordonnés; il y a alors complication d'arachnoïdite.

Les coups, les chutes, les fatigues excessives, l'usage des aliments excitants en abondance, l'engorgement inflammatoire des organes voisins, les répercussions des maladies de la peau, sont les causes les plus ordinaires de cette affection. Les terminaisons les plus fréquentes sont la résolution ou le passage à l'état chronique. La mort en est cependant quelquefois la suite.

Quand la maladie s'annonce d'une manière intense et violente, la saignée est le premier moyen à mettre en usage. On la répète jusqu'à ce que l'on obtienne la souplesse du pouls. Quand, au contraire, l'hépatite ne débute pas avec trop de force, il faut être prudent sur l'emploi de la saignée. Les fumigations émollientes, les lavements de même nature, les délayants et la diète conviennent toujours au début. Lorsque l'inflammation commence à se calmer, on a souvent recours aux purgatifs minoratifs (crème de tartre) ou aux poudres végétales amères (gentiane).

— Hépatite chronique. (*Abcès du foie, obstruction du foie.*) Elle est souvent une conséquence de l'hépatite aiguë. Elle se reconnaît à la permanence des symptômes sans augmentation dans leur force, et à l'amaigrissement progressif du malade. La suppuration et l'induration sont les terminaisons les plus ordinaires. Comme il est souvent impossible de soumettre, pendant un temps assez long, les animaux affectés de cette maladie au traitement qui lui conviendrait (diètes, boissons acidulées, lavements émollients, purgatifs minoratifs vers le déclin), un léger exercice, une bonne nourriture, un bon régime, le pansement à la main bien exécuté, sont les seuls moyens auxquels le praticien puisse, dans le plus grand nombre des cas, avoir recours.

— Hépato-arachnoïdite. Cette maladie, connue aussi sous les noms de *mal de feu, mal d'Espagne, hépatite accompagnée de paraphrénésie,* affecte le cheval. Elle s'annonce par un appareil formidable de symptômes, comme fièvre très-aiguë, sensibilité vive de la région de l'hypocondre droit et de la partie inférieure de la poitrine, surtout pendant l'inspiration, abattement et tristesse considérables. Le malade se livre à des mouvements désordonnés, regarde fréquemment son flanc, frappe des pieds de devant, secoue l'encolure, se heurte la tête, cherche à mordre les corps environnants, se mord quelquefois lui-même, monte dans l'auge, saisit les barreaux du râtelier avec les dents, y demeure attaché. Les yeux sont plus ou moins teints en jaune. Cette affection se termine le plus ordinairement par la mort.

— Les causes sont celles de l'hépatite aiguë.

— Le traitement doit être antiphlogistique; il est analogue à celui de l'arachnoïdite cérébrale aiguë (vertige).

HÉPATOCÈLE. Hernie du foie. Gohier a cité l'exemple d'un chien affecté de jaunisse, et après la mort duquel on trouva une portion du foie faisant hernie à travers une ouverture du diaphragme; c'est là le seul exemple que nous connaissions.

HERBER. Expression vulgaire par laquelle on désigne l'opération qui consiste à passer au fanon des bêtes à grosses cornes un séton muni d'une *herbe* irritante destinée à l'activer et à produire une révulsion plus énergique. L'herbe dont on se sert est tantôt de l'*ortie brûlante*, tantôt, et plus souvent, de la racine fraîche d'*ellébore*, ou des feuilles fraîches d'*euphorbe*.

HÉRÉDITÉ DES MALADIES. L'hérédité est un phénomène biologique en vertu duquel les organismes transmettent leurs caractères à leur descendance par voie de reproduction. Les qualités, les vices, les maladies, les écarts monstrueux, les particularités d'organisation, sont héréditaires; mais toujours on remarque de légères différences entre l'ascendant et le descendant : aussi, ne peut-on formuler l'hérédité en disant : *Le semblable enfante son semblable*; il faut plutôt dire : *L'analogue enfante l'analogue.*

On doit diviser les phénomènes de l'hérédité en deux groupes, l'un représentant l'hérédité des caractères légués, l'autre l'hérédité des caractères acquis. Le premier mode d'hérédité s'appelle *hérédité conservatrice*, le second, *hérédité progressive.*

Les faits remarquables de l'hérédité sont soumis à un certain nombre de lois qui sont : 1° La loi d'hérédité *ininterrompue* qui est la plus générale, et en vertu de laquelle l'analogue enfante l'analogue; 2° la loi d'hérédité *interrompue* ou *latente*, en vertu de laquelle les caractères physiques ou moraux se transmettent en quelque sorte par bonds : en l'étendant, on a l'atavisme; 3° la loi d'hérédité *sexuelle*, en vertu de laquelle chaque sexe transmet à sa postérité les caractères sexuels particuliers qu'il ne lègue pas à ses descendants de l'autre sexe; 4° la loi de l'hérédité *mêlée* ou *bilatérale* qui contre-balance celle-ci, et que Goethe a exprimée dans de jolis vers : « De mon père j'ai reçu la stature et l'allure sérieuse de la vie, de ma bonne mère une libre nature et une vive imagination; » 5° la loi de l'hérédité *abrégée* ou *simplifiée*, basée sur l'embryogénie; 6° la loi d'hérédité *adaptée* ou *acquise*, en vertu de laquelle les particularités d'organisation, les propriétés que l'organisme a acquises durant son existence, sont transmises à leur descendance; 7° la loi d'hérédité *fixée* ou *constituée*, par laquelle les modifications acquises sont transmises d'autant plus sûrement que les causes qui les ont produites ont agi plus longtemps, et qu'elles-mêmes sont transmises depuis plus longtemps; 8° la loi d'hérédité *homochrone* en vertu de laquelle les particularités transmises apparaissent ordinairement chez les descendants à l'âge même où l'organisme paternel les a acquises; 9° la loi d'hérédité *homotopique*, par laquelle les caractères légués par les ascendants aux descendants se manifestent dans les mêmes régions du corps.

— Une maladie est dite *héréditaire*, non-seulement quand peu de temps après leur naissance les jeunes animaux montrent déjà les signes des maladies que possédaient les parents, mais encore quand, dans un âge plus avancé, les animaux ont la plus grande disposition à avoir ces maladies. Considérées sous ce rapport, on peut assurer qu'il existe un grand nombre de maladies héréditaires qui souvent sont mal connues, parce que les animaux sont mal observés, ou encore parce qu'une maladie héréditaire sautant quelquefois, comme le dit Huzard père, par dessus une génération pour se faire remarquer dans la seconde, il est fort possible de perdre la filiation de ces affections.

Toutes les maladies sont loin d'avoir été bien étudiées sous ce rapport; mais nous pensons que pour cette étude, chez le cheval, nous pouvons puiser ailleurs que dans les ouvrages de Bourgelat et de Huzard, dont les renseignements sont fort vagues (Bourgelat, *Extérieur*, page 446, et Huzard, *Traité des Haras*, page 191). Dupuy pense que la *morve* et la *pommelière* sont *héréditaires;* c'est ainsi qu'il s'exprime sur ces maladies dans son *Traité sur l'Affection tuberculeuse :*

« On rendrait, dit-il, un service important à son pays et à l'économie rurale, si l'on démontrait par des faits incontestables que ces maladies organiques sont très-souvent héréditaires ; le véritable préservatif serait trouvé, si ce point important était reconnu. Ne devons-nous pas, pour dissiper toutes les incertitudes, nous livrer à un autre genre d'épreuves? Nous avons connu une jument qui a offert, à l'ouverture de son corps, tous les désordres qui caractérisent la morve.

Sa fille est morte à quatre ans et demi des suites de la même affection tuberculeuse; les autres produits de cette jument avaient hérité de sa conformation
particulière et de ses dispositions à mordre et à frapper avec le pied. Une autre
jument et son poulain ont présenté, à l'ouverture, les mêmes lésions organiques
que les animaux précédents. Nous avons fait la même observation à l'ouverture
d'une troisième jument, ainsi qu'à celle de son poulain. Ces faits ont eu pour témoins les professeurs et les élèves de l'école vétérinaire d'Alfort; ils réunissent
donc un grand degré d'authenticité. Rapportons d'autres faits : Un taureau et
une génisse ont offert les lésions qui caractérisent la pommelière ; on nous a assuré, ajoute Dupuy, que les produits de ce taureau ont été affectés de la même
maladie. »

— La *phthisie tuberculeuse* de la brebis, les maladies dans lesquelles se développent des *vers hydatigères*, sont également héréditaires, et la maladie que Brugnone
vit régner et se transmettre héréditairement en 1751 chez les chevaux blancs d'un
haras, et qu'il désigna sous le nom d'*hémorrhoïdes*, n'était évidemment que de la
mélanose ayant ordinairement son siége sous la queue et autour de l'anus des
chevaux. Quelques années après, la même maladie régna dans la Bresse (département de l'Ain), et fut observée par Galetty la Tournelle, qui en transmit, en
1809, à l'école vétérinaire de Lyon une relation détaillée. Comme toutes ces observations sont les premières qui aient toute la précision désirable, nous en donnerons ici un extrait.

« Il survint à un jeune étalon, la seconde année qu'il fut employé à la monte,
des boutons noirs autour de l'aine ; ils s'étendirent bientôt jusqu'aux testicules et
au fourreau. Ces boutons, placés entre la peau et les muscles, par conséquent
dans le tissu cellulaire sous-cutané, furent d'abord gros comme des noisettes,
puis comme des noix, et la plupart parvinrent en peu de temps à la grosseur d'un
œuf de poule; ils prirent en grossissant des formes irrégulières, et finirent par se
toucher tous, et par ne former qu'un amas considérable de boutons semblables
à des glandes adhérentes, sans suppuration et insensibles au toucher. En très-peu
de temps, presque tout le tissu cellulaire se trouva infecté, et l'animal mourut.
Un artiste vétérinaire examina ces tumeurs, et il en découla une matière noire,
semblable à du cambouis; cette matière, desséchée, devint friable, et se réduisit
en poussière. Tous les poulains, mâles et femelles, issus de cet étalon, et qui héri-
tèrent de sa robe, furent sans exception plus ou moins atteints de la maladie du
père, tandis que ceux qui étaient noirs ou bais, ou gris rouans, ou gris de fer,
ne le furent pas, ni aucun de leurs produits. »

— La *pousse* est assez généralement regardée comme héréditaire ; mais ce fait
n'est pas constant, car le nom de pousse est donné à plusieurs maladies différentes entre elles et ne se ressemblant que par un symptôme commun caractérisé
par le soubresaut. Parmi toutes ces maladies, il est possible que quelques-unes
soient susceptibles d'être transmises et que d'autres ne le soient pas.

— Le *cornage* est aussi considéré comme héréditaire; en suivant les animaux en-
tachés de ce vice, on remarque que la plupart engendrent des individus chez
lesquels la même affection se développe plus tôt ou plus tard : tel est par exemple le *Misanthrope*, étalon de la plaine de Caen; cet animal donne de superbes
produits, mais dont la moitié et souvent les deux tiers sont attaqués de cornage. On doit à un agriculteur de Normandie une lettre insérée dans le *Journal
des Haras*, t. II, p. 155, et dont plusieurs passages semblent attirer l'attention
sérieuse du gouvernement sur le cornage et son hérédité. Cette lettre est ainsi
conçue :

« Le commerce des chevaux me semble beaucoup se refroidir dans ce département; il faut le dire, un vice affreux qui atteint un grand nombre de nos
chevaux, qui diminue la quantité des bons produits qu'on pourrait envoyer à
Paris, et qui augmente singulièrement le prix des individus qui n'en sont pas
attaqués, porte la ruine chez un grand nombre de cultivateurs et de nos propriétaires : c'est ce que l'on nomme le *cornage*. M. le Ministre de l'intérieur pense, m'a-
t-on dit, que ce vice n'est pas héréditaire ; s'il voulait envoyer ici un observateur

de bonne foi, on lui donnerait au contraire mille exemples pour un. Voici bien des années que le conseil général ne cesse de réclamer du gouvernement une attention sérieuse sur cette affection si funeste, et sur les moyens d'en rendre l'existence moins désastreuse pour la contrée; mais on n'a encore rien répondu, rien n'a été fait. Plus de cinquante étalons de particuliers existent dans cette contrée, qui couvrent autant de juments qu'ils le peuvent, et qui tous sont *cornards;* ce vice est d'autant plus dangereux, qu'on ne peut guère le constater que dans les animaux de trois ans ou dans ceux que l'on met *en état* pour être vendus. »

— Une maladie qui, dans plusieurs parties de la France, de l'Allemagne, etc., porte le plus grand préjudice aux animaux, est la *fluxion périodique.* Cette maladie était beaucoup plus commune il y a trente ans que maintenant; elle était encore plus commune il y a quatre-vingts ans; car à cette époque les agriculteurs la provoquaient, pour ainsi dire, dans le but d'avoir des chevaux aveugles, afin de les soustraire aux réquisitions que l'on faisait journellement pour les guerres. Maintenant que cette cause n'existe plus, on commence à prendre beaucoup de soin à éloigner cette maladie : aussi commence-t-elle à disparaître. Cette affection est déterminée par un grand nombre de causes, parmi lesquelles on doit placer en première ligne l'hérédité. Cette opinion n'est pas partagée par tout le monde, et cependant les faits qui en prouvent l'authenticité ne manquent pas. Depuis longtemps la Société centrale d'agriculture, dans le but de soustraire nos chevaux aux ravages qu'exerce encore cette maladie, a proposé un prix pour un mémoire tendant à en démontrer les causes, et à indiquer les moyens curatifs convenables. Dans les nombreux mémoires qui ont été adressés par des vétérinaires fort éloignés les uns des autres, on remarque une opinion généralement reproduite, celle de l'hérédité.

Première preuve. Un étalon de race espagnole, âgé de cinq ans, ayant déjà eu deux accès de fluxion périodique, fut recherché à cause de sa beauté par tous les propriétaires nourrisseurs de nos contrées, et donné à leurs juments. Aucune de ces dernières n'était atteinte de la maladie, et cependant la moitié des produits issus de ces divers accouplements en furent frappés à différentes époques. Les uns devinrent aveugles après plusieurs années, les autres conservèrent un œil ; enfin ceux compris dans la troisième catégorie en furent quittes pour quelques points opaques sur la membrane du cristallin.

Deuxième preuve. Une jument de race navarine perdit, après quelques accès, l'œil droit à l'âge de trois ans. Dans cet état, elle fut saillie par un étalon croisé espagnol et navarin, et mit bas, l'année d'après, une pouliche qui à l'âge de deux ans, époque à laquelle elle fut vendue pour l'Espagne, avait les yeux petits et légèrement troubles. Un traitement préservatif, auquel elle fut soumise depuis le sevrage jusqu'à l'époque mentionnée, empêcha pendant quelque temps le développement de la maladie, qui se manifesta pendant la route de Nay à Saillen, ville d'Espagne distante de quinze lieues de la première.

Nous pourrions donner encore une foule d'autres exemples de l'hérédité de la fluxion. Ces exemples sont surtout reproduits dans un mémoire de M. Demoussy et dans les ouvrages de MM. Thierry et de Royère, le premier directeur et le deuxième régisseur du haras de Strasbourg. Ces deux derniers ont proposé de consacrer à la propagation des mulets les juments attaquées de la fluxion, nonseulement parce que les mulets, étant inféconds, ne peuvent transmettre cette maladie, mais encore parce que ces animaux conservent le plus souvent de bons yeux, bien que leurs mères soient aveugles. Tous ces faits nous paraissent si concluants, qu'avec Huzard fils, nous n'hésitons pas à avancer que, si l'on voulait avoir une race de chevaux aveugles de naissance, il serait possible de la faire en choisissant pour la reproduction, pendant plusieurs générations, des animaux aveugles de la fluxion périodique.

— Un grand nombre d'autres affections sont également héréditaires, particulièrement les maladies cutanées, telles que les *dartres* et les *eaux aux jambes.* M. Bouin, dans un mémoire couronné par la Société centrale d'agriculture, dit en parlant de cette maladie : « J'ai été témoin plusieurs fois que des étalons affectés d'eaux aux jambes ont donné des poulains chez lesquels cette affection s'est manifestée dès l'âge de sept à huit mois, et quelquefois plus tôt. »

— Les *maladies des os* se transmettent souvent par voie de génération, lorsque ces maladies ne sont pas la suite d'accidents, mais bien lorsqu'elles tiennent à un état particulier du système osseux. Bourgelat a manifesté cette opinion, qui se trouve consignée dans son *Extérieur,* p. 446. Nous pouvons en donner une autre preuve en citant ce passage du *Journal des Haras*, t. II, p. 34, où il est question d'un étalon anglais qui, ayant eu deux éparvins très-marqués, les avait transmis à la plupart de ses descendants. Faisons remarquer en passant qu'en Angleterre, où les chevaux sont jugés pour ainsi dire empiriquement et par leurs succès dans les courses, on s'occupe fort peu de les juger en détail. Aussi les maladies osseuses sont-elles très-communes dans ce pays, sans doute parce que les étalons les transmettent à leurs produits. En France, on suit une marche opposée, et les chevaux y sont jugés généralement, non pas d'après des courses, mais bien d'après un examen attentif de toutes les parties, et il en résulte que l'on conserve souvent parmi les étalons les chevaux affectés de courbes, d'éparvins, etc., dont la cause est inconnue.

— *Les vices de caractère* qu'offrent les animaux leur sont souvent transmis par leurs parents. Une observation de M. Bouin semble le prouver. Les officiers du dépôt d'étalons de Saint-Maixent, dit-il, savent que l'étalon de selle hongrois dit *le Sauvage,* d'un caractère inquiet, et qui ne se laissait approcher que de ceux qui avaient l'habitude de lui donner du foin, a donné beaucoup de poulains du même naturel.

Nous pouvons encore citer le *Jupiter,* étalon du haras d'expériences d'Alfort, qui, étant d'un caractère très-méchant, a transmis ce caractère à une grande partie de ses produits.

Les *qualités* de douceur et de docilité, dit M. Huzard fils (*Traité des Haras,* p. 174), ne doivent pas être moins recherchées dans les pères et dans les mères que les qualités physiques extérieures. Elles tiennent aussi à un état physique des organes intérieurs, et, pour cette raison, se communiquent aux produits, ce qui est un avantage incalculable pour l'éleveur, qui n'a presque pas de peine à dresser les jeunes animaux, ne leur donne aucune tare en les dressant, et ne diminue en rien la valeur qu'ils peuvent acquérir ; pour cette raison, on devra rejeter de la reproduction toute jument, tout étalon rétif, méchant, même seulement trop sauvage.

— Les *habitudes* sont aussi quelquefois héréditaires. Ces effets de l'hérédité sont très-marqués dans le fait suivant : Une jument andalouse, provenant du licenciement de l'ancienne armée et qui *tiquait* à l'excès, fut achetée par un habitant de Saint-Maixent ; elle se trouvait pleine, et fit un poulain à terme, bien constitué, qui se mit à tiquer sur la mangeoire trois ou quatre jours après sa naissance. Le petit animal conservait encore cette habitude, qu'il n'a pas perdue sans doute, à l'âge de quatre ans. (Bouin, *ouvrage cité.*)

— Enfin, dans l'espèce du porc, il est encore une maladie héréditaire, c'est la *ladrerie,* qui est due à la présence de l'entozoaire (ver) connu sous le nom de *cysticerque celluleux.* Tessier a rapporté, dans le *Dictionnaire d'Agriculture* de l'*Encyclopédie méthodique,* des faits qui prouvent que cette maladie est héréditaire : une truie, que possédait M. Hervieu, donna douze petits, parmi lesquels deux femelles furent affectées de ladrerie. M. Hervieu fit couvrir une de ces femelles par un verrat qui n'était pas attaqué de cette maladie : il résulta de cet accouplement six petits qui furent infectés à un plus haut degré que la mère. Ces animaux ayant été sacrifiés, on trouva, à l'ouverture, les chairs remplies de pustules blanches ou hydatiques, comme on l'observe dans cette maladie. M. Hervieu fit une autre expérience pour confirmer celle qui précède. Une jeune truie saine fut couverte par le même verrat, et les petits qui naquirent se conservèrent sains. De cette double expérience Tessier conclut avec raison que le régime ne suffit pas pour développer la ladrerie, mais que cette affection est héréditaire.

Nous croyons que la ladrerie est dans ce cas plutôt une affection congéniale qu'une maladie réellement héréditaire. Aujourd'hui nous devons considérer comme héréditaires les maladies suivantes : la diathèse morvo-farcineuse, la diathèse tuberculeuse, ou tuberculose, ou phthisie pulmonaire, la mélanose, les exostoses, la fluxion périodique, la pousse, le cornage ; de même toute altération anatomique, toute manifestation morbide persistante, quelle que soit sa cause, peut être transmise par hérédité.

HERNIE. On désigne *généralement* sous le nom de *hernie* une tumeur formée à la circonférence d'une cavité par un organe qui s'en est échappé, en totalité ou en partie, à travers une ouverture naturelle ou accidentelle, ou même à travers un point affaibli de ses parois. — Le mécanisme suivant lequel les hernies se produisent n'est pas toujours le même ; cependant on peut dire d'une manière générale qu'elles se forment lorsque l'équilibre qui, dans l'état naturel, existe entre l'effort que font incessamment les viscères pour s'épanouir et la résistance qu'opposent les enceintes des cavités, équilibre tel qu'il y a partout contact entre ces parties sans que les unes ni les autres soient exposées à aucune pression violente ; lorsque, disons-nous, cet équilibre est rompu à l'avantage de la première de ces forces, ou lorsque le rapport qui existe entre le volume des viscères et la largeur des ouvertures naturelles des cavités est devenu tel que ces ouvertures sont relativement trop grandes.

La facilité avec laquelle les organes se déplacent, et la manière dont ils exécutent ce déplacement, sont en rapport avec la mobilité dont ils sont doués dans l'état naturel. Ainsi le cerveau, presque immobile, et renfermé dans une cavité osseuse hermétiquement fermée, est, de tous les organes, celui qui se déplace le plus rarement, et, lorsqu'il le fait, c'est par suite d'une sorte de végétation de sa substance plutôt que par un changement de place. Le poumon, fixé par des liens inextensibles au lieu qu'il occupe, mais soumis à des alternatives de dilatation et de resserrement, renfermé dans une enceinte élastique et extensible, trouve dans la composition de cette enceinte, et dans sa propre dilatabilité, des causes qui le portent à se déplacer plus souvent que le cerveau. Les viscères de l'abdomen, attachés aux parois de cette cavité par des liens extensibles, doués pour la plupart d'un mouvement d'expansion propre et de la faculté de changer de lieu par un mouvement de totalité, renfermés dans une enceinte composée presque entièrement de parties molles, très-dilatables, et percée d'un grand nombre de larges ouvertures, sont, de tous les organes, ceux qui ont le plus de facilité pour se déplacer, et qui se déplacent le plus fréquemment.

—Les *causes* des hernies se trouvent dans tout ce qui est susceptible de diminuer la résistance des parties contenantes, ou d'augmenter l'effort des parties contenues. Ainsi, qu'une plaie ou qu'une cicatrice affaiblisse ou annule la résistance des parois du crâne, de la poitrine ou du ventre, qu'une simple contusion ait rendu l'enceinte de cette dernière cavité moins résistante, qu'un embonpoint excessif suivi d'un amaigrissement rapide, qu'une hydropisie guérie, etc., aient ouvert des issues faciles aux viscères amaigris, après avoir fortement distendu les parois du ventre et éraillé la ligne blanche et la tunique abdominale ou dilaté les ouvertures naturelles, les organes se précipitent vers les points ouverts ou affaiblis, et une hernie est produite. Mais c'est souvent à l'occasion d'un *effort* que la maladie paraît pour la première fois, et l'on serait tenté de croire qu'un effort violent est une cause suffisante de hernie, si l'on ne considérait que la plupart des animaux qui font des efforts isolés n'en sont pas atteints, et que ceux chez qui la maladie apparaît à l'occasion d'un effort sont ordinairement contraints, par la nature du travail auquel on les soumet, à en faire habituellement de semblables qui ont dû graduellement dilater les ouvertures naturelles, et les disposer à donner passage aux viscères. D'où il résulte que, même dans les cas où la maladie apparaît brusquement, il faut presque toujours remonter à l'existence et à l'action de causes prédisposantes pour en concevoir et pour en expliquer la formation.

Quand les viscères sortent à travers une plaie, ils apparaissent ordinairement à nu à l'extérieur ; ils poussent habituellement au-devant d'eux la membrane séreuse qui tapisse cette ouverture, l'allongent, et s'en forment une enveloppe immédiate que l'on nomme le *sac herniaire*. Dès qu'ils sont sortis, ils s'épanouissent au dehors, parce qu'ils y sont moins gênés que dans le trajet de l'ouverture qui leur livre passage, et la tumeur qu'ils forment, rétrécie au niveau de cette ouverture, et plus large au delà, augmente en volume, parce qu'ils deviennent le siége d'une irritation permanente qui dépend de la gène que le contour de l'ouverture qui leur livre passage apporte à la circulation du sang, des rapports nouveaux qu'ils contractent, du contact des corps extérieurs, etc. Leur tissu s'épaissit ; ils contractent des adhérences entre eux et avec le sac herniaire, et deviennent irréductibles, tant à cause des adhérences qu'ils ont contractées, qu'à cause de l'augmentation de leur volume. D'un autre côté, le sac herniaire s'enflamme, s'épaissit, et devient le siége d'altérations diverses, et souvent fort importantes, qui seront exposées dans l'étude des hernies abdominales. C'est surtout dans ces hernies que l'on voit survenir cette disproportion de volume entre l'organe déplacé et l'ouverture qui lui livre passage, d'où naissent les accidents de l'engouement et ceux de l'étranglement, qui décident souvent de la perte de l'organe déplacé.

— Le *diagnostic* des hernies est en général facile : elles n'ont de commun avec les abcès et les différentes espèces de collections que la tumeur qu'elles forment ; tous les autres symptômes qu'elles déterminent sont différents. Ainsi, la manière dont elles se sont formées, la facilité avec laquelle on les réduit, soit par une pression convenablement dirigée, soit seulement en faisant placer l'animal dans une situation qui mette dans une position déclive la cavité d'où sont sortis les viscères, la nature des accidents dont elles sont accompagnées, et qui sont tous en rapport avec la nature de l'organe déplacé et avec celle de ses fonctions, sont autant de circonstances qui servent à les bien caractériser.

Les hernies sont en général des maladies graves qui gênent toujours plus ou moins les fonctions de l'organe déplacé, et qui compromettent souvent, soit l'existence de l'organe lui-même, soit celle de l'animal. Les plus graves sont celles qui sont anciennes et irréductibles ; elles sont d'autant plus dangereuses, que l'animal est plus âgé et plus faible, que les organes qui les forment sont plus importants à la vie, et qu'elles sont plus exposées à l'accident particulier connu sous le nom d'*étranglement*.

— Le *traitement* des hernies consiste à les *réduire* et à les maintenir réduites. On remplit la première de ces indications par l'opération dite du *taxis*, qui se fait d'après des règles différentes dans les diverses espèces de hernies. La seconde se remplit à l'aide de divers appareils, dont la configuration varie, mais qui tous ont pour but d'appuyer sur l'ouverture herniaire, et de s'opposer efficacement à la sortie des viscères. Mais, lorsque la hernie est irréductible, soit à cause des adhérences que les organes déplacés ont contractées, soit à cause du volume qu'ils ont acquis, soit enfin parce qu'ils sont étranglés par le contour de l'ouverture de passage, on est souvent obligé d'avoir recours à une opération chirurgicale pour faire disparaître les obstacles qui s'opposent à la réduction.

— Suivant les cavités qui ont donné issue à l'organe, on distingue les hernies en *crâniennes, orbitaires, pectorales* et *abdominales*. Les hernies crâniennes (encéphalocèles), et les hernies pectorales (pneumocèles), sont trop rares chez les animaux et trop souvent mortelles pour mériter de faire le sujet d'articles particuliers.

A. — HERNIES ORBITAIRES.

1° *Hernie* ou *Procidence de l'iris*. Dès qu'une solution de continuité ou une perte de substance existe à la cornée transparente par suite d'ulcération ou de plaie, l'humeur aqueuse s'évacue, et l'iris, poussé par l'humeur vitrée, vient se présenter à travers l'ouverture, et former à l'extérieur une tumeur dont la grosseur varie. Cette tumeur, de couleur noire, est douloureuse, et accompagnée d'une inflammation vive de la conjonctive et de larmoiement ; elle gène les mouvements de la paupière ; la pupille, tiraillée vers le lieu par où l'iris fait saillie, est allongée en ce sens, et l'exercice de la vue est troublé.

Le traitement de la hernie de l'iris varie suivant la cause qui lui a donné naissance : lorsqu'elle est la suite d'une plaie simple, on fixe l'animal, on l'abat le plus
souvent, et l'on cherche à réduire la hernie ; puis on applique, le plus exactement
possible, les deux bords de la plaie l'un contre l'autre ; on couvre ensuite l'œil
de compresses sèches et molles, que l'on maintient à l'aide d'un bandage approprié, extensible. Si la hernie se renouvelle quelques jours après l'opération, on
laisse fermer la plaie et l'on cautérise avec la pierre infernale la partie qui fait
exubérance.

— 2° *Hernie de l'œil* ou *Exophthalmie*. Cette maladie peut dépendre de causes fort
différentes : quelquefois c'est une accumulation de liquide dans l'intérieur de l'œil,
ou une augmentation générale du volume du globe oculaire, dépendant d'une
autre cause qui rend cet organe trop gros pour être contenu dans l'orbite, qui
le force à se porter au dehors, vers l'ouverture des paupières ; d'autres fois, c'est
un kyste, une tumeur squirrheuse ou fibreuse, graisseuse, osseuse, ou de toute
autre nature, développée dans l'orbite, qui le chasse peu à peu de la cavité destinée à le loger. Dans tous ces cas la maladie est symptomatique ; mais quelquefois aussi elle est accidentelle, et chez le chien et le chat surtout, elle peut dépendre de violences extérieures (coups de bâton ou de pierre sur l'œil, coups de
griffes). Dans tous les cas, l'exophthalmie est toujours une affection très-grave ;
elle peut être suivie d'inflammation profonde, d'ulcères étendus, dont la perte
complète de l'organe peut être la suite.

Le traitement de l'exophthalmie symptomatique consiste à en attaquer la cause
si elle n'est pas au-dessus des ressources de l'art ; le plus souvent on est réduit à
combattre les accidents inflammatoires qui se développent dans l'œil déplacé.
Lorsque l'exophthalmie est accidentelle, il faut replacer l'œil, le maintenir dans
cet état au moyen d'étoupes imbibées de substances émollientes, recouvertes
d'un bandage approprié ; on met l'animal à la diète jusqu'à ce que les symptômes
inflammatoires soient dissipés ; on renouvelle l'appareil lorsque l'étoupade est
imbibée de matières purulentes. Mais si l'œil est tout à fait hors de l'orbite, si la
vie y est éteinte, l'ablation est le seul moyen à mettre en usage.

Voici comment on procède à cette opération : On couche l'animal sur le côté
de l'œil sain, et on l'assujettit convenablement ; on pratique une première incision circulairement sur la conjonctive pour opérer la séparation des paupières
d'avec le bulbe de l'œil ; cela fait, une seconde incision pratiquée sur le milieu de
la paupière supérieure, dans une direction perpendiculaire à son bord libre, permet de relever, au moyen de deux érignes, les deux lambeaux qui en résultent,
et de découvrir une étendue plus ou moins grande de la partie supérieure et
même postérieure du globe de l'œil. Une troisième érigne est ensuite implantée
dans la cornée opaque, et tirée légèrement par un aide, pour faciliter la section
des muscles moteurs de l'œil et celle du nerf optique ; l'hémorrhagie est ordinairement légère et s'arrête d'elle-même. Lorsque l'œil est complétement extirpé, on
lave bien la cavité osseuse qui le contenait, on remplit celle-ci d'une charpie fine
et très-légère qui ne puisse opérer aucune compression, on place un linge bien
doux par dessus, et on maintient le tout avec un bandage qui ne doit être serré
qu'au degré nécessaire pour le fixer assez solidement.

Les pansements sont simples et consistent presque uniquement en soins de
propreté, et en lotions dont la nature varie suivant l'aspect de la plaie. (*Voyez*
Plaie.) Ces soins sont continués jusqu'à parfaite guérison.

Les exemples d'extraction du globe de l'œil sont assez rares en chirurgie vétérinaire. M. Leblanc cite un fait de cette nature dans son *Traité des maladies des
yeux* ; MM. Renault, Bénart et Chappart, en ont également fait connaître chacun
un autre dans le tome VI du *Recueil de Médecine vétérinaire.*

B. — Hernies abdominales.

—*Considérations générales.* Les parois du ventre circonscrivent un grand espace
tapissé par le péritoine, et divisé par le détroit antérieur du bassin en deux cavités secondaires, dont l'une antérieure, grande, dilatable, plus large en avant

qu'en arrière, porte le nom d'*abdomen* proprement dit, tandis que l'autre, plus courte, plus étroite, plus inextensible, constitue ce que l'on nomme le *bassin*. La grande cavité générale qui résulte de leur réunion communique avec la poitrine, avec le tissu cellulaire de la région inguinale, de la partie supérieure de la cuisse, de la fesse, avec la tunique séreuse du testicule, le tissu cellulaire abdominal extérieur, par les ouvertures dont est percé le diaphragme, par le canal inguinal, le canal crural, les trous sous-pubiens, l'anneau ombilical, etc. Chez un grand nombre d'animaux, les parois abdominales présentent en outre, soit entre les fibres d'une aponévrose et de la tunique jaune de l'abdomen, soit entre les faisceaux charnus d'un muscle, soit entre deux muscles voisins, des intervalles, des points faibles, ou des espèces d'éraillements qui lui ouvrent de nouvelles communications avec l'extérieur. — C'est dans cette cavité, dont l'enceinte présente de si nombreuses solutions de continuité naturelles ou anormales, qui toutes, ou à peu près, peuvent se prêter à la formation d'une hernie, que se trouvent renfermés les organes de la digestion, de la sécrétion de l'urine, et chez les femelles une grande partie de ceux de la génération; et tel est l'arrangement de ces viscères, que ceux qui sont les plus fixes correspondent précisément aux points de la circonférence de la cavité les moins disposés à laisser les organes se porter en dehors, *et vice versâ*. En effet, la paroi antérieure ou diaphragmatique, à cause de sa direction oblique de haut en bas et d'arrière en avant, les parois postérieure et supérieure, à cause de leur inextensibilité, les parois latérales, à cause de leur épaisseur, et parce qu'elles ne présentent aucune ouverture considérable, sont dans des conditions peu propres à favoriser la sortie des organes à travers leur tissu; et c'est précisément à ces parois que correspondent le foie, l'estomac, la rate, les reins, la matrice, une portion du cœcum, les grosses courbures du côlon, le rectum, c'est-à-dire les parties les plus fixes et les moins susceptibles de déplacement. Placés au contraire au centre de cette espèce de cercle, l'épiploon, la masse libre et flottante de l'intestin grêle, la portion flottante du côlon, c'est-à-dire les organes les plus susceptibles de glisser les uns sur les autres, de se réduire à un petit volume, et de s'insinuer par les ouvertures les plus étroites, correspondent en grande partie à la paroi inférieure de l'abdomen, qui est elle-même celle où se remarquent les ouvertures les plus nombreuses et les plus larges, celle où les alternatives d'extension et de resserrement si propres à en affaiblir la résistance, à en dilater les ouvertures naturelles, ou à y établir des points faibles, sont le plus marquées.

Ces considérations suffisent pour établir, non-seulement que l'abdomen est de toutes les cavités du corps celle à travers les parois de laquelle les hernies doivent se faire le plus fréquemment, mais encore que c'est principalement la paroi inférieure qui doit le mieux se prêter à leur formation, et que c'est l'épiploon, l'intestin grêle et la portion flottante du côlon, qui doivent s'y présenter le plus fréquemment. Cependant les hernies abdominales sont bien loin d'être aussi fréquentes chez les animaux que chez l'homme; la raison en est dans la situation horizontale, et même un peu oblique de haut en bas et d'arrière en avant, que la cavité abdominale affecte chez les animaux, direction qui, tendant à porter les viscères en bas et en avant, les empêche de s'introduire dans les ouvertures inguinales et crurales, qui donnent si fréquemment passage aux hernies dans l'espèce humaine, dont la position verticale est si défavorable sous ce rapport.

— *Causes.* Les dispositions qui viennent d'être indiquées ne suffisent pas pour déterminer la formation des hernies abdominales ; il faut encore que l'équilibre entre la résistance des parois abdominales et la pression des viscères soit rompu, pour que l'accident se manifeste. Les causes qui déterminent la cessation de cet équilibre ne sont pas toujours faciles à saisir; cependant on peut ranger parmi elles les états maladifs qui, comme les hydropisies, les tumeurs abdominales ou l'embonpoint excessif, les distendent outre mesure, et surtout la cessation brusque de ces divers états, qui laisse les parois abdominales relâchées et leurs ouvertures agrandies. Les travaux qui exigent de grands efforts peuvent encore y donner lieu.

— *Caractères anatomiques* (1). Sous l'influence des causes que nous venons d'indiquer sommairement, plusieurs viscères peuvent se précipiter hors de la cavité du ventre et faire à l'extérieur une hernie. Le nombre des parties qui peuvent entrer dans la composition de ces tumeurs est très-variable : il est, en général, en rapport avec l'ancienneté de la maladie ; quelquefois on n'y trouve qu'un segment de la circonférence du canal intestinal ; d'autres fois on y rencontre une masse énorme, formée par plusieurs portions des organes intestinaux. — Les viscères déplacés, les enveloppes qui les entourent immédiatement, les parties au milieu desquelles ils viennent se loger, et les ouvertures qui leur livrent passage, éprouvent des altérations diverses qu'il est important de connaître, et qui varient selon que la hernie est récente ou qu'elle est ancienne.

Dans une hernie récente et libre, les viscères n'éprouvent que des changements de direction et de forme. Chez les carnivores, l'épiploon, tendu entre ses points d'attache et l'ouverture qui lui livre passage, est rétréci au niveau et dans tout le trajet de celle-ci ; il y forme des plis longitudinaux qui s'étendent plus ou moins loin au-dessus et au-dessous ; lorsqu'il est parvenu à l'extérieur, il s'épanouit de nouveau, et prend la forme d'une espèce de chou-fleur, dont le pédicule est en haut et répond à l'ouverture de passage, et dont la partie la plus large est en bas. L'intestin prend une forme variable, selon qu'une petite partie ou la totalité de son calibre se trouve engagée dans la tumeur ; dans le premier cas, toute la portion qui fait hernie semble être une sorte d'appendice ajouté à son calibre ou à sa cavité, et son corps est accolé à l'orifice interne de l'ouverture ; dans le second cas, l'intestin, après avoir franchi cette ouverture, forme au dehors une anse complète. Lorsque celle-ci est peu considérable, elle décrit à l'extérieur un simple segment de cercle ; quand elle est longue, elle se contourne en 8 de chiffre ; dans tous les cas, les deux bouts de l'intestin, en se dirigeant vers l'abdomen, se rapprochent ; ils sont comprimés l'un vers l'autre et fortement rétrécis pendant leur passage à travers l'ouverture de la transmission, et, arrivés dans la cavité abdominale, ils s'éloignent brusquement l'un de l'autre, à angle et en ligne droite, et ne commencent à reprendre la courbure arrondie qui leur est propre qu'après un trajet d'une dizaine de centimètres. Le mésentère est tendu entre son point d'attache à la colonne vertébrale et le point central de la concavité de l'anse intestinale qui correspond à l'extérieur.

Chez le cheval, la cavité séreuse, qui se trouve entre les deux feuillets de la tunique vaginale du testicule, communique librement avec la cavité du ventre. Chez cet animal, les hernies inguinales se font donc sans qu'il y ait déplacement du péritoine ; mais il est des animaux chez lesquels cette communication n'existe pas. Ainsi, à part la circonstance que nous venons de signaler, la plupart des viscères, en se portant de l'intérieur à l'extérieur, poussent devant eux la portion de péritoine qui tapisse l'ouverture qui leur livre passage, et s'en forment une enveloppe immédiate que l'on nomme le *sac herniaire;* c'est à la fois par allongement et par déplacement de la tunique péritonéale que se forme cette enveloppe. La forme du sac herniaire est pyramidale ; il a un *fond* évasé, un *orifice* plus ou moins étroit, et entre ce fond et cet orifice il offre une partie étroite et allongée que l'on nomme son *col.* Sa face interne, polie, lubrifiée par la sérosité, est en contact avec les viscères déplacés ; sa face externe adhère assez fortement au tissu cellulaire, au milieu duquel elle est plongée. — Les parties voisines du sac herniaire sont simplement refoulées et condensées, ainsi que le tissu cellulaire extérieur du sac. — L'aspect des ouvertures est différent suivant que la hernie s'est formée lentement ou brusquement à l'occasion d'un violent effort. Dans le premier cas, on trouve presque toujours les aponévroses amincies et affaiblies par l'action longtemps continuée des causes prédisposantes; dans le second cas, au contraire, le contour des ouvertures aponévrotiques est encore épais et résistant, et la constriction qu'il exerce sur le pédicule de la hernie est plus forte.

A mesure qu'une hernie vieillit, il se fait dans la texture et dans la disposition de ses diverses parties des changements très-remarquables, et qui sont l'effet de l'irritation à laquelle elles sont soumises. — L'épiploon, lorsqu'il fait partie de la hernie, s'engorge, se durcit; dans le trajet de l'ouverture qui le transmet au dehors, il se transforme, par l'adhérence mutuelle des plis longitudinaux qu'il forme, en un cordon plus ou moins arrondi, quelquefois lisse et libre, d'autres fois adhérent au sac herniaire. Le volume de toute la portion de cet organe qui a franchi l'épaisseur des parois abdominales augmente, et bientôt il se présente sous forme d'un champignon incapable de repasser par l'ouverture qui l'a laissé sortir. — Dans quelques cas, cet épiploon se déchire, et l'intestin s'engage au travers de la solution de continuité qu'il présente, de manière à former une hernie secondaire au milieu de la hernie principale. — Les parois de l'intestin s'épaississent quelquefois au point d'oblitérer presque entièrement sa cavité; le plus ordinairement, il est seulement resserré sur lui-même, et le cours des matières est seulement gêné. Le mésentère, qui y est attaché, subit un allongement assez considérable, et il s'engorge comme tous les autres organes déplacés. Mais c'est surtout dans le sac herniaire et dans la tunique péritonéale des viscères que l'on observe les altérations les plus extraordinaires.

Les causes d'inflammation auxquelles sont incessamment soumis ces divers organes sont fortement ressenties par leur tunique péritonéale : de là des adhérences partielles, des brides qui les unissent au sac ; de là aussi ces adhérences générales des organes entre eux, qui, formant une seule masse des parties déplacées, et ne permettant plus de les réduire successivement, rendent les hernies complétement irréductibles, lors même qu'on les a mises à découvert par l'incision du sac. A mesure que celui-ci s'accroît, il s'étend régulièrement dans tous les sens, si rien ne s'oppose à son développement; mais, s'il rencontre quelque résistance, il cesse de s'accroître dans le point correspondant; s'il trouve, au contraire, une ouverture, un éraillement des tissus qui l'environnent, la partie de sa circonférence qui y correspond se porte vers ce point, y pénètre, et forme bientôt au sac principal un sac accessoire. D'autres fois, à mesure qu'il s'étend, il s'amincit ainsi que les tissus qui l'environnent, et l'on peut alors apercevoir, à travers la peau, les mouvements et même la forme des parties qu'il contient. Dans quelques cas, il ne cède que sur un point; il se déchire, et les organes qu'il renferme passent à travers sa déchirure dans le tissu cellulaire environnant. Le plus souvent, au contraire, il s'épaissit en se distendant, parce qu'il devient le siége d'inflammations plus ou moins fréquentes, ou d'une irritation chronique permanente. Son collet, pressé entre le contour de l'ouverture qui livre passage à la hernie et les viscères qu'il renferme, est de toutes les parties la plus susceptible de s'enflammer ; son tissu s'épaissit donc, se condense rapidement et acquiert une rigidité remarquable, de sorte que les viscères sont de plus en plus gênés et comprimés par lui. Bientôt ils ne peuvent plus pénétrer librement dans la cavité du sac, et, comme la maladie tend incessamment à s'accroître, il peut arriver un moment où la hernie s'abaisse en masse, pressée par de nouvelles parties qui entraînent avec elles une nouvelle portion du péritoine, laquelle les enveloppe, et devient, au niveau de l'ouverture de passage, le siége des mêmes phénomènes que la première portion du sac.

Les parties qui avoisinent le sac participent aux mêmes altérations, et en éprouvent qui leur sont particulières. Dans quelques cas, le tissu cellulaire se charge d'une assez grande quantité de graisse pour simuler l'épiploon; il arrive quelquefois que ces tissus environnants sont confondus en une masse homogène et comme lardacée. Les ouvertures aponévrotiques qui livrent passage aux viscères se dilatent de plus en plus, et les canaux se raccourcissent par le rapprochement de leurs deux orifices. Le contour de ces ouvertures s'épaissit d'abord,

mais ensuite il s'organise et devient plus mince, plus fibreux, moins élastique ;
il perd ses caractères primitifs.

— *Symptômes, marche et terminaisons.* Lorsqu'une hernie n'a pas été provoquée par
un violent effort, que les voies par lesquelles les organes se déplacent ont eu le
temps de se préparer à les recevoir, de manière qu'elles n'exercent sur eux que
la moindre compression possible, on la reconnaît à une tumeur située vis-à-vis
de l'une des ouvertures naturelles de l'abdomen ou d'un point où les parois de
cette cavité sont sujettes à des éraillements, ou au-dessous d'une cicatrice. Cette
tumeur est indolente, tendue et volumineuse quand l'animal est debout, qu'on le
fait tousser, après les repas, etc.; elle est molle au contraire, diminue de volume,
et disparaît même quelquefois tout à fait, quand on le fait coucher et qu'on le
maintient de manière que la cavité abdominale soit placée par rapport à elle
dans une position déclive ; elle est réductible, c'est-à-dire que les organes qui la
composent se laissent repousser dans le ventre par une pression convenablement
dirigée, et elle reparaît aussitôt que l'on cesse les efforts de réduction. Enfin, si
l'on profite du moment où les viscères sont rentrés, on reconnaît que le doigt, qui
auparavant ne pouvait pas s'engager dans l'ouverture herniaire, y pénètre avec
facilité en y refoulant les téguments, que cette ouverture est élargie et libre, et
qu'à mesure qu'on retire le doigt, les viscères le suivent, pour se précipiter au
dehors aussitôt qu'il n'y apporte plus d'obstacle. — Tels sont les symptômes communs à toutes les hernies récentes et libres, qu'elles soient formées par l'intestin
ou l'épiploon ; il en est d'autres qui peuvent faire reconnaître la présence de l'un
et de l'autre de ces deux organes.

—L'*Entérocèle,* ou hernie intestinale, provoque ordinairement des coliques; quand
l'animal malade éprouve ces espèces de gargouillements que l'on nomme borborygmes, ils se propagent jusque dans la tumeur, et l'on peut même quelquefois
sentir les mouvements des gaz dans son intérieur; son volume augmente dans
cette circonstance, et pendant la digestion, à des intervalles d'autant plus éloignés
des repas, que l'anse intestinale appartient à une portion d'intestin plus éloignée
de l'estomac ; il en est de même de sa consistance, qui est alternativement élastique, molle et pâteuse, ou ferme, selon que des gaz, des matières liquides, ou
des matières plus solides, s'y trouvent contenus ; elle est unie et facile à réduire ;
sa réduction se fait en bloc, et est accompagnée d'un bruit particulier que l'on
nomme *gargouillement.*

— L'*Épiplocèle,* ou hernie fournie par l'épiploon, est inégale, molle, pâteuse, moins
douloureuse ; elle se réduit peu à peu, et sa réduction ne fait entendre aucun
bruit; son volume est moins variable ; sa consistance est à peu près toujours la
même ; elle produit moins de coliques. — Enfin l'*Entéro-épiplocèle* présente pour
caractères d'être formée de deux parties, dont l'une est élastique, rénitente, facile
à réduire, et rentre avec bruit, tandis que l'autre est molle, pâteuse, rentre avec
plus de difficulté, et se replace sans faire entendre de gargouillement. Ces deux
dernières variétés ne se font guère remarquer que chez les carnivores.

Chez la plupart des animaux, ces caractères s'altèrent peu à peu, par suite des
modifications dont sont affectées les parties qui les constituent, et qui dépendent
elles-mêmes de l'irritation lente déterminée par les froissements des corps extérieurs, de la gêne qu'ils éprouvent, etc. Ces changements expliquent tous ceux
qui surviennent dans les caractères distinctifs de la tumeur, et ils font pressentir
les difficultés qui doivent quelquefois se présenter dans le diagnostic. Toutefois,
ces difficultés ne sont pas insurmontables. Lors même qu'une hernie a perdu sa
forme régulière, que sa consistance a changé, qu'elle devient irréductible, on peut
presque toujours la reconnaître à l'aide des signes commémoratifs, et d'un examen attentif ; on peut même, jusqu'à un certain point, déterminer quelle modification intérieure elle a subie. Cependant, après avoir reconnu la maladie, il est
beaucoup plus important, pour en établir le pronostic, de constater d'abord si elle
est ou non réductible, que de distinguer précisément quelles sont les altérations
intérieures qu'elle a éprouvées. En effet, une hernie réductible n'est une maladie
grave qu'autant qu'on la laisse à l'extérieur ; quand une hernie est devenue irré-

ductible, au contraire, elle est l'occasion d'une foule d'accidents, de coliques, de borborygmes, de mauvaises digestions, d'entérites aiguës ou chroniques, etc., etc.; elle est surtout presque incessamment exposée à deux accidents très-graves, l'*engouement* et l'*étranglement,* qui peuvent bien, surtout le dernier, affecter brusquement une hernie libre, mais qui surviennent tôt ou tard et d'une manière presque certaine dans les hernies irréductibles ou abandonnées à elles-mêmes.

— L'*Engouement* est l'accumulation des excréments dans une anse intestinale sortie du ventre ; il est particulier aux hernies intestinales ; en donnant aux parties un plus grand volume, il peut amener l'étranglement. Celui-ci, au contraire, est la constriction exercée sur les parties par la circonférence de l'ouverture par laquelle elles passent, ou par le collet du sac herniaire. L'engouement ne se déclare le plus ordinairement que dans les hernies anciennes, volumineuses et irréductibles ; il peut tenir aux progrès naturels de la maladie, et à la gêne toujours croissante que les organes déplacés éprouvent dans l'exercice de leurs fonctions, et notamment dans la faculté de faire retourner dans l'abdomen les matières qu'ils en reçoivent. Les matières arrêtées s'accumulent dans l'anse d'intestin qui forme la tumeur ; la sortie des excréments par l'anus est supprimée, le ventre se ballonne ; il survient des coliques, des vomissements chez les carnivores ; enfin, après un laps de temps qui peut durer plusieurs jours, ou bien la tumeur se vide spontanément et le cours des excréments se rétablit, ou bien la tumeur s'enflamme, et tous les symptômes de l'étranglement se déclarent.

— L'*Étranglement* a une marche beaucoup plus rapide. Il est toujours, ainsi que nous l'avons dit, le résultat de la constriction exercée par le contour des canaux ou des ouvertures de transmission sur les organes auxquels ils livrent passage, et il dépend d'un accroissement rapide dans le volume des organes déplacés. Il se manifeste à toutes les époques de la durée des hernies. Son siége et ses agents varient : tantôt il est déterminé par le contour des ouvertures aponévrotiques, et il siége par conséquent au niveau de ces ouvertures ; tantôt il est occasionné par des rétrécissements du collet ou du corps du sac, par des brides, des déchirures du sac, etc., et il siége à diverses hauteurs. Lorsqu'une hernie s'étrangle aussitôt après son apparition, c'est le contour de l'ouverture aponévrotique, ou celui d'un des orifices du canal qui a livré passage aux viscères, qui est l'agent de la constriction. On conçoit en effet que ceux-ci, surpris en quelque sorte par les viscères, aient bien pu se laisser momentanément distendre, mais qu'ils reviennent ensuite sur eux-mêmes, et qu'ils compriment avec force les parties qui ont momentanément surmonté leur résistance. Dans les hernies peu anciennes, qui s'accroissent brusquement par l'engouement des matières, par l'inflammation des parties déplacées, ou par l'apparition de nouvelles parties dans la tumeur, le contour aponévrotique des ouvertures devenant trop étroit, et résistant à la distension, est encore dans la plupart des cas l'agent de la constriction qui détermine l'étranglement. Quand, au contraire, cet accident se manifeste dans une hernie ancienne, la constriction peut bien encore siéger à la même hauteur ; mais elle est presque toujours opérée par le collet du sac herniaire. Il est bien entendu que cette considération ne s'applique pas aux hernies inguinales du cheval, qui n'ont pas de sac herniaire proprement dit ; nous en avons fait connaître plus haut la raison anatomique. — Il faut donc se rappeler que ce que nous disons actuellement se rapporte à toutes les hernies abdominales considérées d'une manière générale chez tous les animaux ; plus tard nous entrerons dans les détails des particularités.

Dès que l'étranglement existe, la tumeur devient rénitente, dure, tendue, douloureuse et irréductible. La douleur et la dureté, très-marquées à l'endroit de l'étranglement, s'étendent principalement à toute la partie de la tumeur située au-dessous de ce lieu : au-dessus, la rénitence cesse brusquement ; mais la douleur remonte, en diminuant insensiblement jusque dans l'abdomen, la constipation se déclare, le ventre se ballonne, devient tendu, douloureux à la pression ; il survient des coliques plus ou moins violentes, des vomissements chez les carnivores ; le corps se couvre de sueur ; les souffrances deviennent de plus en plus fortes ; l'animal se couche, se relève, se tourmente beaucoup. Il ne semble trouver quelques moments de répit que dans deux attitudes : lorsqu'il est sur le dos, ou bien assis sur son derrière à la manière d'un chien ; mais ces moments de calme sont toujours de très-courte durée, les douleurs de l'étranglement continuent à s'accuser sans relâche, par des mouvements tumultueux, violents et désordonnés. Douze à quinze heures après le début de l'étranglement, les douleurs disparaissent, et le calme succède à cette violente agitation ; toutefois c'est un calme trompeur, et, loin d'impliquer un retour à la santé, il est au contraire le signe d'une terminaison mortelle prochaine ; la partie herniée a cessé de vivre, elle est gangrenée, et est devenue absolument insensible. L'animal tombe dans un état d'extrême prostration, la température du corps s'abaisse, son pouls s'efface, son regard s'éteint ; bientôt il est à bout de forces, il tombe et meurt le plus souvent sans se débattre.

Dans l'espèce humaine on voit souvent des individus survivre à l'accident que nous venons de faire connaître ; cela peut arriver dans deux circonstances : 1° Lorsque c'est l'épiploon qui forme la hernie, on voit fréquemment après les signes de l'étranglement le pouls se relever, et la tumeur s'enflammer, puis s'ouvrir et donner issue à du pus contenant des débris qu'un examen attentif fait reconnaître pour l'épiploon gangrené ; quand ces eschares sont extraites, les parois du foyer se recollent et le malade guérit comme d'un abcès ordinaire. — 2° Lorsque au contraire c'est l'intestin qui forme la hernie et que la gangrène a frappé une grande partie ou la totalité d'une anse intestinale, il peut se former dans la tumeur un vaste abcès stercoral et gangréneux ; la portion de peau qui le recouvre se mortifie, se transforme en larges eschares après la chute desquelles on voit tomber la portion d'intestin frappée de mort ; mais, si l'inflammation a produit l'adhérence de la portion d'intestin demeurée intacte avec la circonférence de l'ouverture herniaire, les excréments ont une issue par cette ouverture accidentelle, qui forme alors ce que l'on appelle un *anus anormal*. Le cours des excréments est alors pour toujours interrompu au-dessous et en arrière de la portion d'intestin qui est perforée ; nous ne sachions pas que des terminaisons de cette nature aient jamais été observées chez les animaux ; mais il était bon d'appeler en passant l'attention sur ce fait, dont on peut rencontrer des exemples d'un moment à l'autre.

De ce que nous avons dit il résulte que l'étranglement des hernies est un accident des plus graves, qui compromet presque toujours la vie des animaux qui en sont atteints ; nous ajouterons que celui qui se manifeste dans une hernie survenue à la suite d'un effort et qui s'est étranglée au moment même de son apparition, suit une marche beaucoup plus rapide, et par conséquent est plus immédiatement dangereux que celui qui complique une hernie ancienne.

— *Altérations cadavériques.* Les désordres qu'on rencontre à l'ouverture des animaux morts à la suite de hernies étranglées sont en rapport avec la nature des symptômes auxquels ils ont succombé. Ainsi, quand l'animal a péri par l'effet de l'inflammation abdominale seule, on trouve le péritoine rouge ; des deux bouts de l'intestin, celui qui correspond à l'estomac est rouge, considérablement dilaté par les gaz et les matières qui le remplissent ; le postérieur conserve sa couleur ordinaire et est revenu sur lui-même ; le sac herniaire est rempli d'une sérosité rougeâtre, sanguinolente ; l'anse intestinale qu'il recouvre est d'un rouge foncé, brunâtre, et à l'endroit où a porté la constriction elle présente une rainure profonde et circulaire. — Si, avant la mort, les signes généraux du passage de l'inflammation à l'état de gangrène se sont montrés, et que ces signes aient été suivis de ceux qui indiquent un épanchement dans l'abdomen, on trouve que l'anse intestinale est flétrie, déchirée au-dessus de l'orifice interne de l'ouverture du passage, laquelle a conservé son intégrité ; ordinairement, dans ce cas, le sac ne contient point d'excréments, la cavité du péritoine en est seule remplie.

— *Traitement des hernies abdominales.* Réduire les parties, les maintenir réduites, faire resserrer, s'il est possible, les ouvertures qui ont livré passage aux viscères, telles sont les indications à remplir. La manière dont on s'y prend varie, selon que la hernie est libre, selon qu'elle est fixée au dehors par un excès de volume des parties déplacées ou par des adhérences, ou bien qu'elle est engouée ou étranglée. Dans le premier cas, il faut procéder immédiatement à la réduction ; dans le dernier, il faut d'abord faire cesser les causes qui s'opposent à ce que la réduction soit immédiatement possible. La réduction des hernies libres se fait au moyen d'une opération que l'on appelle le *taxis*. Les règles à suivre pour l'exécuter sont : 1° De mettre les parties dans le plus grand relâchement possible : les saignées, l'administration à l'intérieur des narcotiques peuvent être employées dans ce but ; mais presque toujours il suffit de fixer l'animal dans une position qui rapproche les attaches des muscles abdominaux ; 2° de placer la cavité abdominale, et par conséquent l'ouverture herniaire, dans une position déclive par rapport à la tumeur ; 3° de diriger les efforts de réduction de manière que les viscères soient repoussés dans le sens de l'axe de l'ouverture, ou du canal qui leur a livré passage.

A cet effet, le vétérinaire, après s'être bien représenté la direction de l'ouverture herniaire, et celle que les parties ont dû suivre pour se déplacer, après avoir fixé convenablement l'animal et avoir pris lui-même une bonne position, saisit d'une main la tumeur par son fond, lorsqu'il peut l'embrasser, lui fait éprouver quelques mouvements de totalité, afin de répartir également les gaz et les matières qu'elle renferme, l'allonge dans le sens de l'axe de l'ouverture par laquelle sortent les viscères, et, tandis que de l'autre main il soutient son pédicule pour empêcher que les parties ne viennent se présenter toutes à la fois à l'ouverture de transmission et ne soient refoulées contre ses bords, il la presse doucement, comme pour vider l'abdomen. La délicatesse des organes que renferme une hernie s'oppose à toute pression violente ; mais quand les efforts sont assez modérés pour n'exposer ceux-ci à aucune contusion, ils peuvent être continués pendant longtemps sans inconvénient, et même avec avantage. Si la tumeur est trop considérable pour pouvoir être embrassée d'une seule main, le vétérinaire doit se borner à saisir le pédicule avec les deux mains, et le faire ensuite presser par un aide qui applique les siennes sur son fond et la comprime par ses deux côtés. Nous avons déjà dit que la hernie épiploïque rentre progressivement et sans bruit, tandis que la hernie formée par une anse d'intestin rentre en bloc, et en faisant entendre le gargouillement.

Lorsqu'une hernie est engouée, il faut avant tout jeter l'animal à terre, et chercher à la réduire au moyen du taxis. Les tentatives de réduction doivent être faites ors même que l'on a affaire à une hernie qui, avant d'être engouée, était irréductible ; elles ont pour effet ordinaire de répartir également dans la tumeur les matières qu'elle contient et qui l'embarrassent, et de les en exprimer, en quelque sorte, pour les faire repasser dans l'abdomen. La sensation d'un gargouillement et la diminution de la tumeur sont les indices auxquels on reconnaît que ces tentatives doivent réussir. A ces premiers phénomènes qui indiquent que les matières passent dans le ventre, succède bientôt, lorsque les efforts sont convenablement soutenus, la réduction complète des parties déplacées, ou le retour de la hernie à son état ordinaire, si auparavant elle était irréductible. Lorsque ces premiers moyens échouent, on doit en employer de plus énergiques : ceux qui ont été conseillés agissent tous en sollicitant vivement, soit directement, soit par sympathie, les contractions du tube intestinal. Les principaux sont les purgatifs donnés à faibles doses, afin que leur action soit plutôt continue que forte ; les lavements purgatifs irritants, par exemple ceux d'eau de savon, d'eau salée, de décoction de tabac ; les applications astringentes sur la tumeur, les douches d'eau très-froide sur le corps, etc. De tous ces moyens, les lavements de décoction de tabac sont ceux qui ont été le plus vantés ; mais quel que soit le moyen qu'on ait mis en usage, la réduction ou l'affaiblissement de la tumeur, d'abondantes évacuations d'excréments, et la cessation des autres accidents précédemment indiqués, sont les phénomènes qui annoncent la réussite.

Tous les moyens qui viennent d'être indiqués, et dont l'efficacité est incontestable contre l'engouement des hernies, ont été préconisés contre l'étranglement. Sans doute, si ces moyens sont administrés contre un étranglement récent et faible, et avant que le gonflement inflammatoire des parties étranglées ait eu le temps d'ajouter à l'étroitesse relative de l'ouverture aponévrotique ou du collet du sac herniaire, et d'augmenter la constriction, ils peuvent et doivent réussir, puisqu'en sollicitant fortement la contraction péristaltique de l'intestin, ils le disposent à se retirer de lui-même dans la cavité abdominale. Mais, si l'on considère l'état dans lequel se trouve l'intestin lorsque l'inflammation s'en est emparée, on concevra facilement qu'ils doivent alors être plus nuisibles qu'utiles, en ajoutant à l'inflammation déjà considérable. Les tentatives de réduction même, que l'on doit toujours essayer, ne peuvent réussir que dans le début des accidents, et dans les circonstances qui viennent d'être indiquées; elles ne sauraient être continuées sans les plus graves inconvénients lorsque l'examen de la tumeur fait reconnaître que les parties qu'elle contient sont fortement enflammées. Il ne reste plus alors d'autre parti à prendre que celui de combattre l'inflammation des viscères, afin de les ramener à un volume tel qu'ils puissent être réduits, ou de dilater directement l'ouverture qui leur a livré passage. — Les moyens qui remplissent la première de ces indications sont tous les antiphlogistiques connus, et principalement les saignées répétées, les cataplasmes émollients sur la tumeur, si on peut les y maintenir, les fumigations émollientes, les lavements mucilagineux, la diète, etc. Tous ces moyens dégorgent les parties, diminuent et calment l'inflammation qui s'y est développée, et les ramènent par conséquent à des conditions favorables à la réduction. — On a employé avec succès en chirurgie humaine, et on pourrait aussi employer avec avantage sur les hernies étranglées des animaux, des onctions avec l'extrait de belladone. Toutefois il ne faut pas trop attendre de ces moyens, qui ne sont pas à beaucoup près infaillibles; et pour peu que les symptômes d'étranglement soient ou deviennent pressants, il faut, au lieu de perdre un temps précieux pendant lequel l'inflammation ferait des progrès malgré leur emploi, recourir sur-le-champ à ceux qui lèvent ordinairement la constriction, c'est-à-dire à l'opération de la hernie. — Les nombreuses variétés d'arrangement et d'altérations organiques que peuvent présenter les organes qui entrent dans la composition des hernies, font de cette opération une des plus délicates et des plus difficiles de la chirurgie vétérinaire.

— *Opération de la hernie étranglée.* L'appareil instrumental nécessaire pour la pratiquer se compose d'un bistouri droit, d'un bistouri à tranchant convexe, d'un bistouri boutonné, à lame longue et étroite, de ciseaux droits et de ciseaux courbes sur les bords, de sondes cannelées, de pinces à disséquer, de fils cirés, et enfin, dans certains cas, de casseaux droits ou courbes, suivant la hernie à laquelle on a affaire, d'éponges, seau d'eau, etc. — Tout étant préparé, et l'animal convenablement fixé, on procède à l'opération, qui se compose de plusieurs temps, savoir : 1º L'incision des téguments ; 2º la recherche et l'ouverture du sac ; 3º la dilatation de l'ouverture qui livre passage à la hernie ; 4º et enfin la réduction.

Mais, avant de procéder à l'opération, il faut anesthésier les animaux aussi complétement que possible ; l'opérateur se fatigue moins, et les dangers d'éventration dus aux réactions des sujets sont évités. (*Voyez* ANESTHÉSIE.)

1º L'incision de la peau doit s'étendre de toutes parts au delà des bords de la tumeur, et mettre l'opérateur à même de découvrir son pédicule et l'ouverture qui lui livre passage.

2º On cherche d'abord à découvrir le sac herniaire, quand il existe, en incisant couche par couche le tissu cellulaire sous-cutané, et les différents fascias qui l'enveloppent, soit à l'aide d'un bistouri tenu et conduit comme pour inciser de dehors en dedans, soit en soulevant ces tissus lame par lame avec de bonnes pinces à disséquer, et les ouvrant avec le bistouri porté en dédolant, soit enfin en glissant successivement au-dessous de ces lames une sonde cannelée aiguë, sur laquelle on les divise. Quand la hernie est récente, cette partie de l'opération est facile, et l'on reconnaît bientôt le sac à sa ténuité, à sa transparence, ainsi qu'à la couleur bleuâtre qu'il présente, et qu'il doit à la sérosité qu'il contient. Mais, quand la maladie est fort ancienne, la recherche du sac herniaire peut devenir une opération fort délicate : en effet, l'organisation du tissu cellulaire extérieur au sac, en un nombre déterminé de feuillets, entre lesquels il se forme assez souvent des épanchements séreux, l'épaississement ou l'amincissement extrême du sac lui-même, les adhérences qu'il peut avoir contractées avec l'intestin, etc., sont autant de circonstances qui peuvent conduire le vétérinaire, surtout s'il est peu attentif, aux méprises les plus graves, soit en lui faisant croire qu'il est arrivé dans la cavité du sac quand il n'a encore divisé que les couches cellulo-fibreuses qui le recouvrent, soit en lui faisant reconnaître qu'il a ouvert cette enveloppe. Il est facile de prévoir les conséquences de semblables erreurs. Supposons, par exemple, qu'un vétérinaire peu expérimenté (et on devient difficilement expérimenté dans le traitement des hernies, affections peu communes chez les animaux), après avoir incisé plusieurs feuillets distincts, rencontre un épanchement de sérosité et une transformation graisseuse du tissu cellulaire extérieur au sac : il se persuadera aisément qu'il voit une anse d'intestin, car, dans quelques cas, les tumeurs graisseuses, soutenues par le vrai sac, ont une forme arrondie et une surface lisse ; il recherchera inutilement l'ouverture qui a donné passage à la hernie, et par le contour de laquelle l'étranglement est produit. S'il trouve autour du pédicule et de la tumeur quelque faisceau de fibres plus tendu que le reste des enveloppes, il le prendra pour le contour de cette ouverture, l'incisera, tentera en vain la réduction. Enfin, si un examen plus attentif ne lui fait pas reconnaître sa méprise, il finira par abandonner l'animal à une mort presque certaine, attribuant l'impuissance de ses efforts à des adhérences qui n'existent pas, et qu'il désespérera néanmoins de détruire. Si au contraire le tissu cellulaire extérieur au sac est aminci, si surtout le sac est d'une grande ténuité et adhérent à l'intestin, il pénétrera presque infailliblement dans la cavité de cet organe, avant de s'apercevoir qu'il a divisé l'enveloppe séreuse, et tous les dangers des plaies affectant une anse intestinale retenue au dehors s'ajouteront à ceux de l'étranglement et de la hernie. — On peut cependant presque toujours éviter ces sortes de méprises en procédant avec l'attention et les précautions convenables. En général, quand on a ouvert le sac, il ne peut exister aucun doute, parce que les parties se montrent avec des caractères distinctifs auxquels, avec un peu d'habitude, il est impossible de se méprendre ; mais on ne doit procéder à cette ouverture qu'avec précaution, surtout lorsque la hernie est ancienne, et que l'on a rencontré une des causes d'incertitude qui viennent d'être indiquées. Pour la pratiquer, il faut, si cette enveloppe est remplie par de la sérosité, y faire près du pédicule une ponction, par laquelle on voit aussitôt jaillir le liquide ; si au contraire le sac ne contient point de sérosité, il faut le soulever légèrement avec une pince à disséquer, et l'ouvrir avec un bistouri porté en dédolant ; la petite plaie sert ensuite à introduire dans sa cavité un bistouri boutonné, ou une branche de ciseaux, avec laquelle on le divise dans toute sa hauteur, depuis la partie la plus élevée du pédicule de la tumeur jusqu'à son fond, de manière à découvrir, autant que possible, toutes les parties déplacées et l'ouverture qui leur livre passage.

3° Il ne faut procéder à la dilatation de l'ouverture, ou à la destruction des brides qui produisent l'étranglement, qu'après avoir essayé de réduire les parties déplacées. Il arrive en effet quelquefois qu'après l'incision du sac on obtient la réduction qu'on avait en vain essayé d'obtenir auparavant, parce qu'alors les efforts s'exercent immédiatement sur les organes déplacés, et qu'on est plus sûr de les repousser et d'agir sur eux convenablement ; mais il ne faut pas trop insister sur ces tentatives qui ont l'inconvénient d'augmenter l'inflammation. — Le temps de l'opération, qui consiste à dilater l'ouverture herniaire, porte le nom de *débridement*. — Avant de débrider, il faut reconnaître le siége précis de l'étranglement. On commencera donc par chercher s'il n'existe pas dans le corps même de la tumeur, et s'il n'est pas produit par quelque bride, ou par le contour d'une déchirure qui serait faite à l'épiploon, au mésentère, ou au sac lui-même, et à travers laquelle les viscères déplacés se seraient engagés. Dans ce cas, les brides seraient coupées, le contour des déchirures serait agrandi avec le bistouri, et, les parties étant dégagées, on procéderait à la réduction. Lorsqu'on reconnait que l'étranglement n'a pas son siége dans le corps même de la tumeur, il faut le rechercher au niveau de l'ouverture par laquelle les viscères sont sortis de l'abdomen. Le doigt indicateur sera donc introduit entre ceux-ci et le sac, et dirigé vers la cavité abdominale, jusqu'à ce qu'il rencontre le point où existe la constriction. Il est utile, pendant que l'on procède à cette recherche, de faire saisir avec des pinces à disséquer, que l'on confie à des aides, les lèvres de la division faite au sac herniaire, afin de le fixer, et d'empêcher qu'en remontant au-devant du doigt, il ne gène dans l'exploration des parties. Le doigt qui a servi à reconnaître le siége de l'étranglement servira aussi à diriger l'instrument à l'aide duquel on se proposera de le lever ; c'est sur sa face palmaire, qui doit correspondre à la face interne du sac, tandis que sa face dorsale protége les viscères en les déprimant, que le bistouri doit être conduit. Le bouton de cet instrument sera engagé au-dessous de la bride qui exerce la constriction, et son tranchant étant tourné dans une direction qui l'éloigne des points où l'anatomie enseigne qu'il existe des vaisseaux dont la lésion serait dangereuse, on le repoussera, et on le retirera alternativement, de manière qu'il n'agisse que dans une étendue de cinq à six lignes environ, et l'on fera à cette bride une incision suffisante, mais qui ne devra pas avoir plus que l'étendue nécessaire pour que les viscères puissent rentrer avec facilité. Le doigt suivra autant que possible le bistouri, à mesure qu'il pénétrera, afin de protéger les viscères qui ne manquent pas de se développer aussitôt qu'ils en trouvent la facilité, et qui, par conséquent, viennent comme d'eux-mêmes se présenter au tranchant de l'instrument. Le débridement est suffisant quand, le bistouri étant retiré, le doigt pénètre sans obstacle jusque dans la cavité abdominale.

Lorsque le débridement est opéré, la conduite à tenir varie selon l'état dans lequel on trouve les parties. Lors même que l'intestin parait sain, il faut d'abord attirer à l'extérieur une partie de celui qui est resté dans le ventre. Cette pratique a plusieurs avantages : le premier est d'exposer à la vue le point sur lequel la constriction a porté, et de faire juger du degré d'altération qu'il a subi ; il arrive en effet assez souvent que, tandis que toute la portion contenue dans le sac est encore sensible, vivante en un mot, la partie qui a été immédiatement soumise à la constriction, et sur laquelle les effets en sont toujours reconnaissables à une rainure étroite analogue à celle qu'aurait produite une ficelle qu'on aurait fortement serrée autour de l'intestin, est tellement altérée, qu'elle est réduite en eschare blanchâtre ou grisâtre, qui se déchirerait infailliblement et donnerait lieu à un épanchement dans l'abdomen qui amènerait bientôt la mort. Ce serait le cas d'établir un *anus anormal*, si une pareille infirmité n'empêchait pas les animaux de rendre les services que l'on attend d'eux ; mais, comme en médecine vétérinaire il ne faut pas songer à ce moyen, le plus court est d'abandonner l'animal à une mort que rien ne peut faire éviter. Le second avantage que l'on tire de cette pratique est de donner aux gaz contenus dans l'anse intestinale qui forme la hernie plus d'espace où ils puissent se disséminer, et de rendre, par conséquent, la tension moindre et la réduction plus facile.

4° La réduction doit être faite immédiatement, lorsque l'intestin, quoique rouge, est sain, libre, résistant, et que la sérosité renfermée dans le sac est inodore, quelle que soit sa couleur. Dans tous ces cas, après avoir fait cesser la distension de l'anse intestinale déplacée, en faisant répandre, dans un plus grand espace, les gaz et les matières qu'elle contient, ou après avoir fait repasser ces matières dans le ventre en la comprimant doucement entre la paume des deux mains, on la réduit en suivant les règles établies plus haut, et en ayant le soin de repousser d'abord dans le ventre les parties qui sont sorties les dernières. Ainsi l'on saisira entre les deux ou les trois premiers doigts de l'une des mains la partie d'intestin la plus rapprochée de l'ouverture abdominale ; on la repoussera doucement en la pressant comme pour la vider dans le ventre, et, lorsqu'elle sera rentrée, on la soutiendra, et l'on achèvera de la conduire avec l'indicateur de l'autre main, qui la repoussera dans la cavité du péritoine, et l'y maintiendra jusqu'à ce que l'on ait saisi une nouvelle portion que l'on réduira de la même manière, et ainsi successivement jusqu'à la fin. — Les adhérences établies entre les différentes parties de l'intestin, ou entre l'intestin et le sac, constituent des obstacles qui s'opposent à la réduction de la hernie, et quelquefois même au débridement ; cependant ces obstacles ne sont pas toujours insurmontables. Il est, en effet, facile de détruire, en les déchirant avec le doigt, les adhérences couenneuses qui sont le produit d'une inflammation récente, et de réduire ensuite les parties déplacées ; il est facile aussi de rendre à l'intestin sa liberté, et on doit également le faire en coupant les adhérences filamenteuses ou en forme de brides, produits d'une inflammation ancienne, quand c'est par ces sortes d'obstacles qu'il est retenu au dehors. — Quant à l'épiploon, il ne fait presque jamais partie des hernies chez le cheval. Lorsqu'il s'en trouve une portion dans les hernies inguinales, c'est qu'il y a été amené par un déchirement ; car l'épiploon de cet animal est loin de former une toile aussi étendue que celui de l'homme et des carnivores. L'expérience a prouvé qu'il était préférable de le couper près de l'ouverture herniaire que de s'efforcer d'en obtenir la rentrée ; jamais on n'a vu d'accident survenir à la suite de cette opération. Quant aux soins à mettre en usage après la réduction de la hernie, ils varient suivant l'espèce de hernie à laquelle on a affaire ; nous les examinerons plus loin.

Telle est la conduite à tenir dans le cas de hernie étranglée. — Nous avons dit tout ce que l'on pouvait dire de plus général sur les hernies abdominales ; mais notre tâche n'est pas encore terminée : nous avons en effet à examiner en particulier chacune des hernies abdominales, et à faire aux différents cas l'application des principes que nous venons de développer.

Par rapport aux régions de l'abdomen qui peuvent être le siége des hernies, on les distingue en *inguinales, ventrales, crurales* et *ombilicales*. On désigne sous le nom d'*éventrations* celles qui résultent du déchirement des muscles abdominaux, ou des plaies pénétrantes du ventre. (*Voyez* ÉVENTRATION.) Enfin, on nomme *hernies diaphragmatiques* celles qui sont formées par le passage d'une anse intestinale dans la cavité de la poitrine, à travers une ouverture accidentelle, pratiquée au diaphragme. Nous allons étudier successivement chacune de ces sortes de hernies.

— HERNIE INGUINALE, *Bubonocèle, Oschéocèle*. On nomme ainsi la hernie abdominale qui se forme à travers le canal inguinal. Faisons donc d'abord connaître la disposition anatomique de ce canal chez le cheval.

L'anneau inguinal, destiné à donner passage au cordon testiculaire du mâle et au ligament rond de la femelle, se présente à l'extérieur sous la forme d'une ouverture allongée obliquement de dedans en dehors, et d'arrière en avant. Sa disposition est telle, que l'on peut y reconnaître deux commissures : l'une, interne et postérieure, est formée par les fibres qui se portent au pubis ; l'externe, beaucoup moins épaisse, se termine en avant du pli de l'aine, à l'endroit de la réunion de l'aponévrose de la face interne de la cuisse à la portion de celle du grand oblique qui vient de l'angle antérieur externe de l'iléon. — Les parois de cet anneau sont formées, à partir de la surface extérieure, par la tunique abdominale, l'aponévrose du grand oblique, et la portion charnue du petit oblique. Enfin, tout à fait à la partie supérieure, l'anneau inguinal, situé plus en dedans et en avant, représente une ouverture ronde, étroite, entourée d'un grand nombre de fibres blanches, fournies les unes par l'aponévrose des muscles *sous-lombaires*, les autres par le *fascia transversalis*.

Ainsi disposé, cet anneau est un vrai canal infundibuliforme, dont la base est inférieure, dont la direction est légèrement oblique de haut en bas, de dehors en dedans, et d'avant en arrière ; il est pratiqué dans l'épaisseur de la tunique abdominale et de l'aponévrose du grand oblique, passe au bord postérieur de la portion charnue du petit oblique, et n'est point en rapport avec l'aponévrose du transverse. — Son ouverture extérieure, allongée de dedans en dehors, et d'arrière en avant, surtout dans la jument, présente une forme oblique et est située à quelque distance du pubis ; de sorte que l'on doit plutôt, comme nous l'avons fait, y reconnaître deux commissures que deux piliers ; l'interne, étant beaucoup plus forte, plus résistante et plus fixe, doit beaucoup moins prêter, et prête en effet moins à la dilatation. Aussi est-il beaucoup plus facile de débrider en dehors, débridement que, du reste, on est contraint de faire de ce côté à cause de la position des vaisseaux. C'est en effet à la base de la commissure postérieure et interne que la sus-pubienne donne les artères inguinale, scrotale et abdominale postérieure. — Cette dernière branche, qui reste toujours superficielle, se dirige d'arrière en avant, en longeant le bord interne de l'anneau, et serait inévitablement atteinte si l'on débridait en dedans, surtout si l'on portait en arrière le tranchant du bistouri. Un filet nerveux assez considérable, provenant du faisceau inférieur de la troisième paire lombaire, est situé superficiellement au côté interne du cordon testiculaire, qu'il contourne de dehors en dedans. La manière dont les vétérinaires pratiquent l'opération de la hernie inguinale étranglée rend également indispensable la connaissance de sa situation.

La position horizontale du corps du cheval, celle de l'orifice interne de l'anneau du canal inguinal, doivent nécessairement (ainsi que nous l'avons déjà fait observer) rendre les hernies par cette ouverture beaucoup moins fréquentes que chez l'homme ; aussi, malgré les efforts violents et réitérés qu'exécutent ces animaux, malgré les chutes graves et nombreuses auxquelles ils sont exposés, cet accident est infiniment plus rare. On n'en a même pas d'exemple dans les juments, et cette différence doit être attribuée tant à l'étroitesse beaucoup plus marquée de l'anneau qu'à l'élévation du bassin, élévation telle, que la masse intestinale est portée beaucoup plus en avant que chez le mâle.

Les considérations anatomiques qui précèdent, extraites textuellement des *Archives générales de Médecine*, T. III, page 67, sont dues à l'infortuné Girard fils, enlevé trop tôt à la science vétérinaire qu'il eût illustrée.

La hernie inguinale, très-rare chez les ânes, moins rare chez les chevaux, plus fréquente encore chez les mulets, consiste, avons-nous dit, dans la sortie par le canal inguinal d'une portion d'intestin plus ou moins considérable, qui descend dans la gaine du testicule. Les chevaux entiers y sont beaucoup plus exposés que les chevaux hongres, bien que ceux-ci n'en soient pas absolument exempts.

— *Causes*. Elles sont semblables à celles qui sont susceptibles de déterminer les autres hernies, et consistent généralement en efforts, soit pour sauter un fossé ou franchir une haie, soit pour démarrer une voiture chargée, etc. Quelquefois la hernie se manifeste avec une grande promptitude ; d'autres fois elle survient lentement, et à la suite d'un relâchement progressif de l'anneau inguinal. Nous ne reviendrons pas sur ce que nous avons déjà dit à ce sujet dans nos généralités.

— Chez les animaux solipèdes, c'est l'intestin qui fait hernie, et non l'épiploon, comme cela arrive souvent chez l'homme et les carnivores, attendu que chez les premiers animaux cet organe est court, peu graisseux, et se trouve fixé de manière à ne pouvoir s'étendre. Cependant la hernie inguinale épiploïque n'est pas absolument impossible ; mais ce cas est rare, et ne peut guère se présenter chez les animaux de cette classe que quand le déplacement a été précédé d'une déchirure. Chez les carnivores, au contraire, l'épiploon peut faire hernie par l'anneau inguinal, parce que, chez ces animaux, ce repli péritonéal est long et graisseux, qu'il recouvre une grande partie de la masse intestinale, et se prolonge jusque dans le bassin.

— *Symptômes, marche, etc.* La hernie inguinale qui se forme avec lenteur est annoncée par une tuméfaction oblongue, indolente, médiocrement élevée ; comme elle est due à un relâchement ou à un commencement de dilatation de l'anneau, elle est susceptible de disparaître spontanément pour reparaître dans quelques circonstances, surtout pendant le travail, et lorsque l'animal fait des efforts de respiration, ou bien après un repas copieux. Dans ce cas, la hernie est chronique et peut être considérée comme incurable. Lorsque cette espèce de hernie franchit l'anneau inguinal et commence à apparaître au dehors, on l'appelle *bubonocèle ;* lorsqu'elle se prolonge jusqu'au fond des bourses, elle prend le nom d'*oschéocèle.* C'est un tort grave de donner ainsi des noms différents aux divers degrés d'une même maladie ; de la sorte on embarrasse la science de mots inutiles, et on rend l'étude plus longue et plus difficile. — La hernie qui se développe tout à coup se montre par une tumeur dont la base est inférieure, et dont le sommet correspond à l'anneau ; son corps, obliquement étendu de haut en bas et de dehors en dedans, a un diamètre plus ou moins considérable. — Pour s'assurer de l'existence d'une hernie inguinale, il faut commencer par examiner l'état des gaines testiculaires et des cordons. Pour cela, on explore chacune de ces gaines, en procédant de bas en haut dans la direction du cordon, que l'on manie dans toute sa longueur, jusqu'à l'anneau inguinal. Il peut arriver qu'il y ait hernie, sans que l'examen le plus attentif puisse la faire découvrir; car la portion d'intestin engagée dans l'anneau peut être courte, et se trouver pincée, sans qu'il y ait formation d'une tumeur apercevable au dehors. Dans le cas de doute, il est bon d'examiner l'orifice interne du canal inguinal; on se livre sans de grandes difficultés à ce mode d'examen, chez les grands animaux domestiques, en les fouillant par le rectum. Pour cela, on abat l'animal, on le place sur le dos, le derrière relevé au moyen d'une botte de paille, et les jarrets fortement portés en avant; le vétérinaire, après avoir coupé ses ongles, et enduit ses mains d'huile, introduit son bras droit dans le rectum, et sa main gauche dans le fourreau. La main droite, qui ne doit agir que du plat des doigts, de peur d'irriter l'intestin, se dirige vers la partie supérieure de l'anneau inguinal, tandis que la gauche, suivant le cordon testiculaire du côté où l'on soupçonne la hernie, remonte vers la partie inférieure de ce même anneau. Pour peu qu'il s'y trouve d'intestin engagé, cette ouverture n'est pas libre; on y sent quelque chose de solide, et les deux doigts opposés ne peuvent plus passer et se croiser; s'ils y parvenaient, on aurait la certitude de la non existence de la hernie. Mais en se livrant à cet examen, il faut prendre garde de se tromper, car il arrive quelquefois que les cordons testiculaires sont le siége d'une inflammation aiguë, accompagnée de douleurs vives et de quelques symptômes de coliques; dans ce cas, on reconnaît qu'il y a dans le canal inguinal un corps cylindroïde plus volumineux que ne l'est ordinairement le cordon, et sur la nature duquel on est souvent embarrassé pour prononcer. Il faut, dans ce cas, suivre l'engorgement aussi loin que l'on peut, et voir si, en tirant le cordon, on ne fait pas remonter le testicule auquel il appartient. Au reste, nous avons déjà dit que lorsqu'il y a hernie, le cours des excréments est interrompu; ce signe, lorsqu'il existe, doit contribuer à mettre sur la voie. Toutefois, malgré toute l'attention possible, on ne parvient pas toujours à reconnaître la hernie, et l'on se trouve exposé à des erreurs de diagnostic souvent funestes. Il est arrivé au professeur Bernard de croire, en pareil cas, à l'existence d'une affection du rein droit et de la vessie, parce que l'animal avait de violentes coliques, se campait souvent pour uriner, avait le testicule droit rétracté, la vessie distendue, douloureuse à la pression, et aucune tumeur apparente. Après la mort de l'animal, survenue au bout de vingt-quatre heures de souffrances, on trouva environ un pouce et demi de la portion flottante de l'intestin grêle engagée dans l'anneau inguinal droit, et étranglée par la compression. (*Recueil de Médecine vétérinaire*, année 1834, page 516.)

Plusieurs tumeurs ayant leur siége à l'aine ou dans le scrotum ont avec les hernies inguinales des analogies assez grandes pour rendre quelquefois le diagnostic embarrassant. Toutefois, avec de l'attention, et en s'aidant des signes commémoratifs, on parviendra le plus souvent à éviter des erreurs préjudiciables. On distinguera les hernies inguinales : 1° De la *sarcocèle,* à la dureté de la tumeur qui forme cette dernière affection, à son inégalité, à son poids, à l'intervalle qui reste entre elle et l'anneau ; 2° de la *varicocèle,* à la mollesse pâteuse, aux nodosités et à l'irréductibilité de cette tumeur ; 3° de l'*engorgement inflammatoire du cordon,* qui quelquefois présente une tumeur allongée, remplissant le canal inguinal, à la dureté de la tumeur, à sa sensibilité, en un mot à tous les symptômes d'un engorgement inflammatoire coïncidant avec l'absence de tout trouble dans les fonctions de la digestion ; 4° de l'*hydrocèle,* en ce que celle-ci se développe plus lentement, que son développement se fait de bas en haut, qu'il reste presque toujours entre sa partie supérieure et l'anneau un intervalle sensible, et qu'elle n'augmente pas par la toux. Cependant les signes distinctifs que nous venons de donner ne sont pas tellement certains, que l'on ne puisse être induit en erreur : le cahier d'octobre 1833 du *Recueil de Médecine vétérinaire* contient un curieux exemple de la possibilité des erreurs.

L'observation à laquelle nous faisons allusion est assez intéressante pour que nous en donnions ici un extrait. Le cheval qui en fait l'objet offrait les symptômes suivants : Huit ou dix jours après une opération pendant laquelle il se débattit beaucoup, engorgement considérable de la région testiculaire, avec un peu d'infiltration à la partie inférieure des bourses ; tension des membranes internes et du cordon lui-même ; absence de douleur ; légère augmentation de la chaleur ; les anneaux paraissent dilatés. — Quelques onctions adoucissantes, un suspensoir matelassé, des lavements émollients, du repos, firent bientôt disparaître ces symptômes, qui apparurent de nouveau après quelques jours de travail, pour disparaître encore sous l'influence du même traitement, et revenir pour la troisième fois. Delafond, qui avait vu cet animal, avait cru reconnaître une hernie inguinale (*oschéocèle*). — Conduit à l'école d'Alfort, après la troisième apparition de la tumeur, l'animal offre les symptômes suivants : Il est assez gai, mais les mouvements des cuisses sont un peu gênés dans la marche ; le volume des bourses paraît triple de ce qu'il est dans l'état ordinaire ; un peu d'infiltration se remarque à leur partie inférieure ; elles ne sont ni douloureuses ni chaudes. Les enveloppes internes paraissent distendues ; les testicules, situés en bas et en arrière des bourses, y sont comme refoulés ; le cordon est tendu. En fouillant l'animal, on sent que les anneaux inguinaux sont dilatés, et en appuyant légèrement avec la pulpe des doigts, on éprouve vaguement la sensation d'un corps arrondi, mou, glissant, qui est engagé dans l'anneau droit, et qui simule une portion d'intestin grêle (plus tard, on put s'assurer que ce corps n'était autre chose que le cordon testiculaire rendu plus épais et plus mou par un commencement d'infiltration) ; on croit reconnaître une double hernie. Après quelques jours de traitement, on se décide à opérer l'animal, dans l'hypothèse de l'existence de cette double hernie, et à lui faire subir la castration. — L'animal étant abattu et fixé, et les deux enveloppes testiculaires étant incisées à la manière ordinaire, et refoulées le plus haut possible, on cherche à s'assurer à travers la tunique fibroséreuse s'il existe une portion d'intestin au milieu du liquide, dont la fluctuation annonce la présence dans la tumeur. Cet examen ne pouvant faire cesser tous les doutes, on se décide, pour plus de certitude, à pratiquer à la gaîne vaginale une ouverture suffisante pour reconnaître si elle renferme une anse intestinale. Mais à peine a-t-on pénétré dans cette gaîne, qu'il s'en échappe avec force et en grande quantité un liquide un peu trouble, et que le sac vaginal s'affaisse presque entièrement. L'ouverture étant agrandie, on reconnaît dans la gaîne de fausses membranes jaunâtres, de consistance et d'épaisseur diverses ; il n'y avait dans cette gaîne ni intestin ni épiploon ; en un mot cet animal, chez qui tous les symptômes présents, tous les signes commémoratifs devaient faire présumer l'existence d'une double hernie, était atteint d'une hydrocèle vaginale avec fausses membranes.

Lorsque la hernie inguinale, que l'on peut appeler *chronique,* est formée, la portion herniée peut subir toutes les modifications organiques que nous avons fait connaître en traitant des *caractères anatomiques* des hernies abdominales. Elle peut, comme toutes les autres, être compliquée d'adhérences ; elle peut de plus être compliquée de toutes les maladies qui affectent le testicule et la tunique vaginale. Elle peut enfin, de même que la hernie récente, être engouée ou étranglée ; les symptômes qui signalent ces accidents sont semblables à ceux que nous avons fait connaître dans nos généralités.

— *Pronostic.* La hernie inguinale est toujours une maladie fâcheuse chez le animaux, et d'autant plus dangereuse, qu'elle est plus considérable, plus ancienne, et accompagnée de phénomènes et de complications plus graves. Lorsqu'on n'a pu parvenir à la réduire dans le principe, ou qu'on n'a pas été appelé à temps pour le faire, elle est susceptible d'augmenter par le fait des services que l'on continue d'exiger de l'animal, et même de devenir irréductible par suite des changements qui surviennent dans son volume, son organisation et ses rapports. Le cours des résidus alimentaires, toujours plus ou moins gêné dans la portion intestinale qui fait hernie, rend l'animal sujet à des troubles dans la digestion, et à des coliques plus ou moins vives ; enfin l'engouement et l'étranglement, qui finissent presque toujours par survenir, sont des accidents très-fréquemment mortels.

— *Traitement.* Les lotions, les applications astringentes et les bains de rivière, auxquels on a quelquefois recours lorsque la hernie inguinale, encore peu considérable et peu douloureuse, ne fait que commencer, qu'elle se montre à l'extérieur seulement par intervalles, ne font ordinairement que ralentir les progrès de l'accident, auquel ils ne peuvent remédier.

La réduction simple de la hernie inguinale par le taxis, praticable dans beaucoup de cas, ne devient efficace que lorsque l'anneau testiculaire se trouve dans son état naturel, que la hernie est récente, et qu'elle n'offre d'ailleurs ni engouement ni étranglement capables d'empêcher la rentrée de l'intestin. Elle doit être immédiatement suivie de castration à testicules couverts, toutes les fois que le collet de la gaîne forme une ouverture libre, et d'un diamètre beaucoup plus grand que dans l'état naturel. — Lorsque l'animal, étant debout, se soumet tranquillement à l'opération, on introduit dans le rectum une des mains avec laquelle on parvient le plus souvent à ramener l'intestin dans l'abdomen. Si l'on éprouve quelques difficultés, soit de la part des viscères, soit de la part du cheval, on le renverse à terre sur le côté opposé à la hernie, on fixe le membre comme pour l'opération de la castration, on tourne l'animal sur le dos, et on élève le train de derrière par quelques bottes de paille fortement serrées et placées en travers sous la croupe, pendant que d'autres bottes, mises en long contre les cuisses, contribuent à maintenir le malade sur le dos. — C'est alors que l'on peut chercher à s'assurer que l'intestin engagé dans l'anneau n'éprouve ni pincement ni étranglement, et à dégager la partie herniée en la tirant bien doucement en dedans, vers la cavité abdominale, et en la repoussant avec la main placée dans le fourreau. Si l'on éprouve quelque difficulté à effectuer cette réduction, on cesse aussitôt d'exercer des tiraillements qui pourraient être suivis d'étranglement et de gangrène. Après la réduction, on pratique une saignée d'autant plus copieuse, que le cheval a été plus tourmenté, et l'on fait usage sur la partie de lotions et d'applications astringentes. Pour peu que l'on redoute le rétablissement de la hernie, on tient le malade une ou deux heures sur le dos, afin de laisser à l'intestin le temps de s'écarter de la région inguinale, et de reprendre la position qu'il occupe naturellement. L'animal étant relevé, on le conduit à une place préparée d'avance, et disposée de manière que le derrière soit plus élevé que le devant ; on le tient à un régime sévère, et on lui administre quelques lavements.

Comme nous l'avons dit précédemment, le taxis doit être immédiatement suivi de la castration à testicules couverts, lorsque le collet de la gaîne est d'un diamètre beaucoup plus grand que dans l'état naturel, comme cela se remarque dans les cas de *hernies anciennes* simples ou compliquées d'hydrocèle, de sarcocèle, de varicocèle ou d'adhérence. — Quand la hernie n'est pas compliquée de sarcocèle, et que les parties peuvent en permettre la réduction, la castration s'exécute comme à l'ordinaire. Après avoir préparé deux bistouris, dont un convexe sur tranchant, un ou deux casseaux proportionnés à la grosseur du cordon testiculaire, plusieurs fortes ficelles, soit pour lier les branches du casseau, soit pour remplacer le casseau lui-même, enfin une paire de tricoises ou de tenailles à castration, on procède à l'opération de la manière suivante : L'animal entravé, fixé et maintenu sur le dos comme il a été dit précédemment, le vétérinaire procède d'abord à la réduction par le taxis (*Voy.* plus haut *Traitement des hernies abdominales*). — Le plus souvent, dit Girard, la réduction s'effectue d'elle-même, aussitôt que l'animal est placé sur le dos, ou bien lorsqu'on lui soulève la croupe. D'autres fois, elle exige l'allongement du scrotum, qui tend toujours à presser la tumeur herniaire contre l'anneau inguinal. Après la rentrée de la hernie, on procède à la castration à testicules couverts, en évitant, lors de l'incision du scrotum et du dartos, d'ouvrir le sac herniaire, en désunissant le plus profondément possible le dartos et la gaîne, afin de mieux placer le casseau, qui agira d'autant plus efficacement qu'il sera posé plus près de l'anneau inguinal, et en s'assurant, avant de serrer les branches de cet instrument contentif, qu'elles ne percent pas la peau, et surtout l'intestin, qui peut encore faire hernie. Quand l'épaississement des membranes rend la séparation du dartos et de la gaîne péritonéale assez difficile pour empêcher l'emploi du casseau, on substitue à ce dernier une forte ficelle cirée, que l'on place en faisant le nœud coulant dit *nœud de la saignée*.

L'opération de la hernie ancienne, compliquée de sarcocèle, n'a pas de règles bien fixes, et elle s'exécute différemment, suivant le degré où se trouve portée chacune des deux altérations. On comprend, suivant les cas, le cordon testiculaire dans un casseau ou dans une ficelle posée comme cela vient d'être indiqué. — Dans le cas d'adhérence du viscère hernié avec la gaîne péritonéale, il devient nécessaire d'ouvrir la poche herniaire avec précaution et de détruire l'adhérence, afin de pouvoir effectuer la réduction de l'anse intestinale, et procéder ensuite à la castration.

Pour réduire, par le taxis, la hernie inguinale ancienne et simple, chez les *chevaux hongres*, on saisit d'une main le moignon de la gaîne, qui forme le sac herniaire, et que l'on allonge le plus possible, pendant qu'avec l'autre main on tâche de repousser l'intestin dans l'abdomen. Lorsque, par cette manœuvre variée et continuée quelque temps, on ne parvient pas à faire rentrer le viscère, on lâche le moignon, et on abandonne la gaîne péritonéale à elle-même ; on fait ensuite soulever par un aide et maintenir écartée des parois abdominales toute la masse herniaire, afin que l'intestin, ne s'appliquant plus en bloc sur l'ouverture inguinale, puisse repasser dans l'abdomen. Une fois commencée, la rentrée de la hernie, que l'opérateur sollicite en comprimant au dehors, et parfois en introduisant une main dans le rectum, s'effectue promptement, et quelquefois même d'une manière brusque. Immédiatement après cette première opération, on allonge le moignon qui réunit le sac herniaire au scrotum, et on applique d'avant en arrière, par dessus la peau, les branches d'un casseau courbe, que l'on place aussi près que possible des parois du ventre, et que l'on serre comme dans le cas de castration. A moins de nécessité, on ne détache pas le casseau, et l'on attend qu'il tombe de lui-même.

Le *débridement* de l'anneau inguinal ou du collet de la gaîne vaginale est nécessaire dans le cas de hernie chronique, quand la partie herniée, distendue par l'accumulation des matières qu'elle renferme, se trouve bridée et étranglée par l'anneau ou par le collet de la gaîne, sans qu'il soit possible de la repousser dans l'abdomen ; on ouvre le sac herniaire, on retire en dehors l'intestin, et on opère le débridement de la partie qui fait compression et s'oppose à la réduction, comme il sera exposé ci-après, pour l'opération de la hernie récente étranglée. L'on pratique immédiatement la castration à testicules couverts. Le débridement du collet de la gaîne devient aussi quelquefois nécessaire chez les chevaux hongres, quand la portion de l'intestin, descendue dans la gaîne péritonéale, tronquée par suite de castration, est engouée, et que la hernie est irréductible par le taxis ; on ouvre le sac herniaire avec les précautions requises en pareil cas ; on reconnaît avec le doigt l'obstacle vers lequel on dirige l'instrument qui doit servir à l'incision, et l'on se guide d'après les règles de l'opération de la hernie étranglée. Lorsque la réduction est terminée, on place le casseau, en ayant soin que l'ouverture faite au sac herniaire se trouve comprise entre les branches de l'instrument, ou bien en dehors et au-dessous. Enfin, le débridement seul, ou suivi de la castration, est indispensable dans le cas de *hernie récente étranglée*. — Nous avons décrit plus haut cette opération d'une manière générale ; faisons maintenant aux hernies inguinales l'application des règles que nous avons posées.

On couche l'animal sur le côté opposé à la hernie (quelques chirurgiens préfèrent, dans tous les cas, coucher le malade sur le côté gauche, les manipulations étant plus faciles), et on l'anesthésie aussi complètement que possible. Deux plates-longes sont ensuite placées au canon du membre postérieur superficiel, qui est ensuite porté fortement dans l'abduction à l'aide de ces plates-longes ; l'une doit être dirigée vers le garrot, l'autre vers la croupe perpendiculairement à la colonne vertébrale ; toutes deux doivent être solidement fixées à un obstacle quelconque ; un aide est chargé de tenir la tête ; deux autres, tenant le lacs, immobilisent l'opéré, et un aide intelligent seconde l'opérateur. — Tout étant préparé, le vétérinaire se dispose à faire l'*ouverture du sac herniaire*. A cet effet, il allonge le testicule, si la gaîne testiculaire n'est point occupée par l'intestin ; ou bien il penche simplement la tumeur en arrière, si la hernie est descendue dans le scrotum. Il pratique ensuite à la peau, avec le bistouri droit, une incision de haut en bas et de deux ou trois pouces de long, au-dessus du testicule, à peu près sur le milieu de la face antérieure du cordon, au niveau de la commissure antérieure ou externe de l'anneau inguinal ; il incise avec circonspection le dartos, et met à découvert la gaîne péritonéale qui forme le sac herniaire. L'incision de cette gaîne exige d'autant plus de précaution, que les parois en sont plus distendues. Dans ce cas, et pour éviter la lésion du viscère hernié, l'opérateur commence par couper, avec le milieu de l'instrument tranchant, quelques fibres, qui s'écartent d'autant plus que le sac est lui-même plus tendu. Il continue l'incision en dédolant et en enlevant lamelles par lamelles ; il peut se servir de pinces à dissection pour déchirer les fibres internes, ainsi que la lame séreuse qui touche immédiatement l'intestin. Dès qu'il a fait un petit trou à la gaîne, il y introduit une sonde, dont la cannelure sert à diriger la pointe du bistouri ou des ciseaux employés pour agrandir suffisamment l'ouverture, à travers laquelle la masse intestinale s'échappe avec d'autant plus de précipitation, qu'elle se trouve plus comprimée. Tout l'intestin doit être retiré hors du sac et maintenu avec un linge mouillé d'une décoction mucilagineuse tiède, afin de faciliter le débridement du collet qui serre le viscère, et empêche sa rentrée dans l'abdomen.

Pour exécuter ce débridement, dit Girard, l'opérateur passe dans la gaîne ouverte un ou deux doigts, qu'il enfonce jusqu'à l'orifice abdominal de la gaîne. Il dirige ensuite le bistouri boutonné jusqu'au collet de cette gaîne, dans lequel il tâche de l'engager, en le tenant toujours à plat contre les doigts qui servent de conducteurs. Lorsqu'il est sûr que l'instrument a franchi le collet, il tourne en dehors et en devant le tranchant, qui coupe immédiatement le collet. Cette incision, en quelque sorte spontanée, suffit souvent pour frayer le passage au viscère hernié, qui rentre plus ou moins vite, quelquefois en bloc et d'autres fois graduellement. Quelquefois cette manœuvre doit être renouvelée pour prolonger un peu l'incision première qui a été insuffisante. Ces diverses incisions secondaires doivent être faites avec ménagement, parce que le retour de la hernie est d'autant moins à craindre que l'ouverture pratiquée a moins d'étendue. La réduction qui ne s'effectue pas d'elle-même n'exige qu'une manipulation simple, et ne nécessite même pas l'introduction de la main dans le rectum.

En pratiquant l'opération de la hernie inguinale étranglée, il convient de se rappeler la disposition anatomique des parties, d'où il résulte : 1° Que toute incision faite pour dilater l'anneau inguinal doit être effectuée d'arrière en avant, et de dedans en dehors ; 2° qu'elle doit suivre la direction de l'ouverture extérieure du canal inguinal lui-même, et être prolongée vers sa commissure antérieure, cette route étant la seule capable de faire éviter des accidents graves. En portant le tranchant de l'instrument sur la lèvre antérieure et interne de la gaîne vaginale, on court risque, non-seulement de donner naissance à une hémorrhagie grave, mais encore de déterminer une sorte d'éventration, presque toujours mortelle ; 3° que l'ouverture abdominale de la gaîne vaginale et l'anneau inguinal supérieur doivent être respectés par l'incision, puisque M. H. Bouley a démontré que jamais l'étranglement n'est produit par cette partie, mais bien par le collet de la gaîne, qui est situé à un centimètre et demi de l'anneau inguinal supérieur, et qu'on évitera ainsi les éventrations, fréquentes autrefois, pendant l'opération de la hernie inguinale aiguë.

Après avoir procédé à la réduction de la hernie, on examine, dit Girard, s'il convient ou non de pratiquer la castration par casseaux et à testicules couverts, et l'on se décide d'après l'état dans lequel se trouvent le cordon, l'épididyme et le testicule-lui même. Ces parties sont-elles engorgées, flétries et parsemées de taches noirâtres, l'opération est de rigueur, parce qu'elle peut, quand elle est faite à temps, prévenir des accident graves, tels que l'engorgement, la péritonite, la gangrène. Toutes les fois que les parties, quoique un peu froissées, n'offrent cependant pas de traces de mortification, la castration devient inutile. Dans tous les cas, le cheval doit être retenu sur le lit de paille pendant une ou deux heures ; on peut, si l'on veut, maintenir le membre postérieur attaché en l'air, et laisser pencher légèrement le corps sur le côté opposé à celui qui est opéré. On prend toutes les précautions possibles pour qu'en se relevant il ne fasse ni mouvements ni efforts violents. Une fois que l'animal est debout, il importe de le placer immédiatement dans un endroit convenablement disposé, et de le tenir le plus longtemps possible à l'écurie, dans la position qu'on lui a donnée, c'est-à-dire avec la croupe beaucoup plus élevée que le garrot, de l'empêcher de se coucher, au moins pendant les premiers jours, en le tenant attaché au râtelier, de le soumettre à un régime sévère, de lui administrer des lavements, de le saigner même, si on le croit nécessaire pour prévenir une inflammation trop forte. Le cheval qui a subi l'opération de la hernie étranglée est triste, cherche à changer de place, gratte de temps en temps du pied, mais ne se couche pas, au moins dans les premiers moments ; il s'allonge quelquefois pour uriner. Si l'engorgement du scrotum tend à devenir considérable, on doit y faire de fréquentes lotions avec la décoction de guimauve ou de graine de lin, et même y pratiquer au besoin des scarifications. — Malgré tous ces soins, on n'est pas toujours à l'abri de voir la hernie se renouveler.

— Après avoir décrit en particulier chacun des modes opératoires applicables aux hernies inguinales, nous allons, avec Vatel, nous résumer, et considérer ces dernières sous le rapport des opérations qu'elles peuvent requérir.

1° La hernie inguinale congéniale, la plus fréquente et la moins dangereuse, se manifeste à la naissance de l'animal, augmente pendant les six premiers mois, diminue ensuite, et finit souvent par disparaître complétement. Quand à l'âge d'un an à dix-huit mois elle persiste encore sans avoir perdu de son volume, elle entre dans la classe des hernies chroniques et réclame le même traitement.

2° La hernie de castration réclame la réduction par le taxis, suivie de la suture de la peau et des membranes divisées. Lorsque cette hernie est étranglée, il devient nécessaire d'opérer le débridement, puis d'appliquer un casseau ou une ficelle sur le cordon testiculaire enveloppé de sa gaîne.

3° La hernie chronique, dont la formation dépend constamment de la dilatation de la gaîne testiculaire, à laquelle participe aussi le relâchement des tissus fibreux qui entourent l'anneau inguinal, commence le plus souvent par être intermittente ; elle disparaît par le repos et se rétablit par l'exercice ou le travail. Par suite, elle peut devenir permanente et augmenter jusqu'à ce que les matières accumulées dans son intérieur en produisent l'engouement, et, par suite, l'étranglement. — Les hernies anciennes non étranglées rentrent d'elles-mêmes ou réclament le taxis. Celles qui sont engouées, étranglées, doivent être opérées par le débridement. Dans tous les cas la réduction doit être suivie immédiatement de la castration à testicules couverts.

4° La hernie récente non étranglée peut être réduite par le taxis ; la hernie récente étranglée réclame le débridement seul ou suivi de la castration.

5° Enfin, chez les chevaux hongres, le taxis, suivi de l'application d'un casseau sur la peau qui recouvre la gaîne vaginale tronquée par la castration, suffit ordinairement dans le cas de hernie non étranglée. Dans le cas contraire, on a recours au débridement suivi de l'application d'un casseau.

— HERNIE CRURALE, OU FÉMORALE. — *Mérocèle*. Cette hernie se fait à travers l'arcade crurale située à la face interne et supérieure de la cuisse. On savait depuis longtemps que la hernie crurale était encore plus rare que la précédente chez les chevaux ; mais on ne s'était pas rendu compte de la raison anatomique de cette circonstance, et il appartenait à Girard fils d'éclaircir cette question. Dans un mémoire plein d'intérêt sur les *Aponévroses abdominales*, mémoire dont nous avons déjà extrait la description de l'anneau inguinal, il a fait connaître la disposition du tissu fibreux jaune, qui, chez les herbivores domestiques, enveloppe les muscles abdominaux, et il a expliqué par la disposition de ce tissu et par la forme de l'arcade crurale la rareté de ces hernies chez le cheval, comparativement à leur fréquence chez l'homme. Les fibres de l'expansion ligamenteuse et de l'aponévrose du grand oblique, dit l'auteur que nous venons de citer, se confondent près du pubis, et donnent naissance, près du pli de l'aine, à deux productions aponévrotiques très-larges et très-fortes : l'une inférieure, qui se porte sur les muscles de la face interne de la cuisse, l'autre supérieure, qui s'attache d'un côté à l'angle antérieur externe de l'iléon, de l'autre au tendon sous-pubien, et se termine supérieurement en s'unissant avec l'aponévrose des muscles de la région sous-lombaire. Celle-ci, qui s'unit en dehors aux muscles petit oblique et transverse, ne laisse dans son milieu, vers le pli de l'aine, qu'une ouverture très-étroite par où passent les vaisseaux et les nefs cruraux. — Cette disposition, telle qu'il n'y a d'interruption que dans une très-petite étendue, entre l'aponévrose des muscles sous-lombaires et celle du grand oblique, rend, sinon impossible, du moins fort difficile, la sortie de l'intestin par l'anneau crural. Cette sortie est d'ailleurs empêchée par la largeur et la force de l'aponévrose qui se porte de l'abdomen à la face interne de la cuisse. Sans doute la position horizontale du corps, celle des membres postérieurs, constamment rapprochés du tronc, viennent encore s'opposer à ce que l'intestin s'échappe ; mais elles n'en peuvent pas être regardées comme les causes principales, puisque chez le chien, où ces dernières causes existent également, les hernies crurales ne laissent pas que d'être fréquentes, et qu'il n'y en a pas d'exemples dans les grands herbivores domestiques. D'ailleurs on ne pourrait pas expliquer ainsi pourquoi l'on ne rencontre jamais de hernies crurales dans le fœtus de jument, tandis qu'il n'est pas rare d'y trouver des hernies inguinales, ombilicales, etc.

Ces motifs doivent nous engager à ne pas nous occuper davantage de la hernie crurale. (*Voyez* ÉVENTRATION.)

HERNIE OMBILICALE. *Exomphale, Omphalocèle.* Ces différents noms ont été donnés à la tumeur résultant de la sortie d'un ou plusieurs viscères abdominaux à travers l'*anneau ombilical.* — Faisons donc d'abord connaître ce que c'est que cet anneau.

Avant et jusqu'à l'époque de la naissance, la ligne blanche de l'abdomen est percée vers sa partie moyenne d'une ouverture arrondie par laquelle passent les vaisseaux du cordon ; c'est cette ouverture que l'on nomme *anneau ombilical.* La veine en occupe à elle seule la moitié antérieure ; une cloison celluleuse transversale la sépare des artères et de l'ouraque qui en emplissent la moitié postérieure. Ces diverses parties sont unies au contour de l'anneau par un tissu cellulaire assez serré, surtout en bas. A l'intérieur du ventre, les vaisseaux ombilicaux divergent et forment une sorte de cône, dont la base, très-large, répond à la face concave du foie, aux régions iléo-lombaires, au sommet de la vessie, et dont le sommet aboutit à l'anneau ; le péritoine, en dehors duquel sont ces vaisseaux, leur adhère en ce point assez solidement, ainsi qu'aux parties voisines de la paroi abdominale. A l'extérieur de l'anneau, les vaisseaux se rapprochent pour former le cordon ombilical dans l'épaisseur duquel ils sont unis les uns aux autres par un tissu cellulaire assez dense. La peau circonvoisine forme sur l'origine de celui-ci un prolongement d'un demi-pouce à un pouce d'étendue, qui se termine par un rebord irrégulier et dentelé ; il n'est uni aux vaisseaux que par un tissu cellulaire lâche ; au delà de sa terminaison, l'enveloppe du cordon consiste en une membrane semi-transparente qui semble se continuer avec l'épiderme. — Après la naissance et la chute du cordon, les vaisseaux ombilicaux se rétractent du côté du ventre ; ils se serrent les uns contre les autres ; ils attirent vers eux le pourtour de l'anneau auquel les unit un tissu cellulaire, et la peau elle-même qui contracte des adhérences avec leurs extrémités. Il résulte de là une cicatrice enfoncée et noueuse, qui oblitère très-solidement l'anneau ; cette cicatrice porte le nom d'*ombilic ;* elle est d'autant plus solide que l'on s'éloigne davantage de l'époque de la naissance. Chez l'animal adulte elle offre une résistance supérieure à celle des autres points de la ligne blanche, tandis que chez le fœtus et le jeune sujet le contraire a lieu. D'ailleurs, dit Girard, chez l'animal formé, la disposition même de l'intestin concourt à abriter l'ombilic contre le développement de la hernie. Toute la surface inférieure de l'abdomen est occupée par la masse cœco-colique; la portion repliée du côlon s'étend le long de la ligne blanche depuis le bassin jusqu'au sternum. Cette masse cœco-colique résultant de l'assemblage de très-longs et très-grands réservoirs bosselés, fixés les uns aux autres par des liens membraneux, ne peut forcer et franchir l'ombilic qu'autant que celui-ci se trouverait ouvert, et que les fibres de son contour ne tendraient pas au resserrement. — Dans le sujet nouvellement né, le tube intestinal n'offre qu'un très-petit volume; la masse cœco-colique, qui devient si considérable par la suite, est encore peu développée, et ses bosselures sont à peine dessinées. Au lieu d'occuper le flanc gauche, l'intestin grêle pose immédiatement sur les parois inférieures de l'abdomen, se trouve amoncelé dans la région ombilicale où il pèse sur l'infundibulum qui constitue l'anneau. Pour peu que les parties cèdent, ce dernier intestin, étroit et très-contracté, pourra rouvrir l'ombilic, s'y engagera et établira ainsi l'omphalocèle. Il ne doit pas paraître étonnant que la présence de cet intestin se fasse remarquer dans la presque totalité des hernies des jeunes poulains; il est même probable qu'il les forme toutes dans le principe. Dans les exomphales devenues chroniques, l'intestin grêle peut se dégager du sac herniaire, remonter vers le flanc gauche et faire ainsi place aux bosselures du côlon. — D'après Bénard, il n'est pas rare de trouver dans l'exomphale des poulains l'ouraque et quelquefois la veine ombilicale, lorsqu'on examine le jeune sujet quelques semaines après la naissance; plus tard, la veine ombilicale disparaît presque complétement. — Les considérations anatomiques qui précèdent prouvent que le poulain est d'autant plus sujet à la hernie ombilicale qu'il est moins éloigné de l'époque de sa naissance. La laxité des tissus, toutes les circonstances enfin qui sont susceptibles d'empêcher ou de retarder l'occlusion de l'ouverture ombilicale, peuvent encore favoriser la formation de ces sortes de descentes.

On ne saurait donc prendre trop de précautions et trop de soins pour préserver les poulains contre ces accidents, si faciles à se développer chez eux.

Dans l'espèce du bœuf, l'exomphale est formée par une portion du rumen. Chez les chiens, elle résulte de la hernie de l'épiploon seul ou accompagné d'une portion de l'intestin.

On a prétendu que la hernie ombilicale n'avait point de sac herniaire : c'est une erreur qui tient à ce que ce sac est toujours très-mince, le péritoine ayant cédé plutôt par distension qu'en se déplaçant; il peut en outre arriver dans les exomphales anciennes qu'il échappe à la vue, parce qu'on l'aura incisé en même temps que la peau.

Cette opinion fut partagée par Bénard, de Boulogne-sur-Mer, à qui nous sommes redevables d'un mémoire très-intéressant sur les exomphales des poulains. « *La poche*, remarque ce vétérinaire, est formée par la peau, une couche de tissu cellulaire et *le plus souvent* par le péritoine; la hernie paraît être d'autant moins volumineuse et sa réduction plus complète, que le péritoine y existe et qu'il y est intact. Plusieurs raisons me font croire que les hernies ombilicales ne deviennent ordinairement très-volumineuses qu'après avoir été opérées infructueusement; le péritoine a été déchiré. Je me fonde surtout, dans ce cas, sur l'analogie qu'elles présentent avec les hernies ventrales qu'on remarque si fréquemment chez les vaches et qui proviennent de causes externes. Que chez ces animaux le péritoine soit déchiré, la peau, par son extension très-facile et très-grande, constitue bientôt un sac énorme; que le péritoine reste intact, au contraire, et la hernie reste plus petite et plus facile à réduire. » — « Les faits suivants, continue Bénard, viendront sans doute à l'appui de mon opinion. Deux vaches m'ont offert des hernies très-volumineuses : chez l'une d'elles, la déchirure par laquelle sortaient les parties déplacées existait au milieu du flanc droit, un peu au-dessous de la corde ou saillie qui se remarque à cette partie; la presque totalité des intestins était engagée dans la poche qui pendait jusqu'à quelques pouces du sol, et l'ouverture cadavérique me fit voir le péritoine déchiré, les bords de la déchirure de cette membrane et des muscles engorgés formant un anneau circulaire très-épais ; la peau seule constituait les parois du sac herniaire. Chez l'autre vache, la déchirure s'observait au bas du flanc gauche, au niveau du grasset, et s'étendait vers la ligne blanche de l'abdomen en affectant une direction oblique de derrière en avant ; toute la partie postérieure du rumen et la presque totalité de son sac gauche sortaient par cette hernie ; la poche s'étendait en arrière, entre les membres abdominaux, et rendait la progression presque impossible. L'ouverture du cadavre me démontra l'existence d'une rupture oblongue, de la longueur de quatorze pouces, avec rupture du péritoine. Ces deux hernies étaient molles et très-flasques. — Deux autres vaches m'ont aussi offert des hernies ventrales, mais dans lesquelles le péritoine était probablement intact ; ces hernies, quoique ayant des parois fort minces, étaient beaucoup plus dures au toucher que les précédentes ; la peau qui recouvrait leur surface était susceptible d'être encore fortement distendue et formait de très-longs plis lorsqu'on la pressait dans les doigts, sans cependant que la réduction me parût possible. Abandonnée aux soins de la nature, une de ces éventrations s'est réduite spontanément et sans récidive. N'est-il pas juste d'appliquer aux hernies ombilicales des poulains les idées que je viens d'émettre relativement à la présence ou à l'absence du péritoine dans le cas d'éventration ? Je n'ai pu faire qu'un très-petit nombre d'ouvertures de poulains pour confirmer mes doutes. Je dois à la vérité de dire que j'ai rencontré le péritoine dans toutes les exomphales que j'ai disséquées, mais qu'il me semble raisonnable d'admettre comme probabilité, d'après l'analogie des faits précédemment rapportés, que le péritoine recouvre les exomphales peu volumineuses, tandis qu'au contraire il ne tapisse qu'incomplétement celles qui sont très-développées. Ce qu'il y a de certain, c'est que la difficulté de la réduction de ces dernières est en rapport avec le nombre de fois qu'elles ont été opérées infructueusement. »

De tout ce qui précède il semblerait résulter, d'après Bénard, qu'il y a des circonstances où le péritoine manque et où la tumeur se trouve dépourvue de cette membrane. Il est assez difficile de concevoir que l'intestin puisse sortir de l'ouverture ombilicale sans pousser le péritoine devant lui ; mais n'est-il pas possible que cet allongement soit porté au point que la membrane se rompe, et que l'intestin passe à travers ? Ou bien encore, ne peut-on pas admettre, avec Girard, que dans certains cas le péritoine peut contracter avec les parois de la poche herniaire une adhérence telle qu'il ne soit plus possible de le distinguer ?

La hernie ombilicale peut être congéniale ou accidentelle, et dans ce dernier cas elle peut encore offrir des différences importantes.

La hernie ombilicale congéniale peut se former à toutes les époques de la vie fœtale, et sa cause prochaine ne peut être qu'un vice de conformation, un défaut de développement de la paroi antérieure du ventre. — C'est dans le tissu cellulaire du cordon et dans l'écartement que laissent entre eux, du côté de l'abdomen, les vaisseaux ombilicaux, que se logent les viscères et la portion du péritoine qui forme le sac ; le col de la tumeur est au centre de l'anneau ; le sac et le tissu propre du cordon en sont les seules enveloppes, excepté cependant immédiatement au-devant de l'anneau, où la peau l'entoure circulairement dans une étendue de quelques lignes ; les vaisseaux sont séparés les uns des autres, la veine est en avant de la tumeur, les artères en arrière et quelquefois sur les côtés. Le volume de cette hernie est très-variable. Lorsque ce volume est très-considérable, le petit sujet meurt ordinairement dans la matrice ou en venant au monde. Nous en avons vu un exemple sur un fœtus de vache.

La hernie ombilicale et accidentelle des poulains se forme ordinairement peu de temps après la chute du cordon, ou dans les premiers mois qui suivent la naissance.

— *Causes.* On croit généralement, dit Girard, que les poulains nés et élevés dans les lieux bas, humides et marécageux, sont très-sujets aux exomphales. Cette assertion peut être fondée en principe ; mais elle exige, pour être bien comprise, diverses considérations importantes que nous allons tâcher d'esquisser. Nous ferons d'abord remarquer que les élèves formés dans ces contrées humides et marécageuses proviennent en grande partie de juments communes, que l'entretien de ces élèves est très-négligé, et qu'il n'est que trop souvent abandonné à la nature. Peu de jours après le poulinage, souvent même dès le surlendemain de la naissance, le jeune sujet est obligé de suivre sa mère au pâturage ou au travail ; l'exercice qu'il fait alors, et qui est plus ou moins pénible pour lui, peut augmenter les douleurs coliquatives que ressentent tous les nouveau-nés, devenir ainsi la cause première du dérangement des masses intestinales, et, par suite, du développement des hernies ombilicales. Les mêmes désordres peuvent survenir lorsque le poulain, séparé trop tôt de sa mère, et enfermé dans un local inégal et raboteux, se livre à des mouvements presque continuels d'impatience, qu'il fait de grands efforts pour s'échapper, et qu'il appelle à grands cris celle qui lui a donné le jour et lui procure sa subsistance. — Les pâturages sur lesquels on conduit les poulains ne sont pas sans danger pour eux : la prairie est-elle entre-coupée de fossés, de montées et de descentes rapides, etc., les jeunes animaux sont obligés à des mouvements qui peuvent leur devenir préjudiciables et faire naître chez eux l'accident qui nous occupe. Les prairies grasses et humides donnent aux poulains beaucoup de ventre ; les parois de l'abdomen se distendent insensiblement ; les fibres de la tunique ligamenteuse se relâchent, s'allongent, s'écartent les unes des autres, et disposent ainsi à la hernie ombilicale. Cette influence des prairies grasses sur le ventre des poulains est tellement connue, qu'il serait fastidieux de chercher à l'appuyer par des faits ; c'est le résultat tout opposé à celui que l'on obtient chez les chevaux de course par une nourriture sèche, très-nutritive, donnée en petite quantité, et sagement combinée avec l'exercice. .

Toutes les circonstances précédentes, qui deviennent causes occasionnelles ou prédisposantes des exomphales, peuvent subir, même dans les lieux bas et humides, de telles modifications que leurs résultats soient nuls, et que les jeunes poulains soient à peu près à l'abri des hernies dont nous nous occupons. — On atteindra ce but toutes les fois qu'au lieu d'abandonner le sujet à lui-même, on lui prodiguera les soins convenables, et qu'on le gouvernera avec sagesse. Les élèves de chevaux, formés dans les pâturages gras et humides, peuvent être préservés des exomphales tout aussi bien que les poulains des pays hauts et secs ; il suffit pour cela de ménager l'animal nouvellement né, de le tenir à l'écurie sur une bonne litière, de ne le séparer de sa mère que lorsqu'il aura acquis une certaine force, de le nourrir de manière qu'il ne prenne pas trop de ventre, etc. Comme preuve de ce que nous avançons, il nous suffira de dire que dans les établissements bien tenus et où les poulains sont bien soignés, les exomphales sont extrêmement rares, et ne se développent que par cas fortuits.

— *Symptômes, Marche, Pronostic.* La hernie ombilicale se présentera à l'extérieur sous forme d'une tumeur ovalaire, située à la partie inférieure et un peu postérieure des parois abdominales, sur la région de l'ombilic, offrant à sa pointe une petite surface dénuée de poils, espèce de cicatrice des vaisseaux ombilicaux. Cette tumeur est molle au toucher, susceptible de disparaître en totalité ou en partie par la pression exercée à sa surface, et de reparaître lorsque la compression cesse d'avoir lieu. Elle commence, ainsi que nous l'avons dit, à se développer dans les premiers jours qui suivent la naissance, et elle fait des progrès pendant un temps indéterminé ; son volume est variable, et s'étend depuis celui d'un œuf de dinde jusqu'à celui des deux poings. La hernie n'acquiert ordinairement ce dernier volume que lorsque la réduction a été opérée et qu'il y a eu récidive. La plénitude chez les femelles en détermine assez souvent la réduction spontanée, soit en totalité, soit en partie ; on a vu des juments qui avaient eu cet accident, et qui, au moment de la plénitude, n'en offraient plus aucune trace, bien qu'elles n'eussent jamais été opérées. Quelques cultivateurs pensent que ces juments, pendant la plénitude, sont plus sujettes aux coliques que les autres.

— D'après les caractères qu'elle présente, l'exomphale peut être divisée en *simple, compliquée* et *adhérente.* Le traitement des deux premières est le même ; la dernière, au contraire, nécessite des précautions, soit pour l'examen, soit pour la réduction. Voici sur quelles bases Bénard établit ces divisions:

1° Dans la hernie ombilicale *simple,* la poche offre une égale épaisseur dans toute son étendue; l'intestin grêle, le côlon ou le cæcum forment la portion herniée; lorsque la réduction est opérée, il ne reste plus rien dans la poche.

2° Dans le cas de *complication,* les parties qui viennent d'être énoncées forment aussi la portion herniée; mais les parois de la poche ne sont pas également épaisses dans toute leur étendue, parce que d'autres organes que les intestins s'y font aussi remarquer; lorsque l'ouraque est la seule partie qui s'y trouve avec l'intestin, on sent postérieurement un cordon rond, adhérent aux parois de la poche, et offrant quelquefois une partie libre plus ou moins longue et flottante, après que la réduction de l'intestin a été opérée. Cette portion flottante a souvent deux à trois pouces de longueur, et si la veine ombilicale existe avec l'ouraque, le cordon s'étend sans interruption de la commissure postérieure à l'antérieure de l'anneau ombilical. — La complication de l'exomphale par l'ouraque et par la veine ombilicale, dit Girard, est une remarque fort extraordinaire : la peau, distendue par le viscère hernié, doit nécessairement entraîner et allonger les débris du cordon, parce que l'extrémité de ces débris lui est intimement unie; mais il est difficile de concevoir que l'ouraque et la veine ombilicale soient susceptibles de déplacement, et qu'ils puissent se prolonger dans le sac herniaire; il faudrait, pour cela, admettre le renversement des parois abdominales par l'anneau ombilical, et nous n'avons pas d'exemple d'un tel accident, qui paraît d'ailleurs impossible. Comme les débris ombilicaux, tiraillés par la peau, sont d'autant plus gros et plus sensibles que le sujet est moins éloigné du terme de sa naissance, comme ces mêmes débris ne forment plus à une certaine époque qu'un ligament lâche, d'autant plus difficile à distinguer que le poulain est plus avancé en âge, ces circonstances n'ont-elles pas pu en imposer à Bénard et l'induire en erreur? Ces réflexions doivent faire sentir la nécessité de nouvelles recherches pour fixer ce point d'anatomie pathologique.

3° Quand le viscère hernié est *adhérent* à la poche, ce qui s'observe rarement, ce viscère rentre bien dans l'abdomen par la pression, mais il entraîne avec lui le sac qui le contient.

Les exomphales qui se montrent à la naissance, ou peu de jours après, sont en général celles dont la guérison s'obtient le plus facilement; quelques-unes disparaissent d'elles-mêmes et sans récidive. Dans tous les cas cette hernie est peu grave et entraîne rarement des dangers prochains.

— *Traitement.* Le traitement de la hernie ombilicale, de même que celui de toutes les maladies de ce genre, a pour objet de faire rentrer la partie herniée et de la maintenir dans sa position naturelle. — Avant de se décider à faire usage de moyens chirurgicaux, souvent même avant de consulter un vétérinaire, les propriétaires tentent ordinairement d'obtenir la résolution de la tumeur par l'application de différents topiques astringents et fortifiants. Les charges et le feu employés dans ce cas paraissent avoir le grave inconvénient de déterminer, au bout d'un certain temps, l'adhérence du viscère hernié avec les parois du sac; cette sorte de complication ne permet plus la réduction de la hernie par le taxis, et la cure devient alors plus difficile à obtenir. — Les astringents, les applications de glace, les fomentations ferrugineuses, etc., ne produisent aucun résultat fâcheux : ils peuvent, dans tous les cas, seconder les efforts de la nature.

Toutes les fois que la tumeur persiste sans apparence de diminution marquée, elle nécessite les secours de la chirurgie, qui offre plusieurs méthodes opératoires, savoir : la compression au moyen d'un bandage, la ligature du sac herniaire, l'emploi des casseaux, la suture, enfin l'excision, suivie de l'application du casseau ou de la suture.

Ire Méthode. — *Réduction au moyen d'un bandage.* La compression à l'aide d'un bandage est le moyen le plus fréquemment mis en usage en chirurgie humaine. Ce moyen, qui a été conseillé par des vétérinaires pour parvenir au même but chez les animaux, est loin de présenter les mêmes avantages pour ceux-ci que pour l'homme : en effet, la position horizontale du corps des animaux, l'effort continuel que les viscères abdominaux exercent sur les bords de l'anneau ombilical, la contraction presque permanente des muscles des parois inférieures de l'abdomen, sont autant de causes qui s'opposent souvent à leur action curative. Mais comme ce moyen paraît avoir été employé quelquefois avec succès sur de très-jeunes poulains, chez lesquels, il est vrai, la guérison se serait peut-être effectuée par les seuls efforts de la nature, on peut le mettre en usage au début du traitement et lorsque la tumeur n'est pas très-considérable.

Lorsque l'on veut faire l'essai de ce moyen, on repousse les viscères dans l'abdomen, et l'on applique d'abord un fort tampon d'étoupe imbibé d'eau-de-vie, sur l'ouverture ombilicale, qui doit être bouchée très-exactement par la convexité de ce tampon. Celui-ci est soutenu par un corps dur et plat, tel qu'un morceau carré de carton ou de planchette, qu'une sangle convenablement confectionnée maintient en place. Cette sangle, dont le milieu doit être fait avec de la forte toile, et avoir dix ou douze pouces dans sa plus grande largeur, se serre par dessus le dos, et se fixe antérieurement par des ligatures ou ficelles embrassant le poitrail. L'appareil ainsi disposé se trouve solidement établi, et ne se dérange que par accident. Pour empêcher l'animal d'y porter la dent, il suffit, dit Girard, de lui dérober la surface inférieure de l'abdomen avec un tablier de cuir, que l'on attache le long de l'épine dorso-lombaire. — Au lieu de toile et de planchette, quelques praticiens emploient une large plaque de plomb qu'ils maintiennent en place à l'aide de liens qui sont attachés à cette plaque et qui viennent se fixer sur le dos de l'animal.

Lorsque l'usage du bandage rencontre trop d'obstacles, ou que l'on s'aperçoit de son inefficacité, il convient d'avoir recours à une méthode opératoire qui puisse faire obtenir, non-seulement la réduction de la hernie, mais encore la destruction complète du sac herniaire, et l'adhérence de ses bords entre eux et avec les parois de l'abdomen. Nous allons indiquer successivement tous les moyens que l'on peut mettre en usage pour parvenir à ce but.

II° MÉTHODE. — *Réduction au moyen de la ligature*. La ligature se pratique de trois manières :

— 1ᵉʳ *Procédé*. Lorsque le poulain a été abattu et placé sur le dos, l'opérateur prend une bonne ficelle avec laquelle il fait un nœud chirurgical : cela fait, il passe le pouce et l'index de sa main droite dans l'anse de ce nœud ; il pince entre ses deux doigts le sac herniaire, à l'endroit de la cicatrisation du cordon ombilical ; puis, faisant descendre le nœud avec la main gauche jusqu'auprès de l'anneau, il refoule en même temps dans l'abdomen les parties herniées. Ceci terminé, un aide prend les bouts de la ficelle, un de chaque main, et tire dessus jusqu'à ce que la ligature soit assez serrée pour intercepter la circulation et déterminer la chute du sac herniaire. — Ce procédé est très-souvent suivi de la chute prématurée de la poche, avant que l'adhérence des bords du sac herniaire soit suffisamment solide pour soutenir le poids des viscères abdominaux, qui peuvent alors s'échapper au dehors.

— 2° *Procédé*. Il diffère peu du précédent : lorsque la ficelle a été portée jusqu'auprès du bord de l'anneau ombilical, et avant que l'aide tire sur ses extrémités, l'opérateur enfonce une cheville en fer aiguisée, immédiatement au-dessous de la ligature. Dans ce cas, la ficelle doit être moins serrée, la cheville étant destinée à la maintenir en place, et à l'empêcher de descendre. — Ce procédé, imaginé pour prévenir la chute prématurée de la bourse herniaire, est quelquefois suivi de la perforation de l'intestin, surtout lorsque la hernie est volumineuse. Il est cependant préférable au premier parce qu'il produit moins souvent des accidents.

— 3° *Procédé*. L'opérateur saisit le sac herniaire comme dans les cas précédents, mais avec la main gauche, et, au lieu d'une ficelle avec un nœud chirurgical, il se sert d'une aiguille enfilée de fil ciré. Après avoir fait rentrer l'organe hernié dans l'abdomen avec la main droite, il prend l'aiguille entre le pouce et l'index de cette main et l'enfonce à travers les parois du sac, d'abord à sa partie postérieure, puis à son centre, et enfin à sa partie antérieure. Il rapproche ensuite les deux bouts du fil, il entoure plusieurs fois les plis que forme alors le sac, et il arrête les extrémités du fil à l'aide d'un double nœud. — Ce procédé est le plus dangereux, sans doute, à cause de la difficulté qu'éprouve l'opérateur à maintenir l'intestin dans l'abdomen au moment où il fait traverser les parois du sac à son aiguille : très-souvent cet organe est perforé, et la mort est presque constamment la suite de cette perforation.

IIIᵉ MÉTHODE. — *Réduction au moyen des casseaux.* Pour procéder à cette opération, on saisit le fond du sac avec le pouce et l'index de la main gauche, on fait rentrer dans l'abdomen les parties herniées, en pressant latéralement les parois du sac avec la main droite, jusqu'auprès de l'anneau où l'opérateur les maintient ; un aide place immédiatement au-dessus un casseau dont la longueur est en rapport avec le volume de la hernie et les dimensions de l'anneau ombilical ; l'opérateur dégage alors sa main de dessous et serre l'extrémité libre des casseaux, tandis que l'aide y place une ficelle, sur laquelle il fait un nœud chirurgical que l'on serre comme dans la castration. Quelques personnes placent un clou sous le casseau afin de l'empêcher de descendre. Cette méthode est loin d'exposer aux inconvénients de la précédente, mais elle n'en est pas exempte : ainsi on a vu des poulains s'arracher le casseau, et donner lieu à des maladies graves ; très-souvent aussi chez les poulains mâles, ce casseau excorie le fourreau et en détermine l'inflammation. La difficulté que l'on éprouve à placer cet instrument assez près de l'anneau ombilical fait que fréquemment la récidive a lieu : aussi ne peut-on l'employer que pour les hernies peu volumineuses et où l'anneau est peu dilaté.

Si les deux méthodes précédentes (*ligature, casseaux*) exposent parfois à quelques accidents qui dépendent des opérations elles-mêmes, il est encore une foule d'autres complications qui reconnaissent pour cause la négligence que l'on apporte à mettre en usage plusieurs précautions indispensables, soit pour assurer le succès de l'opération, soit pour obvier aux accidents consécutifs. Il est toujours utile, dans cette circonstance comme dans beaucoup d'autres, de calculer l'influence des saisons, de la constitution des individus et de leur état sain ou malade. — L'époque à laquelle il convient d'opérer n'est pas indifférente. Les saisons les plus favorables sont le printemps et l'automne, dans leurs premiers mois ; mais c'est surtout l'automne qu'il convient de choisir ; les poulains ayant alors acquis l'âge de six mois et quelquefois plus, sont sevrés ; ils ont assez de force pour résister aux effets de l'opération, qui ne produit souvent aucun dérangement dans leur santé, lorsque toutefois elle est pratiquée convenablement ; d'un autre côté, c'est le moment où ces jeunes animaux, sortant des pâturages, se trouvent le moins exposés à être affectés de maladies. — Dans l'hiver, le froid, souvent intense, et le repos absolu auquel se trouvent trop fréquemment réduits les animaux, favorisent davantage le développement des maladies, et permettent l'influence de causes que l'exercice seul pourrait souvent empêcher d'agir. Ces maladies sont les œdèmes quelquefois très-étendus, l'engorgement œdémateux ou phlegmoneux des membres, etc. — Pendant l'été, les poulains sont encore jeunes, et les mouches, jointes aux fortes chaleurs, peuvent beaucoup nuire à la guérison. On voit souvent à cette époque de l'année ces insectes déposer leurs œufs sur les plaies qui résultent de l'opération ; les larves qui en proviennent gênent beaucoup la cicatrisation, et donnent quelquefois lieu à la formation de foyers purulents, qui ne guérissent qu'après une longue suppuration.

La constitution du poulain à opérer nécessite aussi quelques précautions : si le sujet est sanguin et très-irritable, on doit le tenir à un régime tempérant ; dans le plus grand nombre des cas, la diète d'aliments pendant quelques jours suffit ordinairement ; on peut réduire à la moitié ou au tiers la ration ordinaire. Si, au contraire, le sujet est faible ou maigre, il faut le soumettre à un régime plus nourrissant : la farine d'orge humectée convient parfaitement pour restaurer ces jeunes animaux. — Par rapport à l'état de santé ou de maladie, il est urgent, autant que cela est possible, de ne pratiquer l'opération que chez les animaux dont l'intégrité des fonctions est parfaite, car pour peu qu'ils soient prédisposés à une maladie, l'opération, par la secousse qu'elle imprime, agit comme cause occasionnelle, et provoque le développement prochain d'une affection qui peut avoir une issue funeste, et qui sans cela ne se serait peut-être pas montrée.

IVᵉ MÉTHODE. — *Réduction au moyen de la suture.* On peut la pratiquer de deux manières :

— 1ᵉʳ *Procédé.* Bénard a proposé de faire cette suture à *points entre-croisés* dans le sac herniaire. Voici ce procédé qu'il croit préférable à tous les autres :

Il faut choisir, pour pratiquer cette opération, un hangar bien éclairé et garni d'un lit de paille bien épais ; le poulain y est amené avec sa mère ou quelque animal de son espèce ; il y est abattu avec beaucoup de précautions, et maintenu par des entraves et un lacs, comme cela se pratique en pareille circonstance, car les cordes au moyen desquelles on remplace quelquefois et par nécessité des entraves de cuir, ont toujours l'inconvénient de scier les paturons. On passe l'extrémité du lacs par dessus une poutre du plafond, et l'on tire sur le lacs jusqu'à ce que le poulain soit sur le dos, les membres tendus autant que possible ; les viscères sont alors refoulés vers les reins, et les parois inférieures relâchées. Ces deux conditions sont nécessaires pour pratiquer une suture à points entre-croisés dans le sec herniaire, le plus près possible de l'anneau ombilical. Bénard évite, dans la pratique de cette suture, la perforation des intestins, d'abord par la position qu'il donne au poulain, ensuite et surtout par l'emploi de tenettes particulières, auxquelles il doit, dit-il, des succès assurés.

Cet instrument, composé de deux branches d'acier de la longueur d'un pied chacune, d'un demi-pouce de largeur et d'un quart de pouce d'épaisseur, représente, lorsque ses deux branches articulées par charnières sont appliquées l'une sur l'autre, un carré d'un demi-pouce d'épaisseur dans ses deux dimensions. Ces branches sont percées d'une rainure qui les traverse de part en part dans leur largeur, et qui a sept pouces d'étendue, en commençant à un pouce de la charnière. Cette rainure, placée au tiers inférieur de la largeur des branches, doit avoir une demi-ligne de diamètre, et présenter, de quatre lignes en quatre lignes, un élargissement d'une ligne. Une extrémité de chaque branche sert à former la charnière ; les autres extrémités sont arrondies dans la longueur de trois pouces, et relevées au dehors, de manière à figurer un V lorsque les deux branches sont appliquées l'une sur l'autre. A l'origine de sa partie arrondie est pratiqué un trou rond, de deux lignes et demie de diamètre, destiné à donner passage à une tige ronde, fixée à demeure sur une des branches, tandis qu'elle est reçue dans le trou de la branche opposée, qu'elle dépasse un peu. Cette tige ronde est munie, sur sa partie libre, d'un écrou à oreilles ; son usage est de conserver le rapport exact des deux branches entre elles et de les fixer pendant l'opération. — Outre cet instrument, deux aiguilles courbes et plates sont encore nécessaires ; on les attache à chacune des extrémités d'un fil ciré de la grosseur d'une demi-ligne.

Le sujet étant abattu et fixé comme nous venons de le dire, l'opérateur, muni de ces instruments et d'une paire de ciseaux courbes sur leur plat, commence par couper le poil, ordinairement très-long, qui recouvre la peau de l'ombilic ; saisissant ensuite les tenettes de sa main droite, il en écarte les branches avec l'index ; plaçant la main gauche entre celles-ci, il pince le sac herniaire et descend l'instrument, en le serrant légèrement, jusqu'auprès de l'anneau ombilical, où il le serre assez fortement pour y retenir le sac que sa main gauche abandonne ; il s'assure, en pressant latéralement au-dessous des tenettes jusqu'au bord de l'anneau, que des intestins ne s'y trouvent point compris. L'instrument étant ainsi placé, l'opérateur fixe les branches à l'aide de l'écrou à oreilles. Il prend alors une aiguille de chaque main, et passe une de ces aiguilles dans l'élargissement des rainures placé immédiatement en arrière du pli formé par le sac comprimé dans les tenettes ; il enfonce ensuite la même aiguille dans l'élargissement qui est antérieur à celui dans lequel se trouve déjà passé le fil, jusqu'à ce que la pointe de cette aiguille sorte d'un pouce ; puis il introduit l'autre aiguille dans une direction opposée à la première, et tire ensuite les deux aiguilles hors des trous : il continue ainsi cette manœuvre jusqu'au trou qui se trouve placé immédiatement en avant du pli du sac, où il fixe les extrémités du fil par un double nœud. Le premier et le dernier point doivent toujours être serrés plus fortement que les autres ; sans cela le sac se détache souvent au milieu, et reste fixé par les deux extrémités.

Quelques personnes sont dans l'usage de laisser placés sur le dos pendant quelque temps les poulains opérés de la hernie ombilicale; cette position, qui fatigue beaucoup ces jeunes animaux, n'offre aucune utilité réelle ; on peut donc négliger cette pratique. — A moins d'accidents particuliers, cette opération ne réclame aucun soin ultérieur ; seulement, il est bon de supprimer le foin pendant quatre ou cinq jours, lorsque les sujets sont encore à l'écurie ; s'ils sont aux pâturages et que le temps soit favorable, on pourra les abandonner. — Les suites ordinaires de cette opération sont l'inflammation des parois de la poche, l'engorgement assez étendu des parties environnantes, la suppuration et l'adhérence de la partie où la suture a été pratiquée, et enfin la chute de la poche. Le temps que cette partie met à tomber est en quelque sorte à la disposition de l'opérateur : ainsi, plus on serre les points de la suture, plus tôt la chute a lieu ; en général elle s'opère du dixième au quinzième jour.

— 2° *Procédé.* Mangot a fait connaître, dans le *Journal pratique de Médecine vétérinaire,* un procédé de réduction au moyen de la *suture à points continus.* Voici ce procédé :

Pour opérer avec exactitude, on remarque attentivement la situation du sac herniaire ; ensuite, après avoir maîtrisé l'animal au moyen d'un tord-nez, on circonscrit ce sac avec une raie de ciseaux, afin de n'embrasser exactement que la portion de peau qui forme la poche. On prépare à l'avance une plaque de plomb, dont la dimension est proportionnée à l'ouverture de la hernie. On pratique cinq trous dans son épaisseur, savoir, un petit à chaque angle, et un autre percé longitudinalement au milieu d'une largeur capable d'admettre la peau du sac herniaire, et de permettre sa facile introduction. Les quatre trous des extrémités servent à fixer des bandes destinées à être attachées de la manière ci-après désignée. Il est encore nécessaire de se munir de deux aiguilles, droites ou courbes, enfilées d'un gros et fort fil ciré, et de deux petites chevilles en bois, pointues par un bout, de la longueur d'environ un pouce.

L'opérateur abat l'animal dans un lieu éclairé ; il le tient suspendu à une poutre au moyen d'une prolonge ; ainsi assujetti, il s'assure s'il n'existe point d'adhérence à la peau des organes contenus dans le sac herniaire ; il saisit toute la portion de peau circonscrite par la raie des ciseaux, la fait passer dans l'ouverture pratiquée à la plaque de plomb, et la donne à maintenir à un aide, pendant qu'il fait une suture à points continus (*Voyez* Suture), de la longueur de l'ouverture précitée, au-dessus et en dehors de la plaque, de manière que cette dernière se trouve adaptée immédiatement sur le ventre et l'ouverture ombilicale. La suture terminée, la plaque de plomb reste en position, et le morceau cousu la dépasse d'autant plus que la poche herniaire était plus grande. Il ne reste plus alors qu'à le traverser avec les deux petites chevilles en bois dont il a été parlé plus haut, et que l'on introduit presque aux extrémités de la suture, de manière que la plaque se trouve fixée et maintenue sur la hernie, sans qu'aucun dérangement puisse avoir lieu. Il ne reste plus alors qu'à faire relever l'animal et à lui attacher sur les reins les quatre bandes destinées à soutenir, concurremment avec les petites chevilles, la plaque de plomb.

Il est important d'empêcher l'animal de se coucher pendant six ou huit jours ; car, s'il se couchait, les bandes se trouvant distendues, pourraient se rompre ou couper la peau, et l'appareil essentiel serait susceptible d'être déplacé.

Pendant les deux premiers jours qui suivent l'opération, l'inflammation se développe avec plus ou moins d'intensité, suivant l'irritabilité des sujets. C'est ordinairement du troisième au cinquième jour que Mangot retire les petites chevilles introduites dans la partie de peau qui dépasse la surface de la plaque de plomb, qu'il incise ensuite. Cette plaque ne se trouve plus alors soutenue que par des ligatures placées sur les côtés et attachées sur les reins. Ce n'est guère que lorsque l'inflammation est bien établie autour de cet appareil qu'on doit le retirer ; sans cette précaution, la plaie serait plus longtemps à se cicatriser. Pour hâter la cicatrisation, on applique sur la plaie un petit bandage de toile, maintenu comme le premier appareil, et quelques plumasseaux d'étoupe imbibée d'eau-de-vie, qu'on a soin de renouveler pendant sept à huit jours, au bout desquels, dit Mangot, l'animal peut être considéré comme guéri, bien que la plaie ne soit pas encore entièrement fermée.

Vᵉ Mᴇᴛʜᴏᴅᴇ. — *Réduction par incision du sac herniaire, suivie de la suture ou de l'application d'un casseau.* Quand le viscère est adhérent à la poche, ce qui s'observe rarement, il rentre bien dans l'abdomen par la pression, mais il entraîne avec lui le sac qui le contient ; c'est pourquoi il faut d'abord inciser la poche, ouvrir le sac herniaire avec toutes les précautions requises, et détruire l'adhérence formée. Après avoir repoussé dans l'abdomen le viscère rendu libre, on termine l'opération par l'emploi des casseaux ou des points de suture, suivant les circonstances et selon l'état de la peau.

VIᵉ Mᴇᴛʜᴏᴅᴇ. — *Réduction par les caustiques.* Elle est connue depuis très-longtemps. Au premier siècle de notre ère, Celse employait déjà l'acide sulfurique dans le traitement des hernies ; pendant le siècle dernier, quelques hippiatres employèrent ce procédé, mais il ne se généralisa pas ; Hertwig l'essaya de 1830 à 1835 à l'École vétérinaire de Berlin ; il obtint de bons résultats avec l'acide sulfurique. Le traitement des hernies par les caustiques était à peu près inconnu des vétérinaires français, lorsque le hasard montra à Dayot, de Paimpol, l'action puissante de l'acide azotique dans la thérapeutique de ces affections. — En 1848, ce vétérinaire eut à traiter chez un poulain une hernie ombilicale recouverte de verrues ; il chercha d'abord à détruire celles-ci en les attaquant par l'acide azotique ordinaire. Après trois ou quatre applications légères de cet agent, survint un engorgement inflammatoire, œdémateux, de la région ombilicale, engorgement qui disparut au bout d'une quinzaine de jours et permit de constater une diminution notable du volume de l'exomphale. Ce fut pour Dayot le trait de lumière qui devait lui permettre de porter à la connaissance de ses confrères une nouvelle méthode de traitement de la hernie ombilicale, méthode simple, mais rationnelle, puissante et sûre. Quand il la communiqua à la *Société centrale vétérinaire*, il l'appuya par des observations nombreuses dont les résultats furent bientôt confirmés par MM. Sanson, Legoff, Lafosse, H. Bouley, Reynal, Rey, etc.

Voici comment il faut procéder :

On coupe le poil à la peau qui constitue le sac herniaire ; puis, avec un pinceau d'étoupe ou de coton, qu'on peut fixer à une spatule ou à une baguette de verre, on applique le caustique à la surface de la hernie, en ayant soin de commencer à la périphérie ; on emploie ordinairement l'acide azotique du commerce marquant de 34 à 36 degrés Baumé. Il est préférable d'opérer sur les animaux debout ; l'excès d'acide, tombant alors sur le sol, ne peut avoir d'effet nuisible. La quantité de caustique nécessaire pour obtenir un bon résultat varie suivant le volume de la hernie, l'âge, l'organisation des sujets ; on comprend que cette quantité sera moindre chez les jeunes sujets ou chez les chevaux fins qui ont la peau mince et les poils rares, que chez les animaux âgés ou communs qui ont la peau résistante et le poil plus épais. Cette quantité doit être telle que l'action du caustique porte seulement sur la peau : aussi doit-on ne faire qu'une seule application, car, si on la renouvelait, le caustique, traversant rapidement la peau, irait porter la désorganisation aux tissus sous-jacents et pourrait facilement déterminer une éventration. La mortification de la peau suit de près l'application du caustique ; on observe en outre un œdème, une infiltration assez considérable du tissu conjonctif sous-jacent qui refoule le péritoine et l'anse herniée, et opère ainsi mécaniquement la réduction de la hernie ; ce tissu conjonctif s'indure ensuite et prévient le retour de l'accident en produisant l'occlusion définitive de l'ouverture ombilicale. — Quelquefois, à la suite d'une première application, la hernie est réduite incomplétement : il faut alors, mais dans ce cas seulement, faire une seconde application. On a préconisé d'autres topiques : Prangé a obtenu de bons résultats en employant le topique Terrat, composé d'acide arsénieux, d'orpiment, de sublimé et d'euphorbe, dans de l'huile de laurier. D'autres vétérinaires recommandent la pommade de bichromate de potasse préconisée par Fœlin. M. Trasbot a essayé ces différents médicaments à la clinique d'Alfort ; il donne la préférence à la cautérisation nitrique. — L'action des vésicatoires et des sinapismes est, dans presque tous les cas, insuffisante ; ces agents ne sont pas à recommander. Les praticiens conseillent de traiter les jeunes chevaux vers l'âge de deux ans.

Il est prudent de recouvrir d'un tablier la tumeur herniaire jusqu'au moment où l'induration sera suffisante pour prévenir le retour de l'accident.

— HERNIE DIAPHRAGMATIQUE. On donne ce nom au passage d'un viscère abdominal à travers une ouverture accidentelle du diaphragme. Cet accident, toujours dangereux et souvent mortel, peut exister à l'état aigu ou à l'état chronique. Dans le premier cas, les accidents qui en signalent l'existence se développent subitement, après ou pendant un violent accès de coliques. L'animal qui en est atteint est pris de douleurs atroces : il se couche, se relève, se couche encore, se roule violemment, s'assied quelquefois à la manière des chiens, c'est-à-dire sur les fesses, les membres antérieurs étant étendus et soutenant le corps. Ces coliques sont rarement de longue durée ; elles amènent ordinairement la mort en peu d'heures.

Quant aux hernies diaphragmatiques anciennes, elles peuvent exister longtemps sans amener un trouble notable dans les fonctions de l'animal ; il y a cependant des symptômes qui permettent d'arriver au diagnostic de cette affection : la percussion accuse une matité plus ou moins accentuée à la région de la poitrine qui correspond à l'anse herniée ; à l'auscultation, on entend des borborygmes qui renseignent nettement l'observateur sur la nature du mal ; il existe aussi un mouvement du flanc, analogue à celui qui caractérise la pousse. Cette intéressante remarque, faite depuis longtemps par Gohier, a été renouvelée par Girard fils, MM. Crépin, Didry, etc., dont les observations sont consignées dans les journaux de médecine vétérinaire. Ces hernies diaphragmatiques chroniques peuvent durer jusqu'à ce qu'il survienne de l'engouement, et par suite l'étranglement de la portion d'intestin herniée, et la mort. — Il n'y a aucun moyen de remédier à cette lésion, sur laquelle nous ne croyons pas devoir nous étendre davantage.

HIPPIATRIQUE. Médecine du cheval. (*Voy.* VÉTÉRINAIRE.)

HIPPOBOSQUE. Nom d'un genre d'insectes à deux ailes, à suçoir, à antennes très-courtes, garnies d'un poil isolé terminal, à corps plat, à pattes longues, écartées du corps, terminées par des ongles très-crochus, souvent subdivisés : ces insectes sont très-faciles à reconnaître par leur port et la célérité de leurs mouvements en tous sens, qui ressemblent à ceux des araignées, par leur peau coriace, par l'écartement de leurs pattes et la manière dont se terminent les crochets des tarses, par la forme des ailes, et surtout par leurs mœurs.

Les hippobosques ont, en général, le corps aplati, lisse, à téguments coriaces et flexibles, mais très-solides ; de sorte qu'il est impossible de les écraser sous la pulpe des doigts, ce qui très-probablement les soustrait à la destruction lorsque les animaux sur lesquels ils vivent en parasites cherchent à s'en débarrasser par tous les moyens mécaniques qui sont à leur disposition. Leur bouche consiste en une sorte de bec, composé de deux valvules solides, supporté par un chaperon entaillé dans le front, et qui renferme deux scies ; leur tête est petite et quelquefois elle semble se confondre avec le corselet ; les ailes sont étroites, singulièrement disposées, plus longues que l'abdomen, à bords externes épais, et quelquefois plissées en éventail sur leur longueur ; dans quelques espèces et au repos, elles sont croisées sur le dos.

La particularité la plus curieuse que nous offrent ces insectes, c'est leur mode de propagation, puisque la femelle, au lieu de pondre un œuf, conserve la larve dans son corps jusqu'à l'époque où celle-ci prend la forme de nymphe. Sortant du corps de la mère, cette nymphe se présente sous la forme d'une lentille ronde et plate, d'abord d'une couleur blanc de lait, avec une tache noire, luisante **sur** l'un des bords, où l'on voit aussi deux petites éminences en forme de cornes : cette coque blanche ne tarde pas à noircir, et alors elle prend la plus grande solidité.

Ces insectes, dont le nom, moitié grec et moitié latin, signifie *qui se nourrit du cheval,* ne se trouvent pas seulement sur cet animal : on en rencontre sur les chiens, les moutons, les bêtes à cornes, les mulets, les oiseaux ; mais ils vivent particulièrement des humeurs des animaux vertébrés, sur la peau desquels ils s'attachent comme le pou et quelques autres aptères parasites, dont ils se rapprochent par plusieurs caractères. Nous décrirons seulement ici ceux que l'on trouve sur les chevaux et sur les bêtes à laine.

L'hippobosque du cheval, appelée aussi *mouche bretonne, mouche à chien, mouche d'Espagne,* peut avoir à peu près cinq lignes de long, depuis la tête jusqu'à l'extrémité des ailes ; les yeux sont noirâtres ; la tête est jaune, avec une tache brune sur le vertex ; le corselet est mélangé de jaune et de brun ; l'abdomen court, large, d'un jaune obscur ; le dessous du corps d'un jaune pâle. Les pattes sont d'un jaune pâle aussi, avec quelques bandes brunes ; tout le corps est légèrement couvert de poils raides ; les ailes sont blanches, transparentes, allongées, arrondies à leurs extrémités et presque une fois plus longues que le corps.

Le corps de ces hippobosques est aplati ; il touche presque la surface sur laquelle il repose ; aussi distingue-t-on facilement ces insectes des autres espèces : ils portent leurs pattes loin du corps ; ils s'en servent plutôt que de leurs ailes pour fuir, et ils marchent avec assez de vitesse lorsque les doigts s'approchent d'eux pour les saisir. Quand on leur a arraché les ailes, leur corps aplati et le port des pattes leur donnent une ressemblance avec certaines araignées, ce qui leur a fait donner le nom de *mouches-araignées* dans quelques parties de la France.

Ces insectes sont très-communs en été, époque à laquelle ils se réunissent en grand nombre, et tourmentent beaucoup les chevaux en venant se placer de préférence sur les parties les moins recouvertes de poils. On les voit s'attacher par plaques sur différentes parties du corps de ces animaux, sur le cou, les épaules, sous le ventre, entre les cuisses ; quelquefois même ils s'insinuent sous la queue, en sucent continuellement le sang, ce qui incommode et fatigue beaucoup ces animaux. Si l'on se contente de les chasser, après un vol très-court ils reviennent de suite sur les chevaux, qu'ils suivent obstinément.

— L'hippobosque du mouton, vulgairement appelée *pou du mouton,* se trouve dans la laine de cet animal, ou vit sur les endroits qui en sont dépourvus. Cette espèce n'a point d'ailes ; elle ressemble au pou et aux mites ; sa longueur est de trois lignes environ ; les yeux sont obscurs ; la première pièce des antennes est très-courte et enchâssée dans la tête ; le corps est ferrugineux, couvert de quelques poils noirâtres ; la tête n'est point distincte du corselet, qui est beaucoup plus étroit que dans l'espèce précédente ; l'abdomen de cet insecte est large, déprimé, postérieurement échancré, plus ou moins obscur, avec quelques lignes ondées, blanchâtres ; les ongles paraissent être au nombre de quatre.

Cet insecte est assez difficile à trouver sur les bêtes à laine, qui souffrent beaucoup moins de sa présence que les chevaux. On peut en prévenir l'approche en frottant les moutons nouvellement tondus, avant de les mener aux champs, avec des décoctions de plantes amères, avec celles de sarriette, d'absinthe, du fruit de la coloquinte, des feuilles de noyer ou de rue ; ce moyen réussit également bien pour empêcher les taons, les mouches et autres insectes de piquer les bœufs ou les vaches. Si les morsures de ces hippobosques déterminent l'inflammation de la peau, on a recours à l'huile, au vinaigre, à l'urine ; l'eau très-froide ou vinaigrée suffit quelquefois pour dissiper cette inflammation et s'opposer à l'ulcération des parties lésées. On suivra le même traitement pour détruire les hippobosques du cheval, et, si ces insectes ne sont pas très-nombreux, bien qu'ils tiennent assez fortement à la peau, il sera facile de les en retirer avec la main.

HIPPOTOMIE. Ce mot signifie *anatomie du cheval.*

L'anatomie est la science de l'organisation; tantôt elle étudie les organes sains, et prend le nom d'*anatomie physiologique;* tantôt elle étudie les organes malades, et porte alors le nom d'*anatomie pathologique.* Cette dernière ne devra pas nous occuper. Lorsque l'anatomie physiologique se circonscrit dans l'étude de la conformation intérieure des organes, c'est-à-dire dans l'étude de toutes celles de leurs qualités qu'on peut y observer sans entamer leurs tissus, elle est appelée *anatomie descriptive.* Si au contraire elle pénètre dans la profondeur de ces mêmes organes pour en déterminer les parties constituantes ou les éléments, elle prend le nom d'*anatomie de texture* ou d'*anatomie générale.*

IDÉE GÉNÉRALE DU CORPS DES ANIMAUX.

Avant de parler en particulier de chacun des tissus et de chacun des organes qui entrent dans la composition du corps des animaux, il nous a paru convenable de présenter toute la série de ces organes dans un résumé rapide.

Nous voyons d'abord un *tégument* général qui, comme un vêtement, enveloppe la totalité du corps, et se moule, pour ainsi dire, sur toutes ses parties. Ce tégument, c'est la *peau.* Les sabots, les ongles, les cornes, les crins, les poils, en sont une dépendance. La peau présente un certain nombre d'ouvertures qui établissent une communication entre l'extérieur et l'intérieur du corps; mais ces ouvertures ne consistent pas dans une perforation, une interruption réelle du tissu de la peau : sur le pourtour de chacune d'elles, la peau se réfléchit, en présentant d'importantes modifications dans sa structure, et va constituer les *membranes muqueuses,* sorte de *tégument interne* qui peut être considéré comme un prolongement du tégument externe ou de la peau.

Sous la peau se voit une couche de *tissu cellulaire graisseux* qui la soulève mollement, remplit les vides, et concourt à donner aux animaux des formes arrondies et régulières. Dans quelques régions seulement on trouve des *muscles* qui s'insèrent directement à la peau, qu'ils sont destinés à mouvoir : ce sont les muscles peaussiers. Dans le tissu cellulaire sous-cutané rampent les *veines* et les vaisseaux *lymphatiques superficiels;* ces derniers traversent de distance en distance des renflements nommés *ganglions lymphatiques,* qui sont réunis par groupes dans certaines régions.

Au-dessous du tissu cellulaire sont des parties fasciculées, rouges, disposées en plusieurs couches : ce sont les *muscles.* Au centre de toutes ces parties sont les *os,* colonnes inflexibles qui servent de soutien à tout ce qui les entoure. C'est au voisinage des os, le plus profondément possible, que se trouvent les *vaisseaux* et les *nerfs.* Enfin, entre les différents plans musculaires, quelquefois très-près de la peau, on remarque les *aponévroses :* ce sont des toiles résistantes, des membranes fibreuses qui isolent et retiennent les diverses couches de muscles et souvent chaque muscle en particulier.

Si nous portons le scalpel sur le tronc, nous trouvons que, dans ses parois, il offre une disposition anatomique analogue à celle que nous venons d'indiquer pour les membres; mais plus profondément sont des cavités que tapissent des membranes minces, transparentes, humectées par un liquide qu'on nomme *sérosité,* d'où le nom de *membranes séreuses.* Dans ces cavités sont logés des *organes* à structure complexe, portant le nom de *viscères.* Ces organes sont distribués en un certain nombre de groupes ou de séries, dont chacune a une fin déterminée : cette fin s'appelle *fonction;* la série d'organes se nomme *appareil.* Tous les organes sont réunis dans le double but de la conservation de l'individu ou de la conservation de l'espèce : or, parmi les appareils nécessaires à la conservation de l'individu, les uns sont destinés à établir des rapports avec les objets extérieurs : ce sont les *appareils de relation;* les autres sont destinés à réparer les pertes que font incessamment les organes : ce sont les *appareils de nutrition.* Les appareils de relation se divisent en deux classes : 1° *Appareil de sensation;* 2° *appareil de mouvement.*

1° L'appareil de *sensation* se compose : 1° Des *organes des sens;* 2° des *nerfs;* 3° du *cerveau* et de la *moelle épinière.* Les organes des sens sont : *a)* la *peau* qui jouit d'une sensibilité dont l'exercice constitue le *tact :* cette sensibilité est fort bornée chez les animaux; *b*) l'*organe du goût*, qui réside dans la bouche; *c*) l'*organe de l'olfaction*, qui fait connaître les odeurs et qui est situé dans les cavités nasales ; *d*) l'*organe de l'ouïe* (oreille), destiné à percevoir les sons; *e*) l'organe de la vue (œil), qui est en rapport avec la lumière. Les organes des sens reçoivent les impressions du dehors; quatre d'entre eux occupent la face, c'est-à-dire le voisinage du cerveau, auquel ils transmettent des impressions rapides et précises, et qui semble, pour ainsi dire, plonger dans leur intérieur à l'aide des nerfs. — Les impressions mourraient en effet dans les organes, s'il n'existait des conducteurs de ces impressions ; ces conducteurs, qui constituent la partie périphérique du système nerveux, sont les nerfs, cordons blancs, fasciculés, dont une extrémité pénètre dans les organes, et dont l'autre répond au cerveau et à la moelle épinière, partie centrale du système nerveux, organes excitateurs et régulateurs de toute la machine animale.

— 2° L'appareil de la *locomotion* se compose : 1° D'une partie active ou contractile. Ce sont les *muscles*. Ceux-ci se terminent par les *tendons*, organes d'un blanc nacré qui, à la manière des cordes, réunissent en un seul point l'action d'un grand nombre de puissances. 2° D'une partie passive : ce sont les *os*, véritables leviers qui forment la charpente du corps, et dont les extrémités constituent par leur contact mutuel les *articulations*, dans lesquelles nous trouvons : *a*) des *cartilages*, substances compressibles et élastiques qui amortissent la violence des chocs, et régularisent les contacts; *b*) un liquide onctueux, la *synovie*, préparé par des membranes qu'on appelle *synoviales :* ce liquide remplit l'usage des corps gras dont sont enduits les rouages de nos machines ; *c*) enfin, des liens ou *ligaments* qui maintiennent les os entre eux. Tels sont les appareils destinés à établir les relations des animaux avec les objets qui leur sont extérieurs.

— Les appareils qui remplissent le grand acte de la *nutrition* sont les suivants :
a) L'*appareil digestif,* qui est essentiellement constitué par un tube ou canal non interrompu, auquel on donne le nom de *canal alimentaire*. Ce conduit n'a pas des dispositions de forme et de structure identiques dans toute son étendue; il se compose, au contraire, d'une série d'organes qui sont très-différents les uns des autres, bien qu'ils concourent à former un conduit commun. Ces organes sont : 1° La *bouche*, 2° le *pharynx*, 3° l'*œsophage*, 4° l'*estomac* (il y a quatre estomacs chez les ruminants : le *rumen*, le *réseau*, le *feuillet* et la *caillette*), 5° l'*intestin*, qui se divise lui-même en deux portions : l'*intestin grêle*, comprenant le *duodénum*, le *jéjunum* et l'*iléon*, et le *gros intestin*, comprenant le *cæcum*, le *côlon* et le *rectum*. — A ce long tube, dont la plus grande partie, concentrée dans l'abdomen, y forme une multitude de replis, sont annexés : 1° Le *foie*, organe glanduleux qui est destiné à la production de la bile, et qui occupe la partie antérieure et droite de l'abdomen ; 2° la *rate*, dont les fonctions sont encore couvertes d'une grande obscurité, mais qui n'est probablement qu'un énorme ganglion vasculaire ; 3° le *pancréas*, qui par deux canaux verse dans le duodénum le fluide pancréatique ; 4° les *glandes salivaires* au nombre de six principales, trois de chaque côté de la bouche et de l'arrière-bouche (*parotide, maxillaire, sous-linguale*), et versant la salive dans la première de ces cavités.

b) A la surface interne du canal digestif, et particulièrement dans la portion qui porte le nom d'*intestin grêle*, se trouvent des prolongements flottants, connus sous le nom de *villosités*, qui sont destinés à puiser les éléments nutritifs au milieu des matières que contient l'intestin. Les villosités sont surtout formées par les vaisseaux *chylifères* ou *absorbants*, qu'on nomme aussi vaisseaux *lactés* à raison de la couleur blanche et laiteuse qu'ils présentent chez les carnivores au moment où l'absorption s'opère. L'appareil digestif comprend, en outre, un autre ordre de vaisseaux nommés *lymphatiques*, parce qu'ils contiennent un liquide incolore qui porte le nom de *lymphe*, et qui est puisé par eux dans tous les points de l'économie. Tous les vaisseaux absorbants traversent d'espace en espace des renflements grisâtres appelés *ganglions lymphatiques*, et viennent en dernier résultat s'aboucher dans le système veineux.

c) L'*appareil veineux* prend sa source dans tous les points du corps, recueille d'une part tous les produits qui doivent être éliminés au dehors, et, d'une autre part, tous ceux qui pénètrent dans l'intérieur du corps pour servir à sa réparation. Il se compose de vaisseaux qu'on appelle *veines*, lesquelles sont coupées de distance en distance par des valvules, et vont toutes en définitive aboutir à deux grosses veines appelées *veines caves*, dont l'une, *antérieure,* rapporte le sang de la tête, du cou et des membres de devant ; et dont l'autre, *postérieure,* rapporte le sang de la moitié *postérieure* du corps. Les deux veines caves se terminent au centre de la circulation, c'est-à-dire au *cœur,* véritable muscle creux, composé de quatre cavités contractiles : deux à droite, l'*oreillette* et le *ventricule droits;* deux à gauche, l'*oreillette* et le *ventricule gauches.*

d) Aux appareils dont il vient d'être parlé succède, dans l'ordre des fonctions, l'*appareil respiratoire,* qui se compose de deux sacs spongieux, placés sur les côtés du cœur, remplissant la presque totalité de la poitrine : ce sont les *poumons.* Ceux-ci reçoivent l'air par un conduit commun, la *trachée-artère,* que surmonte un organe vibratile, nommé *larynx,* qui vient communiquer au dehors par les *cavités nasales.*

e) De celle des cavités du cœur qu'on nomme le *ventricule gauche* part un vaisseau considérable : c'est l'*artère aorte,* qui forme le tronc principal et primitif de toute cette classe de vaisseaux qu'on nomme *artères,* et qui sont destinés à transmettre dans toutes les parties du corps un sang rouge qui y entretient la chaleur et la vie.

f) Aux appareils de nutrition se rattache encore l'*appareil urinaire,* qui se compose : 1° Des *reins,* organes sécréteurs de l'urine ; 2° des *uretères,* par lesquels l'urine s'écoule, au fur et à mesure de sa production, dans un réservoir spacieux (la *vessie*), d'où elle n'est expulsée que par intervalles à travers un conduit qui porte le nom de *canal de l'urèthre.*

— Les *appareils de reproduction* (*appareils générateurs*) sont destinés à la conservation de l'espèce : ils sont différents dans le mâle et dans la femelle. Ce sont pour le mâle : 1° Le *testicule,* organe préparateur du sperme ou fluide fécondant ; 2° les *canaux déférents,* conduits qui transmettent le sperme du testicule, où il est formé, jusqu'aux vésicules séminales ; 3° les *vésicules séminales,* réservoirs du sperme ; 4° les *conduits éjaculateurs,* par lesquels le sperme est porté dans le canal de l'urèthre ; 5° les *prostates,* appareil glanduleux annexé aux organes de transmission du sperme ; 6° la *verge,* au moyen de laquelle le liquide fécondant est porté dans l'intérieur des organes génitaux de la femelle. — L'appareil générateur se compose chez la femelle des organes suivants : 1° Les *ovaires,* dont la fonction est de produire ou de tenir en réserve l'ovule ou le germe ; 2° les *trompes utérines,* qui transmettent de l'ovaire à l'utérus l'ovule une fois fécondé ; 3° l'*utérus* ou *matrice,* dans laquelle le produit de la conception séjourne et se développe pendant toute la durée de la gestation ; 4° le *vagin,* conduit qui livre passage au produit de la conception lors de son expulsion définitive, et reçoit la verge du mâle pendant l'accouplement ; 5° la *vulve,* ou l'orifice extérieur de l'appareil génital; 6° les glandes mammaires, organes producteurs du lait, première nourriture des jeunes animaux.

ANATOMIE GÉNÉRALE.

A. — SYSTÈME CELLULAIRE.

§ 1. — TISSU CELLULAIRE PROPREMENT DIT. — *Tissu muqueux, aréolaire, lamineux, filamenteux, conjonctif.* C'est un tissu mou, spongieux, blanchâtre, répandu dans tout le corps, qui entoure tous les organes, les unit, et en même temps les sépare les uns des autres, qui pénètre dans leur épaisseur, et qui, entrant dans la composition de tous les corps organisés et de tous les viscères, est le principal élément de l'organisation. — Ce tissu forme un seul tout ; mais ses rapports avec les organes l'ont fait distinguer en *général* ou *commun,* et en *spécial.* 1° Le *tissu cellulaire commun* offre dans son ensemble la configuration générale du corps ; sa quantité n'est pas partout la même : ainsi, en procédant de l'extérieur à l'intérieur, nous trouvons qu'il abonde sous la peau, particulièrement au cou, sur les côtes de la poitrine et du ventre, dans le scrotum, au voisinage des grandes articulations dans le sens de la flexion, entre les lames des médiastins, autour des gros vaisseaux, autour des reins. Ce tissu est rare sur la ligne médiane, dans la cavité du crâne et du rachis, etc. Les parties du tissu cellulaire général qui sont à l'extérieur et celles de l'intérieur communiquent ensemble par tous les intervalles que laissent entre eux les organes, et surtout par tous les orifices destinés au passage des nerfs et des vaisseaux. Ainsi les trous du crâne et du rachis, les troncs vasculaires qui entrent et qui sortent par la partie antérieure de la poitrine, l'œsophage, l'aorte et la veine cave postérieure à leur passage à travers le diaphragme, l'arcade crurale et l'anneau inguinal, permettent cette communication. — 2° Le *tissu cellulaire spécial* forme une enveloppe particulière aux organes, et pénètre dans leur intérieur. La couche cellulaire qui recouvre les organes varie beaucoup dans sa densité, son épaisseur, etc. — *a) Sous la peau*, cette couche est serrée sur la ligne médiane de la face ; elle est au contraire très-lâche aux paupières et au scrotum. — *b)* La *couche sous-muqueuse* est généralement plus dense que la précédente ; elle forme la *tunique nerveuse* des anciens. — *c)* La *couche sous-séreuse* est assez lâche, surtout dans l'abdomen ; toutefois le péricarde dans quelques points, les synoviales et l'arachnoïde dans la plus grande partie de leur surface extérieure, adhèrent intimement à leurs organes respectifs. — *d)* De véribables gaînes celluleuses enveloppent les vaisseaux sanguins et lymphatiques et les canaux excréteurs ; celles des artères sont très-denses.

Arrivé dans l'intérieur des organes, le tissu cellulaire enveloppe jusqu'aux plus petites parties de leur substance : ainsi chaque fibre et fibrille musculaire, et chacun des plus petits grains qui composent les glandes, paraissent avoir une gaîne celluleuse. On aperçoit peu de tissu cellulaire dans le cerveau et dans la moelle épinière, dans les os et dans les ligaments.

Les anatomistes ont été longtemps en désaccord sur la structure du tissu cellulaire. Bordeu, Meckel, pensaient que ce tissu n'est qu'une substance visqueuse, tenace, dépourvue de lames et de cellules ; ils regardaient celles-ci comme le résultat des opérations faites pour les démontrer. Haller et d'autres l'ont considéré comme ayant des cellules distinctes, formées par l'entre-croisement de lamelles et de filaments. L'examen microscopique du tissu conjonctif a montré qu'il est constitué : 1° De cellules particulières caractéristiques ; 2° de fibrilles spéciales dites fibrilles du tissu conjonctif, qui ne sont autre chose que les éléments précédents, mais à une phase plus avancée dans leur évolution ; 3° de fibres élastiques ; 4° de vésicules adipeuses et de vaisseaux ; 5° de filets nerveux qui le traversent pour se rendre aux organes voisins. Recklinghausen et Ranvier admettent que les lacunes situées entre les différents éléments du tissu conjonctif sont en rapport avec les vaisseaux lymphatiques ; pour ces histologistes, le tissu cellulaire n'est qu'une dépendance de ces derniers. — Les grandes cavités séreuses communiquent aussi avec le système lymphatique par des puits lymphatiques ouverts à la face libre des séreuses. — Quelle que soit sa structure, quelles que soient la nature et la disposition des éléments qui le constituent, le tissu conjonctif est le plus vivant de tous les tissus de l'organisme ; c'est celui qui se régénère le plus aisément, qui comble les pertes de substance, qui produit le tissu cicatriciel ; quand une solution de continuité l'intéresse seul, elle se répare presque complétement, et la cicatrice ne diffère du tissu conjonctif normal que parce qu'elle se compose de faisceaux solidement unis ensemble et irrégulièrement disposés.

Le tissu cellulaire est incolore lorsqu'il est en lames minces, blanchâtre ou grisâtre quand son épaisseur est plus grande. Sa force de cohésion varie ; il est très-extensible et très-rétractile. Desséché, il est hygrométrique ; il brûle en laissant très-peu de cendres ; il résiste beaucoup à la coction, à la putréfaction ; plusieurs mois suffisent à peine pour le macérer. Il est essentiellement composé de gélatine ; il fournit en outre un peu de fibrine et quelques sels calcaires. La *sensi-*

bilité y est nulle, hors l'état d'inflammation ; il a pour *fonctions* de réunir les organes, de faciliter leurs mouvements, de les isoler des parties voisines ; en outre, il est le siége de l'exhalation d'un fluide séreux qui le lubrifie sous forme de vapeur, et qui s'accumule quelquefois dans ses aréoles. Sa quantité est, en général, en raison inverse de celle de la graisse dans les différentes parties. Sa force de formation est grande ; aussi constitue-t-il la base de toutes les cicatrices.

§ II. — Tissu adipeux, nommé encore *tissu cellulo-graisseux.* Longtemps confondu avec le tissu cellulaire, il en diffère essentiellement par la présence de vésicules microscopiques, réunies en masses plus ou moins considérables, et remplies d'une substance grasse. — Il abonde sous les téguments de certains animaux, à la surface du cœur, autour des reins et entre les feuillets du mésentère et de l'épiploon. Il manque dans l'intérieur du crâne, de l'œil, aux paupières, au pénis et sous les muqueuses. — Tantôt il se présente sous la forme de couches plus ou moins épaisses (le sous-cutané), tantôt sous celle de pelotons (dans les orbites), de rubans, etc. (épiploons).

—*Structure.* Une portion de ce tissu est d'abord composée de petites masses oblongues qui résultent d'un assemblage de grains miliaires, formés eux-mêmes par l'agglomération d'une multitude de petites vésicules rondes, transparentes et microscopiques, dont les parois, quoique invisibles, existent réellement ; car autrement le liquide qu'elles contiennent se porterait dans les parties déclives. Les vaisseaux sanguins, faciles à injecter, rampent d'abord entre les petites masses oblongues, y forment un réseau qui envoie à chaque grain un pédicule, dont les divisions se rendent, comme autant de pédicelles, à chacune des vésicules, et paraissent s'y terminer. On connait peu les vaisseaux lymphatiques de ce tissu, et on ignore s'il reçoit des nerfs.

— *Ses propriétés physiques et chimiques* sont les mêmes que celles du fluide que ce tissu renferme ; il est jaunâtre, inodore, d'une saveur douce et peu marquée, plus léger que l'eau, insoluble dans ce liquide, peu soluble dans l'alcool froid, et très-soluble dans l'alcool bouillant. En le traitant par les alcalis, on obtient les acides margarique et oléique, et un principe doux (Chevreul). Il se compose de trois principes : la *stéarine* et la *margarine*, dissoutes dans l'*oléine.* A une température élevée, il fournit de l'hydrogène, de l'oxygène et du carbone, et pas un atome d'azote. — La *sensibilité* y est nulle à l'état normal.

— *Fonctions.* La graisse est exhalée et absorbée par les parois des vésicules ; elle sert à garantir certaines parties des pressions habituelles ; comme mauvais conducteur du calorique, elle y conserve la chaleur ; enfin elle parait surtout destinée à la nutrition, et peut être considérée comme un aliment en réserve.

B. — Membranes séreuses.

Le système séreux est formé par l'ensemble des *membranes séreuses,* ou *succingentes,* ainsi appelées, soit parce qu'elles sont humectées de sérosité, soit parce qu'elles fournissent des tuniques à de nombreux organes. Ces membranes ne forment pas un tout continu, mais elles sont répandues dans les diverses parties du corps. Elles forment toutes des sacs fermés de toutes parts (à quelques exceptions près, le péritoine par exemple chez les femelles). Elles offrent *deux feuillets :* l'un, *viscéral,* enveloppe l'organe ; l'autre, *pariétal,* revêt les parois. Elles présentent *deux surfaces,* l'une adhérente aux tissus voisins par une couche plus ou moins serrée de tissu cellulaire, l'autre libre, lisse au premier abord, mais paraissant, quand on la regarde au microscope, recouverte d'une infinité de villosités, d'où le nom de *membranes villeuses simples* qui a été donné à ces membranes. Leur organisation présente : 1° Une couche épithéliale ; 2° une couche de tissu cellulaire dense, formant deux couches principales, l'une interne très-condensée, l'autre externe qui l'est beaucoup moins, et qui se confond insensiblement avec le tissu cellulaire sous-jacent ; 3° des vaisseaux sanguins rouges qui restent ordinairement dans le tissu cellulaire sous-jacent, et ne pénètrent pas dans la séreuse elle-même ; 4° des vaisseaux lymphatiques extrêmement nombreux. Les nerfs y sont encore inconnus. La sérosité qu'elles exhalent est composée d'eau, d'albumine, d'un mucus gélatiniforme et de plusieurs sels.

Ces membranes sont blanchâtres, transparentes, minces, résistantes, fort peu élastiques et extensibles ; lorsqu'elles cèdent, c'est plutôt par glissement, par disparition des plis, que par une véritable extension ; quelquefois cependant elles augmentent vraiment d'étendue, comme dans l'état de gestation. Elles sont rétractiles, et jouissent d'une force de formation peu considérable, et d'une sensibilité qui devient excessive dans l'inflammation.

— *Classification.* D'après leur situation et leur disposition générale, on distingue les membranes séreuses en deux classes : 1° Les *splanchniques* ou *séreuses proprement dites*, 2° les *synoviales*.

1° Les *séreuses splanchniques* tapissent les cavités du même nom (crâne et rachis, thorax, abdomen), et fournissent des tuniques plus ou moins complètes aux viscères qui y sont situés. Le nombre en est peu considérable : ce sont le péritoine, les deux plèvres, le péricarde, l'arachnoïde, soit crânienne, soit rachidienne.

— 2° Les *synoviales*, ainsi appelées parce qu'elles exhalent la synovie, sont distinguées en trois genres : a) Les *synoviales sous-cutanées*, ou *bourses muqueuses*, se rencontrent sous la peau, dans les endroits où cette membrane est exposée à de fortes pressions et à de nombreux mouvements ; elles sont obrondes, multiloculaires, et d'ailleurs offrent les caractères déjà indiqués. — b) Les *synoviales des tendons* sont distinguées en *vésiculaires* ou arrondies, en *vaginiformes*, qui entourent circulairement le tendon dans une certaine étendue, en *simples* et en *digitées* (tendons des pattes des chiens). On les trouve, soit entre les tendons qui frottent sur les os, soit entre deux tendons qui se meuvent l'un sur l'autre ; le liquide qu'elles fournissent est visqueux, jaunâtre et quelquefois rougeâtre. Les bourses muqueuses et les synoviales tendineuses diffèrent, sous le rapport de leur structure, de toutes les autres membranes séreuses : elles sont uniquement formées par le tissu cellulaire, et n'ont pas de couche épithéliale à leur surface libre. — c) Les *synoviales articulaires* revêtent les articulations dans toute leur étendue.

C. — MEMBRANES TÉGUMENTAIRES.

Ces membranes sont celles qui, tant à l'intérieur qu'à l'extérieur, revêtent les parties naturellement exposées au contact des substances étrangères. On les appelle encore *villeuses composées* ou *folliculeuses*, à cause des parties qui entrent dans leur texture. On les divise en deux classes : la *membrane muqueuse* et la *peau*, qui forment deux canaux, l'un plus large, l'autre plus étroit, emboîtés l'un dans l'autre, continus aux deux bouts, et dans l'intervalle desquels tout le reste du corps est logé.

1° La *peau* est une membrane douce, souple, extensible, élastique, qui présente : 1° Une *surface externe* où l'on observe en plusieurs points un *raphé* bien distinct (périnée), des rides, des saillies, des ouvertures, des porosités apparentes et aussi différents appendices (poils, crins, cornes, sabots, etc.) ; 2° une *surface interne* qui adhère aux tissus sous-jacents par du *tissu cellulaire lâche* (paupières), par des *bourses muqueuses* (olécrâne, rotule), par du *tissu musculaire* (peaussier), etc. — La texture de la peau offre deux couches principales : a) Le *derme* est un tissu blanchâtre, élastique, résistant, formé par des fibres entre-croisées et du tissu cellulaire serré, percé d'un grand nombre d'ouvertures pour le passage de nerfs, de vaisseaux, etc. Sa face interne présente des enfoncements alvéolaires, contenant des paquets adipeux ; sa face externe répond à la couche profonde de l'épiderme. Le derme a une structure complexe : à l'examen microscopique, il présente du tissu conjonctif, du tissu élastique, des muscles lisses, des cellules graisseuses, des vaisseaux lymphatiques, des nerfs, des glandes. On y reconnaît deux couches, l'une superficielle ou couche papillaire, l'autre profonde ou derme proprement dit. Les papilles cutanées sont simples ou multiples ; les unes sont vasculaires, les autres nerveuses. La couche profonde est formée de faisceaux conjonctifs plus ou moins volumineux, plus ou moins serrés suivant les régions ; en certains points, ces faisceaux s'écartent pour loger des glandes sudoripares ou des vésicules adipeuses. — *b)* L'épiderme présente à l'étude trois couches cellulaires superposées : 1° Une couche unique de cellules épithéliales qui repose immédiatement sur la surface du derme : c'est la couche pigmentaire de la peau; 2° une couche formée de plusieurs rangées de cellules confusément entassées et qui porte le nom de *couche muqueuse de Malpighi;* 3° une couche superficielle formée de minces cellules lamelleuses : c'est la couche cornée de l'épiderme. — La peau renferme dans son épaisseur deux sortes de glandes : les glandes sébacées, et les glandes sudoripares qui sécrètent le liquide de la transpiration.

— 2° La *membrane muqueuse,* ou *tégument interne,* revêt toutes les cavités qui communiquent au dehors, et qui toutes reçoivent ou rejettent des substances étrangères. Sa partie la plus importante forme un revêtement à tout le canal alimentaire, depuis la bouche jusqu'à l'anus ; le reste de la membrane constitue des prolongements ou appendices, disposés en culs-de-sac plus ou moins étendus et ramifiés, et aboutissant par leur embouchure, soit à la peau externe, soit à la peau interne. On distingue la muqueuse *gastro-pulmonaire,* qui revêt le tube digestif et le conduit respiratoire, communique avec la muqueuse des yeux, des sinus de la tête, du tympan, et reçoit les canaux excréteurs des glandes annexées au tube digestif; la muqueuse *génito-urinaire,* qui tapisse les organes générateurs et les conduits de l'urine.

La muqueuse présente deux *surfaces :* l'une, *adhérente,* est revêtue d'un tissu cellulo-fibreux (*tissu sous-muqueux* ou *tunique nerveuse*), serré, blanc, parcouru par un grand nombre de vaisseaux et de nerfs, assimilé au derme de la peau, et donnant aux organes creux leur solidité. Un plan musculaire double dans toute son étendue la muqueuse intestinale et quelques-unes des autres divisions; d'autres fois, c'est un tissu élastique (canal aérien), ou un tissu fibreux, blanc (fosses nasales, palais). La surface *libre* présente des saillies et des enfoncements de diverses espèces. Ainsi l'on y trouve des *valvules* formées par la muqueuse et les tissus sous-jacents (valvule iléo-cæcale), des *plis* ou *rides* formés par la muqueuse et les autres tuniques qui lui sont unies, mais disparaissant dans certains cas (plis du gros intestin, rides de l'œsophage). D'autres saillies de la membrane sont plus ou moins fines, et sont distinguées en *papilles* (surface de la langue), et en *villosités* (intestin grêle). Les enfoncements sont, les uns infundibuliformes, cellulaires ou alvéolaires (bonnet des ruminants); d'autres sont les orifices d'organes ressemblant à des grappes (*prostate, glandes de Brunner*), ou à des tubes (*glandes de Lieberkühn*), ou à de petits grains isolés (*follicules solitaires*), ou à de petits grains réunis en plaques (*follicules agminés* ou *glandes de Peyer*).

— *Structure.* En général, les muqueuses sont formées : 1° D'un *épiderme* ou *épithélium,* qui est très-apparent aux orifices des cavités muqueuses, et ne l'est plus dans leur profondeur, où il paraît remplacé par une espèce de vernis muqueux; 2° d'un *réseau muqueux,* qui manque souvent, et qui est très-apparent à la langue; 3° d'un *derme* ou *chorion,* qui est spongieux ou fongueux; 4° de vaisseaux sanguins et lymphatiques fort nombreux; de nerfs qui proviennent surtout du pneumo-gastrique et du trisplanchnique. Aux ouvertures naturelles, se distribuent toujours les nerfs de la moelle.

Les membranes muqueuses ont généralement une couleur d'un blanc rougeâtre, une mollesse et une vascularité plus marquées qu'à la peau, une élasticité et une extensibilité considérables. Elles sont essentiellement formées de gélatine, et s'altèrent promptement par la putréfaction. Elles sont destinées à l'absorption, surtout par les villosités; elles sécrètent un *mucus,* liquide animal, blanc, visqueux, transparent, inodore, insipide, soluble dans les acides et non coagulable.

D. — Système vasculaire.

Il se compose de trois ordres de vaisseaux : deux charriant le sang et qui sont les artères et les veines; le troisième comprenant les vaisseaux lymphatiques, qui charrient la lymphe et le chyle.

§ Ier. — Artères. Ce sont les vaisseaux qui portent le sang du cœur aux organes. Il existe deux arbres artériels, l'un pulmonaire à sang noir, l'autre général à sang rouge. La situation des artères est généralement plus profonde que celle des veines. Leur forme est cylindrique. En se bifurquant, elles donnent naissance à des artères plus petites, mais dont la somme des surfaces de section est supérieure à la surface de section de l'artère primitive ; leur diamètre, ordinairement inférieur à celui des veines correspondantes, diminue d'autant plus qu'elles s'éloignent davantage du cœur. Ce système est symétrique, en sorte que le côté gauche et le côté droit se correspondent assez bien ; mais cette symétrie est très-imparfaite et bien éloignée de celle que l'on observe dans le système nerveux. Les irrégularités de distribution sont plus nombreuses que dans les veines, et fort importantes à connaître dans les opérations chirurgicales. Les flexuosités des artères sont plus nombreuses que dans les veines ; elles le sont surtout dans les organes sujets à de grands changements de volume (bouche, estomac), et dans les parties sujettes à de grands mouvements (articulations). Les artères se réunissent souvent entre elles, et ces réunions portent le nom d'*anastomoses ;* celles-ci sont d'autant plus nombreuses, que l'on se rapproche davantage des extrémités du système ; elles se font tantôt par arcades, tantôt par branches transversales, tantôt à angle aigu, etc., etc. Elles rétablissent la circulation par des voies collatérales, après la ligature de leurs troncs. Leur surface externe répond à une gaîne celluleuse ferme, qui lui est lâchement unie ; elle est souvent remplacée dans les cavités splanchniques par des replis des séreuses. Leur surface interne est lisse, et humectée d'un liquide peu abondant.

Les artères sont formées de trois membranes superposées. 1° *Membrane externe* ou *celluleuse.* Elle est formée par un tissu cellulaire dense, serré et blanchâtre, à fibrilles entre-croisées diagonalement à la longueur du vaisseau. Elle n'est jamais infiltrée de graisse ou de sérosité ; très-résistante et élastique dans tous les sens, elle est la seule qui résiste à la ligature. — 2° *Membrane moyenne, fibreuse,* ou *propre.* Elle est formée par des fibres élastiques réticulées ; dans les mailles du réseau sont placées des fibres musculaires lisses, enroulées circulairement autour du vaisseau. C'est cette couche moyenne qui donne aux artères l'élasticité et la contractilité. Cette tunique est ferme, laisse béant l'orifice du vaisseau coupé, et se déchire facilement par une traction dans le sens du vaisseau ou par les ligatures. Elle naît à une ligne des orifices ventriculaires par *trois festons* semi-lunaires, dont le sommet, dirigé vers ceux-ci, en est séparé par un *anneau fibreux.* — 3° *Membrane interne* ou *commune.* Elle se continue dans les cavités du cœur, n'offre pas de fibres apparentes, est blanchâtre, diaphane, mince, d'apparence séreuse, et éminemment fragile, surtout dans les artères à sang rouge. Elle forme à chaque orifice ventriculaire trois *valvules,* dites *sigmoïdes,* ou *semi-lunaires.* Les artères reçoivent elles-mêmes des vaisseaux (*vasa vasorum*) ; leurs nerfs sont ganglionnaires dans les cavités splanchniques et au cou, et encéphaliques dans les membres. Ces nerfs des vaisseaux, désignés sous le nom de *vaso-moteurs,* jouent un rôle considérable dans les phénomènes de la circulation. Ils ont été, dans ces derniers temps, l'objet de travaux importants, surtout de la part de MM. Claude Bernard et Vulpian.

Les artères sont fermes et restent béantes, ce qu'elles doivent à leur tunique moyenne ; elles résistent à la rupture en long par leur tunique celluleuse, à la déchirure en travers par leur tunique moyenne ; elles sont très-extensibles et fort élastiques. — Elles sont essentiellement formées de gélatine et d'un peu de fibrine.

§ II. — Veines. Les veines sont les vaisseaux qui rapportent au cœur le sang de toutes les parties du corps. Ce système présente trois subdivisions, savoir : 1° Le système veineux du corps ou de la grande circulation, se terminant dans l'oreillette droite par deux troncs : la veine cave antérieure, qui est l'aboutissant de toutes les veines de la tête, du cou et des membres thoraciques ; la veine cave postérieure, qui reçoit toutes les veines de la moitié postérieure du corps ; et enfin les veines cardiaques, qui appartiennent au cœur lui-même ; 2° le système veineux pulmonaire ou de la petite circulation, qui ramène des poumons le sang artériel dans l'oreillette gauche par quatre troncs principaux; 3° le système veineux abdominal ou de la *veine porte*, qui, formé par la réunion en un seul tronc de toutes les veines de l'intestin et de la rate, se divise dans le foie à la manière des artères, et en sort ensuite pour se jeter dans la veine cave postérieure. Les veines se réunissent en ramuscules, rameaux, branches et troncs. Elles ne sont pas régulièrement cylindriques, et présentent, lorsqu'elles sont injectées, des nodosités qui correspondent aux valvules. Elles ne suivent pas un ordre régulier d'accroissement, en sorte que l'on voit un tronc peu volumineux résulter de la réunion de deux branches très-grosses; la somme des diamètres réunis des rameaux l'emporte de beaucoup sur le calibre du tronc qu'ils forment, en sorte que le système veineux représente un cône dont le sommet aboutit au cœur, tandis que sa base repose à la surface du corps. Le nombre des subdivisions ne va pas au delà de vingt; leur nombre relatif est ordinairement supérieur à celui des artères; c'est ainsi que les veines sous-cutanées n'ont pas d'analogues, et que les veines profondes des membres forment deux satellites à chaque artère. Leur situation les divise en deux plans, l'un superficiel, l'autre profond, qui communiquent ensemble. Les angles qu'elles forment ont leur sommet tourné du côté du cœur. Des anastomoses nombreuses et de formes diverses établissent, comme dans le système artériel, de faciles communications : d'ailleurs la direction des veines est plus flexueuse, et leur symétrie plus régulière que celle des artères. On leur distingue une face externe, qui répond à une gaîne celluleuse; une face interne, lisse, polie, humectée et munie de *valvules*, ou replis de la membrane interne. Ces valvules ont un bord convexe, adhérent aux parois du vaisseau, un bord concave libre et tourné du côté du cœur, une face qui répond au centre du vaisseau, et une autre face qui répond à ses parois un peu dilatées en ce point. Ces valvules sont disposées ordinairement par paires placées alternativement suivant deux diamètres opposés; elles sont plus nombreuses dans les petites veines que dans les grosses, dans les veines profondes que dans les superficielles; elles sont nulles dans les veines encéphaliques, dans les veines porte, ombilicale, et dans la veine cave.

— *Texture*. Elle résulte de la superposition de trois couches. 1° *Membrane externe* ou *celluleuse*. Elle est formée de fibrilles obliques et entre-croisées. — 2° *Membrane moyenne* ou *propre*. La tunique moyenne est beaucoup plus mince que dans les artères; elle présente des fibres musculaires et des fibres élastiques ; la proportion des fibres musculaires varie avec le volume et la situation des veines; elle est plus considérable dans les petits que dans les gros vaisseaux, et plus considérable aussi dans ceux à l'intérieur desquels le sang circule difficilement. — 3° *Membrane interne*, mince, transparente, très-extensible, résistant à la rupture, et de texture filamenteuse. Elle constitue à elle seule les veines des os et les sinus du crâne. Les parois des veines sont blanchâtres, demi-transparentes, plus minces et moins fermes que celles des artères ; leur résistance à la rupture en long est plus grande que celle des artères; celle à la rupture en large est moins forte; elles sont douées d'élasticité, d'extensibilité et de rétractilité.

§ III. — Vaisseaux et ganglions lymphatiques. Le système lymphatique se compose des *vaisseaux lymphatiques* ou vaisseaux qui rapportent le chyle et la lymphe dans les veines, et des *ganglions lymphatiques* ou *glandes conglobées*, renflements interposés dans le trajet des vaisseaux lymphatiques.

— *Vaisseaux lymphatiques*. Leurs origines ou radicules sont diverses. Les vaisseaux lymphatiques naissent par des capillaires qui forment des réseaux terminés par des culs-de-sac; ces culs-de-sac existent dans les villosités intestinales; les réseaux, représentant des mailles plus ou moins irrégulières, sont superposés ou mélangés aux réseaux sanguins, mais ne communiquent pas avec eux. A partir de leur origine, ces vaisseaux s'unissent ensemble et se séparent pour se réunir encore, de manière à former de vastes réseaux. Ces vaisseaux ne sont pas régulièrement cylindriques; les plus volumineux sont en chapelet, ce qui dépend des valvules intérieures. Ils ne suivent pas un ordre régulier d'accroissement, et, malgré leur abouchement successif, ils restent toujours grêles. Ces vaisseaux existent dans toutes les parties du corps ; cependant ils sont douteux dans les centres nerveux, les nerfs, les os, les muscles, l'œil, le placenta ; ils forment deux plans, l'un superficiel, l'autre profond, et anastomosés entre eux. Leur nombre est immense et bien supérieur à celui des veines. Leurs anastomoses sont extrêmement fréquentes et sous forme d'îles ; leur direction est peu flexueuse et leur symétrie imparfaite. Ils se terminent, après un trajet plus ou moins long et plus ou moins interrompu par des ganglions, dans deux troncs principaux, savoir : les vaisseaux de la moitié postérieure et du quart antérieur gauche du corps dans le canal thoracique, qui se termine dans la partie antérieure de la veine cave antérieure ; les autres, dans le grand vaisseau lympathique droit, qui s'ouvre dans la veine cave antérieure, à droite de l'embouchure du canal thoracique. — Ces vaisseaux offrent deux surfaces, l'une externe, celluleuse, l'autre interne, lisse et munie de valvules de forme semi-lunaire, pour la plupart disposées par paires, et assez larges pour fermer complétement la lumière du vaisseau ; quelques exceptions ont cependant été notées par les auteurs. Ces valvules sont placées à des intervalles inégaux, et présentent d'ailleurs de nombreuses variations. Leur *texture* diffère de celle des veines, en ce qu'on trouve des fibres musculaires lisses dans leur tunique externe.

— *Ganglions lymphatiques.* Ils sont situés sur le trajet de tous les vaisseaux lymphatiques. On n'en connaît pas dans le crâne ni dans le rachis ; ils sont très-nombreux autour de la racine des poumons et dans le mésentère, au cou, aux aines, etc. Leur volume varie depuis celui d'une lentille jusqu'à celui d'une amande ; leur figure est obronde, oblongue et légèrement aplatie ; ils sont raboteux à leur surface et d'un blanc rougeâtre ; cependant ceux du foie sont jaunâtres, ceux de la rate bruns, ceux des poumons noirâtres ; leur consistance est très-grande.

Leur *texture* présente : 1° Une membrane d'enveloppe mince, distincte du tissu environnant, et envoyant de nombreux prolongements dans l'intérieur du ganglion ; 2° deux ordres de vaisseaux : les uns (*afférents*) en approchant du ganglion se divisent et rayonnent vers l'une de ses extrémités ; les autres (*efférents*) produisent le même effet à l'autre extrémité par la réunion successive de leurs radicules ; 3° de nombreuses artérioles et veinules, celles-ci dépourvues de valvules ; 4° enfin des nerfs. Quant à leur texture intime, elle est encore peu connue ; les uns la regardent comme entièrement formée de vaisseaux lymphatiques contournés et unis par du tissu cellulaire ; d'autres y admettent des cellules, sur les parois desquelles se répandent les vaisseaux sanguins, et d'où naissent les lymphatiques. Chaussier considère comme appartenant aux ganglions lymphatiques le thymus, le corps thyréoïde, les capsules surrénales, et les nomme *ganglions glandiformes.* Les ganglions lymphatiques, plus volumineux, plus mous et plus rougeâtres chez les jeunes animaux, diminuent beaucoup chez les vieux.

§ IV. — Terminaison des vaisseaux. Dans presque toutes les parties du corps, les terminaisons vasculaires sont des ramuscules et des radicules d'une ténuité excessive, en sorte qu'on ne peut les apercevoir qu'avec le secours du microscope (*vaisseaux capillaires*). Dans quelques parties, ces terminaisons, mais surtout les radicules des veines, présentent plus d'ampleur et une disposition érectile (tissu érectile); dans quelques-unes enfin, ces terminaisons constituent, par leur mélange et leur communication, des *ganglions vasculaires* ou renflements particuliers.

§ V. — Vaisseaux capillaires. Les anciens, qui ignoraient l'art des injections et celui de se servir du microscope, croyaient qu'il existait entre les artérioles et les veinules une substance intermédiaire, sanguine, spongieuse, appelée *parenchyme hématope.* Depuis la découverte de la circulation, les injections de Ent, et les observations microscopiques de Malpighi et de Leuwenhoek, faites sur les parties transparentes des reptiles, des poissons et des chauves-souris, on a admis que le sang passe directement des artérioles dans les veinules ; mais, tantôt ces vaisseaux capillaires admettent plusieurs globules colorés et sont visibles à la vue simple, tantôt ils n'admettent qu'un seul globule coloré, tantôt enfin ils n'admettent plus que des globules privés de leur enveloppe colorante. Des physiologistes modernes ont cependant élevé des doutes sur cette communication immédiate.

E. — Des glandes.

Ces organes de sécrétion, pourvus de conduits excréteurs aboutissant aux téguments, sont les glandes lacrymales et salivaires, le pancréas, le foie, les reins, les testicules, les mamelles et les ovaires. Leur forme est arrondie, quelquefois fort irrégulière, tantôt non symétrique (foie, pancréas), tantôt symétrique ou paire. Vues à l'extérieur, elles présentent une membrane celluleuse ou fibreuse entourée soit d'un feuillet séreux, soit de tissu cellulaire ou adipeux ; à l'intérieur, les unes sont lobées et lobulées (glandes salivaires), d'autres ne le sont qu'à l'extérieur et non à l'intérieur (foie). — Leur *structure* présente : 1° Des particules ou des globules réunis entre eux (mamelles), ou des filaments nombreux (testicules), ou deux substances disposées soit à la manière du granit (foie), soit par couches (reins); 2° de nombreux vaisseaux sanguins ou lymphatiques; 3° des nerfs peu nombreux; 4° des conduits excréteurs qui commencent par des radicules très-fines, se réunissent en branches et en troncs, et sont composés d'une membrane muqueuse, d'une membrane fibreuse, et quelquefois d'une couche musculaire ou érectile. Quant à la texture intime des glandes, elle est assez complexe; il serait long d'énumérer ici les différentes opinions successivement émises par les auteurs ; disons seulement que la plupart d'entre elles sont constituées par une agglomération de follicules ou de culs-de-sac.

F. — Tissu ligamenteux.

Ce tissu, encore nommé *desmeux, fibreux, albugineux,* ne forme point un tout continu ou un ensemble, malgré l'opinion ancienne qui le faisait dériver du *péricrâne.* Il se présente sous deux formes principales, celle de *lien* ou de *cordon* (ligaments, tendons); et celle de *membrane* ou d'*enveloppe* (périoste, aponévrose, dure-mère). Ce tissu est blanc, nacré, composé de filaments très-déliés, parallèles ou entrecroisés, formant tantôt des plans, tantôt une substance d'apparence homogène et résultant d'un tissu cellulaire très-condensé. Des vaisseaux sanguins et lymphatiques variables en nombre selon les parties, et des nerfs peu apparents, entrent encore dans la structure de ce tissu, dont l'élasticité est médiocre dans l'état frais, l'extensibilité presque nulle, la rétractilité lente, la ténacité énorme, la contractilité nulle, et la sensibilité obscure ou nulle dans l'état sain, à moins de tiraillements subits.

G. — Tissu fibro-cartilagineux.

Ce tissu semble intermédiaire entre le précédent et le suivant; cependant on a quelquefois confondu sous ce nom un véritable tissu ligamenteux à fibres très-serrées (fibro-cartilages intervertébraux). On distingue les fibro-cartilages en *temporaires* et en *permanents*. Les premiers passent à l'état osseux après avoir été primitivement purement fibreux (os sésamoïdes). Les seconds sont de plusieurs espèces : 1° Les uns sont libres par leurs deux surfaces : tels sont les ménisques des articulations temporo-maxillaires et fémoro-tibiales ; 2° d'autres sont adhérents par une de leurs faces : tels sont ceux qui se développent partout où un tendon frotte contre un os; 3° d'autres adhèrent par leurs deux faces (entre les pubis). Ces organes, toujours fibreux comme les ligaments, et très-denses comme les cartilages, présentent de nombreuses variétés par rapport à leur consistance et à l'homogénéité de leur tissu.

H. — Cartilages.

Ce sont des parties blanches, dures, flexibles, très-élastiques, cassantes, insensibles, homogènes en apparence, qui se divisent en deux classes : 1° Les *temporaires,* qui disparaissent à une époque déterminée et sont remplacés par les os; 2° les *permanents,* qui se subdivisent eux-mêmes en trois genres : a) les *cartilages articulaires* ou *diarthrodiaux;* b) les *cartilages costaux, laryngés,* etc.; c) les *cartilages membraniformes* (cartilages des oreilles, des narines, des bronches). Tous les cartilages, excepté ceux des surfaces articulaires, sont enveloppés d'une membrane fibreuse ou *périchondre*. Ils n'offrent ni vaisseaux ni nerfs, et il faut une macération très-longue pour les réduire en une substance muqueuse, analogue au tissu cellulaire qui s'y trouve dans un grand degré de condensation. Desséché, le cartilage devient demi-transparent et jaunâtre; plongé dans l'eau, il reprend tous ses caractères naturels, sa transparence exceptée.

I. — SYSTÈME OSSEUX.

Le caractère fondamental d'un os est d'être dur, vivant et entouré de tous côtés par les parties molles : ainsi les dents, les cornes ne sont pas des os. Le système osseux forme un tout dont les différentes parties sont contiguës ou continues. La nomenclature des os n'est fondée sur aucune règle méthodique : ainsi, tantôt l'os est nommé d'après la région qu'il sert à former (os frontal), tantôt d'après sa ressemblance avec un objet quelconque (sphénoïde, tibia, etc.).

La forme des os les a fait distinguer en *longs, courts, larges*. Les os longs se divisent en *corps* ou *diaphyse*, ordinairement prismatique, triangulaire et offrant des plans et des angles (cette forme, opposée à celle du cylindre, offre économie de poids et de volume, sans diminution de solidité, parce qu'il est prouvé en géométrie qu'un prisme triangulaire inscrit dans un cylindre a autant de solidité dans le sens transversal que dans le sens longitudinal) ; en *extrémités* ou *épiphyses*, composées elles-mêmes de deux parties, l'une articulaire et encroûtée de cartilage, l'autre inégale, raboteuse et servant à des insertions musculaires et tendineuses. Les os larges sont destinés à former des cavités dont la résistance varie avec l'usage. C'est ainsi que la voûte du crâne, qui résiste en cédant chez les jeunes sujets, résiste à la manière des voûtes chez les animaux adultes. — Les os courts affectent de nombreuses formes.

Les os présentent des *régions* soit médianes, soit latérales ; ils offrent des *éminences* que l'on distingue en deux genres : 1° Les *épiphyses*, qui sont le résultat de l'ossification des points secondaires ou accessoires, réunis au corps de l'os au moyen d'un cartilage qui dure plus ou moins longtemps, et qui finit par disparaître : telles sont les extrémités des os longs ; 2° les *apophyses*, qui sont des éminences osseuses continues à la substance des os. On les distingue : a) en *articulaires;* elles sont tantôt arrondies en *têtes*, tantôt arrondies et, de plus, allongées dans un sens, en *condyles* et supportées par un *col;* lorsque les condyles sont creusés d'une gorge, les éminences portent le nom de *poulies* ou *trochlées;* b) en *non articulaires*, qui offrent de nombreuses dispositions, et qui toutes servent à des insertions musculaires ou tendineuses. — Les *cavités* des os se distinguent en deux genres : 1° Les unes sont externes et distinguées en *articulaires* et en *non articulaires*. Les premières portent le nom de *cotyloïdes* lorsqu'elles ont la forme d'une portion de sphère creuse, et de *glénoïde* quand elles sont ovalaires et superficielles. Quant aux secondes, tantôt elles ont une entrée élargie (*fossette* qui loge la glande lacrymale, *impressions digitales* de quelques os du crâne), tantôt leur entrée est étroite (*sinus* de la tête, *cellules* de l'ethmoïde) ; tantôt elles sont allongées et étroites (*sillons, méats, échancrures*) ; enfin il est des cavités qui traversent les os et qui prennent le nom de *trous*, de *fentes*, de *fissures*, de *canaux*. 2° Parmi les cavités internes, les unes sont médullaires, renferment la graisse des os, et sont allongées, cylindroïdes, communiquant à leurs deux extrémités avec les aréoles de la substance spongieuse ; d'autres sont vasculaires ou nerveuses et livrent passage à des vaisseaux nourriciers et à des nerfs.

La densité des os y a fait distinguer trois sortes de substances : 1° La substance compacte ou corticale, dans laquelle l'œil nu n'aperçoit pas d'interstices ; 2° la substance spongieuse, dont les cellules sont plus grandes et communiquent plus largement entre elles ; 3° enfin la substance réticulée, qui est formée par des tissus osseux encore plus raréfiés. L'arrangement de ces trois substances varié dans les divers os. Dans les os longs, une coupe verticale démontre des parois formées par la substance compacte, les extrémités formées par la substance spongieuse, et enfin, la substance aréolaire qui limite le canal médullaire. Celui-ci, plus large à sa partie moyenne qu'à ses deux extrémités, augmente la solidité de l'os ; ce canal devient d'autant plus large, que l'animal est plus âgé. Dans les os larges, la substance compacte forme les *deux tables* ; celles-ci sont séparées par la substance spongieuse ou *diploé*, qui rend ainsi les deux tables indépendantes. Dans les os courts, la substance spongieuse forme le centre et est entourée d'une couche de substance compacte.

— *Structure*. Nous devons ici examiner succinctement le périoste, le tissu osseux proprement dit, la moelle, les vaisseaux et les nerfs des os.

1° Le *périoste* est la membrane fibreuse qui recouvre le corps de l'os. Elle est très-vasculaire, de coloration jaunâtre ou blanchâtre. — 2° Le *tissu osseux proprement dit* est formé d'une substance fondamentale dense, plus ou moins stratifiée, traversée par des canalicules vasculaires et creusée d'une multitude de petites cavités microscopiques appelées *ostéoplastes* ; ces dernières renferment des cellules spéciales qui sont les éléments propres du tissu osseux. — 3° La *moelle osseuse*, substance pulpeuse molle qui remplit les cavités de l'os. — 4° Les *vaisseaux* (artères, veines).

— *Artères*. Les unes sont des ramuscules qui remplissent les trous capillaires de la surface de tout le système osseux ; d'autres sont reçues dans les trous que l'on remarque à la surface des os courts et aux extrémités des os longs ; d'autres enfin sont des branches dites *nourricières,* qui pénètrent dans les os longs par des canaux particuliers, et qui se distribuent uniquement à la membrane médullaire, tandis que les autres se terminent dans la substance osseuse. Les veines forment deux ordres : les unes accompagnent les artères nourricières et leur correspondent parfaitement ; les autres naissent du tissu osseux par de nombreuses radicules qui se réunissent à la manière des veines ordinaires, percent le tissu compacte par un trou constamment plus petit que le canal dont il est la terminaison, et ne sont accompagnées d'aucune artère. Les veines des os se composent uniquement de la membrane interne du système veineux, repliée en une multitude de valvules.

Les vaisseaux lymphatiques ne s'observent qu'à la surface des grands os ; enfin, des *nerfs* accompagnent les vaisseaux de la membrane médullaire.

Les caractères physiques des os sont les suivants : couleur d'un blanc jaunâtre, opacité, dureté, peu de flexibilité, forte résistance à la rupture et élasticité. Ils sont formés d'une matière organique réductible en gélatine par la coction, et d'une matière inorganique composée de phosphate de chaux en grande partie, de carbonate de chaux, de fluorure de calcium, de phosphate de magnésie et de soude, de chlorure de sodium, de silice, d'alumine, etc.

L'*ostéogénie*, formation des os (ossification), nous montre pour les os les diverses transformations suivantes : état liquide, état gélatiniforme, puis cartilagineux, et enfin état osseux. Cependant, d'après Béclard, le corps des os longs et le centre des os larges passent immédiatement de l'état gélatiniforme à l'état osseux. Ce dernier commence successivement dans les divers os quelques semaines après la conception, et n'est terminé que longtemps après la naissance. En général, la précocité de cette ossification est en rapport avec l'importance de l'os ; ainsi les mâchoires paraissent les premières. — Les os qui avoisinent les centres nerveux et sanguins (côtes, vertèbres) sont formés de très-bonne heure. — Les os longs sont formés les premiers, puis les larges, et enfin les courts. L'accroissement des os a lieu évidemment par l'addition successive de nouvelle substance osseuse autour de celle qui a été la première formée ; dans l'accroissement en longueur, on voit les bouts du cylindre osseux se hérisser de filaments qui se plongent et s'allongent dans la substance mucilagineuse ; dans l'accroissement en largeur, le même phénomène a lieu ; dans l'accroissement en épaisseur, le périoste, alors très-vasculaire, sécrète et dépose entre ses fibres, à la surface de l'os, des couches successives de substance muqueuse qui s'ossifie ensuite. L'accroissement étant terminé, les os restent le siège d'une nutrition habituelle, comme le prouvent les effets de la garance ; puis, à une certaine époque de la vie, a lieu d'une manière lente la résorption d'une certaine portion du système ; alors les canaux médullaires s'agrandissent, de même que les cellules du diploé, et la substance compacte devient peu flexible et très-cassante.

J. — ARTICULATIONS.

On donne le nom générique d'*articulations* à la jointure ou jonction des os ; leur fonction est donc de réunir les os et d'en faire un ensemble, le *squelette naturel*. L'étude des articulations comprend : 1° Les surfaces en contact (surfaces articulaires) ; 2° les moyens qui en assurent la solidité (ligaments); 3° les moyens qui en assurent la mobilité (synoviales et cartilages d'encroûtement) ; 4° les mouvements qui se passent dans ces articulations ; 5° les muscles ou la puissance à laquelle ces mouvements sont confiés. — Commençons par étudier les parties qui entrent dans les articulations.

a) Cartilages articulaires. — Lames cartilagineuses, aplaties et élargies, qui revêtent ou incrustent la surface des os dans les articulations. Leur épaisseur est toujours proportionnelle aux pressions auxquelles les articulations sont exposées : ainsi elles forment une couche mince dans les symphyses, une couche plus épaisse dans les arthrodies, encore plus épaisse dans les ginglymes, et surtout dans les énarthroses. Leur étendue est exactement mesurée par celle des mouvements. Elles présentent : 1° Une surface externe, lisse, polie, non tapissée par la synoviale ; 2° une surface adhérente intimement unie à l'os dont elle ne se détache que dans certains cas de maladie. La fibre osseuse s'y implante au moyen de milliers de petits prolongements, qui, comme autant de clous, les fixent l'un à l'autre. Les cartilages sont composés de fibres parallèles entre elles et implantées perpendiculairement à la surface de l'os, imitant les filaments de velours qui s'élèvent de la trame. Ils n'ont pas de vaisseaux ; ceux-ci se terminent à leur surface adhérente et à leur circonférence, sans pénétrer dans leur substance. Compressibles et élastiques, ils amortissent les effets des pressions et des chocs ; leur poli facilite les mouvements dans les articulations qui sont les plus exposées aux chocs et aux mouvements. On trouve des lamelles cartilagineuses ou *ménisques* interposées entre certaines surfaces articulaires (articulation temporo-maxillaire, fémoro-tibiale).

b) Ligaments articulaires. — Ils constituent une division du tissu fibreux : ils sont composés de filaments blancs, nacrés, parallèles, très-résistants, inextensibles et très-flexibles. Ils offrent trois formes principales : celle de bandelettes ou de cordons, celle de faisceaux en plans entre-croisés, et celle de capsules attachées par leurs deux extrémités aux deux os articulés. — Ces ligaments se divisent en extra-articulaires, et en interarticulaires. Ceux-ci ne sont contenus qu'en apparence dans l'articulation, dont ils sont isolés par la synoviale. La face externe des premiers correspond aux parties qui entourent l'articulation : l'interne est tapissée par la synoviale ; leurs extrémités sont implantées d'une manière très-solide aux os. Chaque genre d'articulation a son mode d'appareil ligamenteux. Ainsi, dans la synarthrose, il n'y a pas de ligaments ; dans l'amphiarthrose, se trouve un ligament interarticulaire composé de fibres très-serrées ; dans les ginglymes, il existe des ligaments extérieurs plus rapprochés du sens de la flexion ; dans l'énarthrose, on observe des ligaments capsulaires et des bourrelets fibreux qui augmentent la profondeur de la cavité articulaire ; enfin il existe dans les articulations où les ligaments devaient être très-élastiques et fort extensibles, du tissu jaune qui forme les ligaments jaunes des lames des vertèbres et le ligament cervical.

c) Synoviales articulaires. — Elles ont été longtemps confondues avec les ligaments capsulaires. Leur nombre est considérable ; leurs formes diverses sont, soit en poches arrondies (phalanges), soit en gaînes (scapulo-humérale), soit compliquées (fémoro-tibiale). Toute synoviale tapisse d'une part la face interne des ligaments, puis se réfléchit sur les os ; quant aux surfaces articulaires, les uns prétendent qu'elles sont tapissées par la synoviale plus ou moins modifiée, et ils se fondent d'abord sur l'inspection directe qui prouve qu'en enlevant obliquement une tranche de cartilage, on aperçoit la membrane, puis sur différentes dégénérescences morbides dont es cartilages sont susceptibles. D'autres auteurs nient complétement qu'il en soit ainsi. — Toute synoviale présente une espèce de sac sans ouverture, auquel on distingue une surface interne, lisse, garnie de villosités et de prolongements frangés, et une surface externe, munie souvent de pelotons graisseux dits *glandes synoviales de Havers*, et regardés à tort comme sécrétant la synovie, qui est exhalée par la membrane elle-même.

— *Classification des articulations.* La configuration réciproque des surfaces articulaires, leurs moyens d'union, le nombre et la position générale des muscles, sont dans un rapport réciproque et nécessaire ; en sorte qu'on pourrait presque indifféremment prendre pour base de leur classification l'un ou l'autre de ces trois éléments. Galien, n'ayant égard qu'aux moyens d'union, a divisé les articulations en *synchondroses* (par cartilages), en *synévroses* (par ligaments), en *syssarcoses* (par muscles). Bichat, d'après les mouvements des articulations, a distingué le glissement, l'opposition, la circumduction et la rotation, et a reconnu les trois genres suivants : la synarthrose, la diarthrose et l'amphiarthrose. Enfin la classification suivante est aujourd'hui généralement adoptée.

1re CLASSE. — *Synarthrose.* Surfaces articulaires inégales, rugueuses, dentées ; cartilage qui s'ossifie plus tard ; pas de ligaments ; pas de mouvements. Cette classe comprend : 1° La *suture* distinguée en *vraie* ou *dentelée*, et en *harmonique* ou *écailleuse* (bords taillés en biseau) ; 2° la *schindylèse*, ou en soc de charrue, qui résulte de la réception de la crête d'un os dans la rainure d'un autre (vomer) ; et 3° la *gomphose* (dents).

2e CLASSE. — *Amphiarthrose*, ou *symphyse*. Surfaces planes et continues, non plus par un cartilage, mais par un tissu fibreux ; ligaments subsidiaires qui entourent l'articulation ; mouvements obscurs (pubis, corps des vertèbres).

3e CLASSE. — *Diarthrose vraie*. Surfaces s'emboîtant réciproquement et recouvertes d'une couche de cartilage, synoviales bien développées, ligaments variés, mouvements apparents. On distingue les genres suivants. — 1er Genre. *Enarthrose,* ou articulation orbiculaire. Tête plus ou moins sphérique reçue dans une cavité profonde ; capsule ligamenteuse ; un ou deux ligaments interarticulaires ; mouvements divers, entre autres celui de rotation qui est dû à la présence d'un col (articulation coxo-fémorale). — 2e Genre. *Articulation condylienne.* Tête allongée présentant son plus petit diamètre dans le sens des mouvements ; deux ligaments principaux. — 3e Genre. *Ginglyme angulaire.* Deux surfaces s'engrenant plus ou moins entièrement ; deux principaux ligaments placés aux extrémités du plus grand diamètre ; tantôt le ginglyme est *parfait* (huméro-cubitale), tantôt *imparfait* (fémoro-tibiale). — 4e Genre. *Trochoïde* ou *ginglyme latéral*. Une saillie de l'os roule dans un anneau ostéo-fibreux (atloïdo-axoïdienne). — 5e Genre. *Arthrodie*. Surfaces presque planes, faisceaux ligamenteux irrégulièrement entre-croisés ; mouvements de glissement dans tous les sens.

K. — SYSTÈME MUSCULAIRE.

Le système musculaire comprend tous les muscles, c'est-à-dire tous les organes actifs du mouvement, organes formés de fibres longues, parallèles, rougeâtres chez les animaux à sang chaud, irritables et contractiles, dites fibres musculaires. — Le tissu des muscles volontaires, c'est-à-dire dont la contraction est dépendante de la volonté des individus, se compose de faisceaux qu'on peut diviser en faisceaux de plus en plus petits, jusqu'à ce qu'on soit arrivé à la fibre musculaire ou faisceau primitif. Cette fibre, à extrémités terminées en pointe mousse, est formée par une enveloppe et un contenu. L'enveloppe est appelée *sarcolemme*, et le contenu se décompose en fibrilles contractiles et en substance interstitielle. En outre, ces fibrilles sont striées transversalement et décomposables en disques par divers agents. Les fibres des muscles involontaires sont encore appelées *fibres lisses;* elles ne présentent aucune striation ; celles qui entrent dans la constitution du cœur sont ramifiées entre elles. — Les autres éléments qui entrent dans la composition d'un muscle sont : 1° Du tissu cellulaire qui forme des gaines, et qui s'interposant entre les faisceaux et les fascicules, devient toujours plus mou et moins apparent ; 2° des vaisseaux sanguins fort nombreux, qui se divisent successivement dans les gaînes cellulaires : le plus ordinairement chacun d'eux se subdivise en deux rameaux, l'un ascendant, l'autre descendant, qui se subdivisent de la même manière en envoyant des rameaux transversaux qui croisent la direction des fibres ; 3° des vaisseaux lymphatiques, qui se voient distinctement dans les gaînes celluleuses ; 4° des nerfs tres-nombreux et très-volumineux qui accompagnent les artères principales. Selon Prévost et Dumas, le nerf à son entrée dans le muscle se ramifie d'abord d'une manière peu régulière en apparence; mais à mesure qu'il se subdivise, on voit les ramifications s'élargir, s'étaler en nappe, d'où se séparent des filets qui se jettent dans le muscle perpendiculairement à ses fibres, les traversent et s'unissent en espèces d'arcades aux filets opposés, sans avoir, comme on le voit, une terminaison réelle.

Les muscles se divisent en deux classes : 1° Les muscles involontaires, intérieurs, ou de la vie organique; 2° les muscles volontaires extérieurs, ou de la vie animale.

1° *Muscles involontaires.* Cœur, couche musculaire des muqueuses. Les sphincters sont intermédiaires à ces muscles et aux suivants. Ces muscles sont formés de faisceaux soit annulaires, soit longitudinaux (canal intestinal), soit en forme d'anse (cœur, vessie). Ils sont d'un blanc grisâtre, à l'exception de ceux du cœur, et reçoivent leurs nerfs principalement du trisplanchnique; quelques-uns en reçoivent du pneumo-gastrique.

— 2° *Muscles volontaires.* Ils appartiennent à la peau, aux sens, au larynx et au squelette. Ils sont pairs, à l'exception du diaphragme et des sphincters ; ils sont tous symétriques, le diaphragme excepté. D'après leur forme, on les distingue en *longs* (membres), en *larges* (cavités), et en *courts.* La direction de leurs faisceaux est tantôt droite et parallèle, tantôt oblique (faisceaux pennés, demi-pennés, rayonnés). Ces muscles sont simples, ou composés de plusieurs faisceaux, ou compliqués, c'est-à-dire offrant un seul ventre pour plusieurs tendons. Lorsqu'un muscle a sa portion charnue séparée en deux par un tendon intermédiaire, on lui donne le nom de *digastrique.*

Chaque muscle présente une partie moyenne ou *ventre,* et deux extrémités qui se terminent en tendons ou en aponévroses, au moyen desquelles elles se fixent aux os. Ces muscles reçoivent leurs nerfs du système cérébro-spinal, et particulièrement de la moelle épinière, rarement du trisplanchnique. Comme parties accessoires ou annexées à ce système, notons les aponévroses, les gaînes, les tendons, les anneaux fibreux et les synoviales tendineuses.

L. — Système nerveux.

Le système nerveux comprend des cordons (nerfs), des renflements (ganglions), et une masse centrale (encéphale et moelle). A l'état de vie, ces diverses portions entretiennent l'irritabilité, sont les conducteurs et les aboutissants des sensations, les points de départ et les conducteurs des volitions, en un mot les organes de l'innervation. Le centre nerveux est en outre l'organe ou l'instrument matériel de l'intelligence. — Ce système nous offre : 1° L'*axe cérébro-spinal,* composé de l'encéphale divisé en cerveau et cervelet, et de la moelle épinière renflée supérieurement, et formant la moelle allongée; ces parties sont entourées de trois membranes, la dure-mère, l'arachnoïde et la pie-mère; 2° les *nerfs* ou cordons, qui tiennent par une extrémité à l'axe cérébro-spinal, se répandent dans toutes les parties du corps, et, après s'être successivement divisés et avoir communiqué entre eux au moyen d'*anastomoses,* de *plexus* (anastomoses multiples) et de *ganglions* (renflements contenant, en outre des filets nerveux, une substance qui leur est étrangère), se terminent et se perdent dans les organes, d'après un mode qui n'est pas encore bien connu. Suivant les uns, ils se fondraient dans leur substance, à laquelle ils s'identifieraient, et, suivant d'autres, ces filets répandraient une atmosphère nerveuse autour d'eux et au delà du point où on les perd de vue. Les nerfs sont composés de cordons, ceux-ci de filaments et de filets très-fins ; une membrane fibreuse nommée *névrilème* les entoure, et forme, par des cloisons intérieures, de petits canaux qui renferment la substance nerveuse. Au moyen d'une solution de potasse ou de soude à 35 0/0 on dissout la substance nerveuse, et on obtient le névrilème ; au moyen de l'acide nitrique affaibli, on durcit la substance nerveuse et on dissout le névrilème.

Les nerfs ont peu ou point d'élasticité, et ne présentent aucun mouvement sensible soit d'oscillation, soit de vibration, lorsqu'on les irrite ; le *grand sympathique, système ganglionnaire,* ou *nerf trisplanchnique,* forme deux longs cordons nerveux latéraux à la colonne vertébrale, offre de nombreux ganglions, et communique avec le système précédent.

Deux substances entrent dans la composition du système nerveux : la substance blanche et la substance grise. La *substance blanche* est constituée par des tubes nerveux ; ces tubes sont des éléments microscopiques formés d'une paroi (gaine nerveuse de Schwann) et d'un contenu visqueux (moelle nerveuse), entourant une colonnette solide (le cylindre-axe). Dans le grand sympathique et à la terminaison des nerfs, la moelle manque. Dans le grand sympathique, on rencontre encore des fibres de Remak, éléments allongés, gris, pourvus d'un noyau. — La *substance grise* est formée de tubes nerveux et de cellules nerveuses ; celles-ci sont nuclées, volumineuses, dépourvues d'enveloppe, mais munies de prolongements en rapport avec les tubes. Cette substance est composée d'eau, d'albumine, de soufre, de phosphore, de matière grasse et de quelques sels.

ANATOMIE DESCRIPTIVE.

On la subdivise en *ostéologie* ou *squelettologie, myologie, splanchnologie, angiologie* et *névrologie.* — Nous examinerons successivement chacune de ces subdivisions.

Ostéologie.

L'ostéologie a pour objet la description du squelette, et par conséquent celle des os et de leurs dépendances. — Le squelette est l'assemblage de tous les os, dans leurs rapports naturels. Suivant que les parties qui le composent sont unies entre elles par leurs propres ligaments, ou par des liens étrangers, le squelette se nomme *naturel* ou *artificiel.* On le divise en trois parties : la Tête, le Tronc et les Membres.

La Tête comprend : le *crâne* et la *face.* Le *crâne* est formé de sept os : le frontal, le pariétal, l'occipital, le sphénoïde, l'ethmoïde et les deux temporaux. — La *face* est divisée en mâchoire antéro-supérieure ou syncrânienne, et en mâchoire postéro-inférieure ou diacrânienne. La première comprend dix-neuf os, savoir : deux grands sus-maxillaires, deux petits sus-maxillaires, deux sus-nasaux, deux lacrymaux, deux zygomatiques, deux palatins, deux ptérygoïdiens, quatre cornets et un vomer. — La seconde n'est formée que d'un seul os, le maxillaire. Il faut joindre au crâne les osselets de l'ouïe, et à la face les dents et l'os hyoïde.

Le Tronc est divisé : 1° En colonne vertébrale, qui comprend trente-une vertèbres dans le cheval ; 2° en poitrine, qui est formée par le sternum et par trente-six côtes ; 3° et en bassin, qui est formé par le sacrum, le coccyx et les deux os coxaux.

Les Membres se divisent en antérieurs ou thoraciques, et en postérieurs ou abdominaux. Les premiers se partagent : 1° En épaule, formée par le scapulum ; 2° en bras, formé par l'humérus ; 3° en avant-bras, formé par le radius et le cubitus ; 4° en pied, qui comprend les os du genou ou carpiens, les métacarpiens, les phalangiens et les sésamoïdes. — Les membres postérieurs se divisent : 1° En cuisse, formée par le fémur ; 2° en jambe, composée du tibia, du péroné et de la rotule ; 3° en pied, qui comprend les os du jarret ou tarsiens, les os du canon ou métatarsiens, et enfin les trois phalanges et les sésamoïdes.

CRANE.

Il comprend sept os :

Le FRONTAL. — Os symétrique, occupant la région frontale, situé entre le pariétal, les os du nez et en avant du sphénoïde. Il présente deux faces, l'une externe, plane dans son milieu, et offrant de chaque côté l'*apophyse orbitaire*, dont la base est percée du *trou sus-orbitaire* ou *sourcilier*, et au-dessous de laquelle se trouve la cavité de l'orbite. — La face interne, concave, est partagée par une cloison transversale en deux portions : l'une, parsemée d'anfractuosités, sert à former la boîte du cerveau, et est séparée en deux par une crête médiane peu élevée ; l'autre, inférieure, forme les sinus frontaux. — Les bords du frontal sont pourvus de dentelures propres à affermir son union avec les os environnants. Chez le poulain, le frontal est formé de deux pièces. — Le frontal des *didactyles* (animaux à deux doigts, bœufs, moutons, etc.) occupe toute la région du front, forme le sommet de la tête, et porte les racines des cornes ; le trou sourcilier, très-grand, forme un conduit bifurqué. — Chez le porc, cet os a une épaisseur considérable, forme de grands sinus et manque d'apophyse orbitaire, qui est remplacée par un ligament. — Le frontal du chien présente dans son milieu une dépression longitudinale, et n'a, comme celui du porc, qu'une apophyse orbitaire très-courte.

Le PARIÉTAL. — Forme le couvercle du cerveau, et est situé entre l'occipital, le frontal et en avant des temporaux. Sa face externe est convexe, séparée en deux par une crête médiane bifurquée antérieurement. — Sa face interne est concave, anfractueuse, et séparée en deux par une crête médiane qui se termine supérieurement à la *protubérance pariétale*. — Ses bords sont garnis de dentelures. Chez le poulain cet os est composé de trois pièces, dont une impaire porte la protubérance pariétale. Le pariétal des didactyles est étroit, allongé d'un côté à l'autre et placé en arrière du chignon. Celui du porc est très-épais et forme le sommet de la tête. Celui du chien est pourvu d'une crête médiane très-élevée.

L'OCCIPITAL. — Situé à la partie supérieure et postérieure de la tête, et pourvu d'un trou pour le passage du prolongement rachidien. — Sa face externe est partagée par une ligne transversale en deux parties ; elle offre : 1° Dans le plan médian la *protubérance occipitale*, qui forme le sommet de la tête ; la *tubérosité cervicale*, qui donne attache au ligament de ce nom ; le grand *trou occipital*, qui donne passage à la moelle épinière ; le *prolongement sous-occipital* (apophyse basilaire), qui s'unit au sphénoïde ; 2° sur les côtés, la *crête mastoïdienne*, qui se prolonge sur l'apophyse de ce nom, l'*apophyse styloïde*, très-longue et située sur les côtés du trou occipital, le *condyle*, destiné à l'articulation de la tête avec le rachis. A la base du condyle est le *trou condylien*, qui donne passage à des nerfs ; sur le côté du prolongement sous-occipital est une ouverture irrégulière que l'on nomme *hiatus occipito-sphéno-temporal*. — La face interne est irrégulièrement concave, et contribue à former la boîte du crâne. — Les bords sont unis au pariétal, aux temporaux et au sphénoïde. — Dans le jeune âge, cet os est formé de quatre pièces.

Dans l'occipital des didactyles, la protubérance est remplacée par une crête demi-circulaire, le prolongement sous-occipital est court, épais, et il y a deux trous condyliens. — L'hiatus est remplacé par des trous dans les *tétradactyles* (animaux pourvus de quatre ou cinq doigts, chiens, chats, porcs) ; les trous condyliens, le prolongement et l'hiatus offrent les mêmes considérations que chez le bœuf.

SPHÉNOÏDE. — Os très-irrégulier, formant la base du crâne, ayant des connexions avec tous les autres os de cette cavité, et formé de trois parties, dont une médiane, épaisse, faisant continuité avec le prolongement sous-occipital, et deux latérales qui en constituent ce que l'on nomme les ailes. — Sur la face externe, on remarque : 1° Dans le milieu des empreintes musculaires ; 2° sur le côté l'*apophyse sous-sphénoïdale*, qui s'unit à la crête de l'os palatin, et dont la base est percée du *trou sous-sphénoïdal* ; plus en dehors l'*hiatus orbitaire*, large vestibule dans lequel aboutissent plusieurs conduits ou trous. — La face interne présente dans le milieu la *fossette sus-sphénoïdale,* qui loge la tige pituitaire du cerveau; plus bas, la *fossette optique,* qui donne naissance aux conduits optiques, et livre passage aux nerfs de ce nom; sur les côtés, le conduit *sus-sphénoïdal,* qui aboutit dans l'hiatus orbitaire par trois branches. — Les bords sont irréguliers et s'unissent aux os environnants. — Le sphénoïde du poulain est formé de deux pièces. — Il offre chez tous les animaux une conformation particulière.

ETHMOÏDE. — Os comme soufflé, situé à la partie inférieure du crâne, qu'il sépare des cavités nasales. Il est formé de trois parties, dont une moyenne, formant une lame perpendiculaire, et offrant du côté du crâne la crête *ethmoïdale* et les deux *lames criblées :* les parties latérales comprennent une foule de cellules oblongues suspendues à la lame criblée, et d'autant plus grosses qu'elles sont plus antérieures. Dans le jeune âge cet os est formé de trois pièces. Les cellules ethmoïdales sont plus contournées et plus nombreuses chez le chien et le chat que chez les autres animaux.

TEMPORAL. — Os pair, que l'on divise en deux portions, l'une *écailleuse* et l'autre *tubéreuse.* — 1º La première, ainsi appelée parce que ses bords sont taillés en écailles, est située au-dessus de l'orbite sur le côté du pariétal. Sa face externe offre l'*apophyse zygomatique,* qui, après s'être élevée perpendiculairement de l'os, se recourbe en bas sur le zygomatique pour former l'arcade de ce nom. A la base de cette apophyse se trouve un *condyle* destiné à l'articulation de la mâchoire inférieure, et au-dessus duquel se voient une cavité synoviale et une éminence dite *sus-condylienne,* propre à affermir l'articulation temporo-maxillaire et à borner ses mouvements. La face interne, légèrement concave, contribue à former les parois du crâne. Les bords sont presque tous découpés en écailles. — 2º La portion tubéreuse renferme dans son intérieur les organes de l'ouïe, et offre deux parties distinctes, l'une, externe, dite *mastoïdienne,* l'autre, interne, nommée *pétrée.* Sur la première, on remarque l'apophyse *mastoïde,* un peu plus bas le *trou prémastoïdien,* à côté l'*hiatus auditif,* qui fait saillie sur la surface de l'os ; en avant de l'hiatus, on voit le *prolongement hyoïdien,* qui s'unit à l'os hyoïde; à côté de ce prolongement se trouvent la *protubérance mastoïdienne,* qui renferme les cellules de ce nom, plus bas l'apophyse *styloïde,* à la base de laquelle sont deux trous. La partie pétrée est en rapport avec le cervelet, et présente dans son milieu un trou divisé en deux branches, dont l'une reçoit le nerf *auditif,* et l'autre donne passage au nerf facial. Les osselets de l'ouïe qui sont contenus dans la portion tubéreuse sont le *marteau,* l'*enclume,* le *lenticulaire* et l'*étrier.*

Chez les ruminants, le condyle temporal est plus large, plus évasé, l'apophyse sus-condylienne plus courte ; l'apophyse zygomatique, beaucoup moins longue, ne s'articule pas avec l'apophyse orbitaire du frontal; la protubérance mastoïdienne est très-grosse et piriforme. — Chez le porc, il n'y a point d'apophyse mastoïde, et la protubérance mastoïdienne est très-longue. Chez le chien et le chat, le condyle est remplacé par une cavité.

FACE.

Elle est divisée en deux mâchoires ; l'antéro-supérieure est composée de dix-neuf os.

GRAND SUS-MAXILLAIRE. — Os pair, gros, épais, et formant la base de la mâchoire supérieure. Sa face externe, convexe, présente supérieurement l'*épine sus-maxillaire,* qui termine la crête zygomatique. Sa face inférieure ou *palatine,* légèrement concave, forme la voûte osseuse du palais. Sa face interne ou *nasale,* concave, forme la paroi latérale des cavités nasales, soutient les cornets et offre deux larges gouttières longitudinales. L'extrémité supérieure, très-grosse, offre près du fond de l'orbite la *protubérance orbitaire,* et, plus en dedans, une fosse dans laquelle on distingue plusieurs trous. L'extrémité inférieure forme un biseau qui porte l'alvéole de la dent angulaire. Le bord alvéolaire porte les alvéoles des dents molaires, et est terminé supérieurement par une tubérosité peu élevée nommée *alvéo-*

-laire. Le bord interne ou palatin s'unit avec l'os opposé. Le bord nasal, taillé en mortaise, s'unit avec l'os sus-nasal. L'intérieur du grand sus-maxillaire offre de grands sinus qui augmentent avec l'âge. Cet os s'unit avec tous les autres os de la mâchoire supérieure, excepté avec le ptérygoïdien.

Chez les didactyles, l'épine sus-maxillaire est remplacée par une série de petits tubercules, et la protubérance orbitaire est grosse, arrondie, formée d'une lame mince et creusée de sinus. — Chez le porc, la face externe est creusée d'une longue excavation, et il n'y a ni protubérance orbitaire, ni tubérosité alvéolaire. Chez le chien, le grand sus-maxillaire n'offre ni épine ni protubérance.

Petit sus-maxillaire. — Os pair, et réuni en appendice à l'extrémité inférieure du précédent. Sa base porte les dents incisives, et se prolonge par une sorte de biseau qui monte en s'amincissant. Sa face externe ou *labiale* est recouverte par la lèvre supérieure; sa face palatine complète la voûte osseuse du palais; sa face nasale termine la narine. Son bord supérieur est libre et arrondi; l'inférieur ou alvéolaire porte les dents incisives; le bord interne s'unit avec l'os opposé, et est creusé d'une gouttière qui, réunie à la gouttière opposée, forme le *trou incisif*, qui donne passage à l'artère palato-labiale. — Chez les didactyles cet os est grêle et dépourvu de dents incisives; chez le porc, c'est un os large et assez étendu; il est très-petit chez le chien et le chat.

Sus-nasal. — Os pair, mince, situé en bas du frontal, en avant des sus-maxillaires, et formant les parois supérieures des fosses nasales. — La face externe est polie; l'interne forme une grande gouttière longitudinale. L'extrémité supérieure, large, est unie au frontal; l'inférieure se termine en pointe, et forme l'*épine nasale*. Le bord externe est mince et enchâssé dans la mortaise des sus-maxillaires; l'interne est uni avec l'os du côté opposé. Le sus-nasal des didactyles est plus petit et ne se soude jamais entièrement avec les autres os. — Chez le porc, on compte un troisième os nasal, nommé *os du boutoir*, parce qu'il forme la base de cette partie.

Lacrymal. — Petit os pair, aplati, d'une forme irrégulière, occupant l'angle nasal de l'œil, soutenant le réservoir lacrymal et le conduit de ce nom, et concourant à la formation de l'orbite. Sa face externe se divise en deux portions. La première, *orbitaire*, offre une cavité dans laquelle on distingue la *fosette lacrymale,* et une autre fosse infundibuliforme, qui se continue avec le *conduit lacrymal*, qui vient s'ouvrir dans le nez. Le lacrymal est uni au frontal, au sus-nasal, au grand sus-maxillaire et au zygomatique. — Chez les didactyles et le porc, le lacrymal offre une fosse que l'on nomme *larmière*.

Zygomatique. — Petit os pair, triangulaire, situé au dehors du lacymal, et sur le côté externe de l'orbite; sa face externe est séparée en deux portions par un bord demi-circulaire qui concourt à former l'orbite; en dehors, elle porte une crête raboteuse (crête zygomatique). La face interne contribue à former les sinus. Des deux extrémités, la supérieure se prolonge pour s'unir à l'apophyse zygomatique du temporal. Cet os s'unit en outre avec le lacrymal et le grand sus-maxillaire. — Chez les didactyles, le zygomatique se divise supérieurement en deux branches, dont l'une s'unit à l'apophyse orbitaire du frontal, et l'autre au temporal. Chez les tétradactyles, cet os est large, fort et pourvu d'une petite éminence qui donne attache au ligament destiné à compléter l'arcade orbitaire.

Palatin. — Petit os pair, mince, allongé, presque demi-circulaire, placé à la partie supérieure de la voûte osseuse du palais, et formant, avec le palatin du côté opposé, l'ouverture gutturale des narines. La face externe offre, dans sa longueur, un bord qui la divise en trois portions, dont une palatine, l'autre nasale, et la troisième orbitaire. Cette même face présente la *crête palatine*, qui est interrompue par l'apophyse ptérygoïde, et terminée postérieurement par l'apophyse sous-sphénoïdale. La face interne contribue à la formation des sinus sphénoïdaux et du conduit palatin. L'extrémité supérieure tient au sphénoïde; l'inférieure, contournée, s'unit au palatin opposé. Cet os a des connexions avec le grand sus-maxillaire, le sphénoïde, le vomer et le ptérygoïdien. — Chez les didactyles, le palatin très-développé forme une grande partie de la voûte du palais, et a des crêtes très-fortes. Chez les tétradactyles, cet os a aussi beaucoup d'étendue.

Ptérygoïdien. — Très-petit os pair, juxtaposé sur le palatin, et offrant à son extrémité inférieure une apophyse pourvue d'une *trochlée*, dans laquelle glisse un tendon.

Cornets. — Au nombre de quatre, deux de chaque côté. Ce sont des os très-minces, très-fragiles, placés en long sur les parois latérales des narines, formés d'une feuille osseuse contournée en forme de cornet, et renfermant intérieurement de petites cellules. La face externe de chaque cornet est convexe et rugueuse; l'interne est concave et recèle des cellules. L'extrémité supérieure forme la base de l'os; l'inférieure se bifurque, et forme deux appendices destinés aux ailes du nez. Les cornets séparent trois gouttières ou *méats*, dont le mitoyen, placé entre les deux cornets, se termine supérieurement par une ouverture qui aboutit dans les sinus de la tête.

Vomer. — Os impair, allongé, étendu depuis le sphénoïde jusqu'auprès des dents ncisives, et servant de soutien à la cloison cartilagineuse des fosses nasales. Son extrémité supérieure, que l'on a comparée à des oreilles de chat, est unie au sphénoïde; l'inférieure se termine en pointe. Le bord antérieur présente une gouttière qui reçoit la cloison du nez; le postérieur est libre supérieurement, et uni inférieurement à la crête médiane des grands sus-maxillaires.

Maxillaire inférieur. — Cet os impair, en forme de V, forme la base de la mâchoire inférieure, et se divise en parties moyennes et en branches. 1° La partie moyenne porte les dents incisives et la lèvre inférieure. La face externe, convexe, présente dans son milieu un sillon longitudinal, trace de la séparation de cet os en deux pièces dans le fœtus (symphyse maxillaire); elle offre supérieurement un *col* sur les côtés duquel on voit les *trous mentonniers*, qui sont les orifices inférieurs du *conduit maxillaire*. La face interne, légèrement concave, offre près des branches une surface raboteuse, nommée *génienne*. Le bord *alvéolaire* porte les dents incisives et les canines. 2° Chaque branche est aplatie de dehors en dedans, et présente deux faces, deux extrémités, deux bords. La face externe, large et raboteuse supérieurement, est étroite et lisse inférieurement. La face interne est large, concave, raboteuse à sa partie supérieure, où elle laisse voir l'ouverture du conduit maxillaire; inférieurement elle est lisse, et présente la ligne *myléenne*, qui suit la direction du bord alvéolaire. L'extrémité supérieure présente un *condyle* articulaire, transversal, en avant duquel se trouve une longue apophyse, nommée *coronoïde*, séparée du condyle par une échancrure nommée *corono-condylienne*. L'extrémité inférieure s'unit avec celle du côté opposé. Le bord antérieur, concave supérieurement, est rectiligne dans sa partie inférieure, où il porte les dents molaires; l'inférieur, convexe, est très-épais supérieurement, où il forme la base de la *ganache*, droit et arrondi inférieurement.

Chez les didactyles, la symphyse maxillaire ne se soude jamais complétement; l'apophyse coronoïde est très-longue et contournée en arrière; le condyle est très-étendu et concave; le maxillaire du porc est très-fort, et pourvu de deux trous mentonniers de chaque côté; celui du chien et du chat est pourvu d'une forte apophyse au bas de chaque condyle.

— *Articulation temporo-maxillaire* (ginglyme angulaire imparfait). Elle a lieu entre le condyle du maxillaire et la surface articulaire du temporal. Ces deux surfaces osseuses sont séparées l'une de l'autre par un fibro-cartilage bi-concave. Un ligament capsulaire, fixé par ses extrémités près des surfaces articulaires et au contour du fibro-cartilage, assure la solidité de cette articulation, dont deux capsules synoviales assurent la mobilité. Ces deux capsules sont séparées l'une de l'autre par le fibro-cartilage interarticulaire.

Dents. (*Voy.* Age, page 16).

Hyoïde. — On comprend sous ce nom un assemblage de plusieurs pièces osseuses, articulées les unes à la suite des autres, attachées au temporal, et soutenant la langue et le larynx. Ces pièces chez le cheval sont au nombre de cinq : 1° Un corps qui embrasse le cartilage thyréoïde, et présente un *appendice* antérieur qui plonge dans la base de la langue, et deux branches postérieures et latérales que l'on nomme *cornes;* 2° deux *petites branches*, courtes, cylindroïdes, unies au corps; 3° deux *grandes branches* nommées *kératoïdes*, aplaties, allongées, unies inférieurement aux petites branches, et supérieurement au prolongement hyoïdien du temporal. Chacune des grandes branches de l'hyoïde est unie à la petite branche correspondante par un noyau cartilagineux qui s'ossifie avec l'âge.

Tronc.

Colonne vertébrale (*Rachis, Épine, Colonne épinière*).

C'est une longue tige osseuse, creuse, flexible, située à la partie supérieure du tronc, étendue du crâne au bassin, à la fois enveloppe protectrice de la moelle épinière et pièce fondamentale du squelette, formée de nombreux os placés les uns à la suite des autres, et nommés *vertèbres ;* on les distingue en *vraies* au nombre de trente et une chez le cheval (sept cervicales, dix-huit dorsales et six lombaires), et en *fausses,* qui se réunissent en deux masses (le sacrum et le coccyx).

— *Caractères généraux de la vertèbre.* Une vertèbre est essentiellement un anneau symétrique, qui présente un *trou* dit *vertébral,* portion du canal vertébral ; un *corps* formant la base de l'os, et destiné à former une colonne longitudinale ; une *apophyse épineuse* avec deux *lames vertébrales* et deux *apophyses transverses,* destinées à l'insertion de muscles ; quatre *apophyses articulaires,* destinées à s'unir avec les vertèbres voisines, et quatre *échancrures,* dont la réunion constitue les *trous de conjugaison* (trous intervertébraux), qui donnent passage à des vaisseaux et à des nerfs.

Vertèbres cervicales. — Ont le corps très-long, l'apophyse épineuse remplacée par une crête, des apophyses articulaires très-grosses et pourvues de facettes fort étendues ; des apophyses transverses prolongées inférieurement vers la trachée (d'où le nom de *trachéliennes*), percées d'un trou à leur base, et pourvues de deux prolongements, l'un antérieur, l'autre postérieur. — La première vertèbre cervicale porte le nom d'*atloïde* ou d'*atlas ;* elle manque d'apophyses épineuses et articulaires ; elle a le corps très-petit, le canal très-évasé, les apophyses transverses larges, courbées en bas et percées de trois trous. Antérieurement, elle présente deux cavités articulaires, destinées à recevoir les condyles de l'occipital ; postérieurement, elle offre une large surface articulaire, formée de deux convexités latérales, séparées par une cavité médiane et inférieure. — La deuxième vertèbre du cou porte le nom d'*axoïde* ou d'*axis.* C'est la plus longue de toutes les vertèbres. En avant, elle présente une éminence articulaire, nommée *odontoïde,* qui se prolonge en axe dans le canal de l'atlas ; elle n'a pas d'apophyse articulaire antérieurement, et son apophyse épineuse est large, élevée et bifurquée postérieurement. — La sixième vertèbre a son apophyse transverse pourvue de trois prolongements. — La septième a une apophyse épineuse très-élevée (d'où le nom de *proéminente*), des apophyses transverses dépourvues de trous, et la partie postérieure du corps pourvue d'une petite facette articulaire, destinée à recevoir la première côte.

Vertèbres dorsales. — Ont les apophyses épineuses longues, aplaties latéralement, et terminées par une grosse tubérosité. Leurs apophyses articulaires sont peu détachées, les antérieures ne forment même que des facettes qui deviennent insensiblement concaves dans les dernières vertèbres. Les apophyses transverses, grosses et courtes, ont inférieurement une facette articulaire qui s'unit à la tubérosité des côtes. Enfin, le corps de ces vertèbres offre latéralement des facettes concaves qui, unies à celles des vertèbres qui suivent ou précèdent, forment des cavités articulaires destinées à recevoir les têtes des côtes.

Vertèbres lombaires. — Ont beaucoup de ressemblance avec les dernières du dos, dont elles diffèrent principalement par des apophyses transverses, longues, aplaties de dessus en dessous, prolongées horizontalement, et ayant leurs bords raboteux.

Chez les didactyles, le rachis n'est composé que de vingt-six vertèbres, dont sept cervicales, treize dorsales et six lombaires. Le rachis du porc se compose de vingt-huit vertèbres divisées en sept cervicales, quatorze dorsales et sept lombaires. Dans celui du chien et du chat, l'on compte vingt-sept vertèbres, dont sept du cou, treize du dos et sept des lombes.

— *Articulations du rachis.* Elles sont nombreuses en raison de la multiplicité des os qui le composent ; quelques-unes d'entre elles exigent une description particulière.

a) Articulation occipito-atloïdienne (double articulation condylienne). Elle résulte de l'union des deux condyles de l'occipital avec les deux cavités antérieures de l'atlas. Un ligament capsulaire, qui s'attache par ses extrémités autour des surfaces articulaires, ainsi qu'aux apophyses styloïdes de l'occipital, sert à maintenir les rapports de cette articulation, qui est en outre pourvue de deux synoviales, une pour chaque condyle. — Les mouvements de la tête sur la première vertèbre sont ceux d'extension, de flexion et d'inclinaison latérale.

b) Articulation atloïdo-axoïdienne (trochoïde). Elle est formée par le contact des surfaces articulaires postérieures de l'atlas, et de l'apophyse odontoïde de l'axis. Un ligament capsulaire commun à toute l'articulation, à laquelle il forme une gaîne d'une certaine épaisseur ; un ligament supérieur formé de tissu fibreux jaune, et fixé à l'arc supérieur de l'atlas et à la réunion des lames de l'axis ; un ligament inférieur blanc nacré, et se portant du tubercule inférieur de l'atlas à la base de l'apophyse odontoïde ; et enfin un ligament odontoïdien, court, épais, fixé d'une part à la face supérieure de l'apophyse odontoïde, et d'autre part un peu en avant de la cavité articulaire de l'arc inférieur de l'atlas : tels sont les moyens d'union de cette articulation, dont la mobilité est assurée par une large capsule synoviale. — La semi-rotation est le seul mouvement possible dans cette articulation.

c) Articulation du corps des vertèbres (amphiarthrose). Les surfaces articulaires du corps des vertèbres varient de forme et d'étendue dans les différentes régions du rachis. Ainsi au cou les vertèbres, depuis la troisième inclusivement, présentent antérieurement une tête arrondie, détachée et déprimée du côté du canal rachidien, et postérieurement une cavité proportionnée à la tête qu'elle reçoit. Dans la région du dos, au fur et à mesure qu'on s'éloigne du cou, les cavités articulaires deviennent de plus en plus superficielles, et les éminences moins prononcées, jusqu'à la partie postérieure des lombes, où elles sont généralement plus étendues. Entre les surfaces osseuses se trouvent les *disques intervertébraux*, que beaucoup d'anatomistes considèrent encore comme des fibrocartilages, bien qu'ils appartiennent évidemment au tissu fibreux, ainsi qu'on peut s'en assurer en soumettant à la macération, pendant quelques jours, un tronçon de colonne vertébrale, ou même en frottant la surface de ces disques avec un linge rude. — Un ligament vertébral supérieur occupe la face supérieure du corps de toutes les vertèbres, depuis la deuxième jusqu'au sacrum. — Un ligament vertébral inférieur, situé à l'opposé du précédent, n'existe chez le cheval qu'aux régions dorsale et lombaire.

d) Articulation des apophyses articulaires (arthrodie). Deux facettes articulaires, presque planes, placées en dessus dans les apophyses antérieures, et en dessous dans les postérieures ; une capsule synoviale très-peu étendue, et recouverte de quelques faisceaux fibreux : telles sont les parties qui composent ces articulations, dont les mouvements sont très-bornés, et ne s'exercent que dans le sens latéral.

e) Union des lames vertébrales. Les espaces qui séparent les lames vertébrales sont remplis par des ligaments *jaunes,* composés de fibres verticales, parallèles, très-serrées et élastiques.

f) Union des apophyses épineuses. Deux sortes de ligaments déterminent cette union : les uns, nommés *interépineux,* n'existent qu'au dos et aux lombes, où ils occupent les intervalles que laissent entre elles les apophyses épineuses. Le second ligament, nommé *sus-épineux dorso-lombaire,* est étendu et fixé sur le sommet des apophyses épineuses du dos et des lombes ; au cou il est remplacé par un ligament très-étendu, formé de tissu fibreux jaune très-élastique. Ce ligament, nommé *ligament cervical,* forme une large cloison qui sépare les muscles cervicaux droits des gauches ; son bord supérieur est très-épais, et fournit en avant une portion détachée qui franchit l'atlas et l'axis sans y adhérer, et va se fixer à l'occipital. Son bord inférieur s'attache aux crêtes épineuses des six dernières vertèbres cervicales.

Les mouvements généraux de la colonne cervicale sont la flexion, l'extension et l'inclinaison latérale.

STERNUM. — Os impair, allongé, spongieux, situé obliquement de haut en bas et d'avant en arrière à la partie inférieure du *thorax* (poitrine), entre les cartilages des vraies côtes. Ses faces latérales sont inégales, raboteuses, et deviennent inférieures vers le tiers postérieur de l'os. La face inférieure est pyramidale, et forme la partie inférieure de la poitrine. Chaque bord latéral offre une succession alternée d'éminences non articulaires et de cavités destinées à s'unir avec les cartilages des côtes ; ces cavités sont au nombre de huit. L'extrémité antérieure présente le *prolongement trachélien* aplati latéralement ; la postérieure fournit un prolongement cartilagineux aplati de dessus en dessous (cartilage xiphoïde). — Le sternum est formé de sept pièces osseuses, fixées les unes à la suite des autres par une substance cartilagineuse qui s'ossifie incomplétement avec l'âge. — Le sternum des didactyles est aplati de dessus en dessous, et n'a pas de prolongement trachélien. La partie antérieure de celui du bœuf forme une pièce distincte, qui s'articule avec la partie principale du sternum et peut exécuter des mouvements latéraux. Chez les carnivores, le sternum est étroit, allongé et presque cylindrique.

CÔTES. — Au nombre de trente-six, dix-huit de chaque côté : ce sont des os pairs, allongés, articulés supérieurement avec les vertèbres dorsales, et terminés inférieurement par un prolongement cartilagineux. On les divise en *vraies* ou *sternales,* qui aboutissent directement au sternum (les neuf premières), et en *fausses* ou *asternales,* qui ne se prolongent que d'une manière indirecte jusqu'au sternum. L'extrémité supérieure des côtes se termine par une éminence dite *tête*, munie de deux facettes articulaires, et soutenue par un col, dont la base offre une tubérosité dont une partie est articulaire, et l'autre donne insertion à des faisceaux fibreux. L'extrémité inférieure s'unit à son cartilage, et forme avec lui un angle plus ou moins ouvert. Le bord antérieur tourné en dedans, et tranchant dans les côtes plates, est concave ; le postérieur est épais, convexe, et présente du côté interne une scissure longitudinale qui donne passage aux vaisseaux et aux nerfs intercostaux. — Les côtes augmentent de longueur depuis la première jusqu'à la neuvième, et diminuent ensuite jusqu'à la dernière. Elles offrent à peu près les mêmes variations relativement à la largeur. — Chez les didactyles, les côtes, au nombre de treize de chaque côté, dont huit sternales et cinq asternales, sont plus larges que celles du cheval. Chez le porc, on trouve de chaque côté six côtes sternales et huit asternales ; elles sont minces et aplaties. Chez le chien et le chat, il y a treize côtes de chaque côté, savoir, neuf sternales et quatre asternales. Chez ces animaux, ces os sont étroits, arrondis et très-courbés.

Les côtes s'unissent aux vertèbres par deux points : 1º Au moyen d'une tête reçue dans une cavité formée par le concours de deux vertèbres (articulation costo-vertébrale); 2º par une tubérosité et l'apophsye transverse de chaque vertèbre (articulation costo-transversaire).

a) Articulation costo-vertébrale. Sous le rapport des surfaces articulaires et des moyens d'union, c'est à la fois une arthrodie et une symphyse. La tête de la côte, arrondie, est détachée dans les côtes antérieures, diminue de grosseur d'avant en arrière, et finit par se confondre avec la surface articulaire de la tubérosité. Un ligament inférieur qui forme une enveloppe épaisse à l'articulation, un ligament interarticulaire très-court, fixé dans l'échancrure qui sépare la tête de la côte en deux surfaces articulaires, et dans le fond de la cavité vertébrale, assurent la solidité de cette articulation. Deux membranes synoviales très-peu étendues et séparées par le ligament interarticulaire, revêtent les surfaces osseuses. — Mouvements extrêmement bornés.

b) Articulation costo-transversaire. Elle résulte de l'union de la facette articulaire de la tubérosité costale avec l'apophyse transverse de la vertèbre; elle est entourée de faisceaux fibreux très-résistants, dont on a fait trois ligaments nommés *costo-transversaires*, et divisés en postérieur, moyen et inférieur. La membrane synoviale ne forme qu'une petite ampoule qui contient très-peu de synovie.

c) Articulation des cartilages costaux. Dans l'union des côtes avec leurs cartilages, il y a une véritable continuité. Il n'en est pas de même dans l'union de ces cartilages avec le sternum. Neuf côtes aboutissent au sternum, qui n'est pourvu que de huit facettes articulaires, parce que la dernière reçoit en même temps la huitième et la neuvième côte sternale. Chacune des articulations chondrosternales est pourvue de deux ligaments, un postérieur et un antérieur, et d'une capsule synoviale. — Quant aux cartilages asternaux, ils s'unissent entre eux au moyen de productions musculaires, et d'un ligament jaune qui, de l'extrémité inférieure de chaque cartilage, va s'attacher à celui qui le précède.

Les côtes sont susceptibles d'un mouvement d'élévation et d'un mouvement d'abaissement.

— Parlons maintenant des os du *Bassin*.

Sacrum. — Os impair, situé en arrière des vertèbres lombaires, en avant du coccyx, entre les deux coxaux, et percé intérieurement d'un trou qui établit la suite du canal rachidien. Sa face supérieure offre sur la ligne médiane quatre à cinq apophyses (épine sus-sacrée), qui font suite aux apophyses épineuses des lombes, et à la base desquelles se trouve une série de trous qui pénètrent dans le canal (trous sus-sacrés). Sa face inférieure, un peu concave, offre les trous sous-sacrés au nombre de douze, six de chaque côté. — Son extrémité antérieure, très-étendue, offre dans le milieu une surface articulaire convexe, qui s'unit à la cavité postérieure de la dernière vertèbre. De chaque côté, deux échancrures au-dessus desquelles sont des apophyses articulaires; plus en dehors sont des branches trifaciées. L'extrémité postérieure s'unit avec le premier os de la queue. Dans le jeune âge, le sacrum est formé de cinq vertèbres qui ne tardent pas à se souder. — Le sacrum des didactyles est plus grand et plus courbé ; son épine n'est pas séparée en apophyses distinctes. Chez les tétradactyles, l'épine ne forme qu'une crête raboteuse.

Le sacrum s'unit à la dernière vertèbre lombaire, à peu de chose près, comme les vertèbres s'unissent entre elles; il y a seulement deux points d'union de plus: ils résultent de l'articulation des apophyses transverses de la vertèbre avec les branches latérales de l'extrémité antérieure du sacrum.

Coccyx. — Assemblage de quatorze à dix-huit petits os tubéreux, espèces de vertèbres dégénérées, unies entre elles par une substance fibreuse ou fibro-cartilagineuse, et dont les deux ou trois premières ont encore un trou vertébral pour la terminaison du canal rachidien.

Coxal. — Os pair, allongé, recourbé sur lui-même, rétréci dans son milieu, et formé de trois régions ou portions, dont une supérieure et antérieure (ilium), l'autre inférieure et antérieure (pubis), la troisième postérieure (ischium).

1° L'*ilium* est triangulaire, forme la base de la hanche et le sommet de la croupe. Sa face externe offre une grande fosse nommée *iliaque;* sa face interne est convexe, offre une surface articulaire transversale qui s'unit au sacrum, et une surface garnie d'empreintes musculaires (surface iliaque). Son bord antérieur ou lombaire est épais et raboteux ; le bord supérieur interne ou ischiatique est concave. — Le bord inférieur ou iliaque est pourvu d'un trou nourricier. — L'angle antérieur externe est pourvu de quatre éminences ; l'angle antérieur interne forme une protubérance raboteuse. L'angle postérieur est épais, prismatique, et pourvu d'une crête raboteuse et de deux fortes empreintes musculaires. La partie rétrécie qui avoisine cet angle postérieur est désignée sous le nom de *col de l'ilium.*

2° Le *pubis* est triangulaire et forme la partie antérieure et inférieure du bassin. Sa face externe est rugueuse ; l'interne est lisse; le bord antérieur est assez irrégulier, et offre une gouttière qui se dirige dans la cavité cotyloïde. Le postérieur contribue à la formation de l'ouverture sous-pubienne, l'interne s'unit au pubis opposé (symphyse pubienne).

3° L'*ischium* termine le coxal. Sa face externe est rugueuse, l'interne est lisse et peu concave. Le bord antérieur est échancré et concourt à former l'ouverture sous-pubienne ; le postérieur est épais et pourvu d'une crête (crête ischiale); l'externe est concave et arrondi ; l'interne s'unit avec l'ischium opposé. — L'angle antérieur externe contribue à former la cavité cotyloïde; l'interne n'offre rien de remarquable. L'angle postérieur externe forme une grosse éminence raboteuse (tubérosité ischiale), qui fournit, du côté externe, une crête allongée (épine ischiale).

La *cavité cotyloïde* est grande, profonde, échancrée en dedans, pourvue d'une fosse raboteuse ; elle est formée par la réunion des trois portions du coxal, et destinée à l'articulation de la cuisse. — L'*ouverture sous-pubienne* est très-évasée, ovalaire, située en arrière de la cavité cotyloïde, et formée par le pubis et l'ischium.

Dans le fœtus, le coxal est formé de trois pièces séparées par des cartilages qui ne tardent pas à s'ossifier ; c'est dans la cavité cotyloïde que s'opère cette réunion. Chez le bœuf, le coxal est large, étendu et pourvu d'une grosse tubérosité sur les côtés de la symphyse pubienne, qui ne s'ossifie que fort tard ; la cavité cotyloïde est moins grande, l'ouverture sous-pubienne plus évasée, la crête suscotyloïdienne plus élevée, etc. — Chez le porc et la bête à laine, la fosse iliaque est divisée en deux par une crête. Le coxal du chien a une fosse iliaque très-profonde ; celui du chat manque de cette fosse.

MEMBRES.

§ Ier. — MEMBRES ANTÉRIEURS OU THORACIQUES. Ils se partagent en quatre parties, qui sont : l'épaule (scapulum), le bras (humérus), l'avant-bras (radius et cubitus), et le pied (os carpiens, métacarpiens, phalangiens et sésamoïdes).

1° SCAPULUM OU OMOPLATE. — Os large, triangulaire, placé sur les parties latérales du thorax, appuyé sur l'humérus, et dirigé obliquement de haut en bas et d'arrière en avant. Sa face externe est divisée par une éminence longitudinale (épine de l'omoplate) en deux fosses raboteuses, distinguées en antérieure ou *sus-épineuse*, et en postérieure ou *sous-épineuse ;* cette dernière, plus grande, est pourvue d'un trou nourricier ; la face interne est pourvue supérieurement d'une surface raboteuse, et, dans le reste de son étendue, d'une fosse oblongue (fosse sous-scapulaire). L'extrémité supérieure ou dorsale est pourvue d'un grand cartilage flexible ; l'inférieure ou humérale présente une cavité articulaire échancrée en dedans et nommée *glénoïde,* en avant de laquelle se voit une grosse éminence raboteuse nommée *apophyse coracoïde ;* au-dessus de la cavité se trouve un rétrécissement (col du scapulum). Le bord antérieur, mince, se termine supérieurement par une tubérosité (angle cervical) ; le postérieur, épais et garni de scissures, est également pourvu supérieurement d'une tubérosité élevée (angle dorsal). — Chez les didactyles, le scapulum est plus large, et l'épine de l'omoplate est terminée inférieurement par une tubérosité élevée. L'épine de l'omoplate du porc est longue et inclinée en arrière. Le scapulum du chien est large, a ses deux fosses sus-scapulaires égales, et l'épine de l'omoplate terminée par une tubérosité. Tous les tétradactyles irréguliers portent une petite *clavicule* très-grêle et perdue dans les chairs.

Le scapulum ne tient au thorax que par des muscles qui se portent de l'un à l'autre.

2° BRAS (*Humérus*). — Grand os long, cylindroïde, situé entre le scapulum et le radius, et dirigé très-obliquement de haut en bas et d'avant en arrière. On y distingue un corps et deux extrémités ; son corps laisse voir une grande gouttière oblique, un trou nourricier situé en dedans, et deux tubérosités, une externe et une interne. L'extrémité supérieure est grosse, et offre : 1° Une tête articulaire, large et peu détachée ; 2° une tubérosité antérieure et externe (trochiter), sur laquelle on distingue un sommet, une convexité et une crête ; 3° une tubérosité interne (trochin) plus petite que la précédente, dont elle est séparée en avant par une coulisse divisée en deux gorges. L'extrémité inférieure offre : 1° Une grande surface articulaire convexe d'avant en arrière et divisée par une gorge médiane en deux parties, une externe (trochlée) et une interne (condyle) ; 2° en arrière, deux éminences non articulaires distinguées en externe (épitrochlée) et en interne (épicondyle) ; 3° entre les deux éminences, une fosse profonde (fosse olécrânienne) ; 4° en avant et au-dessus de la surface articulaire une autre fosse superficielle (fosse coronoïde).

Chez les didactyles, les tubérosités supérieures sont grosses et très-élevées, la coulisse antérieure est simple. Chez les tétradactyles cet os acquiert beaucoup de longueur ; l'humérus du porc a un trochiter très-long ; celui du chien et du chat est percé d'outre en outre par la cavité olécrânienne.

— *Articulation scapulo-humérale*. Elle est du genre des arthrodies. Cette articulation résulte de l'union de la tête très-large de l'humérus avec la cavité glénoïde du scapulum, cavité superficielle et peu étendue. Un ligament capsulaire, fixé à quelque distance des surfaces articulaires et remarquable par son étendue, est le seul lien appartenant à cette articulation, qui se trouve affermie par les tendons des muscles qui l'environnent. Une membrane synoviale très-étendue se déploie sur toute la face interne du ligament capsulaire et des surfaces osseuses ; elle sécrète une abondante synovie. Les mouvements de cette articulation sont possibles dans tous les sens.

— 3° AVANT-BRAS (*Radius* et *Cubitus*).

Le *radius* est le plus volumineux des deux os de l'avant-bras ; il est placé entre l'humérus en haut, les deux os les plus internes de la rangée supérieure du carpe, en bas et en avant du cubitus. — Son corps a la forme d'un cylindre déprimé d'avant en arrière et un peu courbé en arc suivant sa longueur. En avant, il est lisse et arrondi d'un côté à l'autre. En arrière, il est aplati, s'articule avec le cubitus, et porte un trou nourricier au niveau de l'*arcade radio-cubitale*. La surface articulaire supérieure se moule exactement sur celle de l'extrémité inférieure de l'humérus ; elle porte une cavité glénoïdale du côté interne, et une double trochlée du côté externe ; ces deux parties sont séparées l'une de l'autre par un relief médian antéro-postérieur. Sur le contour antérieur, on voit l'apophyse coronoïde, et de chaque côté une tubérosité ; l'interne est moins saillante, mais beaucoup plus volumineuse que l'externe. L'extrémité inférieure s'articule avec la face supérieure des deux os carpiens les plus internes de la rangée supérieure ; en dehors, elle se soude de très-bonne heure à la partie correspondante du cubitus ; en avant, elle porte des coulisses destinées à loger les tendons des muscles extenseurs du pied, en arrière une crête transversale, et enfin de chaque côté une tuberosité.

Le *cubitus* est un os dont le développement avorte normalement chez le cheval, et qui, relativement, est beaucoup plus développé chez les autres animaux domestiques. On y reconnaît un corps et deux extrémités. L'extrémité supérieure, qui s'articule à la fois avec l'humérus et le radius, présente une partie saillante, détachée des os voisins, qui forme la base du coude : on la connaît sous le nom d'*olécrâne*. Le bord antérieur de l'olécrâne est très-irrégulier ; il présente de bas en haut : 1° Une échancrure désignée sous le nom de *cavité sigmoïde* et répondant à l'humérus ; 2° une saillie connue des anatomistes sous le nom de *bec de l'olécrâne*. — Un noyau épiphysaire constitue le sommet de l'olécrâne. Le corps est prismatique, et sa pointe dirigée en bas ; sa face antérieure, chez l'animal adulte, est soudée à la face postérieure du radius. Enfin, l'extrémité inférieure s'articule avec le premier et le quatrième os de la rangée supérieure du corps, et se soude de bonne heure à la partie externe de l'extrémité inférieure du radius : elle porte une surface articulaire disposée en forme de condyle.

Chez les didactyles, le cubitus est plus développé que chez les solipèdes ; il se soude aussi avec le radius, et il s'articule seulement avec le premier os de la rangée supérieure du carpe. Il en est de même chez le porc. Enfin, chez le chien et le chat, les deux os de l'avant-bras sont mobiles l'un sur l'autre pendant toute la durée de la vie, et ils présentent une longueur relative plus grande que chez les autres animaux domestiques.

— *Articulation huméro-cubitale*, ou *huméro-radiale* (ginglyme angulaire parfait).

Elle résulte de l'union de l'humérus avec le radius et le cubitus, qui offrent des surfaces articulaires qui s'emboîtent parfaitement. Deux ligaments latéraux distingués en externe et en interne, un ligament capsulaire très-fort à la face antérieure de l'articulation, une membrane synoviale très-étendue, fournissant une abondante synovie, et se prolongeant inférieurement dans l'arcade formée par la face interne de l'olécrâne : telles sont les parties qui entrent dans la composition de cette articulation, dont les seuls mouvements possibles sont la flexion et l'extension.

Os carpiens (*Os du genou*). — Courts, très-irréguliers, placés sur deux rangées, dont la supérieure ou radio-cubitale se compose de quatre os, savoir, trois articulés en rang les uns à côté des autres, et le dernier (os crochu ou sus-carpien), placé hors de rang sur le côté externe de l'articulation, et dont l'inférieure compte trois os placés les uns à côté des autres. — Chez les didactyles, le genou ne compte que six os, dont deux seulement pour la rangée inférieure ; l'os sus-carpien est petit.

— *Articulation du genou*. Elle comprend : 1° L'articulation radio-carpienne ; 2° les articulations des os carpiens entre eux ; 3° l'articulation carpo-métacarpienne. Des ligaments distingués en latéraux, postérieur, capsulaire et interosseux, et trois membranes synoviales, sont les moyens d'union et de mobilité de cette articulation multiple. Les ligaments latéraux sont deux gros cordons arrondis, fixés supérieurement aux tubérosités inférieures du radius, et inférieurement aux péronés. Le ligament postérieur forme en arrière une enveloppe épaisse et dense ; il s'attache au radius, aux os du genou et aux métacarpiens. Le ligament capsulaire n'existe qu'à la partie antérieure du genou. Les ligaments interosseux se portent d'un os à l'autre. La capsule synoviale supérieure se déploie sur l'articulation radio-carpienne ; la moyenne est commune à la plus grande partie des points d'union des os carpiens entre eux ; enfin, l'inférieure, la moins étendue, tapisse l'articulation carpo-métacarpienne. — Les mouvements du genou sont surtout la flexion et l'extension.

4° Pied. *Os métacarpiens* (Os du canon). — Au nombre de trois, un principal et deux accessoires ou péronés. 1° Le *métacarpien principal* est long, cylindroïde, et situé entre le genou et les phalanges. Le corps de cet os est lisse et arrondi en avant, aplati en arrière, et pourvu d'un trou nourricier et de deux arêtes raboteuses, latérales et postérieures. L'extrémité supérieure ou carpienne est articulaire, presque plane, pourvue d'une tubérosité en avant, et de deux facettes articulaires sur les côtés de sa partie postérieure. L'extrémité inférieure, convexe d'avant en arrière et articulaire, est séparée par une éminence médiane en deux condyles, dont l'externe est un peu plus petit. Sur les côtés de ces condyles sont des fosses raboteuses ; 2° les *péronés* sont deux os allongés, pyramidaux, placés en appendices sur les côtés de la face postérieure de l'os du canon, et pourvus d'une partie supérieure (tête) qui s'articule avec les os carpiens et avec le métacarpien principal, et d'une partie inférieure, grêle et détachée (bouton du péroné).

Chez les didactyles, le canon n'a qu'un péroné, qui est court ; l'extrémité inférieure de l'os est divisée par une échancrure profonde en deux parties symétriques, pourvues chacune de deux condyles articulaires séparés par une éminence médiane. La face antérieure de l'os offre dans toute sa longueur un sillon, trace de la division primitive de l'os en deux parties. Le canon des tétradactyles comprend quatre ou cinq métacarpiens, un pour chaque doigt.

Région digitée. — Elle comprend le paturon, la couronne, le pied, et a pour base trois phalangiens et trois sésamoïdes.

1° *Os du paturon*, ou premier phalangien. Os court, très-compacte, plus gros supérieurement qu'inférieurement, convexe et arrondi à sa face antérieure, inégalement plat et raboteux à sa face postérieure, pourvu supérieurement d'une surface articulaire biconcave, et de deux tubérosités latérales, et inférieurement d'une surface articulaire biconvexe séparée par une dépression médiane en deux condyles latéraux qui portent en dehors des empreintes ligamenteuses. — 2° Les deux *grands sésamoïdes* sont courts, trapézoïdes, fixés l'un contre l'autre sur la face postérieure de l'articulation métacarpo-phalangienne, forment une grande coulisse dans laquelle passent les tendons fléchisseurs du pied. — 3° L'*os de la couronne*, ou deuxième phalangien, est presque cubique. Sa face supérieure est articulaire, biconcave et disposée de manière à correspondre à la surface inférieure du premier phalangien; en avant de cette face se trouve une éminence pyramidale, et en arrière on voit une tubérosité transversale qui tient lieu d'os sésamoïde. La face inférieure est semblable à la face inférieure du premier phalangien. — 4° L'*os du pied*, ou troisième phalangien, a la forme du sabot; sa face supérieure et articulaire présente deux cavités creusées d'avant en arrière, et séparées par une petite éminence, qui antérieurement offre un prolongement pyramidal et non articulaire. La face antérieure est convexe d'un côté à l'autre, parsemée d'aspérités et de trous nombreux, et pourvue de deux scissures transversales, une de chaque côté. La face inférieure ou plantaire correspond à la sole et à la fourchette (*Voyez* l'article Ferrure pour la description du sabot), et se trouve partagée transversalement par une petite crête semi-lunaire en deux parties, dont la postérieure, moins étendue, est pourvue à ses côtés de deux trous qui s'avancent dans l'intérieur de l'os, et s'y réunissent pour former le sinus semi-lunaire qui se divise à l'infini pour donner passage aux divisions des artères et des veines plantaires. Le bord inférieur répond à la commissure de la paroi et de la sole, et est pourvu, à ses extrémités, d'éminences qui donnent attache aux fibro-cartilages latéraux du pied; l'éminence supérieure est désignée sous le nom d'*apophyse basilaire*, l'inférieure sous celui d'*apophyse rétrossale*. (*Voyez*, pour la description de ce cartilage, l'article Javart.) — 5° Le *petit sésamoïde* (os de la noix, os naviculaire) est un petit os ayant la forme d'une navette de tisserand; il est situé transversalement en arrière de l'articulation du second avec le troisième phalangien, complète la surface articulaire, et forme une espèce de poulie de renvoi qui éloigne le tendon perforant de l'articulation.

Chez les didactyles, la région digitée porte une double rangée d'os; les tétradactyles sont pourvus de quatre ou cinq doigts, et d'un nombre égal de rangées d'os.

— *Articulation métacarpo-phalangienne*. Trois surfaces articulaires appartenant au métacarpien principal, aux grandes sésamoïdes, et au premier phalangien, deux ligaments latéraux distingués en externe et en interne, un ligament capsulaire formant un demi-anneau qui ceint la partie antérieure de l'articulation, une membrane synoviale assez étendue et prolongée supérieurement derrière le métacarpien : telles sont les parties qui composent cette articulation, dont les mouvements sont la flexion et l'extension.

— *Articulation du premier avec le second phalangien*. Elle est formée par les surfaces articulaires des deux os, affermie par deux ligaments latéraux légèrement aplatis, et pourvue d'une capsule synoviale peu étendue. Les tendons des muscles fléchisseurs et ceux des extenseurs du pied, qui entourent cette articulation, contribuent puissamment à l'affermir.

— *Articulation du pied*. Trois surfaces articulaires appartenant à l'os du pied, à celui de la couronne et au petit sésamoïde, concourent à la former. Les ligaments, au nombre de deux de chaque côté, sont distingués en latéraux antérieurs et latéraux postérieurs. Les premiers sont très-courts, aplatis et fixés supérieurement sur le côté du second phalangien, et inférieurement à l'os du pied en dehors de l'éminence médiane et antérieure. Le ligament latéral postérieur est plus long, plus en dehors et en arrière; il s'étend du second phalangien au petit sésamoïde; ce dernier os est encore maintenu en place par des fibres courtes et fortes qui s'attachent à l'os du pied. La capsule synoviale est peu étendue, fortement affermie par les tendons et les ligaments.

Les mouvements de cette articulation sont l'extension, la flexion, et faiblement la semi-rotation.

§ II. — Membres postérieurs ou abdominaux. Ils se partagent en quatre parties principales : la hanche, qui a pour base l'ilium déjà décrit, la cuisse, qui est formée par le fémur, la jambe, qui comprend le tibia, le péroné et le rotule, et enfin le pied, qui a la même composition que dans les membres de devant.

FÉMUR. — Grand os long, cylindrique, situé entre le coxal et le tibia, et dirigé un peu obliquement de haut en bas, et d'arrière en avant. Son corps, presque cylindrique, offre : 1° Des empreintes musculaires plus nombreuses postérieurement ; 2° une tubérosité externe et supérieure très-saillante et courbée en avant ; 3° une large fosse raboteuse, située à la partie intérieure et postérieure ; 4° au-dessus de la fosse, un trou nourricier. — L'extrémité supérieure présente : 1° Une *tête* interne, grosse, creusée en dedans d'une fosse raboteuse, et séparée de l'os par un col ; 2° en dehors une grosse éminence (trochanter), qui offre un sommet, une convexité, une fosse et une crête ; 3° en dedans et au-dessous de la tête, une tubérosité oblongue et peu élevée (trochantin). — L'extrémité inférieure présente : 1° En avant une large poulie qui reçoit la rotule et qui est relevée de deux bords inégaux, dont l'interne est très-gros ; 2° deux condyles inférieurs et postérieurs ; ils sont distingués en externe et en interne, séparés par une échancrure profonde, pourvus d'excavations en dehors, et de crêtes qui les surmontent en arrière.

Chez les didactyles, le sommet du trochanter forme une grosse tubérosité, la fosse trochantérienne est profonde, la tubérosité externe du corps n'existe pas. Le fémur du chien et du chat est courbé, et il est pourvu d'une tubérosité en remplacement de la fosse postérieure et inférieure.

— *Articulation coxo-fémorale* (Énarthrose). Elle résulte de l'union de la tête du fémur avec la cavité cotyloïde du coxal, cavité pourvue à son pourtour d'un bourrelet fibro-cartilagineux (bourrelet cotyloïdien), qui fournit une bandelette destinée à fermer l'échancrure interne de la cavité cotyloïde, et à la convertir en trou. Trois ligaments assurent la solidité de cette articulation : le ligament capsulaire lui forme une enveloppe non interrompue ; le ligament coxo-fémoral (interarticulaire), arrondi, très-court, est fixé aux surfaces raboteuses qui existent à la tête du fémur et dans le fond de la cavité du coxal. Le ligament pubio-fémoral, également interarticulaire, est formé de fibres qui proviennent du tendon d'insertion des muscles abdominaux ; il passe dans la gouttière du pubis, pénètre dans la cavité cotyloïde à la faveur de son échancrure convertie en trou, et se fixe à côté du ligament coxo-fémoral. — La capsule synoviale est très-étendue. — Cette articulation jouit de tous les mouvements.

TIBIA. — Grand os prismatique, situé entre le fémur et les os tarsiens, et dirigé un peu obliquement de haut en bas et d'avant en arrière. Son corps présente trois faces séparées par des bords raboteux. Son extrémité supérieure ou fémorale se termine par une surface articulaire convexe, et divisée par une échancrure raboteuse en deux parties latérales. Au pourtour de cette surface se trouvent trois tubérosités, distinguées en externe, interne et antérieure ; celle-ci est la plus forte et se prolonge inférieurement par une crête (épine du tibia). — L'extrémité inférieure présente une double trochlée articulaire, et deux tubérosités latérales, dont l'externe est divisée par une coulisse. Le tibia offre peu de différences essentielles chez les animaux domestiques.

PÉRONÉ. — Os grêle, allongé, fixé en appendice au côté externe et supérieur du tibia, et ne se prolongeant jusqu'au jarret qu'au moyen d'un ligament. — Chez les didactyles, cet os est encore plus rudimentaire ; chez les tétradactyles, il est fort, et égale la longueur du tibia.

ROTULE. — Os court, irrégulier, maintenu, appliqué sur la trochlée de l'extrémité du fémur, pourvu d'une surface antérieure raboteuse et d'une surface postérieure articulaire, qui présente deux gorges séparées par une éminence.

— *Articulation fémoro-tibiale*. Elle résulte de l'union des condyles inférieurs du fémur et de la surface articulaire supérieure du tibia. Deux fibro-cartilages interarticulaires, deux ligaments latéraux, deux ligaments internes croisés, un ligament capsulaire et deux membranes synoviales entrent dans la composition de cette articulation. Les fibro-cartilages (ménisques) sont placés entre les surfaces osseuses ; ils sont biconcaves, épais à la circonférence, minces au centre, qui est constamment percé et fixé par des brides fibreuses. — Les ligaments latéraux, distingués en externe et en interne, sont fixés aux condyles du fémur et aux tubérosités latérales du tibia. — Les ligaments croisés, placés dans l'adossement des deux capsules, se portent obliquement de haut en bas, l'interne d'avant en arrière de l'échancrure du fémur, à la partie supérieure et postérieure du tibia, l'externe d'arrière en avant de l'échancrure du fémur, à l'éminence pyramidale antérieure du tibia. — Le ligament capsulaire, très-peu étendu, n'existe qu'en arrière. — Les capsules synoviales forment deux sacs isolés l'un de l'autre et de la capsule de l'articulation fémoro-rotulienne. — Les mouvements sont la flexion, l'extension et la rotation.

— *Articulation fémoro-rotulienne.* Union de la poulie inférieure et antérieure du fémur avec la rotule. Trois ligaments antérieurs, s'attachant à la face extérieure de la rotule et à la tubérosité antérieure du tibia; deux ligaments latéraux minces, aplatis, et fixés à la rotule et aux condyles du fémur; une capsule synoviale très-étendue, et ordinairement séparée de celles de l'articulation du fémur avec le tibia : tels sont les moyens d'union et de mobilité de cette articulation, qui ne peut exécuter que des mouvements de glissement.

— *Articulation péronéo-tibiale.* Elle est composée de deux petites facettes articulaires séparées par un fibro-cartilage, et unies par quelques trousseaux fibreux.

Os TARSIENS (*Os du jarret*). — Au nombre de six à sept, distingués en *astragale, calcanéum,* deux *os plats,* et deux ou trois *os irréguliers.* L'astragale est un os très-irrégulier, pourvu à sa partie antérieure et supérieure d'une surface articulaire convexe et creusée d'une gorge profonde pour son union avec le tibia, et de surfaces articulaires ou raboteuses dans le reste de son étendue. — Le calcanéum, le plus grand des os tarsiens, occupe la partie postérieure du jarret, dont il forme la pointe; il présente une extrémité supérieure tubéreuse, une extrémité inférieure articulaire et échancrée, une face externe plane, et une face interne disposée en arcade. — Les os plats sont placés l'un au-dessus de l'autre, entre l'astragale et le grand os du canon. Les os irréguliers sont distingués en externe allongé d'avant en arrière et placé entre le calcanéum et le péroné externe du canon, et en interne, plus petit, souvent divisé en deux, et articulé avec les os plats et le péroné interne. — Chez les didactyles, le calcanéum est généralement moins gros; l'astragale forme deux trochlées, dont l'une supérieure et antérieure, et l'autre inférieure et postérieure; le premier os plat, très-grand, forme une rangée et demie, le second ne fait que compléter la seconde rangée; les os irréguliers sont très-petits.

—*Articulation du jarret.* Elle est analogue à celle du genou, et comprend : 1° L'articulation tibio-tarsienne; 2° les moyens d'union des os tarsiens entre eux; 3° l'articulation tarso-métatarsienne. Quatre ligaments latéraux, deux de chaque côté, fixés d'une part aux tubérosités inférieures du tibia, d'autre part sur les os du tarse et du métatarse; un ligament postérieur, remarquable par sa densité, et étendu à la face postérieure du jarret, depuis la moitié inférieure du calcanéum jusqu'au métatarse; un ligament capsulaire, qui ne consiste qu'en quelques fibres disséminées à la partie antérieure de l'articulation; des ligaments interosseux ou s'étendant d'un os à l'autre : tels sont les moyens d'union de cette articulation, dont la mobilité est assurée par quatre synoviales, très-compliquées dans leur disposition. — Les mouvements sont bornés à la flexion et à l'extension.

Os MÉTATARSIENS (*Os du canon*). — Ils sont semblables aux métacarpiens, dont ils ne diffèrent que parce qu'ils sont un peu plus cylindriques et plus longs.

RÉGION DIGITÉE. — La disposition des os qui la composent est semblable à celle des phalanges antérieures.

MYOLOGIE.

MUSCLES DU TRONC.

§ Ier. — MUSCLES SOUS-CUTANÉS. Ils constituent des expansions minces qui adhèrent fortement à la peau.

SOUS-CUTANÉ DU THORAX ET DE L'ABDOMEN (*Pannicule charnu*). — Très-étendu, se propage depuis le bord antérieur de l'épaule jusque sur la croupe, à la face interne de la cuisse, et transversalement depuis l'épine dorso-lombaire jusqu'à la ligne médiane de l'abdomen. Il fait trémousser la peau, et la débarrasse des insectes qui l'incommodent.

Sous-cutané de l'encolure (*Peaussier*). — Très-mince, tendineux, occupe la face trachélienne de l'encolure, et ne se propage sur les muscles de la face cervicale qu'au moyen de fibres aponévrotiques. — Il augmente l'action des muscles qu'il enveloppe.

Sous-cutané de la face (*Cutané*). — Très-mince, mi-charnu et mi-aponévrotique ; il se propage depuis l'encolure jusqu'à la commissure des lèvres, en recouvrant la parotide, la joue, la cavité intermaxillaire et le chanfrein. Il contribue à l'expression de la physionomie et à l'élévation de la commissure des lèvres.

§ II. — **Muscles du rachis ou colonne vertébrale.** On les divise en quatre régions :
— 1° *Région cervicale supérieure.* Elle comprend treize muscles.

Cervico-acromien (*Portion antérieure du trapèze*). — Situé immédiatement sous la peau, le long du bord supérieur du ligament cervical, auquel il s'attache par des fibres aponévrotiques courtes ; de là, il se porte à l'épine de l'omoplate, où il s'insère par une forte aponévrose. — Il tire l'épaule en haut et en avant.

Cervico-sous-scapulaire (*Releveur propre de l'épaule*). — Épais, pyramidal, situé sous l'origine du précédent, s'étendant le long du bord supérieur du ligament cervical, depuis le derrière de la tête jusqu'à l'angle cervical du scapulum, où il s'attache, après avoir pris naissance au ligament cervical. — Il tire l'épaule en haut et en avant.

Cervico-mastoïdien (*Splénius*). — Muscle large et épais, situé sous les précédents, simple supérieurement, et pourvu de six à sept dentelures à son bord inférieur. Il se fixe d'une part aux apophyses épineuses des premières vertèbres dorsales, au bord supérieur du ligament cervical, et d'autre part aux apophyses trachéliennes des vertèbres cervicales, ainsi qu'à la crête mastoïdienne de l'occipital par ses dentelures. Il sert ordinairement à l'extension de la tête, qu'il tire aussi de côté.

Trachélo-sous-scapulaire (*Portion antérieure du grand dentelé de l'épaule*). — Muscle épais, flabelliforme (forme d'éventail), placé profondément à la partie postérieure et inférieure de l'encolure en avant de l'épaule. Il naît des apophyses trachéliennes des quatre dernières vertèbres cervicales, au moyen de dentelures ; de là il se dirige en haut, en convergeant vers l'angle cervical du scapulum, où il se termine, et qu'il tire en bas et en avant.

Dorso-mastoïdien (*Long transversal*). — Situé profondément sous les digitations du précédent, et couché en long sur les apophyses articulaires des cinq dernières vertèbres cervicales ; il naît des apophyses transverses des deux premières vertèbres dorsales, et va s'attacher d'une part aux apophyses auriculaires des six dernières vertèbres cervicales, et d'autre part à la tubérosité mastoïde par un tendon. — Il étend la tête, le cou, et contribue à leurs mouvements latéraux.

Dorso-occipital (*Grand complexus*). — Grand, fort, et situé profondément contre le ligament cervical ; il naît des apophyses transverses et épineuses des six premières vertèbres dorsales, se dirige de là d'arrière en avant, s'implante successivement aux apophyses articulaires des six dernières vertèbres du cou, et va enfin gagner la protubérance occipitale, où il s'attache par un gros tendon. C'est le principal extenseur de la tête et du cou.

Long axoïdo-occipital (*Petit complexus*). — Petit muscle oblong, très-mince, étendu sous le tendon du précédent, depuis l'apophyse épineuse de l'axis jusqu'à la protubérance occipitale. — Il étend la tête sur l'atlas.

Court axoïdo-occipital (*Grand droit de la tête*). — Très-grêle, situé sous le précédent, prenant son origine à la partie antérieure de l'apophyse épineuse de l'axis, et allant se fixer à l'occipital, sous le précédent, dont il est congénère.

Petit atloïdo-occipital (*Petit droit de la tête*). — Petit muscle mince, situé profondément sur l'articulation atloïdo-occipitale, fixé à l'atloïde et à l'occipital sous les précédents.

Axoïdo-atloïdien (*Grand oblique de la tête*). — Court, épais, et couché obliquement sur les parties latérales de l'articulation atloïdo-axoïdienne; il s'attache sur les côtés de l'apophyse épineuse de l'axis, ainsi qu'à la surface supérieure de l'apophyse trachélienne de l'atlas. — C'est un rotateur de la tête.

ATLOÏDO-MASTOÏDIEN (*Petit oblique*). — Plus petit que le précédent, et situé sur le côté de l'articulation atloïdo-occipitale; il s'attache au bord antérieur de l'apophise trachélienne de l'atlas, et se dirige de là en haut et en avant, pour s'attacher un peu en arrière de la tubérosité mastoïde. — Il concourt aux mouvements latéraux de la tête sur l'atlas.

DORSO-ÉPINEUX (*Court épineux*). — Formé d'une succession de faisceaux placés sur le côté des crêtes épineuses des vertèbres cervicales, où ils prennent implantation, et étendu depuis l'apophyse épineuse de la première vertèbre du dos jusqu'à l'extrémité postérieure de l'apophyse épineuse de l'axis. — Il élève et étend les vertèbres les unes sur les autres.

INTERCERVICAUX (*Intervertébraux*). — Faisceaux musculaires fixés dans les intervalles que laissent entre elles les éminences de la face cervicale de l'encolure.

— 2° *Région trachélienne* ou *cervicale inférieure*. Elle est formée de dix muscles.

MASTOÏDO-HUMÉRAL (*Commun au bras, à l'encolure et à la tête*). — Muscle trèslong, formé de deux portions longitudinales; il est étendu sur le côté de la face trachélienne de l'encolure, depuis la protubérance mastoïde jusqu'au milieu de l'os du bras. Il se fixe d'une part à la protubérance mastoïde, à l'occipital et aux apophyses trachéliennes des quatre ou cinq premières vertèbres du cou par des tendons, et d'autre part à la partie antérieure et moyenne de l'humérus par un tendon large, et au prolongement trachélien du sternum par une bande charnue. — Il porte la tête en bas et de côté, ou bien il tire le bras en avant et en haut, suivant que ses points fixes sont antérieurs ou postérieurs.

STERNO-MAXILLAIRE. — Il naît du prolongement trachélien du sternum avec le muscle du côté opposé, dont il ne tarde pas à se séparer; de là il se dirige sur les côtés de la trachée jusqu'à la tubérosité maxillaire, où il se termine par un tendon. — C'est un fléchisseur de la tête.

SOUS-SCAPULO-HYOÏDIEN (*Hyoïdien*). — Large et longue bande charnue naissant de la face interne et inférieure du scapulum, se dirigeant de là vers le milieu du corps de l'hyoïde, où il s'attache, après avoir séparé la jugulaire de la carotide dans une grande partie de leur étendue. — Il concourt à porter l'hyoïde en bas et en arrière.

STERNO-HYOÏDIEN et STERNO-THYRÉOÏDIEN. — Ce sont deux muscles qui naissent ensemble du prolongement trachélien du sternum, montent sous la trachée, se réunissent dans le milieu de leur longueur par un tendon commun, puis se séparent de nouveau, et vont enfin se terminer, le premier au corps de l'hyoïde, et le deuxième au bord inférieur du cartilage thyréoïde. — Ils tirent l'hyoïde et le larynx en bas et en arrière.

TRACHÉLO-SOUS-OCCIPITAL (*Long fléchisseur de la tête*). — Pyramidal, et situé profondément sous les parties latérales et antérieures de l'encolure; il naît des apophyses trachéliennes des trois vertèbres qui suivent l'axis, et se termine au prolongement sous-occipital. — C'est un fléchisseur de la tête.

ATLOÏDO-SOUS-OCCIPITAL (*Court fléchisseur de la tête*). — Couché en long sous l'articulation atloïdo-occipitale, et fixé au bord antérieur de l'arc inférieur de l'axis et au prolongement sous-occipital avec le précédent, dont il est congénère.

ATLOÏDO-STYLOÏDIEN (*Petit fléchisseur*). — Très-grêle, placé à côté du précédent, naissant à côté de lui, et se terminant à l'apophyse styloïde de l'occipital.

COSTO-TRACHÉLIEN (*Scalène*). — Situé à l'entrée du thorax et formé de deux parties, divisées elles-mêmes en plusieurs faisceaux. Il se fixe au bord antérieur de la première côte, ainsi qu'aux apophyses trachéliennes des quatre dernières vertèbres cervicales.

SOUS-DORSO-ATLOÏDIEN (*Long fléchisseur de l'encolure*). — Fixé immédiatement à la surface inférieure du corps de toutes les vertèbres cervicales et des six premières dorsales. Ce muscle est formé de faisceaux allongés, tendineux, placés les uns à la suite des autres, et dirigés d'arrière en avant et de dedans en dehors; il se termine supérieurement à la partie inférieure de l'atlas. — C'est un fléchisseur de l'encolure.

— 3° *Région spinale du dos et des lombes.* On en compte six principaux.

Dorso-acromien (*Portion postérieure du trapèze*). — Aplati et placé sur les côtés du garrot. Il naît de l'épine du dos et se dirige en bas en convergeant ses fibres qui viennent se terminer à l'épine de l'omoplate. — Il élève l'épaule et la tire en arrière.

Dorso-sous-scapulaire (*Rhomboïde*). — Quadrilatéral et situé sous le cartilage du scapulum. Il naît des parties latérales du garrot, se dirige de là perpendiculairement en bas, et vient s'attacher à la face interne du cartilage du scapulum. — Il soulève l'épaule.

Dorso-huméral (*Grand dorsal*). — Muscle très-large, naissant de l'épine dorso-lombaire par une aponévrose, se dirigeant de là perpendiculairement en bas et en avant en concentrant ses fibres, pour se terminer à la tubérosité interne du corps de l'humérus. — Il porte le bras en haut et en arrière, et le fait tourner en dedans.

Ilio-spinal (1° *Long dorsal*, 2° *Long épineux*, 3° *Court transversal*). — C'est le muscle le plus fort et le plus composé de l'économie; il occupe l'espace triangulaire que l'on remarque sur le côté de l'épine dorso-lombaire, et s'étend depuis l'ilium jusqu'aux dernières vertèbres de l'encolure. Dans tout ce trajet, il s'attache au bord lombaire de l'ilium, aux apophyses épineuses, transverses et articulaires des vertèbres lombaires et dorsales, à la partie supérieure des onze à douze côtes postérieures par autant de faisceaux distincts. Antérieurement il se termine par trois portions également fasciculées : 1° A l'apophyse trachélienne de la dernière cervicale; 2° aux apophyses trachéliennes des quatre dernières vertèbres cervicales (muscle court transversal); 3° aux apophyses épineuses des quatre dernières cervicales (muscle long épineux). — C'est un des agents les plus actifs de la ruade, du cabrer et des différents mouvements de translation.

Transverso-épineux (*Épineux transversaire*). — Succession de faisceaux très-tendineux, situés immédiatement sur les parties latérales de l'épine dorso-lombaire, prenant leur origine à la lèvre supérieure du bord latéral du sacrum, aux apophyses articulaires des lombes et transverses du dos, et se dirigeant de là obliquement de bas en haut et d'arrière en avant, pour se terminer successivement à l'extrémité de l'épine. — Ce sont des auxiliaires de l'ilio-spinal.

Interépineux. — Petits faisceaux tendineux, très-courts, placés entre les apophyses épineuses du dos.

— 4° *Région sous-lombaire.* Elle comprend cinq muscles.

Sous-lombo-trochantinien (*Psoas de la cuisse*). — Se fixe à la face interne des deux dernières côtes, ainsi qu'à la face inférieure du corps et des apophyses transverses des vertèbres lombaires, d'où il se dirige en avant en diminuant de largeur et augmentant d'épaisseur, pour aller se terminer au trochantin. — Il fléchit la cuisse sur le bassin, et la fait tourner un peu en dehors.

Iliaco-trochantinien (*Iliaque*). — Grosse masse charnue, fixée à l'entrée du bassin, à toute la surface iliaque, et se terminant au trochantin par un tendon qui lui est commun avec le précédent, dont il est congénère.

Sous-lombo-ilial (*Psoas des lombes*). — Fixé au corps des vertèbres lombaires et au côté interne du sous-lombo-trochantinien, il se termine postérieurement par un tendon qui passe entre les branches du sous-lombo-tibial et se fixe en avant de l'angle cotyloïde de l'ilium. — Il tire cet os en avant.

Sacro-costal (*Carré des lombes*). — Il prend naissance à l'angle latéral du sacrum, se dirige en avant, décrit une ligne courbe et vient se fixer à la face interne des trois dernières côtes et aux extrémités des apophyses transverses de toutes les vertèbres lombaires.

Intertransversaires. — Faisceaux musculaires placés entre les apophyses transverses des lombes.

§ III. — **Muscles du thorax et de l'abdomen.** Ils sont distribués dans quatre régions.

— *1° Région sterno-costale*. Elle comprend quatre muscles.

Sterno-aponévrotique (*Portion du commun au bras et à l'avant-bras*). — Il est mince, large, situé sous la peau de l'ars antérieur, prend naissance à tout le bord inférieur du sternum, se dirige en dehors, dégénère en une aponévrose qui gagne le dedans de l'articulation huméro-cubitale, et se propage ensuite sur le membre, dont il concourt à former les enveloppes aponévrotiques, et qu'il tire en arrière et en dedans.

Sterno-huméral (*Commun au bras et à l'avant-bras*). — Grosse masse, étendue de l'extrémité antérieure du sternum à la face antérieure du corps de l'humérus, et formant une grosse saillie transversale sur le côté du poitrail. — Il tire le bras en dedans.

Sterno-trochinien (*Grand pectoral*). — Ce muscle est recouvert par le sterno-aponévrotique. Il prend naissance aux parties latérales et postérieures du sternum et à la face inférieure du ventre ; de ces différents points, ses fibres se dirigent en avant et en dehors, convergent et vont se terminer au trochin. — Il porte le membre en arrière.

Sterno-scapulaire (*Petit pectoral*). — Situé en avant du précédent, il est fixé d'une part à la partie latérale et antérieure du sternum ; de là il se dirige transversalement en dehors et en haut, de manière à aller se terminer à la tubérosité de l'angle cervical du scapulum. Il est congénère du précédent.

— *2° Région costale*. Elle comprend une série de muscles qui servent soit à former les parois du thorax, soit à fixer le membre à cette partie ; tous contribuent aux mouvements des côtes.

Costo-sous-scapulaire (*Portion postérieure du muscle grand dentelé de l'épaule*). — Muscle flabelliforme très-étendu, situé entre l'épaule et le thorax ; il naît inférieurement de la surface externe des premières côtes, par huit dentelures disposées circulairement, et dont les postérieures s'entre-croisent avec de pareilles dentelures du muscle costo-abdominal ; de là les fibres se dirigent de bas en haut en convergeant vers la surface interne et supérieure du scapulum, où elles s'attachent par une aponévrose resplendissante. — Il fixe l'épaule au thorax et contribue à l'élévation des côtes.

Dorso-costal (*Portion antérieure du dentelé de la respiration*). — Mince et aplati, occupant la partie supérieure et antérieure du thorax, sous le membre ; il naît de l'épine dorsale par une aponévrose très-mince, qui donne naissance à des fibres charnues disposées en dentelures, lesquelles se dirigent en arrière et en bas, et se terminent sur le milieu des côtes antérieures. — Il concourt à la respiration.

Lombo-costal (*Portion postérieure du dentelé de la respiration*). — Situé en arrière du précédent, dont il n'est distingué que par sa direction ; formé comme lui d'une partie aponévrotique et d'une portion charnue disposée en dentelures, dont les antérieures sont croisées par celles du dorso-costal. Il naît de l'épine, s'insère au bord supérieur des six dernières côtes et sert à la respiration.

Trachélo-costal (*Intercostal commun*). — Muscle très-complexe, étendu depuis l'apophyse trachélienne de la dernière cervicale jusqu'aux apophyses transverses des troisième ou quatrième vertèbres lombaires. Il est formé de deux plans de fibres disposées en faisceaux. Les faisceaux externes sont dirigés d'arrière en avant, et se fixent à la partie postérieure de l'angle des côtes par des tendons d'autant plus longs qu'ils sont plus antérieurs. En renversant ces faisceaux en bas, on aperçoit le plan interne dont la direction est opposée, c'est-à-dire que les parties charnues sont antérieures, et que les tendons se dirigent en arrière et s'attachent au bord intérieur des côtes. — Ce muscle contribue à la dilatation du thorax.

Costo-sternal (*Transversal des côtes*). — Bande charnue, fixée en travers sur la partie inférieure et externe des quatre ou cinq premières côtes, dirigée un peu obliquement de haut en bas et d'avant en arrière. Il est fixé à la première côte et aux parties latérales du sternum. — Congénère des précédents.

Intercostaux. — Il y en a deux plans, un *externe* et l'autre *interne ;* ils occupent les intervalles intercostaux. Le muscle intercostal externe a ses fibres très-obliques de haut en bas et d'avant en arrière ; l'interne est dirigé en sens opposé, de manière à croiser l'externe en X. — Tous deux concourent puissamment à la respiration.

TRANSVERSO-COSTAUX (*Releveurs des côtes*). — Ils forment quatorze à quinze faisceaux pyramidaux situés à la partie supérieure des intercostaux externes, dont ils forment pour ainsi dire la tête ; ils sont étendus de l'apophyse transverse d'une vertèbre à l'extrémité supérieure de la côte qui suit le point d'origine. — Congénère des précédents.

STERNO-COSTAUX (*Muscles du sternum*). — Six ou sept digitations, situées à la face interne des sept cartilages costaux qui viennent après la première côte, fixés d'une part à la partie médiane de la face supérieure du sternum, et d'autre part aux cartilages costaux dans le point de leur union avec les côtes.

— 3° *Région diaphragmatique*. Elle ne comprend qu'un muscle : c'est le DIAPHRAGME. Ce muscle forme une grande cloison qui sépare le thorax de l'abdomen, s'étend obliquement de haut en bas et d'arrière en avant, en suivant le cercle cartilagineux des côtes, et offre deux parties, dont une, aponévrotique, située au centre, et l'autre, charnue, placée à la circonférence. La première, nommée encore *centre nerveux* du diaphragme, a la figure d'un cœur de carte à jouer, et est percée à son centre d'une ouverture destinée au passage de la veine cave postérieure. La partie charnue se divise en deux portions. La première, étendue de l'échancrure du cœur de carte jusqu'aux vertèbres lombaires, où elle se termine par deux forts tendons, est elle-même formée de deux gros faisceaux que l'on nomme les *piliers du diaphragme*. Le pilier droit, le plus long, est percé d'une ouverture qui donne passage à l'œsophage ; entre les tendons des deux piliers, se trouve une autre ouverture qui est destinée à l'aorte postérieure, à la veine azygos et au canal thoracique. — La portion charnue qui répond à la circonférence est pourvue, de chaque côté, de douze ou treize dentelures qui s'attachent à la face interne de l'union des cartilages avec les côtes, et dont quelques-unes s'entre-croisent avec de pareilles dentelures du lombo-abdominal. — Le diaphragme est un des plus puissants agents de la respiration.

— 4° *Région abdominale*. Quatre grands muscles en font partie.

COSTO-ABDOMINAL (*Grand oblique*). — Le plus superficiel des muscles de l'abdomen. Il s'étend obliquement depuis la partie inférieure des neuf à dix dernières côtes, où il s'attache par des digitations qui s'entre-croisent avec celles du costo-sous-scapulaire jusqu'à la ligne blanche de l'abdomen, où il se fixe par une aponévrose qui commence au niveau du cercle cartilagineux des côtes. Vers l'aine, cette aponévrose passe devant la cuisse sans s'y attacher, et forme l'arcade crurale. (*Voyez* HERNIE CRURALE.) Du côté du bord abdominal du pubis, elle offre une ouverture nommée *anneau inguinal* ou *prépubien*. (*Voyez* HERNIE INGUINALE.) Ce muscle comprime l'abdomen, sert à la respiration et à l'expulsion des matières fécales et des urines. Il est recouvert par la *tunique jaune de l'abdomen*.

ILIO-ABDOMINAL (*Petit oblique*). — Il est situé plus profondément que le précédent, fixé à l'angle externe de l'ilium, où il prend naissance par des fibres charnues qui se dirigent en avant et en dedans, croisent la direction de celles du grand oblique, et ne tardent pas à dégénérer en une aponévrose qui va se fixer à la ligne blanche et à la face interne du cartilage des quatre à cinq dernières côtes asternales. — Mêmes fonctions que le précédent.

STERNO-PUBIEN (*Droit*). — Large sangle qui s'étend entre les aponévroses des autres muscles de l'abdomen, depuis le prolongement cartilagineux du sternum et les cartilages des dernières côtes sternales, jusqu'au bord abdominal du pubis, où il se fixe par un gros tendon. Il comprime l'abdomen et rapproche le thorax du bassin.

LOMBO-ABDOMINAL (*Transverse*). — Le plus profond des muscles de l'abdomen, très-large, très-mince, et étendu transversalement de la région lombaire (apophyses transverses) et du cercle cartilagineux des côtes, où il s'attache par une série de dentelures qui s'entre-croisent avec celles du diaphragme jusqu'à la ligne blanche, où il se fixe par une large aponévrose. — Mêmes fonctions que les précédents.

§ IV. —Muscles de la tête. On y comprend cinq régions principales. Les muscles qui en font partie étant généralement très-petits et peu importants à connaître, nous n'en ferons qu'une description très-sommaire.

— 1° *Région auriculaire*. M. Girard y place dix muscles, tandis que Bourgelat n'en décrivait que six. Ces muscles sont : — a) Le Temporo-auriculaire externe, étendu du rebord inférieur de la fosse temporale au cartilage scutiforme et à la base de la conque. — b) Le Zygomato-auriculaire, fixé à l'extrémité supérieure de l'épine zigomatique, au cartilage scutiforme et à la conque. — c) Le Parotido-auriculaire, étendu sur la surface externe de la parotide, et fixé au côté externe de la base de la conque. — d) Les Cervico-auriculaires externe, moyen, interne, trois muscles prenant naissance au ligament cervical, et s'insérant, l'externe au côté interne de la base de la conque, le moyen à la face postérieure, et l'interne à la courbure du même cartilage.—e) Le Temporo-auriculaire interne, situé au côté interne de l'oreille, étendu de la crête temporale au côté interne de la base de la conque.—f) Le Scuto-auriculaire externe, formé de trois à quatre bandelettes charnues qui vont du bord supérieur du cartilage scutiforme à la face antérieure de la base de la conque. — g) Le Scuto-auriculaire interne, situé profondément sous la courbure de la conque, et formé de deux portions qui vont de la face interne du cartilage scutiforme à la face postérieure de la base de la conque.—h) Et enfin le Mastoïdo-auriculaire, production très-grêle et placée très-profondément contre le conduit auditif externe, étendu de l'hiatus auditif à la conque. Ces muscles, par leurs contractions combinées, impriment à l'oreille tous les mouvements dont elle est susceptible.

— 2° *Région des paupières et de l'œil*. Dix muscles, qui sont : a) L'Orbiculaire des paupières, sorte d'enveloppe étendue circulairement sous le peau des paupières, qu'elle rapproche l'une de l'autre. — b) Le Fronto-sourcilier, petite production pyramidale venant du milieu du front par une aponévrose, et gagnant la portion supérieure de l'orbiculaire, près de l'angle temporal. — c) L'Orbito-palpébral (*Releveur de la paupière supérieure*). Long, grêle, provenant du fond de l'orbite, et venant s'insérer à tout le bord de la paupière supérieure, qu'il relève. — d) Les muscles Droit supérieur (*Releveur de l'œil*), — inférieur (*Abaisseur*), — externe (*Abducteur*),— interne (*Adducteur*). Ces quatre muscles se portent du fond de l'orbite à la partie antérieure de la sclérotique, à laquelle ils s'attachent dans des points en rapport avec leur noms. — e) Le Grand oblique, situé au côté interne des quatre précédents, se portant des bords de l'hiatus orbitaire jusqu'à la poulie fibro-cartilagineuse qui se trouve près du trou sourcilier; il s'y engage, et prend ensuite une direction oblique de bas en haut, et vient s'insérer à la sclérotique, entre les muscles droit externe et droit supérieur. — f) Le Petit oblique, qui occupe la partie inférieure de l'orbite, prend naissance dans la fossette lacrymale, se dirige obliquement en dehors et en haut, et se termine sur la partie externe de la face antérieure de la sclérotique. — g) Enfin le Droit postérieur (*Orbiculaire* ou *suspenseur*), formé de quatre portions situées entre les quatre muscles droits, venant du rebord de l'hiatus orbitaire, entourant le nerf optique, et se terminant à la face postérieure de la sclérotique.

— 3° *Région du chanfrein*. Onze muscles, savoir : — a) Le Zygomato-labial, très-grêle, venant de l'épine zygomatique, et se prolongeant jusqu'à la commissure des lèvres. — b) Le Lacrymo-labial, très-mince, étendu de l'angle nasal de l'œil au milieu des joues. — c) L'Alvéolo-labial (*Molaires externes* et *internes*), couché sur la poche des joues, fixé au bord alvéolaire des os maxillaires supérieur et inférieur, à la commissure des lèvres, aux espaces interdentaires, à la membrane buccale. Ce muscle important ramène les aliments sous les dents molaires, et empêche la membrane de la bouche d'être pincée par les dents. — d) Le Sus-naso-labial (*Maxillaire*), bande charnue mince et bifurquée inférieurement, s'attachant au sus-nasal près du front, et se terminant inférieurement à la commissure des lèvres et dans l'aile externe du nez. — e) Le Sus-maxillo-labial (*Releveur de la lèvre supérieure*), situé sous le précédent, prenant naissance au bas de l'angle nasal de l'œil, par une partie charnue pyramidale, dirigé de là en bas et en dehors, et terminé par un tendon qui se réunit à celui du côté opposé, et se plonge dans le tissu de la lèvre supérieure. — *f*) Grand sus-maxillo-nasal (*Pyramidal des nasaux*), petit muscle pyramidal attaché supérieurement près de l'épine sus-maxillaire, et venant finir dans l'aile externe du nez, après avoir passé entre les deux portions du muscle sus-naso-labial. — *g*) Petit sus-maxillo-nasal, production couchée sur le biseau du petit sus-maxillaire, et fixée à ce biseau et à l'appendice inférieur des cornets. — *h*) Le Naso-transversal (*Transversal*), muscle très-court, posé en travers sur l'épine nasale. — *i*) Le Maxillo-labial (*Abaisseur de la lèvre postérieure*), situé le long du bord postérieur du muscle alvéolo-labial, prenant son origine à l'extrémité alvéolaire, et se terminant par un tendon dans la lèvre inférieure. — *j*) Le Mento-labial, gros faisceau charnu formant la base de la houppe du menton. — *k*) Enfin, le Labial (*Orbiculaire*), masse charnue, disposée circulairement autour des lèvres, dont elle forme la base, et recevant les autres muscles des lèvres qui se plongent dans son tissu, ainsi qu'une grande quantité de vaisseaux et de nerfs.

— 4° *Région maxillo-temporale*. Six muscles destinés aux mouvements des mâchoires. — *a*) Le Temporo-maxillaire (*Crotaphite*), muscle court, épais, remplissant la fosse temporale, dans laquelle il prend attache, et se terminant à l'apophyse coronoïde du maxillaire. Il rapproche la mâchoire inférieure de la supérieure. — *b*) Le Zygomato-maxillaire (*Masséter*), beaucoup plus épais et plus fort que le précédent, composé de plusieurs couches séparées par des lames tendineuses, et étendu de l'épine zygomatique, où il prend naissance, à la partie convexe du bord postérieur de l'os maxillaire, où il se termine. C'est le plus fort agent de la mastication. — *c*) Le Sphéno-maxillaire ou Ptérygoïdien interne, situé dans la cavité intermaxillaire, à l'opposé du précédent, prolongé depuis l'apophyse soussphénoïdale et la crête palatine jusqu'à la fosse maxillaire, qu'il remplit, et dans laquelle il prend de nombreux points d'insertion. — *d*) Le Ptérygoïdien externe, qui prend naissance au même point que le précédent, et se termine à la face interne du condyle de la mâchoire inférieure. — *e*) Le Stylo-maxillaire (*Digastrique*). Ce muscle est situé en bas de l'oreille et sous la parotide; il s'étend depuis l'apophyse styloïde de l'occipital jusqu'à l'os maxillaire, où il s'attache par deux portions, dont une, charnue, se fixe à la tubérosité maxillaire, tandis que l'autre, *digastrique*, va jusqu'à la partie droite de l'os maxillaire. Il écarte la mâchoire inférieure de la supérieure.

— 5° *Région intermaxillaire* ou *de l'auge*. Les muscles de cette région sont très-nombreux : on les subdivise en muscles de la langue, de l'hyoïde, du pharynx, du larynx, du voile du palais. — A. Les *muscles de la langue* sont : *a*) Le Kérato-glosse, qui s'étend depuis la partie inférieure de la grande branche hyoïdienne jusqu'à la pointe de la langue, en s'insérant à toute la partie inférieure et latérale de cet organe. — *b*) L'Hyo-glosse inférieur ou Basio-glosse, plus profond que le précédent, tirant son origine des parties latérales du corps de l'hyoïde, et allant se plonger et se perdre dans la base de la langue. — *c*) Le Génio-glosse, muscle ayant la forme d'un éventail, fixé d'une part à la surface génienne du maxillaire, et d'autre part dans la substance charnue de la langue, qu'il tire hors de la bouche. — *d*) L'Hyo-glosse supérieur, muscle très-grêle, divisé en deux branches à son origine, qui a lieu à la face supérieure du corps de l'hyoïde, et à la face interne de la petite corne. Il se place ensuite à la face supérieure de la langue. — *e*) Les autres fibres musculaires, qui ne rentrent pas dans l'énumération précédente, composent les muscles intrinsèques de la langue, et sont destinées à faire opérer des mouvements partiels à cet organe. — B. Les *muscles de l'hyoïde* sont : *a*) Le Mylo-hyoïdien, production mince et penniforme; il est situé dans la cavité intermaxillaire, fixé à toute l'étendue de la ligne myléenne du maxillaire, ainsi qu'à l'appendice antérieur de l'hyoïde, qu'il élève et qu'il tire en avant. — *b*) Le Génio-hyoïdien, muscle fusiforme, fortement uni à celui du côté opposé, prenant son origine à la surface génienne, et se terminant à l'appendice hyoïdien; il est congénère du précédent. — *c*) Le Grand kérato-hyoïdien, situé en arrière de la grande branche hyoïdienne, dont il suit la direction, venant de la tubérosité supérieure et postérieure de cette branche, et se terminant inférieurement à l'hyoïde par un tendon pourvu d'un anneau dans lequel glisse le tendon mitoyen de la branche digastrique du stylo-maxillaire. — *d*) Le Petit kérato-hyoïdien, occupant l'intervalle triangulaire formé par la grande branche hyoïdienne et la corne du même os. — *e*) Le Stylo-hyoïdien, petit muscle aplati, remplissant l'intervalle situé entre l'apophyse styloïde de l'occipital, et la crête supérieure de la grande branche hyoïdienne. C'est ce muscle que l'on ponctionne dans l'opération de l'*hyovertébrotomie*. (*Voyez* ce mot.) — C. Les *muscles du pharynx* sont : *a*) Le Ptérygo-pharyngien, large expansion charnue ; il est placé entre les deux branches du stylo-staphylin, et étendu depuis l'apophyse ptérygoïde et la crête palatine jusqu'à la partie supérieure du pharynx, qu'il élève. — *b*) Le Kérato-pharyngien, muscle grêle et oblong, placé sous la grande branche hyoïdienne, y prenant naissance, et se terminant au pharynx, à côté du précédent. — *c*) Les muscles Hyo-pharyngien, Thyréo-pharyngien et Crico-pharyngien, trois bandelettes charnues, posées l'une à la suite de l'autre à la face postérieure du pharynx, et prenant naissance, la première à l'extrémité de la corne de l'hyoïde, la deuxième aux parties latérales du cartilage thyréoïde, et la troisième au cartilage cricoïde. Ce sont des muscles constricteurs du pharynx. — *d*) L'Aryténo-pharyngien, faisceau musculeux très-grêle, se portant du cartilage aryténoïde jusqu'à l'extrémité supérieure de l'œsophage. — D. Les *muscles du larynx* sont : *a*) L'Hyo-thyréoïdien, petite bandelette charnue, se portant de la corne de l'hyoïde au cartilage thyréoïde. — *b*) Le Crico-thyréoïdien, situé en bas du précédent, très-grêle, et se dirigeant du cartilage cricoïde au bord inférieur du thyréoïde. — *c*) Le Crico-aryténoïdien postérieur, épais, occupant la fosse du chaton du cricoïde, s'y fixant et se terminant à l'éminence située à la base du cartilage aryténoïde. — *d*) Le Crico-aryténoïdien latéral, posé sur le chaton cricoïdien, dessous la partie postérieure du cartilage thyréoïde, prenant son origine au bord supérieur du cricoïde, et se terminant à l'aryténoïde en dehors du précédent. — *e*) Le thyréo-aryténoïdien, tirant son origine de la partie antérieure et interne du thyréoïde, et s'attachant sur les côtés de l'aryténoïde par deux portions qui enveloppent le ventricule latéral de la glotte. — *f*) L'Aryténoïdien, impair, étendu transversalement d'un cartilage aryténoïde à l'autre. — *g*) L'Hyo-épiglottique, se prolongeant au milieu d'un tissu adipeux très-abondant, du milieu du corps de l'hyoïde à la convexité de l'épiglotte. — E. Les *muscles du voile du palais* sont : *a*) Le Stylo-staphylin (*Péristaphylins externes* et *internes*), muscle long et grêle, prenant naissance à l'apophyse styloïde du temporal, et se terminant dans le voile du palais par deux branches. — *b*) Le Staphylin (*Vélo-palatin*), impair, très-grêle, naissant du milieu du rebord demi-circulaire des os palatins, par deux ou trois productions, et allant se perdre dans le tissu du voile du palais.

§ V. — Muscles du bassin. Ils sont divisés en deux régions.

— 1° *Région coccygienne.* Elle est formée de quatre muscles : *a*) Le Sacro-coccygien supérieur, muscle très-complexe, formé d'une succession de faisceaux pyramidaux, étendu sur toute la longueur de la face supérieure de la queue. Il est fixé à l'épine sus-sacrée et aux éminences supérieures des os coccygiens. Il porte la queue en haut. — *b*) Le Sacro-coccygien inférieur, placé à l'opposé du précédent, fixé sur le côté de la face inférieure du sacrum, et aux éminences inférieures des os coccygiens, qu'il porte en bas. C'est ce muscle que l'on enlève dans l'opération de la *queue à l'anglaise*. (*Voyez* Queue a l'anglaise.) — *c*) Le Sacro-coccygien latéral, placé entre les deux muscles précédents sur le côté de la queue, fixé aux parties latérales de l'épine sus-sacrée et aux éminences latérales des os coccygiens. Il porte la queue en haut et de côté. — *d*) L'Ischio-coccygien (*Sacro-coccygien oblique*), grande lame charnue, placée obliquement sur le côté de la base de la queue ; il est fixé au ligament sacro-ischiatique et aux éminences latérales des premiers os coccygiens, et rapproche la queue de l'anus.

— 2° *Région périnéale.* Elle comprend les muscles de l'anus et ceux des organes génitaux. — A. *Les muscles de l'anus* sont : *a*) Le Sphincter, impair, formant un anneau qui entoure la partie postérieure du rectum, qu'il est destiné à resserrer. — *b*) L'Ischio-anal (*Releveur de l'anus*), situé à la face interne du ligament sacro-ischiatique, prenant naissance au-dessus de la cavité cotyloïde et se terminant aux parties latérales de l'anus. — *c*) L'Ischio-périnéal, petites bandelettes venant de l'ischium et se perdant sous la peau du périnée. — B. *Les muscles des organes génitaux du mâle* sont : *a*) L'Ischio-uréthral (*Triangulaire*), impair, fixé à la face interne de l'ischium et formant plusieurs portions qui soutiennent les capsules des petites prostates et l'origine de l'urèthre. — *b*) Le Périnéo-uréthral (*Accélérateur*), impair, long et penniforme, fixé au périnée et au corps caverneux du pénis, aux deux bords de la scissure uréthrale, qu'il maintient en place. — *c*) L'Ischio-sous-pénien, fixé à la crête ischiale et à la surface externe du pénis, qu'il recouvre. — C. Les *muscles des organes génitaux de la femelle* sont : *a*) L'Ischio-clitorien (*Muscle du clitoris*), faisceaux musculeux qui viennent de la crête de l'ischium et des parties latérales du sphincter de l'anus et se terminent au clitoris. — *b*) Le Sacro-clitorien, situé sous le précédent, venant des parties latérales du sacrum, et se terminant au clitoris.

MUSCLES DES MEMBRES POSTÉRIEURS.

§ I. — Muscles de la hanche et de la cuisse. Ils sont divisés en quatre régions. — 1° *Région de la croupe.* Elle comprend trois muscles qui forment une masse considérable.

Moyen ilio-trochantérien (*Moyen fessier*). — Placé immédiatement sous la peau de la croupe, prenant son origine aux deux angles antérieurs de l'ilium par deux branches charnues qui convergent en laissant entre elles un intervalle triangulaire rempli par une aponévrose, et viennent s'attacher à la tubérosité externe du corps du fémur.

Grand ilio-trochantérien (*Grand fessier*). — Le plus fort du corps, occupant toute la fosse iliale, se prolongeant en avant par une production pyramidale logée dans une cavité de l'ilio-spinal, s'attachant dans ces différents points, et venant se terminer au sommet et à la crête du trochanter par deux forts tendons, et sur la lèvre raboteuse qui limite en dehors la fosse sous-trochantérienne par une petite production allongée. — C'est un extenseur de la cuisse et un des agents de la ruade et du cabrer.

Petit ilio-trochantérien (*Petit fessier*). — Situé profondément sur l'articulation coxo-fémorale, prenant son origine à la crête sus-cotyloïdienne, et se dirigeant de là transversalement en dedans de la convexité du trochanter, où il se termine. — Abducteur de la cuisse.

— 2° *Région antérieure ou rotulienne de la cuisse.* Elle se compose de quatre muscles.

Ilio-aponévrotique (*Fascia lata*). — Fixé à l'angle de la hanche par une portion charnue qui se dirige en bas et dégénère bientôt en une aponévrose qui se propage sur la face externe de la cuisse et de la jambe en s'attachant à la rotule et à la tête du tibia. — C'est un fléchisseur de la cuisse et un auxiliaire des muscles, qu'il enveloppe et dont il affermit la contraction.

Ilio-rotulien (*Droit antérieur*). — Situé à la partie antérieure de la cuisse, il vient de l'angle postérieur de l'ilium, près de la cavité cotyloïde, où il s'attache par deux tendons, et se termine à la face supérieure de la rotule. — C'est un extenseur de la jambe.

Trifémoro-rotulien (1° *Vaste interne*, 2° *Vaste externe*, 3° *Crural*). — Grosse masse formée de trois portions situées immédiatement sur la face antérieure du fémur, en arrière du précédent; fixé au fémur et à la rotule. — C'est un congénère du précédent.

Ilio-fémoral grêle (*Petit droit de la cuisse*). — Très-petit muscle, situé profondément en avant de l'articulation coxo-fémorale, fixé près de la cavité cotyloïde, ainsi qu'à la face antérieure du fémur, en bas de la convexité du trochanter.

— 3° *Région postérieure ou poplitée de la cuisse.* Quatre muscles en font partie.

Ischio-tibial externe (*Long vaste*). — Muscle considérable occupant le côté externe de la face postérieure de la cuisse, de la partie supérieure de la jambe, et se prolongeant sur la croupe par une pointe pyramidale. Il prend son origine à la tubérosité ischiale, ainsi qu'à la partie antérieure de l'épine sus-sacrée et à l'angle de la croupe par sa pointe antérieure ; il se termine inférieurement par trois branches qui s'attachent à la rotule, à la crète du tibia et sur les muscles de la face poplitée de la jambe. — Il fléchit cette dernière sur la cuisse, et est un des puissants agents de la ruade. Il aide aussi au cabrer quand son point fixe est inférieur.

Ischio-tibial postérieur (*Biceps de la jambe*). — Placé en dedans du précédent, et prolongé comme lui sur la croupe par une pointe pyramidale ; il se fixe, d'une part, au milieu de la tubérosité ischiale et au milieu de l'épine sus-sacrée, et, d'autre part, sur le tendon calcanéen et sur les muscles de la jambe, par une aponévrose d'enveloppe qui le termine. — Il est congénère du précédent.

Ischio-tibial interne (*Demi-membraneux*). — Grande masse charnue située en dedans du précédent, et pourvue à sa partie supérieure d'une pointe pyramidale moins longue que celle des deux muscles qui précèdent. Il se fixe supérieurement au côté interne de la tubérosité ischiale, à l'extrémité postérieure de la crète sus-sacrée et aux premiers os coccygiens ; inférieurement, il s'attache à la tubérosité interne du tibia et au condyle interne du fémur. — Il a les mêmes fonctions que les deux précédents.

Ischio-fémoral grêle (*Grêle interne*).—Placé profondément sous les muscles ischio-tibiaux, étendu obliquement depuis l'épine ischiale jusqu'en bas du trochantin. — Il peut contribuer à faire tourner la cuisse sur son axe.

— 4° *Région interne ou sous-pelvienne de la cuisse.* Huit muscles en font partie.

Sous-pubio-tibial (*Court adducteur de la cuisse*). — Il forme le *plat* de la cuisse, naît de la symphyse du bassin, et se dirige en bas pour se terminer au condyle interne du fémur et à la crète du tibia. — Il tire le membre en dedans.

Sous-lombo-tibial (*Long adducteur de la jambe*). — Allongé, placé en avant du précédent, venant de la région sous-lombaire, et passant par l'arcade crurale. Il prend son origine sur l'aponévrose lombo-iliaque, et il vient se fixer à la partie interne et supérieure du tibia. — C'est le principal adducteur du membre.

Sus-pubio-fémoral (*Pectiné*). — Situé au-dessus du précédent, à la partie antérieure et supérieure de la cuisse ; il prend son origine au bord abdominal du pubis, par une bifurcation qui embrasse le ligament pubio-fémoral, et il s'insère en bas et près du trochantin. — Fléchisseur et rotateur de la cuisse.

Sous-pubio-fémoral (*Biceps de la cuisse*). — Situé en arrière du pectiné et appliqué contre le fémur. Il naît de la face inférieure du pubis, et s'insère à la face interne du corps du fémur et au condyle interne de cet os par deux branches entre lesquelles passent les vaisseaux de la jambe. — Adducteur de la jambe.

Sous-pubio-trochantérien externe (*Obturateur externe*). — Muscle fasciculé et très-profondément situé. Il naît de la circonférence externe de l'ouverture sous-pubienne, se dirige en dehors en convergeant, passe sous l'articulation coxo-fémorale, et vient se terminer dans la fosse trochantérienne du fémur. —Rotateur en dehors.

Sus-pubio-trochantérien interne (*Obturateur interne*). — Placé presque entièrement dans le bassin, il prend naissance à la circonférence interne de l'ouverture sous-pubienne, se dirige en dehors, sort du bassin en se réfléchissant sur l'angle externe de l'ischium, et vient se terminer dans la fosse trochantérienne. — Congénère du précédent.

Ischio-trochantérien (*Les Jumeaux*). — Il est formé de deux portions qui naissent de l'angle cotyloïdien de l'ischium et se dirigent en dehors et en avant pour se terminer dans la fosse trochantérienne. — Congénère des précédents.

Sacro-trochantérien (*Piriforme*). — Il est situé en grande partie dans le bassin, où il naît à l'angle latéral du sacrum par une portion large. De là, il se dirige en bas et en dehors, en concentrant ses fibres autour d'un tendon qui se réunit à celui de l'obturateur interne et se termine dans la fosse trochantérienne. — Congénère des précédents.

§ II. — Muscles de la jambe. Ils sont divisés en deux régions.

— 1° *Région antérieure* ou *prétibiale*. Elle est composée de trois muscles, dont deux sont extenseurs de la région digitée, tandis que le troisième est fléchisseur du métatarse.

FÉMORO-PRÉPHALANGIEN (*Extenseur antérieur des phalanges*). — Allongé, très-tendineux, placé en avant de la jambe, du canon et des phalanges. Il naît de l'excavation raboteuse placée à côté du condyle externe du fémur par un fort tendon, auquel succède bientôt une masse charnue : celle-ci, au bas de la jambe, dégénère en un tendon qui glisse dans une coulisse située en avant du jarret. A partir du boulet, il s'élargit, forme une expansion pyramidale qui fortifie les trois articulations digitées, sur lesquelles ce tendon est maintenu par des brides ligamenteuses. Il vient enfin se terminer au rebord antérieur de l'os du pied.

PÉRONÉO-PRÉPHALANGIEN (*Extenseur latéral* ou *oblique des phalanges*).—Placé au côté externe de la jambe, en dehors du précédent, il prend son origine à la partie supérieure du péroné, ainsi qu'au ligament latéral externe de l'articulation fémoro-tibiale. Sa portion charnue dégénère en un tendon qui passe dans une coulisse située au côté externe du pli du jarret; sorti de cette coulisse, ce tendon s'approche de celui du précédent, auquel il se réunit vers le milieu de la longueur du canon,

TIBIO-PRÉMÉTATARSIEN (*Fléchisseur du métatarse*). — Placé immédiatement sur la face antérieure du tibia et formé de deux parties : une externe, tendineuse, qui vient du condyle externe du fémur et se termine inférieurement par deux branches, dont une, longue, va au cuboïde et au calcanéum, et une, courte, qui s'attache à la tubérosité antérieure de l'os du canon. La seconde portion est charnue, large, fixée au tibia, et terminée inférieurement par un tendon bifurqué, qui s'attache par sa longue branche à l'os irrégulier interne, et à l'os du canon par sa plus courte.

— 2° *Région postérieure de la jambe* ou *tibiale postérieure*. Elle comprend six muscles, qui étendent le canon et fléchissent le pied.

BIFÉMORO-CALCANÉEN (*Premier extenseur du canon*).—Muscle très-fort, dérobé supérieurement par les muscles ischio-tibiaux. Il naît des parties latérales et inférieures du fémur par deux portions charnues elliptiques qui se réunissent inférieurement à un gros tendon qui vient se terminer au sommet du calcanéum.

PÉRONÉO-CALCANÉEN (*Extenseur latéral du canon*). — Muscle très-grêle, qui prend son origine à la tubérosité externe de l'extrémité supérieure du tibia par une petite portion charnue, et se termine par un tendon flexueux qui vient se plonger dans la corde du jarret.

FÉMORO-PHALANGIEN (*Sublime* ou *Perforé*). — Très-tendineux et disposé en corde; il naît dans l'excavation raboteuse située au-dessus du condyle externe du fémur, s'engage sous les deux portions du bifémoro-calcanéen, se contourne de dessous en dessus vers le jarret, s'élargit en passant sur la pointe du calcanéum, qui lui offre des points d'implantation, se continue derrière le canon jusqu'aux grands sésamoïdes, où il offre un anneau qui donne passage au muscle perforant, et vient enfin se fixer par deux branches aux extrémités de la tubérosité transversale de l'os de la couronne.

TIBIO-PHALANGIEN (*Profond* ou *Perforant*). —Formé supérieurement de trois ou quatre portions appliquées immédiatement sur la face postérieure du tibia, qui leur donne attache. Le tendon qui leur succède passe et glisse dans l'arcade tarsienne formée par le calcanéum, se continue derrière le canon, où il est recouvert par le tendon perforé, s'engage dans l'anneau de ce dernier au niveau des sésamoïdes, se continue jusqu'au pied, où il s'amincit, s'élargit, et se termine enfin au rebord demi-circulaire de la face plantaire du troisième phalangien.

PÉRONÉO-PHALANGIEN (*Fléchisseur oblique du pied*). — Il est placé au côté interne de la jambe; il naît de la tubérosité externe du tibia, se contourne en dedans, dégénère en un tendon qui passe dans une coulisse située sur le côté interne du jarret, et vient se réunir au tendon du muscle précédent vers le milieu de la longueur du canon.

FÉMORO-TIBIAL OBLIQUE (*Abducteur de la jambe*). — Court, épais, situé à la face poplitée de l'articulation fémoro-tibiale. Il vient du condyle externe du fémur par un tendon, se dirige en dedans, et vient se terminer au côté interne et supérieur du tibia.

Les *muscles du pied* sont : *antérieurement*, le Tarso-préphalangien, petite production charnue qui naît de l'astragale et se termine au tendon de l'extenseur antérieur du pied ; *postérieurement*, le Tendon suspenseur du boulet, qui fait suite au ligament postérieur de l'articulation du jarret, et vient se terminer aux grands sésamoïdes par une bifurcation ; les Lombricaux, au nombre de quatre et peu importants à connaître.

Muscles des membres antérieurs.

§ Ier. — Muscles de l'épaule. Ils sont divisés en deux régions.

— 1° *Région externe* ou *sus-scapulaire*. Ils sont au nombre de quatre, et ont quelque analogie avec ceux de la croupe.

Grand scapulo-huméral (*Long abducteur du bras*). — Placé au bord postérieur du scapulum, il prend son attache à l'angle dorsal de cet os, ainsi qu'à l'épine de l'omoplate par une aponévrose, et il vient se terminer à la tubérosité externe du corps de l'humérus, qu'il tire en dehors et qu'il fléchit sur le scapulum.

Petit-scapulo-huméral (*Court abducteur*). — Situé sous la partie inférieure du précédent, en arrière de l'articulation scapulo-humérale, il prend naissance au bord postérieur du scapulum, et vient s'insérer au-dessus de la tubérosité externe du corps de l'humérus.

Sus-acromio-trochitérien (*Antépineux*). — Occupe toute la fosse sus-acromienne dans laquelle il s'attache, et se termine inférieurement en deux branches, qui s'attachent sur les côtés de la coulisse humérale, l'un au sommet du trochiter et l'autre au trochin. — Extenseur du bras.

Sous-acromio-trochitérien (*Postépineux*). — Remplit la fosse sous-acromienne, se rétrécit inférieurement, et vient se terminer à la convexité du trochiter, ainsi qu'à la crête transversale qui se trouve au-dessous de cette convexité. — Rotateur de l'épaule.

— 2° *Région interne* ou *sous-scapulaire*. Trois muscles en font partie.

Sous-scapulo-trochinien (*Sous-scapulaire*). — Il est fixé dans toute la fosse sous-scapulaire, dont il a la forme, et vient se terminer au trochin. — Il tire le bras en dedans.

Sous-scapulo-huméral (*Adducteur du bras*). — Il est situé au côté interne du bord postérieur du scapulum, auquel il prend naissance, et se termine à la tubérosité interne du corps de l'humérus, qu'il porte en arrière et en dedans.

Coraco-huméral (*Omo-brachial*). — Allongé, pyramiforme, placé au côté interne de l'articulation scapulo-humérale, et formé de deux portions superposées ; il naît du prolongement de l'apophyse coracoïde, et se termine au-dessus et au-dessous de la tubérosité interne du corps de l'humérus par ses deux branches. — Il tire le bras en dedans.

§ II. — Muscles du bras. De même que ceux de l'épaule, ils sont divisés en deux régions.

— 1° *Région antérieure* ou *préhumérale*. Elle ne comprend que deux muscles.

Coraco-radial (*Long fléchisseur de l'avant-bras*). — Muscle très-fort et cylindroïde, placé à la partie antérieure de l'humérus. Il naît supérieurement de l'apophyse coracoïde par un tendon remarquable par sa grosseur et sa densité. Ce tendon forme une poulie qui s'emboîte avec la coulisse humérale. Inférieurement ce muscle s'attache à la tubérosité interne et supérieure du radius, et fournit une aponévrose qui se propage sur l'avant-bras.

Huméro-radial oblique (*Court fléchisseur de l'avant-bras*). — Couché dans la fosse oblique du corps de l'humérus ; il prend naissance au bas et en dehors de la tête humérale, et se termine à la tubérosité interne et supérieure du radius.

— 2° *Région postérieure* ou *olécrânienne*. Cinq muscles, qui se terminent tous à l'olécrâne, font partie de cette région. Tous sont extenseurs de l'avant-bras.

LONG SCAPULO-OLÉCRANIEN (*Long extenseur de l'avant-bras*). — Il est situé au côté interne et au bord postérieur de la masse charnue qui remplit l'intervalle triangulaire situé en arrière de l'épaule, naît de l'angle dorsal du scapulum, et s'insère au sommet de l'olécrâne.

GRAND SCAPULO-OLÉCRANIEN (*Gros extenseur de l'avant-bras*). — Grosse masse charnue remplissant l'intervalle triangulaire situé en arrière de l'épaule, fixée au bord postérieur du scapulum, à l'humérus et au sommet de l'olécrâne. Il sépare le sous-scapulo-huméral des grand et petit scapulo-huméral, et l'huméro-olécrânien externe de l'interne.

HUMÉRO-OLÉCRANIEN EXTERNE (*Court extenseur*). — Épais et prismatique, étendu de l'extrémité supérieure et externe de l'humérus à la face interne de l'olécrâne.

HUMÉRO-OLÉCRANIEN INTERNE. — Cylindroïde et situé à l'opposé du précédent; il s'étend de la tubérosité interne du corps de l'humérus à la face interne de l'olécrâne.

PETIT HUMÉRO-OLÉCRANIEN (*Petit extenseur*). — Très-petit muscle, étendu de la partie inférieure et postérieure de l'humérus à la partie antérieure de l'olécrâne.

§ III. — MUSCLES DE L'AVANT-BRAS. Ils sont aussi divisés en deux régions.

— 1° *Région antérieure* ou *antibrachiale antérieure*. Elle comprend quatre muscles, qui sont les extenseurs du canon et du pied.

ÉPITROCHLO-PRÉMÉTACARPIEN (*Extenseur droit antérieur du canon de devant*). — Pyramidal et placé sur la partie antérieure et un peu externe de l'avant-bras jusqu'au canon. Il naît de l'épitrochlée, se contourne en devant, dégénère en un tendon qui glisse dans une coulisse de l'extrémité inférieure du radius, s'élargit ensuite et vient se terminer à la tubérosité antérieure de l'os principal du canon.

RADIO-MÉTACARPIEN OBLIQUE (*Extenseur oblique du canon*). — Ce petit muscle, mince et pyramiforme, provient de la partie moyenne et externe du radius, se dirige de dehors en dedans, réunit ses fibres charnues autour d'un tendon qui croise la direction de celui du muscle précédent, passe dans une coulisse oblique située au côté interne et antérieur de l'extrémité inférieure du radius, et vient se terminer à la tête du péroné interne.

ÉPITROCHLO-PRÉPHALANGIEN (*Extenseur antérieur des phalanges*). — Il provient de l'épitrochlée par un tendon qui lui est commun avec l'épitrochlo-prémétacarpien, se dirige de là en avant, et dégénère en un tendon qui glisse dans une coulisse située à la partie antérieure et un peu externe du radius et du genou; au-dessous de cette articulation, il donne une branche tendineuse au muscle suivant, et se comporte ensuite absolument comme le fémoro-préphalangien.

RADIO-PRÉPHALANGIEN (*Extenseur oblique des phalanges*). — Grêle et situé en dehors du précédent; sa portion charnue naît de la tubérosité externe de l'extrémité supérieure du radius; son tendon glisse dans une coulisse située au côté externe du genou et du cubitus, reçoit au-dessous du genou la branche tendineuse qui émane du précédent, et se termine à la partie antérieure de l'extrémité supérieure de l'os du paturon.

— 2° *Région postérieure de l'avant-bras* ou *antibrachiale postérieure*. Elle comprend cinq muscles qui fléchissent les diverses sections du pied antérieur, et sont disposés en deux couches principales.

ÉPITROCHLO-SUS-CARPIEN (*Fléchisseur externe du canon*). — Allongé, aplati et placé au côté externe et postérieur de l'avant-bras. Il naît de l'épitrochlée, et se termine inférieurement par un tendon bifurqué qui s'insère à l'os sus-carpien et au péroné externe.

ÉPICONDYLO-SUS-CARPIEN (*Fléchisseur oblique du canon de devant*).—Très-semblable au précédent, en dedans duquel il est situé. Il naît de l'épicondyle, se dirige obliquement en bas et en dehors, pour se terminer à la face interne de l'os sus-carpien.

ÉPICONDYLO-MÉTACARPIEN (*Fléchisseur interne du canon*). — Plus petit que les précédents et placé au côté interne et postérieur de l'avant-bras. Il naît de l'épicondyle, dégénère inférieurement en un tendon qui glisse dans une gaine placée au côté interne du pli du genou, et se termine au péroné interne.

Épicondylo-phalangien (*Sublime* ou *Perforé*).—Il forme la seconde couche avec le muscle suivant. Sa portion charnue supérieure naît de l'épicondyle ; son tendon passe dans l'arcade carpienne formée par l'os crochu, et vient se terminer à l'os de la couronne en présentant les mêmes dispositions que le fémoro-phalangien.

Radio-phalangien (*Profond* ou *Perforant*). — Le plus profond des muscles de cette région. Sa portion charnue est formée de plusieurs faisceaux qui s'attachent à l'épicondyle, au bord postérieur de l'olécrâne, et à la face postérieure du radius. Son tendon glisse dans l'arcade carpienne, et vient s'attacher à l'os du pied, en offrant les mêmes dispositions que le tendon du tibio-phalangien.

III. — SPLANCHNOLOGIE.

La splanchnologie est la partie de l'anatomie qui s'occupe de l'étude des viscères.

Appareil de la digestion.

Il se compose : 1° Des organes de la mastication, de l'insalivation et de la déglutition (*bouche, glandes salivaires, pharynx* et *œsophage*) ; 2° des organes de la chymification, de la chylification et de l'excrétion des matières fécales (*estomac, intestins grêles, gros intestins*) ; 3° enfin, des annexes de la digestion (*foie, pancréas, rate*), auxquels ont peut ajouter les différents replis péritonéaux, tels que le *mésentère* et l'*épiploon*.

La Bouche est située entre les deux mâchoires, au-dessous des fosses nasales et au devant du pharynx ; elle forme une cavité allongée, ovalaire, dirigée obliquement de haut en bas et d'arrière en avant, et dans laquelle on distingue six parois. La bouche présente : a) Les Lèvres, séparées par l'ouverture antérieure de la bouche, réunies à leurs extrémités par les *commissures* labiales, et distinguées en antéro-supérieure et en postéro-inférieure. Chacune d'elles présente une face externe cutanée, convexe, garnie de longs crins raides et peu nombreux ; une face interne concave, unie aux os maxillaire et petit sus-maxillaire par un repli muqueux et un bord libre, déprimé et arrondi en dehors et tranchant du côté de la bouche. La lèvre inférieure, plus petite, présente dans le milieu de sa surface externe une protubérance hémisphérique appelée la *houppe du menton*. Chaque lèvre se compose : 1° D'une couche dermoïde ; 2° d'une couche musculaire décrite plus haut (*Voy.* Muscles de la région du chanfrein) ; 3° d'une couche muqueuse qui tapisse toute la bouche ; 4° d'artères qui émanent des maxillaires et des palatines ; 5° de nerfs fournis par la branche maxillaire de la cinquième paire et par la septième paire ; 6° et enfin de veines. — b) Les Arcades dentaires, au nombre de deux, comprenant trois espèces de dents, distinguées en *incisives, angulaires* et *molaires*. — c) Les Gencives, qui n'ont pas besoin de description. — d) Les Joues, qui forment les parois latérales de la bouche ; leur face externe est libre ; leur face interne offre vis-à-vis de la troisième molaire supérieure l'ouverture du canal parotidien (*canal de Sténon*). Les joues sont formées : 1° D'une couche dermoïde ; 2° d'une couche musculaire (muscle alvéolo-labial) ; 3° d'une couche muqueuse recouvrant un grand nombre de glandules (*glandes molaires*). — e) Le Palais ou paroi supérieure de la bouche forme une espèce de voûte plus longue que large, immobile, traversée par des plis transversaux, saillants et courbés en avant. Il se compose : 1° D'une portion osseuse formée par les sus-maxillaires et les palatins ; 2° d'une membrane muqueuse dense, épaisse, intimement unie au périoste des os, et formant les gencives supérieures ; 3° d'artères fournies par les palato-labiales ; 4° d'un lacis veineux, véritable tissu érectile dont les ramifications se rassemblent en deux troncs veineux fort courts. — f) Le Voile du palais, qui sépare la bouche du pharynx, et forme une cloison mobile suspendue à l'extrémité de la voûte du palais, se prolonge inférieurement jusqu'à la base de l'épiglotte, et présente deux faces ridées et enduites de mucus, deux extrémités, une supérieure fixe, une inférieure mobile, mince et concave ; deux bords latéraux, qui présentent de chaque côté deux *piliers*, un antérieur, court, se dirigeant vers la base de la langue, et un postérieur, plus long, se prolongeant jusqu'à l'extrémité du voile du palais. Celui-ci est formé par une duplicature muqueuse, qui renferme une couche musculeuse déjà décrite (page 680) et des follicules. — *g*) Enfin la Langue, qui a la forme d'une pyramide triangulaire. Sa face supérieure, ou dos, présente un sillon longitudinal, et postérieurement deux cavités rondes appelées *lacunes de la langue* ou *trous borgnes;* sa face inférieure n'est libre que dans son tiers antérieur et sur ses côtés; elle offre le *frein* de la langue, ligament mince, semi-lunaire et à bords tranchants, et de chaque côté du frein un tubercule percé d'un trou qui est l'orifice du canal excréteur de la glande maxillaire (*conduit de Warton*). Entre la partie fixe de la langue et la branche maxillaire se voit un enfoncement que l'on nomme le *canal*, dans le fond duquel se trouve une rangée de gros mamelons, qui sont les orifices des canaux excréteurs de la glande sous-linguale. La langue est formée : 1° De muscles déjà décrits (page 680); 2° d'une membrane muqueuse présentant de nombreuses papilles; 3° d'artères qui proviennent de la glosso-faciale; 4° de nerfs qui sont fournis par la cinquième paire (lingual), la neuvième (glosso-pharyngien), la douzième (hypoglosse).

— *Différences.* Chez le bœuf, la lèvre supérieure est ferme, très-grosse, recouverte d'une membrane mamelonnée, toujours humide, qui constitue le *mufle;* les sillons forment deux rangées, l'une droite et l'autre gauche; le voile du palais n'est pas aussi étendu, et permet le retour des aliments du rumen dans la bouche; la langue est grosse, longue et très-mobile. — Les bêtes à laine n'ont pas de mufle; mais leur lèvre supérieure offre un sillon médian très-profond; le palais et le voile du palais sont conformés comme chez le bœuf. — Les chiens ont l'ouverture de la gueule très-grande, la lèvre supérieure partagée par un sillon médian, parfois très-profond, la lèvre inférieure découpée en biseau extérieurement, les joues peu étendues, le palais pourvu de dix sillons simples, le voile du palais peu étendu, la langue mince, douce et très-mobile. — Chez le porc, la lèvre supérieure concourt à la formation du boutoir; le palais est rugueux; le voile du palais et la langue sont conformés comme ceux du chien.

Glandes salivaires. — Au nombre de six, trois de chaque côté. Ces glandes sont : *a*) La Parotide, la plus considérable des trois, située dans l'intervalle qui existe entre le bord postérieur de l'os maxillaire et la première vertèbre du cou, étendue depuis la base de l'oreille jusqu'au niveau du larynx. Sa face externe est recouverte par le muscle sous-cutané de la face et le parotido-auriculaire; sa face interne est moulée sur les parties qu'elle recouvre; son extrémité supérieure embrasse la conque; l'inférieure forme un prolongement placé sur les côtés du larynx. Son bord antérieur tient à l'os maxillaire et recouvre l'artère et la veine sous-zygomatiques, l'artère maxillo-musculaire et la courte branche du muscle stylo-maxillaire. Elle est formée de granulations arrondies et rougeâtres, pénétrées de vaisseaux et de nerfs, et donnant naissance à de petits canaux qui se réunissent et forment un seul conduit (*canal de Sténon*) qui quitte la glande vers son bord antérieur, gagne le côté interne de la branche maxillaire, s'accole à l'artère et à la veine glosso-faciales, devient sous-cutané avec elle en se recourbant en avant du muscle zygomato-maxillaire, pour se plonger dans la joue, et venir s'ouvrir dans la bouche au niveau de la troisième dent molaire supérieure. — *b*) La Glande maxillaire, moins grosse, et située profondément dans la cavité intermaxillaire, depuis l'atloïde jusqu'au milieu de la partie fixe de la langue, dont elle longe la partie inférieure et latérale. Son canal excréteur est long et grêle; il s'ouvre sur les côtés du frein de la langue, au milieu d'un petit mamelon que l'on nomme communément le *barbillon.* — *c*) La Glande sublinguale, petite, située en long sous la membrane qui revêt ce que nous avons nommé le *canal,* et y aboutissant par une série de canaux excréteurs (*canaux de Rivinus*). — Toutes ces glandes sécrètent la Salive, liquide destiné à imprégner les aliments à mesure qu'ils sont mâchés, à les réunir en bols plus faciles à avaler, et à leur faire éprouver un commencement d'animalisation.

Pharynx ou Arrière-bouche. — Cavité incomplète, contractile, qui fait suite aux cavités de la bouche, des fosses nasales et des trompes d'Eustache, et qui sert d'orifice commun aux voies digestives et aériennes; elle est située à la partie supérieure du cou, sur la ligne médiane, et forme une espèce de canal symétrique irrégulièrement infundibuliforme et renflé à son milieu. La face interne présente une région supérieure qui répond au crâne et présente d'arrière en avant les ouvertures des conduits gutturaux du tympan (trompes d'Eustache), l'ouverture commune des cavités nasales et la face postérieure du voile du palais; une région inférieure, qui forme le détroit de l'arrière-bouche et présente l'ouverture du larynx et celle de l'œsophage; enfin deux régions latérales qui n'offrent rien de remarquable. — L'organisation du pharynx offre : 1° Une couche musculeuse déjà décrite (page 680); 2° une membrane muqueuse rougeâtre lisse, recouverte d'un épithélium très-mince, et continue avec la muqueuse qui tapisse la bouche, les fosses nasales, les trompes d'Eustache, le larynx et l'œsophage; 3° des artères qui lui sont propres; 4° des veines très-flexueuses qui se jettent dans la jugulaire; 5° des nerfs qui proviennent du glosso-pharyngien, du pneumo-gastrique et du ganglion guttural. — Le pharynx sert à la déglutition.

Œsophage. — C'est un long conduit musculo-membraneux, étendu du pharynx à l'estomac et servant à conduire le bol alimentaire et les boissons dans le dernier temps de la déglutition. D'abord maintenu derrière la trachée et dans le plan médian, il se dirige à gauche en approchant du thorax, dans lequel il pénètre en passant entre la première côte gauche et la trachée. En continuant son trajet, il passe sur la trachée, sur la bronche gauche, sur la base du cœur, entre les veines caves et l'aorte; puis il s'éloigne des vertèbres dorsales, devient flottant entre les lames du grand médiastin, traverse le pilier droit du diaphragme, se contourne, et vient enfin s'insérer obliquement, de droite à gauche, dans les parois de l'estomac, vers le côté gauche de la petite courbure de ce viscère. A partir de la crosse de l'aorte, l'œsophage, jusqu'alors rouge et mou, acquiert successivement de la blancheur, de l'épaisseur et de la rigidité. — La structure de l'estomac présente : 1° Une couche musculeuse d'abord molle, mince et rouge, puis blanche, épaisse et très-résistante; 2° une membrane muqueuse, blanche, ridée en long, pourvue d'un épiderme épais; 3° des vaisseaux et des nerfs considérables.

Chez les autres animaux, l'œsophage conserve dans toute son étendue la même épaisseur, et se dilate en s'insérant à l'estomac.

— Avant d'étudier les organes digestifs contenus dans l'abdomen, jetons d'abord un coup d'œil sur la cavité abdominale elle-même.

L'Abdomen est une grande cavité ovoïde dans laquelle on peut reconnaître quatre régions : 1° La région antérieure ou *diaphragmatique* est bornée à l'étendue du diaphragme; on la divise en centre et en circonférence. — 2° La région postérieure ou *pelvienne* forme le *bassin*, dans lequel on distingue une entrée, une cavité proprement dite et un fond. — 3° La région supérieure ou *sous-lombaire* est formée par les vertèbres lombaires et s'étend depuis le diaphragme jusqu'au bassin. — 4° La région inférieure, la plus étendue, se subdivise en plusieurs régions secondaires. Ainsi le long de la ligne médiane on compte d'avant en arrière : a) la région *sternale*, située derrière le sternum; b) la région *ombilicale*, au pourtour de l'ombilic; c) la région *prépubienne*, en avant du pubis. Les côtés de cette dernière se nomment les *aines;* ceux de l'ombilic sont les *flancs*, et ceux de la région sternale sont les *hypocondres*. La connaissance de toutes ces divisions et subdivisions est importante pour l'étude des viscères abdominaux; elle permet, en effet, de désigner exactement et sans hésitation la place que chaque organe occupe dans l'abdomen.

Cette cavité est tapissée par le Péritoine, membrane séreuse dont la surface interne est partout en contact avec elle-même, et continuellement humectée de sérosité, et dont la surface externe est adhérente aux parties qu'elle recouvre. Le péritoine se replie depuis le milieu du centre aponévrotique du diaphragme, le long de la région sous-lombaire, jusque dans le fond du bassin, de manière à recouvrir en totalité ou en partie le foie, la rate, l'estomac, l'intestin, le pancréas, la vessie, l'utérus. Ces différents plis ont reçu des noms particuliers suivant leurs fonctions et les organes qu'ils soutiennent ou recouvrent : tels sont l'épiploon, le mésentère, les ligaments du foie, de la rate, de la vessie, de l'utérus, la gaîne vaginale du testicule, etc. Tous ces organes ne sont pas *dans* la cavité du péritoine, mais bien *en dehors* de cette cavité, absolument comme la tête recouverte d'un bonnet de coton est en dehors de la véritable cavité de ce bonnet, qui forme, comme les séreuses, un sac sans ouverture.

Estomac. — C'est le premier renflement abdominal du canal digestif; il constitue un réservoir musculo-membraneux destiné à convertir en chyme le bol alimentaire. Il est situé dans la région diaphragmatique entre le foie et la rate; il a la forme d'un conoïde allongé, courbé suivant sa longueur d'avant en arrière et de haut en bas, légèrement aplati sur deux faces opposées, et continu d'une part avec l'œsophage et d'autre part avec le duodénum. Son volume et sa position varient avec la quantité d'aliments qu'il contient. Quand il est vide, il est très-resserré sur lui-même et situé profondément dans le plan médian sous les piliers du diaphragme; lorsqu'il est distendu, il vient se placer près du flanc gauche. — Ses faces sont convexes : l'antérieure pose à droite contre le foie, et dans le reste de son étendue contre le diaphragme; la postérieure est en rapport avec la portion repliée du côlon. Sa grande courbure, convexe, est inclinée en bas et soutient la rate; sa petite courbure, concave, est supérieure, et placée entre les deux lames de l'épiploon gastro-hépatique. Son extrémité gauche ou *splénique* tient à la rate et forme une grosse saillie (cul-de-sac); la droite ou *pylorique* se continue avec le pylore. Ces *sacs* sont séparés par une dépression circulaire; mais cette séparation est bien plus évidente intérieurement, car le sac droit est doux, velouté, glaireux, jaunâtre, tandis que le gauche est blanc, dépourvu de velouté et recouvert d'un épiderme épais, qui se termine brusquement à la limite des deux sacs. — L'orifice œsophagien, toujours fermé, reçoit l'œsophage et s'ouvre dans le sac gauche; l'orifice pylorique, toujours ouvert, termine le sac droit et est fortifié par un bourrelet circulaire. — L'estomac est formé : 1° D'une membrane séreuse fournie par le péritoine; 2° d'une membrane musculeuse dont la contraction détermine le resserrement de l'estomac; 3° d'une membrane muqueuse qui offre, relativement aux sacs droit et gauche, les modifications que nous venons de signaler, et qui est unie à la tunique musculeuse par un tissu cellulaire dense et serré (tunique nerveuse des anciens); 4° d'artères qui émanent toutes de la cœliaque ou de ses divisions; 5° de veines qui se jettent dans la veine porte; 6° de nerfs qui proviennent du pneumo-gastrique et du trisplanchnique; 7° et de lymphatiques qui se rendent dans le canal thoracique. — L'estomac sécrète le suc gastrique et réduit les aliments en chyme.

Les *ruminants* ont quatre estomacs, qui sont : le rumen, le réseau, le feuillet et la caillette. — *a)* Le Rumen occupe environ les trois quarts de la cavité abdominale; il a une forme irrégulièrement allongée, et se trouve partagé en deux sacs inégaux par une scissure. La face supérieure est fixée à la région sous-lombaire, et recouverte à droite par une partie des intestins; l'inférieure repose sur les parois inférieures de l'abdomen; les bords sont convexes et arrondis; le gauche, plus élevé, s'étend depuis le diaphragme jusqu'au bassin; le droit repose sur les parois inférieures de l'abdomen et se trouve en rapport avec la caillette. L'extrémité antérieure est divisée en deux lobes, dont le gauche, plus gros, se continue en haut avec l'œsophage, et en bas avec le réseau; la postérieure, située dans le bassin, est également divisée en deux lobes inégaux et recourbés en dedans. Les sacs, séparés par une profonde scissure de laquelle émanent les bandes qui affermissent les parois du réservoir, sont allongés et renflés vers le milieu. La cavité intérieure est partagée en deux grands réservoirs par deux forts piliers qui répondent aux scissures extérieures. Chacun de ces réservoirs est lui-même divisé en trois compartiments par des piliers transversaux. Cette cavité présente deux ouvertures placées l'une au-dessus de l'autre, à l'extrémité antérieure du sac gauche; la supérieure, œsophagienne, donne accès aux substances avalées; l'inférieure, plus grande et toujours béante, aboutit dans le réseau. Du côté droit de l'orifice œsophagien part une longue *gouttière* qui se prolonge dans l'épaisseur des petites courbures du réseau et du feuillet, et va se terminer à la caillette, en établissant une continuation directe entre l'œsophage et le quatrième estomac. — *b*) Le Réseau ou *bonnet* est petit, arrondi, placé contre le diaphragme en avant du sac gauche du rumen, et sur le prolongement abdominal du sternum; sa cavité intérieure est parsemée de cellules disposées à peu près comme les cellules des abeilles. Dans l'épaisseur de la petite courbure de ce réservoir se trouve une portion de la gouttière œsophagienne. — *c*) Le Feuillet, moins arrondi et plus long que le réseau auquel il fait suite, situé obliquement du côté droit de l'abdomen, entre le foie et le sac droit du rumen, et appuyé par sa petite courbure à gauche sur le réseau, et à droite sur la base de la caillette. Sa cavité intérieure présente, le long de la petite courbure, la continuité de la gouttière œsophagienne, et les deux orifices qui font communiquer ce réservoir avec le réseau et la caillette. Cette cavité renferme une grande quantité de lames inégales, placées de champ les unes à côté des autres, fixées le long de la grande courbure, ayant leur bord libre tourné vers la gouttière œsophagienne, et leurs faces parsemées de mamelons coniques. — *d*) Enfin la Caillette, véritable estomac, terminant cette série de réservoirs; elle est placée obliquement à droite et en arrière du feuillet, entre le diaphragme et le sac droit du rumen, et se continue avec l'intestin grêle par son extrémité postérieure ou *pylorique*. On y reconnaît extérieurement deux faces, deux courbures et deux extrémités; sa cavité intérieure offre une multitude de lames molles, irrégulières et couchées.

Chez les tétradactyles, l'estomac est situé moins profondément et il est plus allongé que celui du cheval.

Intestins. — Long canal musculo-membraneux, très replié sur lui-même et continu depuis l'estomac jusqu'à l'anus. Chez les monodactyles, ce canal a une longueur considérable et qui équivaut à dix-huit fois environ la hauteur du corps, prise du garrot à terre; il est divisé en deux portions : l'intestin grêle et le gros intestin.

1° L'Intestin grêle se subdivise en trois parties. *a*) La *partie gastrique* (*duodénum*) fait suite au pylore, se contourne au côté droit de l'artère grande mésentérique, en décrivant un demi-cercle fixé au foie ou au pancréas; il est renflé et reçoit les canaux excréteurs du foie et du pancréas; sa longueur est de 0^m,50. — *b*) La *partie moyenne* ou *flottante* a une longueur d'environ 20 à 25 mètres, et comprend la presque totalité des intestins grêles; elle est soutenue par un mésentère très-long et occupe ordinairement le flanc gauche. — *c*) La *partie cæcale* termine l'intestin grêle, a une longueur de 0^m,40, des parois fermes, et se trouve fixée au cæcum par deux mésentères. Elle s'insère obliquement dans la base du cæcum.

2° Le Gros intestin est subdivisé en trois parties, qui sont le cæcum, le côlon et le rectum. *a*) Le Cæcum est un vaste réservoir allongé, fixé supérieurement sous le rein droit, prolongé depuis le flanc droit jusques auprès du cartilage abdominal du sternum, continu avec l'intestin grêle et le côlon, et ayant une longueur d'environ un mètre. Son extrémité supérieure, fixée sous le rein droit, décrit une courbure que l'on nomme *arc du cæcum;* sa partie inférieure et antérieure, libre et flottante, forme une pointe mousse (*pointe du cæcum*); sa surface extérieure, bosselée, présente des bandes charnues plus nombreuses à la partie moyenne qu'aux extrémités; sa cavité intérieure offre supérieurement deux ouvertures placées l'une à côté de l'autre, et séparées par un grand repli semi-lunaire (*valvule iléo-cæcale*); en avant elle se termine en cul-de-sac. — *b*) Le Côlon, beaucoup plus étendu que le cæcum, se subdivise en deux parties. La première, dit *cæco-gastrique*, a environ 3^m,50 de longueur. D'abord petite à son origine au cæcum, elle se porte en avant et en bas en augmentant de capacité. Arrivée près du sternum, elle se replie en arrière en formant une courbure nommée *sus-sternale*, et se dirige vers le bassin en diminuant graduellement de grosseur. Dans le bassin, où sa capacité est assez faible, elle se plie de nouveau en formant la courbure *pelvienne*, s'accole à la portion précédente, se dirige en avant en augmentant de volume; arrivée près du diaphragme, elle remonte en haut et à droite, près du foie et de l'estomac, en décrivant un arc que l'on a divisé en trois courbures qui ont été nommées *dia-*

phragmatique, hépatique et *gastrique*. Près de l'estomac, ce réservoir a acquis sa plus grande cavité ; mais il diminue tout d'un coup, et se continue avec la seconde portion. Celle-ci, dite *flottante*, a un mésentère long et peu différent de celui de l'intestin grêle ; elle a une longueur d'environ 2ᵐ,50, et occupe le flanc gauch avec l'intestin grêle. Cette portion est bosselée et contient des excréments desséchés qui se moulent en crottins dans ces bosselures. De même que le cæcum, le côlon est affermi par des bandes charnues longitudinales, dont le nombre est en rapport avec la capacité du réservoir ; la portion flottante en a deux dans toute sa longueur. — *c*) Le Rᴇᴄᴛᴜᴍ vient à la suite du côlon, termine l'intestin et s'ouvre au dehors par l'anus. Il est situé à la partie supérieure du bassin, dans le plan médian, et maintenu en place : 1° Par un prolongement du mésentère nommé *méso-rectum;* 2° par un repli orbiculaire du péritoine qui l'unit aux organes génitaux. La partie moyenne de cet intestin est entourée d'un tissu cellulaire abondant, et tient supérieurement au sacrum, inférieurement aux vésicules séminales et à la grande prostate du mâle, au col de l'utérus et au vagin dans la femelle. — La structure de l'intestin résulte, comme celle de l'estomac, de la superposition de trois membranes. La membrane séreuse ne forme, dans un grand nombre de points, qu'une enveloppe incomplète ; les endroits où les lames des mésentères s'écartent pour recevoir l'intestin en sont dépourvus ; les points de contact des deux circonvolutions de la portion cæco-gastrique du côlon sont également dépourvus de séreuse, qui passe d'une circonvolution à l'autre à la manière d'un pont. — La tunique charnue forme les bandes longitudinales du cæcum et du côlon. — La membrane muqueuse est pourvue de nombreuses villosités et d'innombrables follicules ; ces derniers forment, dans certains points de l'intestin grêle, des plaques grenues et irrégulières (*plaques de Peyer*). Les artères sont fournies par les mésentériques ; les veines, très-nombreuses, se jettent dans la veine porte ; les lymphatiques, destinés à l'absorption du chyle et au transport de la lymphe, sont très-multipliés et rampent entre les lames des mésentères ; les nerfs proviennent du grand sympathique.

Chez les didactyles, l'intestin est plus étroit et moins long (environ trente-deux fois la hauteur du corps) ; il forme deux masses situées dans le flanc droit, sur la partie droite du rumen. — Chez le chien, la longueur de l'intestin comprend huit à neuf fois la hauteur du corps ; l'intestin grêle est soutenu par un mésentère très-long, et occupe le milieu de l'abdomen ; le cæcum est très-petit et peu distinct du côlon, qui a lui-même peu de longueur, et se porte directement de la région sous-lombaire au bassin.

— Le Fᴏɪᴇ est une glande impaire, d'un volume considérable, située dans l'hypocondre droit, en arrière du diaphragme et en avant de l'estomac et du côlon. Sa face antérieure et supérieure est convexe et appuyée contre le diaphragme ; la postérieure est irrégulièrement concave, et partagée en deux parties inégales par un sillon profond, que l'on nomme *grande scissure postérieure*, et qui loge la veine porte, l'artère hépatique et le canal du même nom. Son bord supérieur est concave, fixé sous les piliers du diaphragme, et partagé vers son milieu par un sillon profond (*grande scissure antérieure*), qui contient la veine cave postérieure ; à gauche ce même bord est échancré pour livrer passage à l'œsophage. Le bord inférieur est convexe et partagé par deux découpures en trois *lobes*. Le lobe droit, fixé dans l'hypocondre droit par un grand ligament péritonéal qui s'attache à l'extrémité supérieure du cercle cartilagineux des côtes, est échancré pour recevoir le rein droit, et présente un lobule particulier (*lobule de Spigel, éminence porte postérieure*) pyramidal, et fixé au rein droit par un ligament. Le lobe gauche est placé entre le centre aponévrotique du diaphragme et l'estomac, et fixé au diaphragme par un ligament péritonéal. Le lobe moyen le plus petit, et partagé en lobules, présente vers le milieu de son bord inférieur une cavité triangulaire dans laquelle s'enfonce un gros cordon qui vient de l'ombilic, et qui résulte de l'oblitération de la veine ombilicale du fœtus. — Le foie offre dans son organisation : 1° Une enveloppe séreuse ou péritonéale qui ne recouvre pas les grandes scissures ; 2° une enveloppe celluleuse (*capsule de Glisson*) qui recouvre toute la surface extérieure et s'enfonce dans le parenchyme en formant des gaines aux ramifications de la veine porte, de l'artère et du canal hépatiques; 3° les vaisseaux, les nerfs hépatiques et la veine porte; 4° le parenchyme, formé d'une immense quantité de granulations polygonales, d'un rouge obscur, molles (*substance rouge*), et logées dans des espèces d'alvéoles formés par du tissu de teinte jaunâtre (*substance jaune*): c'est dans ces substances que viennent se terminer ou prendre naissance les différents vaisseaux ou canaux excréteurs; 5° l'appareil excréteur, très-simple chez le cheval, se compose des canaux biliaires, ramifiés dans l'organe, et formant par leur réunion successive le canal *hépato-intestinal,* qui se rend directement dans l'intestin grêle en rampant entre les deux lames de la portion hépato-gastrique de l'épiploon. — Le foie a pour fonction de sécréter la bile.

Chez les didactyles et les tétradactyles, l'appareil sécréteur de la bile est plus compliqué et se compose : 1° Des canaux biliaires qui s'élèvent des granulations du foie ; 2° du *canal hépatique,* qui est formé par la réunion des canaux biliaires, et qui s'étend depuis le foie jusqu'à l'orifice du col de la vésicule du foie; 3° du *canal cystique,* qui n'est autre chose que le col allongé de cette vésicule; 4° de la *vésicule biliaire,* réservoir piriforme, maintenu dans un enfoncement du lobe droit du foie; 5° des canaux hépato-cystiques; 6° et enfin du *canal cholédoque,* qui est formé par la réunion des canaux cystique et hépatique, et va se rendre dans le duodénum. Ainsi la bile, après avoir parcouru toute la longueur du canal hépatique, arrive à un point où elle trouve deux ouvertures, dont l'une appartient au canal cystique, et l'autre au canal cholédoque. Une partie de ce liquide continue directement son trajet dans le dernier canal, et se rend dans l'intestin grêle; une autre partie se rend dans la vésicule du fiel, où elle séjourne plus ou moins longtemps.

Pancréas. —Glande allongée, triangulaire, située profondément en travers de l'estomac, sous les piliers du diaphragme, traversée par le tronc de la veine porte, et étendue depuis la base de la rate jusqu'au lobe droit du foie. Sa face inférieure adhère à la courbure gastrique du côlon ; l'extrémité droite, plus grosse, tient à la portion recourbée du duodénum; la gauche est prolongée en pointe, et située contre le rein gauche. La texture de cette glande est analogue à celle des glandes salivaires. Deux canaux excréteurs (canaux pancréatiques) émanent de ses granulations, et viennent s'ouvrir dans le duodénum; l'un d'eux s'abouche parfois avec le canal biliaire. — Cette glande sécrète un fluide qui a la plus grande analogie avec la salive.

Rate. —Organe parenchymateux, impair, falciforme, de la nature des tissus érectiles, d'une couleur rouge violacé, situé dans l'hypocondre gauche, où il est suspendu d'une manière lâche au rein gauche et au cul-de-sac de l'estomac. Sa face antérieure pose contre la diaphragme ; la postérieure est en rapport avec le côlon. L'extrémité supérieure, large (base de la rate), est fixée au rein gauche par un fort ligament suspenseur ; l'inférieure, flottante, est terminée en pointe. Le bord antérieur est épais et attaché à la grande courbure de l'estomac par la portion gastro-splénique de l'épiploon; il offre une scissure longitudinale qui loge les vaisseaux de la rate, et donne attache à l'épiploon; le bord postérieur, mince, n'offre rien de remarquable. — La rate est composée : 1° D'une membrane séreuse fournie par le péritoine, et ne s'enfonçant pas dans la scissure; 2° d'une membrane fibreuse ou *capsule* envoyant par sa face interne un grand nombre de prolongements dans le parenchyme de l'organe; 3° d'artères provenant de la cœliaque; 4° de veines nombreuses, rameuses, percées de trous et contribuant à former le tissu de la rate; 5° de nerfs fournis par le plexus cœliaque; 7° d'un *parenchyme* mou, spongieux, pénétré d'une grande quantité de sang, dont une partie est épaisse, visqueuse, d'un rouge lie de vin, et paraît renfermée dans des cellules irrégulières qui communiquent entre elles, et sont formées par les terminaisons aplaties des ramifications veineuses unies aux prolongements intérieurs de la capsule fibreuse. — La rate paraît remplir à l'égard de la digestion des fonctions encore obscures, ou au moins problématiques. Cet organe ne présente pas de différences bien importantes chez les autres animaux.

Pour terminer la description de l'appareil digestif, il nous reste à parler des liens que le péritoine forme aux viscères dans l'abdomen.

Mésentère. — On donne ce nom à des replis péritonéaux destinés à soutenir l'intestin. On divise le mésentère en quatre parties : 1° Le *mésentère proprement dit*, grande expansion membraneuse qui émane du pourtour de l'artère grande mésentérique, d'où elle s'élargit de manière à figurer le filet que l'on nomme *épervier*; cette production soutient entre ses lames l'intestin grêle, ainsi que ses vaisseaux et ses nerfs ; 2° le *méso-cæcum*, très-court, commun au cæcum et à la portion cæcogastrique du côlon, et fixant ces intestins dans le côté droit de la région souslombaire ; 3° le *méso-côlon*, qui a la forme du mésentère proprement dit, prend son origine au pourtour de la petite mésentérique, et soutient la portion flottante du côlon ; 4° et enfin le *méso-rectum*, lien étroit qui soutient le rectum.

Épiploon. — Nom générique de plusieurs replis péritonéaux entassés autour de l'estomac et des grosses courbures du côlon, destinés à soutenir ces viscères et à les unir entre eux, ainsi qu'à la rate et au foie. L'épiploon est composé de quatre portions distinctes, qui sont toutes formées par l'adossement de deux lames : 1° La portion *hépato-gastrique*, la plus courte, provient du pourtour de la grande scissure inférieure du foie, gagne la petite courbure de l'estomac, et soutient les canaux excréteurs du foie, du pancréas, ainsi que des vaisseaux et des nerfs. — 2° La portion *gastro-splénique* va de la partie gauche de la grande scissure de l'estomac à la scissure de la rate. — 3° La portion *spléno-côlique* se continue avec la précédente, et se porte de la scissure de la rate au côlon. — 4° Enfin la portion *gastro-côlique* se porte de la grande courbure de l'estomac à la courbure gastrique du côlon. — Chez les didactyles et les carnivores, l'épiploon est beaucoup plus étendu que chez le cheval. C'est cette partie que les bouchers nomment la *toilette*, tandis que le grand mésentère est désigné sous le nom culinaire de *fraise*.

Appareil de la respiration.

Cet appareil comprend les *cavités nasales*, le *larynx*, la *trachée*, les *bronches* et les *poumons*. Ces derniers sont renfermés dans la *cavité thoracique*, et tapissés par les *plèvres*. Les annexes de l'appareil respiratoire sont le *thymus* et les *thyréoïdes*.

— Les cavités nasales se composent des *fosses nasales* proprement dites, et des *sinus*.

A. — Les Fosses nasales (*Narines, naseaux*) sont prolongées depuis l'ouverture du nez jusqu'à l'arrière-bouche ; elles sont séparées l'une de l'autre par une cloison cartilagineuse. Leur orifice extérieur présente deux lèvres mobiles fixées l'une audessus de l'autre et réunies par des commissures arrondies; la commissure supérieure communique avec un cul-de-sac nommé la *fausse narine*. Ces lèvres, nommées encore *ailes du nez*, ont pour base un fibro-cartilage très-flexible, divisé de chaque côté en deux parties, l'une inférieure et externe semi-lunaire, l'autre supérieure et interne aplatie; en dedans de l'aile externe se trouve un trou qui est l'orifice inférieur du conduit lacrymal. — La cavité est divisée par les deux cornets en trois gouttières longitudinales (*méats*). Le fond de la fosse nasale présente les cellules ethmoïdales et l'ouverture qui fait communiquer cette fosse avec le pharynx. — Les fosses nasales sont formées extérieurement par la peau, les os et les muscles déjà décrits, le fibro-cartilage des ailes du nez ; elles sont tapissées par une membrane fibro-muqueuse, nommée *pituitaire* ou *olfactive*, qui se moule sur toutes les cavités et les saillies de ces régions, s'enfonce dans les sinus, les cornets et les cellules ethmoïdales, et se continue avec le canal lacrymal ; elle est composée de deux feuillets, l'un fibreux, uni à la cloison cartilagineuse; l'autre muqueux, mou, épais et contenant un grand nombre de petits follicules. Les vaisseaux et les nerfs de cette membrane sont nombreux ; ces derniers proviennent de la première et de la cinquième paire. La membrane pituitaire est le siége de l'*odorat*.

B. — Les Sinus sont de grandes cavités irrégulières, anfractueuses, creusées dans les os frontal, sus-nasal, lacrymal, zygomatique, grand sus-maxillaire, palatin, sphénoïde et cornet supérieur. Ces cavités, peu développées dans le jeune âge, augmentent graduellement de capacité par l'écartement des tables osseuses, la sortie des dents et l'usure des lames qui les divisent en compartiments; elles sont tapissées par un prolongement de la pituitaire, communiquent toutes les unes avec les autres, et s'ouvrent dans les fosses nasales par un trou étroit situé à la partie postérieure du méat moyen. — Les sinus des didactyles sont beaucoup plus étendus que ceux des chevaux.

Larynx. — C'est un appareil fort compliqué, formé de plusieurs cartilages mobiles les uns sur les autres, surmontant la trachée-artère et s'ouvrant dans le pharynx. Les cartilages laryngiens sont au nombre de cinq : le cricoïde, le thyréoïde, les deux aryténoïdes et l'épiglotte. 1° Le Cricoïde a la forme d'un anneau, comme son nom l'indique; il forme la partie la plus solide et la plus immobile du larynx. Sa surface extérieure offre en devant une convexité, en dehors une facette articulée avec le thyréoïde, et en arrière une portion très-élargie (*chaton du cricoïde*), sur laquelle on distingue une saillie médiane séparant deux surfaces concaves. La surface interne est concave et lisse. La circonférence supérieure est échancrée antérieurement; l'inférieure est unie au premier anneau de la trachée. — 2° Le Thyréoïde, le plus grand de tous, est formé de deux moitiés latérales qui se réunissent à angle vers la ligne médiane. Sa partie moyenne offre en haut et en dehors une protubérance peu élevée, au-dessous de laquelle se voit une grande échancrure fermée par un ligament jaune fixé inférieurement au cricoïde; ses parties latérales embrassent le cricoïde et se terminent postérieurement par une pointe destinée à l'articulation de ce cartilage avec le chaton du cricoïde. — 3° Les cartilages-Aryténoïdes, au nombre de deux, sont situés en arrière, sur le cartilage cricoïde; ils sont pyramidaux, placés l'un à côté de l'autre, et réunis de manière à représenter le bec d'une aiguière. — 4° L'Épiglotte est formée par un fibro-cartilage. Cette partie, qui a la forme d'une feuille de laurier, est située à la partie supérieure du larynx, derrière la base de la langue, fixée dans l'échancrure du bord supérieur du thyréoïde, liée par ses côtés avec les aryténoïdes, et a sa pointe libre et recourbée en arrière vers la langue. — Ces différentes pièces, articulées de manière à pouvoir se mouvoir les unes sur les autres, sont unies à l'hyoïde : 1° Par une membrane jaunâtre qui, des cornes de cet os, se porte au bord supérieur du cartilage thyréoïde; 2° par un ligament fibro-cartilagineux qui, de l'extrémité de chaque corne, va se fixer au bord supérieur du thyréoïde. — L'*articulation crico-thyréoïdienne*, qui résulte de l'union d'une petite surface que porte l'extrémité postérieure de chaque aile du thyréoïde avec une petite cavité superficielle du chaton cricoïdien, est pourvue d'une petite capsule synoviale et affermie par un petit ligament capsulaire jaunâtre formé de deux faisceaux. — L'*articulation crico-aryténoïdienne* est formée par l'union d'une petite surface concave appartenant à l'aryténoïde, et d'une petite facette convexe dont est pourvu le bord supérieur du chaton du cricoïde; elle est pourvue d'une petite capsule synoviale et d'un ligament capsulaire très-fort. — L'*articulation thyréo-aryténoïdienne* se fait par les deux ligaments thyréo-aryténoïdiens, qui s'attachent à l'angle antérieur du cartilage aryténoïde et à l'angle rentrant du thyréoïde. Ces ligaments contribuent à la formation des *cordes vocales*. Les muscles qui peuvent imprimer des mouvements au larynx ont été décrits.

L'intérieur du larynx forme une cavité qui a reçu le nom de *glotte*. Cette cavité a une ouverture étroite, pyramidale et étendue depuis l'épiglotte jusqu'à la base des aryténoïdes. Les lèvres latérales de la glotte, ou *cordes vocales*, sont formées par les muscles thyréo-aryténoïdiens recouverts par la membrane muqueuse. Au-dessous des aryténoïdes se trouve une grande excavation libre (sinus sous-aryténoïdien); au-dessous de l'épiglotte existe une petite cavité étroite (sinus sous-épiglottique), divisée transversalement par une petite membrane mince; de chaque côté de la glotte sont deux cavités terminées en cul-de-sac et ayant leurs ouvertures placées au-dessus du milieu des lèvres (ventricules latéraux). Toute la glotte est tapissée par une membrane muqueuse très-sensible qui reçoit un grand nombre de vaisseaux et de nerfs.

Chez les didactyles, le larynx, plus gros, plus haut, n'a point de ventricules; le sinus sous-épiglottique est petit et dépourvu de membrane flottante; le thyréoïde n'est pas échancré antérieurement. — Chez le porc, les cordes vocales, très-obliques, ne laissent entre elles qu'une ouverture très-étroite; les aryténoïdes sont fort petits, les sinus très-profonds, et l'épiglotte forme un grand pavillon très-mobile. — Le larynx du chat est très-flexible et pourvu de ventricules latéraux très-profonds.

Trachée-artère. — Long canal dur et flexible, situé à la partie antérieure et inférieure de l'encolure en avant de la colonne vertébrale, étendu depuis le larynx jusqu'au niveau de la base du cœur, où il se bifurque pour former les bronches. D'abord superficiel en bas du larynx, il devient successivement plus profond; sa face antérieure est cylindroïde et en partie recouverte par quelques muscles de la région cervicale inférieure; sa face postérieure est aplatie, en rapport avec l'œsophage, les artères céphaliques et les cordons cervicaux du pneumo-gastrique et du trisplanchnique. — La trachée pénètre dans le thorax, entre l'œsophage et la première côte droite; d'abord accolé aux vertèbres dorsales, ce canal s'en éloigne en s'approchant du cœur, où il se termine. — Sa structure présente : 1° Des cerceaux fibro-cartilagineux, au nombre de cinquante à cinquante-deux, aplatis de dehos en dedans, ouverts par derrière, et fixés les uns à la suite des autres par une membrane fibreuse composée de fibres croisées en X; 2° une membrane muqueuse mince, blanchâtre et plissée suivant sa longueur; 3° une couche musculeuse, longue bande blanchâtre placée sous les extrémités des cartilages, et destinée à rétrécir le calibre de la trachée par sa contraction; 4° des artères fournies par les céphaliques et les thyréoïdiennes, des veines qui se rendent dans les jugulaires, et des nerfs qui proviennent du pneumo-gastrique.

Bronches. — Tuyaux mi-cartilagineux, mi-membraneux, résultant de la bifurcation de la trachée, destinés à répandre l'air dans toute l'étendue du tissu du poumon, et divisés en droit et en gauche. Chacune des bronches se divise en tuyaux de plus en plus petits. Leur organisation est à peu près semblable à celle de la trachée; les fibro-cartilages qui en font partie sont d'autant plus minces, plus incomplets et plus éloignés les uns des autres, que l'on se rapproche davantage des dernières ramifications.

Poumons. — Viscères spongieux au nombre de deux, l'un droit, l'autre gauche; ils sont situés dans le thorax, séparés l'un de l'autre par le médiastin et le cœur, et enveloppés par les plèvres. Leur volume répond exactement à l'étendue de la cavité qui les renferme; leur poids spécifique est tel que, placés sur l'eau, ils surnagent lorsqu'ils sont sains et que la respiration a eu lieu; ils sont plus pesants que l'eau lorsqu'ils n'ont pas respiré. Leur couleur est fauve, interrompue par des taches et des stries aréolaires, noires ou brunes; ils sont mous, crépitants et très-compressibles, et représentent de chaque côté un corps allongé, pyramidal et trifacié. — La face extérieure ou costale est convexe : la face postérieure ou diaphragmatique est obliquement coupée de haut en bas et d'arrière en avant, et en rapport avec le diaphragme; la face interne est en rapport avec le cœur et le médiastin, et présente deux lobules dans le poumon droit, et un seul lobule dans le poumon gauche. L'extrémité antérieure présente un long appendice échancré vers la base du cœur; la postérieure forme la base du poumon. — La structure du poumon comprend : 1° Les conduits aérifères, subdivisions des bronches qui se terminent par des culs-de-sac globuleux, dont le rapprochement imite les têtes des choux-fleurs; 2° les vaisseaux pulmonaires et bronchiques, et les nerfs du poumon; 3° le parenchyme, composé de *lobules* excessivement petits, unis entre eux par du tissu cellulaire, de manière à former des lobes de plus en plus considérables; ces lobules paraissent résulter des dernières ramifications des bronches, des vaisseaux et des nerfs. Toutes ces parties sont renfermées dans une capsule séreuse fournie par la plèvre. — Les poumons sont les organes essentiels de la respiration : c'est dans leur intérieur que le sang veineux, qui y est apporté par les artères pulmonaires, se trouve transformé en sang artériel par l'action de l'air.

Chez les ruminants, le poumon droit est partagé en cinq lobes ; le poumon gauche n'en présente que deux. — Le porc a trois lobes au poumon droit et deux au gauche. — Chez le chien, il y a cinq lobes du côté droit et deux à gauche.

Nous avons dit que les poumons étaient situés dans le *thorax*. Examinons donc cette cavité.

THORAX. — Cavité splanchnique conoïde, formée principalement par les vertèbres du dos, le sternum, le diaphragme, les côtes et les muscles intercostaux. Sa face supérieure reçoit le nom de *dorso-costale ;* l'inférieure, formée par le sternum et les cartilages des côtes asternales, comprend les deux régions *sterno-costales ;* les latérales, nommées *costales,* sont formées par les côtes et les muscles intercostaux. .'extrémité antérieure (entrée du thorax) présente une ouverture oblongue, étroite et verticale ; la postérieure (base du thorax) est circonscrite par le diaphragme. Cette cavité, susceptible de s'agrandir et de se contracter, est tapissée par les PLÈVRES. On nomme ainsi deux membranes séreuses qui tapissent chacune un côté de la poitrine, et s'adossent l'une contre l'autre près du plan médian, de manière à diviser la cavité thoracique en deux compartiments. On distingue quatre portions à chaque plèvre : 1° La portion *costale,* qui tapisse le dedans des côtes, et se replie en haut et en bas pour former le médiastin ; 2° la portion *diaphragmatique,* qui tapisse le diaphragme ; 3° la portion *médiastine,* qui s'adosse à celle du côté opposé, de manière à former le *médiastin,* cloison perpendiculaire un peu inclinée en bas et à gauche, et divisant le thorax en deux parties. Entre les deux lames du médiastin se trouvent le cœur et l'aorte, la portion thoracique de la trachée, l'œsophage, le thymus dans le fœtus, etc. Le cœur divise cette cloison en deux parties inégales, l'une antérieure, nommée *petit médiastin,* et l'autre postérieure, ou *grand médiastin ;* 4° enfin la portion *pulmonaire* forme la capsule séreuse des poumons.

— Parlons maintenant des organes considérés comme annexes de la respiration.

THYMUS. — Corps mollasse, jaune rougeâtre, oblong, placé entre les deux lames du médiastin antérieur, au-dessous de la trachée, n'existant que pendant la seconde moitié de la gestation et les premiers mois de la naissance, et ne tardant pas à disparaître. Il est formé d'un parenchyme non lobulé, composé de vésicules remplies d'un liquide blanchâtre, enveloppé d'une capsule celluleuse très-mince, et recevant beaucoup de vaisseaux et de nerfs. C'est le thymus qui forme ce que l'on nomme *ris* en terme de boucherie. Cet organe remplit, à l'égard du fœtus, des fonctions qui sont encore inconnues.

THYRÉOÏDES. — Corps rougeâtres, fermes, ayant la forme d'une châtaigne allongée, fixés en bas du larynx sur les parties latérales et antérieures de la trachée, réunis entre eux au moyen d'un prolongement antérieur. Leur usage est inconnu.

APPAREIL DE LA SÉCRÉTION DE L'URINE.

Les organes urinaires, presque entièrement contenus dans la cavité abdominale, sont : les *reins,* les *uretères,* les *capsules surrénales,* la *vessie* et l'*urèthre.*

REINS. — Ils sont au nombre de deux, situés dans la région sous-lombaire, l'un à droite et l'autre à gauche, et hors de la cavité du péritoine. Leur couleur est d'un rouge obscur et brunâtre, leur forme celle d'un cœur de carte à jouer dont la partie échancrée serait tournée en dedans ; le rein droit est plus régulièrement triangulaire et situé plus en avant que le gauche. La face inférieure de ces organes est recouverte par le péritoine ; la supérieure est appliquée contre les muscles de la région sous-lombaire. Le bord interne est échancré et donne passage aux vaisseaux, aux nerfs et à l'uretère ; l'antérieur est en rapport à droite avec le foie, et à gauche avec la base de la rate et l'angle gauche du pancréas. — L'organisation des reins est très-compliquée ; les parties qui entrent dans leur composition sont : 1° Une enveloppe fibreuse, mince, résistante, se réfléchissant sur la surface libre du bassinet, et se continuant avec les uretères ; 2° l'artère rénale venant de l'aorte postérieure, la veine *émulgente,* se terminant à la veine cave ; des nerfs provenant du plexus rénal du grand sympathique ; 3° un parenchyme composé de deux substances : l'extérieure, dite *corticale*, est rougeâtre et formée par les dernières ramifications artérielles et veineuses, par les canaux urinifères, contournés sur eux-mêmes, et par de très-petites granulations réunies en grappes; l'intérieure, nommée substance *tubuleuse* ou *médullaire*, d'un rouge pâle, dense et résistante, représente des faisceaux coniques dont la base est enveloppée par la substance corticale, et dont le sommet, plus pâle, en forme de mamelon, fait saillie dans le milieu d'une crête longitudinale qu'offre la surface papillaire d'une cavité interne (bassinet) du rein. Chaque faisceau conique est formé d'un grand nombre de canaux *urinifères*, continus avec les vaisseaux de la substance corticale, convergents, se réunissant sous des angles aigus et s'ouvrant au sommet des mamelons. — Le *bassinet*, réservoir dont nous avons déjà fait mention, est situé dans l'intérieur du rein, près de la scissure; il est irrégulièrement ovale, et offre une partie moyenne et deux prolongements que l'on nomme les *bras du bassinet*. Du côté de la scissure, le bassinet offre un *infundibulum* qui commence l'uretère; du côté opposé se trouve une surface papillaire rougeâtre qui laisse voir une rangée de mamelons dans lesquels s'ouvrent les canaux urinifères de la substance tubuleuse. — Les reins sont les organes essentiels de la sécrétion urinaire.

Les reins du bœuf sont formés par un assemblage de lobules séparés par des sillons profonds. La scissure rénale forme une grande cavité allongée qui donne naissance à l'uretère par plusieurs branches qui ont chacune un calice particulier. — Les reins du mouton ont la forme d'un haricot, et n'offre rien de bien remarquable. — Il en est de même de ceux du porc et du chien.

Uretère. — Canal qui conduit l'urine des reins dans la vessie; il sort du rein par la scissure, se recourbe immédiatement en arrière, longe le côté du corps des vertèbres lombaires jusqu'à l'entrée du bassin; là, il prend une direction oblique de dehors en dedans, s'approche de la vessie, perce la membrane charnue de ce réservoir sur les côtés de sa face supérieure, près de son col, fait un trajet de trois à quatre centimètres entre cette membrane et la muqueuse, perce enfin celle-ci et s'ouvre dans la vessie. — Les uretères sont plus gros qu'une plume à écrire et sont formés de deux membranes, l'une externe, musculaire, épaisse et blanche, et l'autre interne muqueuse.

Capsules surrénales (*reins succinturiaux*). Petits corps allongés, brunâtres, minces, placés l'un à droite et l'autre à gauche, en avant de chaque rein, hors du péritoine, et dont les fonctions sont tout à fait inconnues. Ces capsules sont formées : 1° D'une tunique externe celluleuse; 2° d'un parenchyme formé de granulations réunies en lobules; 3° de vaisseaux et de nerfs nombreux. En partageant une capsule selon son épaisseur, on en trouve souvent le centre creusé par une cavité longitudinale étroite.

Vessie. — Réservoir musculo-membraneux, conoïde, situé sur les parois inférieures du bassin, d'une capacité qui varie avec la quantité d'urine qu'il contient, et susceptible d'éprouver des déplacements par l'effet de l'accumulation et de l'expulsion de l'urine. Sa surface extérieure peut être partagée en six régions : 1° Région antérieure ou *fond*, tapissée par le péritoine à sa partie supérieure, en rapport avec le repli pelvien du côlon, et pourvue de deux ligaments latéraux grands et forts, qui se dirigent vers le milieu du fond, et présentent, à leur bord libre, un gros cordon blanc qui résulte de l'oblitération des artères ombilicales; 2° région inférieure, non recouverte par le péritoine, et en rapport avec le pubis dans l'état de moyenne plénitude, et avec les parois abdominales inférieures dans le cas de distension de l'organe par l'urine : cette région est pourvue d'un ligament mince, qui se dirige vers le fond de la vessie et se fixe à la symphyse du pubis (ligament *sus pubien*); 3° région supérieure, recouverte en grande partie par le péritoine et contiguë au rectum dans le mâle et à l'utérus dans la femelle; 4° régions latérales recouvertes dans leur moitié antérieure seulement par le péritoine, et côtoyées par les conduits déférents du mâle; 5° région postérieure, non recouverte par le péritoine, correspondant en bas à la symphyse ischiale, et en haut aux vésicules séminales et à la grande prostate du mâle, au vagin et au corps de l'utérus dans la femelle, terminée en arrière par un rétrécissement ou *col*, où commence l'urè-

thre. — La surface intérieure présente des rides, quelquefois des colonnes, et tout
à fait en arrière, près du col, les ouvertures des uretères. — La texture de la vessie
présente : 1° Une tunique séreuse qui ne forme qu'une enveloppe incomplète;
2° une tunique charnue formée de fibres longitudinales, transversales et obliques;
3° une membrane muqueuse, mince, blanchâtre, unie à la précédente par un tissu
cellulaire extensible; 4° des vaisseaux et des nerfs. — La vessie sert de réservoir
à l'urine, et n'offre pas de différences notables chez les autres animaux.

Il nous resterait à parler ici de l'urèthre, mais nous le décrirons en parlant des
organes de la génération.

APPAREIL DE LA GÉNÉRATION.

Les organes qui composent cet appareil sont répartis sur deux animaux de la
même espèce. C'est cette répartition qui constitue la différence des *sexes*. Le sexe
mâle est surtout caractérisé par la faculté de produire un fluide fécondant, le
sperme. Le sexe femelle est caractérisé par la propriété de produire des *ovules* qui
ne deviennent aptes à reproduire un animal de la même espèce qu'autant qu'ils
ont subi l'influence fécondante du fluide sécrété par le mâle. Le sexe femelle est
encore caractérisé par la présence d'une glande (la mamelle) destinée à la nutrition du nouveau-né.

§ Ier. — ORGANES GÉNITAUX DU MALE. Ils constituent un appareil de sécrétion et d'excrétion, et présentent : 1° Deux glandes appelées *testicules,* pourvues de plusieurs
enveloppes; 2° des canaux d'excrétion provisoire, les *conduits déférents*; 3° un réservoir qui reçoit le sperme avant son expulsion au dehors, *vésicules séminales;* 4° des
canaux d'excrétion définitive, *canaux éjaculateurs* et *urèthre :* à ce dernier conduit
est annexé un appareil d'érection qui constitue le *pénis*. Enfin, on doit encore
considérer comme dépendances de l'urèthre les *glandes prostates* qui sécrètent un
fluide dont l'utilité se rattache aux fonctions génératrices.

TESTICULES. — Organes glanduleux placés dans les bourses, ayant la forme d'un
ovoïde comprimé latéralement, offrant deux faces latérales légèrement convexes,
un bord inférieur également convexe, un bord supérieur qui tient à l'épididyme
et au cordon testiculaire. Leur organisation présente : 1° Une membrane fibreuse,
ou *tunique albuginée,* analogue à la sclérotique, tapissée extérieurement par la
membrane vaginale, tandis que sa face interne envoie dans le parenchyme de
nombreux prolongements aplatis qui se dirigent tous vers le bord supérieur de
l'organe, et partagent l'intérieur de la tunique albuginée en plusieurs loges occupées par les vaisseaux séminifères; 2° une saillie allongée nommée *corps d'Hygmore,*
située le long du bord supérieur du testicule, et formée par un renflement de la
membrane elle-même, que traversent les principaux troncs des vaisseaux séminifères qui vont former l'épididyme; 3° un parenchyme mou, pulpeux, grisâtre et
composé par une immense quantité de filaments (vaisseaux ou conduits séminifères), ténus, flexueux, repliés les uns sur les autres, sans cavité intérieure, et se
dirigeant vers le bord supérieur du testicule, où ils forment plusieurs troncs qui
traversent le corps d'Hygmore, et se réunissent pour donner naissance à l'épididyme ; 4° les vaisseaux et les nerfs spermatiques. — Les testicules sont renfermés
dans l'abdomen pendant la vie fœtale, et ils éprouvent une véritable migration
avant la naissance, car ils viennent alors se placer dans les bourses. — Il arrive
quelquefois que l'un des testicules ou les deux testicules restent dans la cavité du
ventre pendant toute la vie. Les animaux chez lesquels on observe cette particularité, qui a reçu divers noms (*Monorchidie, Anorchidie, Enorchidie, Cryptorchidie*),
sont appelés *Pifs* (chevaux) ou *Riles* (cochons et béliers). Lorsque les deux testicules sont restés dans le ventre, les animaux sont inféconds (M. Goubaux).

ENVELOPPES DES TESTICULES. — Elles sont au nombre de quatre, savoir, de dehors
en dedans : 1° Le SCROTUM, enveloppe cutanée, dépourvue de poils, offrant des
rides et des follicules, et sur sa partie moyenne une ligne saillante que l'on nomme
le *raphé*. — 2° Le DARTOS, membrane jaune rougeâtre, élastique, attachée à la
paroi inférieure de l'abdomen, prolongée en arrière autour du pénis. Il y a

deux dartos, un pour chaque testicule; ils sont adossés l'un à l'autre, et de cet adossement résulte une cloison formée de deux lames qui s'écartent supérieurement pour livrer passage à la verge. — 3° La TUNIQUE CHARNUE, appelée *érythroïde*, ou encore *crémaster,* qui est une digitation du muscle petit oblique de l'abdomen. Ce petit faisceau charnu prend son origine à la face interne de l'angle externe de l'ilium, d'où il se dirige en bas vers le canal inguinal, qu'il traverse en enveloppant le cordon testiculaire; la couche fibreuse qui fait suite au muscle adhère fortement à la membrane péritonéale. — La MEMBRANE PÉRITONÉALE (*tunique vaginale*), membrane séreuse fournie par le péritoine, et formée de deux feuillets, l'un extérieur, *pariétal,* tapissant la tunique érythroïde; l'autre interne, *viscéral,* recouvrant le testicule, l'épididyme et le cordon testiculaire. Ces deux feuillets laissent entre eux une cavité séreuse (*gaine vaginale*) qui communique supérieurement avec la cavité du péritoine.

ÉPIDIDYME. — Situé le long du bord supérieur du testicule, et forme un corps allongé, renflé à ses deux extrémités. Son extrémité antérieure ou *tête* reçoit les troncs séminifères; sa partie moyenne ou *corps* n'est unie au testicule que par la tunique vaginale; son extrémité supérieure ou *queue* se continue avec le canal déférent. L'épididyme est formé d'un conduit grêle, flexueux, à parois épaisses, à cavité étroite, et replié un grand nombre de fois sur lui-même.

CORDON SPERMATIQUE OU TESTICULAIRE. — Il est formé par l'assemblage des artères et des veines testiculaires, de vaisseaux lymphatiques, de rameaux nerveux et du canal déférent, parties qui sont unies entre elles par un tissu cellulaire lâche, et enveloppées par le feuillet viscéral de la tunique vaginale. L'artère grande testiculaire règne au bord antérieur du cordon et décrit une multitude de flexuosités qui, unies à celles des veines, forment un corps vasculaire nommé corps *pampiniforme.* La petite artère testiculaire et le canal déférent règnent le long du bord postérieur du cordon. Celui-ci monte vers l'abdomen, dans lequel il pénètre par le canal inguinal.

CANAL DÉFÉRENT. — Il se continue avec l'épididyme, remonte le long du bord postérieur du cordon, pénètre dans l'abdomen par l'anneau inguinal, entre dans le bassin, où il acquiert une grosseur considérable, et où il devient celluleux dans son intérieur; il se dirige ensuite de dehors en dedans vers le col de la vessie, croise l'uretère, s'enfonce au-dessus de la grande prostate, où il devient mince et petit, et se réunit enfin avec le col de la vésicule séminale du même côté, en formant avec ce col un conduit nommé *éjaculateur.* Le canal déférent est formé d'une membrane externe fibreuse et d'une membrane interne muqueuse.

Chez les différents animaux, les organes qui précèdent (les testicules et leurs annexes) n'offrent que des différences peu importantes de forme et de volume.

VÉSICULES SÉMINALES. — Réservoirs membraneux, conoïdes, placés obliquement dans la cavité pelvienne, sous le rectum et sur la vessie. Éloignées l'une de l'autre en avant, elles convergent en arrière vers la grande prostate qui les embrasse. On peut distinguer à chaque vésicule un fond, une partie moyenne et un col. Celui-ci, maintenu contre celui du côté opposé, se réunit, à angle très-aigu, avec le canal déférent du même côté, de manière à former le canal éjaculateur, qui s'ouvre dans la portion prostatique de l'urèthre (*verumontanum*). Outre ces deux vésicules séminales, communes à la plupart des animaux domestiques, les monodactyles (chevaux, ânes, mulets) en ont une troisième qui se trouve située entre les extrémités des deux canaux déférents, et s'ouvre dans le verumontanum en avant des canaux éjaculateurs; elle contient une liqueur blanche dont on ignore les fonctions. Chaque vésicule est formée d'une membrane muqueuse garnie extérieurement de quelques fibres charnues.

Le chien manque de vésicules séminales; ses canaux déférents ne sont pas renflés dans la portion pelvienne. Les didactyles et les porcs ont les vésicules bosselées; le renflement pelvien du canal déférent manque aussi dans les didactyles.

PROSTATES. — Elles sont au nombre de trois : une grande, impaire, et deux petites. 1° La *grande prostate* est située sur le col de la vessie, embrasse les extrémités réunies des vésicules séminales et des canaux déférents, et présente une partie

moyenne et deux branches qui se portent en avant en s'écartant l'une de l'autre. —
2° Les *petites prostates*, n'existant pas chez les animaux dépourvus de vésicules
séminales (chiens), se trouvent à l'extrémité postérieure du bassin, l'une à droite
et l'autre à gauche, sur les côtés de l'urèthre, un peu en avant de son bulbe. Elles
sont ovoïdes et correspondent à ce que l'on nomme dans l'espèce humaine les
glandes de Cowper. Les prostates sont formées d'un tissu brunâtre composé d'un
assemblage de petits follicules muqueux, desquels naissent les conduits excréteurs : ceux de la grande prostate ont leurs orifices au pourtour du tubercule
uréthral, et ceux des petites prostates forment de chaque côté une rangée de
petits mamelons situés en avant du contour de l'urèthre. — Les prostates sécrètent une humeur à laquelle on attribue la propriété d'humecter l'urèthre avant
l'éjaculation du sperme, et de faciliter la sortie de celui-ci.

Pénis (*Verge*). — Organe très-érectile, destiné à l'union des deux sexes, suspendu
à l'arcade ischiale, contenu, dans l'état ordinaire, dans une poche cutanée appelée
fourreau, sortant de cette poche pour l'expulsion des urines et pour l'acte du coït,
et susceptible de prendre par l'érection un grand développement, de la raideur
et de la dureté. Dans le pénis, nous avons à étudier le fourreau, le corps caverneux, les ligaments suspenseurs, la tête et l'urèthre. — A. Le Fourreau est formé
par un repli de la peau : c'est une grande cavité folliculaire dont l'entrée présente
inférieurement une échancrure sur les côtés de laquelle se trouvent deux petits
mamelons, et dont la surface interne offre une multitude de rides et est constamment enduite d'une matière grasse, noire et très-odorante. Entre la peau extérieure
du fourreau et celle qui revêt sa surface interne se trouve une couche de tissu
fibreux jaune fixé supérieurement aux parois de l'abdomen, sur les côtés de l'ombilic, et se continuant avec le dartos et la tunique abdominale. C'est à cette production que l'on donne le nom de *corps du fourreau* ou de *ligaments suspenseurs du
fourreau*. — B. Le Corps caverneux forme la plus grande partie de la verge et présente postérieurement deux *racines* qui sont attachées de chaque côté à l'arcade
ischiale, sont recouvertes par le muscle ischio-sous-pénien, et se réunissent bientôt
en formant un angle. L'extrémité antérieure du corps caverneux est plongée dans
la substance spongieuse de la tête, et se termine par un prolongement grêle dont
la longueur est de trois à quatre centimètres ; sa face inférieure loge dans un sillon
profond la portion spongieuse de l'urèthre ; la supérieure loge les vaisseaux dorsaux du pénis. L'organisation du corps caverneux du pénis présente : 1° Une membrane fibreuse, nacrée, extensible, qui envoie des prolongements par sa face interne ; 2° un tissu spongieux, composé de cellules communiquant entre elles et
formées de lamelles fibreuses et de vaisseaux artériels et surtout veineux, largement dilatés et contenant toujours une certaine quantité de sang plus ou moins
considérable ; 3° des vaisseaux et des nerfs. — C. Les deux Ligaments suspenseurs,
longs et gros cordons musculaires, blanchâtres, qui prennent leur origine séparément à l'extrémité du sacrum et aux premiers os coccygiens, s'unissent l'un à
l'autre au bas de l'anus, gagnent la face inférieure du pénis, s'accolent à l'urèthre,
lui donnent une succession de faisceaux et se prolongent jusque dans la substance spongieuse de la tête du pénis. — D. La Tête correspond au gland de
l'homme, est située à la partie antérieure du pénis, et forme, pendant l'érection,
un corps fungiforme très-gros. Sa surface antérieure offre une saillie formée par
la pointe du corps caverneux, et une fosse située au-dessous de la saillie et entourant le prolongement de l'urèthre ; au fond de cette fosse se trouve une ouverture
qui répond à un cul-de-sac bifurqué, que l'on nomme *sinus uréthral* ou *fossette naviculaire*. La tête est formée : 1° Par une enveloppe muqueuse qui se replie dans
la fosse uréthrale et dans la fossette naviculaire ; 2° une substance spongieuse,
érectile, fournissant en arrière un prolongement qui se termine insensiblement sur
la face supérieure du corps caverneux ; 3° des vaisseaux et des nerfs. — E. L'Urèthre, long canal, étendu du col de la vessie à l'extrémité de la verge et destiné à
donner passage à l'urine, à la liqueur prostatique et au sperme. Il présente trois
portions : *a*) La portion *pelvienne* est située dans le bassin, commence au col de
la vessie et se dirige un peu obliquement en arrière et en bas jusqu'à l'arcade

ischiale; elle est enveloppée extérieurement par la grande prostate et par une couche musculaire; intérieurement, et près du col de la vessie, elle présente une saillie nommée *tubercule uréthral* ou *verumontanum*, qui soutient les orifices des canaux éjaculateurs, de la vésicule moyenne et de la grande prostate; postérieurement et vers l'arcade ischiale se voient deux rangées de mamelons, dans lesquels s'ouvrent les canaux excréteurs des petites prostates. — *b)* La deuxième portion (*contour de l'uréthre*) fait suite à la première, se courbe sur l'arcade ischiale, passe entre les deux racines du corps caverneux, correspond au périnée, et offre un renflement que l'on nomme le *bulbe de l'uréthre.* — *c)* La troisième portion, nommée *sous-pénienne,* s'étend depuis l'arcade ischiale jusqu'à la tête du pénis; elle est maintenue dans la scissure inférieure du corps caverneux, enveloppée par le muscle ischio-uréthral, et terminée antérieurement dans la tête du pénis par un prolongement long d'un centimètre (tube uréthral). L'urèthre est composé : 1° D'une membrane muqueuse plissée longitudinalement; 2° d'une membrane celluleuse très-dense dans la portion pelvienne, où elle est entourée d'une couche charnue; 3° d'un tissu spongieux épais au bulbe, mince dans la portion supérieure et n'existant pas dans la portion pelvienne; 4° de vaisseaux et de nerfs.

— *Différences.* Les ruminants et les porcs ont la verge grêle et pointue. Chez les chiens, la partie antérieure du corps caverneux a pour base un os long, impair, pourvu d'une scissure inférieurement pour le passage de l'urèthre, donnant attache au tissu fibreux du pénis et soutenant vers sa base un tissu érectile qui, lorsqu'il est gonflé, forme une grosse protubérance piriforme, à base postérieure. C'est cette protubérance qui force le mâle à rester accouplé jusqu'à ce que l'érection ait cessé.

§ II. — Organes génitaux de la femelle. Ils se composent des *ovaires,* des *trompes utérines,* de l'*utérus,* du *vagin,* de la *vulve* et de ses *annexes,* et des *mamelles.*

Ovaires. — Organes glanduleux, ovoïdes, au nombre de deux, situés dans la cavité abdominale, entre les lames des ligaments sous-lombaires de l'utérus, et destinés à sécréter les *ovules* qui doivent être fécondés par le sperme du mâle et servir à la reproduction de l'espèce. Ils sont un peu aplatis latéralement, et pourvus d'une scissure du côté des trompes utérines. Leur organisation présente une membrane ou *capsule* dense, serrée, tapissée par le péritoine, et envoyant par sa face interne un grand nombre de prolongements dans le parenchyme de l'organe. Ce tissu mou, spongieux, grisâtre, imbibé de liquide, renferme un grand nombre de petites vésicules transparentes, formées par une pellicule très-fine et contenant un liquide rougeâtre ou jaunâtre. Ces vésicules, dites de *de Graaf,* renferment au milieu d'un amas de cellules granuleuses (*cumulus proliger*) l'ovule. Celui-ci se compose d'une paroi (zone transparente) d'un contenu granuleux (*vitellus* ou *jaune*), et d'un noyau (*vésicule germinative*) renfermant un nucléole (*tache germinative*). Les artères des ovaires proviennent de l'artère utérine, et ses nerfs émanent du plexus mésentérique postérieur.

Trompes utérines ou de Fallope. — Ce sont deux conduits flexueux situés entre les lames des ligaments sous-lombaires de l'utérus et destinés à établir une communication entre ce dernier organe et les ovaires. Elles ont un diamètre très-petit dans la portion qui s'attache à l'utérus et augmentent de grosseur en s'approchant de l'ovaire, où elles se terminent par un repli découpé en lanières irrégulières, et nommé *pavillon* ou *morceau frangé.* Au milieu de ces lanières se trouve un très-petit orifice qui est l'ouverture abdominale de la trompe. Lorsque, après l'accouplement, un ovule fécondé se détache de l'ovaire, le pavillon de la trompe s'applique sur la scissure de cet organe de manière à recueillir l'ovule et à le faire pénétrer dans son conduit pour le transmettre dans l'utérus. On conçoit que l'ovaire fécondé puisse fort bien ne pas être recueilli par la trompe et tomber dans la cavité abdominale, où il se fixe sur le péritoine et se développe jusqu'à un certain point. C'est comme cela que l'on explique ce que l'on nomme les *grossesses extra-utérines.* — Les trompes sont formées à l'extérieur par le péritoine, et à l'intérieur par une membrane muqueuse très-mince.

Utérus, Matrice. — Réservoir membraneux situé en partie dans le bassin, entre la vessie et le rectum, et en partie dans la région sous-lombaire; il est destiné à contenir l'œuf jusqu'à la fin de la vie fœtale. On le divise en un corps et deux branches. Le corps s'étend depuis le vagin jusqu'à l'origine des branches; ses faces sont tapissées par le péritoine : la supérieure est en rapport avec le rectum, et l'inférieure avec la vessie; ses parties latérales sont fixées par un large repli péritonéal qui part de la région des lombes (ligament sous-lombaire); sa partie postérieure, étroite et épaisse, se prolonge dans le vagin, où elle forme ce qu'on appelle la *fleur épanouie*. Les branches (cornes de l'utérus) s'écartent l'une de l'autre, se contournent en dehors et en haut et se terminent par une pointe mousse où prend naissance la trompe de Fallope. Ces cornes sont soutenues par la continuation des ligaments sous-lombaires.

La cavité de l'utérus s'étend du vagin à l'extrémité des cornes; elle communique avec le vagin par un canal percé dans le col utérin, et avec les trompes de Fallope par un très-petit trou situé dans le fond de chaque branche. — L'utérus présente dans son organisation : 1° Une membrane séreuse formée par un dédoublement des ligaments sous-lombaires; 2° une membrane muqueuse interne peu épaisse; 3° un tissu musculaire propre qui prend un très-grand développement pendant la grossesse; 4° des vaisseaux et des nerfs. — L'utérus, organe peu important pendant la vie fœtale et avant l'âge adulte, ne prend tout son développement qu'à l'approche des premières chaleurs.

Chez les didactyles, les parois internes de l'utérus présentent de gros mamelons que l'on nomme *cotylédons*, et qui prennent un développement énorme pendant la gestation. Chez les femelles *multipares*, le corps de l'utérus est très-court, et les branches sont longues et flexueuses.

Vagin. — Conduit membraneux qui s'étend de la vulve à l'utérus, et qui est tout à la fois l'organe de la copulation de la femelle et le conduit destiné au passage du produit de la conception. Il est situé dans la cavité du bassin, entre la vessie et le rectum, en arrière du péritoine, qui ne recouvre qu'une très-petite portion de sa partie antérieure. Sa surface interne est douce, humide, blanchâtre dans l'état ordinaire, rouge à l'époque du rut. Son entrée, qui fait suite à la vulve, offre inférieurement, et un peu en avant du clitoris, un conduit court (méat urinaire), dirigé obliquement de haut en bas, et recouvert par un repli membraneux flottant du côté de la vulve et destiné à diriger la sortie des urines. Le fond de la cavité du vagin présente une grosse éminence (prolongement vaginal de l'utérus, fleur épanouie) recouverte d'une membrane frangée, dont le centre offre l'orifice d'un canal qui fait communiquer le vagin avec la cavité de l'utérus. L'organisation du vagin se compose : 1° D'une membrane muqueuse munie d'un grand nombre de follicules et ridée à la partie moyenne du vagin; 2° d'une membrane fibreuse élastique; 3° d'un tissu spongieux érectile, qui forme, autour de l'entrée du vagin et en dehors de la muqueuse, une couche désignée sous le nom de *bulbe vaginal;* 4° de vaisseaux et de nerfs.

Chez la vache, le bulbe vaginal, plus étendu que chez la jument, se continue jusqu'au clitoris et est recouvert par un muscle (muscle sacro-clitorien).

Vulve. — On donne ce nom à l'ouverture extérieure des organes de la génération de la femelle; elle est oblongue de haut en bas et située un peu au-dessous de l'anus. Les parties latérales de la vulve en sont nommées les *lèvres;* leur réunion forme deux commissures, une supérieure, aiguë, et une inférieure, arrondie, et pourvue d'une cavité contenant un corps érectile nommé *clitoris*. Ces lèvres sont formées extérieurement par une peau fine qui se replie au bord de la vulve, pour se continuer avec la muqueuse du vagin. Entre ces deux couches se trouve un tissu fibreux, entremêlé de quelques fibres charnues. — Le *clitoris* est un gros tubercule hémisphérique fixé dans le fond de la commissure inférieure, entouré par un repli membraneux qui lui fournit une sorte de fourreau et présentant supérieurement l'orifice d'un sinus terminé en cul-de-sac (fossette naviculaire). Le clitoris est formé : 1° D'une membrane extérieure, muqueuse; 2° d'un corps caverneux, analogue à celui du pénis, fixé à l'arcade ischiale par deux racines, et composé d'une enveloppe extérieure fibreuse, divisée en deux compartements intérieurs par une cloison longitudinale, et de deux corps spongieux emplissant ces compartiments, et séparés l'un de l'autre par la cloison interne.

Les ruminants ont les lèvres de la vulve grosses, saillantes, recouvertes de petits poils, le clitoris grêle et long, pourvu intérieurement d'un noyau fibreux, et extérieurement de trois muscles distincts, ainsi que d'un ligament suspenseur qui vient de la base de la queue.

MAMELLES. — Organes de la sécrétion du lait. Les mamelles sont au nombre de deux chez la jument et situées sous le pubis, entre les cuisses. Le corps des mamelles a une forme hémisphérique; il est surmonté d'un mamelon cylindroïde, long de trois à quatre centimètres, et pourvu de plusieurs gros tubercules à sa base. Les mamelles sont formées : 1° D'une couche cutanée, fine et garnie d'un léger duvet; 2° d'une couche de tissu fibreux jaune, qui est une dépendance de la tunique jaune de l'abdomen; 3° d'une substance graisseuse abondante; 4° de la *glande mammaire*, formée par un assemblage de lobes et de lobules réunis entre eux par du tissu cellulaire; chaque lobule est composé de granulations arrondies; de ces granulations partent les vaisseaux *galactophores* ou *lactifères*, qui se rassemblent vers le centre de la glande et se terminent à des sinus placés à la base du mamelon. Ces derniers, continuant à se réunir de l'un à l'autre, forment des réservoirs situés dans l'intérieur du mamelon, au bout duquel ils s'ouvrent par deux ou trois trous dans un principal; 4° enfin, de vaisseaux, de nerfs et de ganglions lymphatiques.

Les mamelles de la vache forment une masse unique que l'on nomme le *pis*. Cette masse donne naissance à quatre principaux mamelons que l'on nomme les *trayons* et les *tétines*. — Les mamelles de la brebis forment deux hémisphères séparés, et de chacun desquels part un seul mamelon. — Le pis de la chèvre se rapproche de celui de la vache, mais il ne porte que deux mamelons. — Les femelles multipares (chiennes, chattes, truies) ont deux rangées de mamelles disposées sur les côtés de la ligne médiane du ventre, depuis le pubis jusqu'au sternum.

IV. — ANGÉIOLOGIE.

L'angéiologie est la partie de l'anatomie qui a pour objet les organes de la circulation. Ces organes comprennent : 1° Une partie centrale, le *cœur*, agent d'impulsion du sang; 2° les *artères*, vaisseaux qui portent le sang du cœur dans toutes les parties du corps; 3° les *veines*, qui rapportent le sang de toutes les parties du corps dans le cœur; 4° les *vaisseaux lymphatiques*, annexes des veines, qui versent dans le système veineux le liquide qu'ils contiennent. Le cœur a une enveloppe particulière qui a reçu le nom de *péricarde*.

CŒUR ET SON ENVELOPPE.

PÉRICARDE. — Sac membraneux, allongé, situé dans la cavité thoracique, maintenu entre les deux lames du médiastin et dirigé un peu obliquement de haut en bas, d'avant en arrière, et de droite à gauche. Son extrémité supérieure est intimement unie aux vaisseaux de la base du cœur; l'inférieure est pourvue de cordes ligamenteuses implantées à la face supérieure du sternum et au diaphragme; les faces n'offrent rien de remarquable. L'organisation du péricarde offre deux membranes, l'une fibreuse, adhérente en bas au sternum, se continuant en haut sur les gros vaisseaux du cœur, et formée d'un tissu nacré aponévrotique; l'autre membrane est séreuse, représente un sac sans ouverture et tapisse le cœur, l'origine des gros vaisseaux et la membrane fibreuse à laquelle elle est intimement unie. Les vaisseaux du péricarde sont nombreux et très-déliés.

CŒUR. — Organe central de la circulation, situé dans la cavité du péricarde, au-dessous du corps de la sixième vertèbre dorsale. Sa forme est celle d'un cône irrégulier, dont la base est tournée en haut, en avant et un peu à droite, et dont le sommet est dirigé en bas, en arrière et un peu à gauche. Le cœur présente une surface extérieure et quatre cavités. — 1° *Surface extérieure*. La face antérieure ou droite est un peu aplatie, et offre dans son milieu une scissure longitudinale dans laquelle rampe une des artères cardiaques, et qui sépare le ventricule droit du gauche. La face postérieure ou gauche offre une scissure analogue qui se réunit à la précédente en avant et un peu au-dessus de la pointe du cœur. La base, séparée de la colonne vertébrale par l'aorte et l'œsophage, est suspendue au-dessous de la sixième vertèbre dorsale, et présente une rainure (scissure coronaire) qui sépare les oreillettes des *ventricules*. Le sommet, libre et arrondi, répond à l'articulation du sternum avec les derniers cartilages costaux. — 2° *Cavités du cœur*. Au nombre de quatre, deux supérieures ou *oreillettes*, occupant la base de l'organe, et deux inférieures ou *ventricules*, occupant sa partie moyenne et son sommet. Chaque oreillette communique par une large ouverture avec le ventricule correspondant. Le ventricule droit, uni à l'oreillette du même côté, forme ce qu'on appelle le *cœur droit*, ou *pulmonaire*, ou *cœur à sang noir;* le ventricule gauche, uni à l'oreillette gauche, forme le *cœur gauche*, ou *aortique*, ou *cœur à sang rouge*. Après la naissance ils ne communiquent l'un avec l'autre que par l'intermédiaire des artères et des veines.

— L'*oreillette droite*, située à la partie antérieure droite de la base du cœur, allongée d'avant en arrière, forme à chacune de ses extrémités un appendice dont les bords offrent des dentelures irrégulières. Sa cavité intérieure forme ce que l'on nomme le *sinus des veines caves*. Elle offre en haut et dans le milieu l'orifice de la veine cave antérieure, dirigé de haut en bas vers l'ouverture du ventricule; plus en arrière, l'embouchure de la veine azygos; enfin, en bas et à droite, se trouve l'ouverture de la veine cave postérieure, au-dessous de laquelle se voit l'ouverture de la veine cardiaque. Les cavités des appendices sont garnies de nombreuses colonnes charnues entre-croisées; la paroi interne ou interauriculaire présente la *fosse ovale*, espèce de cicatrice remplacée chez le fœtus par le *trou de Botal*, qui à cet âge établit une communication entre les oreillettes. En bas se trouve l'ouverture *auriculo-ventriculaire* droite, garnie d'une zone tendineuse et de valvules qui se prolongent dans le ventricule.

— L'*oreillette gauche* située à la partie supérieure, postérieure et gauche du cœur, forme une masse arrondie, peu étendue et pourvue d'un seul appendice. Sa cavité intérieure (sinus des veines pulmonaires) est moins anfractueuse et moins grande que l'oreillette droite. On y remarque en haut et en arrière les ouvertures de quatre à huit veines pulmonaires, en avant et sur la cloison interauriculaire la trace du trou de Botal, et en bas l'ouverture auriculo-ventriculaire gauche, pourvue, comme la droite, d'une zone tendineuse et de valvules.

— Les *ventricules* sont conoïdes, séparés par la cloison interventriculaire; leurs parois sont beaucoup plus épaisses que celles des oreillettes. Leur cavité présente de nombreuses *colonnes charnues* de trois ordres : les colonnes du premier ordre sont adhérentes par une de leurs extrémités, et libres dans tout le reste de leur étendue; elles servent de point d'attache à de petites cordes tendineuses qui brident les valvules auriculo-ventriculaires. Les colonnes du second ordre sont adhérentes par leurs deux extrémités, et libres dans leur contour; celles du troisième ordre ont la forme de pilastres et ne sont libres que dans une portion de leur circonférence seulement. La base de chaque ventricule présente deux ouvertures : l'une, dite *auriculo-ventriculaire*, fait communiquer l'oreillette et le ventricule correspondant; elle est garnie d'une valvule : l'autre, plus rapprochée de la ligne médiane, est garnie de trois valvules *sigmoïdes* ou *semi-lunaires*, dont le bord libre concave est tourné du côté de l'artère. — Les ventricules présentent entre eux des différences : 1° Dans la position, le ventricule gauche occupe la région postérieure gauche du cœur, le droit la région antérieure ou droite; 2° dans la forme, le ventricule gauche est plus allongé et moins large que le droit, et forme, à lui seul, la pointe du cœur; 3° dans l'épaisseur des parois, celle du ventricule gauche est au moins double de celle du droit; la cloison interventriculaire forme une saillie dans le ventricule droit et une légère concavité dans le gauche; 4° dans la consistance, qui est telle que les parois du ventricule gauche restent écartées, tandis que celles du droit s'affaissent; 5° dans les colonnes charnues, qui, dans le ventricule droit, sont plus nombreuses et plus volumineuses que dans le gauche. — Quant aux orifices de la base des ventricules, nous voyons que l'orifice artériel droit répond à l'artère pulmonaire, et que l'orifice artériel gauche répond à l'aorte ; les valvules sigmoïdes n'offrent pas de différences. L'orifice auriculo-ventriculaire droit est muni d'une valvule dite *triglochine* ou *tricuspide*, disposée de manière à s'opposer au reflux du sang dans l'oreillette, et formée d'un anneau fibreux et de trois longues dents terminées en pointes et fixées aux parois du ventricule par des cordes tendineuses plus ou moins longues. L'orifice auriculo-ventriculaire gauche est pourvu d'une valvule nommée *mitrale*, formée de quatre prolongements membraneux (deux grands et deux petits), disposés comme ceux du ventricule droit.

L'organisation du cœur présente à considérer : 1° Une membrane externe séreuse, qui est le feuillet viscéral du péricarde ; 2° une membrane interne qui est la continuation de celle qui tapisse l'intérieur des vaisseaux sanguins ; elle forme, en se repliant, les valvules du cœur, entre les lames desquelles viennent s'épanouir les filets tendineux qui les brident ; 3° un tissu musculaire qui, dans les ventricules, forme des espèces d'anses dont la convexité, tournée du côté de la pointe du cœur, en est plus ou moins rapprochée, et dont les extrémités sont fixées au pourtour des orifices auriculaires et artériels. Parmi ces fibres ventriculaires, les unes sont propres à chaque ventricule ; les autres sont communes aux deux ventricules qu'elles sont destinées à unir. Dans les oreillettes, il y a deux plans de fibres, l'un superficiel, qui entoure la base de ces cavités, l'autre profond, qui s'étend de la base des oreillettes à leurs orifices vasculaires ; 4° deux artères et une veine cardiaques, des lymphatiques, des nerfs et du tissu cellulaire.

Le cœur n'offre pas de différences bien remarquables chez les quadrupèdes domestiques.

ARTÈRES.

ARTÈRE PULMONAIRE. — Elle naît du ventricule droit du cœur par un gros tronc qui se courbe en arrière, se bifurque près de l'origine des bronches, pénètre dans la substance des deux poumons, s'y divise et s'y subdivise à l'infini. Cette artère porte au poumon le sang veineux qui doit être soumis à l'action vivifiante de l'air et transformé en sang artériel ; vers le milieu de sa courbure, elle se trouve fixée à la crosse de l'aorte postérieure par un gros ligament qui résulte de l'oblitération du *canal artériel* du fœtus.

AORTE. — C'est le tronc commun des artères de la grande circulation. Ce tronc naît de la base du ventricule gauche, s'élève perpendiculairement vers le corps des vertèbres dorsales, et se termine bientôt en formant deux troncs secondaires, qui sont l'aorte antérieure et l'aorte postérieure. Vers son origine, et un peu au-dessus des valvules sigmoïdes gauches, le tronc aortique fournit les deux artères *cardiaques* destinées au cœur.

AORTE ANTÉRIEURE.

Elle a environ six centimètres de longueur ; elle se dirige en avant sous la trachée et se termine par deux divisions, l'une, droite et beaucoup plus grosse, destinée à la tête, au cou et au membre antérieur droit, ainsi qu'aux parois thoraciques et abdominales, est le tronc brachio-céphalique ; et la gauche est le tronc brachial gauche.

— 1° *Tronc brachio-céphalique* (Artère axillaire droite). Il s'avance jusqu'au bord antérieur de la première côte droite, et se dirige vers le bras. De ce tronc partent huit divisions principales, qui sont les artères *dorsale,* — *cervico-musculaire,* — *vertébrale,* — *céphalique,* — *thoracique interne,* — *thoracique externe,* — *trachélo-musculaire,* — *sus-scapulaire,* — *sous-scapulaire,* — *et humérale.* Commençons par la description du tronc céphalique, les autres artères se ressemblant à peu de chose près à droite et à gauche ; nous les décrirons en parlant du tronc brachial gauche.

TRONC CÉPHALIQUE (*Tronc des artères carotides*). — Il est très-court et essentiellement destiné à la tête. Après un trajet de cinq à six centimètres environ, il se partage en deux grosses branches (artères *céphaliques* ou *carotides*) qui s'écartent l'une de l'autre, gagnent les côtés de la trachée-artère, puis sa face postérieure, montent jusqu'au niveau du larynx, donnent dans leur trajet des rameaux musculaires, l'artère thyréoïdienne, et se terminent par trois branches qui sont les artères *carotide externe, occipitale, et carotide interne.*

A. — Artère carotide externe. C'est la plus considérable des trois branches terminales de la céphalique; elle se dirige en haut et en avant, passe sous la parotide et le muscle stylo-maxillaire, sur la poche gutturale, et monte jusque derrière le condyle de la mâchoire inférieure, où elle est presque superficielle. Dans tout ce trajet, elle forme trois courbures, et fournit les artères glosso-faciale, — parotidiennes, — maxillo-musculaire, — auriculaire postérieure, — temporale — et gutturo-maxillaire. — 1° La Faciale (*Maxillaire externe*) se dirige en avant sous le côté de la langue, se courbe ensuite sur la face en passant dans la scissure maxillaire avec le canal parotidien, et se ramifie sur le chanfrein. Sous la langue, elle fournit successivement : *a*) la *pharyngienne supérieure* destinée au pharynx; *b*) plusieurs divisions *musculaires* et *parotidiennes; c*) la *sublinguale* (Ranine), artère flexueuse, qui va jusqu'à la pointe de la langue; *d*) la *linguale*, destinée à la glande sublinguale et à la membrane muqueuse de la langue. Sur le chanfrein, l'artère faciale se termine par plusieurs divisions musculaires et cutanées. — 2° Les artères parotidiennes sont courtes, variables en nombre et destinées à la parotide. — 3° La Maxillo-musculaire, située sous la parotide, s'élève de dedans en dehors et se termine par des rameaux destinés aux muscles masséter et ptérygoïdien interne. — 4° L'Auriculaire postérieure gagne la partie postérieure de l'oreille, laisse échapper quelques rameaux *parotidiens*, et parfois l'artère *tympanique,* et se termine dans les muscles de l'oreille. — 5° La Temporale, située au-dessous et en arrière du condyle de l'os maxillaire, se divise en deux artères secondaires, qui sont : *a*) l'*auriculaire antérieure,* qui se ramifie dans les muscles auriculaires antérieurs, donne un rameau au muscle temporo-maxillaire, un second rameau qui pénètre dans l'intérieur de la conque (*Auriculaire interne*), et un rameau sous-cutané qui descend près de l'orbite; *b*) la *sous-zygomatique,* vaisseau superficiel qui suit la direction de l'épine zygomatique, et se divise dans le muscle zygomato-maxillaire. — 6° La Gutturo-maxillaire (*Maxillaire interne*) est la continuation de la carotide externe; elle s'enfonce en dedans du condyle maxillaire, se dirige en avant sur le crâne, et descend jusques auprès du trou nasal. Elle donne des divisions nombreuses, qui sont : *a*) Les artères *temporales profondes,* dont le nombre est variable, et qui se divisent dans les muscles masséter et ptérygoïdiens et dans le tissu adipeux; quelquefois, de ces artères émane la *tympanique.* *b*) Les *staphylines,* qui se divisent dans la base du voile du palais. *c*) La *maxillo-dentaire,* artère grêle qui pénètre dans le conduit maxillaire et fournit des rameaux *dentaires* et *médullaires.* *d*) La *sourcilière,* qui passe par le trou sourcilier de l'os frontal, va se diviser sous la peau du front et dans le muscle temporo-maxillaire. *e*) L'*oculaire* ou *ophthalmique*, artère qui fournit une foule de rameaux aux muscles de l'œil, à la glande lacrymale, aux paupières, au coussinet graisseux; elle fournit également deux rameaux qui pénètrent dans le crâne. L'un d'eux s'anastomose avec l'artère lobaire antérieure; l'autre passe par le trou orbitaire et va se diviser dans les cellules de l'ethmoïde. *f*) La *sus-maxillo-dentaire* se dirige vers le conduit sus-maxillaire, donne d'abord un rameau *lacrymal* destiné au sac de ce nom, et fournit ensuite des rameaux *dentaires* et *médullaires.* *g*) L'*alvéolaire* se plonge dans la base de la joue. *h*) La *nasale* enfile le trou de ce nom et va se diviser dans la fosse nasale. *i*) La *palato-labiale* passe par le conduit palatin, rampe dans la scissure de ce nom, donne des rameaux au palais, et vient enfin passer dans le conduit incisif pratiqué entre les deux conduits sus-maxillaires, s'anastomose dans ce conduit avec l'artère opposée, et se divise ensuite dans la lèvre supérieure.

B. — Artère occipitale. C'est la plus petite des trois divisions de la céphalique; elle se dirige en haut et en avant, traverse l'apophyse transverse de l'atlas et va se ramifier derrière la tête. Avant de traverser cette apophyse, elle donne : 1° Un rameau MÉNINGIEN qui pénètre le crâne par l'hiatus sous-occipital et se divise sur les méninges ; 2° l'artère *mastoïdienne*, qui passe par le trou mastoïdien, et va se diviser dans les os du crâne ; 3° l'artère *atloïdo-musculaire*, qui passe par le trou mitoyen de l'apophyse transverse de l'atlas, donne des rameaux musculaires, et se termine en s'anastomosant avec l'artère vertébrale. Après avoir franchi l'atlas, l'artère occipitale fournit : 4° l'artère *occipito-musculaire*, qui, après avoir donné des rameaux musculaires, pénètre dans le canal vertébral et devient artère *cérébrospinale*.—Celle-ci se divise en deux branches, l'une, antérieure, se réunit à la branche analogue de l'artère opposée et forme le *tronc basilaire;* l'autre constitue l'origine de *l'artère spinale médiane*. Le *tronc basilaire* rampe sur la face inférieure du bulbe et se termine par deux branches qui se jettent dans les artères cérébrales postérieures. Il fournit sur son trajet : *a*) des ramuscules allant aux racines nerveuses émanées du bulbe, *b*) les artères cérébelleuses postérieures, *c*) les artères cérébelleuses antérieures.

C. — ARTÈRE CAROTIDE INTERNE (*Cérébrale antérieure*). Cette branche, principalement destinée au cerveau, monte obliquement en avant, pénètre dans le crâne à la faveur du trou antérieur de l'hyatus sous-occipital, décrit plusieurs inflexions tant au dehors qu'au dedans du crâne et ne fournit aucune branche avant de pénétrer dans la cavité osseuse. — Dans le crâne, ces artères décrivent deux courbures successives et opposées, puis se placent alors sur les côtés de la glande pituitaire, marchent d'arrière en avant, et se terminent par deux branches avant d'atteindre le nerf optique : l'une constitue l'artère cérébrale postérieure, l'autre se bifurque bientôt pour former les artères cérébrales moyenne et antérieure. *a*) L'*artère cérébrale postérieure*, après un trajet rétrograde, va s'unir avec l'artère correspondante du côté opposé. Le *tronc basilaire* vient déboucher sur le milieu de cette anastomose. *b*) L'*artère cérébrale moyenne* se ramifie dans les hémisphères cérébraux. *c*) L'*artère cérébrale antérieure* s'anastomose avec l'artère correspondante du côté opposé et se plonge dans la scissure longitudinale du cerveau en contournant l'extrémité antérieure du corps calleux.

— 2° *Tronc brachial gauche*. Il se comporte à peu près de la même manière que le tronc brachio-céphalique, à cette exception près qu'il ne fournit pas de tronc céphalique. Il donne successivement les artères dorso-musculaire, — cervico-musculaire, — vertébrale, — thoracique interne, — thoracique externe, — trachélo-musculaire, — sus-scapulaire, — sous-scapulaire, — et humérale.

A. — DORSO-MUSCULAIRE (*Dorsale*). Première branche du tronc brachial gauche. Elle se dirige en dehors, et fournit dans le thorax un rameau *médiastin*, et plus loin les deuxième, troisième, quatrième et cinquième *intercostales;* chacune de celles-ci suit le bord postérieur de la côte, s'en écarte insensiblement, donne des rameaux musculaires et pleurétiques, et se termine inférieurement en s'anastomosant avec des rameaux de la sus-sternale. Près de leur origine, les artères intercostales fournissent des rameaux *rachidiens* qui pénètrent dans le rachis par les trous de conjugaison, et se ramifient sur les méninges. — La dorso-musculaire, après avoir fourni toutes ces branches, sort du thorax par le second intervalle intercostal, et va se ramifier dans les muscles du garrot.

B. — CERVICO-MUSCULAIRE (*Cervicale supérieure*). Provient du côté droit, d'une branche qui lui est commune avec la précédente et que l'on nomme *dorso-cervicale*. Dans le thorax elle donne des rameaux *adipeux* et la première *intercostale*, puis elle sort du thorax par le premier intervalle intercostal, gagne la face interne du muscle grand complexus, et se divise en fournissant des rameaux musculaires.

C. — VERTÉBRALE (*Trachélo-occipitale*). Branche longue qui se dirige dans l'espèce de canal formé par les trous trachéliens des vertèbres cervicales, et fournit dans son trajet des rameaux musculaires et des artères qui pénètrent dans le rachis par les trous de conjugaison. Parvenue près de l'atlas, elle passe par le trou postérieur de l'apophyse transverse de cette vertèbre et s'anastomose avec l'artère occipitale.

D. — THORACIQUE INTERNE (*Sus-sternale*). Longue branche qui fournit les principales anastomoses entre l'aorte antérieure et la postérieure; elle naît au niveau de la première côte, descend vers le sternum, se courbe en arrière, se dirige vers le prolongement abdominal du sternum en donnant dans son trajet des rameaux *musculaires* et *médiastins*. Elle se divise enfin en deux branches terminales, savoir : *a)* l'*asternale,* qui rampe à la face interne du cercle cartilagineux des côtes, fournit des rameaux musculaires, et se termine au niveau du quatorzième espace intercostal en s'anastomosant avec l'artère intercostale correspondante ; *b)* l'*abdominale antérieure,* qui gagne la face supérieure du muscle sterno-pubien, se divise dans les muscles, et s'anastomose avec les rameaux fournis par l'artère abdominale postérieure.

E. — Thoracique externe (*Sterno-musculaire*). Petite artère qui va se perdre dans les muscles fixés sur le côté de la partie antérieure du sternum.

F. — Trachélo-musculaire (*Cervicale inférieure*). Elle se divise dans les muscles, le tissu adipeux et les ganglions lymphatiques situés en avant de l'entrée du thorax.

G et *H.* — Sous-scapulaire et Sus-scapulaire. Artère destinée aux muscles de l'épaule.

I. — Humérale ou Brachiale. Branche terminale du tronc brachial. Elle gagne la face interne de l'humérus, fournit des rameaux *musculaires,* un rameau *médullaire* qui pénètre dans l'os, une branche *épicondylienne* qui se ramifie au pourtour de l'épicondyle ; elle arrive enfin au côté interne de l'articulation huméro-cubitale, où elle se divise en deux branches, qui sont les artères radiales.

1° L'artère radiale antérieure vient se placer à la face antérieure du radius en passant par-dessus les muscles épicondyliens, et se termine au genou ; elle fournit : *a)* des rameaux *musculaires* pour les muscles radiaux antérieurs ; *b)* les artères *récurrentes radiales antérieures,* qui remontent au pourtour de l'épitrochlée, se perdent dans les muscles et s'anastomosent avec les musculaires du bras ; *c)* un rameau *circonflexe* qui se contourne en dehors et en arrière, et s'anastomose avec un rameau de la radiale postérieure, en formant l'*arcade radiale ; d)* des branches terminales sur le genou et le canon. — 2° L'artère radiale postérieure règne au côté interne de la face postérieure du radius, passe dans l'arcade carpienne, et se termine au-dessous du genou en formant les artères latérales du canon. Dans son trajet elle donne : *a)* des rameaux *articulaires ; b)* des branches *musculaires ; c)* une branche *circonflexe* qui contribue à la formation de l'arcade radiale ; *d)* la *médullaire* et du radius.

Les artères latérales du canon sont distinguées en *interne* et en *externe.* La première, grêle et profonde, se réunit avec l'autre auprès des sésamoïdes ; la seconde, plus grosse et plus superficielle, fournit des rameaux *musculaires, prémétacarpiens* et *médullaire* du canon, et vient s'anastomoser avec l'interne, au-dessus des sésamoïdes au moyen d'une branche, tandis qu'une seconde branche, qui est la continuation de l'artère, forme l'artère *latérale interne du paturon.* De cette anastomose, nommée *arcade sésamoïdienne,* émanent quelques rameaux *profonds* et *prémétacarpiens inférieurs,* ainsi que l'artère *latérale externe du paturon.*

Les artères du boulet et du paturon fournissent différentes branches qui se distribuent dans les parties voisines, ou s'anastomosent avec celles du côté opposé, en formant des arcades en avant des phalanges. Arrivées près de l'os du pied, elles se bifurquent et forment les artères *plantaire* et *préplantaire ;* les premières s'enfoncent dans les trous situés à la face plantaire de l'os du pied, les secondes rampent dans les scissures de la face antérieure de ce même os et se divisent à l'infini.

AORTE POSTÉRIEURE.

Ce tronc, beaucoup plus considérable que l'aorte antérieure, se courbe en arrière immédiatement après son origine (crosse de l'aorte), gagne le côté gauche des vertèbres dorsales, pénètre dans l'abdomen en passant entre les deux piliers du diaphragme, et se continue jusqu'au bassin, où il se divise en branches terminales.

— 1° *Dans le thorax,* l'aorte postérieure fournit successivement : *a)* L'Œsophagienne, artère grêle naissant de la face inférieure de la crosse de l'aorte, se dirigeant en arrière en s'accolant à l'œsophage et se divisant bientôt en deux branches, l'une supérieure, l'autre inférieure, qui accompagnent l'œsophage en lui fournissant des branches et en donnant les artères *médiastines supérieures*. Elles se terminent enfin au pourtour de l'orifice cardiaque de l'estomac. — *b*) La Bronchique ; elle naît à côté de la précédente, gagne la bronche gauche, et se divise en *bronchique droite* et en *bronchique gauche*, qui suivent les mêmes divisions des bronches en se ramifiant. — *c*) Les Intercostales postérieures, au nombre de treize à quatorze de chaque côté, et se comportant comme les intercostales antérieures. Au niveau des piliers du diaphragme, l'aorte postérieure fournit les deux artères sus-diaphragmatiques qui se divisent dans les piliers.

— 2° *Dans l'abdomen*, l'aorte postérieure fournit successivement une foule de branches, qui sont les artères cœliaque, — grande mésentérique, — surrénales, — adipeuses, — rénales, — grandes testiculaires, — petite mésentérique — et *lombaires* ; elle se divise en quatre troncs terminaux (deux de chaque côté) qui naissent d'une manière variable. Ce sont les troncs pelviens et les cruraux.

A. — Cœliaque. Tronc impair qui fournit des artères à l'estomac, au foie, à la rate, au pancréas et à l'épiploon ; il naît de la face inférieure de l'aorte à son entrée dans l'abdomen et, après un très-court trajet, il se divise en trois branches qui sont : 1° la Splénique, qui descend à gauche, gagne la scissure de la rate, rampe dans toute son étendue et se prolonge au delà entre les lames de l'épiploon, pour former l'artère *épiploïque gauche*. Dans tout ce trajet elle fournit successivement : *a*) des rameaux *pancréatiques* destinés au pancréas ; *b*) des branches *spléniques* très-courtes, qui naissent le long de la scissure de la rate, et pénètrent cet organe où elles se divisent ; *c*) des rameaux *spléno-gastriques*, qui naissent aussi le long de la scissure, gagnent la grande courbure de l'estomac entre les deux lames de l'épiploon spléno-gastrique, et se ramifient sur les deux faces de ce réservoir ; *d*) l'artère *épiploïque gauche*, qui n'est autre chose que la continuation de la splénique, s'anastomose avec l'épiploïque droite, et fournit une succession de rameaux *épiplo-gastriques gauches*, qui se comportent comme les artères spléno-gastriques. — 2° La Gastrique, petite division qui se glisse entre les deux lames de l'épiploon vers la petite courbure de l'estomac, et se ramifie sur ses deux faces. — 3° L'Hépatique, la plus grosse des trois divisions de la cœliaque ; elle se dirige en avant et à droite vers la scissure postérieure du foie et fournit : *a*) des rameaux *pancréatiques* qui se perdent dans le pancréas ; *b*) une branche *intestinale* qui va s'anastomoser en arrière avec une division de la grande mésentérique ; *c*) l'artère *pylorique*, qui se divise autour du pylore ; *d*) l'artère *épiploïque droite*, qui se dirige entre les deux lames de l'épiploon gastro-colique, s'anastomose avec l'épiploïque gauche et fournit une succession d'artères *épiplo-gastriques droites*, qui se dirigent vers la grande courbure de l'estomac et se comportent comme celles du côté gauche.

B. — Grande mésentérique. Artère impaire, très-grosse, très-rameuse, qui naît de la surface inférieure de l'aorte, un peu en arrière de la cœliaque. Elle fournit une foule de branches, parmi lesquelles on peut distinguer : *a*) une branche qui se dirige vers la portion gastrique de l'intestin grêle et s'y divise en deux rameaux, un antérieur qui s'anastomose avec la branche intestinale de l'hépatique, et un postérieur qui va former la première anse de l'intestin grêle ; *b*) deux à trois branches *cæcales* destinées à la base du cæcum ; *c*) deux longues branches *coliques* qui suivent la portion repliée du côlon et lui fournissent une foule de rameaux ; *d*) plusieurs autres branches *coliques* destinées aux grosses courbures antérieures du côlon ; *e*) une longue branche qui se dirige entre les deux lames du mésentère de la portion flottante du côlon et va s'anastomoser avec la division antérieure de la petite mésentérique. Outre toutes ces branches, l'intestin grêle en reçoit un très-grand nombre qui se comportent d'une manière très-remarquable : toutes se dirigent vers l'intestin grêle entre les lames du grand mésentère ; arrivées à une petite distance de l'intestin, chacune d'elles se divise en deux branches secondaires qui s'écartent immédiatement et se dirigent, l'une en avant, l'autre en arrière, pour aller s'anastomoser avec les branches des artères voisines. De ces anastomoses il résulte des arcades de la convexité desquelles partent des rameaux qui vont se rendre à l'intestin en formant souvent de nouvelles subdivisions et de nouvelles arcades plus petites et plus nombreuses qui se comportent de la même manière.

C. — SURRÉNALES (*Capsulaires*). Naissent des parties latérales de l'aorte en nombre variable et vont se diviser dans les capsules surrénales.

D. — ADIPEUSES. Rameaux destinés au tissu adipeux sous-lombaire.

E. — RÉNALES (*Émulgentes*). Grosses artères distinguées en droite et gauche, dirigées transversalement vers la scissure des reins et allant se diviser particulièrement dans la substance corticale de ces organes.

F. — GRANDES TESTICULAIRES (*Spermatiques premières*). Vaisseaux pairs, longs, grêles et flexueux, naissant près des rénales, se dirigeant vers l'anneau inguinal, pénétrant le cordon testiculaire et allant se ramifier aux testicules. — Dans les femelles, ces artères, nommées *utérines,* sont destinées à la matrice et aux ovaires. (*Voyez* UTÉRO-OVARIENNES.)

G. — PETITE MÉSENTÉRIQUE (*Mésentérique postérieure*). Ce tronc impair émane du milieu de la face inférieure de l'aorte, fournit à la portion flottante du côlon des branches qui se comportent comme celles de l'intestin grêle. Les dernières divisions de ce tronc sont destinées au rectum et au cæcum.

H. — LOMBAIRES. On nomme ainsi plusieurs artères (cinq ou six de chaque côté) qui se ramifient dans les muscles sous-lombaires, fournissent des branches anastomotiques aux dernières intercostales et aux divisions de la circonflexe de l'ilium ; elles envoient aussi des branches *rachidiennes* qui pénètrent dans le rachis par les trous intervertébraux lombaires, et se ramifient sur les méninges.

I. — TRONC PELVIEN (*Iliaque interne*). C'est un des troncs terminaux de l'aorte postérieure ; il se dirige dans la cavité pelvienne, en se déviant insensiblement sur le côté, et en donnant des divisions, dont les principales sont les artères bulbeuse, — sous-sacrée, — sous-pelvienne — et fessière. 1° L'artère BULBEUSE (*Honteuse interne*), première division du tronc pelvien, se dirige du côté du bassin jusqu'à son fond, en donnant successivement : *a*) l'*ombilicale*, artère qui n'existe que chez le fœtus, et qui chez l'adulte sert de ligament à la vessie ; *b*) des rameaux *vésicaux* destinés à la vessie ; *c*) l'artère *prostatique* (*vaginale* chez les femelles), qui se distribue aux prostates et aux vésicules séminales ; enfin l'artère honteuse interne se plonge dans le bulbe de l'urèthre et s'y perd. — 2° L'artère SOUS-SACRÉE règne sur le côté de la face inférieure du sacrum et des os coccygiens ; elle fournit : *a*) les rameaux *rachidiens* (cinq à six), qui pénètrent dans le canal rachidien par le canal sous-sacré ; *b*) l'artère *ischiatique*, ou *fessière postérieure*, comprend souvent deux grosses branches qui traversent le ligament sacro-ischiatique, et se divisent dans les muscles de la croupe et de la cuisse, sous le périnée et derrière le fémur, où quelques-unes de ses divisions s'anastomosent avec celles de la grande musculaire de la cuisse ; *c*) la *coccygienne*, destinée à la queue et se partageant peu après sa naissance en deux branches, l'une supérieure, l'autre inférieure : toutes deux vont jusqu'au bout du tronçon. — 3° L'artère SOUS-PELVIENNE (*Obturatrice*) fournit d'abord l'*iliaco-musculaire*, qui se perd dans les muscles iliaque et fémoraux antérieurs ; ensuite l'obturatrice sort du bassin par l'ouverture sous-pubienne, et donne successivement : *a*) des rameaux *musculaires* aux obturateurs ; *b*) une grosse artère aux muscles ischio-tibiaux postérieur et interne ; *c*) *ischio-pénienne* (*Caverneuse*), d'où émanent toutes les branches destinées au pénis. — 4° Les artères FESSIÈRES forment deux ou trois grosses branches musculaires qui se contournent sur le bord de l'ilium et se ramifient dans les muscles de la croupe et de la fesse.

J. — TRONC CRURAL (*Artère iliaque externe*). C'est un des troncs terminaux de l'aorte postérieure. Il se dirige obliquement en dehors jusqu'à l'arcade crurale, où il change de nom pour prendre celui d'*artère fémorale*. Dans ce trajet, outre quelques rameaux péritonéaux et adipeux, il donne trois artères, qui sont : 1° la CIRCONFLEXE DE L'ILIUM, qui se dirige en dehors et se partage en deux branches, qui se divisent, l'une autour de l'angle de la hanche, l'autre dans les parois abdominales, où elle s'anastomose avec des divisions des artères lombaires et intercostales. — 2° La PETITE TESTICULAIRE (*Spermatique seconde*), longue et grêle, sortant de l'abdomen par l'anneau inguinal, et se ramifiant dans le cordon testiculaire. — 3° La Sus-pubienne, qui se dirige en avant et donne : *a)* l'artère *abdominale postérieure* qui rampe sur le muscle sterno-pubien, à une petite distance de la ligne médiane de l'abdomen, et fournit des rameaux musculaires dont les antérieurs s'anastomosent avec des ramifications de l'abdominale antérieure ; *b)* l'*inguinale*, artère fort grèle, destinée aux ganglions et au tissu cellulaire de l'aine ; *c)* la *scrotale (Honteuse externe)*, qui envoie des rameaux au scrotum et à la tête du pénis.

Artère fémorale. — C'est l'artère crurale hors du bassin. La fémorale commence à l'aine, s'approche du fémur, descend en dedans, puis en arrière de cet os, en passant entre les deux portions du muscle sous-pubio-fémoral. Arrivée au pli du jarret, elle se divise en fournissant les artères tibiales. Dans son trajet elle donne de nombreuses branches, parmi lesquelles on distingue : *a)* la *grande musculaire* de la cuisse, artère considérable qui se divise dans les muscles internes de la cuisse, fournit les rameaux *trochantinien* et *trochantérien*, ainsi que des branches qui s'anastomosent avec des divisions de la sous-pelvienne et de l'ischio-pénienne ; *b)* les *petites musculaires,* destinées aux muscles fémoraux antérieurs ; *c)* les artères *poplitées* du pli de la jambe, au nombre de cinq ou six.

Artères tibiales. — Elles sont formées par la bifurcation de l'artère fémorale, et distinguées en antérieure et en postérieure. 1° La Tibiale postérieure descend sous les muscles fémoraux postérieurs et se termine au jarret ; elle fournit : 1° La *médullaire* du tibia ; 2° la *péronière*, qui suit le péroné de la jambe et se perd dans les muscles voisins ; 3° plusieurs branches *musculaires ;* 4° l'artère *circonflexe* de la jambe, qui se contourne sur la face externe du jarret et s'anastomose avec une division de la tibiale antérieure ; 5° une branche interne qui se glisse sous les tendons postérieurs du jarret et fournit en arrière et en dedans du canon des divisions musculaires et cutanées. — 2° La Tibiale antérieure, plus considérable que la précédente, se porte en avant en passant entre le péroné et le tibia, et, s'accolant à ce dernier os, elle fournit plusieurs branches musculaires le long de la jambe ; quelques-unes de ces branches se divisent autour de la rotule et s'anastomosent avec des ramifications des artères poplitées de la jambe. Parvenue au côté externe du jarret, elle fournit des rameaux *articulaires* et *cutanés ;* puis elle s'enfonce entre le péroné externe et l'os principal du canon, et se divise en deux branches, qui sont les artères *latérales du canon.* — Celles-ci ont une disposition analogue à celles du canon de devant.

VEINES.

Ce sont, avons-nous dit, les vaisseaux qui rapportent au cœur le sang de toutes les parties du corps ; elles forment trois systèmes différents.

Système des veines pulmonaires. — Il comprend l'ensemble des veines qui rapportent au cœur le sang artériel qui vient de subir l'action de l'air dans les poumons. Ces veines, dépourvues de valvules, se réunissent de proche en proche et se terminent par quatre à cinq gros troncs qui viennent s'ouvrir dans l'oreillette gauche.

Système de la veine porte. — Il est particulier aux organes digestifs situés dans l'abdomen, et prend pour cette raison le nom de système veineux abdominal ; il est formé par deux ordres de ramifications réunies entre elles par un tronc commun. Les unes, qui constituent la *veine porte abdominale,* prennent naissance dans tous les viscères renfermés dans la cavité abdominale, les reins, la vessie, l'utérus exceptés ; les autres, qui constituent la *veine porte hépatique,* se répandent dans le foie en s'y divisant à la manière des artères, puis se réunissent et vont, sous le nom de *veines sus-hépatiques,* s'ouvrir dans la veine cave supérieure, qui se trouve maintenue dans la grande scissure supérieure du foie. La portion abdominale de la veine porte (Branches) est formée par trois troncs considérables : 1° La *splénique,* qui s'élève de la scissure de la rate et reçoit les veines *épiploïques gauches, spléniques, gastriques, pancréatiques :* elle correspond aux divisions de l'artère cœliaque ; 2° la veine *grande mésentérique,* qui correspond à l'artère du même nom, reçoit les veines de l'intestin grèle, du cæcum, de la portion cæco-gastrique du

côlon, ainsi que la veine *gastro-splénique* droite et des rameaux pancréatiques;
3° la veine *petite mésentérique,* qui reçoit toutes les veines qui correspondent aux
ramifications artérielles de l'artère du même nom. Le Tronc de la veine porte est
situé obliquement sous les piliers du diaphragme, étendu depuis l'artère grande
mésentérique jusqu'à la grande scissure postérieure du foie. Sa partie postérieure
reçoit les branches que nous venons de décrire; sa partie moyenne est entourée
par l'anneau du pancréas; sa partie antérieure forme un coude compris dans la
scissure du foie. Ce tronc, que l'on nomme encore *sinus de la veine porte,* se divise
dans le foie, où il porte les matériaux de la bile; ses divisions (Racines de la
veine-porte), de plus en plus ténues, sont enveloppées par des prolongements de
la capsule de Glisson.

Système des veines caves. — Il est très-étendu, comprend toutes les veines du corps,
à l'exception des veines pulmonaires, et aboutit au cœur par deux troncs principaux qui se rendent dans l'oreillette droite et reçoivent le nom de veines caves.
Les veines *cardiaques* et *bronchiques* aboutissent le plus souvent au cœur sans l'intermédiaire des veines caves.

Veines qui concourent à la formation de la veine cave antérieure.

Ce sont, dans l'ordre de leur réunion à ce vaisseau : les deux troncs brachiaux,
— les deux jugulaires, — les deux trachélo-occipitales, — et les sous-dorsales.

A. — Troncs brachiaux. Au nombre de deux, l'un droit, l'autre gauche, correspondent aux artères brachiales, et reçoivent les artères des membres antérieurs
et des parois du thorax. Les premières peuvent être divisées en profondes et en
superficielles.

— 1° Les Veines profondes des membres antérieurs correspondent généralement
aux divisions artérielles que nous avons passées en revue. Examinons-les de bas
en haut. — *a)* Les *veines du pied* proviennent du tissu réticulaire et se distinguent en
antérieures et en postérieures. Les premières forment une arcade réticulaire très-
anastomotique sur le bord supérieur du tissu podophylleux; les secondes, nommées *plantaires,* accompagnent les artères de ce nom. — *b)* Les *veines de la couronne,*
distinguées en externes et internes, continuent les précédentes : celles qui succèdent aux veines plantaires marchent unies aux artères; celles qui proviennent
des veines antérieures du pied sont situées plus en avant que les précédentes,
forment une foule de divisions anastomotiques, et viennent se jeter dans les veines
latérales. — *c)* Les *veines du canon,* nommées *latérales,* se comportent comme les divisions artérielles du même nom, et comprennent en outre quelques divisions sous-
cutanées, dont une s'échappe de l'arcade sésamoïdienne; les veines latérales se
réunissent au pli du genou pour gagner l'avant-bras. — *d)* Les *veines de l'avant-
bras,* presque toujours au nombre de deux pour chaque artère, se distinguent en
radiales antérieures et *radiales postérieures.* Les premières, plus fortes, proviennent
des artères latérales du canon, deviennent, dans leur trajet, le confluent de toutes
les veines antérieures de l'avant-bras, fournissent plusieurs branches anastomotiques aux veines superficielles, ainsi qu'aux radiales postérieures, et se terminent
au pli du bras où elles forment la veine humérale. — La radiale postérieure présente les mêmes divisions que l'artère de ce nom et vient en dedans du pli du
bras se réunir à la précédente. — *e)* Les *veines du bras* sont distinguées en *humérales*
sous-scapulaire et *sus-scapulaire.* Toutes trois correspondent aux artères de ce nom
et se réunissent pour contribuer à la formation du tronc brachial.

— 2° Les Veines superficielles du membre antérieur sont au nombre de trois
principales. On les distingue en antérieure, médiane et postérieure. — *a)* La *sous-*
cutanée antérieure (veine de l'ars, ou veine céphalique) commence en dedans du
canon, rampe dans la scissure qui sépare les tendons des os, passe au côté interne du pli du genou, monte un peu obliquement en avant jusqu'au côté interne
du pli du bras en rampant sur le muscle sterno-huméral, contracte dans tout ce
trajet de fréquentes anastomoses avec les veines profondes et les deux autres
sous-cutanées, et reçoit un grand nombre de rameaux musculaires, sous-cutanés

et articulaires. Près de l'articulation scapulo-humérale, elle se divise en deux branches : l'une d'elles s'enfonce à travers les muscles et va se jeter dans la veine humérale, et par conséquent contribuer à la formation du tronc brachial; l'autre se courbe en dedans pour gagner la veine jugulaire, dans laquelle elle se termine. On pratique souvent la saignée dans la partie de cette veine qui rampe sous la peau de l'ars antérieur. — *b*) La *sous-cutanée médiane* naît des veines latérales du canon par plusieurs rameaux, règne sur le milieu de la face interne de l'avant-bras, reçoit des rameaux musculaires et fournit des branches anastomotiques aux autres veines sous-cutanées, et se termine dans la veine radiale postérieure. — *c*) La veine *sous-cutanée postérieure* naît des muscles radiaux postérieurs, règne au bord postérieur de la face interne de l'avant-bras et se termine à la hauteur du coude, soit dans la veine humérale, soit dans le tronc brachial lui-même.

—3° Les Veines thoraciques qui concourent à la formation du tronc brachial sont : *a*) La *sous-cutanée thoracique* (veine de l'éperon), qui naît des parois de l'abdomen par deux branches principales, se dirige en avant le long de la partie latérale et inférieure du thorax, reçoit plusieurs veines collatérales assez considérables, et va se dégorger dans le tronc brachial, à côté de la veine humérale; — *b*) la *cervico-scapulaire* (scapulaire); — *c*) la *sterno-musculaire* (thoracique externe); — *d*) la *sus-sternale* (thoracique interne) qui toutes correspondent aux artères du même nom, et se jettent soit dans le tronc brachial, soit dans la veine cave antérieure. La sus-sternale reçoit une branche cutanée assez faible chez les chevaux, très-développée chez les vaches laitières, et désignée sous le nom de veine *sous-cutanée abdominale*.

B.—Veines jugulaires. Elles correspondent aux artères carotides, dont elles sont séparées dans une grande partie de la longueur de l'encolure par le muscle sous-scapulo-hyoïdien; elles rampent dans la gouttière de l'encolure, s'étendent depuis le larynx jusqu'à la veine cave antérieure, et reçoivent toutes les veines de la tête, du cou, et une partie des veines sous-cutanées antérieures des membres de devant. Les veines de la tête ne correspondent pas tout à fait aux divisions artérielles. Nous avons vu que l'artère carotide se divisait au niveau du larynx en trois troncs qui constituent les artères carotide externe, occipitale, et carotide interne, qui toutes trois se divisent et se subdivisent à l'infini. Eh bien! la jugulaire n'est formée supérieurement que par la réunion de deux branches qui se joignent à angle aigu, en embrassant entre elles le prolongement inférieur de la glande parotide. L'une de ces branches, nommée Faciale, correspond tout à la fois aux artères occipitale, carotide interne et carotide externe, moins la division glosso-faciale; elle reçoit par conséquent les veines temporales, auriculaire, parotidienne, maxillo-musculaire, occipitale et gutturo-maxillaire, ainsi que toutes leurs racines, qui correspondent aux ramifications artérielles et portent les mêmes noms; la gutturo-maxillaire reçoit elle-même la veine cérébrale supérieure, qui provient des sinus supérieurs de la tête, dont nous parlerons en décrivant les méninges. Quant à la seconde branche de la jugulaire, elle porte le nom de *glosso-faciale*, et correspond à l'artère du même nom. Un peu au-dessous de la réunion de ses deux racines principales, la jugulaire reçoit les veines thyréoïdiennes; le long de l'encolure, elle sert de confluent à plusieurs rameaux cutanés et musculaires; inférieurement, elle reçoit une des branches terminales de la sous-cutanée antérieure du membre.

C. — Veines vertébrales (*Trachélo-occipitales*). Au nombre de deux, une de chaque côté, et correspondant aux artères du même nom.

D. — Veines dorso-cervicales. Également au nombre de deux. Chacune d'elles résulte de la réunion de la *dorso-musculaire,* de la *cervico-musculaire,* et souvent des premières *intercostales.* Ces veines correspondent aux artères du même nom.

E. — Sous-dorsales. Il y en a quatre, deux droites et deux gauches; elles sont toutes situées à la face inférieure de la région dorsale. — 1° Les *sous-dorsales postérieures* sont distinguées en droite et gauche. La première, encore nommée *sous-lombo-thoracique* ou *azygos*, beaucoup plus longue et plus forte que la gauche, tire son origine de la région sous-lombaire, pénètre dans le thorax avec l'aorte, reçoit dans son trajet des rameaux musculaires sous-lombaires, les veines *intercostales* postérieures, dont douze à treize droites et huit à neuf gauches, puis les veines *œsophagienne* et *bronchique*, et se jette enfin soit dans la veine cave antérieure, soit dans l'oreillette droite. La sous-dorsale postérieure gauche est beaucoup moins longue, car elle n'est formée que par la réunion des cinq ou six veines intercostales qui suivent la quatrième; elle se jette soit dans la veine cave, soit dans la dorso-cervicale. — 2° Les *sous-dorsales antérieures*, distinguées en droite et gauche, et fixées contre les premières articulations costo-vertébrales, sont formées par la réunion des quatre premières intercostales, et se jettent soit dans la veine cave antérieure, soit dans la veine cave cervico-musculaire, branche de la dorso-cervicale.

Veines qui concourent à la formation de la veine cave postérieure.

La veine cave postérieure, plus longue que l'antérieure, rapporte au cœur le sang des membres de derrière, des parois de l'abdomen et du bassin, des veines sus-hépatiques. Elle est d'abord située au côté droit de l'entrée du bassin et contre le corps des vertèbres lombaires, où elle commence par la réunion de deux troncs nommés *pelvi-cruraux;* de là elle se dirige en avant et en bas, reçoit successivement les veines *sous-lombaires,* — *testiculaires,* — *rénales* et *surrénales,* passe dans la grande scissure supérieure du foie, où elle reçoit les veines *sus-hépatiques,* puis dans l'ouverture aponévrotique du diaphragme, où elle reçoit les veines *sus-diaphragmatiques;* elle gagne enfin la partie postérieure de l'oreillette droite, où elle se termine.

Les veines sus-hépatiques ayant déjà été examinées, les veines sous-lombaires, testiculaires, rénales, surrénales et sus-diaphragmatiques, répondant exactement aux artères qui portent ces noms, nous ne nous en occuperons pas, et nous passerons de suite à la description du tronc pelvi-crural.

Tronc pelvi-crural. — Il est situé de chaque côté de l'entrée du bassin, et formé par la réunion de deux autres troncs moins considérables, qui sont le tronc crural et le tronc pelvien. Il reçoit dans son court trajet : 1° Un rameau musculaire provenant des psoas; 2° la veine *circonflexe de l'ilium,* qui correspond à l'artère de ce nom; 3° une veine impaire qui vient de la surface inférieure du sacrum, et qui se remarque plus souvent chez l'âne et le mulet que chez le cheval.

A. — Tronc crural. Il correspond à l'artère de ce nom, et reçoit les veines des membres postérieurs, ainsi que les veines *inguinale,* — *sus-pubienne,* — *iliaco-musculaire* et *sous-pelvienne.* Ces dernières forment ce que l'on appelle la portion iliaque du tronc crural. Les veines des membres postérieurs peuvent, comme celles des antérieurs, être divisées en profondes et en superficielles.

— 1° Les Veines profondes du membre postérieur correspondent généralement aux divisions artérielles; ces veines présentent au pied, au paturon et au canon, la même disposition qu'aux membres de devant : nous devons donc nous contenter d'examiner ici les veines de la jambe et de la cuisse. — *a*) Les *veines de la jambe* reçoivent le nom de *tibiales,* et sont distinguées comme les artères en antérieures et en postérieures. La première, presque toujours formée de deux branches, est la continuation de la grande latérale du canon; elle se contourne sur le côté externe du jarret, se place sur la partie antérieure du tibia, monte jusqu'à l'extrémité supérieure de cet os, passe entre cette extrémité supérieure et le péroné pour se réunir à la veine tibiale postérieure; elle reçoit des rameaux musculaires. La *tibiale postérieure* naît de la petite latérale du canon, reste accolée à l'artère tibiale postérieure, reçoit derrière le tibia des divisions musculaires, une veine *médullaire,* la veine *péronière,* et se réunit enfin avec la tibiale antérieure pour former la fémorale. — *b*) Les *veines de la cuisse* correspondent aux artères de cette région; les principales ramifications sont les veines *poplitées,* — *articulaires,* — *grande musculaire,* — *petite musculaire,* — *médullaire* du fémur, — *trochantérienne,* — *trochantinienne,* etc. Elles se réunissent au tronc principal qui suit l'artère fémorale, et pénètrent dans l'abdomen par l'arcade crurale.

— 2° Les Veines superficielles du membre postérieur sont au nombre de trois principales, que l'on distingue en antérieure, médiane et postérieure ; elles occupent plus particulièrement la face interne de la jambe. — *a*) La *sous-cutanée antérieure* (veine saphène), la plus longue et la plus considérable, provient de l'arcade sésamoïdienne ; elle règne d'abord au côté interne du canon, où elle reçoit plusieurs rameaux cutanés et tendineux ; elle passe ensuite au côté interne du pli du jarret, où elle s'abouche avec plusieurs branches articulaires et avec un gros rameau anastomotique qui va se rendre dans la veine tibiale antérieure ; elle monte ensuite obliquement en arrière le long de la face interne de la jambe et du plat de la cuisse, en recevant des divisions cutanées et musculaires ; enfin elle s'enfonce dans l'ars postérieur après avoir reçu plusieurs veines provenant des organes génitaux externes, et va se terminer dans la veine fémorale. — *b*) La *sous-cutanée médiane*, assez petite, naît à la partie postérieure du jarret, règne au côté interne des tendons qui se fixent au calcanéum, reçoit des rameaux musculaires et cutanés, et vient se jeter dans la saphène vers la partie supérieure de la jambe. — (*c*) La *sous-cutanée postérieure*, veine peu développée chez les chevaux, prenant naissance à la surface externe du jarret, se contournant en arrière sur les tendons calcanéens, montant au côté interne de la jambe, et se jetant dans la veine fémorale.

— 3° La Portion iliaque du tronc crural est la continuation du tronc fémoral ; elle est située à l'entrée du bassin, et va se réunir au tronc pelvien après avoir reçu les veines suivantes : *a*) l'*inguinale*, qui émane du contour de l'aine et de ses ganglions, et reçoit une veine *cutanée abdominale* très-remarquable et une grosse veine qui provient des muscles antérieurs de la cuisse, *b*) la *sus-pubienne*, *c*) les *iliaco-musculaires*, *d*) la *sous-pelvienne*, qui correspondent aux artères du même nom.

B. — Tronc pelvien. Il est fixé sur le côté du bassin et formé par la réunion de deux veines principales qui rapportent le sang veineux des muscles poplités de la cuisse, de la peau et des organes génito-urinaires contenus dans le bassin. Ces deux veines sont : 1° La veine sous-sacrée, qui prend naissance à la queue, se dirige en avant sous le sacrum, en recevant successivement : *a*) les veines *coccygiennes*, qui proviennent des muscles de la queue ; *b*) les veines *ischiatiques* ; *c*) des rameaux *périnéaux* provenant du pourtour de l'anus ; *d*) des rameaux *rachidiens* qui sortent du rachis par les trous sous-sacrés ; *e*) et enfin des rameaux *adipeux*, en nombre variable. — 2° La veine ischiatique, fixée contre le ligament sacro-ischiatique, et recevant une multitude de ramifications, parmi lesquelles on doit ranger les veines *périnéales*, *bulbeuses*, *vésico-prostatiques* (vaginales de la femelle), *vésicales*, ainsi que plusieurs branches *fessières* qui proviennent des muscles poplités et croupiens.

Vaisseaux lymphatiques.

Nous ne pouvons donner ici une description bien détaillée de ces vaisseaux, dont les caractères généraux ont été décrits dans le paragraphe que nous avons consacré à l'anatomie générale ; nous dirons seulement qu'ils sont excessivement nombreux, qu'ils forment partout deux plans, l'un superficiel, l'autre profond ; qu'ils traversent dans leur trajet des renflements que nous avons nommés *ganglions*, et qui sont cantonnés aux aines, aux ars, à la partie inférieure du rachis, dans le bassin, dans le mésentère, le médiastin, autour des bronches, le long du cou, dans la région gutturale, dans les plis du genou, du jarret, de la jambe, etc. — Tous les lymphatiques du corps, à l'exception de ceux du membre antérieur droit, aboutissent à un tronc commun que l'on nomme *canal thoracique*, et qui vient lui-même s'ouvrir dans la partie antérieure de la veine cave antérieure. — Les lymphatiques du membre antérieur droit se réunissent dans un tronc très-court, situé obliquement à l'entrée du thorax, sur l'apophyse trachélienne de la dernière vertèbre cervicale, et se terminant ordinairement à droite du canal thoracique.

Le Canal thoracique commence vers la troisième vertèbre lombaire par la réunion successive de cinq ou six grosses branches, qui constituent une espèce de réservoir que l'on nomme *citerne lombaire*; il traverse l'ouverture aortique du diaphragme, et offre en cet endroit un renflement que l'on nomme *réservoir de Pecquet* ou *réservoir du chyle*; il pénètre ensuite dans la poitrine à droite de l'aorte et à gauche de la veine azygos, s'étend le long du corps des vertèbres dorsales jusqu'à la sixième vertèbre de cette région; là il se courbe en bas, se dirige en avant et à gauche, passe sur la trachée et l'œsophage, et parvient enfin vers le milieu du bord antérieur de la première côte gauche, où il s'ouvre dans la veine cave antérieure. En se terminant, il offre un renflement garni en dedans d'une valvule destinée à s'opposer au reflux du sang dans le canal.

Les lymphatiques qui se jettent dans la citerne lombaire sont ceux des membres postérieurs, du bassin, des parois abdominales, du mésentère et de l'intestin, du foie, de l'estomac, de la rate et de l'épiploon. — Ceux qui aboutissent dans la portion thoracique du canal sont les vaisseaux lymphatiques des parois du thorax, des viscères thoraciques, de la tête, du cou et du membre antérieur gauche.

—Nous devrions peut-être développer ici les phénomènes de la circulation, mais ce développement nous entraînerait trop loin; disons seulement en résumé que l'on donne le nom de *circulation* au mouvement successif et pour ainsi dire circulaire du sang, qui est poussé par le cœur dans les artères, et rapporté au cœur par les veines pour en repartir de nouveau. Projeté dans l'aorte par les contractions du ventricule gauche, le sang, d'un rouge éclatant et chargé de principes nutritifs, parcourt rapidement toutes les divisions et subdivisions du système artériel, et arrive ainsi dans le système capillaire général, où il donne la vie à tous les organes, fournit les matériaux des sécrétions et des exhalations. Ces vaisseaux capillaires, intermédiaires entre les dernières ramifications des artères et les radicules les plus ténues des veines, le transmettent ainsi dépouillé de sa qualité vivifiante et converti en sang noir, au système veineux, dont les divisions, diminuant successivement de nombre, viennent toutes aboutir aux veines caves et porter dans l'oreillette droite du cœur, non-seulement le sang veineux, mais encore la lymphe et le chyle réparateur versé par le canal thoracique dans la veine cave antérieure, et dans la droite par le tronc lymphatique droit. De l'oreillette droite, le sang passe dans le ventricule correspondant, dont la contraction le projette par l'artère pulmonaire dans le système capillaire du poumon, où il est revivifié par l'acte de la respiration, qui lui rend la couleur rouge caractéristique du sang artériel. Dans cet état, il est rapporté au cœur par les veines pulmonaires; l'oreillette gauche, qui le reçoit, le transmet dans le ventricule gauche, qui se contracte pour le chasser de nouveau par l'aorte, et lui fait ainsi recommencer sans cesse le trajet qu'il a déjà parcouru. — Par *circulation générale*, on entend l'ensemble des mouvements circulatoires, la circulation du sang dans toute l'économie. Cette circulation générale comprend la *grande circulation*, qui a pour point de départ le ventricule gauche, s'étend à toutes les parties du corps et vient se terminer à l'oreillette droite; et la *petite circulation*, ou *circulation pulmonaire*, qui commence au ventricule droit, s'effectue dans le poumon et se termine à l'oreillette gauche. On désigne sous le nom de *circulation capillaire* celle qui a lieu dans les vaisseaux capillaires. — Le cœur est sans contredit l'agent principal de la circulation, mais on ne saurait nier que les artères n'y contribuent par leur contractilité. A ces deux puissances il faut ajouter pour la circulation capillaire une action spéciale et peu connue des vaisseaux de ce nom, et, pour la circulation veineuse, une action des veines elles-mêmes, et peut-être le battement des artères et le jeu des organes qui les avoisinent.

V. — NÉVROLOGIE.

La névrologie a pour objet l'étude de l'appareil des sensations et de l'innervation qui se compose : 1° Des *organes des sens;* 2° de l'*axe cérébro-rachidien*, ou partie centrale du système nerveux; 3° *des nerfs* ou portion périphérique.

I. — Organes des sens.

Les organes des sens sont des parties du corps destinées à établir, par la sensibilité dont elles sont douées, les relations des animaux avec les objets extérieurs ; ce sont, pour nous servir d'une expression hardie de Meckel, des espèces de ponts jetés entre l'organisme et le monde extérieur. — On admet généralement cinq organes des sens : ceux du *toucher*, du *goût*, de l'*odorat*, de la *vue* et de l'*ouïe*. Les trois premiers (peau, langue, cavités nasales), ayant déjà été décrits, il ne nous reste à nous occuper ici que des deux derniers.

§ Ier. — Organe de la vision (*Œil et ses dépendances*). L'œil est l'organe immédiat de la vision ; dans sa description on doit considérer : 1° Les parties accessoires destinées à le protéger (*tutamina oculi*) : ce sont les paupières, la conjonctive et l'appareil lacrymal ; 2° les parties essentielles, qui sont les membranes et les humeurs qui entrent dans la composition du globe. Toutes ces parties sont enveloppées par une gaîne fibreuse, protégées par un coussinet graisseux et mues par différents muscles déjà décrits. Voyons d'abord les *parties accessoires*.

A. — Les Paupières sont deux espèces de voiles mobiles placés au-devant de l'orbite. On les distingue en supérieure et en inférieure ; leur réunion forme deux angles : l'un, grand, situé du côté interne, est encore nommé *angle nasal ;* l'autre, externe, plus petit et un peu plus élevé que le précédent, a reçu le nom d'*angle temporal*. Les bords, libres, sont taillés obliquement, de manière à constituer, par leur rapprochement, un conduit étroit et triangulaire. Vers leur extrémité interne s'observent les points lacrymaux ; à leur bord antérieur existe une rangée de poils que l'on nomme *cils*, et derrière ceux-ci une série d'ouvertures, orifices des *glandes de Méibomius*, placées parallèlement entre la conjonctive et les cartilages *tarses* des paupières, et destinées à sécréter une humeur dont l'accumulation forme la *chassie*. L'organisation des paupières offre : 1° Une couche cutanée ; 2° une couche musculeuse, formée par le muscle orbiculaire et par un épanouissement tendineux des muscles orbito-palpébral et fronto-sourcilier ; 3° deux fibro-cartilages *tarses*, qui occupent le bord libre des paupières et leur donnent une certaine fermeté ; 5° les glandes de Méibomius ; 5° et la conjonctive dite palpébrale.

B. — La Conjonctive, ainsi nommée parce qu'elle unit le globe aux paupières, est une membrane muqueuse transparente, très-mince, qui tapisse la face interne des paupières et s'étend depuis leur bord libre jusqu'à la périphérie de la cornée, sur laquelle elle se prolonge suivant l'opinion d'un grand nombre d'anatomistes. La conjonctive est ainsi divisée en deux parties : l'une *palpébrale*, qui tapisse les paupières, l'autre *oculaire*, qui revêt la face antérieure du globe de l'œil. Cette membrane, ordinairement de couleur rosée et enduite d'une humeur muqueuse, recouvre la caroncule lacrymale, la portion onguiforme du corps clignotant, et, en se réfléchissant par les points lacrymaux, elle se continue dans le sac lacrymal et le canal du même nom.

C. — Le Corps clignotant, encore nommé *troisième paupière, onglon,* est situé dans le grand angle de l'œil, entre les paupières et le globe ; il paraît destiné à débarrasser l'œil des corps étrangers qui pourraient parvenir jusqu'à sa surface ; sa forme, à sa partie antérieure, est celle d'un ongle ; son bord libre est ordinairement mince, noirâtre ou marbré, mais sa base est plus épaisse et s'attache au tissu graisseux qui remplit la fosse oculaire. Ce corps, qui a pour base un fibro-cartilage en partie recouvert par la conjonctive, jouit d'un mouvement mécanique de progression sur la surface antérieure du globe, et d'un autre mouvement opposé, qui sont une conséquence de la disposition des parties environnantes et dépendent de la contraction du muscle droit postérieur. Toutes les fois que ce muscle se contracte, il fait refluer sur le côté le coussinet graisseux, qui pousse alors le corps clignotant en avant ; le relâchement de ce muscle suffit ensuite pour ramener ce corps à sa place habituelle.

D. — Appareil de la sécrétion et de l'excrétion des larmes. Il se compose des parties suivantes : 1° La *glande lacrymale*, destinée à sécréter les larmes, et située sous l'arcade orbitaire au-dessus de l'angle temporal de l'œil ; cette glande est rougeâtre, lobulée; ses canaux excréteurs se réunissent en six ou huit troncs, qui vont s'ouvrir en dedans de la paupière supérieure, sur une ligne légèrement courbe. — 2° La *caroncule lacrymale* est un amas de petits cryptes muqueux qui forment à l'angle nasal de l'œil un petit corps noirâtre ou marbré, revêtu de la conjonctive et d'une foule de petits poils. — 3° Les *points lacrymaux* sont deux petites ouvertures rondes, toujours béantes, pratiquées à la face interne des paupières, près de leur commissure nasale. Ces ouvertures, opposées l'une à l'autre et séparées par la caroncule lacrymale, sont les orifices externes des *conduits lacrymaux*, qui donnent passage aux larmes et se réunissent dans le réservoir de ce nom. — 4° Le *réservoir* ou *sac lacrymal* est une petite poche membraneuse, logée dans la fossette lacrymale, faisant continuité avec les conduits lacrymaux, et donnant naissance au canal nasal. — 5° Le *canal nasal* se continue avec le fond du réservoir précédent, descend dans le conduit osseux du même nom, et s'ouvre dans le nez, en face de l'orifice externe de la narine. Cette ouverture inférieure, pratiquée dans la peau, près de sa réunion avec la mambrane nasale, forme une issue par laquelle les larmes s'échappent librement au dehors.

E. — Coussinet oculaire. Amas de tissu graisseux qui entoure la face postérieure et les parties latérales du globe de l'œil, s'interpose entre les muscles, et favorise les mouvements du corps clignotant.

F. — Gaîne oculaire. Tunique fibreuse, blanche, de forme pyramidale, renfermant le coussinet graisseux et les muscles de l'œil, exerçant sur ces derniers une pression qui augmente leur contraction, et concourant d'une manière très-efficace à favoriser les mouvements du corps clignotant, en forçant ce corps à se porter en avant toutes les fois que le globe de l'œil, fortement rétracté, fait pression sur le coussinet oculaire.

Les *parties essentielles* de l'œil se composent : 1° Des *membranes*, qui sont la sclérotique, la cornée transparente, la choroïde et ses dépendances, l'iris et la rétine ; 2° des *humeurs*, qui sont l'humeur aqueuse, le cristallin et le corps vitré.

A. — La Sclérotique (*Cornée opaque*, *Membrane albuginée*). C'est une membrane blanchâtre qui forme les quatre cinquièmes de la surface extérieure du globe de l'œil, et s'étend depuis l'insertion du nerf optique jusqu'à la cornée lucide. Sa face externe est en rapport avec du tissu cellulaire et avec les muscles de l'œil auxquels elle donne implantation ; elle se trouve percée de plusieurs trous, à la faveur desquels les vaisseaux pénètrent dans l'intérieur de l'œil. La face interne est partout en contact avec la choroïde, avec laquelle elle est unie par un tissu cellulaire lâche, ainsi que par des ramifications vasculaires et nerveuses. La partie antérieure forme une ouverture elliptique, dont le bord est taillé en biseau au dépens de la lèvre interne, et s'unit avec un pareil biseau de la cornée lucide ; la partie postérieure donne insertion au nerf optique.

B. — Cornée lucide ou transparente. Elle occupe la partie antérieure du globe qu'elle complète et dont elle forme la *vitre*. Cette membrane épaisse et lamelleuse forme une saillie elliptique qui est susceptible de prendre différents degrés de sphéricité. Sa face externe est lisse et recouverte d'un léger enduit muqueux : quelques anatomistes pensent que la conjonctive s'y prolonge ; l'interne est concave et répond à la chambre antérieure de l'œil. La circonférence, taillée en biseau aux dépens de la lèvre externe, s'unit à un semblable biseau de la sclérotique et lui adhère intimement. Cette membrane est formée, d'après M. Ribes, de six à sept lames de nature albumineuse, entre lesquelles se trouve une humeur dont l'évaporation donne une couleur terne à l'œil de l'animal mort.

C. — La Choroïde est une membrane essentiellement vasculaire, mince, noirâtre, facile à déchirer, située entre la face interne de la sclérotique et la rétine, et s'étendant depuis le nerf optique jusqu'au ligament ciliaire. Sa face externe est unie à la sclérotique par un tissu cellulaire peu résistant et par des ramifications vasculaires et nerveuses : elle est noirâtre dans toute son étendue ; l'interne est unie à la rétine, et présente une grande quantité de points noirâtres qui portent le nom de *pigmentum ;* elle offre en outre, dans le fond du globe, autour du point d'introduction du nerf optique, une surface azurée plus ou moins nuancée de vert avec reflet métallique : c'est à cette surface que l'on donne le nom de *tapis* ou *tapetum*. — La choroïde ferme la chambre noire où sont absorbés tous les rayons inutiles à la vision; elle est, dit-on, formée de deux membranes, une externe artérielle, et une interne veineuse, qui prend le nom de *membrane ruyschienne*. — Comme dépendances de la choroïde nous signalerons : 1° Le Ligament ciliaire, anneau grisâtre, large d'une ligne ou deux, placé à l'union de la sclérotique, de la choroïde et de l'iris, et que quelques auteurs regardent comme un ganglion nerveux. — 2° Les Procès ciliaires, qui sont annulaires, simulent le disque d'une fleur radiée, et sont fixés d'une part au ligament ciliaire, et de l'autre à la circonférence de la capsule du cristallin. De l'intervalle de ces procès ciliaires émanent une infinité de petits ligaments arrondis, transparents, qui se dirigent vers la circonférence du cristallin qu'ils dépassent, soit en avant, soit en arrière, dans l'étendue de trois millimètres au plus. On ne peut les voir qu'après avoir fait macérer le cristallin dans de l'encre.

D. — L'Iris est un diaphragme circulaire sous-tendu à la cornée transparente, placé à l'union du quart antérieur avec les trois quarts postérieurs du diamètre antéro-postérieur de l'œil, et percé à son centre d'une ouverture circulaire appelée *pupille*. Sa face antérieure réfléchit des couleurs qui varient suivant les sujets; elle est communément noirâtre et d'une couleur plus foncée vers la petite circonférence; elle est quelquefois blanche en partie; dans ce cas les yeux sont dits *vairons*. Cette même face offre un grand nombre de stries rayonnées. La face postérieure est enduite d'un pigment noir que l'on nomme *uvée*. La grande circonférence répond au cercle ciliaire, à la choroïde et aux procès ciliaires; la petite circonférence forme les limites de la *pupille* ou *prunelle*, ouverture plus ou moins dilatable. — L'iris est composé de fibres musculaires, dont les unes sont rayonnées et les autres circulaires.

E. — La Rétine est une membrane essentiellement nerveuse, blanchâtre, molle, demi-transparente, unie en arrière au nerf optique, se prolongeant en avant jusqu'au corps ciliaire (Meckel, etc.), ou jusqu'à la circonférence du cristallin (Haller, etc.). Sa face postérieure est en rapport avec la choroïde; l'antérieure est en contact avec le corps vitré, et présente un point blanc à l'insertion du nerf optique. — La rétine paraît être la partie sensible de l'œil et l'organe essentiel de la vision. Elle est constituée par du tissu conjonctif délicat et nucléaire et par des éléments nerveux. Ceux-ci sont des cellules avec ou sans prolongements, des bâtonnets, des cônes granuleux, ou articulés.

F. — Humeur aqueuse. Renfermée dans une membrane du genre des séreuses (membrane hyaloïde), elle occupe les deux *chambres de l'œil*. La *chambre antérieure* forme un segment de sphère creuse, borné en arrière par la face antérieure de l'iris; elle communique au moyen de la pupille avec la *chambre postérieure*. Celle-ci est une espèce de canal triangulaire et circulaire, formé en avant par la face postérieure de l'iris, et en arrière par la face antérieure du cristallin. Sa base, tournée du côté de la grande circonférence de l'iris, est mesurée par l'épaisseur d'un des procès ciliaires; son sommet répond à la circonférence pupillaire de l'iris, laquelle est très-rapprochée du cristallin. Les deux chambres sont tapissées par la membrane *hyaloïde* ou *hyaloïde*.

G. — Cristallin. Lentille biconvexe, transparente, placée verticalement à l'union du tiers antérieur avec les deux tiers postérieurs de l'œil, derrière l'iris et au-devant du corps vitré; son segment postérieur est d'une courbure plus forte que l'antérieur. Sa face antérieure est séparée de l'iris par la portion postérieure de la chambre antérieure; sa face postérieure est reçue dans une cavité du corps vitré; sa circonférence est maintenue par les procès ciliaires et leurs petits ligaments. Le cristallin est formé de deux substances, l'une corticale et molle; l'autre, plus dure, constitue le noyau. Par la congélation et les acides, on reconnaît que cette lentille se partage en plusieurs segments triangulaires réunis à leur sommet, et formant une espèce de coque dont le centre est occupé par une sphère cristalline parfaitement ronde : chaque segment est composé d'un grand nombre de lamelles unies entre elles par des espèces de fibrilles nombreuses. L'*humeur* dite *de Morgagni* l'entoure et le sépare de sa *capsule,* membrane solide et parfaitement transparente contenue dans les dédoublements de membrane du corps vitré (membrane hyaloïde) qui forme au pourtour du cristallin le *canal godronné de Petit.*

H. — CORPS VITRÉ. Masse gélatiniforme, transparente, sphérique, déprimée et concave en avant pour recevoir le cristallin, contenue dans la *membrane hyaloïde,* qui forme par ses replis, comme on s'en assure par la congélation, une multitude de cellules qui communiquent entre elles. Au niveau du cristallin, la membrane hyaoïde se divise en deux lames, dont la postérieure se glisse par dessous la capsule du cristallin, tandis que l'antérieure s'avance sous les procès ciliaires jusqu'à la partie antérieure de cette même capsule, avec laquelle elle se confond. La séparation de ces deux lames laisse un intervalle de forme triangulaire qui entoure le cristallin, et qui constitue ce que nous avons nommé le *canal godronné de Petit.*

§ II. — ORGANE DE L'OUÏE (*Oreille et ses dépendances*). On divise l'oreille en trois parties, savoir : *l'oreille externe,* l'*oreille moyenne,* et l'*oreille interne.*

— 1° L'*oreille externe* se compose de la *conque* et du *conduit auditif.*

A. — La CONQUE est un grand cornet très-mobile, dont l'ouverture extérieure et antérieure se prolonge obliquement en bas, où elle se termine par un angle arrondi ; sa cavité intérieure est anfractueuse et garnie de poils ; son fond forme un coude divisé en deux compartiments par une saillie transversale. Elle est formée : 1° D'une couche cutanée, mince, qui se réfléchit dans la cavité ; 2° de vaisseaux, de nerfs et de muscles déjà décrits ; 3° de trois cartilages, que l'on nomme conchinien, annulaire et scutiforme. — *a)* Le cartilage *conchinien* forme la base de la conque, et constitue un grand cornet flexible, ouvert inférieurement, et pourvu à sa partie postérieure d'une convexité qui s'appuie sur un coussinet graisseux, et prolongé inférieurement par un demi-canal qui concourt à la formation du conduit auditif, et qui se termine par deux branches, dont une, longue, se glisse sous la parotide et se termine sur la poche gutturale, et l'autre, courte, se porte en arrière et en haut vers la convexité de la base de la conque, et se fixe autour du méat auditif externe. — *b)* Le cartilage *annulaire* forme un canal ouvert du côté interne, embrassé par 'extrémité inférieure du cartilage conchinien, et attaché par son bord inférieur autour de l'hiatus auditif. — *c)* Le cartilage *scutiforme* est une plaque ovalaire, maintenue en avant de la conque, et donnant attache à plusieurs muscles de l'oreille.

B. — Le CONDUIT AUDITIF n'est autre chose que la réunion de la partie inférieure du cartilage conchinien avec le cartilage annulaire et l'hiatus auditif externe du temporal ; une membrane fibreuse attache l'une à l'autre ces différentes parties, qui sont recouvertes par un prolongement de la peau, garni de quelques poils, et de quelques glandes *cérumineuses* sécrétant une humeur nommée *cérumen.*

— 2° L'*oreille moyenne,* ou le *tympan,* est une cavité irrégulière, située dans la base de la portion pierreuse du temporal, au-dessus du condyle, en avant des cellules mastoïdiennes. Sa paroi externe offre la membrane du tympan elliptique, obliquement située en bas, en dedans et en avant, et encadrée dans le *cercle du tambour.* La face externe de cette membrane est concave ; l'interne est convexe et unie au manche du marteau ; elle est formée de trois couches : l'interne et l'externe sont muqueuses ; la moyenne est formée de fibres distinctes. Le cercle du tambour qui circonscrit cette membrane offre supérieurement et du côté de l'apophyse mastoïde une ouverture qui correspond à la base du manche du marteau, et dont l'extrémité externe fournit une épine transversale qui se prolonge jusques auprès de cet osselet. — La paroi interne du tympan présente la *fenêtre ovale* ou *vestibulaire,* qui communique avec le vestibule ; elle est formée par une membrane composée de trois feuillets, et répond à la base de l'étrier. Au-dessous se trouve le *promontoire,* saillie qui répond à la rampe externe du limaçon ; au-dessous, et un peu en arrière, est la *fenêtre ronde* ou *cochléaire,* qui communique avec la rampe interne du limaçon ; elle est fermée par une membrane ; la caisse du tympan est traversée par un filet nerveux que l'on nomme la *corde du tympan.*

A la circonférence du tympan se trouvent : *a)* Les CELLULES MASTOÏDIENNES, qui forment une série de loges séparées par des cloisons osseuses, et ayant leurs ouvertures béantes et tournées en bas ; — *b)* les FOSSETTES TYMPANIQUES, qui sont deux

petites cavités, l'une externe et supérieure, située contre le conduit spiroïde et donnant attache au muscle de l'étrier ; l'autre, interne, placée auprès de la gouttière
gutturale, contenant le grand muscle du marteau ; — c) les OSSELETS DE L'OUÏE, qui
forment une chaîne coudée, située à la partie supérieure du tympan qu'ils traversent de dedans en dehors jusqu'à la fenêtre ovale. Ils sont au nombre de quatre :
1° Le *marteau*, qui présente une tête arrondie, articulée avec l'enclume, un col
muni d'une apophyse qui donne attache à un petit muscle, et un manche qui
adhère à la membrane du tympan et donne attache au muscle interne de cet osselet ; 2° l'*enclume*, qui présente un corps articulé avec la tête du marteau et deux
branches qui répondent, la supérieure aux cellules mastoïdiennes, et l'inférieure
au manche du marteau : celle-ci s'articule avec l'osselet suivant ; 3° l'os *lenticulaire*, arrondi ; 4° l'*étrier*, qui présente une tête s'articulant avec l'os lenticulaire,
des branches réunies par une membrane, et une base ovalaire qui s'applique
sur la fenêtre ovale. Les muscles qui doivent mouvoir cette chaîne d'osselets
sont au nombre de quatre, savoir : le *muscle antérieur du marteau*, qui s'insère à
la fossette tympanique inférieure et à l'apophyse du manche du marteau ; le
muscle interne du marteau, placé sous le précédent ; le *muscle externe du marteau*, qui
manque souvent, et qui est fixé à la partie postérieure du conduit externe et à
l'apophyse externe du marteau ; le *muscle de l'étrier*, qui se fixe au fond de la cavité tympanique supérieure et au col de l'étrier. — d) La TROMPE D'EUSTACHE, ou *conduit guttural*, qui fait suite à une *gouttière* qui commence près de la chaîne tympanique et s'élargit en s'approchant du trou styloïdien du temporal. Cette trompe
se compose de deux parties : un tube cartilagineux et une poche membraneuse.
Le *tube cartilagineux* est fixé supérieurement à la circonférence du trou styloïdien,
et se termine inférieurement par une grande plaque circulaire qui sert de pavillon
à l'ouverture gutturale de la poche. La *poche gutturale*, qui continue le tube précédent, se trouve placée au-dessous de la face inférieure de l'atlas, au-dessus du
pharynx, en dedans de la grande branche hyoïdienne et de la parotide, et adossée à la poche opposée. Elle s'ouvre inférieurement dans le pharynx au milieu
d'un pavillon formé par le tube cartilagineux ; supérieurement, cette poche communique avec le tympan par le trou styloïdien. C'est cette poche membraneuse
que l'on va ponctionner dans l'opération de l'*hyovertébrotomie*.

— 3° L'*oreille interne* ou *labyrinthe*. C'est la partie la plus grande de l'organe ; elle
consiste en un ensemble de cavités qui communiquent entre elles, ainsi qu'avec
la cavité crânienne, par le conduit auditif interne, et avec la caisse du tympan
par plusieurs ouvertures. Le labyrinthe est formé du vestibule, des canaux demi-
circulaires et du limaçon. — a) Le VESTIBULE, ou partie moyenne du labyrinthe, est
une cavité arrondie, oblongue, qui présente en dehors le *trou ovale* communiquant
avec la cavité du tympan, en dedans un grand nombre d'orifices qui donnent
passage à des divisions du nerf auditif, en arrière les cinq ouvertures des canaux
demi-circulaires ; en avant une ouverture répondant à la rampe externe du limaçon. — b) Le LIMAÇON est formé par deux canaux recourbés en spirale, comme les
coquillages univalves ; il présente un *axe*, pyramide osseuse creusée d'un canal
étroit, la *lame des contours*, enroulée autour de l'axe, la *cloison spirale*, qui partage
en deux canaux nommés *rampes* l'espace qui existe entre l'axe et la lame des contours. — c) Les CANAUX DEMI-CIRCULAIRES, placés entre les cellules mastoïdiennes et le
vestibule. Il y en a trois : deux supérieurs et verticaux, un inférieur et horizontal. Par leur ensemble ils représentent une espèce de pyramide triangulaire ; ils
s'ouvrent dans le vestibule par cinq orifices seulement, les deux canaux supérieurs se confondant à l'une de leurs extrémités en un seul canal. Ils sont tapissés
par une membrane très-fine qui exhale un fluide dit *liquide de Cotugno*. C'est dans
ces cavités que se divisent les branches du nerf auditif.

II. — AXE CÉRÉBRO-RACHIDIEN OU ENCÉPHALE.

L'*Encéphale* est un organe mou, pulpeux, contenu dans la cavité du crâne et
dans le canal vertébral. On lui distingue quatre parties principales : le cerveau,

le cervelet, la protubérance cérébrale et la moelle vertébrale. L'encéphale est enveloppé par trois membranes : la dure-mère, la pie-mère et l'arachnoïde.

A. — Cerveau. Il occupe la partie antérieure du crâne, et il a la forme d'un ovoïde dont la grosse extrémité est tournée en arrière.

— 1° *Considéré extérieurement,* on lui distingue une région supérieure et une région inférieure. La première représente : *a)* la *grande scissure interlobaire,* qui divise le cerveau en deux hémisphères ou lobes, et qui est bornée inférieurement par le *corps calleux* ou *mésolobe; b)* de nombreuses circonvolutions et les anfractuosités qui les séparent. — La Région inférieure présente d'avant en arrière, d'abord sur la ligne médiane : 1° La partie antérieure de la grande scissure interlobaire; 2° la *commissure* des nerfs optiques; 3° derrière cette commissure une substance grisâtre concourant à former le plancher inférieur du troisième ventricule et offrant à son milieu une légère saillie ou *tubercule cendré* (tuber cinereum), très-peu visible sur le cerveau du cheval, 4° la *tige pituitaire* (infundibulum, appendice sus-sphénoïdal), tige creuse terminée inférieurement par un corps rougeâtre, nommé *glande* ou *corps pituitaire;* 5° derrière elle le *tubercule mamillaire* ou *pisiforme,* continu avec les piliers antérieurs de la voûte à trois piliers; 6° derrière lui une fente longitudinale qui sépare les prolongements antérieurs de la protubérance, et forme une partie du plancher du troisième ventricule. — Sur les parties latérales de la surface inférieure du cerveau, et d'avant en arrière, on trouve : 1° La *couche ethmoïdale* (couche olfactive), production pyramidale fixée sous le lobule antérieur du cerveau, et terminée par un renflement oblong logé dans la fosse ethmoïdale et creusé intérieurement d'une cavité qui communique avec le ventricule latéral par un canal étroit; 2° la *scissure de Sylvius,* qui sépare les lobules antérieur et moyen, et se continue en arrière à angle presque droit avec une *scissure longitudinale* qui laisse passer la pie-mère dans les ventricules latéraux, et se trouve bouchée par l'arachnoïde; 3° les deux *cordons oculaires* qui se dirigent obliquement en avant et en dedans pour s'adosser ou s'entre-croiser à leur commissure.

La face inférieure de chaque lobe du cerveau est divisée en trois lobules, dont un antérieur, en partie recouvert par la couche ethmoïdale et borné postérieurement par la scissure de Sylvius; un moyen, très-saillant et nommé *lobule mastoïde,* et un postérieur, soutenu par la tête du cervelet, et séparé du précédent par un sillon très-superficiel.

— 2° *Considéré à l'intérieur,* le cerveau présente un grand nombre de parties qui sont situées entre les deux hémisphères ou dans leur épaisseur.

A. — *Les parties situées entre les deux hémisphères* sont : de haut en bas, le corps calleux, la cloison des ventricules, la voûte à trois piliers, la glande pinéale et le ventricule moyen.

a) Le Corps calleux (*Mésolobe*) est une large bande médullaire, allongée, quadrilatérale et recourbée sur elle-même en avant et en arrière. Sa face supérieure est recouverte par les hémisphères cérébraux, et traversée au milieu par deux lignes saillantes et longitudinales séparées par des sillons correspondants; l'inférieure concourt latéralement à former la paroi supérieure des ventricules latéraux, recouvre la voûte à trois piliers, se continue avec elle en arrière, et adhère, sur la ligne médiane et dans ses deux tiers antérieurs et inférieurs, à la cloison des ventricules. L'extrémité postérieure, et en même temps supérieure, est confondue avec la voûte, et offre en bas un renflement transversal continu latéralement avec les cornes d'Ammon; l'antérieure, recourbée de haut en bas et d'avant en arrière jusqu'à la base du cerveau, embrasse la partie latérale des corps striés, et forme la partie antérieure des ventricules latéraux. Ses bords sont confondus avec la substance médullaire du cerveau.

b) Cloison des ventricules (*Septum lucidum*). C'est une partie lamelleuse, aplatie transversalement, triangulaire, verticale, en rapport latéralement avec les corps striés et les couches optiques, continue en haut et en avant avec la face inférieure du corps calleux, unie par son bord inférieur en arrière avec la voûte à trois piliers, en avant à un prolongement du corps calleux, plus en avant au corps calleux lui-même, et formée par deux lames souvent séparées par une petite cavité (*fosse de Sylvius, cinquième ventricule*).

c) Voute a trois piliers (*Trigone cérébral*). C'est une lame médullaire, triangulaire, située sous la cloison et le corps calleux, et comprise en presque totalité dans les ventricules latéraux. Sa face supérieure est contiguë au corps calleux, et unie sur la ligne médiane à la cloison des ventricules; l'inférieure, appliquée sur la toile choroïdienne et sur les couches optiques, offre antérieurement quelques lignes saillantes et optiques que l'on nomme la *lyre*. Les bords latéraux sont côtoyés par les plexus choroïdes. L'extrémité antérieure forme le *pilier antérieur*; elle est divisée en deux cordons médullaires recourbés de haut en bas derrière la commissure antérieure, écartés l'un de l'autre, et qui vont se terminer à l'éminence mamillaire, en présentant derrière eux une ouverture (*trou de Monro*), qui fait communiquer les ventricules latéraux avec le moyen. Les angles postérieurs forment les *piliers postérieurs* de la voûte, et fournissent chacun un prolongement médullaire appelé *corps frangé*, recourbé, dirigé de haut en bas et d'arrière en avant, dans le bas-fond des ventricules latéraux, et placé au-devant des cornes d'Ammon.

d) Glande pinéale (*Conarium*). C'est un petit corps grisâtre, irrégulier, situé au-dessous et derrière la voûte à trois piliers, du volume d'un petit pois, embrassé par la pie-mère, et isolé de la substance cérébrale, excepté en devant, où il est uni aux couches optiques à l'aide de deux petits prolongements médullaires allongés et très-grêles.

e) Ventricule moyen (*Troisième ventricule*). C'est une cavité allongée d'avant en arrière, bornée en haut et en avant par la toile choroïdienne et la voûte à trois piliers, latéralement par les couches optiques qui sont unies entre elles par une bandelette grisâtre; il se termine en bas et en arrière par un canal évasé que l'on nomme *infundibulum*, et qui pénètre dans la tige et la glande pituitaires. Le ventricule moyen présente en devant la *commissure antérieure*, cordon médullaire transversal et arrondi, qui passe d'un hémisphère à l'autre, et montre au-dessous de lui une ouverture sans issue appelée la *vulve*. Il offre en arrière la *commissure postérieure*, semblable à la précédente, étendue d'une couche optique à l'autre, et sous laquelle on voit l'*anus*, qui est l'orifice de l'aqueduc de Sylvius.

— *Les parties situées dans les deux hémisphères occupent les ventricules latéraux.* Ceux-ci sont deux cavités considérables allongées d'avant en arrière, recourbées sur elles et creusées dans les hémisphères. Ils sont rapprochés l'un de l'autre à leur partie moyenne, écartés en devant ainsi qu'en arrière au niveau de l'origine des corps frangés; leur partie postérieure se recourbe en bas, en dehors et en avant, pour se terminer dans le lobule mastoïde, près de la scissure de Sylvius, en formant un cul-de-sac que l'on nomme la *cavité digitale*. — Dans les ventricules latéraux on trouve les parties suivantes :

a) Les Corps striés ou cannelés, éminences piriformes, grisâtres, au nombre de deux, saillantes et libres en devant, en dedans et en haut, occupant la partie moyenne de chaque ventricule, ayant leur base antérieure et interne, et leur pointe postérieure et externe.

b) Les Couches optiques, corps médullaires, placés derrière les précédents, volumineux, arrondis, répondant aux ventricules latéraux et moyen, et confondus en dehors avec la substance cérébrale et le corps strié. Leur face supérieure fait partie du plancher des ventricules latéraux, et se trouve recouverte par la toile choroïdienne; leur face inférieure offre en dedans deux renflements (*corpora geniculata*) qui donnent plusieurs filets aux nerfs optiques; leur face interne répond au ventricule moyen, et est unie en devant avec celle du côté opposé. L'extrémité antérieure contribue à l'ouverture de communication des ventricules latéraux et du ventricule moyen; la postérieure est contiguë aux corps frangés.

c) La Bandelette demi-circulaire (*Double centre de Vieussens*), espèce de ruban médullaire très-léger, demi-transparent, placé entre les corps striés et les couches optiques.

d) Les Cornes d'Ammon (*Pieds d'hippocampe*), prolongements médullaires arqués, occupant la partie postérieure et recourbée des ventricules, et terminés antérieurement par une extrémité renflée, surmontée par deux ou trois tubercules que séparent des rainures.

e) Le Plexus choroïde est une toile vasculaire rougeâtre, qui pénètre dans les cavités ventriculaires à la faveur de leur fente inférieure, se glisse entre les couches optiques et le trigone cérébral, où il forme ce que l'on nomme la *toile choroïdienne*, et fournit un prolongement flottant qui se montre dans les ventricules latéraux, dans la scissure qui sépare les corps striés du trigone.

B. — Cervelet. Organe sphéroïde situé en arrière de la protubérance pariétale et remplissant la fosse occipitale. Son volume équivaut au sixième de celui du cerveau ; il est symétrique, sphéroïde, divisé en deux hémisphères ou *lobes* par une rainure, continu avec le cerveau et la moelle vertébrale par l'intermédiaire de la protubérance cérébrale, et formé de lames grisâtres situées verticalement les unes contre les autres, concentriques, régulières et séparées par des sillons étroits et profonds que tapisse la pie-mère, sur laquelle passe l'arachnoïde.

La surface inférieure du cervelet présente sur la ligne médiane un enfoncement qui loge en devant l'origine de la moelle vertébrale, et qui en arrière présente une éminence formée de lames parallèles et transversales, et désignée sous le nom d'*éminence vermiculaire inférieure*. La circonférence du cervelet est échancrée en devant pour recevoir une partie de la protubérance cérébrale, qui se continue avec elle par ses prolongements postérieurs.

Le cervelet est composé par une couche extérieure mince de substance **grise**, qui recouvre les circonvolutions et s'enfonce dans les anfractuosités, et par trois noyaux de substance blanche, dont deux, latéraux, allongés, occupent le milieu des hémisphères et envoient de leur contour des prolongements dans la substance grise, ce qui forme *l'arbre de vie*, et un moyen, qui vient des prolongements des tubercules quadrijumeaux et de la valvule de Vieussens.

C. — Protubérance cérébrale (*Mésocéphale, Pont de Varole*). Elle est située sur la base du crâne, entre le cerveau et le cervelet, avec lesquels elle se continue par ses prolongements ; elle est quadrilatérale et presque aussi épaisse que large. Sa face inférieure, un peu convexe, appuie sur la gouttière basilaire, et présente au milieu un sillon pour l'artère de ce nom ; la supérieure est placée derrière le ventricule moyen du cervelet, et presque antérieurement cachée par l'échancrure de la circonférence du cervelet. Elle offre : 1° Les *tubercules quadrijumeaux*, éminences blanches et arrondies, au nombre de quatre, divisées par deux sillons disposés en croix, et distinguées en deux supérieurs plus gros, appelés *nates*, et deux inférieurs plus petits, nommés *testes ;* 2° plus bas, et plus en arrière, la *valvule de Vieussens*, lame grisâtre mince et fragile, fermant en arrière le ventricule du cervelet et se continuant de chaque côté avec deux saillies médullaires qui viennent des éminences *testes*. — Le bord antérieur du mésocéphale est séparé du cerveau par un enfoncement circulaire ; le postérieur est séparé de la moelle par un sillon profond ; les latéraux sont épais, arrondis et unis aux pédoncules du cervelet.

Considérée intérieurement, la protubérance cérébrale présente : 1° L'*aqueduc de Sylvius*, conduit arrondi, faisant communiquer le ventricule moyen du cerveau avec celui du cervelet, et commençant sous la commissure postérieure ; 2° le *ventricule du cervelet*, ou quatrième ventricule, cavité assez large, oblique en bas et en arrière, et irrégulièrement quadrilatérale. La paroi inférieure de cette cavité est formée par la protubérance cérébrale, et offre une rainure médiane appelée *calamus scriptorius*, ainsi que l'orifice postérieur de l'aqueduc de Sylvius; elle est terminée en cul-de-sac postérieurement. La paroi supérieure est formée antérieurement par la valvule de Vieussens, et postérieurement par l'échancrure antérieure du cervelet. Les parois latérales sont bornées par les prolongements des tubercules quadrijumeaux.

Les *prolongements* de la protubérance cérébrale sont au nombre de quatre, deux antérieurs et deux postérieurs. 1° Les *prolongements antérieurs* ou *cérébraux* (Pédoncules ou Cuisses du cerveau, Bras de la moelle allongée), faisceaux oblongs, rapprochés à leur origine, s'écartant ensuite en se portant en avant sous la partie inférieure et moyenne du cerveau, où ils se confondent avec la substance des couches optiques. — 2° Les *prolongements postérieurs* ou *cérébelleux* (Pédoncules du cervelet, Cuisses de la moelle allongée), plus écartés à leur origine que les précédents ; ils se dirigent en haut et en dehors, et se portent des bords latéraux et des angles postérieurs dans les hémisphères du cervelet, dont ils forment les centres médullaires.

D. — **Moelle vertébrale** (*Moelle épinière, Prolongement rachidien*). Elle est située dans le canal vertébral et s'étend depuis la protubérance cérébrale jusqu'au milieu de la longueur du sacrum. Sa forme est celle d'un long cordon irrégulièrement cylindrique, muni de plusieurs renflements. L'extrémité antérieure (*bulbe rachidien*) est renflée et logée dans la partie postérieure de la gouttière basilaire. On lui distingue deux faces. L'inférieure, convexe, présente quatre éminences placées les unes à côté des autres, et distinguées en deux internes (*pyramides inférieures*) et en deux externes (*corps olivaires*). La face supérieure se continue avec la protubérance cérébrale, est creusée sur la ligne médiane par une partie du calamus scriptorius, et présente de chaque côté une éminence oblongue) *pyramide supérieure* ou *éminence restiforme*). — Le corps de la moelle a ses faces inférieure et supérieure traversées par de petits sillons transversaux et pourvues d'une scissure médiane qui le divise en deux parties égales. Ce corps est pourvu d'un renflement qui s'étend depuis la cinquième vertèbre cervicale jusqu'à la première dorsale, et d'un autre renflement qui se trouve vers la partie postérieure des lobes. — L'extrémité postérieure est terminée en pointe et entourée d'une touffe de cordons nerveux qui forme ce que l'on nomme la *queue de cheval*. — La moelle vertébrale est formée dans toute son étendue de substance blanche et de substance grise, comme l'encéphale, avec cette différence que la première enveloppe la seconde et que c'est le contraire dans le cerveau. La substance blanche est divisée en quatre faisceaux, deux de chaque côté.

E. — **Enveloppes de l'encéphale.** Elles sont au nombre de trois : la *dure-mère*, l'*arachnoïde* et la *pie-mère*.

— **1° Dure-mère.** Cette membrane, la plus extérieure des membranes du cerveau, est fibreuse, de couleur nacrée, revêt l'intérieur du crâne et de la colonne vertébrale et adhère aux os, surtout au niveau des sutures et à la base du crâne, où elle fournit un grand nombre de prolongements ou de canaux qui accompagnent les vaisseaux et les nerfs, et qui se continuent avec le périoste. Elle forme dans le crâne plusieurs replis, savoir : *a*) Le *repli longitudinal* (faulx du cerveau), falciforme, occupant la grande scissure interlobaire, fixé antérieurement par sa pointe à la crête ethmoïdale, et postérieurement par sa base à la protubérance pariétale, et se continuant à droite et à gauche avec le repli transverse. — *b*) Le *repli transverse* (tente du cervelet) est placé entre le cerveau et le cervelet ; il s'étend depuis la protubérance pariétale jusqu'au corps du sphénoïde, en s'attachant en dehors de la crête oblique, qui sépare la cavité cérébrale de la cavité cérébelleuse.

La dure-mère crânienne soutient des canaux veineux que l'on nomme *sinus*, et dans lesquels s'ouvrent toutes les veines qui s'élèvent du cerveau. Les principaux sinus sont : *a*) Le *sinus longitudinal* ou *médian*, contenu dans le bord supérieur de la faulx du cerveau, et se continuant postérieurement avec les sinus latéraux. — *b*) Les *sinus latéraux*, s'étendant l'un à droite, l'autre à gauche dans la tente du cervelet, et communiquant avec les deux suivants au niveau de l'hiatus occipito-temporal. — *c*) Les *sinus caverneux* ou *sus-sphénoïdaux*, qui entourent la tige pituitaire et sont traversés par l'artère cérébrale antérieure. — *d*) Les *sinus sous-occipitaux*, situés sur les côtés de la gouttière basilaire, recevant les veines choroïdiennes et latérales du cervelet, et donnant naissance aux veines cérébrales postérieures.

La dure-mère, arrivée vers le trou occipital, au bord duquel elle adhère fortement, se prolonge dans le canal rachidien en formant un sac allongé plus large que la moelle ; elle fournit des canaux aux nerfs rachidiens, n'adhère aux parois du canal vertébral que par ces prolongements, et se termine postérieurement par plusieurs filets qui s'attachent au sacrum et au coccyx.

— **2° Pie-mère.** Membrane celluleuse, éminemment vasculaire et divisée en deux portions, l'une extérieure et l'autre intérieure. La première tapisse la surface extérieure de l'encéphale en pénétrant dans ses anfractuosités ; par sa surface extérieure, elle est contiguë et adhérente à l'arachnoïde, au niveau de toutes les saillies cérébrales ; mais elle en est entièrement isolée au niveau des enfoncements dans lesquels elle pénètre seule : par sa surface interne, elle répond partout à la substance cérébrale. — La pie-mère antérieure pénètre dans le ventricule moyen par une fente transversale qui sépare le corps calleux de la protubérance annulaire, et dans les ventricules par la fente que l'on rencontre de chaque côté entre la couche optique et le corps frangé : c'est elle qui fournit la toile choroïdienne et les plexus choroïdes. — La pie-mère cérébrale s'unit vers le trou occipital à la pie-mère vertébrale ou enveloppe de la moelle épinière ; celle-ci est moins vasculaire et plus fibreuse.

— 3° ARACHNOÏDE. Cette membrane séreuse, placée entre la dure-mère et la pie-mère, représente une sorte de sac sans ouverture, replié sur toute la superficie de l'encéphale et sur les parois de la cavité que lui forme la dure-mère ; elle fournit à tous les nerfs qui sortent du crâne ou du canal vertébral, et à tous les vaisseaux qui y entrent ou en sortent, une gaîne qui les accompagne et se réfléchit sur eux, de manière qu'aucun de ces organes n'est contenu dans sa cavité, que remplit seul un liquide séreux. L'arachnoïde est formée de deux feuillets : un extérieur qui tapisse la surface externe de l'encéphale, sans pénétrer dans ses anfractuosités ; elle se prolonge sur la moelle, à l'extrémité postérieure de laquelle elle se termine par un canal étroit, qui se réfléchit sur la dure-mère. L'arachnoïde intérieure est celle qui, suivant plusieurs auteurs, tapisserait les ventricules en se portant du mésolobe sur le cervelet.

On donne le nom de *canal céphalo-rachidien* à l'intervalle qui se trouve entre la pie-mère et l'arachnoïde. Cet interstice contient un fluide dit *céphalo-rachidien*, dont la présence est indispensable au libre exercice des fonctions du cerveau et de la moelle épinière.

III. — NERFS.

On les distingue en *encéphaliques*, *rachidiens* et *ganglionnaires*.

§ 1er. — NERFS ENCÉPHALIQUES. Ils sont au nombre de douze paires, à chacune desquelles on peut distinguer une origine, un trajet et une terminaison.

Première paire ou NERF ETHMOÏDAL (*Nerf olfactif*). — Il est formé par des filaments pulpeux qui partent de la couche ethmoïdale, traversent les trous de la lame criblée de l'ethmoïde, et se répandent dans la membrane muqueuse qui tapisse les cellules de cet os.

Deuxième paire ou NERF OPTIQUE. — Il vient, non pas des couches optiques, comme on le dit ordinairement, mais des tubercules quadrijumeaux. Les deux cordons optiques s'entre-croisent ou s'adossent à la *commissure oculaire*, se séparent, sortent du crâne par le trou optique et viennent s'insérer au globe oculaire, où ils s'épanouissent en formant la rétine.

Troisième paire ou NERF MOTEUR OCULAIRE COMMUN (*Oculo-musculaire commun*). — Il naît du bord interne des pédoncules du cerveau par plusieurs filets mous, qui s'unissent bientôt et forment un cordon aplati qui sort du crâne par le trou sus-sphénoïdal et se divise en deux branches. L'une, inférieure, fournit des divisions aux muscles droit interne, droit inférieur, aux portions correspondantes du muscle droit postérieur, un long rameau ou petit oblique et des filets au ganglion ophthalmique ; la deuxième, supérieure, envoie des filets aux muscles droit supérieur, droit postérieur et orbito-palpébral.

Quatrième paire ou NERF PATHÉTIQUE (*Oculo-musculaire interne*). — Il naît, par plusieurs racines, des parties latérales de la valvule de Vieussens, se porte en avant et en dehors, passe dans un petit conduit situé en dehors du conduit sus-sphénoïdal, et se plonge dans le muscle grand oblique de l'œil.

Cinquième paire ou NERFS TRIJUMEAUX (*Trifacial*). — Il s'échappe des pédoncules du cervelet par un grand nombre de filets qui se réunissent en un renflement gangliforme (ganglion semi-lunaire ou de Gasser), d'où émanent trois branches distinctes, qui sont le nerf ophthalmique, le sus-maxillaire et e maxiLaire nférieur.

1° NERF OPHTHALMIQUE (*Orbito-frontal*). Il suit la direction de la troisième paire et pénètre dans l'orbite, où il fournit trois principaux rameaux, qui sont : *a*) le *palpébro-frontal* ou *sourcilier*, qui passe au côté interne de l'orbite, envoie des filets à la paupière supérieure et aux follicules ciliaires, sort par le trou sourcilier, se divise sur le front et envoie un rameau au plexus auriculaire antérieur; *b*) le *lacrymal*, formé de deux branches : l'une d'elles fournit des filets à la glande lacrymale, à la paupière supérieure et à la conjonctive; l'autre se porte vers la fosse temporale et au plexus auriculaire antérieur; *c*) le *palpébro-nasal*, qui passe au côté interne de l'orbite, fournit des filets au ganglion ophthalmique, au corps clignotant et aux tissus de l'angle nasal du nez; il rentre ensuite dans le crâne par le trou orbitaire, traverse les cellules de l'ethmoïde et se perd dans la membrane nasale.

— 2° NERF SUS-MAXILLAIRE. Ce nerf, beaucoup plus considérable que le précédent, traverse le conduit sus-sphénoïdal et passe dans la scissure sous-orbitaire, s'anastomose avec le ganglion sphéno-palatin, s'introduit dans le canal sus-maxillaire, et en sort pour aller se distribuer dans le tissu du nez et de la lèvre supérieure. A sa sortie du crâne, il fournit : *a*) le nerf *orbito-nasal*, qui se dirige vers l'angle nasal de l'œil et donne des filets à la paupière inférieure, au réservoir lacrymal à la peau et au muscle orbiculaire des paupières; *b*) des rameaux anastomotiques au ganglion sphéno-palatin; *c*) des *filets dentaires postérieurs*, qui s'insinuent dans l'os grand sus-maxillaire et se rendent aux dernières molaires supérieures. Dans l'intérieur du conduit sus-maxillaire, il fournit des filets dentaires et médullaires; hors de ce conduit, il se divise en une multitude de ramifications qui se perdent dans les ailes du nez, la lèvre supérieure et la partie antérieure de la membrane nasale.

— 3° NERF MAXILLAIRE. C'est le plus gros des trois. Il sort du crâne par l'hiatus occipito-temporal, et va s'introduire dans le conduit de l'os maxillaire, dont il sort par le trou mentonnier. Auprès de l'articulation temporo-maxillaire, il fournit : *a*) le nerf *sous-zygomatique*, gros cordon qui se contourne derrière le col du condyle maxillaire, se porte en avant sous la crête zygomatique, donne des filets musculaires et cutanés, s'anastomose avec une branche de la septième paire et forme le plexus sous-zygomatique; *b*) les nerfs *temporo-maxillaires profonds*, qui se divisent dans les muscles de la région maxillo-temporale; *c*) le *ptérygo-musculaire*, long, grêle et destiné aux muscles fixés à l'apophyse ptérygoïde; *d*) le *buccolabial*, qui se porte le long du bord inférieur du muscle alvéolo-labial, en se divisant jusqu'à la commissure des lèvres; *e*) le *mylo-hyoïdien*, destiné au muscle de ce nom et fournissant des filets anastomotiques au nerf hypoglosse; *f*) le *lingual*, très-gros cordon qui s'accole avec le rameau *tympano-lingual* (corde du tympan), se place sur le côté de la base de la langue, entre les muscles génio-glosse et kérato-glosse, jusqu'au bout de la langue, dans laquelle il se divise. Dans le conduit maxillaire, le nerf de ce nom fournit des filets *dentaires* et *médullaires*; inférieurement et à sa sortie du trou mentonnier, il fournit des filets musculaires et cutanés à la lèvre inférieure.

Sixième paire. NERF MOTEUR OCULAIRE EXTERNE (*Oculo-musculaire externe*). — Il s'élève de la scissure transversale qui sépare la protubérance annulaire d'avec le bulbe rachidien, s'accole au trifacial, parvient avec lui dans l'orbite, et se divise dans le muscle droit externe de l'œil, et dans la portion externe du droit postérieur.

Septième paire. NERF FACIAL. — Il naît en arrière de la cinquième paire, s'engage dans le conduit auditif interne, fournit dans l'intérieur de ce conduit deux filets remarquables : *a*) le *tympano-lingual* (corde du tympan), qui s'échappe de la cavité tympanique et va s'unir au nerf lingual; *b*) un *rameau ptérygoïdien*, qui s'anastomose avec le ganglion sphéno-palatin. Hors du conduit auditif, il fournit plusieurs nerfs, qui sont : *a*) les trois nerfs *auriculaires*, distingués en *antérieur*, *postérieur* et *interne* : le premier se porte aux muscles antérieurs de l'oreille, et donne plusieurs ramifications qui s'anastomosent avec des filets de la cinquième paire et forment le plexus auriculaire; le second gagne les muscles cervico-auriculaires; le troisième, très-court et fort petit, se ramifie dans l'intérieur de la conque; *b*) les rameaux *parotidiens*, qui se divisent dans la parotide; *c*) le rameau *trachélien*, très-long, très-rameux, traversant la parotide, descendant le long de la jugulaire, s'anastomosant avec des filets cutanés de l'encolure, et allant enfin se terminer dans le muscle mastoïdo-huméral; *d*) les *filets sous-zygomatiques*, qui s'anastomosent avec le nerf sous-zygomatique de la cinquième paire, et forment avec lui un plexus dont les branches, rapprochées en haut et en arrière, sont écartées en bas et en avant. Ce plexus, situé sur la face externe du muscle zygomato-maxillaire, et désigné sous le nom de *patte d'oie*, fournit des rameaux musculaires et cutanés qui se prolongent jusqu'à la lèvre inférieure.

Huitième paire. NERF AUDITIF (*Labyrinthique*). — Pulpeux, situé à côté du précédent et gagnant l'oreille interne.

Neuvième paire. NERF GLOSSO-PHARYNGIEN. — Il provient du bulbe rachidien, un peu en arrière des septième et huitième paires, et par plusieurs filets qui ne tardent pas à se réunir en un cordon qui sort du crâne par l'hiatus occipito-temporal, se place sur les côtés du pharynx et va rejoindre la langue; il envoie deux rameaux qui vont rejoindre le sommet de la carotide, plusieurs filets qui se portent au pharynx, et il se termine enfin par le rameau lingual, qui est destiné aux muscles de la langue.

Dixième paire. NERF PNEUMO-GASTRIQUE (*Nerf vague, huitième paire* de quelques auteurs). — Il naît derrière le précédent, au-dessus des éminences olivaires, sort du crâne par l'hiatus occipito-temporal, avec le nerf glosso-pharyngien, passe dans le milieu du plexus guttural, descend le long de l'encolure derrière la trachée, s'enfonce dans la poitrine, et va se terminer dans l'abdomen vers l'artère cœliaque. — Au-dessous du crâne, il reçoit les filets des neuvième et onzième paires. — Vers le plexus guttural, il donne : *a*) plusieurs filets au ganglion guttural; *b*) des nerfs *laryngiens supérieurs*, destinés aux parois latérales du larynx; *c*) un rameau *pharyngé* qui se divise au pharynx et à l'origine de l'œsophage; *d*) deux rameaux à l'artère carotide. — Le long de l'encolure, il est uni au cordon cervical du trisplanchnique, dont il se sépare en entrant dans le thorax; là, il donne divers filets aux plexus trachéal et cardiaque; puis il fournit le nerf *trachéal récurrent*, ou *laryngé inférieur*. Celui-ci, qui naît plus en arrière à droite qu'à gauche, se place sous la face inférieure de la trachée, traverse les plexus qui sont fixés contre ce canal, en envoyant quelques filets à ces plexus, ainsi qu'au ganglion cervical inférieur; puis il sort du thorax, gagne la face postérieure de la trachée, donne quelques filets à ce conduit aérien et à l'œsophage, et vient se terminer au larynx. — Après avoir fourni le nerf récurrent, le pneumo-gastrique fournit : *a*) des rameaux nombreux très-anastomotiques, qui naissent au niveau de l'origine des bronches (*Plexus bronchique*), et se divisent dans l'organe pulmonaire; *b*) les nerfs *œsophagiens* au nombre de deux de chaque côté, et distingués en supérieur et en inférieur; ils accompagnent l'œsophage, s'envoient mutuellement des rameaux, pénètrent dans l'abdomen par l'ouverture œsophagienne, et se terminent par une foule de filets qui se rendent aux deux faces de l'estomac, au pylore, et aux plexus hépatique et cœliaque du trisplanchnique.

Onzième paire. NERF SPINAL (*Trachélo-dorsal, Accessoire de Willis*). — Il naît dans l'intérieur du rachis des parties latérales de la moelle, vis-à-vis de la quatrième ou la cinquième vertèbre cervicale, remonte dans le rachis en grossissant par l'addition successive de nouveaux filets, pénètre dans le crâne par le grand trou occipital, puis ressort du crâne avec le nerf pneumo-gastrique, auquel il est d'abord fortement uni, descend vers le plexus guttural, se contourne sous l'atloïde, où il donne des filets au ganglion guttural, au pneumo-gastrique, au muscle sterno-maxillaire, puis il devient sous-cutané, donne quelques filets aux muscles de l'encolure, et vient gagner la partie supérieure de l'épaule, où il se termine dans les deux portions du trapèze.

Douzième paire. NERF HYPOGLOSSE (*Hyo-glossien*). — Il naît du sillon qui sépare le corps olivaire des pyramides supérieures, par dix ou douze filets; il sort du crâne par le trou condylien, envoie un ou deux filets au ganglion guttural, et un rameau qui s'unit à la première paire trachélienne; puis il se glisse entre la poche gutturale et le muscle stylo-maxillaire, donne des rameaux aux muscles du pharynx et de l'hyoïde, ainsi qu'un filet anastomotique au nerf mylo-hyoïdien; il gagne enfin le dessous de la langue où il se perd dans les muscles.

§ II. — Nerfs rachidiens ou vertébraux. Il y en a quarante-une paires, savoir : huit paires cervicales ou trachéliennes, dix-huit paires dorsales, six paires lombaires, cinq paires sacrées et quatre paires coccygiennes. Ils naissent tous sur les côtés de la moelle par deux *racines*, l'une supérieure plus grosse, et l'autre inférieure. Elles convergent l'une vers l'autre avant de se réunir; la racine supérieure seulement offre un ganglion : le tronc qui résulte de la réunion des deux racines sort par les trous intervertébraux, et se divise en deux *branches*, l'une supérieure, l'autre inférieure.

— 1° Nerfs cervicaux ou trachéliens. Ils sont au nombre de huit paires.

A. — La *première paire*, ou Nerf sous-occipital, sort par le trou supérieur et antérieur de l'atlas; sa branche supérieure se divise dans les muscles environnants, et envoie deux filets aux muscles cervico-auriculaires; sa branche inférieure, longue et grêle, traverse le trou moyen de l'apophyse transverse de l'atlas, gagne la face inférieure de cet os, et fournit : *a*) des filets aux muscles atloïdo-mastoïdien et atloïdo-sous-occipital; *b*) un filet au ganglion guttural; *c*) un rameau au nerf hypoglosse; *d*) un filet au plexus cervical supérieur; *e*) un rameau *trachélien* long et grêle, qui se porte sur les muscles sous-scapulo-hyoïdien et sterno-maxillaire jusqu'au sternum.

B. — La *deuxième paire*, ou Nerf sous-atloïdien, sort par le trou trachélien de l'axis; sa branche supérieure donne plusieurs rameaux musculaires, et un filet qui se place en dedans du grand complexus et s'unit à la troisième paire en formant ce que l'on nomme le *plexus cervical profond*. La branche inférieure donne : *a*) un rameau au ganglion cervical supérieur; *b*) un gros nerf qui contourne le bord externe de l'apophyse transverse de l'atlas, et va se ramifier derrière l'oreille en formant l'*anse atloïdienne*; *c*) un rameau *atloïdien inférieur*, qui s'unit à un petit filet du nerf trachélo-dorsal et se porte au muscle sterno-maxillaire; *d*) un filet superficiel qui se porte en avant du larynx; *e*) deux rameaux au muscle trachélo-sous-occipital; *f*) un filet d'origine à un cordon qui suit l'artère trachélo-occipitale et va au ganglion cervical inférieur.

C. — La branche supérieure de la *troisième paire* fournit des filets musculaires ainsi que des rameaux profonds qui s'unissent aux deuxième et quatrième paires; l'inférieure s'unit par des filets au plexus sous-cutané trachélien, au cordon trachélien qui suit la direction de l'artère trachélo-occipitale, au cordon trachélien de la première paire; il fournit aussi un filet qui se porte en travers de la trachée et s'y divise par arcade.

D. — Les *quatrième et cinquième paires* diffèrent peu de la troisième; la branche inférieure de la cinquième paire donne souvent un filet d'origine au nerf diaphragmatique.

E. — La *sixième paire* envoie par sa branche inférieure un filet d'origine au nerf diaphragmatique, des rameaux aux muscles trachélo-costal et sous-dorso-atloïdien, un filet qui contribue à former le cordon nerveux qui accompagne l'artère trachélo-occipitale; sa branche supérieure se perd dans les muscles.

F. — La *septième paire* contribue à la formation du nerf diaphragmatique, du plexus brachial, et du cordon nerveux dont nous venons de parler; elle fournit en outre plusieurs branches musculaires pour les muscles trachélo-sous-scapulaire, sous-dorso-atloïdien, etc.

La *huitième paire* forme la plus grande partie du plexus brachial, envoie un filet au ganglion cervical inférieur, et se comporte du reste comme les autres paires cervicales.

Comme dépendances des nerfs trachéliens, nous devons examiner le nerf diaphragmatique et le plexus brachial; remarquons cependant que ce dernier est en partie formé par les deux premières paires dorsales.

Nerf diaphragmatique. — Il est formé par la réunion de rameaux fournis par les septième, sixième et quelquefois cinquième paires cervicales; il se dirige en arrière, pénètre dans le thorax, se place entre les lames du médiastin, gagne le centre aponévrotique du diaphragme et se termine dans ce muscle.

PLEXUS BRACHIAL. — Il est formé par les branches inférieures des deux dernières trachéliennes et les deux premières dorsales; il est situé transversalement entre le membre et l'entrée du thorax, et il fournit plusieurs branches plus ou moins considérables que l'on peut diviser en collatérales et en terminales. Les premières sont : a) le nerf *sus-scapulaire*, qui se contourne au-dessus du col du scapulum et se divise dans les muscles qui remplissent les fosses sus-scapulaires; b) les *thoraco-musculaires*, au nombre de six à sept, divisés dans les muscles situés entre l'épaule et le thorax; c) les *sous-scapulaires*, au nombre de deux : l'un, petit, se divise dans le muscle sous-scapulo-trochinien; l'autre, plus considérable, va fournir des filets au même muscle, ainsi qu'au sus-acromio-trochitérien, au mastoïdo-huméral et à la peau. Les branches terminales sont : a) l'*huméral postérieur*, gros cordon qui gagne la face postérieure de l'humérus, fournit des divisions aux muscles olécrâniens, ainsi qu'un long rameau qui se contourne sur le côté externe de l'articulation huméro-cubitale et va se terminer dans les muscles radiaux postérieurs; b) le *cubito-cutané* ou *cubital postérieur*, gros et long cordon qui gagne la face interne du coude, la face postérieure de l'avant-bras et le pli du genou. Il donne des rameaux musculaires et cutanés, et se termine inférieurement par une branche qui s'unit au cubito-plantaire pour former le nerf plantaire externe; c) le *cubito-plantaire* ou *cubital interne*, qui forme la plus grosse branche terminale du plexus. Ce nerf gagne l'articulation huméro-cubitale, puis le côté interne et postérieur de l'avant-bras et le pli du genou. Supérieurement, il donne des rameaux musculaires et articulaires; l'un de ces rameaux se dirige en avant, passe entre le radius et l'olécrâne et va se diviser aux muscles radiaux antérieurs. Dans le pli du genou, il se divise en deux branches, une, interne, plus grosse, qui forme le nerf plantaire interne, et une, externe, qui s'unit à un rameau du cubito-cutané pour former le nerf plantaire externe. Les *nerfs plantaires* sont deux gros cordons situés entre l'os principal du canon et les tendons fléchisseurs du pied; d'abord logés profondément, ils deviennent de plus en plus superficiels en s'approchant du boulet, où ils sont tout à fait sous-cutanés, et où ils se divisent en deux branches, l'une antérieure et l'autre postérieure. Ces branches prennent le nom de *nerfs latéraux* de la *région digitée*; les postérieurs s'accolent aux artères latérales, les suivent dans leurs divisions et se distribuent avec elles dans les diverses parties de la région digitée.

— 2° NERFS DORSAUX. Ils sont au nombre de dix-huit de chaque côté, sortent par les trous intervertébraux de la région dorsale, et se comportent à peu de chose près de la même manière. Leurs branches supérieures ou *dorsales* passent entre les apophyses transverses, et se divisent en filets musculaires et cutanés; les inférieures ou *intercostales* se prolongent dans toute la longueur des espaces intercostaux en côtoyant le bord postérieur de la côte antérieure, et donnent : a) supérieurement un rameau de communication aux ganglions thoraciques; b) dans leur partie moyenne un ou deux gros rameaux cutanés; c) des filets musculaires.

— Les branches inférieures des deux premières paires contribuent à la formation du plexus brachial; celles des paires suivantes n'offrent rien de bien remarquable; les onze dernières franchissent le cercle cartilagineux des côtes, pour fournir des divisions aux parois inférieures de l'abdomen.

— 3° NERFS LOMBAIRES. Au nombre de six de chaque côté, ils sortent par les trous intervertébraux de la région lombaire. Les branches supérieures se divisent dans les muscles spinaux et sous la peau de la croupe; les inférieures communiquent avec les ganglions sous-lombaires, et se lient mutuellement par des rameaux anastomotiques. a) La branche inférieure de la *première paire* communique avec la dernière dorsale, fournit des rameaux aux muscles ilio-abdominal, sternopubien, sous-lombo-trochantinien, ainsi que des filets cutanés et inguinaux. — b) Celle de la *deuxième paire* donne un rameau qui s'unit à un filet de la troisième paire, et va se ramifier sous la peau du plat de la cuisse. — c) Celle de la *troi-*

sième paire fournit encore : 1° Un rameau qui s'accole au muscle crémaster, passe par l'anneau inguinal et descend jusqu'au testicule ; 2° des filets au muscle sous-lombo-trochantinien ; 3° un rameau qui s'unit au cordon rotulien de la *quatrième paire*. — *d*) La branche inférieure de celle-ci, outre ce nerf *rotulien* qui se place sous le muscle ilio-aponévrotique, et se termine autour de la rotule par des divisions cutanées et aponévrotiques, fournit encore un rameau au plexus crural. — *e*) Celles des *cinquième et sixième paires* contribuent principalement à la formation du plexus crural, qui est complété par les trois premières paires sacrées.

— 4° NERFS SACRÉS. Il y en a cinq de chaque côté. Leurs branches supérieures sortent par les trous sus-sacrés et se divisent dans les muscles de la croupe ; les inférieures sortent par les trous sous-sacrés ; celles des trois premières contribuent, ainsi que nous l'avons dit, à la formation du plexus crural ; celles des quatrième et cinquième paires, plus petites, communiquent ensemble et donnent différents rameaux à la vessie, aux organes génitaux, à l'anus et à la peau du périnée.

Le plexus crural étant une dépendance des nerfs lombaires et sacrés, nous devons en faire ici l'examen.

PLEXUS CRURAL. — Commence à la partie postérieure de la région sous-lombaire, et se propage sur les côtés du bassin. La portion *lombaire* fournit : *a*) les *iliaco-musculaires,* destinés aux muscles psoas et iliaque ; *b*) le *fémoral antérieur*, long cordon qui passe sous le muscle sous-lombo tibial, s'engage entre l'ilio-rotulien et la portion externe du trifémoro-rotulien, et se divise dans les muscles fémoraux antérieurs. Il donne, au niveau de l'aine, un long rameau sous-cutané qui s'accole à la veine saphène et descend avec elle jusqu'en dedans du boulet ; *c*) le *sous-pubio-fémoral* ou *obturateur*, qui passe par l'ouverture sous-pubienne et se distribue dans les muscles obturateurs, ainsi que dans les adducteurs de la cuisse. — De la portion *sacrée* du plexus crural partent : *a*) le *petit fémoro-poplité*, long cordon qui traverse le ligament sacro-ischiatique, descend derrière le fémur, entre les muscles ischio-tibiaux, donne dans ce trajet des rameaux musculaires, et parvient au péroné de la jambe, où il se divise en deux branches, dont une courte, musculaire, destinée à la partie supérieure des muscles tibiaux antérieurs, et une longue, sous-cutanée, qui descend en dehors et en avant de la jambe, jusque sur le canon, et fournit des divisions cutanées et les rameaux articulaires du pli du jarret ; *b*) le *grand fémoro-poplité,* fournissant des nerfs à presque tous les muscles fémoraux postérieurs ; vers le pli de la jambe, il s'engage entre les deux portions du muscle bifémoro-calcanéen, et s'y divise en deux branches, dont une courte, destinée aux muscles tibio-phalangiens, fémoro-tibial oblique, et péronéo-calcanéen ; et une longue, nommée *tibio-plantaire*, qui descend derrière la jambe, sous le muscle fémoro-phalangien, auquel ce nerf donne des divisions, et se partage inférieurement en deux cordons qui descendent en dedans du calcanéum et forment les deux nerfs *plantaires*, qui se comportent comme ceux des membres antérieurs ; *c*) les *ischio-musculaires,* ou nerfs *fessiers*, forment deux ou trois rameaux qui sont destinés aux prolongements sacrés des muscles ischio-tibial interne et postérieur.

NERFS COCCYGIENS. — Au nombre de quatre de chaque côté, très-petits, et destinés presque uniquement à la queue, ces nerfs terminent en arrière la série des nerfs rachidiens.

§ III. — NERFS GANGLIONNAIRES. Les ganglions, d'après leur position, peuvent être distingués en ganglions de la tête, du cou, de la poitrine et de l'abdomen.

A. — GANGLIONS DE LA TÊTE. Il y en a plusieurs : 1° Le *ganglion ophthalmique* ou *orbitaire*, situé sur le côté externe du nerf optique, est un très-petit ganglion quadrilatéral qui reçoit par ses angles postérieurs des filets des nerfs moteur oculaire commun et palpébro-nasal, tandis que ses angles antérieurs donnent naissance aux nerfs *ciliaires* ou *iriens*, qui traversent la sclérotique, se placent entre cette membrane et la choroïde, et parviennent au cercle ciliaire, et de là à l'iris. — 2° Le *ganglion sphéno-palatin* ou *ganglion de Meckel*, placé vers l'extrémité de la scissure orbitaire et l'orifice supérieur du conduit sus-maxillaire, communique par quelques filets avec le nerf sus-maxillaire et fournit plusieurs nerfs importants qui sont : *a*) le *nerf nasal,* le plus gros, passant par le trou nasal, et se partageant dans le nez en deux ordres de ramifications destinées aux parois externes et internes de la cavité nasale (un de ces rameaux se rend au ganglion naso-palatin); *b*) le *nerf staphylin,* très-grêle et ramifié dans le tissu du voile du palais ; *c*) le *nerf palatin,* qui pénètre dans le conduit de ce nom, s'accole à l'artère palato-labiale, se propage jusqu'aux dents incisives et donne un filet au ganglion naso-palatin; *d*) le rameau *ptérygoïdien,* qui traverse le conduit pratiqué à la base de l'apophyse sous-sphénoïdale, communique avec le ganglion cervical supérieur, puis pénètre dans le crâne, se dirige vers le conduit auditif interne, et s'unit au nerf facial. — 3° Le *ganglion naso-palatin,* découvert par Jacobson, situé dans les ouvertures incisives, et communiquant avec les nerfs palatin et nasal fournis par le ganglion de Meckel. Ce ganglion paraît destiné à servir d'union aux sens du goût et de l'odorat. — 4° Le *ganglion sous-maxillaire,* situé au niveau de la glande sous-maxillaire, et communiquant avec la corde du tympan, qui, au dire de plusieurs auteurs, n'est elle-même qu'un prolongement du rameau ptérygoïdien qui unit le ganglion de Meckel au nerf facial. — 5° Le *ganglion caverneux,* situé dans le sinus de ce nom, recevant un filet du ganglion cervical supérieur, et en donnant à l'artère cérébrale antérieure.

On voit, par ce qui précède, que tous ces ganglions communiquent entre eux, ainsi qu'avec le ganglion cervical supérieur; eh bien ! il en est de même de tous les ganglions qu'il nous reste à examiner. Le système ganglionnaire forme donc, de chaque côté du corps, une série de nerfs réunis de distance en distance par les renflements que l'on a nommés *ganglions.* Ceux du cou, de la poitrine et de l'abdomen ont été considérés par presque tous les auteurs comme appartenant à un seul et même nerf, que l'on a nommé *grand sympathique,* et *trisplanchnique.* On pourrait sans inconvénient regarder les ganglions de la tête et leurs nerfs comme une dépendance de ce grand nerf.

B. — Ganglions du cou ou cervicaux. Il y en a trois, un supérieur et deux inférieurs : 1° Le *ganglion cervical supérieur,* nommé encore *guttural,* est oblong, fusiforme, grisâtre, situé sous la base du crâne en bas et au-devant de l'atloïde, et au milieu du plexus cervical; de sa partie supérieure partent deux filets qui suivent l'artère cérébrale antérieure jusqu'à la base du crâne, où l'un de ces rameaux se termine près du conduit guttural du tympan, à un ganglion qui l'unit au rameau ptérygoïdien du ganglion sphéno-palatin, tandis que l'autre se divise en deux branches qui vont aboutir, l'une au ganglion caverneux, et l'autre au ganglion naso-palatin, en passant dans la gouttière du vomer. De la circonférence du ganglion cervical supérieur partent des filets qui vont joindre les nerfs pneumo-gastrique, glosso-pharyngien, trachélo-dorsal, ainsi que les branches inférieures des deux premières paires trachéliennes. Son extrémité inférieure donne naissance à un cordon long et grêle qui s'accole au nerf pneumo-gastrique et se rend au ganglion cervical inférieur. — 2° Les *ganglions cervicaux inférieurs,* ordinairement au nombre de deux et continus l'un à l'autre, sont brunâtres, semi-lunaires, situés sur la face inférieure de la trachée, à son entrée dans le thorax. De ces ganglions émanent : *a*) le cordon intermédiaire; *b*) le rameau trachélien formé par les six paires trachéliennes qui suivent la première; *c*) trois rameaux qui communiquent avec la huitième paire trachélienne et les deux premières dorsales; *d*) plusieurs branches très-anastomotiques qui, avec les nerfs pneumo-gastrique et récurrent, forment les plexus trachéal et cardiaque d'où émanent les nerfs du cœur. Du ganglion postérieur part un cordon qui communique avec le premier ganglion thoracique.

C. — Les Ganglions thoraciques, dont le nombre varie de seize à dix-sept, sont placés dans les intervalles intercostaux, au niveau des articulations costo-vertébrales, au-dessous de la plèvre. Ils communiquent entre eux par des filets dits *de communication,* dont la réunion forme le cordon *sous-costal* du trisplanchnique, et donnent des filets externes qui s'anastomosent avec les branches antérieures des nerfs dorsaux, et des filets internes qui concourent à la formation des deux nerfs splanchniques : 1° Le nerf Grand splanchnique, ou *grand surrénal,* est formé de plusieurs rameaux, se courbe en bas, pénètre dans l'abdomen, gagne l'origine de la cœliaque, et se perd dans le ganglion semi-lunaire; 2° le Petit splanchnique, ou *petit surrénal*, est formé par la réunion des branches internes des derniers ganglions thoraciques, pénètre dans l'abdomen, et se termine en deux rameaux; l'un va au ganglion semi-lunaire, et l'autre va jusqu'au plexus surrénal.

D. — Ganglions abdominaux. On les divise de chaque côté en semi-lunaire, lombaires et sacrés. 1° Le *ganglion semi-lunaire*, le plus considérable de tous, est oblong, couché sur les parties latérales de l'aorte, entre la cœliaque et le tronc de la grande mésentérique. Il est uni à celui de l'autre côté, et forme un centre entouré de nombreux petits ganglions qui communiquent ensemble par de nombreux filets, et forment un entrelacement qui porte le nom de *plexus solaire*. Ce plexus, qui reçoit des filets du pneumo-gastrique et les deux nerfs splanchniques, en fournit un grand nombre d'autres qui accompagnent les divisions de l'aorte abdominale, en formant les plexus *cœliaque, gastrique, splénique, hépatique, mésentérique antérieur, mésentérique postérieur, rénal* et *testiculaire.* — 2° Les *ganglions lombaires,* peu développés, placés sous les côtés des vertèbres lombaires, sont au nombre de cinq de chaque côté; le premier d'entre eux communique par un filet très-fin avec le dernier ganglion thoracique. Chaque ganglion lombaire donne des filets de communication aux ganglions voisins, des filets externes qui s'anastomosent avec les nerfs lombaires, et des filets internes qui se rendent au plexus solaire. — 3° Les *ganglions sacrés,* au nombre de quatre, sont plus gros que les lombaires, et placés sous les côtés de la face inférieure du sacrum; ils communiquent entre eux et avec le dernier lombaire, donnent des filets externes qui s'anastomosent avec les paires sacrées, et des filets internes qui s'anastomosent avec ceux du côté opposé.

VI. — EMBRYOLOGIE.

C'est l'anatomie du fœtus; nous nous proposons de la donner au mot Parturition.

HONGRE (Cheval hongre). On donne ce nom au cheval qui a subi l'opération de la castration.

HONGRER. Synonyme de castrer. (*Voy.* Castration.)

HORRIPILATION. Contraction subite et passagère de la peau et des fibres superficielles des muscles, accompagnée de la saillie des bulbes des poils et d'un sentiment plus ou moins marqué de froid.

L'horripilation peut être considérée comme le signe précurseur des inflammations. (*Voy.* Frisson.)

HUMEURS. Nom collectif sous lequel le vulgaire désigne toutes les substances liquides, étrangères, en quelque sorte, à l'économie animale, qui donnent naissance à des maladies plus ou moins graves, et dont la sortie est nécessaire pour procurer la guérison de ces maladies. C'est donc, ou à la présence d'humeurs naturelles dans les lieux où elles ne devraient pas être, ou à la trop grande quantité de ces humeurs dans l'économie, ou enfin à l'âcreté qu'elles contractent par leur séjour soit dans leurs organes, soit dans ceux où elles ne devraient pas exister, qu'on avait autrefois coutume d'attribuer le plus grand nombre des maladies. Si, dans le langage populaire, le mot *humeur* est encore employé dans le sens d'*humeur viciée*, il est spécialement réservé par les physiologistes pour indiquer toutes les substances fluides qui entrent dans la composition des corps organiques en général.

HYDATIDES. Nom sous lequel on désignait autrefois, d'une manière générale, toutes les tumeurs enkystées, qui contenaient un fluide aqueux et transparent, notamment les lipomes (tumeurs graisseuses des paupières). Cruveilhier a défini les hydatides : « Des vésicules libres de toutes parts, vivant d'une vie propre, et ne demandant à l'animal qui les porte que le lieu, la chaleur et des produits exhalés qu'elles ont la faculté de s'assimiler. » En vétérinaire on donne une plus large acception à ce mot, et l'on appelle *hydatides* un assez grand nombre d'entozoaires (vers) formant plusieurs genres et plusieurs espèces que l'on connaît sous le nom générique de *vers vésiculaires*.

Ces vers, qui constituent maintenant les genres *Polycéphale, Cysticerque, Ditrachycéros, Acéphalocyste, Echinocoque, Cœnure*, etc., ont une forme tout à fait éloignée de celles des autres être organisés. Ils sont dépourvus de vaisseaux distincts : le mouvement spontané et l'existence de quelques organes, dont les fonctions sont à peu près inconnues, sont les seuls caractères de vie qu'ils présentent et que nos moyens d'investigation puissent y découvrir. Les vers vésiculaires, dit Hip. Cloquet, que nous suivrons dans les généralités qu'il donne sur ces animaux, vivent principalement dans les organes qui constituent le corps des mammifères, quoiqu'il paraisse que parfois on en rencontre dans le tissu même des parties : jamais ils ne flottent librement dans le canal intestinal et dans les autres cavités viscérales. Presque tous ces vers sont renfermés dans des poches, dont les parois les isolent absolument du parenchyme de l'organe au sein duquel ils sont placés. Ce n'est que dans quelques cas seulement que cette enveloppe n'existe pas. Quelques espèces ont une loge séparée pour chaque individu. Dans d'autres, on voit le même kyste habité par un assez grand nombre : quelques-unes vivent isolément, d'autres en société.

Il est à présumer que ces vers ont une vie assez limitée dans sa durée. Chez les moutons et les porcs ils se développent au printemps et meurent dans l'hiver suivant. Leur vie, du reste, est intimement liée à celle du sujet qui les renferme. Jamais on n'en rencontre de vivants dans les cadavres refroidis; mais, si on les retire du corps d'un animal récemment tué et qu'on les plonge dans de l'eau tiède, on les voit se contracter pendant assez longtemps encore.

Les formes de ces animaux varient beaucoup dans les différents genres qui constituent une famille. Ainsi, chez les vrais vers vésiculaires, la tête est semblable à celle des tænias armés. Chez les autres, elle se rapproche de celle des tricuspidales. Chez le *ditrachycéros* elle est surmontée de deux espèces de cornes. Le col n'existe que dans quelques cysticerques, où il est représenté par une sorte de ride qui sépare la tête du reste du corps : celui-ci lui-même est d'une figure très-diversifiée. Chez les cysticerques, il est un peu allongé, déprimé, très-ridé, presque articulé et creux; il est globuleux chez les acéphalocystes, etc. En général, la queue est représentée par une vessie pleine d'eau, dans laquelle le reste du corps peut entrer. Cette vessie est souvent globuleuse ou mince et allongée, comme chez le *cysticercus fistularis* du cheval; chez le *cysticercus fasciolaris* du rat et de la chauve-souris elle est très-petite, quoique le corps soit assez volumineux. Le contraire s'observe quelquefois, mais dans d'autres espèces.

Les dimensions de ces parasites varient suivant l'espèce, l'âge et le tempérament de l'animal aux dépens duquel ils vivent. On en cite d'aussi gros et même de plus gros que le poing.

Les mouvements de la plupart des hydatides ont pu être examinés par un assez grand nombre d'observateurs. Chez quelques cysticerques, le corps est tellement ridé, qu'on le croirait articulé et ayant beaucoup d'analogie avec la disposition des fibres qu'on observe dans le *tænia lata*. La vésicule qui termine le corps est si déliée et si mince, qu'elle paraît entièrement dépourvue de fibres. Si on l'étend après l'avoir disséquée, on voit deux faisceaux de fibres qui viennent de la région postérieure du corps. L'enveloppe extérieure qui contient les cysticerques étant enlevée, on trouve la vésicule caudale à moitié remplie d'un liquide semblable à de l'eau distillée un peu laiteuse, quelquefois trouble, d'une saveur huileuse salée, très-faible. Indépendamment de ce liquide, elle contient dans son centre une sorte de noyau opaque, qui n'est autre chose que le corps rentré de l'animal. Si on la plonge dans l'eau tiède, on observe qu'elle devient le siége d'un mouvement ondulatoire; elle s'allonge, son fond se rétrécit, sa partie antérieure s'épanouit, et le corps sort en tout ou en partie, de manière cependant que la tête soit toujours la dernière partie qui s'échappe. Lorsque l'animal veut faire rentrer son corps, la partie antérieure de la vésicule se fronce et se retire en arrière, entraînant avec elle successivement chacun des anneaux qui composent le corps, en commençant par ceux qui sont les plus voisins d'elle et qui reçoivent les autres.

Le développement des hydatides au sein des diverses parties de l'homme et des animaux a été regardé longtemps comme un des phénomènes les plus extraordinaires qu'il soit possible d'observer, puisque ces animaux n'ont aucun appareil reproducteur visible, et que souvent même chaque individu vit dans un état d'isolement absolu de tous les autres individus de son espèce. Ces vers vésiculaires, si rares chez l'homme et si communs chez certains animaux, sont assez généralement superficiels, c'est-à-dire que l'on voit une partie de leur corps engagée dans la substance des organes sur lesquels ils se manifestent, et une partie saillante au dehors. On en trouve quelquefois, surtout lorsqu'ils sont très-multipliés, qui sont entièrement cachés. Telles sont les hydatides qui vivent dans le lard. On les rencontre plus particulièrement dans le cerveau, dans celui du mouton surtout, dans le foie, le poumon, le péricarde, le péritoine, l'épiploon, le tissu des muscles : quelquefois même elles en occupent les intervalles en si grande quantité, que leur nombre étonne l'imagination. Rudolphi a disséqué un cochon dont tous les muscles, sans en excepter ceux de l'œil ni les parois du cœur, étaient garnis de vers vésiculaires qui se trouvaient aussi en abondance dans les anfractuosités cérébrales. En général, les accidents occasionnés par la présence des hydatides arrivent plus ou moins lentement, suivant la rapidité avec laquelle ces animaux prennent leur accroissement et suivant leur nombre. Rarement on observe, dans l'exercice des fonctions, des lésions correspondantes à celles des tissus. On a vu, en effet, des polycéphales se développer dans les hémisphères cérébraux des moutons, au point d'avoir réduit leur substance à l'état d'une sorte de membrane molle et pulpeuse, avant d'avoir pu amener la mort.

On sait aujourd'hui que la plupart des hydatides renferment un ou plusieurs êtres représentant une phase de l'évolution de certains parasites. — Ainsi, l'*hydatide cérébrale* n'est que l'état embryonnaire du *tænia cœnurus*, vivant dans l'intestin du chien et du loup. — La vésicule ladrique, le cysticerque proprement dit, n'est qu'une première phase évolutive du tænia armé (*tænia solium*), vivant dans l'intestin de l'homme. — De même encore, le cysticerque du bœuf n'est que le stade embryonnaire du tænia inerme. (*Masse et Pourquier.*)

Ainsi que nous l'avons dit plus haut, on distingue plusieurs genres d'hydatides renfermant un certain nombre d'espèces. Ne pouvant les passer toutes successivement en revue et indiquer les caractères qui appartiennent à chacune d'elles, nous parlerons avec détail : 1° De l'hydatide cérébrale, 2° de l'hydatide granuleuse, 3° de l'hydatide globuleuse, 4° de l'hydatide ladrique, parce que ce sont ces quatre espèces que l'on rencontre le plus habituellement dans les animaux domestiques.

— L'Hydatide cérébrale (*Polycéphale cérébrale, Polycephalus ovium* de Zéder, *Tænia globuleux* de Chabert, *Cœnurus cerebralis* de Rudolphi), la plus commune de toutes les espèces que l'on trouve chez les animaux, a le corps cylindrique, ridé, comme articulé. La tête, égale au corps ou un peu plus volumineuse que lui, est obtuse et tétragonale. Le cou est très-court, très-étroit, et la vessie caudale sans fibres, souvent inégalement épaisse, offre à sa surface interne un grand nombre de corps cylindriques, annelés, terminés par une tête munie de quatre suçoirs assez grands et presque globuleux, et d'une double couronne de crochets au nombre de vingt-six à vingt-huit, suivant quelques auteurs, et de trente-six suivant d'autres. Cette vessie caudale, du volume d'un œuf de pigeon ou même de poule, offre les insertions multipliées des corps dont la quantité s'élève quelquefois à trois ou quatre cents.

Cette hydatide, toujours dépourvue de kyste, se développe dans les ventricules ou la substance même du cerveau, chez les veaux, les bœufs, les moutons, les brebis et les lapins, et, par sa présence dans cet organe, détermine chez ces ani·maux la maladie généralement connue sous le nom de *tournis*. On la trouve aussi dans le foie, le pancréas, la tunique extérieure des intestins, et à la surface des poumons. Lorsqu'elle occupe les ventricules du cerveau, elle adhère d'une part très-légèrement à la masse cérébrale qui l'entoure, et de l'autre, plus fortement au plexus choroïde. Mais si elle occupe les deux grands ventricules, elle contracte une troisième adhérence avec la faulx. Dans le foie, elle habite toujours sous la partie concave ou postérieure de cet organe : son adhérence est telle, que la tunique même des viscères semble former la membrane de ce ver. Quand elle adhère au pancréas, elle est enveloppée de toutes parts par la menbrane extérieure de ce viscère. Sur la tunique externe et commune des intestins, son adhérence s'opère de la même manière que sur le mésentère. Enfin, sur la surface extérieure du poumon, son adhérence a lieu par des filaments qui partent de l'un et de l'autre corps, et qui semblent s'aboucher et se confondre.

Suivant Chabert (*Traité des Maladies vermineuses chez les animaux*), les effets produits par ce ver vésiculaire, lorsqu'il occupe les grands ventricules du cerveau, ressemblent assez à ceux déterminés par l'épilepsie.

Les accès, dit ce célèbre professeur, sont d'abord éloignés; ils se rapprochent peu à peu : l'intervalle, qui d'abord est de quelques jours, n'est bientôt plus que de quelques heures. Leur durée est toujours en raison de leur éloignement, et plus ils sont éloignés, plus ils durent longtemps.

L'animal lève la tête, raidit son encolure, son corps et sa queue; il tombe sur le côté; ses membres restent droits et inflexibles; les mâchoires se serrent, les jugulaires se gonflent, la queue se retrousse et se renverse sur la croupe; les yeux sont très-ouverts, les vaisseaux de la conjonctive se gorgent de sang, la pupille se dilate et n'éprouve aucune impression de la part des rayons lumineux; la respiration est laborieuse, courte et précipitée. Cet état de tension et de raideur, qui est accompagné de l'abolition du sens de la vue, ne détruit pas celui du toucher; il paraît même plus vif que dans l'état naturel. Le plus léger attouchement suffit pour faire éprouver à l'animal affecté des soubresauts dans tout le corps, des mouvements convulsifs qui se terminent par un tremblement qui dure ordinairement jusqu'à la fin de l'accès.

Le paroxysme fini, l'animal se relève et se secoue; il est triste et dégoûté; sa marche est lente ; il mâche lâchement et rumine peu; il n'est point altéré; le sens de la vue est rétabli; les yeux ne sont plus hagards, mais battus et chassieux; la tête est basse et tremblante; l'inspiration est longue, l'expiration courte, en sorte que la respiration s'exécute comme dans l'homme qui pousse de profonds soupirs. Le dessus de la tête, spécialement l'endroit répondant à la suture sagittale, est extrêmement sensible. Il suffit de frapper très-légèrement cette partie avec un corps dur quelconque pour donner lieu à un nouvel accès; d'où l'on peut s'assurer indubitablement que la cause du mal est dans le cerveau.

Dans les derniers accès qui conduisent l'animal à la mort, il éprouve de fortes convulsions, et surtout un spasme violent dans les muscles des mâchoires : la bouche se remplit de bave, la salive coule abondamment. Ces derniers accès, aussi violents qu'ils durent peu, sont suivis d'un assoupissement léthargique, d'un râlement, et quelquefois de la paralysie des muscles du cou et des mâchoires.

Dans l'espèce bovine, l'animal a d'abord la tête pesante, basse, ainsi que les oreilles, et les yeux hagards. Il tourne dès qu'il est lâché, et du côté où siége l'hydatide. Ainsi, en supposant ce ver sur le lobe droit du cerveau, la pression qu'il y exerce fait tourner l'animal à droite, et *vice versâ*. Si l'animal s'arrête, il heurte les corps qui se présentent devant lui de manière à faire supposer qu'il est aveugle. Si l'hydatide est au centre du cerveau, ce qui arrive rarement, l'animal ne tourne pas, la pression sur les deux lobes étant présumée égale; seulement sa démarche est chancelante et sa vue altérée. Ces syptômes se montrent également chez le mouton atteint de *tournis*.

Quoique la présence de ce ver sur les poumons, sur le foie, le mésentère, les intestins et l'épiploon, ne produise pas des accidents aussi graves que dans le cerveau, il n'en cause pas moins la mort des animaux qui en sont affectés. Toute la différence n'est que dans la durée du temps qu'il met à produire ses effets. Sur les poumons, son effet est de donner lieu à des toux faibles et quinteuses, à des flux par les naseaux d'une humeur séreuse plus ou moins sanguinolente, d'accélérer le mouvement des flancs, d'affaiblir peu à peu l'animal, de le faire dépérir, et de le conduire à une vraie phthisie pulmonaire. Attaché au foie, il détruit peu à peu les fonctions de ce viscère : on reconnaît bientôt tous les symptômes de la jaunisse ; l'animal est languissant, triste et dégoûté ; la peau jaunit, devient sèche, et le suint disparaît pour être remplacé par une sorte de poussière ou de crasse. La gale survient, la laine se détache, l'animal tombe dans le marasme et meurt. Lorsque ce ver tient aux intestins ou au mésentère, ou à l'épiploon, il fait naître tous les accidents qui sont le résultat de la pourriture ou cachexie aqueuse : les paupières se tuméfient, la conjonctive pâlit, le tissu cellulaire de dessous la ganache s'infiltre de sérosité, la faiblesse et le manque d'appétit sont bientôt suivis du marasme et de la consomption dans laquelle l'animal succombe.

— *Développement.* Des travaux curieux ont été faits dans ces derniers temps sur le mode de génération des helminthes dont il s'agit ici. Des expériences exécutées en Allemagne et contrôlées en France par MM. Baillet et Lafosse, de l'école de Toulouse, tendent à établir que le cœnure ne serait que le premier degré de développement du tænia du chien, et résulterait de l'ingestion, par le mouton et le bœuf, des proglottis ou œufs de ce dernier.

— *Traitement.* L'hydatide cérébrale, logée dans le cerveau du mouton, ne peut en être extraite qu'à l'aide du trépan sur l'un des pariétaux, soit que ce ver occupe les deux ventricules, soit qu'il n'en occupe qu'un seul. Dans le premier cas, le choix est indifférent ; dans le second, il est de rigueur. Il faut nécessairement ouvrir celui répondant au ver. Nous n'entrerons dans aucun détail sur le manuel de l'opération ; nous observerons seulement que la peau doit être ouverte par une incision cruciale, que la pièce d'os qu'il faut enlever doit être une fois plus grande que celle qu'on retire lorsqu'on veut extraire des œstres des sinus frontaux, que le pariétal étant plus mince que l'os du front, il faut conduire l'instrument avec prudence, pour qu'il ne pénètre pas dans la masse cérébrale.

Le crâne étant ouvert, on incise la dure-mère en croix, on ouvre aussi la pie-mère : le corps du ver étant mis à nu, on cherche à le détacher des parties adjacentes auxquelles il adhère ; lorsqu'on le croit suffisamment ébranlé, on saisit avec des pinces anatomiques la partie de ce ver qui est en face de l'ouverture pratiquée à l'os, on le retire à soi, puis on agit en même temps avec le manche du scalpel, afin de le soulever et de l'extraire sans l'ouvrir ni le dilacérer. — L'opération faite, on rapproche les quatre lambeaux de peau et l'on panse avec un plumasseau imbibé d'huile empyreumatique, que l'on fixe sur la partie ouverte avec un emplâtre de poix.

Quand le ver occupe les deux ventricules, il se trouve plus éloigné de l'ouverture du pariétal que dans le cas précédent : le manche du scalpel a plus à travailler dans la substance du cerveau ; après qu'elle a été incisée et ouverte, on cherche à découvrir la face latérale de la faulx ; le côté du ver étant à découvert, on l'attire à soi en agissant toujours avec le manche du scalpel, et, lorsqu'il est parvenu dans le ventricule répondant à l'ouverture du pariétal, on se sert des pinces à disséquer pour le retirer entièrement ; mais l'on doit faire attention de n'employer pour cette extraction que peu ou point de force, d'abord pour ne pas blesser le ver, ensuite pour ne pas produire de dilacération à la faulx, au plexus choroïde et à la substance médullaire sur laquelle il repose. On évitera ces accidents, qui quelquefois pourraient entraîner la perte de l'animal, en ne tentant de retirer le ver qu'après l'avoir suffisamment ébranlé et que toutes ses adhérences auront été détruites avec tout le ménagement qu'exige la délicatesse des parties avec lesquelles elles seront formées.

Si le volume de cette hydatide était tel qu'il y eût impossibilité de l'enlever de cette manière, il ne faudrait pas perdre un temps précieux à faire souffrir inutilement l'animal : il faudrait sur-le-champ pratiquer l'opération du trépan sur le pariétal opposé et chercher à faire sortir le ver par l'une ou par l'autre ouverture, ce qui est très-facile en le tirant avec les pinces anatomiques d'un côté, et en le poussant et soulevant de l'autre avec le manche du scalpel ou une sonde de plomb très-mousse et très-large.

Lorsque le ver sera retiré, on pansera les deux ouvertures ainsi qu'il a été indiqué précédemment ; mais, comme ces opérations affaiblissent toujours plus ou moins le sujet, il importe de lui faire prendre un breuvage cordial. Il est même bon de réitérer ce breuvage trois ou quatre fois pendant les vingt-quatre heures qui suivent l'opération. Pendant ce temps, il importe aussi de tenir l'animal au régime, de l'abreuver souvent, de ne pas le conduire aux champs et de le préserver du froid, de la pluie et de l'ardeur du soleil. (*Voyez* le mot TOURNIS.)

— L'HYDATIDE GRANULEUSE (*Polycephalus granulosus, Cysticerque fibreux, Échinococcus veterinorum*, genre établi par Rudolphi, et adopté par tous les naturalistes) a la vessie caudale ovoïde, non fibreuse, logée dans un kyste demi-cartilagineux, auquel elle adhère d'une manière intime. Son tissu est homogène, sa couleur d'un blanc laiteux demi-transparent. Elle est inégalement épaisse et distendue par un liquide absolument incolore. A la face interne de cette vessie, on trouve une innombrable quantité de corpuscules blancs, à peine visibles, contenant dans leur intérieur des espèces d'œufs, et terminés par une tête un peu plus grosse que le corps lui-même, et munie de quatre papilles et d'une double couronne de crochets.

Ce ver, dont la forme ne varie pas moins que le volume, habite assez souvent dans les poumons ou le foie des moutons ; on le trouve aussi dans celui de la vache, du porc, et dans le péricarde de ce dernier animal ; c'est cette hydatide qui paraît se développer dans la *pourriture* des bêtes à laine. Les plus gros individus ont le volume d'un œuf de cane. (*Voy.* POURRITURE.)

— L'HYDATIDE GLOBULEUSE (*Cysticerque à col étroit, Cysticercus tenuicollis* de Rudolphi) est en partie formée par sa vessie caudale, dont la forme, quoique variable, est généralement globuleuse. Cette vessie éprouve un rétrécissement remarquable au moment où elle s'unit au corps, et là constitue un prolongement creux quelquefois renflé dans son milieu. Sa longueur varie depuis onze millimètres jusqu'à plus de cinquante-cinq millimètres, et elle peut avoir environ cinq millimètres de diamètre. La membrane qui en forme les parois est mince, diaphane, grisâtre et d'un blanc laiteux. Sa résistance est assez marquée ; elle se rompt sans se déchirer et présente des fibres circulaires, transversales à l'axe du ver et parallèles entre elles. Sa surface interne est lisse, unie et non striée. Le corps du ver, placé à l'extrémité de son prolongement, est rétracté après la mort. Dans ce cas, il n'a que cinq millimètres de longueur. Il est sillonné transversalement, et à sa partie antérieure on voit une fente étroite et ovalaire. Lorsque l'animal est encore vivant, si on le plonge dans de l'eau tiède, son corps se développe et exécute divers mouvements, mais de manière que la tête soit toujours en avant. Il resserre sa vessie caudale, soit en totalité, soit en un seul point, en sorte qu'elle est ou globuleuse, ou cylindrique, ou étranglée en tel ou tel point.

Le corps de cette hydatide, après son développement, peut avoir environ quinze millimètres à trente millimètres de longueur. Il représente une sorte de cône dont la base n'a que deux ou trois millimètres de diamètre. Sa surface, d'un blanc mat et luisant, est couverte par des bandelettes circulaires, d'autant plus étroites qu'elles se rapprochent de la tête. Son enveloppe immédiate est d'un blanc à peu près opaque, et d'une épaisseur triple de celle de la vessie caudale, avec laquelle elle se continue pourtant ; en s'unissant à la vessie caudale la membrane extérieure du corps constitue un léger bourrelet. La substance intérieure elle-même est moins ferme et moins solide que la membrane : elle est homogène, transparente, très-légèrement teinte en bleu.

La tête est un peu moins grosse qu'un grain de millet, et toujours moins volumineuse que les derniers anneaux du corps, de la substance duquel elle est formée : elle est transparente, presque sphéroïde, renflée vers sa partie moyenne par les quatre prétendus suçoirs dont nous avons parlé. Au-dessous d'eux, elle éprouve un léger étranglement, et se termine enfin en une pointe mousse qui couronne les crochets. La couronne de ces crochets, dont l'animal peut faire varier la direction à son gré, est double, et chaque rang en contient seize ou dix-huit. Ceux du rang superficiel sont d'un tiers plus longs que les autres, et tous ensemble se dirigent en convergeant vers le centre de l'extrémité antérieure de la tête qui demeure cependant libre, en sorte qu'ils circonscrivent un espace circulaire et presque toujours aplati.

L'hydatide globuleuse est renfermée dans un kyste dont la figure varie : le plus communément il est globuleux et bosselé, il est entièrement composé de tissu cellulaire et analogue, par sa structure et le poli de sa face interne, aux membranes séreuses. Sa cavité est remplie d'une liqueur semblable à celle qui distend la vessie caudale. Chaque kyste ne renferme en général qu'un seul ver, quelquefois deux, mais très-rarement.

Le cysticerque à col étroit habite ordinairement sur le foie, la rate et autres viscères du cochon et du bœuf. On en trouve dans les moutons, les chèvres, le chevreuil et le cerf. Presque tous les vieux moutons en sont attaqués quand on les fait paître pendant quelque temps dans des prés humides, et lorsque la saison a été pluvieuse.

Il n'y a aucun traitement à faire subir aux animaux chez lesquels ces vers se développent ; il est même souvent impossible de reconnaître leur existence ; dans le cas de doute, serait-il prudent d'administrer des remèdes, dont d'ailleurs l'effet serait incertain ? La seule chose à faire consiste à éloigner autant que possible les causes sous l'influence desquelles ces parasites se développent, et à fortifier par des moyens hygiéniques les animaux que l'on voit affaiblis.

— L'Hydati de ducochon (*Cysticerque ladrique, Cysticercus cellulosæ* de **Rudolphi**) a le corps conoïde, long de dix à vingt-cinq millimètres et composé d'une membrane extérieure blanche et opaque, et d'une substance intérieure transparente. — Il est ordinairement fixé à l'une des extrémités de l'ovoïde que forme la vessie caudale. Ordinairement aussi, il est retiré sur lui-même et rentré dans la vessie caudale à la surface interne de laquelle il forme une masse opaque, d'un blanc jaunâtre, arrondie ou cylindroïde, du volume d'un grain de chènevis au plus, d'une consistance ferme et comme cartilagineuse. Près de l'endroit où il tient à la vessie caudale, on voit extérieurement sur celle-ci un pertuis d'une excessive finesse.

La vessie caudale de cette hydatide en constitue à elle seule la plus grande partie. Sa longueur est de trois à huit lignes ; elle est ovalaire, et ses parois sont formées par une membrane toujours transparente qui n'a qu'une seule lame, sans fibres apparentes, mais qui paraît au microscope parsemée de petits cercles.

La tête a une forme à peu près ovale : elle est garnie de quatre suçoirs et d'une double rangée de crochets, au nombre de trente-deux, divisés en deux rangs, et au centre desquels s'élève une sorte de trompe. Vers le sommet de chaque suçoir est une cavité infundibuliforme, dont le contour paraît être contractile.

Ce ver se loge dans le tissu cellulaire de presque toutes les parties molles, sans se fixer, comme les autres hydatides, à un viscère particulier à telle ou telle cavité : on le trouve non-seulement sur tous les viscères et dans toutes les cavités, mais encore dans la graisse, le lard, les intervalles des muscles, partout enfin où il y a disjonction quelconque. Les épaules, le tour des mâchoires, du col, du ventre, en sont quelquefois frappés ; les parties latérales de la base de la langue en sont affectées chez certains individus, lorsque ces vésicules sont nombreuses, car il y a quelquefois un grand nombre de ces cysticerques dans un même animal.

L'hydatide ladrique est toujours renfermée dans un kyste où elle vit solitaire et plongée dans un liquide analogue à celui qui remplit la vessie caudale, et où l'on observe quelquefois quelques grumeaux d'une substance opaque. — On la trouve le plus habituellement dans le cochon, chez lequel elle détermine la maladie qui très-probablement lui a valu le nom de *ladrique,* et que l'on connaît sous celui de *ladrerie.*

Ce cysticerque, arrivé dans l'intestin de l'homme, se trouve dans des conditions qui permettent son développement. Là, il devient tænia inerme. (*Voyez* LADRERIE.)

HYDARTHROSE. Hydropisie des articulations, accumulation de synovie dans les capsules synoviales. — On sait l'analogie qui rapproche les membranes synoviales des séreuses : même disposition en forme de sac sans ouverture, même exhalation d'un fluide albumineux, même usage de faciliter des mouvements, enfin, dans l'état maladif, même disposition à contracter des adhérences et à l'hydropisie. — Douées de peu de vitalité, privées dans l'état sain de liaisons sympathiques avec les autres organes, à l'abri des influences extérieures contre lesquelles la peau, le tissu cellulaire et le système fibreux les protégent, ces membranes sont rarement affectées directement. Elles s'enflamment cependant quelquefois, et, comme tous les autres tissus, elles s'échauffent, rougissent, deviennent douloureuses, et augmentent d'épaisseur. Mais le plus ordinairement l'hydarthrose est occasionnée par une hypersécrétion de la synovie, qui devient alors de la sérosité.

Les anciens hippiatres ont reconnu l'existence de tumeurs molles à certaines articulations des membres de nos grands animaux domestiques, et leur ont donné des noms qui, malgré leur peu d'harmonie avec le langage médical de notre époque, ont été conservés dans le vocabulaire vétérinaire. L'une de ces tumeurs, située dans le vide du jarret du cheval, est désignée sous le nom de *vessigon* (petite vessie). Les autres, situées sur les parties latérales et un peu supérieures du boulet, ont été nommées *molettes* (tumeurs molles). Ces gonflements sont dus à des accumulations de synovie dans les capsules articulaires de ces parties, et constituent par conséquent de véritables hydarthroses. Sont-elles précédées d'un mouvement inflammatoire, on admet qu'elles résultent d'une phlegmasie qui souvent a fait boiter l'animal, mais qui bien fréquemment aussi s'est développée sans qu'un signe autre que le développement du phénomène extérieur en ait révélé l'existence.

On range parmi les causes de ces affections toutes les violences extérieures, telles que les coups, les chutes, les distensions forcées, les plaies pénétrantes des articulations. Elles naissent aussi, dit-on, sous l'influence du froid humide, surtout lorsque son action est brusque et circonscrite sur une ou plusieurs articulations. Il est assez rare, ainsi que nous l'avons dit plus haut, qu'elles fassent boiter les animaux à leur début, ou du moins que l'on puisse reconnaître avec certitude qu'une boiterie a pour cause une inflammation spontanée ou traumatique de la capsule articulaire; aussi ne s'aperçoit-on de l'existence de la maladie que lorsque l'hydropisie ou la véritable hydarthrose s'est développée. Elle est alors caractérisée par une tumeur molle, fluctuante, sans changement de couleur à la peau, et circonscrite par les attaches des ligaments articulaires, ou par le passage des tendons. — Au jarret, cette tumeur est nommée *vessigon articulaire*, en extérieur, au boulet molette articulaire.

— *Traitement de l'état aigu.* Vatel a conseillé autrefois les saignées générales et locales (lorsque ces dernières sont praticables), employées avec persévérance, l'application des topiques émollients et narcotiques, les bains tièdes, les boissons délayantes, la diète et le repos absolu. Lorsque ces moyens, ajoute ce professeur, sont parvenus à calmer l'inflammation et la douleur, on a recours aux révulsifs appliqués sur la peau qui recouvre le siége de la maladie. Tels sont les vésicatoires, les liniments volatils camphrés, l'eau-de-vie vésicante, l'huile essentielle de térébenthine et de lavande, et plus particulièrement la cautérisation transcurrente. On a aussi quelquefois eu recours à la ponction de l'hydarthrose avec le trocart, suivie d'une injection iodée, et ce moyen paraît aujourd'hui devoir être admis dans la pratique pour ce qui concerne les dilatations synoviales tendineuses, mais non pour les véritables hydarthroses, dans lesquelles il a été souvent suivi d'accidents.

HYDROCÈLE. On donne le nom d'*hydrocèle* à toutes les accumulations de sérosité qui occupent le scrotum, et on les nomme *hydrocèle par infiltration*, ou *hydrocèle par épanchement,* selon qu'elles ont leur siége dans le tissu cellulaire qui sépare les diverses tuniques du testicule, ou dans la cavité même de la membrane séreuse. C'est le cheval qui, de tous les animaux domestiques, est le plus sujet à cette maladie.

a) L'*hydrocèle par infiltration* appartient aux maladies du tissu cellulaire. Elle a toujours lieu des deux côtés à la fois ; elle occupe tout le tissu cellulaire compris entre les téguments du scrotum et la tunique vaginale, et offre, relativement à son origine et à ses causes, des différences qui la font distinguer en *essentielle* et en *symptomatique*. La première variété dépend de l'affection des parties dans lesquelles elle siége ; l'autre, au contraire, se développe sous l'influence d'une autre maladie, et accompagne presque constamment les autres hydropisies, particulièrement l'ascite et l'anasarque, la pourriture des bêtes à laine, etc. Elle est sans douleur. — L'hydrocèle par infiltration se présente sous la forme d'une tumeur molle, pâteuse, qui conserve l'impression du doigt et s'étend à tout le scrotum. Cette tumeur est froide lorsque l'hydrocèle est symptomatique ; elle est au contraire plus ou moins chaude et douloureuse quand elle est essentielle. — Dans ce dernier cas, le traitement est simple, et consiste seulement à éloigner les causes et à favoriser la résolution du liquide infiltré : les fumigations et lotions émollientes dans le principe, l'application d'un bandage matelassé, fréquemment humecté de décoctions mucilagineuses, puis les applications résolutives, telles que l'eau de chaux aiguisée d'alcool, l'argile délayée dans le vinaigre, etc., conviennent pour remplir ce but. — L'hydrocède symptomatique est fort difficile à guérir ; elle dépend en effet d'une cause qui agit incessamment, et vers laquelle le vétérinaire doit d'abord tourner ses regards. Cette cause, c'est la maladie principale, c'est-à-dire l'hydropisie de l'abdomen, l'anasarque, etc. Or, comme il est extrèmement difficile de guérir celles-ci, il en résulte que l'hydrocèle, qui n'en est qu'un symptôme, ne peut être traitée qu'avec des chances d'insuccès. On a conseillé les mouchetures et les scarifications afin de dégorger les tuniques du scrotum. A quoi peuvent-elles servir ? En opérant le dégorgement de ces parties, on fait, il est vrai, disparaître un *effet ;* mais la cause n'en existe pas moins, et c'est elle qu'il faudrait éteindre pour obtenir une cure radicale. (*Voyez* ANASARQUE, ŒDÈME, ASCITE, HYDROPISIE).

b) L'*hydrocèle par épanchement* est ordinairement bornée à un seul côté ; elle est rarement aiguë. On ignore ordinairement les causes qui la produisent ; quelquefois elle paraît survenir à la suite de froissements éprouvés par les bourses. On la reconnaît à une tumeur étendue du fond du scrotum vers l'anneau inguinal, ovoïde, égale, molle, fluctuante et indolente. Il est facile de la distinguer de l'hydrocèle par infiltration, qui est pâteuse, non fluctuante, et conserve toujours l'impression des doigts (ce qui ne se remarque pas dans l'hydrocèle par épanchement). Il est également facile de la distinguer de la hernie inguinale : celle-ci, non fluctuante, réductible, commence toujours à l'anneau pour s'étendre de là vers le fond du scrotum, et elle est accompagnée d'un trouble particulier des fonctions digestives ; l'hydrocèle, au contraire, n'est pas réductible, commence toujours au fond du scrotum, et ne s'élève jusqu'à l'anneau que dans sa période la plus avancée. — Il est plus facile de confondre l'hydrocèle avec le sarcocèle qu'avec la hernie ; cependant, la tumeur formée par l'engorgement du testicule lui-même est dure et inégale, fait des progrès assez rapides, et est toujours séparée de l'anneau par un intervalle égal à la longueur du cordon ; la tumeur formée par l'hydrocèle présente, comme on l'a vu, des caractères opposés. Cependant ces deux maladies peuvent se compliquer mutuellement — La marche de l'hydrocèle de la tunique vaginale est ordinairement fort lente ; cependant, dans quelques cas rares, elle est rapide et fait en quelques jours des progrès assez considérables. Cela se fait surtout remarquer lorsque la maladie est l'effet d'un froissement des bourses, ou de quelque autre violence extérieure analogue ; mais les premiers jours passés, la marche reprend sa lenteur accoutumée.

— *Traitement*. Cette maladie peut être traitée d'une manière palliative ou d'une manière radicale. Le traitement palliatif consiste à évacuer le liquide contenu dans la tumeur, aussi souvent que celle-ci devient assez incommode par son poids et son volume pour gêner les animaux dans la marche et dans leur service.

C'est à l'aide de la ponction faite au moyen d'un trocart de petite dimension que l'on donne issue au liquide épanché; mais pour obtenir la cure radicale, il faut non-seulement évacuer ce liquide, mais encore effacer la cavité qui le contient et dont les parois le produisent, soit en détruisant la tunique vaginale, soit en déterminant l'adhérence de ses parois. — Pendant longtemps, en chirurgie vétérinaire, on a traité l'hydrocèle vaginale par la castration; il est vrai que ce moyen coupe le mal dans sa racine; mais, à part les dangers qui accompagnent l'opération, il est quelquefois nécessaire de conserver à l'animal ses organes reproducteurs : il est donc bon d'essayer d'abord de déterminer l'adhérence des parois de la cavité, en enflammant ces parois par l'injection d'un liquide étranger légèrement irritant. En chirurgie humaine, où ce moyen est fréquemment en usage avec le plus grand succès, on a fait usage pendant longtemps de gros vin de Roussillon, dans lequel on fait bouillir, par litre, trente grammes de roses de Provins. Aujourd'hui l'injection se fait avec la teinture d'iode. — Pour exécuter cette opération, on fait d'abord la ponction avec un trocart; lorsque tout le liquide est évacué, l'opérateur imprime à la canule du trocart des mouvements latéraux, pour s'assurer que son extrémité se meut librement dans la cavité de la tunique vaginale, et éviter de pousser l'injection dans le tissu cellulaire du scrotum. Alors un aide, après avoir chargé une seringue avec du vin préparé de la manière indiquée, à la température de trente à quarante degrés environ, et l'avoir purgée d'air, ou bien avec la teinture d'iode, engage l'extrémité de la canule dans celle du trocart, à laquelle elle doit s'adapter exactement, et pousse l'injection uniformément et avec douceur, tandis que l'opérateur maintient les deux instruments unis l'un à l'autre dans une position convenable. Lorsque la tunique vaginale est suffisamment remplie, l'aide retire la seringue, et l'opérateur place l'extrémité du doigt sur l'ouverture de la canule du trocart pour empêcher le liquide de s'échapper. Le liquide séjourne deux ou trois minutes dans la tunique vaginale, après quoi on le retire; on réitère l'injection deux fois avec les mêmes précautions, quand on se sert de vin, et lorsqu'on extrait les dernières portions de celui qui a servi à faire la troisième, on retire la canule du trocart. On recouvre ensuite les bourses de compresses imbibées de la même liqueur; on les soutient à l'aide d'un suspensoir, et on désentrave l'animal, qui avant l'opération avait dû être jeté sur un bon lit de paille et fixé comme pour l'opération de la castration. — Vingt-quatre heures après l'opération, quelquefois plus tôt, les bourses deviennent chaudes, douloureuses, volumineuses, tendues; au troisième jour le gonflement est assez considérable pour redonner à la partie le volume qu'elle avait avant l'opération. Il suffit, pour ramener les parties à leur état naturel, de remplacer les fomentations vineuses par des lotions émollientes et légèrement sédatives. — Il est bien entendu que l'animal opéré doit être maintenu au repos le plus absolu. — Peu à peu les deux feuillets de la séreuse se soudent, la cavité de cette tunique disparaît, le gonflement diminue et la guérison complète survient.

HYDROCÉPHALE. Hydropisie du cerveau, accumulation de sérosité dans la cavité de l'arachnoïde cérébrale. Cette maladie, excessivement rare, a été quelquefois observée sur des fœtus mort-nés. Il serait sans intérêt pratique de la décrire ici.

HYDROMÈTRE. Hydropisie de la matrice ; maladie assez rare en vétérinaire; elle se produit lorsqu'il y a en même temps occlusion de l'orifice de l'utérus et persistance de la sécrétion muqueuse de cet organe.

HYDROPHOBIE. Horreur de l'eau, répugnance extrême pour les boissons : c'est un des symptômes de la rage chez l'homme et quelques animaux. (*Voy.* RAGE.)

HYDROPHTHALMIE. Hydropisie de l'œil : maladie peu commune chez les animaux, et particulièrement chez le cheval et le bœuf.

HYDROPISIE. On donne ce nom à l'accumulation d'un liquide quelconque dans la cavité d'une membrane séreuse. Cet épanchement est presque constamment l'effet de l'inflammation de ces membranes, et par conséquent dans le plus grand nombre des cas un symptôme et non une maladie. Quand l'épanchement ne dépend pas de cette cause, il est le plus ordinairement l'effet ou d'une autre inflammation plus ou moins éloignée, ou d'un obstacle mécanique qui s'oppose à l'absorption, et dans ce cas il n'est encore qu'un symptôme. Quelquefois cependant, mais dans des cas assez rares, il dépend d'une légère irritation qui se borne à augmenter la sécrétion naturelle de la membrane. — Les symptômes de ces maladies varient suivant la cavité séreuse qui en est le siége, suivant aussi sa gravité et son ancienneté. — Le traitement des hydropisies repose sur les indications suivantes : Détruire l'irritation qui a donné lieu à l'épanchement de liquide, et avoir recours, pour cela, soit aux révulsifs ou aux antiphlogistiques, soit à l'emploi de moyens propres à provoquer des sécrétions artificielles qui fassent cesser la sécrétion anormale, donner issue au liquide épanché, lorsqu'il s'est accumulé dans une cavité accessible aux moyens chirurgicaux, et empêcher sa reproduction. Les détails de ce traitement trouveront leur place à l'étude de chaque hydropisie. — L'hydropisie du crâne se nomme *hydrocéphale*, celle de la poitrine *hydrothorax*, celle du canal rachidien *hydrorachis*, celle de l'abdomen *ascite*, celle du scrotum ou des bourses *hydrocèle*, celle de l'utérus *hydromètre*. On donne encore le nom d'hydropisie à l'accumulation de sérosité dans les mailles du tissu cellulaire ; cette maladie s'appelle *anasarque* ou *œdème*, suivant qu'elle est générale ou partielle. (*Voy.* ces différents mots.)

HYDRORACHIS. Hydropisie du canal rachidien ; maladie fort rare, observée par Toggia en Toscane, sur des agneaux, se traduisant par une paralysie incomplète et de caractères variables, suivant le siége du mal ; on observe une sensibilité spéciale de l'épine dorsale à la région malade. La cachexie générale des animaux, consécutive à une mauvaise alimentation, est la cause principale de cette affection qui est cependant quelquefois une complication du tournis. Le traitement est simple : on doit soumettre les malades à un régime analeptique et appliquer des dérivatifs sur la région atteinte.

HYDROTHÉRAPIE. — L'hydrothérapie est une méthode de thérapeutique chirurgicale qui consiste à utiliser les effets physiques, chimiques et physiologiques de l'eau simple et froide.

— Historique. A tous les âges et dans tous les pays, l'eau a joué un rôle considérable comme agent hygiénique ou thérapeutique. Dès le commencement de la médecine, Hippocrate préconisait l'eau froide contre les tumeurs articulaires douloureuses, les hémorrhagies, les fractures, les luxations, etc. — Au IVe siècle de notre ère, Celse conseillait de recouvrir les plaies de plumasseaux imbibés d'eau froide. Plus tard, l'école arabe employait l'eau fraîche dans les fractures et les luxations. — Pendant les temps malheureux du moyen-âge, l'hydrothérapie est oubliée ; c'est à peine si quelques charlatans utilisent l'eau contre certaines affections d'ordre chirurgical, et, sous l'influence des idées régnantes, ils rattachent son efficacité à une puissance surnaturelle.

Vers 1830, un aventurier silésien, Priessnitz, rappela les vertus de l'eau froide et provoqua en faveur de l'hydrothérapie une réaction si heureuse qu'elle fut rapidement suivie de la généralisation de cette méthode curative. Priessnitz possédait à Græfenberg un petit cabaret, où il passait la plus grande partie de son temps ; un jour, parcourant la campagne, il rencontra un berger nomade qui lui donna des instructions sur les vertus curatives de l'eau et *il ajouta des paroles mystiques.* — Le cabaretier de Græfenberg, assez sceptique pour ne pas croire au mystérieux, devina que *c'est l'eau et non le charme qui guérit*, essaya celle-là sur lui-même, les membres de sa famille et les animaux du voisinage. Il en constata bientôt les heureux effets. Alors, il parcourut les pays voisins précédé de sa réputation de guérisseur par l'eau, alla jusque dans la Silésie prussienne donner des consultations et appliquer un remède qui triomphait souvent du mal. Sa renommée fut vite faite, et son cabaret de Græfenberg, transformé en hôpital, devint le premier temple de l'hydrothérapie moderne. L'empirisme allait réaliser ce que n'avaient pu faire avant lui les médecins et les chirurgiens les plus illustres : Priessnitz, malgré son ignorance et son système, jetait les bases d'un monument scientifique durable.

En vétérinaire, l'hydrothérapie est aussi de date très-ancienne. Depuis un temps immémorial, on emploie les bains d'eau froide contre les fatigues des membres des chevaux, la fourbure, l'entorse du boulet, les hydarthroses, etc. Mais c'est seulement à partir de l'époque où s'est produite en faveur de l'hydrothérapie cette réaction dont nous venons de parler, que les travaux de Duvieusart, de Gourdon, de Tabourin, et ceux plus récents de M. Trasbot, ont montré les propriétés heureuses de l'eau fraîche appliquée à un grand nombre d'affections de nos animaux domestiques.

EFFETS PHYSIOLOGIQUES DE L'EAU. — *a) Action antiphlogistique.* Appliquée sur la peau, l'eau froide exerce une action antiphlogistique, chasse le sang des capillaires vers les gros vaisseaux, produit une anémie locale, atténue les actes élémentaires et tous les phénomènes de la nutrition. Si, au lieu d'agir avec l'eau, on emploie la glace, l'effet peut devenir funeste pour peu qu'il soit prolongé. La réfrigération ne doit guère dépasser 10°, alors elle peut être prolongée. L'eau froide appliquée localement peut amener un abaissement de température de 20° à la partie où l'application est faite, sans exercer une influence appréciable sur la chaleur générale, la circulation et la respiration. Au delà de 36°, l'abaissement de la température générale peut aller jusqu'à 3 à 4°. Alors on constate une diminution proportionnelle dans le nombre des pulsations, sans aucune modification dans le chiffre des respirations. Si cette température générale baissait davantage, elle pourrait causer des accidents graves.

b) Action excitante. — Toujours elle est consécutive à la précédente. Les phénomènes que nous venons d'indiquer sont suivis d'une réaction qui tend à rétablir les conditions premières. Ce second effet est *excitant.* Cette excitation est variable dans son intensité, suivant l'intensité de l'action elle-même, suivant les individus et suivant les conditions physiologiques ou pathologiques dans lesquelles ils se trouvent. Elle est d'autant plus forte que l'eau est plus froide, la température extérieure plus chaude et le sujet plus jeune. Elle peut élever la température générale et le pouls au-dessus de la normale. Pour obtenir toute l'intensité de la réaction, il faut que celle-ci s'opère brusquement et qu'elle élève la température du corps au-dessus du chiffre physiologique. — Ce résultat dépend : 1° *De la température de l'eau;* 2° *de la température extérieure;* 3° *de l'état de division de l'eau;* 4° *de la force de projection;* 5° *de la durée de son application.*

Plus l'eau est froide, plus l'excitation consécutive est forte. Elle est encore augmentée par la rapidité, l'énergie de l'application et une température extérieure élevée. Elle est d'autant plus efficace que l'eau est plus divisée, c'est-à-dire que la douche en pluie est plus active que la douche en jet, et celle-ci plus que l'immersion. La force de projection de l'eau est incontestablement la condition la plus importante de la réaction. Elle en mesure assez exactement l'intensité : trop grande, elle peut occasionner des congestions et des inflammations. Quant à la durée de l'application, elle doit varier suivant les cas. Une douche trop courte n'a pas d'inconvénients; mais trop longue, elle pourrait être dangereuse pendant les temps froids.

— *Procédés d'application.* Les principales méthodes d'application de l'eau froide sont : les bains, les affusions, les frictions humides, l'enveloppement, les irrigations et les sudations.

Les bains sont généraux aux locaux; ils doivent durer d'autant moins qu'on veut obtenir une action plus excitante et qu'ils sont plus froids. Les bains locaux (bains de pieds dans le cas de fourbure, par exemple) peuvent être continués pendant des heures dans l'eau courante, tandis qu'un bain général ne doit durer que cinq à dix minutes.

Les lotions se font avec une éponge, de l'étoupe ou du linge imbibé d'eau fraîche. On exprime à petits coups sur les parties malades l'eau qui les imprègne.

Les *affusions* consistent à verser, à jeter une certaine quantité d'eau sur une surface plus ou moins étendue. On les pratique généralement sous forme de douches administrées à l'aide d'une seringue, de pompes spéciales, ou d'un tuyau communiquant à un réservoir où l'eau accumulée exerce sur ses couches inférieures une certaine pression.

Les *irrigations* sont continues ou intermittentes. Elles consistent à arroser une surface quelconque, c'est-à-dire à y faire arriver un courant d'eau qui la baigne sans la frapper. Pour pratiquer l'irrigation continue il faut placer à une certaine hauteur un réservoir rempli d'eau fraîche (trop froide, elle est moins puissante) et à adapter à la partie inférieure de ce réservoir un tube en caoutchouc qui amène l'eau sur la partie malade.

Dans la *sudation* on a pour but d'exciter l'appareil sudoripare. Considérée autrefois comme l'élément principal de l'hydrothérapie (Priessnitz), elle n'en est plus aujourd'hui, surtout en médecine vétérinaire, qu'un accessoire d'une faible importance. On la provoque par l'emploi de couvertures de laine superposées qui augmentent la température générale et empêchent la déperdition du calorique. On la produit surtout en recouvrant chaudement un animal qui a eu des douches pendant dix minutes, et dont les poils ont été ensuite bien essuyés.

— INDICATIONS. Elles sont hygiéniques ou thérapeutiques, et, dans ce dernier cas, elles varient suivant que l'on veut obtenir une action réfrigérante ou une action excitante.

a) Indications hygiéniques. — De tout temps, les hippiatres ont recommandé les bains généraux ou locaux, les affusions froides sur les articulations. Les douches sont incontestablement très-utiles dans les cas de fatigue ou d'usure des membres de nos animaux domestiques. L'hydrothérapie rend chaque jour des services à l'entraînement; elle est surtout utile, pendant les chaleurs de l'été, par les temps lourds ; elle est enfin très-avantageuse contre le lymphatisme, les faiblesses, les débilités de toutes sortes.

b) Indications thérapeutiques. — L'action *antiphlogistique* de l'eau est utilisée depuis des siècles contre les plaies, les écrasements, les fractures, la fourbure, l'enclouure, le clou de rue, les bleimes et les différentes phlegmasies.

L'action *hémostatique* de l'eau froide est employée contre les hémorrhagies nasales, buccales, rectales, ou celles qui surviennent nécessairement après la plupart des opérations chirurgicales.

L'action *sédative* des bains locaux est remarquable dans la plupart des maladies du pied. Tous les praticiens connaissent ses bons effets contre la fourbure, l'encastelure, les bleimes et tous les traumatismes récents qui ont porté sur l'extrémité digitale. Les douches sont surtout puissantes contre les diverses affections qui portent sur la partie inférieure des membres : engorgements aigus ou chroniques, entorses, molettes, vessigons, synovites, arthrites, tiraillements tendineux. Certains vétérinaires les ont encore recommandées contre les congestions cérébrales et médullaires, la chorée, l'épilepsie, la fièvre typhoïde et quelques autres maladies. Avant de conseiller l'hydrothérapie dans ces deux dernières affections, nous voulons à l'appui de ses effets curatifs un plus grand nombre d'observations, car à cet égard les faits sont loin d'être concordants. On a encore prescrit les douches ou jets contre les atonies musculaires, les paralysies des régions supérieures des membres, les émaciations consécutives aux claudications de longue durée. — Le manuel opératoire variera, cela va de soi, suivant que l'on voudra obtenir plus spécialement une action tonique ou résolutive, ou simplement excitative. Seul, l'homme de l'art est apte à établir rationnellement les indications que comporte l'emploi thérapeutique de l'eau fraîche.

Il nous reste à parler des irrigations. Elles sont employées depuis déjà longtemps, mais c'est seulement dans ces dernières années que nous voyons démontré leur effet salutaire dans un grand nombre d'affections chirurgicales graves. On ne saurait trop les recommander dans les cas de plaies fistuleuses situées à des régions où l'eau fraîche n'expose pas à des accidents internes par répercussion. Employée en irrigation continue, l'eau fraîche a donné des guérisons remarquables là où les topiques les plus énergiques étaient parfois restés impuissants. — Les plaies fistuleuses doivent ordinairement leur caractère essentiel à une nécrose profonde qui porte sur un tissu tendineux ou ligamenteux. Nous avons signalé ailleurs cette particularité remarquable de la nécrose dans ces tissus, qu'au lieu de se limiter comme aux tissus vasculaires, elle tend au contraire à progresser dans leur masse et produit parfois des lésions irréparables au point de vue économique. Trop souvent, les altérants et les différents agents doués d'une certaine causticité ne peuvent rien contre cette mortification progressive, qui cède cependant à l'action de *l'eau fraîche employée d'une façon continue*. Nous ne saurions trop la recommander dans les cas de clou de rue, de javart tendineux, de nécrose ligamenteuse ou aponévrotique qui ont résisté aux moyens ordinaires. On devra toujours faire en sorte que l'eau arrive facilement sur la partie nécrosée; il est parfois nécessaire, pour remplir cette indication, de pratiquer un débridement assez large ou même une contr-ouverture.

Les lecteurs qui désirent faire des irrigations continues une étude sérieuse, consulteront avec fruit les remarquables documents relatés par M. Trasbot dans les *Archives vétérinaires*, années 1877-78.

HYDROTHORAX. Hydropisie de poitrine, et plus particulièrement des plèvres. Cette maladie est commune chez les chevaux : elle succède fréquemment à la pleurésie aiguë. Comme l'hydrothorax est le plus souvent une des terminaisons de l'inflammation des plèvres, nous en parlerons lorsque nous traiterons de cette affection. (*Voy.* Pleurésie.)

HYGIÈNE (Considérations générales sur l'). On donne le nom d'*hygiène* à la science qui a pour objet d'entretenir les animaux domestiques dans l'état de vigueur et de santé nécessaire au but pour lequel on les nourrit. Les cultivateurs doivent faire une étude constante de cette science, car c'est par l'application de ses principes qu'ils éviteront ces grandes mortalités qu'on appelle *épizooties*, et ces pertes de tous les jours qui, bien que peu remarquables, n'en sont pas moins nuisibles à leur fortune.

Il faut d'abord que les cultivateurs soient convaincus que plus ils laisseront leurs bestiaux se rapprocher de l'état de nature, moins ils les tourmenteront, les *médicamenteront*, et mieux ils se porteront. Ceux qui comme les vaches, les moutons, les chèvres, les cochons, les volailles, ne sont pas employés à tirer et à porter, ne doivent s'apercevoir de leur esclavage que par les avantages qu'ils en retirent; et les autres, comme les chevaux, les mulets, les ânes et les bœufs, doivent n'être jamais assez surchargés de travail pour en souffrir. Une vérité que les propriétaires ne doivent pas perdre de vue, c'est que si l'hygiène possède des moyens puissants de prévenir les maladies, la médecine ne possède que des moyens incertains de les guérir. L'organisme met des années à faire des maladies chroniques, la nature met des siècles peut-être à produire des épidémies, et on s'adresse à la thérapeutique, à la pauvre médecine pour guérir en un instant! Le vulgaire veut des spécifiques, il a confiance au médecin qui les prône : que de fois il attribue à ces agents les puissants effets des forces organiques! Nous osons dire qu'il n'y a pas de spécifiques, de médicaments qui guérissent sûrement. Les esprits d'élite ont toujours blâmé les chercheurs de spécifiques. Le véritable progrès de la médecine est surtout dans l'hygiène; c'est par une bonne hygiène publique, c'est par une bonne hygiène domestique que l'on parviendra à réduire dans une certaine mesure les pertes de l'agriculture.

A l'état sauvage, chaque animal se cantonne. Les chevaux et les ânes recherchent les plaines découvertes, les vaches le bord des fleuves, les moutons et les chèvres le penchant des montagnes, les cochons les marais. Tous changent souvent de lieux; ils restent peu dans ceux dont les herbes ne leur conviennent pas. Ainsi les pâturages de mauvaise nature sont rarement dans le cas de leur donner des maladies comme ils en donnent aux animaux domestiques, qui sont forcés de s'en contenter.

Le premier soin que doivent prendre les cultivateurs est donc de choisir des bestiaux d'une constitution appropriée au sol qu'ils habitent. Ainsi, celui qui cultivera un sol marécageux ou seulement humide devra préférer les bœufs aux chevaux pour ses labours et ses charrois : il devra se garder d'avoir des troupeaux de chèvres et de moutons, qui périraient infailliblement. Il pourra les remplacer par des cochons, dont l'élevage est moins susceptible d'être pratiqué en grand, bien que parfois très-lucratif.

Outre le choix de l'espèce, il faut encore s'occuper du choix des individus, relativement au local. Ce serait, par exemple, fort mal entendre ses intérêts que d'avoir des chevaux de grande taille dans des terrains très-maigres et très-légers : 1° Parce qu'ils y dépériraient promptement, faute d'une nourriture assez abondante et assez substantielle; 2° parce que leur prix d'acquisition et les frais d'entretien seraient sans compensation relativement aux faibles produits à espérer de pareils terrains.

Il est toutefois des considérations hygiéniques qui en contrarient ou en modifient d'autres. Ainsi, il est souvent avantageux de préférer les bœufs aux chevaux dans les pays montagneux, secs et pierreux, bien qu'en général les bœufs doivent vivre sur les bords des fleuves, dans les terrains argileux, où l'herbe est assez grosse et assez longue pour pouvoir être saisie par leur langue, et assez abondante pour remplir en peu d'heures leur large panse. En voici les raisons : 1° Parce que la lenteur de leur marche rend meilleurs les labours que la rencontre des pierres arrête à chaque instant ; 2° parce que, tirant plus par leur masse que par l'effort des muscles de leurs jambes, ils usent moins la corne de leurs pieds ou le fer dont elle est couverte ; 3° parce qu'on peut suppléer, à leur égard, à la rareté des herbes par des feuilles d'arbres vertes ou sèches, qu'ils · aiment beaucoup.

L'habitation destinée aux animaux domestiques, pour les soustraire aux variations de l'atmosphère et fabriquer l'engrais, est une des principales choses qui doivent occuper le fermier; car, par sa mauvaise construction, par son exposition mal choisie, cette habitation peut devenir la source de plusieurs maladies. La propreté, le renouvellement de la litière et les moyens de purifier l'air, doivent être soigneusement observés : il faut encore que la disposition intérieure de l'habitation soit réglée sur le nombre des bestiaux qui doivent y loger, et qu'elle ait une grandeur et une élévation telles que chaque individu puisse jouir de tout l'espace nécessaire à ses mouvements, et se coucher aisément sans blesser son voisin. Il importe aussi de pratiquer des ouvertures en nombre suffisant pour renouveler l'air vicié par la respiration et la transpiration des animaux. Ces jours doivent être garnis d'un canevas monté sur un cadre de bois.

Le régime des troupeaux est basé sur trois conditions essentielles : le choix des aliments, la meilleure forme à leur donner, et la quantité qu'il est nécessaire d'en administrer. Lorsqu'on possède sur sa propriété des pâturages de différentes sortes, il est avantageux d'y faire passer les bestiaux d'autant plus rarement et rapidement qu'ils sont moins en rapport avec leur nature. Par conséquent, les moutons ne pâtureront sur les terrains humides qu'une fois la semaine ou une heure par jour; les vaches pourront paître de deux jours l'un, les chevaux de trois jours l'un, dans un marais, sans grands inconvénients, pourvu que le reste de la semaine ils soient mis dans des pâturages secs et assez éloignés de ces marais pour que les miasmes qui s'en exhalent ne puissent pas les atteindre. Cette règle souffre cependant des exceptions, car on a vu des moutons d'une race d'Allemagne élevée dans des marais refuser de paître les herbes sèches. C'est ici le cas de donner le conseil hygiénique d'administrer chaque jour une petite quantité de sel aux animaux qui paissent dans les marais, surtout aux ruminants, afin de relever l'action de leurs organes digestifs. Nous avons fait connaître, à l'article BESTIAUX, les avantages du sel et la manière de l'administrer. Le moment où il convient de donner les aliments aux animaux qui travaillent demande aussi à être choisi avec discernement. Il faudra donc avoir soin de faire manger les chevaux et les bœufs quelque temps avant de les mettre au travail, si l'on veut éviter de leur donner des indigestions.

On conçoit que le choix des aliments n'est pas moins important, puisque tel d'entre eux est meilleur à telle époque de l'année, dans telle circonstance, etc. Ainsi l'herbe fraîche est fort avantageuse, au printemps, aux chevaux qui sont tenus au sec tout le reste de l'année ; ainsi la paille, qui nourrit fort peu, ne convient pas aux chevaux qui travaillent beaucoup ; ainsi les bœufs que l'on veut engraisser doivent être mis d'abord aux raves ou autre nourriture relâchante, et ensuite à la farine d'orge ou autre aliment substantiel au plus haut degré. Les chevaux qui ne mangent que l'herbe verte sont moins forts, toutes choses égales d'ailleurs, que ceux qui sont nourris de foin et d'avoine.

Le passage trop brusque d'un régime à un autre, soit relativement à la nourriture, soit au travail, etc., est souvent suivi d'inconvénients qu'on évite en habituant graduellement les animaux aux changements qu'on exige d'eux.

Il convient aussi d'avoir égard au degré de température que doivent éprouver les animaux au pâturage et au travail : cela est surtout essentiel dans les pays chauds et pendant le plus fort de l'été. Il est utile, suivant les localités et dans ce temps, ou de les faire rentrer à l'écurie, ou de les laisser se reposer dans un lieu ombragé et aéré. Les bœufs sont plus sensibles que les autres animaux à la grande chaleur.

Le pansement à la main n'est pas sans influence sur le maintien des animaux en santé : c'est surtout lorsque les bœufs, les vaches, les chevaux, les ânes, les mulets reviennent du travail ou des champs, en moiteur, tout couverts de sueur et de poussière, qu'il est à propos de les laver, de les éponger avec de l'eau froide ou tiède, de leur frotter le col et la tête ; il faut en outre les bouchonner avec de la paille, nattée grossièrement, pour les débarrasser de toutes les ordures, empêcher qu'elles ne s'amassent au sabot, ne le ramollissent et n'occasionnent des accidents. Il ne faut souffrir sur leur corps aucun vestige de boue, de fiente et d'urine, et ne pas oublier de leur laver les pieds, la tête, les crins, les oreilles, la bouche. Lorsque les chevaux reviennent d'une grande course ou d'un fort travail, et qu'ils sont en sueur, il importe beaucoup, avant de les laisser entrer à l'écurie, de les déharnacher, de les promener quelque temps, lentement, au soleil, puis à l'ombre, ensuite de leur enlever la sueur avec une lame de couteau non coupante, de les bouchonner avec de la paille, et de finir de les essuyer avec un linge. Dans les habitudes luxueuses des grandes villes, on a adopté l'excellent usage de recouvrir les chevaux avec des couvertures de laine, lorsque, après une course précipitée, ils sont obligés, dans la saison rigoureuse, de rester plusieurs heures de suite exposés à toutes les intempéries.

On doit prendre les plus grands soins pour empêcher les animaux domestiques de boire des eaux altérées ou impures, et des eaux froides en été. Il en périt un grand nombre faute d'attention à cet égard. Plusieurs épizooties ont été reconnues avoir pour cause l'usage des eaux malsaines. Un cheval échauffé par une longue course ou par un fort travail ne doit boire qu'après qu'un repos plus ou moins long l'a remis dans son état ordinaire. La température de l'eau est fort à considérer, car les dangers s'aggravent d'autant plus qu'elle est plus froide, et que les animaux ont plus chaud ; d'après ce principe, il ne faut jamais faire boire les animaux, pendant l'été, aux fontaines ou aux ruisseaux qui en sortent, et il faut toujours tirer l'eau des puits, lorsqu'on n'en a pas d'autre, plusieurs heures avant de leur donner à boire.

Les bains employés avec discernement peuvent contribuer à la santé des animaux domestiques. On n'en fait pas assez usage, et cependant les bains ne sauraient leur être nuisibles que dans le seul cas où ils seraient très-échauffés par une course ou un travail forcé, et que l'eau serait très-froide. Il faudrait que tous les quinze jours au moins, les trois mois d'hiver exceptés, les chevaux, les ânes, les mulets, les bœufs, les vaches, les chèvres, les cochons, fussent conduits à la rivière ou à l'étang, et baignés pendant un temps plus ou moins long, et proportionné à la chaleur de la saison, temps qui n'excéderait cependant pas une demi-heure. Au sortir du bain, on les ferait courir à l'air pour les sécher, si, bien entendu, la sérénité du jour le permettait.

Les principes d'hygiène doivent surtout recevoir leur application pendant la plénitude des mères, en les nourrissant mieux, les traitant plus doucement : ils seront encore plus soigneusement observés au moment et après la naissance des petits. Que les cultivateurs soient bien persuadés de l'importance des premières semaines pour l'avenir des animaux domestiques, et, en conséquence, pour augmenter le lait de la mère en bonté et en quantité ; qu'ils ne mettent point le petit dans un local susceptible de lui nuire ; qu'ils évitent de le tourmenter, de l'attacher, de le battre, et surtout qu'ils ne lui épargnent pas la bonne nourriture. Une nourriture généreuse et une bonne éducation données aux animaux pendant leur jeune âge leur impriment généralement pour toute la vie ce cachet de vigueur, d'énergie et de douceur, que l'on ne rencontre que rarement chez les sujets malheureux dans les premiers temps de leur existence.

L'hygiène veut aussi que les animaux destinés à la reproduction de l'espèce soient *bien en chair*, comme on dit vulgairement, mais non trop gras, parce que la graisse, chez les femelles surtout, nuit au succès de la fécondation et rend le part plus difficile. Il faut donc empêcher les juments, les vaches, les truies, etc., de prendre trop de graisse en leur ménageant les aliments.

L'âge auquel on châtre les animaux domestiques, comme les bœufs, les chevaux, les moutons, fait aussi partie d'un système complet d'hygiène. Qu'ils soient destinés au travail ou à l'engrais, ils doivent l'être le plus tôt possible.

Il est des animaux qui réclament plus de soins que les autres, le cheval par exemple : ainsi, on l'étrille, on le bouchonne, on le lave plus souvent que le bœuf et la vache, encore plus souvent que le mouton, le cochon, etc. ; le mulet et l'âne sont traités comme le cheval, dans certains cantons, et dans certains autres comme le bœuf et la vache. La gradation de ces soins tient au plus ou moins d'importance qu'on accorde à chaque espèce, suivant les localités. (*Voyez* Bestiaux [*Nourriture des*], et Régime vert.)

HYGIÈNE VÉTÉRINAIRE. A l'article précédent, que nous devons à une plume savante, mais étrangère aux connaissances médicales, nous devons ajouter des détails qui trouveraient difficilement leur place ailleurs.

L'hygiène est l'art de conserver la santé. Cette branche importante de la médecine vétérinaire considère les animaux dans l'état sain, et diffère par conséquent de la thérapeutique qui les considère dans l'état de maladie. — Son objet peut être défini en quelques mots : « Apprendre à éviter les choses nuisibles et à faire un bon usage des choses utiles. » L'hygiène nécessite la connaissance des animaux en santé, des fonctions qu'exécutent leurs organes; elle apprend à connaître quelle influence exercent sur les organes sains, et par conséquent sur leurs fonctions, les différents agents que la nature a destinés à remplir les divers besoins des êtres vivants. — Quoique très-différente de l'art de guérir, l'hygiène a contribué cependant à éclaircir bien des points de la science difficile de la pathologie. Tantôt elle fait voir de quelle manière l'usage vicieux ou excessif de tel agent naturel occasionne telle ou telle maladie; tantôt elle enseigne l'usage bien ordonné des mêmes agents pour rétablir la santé. Elle forme la partie la plus importante de l'étiologie des maladies, et souvent elle fournit les principales ressources de la thérapeutique. Dans un grand nombre de cas, en effet, c'est surtout par les règles diététiques concernant l'administration des aliments, des boissons, concernant l'exercice, le travail, etc., que l'on peut rétablir la santé des animaux, ou au moins diminuer la durée des convalescences.

Quoique les fonctions s'exécutent librement, que la santé soit pleine et entière, l'organisation n'est pas la même chez tous les animaux : elle varie non-seulement dans chaque espèce, mais encore dans chaque individu. Bien que ces différences soient moins tranchées, moins faciles à caractériser chez eux que dans l'espèce humaine, où il est aussi difficile de rencontrer deux individus constitués de la même manière que de trouver deux arbres absolument semblables, elles n'en existent pas moins, et elles exercent une bien grande influence sur les résultats de l'application des moyens hygiéniques ; aussi devons-nous essayer de faire connaître les principales causes de cette diversité d'états physiologiques et les caractères qui les distinguent.

— VARIÉTÉS DE L'ORGANISME. Les anciens, dont l'imagination féconde, devançant l'expérience, a souvent pressenti une foule de phénomènes que celle-ci, plus lente dans sa marche, a plusieurs fois confirmés, les anciens, disons-nous, avaient reconnu comme principes constitutifs des corps vivants, le chaud, le froid, le sec et l'humide. Quatre humeurs régnaient aussi dans le corps : c'étaient le sang, la bile, l'atrabile et la pituite. Chacun de ces quatre éléments, selon sa prédominance, caractérisait un tempérament particulier. De la combinaison de ces éléments résultaient des tempéraments mixtes ; enfin de leur mélange parfait résultait un tempérament tempéré. — Il y a bien longtemps que l'on a reconnu le vide de ces hypothèses, et que l'on a cherché à baser les différences des tempéraments, non pas sur l'existence de fluides imaginaires, mais bien sur des états réels de l'organisme. Pour être rentrés dans le vrai, les auteurs modernes sont loin d'être d'accord entre eux sur tous les points ; aussi les divisions ou subdivisions qui ont été établies sont-elles extrêmement variables. Il est vrai de dire que ces différences existent plutôt dans la forme que dans le fond de la question.

En abandonnant les livres et remontant à l'observation de la nature, on voit que les variétés si multiples d'organisation des animaux vivants peuvent être rapportées à un petit nombre de types généraux qui forment autant de classes distinctes, et parmi celles-ci on découvre aisément des modifications secondaires qui constituent, caractérisent des espèces non moins rigoureusement spécifiées ; et comme il importe d'imposer des noms particuliers à chacune de ces divisions afin de prévenir toute confusion entre elles, nous appelons, à l'exemple d'un physiologiste moderne, *tempérament* la variété organique la plus générale, et *idiosyncrasie* celle qui est plus restreinte, et pour ainsi dire individuelle. D'après cette manière de voir, le tempérament est un état constitutionnel dont l'existence se fait sentir sur tous les points de la machine animale, parce qu'il dépend de la prédominance de développement et d'action de l'un des systèmes qui pénètrent dans tous les tissus, les animent et président à leurs fonctions ou à leur nutrition. — L'idiosyncrasie, au contraire, est constituée par le surcroît d'activité et de puissance de quelque organe important ou de quelque appareil organique circonscrit, chargé d'exécuter des actions plus ou moins étendues. — Chaque animal a son tempérament et son idiosyncrasie, dont l'exacte détermination fait connaître et caractérise de la manière la plus positive l'organisation qui lui est propre.

Il n'existe chez les grands animaux que trois états qui méritent la dénomination de *tempérament*, c'est-à-dire dont l'influence sur l'organisme soit générale et immédiate : ces trois états dépendent de la prédominance de développement et d'action des systèmes sanguin, lymphatique et nerveux. Ils ont cela de commun et de caractéristique, qu'ils modifient toutes les parties du corps, et que l'action normale ou maladive de ces parties reçoit de chacun d'eux une direction spéciale ; ils peuvent s'allier entre eux de diverses manières, selon des proportions variables, et former ainsi des constitutions mixtes qui participent de leurs] composants.

— 1° *Tempérament sanguin.* Développement considérable des vaisseaux qui contiennent le sang, abondance de ce liquide, volume et énergie notables du cœur : tels sont les caractères les plus généraux de la constitution sanguine. Les animaux qui en sont doués ont ordinairement la poitrine ample et bien conformée, la respiration étendue et régulière, l'assimilation facile, le sang riche en matériaux nutritifs, des artères souples et amples qui aboutissent à un système capillaire développé. L'organisation de la machine entière est telle, que chaque rouage semble être dans une heureuse harmonie d'action avec les autres, et que l'économie présente la disposition la plus favorable à la longue conservation d'une santé florissante. — Les chevaux, et surtout ceux des pays tempérés, sont, de tous les animaux domestiques, ceux chez lesquels on trouve le plus souvent des exemples bien tranchés de tempérament sanguin ; ceux qui le présentent au plus haut degré ont la robe alezane ou baie, le tissu cellulaire ferme, élastique, abreuvé de sucs, et affaiblissant, sans les effacer complétement, les saillies musculaires. — Les muscles, par cela même qu'ils puisent presque immédiatement dans le sang les éléments qui constituent la base de leur texture, sont susceptibles d'acquérir chez les animaux sanguins un volume considérable et une force extraordinaire ; les animaux doués de cette idiosyncrasie musculaire, que l'on a désignée dans l'espèce humaine sous le nom de *tempérament athlétique*, présentent ordinairement tous les attributs de la constitution sanguine. — Les vaisseaux capillaires qui contiennent le sang sont très-abondants et très-sensibles chez les animaux sanguins ; aussi sont-ils éminemment disposés aux inflammations et aux hémorrhagies. Les causes les plus légères, les stimulants les plus fugitifs, excitent chez eux le réseau vasculaire, y appellent le liquide, et rougissent les tissus naturellement blancs. Les irritations des vaisseaux capillaires sanguins sont presque toujours accompagnées, dans la variété organique que nous étudions, de phénomènes locaux et généraux très-prononcés. La marche des maladies que ces irritations constituent a presque toujours un haut degré d'acuité ; une mort prompte, ou une résolution également rapide, ou une suppuration qui ne se fait pas attendre longtemps, telles sont alors leurs terminaisons les plus ordinaires. Rarement voit-on les irritations des animaux à constitution sanguine devenir chroniques et produire la désorganisation des parties affectées, ou entraîner la formation de tissus morbides ; lorsqu'elles ne se terminent pas *franchement,* ainsi qu'on le dit, le tissu irrité s'épaissit, se carnifie, et les vaisseaux rouges y conservent encore leur supériorité. — Le cœur est presque toujours, chez les sujets sanguins, l'organe dont les sympathies sont les plus multipliées et les plus puissantes ; il est le viscère le plus actif de l'économie ; les irritations les plus fugitives déterminent l'accélération de ses mouvements. L'exploration du pouls fournit toujours, il est vrai, quel que soit le tempérament de l'animal malade, des signes précieux, relativement au diagnostic ou au pronostic des lésions des organes ; mais c'est surtout lorsque le système sanguin est très-développé et très-susceptible de ressentir de vives impressions, que les inductions fournies par des mouvements circulatoires offrent le plus de certitude.

Il résulte de ces considérations que, chez les animaux sanguins, on observe ordinairement les particularités organiques suivantes : 1° Activité très-grande de l'hématose (transformation du sang veineux en sang artériel dans les poumons) ; 2° développement et énergie considérables des poumons et du cœur ; 3° abondance et richesse des réseaux capillaires rouges dans toutes les parties du corps ; 4° disposition remarquable aux inflammations franches, et facilité à réparer les pertes sanguines ; 5° mobilité et impressionnabilité du système sanguin.

— 2° *Tempérament nerveux.* Destiné à servir de centre à l'organisation animale, à en unir les diverses parties, à recueillir les impressions faites sur les organes, à sentir les besoins qu'ils éprouvent, à faire exécuter les mouvements qui doivent les satisfaire, le système nerveux est, chez les animaux doués de ce tempérament, pourvu d'un surcroît remarquable d'activité ; toutes ses parties, tant centrales que périphériques, présentent ordinairement alors un développement considérable. — Chez les animaux nerveux, les membres sont grêles, garnis de muscles très-mobiles, mais peu denses et peu puissants ; le tissu cellulaire ne contient presque pas de graisse, la peau est couverte de poils de couleur foncée, la stature est rarement élevée. Toutefois, il est fort ordinaire de rencontrer dans ces corps faibles en apparence une organisation solide, une grande résistance à la fatigue, aux privations, et, sous ce rapport, plus de force réelle que parmi les animaux qu'anime le tempérament sanguin. Il semble que l'action nerveuse tienne chez eux toute la machine sous son empire, et lui communique la vigueur dont elle est elle-même douée. — Le caractère fondamental de la constitution nerveuse consiste dans une grande activité des sympathies. — Ce tempérament est un de ceux qui existent le plus rarement à l'état de pureté chez les animaux; lorsque, par hasard, il arrive à un haut degré de développement, il semble exclure le tempérament lymphatique; quand il s'accompagne de quelque prédominance sanguine, ce n'est que pendant le jeune âge, et presque toujours il finit par l'anéantir de manière à former le caractère le plus saillant de l'organisation; il paraît, en un mot, présenter ce caractère singulier, que, tandis que les autres vont en s'affaiblissant avec l'âge, il acquiert, au contraire, dans la plupart des cas, des forces nouvelles à mesure que la vie se prolonge. — Toutes les irritations, toutes les maladies se compliquent, chez les animaux dont le système nerveux est prédominant, d'accidents variés qui sont produits par la stimulation sympathique très-vive des parties centrales du système sensitif. Les affections les plus légères en apparence s'accompagnent ordinairement alors de phénomènes irréguliers, qui leur ont fait donner les noms de *malignes*, de *nerveuses*, d'*ataxiques*, etc.

— 3° *Tempérament lymphatique*. L'observateur le moins attentif ne saurait méconnaître les nombreux contrastes qui existent entre la constitution lymphatique et celles dont il vient d'être question; au lieu des tissus fermes, de la chaleur considérable qui caractérisent le tempérament sanguin, ou de la sécheresse qui semble propre aux sujets nerveux, on trouve chez les animaux lymphatiques des chairs molles, abreuvées de sérosité, et peu sensibles aux impressions des stimulants. — Considérée dans son ensemble, la constitution lymphatique n'est jamais produite par le développement seul de l'appareil vasculaire qui porte ce nom. Elle reconnaît pour cause immédiate la prédominance des vaisseaux et des tissus blancs de tous les ordres. Aussi n'est-elle pas exactement désignée par le titre qu'elle a reçu, et serait-il plus convenable de lui imposer une dénomination qui rappelât mieux les caractères organiques qui la distinguent. — La présence dans la trame des tissus, chez les animaux appelés *lymphatiques,* d'une grande surabondance de vaisseaux et de liquides blancs, entraîne à sa suite de notables modifications dans le développement, la succession et les résultats des phénomènes morbides. La masse vivante semble moins irritable alors que quand elle est douée d'un autre mode d'organisation. Les causes qui provoquent chez les animaux sanguins des phlegmasies intenses, et des névroses chez ceux dont le système nerveux prédomine, n'occasionnent, dans les constitutions lymphatiques, que des inflammations à peine sensibles, et dont les phénomènes sympathiques sont faiblement marqués. Ainsi, par exemple, la même lésion gastro-intestinale qui détermine les symptômes attribués à la fièvre inflammatoire ou ataxique, suivant qu'elle atteindra des animaux sanguins ou nerveux, donnera lieu chez un animal lymphatique aux phénomènes des fièvres muqueuses (*Voyez* GASTRO-ENTÉRITE). La soif sera peu intense; des flots de mucosités engoueront le canal alimentaire; les follicules sécréteurs sembleront atteints par l'irritation à l'exclusion presque complète des vaisseaux capillaires sanguins. La membrane muqueuse est alors faiblement colorée, une couche visqueuse mollasse en recouvre la surface en même temps que la température générale du corps est peu élevée et que le pouls semble à peine ému. — Doit-il être ici question de la marche et des symptômes des autres irritations chez ces sujets lymphatiques? Qui ne sait qu'elles semblent pour ainsi dire avortées avant de naître? Tous les phénomènes en sont modérés; leur résolution se présente d'abord comme facile à obtenir, et cependant les tissus malades ont une tendance extrême à conserver la manière d'agir que l'irritation leur a communiquée. Le retour parfait des tissus à l'état normal ne s'opère jamais qu'avec lenteur et difficulté, et les affections passent avec la plus grande facilité à la nuance chronique. — L'espèce animale qui présente au plus haut degré le tempérament lymphatique est celle du mouton; dans les autres espèces, les robes blanches ou claires, les chairs empâtées et abreuvées de sucs, sont généralement des indices de ces tempéraments, qui sont bien plus communs chez les animaux du Nord que partout ailleurs.

— 4° *Tempéraments composés*. S'il est rare de rencontrer dans un état parfait de pureté l'un ou l'autre des tempéraments dont il a été jusqu'ici question, il est plus rare d'observer parmi eux des associations tellement graduées que leur équilibre soit complet, et que l'un des systèmes prédominants ne l'emporte pas en énergie sur les autres. — Le tempérament tempéré, suivant l'expression des anciens, n'a peut-être jamais existé. Les tempéraments mixtes, dans lesquels un système, quoique très-développé, est cependant associé à un autre qui jouit également, mais à un moindre degré, d'un surcroît d'action, sont ceux que la nature présente le plus souvent. — Les associations les plus communes sont celles du système sanguin avec le système lymphatique (animaux de l'espèce bovine en général, chevaux boulonnais, etc.), ou avec le système nerveux (chiens, chèvres, etc.). — Les tempéraments lymphatico-nerveux sont les plus rares. Il serait inutile de décrire ici les caractères physiques qui résultent des associations variées des tempéraments entre eux; nous avons assez insisté sur la physionomie spéciale que chacun de ces états imprime à l'organisation, pour qu'il devienne facile de se représenter et de reconnaître dans la pratique les dispositions qu'ils produisent en se réunissant.

— 5° *Idiosyncrasies.* De même que les tempéraments sont caractérisés par le surcroît d'action d'un des systèmes généraux de l'économie vivante, de même, avons-nous dit plus haut, les idiosyncrasies dépendent du développement spécial et de l'influence prédominante d'un organe important ou d'un appareil organique tout entier. Il peut exister autant d'idiosyncrasies que le corps animal renferme de parties dont l'action sur l'ensemble des mouvements vitaux est bien manifeste, et qui peuvent ainsi modifier la constitution des sujets. — Les mieux observées, entre ces variétés organiques, sont les idiosyncrasies bilieuse, génitale et musculaire, qui ont été rangées parmi les tempéraments. Mais il en est beaucoup d'autres qui devraient également fixer l'attention du praticien, s'il était toujours facile de les reconnaître chez les animaux : telles sont celles qui dépendent de la prédominance du cœur, du poumon, des organes intestinaux, des reins ou même de quelques parties extérieures.

Il est à remarquer que les parties dont l'influence sur l'ensemble de l'organisme vivant est exagérée, peuvent se présenter sous deux aspects très-distincts. Tantôt ces parties sont réellement plus robustes, plus capables d'exécuter longuement leurs fonctions et de supporter sans inconvénient l'action des causes irritantes très-actives; tantôt, au contraire, d'une texture plus délicate, elles se fatiguent ou reçoivent promptement des atteintes funestes. Dans le premier cas, l'excès de force est manifeste pour tous les yeux; mais dans le second beaucoup de personnes pensent qu'il existe une faiblesse réelle, un défaut d'énergie. C'est ainsi que l'on dit des animaux qui contractent facilement des inflammations pulmonaires *qu'ils ont la poitrine faible.* — Dans tous les cas, et dans toutes les nuances des idiosyncrasies, les organes prédominants sont les plus disposés à contracter les maladies pour lesquelles d'ailleurs l'animal a le plus d'affinité d'après son tempérament. Supposons par exemple l'existence d'une idiosyncrasie gastro-intestinale : si elle coexiste avec le tempérament sanguin, l'estomac et l'intestin seront, de tous les organes, les plus disposés aux inflammations; si la constitution est nerveuse, les inflammations gastro-intestinales s'accompagnent de phénomènes nerveux, d'ataxie, de malignité; si le sujet est lymphatique, l'irritation tendra toujours vers la muqueuse digestive, mais les follicules sécréteurs seront spécialement affectés. Parcourez toutes les idiosyncrasies, combinez-les avec les divers tempéraments, soit simples, soit compliqués, et partout l'observation démontrera l'exactitude de ce principe. — Prenez pour second exemple l'idiosyncrasie pulmonaire : les catarrhes chroniques avec dégénérescence tuberculeuse seront l'apanage du tempérament lymphatique; des inflammations violentes de la membrane muqueuse ou du tissu pulmonaire coïncideront avec le tempérament sanguin, etc. — En un mot, quel que soit l'organe dont l'excessive vitalité donne lieu à une idiosyncrasie spéciale, cet organe devient, soit pendant la santé, soit pendant la maladie, le point vers lequel les mouvements organiques convergent incessamment; les ébranlements les plus légers et les plus éloignés arrivent jusqu'à lui. Ainsi, par exemple, que trois animaux doués du tempérament sanguin soient brusquement exposés à l'action du froid humide, alors qu'ils étaient en sueur : si le premier présente une idiosyncrasie gastro-intestinale, c'est à l'estomac et à l'intestin que se manifesteront les désordres qui sont fréquemment les résultats de cette cause morbide; le poumon, s'il est très-sensible ou déjà affecté, sera chez le second le siége de la lésion ; et le troisième éprouvera une maladie des reins ou de la vessie, si ces parties sont disposées aux inflammations. — L'étude des idiosyncrasies répand constamment la plus vive lumière sur la pratique de l'art de guérir, en ce qu'elle engage le praticien à éloigner des viscères qui en sont le siége toutes les causes d'irritation.

—Influence des ages, des sexes et des climats sur la constitution des animaux. L'âge entraîne constamment dans l'ordre, la régularité et la subordination des mouvements vitaux, de tels changements, que les tempéraments, et surtout les idiosyncrasies, s'altèrent, s'affaiblissent, et sont remplacés par d'autres prédominances organiques. Cette étude des révolutions, tantôt normales, tantôt inaccoutumées et morbides, qui se succèdent dans les machines vivantes à mesure que leur durée se prolonge, est une des plus importantes et des plus fécondes en résultats utiles que puisse entreprendre celui qui se livre à l'art de guérir.

Dans le jeune âge, le système lymphatique est toujours prédominant, et, bien qu'il soit, chez quelques jeunes animaux robustes, animé par une nuance assez vive de tempérament sanguin, celui-ci n'existe cependant que d'une manière subordonnée. On remarque aussi, durant les premiers mois qui suivent la naissance, une extrème impressionnabilité de toutes les surfaces sensibles ; inaccoutumés encore à l'action des agents extérieurs, tous les organes de ces petits êtres sont singulièrement disposés à l'irritation. On connaît ces diarrhées, quelquefois si graves, des jeunes sujets, ces aphthes étendus en beaucoup de cas de la bouche à l'anus, etc. — L'éruption des dents, dont une irritation quelquefois très-intense est inséparable, sert presque constamment de signal au développement d'une foule d'affections. — Il est à remarquer que, chez les jeunes sujets, toutes les inflammations sont moins communément accompagnées de rougeur et de gonflement considérables, que d'un surcroît d'activité sécrétoire. De là les erreurs longtemps enracinées relativement à la tendance dépurative des mouvements vitaux durant les premières périodes de la vie, et la nécessité de favoriser ou même de provoquer ces prétendues dépurations, destinées à purger l'économie des principes malfaisants dont on la croyait infectée; de là, par exemple, les singulières idées des anciens sur la gourme des chevaux, et une foule de rêveries de cette nature que l'on trouve disséminées dans les livres des hippiatres. — A mesure que le mouvement vital se prolonge, il devient plus régulier; toutes les pièces dont l'organisme vivant se compose se coordonnent, et l'équilibre qui s'établit entre elles s'affermit graduellement; l'extrème susceptibilité des surfaces internes et externes s'affaiblit par l'habitude même des impressions; les maladies sont accompagnées d'une tendance moins prononcée à l'augmentation des sécrétions. Ce changement doit être attribué surtout à ce que la prédominance lymphatique commence à céder la place au tempérament sanguin.

Jusqu'à l'époque de l'âge adulte, les changements se continuent et suivent une progression de plus en plus rapide; mais alors, et souvent même avant cet âge, une explosion puissante a lieu : en peu de temps le corps animal a changé d'aspect. Le système sanguin l'emporte à son tour sur l'appareil lymphatique, les sécrétions muqueuses sont moins abondantes, le corps prend un accroissement presque subit, les os achèvent de se consolider, et les idiosyncrasies qui prédominent sont les idiosyncrasies pulmonaire et surtout génitale. Chez les femelles, des phénomènes analogues se développent : l'utérus sort de son assoupissement et les *chaleurs* surviennent; mais le tempérament demeure toujours plus voisin que chez les mâles de ce qu'il était pendant le premier âge.

L'âge adulte s'écoule à son tour, et les phénomènes de la vie commencent à devenir plus faibles. Dans l'état normal, les organes perdent graduellement de leur susceptibilité jusqu'à ce que le mouvement vital, devenu de plus en plus languissant, finisse par s'éteindre. Alors on voit les sens devenir obtus, la digestion s'exécuter imparfaitement, les membres se raidir, et enfin la mort survenir, par la lassitude universelle qui résulte du long exercice et de l'épuisement successif de toutes les parties du corps. — Ajoutons que, chez les animaux domestiques de service ou de produit, on voit assez rarement cette fin tranquille survenir : le maître, dans son égoïsme bien naturel, a soin de trancher, bien longtemps avant son terme, le fil d'une vie qui ne peut plus servir ni à ses plaisirs ni à ses besoins. — On voit, d'après ces considérations sommaires, comment les révolutions produites aux différentes époques de la vie par le développement nécessaire de l'organisme animal, modifient les tempéraments, et donnent naissance à des idiosyncrasies qui se succèdent plus ou moins rapidement.

L'organisation des animaux est très-facile à modifier; elle tend toujours à se mettre en équilibre avec les milieux dans lesquels ils sont appelés à vivre, avec la nature des services qu'on leur impose. Les animaux ne naissent pas toujours pour tel ou tel genre de vie; à la longue, c'est ce genre de vie qui les fait ce qu'ils sont, qui imprime des caractères spéciaux à leur organisation, qui se les approprie en quelque sorte. — Les animaux du Midi, soumis à l'action d'une chaleur intense et d'une vive lumière, se développent plus promptement et vivent plus vite, toutes proportions gardées, que ceux du Nord. Leur corps est plus sec, moins élevé, mais résistant, souple et adroit. Comparez les chevaux arabes à certaines races allemandes, et jugez de la différence. — Dans les climats tempérés et fertiles, l'organisation animale acquiert le plus haut degré de perfectibilité auquel il lui soit permis d'atteindre; un équilibre fortement établi entre les divers organes donne aux actions vitales plus de régularité, et s'oppose à ce que leurs dérangements soient trop faciles; les tempéraments y sont variés sans exagération, et maintenus dans d'assez étroites limites. — Les expositions et les localités font varier à chaque pas l'aspect des animaux et leur constitution. Examinez ceux des plaines élevées, des collines exposées à l'est et inclinées en même temps vers le nord ou le sud, vous les trouverez sanguins, élancés, vigoureux; ils se ressentent d'une nourriture saine, de l'action d'un air salubre, de l'usage d'eaux limpides et pures. Jetez au contraire un regard sur les animaux placés au fond des vallons, dans les plaines basses, vers le penchant occidental des montagnes, vous les trouverez gros, lymphatiques, disposés aux maladies catarrhales plutôt qu'aux inflammations aiguës. — Au midi, des affections dominées par les accidents nerveux; au centre, des inflammations franches et rapides; dans les pays humides et froids, des lésions du système lymphatique : telles sont les grandes divisions que présentent les maladies considérées comme le résultat de l'exagération des tempéraments dans les divers climats.

Il n'est pas de tempérament ou d'idiosyncrasie, si enracinée qu'on la suppose, qu'une longue continuité d'action des causes extérieures, comme le climat, la nature du travail et de la nourriture, ne parvienne à modifier, souvent même à changer entièrement, lorsque le sujet est soumis, dès le jeune âge, à son influence. Toute la puissance de ces modifications secondaires sur la constitution des animaux n'est peut-être pas encore connue; la trame primitive de la structure des espèces est sans doute beaucoup plus uniforme qu'on ne le pense généralement; et une foule de particularités organiques, considérées comme congéniales, sont certainement le résultat des impressions auxquelles le sujet a été exposé depuis sa naissance.

— Examen des modificateurs de l'organisme. Les principaux modificateurs de l'organisme sont : 1° Les aliments et les assaisonnements, 2° les boissons, 3° l'atmosphère. Nous les examinerons successivement.

— *Des aliments considérés d'une manière générale.* Dans la rigueur du mot, on ne doit comprendre comme aliments que les substances qui peuvent seules nourrir. En ce sens, un aliment est nécessairement extrait des végétaux ou des animaux, car il n'y a que les corps qui ont joui de la vie qui puissent servir utilement à la nutrition des animaux pendant un certain temps; cependant il y a certaines matières inorganiques qui peuvent concourir à la nutrition et que l'on peut aussi considérer comme aliments. Mais alors il faut établir la distinction importante des substances qui peuvent nourrir seules, et de celles qui ne servent à la nutrition que de concert avec les premières.

Les aliments ont été classés de différentes manières. Certains auteurs ont eu égard à leur composition chimique; dans ce genre de classification, on ne cherche pas toujours à ramener la substance à ses éléments les plus simples, mais on s'occupe surtout du principe immédiat qui y domine, et sous ce rapport les aliments peuvent être féculents, mucilagineux, sucrés, acidules, graisseux, etc.

Magendie a proposé une autre manière de distinguer les aliments entre eux: elle consiste à les partager en deux classes, l'une qui comprend les aliments contenant peu ou point d'azote, et ceux qui en contiennent une grande proportion. Cette division est basée sur les effets de ces aliments sur l'économie. Magendie a fait sur ce sujet un grand nombre d'expériences qui ne paraissent pas assez concluantes, parce qu'il n'a pas assez varié les aliments non azotés dans une même alimentation, et que ces expériences ont toutes été faites en administrant une seule espèce d'aliment à un même animal. Liébig, d'après les mêmes bases, a appelé *respiratoires* les premiers, pour ce motif qu'étant dépourvus d'azote ils ne peuvent qu'être brûlés, et *plastiques* les seconds, parce qu'ils servent à la reconstitution des tissus.

Les matières organisées végétales peuvent se réduire en un certain nombre de principes immédiats, dans la composition desquels entrent au moins trois, et quelquefois quatre éléments, qui sont le carbone, l'hydrogène, l'oxygène et l'azote. Les trois premiers forment le caractère le plus constant de la matière végétale, et quand l'azote entre dans la composition d'un principe immédiat des végétaux, ce principe reçoit le nom de *principe végéto-animal*, parce que, quoique tiré du règne végétal, il participe de la composition des matières animales en contenant de l'azote. De même, plusieurs principes immédiats tirés des animaux, comme la graisse et le beurre par exemple, ne contiennent pas d'azote et sembleraient appartenir à la classe des végétaux. Ces combinaisons ternaires et quaternaires ne peuvent donc distinguer les matières végétales et animales.

Ces principes immédiats n'existent pas isolés dans les végétaux, ils sont combinés ensemble de différentes manières : ils se succèdent les uns aux autres dans les différentes périodes de la végétation, de telle sorte, par exemple, qu'un organe végétal, d'abord sucré et mucilagineux, devient ensuite albumineux ou formé de fécule, etc. C'est de la prédominance de tel ou tel principe que les aliments reçoivent leur dénomination d'acides, de sucrés, de mucilagineux, de ligneux, etc.

— *Aliments acides*. Les acides végétaux sont presque toujours unis au mucilage, au sucre, à des matières colorantes qui modifient leurs propriétés sur l'économie animale. Bien que ces acides ne soient pas les mêmes, cependant ils produisent presque tous une alimentation peu réparatrice, mais rafraîchissante : telles sont, par exemple, les pommes et les poires sauvages, qui contiennent beaucoup d'acide malique; l'oseille (*rumex acetosella*), qui contient de l'acide tartrique et du mucilage. Les acides qu'on trouve dans les aliments peuvent y avoir été développés par la fermentation ; c'est ainsi, par exemple, que le son et la farine, humectés, deviennent aigres et passent à la fermentation acide. On parle aussi d'un foin aigre, récolté dans les plaines marécageuses; et alors cette acidité peut provenir de deux causes, ou de ce que ce foin contient des plantes acides, comme quelques espèces d'*oxalis* ou de *rumex*, ou de ce que, n'étant pas fané complétement, il a passé à la fermentation acide.

— *Principes neutres*. Ces principes immédiats, moins nombreux que les précédents, renferment cependant les matières alimentaires les plus usitées, comme la gomme, le sucre, la fécule, le ligneux, etc.

La *gomme* et les *mucilages*, qui ne doivent être considérés que comme une variété de gomme, peuvent être confondus sous le rapport des effets qu'ils produisent sur l'économie animale. Les matières où dominent ces substances produisent l'alimentation dite relâchante, et ces matières sont très-abondantes dans la plupart des plantes avant l'époque de la floraison. Les végétaux qui en contiennent le plus, et dont on fait un plus fréquent usage, sont: la carotte, qui en outre contient du sucre et un principe résineux; le panais, qui, avec le mucilage, contient du sucre et un principe aromatique; la betterave, qui renferme beaucoup de sucre; le navet, dans lequel on trouve en outre un principe âcre, particulier à la famille des crucifères, et qui se dissipe par la coction; le chou et ses diverses variétés; le topinambour, le potiron, la graine de lin, qui contient aussi de l'huile, etc.

Il est facile de concevoir, par cette seule énumération des aliments dans lesquels entre la gomme ou le mucilage comme principe constitutif, combien les effets de ces aliments gommeux varient selon les autres substances qui s'y associent.

Le *sucre*, qui suit la formation des acides dans les pommes, les poires, et dans beaucoup de fruits, précède au contraire la fécule, le gluten et le ligneux, dans les grains du maïs, du blé, de l'avoine, de l'orge, du seigle, et de beaucoup d'autres céréales, dans les tiges de maïs, et en plus faible proportion dans les tiges des autres graminées. Après la canne à sucre, aucun végétal n'en renferme une aussi grande quantité que le sorgho sucré et la betterave; les châtaignes en contiennent aussi beaucoup. — Le sucre passe pour produire une alimentation peu réparatrice, il séjourne peu dans les intestins, il ne donne lieu à presque aucun résidu excrémentiel; c'est un aliment respiratoire qui contribue plutôt à la formation de la graisse et du lait, qu'à l'excitation de la circulation et à la force musculaire. Son mélange et ses proportions dans les aliments modifient d'ailleurs beaucoup ses propriétés, et il existe une grande différence entre la betterave, par exemple, où il est uni à beaucoup d'eau de végétation et à du mucilage, et la châtaigne, où il est associé avec l'amidon. Les propriétés nutritives du sucre sont bien connues, dit Davy dans sa *Chimie agricole*. Les Indes Orientales versent une telle quantité de cette substance en Angleterre qu'on avait imaginé d'en nourrir les bestiaux pour les engraisser, mais les droits d'entrée n'ont pas permis de faire à ce sujet des expériences étendues. — Remarquons cependant que, dans les expériences dont parle Davy, le sucre était loin d'être à l'état de pureté. Par lui-même, le sucre, a dit Parmentier (*Recherches sur les végétaux nourrissants*, page 171), ne paraît pas jouir de la propriété alimentaire : il ne remplit que l'office d'assaisonnement dans les comestibles. L'opinion contraire vient de ce que le sucre se rencontre dans presque toutes les substances alimentaires, qu'il n'y a point d'animaux pour lesquels il ne soit pas un attrait, que les cannes qui en sont le réservoir le plus abondant servent dans nos îles, quand elles sont exprimées, à nourrir et à engraisser les bestiaux, qui en sont friands. — La nature ne nous offre jamais le sucre que mêlé et confondu avec des substances mucilagineuses très-alimentaires, de sorte qu'il est toujours à l'état de muqueux sucré. Or, si à la Cochinchine on mange du sucre au lieu de pain, si les nègres-marrons s'en nourrissent également, c'est qu'au sortir de l'intérieur des cannes, sous forme mielleuse, il est à l'état de corps composé que l'art du raffinage détruit pour le ramener à un état plus simple.

On a pris le parti, depuis un certain temps, d'utiliser en France les mélasses qui résultent de la fabrication du sucre de betteraves, en les donnant aux bestiaux, qui s'en trouvent fort bien.

L'*amidon* existe en diverses proportions dans les graines de toutes les légumineuses et des graminées, dans les châtaignes, les pommes de terre, etc. Cette substance, d'une digestion facile, produit une alimentation moyenne.

Thaër, en parlant de la composition des céréales, remarque que le *gluten* est l'aliment le plus essentiel du corps animal; la force nutritive des céréales dépend même, à poids égal de farine, de leur richesse en gluten; mais sa proportion varie beaucoup dans une même espèce de grain. L'amidon est inférieur au gluten en facultés nutritives; cependant il est assez nourrissant et paraît faciliter la digestion du gluten. L'instinct porte fortement toutes les espèces d'animaux à le rechercher comme aliment, et à la longue ils le préfèrent, ainsi que l'homme, à tous les autres. Le gluten seul répugne bientôt aux animaux, et les rend malades; on l'a observé sur le bétail qu'on engraisse, dans les fabriques d'amidon, en lui faisant manger le gluten qui forme le résidu de cette opération.

L'*albumine* que l'on trouve dans les produits animaux et végétaux est cependant plus abondante dans les premiers; elle est commune dans les graines mûres de la famille des légumineuses. Elle est très-nourrissante, mais elle peut contribuer au développement de plusieurs maladies inflammatoires, ou devenir utile dans des circonstances opposées. On s'est plaint des propriétés nuisibles des graines de la *gesse chiche,* et M. Lassaigne, qui en a fait l'analyse, n'a cependant reconnu dans cette graine qu'une très-grande quantité d'albumine. — La maladie connue sous le nom de *genestade* reparaît tous les ans dans les paroisses dont les communaux sont remplis de genêt d'Espagne; c'est en décembre, janvier et février qu'elle est dans toute sa force : à cette époque, les bêtes à laine vont paître dans les genétières. Cette maladie enlève quelquefois le cinquième des troupeaux. On a observé que les gousses du genêt influent plus particulièrement que les feuilles sur son développement. Son principal siège consiste dans une inflammation des reins et de la vessie. Les bêtes à laine qui, étant affamées, se gorgeraient aux champs, et même à la bergerie, de certaines plantes ou graines ayant des qualités analogues à celles du genêt, éprouveraient une semblable maladie. Ces effets semblent dus à la grande quantité d'albumine que contiennent les graines.

— Les *huiles fixes* s'observent surtout dans quelques graines mûres, d'où l'on parvient à les extraire dans quelques cas, et qui ont été appelées *oléifères :* telles sont, par exemple, la noix, la faîne, la cameline, les variétés du genre chou, les moutardes, le lin, le chènevis, la graine du soleil, celle du pavot, etc. Toujours l'huile fixe est unie à une quantité plus ou moins considérable de mucilage, qui est très-abondant dans le lin. Elle est aussi unie à un principe âcre dans la moutarde et les choux, à un principe excitant dans le chènevis, etc. La faîne est peut-être la seule graine oléifère qui soit employée entière à la nourriture des animaux; les porcs la mangent dans les bois. Il parait cependant que les tourteaux qui forment le résidu de l'extraction de l'huile de faîne contiennent un principe nuisible, et cette découverte est due à un auteur allemand qui a fait sur ces pains de faîne des expériences qui sont insérées dans le *Recueil de médecine vétérinaire,* 1830.

Les *tourteaux huileux* sont fréquemment employés à la nourriture des bestiaux. Ces tourteaux, nommés encore *pains de trouille, gâteaux,* etc., donnés en quantité suffisante, engraissent promptement les animaux; mais ils donnent souvent à la chair une saveur désagréable et à la graisse peu de blancheur et de consistance, ce qui oblige à leur substituer une autre nourriture vers la fin de l'engraissement : il suffit de quinze jours à trois semaines pour faire disparaître ce goût. Ces tourteaux, qui sont formés de beaucoup de mucilage et d'un peu d'huile, ne sont pas tous également nourrissants : ceux de lin possèdent le plus de qualités nutritives, et ceux de chènevis sont les plus mauvais.

— *Huiles volatiles.* La plupart des odeurs particulières des plantes tiennent probablement à des huiles volatiles faciles à reconnaître dans les tiges des labiées, dans quelques tiges, mais surtout dans les graines de quelques plantes de la famille des ombellifères, dans quelques plantes aromatiques, comme la tanaisie, les baies de genièvre, etc., etc. Toutes ces huiles volatiles sont excitantes. Ce n'est probablement pas sans raison que les 'Anglais administrent à leurs chevaux de sang des bols dans lesquels entre beaucoup d'anis; ce n'est pas non plus sans raison qu'on fait entrer des baies de genièvre dans la provende des moutons qui habitent un pays humide. — Il ne faut pas croire cependant que ces plantes fortement aromatiques soient recherchées des bestiaux, et il est fort douteux que la vigueur et la bonne qualité de la chair des animaux qui paissent sur des pâturages où croissent de ces labiées et d'autres plantes aromatiques, soient dues à ce que ces animaux mangent ces plantes; une observation de V. Yvart nous semble prouver le contraire. « Le petit troupeau que nous examinâmes au sommet du rocher, dit-il, nous présenta un fait qu'il nous parait intéressant de faire connaitre, parce qu'il est en opposition directe avec une idée populaire assez répandue, et qu'il confirme d'ailleurs des observations analogues que nous avions déjà eu occasion de faire.

« Le maigre pâturage auquel était réduit ce troupeau, étant entièrement privé d'eau et exposé de toutes parts à la longue sécheresse qui régnait depuis plusieurs mois, était presque partout d'une grande aridité. Une seule espèce de plante y végétait très-vigoureusement : c'était le serpolet commun (*thymus serpillum*, Lin.) ; il abondait ici et parfumait les environs de ses fleurs entièrement développées, dont une grande partie du sol était richement émaillée. On s'attendra peut-être à voir ces timides animaux, privés pour ainsi dire de toute autre nourriture, se repaître avec délices de ces fleurs qui semblaient les y inviter par leur parfum : nous remarquâmes tout le contraire ; nous les trouvâmes partout intactes, ainsi que les feuilles et les tiges qui les supportaient. Ces bêtes à laine, affamées en quelque sorte au milieu des autres herbes rares et flétries, ne touchaient ni à ces fleurs, ni à leurs tiges, quoiqu'on pense assez généralement que la saveur délicate qui distingue la chair de ces animaux qui paissent sur les pâturages arides des montagnes est due au serpolet qu'ils y broutent. La vérité est, d'après nos observations, que le serpolet abonde ordinairement dans les meilleurs pâturages élevés des bêtes à laine, mais qu'elles n'y touchent tout au plus, comme cela a lieu pour un grand nombre de végétaux peu recommandables d'ailleurs comme aliments, que lorsque, cette plante étant fort jeune encore, son odeur aromatique est peu développée. Nous devons même dire ici, à cette occasion, que la nombreuse familles des labiées à laquelle le serpolet appartient, et qui est si utile sous d'autres rapports, est, comme celle des scrofulaires qui y touche, et plusieurs autres qui les suivent immédiatement, une de celles qui fournissent le moins de plantes propres à la nourriture des bestiaux. » (*Excursion agronomique en Auvergne*, pag. 99.)

Les lapins, qui, suivant l'opinion commune, se nourrissent de serpolet, de thym et d'autres plantes aromatiques, ne touchent pas à ces végétaux ; et si ces animaux, ainsi que les moutons qui paissent sur les montagnes, sont gras et ont une chair d'une saveur agréable, c'est que ces labiées, qui ne végètent que dans des terrains très-secs, croissent au milieu d'autres plantes très-nutritives qui sont mangées de préférence par les moutons et les lapins.

— Le *tannin* ne nous paraît pas jouir de propriétés alimentaires utiles : il communique aux aliments des propriétés astringentes qui peuvent les rendre nuisibles lorsqu'il est en trop grande quantité ; c'est peut-être à une trop forte portion de principes astringents qu'il faut attribuer les maladies qu'on remarque chez les moutons et les vaches qui sont conduits dans les bois à l'époque où les bourgeons se développent, et qui ont été décrites par Chabert et d'autres auteurs sous le nom de *Mal de bois* ou *Mal de brou*. Grognier a fait quelques expériences sur l'effet de l'écorce de chêne sur les animaux domestiques. Des doses énormes de cette écorce ont été données à des chevaux et à des chiens ; un cheval, dans l'espace de vingt jours, en a pris plus de dix kilogrammes. Le but de l'expérience était de savoir si le tannin ne déterminait pas sur l'animal vivant des phénomènes chimiques ; on s'est convaincu par des épreuves réitérées que le sang veineux des animaux qui avaient avalé une grande quantité d'écorce de chêne était plus rouge, plus consistant que dans l'état ordinaire ; il se coagulait un instant après être sorti du vaisseau, et il a pu se conserver deux mois sans donner aucun signe de putréfaction. La colle forte et le sulfate de fer n'ont pas décelé le tannin dans le sang ; ces réactifs l'ont démontré dans l'urine des animaux soumis à l'expérience. L'usage de cette écorce accasionnait aussi un pissement de sang. Un cheval qui en avait pris une grande quantité ayant été tué, son estomac s'est trouvé prodigieusement racorni : les membranes de ce viscère avaient le triple de l'épaisseur ordinaire, et elles ne se sont pas putréfiées. — Observons que les expériences de Grognier ont été répétées à l'école d'Alfort, et qu'elles n'ont pas été confirmées par les résultats obtenus.

Le principe amer, très-commun dans le règne végétal, souvent uni au tannin, est peu nutritif, mais il communique aux aliments une qualité tonique qui peut devenir utile lorsque les intestins ont besoin d'être excités, et lorsque l'alimentation est relâchante ou très-aqueuse. V. Yvart a observé que la tanaisie, plante amère et légèrement aromatique, était recherchée par les bêtes à laine dans les années humides, et qu'elle les préservait de la cachexie aqueuse. La pimprenelle, la chicorée sauvage, sont aussi très-recommandables sous ce rapport. Grognier, dans son mémoire sur les *Altérations du lait*, dit que les vaches mangent la gentiane, plante amère ; et, dans une lettre manuscrite à Huzard, Courbebaise s'exprime ainsi : « Lebas est dans l'erreur lorsqu'il annonce dans sa *Pharmacie* que les bestiaux ne touchent point à la gentiane; j'ai plusieurs fois été témoin du contraire, et je puis assurer qu'aux pacages les vaches, les chèvres, trouvent dans cette plante une bonne nourriture. »

— La *résine*, très-commune dans les plantes des familles des conifères et des térébinthacées, est très-rare dans les végétaux destinés à la nourriture des bestiaux; elle existe cependant dans le grain de l'avoine, dans la carotte employée dans le Nord à la nourriture des bestiaux; c'est peut-être à la résine qu'elle contient que l'avoine doit sa qualité stimulante qui la fait préférer à l'orge dans tout le nord de l'Europe. Voici un fait qui peut contribuer à éclaircir la question. « J'ai appris de sir Joseph Bancks, dit Davy, qu'en hiver les mineurs du Derbyshire préfèrent les gâteaux d'avoine au pain de froment; ils trouvent que cette nourriture les soutient mieux et leur donne plus de force; en été, au contraire, ils prétendent qu'elle les échauffe, et ils ne font usage alors que de la plus belle espèce de pain de blé qu'ils peuvent avoir. »

— Le *ligneux*, qui est inattaquable par les divers dissolvants chimiques, est aussi fort peu altéré par les organes digestifs; il peut cependant servir aux animaux auxquels on donne d'ailleurs d'autres aliments plus substantiels.

Ces données, quelque vagues qu'elles soient, peuvent être difficilement ramenées à plus d'exactitude, et Mathieu de Dombasle nous démontre un exemple frappant des inconvénients des déterminations plus rigoureuses tirées des analyses chimiques. Voici les propres expressions de M. de Dombasle, dans son examen critique de la chimie agricole de Davy (*Annales*, tome II) :

« Dans la troisième leçon, M. Davy présente un tableau contenant l'analyse de trente-sept espèces de substances végétales propres à la nourriture des hommes ou des animaux. (C'est le résultat d'une série d'expériences qu'il a faites avec l'intention de déterminer la proportion dans laquelle chacune de ces substances contient des matières alimentaires.) M. Davy n'est pas le premier qui ait cherché la solution de ce problème dans des expériences du même genre; cependant je suis persuadé qu'on a beaucoup trop étendu les conséquences des résultats de l'analyse chimique, relativement aux propriétés alimentaires des diverses substances. Nous pouvons bien déterminer combien une substance donnée contient d'amidon, de mucilage, de sucre, de gluten ou d'albumine; mais réunir toutes ces substances et conclure de leur somme la propriété nutritive de la substance analysée, c'est pousser trop loin les conséquences. — L'expérience journalière prouve que, parmi les substances alimentaires, il en est qui conviennent à telle espèce de bétail et non à telle autre. Quelques-unes favorisent parfaitement le développement des forces musculaires, d'autres portent leur action sur la formation de la graisse, d'autres sur la sécrétion du lait. Mais, sans faire attention à ces différences dont les causes ne sont pas connues, et en considérant la propriété alimentaire d'une manière absolue, quel motif avons-nous de croire que tel ou tel principe immédiat des végétaux est aussi nutritif à poids égal que tel ou tel autre ? Quel motif avons-nous de croire que telle substance qui reste insoluble lorsque nous la soumettons dans une capsule à l'action de l'eau froide ou chaude, ou à tel agent qu'on voudra, se comportera de même lorsqu'elle sera soumise à l'action des organes digestifs ? M. Davy n'a pas méconnu entièrement cette source d'erreurs, mais il ne l'a pas estimée à sa juste valeur. « Il est probable, « dit-il, que l'excellence dont jouissent ces substances comme objets alimentaires « est proportionnelle aux quantités des matières solubles qu'elles contiennent;

« néanmoins ces quantités ne peuvent être considérées comme une indication
« absolue de leur valeur. »

Davy, après avoir présenté dans son tableau la quantité de mucilage, d'amidon
de gluten, d'albumine et d'extraits qu'il a trouvés dans 1,000 parties de chaque
substance végétale, réunit dans une seule colonne ces différents produits, et regarde ce nombre total comme exprimant la valeur nutritive de chaque substance.
C'est ainsi qu'il porte la valeur de l'orge à 910, celle de l'avoine à 743, celle des
fèves à 576, celle des pois à 574, des betteraves à 136, des carottes à 98. Les tourteaux de lin sont évalués à 151, un peu plus que les betteraves, et environ le
double du chou (exprimé par 73). La plupart de ces résultats sont erronés. Il est
incontestable, par exemple, que 50 kilogr. de choux, ou 35 kilogr. de betteraves,
sont à peine l'équivalent d'un tourteau de 5 kilogr. Les tourteaux de lin ont réellement une valeur nutritive six ou sept fois plus considérable que celle qui leur
est assignée ici, et il résulte de ces remarques qu'il faut être très-prudent dans
les conséquences que l'on tire des analyses chimiques.

Les mêmes remarques peuvent aussi bien s'appliquer aux travaux de M. Bous-
singault sur la même matière.

La nature des aliments varie suivant la disposition des organes digestifs; les
animaux à intestins longs ou à estomacs multiples sont portés à se nourrir de
végétaux; ceux qui ont les intestins courts ou l'estomac simple sont portés comme
l'homme à vivre de chair. Mais il n'en faut pas conclure que ceux qui ne se nourrissent que de végétaux soient par nécessité physique réduits à cette seule nourriture, comme les animaux carnassiers sont par cette même nécessité réduits à
se nourrir de chair. Nous voulons seulement faire entendre que ceux qui ont plusieurs estomacs et des intestins très-amples peuvent se passer de cet aliment substantiel et nécessaire aux autres; mais nous ne disons pas qu'ils ne puissent en
user, puisque nous voyons que les agneaux, les veaux, les chèvres, les chevaux,
se nourrissent avidement de lait, d'œufs, et que, sans être aidés de l'habitude,
ils ne refusent pas la viande hachée et assaisonnée de sel. On pourrait donc dire
que le goût pour la chair et pour les autres nourritures solides est l'appétit général de tous les animaux, ainsi que l'observe encore Buffon en parlant des animaux carnassiers.

En effet, beaucoup de frugivores et de rongeurs ne dédaignent pas de se nourrir
de substances animales; on voit aussi les bêtes à laine attaquées de la *pourriture,*
maladie dont le déclin est compliqué d'extrême faiblesse, rechercher les chairs
corrompues, et nous indiquer probablement, en obéissant à cette inspiration de
la nature, le moyen qui conviendrait pour prolonger leur existence, et peut-être
même pour guérir cette hydropisie, comme le pensait Collaine, ancien professeur
à l'école royale vétérinaire de Milan, qui nous fournira plus loin des preuves frap-
pantes de l'utilité de l'administration des substances animales aux bestiaux dans
quelques cas critiques. On voit encore la plupart des femelles herbivores dévorer
les enveloppes du fœtus connues sous le nom de *délivre* ou d'*arrière-faix,* lorsqu'on
ne les soustrait pas à leur penchant naturel pour cet aliment extraordinaire; et
il leur est peut-être nécessaire pour réparer l'affaiblissement occasionné par les
travaux du part. Il est bien certain au moins qu'il n'en résulte pas le plus léger
inconvénient.

Une nourriture animale peut donc quelquefois être administrée avec beaucoup
d'avantages aux herbivores et aux granivores domestiques, comme plusieurs
exemples remarquables nous le prouvent encore. — Les verminières artificielles,
si recommandées par Olivier de Serres, qui en indique la formation, et qui ont si
bien réussi à Rozier, sont de la plus grande utilité pour la nourriture de la volaille, surtout en hiver. — Quel économiste rural ignore l'efficacité des œufs frais
administrés aux jeunes animaux herbivores faibles, dans quelques cas, peu de
temps après leur naissance?

Pallas nous dit encore que les maquignons russes se servent de la chair du
hamster, desséchée, réduite en poudre, et mêlée avec de l'avoine, pour faire
prendre aux chevaux un embonpoint subit et extraordinaire; et Anderson rap-

porte dans sa description d'Islande, où le froid est excessif, qu'on n'y nourrit souvent les chevaux que de poisson desséché, et qu'ils y sont très-vigoureux, quoique petits. Nous savons également que dans les îles Feroë, les Orcades, les Hébrides, dans la Norwége, dont le climat est aussi froid, et même dans des pays chauds, comme à Mascate, dans l'Arabie-Heureuse, on donne aux bestiaux du poisson et d'autres substances animales, en hiver surtout, et dans les temps de disette. A la vérité, le lait des vaches ainsi nourries a un goût désagréable, et la chair des animaux sacrifiés pour la boucherie n'a pas non plus une bonne saveur, parce qu'en général la chair contracte le goût bon ou mauvais des substances diverses avec lesquelles ont été nourris les animaux dont elle provient ; les substances végétales sont préférables, sous ce rapport, aux substances animales. Il est possible d'ailleurs que l'habitude de la chair, contractée par les animaux herbivores, les rende beaucoup moins dociles et nuise à la longue à leur organisation ; mais il n'en reste pas moins démontré que, dans le cas de disette ou d'affaiblissement, on peut leur administrer avec avantage des substances animales. Afin de démontrer de plus en plus l'utilité de ces substances pour les herbivores, nous devons dire que Collaine, de qui nous avons déjà parlé, en a tiré le parti le plus avantageux pour combattre le marasme épizootique que la disette ou la mauvaise qualité des fourrages avait occasionné en 1817 chez les bestiaux du département de la Moselle. Sachant que les anciens livres d'art vétérinaire sont remplis de recettes composées en presque totalité de matières animales ; sachant que, dans plusieurs cantons, des soupes grasses sont administrées avec succès aux vaches et aux chevaux malades, et ont parfaitement réussi contre l'épizootie des vaches qui s'est tant de fois renouvelée depuis 1811, etc., ce praticien n'a pas hésité à conseiller, dans la fâcheuse pénurie de subsistances que les bestiaux éprouvaient, de sacrifier tous les animaux vieux, infirmes ou faibles, tous ceux enfin dont il n'y avait que peu ou point de services à espérer, et d'employer leur chair, exempte toutefois de vices contagieux, au profit de ceux qui étaient conservés, en la divisant en tranches minces, préservées de la corruption par le sel, ou en les fumant, et cuites ensuite jusqu'à consomption, pour en préparer des bouillons assaisonnés d'herbes ou de racines propres à en relever le goût, et épaissis par de la farine délayée en forme de bouillie. Nous ajouterons qu'il a démontré lui-même, par une pratique éclairée, toute l'importance de cette ressource extraordinaire de subsistance pour les bestiaux attaqués de marasme épizootique, et qu'il en a également reconnu l'utilité pour prévenir et même pour guérir les maladies résultant de l'emploi des feuilles et des jeunes pousses de chêne, et d'autres végétaux nuisibles par leur astringence. (*Voy.* Bouillon.)

Nous pouvons citer encore d'autres faits.

En 1824, un conservateur du bois de Vincennes, pour nourrir et multiplier les faisans, y fit abattre, dans le cours de l'été, plus de cinquante chevaux, dont les cadavres étaient disséminés çà et là, et disposés convenablement pour attirer les mouches et faire naître des asticots. C'est Dusaussois qui avait été chargé de les y conduire et de les y abattre.

Un homme intelligent de la commune de la Villette s'était adonné à un genre d'industrie qui lui procurait des profits considérables, et qui aurait pu contribuer à faire sa fortune, s'il n'avait pas été obligé d'y renoncer à cause des plaintes continuelles de ses voisins. Avec des débris achetés à Montfaucon, cet homme faisait naître, dans un enclos qu'il possédait, une grande quantité d'asticots. Il les nourrissait jusqu'à ce qu'ils eussent acquis leur plus grand développement, et les donnait ensuite à des volailles qu'il achetait maigres dans les fermes et les marchés des environs, et qu'il revendait quelques jours après comme poulardes du Mans. — La rapidité avec laquelle ces volailles prenaient un embonpoint excessif paraît surprenante. Au rapport de la personne qui a donné ces renseignements, quinze jours suffisaient pour doubler ou tripler leur poids. (*Voy.* le mot Asticots.)

En 1820, un spéculateur nommé Douche, rue Basse-Saint-Pierre, à Chaillot, entreprit de nourrir huit cents volailles, qu'il avait dans sa cour, avec la chair musculaire du cheval ; ce qui lui réussit parfaitement, et lui épargna beaucoup de grain qui, à cette époque, était fort cher. Nous ne connaissons ces faits que par un rapport fait sur cet homme par le commissaire de police de son quartier, qui, voulant savoir l'emploi qu'il faisait de l'énorme quantité de chair de cheval qui lui arrivait, descendit un jour chez lui, et compta tous les animaux. (*Archives de la Préfecture de police.*)

Tous ces faits, d'une haute importance, ne laissent plus de doute aujourd'hui sur les grands avantages qui peuvent résulter, dans des circonstances très-critiques, de l'administration judicieuse des substances animales aux herbivores.

Après avoir donné des idées générales sur les différents principes immédiats des aliments, nous devrions nous occuper en détail des substances végétales composées qui servent le plus souvent à la nourriture des animaux domestiques ; mais ce sujet ayant été traité à l'article Bestiaux, nous ne devons pas y revenir ici.

— Le *condiment* le plus employé et le plus utile est le *sel*. Nous avons déjà fait connaître, p. 93, ses avantages et la manière de l'administrer ; il ne nous reste donc plus qu'à parler de certaines substances qui sont quelquefois employées, à son défaut, comme *assaisonnement* des aliments du bétail.

Si l'on avait de la peine à se procurer du sel commun, dit Daubenton, on pourrait y suppléer par d'autres sels moins coûteux, et peut-être aussi bons ; le *sel de tartre*, la *potasse* ou les *cendres gravelées* (1) en solution dans l'eau, seraient aussi appétissants pour les moutons que le sel commun, et auraient peut-être plus de force ; aussi faudrait-il en donner à moindre dose. On a constaté que la potasse donnée à la dose de quatre grammes, pendant plusieurs jours de suite à un mouton, ne lui a causé aucune incommodité. Nous avons abreuvé une brebis pendant un mois, ajoute Daubenton, avec de l'eau de chaux, sans qu'il en soit résulté aucun dérangement dans sa santé. Il a été fait dans ces derniers temps sur le *sel* des expériences exactes qui ont confirmé les expériences ou les assertions de Daubenton et d'autres auteurs.

D'après Tessier et Huzard, les *préparations ferrugineuses* peuvent être employées comme préservatifs de la pourriture ; il suffit de mettre dans la boisson des bêtes à laine de vieux morceaux de fer rouillés, ou du mâchefer de forge, ou du vitriol vert. Quinze à trente grammes de ce vitriol (sulfate de fer) par seau d'eau paraissent être la quantité convenable.

Tous les animaux ont une répugnance plus ou moins marquée pour les aliments imprégnés de l'odeur et de la saveur des excréments des animaux de leur espèce. *Cependant l'urine des animaux d'autres espèces* peut quelquefois être considérée comme un assaisonnement utile. Les nourrisseurs et vachers des faubourgs et des environs de la capitale font manger à leurs vaches la paille qui a servi à la litière des chevaux appartenant à des propriétaires assez riches pour ne pas la ménager, et dont les cochers ont eu soin de séparer le crottin et le fumier proprement dit, que les vaches ne prennent point. Cette paille, imbibée de la transpiration et surtout de l'urine des chevaux, et séchée ensuite, est un fourrage très-appétissant pour les vaches, vu le goût salé qu'il contracte par la dessiccation des sels urineux, ce qui excite les bestiaux à boire, et à donner dès lors beaucoup plus de lait. Les moutons mangent aussi cette paille avec avidité.

Nous ne terminerons pas cet article sans parler de l'usage des *baies de genièvre*, qui font quelquefois partie des provendes des moutons qu'on veut préserver ou guérir de la pourriture et d'autres maladies semblables. Voici la prescription indiquée dans l'ouvrage de Tessier *sur les mérinos*, p. 240.

« On réunit pour chaque tête d'animal trente grammes de graines de genièvre concassées, cent vingt-cinq grammes d'avoine et autant de son, quatre grammes de sulfate de fer : on mêle le tout dans des baquets qui contiennent la boisson des bêtes à laine ; dans certains cas, on en asperge les aliments. Mais, comme

---

(1) Cendres gravelées. — Produit de l'incinération du tartre rouge, ou lie de vin ; c'est un mélange de souscarbonate de potasse, de carbonate de chaux, d'oxyde de fer et de manganèse, de silice, d'alumine et de charbon.

nous l'avons dit précédemment à l'égard du sel, il est bien préférable d'ajouter cette provende comme tous les condiments aux aliments solides : l'effet est alors plus avantageux, parce qu'il a eu lieu successivement sur la bouche, le rumen, puis sur les autres organes de la digestion, tandis que dans le second cas il est à peu près nul sur la bouche et le rumen, où se passent cependant des phénomènes très-importants de la digestion. »

Dans le règne végétal, il est des plantes qui croissent spontanément, et dont les propriétés pourraient bien engager à les essayer comme condiments. Parmi elles, nous citerons la *tanaisie*, plante en même temps aromatique et amère, et sur laquelle on n'a pas encore assez porté l'attention. Elle paraîtrait cependant utile dans quelques circonstances. On voit, par exemple, les moutons prédisposés à la cachexie aqueuse rechercher cette plante et nous indiquer sans doute, en suivant cette impulsion naturelle, un remède qui leur conviendrait.

— Effets des aliments sur l'économie animale. Les aliments produisent leur effet presque dès le moment où ils sont introduits dans la bouche, ou du moins aussitôt qu'il arrivent dans l'estomac ; nous jugeons ici par analogie, car les animaux ne peuvent nous rendre compte de ce qu'ils éprouvent ; mais nous savons que, dans l'espèce humaine, le sentiment douloureux de la faim disparaît pour faire place à un bien-être général, que les forces se rétablissent instantanément, et qu'il semble qu'une nouvelle vie se répand dans toutes les parties aussitôt que le repas est commencé. Ce n'est cependant pas encore à l'assimilation qu'est dû cet effet, puisque aucune molécule alibile n'a pu être encore portée dans les organes ; il faut admettre, dans ce cas, une irradiation de sensibilité qui propage avec la plus grande vitesse les impressions que reçoit l'estomac. Ce premier effet de l'alimentation ne suffirait pas pour réparer les pertes et servir à l'accroissement ; il n'ajouterait rien à la masse du corps animal, si les aliments étaient aussitôt et entièrement rejetés ; ce n'est qu'après bien d'autres modifications que l'alimentation s'opère. Les aliments, après avoir été broyés par les dents, imprégnés de salive, et mêlés d'air par l'acte de la mastication, descendent dans le tube intestinal, où ils subissent, par les actions des organes digestifs, des changements dans leur composition et leurs qualités physiques. Leur portion assimilable les rapproche de plus en plus de la nature des fluides animaux, et devient apte à être absorbée et à constituer le chyle. Ces changements, pour qu'ils aient lieu, exigent un temps plus ou moins long, et une action plus ou moins énergique des organes gastriques, suivant certaines conditions présentées par les aliments, conditions qui déterminent leurs divers degrés de *digestibilité*. Les parties qui ne sont pas susceptibles d'assimilation ou qui échappent à l'action des organes digestifs sont rejetées par l'extrémité postérieure de l'intestin, ou bien sont absorbées par les chylifères ou par les veines, et sortent de l'économie animale par ses différents émonctoires. La proportion de ces parties alibiles contenues dans les substances alimentaires, leur aptitude à former un chyle plus ou moins riche en principes assimilables et à fournir au sang des matériaux plus ou moins réparateurs, constituent leur *propriété nutritive* et font qu'ils sont réparateurs à différents degrés. Outre les actions organiques spéciales qu'ils provoquent pour être élaborés, outre les altérations qu'ils éprouvent, les aliments, soit par l'impression locale produite sur les organes digestifs, soit par l'action des molécules alimentaires absorbées avec le chyle et portées dans les divers systèmes d'organes, déterminent dans l'économie animale des modifications particulières que l'on nomme *effets physiologiques* des aliments. Ces modifications sont, comme celles que déterminent les médicaments, de deux sortes : instantanées et immédiates, ou bien consécutives et durables ; celles-ci ont pour cause la continuité ou la fréquence des premières, et dépendent de l'usage habituel et exclusif de certaines substances.

Ces propriétés des aliments ne peuvent être que relatives. En effet la promptitude et la facilité qu'ils offrent à être élaborés, leurs effets immédiats et leur influence générale, ne varient pas seulement suivant leur nature, mais encore suivant diverses conditions organiques, générales ou individuelles, telles que l'âge, la constitution, l'état du système digestif, certaines idiosyncrasies, les habitudes, etc.

Pour apprécier les phénomènes immédiats que déterminent les aliments, il suffit d'examiner quels sont les changements qui surviennent dans chaque fonction au moment de la digestion, ou dans les moments qui la suivent; c'est dans les modifications plus profondes de la constitution que l'on doit chercher les effets de leur usage habituel ou prolongé. Si nous envisageons d'une manière générale l'influence des aliments sur l'économie animale, nous voyons qu'ils agissent ou suivant la quantité dont on fait usage, ou suivant leurs principes constituants. — Lorsqu'on donne peu d'aliments aux animaux, sans les en priver complétement toutefois, l'alimentation ne pouvant réparer toutes les pertes, l'amaigrissement et la faiblesse ne tardent pas à survenir; cependant il est des cas où une diminution de peu de durée dans la quantité des aliments a des avantages incontestables pour la santé; elle favorise l'animalisation des fluides, donne aux organes digestifs plus d'énergie, et à tous les viscères, à toutes les fonctions, plus d'aisance et d'activité. L'abstinence active aussi l'absorption interstitielle. Voilà pourquoi la diète favorise si bien la résolution des maladies, et surtout celle des maladies aiguës. — Lorsqu'au contraire on gorge les animaux d'une trop grande quantité d'aliments, il en résulte un grand nombre de phénomènes très-désavantageux. Ces accidents se manifestent aussitôt après les repas ou par l'habitude de manger trop; dans le premier cas, l'animal éprouve tous les symptômes d'une indigestion (*Voyez* ce mot), ou seulement ceux d'une digestion pénible et laborieuse. Dans le second, il se développe chez les animaux grands mangeurs une constitution particulière. Il est cependant possible que, chez ces derniers, l'assimilation soit faible; les aliments à peine modifiés par les sucs digestifs sortent avec les excréments : or, ce n'est pas ce qu'on mange qui nourrit, mais seulement ce que l'on digère. Aussi, ces animaux restent maigres, leurs excréments sont très-abondants, et la quantité trop considérable de substances alimentaires ne tarde pas à produire sur les intestins quelque irritation chronique, qui peut se terminer d'une manière fâcheuse ou détériorer leur constitution. Ainsi il ne suffit pas de faire prendre aux animaux une très-grande quantité d'aliments pour leur procurer une nutrition abondante; il faut encore que, chez eux, l'estomac et les intestins soient disposés à les élaborer convenablement, que les absorbants soient aptes à enlever au chyme les plus grandes portions de ses principes nutritifs, que les parties soient enfin en état de se les approprier. Dans d'autres cas, les animaux grands mangeurs absorbent une grande quantité de principes alibiles, et leurs organes, surtout le tissu cellulaire, se pénètrent d'une très-grande quantité de sucs nourriciers. Ce n'est pas que l'embonpoint soit toujours une preuve d'une nutrition active; au contraire, cet embonpoint peut se rencontrer chez des animaux qui ont cette fonction ralentie : la rapidité des mouvements organiques peut seule rendre compte de l'activité de la nutrition. Si le sujet fait des pertes nombreuses en tous genres, les répare promptement par une digestion facile, et rend peu d'excréments, il faut en conclure que les organes se décomposent et se réparent avec la plus grande facilité, ce qui est la preuve la plus sûre d'une nutrition active. Mais les animaux qui mangent beaucoup engraissent ordinairement, par cela même qu'ils sont débilités par les excès de nourriture; alors ils deviennent lourds, paresseux, peu irritables, inaptes au travail; chez eux, l'absorption interstitielle est faible et languissante; aussi leurs maladies inflammatoires se terminent-elles difficilement par résolution. En effet la diète a sur eux peu de prise; la graisse accumulée dans le tissu cellulaire supplée aux aliments que le sujet ne prend pas, et nuit à l'activité de l'absorption. En général, le tempérament lymphatique et sanguin est celui qui se développe chez ces animaux, qui sont ainsi prédisposés à toutes les maladies propres à ce genre de constitution.

Mais les aliments ne produisent pas seulement une modification considérable sur les animaux par leur excès ou leur défaut; on peut distinguer dans chaque substance alimentaire un mode différent d'agir pour chacune d'elles. — Il est des aliments qui nourrissent peu, qui donnent peu de matières excrémentitielles, et qui semblent rafraîchir l'économie. — Il en est qui nourrissent peu sans rafraîchir, rendent les excréments liquides, abondants, et semblent en général diminuer la tonicité des tissus et relâcher les parties. — Quelques-uns nourrissent beaucoup et produisent une alimentation relâchante. Quelques autres peuvent donner lieu à une alimentation moyenne; d'autres enfin nourrissent beaucoup, déterminent une énergie et une force générales, une chaleur vive; ils sont toniques ou excitants. Autant qu'il est permis d'établir des règles générales, nous pensons qu'on peut rapporter à ces divisions les divers effets des aliments sur l'économie animale.

Examinons maintenant chacune de ces divisions.

— 1° *Alimentation rafraîchissante.* Cette espèce d'alimentation, très-rarement employée pour les animaux domestiques, est produite par la classe des aliments dans lesquels domine un principe acidule, par exemple par les fruits : quand on en donne une quantité modérée, ils séjournent peu dans les voies digestives, excitent l'appétit et favorisent la digestion des autres aliments; mais administrés en trop grande abondance, ils peuvent occasionner des accidents; leur effet est alors de provoquer d'abondantes évacuations d'excréments, et de déterminer la formation d'une grande quantité de mucus intestinal ; ils ralentissent les mouvements du cœur, diminuent la chaleur animale, rendent la respiration plus lente, l'absorption interstitielle plus active, les urines et les sueurs plus abondantes. Ces aliments, contenant peu de matériaux réparateurs, rendent la sanguification languissante et la nutrition peu active ; ils sont peu propres à donner aux muscles une grande contractilité. Aussi les herbivores que l'on en nourrit dans certaines circonstances, sont-ils faibles et promptement fatigués. — Leur usage longtemps continué finirait sans doute par donner à la constitution une physionomie particulière, mais nous ne pensons pas qu'on ait jamais continué pendant longtemps ce mode d'alimentation. — Les aliments acidules produisent les effets les plus précieux dans certaines maladies; il est en effet facile de comprendre que celles qui réclament le traitement antiphlogistique peuvent en recevoir une salutaire influence; aussi, lorsqu'on n'a pas à sa disposition les substances naturellement acides, a-t-on soin, dans certains cas, de les remplacer par des boissons alimentaires rendues légèrement acidulées par l'oxymel, le vinaigre ou les acides sulfurique, chlorhydrique, etc.

— 2° *Alimentation relâchante et peu réparatrice.* Les substances qui produisent cette alimentation sont l'eau blanchie par la fécule, la nourriture verte, les pommes de terre crues, le son, etc. Leur contact immédiat avec la surface gastro-intestinale produit un relâchement marqué dans son tissu, ce qui diminue l'énergie des forces digestives : aussi ces aliments sont-ils loin d'être complétement assimilés; une partie sort avec les excréments, qu'ils augmentent d'une manière remarquable ; ils agissent à la manière des médicaments laxatifs. Ces substances produisent peu de chaleur animale; elles déterminent généralement l'embonpoint des sujets qui sont soumis à leur usage, en diminuant l'action des absorbants, et en frappant de débilité les sécrétions et les exhalations. Bien qu'il se développe une grande quantité de graisse par ce genre d'alimentation, il est au moins douteux que la sécrétion soit très-active; les animaux qui vivent sous son empire sont généralement lourds et paresseux, mous et sans vigueur; leur usage habituel détermine une sorte d'engorgement, d'empâtement des viscères, une bouffissure universelle, un sang peu riche, une inertie invincible, et en dernier résultat une constitution essentiellement lymphatique. — Cette alimentation sera éminemment utile dans les maladies où l'on remarque une surabondance de sang, une surexcitation générale, et une sécheresse prononcée dans les tissus.

— 3° *Alimentation moyenne.* La plupart des substances employées à la nourriture des bestiaux peuvent servir à une alimentation moyenne; le foin ordinaire, la paille, l'orge, le trèfle, la luzerne, les carottes, etc., sont dans ce cas. Elles réparent le sujet sans développer beaucoup de chaleur animale, soutiennent les forces sans les augmenter sensiblement, et n'impriment en général aux organes et aux fonctions que des changements peu appréciables. Il est peu de cas où ces substances ne conviennent, et elles ne semblent prédisposer à aucune affection, à moins qu'on n'en administre excessivement et d'une manière exclusive. Remarquons que cette alimentation paraît être celle que s'est proposée la nature en mêlant souvent dans les substances alimentaires qu'elle offre aux animaux les principes qui jouissent des propriétés les plus disparates. Le principe acidule se trouve ici mêlé au principe muqueux et au principe sucré; là, c'est le principe amer ou âcre, etc. Ces principes qui se corrigent ainsi mutuellement ne semblent-ils pas indiquer quelle conduite nous devons tenir pour procurer aux bestiaux une alimentation moyenne? Cette combinaison ne nous engage-t-elle pas à mêler ensemble le régime qui nourrit peu avec celui qui nourrit beaucoup, le délayant avec le tonique et l'excitant, et à laisser seulement prédominer l'un ou l'autre selon la nécessité des circonstances et les dispositions individuelles?

— 4° *Alimentation très-réparatrice et tonique.* En continuant à n'avoir égard qu'aux animaux herbivores qui nous intéressent par-dessus tout, nous trouverons les substances propres à ce mode d'alimentation dans certaines graines, et surtout dans l'avoine, les différentes espèces de gesses, vesces, pois, féveroles, etc. C'est au principe résineux et à la petite quantité de gluten de l'avoine, et à l'albumine que contiennent les graines légumineuses, que paraissent dus les effets dont nous allons parler. Ces aliments, en présence de la membrane de l'estomac, semblent lui imprimer un surcroît d'activité; d'un petit volume de substance alimentaire, les vaisseaux chylifères retirent une très-grande proportion de matériaux réparateurs; il se forme peu de résidu excrémentitiel. Le sang est plus riche; son cours est accéléré; l'impulsion du cœur et des artères est plus forte et plus vive. Sous l'influence de ce régime, il se développe une grande quantité de chaleur; la respiration s'exécute plus activement, l'absorption acquiert une grande régularité, les organes augmentent de volume, mais c'est alors un véritable embonpoint; la nutrition est réellement plus active, et ce n'est plus une boursouflure trompeuse. Les sécrétions et les exhalations redoublent d'énergie; la perspiration cutanée devient plus abondante, et les appareils glanduleux remplissent leurs fonctions avec la plus grande facilité. — La constitution sanguine et même pléthorique doit être favorisée et même produite par ce régime alimentaire. Toutefois ce régime n'est pas sans inconvénients : les phlegmasies, les hémorrhagies, et toutes les maladies aiguës avec excès de ton, pourront résulter de l'usage habituel de ces substances ; ces affections seront d'autant plus violentes, que le sujet sera plus jeune, plus fort, plus nourri de ces aliments. On conçoit sans peine que ce régime convienne parfaitement aux tempéraments lymphatiques, aux animaux faibles, habituellement soumis à un mauvais régime, affectés d'engorgements chroniques, d'écoulement muqueux, d'hydropisies, etc.

Ici se termine ce que nous avions à dire des aliments.

— Des boissons. On donne le nom de *boissons* aux liquides propres à étancher la soif; ce n'est que pour satisfaire ce besoin né de la perte des parties fluides du corps, que les animaux abandonnés à eux-mêmes font usage des boissons; pour cela, ils n'ont jamais recours qu'à l'usage de l'eau, que la nature leur offre en si grande abondance. Dans l'état de domesticité, l'eau pure sert aussi à la boisson des bestiaux, et dans plusieurs circonstances on y ajoute soit des matières farineuses, soit des substances salines, et on la rend ainsi, au besoin, alimentaire ou médicamenteuse. L'eau qui doit être employée comme boisson doit présenter les caractères suivants : elle doit contenir de l'air et une très-petite quantité de sel calcaire; elle doit être fraîche, vive, limpide, inodore; elle doit aussi dissoudre le savon sans faire trop de grumeaux, et cuire les légumes avec facilité. C'est à la présence de l'air que l'eau doit sa légèreté et une partie des qualités qu'elle possède; aussi, lorsque l'ébullition et la distillation ont fait disparaître ce gaz, l'eau est-elle beaucoup plus fade et beaucoup plus pesante. — L'eau de pluie ressemble beaucoup à l'eau distillée, puisqu'elle est le résultat de l'évaporation; cependant, en tombant des nuages, elle a dissous un peu d'air et entraîné de la poussière et des impuretés de l'air. La neige et la grêle n'étant, à proprement parler, que de la pluie gelée, l'eau qu'on en retire est très-pure, mais lourde et d'une digestion fort difficile. L'eau de source et de puits est généralement plus chargée de sels que les précédentes, ce qui la rend crue, dure, et peu propre à un grand nombre d'usages domestiques; mais elle est exempte de matières animales, limpide et savoureuse; la première est préférable en ce qu'elle est courante, qu'elle est soumise dans son cours à une espèce de filtration qui la purifie, et qu'elle dissout de l'air atmosphérique.

L'eau de rivière est la plus pure, la plus légère et la plus exempte de matières salines de toutes les eaux, surtout si elle roule sur un lit de sable et de gravier. Cependant, celles des fleuves qui, comme la Seine, après avoir parcouru des plaines fertiles où elles se sont chargées de matières organiques qui peuvent se décomposer et en altérer la pureté, traversent encore de grandes villes où elles reçoivent mille immondices impures, peuvent être fort insalubres. L'eau des lacs est le résultat de la fonte des neiges, des pluies, des sources et des rivières qui vont s'y rendre. On a prétendu que cette eau devait contenir une foule de matières insalubres : rien n'est plus faux ; la limpidité des eaux des lacs de la Suisse est vraiment surprenante : on distingue, à dix ou quinze pieds de profondeur, une pièce de cinquante centimes. L'eau croupissante des marais, des étangs et surtout des mares qui se trouvent dans la plupart des fermes, est généralement très-impure, à cause des matières organiques en décomposition dont elles abondent. Chose extraordinaire, et nous avons déjà noté ce fait (page 92), les bestiaux appètent beaucoup ces dernières, et dans une foule de circonstances ne paraissent pas se trouver mal de leur emploi. Ces mares constituent d'ailleurs, dans quelques pays, les seuls moyens d'abreuver les bestiaux, et on cherche même par les plantations à diminuer l'évaporation de l'eau qu'elles contiennent. Ces plantations sont fort utiles sous ce rapport et sous celui de la salubrité; mais malheureusement on ne s'arrête qu'à la beauté dans le choix des arbres que l'on emploie ainsi. Le frêne et le peuplier sont les deux espèces d'arbres que l'on plante habituellement autour des mares communales; les feuilles du premier de ces arbres forment la nourriture des cantharides, que l'on y trouve en grand nombre depuis le mois de juin jusqu'au mois de septembre. A la suite des nuits froides, humides et accompagnées de grands vents, ce sinsectes tombent en plus ou moins grande quantité dans l'eau, à la surface de laquelle ils surnagent, et, lorsque les animaux en avalent en s'abreuvant, il en résulte quelquefois de violentes douleurs, et des accidents qui peuvent amener la mort. Dans ce cas, les propriétaires imputent les accidents aux travaux ou à la nourriture de leurs animaux, et vont chercher bien loin une cause qui n'est que trop rapprochée. Les chevaux d'un naturel ardent sont ceux qui se trouvent le plus mal de l'ingestion de ces insectes; les gros chevaux de trait paraissent en souffrir beaucoup moins. Les bœufs, qui sont généralement moins irritables que les chevaux, peuvent avaler une assez grande quantité de cantharides sans de graves inconvénients.

L'eau trop froide, eu égard à la température du corps, détermine une irritation plus ou moins forte de l'estomac et de l'intestin, et donne lieu à des indigestions, à des tranchées, et souvent à des maladies de poitrine et à une foule d'accidents fort graves. Il n'y a pas de vétérinaire qui n'ait pu constater ce fait sur le cheval en particulier, après un exercice violent; et Morgagni, dont le génie observateur s'attachait à tout, dit Bourgelat, a trouvé le mésentère d'un chien absolument gangrené (probablement très-enflammé) pour avoir bu d'une eau très-froide après avoir beaucoup couru. En supposant que l'on abreuve abondamment le cheval immédiatement après un repas d'avoine, l'eau froide agit d'abord d'une manière nuisible par sa température; mais, en passant rapidement dans l'estomac du cheval, dont la capacité est très-médiocre, elle entraîne probablement les matières alimentaires non encore chymifiées, et contribue ainsi à rendre la digestion imparfaite. Ce passage est d'autant plus prompt que, chez le cheval, le pylore, au lieu d'être fermé, comme cela a lieu chez les autres animaux, est constamment ouvert; les boissons traversent donc facilement l'estomac et l'intestin grêle, et se rendent très-promptement dans le cæcum; des expériences faites à Alfort prouvent qu'en moins de dix minutes elles sont rendues dans ce dernier réservoir, où semble se faire principalement l'absorption de ces liquides.

Nous avons déjà parlé (page 92) des mauvais effets des eaux séléniteuses, et de l'excellent moyen que M. Lassaigne a proposé pour les purifier. Nous pouvons citer ici un exemple des mauvais effets qu'elles peuvent produire : un régiment de cavalerie, placé à la caserne de la rue du Petit-Musc, à Paris, faisait, en 1804, des pertes considérables de chevaux; on s'adressa à l'école d'Alfort pour rechercher et faire disparaître ces causes de mortalité; il fut constaté que c'était aux mauvaises qualités des eaux qu'il fallait l'attribuer. Au lieu du puits qui les fournissait, on obtint un cours d'eau de la Seine, et tous les accidents maladifs cessèrent sans retour. Une analyse exacte de ces eaux démontra qu'elles contenaient en solution une très-forte proportion de sélénite (sulfate de chaux).

La qualité de l'eau peut encore être modifiée par la disposition de l'endroit où l'on mène boire ou baigner les animaux, et qui reçoit le nom d'*abreuvoir*. La meilleure espèce d'abreuvoir est celle qui est pratiquée sur le bord des rivières au moyen d'une pente douce pavée ou cailloutée. Une seconde espèce d'abreuvoir, également convenable, est celle que l'on établit sur un courant d'eau, par exemple sur un ruisseau, de manière que l'eau se renouvelle sans cesse ; le réservoir est alors creusé assez profondément et pourvu de deux pentes. Un troisième réservoir, quelquefois en usage, est formé d'une seule pente terminée à un mur à pic, et s'emplit des eaux de pluie; ici, il n'y a pas de courant: l'abreuvoir ne se vide que par le trop plein, de façon que toutes les matières pesantes restent dans le fond et finissent par corrompre l'eau.

L'eau a pour effet immédiat de calmer la soif, sentiment d'ardeur et de sécheresse des membranes muqueuses qui revêtent la bouche, le pharynx, le larynx et le canal digestif. Ce besoin est produit par les pertes continuelles des fluides que font éprouver les diverses sécrétions et exhalations : les principaux émonctoires par lesquels se dissipent les liquides animaux sont les perspirations cutanée, pulmonaire et intestinale, et la sécrétion urinaire. Cette dissipation continuelle amènerait nécessairement la mort, si la nature, en communiquant aux animaux le désir irrésistible des boissons, ne leur ordonnait pas de la manière la plus impérieuse de réparer ces pertes. Nul liquide n'apaise la soif avec plus d'efficacité que l'eau pure, et il en est de ce sentiment comme de la faim : à peine l'eau a-t-elle parcouru et humecté le palais et l'arrière-bouche, que la soif se trouve apaisée avant que le liquide ait pu être absorbé et porté par la circulation dans les parties qu'il doit réparer. L'eau a de plus la propriété de dissoudre les aliments solides, de favoriser ainsi l'action de l'estomac et des intestins sur ces substances, de faciliter l'absorption de leurs principes assimilables, et, par là, de concourir puissamment à l'alimentation. L'eau introduite dans le canal digestif est absorbée soit par les veines mésentériques, soit par les vaisseaux chylifères; elle se mêle au sang, dont elle diminue l'épaisseur et la consistance, qu'elle délaye et dont elle augmente le volume. Elle subit sans doute dans le poumon l'influence de l'oxygénation; après quoi, parcourant toute l'économie, elle va répandre dans toutes les parties la quantité de matières fluides nécessaire à leur action.

Pour que l'eau produise ces effets salutaires, il faut qu'elle présente les qualités que nous avons dit lui donner le caractère de salubrité. Dans le cas où quelque substance insalubre entrerait dans sa composition, son effet pourrait être nuisible, surtout si l'usage d'une pareille boisson se prolongeait. — Mais l'eau, qui remplace si efficacement les fluides que perdent les animaux, qui dissout si bien les aliments et en favorise l'absorption à un aussi haut degré, l'eau est-elle réparatrice? est-elle susceptible de se convertir, dans l'économie, en substance solide ? Si l'on reconnaissait la propriété qu'une substance possède de réparer, à la faculté qu'elle a d'augmenter le volume des animaux, nul doute que l'eau ne jouît de cette propriété, car il est bien évident que le corps augmente de volume par l'usage de ce liquide; mais cette augmentation est-elle due à la conversion de l'eau en substance solide organisée? C'est ce dont il est permis de douter. Il est cependant quelques exemples qui porteraient à croire que l'eau jouit, jusqu'à un certain point, de propriétés réparatrices. Ainsi, Fordyce, ayant laissé pendant quinze mois des poissons dans un bocal qui contenait de l'eau distillée, et qui était couvert de manière à empêcher la poussière de tomber dans la vase et de pouvoir servir de matière alimentaire, observa que non-seulement ces poissons avaient vécu, mais qu'ils avaient même augmenté de volume. On peut faire végéter certaines plantes, par exemple des graines de sarrasin, dans de l'eau distillée (expérience de M. Lassaigne); ces plantes poussent des tiges, des feuilles, et augmentent évidemment de volume, sans qu'aucune matière solide leur vienne du dehors. On a conclu de ces faits et de plusieurs autres de la même nature, que si l'eau avait la faculté d'entretenir l'alimentation des poissons et de faire développer les plantes, il ne répugnait pas d'admettre la même faculté pour les animanx placés vers le sommet de l'échelle. Cette conclusion est évidemment forcée, car il est avéré qu'en donnant à boire aux animaux que l'on fait périr par abstinence d'aliments, on ne retarde pas toujours d'une manière bien sensible l'époque de leur mort.

Lorsque les animaux prennent de l'eau en grande quantité, la proportion des fluides de leur corps augmente; le sang se délaye, sa couleur est moins intense, ce qui se laisse reconnaître par la pâleur, la décoloration des muqueuses apparentes; les tissus deviennent moins denses, moins serrés, moins susceptibles d'efforts; la membrane qui revêt les intestins se lubrifie et se relâche, et, comme il arrive dans les glandes et sur les surfaces exhalantes une surabondance de principes aqueux dont la nature veut se débarrasser, il s'ensuit que les matières des sécrétions et des exhalations sont augmentées. Ainsi, les matières de l'exhalation cutanée, de la sécrétion urinaire, et celles des membranes muqueuses sont manifestement plus copieuses. Le contraire a lieu lorsqu'on n'en prend qu'une petite proportion. — Bourgelat cite un exemple qui, pour le cheval, vient à l'appui de ce que nous avançons. « Nous avons vu à l'école d'Alfort, dit le célèbre fondateur des écoles vétérinaires, un cheval qui buvait six seaux d'eau par jour, ce qui fait environ soixante-douze litres; il jouissait d'une bonne santé; il était gras et dans le meilleur état, mangeait beaucoup et avec avidité; il était sujet, tous les quinze jours, à de fortes évacuations par l'anus. Ces déjections, suspendues, lui occasionnaient de vives tranchées; du reste, il n'urinait pas plus qu'un autre, mais il était continuellement dans une sorte de moiteur. »

On remarque généralement que les chevaux grands buveurs sont mous et entrent rapidement en sueur : il en est de même de ceux qui sont à la nourriture verte. Au contraire, les meilleures vaches laitières sont celles qui boivent le plus; aussi faut-il s'attacher à provoquer la soif chez ces femelles domestiques par quelques aliments salés, comme par exemple la paille qui a servi de litière au cheval, et qui se trouve imprégnée des sels de l'urine de ce dernier animal. (Pour complément de l'étude des boissons, *voyez* à la page 92.)

— Nous devons actuellement examiner un des plus puissants modificateurs de l'organisme : l'atmosphère considérée sous le rapport hygiénique.

— De l'atmosphère. La masse de corps gazeux qui enveloppe la terre, et dans laquelle les êtres organisés puisent un des éléments de leur existence, présente des conditions diverses, les unes indispensables, les autres plus ou moins favorables à l'exercice des fonctions, et ayant pour la plupart des influences particulières sur l'économie animale. Pour bien apprécier ces influences, il est nécessaire de connaître les divers états de l'agent qui les produit. C'est par cette étude que nous devons commencer.

— *De l'atmosphère considérée sous les rapports physique et chimique.* L'atmosphère terrestre est en grande partie constituée par l'*air*, c'est-à-dire par un mélange gazeux formé de 21 parties d'oxygène, 79 parties d'azote et une quantité infiniment petite de gaz acide carbonique. A quelque hauteur et dans quelque région qu'on recueille de l'air atmosphérique, à plusieurs milliers de mètres au-dessus de la surface du globe dans les ascensions aérostatiques, sur de hautes montagnes, dans des vallées, à l'équateur, vers les pôles, etc., partout les gaz oxygène et azote ont présenté cette proportion d'une manière invariable. Le gaz acide carbonique ne forme guère que $\frac{1}{5000}$ de l'air dans les circonstances ordinaires; mais cette proportion change suivant que les animaux, les plantes et la combustion en développent plus ou moins. A ces trois gaz se trouvent toujours unies des quantités variables de vapeurs aqueuses, en raison de la température et suivant que la surface de la terre contient plus ou moins d'humidité. — Les différentes substances qui composent l'atmosphère sont retenues par la pesanteur à la surface du globe, et entraînées avec lui dans ses révolutions. Elles forment des couches qui s'étendent à un rayon d'environ douze ou quinze lieues, et dont la densité diminue à mesure qu'elles s'élèvent, par suite de la diminution de la pression. C'est à l'aide du baromètre, instrument basé sur la pesanteur de l'air et d'après la loi de Mariotte sur la compressibilité des gaz, qu'on a pu calculer la hauteur de l'atmosphère et ses dégradations de densité; ces données ont fourni le moyen de connaître l'élévation des différents lieux des continents au-dessus du niveau des mers. Mais cette appréciation des hauteurs par les degrés de pression atmosphérique demande que l'on ait égard à diverses circonstances, qui rendent cette opération fort délicate; car la pesanteur de l'air ne varie pas seulement avec l'étendue de la colonne atmosphérique : les diverses quantités de vapeurs qu'il contient font plus ou moins diminuer sa pression. Le calorique, bien qu'il ne diminue pas son poids absolu, diminue sa pesanteur spécifique et sa densité. Il faut tenir compte aussi du mouvement qui agite ce fluide. — Chaque pied carré de la terre, à la pression barométrique de 76 centimètres, porte un poids de 1,108 kilogrammes. Ce poids augmente ou diminue d'environ 3,350 grammes à chaque ligne dont le baromètre monte ou baisse. On a calculé que la surface présentée par un homme de moyenne taille était pressée du poids de 16,800 kilogrammes; la variation d'une seule ligne dans la hauteur du mercure fait varier cette pression d'environ 70 kilogrammes. Nous expliquerons plus loin comment le corps animal peut supporter ce poids énorme et ses variations.

La température de l'atmosphère, dont la principale cause est le soleil, est très-différente, suivant la latitude des lieux et les hauteurs, suivant les saisons, et même les heures du jour. On sait que cette température varie dans chaque lieu de la terre, suivant la présence ou l'absence plus ou moins prolongée du soleil, selon la direction plus ou moins oblique des rayons de cet astre, selon la nature des terrains qui réfléchissent plus ou moins fortement la lumière, selon la quantité habituelle et accidentelle de l'évaporation des eaux, selon l'inclinaison des régions vers l'équateur ou vers les pôles, la direction des vents, et enfin l'élévation des lieux. Dans tous les climats, la température de l'atmosphère décroît à mesure qu'on s'élève au-dessus du niveau de la mer; c'est la raison pour laquelle le sommet des hautes montagnes est couvert de neiges éternelles, ou présente une température très-froide. Ce décroissement a lieu d'une manière fort irrégulière; on n'en connaît pas encore la loi. En général, il est d'un degré du thermomètre centigrade pour 120, 140 ou 160 mètres d'élévation. — Au-dessous du niveau des mers, la température de l'atmosphère, qui pénètre dans les profondeurs de la terre, ne reçoit plus d'autre influence que celle du globe lui-même. Il paraît qu'il existe dans tous les lieux, à une certaine profondeur au-dessous du sol, un point dont la température reste constante avec les années, quelles que soient les variations extrêmes qui se développent et se succèdent à la surface du sol. Dans tous les lieux, la température invariable s'écarte très-peu de la température moyenne, et pour la trouver, il faut descendre à une profondeur qui varie de 13 à 27 mètres.

L'atmosphère, avons-nous dit, contient toujours une plus ou moins grande quantité de vapeurs aqueuses; les eaux qui sont à la surface de la terre, la neige, la glace elle-même, en sont l'origine. Dans tous les climats, à toutes les températures, mais avec une activité différente en raison de la chaleur, de l'étendue de la surface de l'eau et du renouvellement de l'air, les eaux diminuent insensiblement. Ce phénomène, qu'on nomme *évaporation,* entretient l'*humidité* de l'atmosphère; les instruments à l'aide desquels on connaît la quantité de vapeurs qu'elle renferme, et leur force élastique, se nomment *hygromètres,* et sont basés sur la condensation de la vapeur convenablement refroidie, sur les changements qu'éprouvent diverses substances douées de la propriété de l'absorber. Le renouvellement de l'air favorise l'évaporation en entraînant la vapeur formée sur l'eau. Cette évaporation est plus rapide sous une pression moindre de l'atmosphère, sur les hautes montagnes, par exemple. En général, elle augmente en raison de la diminution de la pression ; d'un autre côté, elle est d'autant plus faible que l'atmosphère contient davantage de vapeurs aqueuses ; elle cesse même lorsque celle-là en contient autant que possible à la température de la surface par laquelle l'évaporation a lieu. — L'humidité atmosphérique peut varier par beaucoup de circonstances : elle est plus considérable sur les bords de la mer et dans le voisinage des grands lacs, moindre sur les continents et lorsqu'il a été longtemps sans pleuvoir. Ses variations dépendent principalement de sa température : suivant qu'elle est plus ou moins élevée, la tension ou force élastique de la vapeur est plus ou moins grande, de sorte que l'atmosphère qui, à telle température, en contient toute la quantité possible, qui en est saturée, peut en recevoir encore si cette température s'élève, et doit l'abandonner si cette température s'abaisse. La vapeur aqueuse devient alors visible, de transparente qu'elle était. Si ces vapeurs se condensent en grande quantité, elles forment des nuages, des brouillards, du serein, de la pluie, de la neige, de la grêle. — La rosée et le givre dépendent bien aussi de la condensation de la vapeur aqueuse répandue dans l'air ; mais cette condensation est l'effet du refroidissement de certains corps par le rayonnement du calorique, et non du refroidissement de l'air lui-même.

L'atmosphère, calme ou agitée, pure ou fournie de nuages, est constamment dans un état électrique, que l'on peut reconnaître à l'aide des instruments imaginés pour en déceler l'existence. La végétation et l'évaporation sont les deux principales causes de cet état de l'atmosphère. On connaît quels sont les phénomènes redoutables auxquels donne lieu l'électricité atmosphérique. — L'atmosphère est aussi pénétrée par la lumière qui vient des astres ; les conditions qu'elle présente alors, les effets qu'elle produit sur l'économie animale, dépendent de l'agent particulier dont elle transmet l'influence. — Elle est sans cesse agitée dans des directions et avec des vitesses très-différentes ; ces déplacements et ces mouvements progressifs des masses atmosphériques constituent les vents ou les courants d'air. Ils sont déterminés par les changements qui surviennent dans la pesanteur spécifique et dans le ressort de ce fluide, à la suite des influences qui agissent inégalement sur ses diverses parties. La condensation prompte des vapeurs paraît être une des causes les plus puissantes de ces secousses atmosphériques.

— Effets des diverses conditions de l'atmosphère sur l'économie animale. Les influences qu'exercent les différents états de l'atmosphère sur l'organisme sont liées, la plupart, à tant d'autres influences, leurs effets sont si relatifs, varient tellement, suivant que les animaux y sont habituellement ou accidentellement soumis et suivant les conditions d'âge et de dispositions particulières, qu'il est souvent difficile d'isoler ces effets de ceux d'autres agents, et de les déterminer avec précision. Quelque peu satisfaisantes que soient les données de la science sur ce sujet, nous allons tâcher d'exposer ce qu'elles présentent de positif. Nous examinerons, d'une manière isolée autant que possible, l'influence des différents états barométrique, thermométrique, et hygrométrique de l'air ; mais, auparavant, il est nécessaire de connaître quelle est l'action de l'atmosphère, lorsqu'elle se trouve dans un terme moyen de pesanteur, de température et d'humidité. C'est à cet état que l'on donne en hygiène le nom de *température moyenne*.

— *Effets de la température moyenne de l'atmosphère.* C'est cette température moyenne qui constitue l'état tempéré de l'air, celui du printemps et d'une partie de l'automne dans nos climats ; or, c'est à 14° du thermomètre de Réaumur, sous une pression barométrique de 76 centimètres, et vers le 30° ou 40° degré de l'hygromètre de Saussure, que l'on place cette température moyenne. Il est bien entendu que nous supposons les animaux arrivés d'une manière insensible à cet état de l'atmosphère. — Sous l'influence de cette température douce, la digestion est facile, régulière, et fournit à tout le système des éléments convenables pour une nutrition très-active. Les contractions du cœur sont vives et fréquentes, l'impulsion artérielle est forte, le cours du sang rapide ; les capillaires sont doués d'énergie ; leur tonicité, leur contractilité sont prononcées. La respiration participe à cette activité et ses mouvements s'exécutent avec aisance. L'absorption s'exerce avec régularité, les exhalations sont abondantes sans l'être trop, les sécrétions fécondes en résultats ; la nutrition est alors très-développée, la force assimilatrice est active, le sang est riche en matériaux nutritifs, la contractilité musculaire est énergique. Cette température paraît favoriser le développement du tempérament sanguin, et prédisposer, par conséquent, aux maladies qui lui sont propres, telles que les phlegmasies, les congestions sanguines, etc. ; du moins tel sera son effet si elle persiste pendant un certain temps, et surtout si elle succède à une température plus basse. — Cette condition de l'air est favorable aux animaux très-jeunes ou vieux, et en général à tous ceux qui sont faibles et lymphatiques, ou bien affectés de maladies chroniques.

— *Effets produits par les divers degrés de pression de l'atmosphère.* La pression atmosphérique la plus convenable aux animaux domestiques paraît être celle qui a lieu au niveau des mers et dans les lieux peu élevés, lorsque la colonne de mercure marque sur le baromètre environ 76 centimètres. — Nous avons dit plus haut que, d'après des calculs basés sur le poids de la colonne atmosphérique et de la surface du corps humain, celui-ci était habituellement pressé par un poids que l'on avait évalué à 16,800 kilogrammes. On pourrait, par des calculs analogues, trouver quel est le poids moyen que supporte tel ou tel animal. Par quel moyen les êtres vivants peuvent-ils supporter un aussi énorme poids? Comment se fait-il qu'ils ne soient pas écrasés par cette force monstrueuse? Voici l'explication qu'en donnent les physiciens : « On trouvera peut-être, dit M. Biot, ce résultat bien incroyable, et l'on pensera qu'une pression si considérable devrait gêner beaucoup ou même empêcher tout à fait les mouvements. Voici un autre exemple bien plus fort : Il y a dans la mer des poissons qui vivent à une très-grande profondeur, à 3,000 pieds au-dessous de la surface de l'eau. Ces poissons se trouvent donc chargés du poids d'une colonne d'eau de 2 ou 3,000 pieds, c'est-à-dire 78 fois plus lourde que le poids de l'atmosphère (32 pieds d'eau équivalent à une pression atmosphérique); ils y vivent et s'y meuvent avec la plus grande rapidité. Cela est bien plus extraordinaire que de nous voir supporter la pression de l'air ; mais tout le merveilleux disparaît, si l'on fait attention que les poissons dont nous venons de parler sont intérieurement remplis et pénétrés de liquides qui résistent à la pression de l'eau extérieure en vertu de leur impénétrabilité ; de sorte que les membranes de l'animal n'en sont pas plus altérées que ne le serait la pellicule la plus mince que l'on descendrait à une pareille profondeur. Quant à la facilité des mouvements, elle tient à ce que le corps du poisson est également pressé par dessus, par dessous, à droite et à gauche, en sorte que la pression se contre-balance d'elle-même; ainsi il lui est aussi facile de se déplacer que s'il nageait à la surface de l'eau même. Semblablement pour nous, l'intérieur de nos corps et de nos os mêmes est rempli ou de liquides incompressibles capables de supporter toutes les pressions, ou d'air aussi élastique que l'air du dehors qui contre-balance son poids : voilà pourquoi nous n'en sommes pas incommodés. » Cette explication est parfaitement applicable aux animaux.

On ne connaît pas bien les effets de l'augmentation de la densité de l'air atmosphérique. On conçoit que si la pesanteur de l'air faisait remonter le baromètre à une très-grande hauteur, effet que les vicissitudes de l'atmosphère occasionnent très-rarement, la respiration serait plus lente, par la raison que, sous un moindre volume, les animaux aspireraient une plus grande proportion d'air, et partant une plus grande quantité d'oxygène. On sait seulement qu'à la surface de la terre la respiration est plus libre et plus grande, et que les mouvements sont plus faciles et plus forts lorsque le baromètre indique par son élévation une augmentation de pesanteur. — L'effet de la diminution de densité de l'air est plus connu. Si l'on place dans le vide un animal vivant, l'air intérieur n'ayant plus rien qui lui résiste, se dilate, l'animal se gonfle et périt. C'est la pression de l'air qui retient les fluides dans les vaisseaux des animaux, et les empêche de s'échapper. Lorsque le baromètre descend de quelques degrés, les fluides se portent donc vers la périphérie; il y a difficulté et accélération de la respiration, embarras de la circulation, fatigue, accablement, paresse ; le vulgaire accuse alors le temps d'être *lourd*, quoique l'air soit réellement plus léger ; mais on prend ici l'effet pour la cause. — Il est presque inutile d'expliquer pourquoi la respiration est plus accélérée ; on sent assez que l'air nécessaire à l'entretien de la vie étant extrêmement rare, il faut que les actes respiratoires soient multipliés pour que le même résultat soit produit. — Il est encore plus inutile d'ajouter que l'air devenant plus rare, l'animal pourrait périr par asphyxie. Dans un air très-raréfié doivent se manifester les inflammations thoraciques et de fréquentes hémorrhagies ; c'est en effet ce qu'on observe.

— *Effets de l'air chaud.* L'air, dans nos climats, est réputé chaud lorsqu'il atteint 25 degrés au-dessus de zéro et au delà ; il produit alors un véritable stimulus qui modifie l'organisme par les mouvements qu'il établit, les changements qu'il sollicite et qu'il amène. Or, l'effet de la chaleur est incontestablement l'expansion des fluides et la dilatation, le relâchement des solides. La perspiration cutanée est tellement abondante, que le plus léger mouvement provoque une sueur générale, une faiblesse extrême, de la nonchalance et de la tendance au repos. La respiration est plus fréquente que dans les autres températures ; l'air, étant dilaté, contient, relativement à son volume, moins d'oxygène ; les actes respiratoires doivent donc se succéder plus fréquemment, ainsi que dans l'air raréfié ; la perspiration pulmonaire doit aussi être plus abondante. — La digestion est lente, pénible, la soif est vive, et cela se conçoit aisément : les absorbants intestinaux paraissent doués de la plus grande énergie ; ils ne semblent occupés qu'à réparer les pertes occasionnées par l'exhalation cutanée ; le ventre est resserré, les urines sont peu abondantes et fortement colorées, sans doute à cause de l'absorption des parties les plus ténues. La circulation est plus active, plus fréquente ; mais les pulsations des artères offrent de la mollesse, et la nutrition ne paraît pas alors jouir d'une grande énergie. — D'après ce que nous venons de dire, il est facile de conclure que cette constitution de l'atmosphère prédispose aux congestions cérébrales, aux inflammations de l'encéphale et de ses dépendances, aux maladies aiguës du canal intestinal, enfin aux éruptions cutanées. De plus, en raison de la sueur qui recouvre le corps, celui-ci est très-exposé aux refroidissements, d'où proviennent les phlegmasies de la poitrine et des voies aériennes. Cette température est très-favorable aux contagions et au développement des maladies nées par infection ; car si elle est longtemps continuée, l'air ne manque pas de se vicier par une foule d'exhalaisons, de miasmes produits par la décomposition des matières organiques qu'accélère cette température.

— *Effets de l'air froid.* L'air est réputé froid lorsque la température descend à 6°. L'effet du froid est bien loin d'être le même lorsqu'il est modéré ou lorsqu'il est excessif : dans le premier cas, il peut être encore mêlé d'une certaine quantité de vapeurs, ce qui modifie beaucoup son action ; dans le second, il est presque entièrement dépouillé d'humidité. Lorsque le froid est modéré, et dans un état plus voisin de la sécheresse que de l'humidité, il produit sur la peau une sensation qui la contracte, et occasionne le phénomène spasmodique connu sous le nom de *frissonnement ;* il modère et même suspend la perspiration cutanée ; il refoule le sang dans les viscères intérieurs et surtout dans le poumon, qui, de tous les organes, est le plus perméable à ce fluide ; aussi les phlegmasies thoraciques sont-elles très-fréquentes dans cette condition de l'atmosphère. — Le froid excite chez les animaux forts et bien nourris une réaction salutaire, et les rend plus aptes au travail ; chez ces animaux, la digestion devient plus énergique, l'appétit vif, la soif peu prononcée, les évacuations d'excréments plus compactes et moins abondantes. — Quand l'air est froid, les contractions du cœur sont énergiques ; le pouls est dur, mais peu fréquent ; l'absorption intérieure doit aussi être très-énergique dans cette constitution de l'atmosphère, à en juger du moins par la promptitude des digestions et la sécheresse des excréments ; les urines sont cependant abondantes, sans doute dans un rapport inverse à la perspiration cutanée. — La nutrition, dont on doit apprécier l'activité par l'énergie des divers mouvements organiques, est alors dans un état de force digne de remarque ; la vigueur du corps ne peut provenir que de la réparation prompte et facile que fournit la digestion. L'hématose s'exécute d'une manière très-active, le sang est riche en principes réparateurs ; la puissance musculaire augmente, la contractilité se prononce davantage, les animaux sont plus gais, plus dispos, et sentent le besoin de se mouvoir. — Un accroissement manifeste dans la vigueur générale est donc l'effet de cette température ; la pléthore, les phlegmasies des viscères, les hémorrhagies actives et toutes les maladies que la pléthore occasionne pourront donc en être le résultat. L'air médiocrement froid nuira dans les maladies que nous venons de signaler comme produites par elle ; il nuira aux animaux convalescents, ou trop jeunes, ou trop âgés, etc. Des logements suffisamment clos, du travail, une nourriture substantielle, des frictions sèches, etc., pourront suppléer jusqu'à un certain point à l'abaissement de température.

Lorsque l'air est excessivement froid, son effet est loin d'être le même : il cesse alors d'avoir une vertu fortifiante ; il peut causer la mort partielle, et même la mort générale. Les symptômes éprouvés d'abord sont tous ceux qui ont été indiqués précédemment, mais plus intenses et plus durables ; les parties les plus éloignées du centre circulatoire sont frappées de congélation ; un engourdissement, une raideur générale, s'emparent du corps ; puis survient un assoupissement léthargique qui précède la mort.

— *Effets de la sécheresse et de l'humidité atmosphériques.* L'air sec, froid ou chaud, ne paraît pas agir autrement que par la température ; il n'en est pas de même de l'humidité. — L'*air humide* exerce sur les divers appareils organiques une influence remarquable ; cette influence est loin d'être la même si la température est chaude ou bien si elle est froide. N'oublions pas que l'air chaud, chargé d'humidité, a perdu de sa pesanteur, et que les effets qu'il exerce sur l'économie animale dépendent de l'action combinée du calorique, de la vapeur et de la rareté de l'air. Toutefois, cette dernière condition n'a probablement qu'une part très-faible dans les effets observés. De toutes les qualités de l'atmosphère, la plus débilitante, la plus relâchante, est celle dont nous parlons. Les organes, dépourvus d'énergie, exécutent avec lenteur les fonctions qui leur sont propres ; tous les tissus sont frappés d'une mollesse remarquable ; leur action est languissante ; la surface du corps est dans un état de gonflement dû à la force expansive du calorique et à l'action de la vapeur. Une sueur abondante résultant de cette double cause inonde le corps. L'appétit est faible, la soif presque nulle, les excréments abondants et humides, la circulation languissante, le pouls faible, la respiration lente et pénible, et la nutrition moins active, bien que le volume du corps paraisse augmenté. Cette constitution est favorable à l'accumulation de la graisse dans le réseau qui lui sert de réservoir ; mais nous avons déjà fait pressentir que ce phénomène était plus souvent dû à un relâchement des solides, à un défaut d'énergie, qu'à l'activité de la nutrition, et cette vérité trouve ici sa confirmation. Si cet état de l'atmosphère persiste quelque temps, les animaux peuvent prendre les attributs du tempérament lymphatique. Les chairs deviennent molles et comme boursouflées, et une débilité générale survient plus ou moins rapidement. La végétation est très-active ; mais les êtres organisés privés de la vie se décomposent, se putréfient avec la plus grande rapidité ; cette disposition de l'air, bien plus encore que la chaleur, favorise les contagions et les épizooties ; elle imprime aux maladies régnantes un caractère particulier. Les phlegmasies des membranes muqueuses, celles de l'appareil digestif en particulier, sont alors très-fréquentes. La vapeur ne semble pas agir seule dans ces circonstances : les miasmes de toute espèce, dont elle favorise la transmission, paraissent être la principale cause. — Cette disposition de l'air sera nuisible aux animaux lymphatiques et à tous ceux qui ont les chairs flasques, les fonctions languissantes ; elle pourra être avantageuse, au contraire, à ceux dont la fibre est sèche et dure, et dont les organes respiratoires sont dans un état habituel d'irritation ; elle peut aussi être utile dans la plupart des maladies caractérisées par une surexcitation, et dans toutes les inflammations aiguës des voies aériennes. L'art peut facilement procurer, dans ces circonstances, l'espèce de température dont il est question : il suffit pour cela de faire vaporiser dans l'habitation des animaux malades une grande quantité d'eau, et de la convertir en une espèce d'étuve. — Malheureusement il n'est pas aussi facile de corriger l'humidité chaude que de la produire; nous ne connaissons aucun moyen de parvenir à ce but; la migration, dans les circonstances graves, peut seule être conseillée et offrir des chances de succès.

L'action de l'*humidité froide* diffère de celle de l'humidité chaude. En effet, bien que l'influence de celle-ci soit essentiellement pernicieuse, l'influence de celle-là l'est bien plus encore; l'une est utile dans quelques cas, l'autre est constamment nuisible. Elle trouble l'organisme, dérange l'harmonie des fonctions, et conséquemment altère la santé. L'impression du froid que l'air humide exerce sur la peau doit être plus vive que celle d'un froid sec au même degré, parce que l'eau lui communique sa faculté conductrice du calorique, et qu'il semble, dans ce cas, s'appliquer plus exactement sur la surface du corps. Cet état de l'atmosphère a donc, outre les mauvais effets du froid, tous ceux qui sont inhérents à l'humidité; telle est particulièrement l'influence des brouillards, lorsque la température est en même temps basse. — On serait dans l'erreur si l'on pensait que cette impression du froid produit un effet tonique sur l'économie : cet effet est annulé par l'action relâchante de la vapeur. Aucune température ne s'oppose davantage à la transpiration cutanée que l'humidité froide; la perspiration est alors presque nulle. Pendant la durée de cette constitution de l'air, les digestions languissent, l'appétit diminue, les viscères abdominaux remplissent mal leurs fonctions, les excréments sont copieux, les urines sont rendues en quantité considérable, les sécrétions des membranes muqueuses sont abondantes, la circulation est peu active, et il y a une débilité générale de la plupart des organes. — Autant et même plus que le froid sec, le froid humide peut occasionner toutes les phlegmasies, particulièrement celles des membranes muqueuses; les maladies auxquelles il donne lieu surtout sont les affections catarrhales, le coryza, les angines, les affections pulmonaires, les hydropisies, la gourme, la morve, le farcin, etc. — Cette constitution de l'air ne peut devenir utile dans aucune circonstance; c'est donc à l éviter qu'il faut mettre tous ses soins. On peut y parvenir jusqu'à un certain point en tenant les animaux chaudement, les couvrant au besoin avec de bonnes couvertures, et leur administrant une bonne nourriture qui puisse les mettre à même de réagir contre le froid.

— *Effets de l'électricité.* On connaît trop peu les divers états électriques de l'atmosphère pour déterminer quels sont ceux qui peuvent avoir une influence sur l'organisme. Cependant, l'atmosphère surchargée d'électricité exerce sur les animaux une certaine influence; ils ressentent un malaise général, montrent moins d'énergie au travail, ou sont inquiets dans les pâturages; la respiration devient difficile, le corps se couvre de sueur, les fonctions s'exécutent plus péniblement.

— *Effets des vents.* Les vents, en renouvelant sans cesse l'atmosphère dans laquelle vivent les animaux, en dispersant les vapeurs et les miasmes qui s'élèvent de la surface de la terre, ont en général pour effet de maintenir la pureté de l'air nécessaire à la respiration; mais quelquefois aussi ils sont les véhicules de ces mêmes émanations délétères, et portent avec eux l'infection ou la contagion sur les contrées qu'ils traversent. L'influence des vents sur l'organisme dépend des qualités de l'air, mais ils en augmentent beaucoup l'action : par exemple, un vent froid agit toujours plus énergiquement que l'air froid, mais calme. Cependant, l'agitation de l'air, dans les temps où l'atmosphère est calme, tempère les effets de la chaleur; on sait combien l'air est étouffant lorsqu'il est chaud et calme à la fois. — On connaît très-peu les modifications éprouvées par l'économie animale tout entière, ou par les surfaces exposées au choc des diverses espèces de vents; tout ce qu'on sait, c'est que le mouvement de l'atmosphère change la température et l'état hygrométrique des couches d'air en contact avec le corps; ces couches d'air deviennent plus froides et plus sèches; la transpiration est augmentée, dans les cas toutefois où il n'y aurait pas une disposition marquée à la sueur.

— *Effets des vicissitudes atmosphériques.* L'action de l'air ne se fait pas également sentir sur tous les animaux : ceux qui sont fortement constitués bravent impunément les différentes intempéries des saisons sans en être affectés. Si la constitution donne la faculté de résister à l'action destructive des diverses températures, l'habitude de vivre dans ces températures produit aussi le même résultat. Ne voyons-nous pas les animaux des pays les plus insalubres jouir d'une bonne santé au milieu de leur atmosphère impure, tandis que ceux qui y sont amenés y trouvent souvent la mort? Les constitutions faibles sont soumises d'une manière plus rigoureuse aux diverses impressions atmosphériques; les jeunes sujets, les animaux âgés et débiles, y seront bien plus sensibles. L'état de santé de l'animal influera aussi sur le genre d'impression de l'air : s'il est frappé d'une maladie aiguë, d'une maladie chronique, s'il est convalescent, cette impression sera certes bien différente. Enfin, elle sera loin d'être la même, si l'air présente pendant longtemps la même propriété, ou s'il ne la conserve que peu de temps, si cette qualité de l'air est survenue tout à coup, ou si elle a été graduelle. Lorsque l'air est longtemps le même, il fait naître une constitution organique particulière, il modifie toute l'économie, et produit ce que l'on nomme des *prédispositions;* il peut donc, dans ce cas, être considéré comme cause prédisposante. Si le changement d'air s'est fait d'une manière graduelle, et qu'il soit de peu de durée, son effet sur l'organisme est alors presque nul, et même il est plus avantageux que nuisible. L'inconstance de l'air, dont on se plaint si amèrement et si injustement, est sans contredit une chose utile et nécessaire : aucun être ne pourrait vivre sous une même température, qui, par son action prolongée, ne tarderait pas à développer chez tous les animaux une constitution exagérée, source de maladies mortelles. Aussi voyons-nous que le changement des saisons se fait encore sentir dans les pays où la température est à peu près constante : il y a des variations quotidiennes, ne fût-ce que celles de la nuit au jour. Lorsque les changements d'air ne sont pas trop brusques, ils sont donc nécessaires, même lorsque le changement est en apparence désavantageux, comme le passage du chaud au froid, du sec à l'humide. Dans ce dernier cas, par exemple, on peut considérer l'humidité qui va imprimer une langueur générale à toutes les fonctions, comme une cause de repos pour les organes, et par conséquent comme une cause éloignée d'une nouvelle énergie; mais, nous le répétons, il ne faut pas que la même constitution règne trop longtemps, fût-ce même la plus favorable. Si le changement s'opère d'une manière brusque, alors l'air occasionne des maladies nombreuses, selon l'espèce de changement qu'il éprouve; il devient alors *cause occasionnelle.*

— Le passage subit du chaud au froid peut faire naître la plupart des maladies. Nous avons vu que l'impression de l'air froid irrite la peau et y détermine un resserrement particulier. Ces effets sont d'autant plus marqués que le changement est plus prompt. Alors le sang contenu dans les capillaires extérieurs est refoulé vers le centre, la transpiration cutanée n'a plus lieu; il faut que les membranes muqueuses suppléent à cette fonction; mais celles-ci, surprises par l'abord inattendu de ces nouveaux fluides, fatiguées par le travail auquel elles sont soumises, s'irritent et s'enflamment. Ce que nous disons des membranes muqueuses doit s'entendre aussi des membranes séreuses et même des organes parenchymateux: d'où l'on peut conclure que l'abord des fluides vers le centre détermine des congestions et même des inflammations. — Pourquoi, dans certains cas, à la suite d'un refroidissement survient-il une pneumonie, ou une pleurésie, ou une endocardite, etc.? Il est difficile d'en donner l'explication : probablement la localisation de l'inflammation sur telle ou telle partie de l'organisme est due à l'irritabilité plus grande de certains organes chez nos différents animaux.

Le passage subit du froid au chaud, augmentant l'énergie de la circulation, peut donner lieu à des hémorrhagies, des coups de sang, des inflammations.

Le changement d'un air sec en un air humide est différent, si l'humidité est chaude ou si elle est froide. Ce changement produit surtout des effets profonds, lorsque l'humidité est en même temps froide; on est certain de voir alors se produire toutes les inflammations, mais surtout celles des membranes muqueuses. Lorsque le temps humide passe au sec, il n'en peut résulter aucune espèce de désavantage.

Indépendamment des qualités de l'air que nous venons d'examiner, l'atmosphère, par suite des modifications qu'éprouve sa constitution chimique, exerce encore sur l'économie animale des influences remarquables. Une foule de substances de diverses natures se mêlent incessamment à l'air, l'altèrent et agissent sur les êtres vivants d'une manière puissante. La respiration des animaux vicie l'air autant en lui enlevant l'oxygène qu'en lui restituant de l'acide carbonique et une partie de vapeurs animales. La combustion produit des effets analogues; la végétation purifie l'air atmosphérique : les fermentations de toute espèce, la décomposition des matières animales et végétales, les miasmes qui s'exhalent des marais, enfin les émanations qui se dégagent des nombreuses substances employées dans les arts, etc., chargent l'air de matières étrangères plus ou moins dangereuses. Ces influences ont déjà été étudiées dans des articles spéciaux. (*Voyez* Asphyxie, Contagieuses [*Maladies*], Epizootie, Désinfection.)

— Nous ne parlerons pas ici des effets des *climats* et des *saisons*, car nous ne ferions que répéter une partie de ce que nous avons dit relativement aux différentes qualités de l'air, et à leurs effets sur l'économie animale.

— Pour complément de cet article, *voyez* les mots Bestiaux, Bêtes bovines, Bêtes ovines, Boeuf, Cheval, Poulain, Écurie, Étable, Bergerie, Maladies, etc.

HYOVERTÉBROTOMIE, Ponction des poches gutturales. Les poches gutturales sont deux grandes poches membraneuses, particulières au cheval, à l'âne et au mulet, adossées l'une contre l'autre à la partie postérieure de l'arrière-bouche, et formant une dépendance des conduits gutturaux du tympan; ces poches sont placées en dedans des grandes branches de l'hyoïde et occupent un espace considérable. Dans l'état de santé, elles recèlent de l'air; mais, à la suite de certaines maladies des parties environnantes, et surtout à la suite d'angine, de gourme, etc., elles s'emplissent quelquefois d'un liquide purulent. L'opération de l'hyovertébrotomie, préconisée au commencement de ce siècle par Chabert et Fromage de Feugré, a pour but de permettre l'écoulement de ce pus. Suivant Gohier, il se développe parfois dans ces poches une grande quantité d'air, dont la présence nécessite la même opération.

—Les *symptômes* qui indiquent la plénitude des poches gutturales, et par conséquent l'urgence de l'hyovertébrotomie, sont le soulèvement des parotides et la difficulté de la respiration, joints à la fièvre, à la tristesse et à tous les autres symptômes qui accompagnent l'angine et la gourme. (*Voy.* ces mots.) Cependant ces symptômes peuvent exister dans l'angine sans qu'il y ait plénitude des poches gutturales; mais le soulèvement des parotides est, en général, moins prononcé dans ce dernier cas. Si les poches sont gonflées d'air, comme cela a été observé par Gohier et Vatel, les parotides sont soulevées comme dans le cas précédent; mais alors, si l'on frappe sur l'endroit le plus saillant, on entend un son clair et une résonnance que l'on ne remarque pas lorsque les poches gutturales sont remplies de pus. Au reste, les symptômes qui ont précédé ou accompagné le soulèvement peuvent aider à faire cette distinction.

La ponction des poches gutturales est une opération fort délicate, lorsque, pour s'exercer au manuel qu'elle exige, on la pratique sur un cheval dont les poches gutturales sont saines; mais elle devient beaucoup moins difficile quand elle est réclamée par un état de réplétion de ces poches, parce qu'alors leurs parois sont développées et saillantes, les nerfs et les vaisseaux qui les environnent sont écartés, et quelquefois même les lobules de la parotide sont assez espacés les uns des autres pour qu'il soit possible de passer à travers cette glande afin d'arriver au point où il importe de pénétrer. Cette opération se pratique d'un seul ou des deux côtés, selon qu'il est nécessaire. —Lorsque la respiration n'est pas gênée, et que l'animal est méchant, on peut l'abattre pour l'opérer; mais dans la grande majorité des cas, le cheval respire difficilement et on est obligé de pratiquer l'opération sur l'animal debout. — Souvent, avant d'en venir à l'opération, il est urgent de pratiquer la *trachéotomie* (*Voy.* ce mot), afin d'éviter l'asphyxie qui est quelquefois imminente.

Voici la manière de procéder à cette opération :

Les instruments nécessaires sont : une paire de ciseaux, un bistouri droit, des pinces anatomiques, un long trocart courbe ou une sonde en S et une mèche d'étoupes. — Tout étant préparé, et l'animal étant fixé convenablement, soit debout, soit couché, on place l'oreille dans sa position naturelle, et on reconnaît le lieu ou l'hyovertébrotomie doit se faire. Ce lieu est en avant du milieu de l'apophyse transverse de l'atlas, ou première vertèbre cervicale, tout près du bord postérieur de la glande parotide, c'est-à-dire à la distance de deux à trois travers de doigt, suivant la taille de l'animal, de la base de la conque, en allant vers l'atlas, de façon que le centre de l'incision réponde au milieu de la saillie demi-circulaire fournie par le bord antérieur de l'atlas. On fait placer et assujettir la tête dans un état moyen d'extension. Une fois le point dont il s'agit reconnu, on coupe les poils et on fait à la peau une incision verticale, c'est-à-dire dirigée de haut en bas, l'animal étant supposé debout. Pour faire cette incision sans offenser les parties que la peau recouvre, l'opérateur pince celle-ci à l'endroit où il se propose d'inciser, il lui fait faire un pli dont la direction soit transversale à celle de l'incision projetée, et en donne une extrémité à tenir à un aide, afin d'avoir une main libre. Il pratique aussitôt une incision de deux ou trois travers de doigt de longueur, et parallèle à la direction du bord antérieur de l'atlas. Il cherche ensuite le bord postérieur de la parotide qui doit se trouver immédiatement sous son incision et adhérente au bord antérieur de l'apophyse transverse de l'atlas, le dissèque pour le séparer des parties auxquelles il est uni, enlève le tissu cellulaire qui le maintient, et continue la dissection à la surface interne de la glande jusqu'à ce qu'il soit arrivé au milieu de l'intervalle qui sépare l'atlas de la tubérosité mastoïde. L'opérateur introduit ensuite l'index de la main droite dans l'ouverture qu'il a pratiquée, et cherche à arriver à une lame osseuse qui est l'extrémité supérieure de la grande branche de l'os hyoïde. Cette branche est unie à l'extrémité de la longue apophyse styloïde de l'occipital au moyen d'un petit muscle que l'on nomme *stylo-hyoïdien*. Pour parvenir dans la poche gutturale par l'endroit le moins dangereux, c'est entre les fibres charnues de ce petit muscle qu'il faut faire pénétrer le bistouri. Pour cela, la tête étant toujours dans la position indiquée, le vétérinaire plonge le bistouri, d'arrière en avant, dans ce muscle, en appuyant le dos de l'instrument sur l'apophyse styloïde, et en en dirigeant le tranchant sous la grande branche hyoïdienne; il parvient ainsi sans aucun danger dans la poche gutturale.

Lorsque la ponction est terminée, la matière sort, tant par suite de la compression exercée par l'air que par l'élasticité de la poche, dont les parois distendues tendent à revenir sur elles-mêmes. Cependant l'évacuation purulente se fait presque toujours incomplétement; on peut aider à sa sortie par des injections abondantes, mais cela ne suffit pas encore : pour en procurer l'évacuation complète, il faut nécessairement pratiquer une contre-ouverture à la partie la plus déclive de la poche. Pour reconnaître facilement le point où doit se faire cette contre-ouverture, et y procéder sans rien blesser d'important, on pénètre dans la poche par l'ouverture déjà faite, on sonde l'intérieur du foyer, et on se sert à cet effet soit de la sonde, soit du trocart courbe. Quand on n'a à sa disposition que la sonde, on l'introduit comme il a été dit, on la dirige de l'extrémité supérieure de la parotide vers l'extrémité inférieure de cette glande, et on fait agir l'instrument comme un levier du premier genre. On le pousse jusqu'à ce que l'extrémité pénétrante soit aperçue sous la peau, que l'on soulève de manière à la rendre saillante entre les deux branches de la jugulaire, ou aussi près que possible de la ligne médiane, en dedans de la veine glosso-faciale; mais il importe de diriger le bout de la sonde à côté de l'une des branches de cette veine, en regard de l'autre branche, afin de ne pas les blesser. Le bout de la sonde étant donc saillant vers l'endroit de la nouvelle division à faire, on incise la peau et la poche de devant en arrière sur le bout même de la sonde, et l'ouverture doit être assez grande pour que la matière puisse couler librement. Cependant, s'il y avait quelque obstacle à son libre écoulement, c'est que la matière serait grumeleuse; on la délayerait en injectant de l'eau tiède dans la poche. Si l'on a un trocart courbe, on le substitue à la sonde en S ; on l'introduit dans la poche gutturale, après avoir fait rentrer le poinçon dans la canule, et on lui fait traverser la poche et la peau dans le point indiqué. Il est nécessaire de débrider cette ouverture ; car celle qui est opérée par le poinçon n'est jamais assez grande pour donner passage au pus. On passe ensuite la mèche que l'on a préparée ; elle entre par la contre-ouverture, et sort par la première ponction ; il est plus commode, à cet effet, de réintroduire la sonde, qui doit présenter à son extrémité pénétrante un œil par lequel on enfile la mèche, dont les deux bouts s'attachent à l'autre en dehors. — Enfin on a soin de déterger pendant quelques jours en injectant, par la première ouverture, de l'eau tiède ou une décoction émolliente qui sortira par la seconde. Ces injections ont pour objet de nettoyer l'intérieur de la poche, et de la débarrasser de la matière morbide, dont la sécrétion continue encore longtemps. Quand la respiration et l'action d'avaler les aliments sont devenues faciles, quand, en palpant la partie, on ne fait plus éprouver de douleur à l'animal, dès que le pus est peu abondant, et que la plaie n'en fournit pas plus qu'un séton placé sur une autre partie du corps, il n'y a pas d'inconvénient à ôter la mèche ; mais il est encore nécessaire de faire des injections pendant quelques jours par les ouvertures, qui n'ont plus la même tendance à se cicatriser que lorsqu'elles étaient récentes ; cependant cette cicatrisation ne se fait pas trop attendre.

Il y a une circonstance où il est possible de faire la ponction des poches gutturales sans avoir recours à l'hyovertébrotomie : c'est lorsque la poche est très-pleine, et que l'on sent sur l'exubérance que cette réplétion fait faire aux parties sous-jacentes un point fluctuant, ordinairement situé au-dessous de la branche inférieure de la jugulaire (branche glosso-faciale). On a conseillé de se contenter, dans ce cas, d'une simple ponction faite sur ce point avec le bistouri, ou mieux avec un cautère en fuseau chauffé à blanc. Cette opération a réussi bon nombre de fois à des personnes qui ne pensaient pas procéder à la ponction des poches gutturales, et qui croyaient n'opérer qu'un foyer purulent ordinaire. Elle peut être pratiquée par cette méthode, non-seulement lorsque la fluctuation est manifeste à la partie inférieure de la poche, mais encore lorsqu'il est nécessaire d'extraire une certaine quantité de matière concrétée, durcie dans l'intérieur de la cavité. — M. Leblanc a eu l'occasion de la pratiquer dans ce cas sur une jument. La bête qui fait le sujet de l'observation eut beaucoup de peine à faire une route de deux lieues ; la bouche et les naseaux écumaient, notamment ces derniers ; la salive coulait constamment par la bouche ; la respiration, extrêmement pénible, était accompagnée d'un bruit analogue à celui du cornage, mais indiquant d'une manière certaine que le passage de l'air était extrêmement étroit. La tête était presque sur la même direction que l'encolure. Une simple inspection fit voir que la gouttière parotidienne n'existait plus, et était remplacée par un gonflement considérable ; la maladie était fort ancienne. Pour tout traitement, on avait comprimé, à diverses reprises, la glande salivaire, coutume barbare et ordinaire aux empiriques, qui prétendent faire disparaître par le même moyen les coliques, comme aussi la prétendue influence morbide des glandes. Ce ne fut que trois mois après que l'on conduisit la bête à M. Leblanc. Il conseilla l'opération, qu'il ne put pratiquer, vu le refus du propriétaire, que dix jours après. Quoique privée d'aliments depuis quinze jours, la bête avait encore assez de force pour faire beaucoup de mouvements, afin d'éviter l'instrument tranchant. M. Leblanc la jeta par terre ; mais ce qu'il avait appréhendé arriva : l'animal ne fut pas plutôt abattu qu'il fut menacé d'une prochaine suffocation ; aussi fut-on obligé de le laisser se relever. — M. Leblanc procéda à l'opération de la manière suivante : Après avoir incisé de haut en bas la peau qui recouvre la partie inférieure du muscle parotido-auriculaire, il disséqua la partie épanouie de ce muscle, qu'il souleva, et il releva la partie inférieure de la glande, après l'avoir détachée avec un bistouri. La poche gutturale était alors très-visible ; il la ponctionna dans la région qui faisait le plus de saillie ; il en sortit une faible quantité de matière purulente, évaluée à environ un décilitre. Il dilata la plaie autant que les vaisseaux et les nerfs de la partie le permirent, introduisit le doigt indicateur dans le sac, et en retira une assez grande quantité de matière nuancée de jaune, de blanc et de rouge, de la consistance du fromage mou, remplie de petites agglomérations du volume et de la forme d'une amande de prune. L'opérateur ne put, par ce moyen, en enlever qu'un tiers; il eut ensuite recours à une cuillère d'étain, qui seule suffit pour nettoyer exactement la poche. Trois semaines suffirent pour obtenir une guérison complète.

L'hyovertébrotomie est une opération hardie et brillante; mais elle n'est pas sans danger, et pour oser l'entreprendre, il faut une connaissance exacte et approfondie de la disposition anatomique des parties, de l'habileté, et surtout beaucoup d'essais sur des chevaux sacrifiés.

HYPERTROPHIE. Accroissement excessif et contre nature du corps entier ou de quelqu'un des organes qui en font partie. Elle consiste purement et simplement dans l'augmentation de volume des éléments anatomiques entrant dans la constitution des régions, tissus ou organes où se trouve exagéré le phénomène nutritif; elle diffère de l'*hypergenèse* ou hyperplasie, en ce que celle-ci est caractérisée par la naissance d'éléments qui s'ajoutent à ceux qui préexistaient.

L'*hypertrophie est vraie,* quand tous les tissus entrant dans la constitution de l'organe participent à l'accroissement exagéré dont il est le siége; elle est *fausse,* quand c'est un seul des tissus de l'organe qui est en voie d'accroissement. L'augmentation de volume du cœur, sans changement dans sa texture, et résultant d'une irritation nutritive de cet organe, une exostose, un excès d'embonpoint (obésité), sont autant d'hypertrophies du cœur, des os et du tissu adipeux (graisseux). Ces différents états se rencontrent assez fréquemment dans la médecine humaine; mais on a peu l'occasion de les observer chez les animaux. Cependant les exemples d'hypertrophie des organes digestifs ne sont pas très-rares chez les quadrupèdes domestiques, et, pour n'en citer qu'un exemple, nous rappellerons celui d'un cheval qui fut sacrifié à l'école vétérinaire d'Alfort pour les opérations chirurgicales, et dont la rate, large de cinquante centimètres environ et longue de près d'un mètre, pesait plus de seize kilogrammes.

HYPOPYON. En pathologie vétérinaire, on doit réserver cette expression pour désigner le dépôt de nature albumineuse qui se forme à la partie inférieure de la chambre antérieure de l'œil, dans le cas de fluxion périodique. (*Voyez* Ophthalmie.)

HYSTÉROTOMIE, Opération césarienne vaginale. Cette opération, qui consiste à diviser la matrice à l'endroit de son col en pénétrant par le vagin, lorsque l'orifice de l'utérus ne paraît pas susceptible de se dilater autrement d'une manière suffisante pour donner passage au produit de la conception, cette opération, disons-nous, est indiquée toutes les fois que le col utérin est le siége d'un engorgement dur, squirrheux, calleux, qui s'oppose à l'extensibilité de l'orifice. Elle est beaucoup plus simple que la *gastro-hystérotomie.* (*Voyez* ce mot.) Elle est moins difficile et moins périlleuse. Il n'en faut pas moins la juger nécessaire et *indispensable* avant de s'y décider, et ne la pratiquer qu'avec les plus grandes précautions. — A cet effet, on introduit dans le vagin la lame d'un bistouri à tranchant convexe, à pointe mousse et à lame étroite, tenue entre le médius et le doigt indicateur placé sur le tranchant dirigé en haut, et dépassant cette lame en lui servant de guide; on pénètre ainsi où il importe que l'instrument atteigne, et, arrivé là, on saisit ce dernier par le manche, puis on met le tranchant, toujours dirigé en haut, en rapport avec l'espèce d'étranglement que présente le col de l'utérus; on promène la lame du bistouri d'avant en arrière, et on incise ainsi cet étranglement dans sa partie supérieure. Il en résulte un débridement qui élargit le passage. L'hémorrhagie qui suit cette opération n'est ordinairement pas dangereuse, et s'arrête spontanément; on peut en hâter la cessation par des injections astringentes ou par le tamponnement. (*Voyez* Parturition.)

FIN DU TOME PREMIER.

AGENDA-FORMULAIRE
DU VÉTÉRINAIRE PRATICIEN
CONTENANT :
1° MATIÈRE MÉDICALE, POSOLOGIE ET FORMULAIRE ;
2° NOMENCLATURE, CLASSIFICATION ET DEGRÉ D'ACTIVITÉ COMPARATIVE
DES MÉDICAMENTS, par M. Peteaux, professeur à l'École vétérinaire de Lyon ;
3° MÉMORIAL THÉRAPEUTIQUE, par M. Trasbot, professeur de clinique à l'École
vétérinaire d'Alfort ;

Le tout précédé d'un
CALENDRIER A DEUX JOURS PAR PAGE
Sur lequel on peut inscrire ses visites et prendre des notes.

PRIX, FRANC DE PORT DANS TOUTE LA FRANCE ET L'ALGÉRIE :
1° Cartonné à l'anglaise... **2** fr. »
2° Arrangé de façon à pouvoir être mis dans une trousse ou portefeuille......... **2** »
3° Relié en portefeuille, avec patte et crayon............................ **3** 7ő
4° L'Agenda dans un beau portefeuille en chagrin............................ **6** »

RECUEIL DE MÉDECINE VÉTÉRINAIRE
JOURNAL
Consacré à l'étude et aux progrès de la Médecine vétérinaire et des
Sciences qui s'y rattachent et aux intérêts professionnels

Paraissant le 15 et le 30 de chaque mois

Et publié sous la Direction de **M. H. BOULEY**.
Membre de l'Institut et de l'Académie de médecine, Inspecteur général des Écoles vétérinaires de France
Secrétaire général de la Société centrale de Médecine vétérinaire
AVEC LE CONCOURS D'UN GRAND NOMBRE
DE PROFESSEURS ET DE VÉTÉRINAIRES PRATICIENS CIVILS ET MILITAIRES

MODE DE PUBLICATION
Le **Recueil de Médecine** vétérinaire paraît deux fois par mois et forme, à la fin
de l'année, un très-fort volume in-8 de 1200 pages.

PRIX DE L'ABONNEMENT { Pour Paris.............. **14** fr. **50**
{ Pour les départements.... **16** fr. »

**Nota. — Le Recueil de Médecine vétérinaire contient IN-EXTENSO le Bulletin
des séances de la Société centrale de Médecine vétérinaire.**

NOUVEAU DICTIONNAIRE PRATIQUE
DE
MÉDECINE, DE CHIRURGIE ET D'HYGIÈNE VÉTÉRINAIRES
Publié par Messieurs
H. BOULEY
Membre de l'Institut, Inspecteur général des Écoles vétérinaires de France
André SANSON
Professeur à l'École d'agriculture de Grignon et à l'Institut agronomique
TRASBOT et NOCARD
Professeurs à l'École vétérinaire d'Alfort
Et le Docteur Paul BOULEY
Médecin vétérinaire à Paris

Les tomes I à XI sont en vente

**Le Nouveau Dictionnaire pratique de médecine, de chirurgie et d'hygiène
vétérinaires** se composera d'environ 18 forts vol. in-8. Il paraîtra *au moins* un vol. par an.
Le prix du volume est de **7** fr. **50** c. rendu FRANCO dans toute la France et
l'Algérie.

DICTIONNAIRE USUEL
DE
CHIRURGIE ET DE MÉDECINE
VÉTÉRINAIRES
Par BEUGNOT
Ancien Chef de service à l'École vétérinaire d'Alfort.

Manuel pratique où l'on trouve exposés avec clarté et dans un langage à la portée de tout le
monde : 1° tout ce qui regarde l'histoire naturelle, la propagation, l'entretien et la conservation des animaux domestiques ; 2° la description de toutes les maladies auxquelles ces animaux sont sujets ; 3° les moyens de les traiter de la manière la plus efficace et la plus économique ; 4° la législation vétérinaire, ouvrage rédigé d'après les travaux de Bourgelat, Vitel,
Huzart, Chabert, Chaumontel, Gohier, Flandrin, Fromage, Dupuy, Girard, V. Yvart, Moiroud,
Grognier, Bernard, Vatel, Hurtrel-d'Arboval, etc.
Nouvelle édition, revue, corrigée et mise au courant de la science, d'après les travaux les plus
récents des professeurs et praticiens français et étrangers de l'époque.
2 forts vol. grand in-8° **POUR PARAITRE EN AOUT 1882.**

Cet ouvrage est nécessaire aux propriétaires, aux fermiers, aux cultivateurs, aux
officiers de cavalerie, aux maréchaux ferrants et aux vétérinaires.

PRÉCIS DE CHIRURGIE VÉTÉRINAIRE
Concernant l'ANATOMIE CHIRURGICALE et la MÉDECINE OPÉRATOIRE

PAR MM.

PEUCH	TOUSSAINT
PROFESSEUR A L'ÉCOLE VÉTÉRINAIRE DE TOULOUSE	PROFESSEUR D'ANATOMIE ET DE PHYSIOLOGIE A L'ÉCOLE VÉTÉRINAIRE DE TOULOUSE

2 volumes grand in-8°, cartonnés à l'anglaise avec 371 figures intercalées dans le texte.
Prix : 26 francs

Traité d'OBSTÉTRIQUE VÉTÉRINAIRE
OU ÉTUDE DE L'ACCOUCHEMENT NORMAL ET LABORIEUX
CHEZ NOS PRINCIPALES FEMELLES DOMESTIQUES
Par M. Saint-Cyr
PROFESSEUR A L'ÉCOLE VÉTÉRINAIRE DE LYON
Un fort volume grand in-8°, avec 100 figures intercalées dans le texte, 1875
Cartonné à l'anglaise, **PRIX : 14 Francs.**

TRAITÉ DE L'EXPLORATION
DE LA
POITRINE DES ANIMAUX DOMESTIQUES
Par M. SAINT-CYR
PROFESSEUR A L'ÉCOLE VÉTÉRINAIRE DE LYON
Un volume in-18 avec figures dans le texte, cartonné à l'anglaise — Prix : 5 francs.

TRAITÉ DE L'INSPECTION DES VIANDES
DE BOUCHERIE
considérée dans ses rapports avec la Zootechnie, la Médecine vétérinaire et l'Hygiène publique
Par L. BAILLET
Vétérinaire de la ville de Bordeaux, Inspecteur général du service des Viandes,
DEUXIÈME ÉDITION REVUE ET AUGMENTÉE
vol. in-8 avec figures intercalées dans le texte
Prix : 10 francs

TRAITÉ D'AGRICULTURE PRATIQUE
ET D'HYGIÈNE VÉTÉRINAIRE GÉNÉRALE
Par J.-H. MAGNE
Ancien directeur de l'École vétérinaire d'Alfort

4e édition, revue et considérablement augmentée, avec la collaboration de C. BAILLET, directeur de l'École vétérinaire de Toulouse. — 3 volumes grand in-18, avec figures et cartes intercalées dans le texte, cartonnés à l'anglaise. Prix... 23 fr.

Le tome 1er (prix 7 fr.) et le tome II (prix 9 fr.) sont en vente. Le tome III est sous presse.

TRAITÉ DE L'ÉLEVAGE
ET DES
MALADIES DES ANIMAUX ET OISEAUX DE BASSE-COUR
ET DES OISEAUX D'AGRÉMENT
Par A. BÉNION, *médecin-vétérinaire à Angers*

vol. gr. in-18, avec de nombreuses figures intercalées dans le texte, cartonné à l'anglaise. 1873. Prix. 7 fr.

TRAITÉ DE L'ÉLEVAGE ET DES MALADIES DU PORC
Par A. BÉNION, *médecin-vétérinaire*

1 volume grand in-18, avec figures, cartonné à l'anglaise. 1872. Prix : 6 fr. 50.

TRAITÉ DE L'ÉLEVAGE ET DES MALADIES DE LA CHÈVRE
Par A. BÉNION, *médecin-vétérinaire*

1 volume grand in-18, avec figures, cartonné à l'anglaise .... 3 fr.

TRAITÉ DE L'ÉLEVAGE ET DES MALADIES DU MOUTON
Par A. BÉNION, médecin-vétérinaire

1 volume grand in-18, avec figures; cartonné à l'anglaise. 1874 Prix : 9 fr.

COURS DE BOTANIQUE ÉLÉMENTAIRE
COMPRENANT
L'Anatomie, l'Organographie, la Physiologie, la Géographie, la Pathologie et la Taxonomie des Plantes
Suivi d'un **VOCABULAIRE** des mots techniques le plus généralement usités dans la description des plantes

Par M. RODET, directeur-professeur à l'École vétérinaire de Lyon

TROISIÈME ÉDITION, REVUE, CORRIGÉE ET AUGMENTÉE, AVEC LA COLLABORATION
De M. E. MUSSAT, Professeur de botanique à l'École de Grignon

1 volume grand in-18, avec 341 figures intercalées dans le texte; cartonné à l'anglaise, 1874. — Prix : 7 francs 50 centimes.

BOTANIQUE AGRICOLE ET MÉDICALE
OU ÉTUDE DES PLANTES QUI INTÉRESSENT PRINCIPALEMENT LES MÉDECINS, LES VÉTÉRINAIRES ET LES AGRICULTEURS
Accompagnée de 155 planches représentant plus de 900 figures intercalées dans le texte

Par H.-J.-A. RODET, directeur de l'École vétérinaire de Lyon.

2e édition, revue et considérablement augmentée, avec la collaboration de C. BAILLET, professeur d'hygiène, de zoologie et de botanique à l'École vétérinaire d'Alfort.

très-fort volume in-8 de plus de 1,100 pages, cartonné à l'anglaise 1872....................... 17 fr.

FORMULAIRE DE POCHE
A L'USAGE DES VÉTÉRINAIRES
par M. FORSTER, Professeur à l'Institut Vétérinaire de Vienne

2e édition, revue et augmentée, traduite par MM. J.-B. DERACHE et S.-M. WEHENKEL
Professeurs à l'École Vétérinaire de Cureghem-lez-Bruxelles.

Un volume in-32, d'environ 500 pages. — **Prix 8 francs.**

TABLEAUX

SE COMPOSANT CHACUN D'UNE FEUILLE IN-PLANO

ET COMPRENANT

1º **Les Formes extérieures et l'Anatomie élémentaire du Cheval**, 8 figures, dont 6 coloriées, avec explication... 2 fr. 50

2º **L'Age des Animaux domestiques**, 42 figures noires, avec explication............... 1   50

3º **Les Tares et les Défectuosités du Cheval**, 50 figures noires, avec explication...... 1   50

4º **L'Anatomie élémentaire, les Maniements et les Coupes de boucherie du Bœuf**, 10 figures, dont 6 coloriées... 2   50

5º **La Ferrure du Cheval, du Mulet et du Bœuf**, 59 figures noires, avec explication.   50

     Par M. MEGNIN, vétérinaire en premier au 12ᵉ régiment d'artillerie.

6º **Les principales races de Chiens et les maladies dont ils sont généralement atteints**, 30 figures avec texte, par E. WEBER, vétérinaire à Paris..................... 2   »

7º **Tableau des principales races et robes de chevaux**, 15 figures coloriées et une notice explicative, PAR ALBERT ADAM... 4   »

    Chaque Tableau se vend séparément, et quand il est collé sur toile, il coûte 1 fr. de plus.

NOUVEAU TRAITÉ

DE

MATIÈRE MÉDICALE, DE THÉRAPEUTIQUE

ET DE PHARMACIE VÉTÉRINAIRES

Par M. TABOURIN, PROFESSEUR A L'ÉCOLE VÉTÉRINAIRE DE LYON

Troisième édition, revue, corrigée et augmentée. 2 forts vol. in-8, avec près de 100 figures intercalées dans le texte, cartonnés à l'anglaise, 1875. — Prix : 25 fr.

DÉONTOLOGIE VÉTÉRINAIRE

Devoirs et Droits des Vétérinaires

(OUVRAGE COURONNÉ PAR LA SOCIÉTÉ CENTRALE DE MÉDECINE VÉTÉRINAIRE)

Médaille d'Or 1875

Par Émile THIERRY, Vétérinaire à Tonnerre (Yonne)

1 joli volume in-18, cartonné à l'anglaise. Prix : 5 francs.

ROLL

Professeur à l'Ecole vétérinaire de Vienne.

Manuel de Pathologie et de Thérapeutique des Animaux domestiques

traduit de l'allemand sur la 3ᵉ édition par MM. les professeur DERACHE et WEHENKEL.

Deux volumes in-8, 1869..... 22 fr.

SIEDAMGROTZKY

Professeur à l'Université de Vienne.

Analyse Micrographique et Chimique

appliquée à la détermination des maladies des animaux domestiques traduit par

MM. WEHENKEL et SIEGEN

Un Fort vol. in-8 avec figures, prix : 7 fr.

WEHENKEL

Professeur à l'Ecole vétérinaire de Cureghem-les-Bruxelles.

Eléments d'Anatomie et de Physiologie pathologique générale

1874. **Prix : 7 fr. 50 c.**

PRIX COURANT

DE LA MAISON

RENAULT Aîné et PELLIOT

DROGUISTES

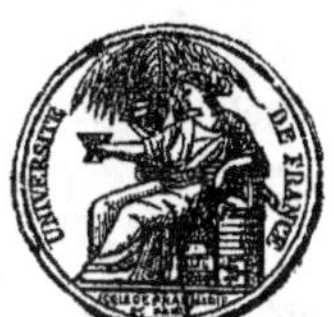
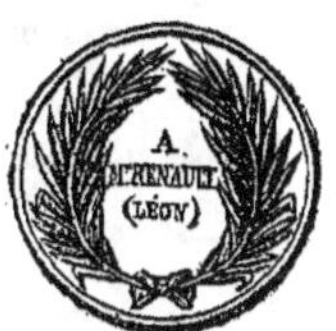

MÉDAILLE D'OR
DE L'ÉCOLE DE PHARMACIE
DE PARIS

Rue du Roi-de-Sicile, 26, Paris

(La Maison n'a aucun dépôt ni succursale)

Rendu FRANCO de transport à **toutes les gares** des chemins de fer, pourvu que la facture se monte à 50 fr. au moins.

Pour éviter tout retard, prière de joindre à la première commande les références d'usage
Valeur à six mois, ou à un mois avec 3 % d'escompte

SPÉCIALITÉS DE LA MAISON

		PRIX p^r le vétérinaire		PRIX pour le public	
Baume astringent de Terrat contre le piétin.......... la bouteille		2 f.	» c.	3 f.	» c.
Bol purgatif anglais à l'Aloès des Barbades véritables..... la pièce		»	75	1	50
Collyre Renault contre la fluxion périodique............. le flacon		5	»	10	»
Eau contre le piétin..		»	90	1	25
Eau sanitaire....................................la bouteille.		1	50	2	50
Feu résolutif de Renault remplaçant la cautérisation à chaud..................................... le kil.		9	»	12	»
Feu résolutif Renault........................... la bouteille		2	50	5	»
Moutarde vétérinaire........................... la boîte		1	75	»	»
Onguent vésicant anglais Renault............. le pot de 1 once		1	10	1	50
— — — — .... — 2		1	50	2	»
— — — — .... — 4		3	»	4	»
— — — — .... — 8		6	»	8	»
— — — — .... — 16		12	»	16	»
Phénol Renault........................... le flacon		1	»	1	50
Pommade antidartreuse Renault............. le pot		1	50	2	»
Poudre adoucissante à l'aconit, de Renault............. la boîte		2	»	4	»
— appétissante......................... —		2	»	4	»
— béchique Renault..................... —		2	•	4	»
— cynophile contre la maladie des chiens........... le paquet		»	50	»	75
— diurétique........................... la boîte		2	»	2	50
— engraissante et hygiénique..................... —		1	50	2	50
— contre l'agalaxie........................... —		2	»	4	»
— contre l'hématurie de Renault..................... —		2	»	4	»
— purgative........................... —		2	»	4	»
— tonique et fortifiante..................... —		2	»	4	»
— utérine........................... —		2	»	4	»
— vermifuge Renault..................... —		2	50	4	»
Quina Renault pour préparer soi-même instantanément le vin de quina........................... le flacon.		1	»	2	»
Savon au goudron Renault..................... le petit morceau.		»	50	»	»
— — — .... le gros —		1	50	»	»
— à l'acide phénique Renault..................... le petit —		»	50	»	»
— — — .... le gros —		1	50	»	»
— sulfureux Renault..................... le petit —		»	50	»	»
— — — .... le gros —		1	50	»	»
Teinture utérine de Caramija..................... la bouteille		2	25	3	»
Topique curatif des plaies et blessures, de Renault...... le flacon		1	25	2	»
— Terrat contre le farcin .... le pot		3	»	6	»
Vernis épidermique Renault..................... le flacon		1	»	1	50

ARTICLES DIVERS

fr. c.

Abonnements aux journaux de médecine.
Acétate d'ammoniaque .... le kil.   2   »
Acide acétique .... —   2   50
— arsénieux pulvérisé...........   1   20
— — en paquets de 1 gr..   6   »
— chlorhydrique ....   »   50
— nitrique...................   0   90
— phénique cristallisé...........   6   »
— — liquide.............   3   »
— sulfurique.................   »   50
— tartrique granulé   5   80
Alcali volatil .... le litre   1   »
Alcool, 90 degrés, rectifié...... —   4   »
— camphré, bon goût..... —   4   50
— — mauvais goût.. —   2   50
— dénaturé................ —   2   »
Aloès des Barbades........ le kilog.   6   »
— du Cap, dit succotrin.........   2   50
Alun de glace....................   »   60
— calciné...................   1   80
Anis vert.......................   2   »
Asa-fœtida entier................   3   50
Axonge.........................   au cours
Baies de genièvre................   »   75
— de laurier..................   1   60
Balances ....   »   »
Baume astringent de Terrat contre le
piétin....... le flacon .   2   »
Baume du commandeur.... le litre.   7   50
— opodeldoch......... le flacon   »   80
— .... le demi   »   50
— tranquille........... le litre   4   50
Benzine.................. le litre.   2   »
Beurre d'antimoine concret.. le kil.   12   »
— — — liquide..   8   »
Bicarbonate de soude en poudre.....   »   85
Biiodure de mercure................   50   »
Bol purgatif à l'aloès des Barbades, pièce   »   75
Bol vermifuge.............. la pièce   »   75
Borax pulvérisé........... le kilog.   3   »
Bouchons.......................   »   »
Bromure de potassium   10   »
Café Bourbon vert................   4   80
— Martinique —   4   80
— Moka —   5   »
— torréfié, mélange d'amateur. ..   6   »
Calomel à la vapeur..............   10   »
Camomille fleurs   3   »
Camphre raffiné.................   4   75
Cantharides pulvérisées.............   18   »
Caoutchouc pour irrigations... le mèt.   1   »
— — ligatures.... —   1   »
Carbonate de fer .... le kilog.   3   »
— de magnésie.............   2   25
— de potasse...............   1   50
— de soude cristallisé.......   »   25
Charge résolutive   3   »
Chlorate de potasse................   4   »
Chlorhydrate de morphine.. le gramme   »   80
Chloroforme.............. le kilog.   12   »
Chlorure de chaux sec............   »   50
— d'oxyde de sodium... le litre   »   75
— de zinc........... le kilog.   10   »
Collodion   12   »
Collyre Renault contre la fluxion
périodique............ le flacon   5   »

Coriandre................. le kilog
Couperose blanche................
— bleue pulvérisée........
— verte................
Crème de tartre pulvérisée.........
— — soluble pulvérisée..
Crocus pulvérisé.................
Cumin de Malte..................
Eau d'Alibourg .... le litr
— de Cologne........... —
— contre le piétin....... le flacon
— dentifrice, dite de Botot.. le litre
— distillée............... —
— distillée de fleur d'oranger —
— de Rabel............... —
Eau sanit.. e pour la désinfect. la bout
— .-vie camphrée, bon goût, le titr
— — mauvais goût. —
— vulnéraire .... —
Écorces de racine de grenadier, le kil
Élixir calmant contre les coliques, la b
Émétique pulvérisé......... le kilog
— — en petits paque
Éponges........................
Essence d'aspic pure.............
— — ordinaire..........
— de lavande fine............
— de rue...................
— de sabine................
— de térébenthine...........
Éther sulfurique........... le litre
— — rectifié...... —
Étiquettes......................
Étoupes........................
Extrait de belladone........ le kilog.
— de genièvre.............
— de gentiane.............
— gommeux d'opium ....
— de jusquiame............
— de noix vomique...........
— de quinquina............
— ratanhia sec............
— de Saturne.............
Farine de lin...................
— de moutarde............
Fenugrec entier.................
Fer dialysé.....................
Feu résolutif Renault.............
— — — le flacon
Fioles.........................
Fleur de soufre........... le kilog.
Galanga........................
Gentiane, racine coupée...........
Glycérine blanche officinale........
— blonde.............
Gomme arabique blanche..........
— — — pulvérisée.
— gutte pulvérisée...........
Goudron liquide ....
Graisse à voiture................
Granules d'aconitine à 1/2 miligr., l
..... flacon de 200 granules
— d'arséniate de soude à 1 mil
. le flacon de 200 granules
— d'arséniate de quinine à 1 m
— le flacon de 200 granules

Désignation	fr.	c.
Granules de cicutine à 1/2 mill., le flacon de 200 granules	2	»
— de digitaline à 1 mill. —	2	50
— d'hyoscyamine à 1/2 — —	3	»
— de quassine à 1 — —	2	»
— de suif de strych à 1/2— —	2	»
— de vératrine à 1/2 — —	2	»
— divers (1)............ —	»	»
Gutta-percha en plaques............	10	»
Huile d'amandes douces...... le litre	4	»
— de cade ordinaire...... —	1	»
— — de genévrier.... —	2	»
— de camomille camphrée.. —	4	»
— camphrée.......... —	4	»
— de croton tiglium.... le kilog.	40	»
— empyreumatique..... le litre	1	»
— de laurier pure..... le kilog.	4	75
— d'olives, surfine, douce.. le litre	3	»
— — — par 15 litres	2	50
— de pétrole épurée..... le litre	2	50
— de pieds de bœuf...... —	2	50
— de foie de morue...... —	2	25
— de ricin............ —	2	50
Instruments de chirurgie............	»	»
Iode.................... le kilog.	45	»
Iodure de potassium........ —	32	»
Iodures................ —	»	»
Jus de tabac des manufactures de l'État. le litre	»	75
Kermès minéral pur....... le kilog.	8	»
Laudanum de Sydenham...........	32	»
— de Rousseau...........	32	»
Librairie................	»	»
Liqueur de Villatte............	2	25
Magnésie calcinée............	6	»
Manne en sorte............	au cours	
Mélasse de betterave........	»	40
— de canne............	»	60
Mercure................	au cours	
Miel de Bretagne............	—	
Moutarde noire............	1	»
Nitrate d'argent........ le gramme	»	20
Noix vomiques rapées...... le kilog.	1	80
Onguent d'althæa............	3	20
— basilicum............	2	20
— chaud résolutif fondant.....	6	»
— — avec sublimé	6	50
— citrin............	4	50
— contre les ardeurs.........	2	80
— — les crevasses.......	3	75
— — la gale des chevaux..	4	50
— — — moutons..	4	50
— du duc............	3	50
— égyptiac............	3	50
— fondant Girard............	5	»
— gris............	5	»
— de laurier............	3	50
— mercuriel double............	9	»
— de la mère............	3	50
— de pieds............	2	20
— populeum............	3	20
— de Roydor............	5	»
— de Solleysel............	5	»
— vésicatoire............	10	»
— — anglais............	24	»
Opium tiré, à 10 °/₀ de morphine....	80	»
Oxyde de fer............	1	20
— de zinc............	2	50
Pavots............ le cent	5	»
Perchlorure de fer......... le kilog.	3	»
Phénol sodique............ le litre	2	50
— — le flacon	»	75
Pilules............	»	»
Plantes aromatiques....... le kilog.	2	»
Poivre blanc............	6	»
— long............	6	»
= noir............	4	50
Poix blanche............	»	80
— noire............	»	70
— résine............	»	50
Pommade antidartreuse...... le pot	1	50
Pommade au bi-iodure de mercure à 4/48, le kilog............	10	»
Pommade au bi-iodure de mercure à 1/6, le pot............	»	75
— épispastique verte.. le kilog.	6	»
— d'Helmerick............	3	50
Pots faïence............	»	»
— grès............	»	»
Poudre d'aconit............	3	»
— adoucissadte à l'aconit.. la boîte	2	»
— d'aloès des Barbades, le kilog.	7	50
— — du Cap, dit succotrin.	4	50
— d'alun calciné............	2	»
— de glace............	»	80
— d'anis vert............	2	80
— appétissante........ la boîte	2	»
— d'assa-fœtida......... le kilog.	4	50
— astringente de Knaup.......	2	50
— d'aunée............	2	40
— de baies de genièvre........	1	25
— — de laurier........	2	25
— béchique.......... la boîte	2	»
— de belladone.........le kilog.	3	20
— de camphre............	6	»
— de cévadille............	au cours	
— cordiale............	1	80
— cynophile.......... le paquet	»	50
— désinfectante........ le kilog.	1	»
— de digitale............	3	»
— diurétique.......... la boîte	2	»
— contre l'agalaxie...... —	2	»
— — l'hématurie.... —	2	»
— d'ellébore noir ou blanc, le kilog.	2	80
— engraissante........ la boîte	1	50
— d'euphorbe......... le kilog.	1	50
— de fenugrec............	4	20
— de fougère mâle............	3	20
— de gentiane............	1	20
— de gingembre............	2	50
— de guimauve............	1	50
— d'ipecacuanha............	25	»
— d'iris............	2	40
— de jalap............	6	»
— de litharge............	1	20
— de noix vomique............	3	»
— de pavot blanc............	3	50
— purgative........... la boîte	2	»
— de quinquina gris.. le kilog.	10	»
— — jaune ordinaire.	12	»
— — — royal....	16	»
— — rouge............	20	»
— de réglisse............	1	20
— de rhubarbe de Chine........	12	»
— de rue............	3	»
— de sabine............	3	»

(1) Demander le tarif de nos granules médicamenteux.

	fr. c.		fr. c.
Poudre de sel ammoniac............	2 80	Sirop de quinquina .... —	4 50
— de semen contra..............	2 80	Strychnine cristallisée.... le gramme	» 60
— de staphysaigre.............	3 »	Sublimé corrosif pulvérisé...le kilog.	12 »
— tonique et fortifiante... la boîte	2 »	Sulfate de Magnésie..............	» 40
— uttérine................ —	2 »	— de quinine	au cours
— de valériane....... le kilog.	3 »	— de soude	» 25
— vermifuge .... la boîte	2 50	— — par fût de 100 kilog	» 20
Précipité rouge pulvérisé ... le kilog.	10 »	— — coloré ou divisé.....	» 35
Quina Renault........... le flacon	1 »	— de strychnine.... le gramme	» 60
Quinquina gris entier...... le kilog.	8 »	Sulfure d'antimoine pulvérisé.. le kilog.	1 60
— jaune entier ordinaire....	10 »	— de potasse..............	1 20
— — — royal.......	14 »	Tannate de Pelletiérine............	» »
— rouge entier...........	18 »	Teinture (1) d'aloès........ le litre	4 50
Ruban à sétons........... la pièce	1 60	— d'arnica........... —	5 50
Salicylate de soude .... le kilog.	36 »	— de belladone....... —	5 50
Savon à l'acide phénique, le petit morceau	» 50	— de cantharides..... —	9 50
— — — le gros —	1 50	— d'euphorbe....... —	5 50
— arsenical de Becœur... le kilog.	4 »	— de digitale....... —	5 50
— au goudron... le petit morceau	» 50	— de gentiane....... —	5 50
— — ... le gros —	1 50	— d'iode.......... —	15 »
— sulfureux..... le petit —	» 50	— de quinquina...... —	6 50
— — ... le gros —	1 50	— utérine de Caramija, le flacon	2 25
— vert............... le kilog,	» 80	Térébenthine ordinaire .... le kilog.	1 80
— — par baril d'environ 10 kil..	» 65	— de Venise..............	3 50
Seigle ergoté................	au cours	Thé noir...............	10 »
Sel de nitre en poudre............	1 80	— perlé fin..............	10 »
— purgatif deshydrate balnc ou coloré	» 50	Thériaque fine...	8 »
— — — — en divisions	» 60	— ordinaire..............	5 »
Sel de Saturne................	1 50	Vert-de-gris pulvérisé..........	4 25
Séné feuilles................	3 20	Vin de Malaga. le fût de 16 litres....	36 »
Sirop antiscorbutique........ le litre	3 50	— de quinquina........... le litre	2 50
— de gomme............ —	2 50	— — au malaga..........	4 50
— d'iodure de fer....... —	4 »		
— d'ipecacuanha......... —	6 »		
— de nerprun........... —	3 50		

(1) Toutes nos teintures sont faites avec de l'alcool fin. Sur demande, nous livr-rons, pour l'usage externe, des teintures faites à l'alcool dénaturé, avec un rabais de 1 fr. par litre.

SPÉCIALITÉS DIVERSES EN DÉPOT

		PRIX p le vétérinaire	PRIX pour le public
Baume Fleurot aîné........................	le flacon	1 »	1 25
— régénérateur de Jouanne..................	la boîte	1 85	2 50
Feu anglais de Lelong.....................	la bouteille	3 50	5 »
— français de J. Olivier..................	la bouteille	3 50	5 »
— Chappart de Chantilly..................	la boîte de 3 flacons	8 »	» »
— hongrois de Chastaing..................	le flacon	3 50	5 »
Fondant Bernardin.....................	le flacon	6 »	10 »
Huile sinapisée et vésicante de Minot.............. —		1 60	2 50
Liniment Boyer.....................	la bouteille	4 25	5 »
— Geneau.....................	le flacon	4 »	6 »
Liqueur ignée de Cabaret..................	la bouteille	3 25	5 »
— Arthus contre le météorisme..............	le flacon	3 »	4 »
Onguent de Hévid.....................	la boîte	1 25	2 »
— rouge Méré..................... —		2 50	3 50
— vésicant anglais selon James...........	le pot de 1 once	1 10	1 50
— — — — 2		1 50	2 »
— — — — 4		3 »	4 »
— — — — 8		6 »	8 »
— — — — 16		12 »	16 »
— contre le crapaud, de Bernardin..............	le pot	10 »	» »
— — —	le demi-pot	6 »	» »
Phénol Bobœuf.....................	le flacon	1 10	1 50
Pommade antidartreuse pour les chiens, de Chastaing......	le pot	1 75	2 »
— de Martin Chapuis.............. —		1 20	1 50
— pour chiens, de Recordon.............. —		2 25	3 »
Poudre de Hemmel contre la maladie des chiens.........	le paquet	» 50	» 60
— pectorale à l'aconit, de Martin Chapuis..	le paquet de 0 doses	1 50	2 »
— de Recordon	la boîte	2 25	3 »
— de Watrin.....................		» 80	1 »

	PRIX p^r le vétérinaire	PRIX pour le public
Régénérateur Tricard, pour les chevaux couronnés .... le flacon	2 20	2 50
— — le demi-flacon	1 20	1 50
Savon sulfureux de A. Mollard pour chevaux........... le morceau	2 »	3 »
— pour les Chiens .... —	» 80	» »
Topique portugais de Rouxel....................... .. le flacon	3 75	5 »
— Lacaze, contre les cors......................... le pot	1 60	2 »

PHARMACIES VÉTÉRINAIRES
PORTATIVES

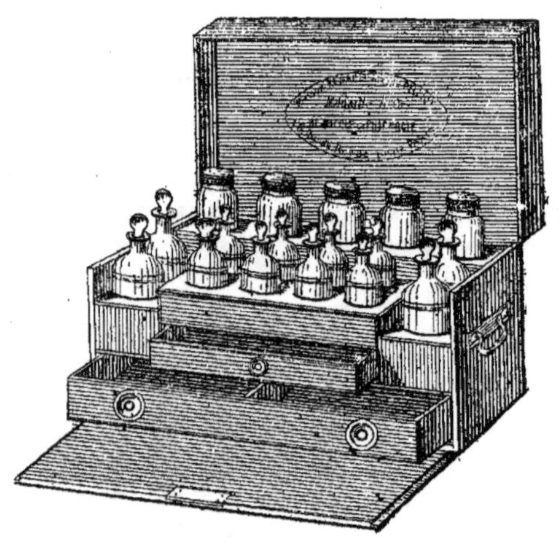

EN NOYER OU EN CHÊNE CIRÉ

AVEC POIGNÉES

FERMETURE SOIGNÉE

ELLES CONTIENNENT

Les Médicaments les plus urgents

GRANULES MÉDICAMENTEUX

Nous rappelons à MM. les Vétérinaires que nous
organisé, depuis longtemps, un service spécial de corr
dances pour

LA VENTE ET L'ACHAT DE CLIENTÈLES VETERIN

et que nous mettons gratuitement à la disposition
personnes qui veulent bien nous honorer de leur co
les anciennes et amicales relations que nous avon
le monde vétérinaire, ainsi que la publicité du *Recue*

LA MAISON RENAULT AINÉ ET PELLIOT

Expédie la **moutarde Rigollot** et l'**onguent de Hévid** aux
conditions que MM. Rigollot et Bonnet.

GRANDES FACILITÉS DE PAIEMEN

Envoi *franco*, sur demande, du *Prix-Courant général* de **Droguerie Vétér**
de la *Notice illustrée de nos* **Pharmacies portatives** *et de la* **Brochure** *relati*
résolutif Renault *remplaçant dans presque tous les cas la cautérisation   chau*

ANNÉE 1882

CATALOGUE
D'INSTRUMENTS DE CHIRURGIE VÉTÉRINAIRE

Ancienne Maison VIRTEL

SALLES, Successeur
DE MÉRICANT

FABRICANT D'INSTRUMENTS DE CHIRURGIE VÉTÉRINAIRE ET COUTELLERIE FINE

Paris, boulevard Saint-Martin, 4,

Fabrique, cité Riverin, 5, rue de Bondy, 74.

Fournisseur de l'École vétérinaire d'Alfort, du Ministère de l'Agriculture et d'Écoles étrangères.

Médaille d'Argent à l'Exposition de 1878

AVIS. — Vente exclusivement au comptant ; prière d'envoyer un mandat-poste en faisant la commande afin d'éviter les frais de remboursement.

Pour les objets qui peuvent s'envoyer par la poste, ajouter 50 centimes au mandat-poste pour recevoir franco et recommandé ; joindre 85 centimes pour colis postal.

Pour les objets qui nécessitent une boîte, tels que tube à trachéotomie, thermomètre, etc , ajouter 50 c. pour la boîte ; l'emballage et le transport étant toujours aux frais, risques et périls du destinaire.

Les marchandises sont considérées comme vendus le lendemain de la livraison.

Toutes les marchandises sont vendues garanties de tous défauts cachés nuisant à la solidité.

ABATAGE
Instruments d'abatage et de contention.

	fr. c
Entravons complets, compr. les 4 entravons, le lacs avec chaine et la plate-longe.	50 »
Entravons avec sys. à vis, pour désentraver.	55 »
— les mêmes, capitonnés	60 «
Entravons anglais, même composition que ci-dessus	90 »
Traverse en bois, avec entravons aux bouts.	20 »
Appareil Antiliqueur.	
Clef d'entravons (ou **porte-mousqueton**), pour maintenir les 4 pieds réunis sans nœud. Cette clef s'adapte à tous les systèmes d'entravons nouvelle forme	8 »
Entravons seuls, les 4	30 »
Plate-longe en corde	12 » et 15 »
Lacs en corde avec chaine	12 »
— en corde avec douille en fer se fixant à l'entravon	8 »
Capote d'abattage	12 »
Licol fumigatoire	15 »
Hippo-Lasso de MM. Raab et Lunel	80 »
Collier à chapelet en bois	3 »
Licol de force	18 »
Appareil Duplessis, pour enlever, coucher et ferrer les chev. méch.	120 »
— à sinapisme	18 »
Genouillère tissu élastique, la pièce	10 »
Guêtre en cuir pour protéger le bas de la jambe, la pièce	10 »
Bracelet en caoutchouc de M. Éloire, pour les chevaux qui se coupent en marchant	5 »

Amputation.

	fr. c
Coupe-queues, monté en bois	18 »
— branches en acier	32 »
— pour chien, acier	25 »
Brûle-Queues	6 »
Pinces limitatives pour couper les oreilles des chiens, la pièce 5 fr., les deux	9 »
Nouvelle pince guide en acier, à crémaillère de M. Aureggio pour couper les oreilles des chiens. Cette pince a le grand avantage de déterminer automatiquement la forme et la grandeur : une graduation par centimètre renseigne l'opérateur.	
Scie à amputation, n° 1, 2 lames différentes	25 »

	fr. c
Scie à amputation, n° 2, petit modèle	20 »
— à dos fixe grande dimension, n° 2, de	15 »
— sans dos, n° 3	6 »
Pince coupe-net pour la résection des os	18 »
— pour couper la corne	25 et 30 »
Pince à ligature et à torsion d'artères	7 »
— ordinaire à dents de rat	3 »

Agenda du Vétérinaire Praticien,
PARAISSANT LE 5 DÉCEMBRE DE CHAQUE ANNÉE

L'AGENDA cartonné	2 »
— préparé pour être mis en portefeuille	2 »
— avec portefeuille en chagrin	6 »

Ce dernier modèle est disposé de façon à servir au besoin de petite trousse de poche par l'addition d'un plateau mobile se plaçant dans l'une des poches du portefeuille, et recevant les instruments les plus usuels, et de petite dimension.

Le plateau seul en plus	2 »
Le plateau garni des instruments suivants : 1 flamme étui rivé manche buffle, 1 bistouri simple droit, 1 ciseau courbe, 1 sonde cannelée à spatule, 1 lancette, 1 pince à griffes.	15 »
Nouveau modèle de portefeuille avec agenda contenant un grand nombre d'instruments.	35 »

Anasarque.

Releveurs des naseaux, de M. Prangé, les 2.	4 »
Spéculums nasaux, les deux en bois	6 »
Tube de M. Rey, pour injection nasale	8 »

Instruments d'autopsie.

Conteau à autopsie, de	1, 2 à 4 »
Scies à dos mobile, trois longueurs, pièce	8 à 14 »
Costotome	12 à 25 »
Marteau manche en fer à crochet	7 »
Hachette pour le même usage	8 »
Rachitome à épaulement	6 »
Ciseaux entérotomes	6 »
Grande Scie à dos fixe	15 »
Pince à anneaux de M. Varnesson, avec garde, pour les cas dangereux	15 »
Caisse renfermant le tout	15 »

Instruments d'anatomie

TROUSSE DE DISSECTION, MODÈLE DE M. GOUBAUX.

5 **Scalpels** variés de formes à 1 25	6 25
1 **Lève-derme**	2 »

	fr.	c.
1 **Ciseau** droit	3	»
1 **Pince** à dissection	2	50
1 **Erigne** pointue	1	50
1 **Tube** insufflateur	1	50
1 **Stylet**	»	75
1 **Ruban** métrique	»	15
L'enveloppe	7	50
La Trousse complète	20	»

Appareils à marquer les moutons et les bœufs.

Pince emporte-pièce	15 à 30	»
— à cadran pour marquer par le tatouage.	50	»
— à composteur pour marquer par le tatouage, avec 3 séries de chiffres et accessoires. Le tout dans une boite	100	»

Ces pinces sont adoptées par le Ministère de l'agriculture pour marquer les animaux primés dans les concours. On fait tous les dessins possibles dans les emporte-pièces.

Bouclement.

Anneau à demeure pour taureaux	3	»
— — à écrou	5	»
— à double vis, sans opération	6	»
— — mouchette à vis	6	»
— à bistouri se plaçant seul	8	»
— à demeure, modèle Roland	5	»
Trocart pour la pose des anneaux	6	»
Pince emporte-pièce, pour percer la cloison nasale	25	»
Armature de bâton conducteur	5	»

Breuvages et Bols.

Bridons à breuvages en cuivre à robinet	30	»
— — en fer-blanc	22	»
— — le même sans robinet	15	»
Pilulière de Lebas	8	»
— à ressort, modèle Salles	15	»

Castration du cheval.

Caoutchouc pour ligatures, le mètre. 15 c. à	1	»
Pinces en fer pour serrer les casseaux	12	»
— en acier —	16	»
— la même à crémaillère	20	»
Pinces à deux usages, modèle de M. Trasbot, en fer.	14	»
— — en acier.	18	»
— — en acier, à crémaillère.	22	»
Étau à coulisse, en fer forgé, pour opérer sans aide	14	»
Pinces de M. Reynal pour la castration par torsion avec crémaillère, les deux en fonte malléable	33	»
— les mêmes en fer forgé	42	»
— les mêmes en acier forgé	45	»
— petit modèle pour la castration des porcs et petits animaux	32	»
Pinces-unies en acier, de M. Beaufils, pour opérer la torsion sans aide	60	»
Pince Brault permettant d'opérer seul par les casseaux, la torsion et le feu, l'outillage complet	35	»
Pince à deux branches, (plusieurs modèles pour la castration par le feu	15	»
— **Flaux** bois	10	»
— de M. Huart, à 3 branches, pour la castration par le feu, en acier, à crémaillère	30	»
— la même recouverte de bois	40	»
Casseaux à vis en acier, de M. Magne, pour agneaux	12	»
— — — pour béliers	14	»
— — — pour taureaux	16	»
— le même, modifié par Salles (suppression de la vis à oreilles)	16	»
— à touret, de M. Brault, la paire.	2	»
— de M. Brault, garnis pour la castration par le feu, la pièce	3	»
Casseaux en bois, sur 3 grandeurs, la pièce.	»	30

	fr.	c.
Casseaux en bois courbe, la pièce	1	»
Bistouri convexe pour la castration	3	50
— pour les porcs	2	60
Aiguilles pour les porcs	»	50

Castration des vaches.

PROCÉDÉ DE M. CHARLIER.

1 **Extenseur** vaginal (dernier modèle)	15	»
1 **Pince** à torsion	25	»
1 **Paire** de ciseaux à tranchant limité	20	»
1 **Bistouri** serpette à coulisse	9	»
1 **Doigtier** en maillechort	3	»
Anneaux à vis, pour tenir l'animal pendant l'opération	6	»
La **Boîte** contenant le tout	100	»

PROCÉDÉ DE M. COLIN.

1 **Pince** à torsion se démontant	30	»
1 **Bistouri** convexe avec curseur	9	»
1 **Pince** limitative à anneaux	6	»
La **Boîte** contenant le tout	60	»

Cautères.

Cautère cutellaire	2	»
— en pointe	2	»
Cautères à aiguille acier	3 à 4	»
— — platine	5 et 6	»
Cautère à aiguille mobile permettant de la remplacer. Mod. de M. Rossigneul.	5	»
— Le même, modèle de M. Eloire	5	»

Ce dernier modèle permet de limiter la longueur de l'aiguille.

Cautère à pointe pénétrante	2	»
— le même avec douille isolatrice	5	»
— à olive	2	55
— à la gaulet	2	50
— brûle-queue	6 à 10	»
Porte-nitrate avec pince en argent fin	2	20
— le même, extra long	3	50
— avec pince en platine	7	»
Nitrate, le morceau	» 50 à 1	»

Instruments à dents.

Pas-d'âne à vis	30	»
— le même tout acier	40	»
— nouveau modèle à mors mobile	35	»
— — tout acier	45	»
— à vis, en fer forgé, à triple poignée	40	»
— de M. Brogniez	50	»
— La garniture en cuir, en plus	5	»
— pour chien	20	»
Dépresseur de M. Reynal, pour écarter les joues et éclairer la bouche	12	»
Clef de Garengeot, se démontant et munie de 3 crochets en acier	35	»
Clef de Garengeot, avec tige conductrice pour faire manœuvrer le crochet, modèle Méricant	50	»
— de Garengeot pr dents humaines.	4 50 à 12	»
Pied de biche	2 50 à 3	»
— de M. Delamabre pour les dents caduques cheval de 3 à 4 ans	30	»
Davier de M. Plasse	40	»
Davier-clef de M. Bouley	55	»
Rabot odontriteur (dernier modèle)	28	»
Ciseau de Brognier	30	»
Sécateur pour la résection des dents, par compression	55	»
Râpes à dents	8	»
— — nouveau modèle, angulaires	8	»
— monture recevant 2 râpes de différents modèles	18	»
Gouges à bords latéraux pour éviter la déviation	12	»
Daviers pour incisives droit ou courbe	10	»
— pour chien	4	50
Coupe-dents pour la résection des incisives.	35	»
— nouveau modèle Salles, pour les molaires	100	»
Scie articulée, pour les molaires faite sur les indications de M. Chuchu	20	»
Scies pour incisives, pour rajeunir les dents.	6	»

	fr. c.
Limes pour le même usage	3 »

Instruments pour l'extraction des dents
DE M. LECELLIER.

	fr. c.
Pas-d'âne à double poignée à mors mobile	40 »
garnis en cuir, en plus	5 »
— en acier	50 »
Pince à extraction à vis et volants	55 »
— pour dents caduques	30 »

Dissection microscopique.

	fr. c.
3 Scalpels fins	3 75
1 Paire de ciseaux droits	2 50
1 Pince à mors fin	2 50
1 Erigne à manche	2 50
1 Aiguille à manche	1 50
La Trousse	6 »

Ferrure.

	fr. c.
Socques à crampons pour la glace, la garniture composée de quatre socques pour les 4 pieds	20 »
Crampons d'acier de rechange, pour socques, le cent	25 »
Taraud pour faire l'emplacement de la vis	1 »
Boutoir acier fondu	5 »
— remplacer la lame seule	3 »
Brochoir	5 »
Tricoise, de	6 à 8 »
Rogne-pieds	1 50
Couteau anglais	2 50 à 3 »
Râpe de maréchal	4 »
Sacoche de maréchal	30 à 40 »
Ferretier tout acier, le kilog	4 »
Gutta pour la ferrure, le kilog	12 »
Caoutchouc pour la ferrure, chaque pied	5 »
Trousse à ferrer pour contenir les instrum. de ferrure	12 »

Ferrure de M. Charlier.

	fr. c.
Boutoir à guide pour faire l'emplac.ⁿᵗ du fer.	6 »
Ce boutoir se fait de trois largeurs : petit 22 millim. de large ; moyen, 27 millim. ; grand, 32 millim. La même monture peut recevoir indistinctement une des trois grandeurs.	
Renette à guide pour faire l'emplacemⁿᵗ du fer	3 50
Brochoir léger	5 »
Râpe carrée pour ajuster les fers à froid	4 »

Collection de fers.

	fr. c.
Collection de 20 fers noircis	40 »
— 20 fers polis	50 »
— de 40 fers noircis	80 »
— 40 fers polis	100 »
Chaque fer noirci pris séparément	3 »
Chaque fer poli pris séparément	5 »

Désignation des fers parmi lesquels on pourra choisir pour former la collection que l'on désire, en indiquant les numéros d'ordre. Sur la demande, je me charge de fixer ces collections sur un tableau en chêne poli ou en bois noir. Ce tableau est en dehors des prix indiqués, il varie de 30 à 100 fr., suivant l'ornementation.

No 1. **Fer** ordinaire, pied de devant.
2. — — pied de derrière.
3. — à pince tronquée, pied de derrière.
4. — évidé en pince, face supérieure, pour cheval qui forge en pince.
5. — à l'anglaise, pied de devant.
6. — — pied de derrière.
7. — orthopède (de M. Bouley), employé après la ténotomie.
8. — désencasteleur de M. Defays.
9. — évidé à l'anglaise, pour fourbure chronique ou pieds plats.
10. — à pantoufle expansive, pour la dilatation des talons.
11. — à planche, pour bleimes et autres, pied de devant.
12. — à planche à demeure et à galerie pour pansement du javart, pied de devant.

No 13. **Fer** à caractère, pour les pieds dérobés, pied de devant.
14. — à caractère, pour les pieds dérobés, pied de derrière.
15. — à la turque, pour cheval qui se coupe au talon, pied de devant.
16. — à la turque, pour cheval qui se coupe au talon, pied de derrière.
17. — à la turque, pour cheval qui se coupe en mamelles, pied de devant.
18. — à la turque, pour cheval qui se coupe en mamelles, pied de derrière.
19. — à javart, dernier modèle, pour maintenir le pansement, pied de devant.
20. — à javart, dernier modèle, pour maintenir le pansement, pied de derrière.
21. — à dessolure, pied de devant.
22. — — pied de derrière.
23. — à pince prolongée, pour seime en pince, pied de devant.
24. — à pince prolongée, pour seime en pince, pied de derrière.
25. — à bœuf, ordinaire, pied de devant.
26. — — pied de derrière.
27. — de course, à l'anglaise, pied de devant.
28. — — pied de derrière.
29. — Moorcroft, pour les vieux chevaux qui se coupent, pied de derrière.
30. — Moorcroft, pour les vieux chevaux qui se coupent, pied de devant.
31. — pour cheval qui se blesse au coude.
32. — à croissant, de M. Lafosse, pour dilater les talons, pied de devant.
33. — à lunette simple, pour cheval qui a des oignons, pied de devant.
34. — à lunette double et évidé, pour cheval qui a des oignons, pied de devant.
35. — pinçard à 2 pinçons pour seime en pince.
36. — désencasteleur, de M. Fourès. Ce fer ne peut être compris dans ces collections, ce modèle étant de 10 fr.
37. — de M. Charlier, pied de devant.
38. — — pied de derrière.
39. — à bœuf de M. Charlier, pied de devant
40. — — pied de derrière.
41. — de M. Lanneluc, à 3 étampures pied de devant.
42. — — pied de derrière.
43. — pour cheval qui se croise.
44. — désencasteleur de M. Raveret.

Hernies.

	fr. c.
Herniotome de M. Bouley	22 »
Bistouri-herniotome de M. Colin	12 »
Bistouri-boutonné à coulant	4 50
Pince de M. Bénard pour la hernie ombilicale	25 »
— de M. Marlot — —	12 »
Plaque en zinc du même	1 »
Aiguille pour la suture de la hernie	» 50

Hippomètre.

	fr. c.
Cannes hippométriques à potence,	20 à 30 »
— à double rallonge pouvant mesurer 2 mètres	35 »
Ruban de Domballe, à mesurer les bœufs, pour en savoir le poids	2 25
Toise à potence pour mesurer les chevaux et les hommes	25

Irrigations.

	fr. c.
Seringue lavements pour chevaux, contenance à 1 k. 500 gr.	15 »
Boîte pour la contenir	1 »
Seringue 3 anneaux, piston cuir, contenance 200 grammes	12 »
— La même, avec trocart à robinet de M. Guérin, pour injections iodées	22 »
— Le trocart seul	12 »
Seringue 3 anneaux, piston cuir, moyenne, pour plaies, contenance 120 gr.	10 »
— La même, pour plaies, cont. 70 gr.	7

fr. c.

Seringue Piston cuir, bout renforcé, pour le javart... 2 »
— La même, piston ordinaire... 1 »
— à injections sous-cutanées, en boîte avec armature préservant le cristal, contenance 20 gr... 30 »
Seringue Pravaz, contenance 4 grammes.. 25 »
— — en boîte, contenance de 1 gramme, en argent. 20 »
— — en maillechort... 15 »
— — en caoutchouc... 12 »
La seringue en caoutchouc se fait contenant depuis 10 grammes jusqu'à 110 grammes.
Aspirateur de M. Dieulafoy, nikelé... 55 »
— Le même, pour vétérinaire, d'une contenance de 500 grammes... 50 »
Irrigateur pour chevaux, agissant à volonté simultanément ou alternativement sur les quatre membres... 25 »
Tube en caoutchouc pour irrigation, le kilo, sauf variation... 12 »
Raccords droits et bifurqués pour réunir le caoutchouc, 1 fr., 1 fr. 50 et.. 2 »
Pompe à jet continu... 25 »
Entonnoir à transfusion et injection de liquide dans les veines... 12 »
Tube de M. Rey, en gutta-percha, pour injections nasales... 8 »
Thermomètre pour constater la chaleur du corps... 5, 6, 9 et 10 »

Inoculation.
Aiguille à inoculer... 1 75
Lancette — cannelée... 1 75
Étui à inoculation portant l'aiguille et la lancette 5 »
Lancette graduée, de M. Delafond, avec spatule cannelée... 8 »
L'Étui renfermant la sonde et la spatule... 2 »
Tubes en verre pour la conserv. du virus, le cent. 3 »

Incision.
Bistouri droit ou convexe sans coulant, manche en buffle... 2 »
le même à coulant... 3 50
— — — écaille ou ivoire. 5 »
— serpette à l'anglaise ou à coulant. 4 »
boutonné à coulant... 4 50
Ciseaux vétérinaires courbe de... 3 50 à 4 »
— droit de... 3 » à 4 »
— médecins... 2 50 à 3 »

Lithotritie.
Tenette broyeuse de M. Bouley... 40 »
Tenette pour la cystotomie... 20 à 25

Météorisation, Œsophage.
Trocart pour la ponction du rumen... 6 »
— — du mouton... 5 »
Canule seule... 3 »
Trocart de M. Charlier pour le cœcum du ch. 5 »
Sonde œsophagienne pr bœuf, en cuir, avec bouts en corne... 15 »
— — pour mouton... 10 »
Sonde gutta pour bœuf... 10 »
— pour mouton... 6 »
Le bâillon en plus... 1 »
Repoussoir œsophagien en baleine, se dévissant en 2 pièces pour refouler les corps étrangers arrêtés dans l'œsophage. 20 » à 25 »
A 20 fr. la baleine n'a pas 10 m/m de diamètre dans la partie la plus forte.
Le même, d'une seule pièce.. 18 f. et au-dessus en jonc, se déviss... 10 »
Extracteur des corps étrangers dans l'œsophage, faisant sonde et repoussoir... 30 »

Œil.
Faux œil en caoutchouc pour cheval borgne. 5 »

Ponction.
Trocart pour le rumen pour bœufs... 6 »
— en maillechort... 10 »

fr. c.

— pour moutons... 5 »
— d'essai droit... 4 »
— d'essai courbe... 4 50
— explorateur... 3 »
— pour le cœcum, de M. Charlier... 5 »
— courbe pour hyovertébrotomie... 14 »
Canules pour trocarts... 2 50 et 3 »
Appareil Dieulafoy... 55 »
— modèle Salles, d'une contenance d'un demi-litre, servant à vider les abcès et à injecter le liquide médicinal sans retirer l'appareil... 50 »

Pansements.
Pinces à anneaux à mors croisés... 3 50
Ciseaux courbes de... 3 50 à 4 »
— droit de... 3 50 à 4 »
— à tenon... 4 »
Sondes cannelées acier... 1 »
— — — argenté... 2 »
— — — maillechort... 1 25
— bougies en gomme... 1 50 et 2 »
Sondes en S avec lame... 3 50
— — œil aux deux extrémités.. 3 50
Spatule à pansement de M. Imlin... 2 50
Sonde en plomb... » 25
Cache oreilles pour chiens ayant des chancres... 1 25 et 1 50

Pansage et Tonte.
Ciseaux à crins... 3 »
— à tondre, de... 4 50 et 5 50
Peignes à tondre, de... 1 50
Brûloirs simples, de... 2 50 et 3 »
— à robinet... 5 »
Cure-pieds... 2 »
Étrille... 1 50
Couteaux à chaleur, variés... 4 »
Tondeuses tous systèmes... de 8 à 12 »
Repassage... 1 50

Parturition.
Crochet articulé, pointu... 8 »
— — mousse... 8 »
— pointu fixe... 5 »
— mousse... 5 »
Porte-corde droit... 5 »
— courbe... 5 »
Repoussoir... 6 »
Monture recevant 2 crochets et 1 repoussoir 20 »
Brassard préservateur en caoutchouc... 6 »
Forceps pour cheval... 60 »
— pour chien... 10, 15 à 25 »
Modèle Bourrel... de 25 à 40 »
Pince à coulant de M. Weber (pour l'accouchement des petites espèces).. 15 »
Hystérotome de M. Delamarre... 22 »
Bistouri à lame cachée pour l'embryotomie. 9 »
Pessaire en caoutchouc pour vache... 12 »
Sondes trayeuses en ivoire, les quatre... 5 »
— en maillechort, les quatre 8 »
— en argent, les quatre... 10 »
Modèle extra-long... la pièce de 4 à 5 »
— — maillechort... 3 »
— — ivoire... 2 »
Licol de M. Schark... 8 à 12 »
Bandage pour le renversement de la matrice avec croupière en cuir... 20 »
Appareil modifié pour M. Baron, par les vélages difficiles.

Périostotomie.
1 **Cisaille** pour inciser la peau.
1 **Bistouri** fixe.
1 **Périostotome**.
2 **Aiguilles** courbes dont une boutonnée, se montant sur un manche à coulisse.
La Boîte contenant le tout... 30 »
La Même avec instruments manches ivoire. 45 »

PIEDS

Instruments pour les opérations de pieds.
Repassage des instruments à gorge

fr. c.

tels que renettes, couteaux anglais, etc.................... 0 30
— des sauges et bistouris........ 0 20
— flammes et lancettes ord....... 0 25
Renette, à clou de rue, manche rivé.......... 2 50
— — ébène à virole rivé, 2 75 et 3 »
— — fermante, manche buffle.. 6 »
— à bleimes, de M. Charlier........ 3 50
— Legris.................... 3 75
— cintrée, manche ébène rivé 2 75 et 3 »
Les renettes ont des gorges de diverses grandeurs, la plus étroite a 2 m/m la plus grande 8 m/m.
Feuille de sauge, à droite, à gauche, ou double manche rivé.. 2 50
— — manche ébène à virole.. 2 75
— — fermante, manche en buffle. 6 »
Feuille de sauge-renettes à droite ou à gauche, manche à virole. 2 75
Pince à dents de souris.............. 3 »
— à sonder les pieds.............. 12 »
Erigne à javart manche à virole 2 fr. 50 à 2 75
Étau désencasteleur en acier de M. Defays. 38 »
— — acier, modèle Méricant. 30 »
— — en fer aciéré du même. 25 »
Dilatateur des talons, de M. Jarrier....... 20 »
Râpe à bleimes, de M. Charlier..... 4 50 et 6 »
Lève-sole.................... 4 »
Stylet passe-mèche pour javart, de M. Guerrapain.................... 2 »
Caoutchouc pour la ferrure, le pied...... 5 »
Gutta pour la ferrure, le kil.............. 12 »
Seringues à injections de......... 1 » et 2 »
Cautères et spatules pour l'application de la gutta.. 2 et 2 50
Couteau anglais.................... 2 50
Botte à bain en gutta avec robinet....... 60 »
Taille-corne pour les pieds de bœufs, 25 à 30 »
Genouillère tissu élastique...... la pièce. 10 »

Plessimètre.

Plessimètres, cuvette ivoire, marteau maillechort, manche buffle..... 12 »
le marteau seul........... 8 »
la cuvette seule........... 5 »
cuvette plate pour trousse avec oreilles articulées en maillechort, plaque ivoire. 6 »
la même avec plaque en caoutchouc durci plus solide que l'ivoire.......... 4 »
cuvette ordinaire en caoutchouc durci.............. 3 »
marteau cuivre, manche bois. 3 »

Saignées.

Flamme. Étui rivé buffle à 1 lame........ 4 »
— 2 — 5 »
— Étui rivé buffle ou en cuivre à 3 l. 6 »
— Étui ouv., manche buffle, à onglette à 1 lame 5 »
— — à 2 lames. 6 »
— — 3 — 7 »
— Étui ouvrant, manche à vis, garnitures à platine Maillechort, 1 lame, 7 »
— — à 2 lames........ 8 »
— — à 3 lames........ 9 »
Flamme de poche, à 1 lame.............. 4 »
— — 2 — 5 »
— à ressort, étui buffle.......... 15 »
— nouveau modèle se graduant à toutes dimensions.................... 8 »
Flamme à saigner au palais............ 5 50
Thermomètre pour constater la chaleur du sang des animaux. 5 à 9 »
— Le même, pour trousse avec étui cuivre nickelé... 9 et 10 »

Lancettes vétérinaires, variées de formes, chasses buffle, la pièce........ 1 50
— pour chien.............. 1 25
Bâton à saigner, se dévissant.............. 2 25
— — à tige rentrante.......... 2 50
— Le même, avec étuis pour épingles. 3 »
Porte-épingles de M. Gourdon............ 6 »
Épingles d'acier trempé en ressort, le cent. » 30
Casse-épingles de M. Benjamin.......... 2 »
Coupe-épingle, modèle Méricant......... 3 »
Hématomètre de M. Delafond............ 20 »
— centésimal de M. Colin..... » »
Dos de Flamme, s'adaptant sur le corps des lames pour frapper avec la main. 1 »
Pot à saignée gradué, suiv. la contenance. 4 à 8 »
Corde à saignée de M. Beaufils............ 1 50

Seimes

fr. c.

Pince à seime de M. Vachette, pour placer les agrafes, modifié par Salles, avec mors de rechange pour agrafes de trois grandeurs...... 25 »
Agrafes, nº 1, nº 1 1/2, nº 2, fil 16, 17 et 18; le fil 18 est le plus gros.
La douzaine.................... 1 50
Le cent.................... 10 »
— — le cautère pour faire l'emplacement des agrafes... 2 »
Vrille pour barrer les seimes.............. 3 50
Porte-foret pour le même usage, avec deux forets.................... 5 »
Chaque foret en plus.................... » 50

Séton.

Aiguille séton, 2 pièces.................... 4 50
— — 3 — .... 6 »
— — 4 — .... 8 »
— — à l'épaule.................... 8 »
Aiguille séton, gaine en métal pour protéger la pointe (*en plus*). 1 »
— — à manche.................... 5 »
— — pour chien.................... 2 50
Passe-séton en acier.................... 2 50
— en baleine, de........ 3 55 à 5 »
Ruban à séton, la pièce............ 1 75 à 2 25

Stéthoscope.

Stéthoscope en bois de cèdre.......... 2 à 4 »
— en ébène.................... 3 à 5 »
— avec tube caoutchouc permettant de suivre les mouvements de l'animal... 3 50 à 8
— pour l'aorte, mod. de M. Trasbot 10 »

Suture.

Aiguilles à suture, variées de formes de 40 c. à » 50
— — pour la hernie.......... » 50
— à bourdonnets à manche fixe..... 2 50
— — à coulant........ 5 »
Porte-aiguilles à suture de M. Delafond... 6 »
Porte-aiguilles à suture avec étuis maillechort 10 »
Le même instrument sert également pour les épingles.
Serre-fines de différents modèles, la pièce. 1 50

Ténotomie.

Ténotome droit à ponction.................... 2 50
— concave mousse.................... 3 »

Trachéotomie.

Tubes à demeure, tous modèles en maillechort, n'ayant pas besoin d'être argenté, les essais faits ont été des plus satisfaisants............ 20 »
— à demeure, en cuivre argenté....... » »
— à clavette mobile ouvert............ 12 »
— — — fermé............ 12 »
— double sans vis.................... 12 »
— double entièrement fermé de M. Imlin servant dans les cas de bourgeonnement.................... 15 »

fr. c.

Tubes doubles de M. Peuch................ 12 »
— provisoires à cordons également argentés. 6 à 8 »
les mêmes en ferblanc .... 3 »
Tous les tubes portent les numéros, de 5 à 12.
Ces numéros répondent au nombre de centimètres de
circonférence du tube intérieur quand ils sont doubles.
Quand on demande pour recevoir par la poste,
prière d'envoyer un franc en plus pour recevoir en
boîte et franco, surtout désigner le numéro.
Erigne dilatatrice de M. Vachette, pour opérer
sans aide...................... 3 »
— à manche, les deux.............. 6 »

Trépan.

Arbre de trépan, à engrenages, avec py-
ramide et couronne servan taussi de porte-
foret pour percer les os............... 45 »
— à vilebrequin remplissant
les mêmes fonctions.. 40 »
Pyramide avec couronne se montant sur un
vilebrequin ordinaire............... 20 »
Tréphine avec pyramide et couronne...... 25 »
Foret pour percer les os.............. 2 »
Rugine pointue................... 5 »
Couteau lenticulaire............... 5 »
Elévatoire double.............. 3 50
Tire-fond à auneau.............. 4 50
LVrille d'essai pour l'exploration des sinus. 4 50
La couronne seule................ 12 »
La **Boîte** complète, parfaitement soignée ... 100

TROUSSES.

Il y a des trousses de 8 à 24 places. Elles varient
dans leur composition, comme dans le prix, par le
plus ou moins de luxe des instruments. Voici le prix
des Trousses généralement demandées :

Trousse no 1.

Roulée dite serviette, composée de 8 instruments, manches ébène rivés, 2
aiguilles à suture.............. 25 »
La trousse vide............... 5 »

Trousse no 2.

Composée de 9 instruments, grandeur
ordinaire, manches ébène à virole, 1 lancette
et 2 aiguilles à suture............ 40 »
La trousse vide............... 7 50

Trousse no 3.

Composée de 12 instruments.......... 45 »
La trousse vide............... 9 »

Trousse no 4.

Trousse-portefeuille, à cahier, composée de 8
instruments de petite dimension, manches
ébène, 1 lancette, 2 aiguilles à suture... 45 »
La même avec manches ivoire........... 60 »
— — écaille............ » »
La trousse vide............... 10 »
La même, maroquin et velours.......... 20 »

Trousse no 5.

Composée de 15 instruments grandeur ordi-
naire, manches ébène à virole, 2 lancettes
et 2 aiguilles à suture............ 62 »
La même avec manches ivoire........... 100 »
La trousse vide............... 11 »
Vrai maroquin et velours........... 30 »

Trousse no 6.

Composée de 18 instruments grandeur ordinaire, manches ébène à virole, 2 lancettes
et 3 aiguilles à suture............ 75 »
La trousse vide............... 15 »
Vrai maroquin et velours........... 35 »

Trousse no 7.

Composée de 24 instruments grandeur ordinaire, manches ébène à virole, 3 lancettes et
3 aiguilles à suture. Modèle adopté par
l'Ecole d'Alfort...............100 »
La trousse vide............... 18 »
Vrai maroquin et velours........... 40 »

Trousse no 8.

fr. c.

Nouveau modèle à plateau mobile, garni en velours, composée de 10 instruments petite
dimension, manches ébène à virole, 1 lancette et 2 aiguilles à suture. (Ce modèle est
d'une très-grande solidité.)........... 65 »
Garnie ivoire................... 85 »
La trousse vide vrai maroquin........... 20 »
Ce même modèle pour contenir des instruments
de grandeur ordinaire, en plus.......... 8 »

N° 9. Trousse de dissection, modéle de M. Goubaux.

5 scalpels variés de formes 1 fr. 25......... 6 25
1 lève-derme................... 2 »
1 ciseau droit................... 3 »
1 pince à dissection.............. 2 50
1 érigne pointue.............. 1 50
1 tube insufflateur.............. 1 50
1 stilet.................... » 75
1 ruban métrique............... » 15
L'enveloppe.................. 7 50
La Trousse complète.............. 20 »

N° 10. Trousse pour MM. les vétérinaires militaires.

Trousse réglementaire.............. 50 »
La même intérieur velours............ 55 »
Giberneire lgére mentarecevant la trousse.... 45 »

Trousse n° 11.

Trousse dite Parisienne. Cette trousse a la même enveloppe que le N° 8, mais par le démontage des
lames qui vont toutes sur deux manches, elle contient plus du double des instruments contenus
dans la trousse N° 8. .... 100 »

Trousse n° 12.

De poche, composée de 8 instruments de petite
dimension, manches ébène à virole, 1 lan-
cette et 2 aiguilles à suture............ 38 »
La même avec manches en ivoire.... ....50 à 60 »
La trousse vide................ 7 50
Cette trousse garnie en velours, 4 fr. en plus.
La même, vrai maroquin............. 15 »

N° 13. Trousse de berger.

Composée de 8 instruments............ 35 »

N° 14. Trousse de chasseur n° 1.

Composée de 5 instruments avec flacons pour
substances pharmaceutiques...... 25 à 40 »

N° 15. Trousse de piqueur.

Petite dimension .... de 15 à 20 »

N° 16. Trousse de cultivateur.

Cultivateur composée de 9 instruments plus
une lamelle, deux aiguilles à suture et
un paquet d'épingles en acier......... 35 »

N° 17. Trousse de pédicure. Ablation des tumeurs.

Écraseur linéaire de M. Chassaignac, à crém. 60 »
— — à vis, mod. Méricant 50 »
— — 1 chaine seule............ 12 »
— — 1 chaine de rechange en plus 10 »
— permanent, de M. Reynal........ 28 »
Ecraseur à rochet, modèle Salles, fonction-
nant de deux manières, avec ou sans frottement, suivant la manière de placer la corde,
corde métallique beaucoup plus solide que
la chaîne par la raison qu'elle ne doit servir
qu'à une seule opération............. 25 »
Chaque corde métallique........... » 50
Cordes de rechange,............. » 50
Écraseur petit modèle, à crémaillère....... 50 »
— — à vis............. 40 »
Serre-nœud à rochet pour petites tumeurs. 12 »
Caoutchouc pour ligatures..... le mètre. 1 »
— plein pour le même usage, le mètre 40,
.... 30 et » 15

Vessie.

Sonde pour la vessie..................... 5 »
— en mail., pour vache et jument.. 5 et 6 »
Mandrin de sonde en baleine .... 3 et 5 »
Sondes et **Bougies** variées de gros., de 1 50 à 2 »

Coutellerie fine,
Services de Table riches,
Couverts et Orfévrerie argent
et Ruolz,

Coutellerie de cuisine,
Instruments de jardinage,
Nécessaires de travail pour dames,
en chagrin, cuir de Russie
et en ébénisterie,
Trousses et Sacs de voyage.

La haute récompense dont j ai été honoré à l'*Exposition [universelle* de 1878 me fait un devoir de redoubler de soins dans ma fabrication ; dans ce but je perfectionne sans cesse mon outillage.

Mes clients peuvent être assurés qu'à l'aveuir tout ce qui portera ma marque de fabrique sera irréprochable.

INSTITUTION GORET

École préparatoire aux Écoles vétérinaires

A MAISON-ALFORT

Château Saint-Georges, 1, Grande-Rue, 1.

Préparation spéciale aux Écoles vétérinaires,
au certificat de grammaire, au volontariat, au diplôme de fin d'études et aux baccalauréats.

LES COURS OUVERTS LE 15 OCTOBRE SONT SUIVIS PAR 80 ÉLÈVES

GRAND PARC — GYMNASE — SALLE D'ARMES

CONCOURS DES ÉCOLES VÉTÉRINAIRES en 1881	Candidats présentés	Reçus		ÉLÈVES reçus aux examens de :	
ALFORT... 43	36 dont les n⁰ˢ 1, 4, 5, 6, 7.		Certificat de grammaire..............	12	
LYON..... 2	2		Volontariat......................	3	

N. B. — *A l'Institution sont annexées une Classe primaire supérieure, et une Division spéciale préparatoire pour les enfants de 7 à 15 ans qui sont l'objet de soins particuliers.*